内容提要

本书重点介绍老年性黄斑变性的最新进展，包括有关基础研究和临床研究，并配有大量的典型图片。主要介绍老年性黄斑变性的病因、发病机制、病理学、诊断与鉴别诊断、临床表现、分型、视功能检查，光学、声像学、电生理检查和眼底造影检查，药物治疗、激光治疗、玻璃体视网膜手术、基因治疗，人工视觉及低视力康复等国内外最新研究进展。全书共分七章，内容丰富，涉及面广，具有学术和参考价值。

本书由在多所医疗机构工作的六十余位眼底病专家教授和博士、硕士研究生共同编写，编写过程中参考了大量的国内外最新文献和资料，力求反映本领域的最新研究进展。本书可作为各级临床医师、医学院校本科生及研究生、进修医师，尤其是眼底病专科医师的参考用书。

“十一五”期间国家重点图书出版规划项目

现代老年性黄斑变性基础与临床研究

CURRENT BASIC AND CLINICAL STUDY OF AGE-RELATED MACULAR DEGENERATION

主编　陈　松

主审　聂爱光　王光璐

天津科学技术出版社

图书在版编目(CIP)数据

现代老年性黄斑变性基础与临床研究/陈松主编 .—天津:天津科学技术出版社,2007

ISBN 978-7-5308-4070-2

Ⅰ.现... Ⅱ.陈... Ⅲ.黄斑-眼病-变性(病理)-研究 Ⅳ.R774.5

中国版本图书馆 CIP 数据核字(2006)第 041999 号

责任编辑:李 彬

版式设计:邱 芳

责任印制:王 莹

天津科学技术出版社出版

出版人:胡振泰

天津市西康路 35 号 邮编 300051

电话(022)23332393(发行部) 23332392(市场部) 27217980(邮购部)

网址:www.tjkjcbs.com.cn

新华书店经销

天津新华印刷三厂印刷

开本 889×1194 1/16 印张 42.75 字数 1 297 000

2007 年 4 月第 1 版第 1 次印刷

定价:280.00 元

编写人员名单

主编　陈松

主审　聂爱光　王光璐

常务编委　（按姓氏笔画排序）

王　玲　文　峰　方　严　陈　松
陈有信　赵明威　赵培泉　徐格致
彭晓燕　董方田　曾　键　戴　虹

编委　（按姓氏笔画排序）

于金国　天津医科大学总医院
王　玲　上海第二医科大学附属瑞金医院
王　康　上海第二医科大学附属瑞金医院
王云松　首都医科大学附属北京同仁医院
王云瑞　吉林大学附属第二医院
王兰惠　天津市眼科医院
王宜强　青岛市眼科研究所
王康孙　上海第二医科大学附属瑞金医院
文　峰　中山大学医学院眼科中心
方　严　安徽省眼科研究所
古洵清　深圳市眼科医院
东长霞　湖南中医学院第一附属医院
冯　斐　复旦大学附属眼耳鼻喉科医院
匡丽晖　广州市第一人民医院
吕建平　济宁市第二人民医院
朱小华　中南大学湘雅二医院眼科
乔　岗　重庆医科大学附属第二医院
向圣锦　福建省人民医院眼科
向里南　首都医科大学附属北京友谊医院
刘庆淮　南京医科大学第一附属医院
孙静芬　上海第二医科大学附属瑞金医院
李文博　天津市眼科医院
李亚萍　吉林大学第二临床学院眼科医院

邹海东　上海交通大学附属第一人民医院
张　力　北京医科大学人民医院
张　哲　上海交通大学附属第一人民医院
张　雷　上海第二医科大学附属瑞金医院
张士胜　上海第二医科大学附属瑞金医院
张新媛　北京市眼科研究所
张珑俐　天津市眼科医院
陈　松　天津市眼科医院
陈有信　中国医学科学院眼科研究中心北京协和医院
陈青山　深圳市眼科医院
林锦镛　天津市眼科医院
明　月　吉林大学第二医院
周希瑗　重庆医科大学附属第二医院
周清华　中南大学湘雅第二医院
郑曰忠　天津市眼科医院
孟宪敏　北京市眼科研究所
赵明威　北京医科大学人民医院
赵培泉　复旦大学附属眼耳鼻喉科医院
徐格致　复旦大学附属眼耳鼻喉科医院
高健民　天津市眼科医院
郭丽花　深圳武警医院
陶润平　广州市红十字会医院
黄映湘　首都医科大学附属北京友谊医院
曹绪胜　首都医科大学附属北京同仁医院
盛艳娟　济南市第二人民医院
谢　平　南京医科大学第一附属医院
彭晓燕　首都医科大学附属北京同仁医院
彭清华　湖南中医学院第一附属医院
董方田　中国医学科学院眼科研究中心北京协和医院
韩　梅　天津市眼科医院
韩丽娜　吉林大学附属第二医院
韩泉洪　天津市眼科医院
喻晓兵　卫生部北京医院
曾　键　深圳市眼科医院
楚艳华　天津市眼科医院
颜　华　天津医科大学总医院

戴　虹　卫生部北京医院
戴荣平　中国医学科学院眼科研究中心北京协和医院

主编简介

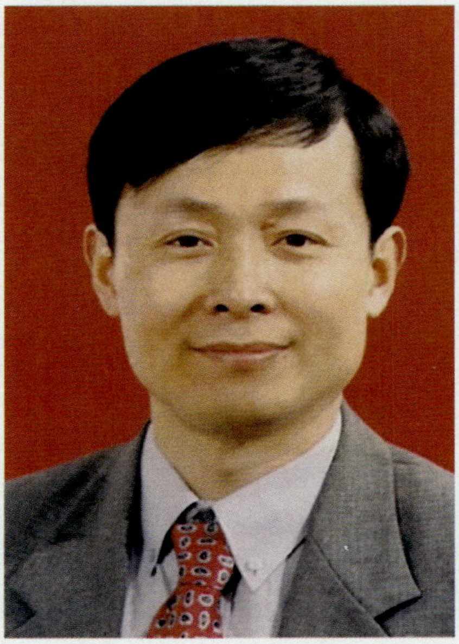

陈松,47岁,医学博士,安徽淮南人,教授,主任医师,博士生导师,享受国务院专家特殊津贴。现任天津市眼科医院副院长,天津市眼科医院玻璃体视网膜疾病治疗中心主任,国家自然科学基金评审委员会眼科专家,国家科学技术奖励评审委员会专家。并任《国际眼科杂志》常务编委,《中华眼底病杂志》、《眼科研究》、《临床眼科杂志》、《眼科新进展》、《天津医药》及《实用防盲杂志》编委,《中国实用眼科杂志》通讯编委。1988～1993年在湖南医科大学学习,在著名眼科专家聂爱光教授和吴振中教授指导下获医学博士学位,博士研究课题"老年性黄斑变性早期视功能变异"获湖南省科技进步三等奖。1993～1996年于首都医科大学附属北京同仁医院,在著名眼科专家张士元教授、王光璐教授、王景昭教授及傅守静教授指导下从事博士后研究工作,获北京市卫生局科技进步二等奖一项,1994年入选北京市科技新星培养计划跨世纪人才。1997年到天津市眼科医院,在医院党委关怀下,入选天津市"131"培养人才第一层次人选,参加在澳大利亚、新加坡、巴西,我国香港及我国台湾召开的国际性眼科学术会议,2006年3月在新加坡国家眼科中心任访问学者。从事眼底病临床及科研工作近二十年,尤其是在导师聂爱光和王光璐教授的指导下,对老年性黄斑变性进行了长期临床科研工作,负责承担并完成了天津市科委和卫生局科研课题6项,其中"老年性黄斑变性脉络膜新生血管的临床与实验研究"科研课题被列为2003年天津市科委社会发展科研项目;主要研究课题"早期老年性黄斑变性长期临床追踪观察"获1999年天津市科技进步二等奖,并被列入天津市重点推广计划;"共焦扫描系统在老年性黄斑变性诊断与治疗中的价值"获2003年天津市科技进步三等奖;"复杂性视网膜脱离玻璃体视网膜手术治疗和评价研究"获2004年天津市科技进步三等奖;"老年性黄斑性早期诊断方法推广"获2005年天津市科技进步三等奖。近年来以第一作者发表论文六十余篇,其中有关老年性黄斑变性的研究论文三十余篇,主编《现代眼科检查方法与进展》和《眼科患者求医指南》,担任《现代黄斑疾病诊断与治疗学》副主编,并且担任《中华眼科学》一书的编委。

主审简介

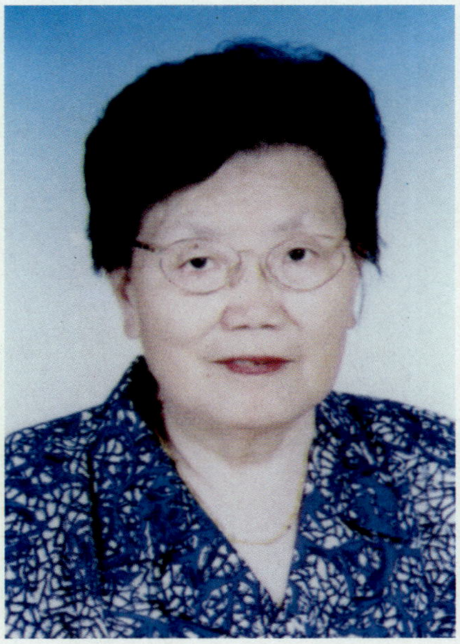

聂爱光，女，汉族，教授。1922 年出生于湖北省广水市。1948 年毕业于长沙国立湘雅医学院。

曾任湘雅医科大学第二附属医院眼科教研组副主任、湖南省眼科学会主任委员、中华医学会眼科学分会视网膜脱离、玻璃体学组委员，现任湖南省眼科学会名誉主任委员、湖南省防盲协会委员、国家科委发明评选特邀审查员，及《眼科新进展》、《临床眼科》、《中华现代眼科杂志》、《中华临床医学荟萃》等杂志编委、顾问。

五十多年来兢兢业业工作在医疗、教学、科研第一线，积累了丰富的实践经验，工作态度严谨。20 世纪 60 年代开始偏重于眼底病及视网膜、玻璃体疾病的诊断与治疗。在实践中培养了一支技术力量强的科研梯队，为湖南的眼科事业作出了一定的贡献。享受国务院颁发的政府特殊津贴，获湖南省科学技术协会先进工作者奖（1983）、中华医学会眼科学分会先进工作者奖（2002）。

曾参加编写《临床眼科学》、《眼科手术学》、《眼科临床诊断与治疗》、《现代视网膜脱离与玻璃体手术学》、《眼科全书》等书，主编《现代黄斑疾病的诊断与治疗》。

20 世纪 80 年代初为了解湖南地区老年性黄斑变性的发病情况，曾深入农村、工厂、学校及老干部群体调查研究，并对视力正常有可疑老年性黄斑变性者进行了一系列视功能研究，发现视力正常而黄斑区可疑病变者早期已有不同程度的视功能损害，并对其进行了长期随访观察，为进一步研究老年性黄斑变性及预防打下了理论基础。在视网膜玻璃体疾病研究方面，曾 4 次获得省科委科技进步二等奖。

目前虽已耄耋之年，仍辛勤工作在临床第一线，为眼科事业竭尽微薄之力。

主审简介

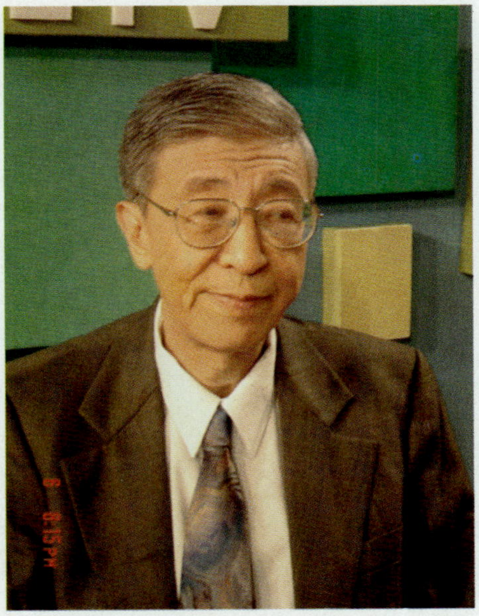

王光璐，北京同仁医院主任医师，教授。为我国著名眼底病专家。1956年毕业于北京医科大学。多年来从事眼底疾病（视网膜玻璃体疾病），包括眼内肿瘤的诊断、治疗。1974～1976年参加援几内亚医疗队（法语区）。1983～1984年以及1993年两次至美国加州大学旧金山医学院眼科交流眼底疾病。1990年，至日本东京大学学习交流。1994年及1995年，参加了分别在奥地利维也纳和韩国首尔举行的眼科专业的国际会议，并有论文报告交流。获省市级科技进步二、三等奖近十项。在国内外发表文章近百篇，长期以来担任博士、硕士的指导工作，培养出大批骨干人才。担任《中华眼底病》等杂志编委，北京糖尿病协会指导组成员，现主持北京市科委计划重点科研课题。

序

经过陈松教授和他组织的编写组六十余位成员的共同努力,《现代老年性黄斑变性基础与临床研究》出版了。应陈松教授之邀,做此序言,以资向陈松教授和该书的其他编委表示祝贺。

众所周知,老年性黄斑变性是一种随年龄增加而发病率上升并导致视力明显下降的疾病,是眼底病防治领域中一道尚未攻克的难题。随着我国老龄社会的到来,老年性黄斑变性的防治研究已成为眼科工作者的主要研究任务。近三十年来,国际眼科界不断地对老年性黄斑变性的基础与临床进行研究,不断出现新的观念和新的成果。

我国眼科界在开展对老年性黄斑变性的基础研究和临床治疗中,已经取得了不少成果和经验,同国际上对该病的研究保持了同步的态势。《现代老年性黄斑变性基础与临床研究》的编委中,既有经验丰富的专家学者,也有年轻的博士、硕士研究生。他们翻阅了大量的国内外相关文献,总括当前国内外研究的成果,也包括自己的研究成果和治疗中的经验。陈松教授和各位编委经过艰辛的劳动,完成了编写工作,使这本书能为研究与防治老年性黄斑变性提供比较充足的参考资料。

我们阅读这本书,与作者分享他们的知识,衷心感谢他们为这本书的完成所付出的时间和精力。相信《现代老年性黄斑变性基础与临床研究》的出版,会增加我们对该病的认识,也会对我国开展老年性黄斑变性的防治起到推动作用。

2006年7月

前　言

老年性黄斑变性是发生于老年人的主要致盲性疾病。我国已进入老龄化社会，老年性黄斑变性的发病率显著增高，该病引起的视功能下降严重威胁老年人的视力，影响其生活质量。近年来，各国学者对该病越来越重视，开展了大规模的基础和临床研究，尤其是分子生物学、分子遗传学和免疫学的迅猛发展，提出了该病发病机制的新理论，为治疗及预防提供了新思路。检查仪器的改进更新为该病的及早发现、及早治疗提供了新手段，同时丰富了对该病的认识，完善了该病的诊断标准。

目前，国内尚缺乏能从基础到临床全面系统阐述老年性黄斑变性，又能反映该病的诊疗新技术与新进展的参考用书。为此，我们对近年来老年性黄斑变性基础及临床研究工作进行了总结。本书力求体现先进性、系统性、实用性及新颖性，做到图文并茂。全书共分为七章，从病理生理、病因学、临床特征、检查方法、治疗及康复等方面专题介绍该病的基础和临床研究进展。内容在总结多年临床经验的基础上，查阅了近年来国内外大量相关文献，既有日常工作常规，也有最前沿的技术和知识。每节后列有主要的参考文献，为了方便读者查阅，书末还专门列出本书中出现的眼科学名词的英文全称及缩略语。本书为各级临床医师、医学院校本科生及研究生，尤其是眼底病专科医师的参考用书。

为了使本书更全面和更系统，特邀请了部分国内具有丰富临床经验的眼底病专家执笔，参加编写的还有许多从事临床医疗和基础研究的博士生、硕士生，尤其是从事老年性黄斑变性基础和临床研究的中青年眼科专家。在本书编写过程中得到许多前辈和同道的关心和指导，我的导师聂爱光教授、王光璐教授非常关心本书的出版，在百忙中对书稿进行了认真审阅。我的几个在读研究生，马敏旺、崔兰君、李文博、禚红燕、姜天乐，花了大量时间查阅文献、收集和翻译大量最新研究资料，李亚萍、张新媛、王玲、王云瑞、明月、高健民、郭丽花、向圣锦等为本书提供了大量珍贵的资料，特此感谢。同时，本书编写得到天津市眼科医院领导和同事的全力支持，在此一并表示衷心的感谢。

本书每章节由不同的作者撰写，虽然各有重点，但部分内容有交叉重复，为了保持全书的系统性及每节的连贯性，尽量保留各个作者的观点。由于编写时间较紧促，疏漏错误之处在所难免，还望同道批评指正。

陈　松

2006年秋于天津

目　录

第一章　老年性黄斑变性的病理生理

第二章 老年性黄斑变性病因与发病机制

第四章　老年性黄斑变性的检查

第六章　老年性黄斑变性的治疗

第一章

老年性黄斑变性的病理生理

1　老年性黄斑变性有关的黄斑解剖生理学

一、黄斑位置和形态

黄斑位于眼底后极部，是视网膜的中央区。黄斑的名称并不说明其解剖或一般检眼镜下所见，而主要是在无赤光下，离体眼或死后的表现。黄斑界限不明显，呈横椭圆形扁平浅漏斗状凹陷，水平径约1.5PD，垂直径约1.0PD，大约相当于视野12°。黄斑中心有一微小凹陷，为中央小凹（foveola），离视神经乳头颞侧约2～2.5PD（3mm），在视乳头中心水平下0.8mm处，与视乳头下缘相当（图1-1-1）。中央小凹为视网膜轴线终端，直接检眼镜照射该处时，可见针头大小的明亮反光，称为中央凹反射（central reflex），为小凹内界膜将射入光折射至视网膜前玻璃体内所形成。中央凹反射可有生理变异，部位可稍偏离黄斑中心或看不见反光点。一般暗光下、年轻人或皮肤色素较多者中央凹反射较明显，青年人和眼底色泽较深者反光较强。中央凹反射于婴儿出生4个月后开始出现，40岁后逐渐减弱，年老者不明显或不能看出反光点。极少数正常人中央凹反射可以缺损，其比例大约为0.8%。单纯没有中央凹反射者，黄斑仍可正常，也可为黄斑发育不良，故应对比双眼，仔细检查黄斑情况，如无其他指征，不能肯定为病理变化。

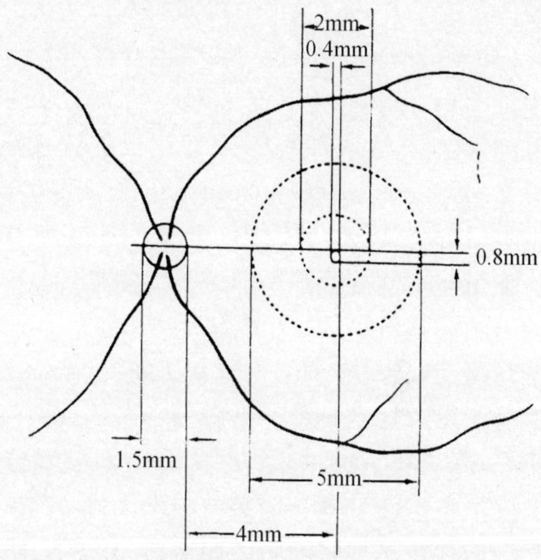

图1-1-1　黄斑、中央凹、中央小凹的位置关系

以中央小凹为中心，约1/3PD（0.4～0.5mm）直径的类圆形区为中央凹（fovea），为视网膜无血管区（avascular zone）。此区域内的视细胞仅有视锥细胞（cone）而无视杆细胞（rod），所以也称无视杆细胞区（rod free area）。中央凹处视网膜菲薄，厚度为0.37mm。中央小凹更薄，仅0.13mm。自中央小凹向四周逐渐增厚，使内壁成为斜坡（clivus）。中央凹以外为旁中心区（parafovea）及中央凹周围区（perifovea）。黄斑部边缘处因视神经节细胞及其纤维增多，略呈嵴状隆起。在检眼镜光照射下有中央凹的白色椭圆形反光圈，称为轮状反射（ring reflex）或黄斑反射轮（macular reflex）。反射轮即黄斑部边界所在，但仅见于青少年，30岁以后逐渐消失。所以在反射轮消失后，黄斑外缘与其周围视网膜之间就无清楚界线（图1-1-2）。

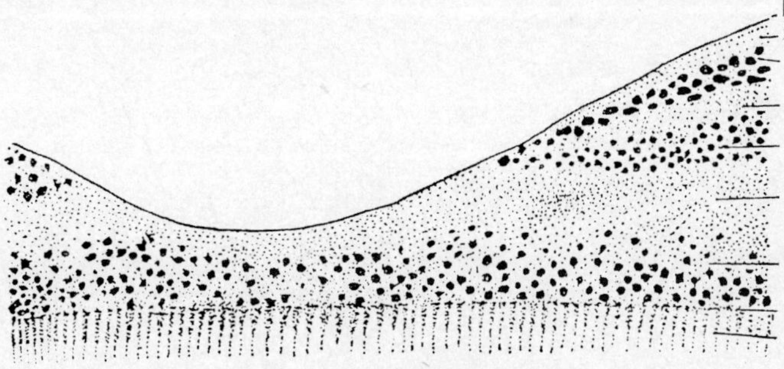

图1-1-2　黄斑中央凹组织结构示意图

吕沛霖等应用视网膜厚度分析仪（retinal thickness analysis，RTA）活体检测正常人黄斑，根据黄斑标准

三维地形图，并结合荧光素眼底血管造影（fundus fluorescein angiography，FFA）的黄斑特征进行分析，提出修改黄斑分区的建议。认为黄斑分区应包括：①黄斑部，为颞侧上下血管弓之间直径约5～6mm的部分，是一个概括描述的解剖范畴；②黄斑区，为直径约1.50～1.75mm的横椭圆形区域，相当于常规检眼镜观察轮状反射的部分，包括旁中心区、中央凹区、中央小凹区；③盘斑区，为黄斑区与视盘颞侧边缘的区域，直径约为3mm的横椭圆形；④旁中心区，外径1 500～2 500μm、内径600μm的圆环形，平均厚度较周围视网膜平均厚度增加约20～30μm，标准三维地形图为近环形突起形状；⑤中央凹区，直径为600μm，距视盘颞侧缘外约4mm，视盘中心水平线下0.8mm，检眼镜下呈横椭圆形稍显暗棕色，标准三维地形图为倾斜形状；⑥中央小凹区，直径300μm，其中心为视网膜黄斑最薄处，厚度约为130μm，边缘厚度170μm，中央厚度约为50～100μm。

易长贤认为不应有"黄斑区"与"黄斑"之分。若将黄斑区的直径认定为5.0～6.0mm，黄斑的水平直径认定为1.5mm左右，中央凹的直径是0.35mm，那么中央小凹的概念就无法定义。同时，中央凹无血管区（foveal avascular zone，FAZ）也变得不大明确。因为FAZ是指中央凹内的一个无血管区，自然它应该比中央凹小，但实际上FAZ直径大约为0.5mm，比"中央凹"本身还大，这在逻辑上显得不很合理。如果按照解剖学定义，中央凹直径为1.5mm，FAZ直径为0.5mm，FAZ就真正是中央凹的一部分，更符合逻辑。与英文macula、fovea、foveola及FAZ对应的名词分别为黄斑、中央凹、中央小凹及中央凹无血管区，这一点已基本得到公认，不大可能再更改。因此，如果中文与英文名词不对应，那么在文献阅读及以后的讨论中就可能引起不便或混乱。随着英文文献日益广泛地被参考和引用，与英文名词相对应可以减少许多不必要的麻烦。将黄斑的直径认定为6.0～7.0mm的另一层意义是这样不仅可以与英文名词统一，同时也和解剖学概念一致，有利于交流和研究，许多学者都意识到临床眼科医师的习惯与解剖学家的概念存在差异，那么黄斑既然本身是一个解剖学名词，最好还是按照它应有的意义解释为好。从临床角度将黄斑直径定为6.0～7.0mm也比较恰当。老年性黄斑变性（age-related macular degeneration，AMD）等疾病的病理变化实际上也多在解剖学黄斑范围之内，往往超出中央凹直径1.5mm的范围。

由于黄斑部视网膜内层最薄，其下视网膜色素上皮（retinal pigment epithelium，RPE）细胞层较厚和脉络膜毛细血管稠密，加上射入眼内的光线在浅漏斗状倾斜面不规则反射，光线不能完全到达检查者眼内。因此，除中央凹反射及轮状反射外，整个黄斑部呈暗褐色，为后部眼底色泽最暗处。在直接检眼镜强光下，有颗粒状外观。黄斑的颜色又与皮肤色素的多少、屈光情况和检查光线的性质有关。

出生不久的婴儿，特别是早产儿，黄斑部发育尚未成熟，不仅不凹陷，反而微微隆起，并有珍珠样光泽。婴儿黄斑中心无反射，在无赤光下，相当于中央凹处呈黄褐色。死亡后或离体眼球的视网膜，其黄斑部的黄色很明显，直径约2mm。将视网膜平铺在玻璃片上，光学显微镜下极易看清黄点。黄点向四周逐渐减少，有人认为黄点是一种类胡萝卜素的叶黄素（lutein），但其性质仍未完全清楚。

黄斑对光线刺激极为敏感，在检查时瞳孔发生反射性收缩，使黄斑的检查比较困难，尤其是婴儿和老年人，常需要散大瞳孔检查，必要时还需要在裂隙灯和三面镜下或行FFA检查才能看清楚黄斑的情况。

二、黄斑组织解剖结构

（一）黄斑部视网膜组织解剖结构

从组织解剖结构上看，视网膜可分为10层，由外向内，依次如下。

1. RPE细胞层　此层细胞位于视网膜的最外层，由排列整齐的单层六角形细胞构成。细胞平均直径为16μm，高度为5～8μm，黄斑部的RPE较瘦但特别高，可达11～14μm，故黄斑颜色较深。RPE核为圆形，位于细胞的基底部，胞浆含有一种色素颗粒叫黑色素（melanin），尚含有脂褐素（lipofuscin），多集中于RPE内侧（即朝向视网膜一侧）（图1-1-3）。RPE是一种很活跃的细胞，对维持黄斑正常的生理功能具有重要的作用。老年人眼底中常见的玻璃膜疣（drusen）可能是RPE细胞的代谢产物，亦可能是一些变性坏死的RPE参与了玻璃膜疣的形成。

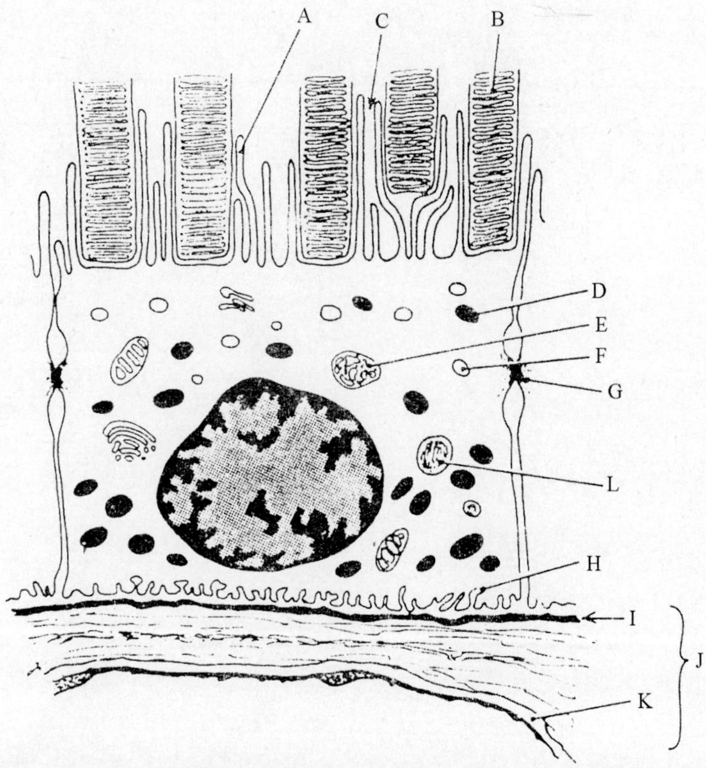

图 1-1-3 视网膜色素上皮细胞示意图(切面)

A. 微绒毛 B. 视细胞感受器外肢 C. 视感受间基质 D. 黑色素颗粒 E. 吞噬体 F. 溶酶体 G. 致密连接 H. 基质膜褶陷 I. 色素上皮基膜 J. Bruch 膜 K. 脉络膜毛细血管的基底膜 L. 吞噬溶酶体

2. 视锥、视杆细胞层 此层细胞是位于视网膜外层的光感受器细胞。视杆细胞主要的功能是感光,视锥细胞的主要功能是辨色和认识形体。它们的细胞体在外核层内,由此向内有突触伸到外丛状层中与双极细胞的突触发生联系,借以传入视觉冲动。向外穿出外界膜的视杆细胞和视锥细胞末端与 RPE 紧密联结,成为视觉冲动的感受器。视杆细胞和视锥细胞在外界膜之外呈整齐的栏栅状排列。

视杆细胞分内外两段。外段呈圆柱状,上有横纹,内含视紫质(visual purple)。从每个视杆细胞的内端,有一根比较细的视杆细胞纤维穿过外界膜,然后膨大成为视杆细胞核,与双极细胞(bipolar cell)轴突相联系,并且和视锥细胞脚(cone foot)吻合。视杆细胞在距中央凹 5~6mm 处最多,黄斑部没有视杆细胞。视锥细胞也分内外两段。外段很短,呈肥胖的锥形,其中不含视紫质。内段直接和视锥细胞的细胞核相连接。后者紧贴在外界膜内面,向内从视锥细胞的细胞核引出一根粗神经纤维,然后形成分支很多的视锥细胞脚,与双极细胞相联结(图 1-1-4)。

视锥细胞主要分布在黄斑部,在中央凹部密度最高,离中心部越远则数目越少。黄斑部的视锥细胞较细、较长,整个眼底有视杆细胞 125 亿个,视锥细胞仅 7 亿个。

3. 外界膜层(external limiting membrane) 是一个像铁丝网一样的神经胶质网,由视锥、视杆细胞内节与 Müller 细胞之间的联结形成。网眼的直径大小不一,视杆、视锥细胞从中通过,视杆细胞经过的网眼较小,而视锥细胞经过的网眼较大。在黄斑部和中央凹附近,由于都是视锥细胞,所以网眼的大小差不多。

4. 外颗粒层(outer nuclear layer) 又称外核层。由视杆、视锥细胞的细胞核构成,通常有 7~8 层细胞核。视锥细胞的细胞核较大,椭圆形,常排列为很整齐的一层,贴近外界膜层。视杆细胞的细胞核较小,圆形,胞浆很少,分布在视锥细胞核内面形成多层。中央凹处的细胞厚度最厚,但中央凹内则几乎完全消失。

5. 外丛状层(outer plexiform layer) 平均厚度为 20μm,由视杆、视锥细胞的轴突及双极细胞树突互相吻合而成。黄斑部附近为斜行的纤维束状结构,为黄斑部视杆、视锥细胞倾斜排列而非垂直排列的缘

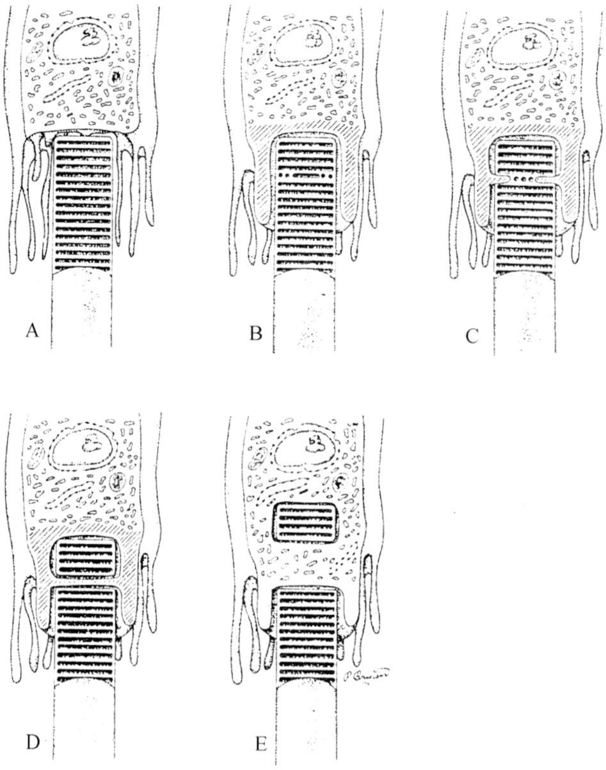

图 1-1-4 视细胞感受器外肢脱落与色素上皮细胞的作用

A. 静止期：视细胞外肢仅为色素上皮细胞微绒毛所包围 B. 在接受合适的刺激后远端盘膜发生变化，色素上皮细胞伸出伪足 C～D. 伪足深入外肢内部，将远端盘膜与其余的盘膜分离 E. 伪足缩围，将吞噬体带入色素上皮深部胞质中

故，称为 Henle 纤维。当眼底黄斑部附近出现渗出物时，渗出物往往沿 Henle 纤维束呈放射状排列，形成所谓的星芒状渗出物。Henle 纤维易吸收液体而肿胀，因此黄斑是最容易发生水肿的部位之一。

6. 内颗粒层（inner nuclear layer） 又称内核层。主要由连接视杆细胞和视锥细胞的双极细胞构成，还包括水平细胞、无长突细胞和 Müller 细胞等。到黄斑部附近，此层逐渐增厚，到中央凹附近，此层又逐渐变薄，最后消失。

7. 内丛状层（inner plexiform layer） 主要由双极细胞的轴突与神经节细胞的树突互相联系而成。

8. 神经节细胞层（ganglion cell layer） 主要由神经节细胞构成。神经节细胞一般都比较大，直径可达 30μm，也可很小，尤以在黄斑部者如此。神经节细胞是视网膜内第三级神经元，它们的轴突在中脑的外侧膝状体作细胞站，在视网膜内层的神经节细胞一般单层排列，在视乳头颞侧可为 7～8 层，然后逐渐减少，至中央凹则完全消失。

9. 神经纤维层（nerve fiber layer） 此层主要为神经纤维，系由神经节细胞发出的轴突构成。神经纤维排列成束，互相联合，与视网膜平行。视网膜所有的神经纤维束均向视乳头部集中，向后越过筛板，而汇聚成为视神经。从黄斑部起源的神经纤维束直趋视乳头颞侧，分部在颞侧视乳头的 1/3 面积内。

10. 内界膜层（internal limiting membrane） 是位于视网膜内面和玻璃体表面的一层薄膜，但它并不是一层真正的膜，而是由 Müller 细胞的足板所构成。它是视网膜的内界，同时又是玻璃体的外界，平均厚度为 2μm，但各部分厚薄不等，向玻璃体一面十分光滑，向视网膜一面很不规则。正常时，此膜均匀一致而无特殊结构，没有细胞，故为无细胞性 Bruch 膜，它常伴随年龄的增加而变厚，且形成一种局限性隆起，形如眼底上的玻璃膜疣。

从眼底反光的角度看，内界膜的光滑度是很重要的。检眼镜检查时，射入眼底的光线遇到不平的内界膜表面则发生散射，引起反光。由于各部分内界膜的表面光滑度不等，故各部分的眼底反光也不一样，特别是黄斑部，反光特别纤细且呈颗粒状，故显出一种有别于其他部位的特殊反光，而到了中央凹，则形成一个晶莹发光的反光点。黄斑部外界 Henle 纤维形成的斜坡，则形成一个反光轮。

视网膜外 5 层为神经上皮层，由脉络膜血管供应，内 5 层为大脑层，由视网膜血管供应。

视网膜毛细血管管壁由周细胞(亦称壁细胞)、内皮细胞和基底膜组成，周细胞和内皮细胞的比例约为 1∶1。内皮细胞环绕着管腔，其内侧构成腔内壁，外侧被基底膜所包围。周细胞位于管壁内，完全被基底膜所包围，不与管腔直接接触。周细胞和内皮细胞之间也被基底膜分隔，但在电镜下可见分隔周细胞和内皮细胞的基膜有时出现微孔。周细胞和内皮细胞通过微孔发生直接接触，形成不同类型的连接复合体和粘连斑、封闭小带、插销 - 插座连接等。细胞之间的接触在细胞间相互沟通方面起着极重要的作用，控制着离子和小分子通道，或提供合适的细胞外环境。

(二)黄斑部脉络膜组织解剖结构

脉络膜是色素膜的最后一段，位于巩膜和视网膜之间，是一层柔软而具有一定弹性的棕色薄膜，内含有大量血管，以供应视网膜外层的营养。由于它主要由血管构成，故其厚度随血管的充盈程度有很大差异。眼球后部黄斑附近的脉络膜最厚，厚度约为 0. 22mm。老年人的脉络膜变薄，是由于血管壁硬化和血管变细以及脉络膜间质硬化所致。脉络膜内面仅一层光滑的 Bruch 膜与视网膜的 RPE 层相联系，外侧存在一个潜在的空隙即脉络膜上腔。

1. 脉络膜上腔和脉络膜上组织　正常时为潜在空隙，真正的腔隙只在病理状态下才显出。脉络膜上组织位于脉络膜上腔内，由许多互相平行的板片向外与巩膜相连。

2. 脉络膜大、中血管层　脉络膜有 3 层血管，除最内面一层毛细血管外，习惯上把脉络膜血管分为大、中血管层。在黄斑部，不仅脉络膜上腔和大血管层完全消失，中血管层和毛细血管层的界限也难分辨。黄斑部的小血管(尤其是静脉)十分丰富，排为许多层，为脉络膜最厚的一部分。老年人脉络膜间质中的胶原纤维成分增多，甚至发生硬化和变性，紧贴在脉络膜毛细血管层的结缔组织层变性尤其明显。黄斑部附近的眼后极部脉络膜变得特别致密，有时还可染上弹性纤维颜色，并有钙质沉着，被称为嗜碱性变，可能与 AMD 的发生发展有关。

3. 脉络膜毛细血管层　主要为一层毛细血管，由单层内皮细胞构成(图 1-1-5)。黄斑部毛细血管特别密，并且毛细血管之间的空隙很小，因此单位面积内的血管含量特别高。临床上脉络膜病变常局限于眼的后极部。

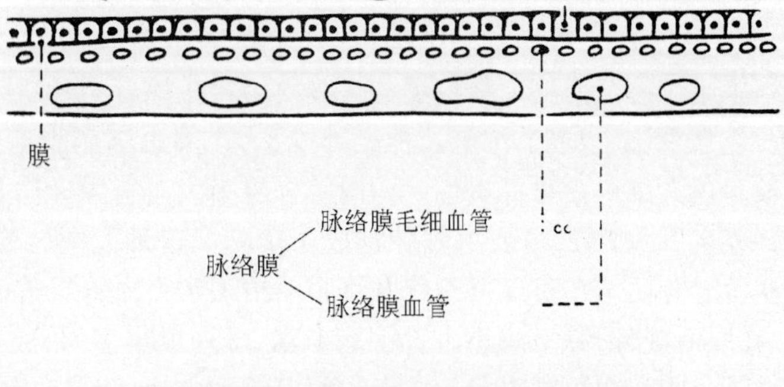

图 1-1-5　脉络膜视网膜解剖示意图

4. 脉络膜 Bruch 膜层　Bruch 膜亦名玻璃膜，由 5 层结构组成，由内向外依次为 RPE 的基底膜层、内胶原层、弹力层、外胶原纤维层以及与脉络膜毛细血管内皮层有关的基底膜。随着年龄的增加，脉络膜的 Bruch 膜不仅增厚，发生钙化和玻璃膜疣形成，而且眼后极部 Bruch 膜可出现大小不等的裂孔。

(三)黄斑部解剖生理学特点

1. 黄斑的视网膜内层逐渐变薄,形成倾斜面,至中央凹底部。中央凹约 250μm 直径范围内,视锥细胞密度为 147 000 个/mm^2,无视杆细胞;中央凹部每个视锥细胞与一个双极细胞、一个神经节细胞单线联系;中央凹处无 Müller 纤维、神经节细胞,也无神经纤维层,内外丛状层及内核层渐渐移行成薄层,外核层在中央凹处为单层细胞核,因而视网膜结构在中央凹处呈斜坡状,神经上皮细胞直接暴露于表面。以上特点使视锥细胞易于接受较强的光刺激,因而中央凹为视觉最敏锐的区域。

2. 中央凹部视网膜特别薄,其厚度约 0.13mm。这里只有外核层,没有神经节细胞,但向外周逐渐增多,至黄斑反射晕轮处最厚,约为 5 ~8 层,再向外周又渐少,约 2 ~3 层;后极部以外只有一层神经节细胞,而缺少其他各层,如神经纤维层、神经节细胞层、内丛状层、内核层等。这里也没有 Müller 纤维,在外核层的神经细胞中,只有一种视锥细胞而无视杆细胞。此处的视锥细胞的形态和其他处的视锥细胞不一样,变得较细较长,和其他部位的视杆细胞有些相似,而且细胞数量多而密集。在黄斑区,外丛状层也较其他处厚,而且由于视细胞纤维由垂直方向排列变成非常倾斜地排列,在中央凹者几乎与表面平行,外丛状层失去网状结构而呈纤维样外观,所以黄斑区的外丛状层称为 Henle 纤维层。无论活体还是死亡后,Henle 纤维层均极易吸收液体而肿胀,死亡后因该纤维肿胀而产生黄斑部剥离。眼底水肿时,黄斑部是最容易发生水肿的部位之一,就和这部分外丛状层较厚容易吸收水分有关。该处渗出吸收后遗留的脂性物或出血呈星芒状或条状,也与 Henle 纤维排列有关。视网膜中央动脉阻塞时,中央凹周围的视网膜因神经纤维和节细胞层最厚而明显水肿(乳白色混浊),中央凹处极薄的组织仍透见厚而色红的脉络膜血管,使黄斑区呈现典型的樱桃红斑点征象。此外,GM_2 神经节苷脂贮积症变异型 B 主要的病理改变是神经节细胞发生脂肪变性,黄斑部因有大量脂肪变性的神经节细胞集结而变为灰白色混浊,没有神经节细胞的中央小凹则变薄或形成裂孔,以致该处的脉络膜暴露,而呈现樱桃红色小点。

3. 视乳头黄斑束的神经纤维几乎占视神经全部纤维的一半。在无赤光下可看见此神经纤维直接到达视乳头颞侧(占视盘颞侧面积的 2/3),构成重要的视盘黄斑束(盘斑束),盘斑束的神经纤维几乎占视神经全部纤维的一半。

4. 黄斑中央凹正中有小的无血管区,不至于影响成像。但是,由于无血管,黄斑区的水肿消退较慢。实际上,黄斑部的血液供应主要从脉络膜毛细血管渗透过来,黄斑部的脉络膜毛细血管网特别丰富,毛细血管的管腔特别大,这也是脉络膜的炎性病变或转移性肿瘤容易发生在该处附近的一个原因。

5. 黄斑部的 RPE 层增厚,细胞较高较窄,呈细长条状,排列较为紧密。其内含有大量的色素颗粒和脂褐素,而且该区从外核层以内的视网膜神经上皮内又含有一种类胡萝卜素的叶黄素,再加上其下的脉络膜血管网特别厚,所以该处眼底较其他处暗,常呈暗棕色。FFA 时,该区呈一暗区。在中央凹的凹入倾斜面可以避免光线的吸收和弥散。由于以上组织的解剖学特点,使黄斑能够在白天具有敏锐而准确的视功能。

6. 显微镜下观察,脉络膜组织可分四层。最外层与巩膜内层相接连者为脉络膜上组织,其中有胶原纤维、弹性纤维、成纤维细胞、色素细胞、神经节细胞及神经纤维丛,在周边部还能见到双极或多极的大神经节细胞,此层组织因含有较多色素细胞而呈棕褐色。向内第二层为大血管层又称 Haller 层,主要由动脉构成。此层向内为中血管层,亦名 Satter 层,主要由静脉构成。实际上这种大中血管之别系人为划分,在显微镜下观察,各层分界并非境界分明。在黄斑部不仅脉络膜上组织和大血管层难以窥见,中血管层和毛细血管层的界限也难分清。在眼后极部,脉络膜小血管特别丰富,排列成很多层,成为脉络膜中最厚的一部分,脉络膜的厚薄往往由这部分的充血程度决定。在赤道部以前,大中血管层的界限消失,只能粗略估计,位于脉络膜外层的血管较大,多为动脉,由外向内逐渐变小,接近毛细血管层时,这些小动脉借斜行走向的小分支与毛细血管连接。动静脉有无吻合尚有不同看法。动静脉的组织结构不同,动脉壁厚,外有平滑肌层;静脉壁薄,腔大,形状不规则,外有鞘膜包被,但肌层不发达,特殊染色(三重染色法)可以帮助识别。脉络膜内静脉无瓣膜,脉络膜毛细血管层的管径特别粗大,这是它和身体其他部分静脉及毛细血管的不同之处。

脉络膜大中血管层内除血管外,还有间质成分,包括胶原纤维、弹性纤维、色素细胞、内皮细胞、平滑肌细胞、淋巴细胞、浆细胞、巨噬细胞、肥大细胞、成纤维细胞以及神经节细胞等。色素细胞和神经节细胞多分布于大中血管层的外侧，脉络膜毛细血管层在后极部呈小叶样分布，每一小叶中央有一支中央前毛细血管小动脉，其血液直接注入后毛细血管小静脉，这样可有效地保证眼后极部的血液供应。

脉络膜毛细血管仅有一层，管壁薄，上有窗孔，朝向内侧者尤多，内皮细胞核偏向外侧，故外侧管壁上窗孔较内侧者少，血管间有少量间质、纤维母细胞及神经纤维。

黄斑区可发生许多种疾病，许多全身疾病也常会导致黄斑部发生病理性的改变，这与黄斑区某些组织解剖学特点有关。例如黄斑区特别容易发生水肿，这是因为：①围绕黄斑中心的毛细血管拱环，系视网膜终末动脉的末梢部分，无论何种原因所致毛细血管渗漏的液体均可积聚于中央凹，此部位缺乏血管，不能再吸收，从而可以积存较大量的细胞外液；②黄斑部虽然也有一些 Müller 支持纤维，但中央凹缺乏这种纤维，除视神经乳头外，黄斑较其他后极部具有较大的膨胀性，因此液体不仅可使正常的中央凹消失，且可更向前隆凸；③细胞外液主要积存于外丛状层（Henle 层），此层为水平排列的纤维，可形成放射状囊腔，其作用类似容易吸水的海绵，且因 Müller 纤维也倾斜排列，将聚集的液体分隔成为分散的池，可以阻止彼此直接交通，因此黄斑区特别容易发生水肿。

黄斑中央凹边缘旁区呈丛状致密增厚（厚度约 0.4 ~ 0.5mm），并集中许多的细胞核，具有很旺盛的代谢功能，任何视网膜循环障碍最容易波及黄斑中央凹。中央凹视锥细胞最多，对低氧最为敏感。FFA 显示黄斑部位的循环最快，可能是中央凹旺盛代谢的需要。中央凹部位内界膜不仅比后极部其他部位薄，且与视网膜紧密相连，对来自玻璃体的毒素或弥散的炎症产物所起的屏障作用很小。玻璃体本身是一种良好的弥散介质，因此任何远处的内眼组织炎症，均可经玻璃体直接影响缺少保护的视网膜中央凹部位。

（四）黄斑部 RPE 的特点

RPE 位于视网膜最外层，由一层连续的六棱柱形细胞组成，表面有微绒毛包绕感光细胞的外节，相邻的细胞间有连接结构，底部细胞膜向胞体内陷入形成底部内折，细胞多为单核，并有各种细胞器以及色素颗粒和吞噬体，是眼内最重要的一层细胞。它位于脉络膜毛细血管基底膜及 Bruch 膜与视网膜光感受器之间，具有多种复杂的生理功能，其中许多功能对视觉系统正常功能的发挥极为重要。在生化上，RPE 除具有典型的神经上皮组织新陈代谢的特点，具有一般合成和分解所需的主要细胞器（如线粒体、滑面和粗面内质网、游离的核糖体、溶酶体等）外，还有一些独特的生化系统（如吞噬视杆细胞外节盘膜后形成的吞噬小体）以满足其许多独特的生理功能。在靠近视网膜面的细胞端，细胞膜互相融合，形成联合复接体，构成脉络膜与视网膜之间的屏障。此外，RPE 的不少成分通过吞噬和再合成作用而不断地更新利用（循环往复利用）。因此，由于 RPE 自身活跃代谢的需要、生物滤过功能的需要以及吞噬作用的需要，使得其生化代谢动态而复杂。RPE 的主要功能有：①在胚胎发育期，对光感受器的发育是必要的；②RPE 间有封闭小带或称紧密连接，可以避免脉络膜血管正常漏出液中大分子物质进入视网膜，起到视网膜外屏障或称视网膜 - 脉络膜屏障的作用；③维持视网膜下间隙环境的稳定；④可黏附视网膜光感受器而支持感光细胞（视杆细胞和视锥细胞），储存维生素 A 及其衍生物，供感光细胞合成视紫红质；⑤选择性地转运代谢产物，往返于视网膜组织，尤其以脉络膜毛细血管网输送营养给视网膜感光细胞的外节，参与维生素 A 的吸收、转运、贮存、代谢和异构作用；⑥可识别、摄入、吞噬、消化脱失的光感受器外节末端和神经视网膜代谢产物；⑦通过黑色素颗粒吸收折射光（吸收光能）；⑧产生包绕在感光细胞周围的黏蛋白。总之 RPE 具有转变功能、屏障作用、吞噬和遮光散热特点，因而能够保证视网膜感光细胞处于正常的生理状态，并保证眼的视觉功能。由于 RPE 与视网膜感光细胞和脉络膜的解剖及功能的相互关系，许多眼底疾病可导致其发生改变，而 RPE 的代谢障碍也可直接影响视觉功能和邻近组织。

RPE 层由凹陷的视杯外层（胚长 4.5mm 时）形成，始终保持着单层细胞的特点。一般参考书都把 RPE 层描述为一排整齐排列的六角形细胞，实际上它的形态及大小因时因地而异，老年人和幼童不一样，眼底的周边区和眼后极的中央部也不尽相同。不仅形态不同，色素含量也有差异。在中间区，RPE 细胞平均直径为 16μm，高约 5 ~ 8μm；黄斑部 RPE 细胞瘦而高，可高达 11 ~ 14μm，含色素亦较多，因而黄斑部的颜色较之其他部分眼底深些；锯齿缘部的 RPE 细胞大而不规则，直径可超过 60μm，核多，排列乱，形成多核巨细胞;其他部分 RPE 细胞核仅一个,圆形,位于细胞的基底部,偶见双核,其位置可稍变化。胞质内含有一种色素,名脂褐素,多集中在 RPE 细胞内侧,即朝向视网膜一侧,而罕见于近脉络膜一侧。仔细观察,它含有两种色素,一为菱形,一为圆形,都呈棕色而非黑色。在这点上,它和睫状上皮或虹膜后层 RPE 所含的色素不同,和脉络膜基质内的黑色素也不同,区别在于其对热能及化学物质有较高的抵抗力,但是易于为光所漂白。

老年人黄斑部 RPE 细胞格外瘦长,其色素色深而且不规则。细胞质内有脂褐素形成,类脂质含量增加,被认为是岁月造成的损耗的表现。细胞的基底部胞质内残体增加,还有一些颗粒物堆积,都是生命衰退的产物。这些变化都发生于三四十岁以上的中年人,其进展速度各人不同,正如 60 岁以上的老人,有的还很健壮,有的则早已老态龙钟。

(五)黄斑部血管循环的特点

黄斑是接受和传递信息的重要区域,其微血管循环对维持黄斑视功能有特殊的作用。通过动物实验、透射电镜、扫描电镜、血管树脂铸型、消化铺片和 FFA 等技术的应用,我们对黄斑部毛细血管的分布有了进一步的认识。

1. 中央凹无血管区　中央凹无血管区的形状不规则,其大小有相当大的差异,尸眼所测直径为 0.1 ~ 0.5mm,胰酶消化标本所测直径为 0.65mm。Laatikainen 等在放大的 FFA 上所测直径为 40 岁以下者 0.53mm,40 岁以上者 0.6lmm。Bresnick 等用计算机图像分析仪测量放大的负片,测得 FAZ 直径为 0.58 ~1.10mm,面积为 0.35mm^2。张承芬用影像清晰的眼底 FFA 底片所测国内正常人 FAZ 直径为(0.65 ± 0.07)mm,面积为 0.52 ~0.75mm^2。吴乐正等用彩色密度分析仪和 FFA,对 45 只正常人眼的 FAZ 进行测定,平均最长直径为(0.88 ±0.15)mm,水平直径为(0.73 ±0.15)mm^2,面积为(0.430 ±0.16)mm^2。

关于 FAZ 的出现时间有两种不同的看法。一种观点认为黄斑中心自始至终没有血管发育。另一种观点则认为,胎儿早期黄斑区有毛细血管存在,随着黄斑组织的不断发育,毛细血管经过发育、萎缩、组合和重建形成 FAZ。Michaelson 描述猫黄斑 FAZ 的直径大约为 300μm,而 HenKink 用印度蓝灌注和消化铺片未见到猫黄斑有 FAZ。张惠蓉等根据 18 只猫树脂铸型标本发现,有的猫黄斑区没有 FAZ,有的猫则可见到不完全的 FAZ。FAZ 是否随年龄增加而发生变异,也存在不同的观点。Laatikainen 发现,40 ~50 岁年龄组 FAZ 的平均直径增加,但 50 岁后未见到进一步扩大。Bresnick(1984)应用同样的方法未发现 FAZ 大小与年龄有关。张勇进应用共焦激光扫描显微镜观察及研究黄斑中央凹毛细血管拱环、FAZ 的大小及其与年龄增长的关系,采用 32 只尸体眼黄斑部视网膜分离后,用 Ⅰ 型胶原抗体对视网膜血管进行免疫染色,采用共焦激光扫描显微镜观察,分析 FAZ 的面积、直径与年龄的关系。结果清晰地观察到旁中央凹毛细血管网。FAZ 的平均面积(0.24 ±0.13) mm^2,平均直径(0.54 ±0.15)mm。FAZ 的面积、直径与年龄无明显相关性。但 Cogan 用胰蛋白酶消化标本的组织病理学研究结果显示,FAZ 面积大小与年龄有关。Engerman 则认为,恒河猴出生时的 FAZ 面积即与成年猴相似。刘晓玲等采用共焦激光扫描眼底血管造影(HRA)及其数字化图像分析系统,测量了 110 只正常眼 FAZ 面积,获得了较为可靠的 FAZ 面积参数,并进一步探讨了正常人眼 FAZ 的形态学特征,结果在高分辨率的图像上,正常眼 FAZ 的边缘完整,但不光滑,环绕 FAZ 的毛细血管网分布比较规则,网眼间距均匀,形态为类圆形、椭圆形和多形性等。110 只正常眼 FAZ 的面积均值为(0.34 ± 0.10) mm^2,横径均值为(0.65 ± 0.12) mm ,纵径均值为(0.64 ± 0.10) mm。3 项测量值的变异系数分别为 28.9%、17.4% 和 16.2% ,以 FAZ 面积的变异度最大。3 项测量值都呈正态分布。正常人的 FAZ 测量采用 HRA 的数字化图像,其优点为:① 分辨率高,HRA 以激光扫描代替了自然光,在 10°、512 像素 ×512 像素的条件下,其分辨率可达 1.6 μm,保证了 FAZ 的边界清楚;②无放大率影响,HRA 摄像时已把被测量眼的屈光状态录入系统,测算出的是 FAZ 的实际值;③直接测量,HRA 使用计算机内软件直接测算面积,避免了图像的再次转换和(或) 放大造成的误差;④ 测量过程易行,HRA 使用鼠标在将图像放大约 88 倍的屏幕上行边界和径线标记,保证了较高的测量精度,其中以面积测量值准确、重复性好。这是因为 FAZ 边缘的不规则性导致纵径和横径确认困难,较大的误差使之不能完全代表拱环的特性,重复性远不如面积测量值好。有关活体 FAZ 测量的报告很多,Wu 等用造影法测量了45例正常人眼FAZ的面积,其均值为0.43 mm^2;张承芬等用造影法测量了12只正常眼的FAZ面积,其均值为0.74mm^2;李震超等则用造影法结合计算机图像分析了FAZ与视盘面积的相对值,发现糖尿病视网膜病变患者的FAZ明显大于正常眼。比较各个作者的测量结果可以看出,张承芬报告的FAZ面积值最大。李震超则采用FAZ与视盘面积比代替FAZ测量,以减少单纯测量FAZ的误差,但受到视盘面积差异的影响,结果仍欠精确。FAZ面积测量值的差异主要来自方法、放大率和受检眼的屈光状态。

FAZ的大小对AMD的治疗有非常重要的意义。渗出型AMD患者脉络膜新生血管(choroidal neovascularization,CNV)的大小及位置是选择治疗方案的重要依据,是决定光动力学治疗的必需参数。准确测量FAZ大小,在激光凝固方面有着重要的临床意义。激光凝固研究证明,在FAZ边缘进行激光治疗是安全的,而在接近中央凹中心光凝则是危险的。因此,进行激光治疗前有必要在FFA图上确定每一个患者FAZ边缘距中央凹中心的实际距离。

2. 黄斑区毛细血管分布特点　黄斑血管来源于视网膜中央动脉颞上支和颞下支的血管分支。在距离视乳头颞侧约2.5~3mm处自颞上和颞下支动脉分别发出2~3支小动脉,从上方和下方向黄斑区上行,呈放射状排列。在中央凹周围,则呈一组小动脉和一组小静脉交错排列,其血管内径为(56.82±5.4)μm。在中央凹旁区有8~12支粗细均匀的小动脉与小静脉伴行。此区的小血管内径为(35.17 ±6.41)μm,在距离FAZ边界约180~380μm处,形成双层毛细血管网。这些血管网在靠近黄斑中央凹时,彼此联结成完整的单层血管拱环。其毛细血管平均内径为(12.992±0.2)μm,留下中央直径为450~500μm的无血管区。有时从视乳头颞侧有一支小动脉伸向黄斑,参与形成黄斑血管拱环及供应黄斑鼻侧。小动脉呈直角从主干分出,小静脉也以直角汇入静脉主干。毛细血管集合进入静脉性毛细血管网,其位置较动脉性者稍深、稍后并靠黄斑中心之外,它们引流入后毛细血管小静脉和集合小静脉,管径比动脉稍粗,数量与小动脉大致相等,约有5~6支,与动脉相间排列,动静脉在走行途中彼此交叉。小静脉分别引流入颞上和颞下支视网膜中央静脉,有时可见一小支静脉直接从黄斑鼻侧进入视乳头颞侧。

用激光扫描检眼镜(scanning laser ophthalmoscope ,SLO)观察黄斑中央凹周围毛细血管循环情况,血小板或白细胞每秒移动3mm。微动脉流速较快,毛细血管内流速较慢,到微静脉又加快。微血管拱环是血-视网膜内屏障,完成组织细胞物质交换,供养视网膜内层,还起到生物膜的作用。因此,黄斑区微血管循环对维持黄斑视功能有特殊的作用。

黄斑下脉络膜有无特殊的黄斑动脉供应,各家有不同的看法。如Heiman和Weiter认为该处有特殊的黄斑动脉供应,但多数学者则认为没有特殊的黄斑动脉供应,血供丰富为其特点。黄斑下脉络膜毛细血管粗大,管径可达34μm,供应该处小叶的小动脉数量多,引流小叶的后小静脉也多。黄斑下动脉小叶可有两支或数支前小动脉供给,而其他处则为一支前小动脉供应。而且黄斑下的前小动脉走行很短,与大血管和毛细血管层呈垂直走行,展开形成脉络膜毛细血管小叶,在小叶中心毛细血管粗大,然后呈放射状分布,在分支之间形成很小的圆形、椭圆形或长条形的网眼。血管管径从动脉小叶中心向周边逐渐变小,进入静脉小叶后,管径又由小变大,最后经过数量众多、粗短的后小静脉引流入小静脉。由于黄斑下脉络膜有多支动脉和静脉供应和引流,所以保障了血流可很快由大动脉直接注入黄斑下血管,并迅速流入静脉。故黄斑下脉络膜不仅血供丰富,且血流迅速,只有这样才能满足视网膜黄斑区高能量的新陈代谢。

三、黄斑解剖生理学及老年性改变

(一)黄斑生理学

1. 黄斑部形觉功能　在视觉生理学中,视功能包括视力、立体视觉、光觉、视野和色觉等。视觉系统最重要的功能是形觉。黄斑的解剖学特点使其具有高度敏感性、分辨性和功能代偿性。黄斑又是视力最敏锐的部位。临床上,视敏度反映了黄斑区对高对比小目标的分辨能力。但是,感知是十分复杂的,它依赖于适应、对比辨别、运动感觉性和颜色敏感性。

2. 黄斑部色觉功能　颜色视觉是中心视功能的重要组成部分,它较之光觉和形觉要求更高的分辨率。色觉具有三种特性，即明度、色调及饱和度，而颜色明度敏感性是色觉视功能的重要组成部分。

色觉的产生是由于视锥细胞外节内含有三种不同感光色素，吸收不同波长的光线。感红色素对570nm 的红光、感绿色素对 535nm 的绿光、感蓝色素对 445nm 的蓝光吸收率最高，对其他波长光线也能重叠吸收，故能产各种色觉。三者全部感受则成白色色觉。视网膜内感红色素、感绿色素比感蓝色素多 5 倍，故人对蓝光感受差。尤其是黄斑中央凹处缺乏感蓝色素，故此处为先天性蓝色盲。用蓝色滤光器注视蓝天，黄斑区发暗，去掉滤过器后此处出现耀眼的光圈，此即所谓黄斑内视现象或麦克威尔斑。发生黄斑疾病时此斑消失，因此可作为诊断黄斑疾病的一种方法。

在所见光谱中，正常人能辨别 120 ~ 180 种不同波长的色调。1 个月婴儿的绝对阈值约为成年人的 50 倍，3 个月时约为成人的 10 倍，因此儿童的辨色力比成人差。随着年龄增长，色觉辨别能力也有变化，15 ~ 20岁时最好，40 ~ 50 岁辨色力下降，表现为蓝、黄色不易辨别。

（二）黄斑的老年性改变

1. RPE 的变化　RPE 吞噬细胞外节并进行消化处理，这对维持视细胞的功能具有重要的作用，但是这一生理功能随年龄增加而下降。RPE 内的残渣物增多，这些残渣或贮留着这些残渣的细胞原生质从 RPE 向 Bruch 膜排出。RPE 中的黑色素和脂褐素也具有吸收光子的作用，其作用随光能增加而增强。在老年人的视网膜中，黑色素进行性减少，而脂褐素增多。这种脂褐素增多最初只发生在 RPE 的基底膜侧，随年龄增加逐渐扩展到全部细胞质，使 RPE 的代谢受影响，导致 Bruch 膜出现各种形态学异常。

2. Bruch 膜的变化　Bruch 膜与 RPE 层伴行，视乳头周围最厚（2 ~ 4μm），眼底周边部最薄（1μm）。PAS 染色阳性，说明其由糖蛋白构成，具有异染色性。随年龄的增加，Bruch 膜增厚，发生钙质沉着和玻璃膜疣形成，还可在眼后极部生成大小不等的裂孔。有人认为 Bruch 膜上裂孔的生成可能就是中心性渗出性脉络膜视网膜炎及老年性黄斑变性的原因之一。全身性弹性纤维变性疾病患者 Bruch 膜中的弹性纤维成分可发生变性，在 Bruch 膜上出现裂口，眼底表现为血管样条纹（angioid streaks）。此种病变可视为 Bruch 膜的原发性病变，是全身性弹性纤维病变的一部分。近年来还发现，许多所谓黄斑变性及黄斑盘状变性病例的脉络膜毛细血管层并无显著改变。它的主要病理改变发生于黄斑部附近的 Bruch 膜上，这种病理改变和老年性退行性变有某些相似之处，即先有嗜碱性变，Bruch 膜不规则颗粒状增厚，使其表面变粗糙，再有灶性钙盐沉着，最后在黄斑部附近的 Bruch 膜上出现裂口，致使脉络膜渗出物、出血以及新生血管、纤维结缔组织膜都可经过裂口进入视网膜下，导致 RPE 层脱离。结缔组织大量增生后，在眼底上呈现为隆起肿物，其中含有色素者可被误认为黑色素瘤。这种纤维结缔组织系由 RPE 化生而成，是起源于神经外胚叶的结缔组织。

（1）多形性物质的蓄积　Bruch 膜是视网膜 RPE 和脉络膜毛细血管之间的一层无细胞成分的组织。Bruch 膜厚约 0.7 ~ 3.3μm，具有分子筛的作用，分子量大于 70 000 的物质不能通过，而且还可以防止病理状态下脉络膜毛细血管长入 RPE 下。随着年龄增长，Bruch 膜增厚并发生透明样变性，使黄斑附近的 Bruch 膜容易发生破裂。其机制是由于年龄增加而有小泡状、颗粒状、管状、线状的多形性物质存留，使 Bruch 膜局限性陷入，陷入了的 RPE 变性，崩毁，并发生内外胶原层的胶原增生。

（2）玻璃膜疣的形成　玻璃膜疣的发生机制已有多种学说。目前 RPE 自体变性、崩毁的学说最受关注。即随年龄的增加，多形性物质沿着 Bruch 膜的弹力层沉积，将 RPE 圆顶状顶起，就形成只侵犯单个 RPE 的玻璃膜疣，其进一步堆积可侵至数个或数十个 RPE 的范围，使其上方的 RPE 变形。细胞间的连接处由顶端向基底侧移位，并可使 RPE 增殖，排列紊乱、出列。在其周围的 RPE 胞质中出现包含色素颗粒的吞噬小体，最后这些多形性物质呈圆顶状蓄积于 RPE 下，形成玻璃膜疣。RPE 内脂蛋白为玻璃膜疣的形成提供了物质基础。

（3）基底膜的沉着物　在 RPE 与基底膜之间，可见无定形或颗粒状嗜伊红物质沉着。这是由于 RPE 的异常分泌包括基底膜物质的过剩造成的。基底膜的沉着物逐渐增加可伴发严重的 RPE 变性。

（4）光的毒害作用　随着年龄增长，光的损害可以积累而使 RPE 基底膜增生，形成一些梭形斑，位于 Bruch 膜与 RPE 之间，从脉络膜来的新生血管伸入斑内。光的损害还可以刺激视网膜产生过氧化物自由基,后者是不稳定的,可引起一系列脂质过氧化反应,使感光细胞外段受损。视细胞外段损伤促使脂褐素在 RPE 中积聚,RPE 进行性肿胀伴有残留的分子降解,久之形成 RPE 变性和功能减退。视网膜光感受器外段的超氧化物歧化酶能使过氧化物自由基转化为过氧化氢和氧分子。RPE 中的谷胱甘肽过氧化物酶防止了脂氢过氧化物和过氧化氢的形成(谷胱甘肽过氧化物酶利用谷胱甘肽将脂过氧化物还原为羟基酸,从而终止脂过氧作用的连锁反应)。视网膜的维生素 C 和维生素 E 是集中在视细胞外层的抗氧化剂,它们不仅灭活单态氧,而且通过氧化反应终止连锁反应。这些酶和抗氧化剂虽然可限制光动力学损伤的扩散,但无预防作用。

3. 脉络膜血管的变化　通过树脂铸型扫描电镜观察,黄斑区下的脉络膜毛细血管丰富,其前小动脉分支多,走行短,引流静脉数量多,管径粗大,这就保证了黄斑区血流由大动脉直接注入黄斑区毛细血管小叶,并迅速流入窦样静脉内。黄斑区脉络膜血液循环的特点是速度快,保证黄斑区视网膜光感受器高能量新陈代谢的需要。黄斑下脉络膜血管随着年龄增加呈现血管硬化和血管床减少。脉络膜动脉硬化时,血管萎缩,血管壁上的上下纤维增生代替血管基质,发生进行性纤维化而增厚,随之视网膜发生营养不良,视网膜 RPE 萎缩而变薄,这是 AMD 发生的原因之一。

(三)黄斑解剖生理与 AMD 的发生

1. 黄斑老化的病理学基础　Gartner 及 Henkind 发现,50 岁以上人群的视网膜外核层感受器细胞及细胞核随年龄增长而减少。Johan 等发现,60 岁后黄斑视锥细胞随年龄增加而相应减少。Eisner 等发现,老年人黄斑感光色素密度变小,这可能是视网膜光敏感性随年龄增加而下降的原因。老年人黄斑部脉络膜毛细血管常因年龄增加而受压,造成管腔狭窄,甚至发生闭塞以致血供不足产生营养障碍,这一点是导致老年人黄斑部视网膜老化很重要的因素。对脉络膜毛细血管外来的影响包括毛细血管间质的硬化、Bruch 膜的不规则增厚和变性、RPE 层的变性和下面嗜酸物质的沉积以及大小不等的玻璃疣的形成等。以上因素都会对脉络膜毛细血管施加压力,而脉络膜毛细血管壁本身的增厚、硬化及玻璃样变性也是毛细血管管腔狭窄和易于发生梗死的一个重要因素。

老年人的黄斑在眼底上表现为中央凹反射消失、整个黄斑部灰暗、有细碎色素沉着,还有硬性小玻璃疣沉积,这些均属正常的老年性改变。若连续随访发现硬性玻璃膜疣持续增加,且影响到中心视力,则要高度警惕 AMD,应行 FFA 及其他必要的检查。徐格致等对 108 例平均年龄为 78.4 岁的老年华人系列尸体解剖所得的 212 只眼球,取黄斑区全层眼球壁组织作常规组织病理学检查。结果表明 212 只眼中 36.3% 有硬性玻璃膜疣,19.3% 有软性玻璃膜疣,都伴有 RPE 萎缩;5.7% 有 RPE 渗出性脱离、视网膜或 RPE 下新生血管膜形成,伴明显 RPE 萎缩、感光细胞数量明显减少;3.2% 有后巩膜葡萄肿,巩膜、脉络膜变薄,RPE 萎缩,感光细胞数量明显减少,平均眼轴长度 29.5mm。因此,认为 AMD 为老年华人尸体解剖眼黄斑区的主要病理改变。

2. AMD 病理改变概述　本病有多种形式的病理组织学改变,可单独出现,也可多种形式并存。AMD 的形态学改变主要发生于 RPE、Bruch 膜以及脉络膜毛细血管层。

(1)脉络膜毛细血管的改变　其病理变化包括脉络膜毛细血管内组织的玻璃样变、萎缩,脉络膜毛细血管可以部分性或完全性闭塞,脉络膜层萎缩变薄等,从而导致脉络膜血管显露和豹纹状眼底等临床上明显的眼底变化。

(2)Bruch 膜的改变　Bruch 膜可以出现增厚、玻璃样变、嗜碱性增加以及钙化,并可出现破孔等变化。眼底所见的玻璃膜疣代表了该变化的临床和病理组织学之间的联系。这些变化或是以弥漫(线状)聚积的形式作为一个连续的层出现在 Bruch 膜的内面或者外面。

(3)新生血管组织侵犯,并且穿透 Bruch 膜至 RPE 下。

(4)RPE 层的病理变化　RPE 可出现色素沉着、肥大甚至增生。RPE 亦可表现为浆液性和出血性脱离。

(5)感觉视网膜的改变　通常可出现微囊样变,甚至出现巨囊样体(视网膜劈裂)以及变性。

(陈　松)

【参考文献】

[1] Husain D, Kim I, Gauthier D, et al. Safety and efficacy of intravitreal injection of ranibizumab in combination with verteporfin PDT on experimental choroidal neovascularization in the monkey. Arch Ophthalmol, 2005; 123(4): 509-16.

[2] Ikram MK, van Leeuwen R, Vingerling JR, et al. Retinal vessel diameters and the risk of incident age-related macular disease: the Rotterdam Study. Ophthalmology, 2005; 112(4): 548-52.

[3] Kijlstra A, La Heij E, Hendrikse F. Immunological factors in the pathogenesis and treatment of age-related macular degeneration. Ocul Immunol Inflamm, 2005; 13(1): 3-11.

[4] Meyers SM, Ostrovsky MA, Bonner RF. A model of spectral filtering to reduce photochemical damage in age-related macular degeneration. Trans Am Ophthalmol Soc, 2004; 102: 83-93; discussion 93-5.

[5] Ishikawa K, Terasaki H, Kobayashi C, et al. Changes in foveal thickness and macular function after transpupillary thermotherapy for age-related macular degeneration. Ophthalmic Res, 2005; 37(1): 34-42.

[6] Hori K, Saito S, Tamai M. Effect of irradiation on neovascularization in rat skinfold chambers: implications for clinical trials of low-dose radiotherapy for wet-type age-related macular degeneration. Int J Radiat Oncol Biol Phys, 2004; 60(5): 1564-71.

[7] Schmitz-Valckenberg S, Bultmann S, Dreyhaupt J, et al. Fundus autofluorescence and fundus perimetry in the junctional zone of geographic atrophy in patients with age-related macular degeneration. Invest Ophthalmol Vis Sci, 2004; 45(12): 4470-6. Erratum in: Invest Ophthalmol Vis Sci, 2005; 46(1): 7.

[8] Hawkins BS, Bressler NM, Miskala PH, et al. Surgery for subfoveal choroidal neovascularization in age-related macular degeneration: ophthalmic findings: SST report no. 11. Ophthalmology, 2004; 111(11): 1967-80.

[9] Marmorstein L. Association of EFEMP1 with malattia leventinese and age-related macular degeneration: a mini-review. Ophthalmic Genet, 2004; 25(3): 219-26.

[10] Gotoh N, Kuroiwa S, Kikuchi T, et al. Apolipoprotein E polymorphisms in Japanese patients with polypoidal choroidal vasculopathy and exudative age-related macular degeneration. Am J Ophthalmol, 2004; 138(4): 567-73.

[11] Howes KA, Liu Y, Dunaief JL, et al. Receptor for advanced glycation end products and age-related macular degeneration. Invest Ophthalmol Vis Sci, 2004; 45(10): 3713-20.

[12] Knudtson MD, Klein R, Klein BE, et al. Location of lesions associated with age-related maculopathy over a 10-year period: the Beaver Dam Eye Study. Invest Ophthalmol Vis Sci, 2004; 45(7): 2135-42.

[13] Bhutto IA, Kim SY, McLeod DS et al. Localization of collagen XVIII and the endostatin portion of collagen XVIII in aged human control eyes and eyes with age-related macular degeneration. Invest Ophthalmol Vis Sci. 2004; 45(5): 1544-52.

[14] Amin S, Chong NH, Bailey TA, et al. Modulation of Sub-RPE deposits in vitro: a potential model for age-related macular degeneration. Invest Ophthalmol Vis Sci. 2004; 45(5): 1281-8.

[15] Csaky K, Baffi J, Chan CC, et al. Clinicopathologic correlation of progressive fibrovascular proliferation associated with occult choroidal neovascularization in age-related macular degeneration. Arch Ophthalmol, 2004; 122(4): 650-2.

[16] Zarbin MA. Current concepts in the pathogenesis of age-related macular degeneration. Arch Ophthalmol, 2004 ; 122(4): 598-614.

[17] Caballero S, Sengupta N, Crafoord S, et al. The many possible roles of stem cells in age-related macular degeneration. Graefes Arch Clin Exp Ophthalmol, 2004; 242(1): 85-90.

[18] Boulton M, Roanowska M, Wess T. Ageing of the retinal pigment epithelium: implications for transplantation. Graefes Arch Clin Exp Ophthalmol. 2004; 242(1): 76-84.

[19] Spaide RF, Armstrong D, Browne R. Continuing medical education review: choroidal neovascularization in age-related macular degeneration--what is the cause? Retina. 2003; 23(5): 595-614.

[20] Spaide RF. Fundus autofluorescence and age-related macular degeneration. Ophthalmology, 2003; 110(2): 392-9.

[21] Malek G, Li CM, Guidry C, et al. Apolipoprotein B in cholesterol-containing drusen and basal deposits of human eyes with age-related maculopathy. Am J Pathol, 2003; 162(2): 413-25.

[22] Rgun E, Maar N, Radner W, et al. Scotoma size and reading speed in patients with subfoveal occult choroidal neovascularization in age-related macular degeneration. Ophthalmology, 2003; 110(1): 65-9.

[23] 徐格致，王文吉，曹安民．老年华人 212 只尸体解剖眼黄斑区组织病理改变．中华眼底病杂志，2000；16(4)：233-235.

[24] 刘晓玲，林冰，瞿佳，等．正常眼黄斑无血管区的共焦激光扫描眼底血管造影测量．中华眼底病杂志，2001；17(2)：

149.
[25] 张勇进．视网膜黄斑中心凹无血管区的解剖研究．中华眼底病杂志,2003;19(2):73-75.
[26] 吕沛霖,赵俊宏,赵燕麟．对黄斑分区标准化的建议．中华眼底病杂志,2004;20(2): 103.
[27] 王雨生,惠延年．关于眼底临床分区标准化的建议．中华眼底病杂志,1997;13:186-187.
[28] 易长贤,吕林,潘晓燕．关于黄斑分区及术语规范的建议．中华眼底病杂志,1998;14:257.
[29] 陈松主编．现代眼科检查方法与进展．北京:中国协和医科大学出版社,2000.
[30] 李美玉主编．眼解剖与临床．北京:北京大学医学出版社,2003.
[31] 李凤鸣主编．眼科全书．北京:人民卫生出版社,1999.
[32] 管怀进,龚启荣主编．现代基础眼科学．北京:人民卫生出版社,1998.
[33] 聂爱光主编．现代黄斑疾病诊断治疗学．北京:北京医科大学中国协和医科大学联合出版社,1997.
[34] 倪逴．眼的病理解剖基础与临床．上海:上海科学普及出版社,2002.
[35] 孙世铭．葡萄膜病学．北京:北京大学医学出版社,2002.
[36] 李秋明,郑广瑛．眼科应用解剖学．郑州:郑州大学出版社,2002.

2 黄斑微循环与老年性黄斑变性

黄斑位于眼底的后极部，是视网膜的中心区，是接受和传递信息的重要区域，是视功能的重要组成部分。黄斑具有旺盛的代谢功能，荧光血管造影显示黄斑血液循环最快。因此，黄斑微循环对维持黄斑视功能有特殊的作用。近年来，随着许多非创伤性眼部血管检测技术如荧光素眼底血管造影（fundus fluorescein angiography，FFA）、吲哚青绿血管造影（indocyanine green angiography，ICGA）、彩色多普勒超声检查仪（color Doppler imaging，CDI）、激光扫描检眼镜（scanning laser ophthalmoscope，SLO）、共焦激光多普勒视网膜血流扫描仪（Heidelberg retina flowmetry，HRF）的应用和血管生理生化方面研究的进展，对黄斑微循环变化的研究得到进一步发展。最近，一些学者甚至提出了脉络膜血流动力学改变与老年性黄斑变性（age-related macular degeneration，AMD）早期病理、生理变化相关的观点。

一、黄斑的血管分布、解剖特点

黄斑受视网膜、脉络膜双重血液循环供应，视网膜内5层由视网膜血管供应，外5层由脉络膜血管供应。

人眼视网膜毛细血管网呈板层结构分布，视网膜后极部最厚，共有3～4层毛细血管网。黄斑血管来源于视网膜中央动脉颞上支和颞下支的血管分支，在距离视乳头颞侧约2.5～3mm处分别发出2～3支小动脉，靠近黄斑时管径变细至25μm左右，在距无血管区边界约180～380μm时形成双层毛细血管网。这些血管网在靠近黄斑中央凹时，彼此连接形成完整的单层血管拱环，留下中央直径为450～500μm的无血管区。有时从视乳头颞侧有一支小动脉伸向黄斑，参与形成黄斑血管环及供应黄斑鼻侧。毛细血管集合进入静脉性毛细血管网，小静脉分别引流入颞上、下支视网膜中央静脉。这些前毛细血管微动脉的管壁上有丰富的毛细血管前括约肌，其舒缩控制着流入毛细血管网的血流量，起到闸门的作用。视网膜毛细血管管壁由周细胞、内皮细胞和基底膜组成。

视网膜外层的营养由脉络膜毛细血管供应，人73%的眼部血液流入脉络膜。脉络膜血管由3层血管层组成，呈分区分布，在眼球后部黄斑附近最厚，约为0.22mm。大血管层由睫状后动脉发出的15～20支睫状后短动脉组成。这些动脉在眼球后部平行排列，非常致密。大血管层和脉络膜上腔在黄斑部完全消失。中血管层由脉络膜前小动脉和后小静脉组成。后极部前小动脉粗大，分支多，走行短，其从母动脉发出处常狭窄。毛细血管层呈小叶结构，后极部小叶结构密集。静脉小叶和动脉小叶嵌合。张惠蓉测量人眼后极部脉络膜毛细血管100条。后极部动脉小叶密集，静脉小叶稍少。黄斑下脉络膜毛细血管粗大，管径可达34μm。黄斑下动脉小叶可由两支或数支前小动脉供给，其他处则由一支前小动脉供应。且黄斑下前小动脉走行很短，与大血管层和毛细血管层呈垂直走行，立即展开形成脉络膜毛细血管小叶，小叶中心毛细血管粗大，呈放射状分布。血管管径从动脉小叶中心向周边逐渐变细，进入静脉小叶后，管径又由细变粗，引流入后小静脉。

值得提出的是，脉络膜末梢动脉在脉络膜分区供应的交界处形成生理性的脉络膜分水带。Hayreh SS经过对脉络膜的解剖研究，第一个提出了脉络膜分水带的概念。分水带（watershed zone）是当一个组织由两支或更多的末梢动脉供应时，这些末梢动脉分支供应的交界区域。1990年，Hayreh将眼后极部脉络膜分水带分为：①睫状后动脉（posterior ciliary arteries，PCAs）之间的分水带。当有两支PCAs时，PCAs的分水带垂直位于视神经周围及其颞侧之间、视神经颞侧、穿过视盘一部分或整个视盘位于分水带内、穿过视盘的中间部分或以上各型的混合。PCAs的分水带60%位于视盘的颞侧。当有3支PCAs时，PCAs的分水带呈“Y”字形，通过视盘的一部分或整个视盘位于其中。有更多支的PCAs时，分水带呈垂直、水平或分叉状。②睫状后短动脉(short posterior ciliary arteries)之间的分水带。PCAs 发出 15～20 支睫状后短动脉,分为鼻侧组和颞侧组。睫状后短动脉分水带主要位于后极部,表现为垂直、水平、星状等。

二、黄斑毛细血管的通透性

黄斑毛细血管是视网膜毛细血管的一部分,为连续型毛细血管,内皮细胞间连接为封闭小带型连接,内皮细胞质膜无孔洞,并有一层厚的基膜包绕,其外面尚有丰富的周细胞及其基膜,形成了血－视网膜内屏障。

脉络膜毛细血管属窗孔型,内皮细胞近脉络膜一侧的管壁上有许多窗孔,直径约 70～80nm。内皮细胞间连接为复合连接,近管腔侧为封闭连接,远腔侧细胞间隙约 10nm。内皮细胞外为其基膜,较薄。周细胞少。有较强的渗透性。脉络膜界面的视网膜色素上皮细胞间连接为复合连接,细胞连接的顶部为封闭小带型连接,形成视网膜的外屏障。Bruch 膜位于色素上皮之外,类似血管基底膜,对某些大分子形成屏障。近年的研究提出脉络膜毛细血管内皮细胞存在功能性的细胞表面电荷屏障,把脉络膜毛细血管看做血－视网膜外屏障复合体成分之一。上野提出,比微过氧化酶分子大的辣根过氧化酶易于通过脉络膜毛细血管壁。作者认为辣根过氧化酶带正电荷,脉络膜毛细血管内皮细胞表面带负电荷,由于电荷相吸使辣根过氧化酶易于通过血管壁。

此外,尽管黄斑毛细血管有很高的通透性,但在正常情况下,液体很少流入或流出血管外间隙。这种现象可用液体流动梯度来解释,其压力梯度由脉络膜毛细血管内外的流体静压力和胶体渗透压产生,由于这两种压力梯度相似,因而可以彼此抵消。

三、正常的脉络膜血流

标记小球体详细地提供了猴的脉络膜血流资料,通过计算单位面积的血流,发现经黄斑下的脉络膜血流是周边脉络膜血流的 10 倍。猫的脉络膜血流量也高。对这两种动物的研究发现,脉络膜血流达到每 100g 组织流量为 1 000～2 000 ml/min,约为肾皮质血流量的 3 倍。在正常情况下,猫、狗、猪的脉络膜血流量是视网膜血流量的 20～30 倍。视网膜的代谢需求比较高,其消耗的氧 60%～80% 来自脉络膜血流。灵长类动物的视网膜血流量更高,脉络膜可能提供大部分视网膜所需的营养。

四、黄斑微循环的调节

眼的血液循环是全身血液循环的一部分,它既受到大血管的影响,又有其特殊性。

(一)神经调节

Furukawa 观察兔眼视网膜血管交感神经支配,来源于颈上神经节。刺激交感神经,视网膜血管收缩,氧分压降低。近年来,有人经电镜观察提出人眼视网膜血管壁有肾上腺素能神经纤维分布,它们进入视盘后,走行视盘几毫米远的地区。

脉络膜血管有丰富的交感神经和副交感神经,交感神经来自颈上神经节,副交感神经来自翼腭神经节和睫状神经节。其神经末梢可达脉络膜前小动脉。Chandra 等用猫做实验,证明脉络膜血管有 α、γ 受体,α 受体受刺激则脉络膜和前部色素膜血流减少。刺激交感神经则毛细血管和微静脉内皮细胞收缩,细胞间隙增大,通透性增加。

(二)血管的自身调节

许多学者认为视网膜血管通过肌原性、体液性、氧和二氧化碳、pH 值及代谢产物等因素进行自动调节。血管自身调节是指在一定的血液变动范围内,器官组织的血流量仍能通过局部血管的舒缩活动得到适当的调节。

1. 局部代谢产物学说 局部代谢产物学说认为,局部代谢产物的浓度决定器官血流量的自身调节。组织代谢产物如氧、二氧化碳、H^+、K^+、乳酸和肌苷等调节局部血管的舒缩活动。视网膜血管对二氧化碳张力十分敏感,血中二氧化碳浓度高时血管扩张,氧浓度高时血管收缩。低氧时,局部代谢产物增加、pH值降低,局部血管扩张,血流量增多,代谢产物被带走,浓度下降,继之血管收缩,导致眼血流阻力增大,使血流量恢复到原来的水平,保持血流量的稳定。

以往认为脉络膜血管无自身调节作用。近来Kiel等在兔眼中观察到,在保持眼动脉平均血压稳定的情况下,眼压增加可导致脉络膜灌注压降低,这说明脉络膜毛细血管具有自身调节功能。最近Riva等利用彩色多普勒血流仪研究正常人黄斑脉络膜血流速度、血流量和血容量,结果表明当眼压从1.60kPa(12mmHg)升高到3.87kPa(29mmHg)时,脉络膜灌注压下降35%,但脉络膜平均血流速度并没有相应改变,这说明人脉络膜毛细血管存在自身调节功能,至少黄斑脉络膜毛细血管如此。有人在对鼠眼的研究中发现,随着眼压的增加,脉络膜氧分压和pH值发生改变。因此,其发生机制很可能是局部代谢机制,也可能是局部神经机制。

2. 肌原学说 肌原学说认为血管平滑肌本身能经常保持一定的紧张性收缩。当血管壁压升高时,血管平滑肌压力感受器受到牵引性刺激,使肌原性活动加强,尤其是毛细血管前阻力血管。当灌注压下降时,产生相反的活动。通过这种肌原性舒缩活动,保持器官的血流稳定。视网膜前毛细血管微动脉的管壁上有丰富的毛细血管前括约肌。

视网膜毛细血管自身调节的效应器是平滑肌细胞和周细胞。此外,在视网膜毛细血管的自身调节中,内皮素(endothelins ,ET)起了重要的作用。周细胞有ET_1受体,ET通过激活鸟苷酸环化酶、抑制腺苷酸环化酶而发挥作用。

3. 血管内皮细胞的作用 许多学者研究发现血管内皮细胞不但有屏障作用,而且具有调节血流的作用。内皮细胞代谢极其活跃,可合成内皮素、纤维溶解蛋白、白介素2、组织纤溶酶原激活物(tissue plasminogen activator ,t-PA)、5-HT、内皮细胞衍生舒张因子(endothelial relax factor,EDRF)PGI_2、血管紧张素转换酶、内皮细胞生长因子等多种活性物质。内皮细胞既有代谢功能,又有内分泌功能。内皮细胞调节血管的紧张性主要是通过EDRF与内皮细胞衍生收缩因子(endothelial contractive factor,EDCF)产生与释放的平衡来实现的。EDRF主要是一氧化氮(NO),内皮素是最强的收缩因子。有人推测EDRF可能与血管紧张的短期局部调节有关,内皮素参与长期调节。

五、AMD黄斑微循环的病理生理改变

AMD分为渗出型和萎缩型。渗出型AMD的病理特点为视网膜下或脉络膜新生血管、浆液和出血性色素上皮脱离、黄斑纤维性瘢痕。萎缩型AMD的病理变化为脉络膜毛细血管萎缩、Bruch膜增厚、色素上皮萎缩。尽管渗出型AMD只占整个AMD的10%左右,但90% AMD的严重视力丧失由渗出型所致。脉络膜新生血管(choroidal neovascularization ,CNV)是渗出型AMD病理变化的结果。

研究表明,黄斑60%~80%的血液由脉络膜供应。因此,脉络膜的血液循环状况对维持黄斑的生理功能很重要,在病理变化的发生、发展过程中也起关键的作用。

(一)AMD黄斑微循环的结构特点

1994年,Giovannini A等首次经研究发现AMD中71%的CNV发生与黄斑脉络膜分水带(choroidal watershed zone,CWZ)有关。1998年,Robert D经研究指出91.7%渗出型AMD的CNV发生于脉络膜分水带,且脉络膜分水带对CNV的发生可能有预测作用,但是并没有深入研究脉络膜分水带好发CNV的原因,以及与其他危险因素的相关性。2001年,作者等研究发现亚洲人90.3%渗出型AMD的CNV好发于黄斑脉络膜分水带,并经研究证实在渗出型AMD中脉络膜分水带是缺血的区域(见图1-2-1、图1-2-2、图1-2-3)。同时经临床和理论计算研究得出渗出型AMD黄斑脉络膜分水带具有特殊的流场模式,此处具有较低剪切力的结论。

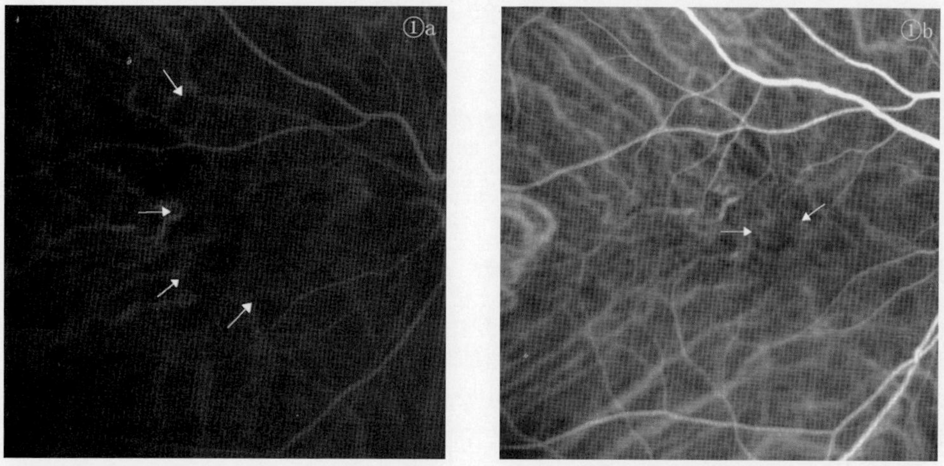

A　　B

图 1-2-1　渗出型 AMD 眼 ICGA

A. 15s 时可见黄斑 CWZ,穿过黄斑(白箭头)　B. 34s 时可见弱荧光的 CWZ 已充盈,其间可见斑片状 CNV 强荧光(白箭头)　（本图由黎晓新、李亚萍提供）

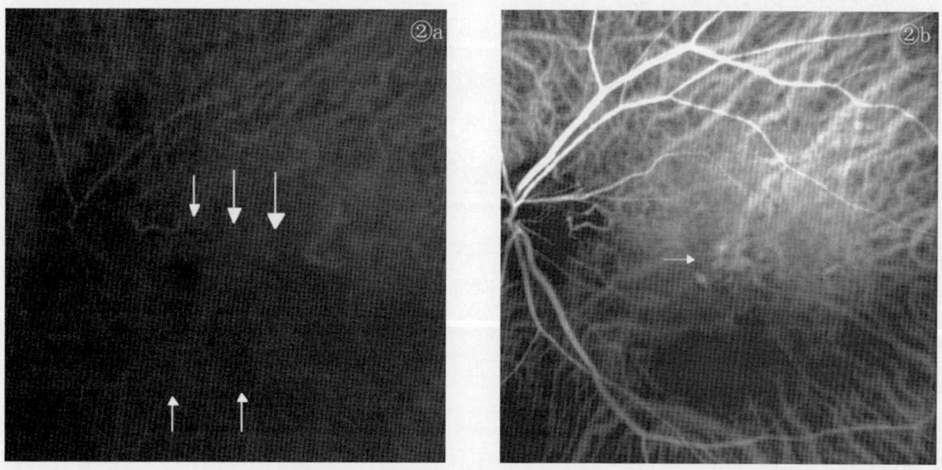

A　　B

图 1-2-2　渗出型 AMD 眼 ICGA

A. 11s 时可见横形的黄斑 CWZ,穿过黄斑(白箭头)　B. 30s 时可见弱荧光的 CWZ 已渐充盈,其间可见斑片状 CNV 强荧光(白箭头)　（本图由黎晓新、李亚萍提供）

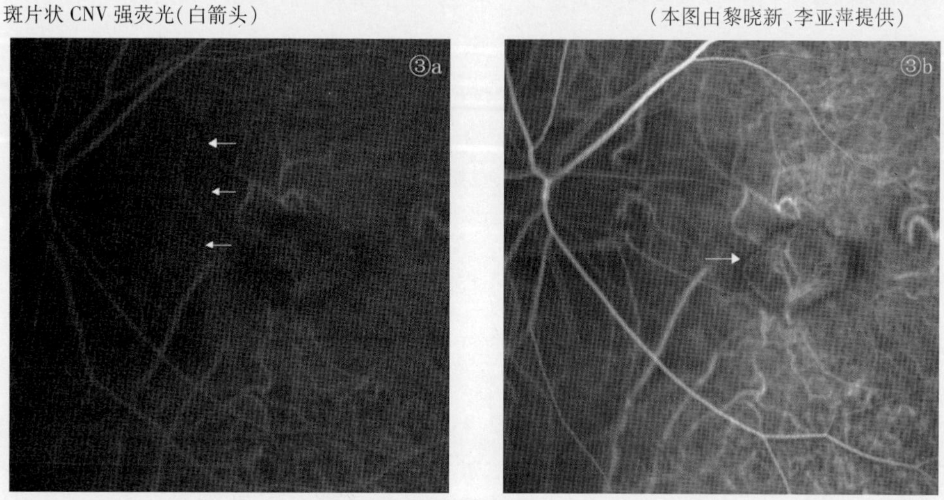

A　　B

图 1-2-3　渗出型 AMD 眼 ICGA

A. 15s 时可见垂直状的黄斑 CWZ,穿过视盘比邻黄斑(白箭头)　B. 20s 时原垂直 CWZ 已充盈,在其旁可见斑片状 CNV 强荧光(白箭头)　（本图由黎晓新、李亚萍提供）

在 AMD 的 FFA 和 ICGA 中发现脉络膜毛细血管数量减少和闭塞,即黄斑脉络膜分水带可能缺少大血管层和毛细血管层。

(二)AMD 黄斑微循环的自身调节功能障碍

FFA、ICGA、彩色多普勒血流仪(color Doppler imaging unit,CDI)检查等研究证实,AMD 的睫状后短动脉、视网膜中央动脉 血流速度下降、血流阻力增加,且脉络膜缺血与 RPE 的地图状萎缩、CNV 发生有直接的关系。2001 年,李亚萍、黎晓新等研究证明渗出型 AMD 脉络膜分水带的睫状后短动脉血流速度下降、血流阻力增加,脉络膜分水带存在血液循环障碍。渗出型 AMD 的黄斑脉络膜分水带的颞侧睫状后短动脉和鼻侧睫状后短动脉相比较收缩期流速峰值降低,血流阻力增加。渗出 AMD 组 5 例 CNV 眼脉络膜分水带的颞侧睫状后短动脉第一分支以后的血管闭塞,CDI 显示无血流。ICGA 显示脉络膜分水带内的 CNV。由此说明,渗出性 AMD 组颞侧睫状后短动脉比鼻侧睫状后短动脉的血流障碍更严重。颞侧睫状后短动脉距离黄斑更近,因此睫状后短动脉的血液循环障碍与黄斑视网膜对血液的大量需求相互矛盾,引起黄斑缺血,颞侧睫状后短动脉直接受累,出现血液循环障碍。最后可引起颞侧睫状后短动脉闭塞,产生 CNV。

Friedman 提出了 AMD 的血流动力学假说,认为脉络膜血管的血流速度下降、血流阻力增加可能与脂质沉积在巩膜、Bruch 膜有关,导致脉络膜血流灌注减低,使 RPE 细胞的代谢功能受损,从而引起玻璃膜疣、RPE 萎缩、色素上皮脱离,甚至 CNV。但是目前为止,尚无实验证明上述假说。

黄斑睫状后短动脉内的血流经过很短的后微动脉直接注入脉络膜毛细血管,因此黄斑毛细血管的血管内压高、血流迅速,长此以往势必对血管壁造成损伤。黄斑慢性供血不足,会造成黄斑的缺血、低氧。低氧导致局部代谢产物增加、pH 值降低,局部血管功能紊乱,不能及时扩张使血流量增多带走代谢产物,造成脉络膜局部代谢机制紊乱,损伤血管内皮细胞。

血管内皮有分泌、合成、代谢及免疫功能,是损伤或功能变化的初始靶部位。血管内皮细胞损伤致使局部组织新生血管刺激因子和抑制因子的动态平衡失调,致新生血管因子的释放,从而刺激产生 CNV。内皮素 -1 是有效的血管收缩剂,且可促使血管扩张剂、NO 的释放,血管内皮细胞功能紊乱将影响其表达。

内皮细胞功能失调使内皮细胞衍生舒张因子与内皮细胞衍生收缩因子的产生与释放失衡,导致血管舒缩功能紊乱。研究表明,脉络膜血管内皮细胞过量表达 NO 可诱导 VEGF 的表达。NO 是调节脉络膜血流的重要内皮细胞衍生舒张因子,一氧化氮合酶(NOS)是脉络膜血流自身调节的主要因素。

可见,黄斑微循环的调节,无论是神经调节还是自身调节都是直接或间接通过血管内皮细胞而起作用的。血管内皮细胞在黄斑微循环的调节中起重要作用。

因此,在 AMD 中,CWZ 与脉络膜血管内皮细胞功能之间的关系是值得我们进一步探讨的问题。

六、AMD 脉络膜分水带流体力学研究进展

(一)AMD 的血流动力学特点

AMD 的血流动力学改变是目前较受关注的问题。很多学者的研究说明 AMD 的脉络膜、视网膜血液灌注异常。Pauleikhoff、Boker、Chen 等在 AMD 的荧光素眼底血管造影研究中发现,AMD 的脉络膜血流灌注降低及延迟。Friedman 等报告,AMD 的视网膜中央动脉、睫状后短动脉的血流速度降低、阻力指数增加。因此,Friedman 提出 AMD 的脉络膜血管阻力增加与巩膜和脉络膜血管的顺应性降低有关,但是目前尚无客观证据来证明。Thomas 等研究指出,萎缩型 AMD 的视网膜中央动脉、鼻颞侧睫状后短动脉的血流速度下降、阻力指数增加。

作者等在发现渗出型 AMD 的脉络膜新生血管好发于黄斑 CWZ 的基础上,利用彩色多普勒血流仪研究 CWZ 的血流动力学特点。通过研究渗出型 AMD、萎缩型 AMD 及对照组 CWZ 睫状后短动脉的血流动

力学特点,探讨 AMD 的 CNV 与 CWZ 的关系。结果发现,AMD 组和对照组相比年龄、收缩压、舒张压、眼内压均没有明显统计学差异。与对照组相比,AMD 组全血黏度升高。渗出型 AMD 与萎缩型 AMD 相比全血黏度升高(表 1-2-1)。

表 1-2-1 AMD 组和对照组的特点比较

	AMD 组	对照组	P 值
年龄	62 ±12	65 ±12	P >0.01
舒张压(mmHg)	83 ±12	79 ±11	P >0.01
收缩压(mmHg)	150 ±16	143 ±13	P >0.01
眼内压(mmHg)	16.2 ±2.1	16.8 ±2.2	P >0.01
全血黏度(mPa · s)	5.62 ±0.44	3.95 ±0.54	P < 0.01

注:渗出型 AMD 全血黏度(5.95 ±1.02)mPa · s,萎缩型 AMD 全血黏度(4.32 ±1.31)mPa · s,P <0.01。1mmHg =0.133kPa。

Grunwald 等研究指出,正常人随着年龄增加,黄斑区脉络膜和视网膜血流速度下降。Ramrattan 等报告,90 ~100 岁和 0 ~10 岁人眼相比黄斑区脉络膜毛细血管的密度下降45%,管腔数下降34%。但是作者等研究指出,AMD 组与年龄相匹配的对照组相比较,SPCA 的血流速度明显降低,说明 AMD 的血流动力学障碍并不是年龄所能完全解释的。渗出型 AMD 与对照组、萎缩型 AMD 相比全血黏度升高,血黏度是流体力学中起关键作用的一个因素。作者研究发现 CWZ 多位于 AMD 的黄斑区,CWZ 是生理性的脉络膜末梢动脉在脉络膜分区供应的交界处,拥有多个动脉分叉处。

(1)AMD 组血流动力学特点 作者研究发现渗出型 AMD 与对照组比较,CWZ 的 SPCA 的收缩期流速峰值(V_{max})降低,舒张末期血流速度(V_{min})降低,阻力指数(RI)和搏动指数增加。渗出型 AMD 组 80 只眼,56 只眼 CWZ 位于黄斑区,占 72%,与对照组相比较有显著性差异。与萎缩型 AMD 比较,虽无明显差异,但 V_{max}、V_{min}有下降的趋势,RI 有增加的趋势。因此,渗出型 AMD 的 CWZ 更易存在血液循环障碍(表 1-2-2)。

表 1-2-2 AMD 眼与对照眼 CWZ 的 V_{max}、V_{min}、RI 值比较

	n	V_{max}(m/s)	V_{min}(m/s)	RI
渗出型 AMD	47	0.09 2 ±0.046 5	0.027 ± 0.036	0.011 3 ± 0.004 7
萎缩型 AMD	20	0.001 29 ±0.020 1	0.048 ±0.083 6	0.011 1 ± 0.002 32
对照组	80	0.001 46 ±0.001 62	0.060 3 ±0.063 80	0.089 1 ±0.001 33

睫状后动脉发出 15 ~20 支睫状后短动脉,分为鼻侧组和颞侧组,在供应脉络膜时形成了 CWZ。SPCAs 之间的分水带主要表现为垂直、水平、星状等。多个分水带汇聚在黄斑区,再加之如果因个体解剖的差异而缺乏更多的脉络膜中、毛细血管层的吻合支,因此黄斑区可能是一个相对缺血的区域。另外,在黄斑区睫状后短动脉内的血流经过很短的后微动脉,直接注入脉络膜毛细血管,这样黄斑区毛细血管面临着高的血管内压和迅速的血流冲击,长此以往势必对血管壁造成损伤。脉络膜分水带有多个功能性的动脉末端,在急性缺血时是有利的,一支动脉受损,其余的动脉可以代偿,减少缺血。但是,如果整个脉络膜分水带的血管慢性缺血,长期的慢性供血不足会造成黄斑区的缺血、低氧。血管内皮是损伤或功能变化的初始靶部位,它是一力学的、具有异质性的弥散性器官,有分泌、合成、代谢及免疫功能。血管内皮细胞功能失调将导致新生血管因子的释放,刺激产生 CNV。

作者研究发现萎缩型 AMD 与对照组比较收缩期流速峰值降低,舒张末期血流速度,阻力指数和搏动指数增加。萎缩型 AMD 组 20 只眼,4 只眼 CWZ 位于黄斑区,占 20%,与渗出型 AMD 相比较无显著性差异。尽管黄斑区脉络膜分水带在渗出型 AMD 和萎缩型 AMD 中没有显著性差异,但是黄斑区脉络膜分水带具有好发于渗出型 AMD 的倾向。渗出型 AMD 与萎缩型 AMD 比较收缩期流速峰值降低,舒张末期血流速度降低,阻力指数和搏动指数增加。由此可见,渗出型 AMD 比萎缩型 AMD 有更严重的血液循环障碍。且两组黄斑区血液循环障碍的机制可能不同。Friedman 提出假说,认为 AMD 的 SPCA 血流速度下降、血流阻力增加可能与脂质沉积在巩膜、Bruch 膜有关,引起巩膜、脉络膜血管的顺应性下降、血流阻力增加,导致脉络膜血流灌注减低,损伤 RPE 的代谢功能,引起玻璃膜疣、RPE 萎缩、色素上皮脱离,甚至 CNV。但是目前为止,并无实验证明上述假说。

渗出型 AMD 组 CNV 眼与对侧非 CNV 眼比较收缩期流速峰值降低（P = 0.012），舒张末期血流速度降低（P = 0.001）阻力指数无明显差异（P = 0.236）（表 1-2-3）。二者血管壁弹性都降低，动脉频谱的形态都呈上升缓、下降缓的波形。CNV 眼都存在脉络膜缺血，即 CNV 是脉络膜缺血的病理结果。渗出型 AMD 组对侧非 CNV 眼与对照组比较，收缩期流速峰值无明显差异（P = 0.317），舒张末期血流速度降低（P = 0.04），阻力指数增加（P < 0.05）（表 1-2-4）。渗出型 AMD 组非 CNV 眼与萎缩型 AMD 组比较，舒张末期血流速度降低（P < 0.05）；阻力指数虽无明显差异，但是有增加的趋势；渗出型 AMD 组非 CNV 眼动脉频谱的形态都呈上升缓、下降缓的波形（表 1-2-5）。结果显示，渗出型 AMD 组非 CNV 眼较对照组和萎缩型 AMD 组血流速度降低、阻力增加。Gass 观察 91 例首发眼为渗出型 AMD、对侧眼有玻璃膜疣的病人，结果 31 例（34%）患者发生渗出性改变。Strahlman 等采用可以有效分析在不同时间及不同连续随访时期内病人发生渗出性改变危险率的 Kaplan-Meier 生命分析法，计算出对侧眼在不同时期可能发生渗出性 AMD 的危险率：第 1 年内为 4%，2 年内为 10%，3 年内为 17%。Roy 等发现，4 年内发生渗出性 AMD 的危险率是 23%。所以，首发眼为渗出型 AMD，对侧眼具有发生渗出性改变的危险。李亚萍、黎晓新研究证实，这可能是由于渗出型 AMD 组非 CNV 眼存在脉络膜血液灌注障碍。

表 1-2-3 渗出型 AMD 组 CNV 眼与对侧非 CNV 眼 CWZ 的 V_{max}、V_{min}、RI 值比较

	n	V_{max}(m/s)	V_{min}(m/s)	RI
CNV 眼(渗出型 AMD)	47	0.092 2 ±0.046 5	0.027 ±0.013 6	1.13 ±0.471
非 CNV 眼(渗出型 AMD)	33	0.117 ±0.035 9	0.037 ±0.011 4	1.22 ±0.175

表 1-2-4 渗出型 AMD 组对侧非 CNV 眼与对照眼 CWZ 的 V_{max}、V_{min}、RI 值比较

	n	V_{max}(m/s)	V_{min}(m/s)	RI
非 CNV 眼(渗出型 AMD)	33	0.117 ±0.035 9	0.037 ±0.011 4	1.22 ±0.175
对照眼	80	0.146 ±0.162	0.060 3 ±0.063 8	0.891 ±0.133

表 1-2-5 渗出型 AMD 组非 CNV 眼与萎缩型 AMD 眼 CWZ 的 V_{max}、V_{min}、RI 值比较

	n	V_{max}(m/s)	V_{min}(m/s)	RI
非 CNV 眼(渗出型 AMD)	33	0.117 ±0.035 9	0.037 ±0.011 4	1.21 ±0.175
萎缩型 AMD 眼	20	0.129 ±0.020 1	0.048 ±0.083 6	1.114 ±0.233

(二) CWZ 的 t-SPCA 和 n-SPCA 的血流特点

作者等研究发现,渗出型 AMD 组 CNV 眼 CWZ 的颞侧睫状后短动脉(temple short posterior ciliary arteries,t-SPCA)组与鼻侧睫状后短动脉(nasal SPCA,n-SPCA)组相比较收缩期流速峰值降低(P = 0.002),舒张末期血流速度降低(P = 0.015)(表 1-2-6)。渗出型 AMD 组的对侧非 CNV 眼 CWZ 的 t-SPCA 和 n-SPCA 相比较收缩期流速峰值降低(P = 0.02),舒张末期血流速度无明显差别(P = 0.115)(表 1-2-7)。渗出型 AMD 组 5 例 CNV 眼 CWZ 的 t-SPCA 第一分支以后的血管闭塞,CDI 显示无血流,ICGA 显示 CWZ 内的 CNV。渗出型 AMD 组一例对侧非 CNV 眼 CWZ 的 t-SPCA 闭塞,CDI 显示无血流,ICGA 显示颞侧脉络膜缺乏血液灌注。由此说明,渗出型 AMD 组 t-SPCA 比 n-SPCA 有更严重的血流障碍。解剖上,t-SPCA 距离黄斑区更近,因此 SPCA 的血液循环障碍与黄斑区视网膜对血液的大量需求相互矛盾而引起黄斑区缺血,最直接受累的是 t-SPCA,出现血液循环障碍。最后可引起 t-SPCA 闭塞,产生 CNV。

表 1-2-6　渗出型 AMD 组 CNV 眼 CWZ 的 t-SPCA 与 n-SPCA 的 V_{max}、V_{min}、RI 值比较

	n	V_{max}(m/s)	V_{min}(m/s)	RI
n-SPCA	47	0.092 3 ±0.046 5	0.027 02 ±0.013 62	1.129 8 ±0.471
t-SPCA	47	0.136 8 ±0.080 12	0.043 66 ±0.043 74	1.346 ±0.316 5

表 1-2-7　渗出型 AMD 组对侧非 CNV 眼 CWZ 的 t-SPCA 与 n-SPCA 的 V_{max}、V_{min}、RI 值比较

	n	V_{max}(m/s)	V_{min}(m/s)	RI
t-SPCA	33	0.117 2 ±0.035 91	0.037 05 ±0.011 41	1.219 7 ±0.175 2
n-SPCA	33	0.151 5 ±0.073 63	0.042 36 ±0.015 32	1.343 3 ±0.248 2

萎缩型 AMD 眼 CWZ 的 t-SPCA 和 n-SPCA 相比较，收缩期流速峰值、舒张末期血流速度及阻力指数均无明显差异。对照眼 CWZ 的 t-SPCA 和 n-SPCA 相比较，收缩期流速峰值、舒张末期血流速度、阻力指数和搏动指数无明显差异。根据检测结果分析，萎缩型 AMD 眼和对照眼的 t-SPCA 和 n-SPCA 的血流动力学指标无明显统计学差异。李亚萍、黎晓新通过 ICGA 研究显示：渗出型 AMD 组 72% CWZ 位于黄斑区，萎缩型 AMD 组 20% CWZ 位于黄斑区，对照组 10% CWZ 位于黄斑区。渗出型 AMD 组与对照组相比较有显著性差异，$P < 0.05$；与萎缩型 AMD 相比较无显著性差异，$P > 0.05$。CWZ 在渗出型 AMD 和萎缩型 AMD 中的发生没有显著性差异，但是黄斑区脉络膜分水带具有好发于渗出型 AMD 的倾向。所以，渗出型 AMD 的 CWZ 多位于黄斑区。所以，黄斑区 CWZ 的以上血流动力学特点可能与黄斑区脉络膜的慢性缺血有关。

七、CWZ 的生物力学特点

大量研究已经证实，渗出型 AMD 的新生血管来自脉络膜。人眼部的血液 73% 流入脉络膜，在黄斑区具有血流量大、血流速度快的特点。如果黄斑区有血液循环障碍，势必对黄斑部视网膜有重大的影响。很多学者研究表明 AMD 的脉络膜、视网膜血液灌注异常。Giovannini A、Robert D、李亚萍、黎晓新等研究发现 AMD 的 CNV 发生与 CWZ 有关。继之，李亚萍、黎晓新研究发现渗出型 AMD 患者的血黏度增高，CWZ 区的血液流动剪切力降低、阻力指数明显增高。

（一）CWZ 的血液流变学特点

血液流变学是研究血液及其组成成分的流动与变形规律的科学，它是生物流变学的一个分支。冯元桢先生曾指出，“应力—生长关系是生物力学的活的灵魂”。血液在血管中不断地流动，对血管壁产生应力作用。

血黏度是血液流变学的核心内容，它是红细胞聚集性、变形性以及白细胞、血浆蛋白等血液组分流变特性的综合反映。

1. 血黏度与血流量　血流量与压力梯度和血管半径的四次方成正比，与血管长度和血液黏度成反比。在体内，血管长度可以看成是相对不变的，那么影响血液流量的因素主要为压力梯度、血管半径和血黏度。由此可见，血黏度对微循环血流灌注有重要的作用。

2. 血黏度与血管内皮细胞

（1）血黏度增高，细胞膜流动性下降，抑制红细胞膜 ATP 酶活性，钙离子、钠离子含量增加，细胞膜僵硬、变形能力下降，刚性红细胞在血管分叉处直接损伤血管内皮细胞。

（2）复杂流动区域脉动应力使血管壁高频震颤、血液流动减慢，产生局部侧压力，导致血管内皮细胞损伤。

3. 血黏度与血栓　血黏度增高使血液流速下降，血管壁与细胞壁接触机会增多、接触时间延长导致血栓形成。

4. 血黏度与动脉粥样斑块

(1)血黏度增高,血液流速下降,血管壁与细胞壁接触机会增多、接触时间延长,脂质进入血管壁,动脉内膜增生,导致动脉粥样斑块形成。

(2)湍流对血管壁撞击使动脉的内膜、中膜增生,管壁增厚,血管壁内脂质清除障碍,粥样斑块形成。

渗出型 AMD 患者的血黏度增高,61.4% 存在黄斑区 CWZ(有多个动脉分叉),90.6% CNV 易发生于 CWZ。渗出型 AMD 的 CWZ 区血流减慢,CNV 眼和非 CNV 眼的 t-SPCA 第一分支以后都发现血管闭塞。所以,血黏度增高在黄斑区 CWZ 的 t-SPCA 中可能也引起类似的血液动力学变化。

(二)脉络膜分水带的血液流动剪切力降低

血液在动脉中流动,动脉必须具备适应所处力学环境并在力学环境改变时作出适应性变化的能力,使得其结构尽可能与功能相适应。血管的这种适应性反应实质上是组成动脉管壁的细胞和细胞外基质感受作用力并对其作出反应的结果,通常称之为在一定力学环境中的血管重建。研究表明,在引起血管重建的诸因素中,黏性血液流动作用于血管壁的切应力具有重要的作用。在血管壁中,动脉内皮细胞与血液接触,直接感受到作用于管壁的切应力,并将所感受的切应力信息传递到毗邻的细胞,进而释放和激活某些物质以影响细胞和细胞外基质,促使血管壁结构发生变化,以使其最终与所处力学环境相适应。因此,流体切应力对血管重建的影响已成为当前研究的热点。

血液在血管中流动,对血管产生持续不断的应力,应力分为壁面摩擦剪切力(简称剪切力)、周向力和压应力。其中剪切力在心血管系统的许多病理和病理生理过程中起着重要的作用,不但影响血管内皮细胞的形态、信号传导,而且调控基因的表达。

大血管中血流的主要特征是压力和惯性力相互平衡,黏性摩擦剪切力在边界层显得很重要。在终末端动脉中,惯性力失去了其重要性,流动主要由黏性摩擦剪切力和压力梯度的相互平衡来决定,这也是微循环范围内的血液流动特点。

作者等通过测量管轴上的血流速度计算血管壁剪切力的方法,可定量确定血管壁剪切力。超声流速检测的空间分辨率(通常沿血管径向的分辨率为 1mm 左右)可能给管轴流速测量带来的误差很小(通常相对误差小于 5%)。但如果直接用于测量管壁邻近流速,误差则相当大。

众所周知,动脉粥样硬化好发于动脉分支开口处、弯曲动脉的凸面。这种现象简单地用血浆 LDL 浓度升高、生理和内环境改变等不能很好地解释。2001 年,Delcourt C 等进行的流行病学调查指出,AMD 的早期发病与心血管疾病,尤其高脂饮食、动脉硬化直接相关。对医院心血管内科病人的调查发现,80% 动脉粥样硬化的病人发生 AMD。黄斑区脉络膜分水带恰恰具有多个动脉分叉处,同时黄斑区具有高代谢的要求。李亚萍、黎晓新研究发现,渗出型 AMD 的 CWZ 处 SPCA 血液流动剪切力降低,血流阻力增加;并发现动脉分支、弯曲处在流场中的血流剪切力较低,极易形成湍流。剪切力的降低可以直接影响血管内皮细胞的形态、信号传导和调控基因的表达。

1. 血管内皮细胞形态学变化　在剪切力作用下,细胞沿流动方向拉长。体内外研究表明,细胞形态学变化是应力纤维变化的结果。应力纤维一方面促进细胞黏附,另一方面改变细胞形态,减少流动液体对细胞的拖曳力。

2. 信号传导　应力→跨膜受体→离子通道→细胞浆、核内传导。剪切力的降低可以改变细胞信号传导。

3. 调控基因表达　研究表明位于脂膜和胞质里的第二信使与第三信使致转录因子耦联,激发即刻早期基因如 c-fos、c-myc、c-jun 等,研究表明即刻早期基因与细胞的增殖有关。

4. 血管调控　剪切力是主要的动脉管径内皮调节器,主要机制是内皮细胞衍生舒张因子与内皮细胞衍生收缩因子产生与释放的平衡。

血管内皮是损伤或功能变化的初始靶部位,血流与血管壁正常的相互作用被扰乱可以损伤血管内皮。血管病变易发生在复杂流动区域,说明血流动力学的作用力在这些区域对血管内皮细胞有更大的损伤作用,而且在体外已经证明了低剪切力和剪切力梯度都可以调节内皮细胞的功能。因此,渗出型 AMD 黄斑

CWZ 区血流具有较低的剪切力干扰正常的血流，长期如此必将损伤血管内皮细胞，进而使内皮细胞功能紊乱，加之慢性缺血，导致脉络膜新生血管的发生。

（李亚萍　黎晓新）

【参 考 文 献】

[1] Thomas A, et al. Ocular perfusion and age-related macular degeneration. Acta Ophthamol Scand, 2001; 79: 108-115.

[2] 张承芬主编．眼底病学．第1版．北京：人民卫生出版社，1998.

[3] 张惠蓉主编．眼部微循环结构及其相关眼病．第1版．北京：北京医科大学、协和医科大学联合出版社，1992.

[4] Hayreh SS. Submacular choroidal vascular pattern: experimental fluorescein fundus angiographic studies. Graefes Arch Clin Exp Ophthalmol, 1974; 192: 181-196.

[5] Hayreh SS. In vivo choroidal circulation and its watershed Zones. Eye, 1990; 4: 273-289.

[6] 张惠蓉主编．眼部微循环结构及其相关眼病．第1版．北京：北京医科大学、协和医科大学联合出版社，1992.

[7] O'Day DM, et al. Ocular blood flow measure by nuclide labled micropheres. Arch Ophthalmol, 1971; 86: 205.

[8] Friedman E, et al. Retinal and choroidal blood flow determined with Krypton-85 in anesthetized animals. Invest Ophthalmol, 1964; 3: 539.

[9] Furukawa H. Autonomic innervation of preretinal blood vessels of rabbit. Invest Ophthalmol Vis Sci, 1987; 28: 1752.

[10] Bill A, Sperber GO. Control of retinal and choroidal bloodflow. Eye, 1990; 4: 319.

[11] Chandra SR, Friedman E. Choroidal blood flow. Ⅱ. the effects of autonomic agents. Arch Ophthalmol, 1972; 87: 67.

[12] Giovannin A, Mariottic, Ripa E, et al. Choroidal filling in age-related macular degeneration: indocyanine green angiographic findings. Ophthalmologic, 1994; 208 (4): 185-191.

[13] Robert D, Ross, Jonathan M, et al. Presumed macular choroidal watershed vascular filling, choroidal neovascularization, and systemic vascular disease in patients with age-related macular degeneration. Am J Ophthalmol, 1998; 125: 71-80.

[14] 李亚萍，黎晓新，张晓光等．老年性黄斑变性的脉络膜新生血管与脉络膜分水带．中华眼底病杂志，2003; 19(2): 76-78.

[15] Pauleikhoff D, Chen JC, Chisholm IH, et al. Choroidal Perfusion abnormality with age-related Bruch's membrane change. Am J Ophthalmol, 1990; 109: 211-217.

[16] Chen JE, Fitzke FW, Pauleikhoff D, Bird AC. Functional loss in age-realed Bruch's membrane change with choroidal perfusion defect. Invest Ophthalmol Vis Sci, 1992; 33: 334-340.

[17] Sarks SH, Sarks J, Killingsworth C. Evolution of geographic atrophy of the retinal pigment epithelium. Eye, 1988; 2: 552-558.

[18] Boker T, Fang T, Steinmetz R, et al. Refractive error and choroidal perfusion characteristics in patients with Choroidal neovascularization and age-related macular degeneration. Ger J Ophthalmol, 1993; 2: 10-13.

[19] Friedman E, Krupsky S, Lane AM, et al. Ocular blood flow velocity in age-related macular degeneration. Ophthalmology, 1995; 102: 640-646.

[20] Holz FG, Wolfensberger TJ, Piguet B, et al. Bilateral macular drusen in age-related macular: prognosis and risk factors. Ophthal- -mology, 1994; 101: 1522-1528.

[21] Role of nitric oxide in the control of ocular blood flow. Prog Retin Eye Res, 2001 Nov; 20(6): 823-47.

[22] Grunwald JE, Hariprasad SM, Dupont J, et al. Effect of aging on the foveolar choroidal circulation. Invest Ophthalmol Vis Sci, 1997; 38: S439.

[23] Ramrattan RS, van der Schaft TL, Mooy CM, et al. Morphometric analysis of Bruch's membrane, the choriocapillaries, and the choroid in aging. Invest Ophthalmol Vis Sci, 1994; 35: 2857-2864.

[24] 胡金麟主编．细胞流变学．第1版．北京：科学出版社，2001.

[25] Langille BL, Donnell F. Reduction in arterial diameter produced by Chronic decreases in blood floware endothelium dependent. Science, 1986; 231: 405～407.

[26] Langer R, Vacanti JP. Tissue engineering. Science, 1993; 260: 920-926.

[27] Kamiya A, Togawa T. Adaptive regulation of wall shear stress to flow change in the canine carotid artery. Am J Physiol (Heart circphysiol), 1980; 239: H14-H21.

[28] 冯元桢．生物力学———运动、流动、应力和生长．成都：四川教育出版社，1993.

[29] Liu SQ. Biomechanical basis of vascular tissue engineering. Critical Reviews in Biomedical Engineering, 1999;27:75-148.
[30] 柳兆荣,李惜惜. 血液动力学原理和方法. 上海:复旦大学出版社,1997.
[31] Delcourt C, et al. Associations of cardiovascular disease and its risk factors with age-related macular degeneration: the POLA study. Ophthalmic Epidemiol, 2001 Sep;8(4):237-249.
[32] 丁肇华. 剪切应力对血管内皮细胞的影响. 生物医学工程学杂志,1995;12(1):70-74.
[33] White GE, Gimbrone MA, Fujiwara K. Factor influencing the expression of stress fibrers in vascular endothelial cells in situ. J Cell Biol, 1983;97:416.
[34] Raffaele De Caterrina. Endothelial dysfunction: commn denominators in vascular disease. Curr Opin lipidol, 2000;11:9-23.
[35] Olli T Raitakari, David S Celermajer. Test for endothelial dysfunction. Ann Med, 2000;32:293-304.
[36] Peter F. Davies. Flow-mediated endothelial mechanotransduction. Am J Physiol, 1995;75(3):519-551.

3 老年性黄斑变性的病理生理学研究

随着年龄的增长，外层视网膜、视网膜色素上皮（retinal pigment epithelium，RPE）、Bruch 膜及脉络膜都会发生程度不等的变化。其中有些变化被认为和老年性黄斑变性（age-related macular degeneration，AMD）的发病有关，并且在这个多因素致病的复杂过程中受基因及外界因素的调控。流行病学资料显示，50 岁以上人群的疾病发生率呈指数上升，只要人的寿命增加到足以表现出 AMD 的变化，可能每个人都会因此丧失视力。显然，基因及环境因素决定了 AMD 终将发生。

虽然 AMD 的发生机制还未完全明了，但是近年来随着新的检查工具及方法的出现，AMD 的病理生理机制已经得到很好的认识，包括玻璃膜疣的发生、氧化损伤、脂褐素形成、感光细胞功能减退及死亡、脉络膜新生血管（CNV）形成等机制。

很多 AMD 病人的视力丧失源自于 CNV、PED 或者地图样萎缩，有证据表明这代表了机体对 RPE 随年龄增长功能减退及 Bruch 膜继发性改变的一种反应。各种类型的 AMD 有着相同的病理发生途径，表现为相同的视网膜、RPE 及脉络膜分子细胞机制。

解剖学上哪一层组织最先发生病变导致威胁视力的 AMD 还不明了。但是，越来越多的证据表明 RPE 细胞的渐进性损伤在其中起关键作用。AMD 的所有临床表现均有 RPE 细胞的参与，尤其是疾病开始便出现的玻璃膜疣的形成，这一点更是为上述理论提供了证据。

很多视网膜疾病只局限于黄斑。现在尚未完全明了为什么 AMD 的病理变化通常不超过这个特定的视网膜区域。黄斑和周边视网膜的以下区别可能是疾病发生的重要基础。

1. 感光细胞分布密度的不同　中央凹视锥细胞密度最高，视杆细胞密度在旁中央凹最高。这两种细胞的密度从中央凹向周边均减少。

2. RPE 的吞噬作用　因为感光细胞的不同分布，中央凹的 RPE 主要吞噬视锥细胞的外节膜盘膜，而周边部 RPE 则主要吞噬视杆细胞外节膜盘膜。

3. 中央凹的感光细胞与 RPE 的比例　两者比例中央凹高于周边部，这使得中央凹 RPE 细胞的吞噬负荷加重。

4. 接受光照的不同　中央凹较周边视网膜接受更多光照。

5. 脂褐素　除中央小凹外，黄斑 RPE 内的脂褐素颗粒较多，向周边逐渐减少。

6. RPE 内酶的激活情况　黄斑区的酸性磷酸酶含量较周边高，相反，Na^+-K^+ ATP 酶活性则是中央凹较低。

7. Bruch 膜　随着年龄增长，Bruch 膜内的脂质含量中央凹较周边高。中央凹 Bruch 膜的结构与其他部位不同，弹力层较薄。

8. 脉络膜　所有颞侧的睫状后短动脉均在黄斑穿过眼球。每一条动脉负责部分脉络膜的血运，然而临近节段不相吻合。脉络膜的四个部分各注入一条涡静脉，它们在黄斑界限清楚。

一、AMD 病理生理学基础

（一）胚胎学

原始眼开始形成于胚胎形成的第四周末，在神经管的缘末端，两个视窝形成，之后发育成视泡和视茎。当这个来自神经管的膨出接近表皮外胚叶时，向内弯曲形成视杯。由于内陷过程是不对称的，使得脉络膜裂形成。此脉络膜裂与原始血管的生长相伴随，这个单一的原始血管进入视茎下，并继续向前到达视杯边缘和原始晶状体，最终变为透明动脉和后来的中央动脉。脉络膜裂在妊娠的第 5 周或第 6 周末关闭，眼的基本形式已经成形。视杯和视茎分别代表以后的视网膜和视神经的开始。视杯的内层形成感觉视网膜，包括神经和胶质细胞。内部的视网膜层向前终止于锯齿缘，与无色素的睫状体上皮层和后部有色素的虹膜上皮层相连接。视杯的外层将形成 RPE，也向前延伸到锯齿缘处，它与有色素的睫状体上皮和前部有色素的虹膜上皮相连接。锯齿缘的后边，视网膜神经感觉层和 RPE 仅依靠充满交互光感受器矩阵的潜在空间分隔。

（二）生长和老化

区分正常老化形成的功能性或解剖性改变与年龄相关性疾病确实是一个挑战，对于视网膜和 RPE 尤其如此。这个高度特殊的组织暴露于环境的紧张性刺激中，而不被其他神经组织所包绕。依靠这样的设计来加强视觉，使得捕获的图像最大、最优。因而，我们所获得的关于其他神经组织的老化，如中枢神经系统老化的理论，不能直接应用于视网膜。

（三）感觉视网膜

人的神经视网膜在出生时几乎已形成。中央凹包括视网膜的大部分层，但不能完全区分。中央凹和黄斑在出生后头几个月完全成熟。周边部视网膜，尤其是锯齿缘附近，发育较慢，在早产儿和新生儿的组织学上有时可见 Lange's 褶。在生命的头两年，黄斑是没有色素的。当色素产生时，黄斑吸收黄的颜色，使这个区域在临床上呈现特殊的外观。荧光素眼底血管造影（FFA）显示黄斑相对低荧光可能是因为其含有部分色素。黄斑色素由脂溶性胡萝卜素组成，包括芦丁和锌，为光学惰性物质并有抗氧化特性。

成熟的感觉视网膜为精密的透明结构，前面紧贴锯齿缘，后面紧贴视神经乳头。视网膜神经感觉层由 9 层组成，从外到内依次为：①光感受器细胞的内外节；②外界膜；③外核层，包括光感受器细胞核；④外丛状层；⑤内核层，包括水平细胞、双极细胞、无长突细胞和 Müller 细胞的细胞核；⑥内丛状层；⑦神经节细胞层；⑧神经纤维层；⑨内界膜。

内界膜是视网膜神经感觉层的最内层，与玻璃体直接接触。正常内界膜在视乳头上方变薄或消失。玻璃体紧贴内界膜并通过好的胶原纤维和内界膜连接在一起。年轻人的连接紧密结实，但随着年龄的增加，玻璃体液化，连接变得纤细，以致大于 70 岁的人 63% 玻璃体后脱离。内界膜最初是由 Müller 细胞逐步移行而形成的基底膜组成。偶尔，其基底层可由星状细胞移行、变宽，形成含锥形细胞核的扁平细胞组成。后来，可能表现为玻璃体的透明细胞质移入随年龄增加而肥大的内界膜 Müller 细胞，伴随着相关的基底层增厚。Heegaard 报道，胎儿的内界膜非常薄，成人内界膜轻度增厚的区域不同。其他研究也显示，57 岁前内界膜厚度随年龄增大而增加，然后下降，而其密度至 82 岁一直随年龄增大而增加。

神经纤维层最初由来自神经节细胞的轴突组成，但包括少量的神经细胞。轴突向视盘膜放射，轴突汇聚的部位神经纤维层增厚。随年龄的增加，神经纤维层厚度进行性下降。这与神经节细胞随年龄丧失相一致，因而可能表现了轴突的丧失。另外，随年龄增加，变性的细胞物质积聚在神经纤维层。淀粉体是小的、没有钙化的，偶尔为层状的球体，很少被 HE 染色，但 PAS 染色和美兰染色显著。已经在盘膜周神经纤维层发现淀粉体。电子显微镜显示这些包含物是轴突内细胞器，由神经小管、线粒体和致密体组成。

视网膜神经节细胞层包含有细胞核的神经节细胞的细胞体。这些第三级传入神经元伸出轴突到神经纤维层，伸出树突进入内丛状层和内核层形成突触。在胚胎形成的 14 ~ 24 周之间神经节细胞层和内核层经历精确的分化，形成使黄斑功能最大化的局部解剖。在中央凹，神经节细胞核和内核层细胞圆周方向移位以增强光向外层视网膜的传递。在旁中央凹区，神经节细胞数量很多，形成比较厚的神经节细胞层。视网膜的其他地方，神经节细胞层多为单细胞层。脂褐素，即所谓的老化的色素，是在老化细胞内增加的退化的部分细胞成分形成的一种复杂的基质。已经显示脂褐素在视网膜神经感觉层中积聚，包括神经节细胞。因为脂褐素能利用光合成各种具有反应活性的氧，所以暴露于光的细胞内脂褐素的增加能潜在导致神经死亡。Barreau 等已经证实线粒体 DNA 的缺失与成人视网膜神经内的氧化损伤相一致，与胎儿的视网膜氧化损伤不一致。虽然还未证实视网膜线粒体 DNA 缺失呈年龄相关性增加，但已注意到视网膜的缺失水平低于视神经或脑部易受影响区。随年龄增加，在特定的视网膜位置神经节细胞的数量可丧失

25%。

内丛状层由树突和轴突形成的网状组织组成。这一层的原始突触是双极细胞的突触和神经节细胞的无长突细胞的突触。在神经节细胞层和内核层发生的老化改变可能影响精密的内丛状层，目前尚无相关研究结果。

内核层是由神经元和神经节细胞的细胞体与细胞核组成的密度均一的细胞群。已经确认内核层的三种类型神经元。无长突细胞为梨形细胞，位于内核层的内面。起初无长突细胞扩展进入内丛状层，与双极细胞和神经节细胞的树突形成突触。双极细胞贯穿整个内丛状层，并且正如它的名字，其一端到内丛状层与神经节细胞形成突触，一端到外丛状层与光感受器细胞形成突触。在中央凹，光感受器细胞、双极细胞和神经节细胞的突触比接近 1∶1∶1，来增强刺激空间和时间。水平细胞存在于内核层的外面，有一个复杂的形成分支的过程，伸入外丛状层，与双极细胞、视杆细胞的茎部和球部、视锥细胞的轴突形成突触。复杂的信号发出和编辑把光刺激转换成可感觉的对象。同时发现 Müller 细胞也在内核层，延伸到视网膜内面形成内界膜，延伸到视网膜外面形成外界膜。还没有关于内核层的年龄相关性研究。尽管如此，已经证实内核层的神经元有脂褐素积聚，因此可能受到氧化损害。

外丛状层由光感受器细胞、双极细胞和水平细胞的突触组成。在黄斑区，此层采用特殊的结构来增强视觉传导。轴突和树突延长，从中央凹放射状伸出，形成 Henle 纤维层。这使得核侧移，能够分散进入黄斑的光。

外核层由 8～9 层致密的充满视杆、视锥光感受器细胞的细胞核和细胞体组成。在 HE 染色中，可以通过核的形态来区分这两种细胞。视杆细胞有较小的、染色更致密的细胞核；视锥细胞有较大的、弱染色的细胞核，常位于外界膜的内面。偶尔，光感受器的细胞核移位到外界膜的外面。这种迁移表现了与年龄相关的一种正常的改变，但也暗示这种移位可能与细胞的死亡有关。

Curcio 等详细说明了正常的光感受器解剖结构以及随年龄增加发生的镶嵌式改变。他们报道人类视网膜视杆细胞的数量为 $7.8\times10^{7}\sim1.07\times10^{8}$，随年龄增加视杆细胞首先丧失。在正常眼中，中心视网膜的视杆细胞丧失达 30%。40～65 岁，黄斑视网膜的视锥细胞数量保持相对稳定。随着年龄增加，视锥细胞的数量最终下降。有报道，至 90 岁时视锥细胞下降 40%。理论上，光感受器数量的下降不足以解释年龄相关性视力下降。中央凹的光感受器密度大约为 200 000 个/mm^2。这些致密拥挤的细胞主要是视锥细胞，但有类似于视杆细胞的特殊结构。中央凹视锥细胞的密度引起感觉视网膜向内弯曲，解剖上表现为一中央突起。

外界膜不是真正的膜。相反，它由 Müller 细胞和光感受器内节融合粘连形成，被称为小带连接。年龄相关性细胞改变可能造成假膜变弱，导致亚结构和可能的功能变异。

光感受器内外节扩展超出外界膜，表现为神经视网膜的最外面。视锥细胞的内节很大，包含细胞器和大量的线粒体。但是视杆细胞有长的柱形内节，线粒体较少。扫描显微电镜清楚地证实视锥细胞和视杆细胞内节的形态不同，它已经被用来评估光感受器的总体和分布。

视杆光感受器有长的外节到达 RPE 细胞的顶点。外节由一堆盘膜组成，这些盘膜在内外节的连接附近形成，达外节的末端时成熟。盘膜在外节的末端脱落，并且被 RPE 细胞吞噬。已经证实老年人的视网膜视杆细胞外节的形态改变。老化的视杆细胞外节经历肥大和长度增加，继发于错误的盘膜形成。在外节末端，盘膜折叠进入外节，导致内部结构的破坏。视杆细胞外节盘膜含有视紫红质，视紫红质主要捕获光。最近的研究显示，人视网膜视紫红质含量从出生后到接近 6 个月大之间逐渐增长，之后含量稳定。尽管视杆光感受器随年龄增加而丧失，但是视紫红质水平保持稳定，这可能是残留视杆细胞内盘膜肥大和卷曲的结果。

视锥细胞的外节比视杆细胞短，不伸到 RPE 的顶点表面。相反，RPE 细胞发出长的顶面突起或微绒毛包绕视锥细胞外节。中央凹视锥细胞的外节较长并且到达 RPE 细胞下顶点。与视杆细胞一样，视锥细胞外节由成堆的盘膜组成。视锥细胞的盘膜在它们接近末梢时逐渐变细，在末梢脱落。30 岁以后，视锥细胞和视杆细胞有较少的脂褐素积聚。与视杆细胞相比，中央凹视锥细胞的外节长度不随年龄增加而改变，不像视杆细胞的视紫红质及视锥细胞的视觉色素在 50 岁以后下降。

(四) 视网膜循环

视网膜循环起源于脉络膜裂隙内原始的纤维血管向内生长。当透明的动脉退化，视网膜原始的血管弓保留。在出生后的 5 个月，血管弓发育成成人的模式。视网膜血管提供氧和营养到神经视网膜的内面，证实这些毛细血管床从神经纤维层向外到内核层。相反,外层视网膜从脉络膜和脉络膜毛细血管获得氧和营养。

视网膜血管的老化改变,包括动脉硬化,类似于身体其他部位的老化改变。但视网膜循环类似大脑的循环,它维持一个功能屏障,即血-视网膜屏障。在视网膜毛细血管水平,随年龄增加出现弥漫的细胞丧失。典型的内皮细胞和旁细胞维持一对一的联系,但老化眼随着旁细胞的丧失内皮细胞也丧失。

细胞的丧失合并旁细胞基底膜透明样变化和增厚,导致血管管腔变窄,视网膜微循环血流和组织灌注减少。大于 50 岁的人,黄斑血流可能下降 20%。

黄斑中心有一无血管区,功能是增强视力。这个区域一般直径 300 ~ 500μm,是荧光造影的重要标志。随年龄增加黄斑毛细血管数量下降,中央凹无血管区相应增大。

(五)光感受器间基质

光感受器间基质(IPM)充满光感受器细胞和 RPE 之间的潜在空间。这是一种极稳定和不寻常的细胞外基质(ECM),通过覆盖特殊分子支持视网膜功能,包括类维生素 A 交换、盘膜的吞噬作用和光感受器的镶嵌。光感受器间基质不含胶原、弹性蛋白、层粘连蛋白或纤维细胞,含有丰富的光感受器间类维生素 A 连接蛋白(IRBP),后者由 RPE 细胞合成。最近常描述在人的光感受器间基质中的一些负责光感受器间基质周转的酶,如基质金属蛋白酶(MMP)、金属蛋白的组织抑制因子(TIMPs)。这些酶也许受老化的影响,导致邻近的神经视网膜或 RPE 的功能混乱。最近已经在人的光感受器间基质中发现透明质酸,展示了通过透明质酸酶的消化作用抵制变性。视杆细胞和视锥细胞外节被细胞外基质特殊的细胞鞘包绕,这暗示光感受器在生成和维持光感受器基质中起重要的作用。Müller 细胞向外伸出突起到外界膜,位于视杆细胞和视锥细胞之间。这些胶质细胞扩展可能也有助于光感受器间基质的形成。

(六)RPE

与视网膜神经感觉层的结构和细胞复合体不同,RPE 为单细胞组织,非常容易辨认。RPE 细胞的坚硬特性允许预培养和离体试验。大部分报告将动物和细胞培养模型的讨论缩减到最少。尽管如此,最近几年作了大量的研究来提高对于老年性黄斑变性的病理生理学的功能和功能失调的理解。

RPE 的衰老是引起老年视功能下降的另一个因素。衰老细胞不同于那些不能被激活重新进入细胞周期的老细胞。老化的端粒假说提出,细胞分裂到阈值水平之后,端粒进行性变短,细胞开始老化。在培养中发现,RPE 细胞复制到 15 次以后,就不能再复制了。Hjeimeland 等提出,RPE 的端粒可能受到氧化损伤,导致没有复制耗竭的老化。老化的 RPE 细胞功能改变,导致老年后的疾病状态。

(七)脉络膜

脉络膜是一个血管复合体,它的厚度为 0.1 ~ 0.3mm。毛细血管位于最内层,呈分叶状,管壁有很多筛孔。这些筛孔的直径大约 55 ~ 60nm,可允许水和小分子被动通过。血液从此汇集到较大的深层血管,然后注入 4 条涡静脉。人眼血液的 98% 注入葡萄膜组织,85% 进入脉络膜,在此过程中仅有 5% ~ 10% 的氧被摄取。脉络膜负责 RPE、感光细胞层、外核层及外丛状层的营养供应。

脉络膜也会随年龄增长产生各种变化。随着年龄增长,毛细血管间的间隙增大,而血管变细、数量增加。脉络膜厚度和毛细血管管腔直径随年龄增加而减小,这可能也是 RPE 功能减退的原因之一。

二、年龄相关性变化及病理因素

(一)感光细胞和 RPE 生理学

RPE 细胞是位于神经视网膜和 Bruch 膜之间的单层极性六角形细胞。它具有很多功能,是维持感光细胞正常功能的必需组织。RPE 细胞参与维生素 A 的代谢、黑色素的合成,产生基底部及顶端的细胞外黏合剂,完成感光细胞间基质内的转运物质,吞噬降解清除感光细胞外节膜盘膜。它通过微绒毛在细胞顶端与感光细胞外节紧密接触。每一个 RPE 细胞吞噬成千上万的膜盘膜，这些膜盘膜周期性地从感光细胞外节脱落下来，进入 RPE 溶酶体。溶酶体内含有 40 种以上的酶，可降解各种生物分子。血液及组织内的巨噬细胞、组织吞噬细胞仅能存活很短时间，RPE 细胞亦是分裂后细胞，却能在一生中存活并发挥作用。从生理上来说，退化的物质从细胞基底侧释放，弥散至 Bruch 膜，然后被脉络膜毛细血管吸收。这一过程中的任何失衡或细胞吞噬作用的减退均会导致代谢产物吞噬不全及某些生物分子的堆积，在 RPE 细胞内可形成脂褐素，在 Bruch 膜堆积即形成玻璃膜疣。

（二）氧化损伤

一些实验和临床研究发现，氧化机制在疾病的进展过程中占主体地位。高的需氧量、长期暴露在光下和多不饱和脂肪酸的存在使得视网膜易于受光氧化损伤，而后自由基和过氧化物形成。这种情况会随年龄的增长而加重，同时局部抗氧化物质减少，黄斑色素密度降低。黄斑色素是短波长光的滤过器，含有叶黄素和玉米黄质，这些是抗氧化剂。随着氧化应激反应的增强，致使脂质形成高分子聚合物，然后聚集于溶酶体的小层中，形成脂褐素颗粒。脂褐素使 RPE 对光更为敏感，加剧了氧化损伤损害色素上皮的功能。提高外视网膜的抗氧化机制会减少氧化所致损伤。近年来 AREDS 研究发现，对 AMD 患者使用高剂量的抗氧化剂具有保护作用。

感光细胞形态学特征表现为随年龄增长视锥、视杆细胞密度下降，外节增宽扭曲。感光细胞外节含有多种高度特征性的膜盘膜，其中含有光传导所需的各种成分。有数个证据表明有氧环境下形成自由基，然后启动生物放大连锁反应，这一点在视网膜的年龄相关性变化及 AMD 的形成过程中起部分作用。如果自由基数量增加超过了局部抗氧化清除机制，脂质过氧化物便会形成高分子聚合物。这些聚合物不能被 RPE 溶酶体识别，因此不能被清除降解。这将导致该类物质在溶酶体内聚集从而破坏 RPE 功能。其他支持氧化损伤机制的证据包括种族及虹膜颜色是 AMD 的危险因素，RPE 脂褐素沉积与玻璃膜疣的分布有着相关关系，而且随着年龄增长，RPE 内抗氧化酶及黄斑色素的抗氧化活性均降低，而后者同时是紫外线滤过器。

理论上讲，增加外层视网膜的抗氧化剂便可以减少自由基的产生。因此，提出了预防性应用有抗氧化作用的维生素可以降低氧化损伤的假设。哺乳动物实验表明，减少维生素 E 的摄入会导致视网膜变性，而补充维生素 E 的动物较补充维生素 C 的动物所受的光毒性损伤小。因为大部分是非正常生理条件下的动物研究，所以正常生理情况下自由基在 AMD 致病过程中的作用还没有明确证据。此外 RPE 富含抗氧化剂，有着相当大的自由基处理能力。然而，AREDS 最近的临床研究结果显示，给予大剂量维生素 C、维生素 E 及 β－胡萝卜素和锌可以减少 AMD 由早期向晚期转变。显然，目前此领域的研究只触及了问题的表面，其根本的分子机制还需要进一步探讨。

黄斑色素是抗氧化损伤的另一天然屏障，主要存在于黄斑视网膜内层。它们可吸收最易引起光氧化损伤的短波光，此外还有抗氧化特性。然而，迄今为止尚无证据说明黄斑色素密度降低对于 AMD 的发生是否有重要作用。业已证明，个体间黄斑色素的密度差异极大，并且给予补充会使其在短时间内增加。最近有学者正在研究其在 AMD 中可能存在的保护作用。

（三）RPE 老化

RPE 的数量及密度随年龄增加而降低。因为 RPE 是分裂终末细胞，所以在生理条件下不会增殖，细胞死亡后由临近的细胞扩展填充。细胞丧失随年龄增长而增加。在很多其他组织中，细胞死亡是维持体内稳态必需的，在变性增殖疾病中起重要作用。

细胞死亡有两种不同的方式，即坏死和凋亡。凋亡是基因调控的程序性死亡。凋亡是 RPE 随年龄增加而减少的机制。很多学者认为细胞凋亡分解的产物在 Bruch 膜沉积，很多情况下，RPE 的死亡使剩余细胞代谢负荷加大。

虽然 RPE 细胞在正常情况下没有增殖能力，但是在很多病理条件刺激下可以产生分裂，例如视网膜脱离和 CNV 形成。已有证据表明 RPE 细胞的分裂能力随着年龄增长而下降。

RPE 内的黑色素密度随年龄增长亦下降，开始的 20 年内为 8% 细胞体积，下一个 20 年下降到 6%，然后下降到3.5%。黑色素不仅可以吸收光线减少光线直射，而且在清除自由基中起重要作用，因此黑色素的减少也可损害保护机制。

(四)脂褐素形成

1. 脂褐素形成和细胞功能间的联系 RPE细胞基底面释放不完全降解物质，是溶酶体功能开始丧失的标志。有丝分裂后的RPE的一个重要功能是不断吞噬光感受器外节段盘膜，接下来是在基底面排出降解完毕的物质，然后由脉络膜循环清除。虽然脂褐素生成机制不完全清楚，但是有明显的证据证实氧化损伤是主要的机制，同时伴有抗氧化剂不足和促氧化剂增多也很重要。电子显微镜研究发现，溶酶体的一部分可转变为脂褐素颗粒。一旦形成这样的颗粒，RPE细胞就不能通过胞饮作用将脂褐素排出到细胞外。这些颗粒陷入胞质中，占据了大部分细胞容积。虽然溶酶体水解酶能够降解大多数的细胞大分子，但积聚的分子和变形发生体不会被酶所降解。

2. Bruch膜、玻璃膜疣的合成和组成 Bruch膜位于RPE和脉络膜之间，随年龄变化呈现多形性和生化改变等特点。这些变化包括弹性、胶原纤维弥散性增厚和物质的积聚。AMD中最早观察到的异常是玻璃膜疣的积聚。生物化学的沉积物是复合物，包含脂质、糖蛋白和蛋白质。特别是脂复合物提升了40岁人的患病指数，在黄斑处的积聚要多于在周边的积聚。Bruch膜的弥漫增厚和进展性物质沉积导致正常RPE和脉络膜屏障代谢受损。Bruch膜的水传导性降低阻碍了水向脉络膜方向的移动，因此引起在RPE下的积聚，导致PED。所有晚期AMD眼的视力丧失都考虑与Bruch膜和RPE相关联。

所有RPE细胞都表现为随年龄增长脂褐素颗粒聚积。脂褐素是黄褐色、自显荧光的圆形颗粒，由脂质膜包被，从溶酶体内释放出来。脂褐素除了在RPE内沉积外还在很多其他真核细胞中沉积，包括脑神经细胞、心肌细胞和肝细胞，被认为是细胞老化和氧化损伤的生物标准。然而脂褐素的沉积在组织间有很大差异，有证据表明RPE内脂褐素的产生是因为其长期吞噬富含脂质的感光细胞外节膜盘膜所致。最近对脂褐素蛋白代谢分析的数据表明，其还包含自我吞噬产生的生物分子，后者可到达溶酶体。而且，临床眼底荧光自显影和实验研究均发现脂褐素含有毒性生物分子，可能损伤正常细胞功能。

早期AMD病人眼内局部脂褐素增加的区域会伴有RPE的萎缩，应用激光扫描检眼镜检查眼底荧光自显影发现，新出现的萎缩或原有的萎缩范围扩大均出现荧光显影增加的区域，也就是脂褐素于基底膜积聚的地方。有趣的是，用微视野计检查发现荧光显影增加的区域视网膜敏感性消失。

3. 免疫应答作用 最近的研究证实，在AMD患眼中，局部炎症带有补体激活和免疫复合物的沉积。细胞碎片从缺乏免疫的RPE中分离出来，在RPE和Bruch膜间变得隐蔽。这些物质的排出失败产生局部炎症信号，触发了接下来的反应，包括细胞因子增量调节、急性反应和补体激活等。初始化玻璃膜疣的侵袭，从脉络膜突起树突样细胞并且诱导免疫反应暴露RPE下的抗原，因此，细胞外的沉积物和慢性炎性反应刺激导致玻璃膜疣持续生长。玻璃膜疣包含大量炎性相关蛋白，包括玻璃体结合蛋白、抗胰凝乳蛋白酶、淀粉状蛋白、p物质、纤维蛋白素原。这些蛋白在局部由RPE产生。复杂补体激活剂的鉴别和定位以及补体终产物支持这样的结论，即玻璃膜疣对外源细胞的基本生理反应、死/病细胞或细胞碎屑充当了补体激活的级联物。此外，IgG和补体C3、C5中介物的存在强烈提示免疫复合物的存在，包含AMD患者循环中的自身抗体。Ⅱ型膜性增生性肾小球肾炎患者的肾小球损伤由补体激活和免疫复合物沉积引起，进一步证实了免疫系统的作用。眼部的表型以玻璃膜疣为特征，并且继发CNV。在同族受体Ccr-2老鼠模型中已经发现，AMD的特点主要包括RPE脂褐素积聚、玻璃膜疣、萎缩和CNV。

(五)Bruch膜和玻璃膜疣

Bruch膜是位于RPE和脉络膜之间的膜，形态学上分为5层，即RPE的基底膜、内胶原层、弹力层、外胶原层及脉络膜毛细血管内皮细胞的基底膜。

Bruch膜的纤维交叉形成筛子样结构，某些生物分子和分子聚合物可以通过它在脉络膜毛细血管和RPE之间自由弥散。Bruch膜随年龄可以发生多种变化，包括弥漫性增厚。超微结构检查可以发现颗粒样物质沉积、小泡样结构出现及无定形物质沉积，同时伴有五层组织结构的丧失。弹力层和胶原纤维的年龄相关性变化表现为周期性增加的不典型带，而且经常会发生钙化，尤其是弹力层。生化分析发现，这些沉积物结构复杂，包括脂质、糖蛋白和蛋白质。40 岁以后其中的脂质成分便会显著增加，黄斑较周边增加更多，尤其是亲水性和中性脂肪。

超微结构观察发现，Bruch 膜内层的较大泡样结构可能主要源于 RPE 细胞。这些结构可能太大以至于阻塞了 Bruch 膜的筛孔，而且源起于 RPE 的胆固醇脂更多位于细胞内，不像脉络膜起源的胆固醇脂多位于细胞外。

Bruch 膜的弥漫增厚和进行性物质沉积可使 RPE 和脉络膜毛细血管间的正常代谢物质交换受阻。AMD 中可导致视力丧失的晚期表现都被认为是对 Bruch 膜和 RPE 损伤变化的反应。除了溶酶体功能损伤机制外，Hageman 最近的研究表明免疫机制可能在其中起作用。新近对于玻璃膜疣分子水平上的研究会让我们在生物发生学和药物干预治疗方面得到更多启示。

三、AMD 相关性变化及病理机制

（一）CNV

CNV 代表了一些极为严重的视力丧失。一旦来自脉络膜的新生血管长入 Bruch 膜，会在 Bruch 膜内（隐性）或通过 RPE 层（典型）水平扩展开来。接下来通过各种机制包括通透性增加和出血，出现神经视网膜的功能丧失。一段时间后，血管成分减少伴有纤维组织的增生。这些 AMD 中的新生血管可以考虑是因为局部的生长因子不平衡导致血管增生。保持脉络膜血管的生理构造需要许多来自 RPE 基底外侧膜的物质，主要包括色素上皮衍生因子（pigment epithelium-derived factor，PEDF）、血管内皮生长因子（vascular endothelial growth factor，VEGF）和血管生长因子 - 1（angiopoietin 1，Ang 1）、血管生长因子 - 2（angiopoietin 2，Ang2）。VEGF 由于包括低氧等的过分刺激，导致了新生血管的产生。而 PEDF 是抑制因子，它在玻璃体和角膜中发挥作用，但是不产生血管。除 VEGF 和 PEDF 外，最近的研究显示，Ang 1、Ang 2 及其受体 tie-2 在 CNV 形成中占有主导作用。Ang 1 是显效剂，可促使血管的完整和成熟，抑制死亡和减少渗透。Ang 2 与 Ang 1 相对应，促使 VEGF 介导的血管发生。已经证实 Tie-2 受体与 Ang 1、Ang 2 存在在脉络膜血管组织中。CNV 上皮中还有一些特殊的受体，包括动静脉吻合和 TGF-β 受体、CD105。有趣的是，随年龄增长，PEDF 在玻璃体中的含量减少，而 VEGF 在 AMD 和 CNV 中相应增高。因此，正常无血管结构的 Bruch 膜在内部受抑制，由脉络膜长出新生血管。在生长因子刺激下的这种改变还不清楚，但是可以假想由于弥漫增厚的 Bruch 膜使得来自胞质的代谢供应减少，或是由于脉络膜血管改变使得氧的供应减少。最近的研究显示免疫应答对 CNV 的形成起作用。RPE 下间隙的慢性炎症过程会诱导 Bruch 膜局限性损伤，导致新血管突破筛孔样细胞外基质。另外，RPE 过度表达 VEGF，刺激补体成分和 IgG 结合而与 Bruch 膜断裂，提供了 CNV 侵入的环境。同样的机制可以解释视网膜血管瘤样增生（retinal angiomatous proliferation，RAP）。这一特殊的表型可能发生于 AMD 早期，并且包含视网膜外的血管侵入，加剧 CNV。正如生长因子可以阻止 Bruch 膜血管的生长一样，它们可以归因于无血管的外层视网膜。因此，可以推测 RAP 可能是因为改变了生长因子在 RPE 细胞顶部的平衡。

CNV 不是 AMD 独有的特征，它可以发生于多种脉络膜视网膜疾病。一般认为，AMD 中新生血管的产生源起于上述的 Bruch 膜和 RPE 改变。近年来，对其产生机制的认识已经有了实质性进展。RPE 产生的各种因子之间的精确平衡是维持脉络膜毛细血管正常生理结构的先决条件，这些因子包括 PEDF、Ang1 及 VEGF。低氧可以使 PEDF 产生增加，导致新生血管形成，而 PEDF 少量释放可以作为抑制因子起作用。玻璃体腔和角膜没有血管，这两种组织中都含有高浓度的 PEDF。随着年龄增长，玻璃体腔内的 PEDF 浓度下降，而 VEGF 浓度增加，尤其是 AMD 病人。这种失衡可能在后极 CNV 生成中起作用。

Bruch 膜随年龄增加而增厚，同时伴有弥散功能的减退。RPE 产生的 VEGF 可能对 Bruch 膜的物质沉积有着特殊作用，同时损伤脉络膜的物质弥散。VEGF 是维持正常脉络膜毛细血管结构的因子，其浓度下降可以使脉络膜毛细血管萎缩。

一旦新生血管越过 Bruch 膜，它们便在 RPE 和 Bruch 膜内层之间水平生长扩展（隐匿性 CNV）。新生血管越过 RPE 层便形成典型性 CNV,它可以通过多种机制破坏神经视网膜的功能,包括通透性增高及出血。随着病程的进展,血管组织减少,纤维组织增加。

(二)色素上皮脱离(pigment epithelium detachment,PED)

PED 经常发生在有 RPE 下隐匿性 CNV 的病人,根据 FFA 的观察,PED 也可以发生于没有新生血管膜的病人。在感光细胞/RPE 复合体和脉络膜之间存在持续性的液体交换,Bruch 膜上的脂质沉积可以使这一交换受阻,从而产生脱离。尤其是中性脂肪的堆积形成疏水屏障,阻碍了水的转运,使得液体在 RPE 下积聚。这些沉积物可使 Bruch 膜和 RPE 之间的黏合力量减弱,促使 PED 进一步发展。

(三)地图样萎缩

地图样萎缩代表了第二类可导致严重视力丧失的改变。在地图样萎缩中外层神经视网膜缺失,RPE、脉络膜和外丛状层变得与 Bruch 膜贴近。典型的是,已经确定萎缩的部位的周边部有色素沉积,萎缩开始后渐趋近于中央凹旁,这样的模式反映了感光细胞的杆密度。同时主要的功能丧失和 RPE 细胞的死亡被看作是伴随临近光感受细胞和脉络膜的缺损。FFA 表明,RPE 脂褐素过度积聚在地图状萎缩中。脂褐素产生的信号已经被分离出来,FFA 增强的区域,过多的 RPE 脂褐素位于新的萎缩灶前,并且扩大萎缩范围。而且,如果患者一侧失明,不正常的基底荧光造影将发生在另一侧。如果 A2E 的出现或脂褐素的增加对地图样萎缩起重要作用,那么我们的目标是通过预防和治疗的手段减慢脂褐素的聚积速度。

RPE 的地图样萎缩表现为界限清楚的萎缩区域,此处可以直接看到深层的脉络膜大血管。在萎缩区的边缘,经常会有细胞增生产生的色素沉积、萎缩,或者出现脂褐素、黑色素的吞噬。与新生血管形成相比,地图样萎缩通常发生较慢。视锥、视杆细胞变小变宽,同时伴有 RPE 细胞的萎缩。组织学上,完全萎缩区表现为 RPE、感光细胞及脉络膜毛细血管的完全消失,视网膜外丛状层直接与 Bruch 膜接触,同时脉络膜循环的六边形构型向管状进展。

根据推测首先发生 RPE 细胞的死亡,然后临近的感光细胞、脉络膜毛细血管继发性萎缩。然而,其复杂的分子机制尚未明了。很多研究认为,脂褐素的过度沉积可能参与其中,它积聚到一定程度可以引起细胞死亡。有趣的是,用 SLO 观察 RPE 内脂褐素积聚发现,脂褐素过度积聚处便是萎缩发生或扩展的区域。同时,眼底自显影技术观察发现萎缩区边缘个体表现差异很大,有不同形态,这可能与病情进展的速度不同有关。

地图样萎缩常常从旁中央凹开始,黄斑可能在疾病后期才能累及。因此,除了 RPE 的脂褐素外,视杆细胞也呈地图样分布。除此之外,其他病因包括化学物质的毒性作用(例如氯喹)、基因因素(例如视锥细胞萎缩)等。以上亦表现为相似的眼底形态及病程,说明它们可能有同样的病理机制。

四、黄斑色素与 AMD

黄斑色素(macular pigment),即在使用检眼镜检查眼底时所见黄斑区的黄色区域,是由于芦丁(叶黄素)和玉米黄质高度选择性地集中在黄斑区中央凹附近所致。人类黄斑中的黄斑色素是绿叶植物类胡萝卜素醇家族中的一种类胡萝卜素。近年来大量的流行病学资料已经证实,黄斑色素可以保护视网膜免遭光化学损伤,因此黄斑色素成为眼底病研究的又一个热点。

(一)黄斑色素在眼底的分布

Landrum 等的研究发现,黄斑色素在黄斑区的浓度达到高峰,可高达 1mM。Snodderly 等使用微频谱仪的体外研究证实,黄斑区的类胡萝卜素在黄斑区 2mm 的范围内含量达到顶峰,这与 HPLC 所得到的结果相吻合。Handelman 等证实与周边部的视网膜相比,黄斑区的这种类胡萝卜素的含量可高达周边视网膜含量的 5 倍。Snodderly 等的研究发现,灵长类动物玉米黄质的含量在黄斑区明显高于芦丁的含量,而周边视网膜玉米黄质的含量下降要快于芦丁。因其黄斑区结构类似于人类,故可间接推断黄斑色素在人类视网膜的分布特征(图 1-3-1、图 1-3-2、图 1-3-3、图 1-3-4)。

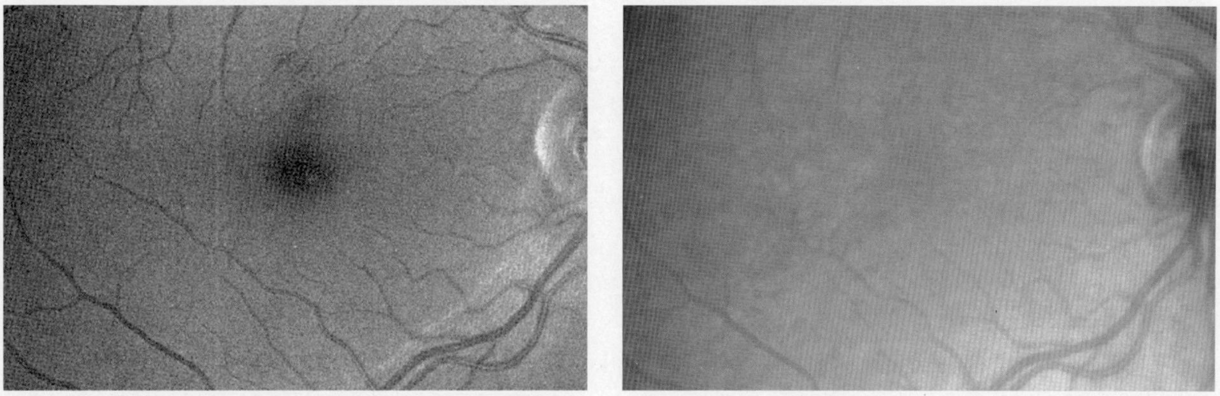

A　　　　B

图 1-3-1　右眼黄斑区黄斑色素均正常。由蓝光揭示的是黄斑区对称性的密度深色区域(A),而在远红外光下表现为黄斑区均匀一致的影像(B)。黄斑区这种在蓝光下表现强烈的深色区域而在远红外光下缺失的区域即为黄斑色素(本图由张新媛提供)

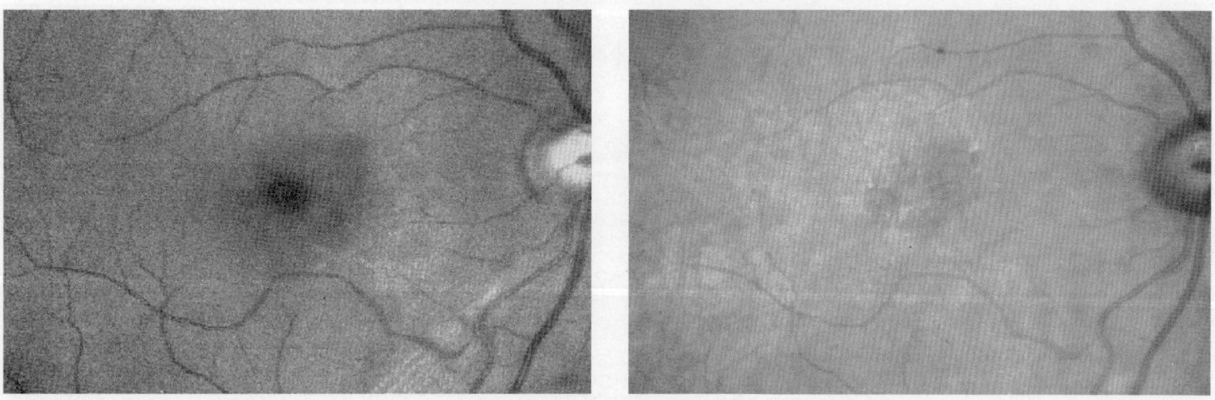

A　　　　B

图 1-3-2　为一 54 岁女性病人的右眼 SLO 眼底像,视力为 0.6。蓝光 SLO 眼底像显示黄斑区中央部为均匀的高密度影像——正常的黄斑色素,而其周围为斑驳的高密度影像(A)。而远红外光所显示的是黄斑区不均匀的斑驳影像,对比蓝光的影像,提示双眼在近红外光线下所显示的是 RPE 的改变(B),说明右眼黄斑色素是完整的,在黄斑区所表现的蓝光的最大吸收高峰而红光却几乎无吸收。因此,右眼具有正常的黄斑色素(本图由张新媛提供)

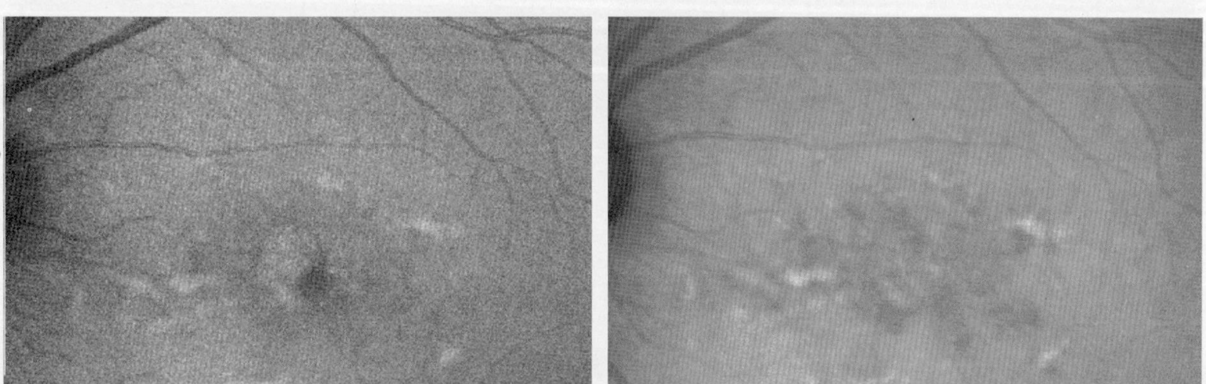

A　　　　B

图 1-3-3　47 岁男性的左眼 SLO 眼底像,视力为 0.5。蓝光眼底像为很明显的非正常眼底像,在中央凹周围见多数很亮的 RPE 萎缩区域,但穿过中央凹亦可见在右眼黄斑中心的颞侧一斑点状的深色区域(A)。在红外光下,双眼的黄斑区为非对称性的斑驳影像,为非正常的 RPE 层(B)。表明蓝光所显示的是黄斑色素。

通过计算机分析为部分黄斑色素(本图由张新媛提供)

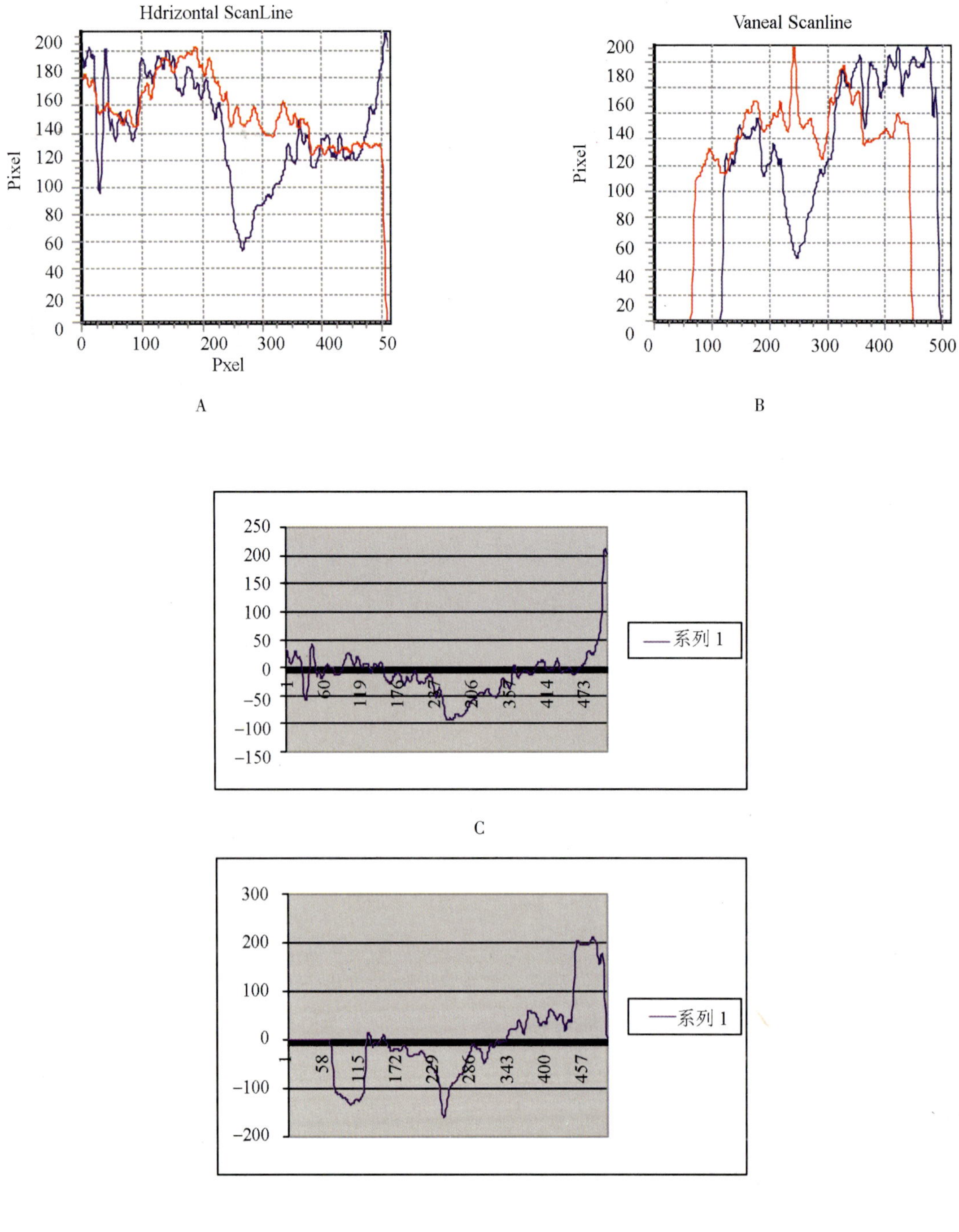

图 1-3-4　利用自编的计算机程序进行黄斑色素的评估。A、B 所示的分别为横向扫描及纵向扫描所得的结果。C、D 所示为经过处理后得到的两者相减的结果(黄斑色素的密度扫描图像)(本图由张新媛提供)

(二)黄斑色素存在的位置

关于黄斑色素存在的位置有两种假说。一种假说认为黄斑色素存在于形成 Helen 纤维的锥细胞的轴突内,以及内核层的细胞内和杆细胞的外节内。另一种假设认为黄斑色素存在于视网膜黄斑区的 Müller 细胞中,与锥细胞的轴突一起形成锥细胞样结构,对黄斑中央凹起支持作用。

(三)黄斑色素的结构

黄斑色素主要由三种异构体组成，即芦丁、玉米黄质以及内消旋玉米黄质。它们在黄斑区的类胡萝卜素中所占的比例分别为36%、18%及18%。芦丁和玉米黄质的碳原子主架结构是相同的，仅第6位碳原子环上的双键位置不同。玉米黄质有三种立体结构，区别在于第3和3′位的羟基位置(图1-3-5)。芦丁有8种立体异构体，位于第3、3′以及6′上的碳原子的位置不同(图1-3-6)。

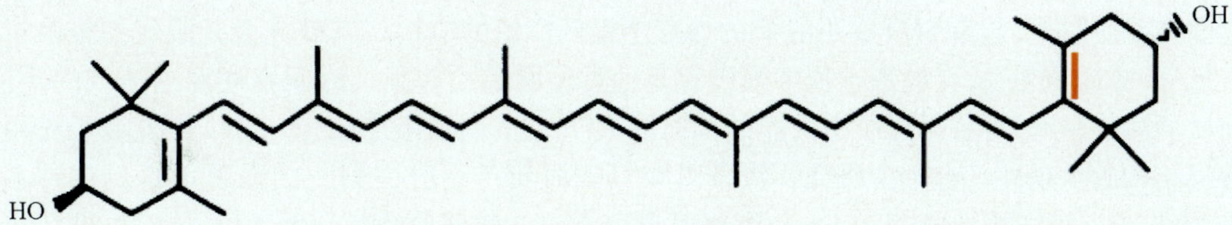

图1-3-5　玉米黄质的化学结构

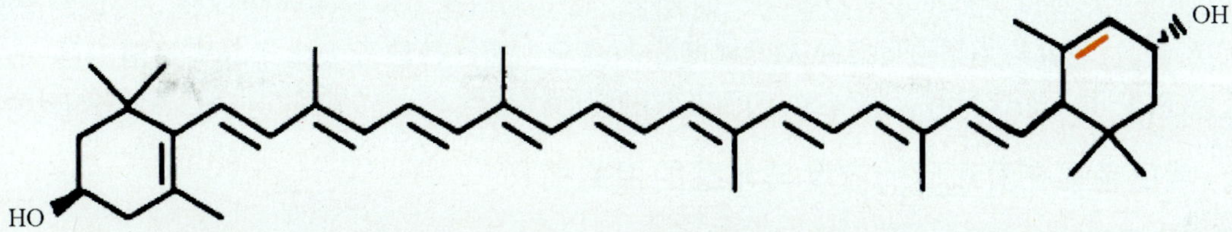

图1-3-6　芦丁的化学结构

图1-3-7是人类眼底的电镜扫描图像，可看到黄斑色素是内层视网膜和锥杆细胞层之间一条界限比较模糊的黄色条带。

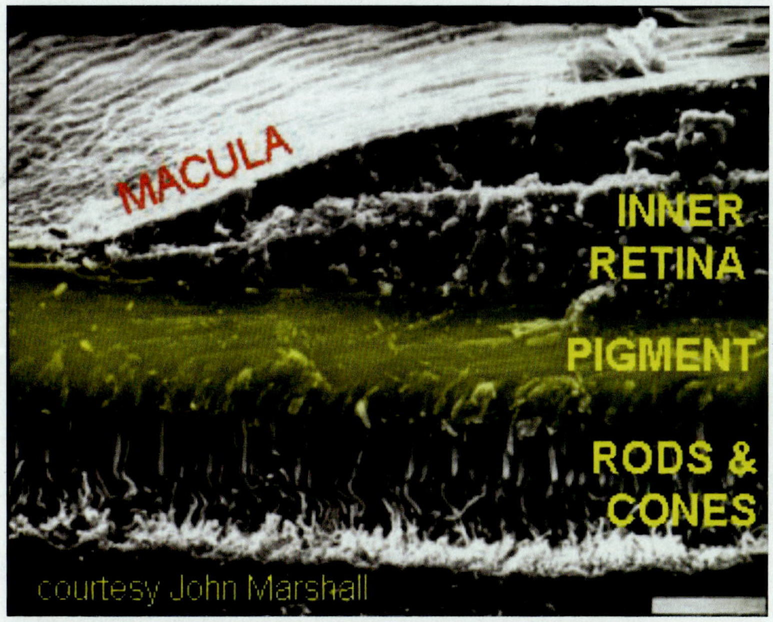

图1-3-7　人类眼底的电镜扫描图像(本图由张新媛提供)

(四)黄斑色素的功能

对于黄斑色素的功能，目前有两种假说。一是"光学滤过作用假说"，认为黄斑色素可阻挡波长较短的光线的照射，从而保护黄斑区的视细胞。另一是"保护假说"，认为类胡萝卜素作为抗氧化剂可清除自由基和游离氧,从而限制由于新陈代谢和光线所致的组织氧张力,故可保护视网膜及 RPE 细胞免遭氧自由基的损伤而预防 AMD 的发生。

(五)黄斑色素的检测

对于黄斑色素的监测已经有很多报道,其中包括仪器以及生化方面的检测,如多频谱仪、UV 可见频谱仪、激光扫描检眼镜(scanning laser ophthalmoscope,SLO)、分光光度计等。SLO 是检查眼底病变的一种高度敏感性的仪器,所需照明光线仅为普通检眼镜的 1/1 000。1988 年 Gabel 应用 SLO 与电视录像系统相连得到清晰眼底图像,此后 SLO 在眼底病的诊疗上得到广泛的应用。红外光激光眼底扫描由于该波长光为不可见光,穿透力强,故在检查过程中既没有其他类似眼底检查因长时间强光照射造成的不适,亦不受屈光间质混浊的影响,可获得深层视网膜结构以及 RPE 层的高清晰度图像。SLO 红外波长光用于诊断视网膜深层结构的优越性已有不少研究。在张氏和 Gouras 等的研究中第一次采用 SLO 的两种不同的波段即蓝光(488 nm)和红外光段(780 nm),观察黄斑色素对光的吸收特性以及 RPE 层对红外波长光的反应特性。对比以往的研究方法,作者认为 SLO 检查较使用光度计的检查方法更直接、精确、简单,并可获取视网膜深层及 RPE 层的病变情况。本研究还发现,尽管蓝色波段光检测黄斑区的黄斑色素表现不正常,但红外波段光检查结果却可说明患者为早期改变。蓝光和白光可反映视网膜神经上皮层的情况,但可被 RPE 层所吸收,故其检查结果可反映浅层视网膜的情况。而红外波段光由于其穿透能力强,故其检查结果可反映 RPE 层及深层视网膜的情况,因而有其独特的优越性。

(六)黄斑色素在黄斑区的密度与年龄的相关性

已证实黄斑色素存在于婴儿及新生儿的黄斑区。但人们并未发现 3 岁前年龄与黄斑色素密度的相关性。出生时芦丁是在整个视网膜中存在的类胡萝卜素的主要形式,新生儿视网膜芦丁与玉米黄质的比例类似于成人周边视网膜两者的比例。

通过使用 HPLC 对 87 例尸体解剖眼黄斑色素的定量研究,Bone 等发现 20 多岁与 90 多岁受试黄斑色素的密度并无统计学差异。Wener 对黄斑色素的光密度(MPOD)进行了年龄对比研究,也未发现年龄的差异性。在一项长期随访研究中,Hammond 等证实在人的一生中,至少 16 年内 MPOD 无密度的改变,而其他的 8 例随访者,在 1 ~5 年内无密度的改变。在最近的一项研究中,Hammond 等发现 217 例老年人黄斑色素密度随年龄的变化呈轻微的显著性统计学差异。认为老年人群中许多人的 MPOD 均高于平均值,故推测在正常情况下黄斑色素的密度受许多因素的影响。

除年龄这一因素外,许多表型与黄斑色素的密度有关,如虹膜的颜色、性别。在 Hammond 等的一项研究中发现,虹膜颜色的深浅与黄斑色素的密度具有相关性。女性和虹膜色素浅者较男性及虹膜颜色深者的黄斑色素密度低。吸烟也与黄斑色素的密度有关,且已证实是 AMD 的危险因素。

(七)黄斑色素与视功能的关系

黄斑色素的位置、功能以及密度变化与年龄的关系已有文献报道,但均未讨论黄斑色素与视功能的关系。在张氏及 Gouras 的研究中第一次采用自编的计算机程序对 SLO 两种不同波长所检测到的黄斑色素情况进行评估,定量分析了黄斑色素密度与视力的关系。结果发现患者的视力低于或等于 20/200 时,黄斑色素表现为严重或完全的色素缺失;患者的视力为 20/50 或以上时,黄斑色素完整;视力介于两者之间时,为部分黄斑色素。表明黄斑色素的多少与视锥细胞的功能及结构之间具有很强的相关性,可间接反映视锥细胞功能及结构的完整性,提示黄斑区是否存在正常的视锥细胞。同时,也说明通过图像系统可以间接推断视网膜黄斑区视细胞的结构及功能情况。但此项研究仅检测了两种黄斑病变,其中黄斑裂孔病例用于探讨黄斑手术后黄斑色素是否能反映视功能的改变,是否能作为手术后黄斑功能性恢复的指标。由于纳入的病种及病例数量有限,所以观察结果有待于大量的临床试验资料来进一步验证。

(八)AMD 发病与黄斑色素的相关性

AMD 的发病是遗传因素和环境因素共同作用于个体的结果。在众多的环境因素中,日光照射与

AMD 的关系已得到许多学者的公认。以往的研究已证实多不饱和脂肪酸的光毒性会影响正常脂肪酸的代谢,妨碍光感受器噬细胞溶解从而导致玻璃膜疣的形成。这种复合物能导致在游离氧和光照存在情况下 RPE 细胞 DNA 的 损伤。黄斑色素能抑制游离氧的活性及清除自由基,从而保护视细胞免遭氧化损伤。可从以下三个方面理解黄斑色素对 AMD 发病的保护作用:①黄斑色素密度低的人群易患 AMD;②AMD 的发病与血清叶黄素水平低有关;③饮食补充类胡萝卜素可降低 AMD 的发病率。

为直接证实 AMD 的发病与黄斑色素密度的相关性,Richard 等对 56 例(224 只眼)AMD 患者的供体眼进行了黄斑色素密度的定量对比研究。对照眼为年龄性别相匹配的健康尸体眼。后极部视网膜被人为地分为三个区域,内环、中环和外环。三个区域所代表的视角分别为 0°~5°、5°~19°、19°~38°(以黄斑中央凹为中心的直径分别为 3mm、11mm 和 21mm)。HPLC 测定由组织中提取的芦丁(L)和玉米黄质(Z)的浓度。发现在三个区域中,L 和 Z 的平均密度低于对照组,密度的差别从内环至外环逐渐下降。虽然内环及中环黄斑色素密度低可解释 AMD 的发病,但作者认为两组间外环密度的差别更具有可靠性。线性回归分析显示,处于高浓度 L 和 Z 的眼比那些处于低浓度 L 和 Z 的眼 AMD 的发病风险低 82%(OR = 0.18)。此项研究支持低密度的黄斑色素是发生 AMD 的危险因素之一。

另一些研究也试图从 AMD 发病的高危因素方面来探讨 AMD 的发病与黄斑色素的相关性。Stephen 对 46 名正常个体以及 9 例对侧眼为 AMD 的正常眼(这些眼被认为是发生 AMD 的高危眼)进行了黄斑色素密度的测量,并对 AMD 的高危因素(虹膜颜色、性别、吸烟史、晶体密度)与对照组(健康人群对侧眼无 AMD)进行了对比。研究发现,健康人群的黄斑色素密度随年龄增加而下降(右眼:$r^2 = 0.29$,$P = 0.0006$;左眼:$r^2 = 0.29$,$P < 0.0001$);而在后一组中,患眼黄斑密度明显低于对照的健康眼(Wilcoxon's signed rank test,$P = 0.015$)。从而得出结论:年龄与对侧眼为湿性 AMD 是发生 AMD 的两大危险因素,低的黄斑色素密度具有统计学意义的相关性,即黄斑色素在 AMD 发病中起着很重要的保护作用。

(九)饮食与眼底黄斑色素浓度的相关性及其在预防 AMD 发病中的意义

哺乳类动物自身不能合成类胡萝卜素,只能从饮食中摄取。许多研究证实眼底的黄斑色素密度与血清中的类胡萝卜素浓度具有显著相关性,补充类胡萝卜素对 AMD 的发病具有保护作用。

流行病学研究证实,食用富含类胡萝卜素特别是芦丁及玉米黄质的食物,可预防 AMD 的发生。Johnson 等的一项研究证实,血清中芦丁的浓度较对照前显著提高,在研究的第 4 个星期,血清中的玉米黄质的浓度显著高于基线水平,而黄斑色素的密度与基线水平相比也具有显著的统计学差异,因而饮食与黄斑色素的浓度呈正相关。

Jacques 等建议服用一定量的抗氧化剂和类胡萝卜素预防白内障。1993 年,EDCCSG 研究小组的一项研究表明,血清芦丁和玉米黄质水平升高与 AMD 发病率降低有关。随后由 Seddon 领导的研究小组同样发现,食用富含芦丁和玉米黄质的食物以及深绿色蔬菜可使湿性 AMD 的发病率降低约 43%。Beaverdam 研究小组发现,AMD 患者的血清芦丁和玉米黄质含量低于对照组(但无显著性差异)。对尸体眼的研究发现,AMD 患者的外层视网膜黄斑色素密度明显减低。West 等认为血清中高浓度的维生素 E 具有保护作用,他们发现口服抗氧化剂诸如维生素 C、维生素 E、β-胡萝卜素等可降低 AMD 发病的风险。

在 Cheng 的一项研究中,对饮食补充西方雪果(wolfberry,一种富含玉米黄质的果类)的研究对象进行了血浆玉米黄质浓度的定量研究。14 名受试者每天摄取 15g 西方雪果(相当于 3 mg 玉米黄质),连续补充 28 天。年龄及性别相匹配的 13 人作为对照组。第 1 天及第 29 天分别取血进行血浆玉米黄质水平的测定。结果研究组的血浆玉米黄质浓度升高了 2.5 倍,第 1 天血浆中的浓度为 0.038mmol/L(sem 0.003),第 29 天时为 0.096mmol/L(sem 0.009)($P < 0.01$);而对照组分别为 0.038mmol/L(sem 0.003)和 0.043mmol/L(sem 0.003)($P > 0.05$)。表明适量饮食补充玉米黄质可对黄斑色素密度起到阳性作用,从而预防 AMD 的发生。

在 2005 年 5 月发表的一篇研究论文中,Burke 等首次对 45~73 岁的 98 名受试者进行了饮食补充类胡萝卜素与血浆中芦丁和玉米黄质的浓度变化以及黄斑色素密度变化的系统观察。结果同样支持 Cheng 等的研究结论。

总之,随着人类对于黄斑色素认识的进一步深入,AMD 的临床治疗将取得新的突破。

（陈 松 张新媛）

【参 考 文 献】

[1] Kijlstra A,La Heij E,Hendrikse F. Immunological factors in the pathogenesis and treatment of age-related macular degeneration. Ocul Immunol Inflamm,2005;13(1):3-11.

[2] Van Wijngaarden P,Coster DJ,et al. Inhibitors of ocular neovascularization: promises and potential problems. JAMA,2005;293(12):1509-1513.

[3] SGuymer RH,Chiu AW,Lim L,et al. HMG-CoA reductase inhibitors (statins): do they have a role in age-related macular degeneration? Surv Ophthalmol,2005;50(2):194-206.

[4] Marmorstein L. Association of EFEMP1 with malattia leventinese and age-related macular degeneration: a mini-review. Ophthalmic Genet,2004;25(3):219-226.

[5] Zarbin MA. Current concepts in the pathogenesis of age-related macular degeneration. Arch Ophthalmol,2004;122(4):598-614.

[6] Holz FG,Pauleikhoff D,Klein R,et al. Pathogenesis of lesions in late age-related macular disease. Am J Ophthalmol,2004;137(3):504-510.

[7] Schlingemann RO. Role of growth factors and the wound healing response in age-related macular degeneration. Graefes Arch Clin Exp Ophthalmol,2004;242(1):91-101.

[8] Caballero S,Sengupta N,Crafoord S,et al. The many possible roles of stem cells in age-related macular degeneration. Graefes Arch Clin Exp Ophthalmol,2004;242(1):85-90.

[9] Boulton M,Roanowska M,Wess T. Ageing of the retinal pigment epithelium: implications for transplantation. Graefes Arch Clin Exp Ophthalmol,2004;242(1):76-84.

[10] Spaide RF,Armstrong D,Browne R. Continuing medical education review: choroidal neovascularization in age-related macular degeneration--what is the cause? Retina,2003;23(5):595-614.

[11] Ambati J,Ambati BK,Yoo SH,et al. Age-related macular degeneration: etiology,pathogenesis,and therapeutic strategies. Surv Ophthalmol,2003;48(3):257-293.

[12] Fauser S,Engelmann K,Krohne TU,et al. Pathogenesis of choroidal neovascularization. Old concepts,new questions. Ophthalmologe,2003;100(4):300-305.

[13] Reme CE,Grimm C,Hafezi F,et al. Why study rod cell death in retinal degenerations and how? Doc Ophthalmol,2003;106(1):25-29.

[14] Liang FQ,Godley BF. Oxidative stress-induced mitochondrial DNA damage in human retinal pigment epithelial cells: a possible mechanism for RPE aging and age-related macular degeneration. Exp Eye Res,2003;76(4):397-403.

[15] DeBlack SS. Cigarette smoking as a risk factor for cataract and age-related macular degeneration: a review of the literature. Optometry,2003;74(2):99-110.

[16] Chowdhury TA,Hopkins D,Dodson PM,et al. The role of serum lipids in exudative diabetic maculopathy: is there a place for lipid lowering therapy? Eye,2002;16(6):689-693.

[17] Anderson DH,Mullins RF,Hageman GS,et al. A role for local inflammation in the formation of drusen in the aging eye. Am J Ophthalmol,2002;134(3):411-431.

[18] Musarella MA. Molecular genetics of macular degeneration. Doc Ophthalmol,2001;102(3):165-177.

[19] Pauleikhoff D,van Kuijk FJ,Bird AC. Macular pigment and age-related macular degeneration. Ophthalmologe,2001;98(6):511-519.

[20] Ben-Shabat S,Parish CA,Hashimoto M,et al. Fluorescent pigments of the retinal pigment epithelium and age-related macular degeneration. Bioorg Med Chem Lett,2001;11(12):1533-1540.

[21] Stitt AW. Advanced glycation: an important pathological event in diabetic and age related ocular disease. Br J Ophthalmol,2001;85(6):746-753.

[22] X Zhang,J hargirai,J Tammur,R Allikmets,S Chang,P Gouras. Macular pigment and visual acuity in Stargardt macular dustrophy. Graefe' s Arch Clin Exp Ophthalmop, 2002; 240 :802-809.

[23] DM Snodderly. JD Auran,FC Delori. The macular pigment. II. Spatial distribution in primate retinas. Invest Ophthalmol

Vis Sci,1984; 25:674-675.

[24] LM Rapp,SS Maple,JH Choi. Lutin and Zeaxanthin concetrations in rod outer segment membreane form perifoveal and peripheral retina. Invest Ophthalmol Vis Sci,2000;41:1200-1209.

[25] E Ezra,RN Fariss,WG Aylawaard,ZJ Gregor. PJ Luthert. AH Milam. Immunocutochemical characterization of macular hole opercula. Arch ophthalmol,2001; 119:223-231.

[26] Snodderly DM,Brown PK,Delori FC,et al. The macular pigment. I: absorbance spectra,localization and discrimination from other yellow pigments in primate retinas. Invest Ophthalmol Vis Sci,1984;25:660-673.

[27] Bone RB,Landrum JT,Mayne ST,et al. Macular pigment in donor eyes with and without AMD: a case control study. Invest Ophthalmol Vis Sci,2001;42:235-240.

[28] Hammond BR,Caruso-Avery M. Macular pigment optical density in a southwestern sample. Invest Ophthalmol Vis Sci, 2000;41:1492-1499.

[29] Mainster MA,Timberlake GT,Webb RH, et al. Scanning laser ophthalmoscopy. Ophthalmology,1982;89:852-857.

[30] Elsner AE,Burns SA,Weiter JJ, et al. Infrared imaging of sub-retinal structures in the human ocular fundus. Vision Res, 1996;1: 191-205.

[31] Manivannan A,Kirkpatrick JNP,Forrester JV. Clinical investigation of an infrared digital scanning laser ophthalmoscope. Brit J Ophthalmol, 1994;78:84-90.

[32] Cheng CY,Chung WY,Szeto YT,et al. Fasting plasma zeaxanthin response to Fructus barbarum L. (wolfberry;Kei Tze) in a food-based human supplementation trial. Br J Nutr, 2005;93(1):123-130.

[33] Burke JD,Curran-Celentano J,Wenzel AJ, et al. Diet and serum carotenoid concentrations affect macular pigment optical density in adults 45 years and older. J Nutr, 2005;135(5):1208-1214.

[34] 管怀进,龚启荣. 现代基础眼科学. 北京:人民卫生出版社,1998.

[35] 孙为荣. 眼科病理学. 北京:人民卫生出版社,1998.

[36] 李恩江,林锦镛. 实用眼科病理学. 北京:中国医药科技出版社,1997.

[37] 聂爱光. 现代黄斑疾病诊断治疗学. 北京:北京医科大学中国协和医科大学联合出版社,1997.

[38] 张惠蓉. 视网膜病临床和基础研究. 太原:山西科学技术出版社,1995.

[39] 倪逴. 眼的病理解剖基础与临床. 上海:上海科学普及出版社,2002.

4 Bruch 膜改变与老年性黄斑变性

西方国家的老年性黄斑变性(age-related macular degeneration,AMD)发病率明显增高,据报道我国亦如此,因此对 AMD 的研究日趋重要。脉络膜新生血管(choroidal neovascularization,CNV)形成、视网膜色素上皮(retinal pigment epithelium,RPE)脱离以及地图状萎缩,是 Bruch 膜(又称玻璃膜)的年龄相关性改变,这些改变可能与来源于 RPE 的代谢物质积聚相关。

一、RPE 及年龄相关性改变

RPE 通过其代谢功能,维持光感受器细胞尤其是外节的更新。RPE 细胞一生不断吞噬和降解视杆细胞外节脱落的盘膜。随年龄增长,RPE 细胞丧失,导致每个细胞的代谢增加。实验研究显示,大鼠的每个 RPE 细胞与 300 个视杆细胞相关,而 25% 的视杆细胞每天脱落 100 个盘膜,也就是说一个 RPE 细胞大约每天吞入 7 500 个盘膜,或者说每年吞入 100 万个盘膜。因为 RPE 细胞有高度发达的接触性溶酶体系统来处理这种负荷:吞入的视杆细胞外节盘膜存在于吞噬空泡(吞噬小体)中,初级溶酶体通过空泡溶解传递降解的酶,形成次级溶酶体或吞噬小体。吞噬小体中未被消化的盘膜产物叫做残存体,含有荧光颗粒。残存体可以被黑色素细胞溶解,形成黑色素脂褐素(melanolipofusin)。研究显示残存体都被酸化,提示溶菌酶小泡持续被长效溶酶体溶解。Feeney 等发现,所有溶酶体均显示降解酶活性,这支持以上结论,因此,残存体有一定的半衰期。观察发现,细胞光感受器丧失后,细胞内脂褐素逐渐消失。不同胞质内空泡的部分降解产物可循环使用,这些残存体可能挤出 RPE 基层表面进入 Bruch 膜或者弥散进入脉络膜循环。如果 RPE 细胞代谢负荷过大,就可能使得脂褐素积聚,导致疾病。而关于含脂褐素的残存体积聚是否会导致 RPE 功能性损害,目前尚不清楚。70 岁后,RPE 基底膜变厚,RPE 基底部盘膜的数量减少,一般认为这是 RPE 细胞的应激,可能促进 CNV 形成。

RPE 细胞的年龄相关性改变以含有脂褐素的残存体积聚为特征,类似于在其他器官如大脑内发现的“老年色素”。对残存体的研究发现,年轻人很少有荧光颗粒,而且没有典型脂褐素颗粒的次级溶酶体。随年龄增长,荧光颗粒数量增加,16 岁时后极部 RPE 基层已经很明显。Wing 等报道,这种改变呈两阶段增长,但后来研究发现,残存体的积聚和年龄相关性自身荧光之间为二次方程关系,周边部 RPE 细胞的脂褐素比后极部少。随着共焦激光扫描检眼镜(scanning laser ophthalmoscope,SLO)的使用,可以即时测量和估计眼底自身荧光。用 SLO 看到的光学特征和荧光分布提示,自身荧光来自色素上皮的脂褐素。早期的即时测量证实自身荧光随年龄增长。RPE 残存体的内容物也随年龄增长,并大致符合二次方程式模型。40 岁时,残存体约占 RPE 胞质内容的 8%,80 岁时上升到 19%。RPE 细胞内物质积聚的二次方程式模型目前有如下三种解释:老年时发生中央光感受器丧失;细胞内积聚与代谢活性相关;盘膜半衰期有限。残存体的形成数量可能反映光感受器外节盘膜更新情况,后极部光感受器的数量在 60 岁以后降低,而外节盘膜数量未必减少。长效溶酶体内酶活性存在,表明它们被持续降解。RPE 细胞自身荧光和残存体之间的直接关系可以用线性回归模型表示,但两者的关系并不精确($r^2=0.26$)。样本之间观察到较大的变异不足为奇,因为残存体内只有一小部分物质可以发荧光,而且受诸如饮食之类的因素影响。

二、Bruch 膜及年龄相关性改变

Bruch 膜的超微结构可分为以下五层:RPE 基底膜形成最内层;内胶原层;弹力层;外胶原层;脉络膜毛细血管内皮细胞形成最外层基底膜。Bruch 膜的内基质主要包括硫酸类肝素、硫酸软骨素、多层包被的

硫酸素。硫酸软骨素侧链提供弥散的电解质屏障。硫酸类肝素积聚于 RPE 邻近的基底膜部，硫酸软骨素或多层包被的硫酸素主要位于胶原层内或沿脉络膜基底层分布。通过 Bruch 膜的弥散，依赖于局部盐、糖的密度以及 pH 值。最大弥散发生在膜的等电点即 pH 值为 5 时，在生理性 pH 值条件下，有阻抗带负电的高分子物质通过的能力。Bruch 膜结构和功能的任何改变都会影响 RPE 和外部视网膜的功能。

Bruch 膜位于 RPE 细胞、光感受器细胞以及脉络膜毛细血管之间，由于其位置的特殊性而显得尤为重要。除了作为支持元素和 RPE 细胞黏附点，Bruch 膜还提供一个半透性滤过屏障，RPE 主要代谢交换即发生在此屏障。营养物质通过脉络膜传递到光感受器细胞和 RPE 细胞，细胞分解产物向相对方向移动。随年龄增长，在后极部和周边部，Bruch 膜的厚度、超微结构和生化发生改变。通常后极部比周边部更严重。细胞外基质以及 Bruch 膜生理特征的改变，导致 RPE 和光感受器细胞营养改变，继发功能异常，对疾病发展和结果都有重要影响。

（一）年龄相关性改变

随着年龄增长，Bruch 膜胶原蛋白的溶解性几乎呈线性下降。10 多岁时黄斑区以及视网膜周边部的胶原蛋白含量将近 100%，到 90 多岁时则下降至 40% ~50%，这被认为是胶原纤维交连的结果，但其本质尚不清楚。胶原蛋白的非酶性糖基在其他老化的组织中常见，但尚未在 Bruch 膜发现。胶原纤维交连增加，可影响通透性，导致细胞外基质实质改变，Bruch 膜胶原易感性增加，RPE 细胞溶胶原酶的酶化作用降低，胶原蛋白的循环周转率下降。随年龄增长，黄斑区 Bruch 膜的羟脯氨酸比例明显下降，而酪氨酸、甲硫氨酸以及苯丙氨酸比例升高，但周边区并非如此。这些氨基酸增加，胶原蛋白降低，说明非胶原性蛋白物质积聚、碎屑聚积。长间隙物质的沉积也发生于 Bruch 膜，其对疾病的重要性也成为争论的主题。普遍认为，这种物质来源于胶原蛋白，被称为纤维性或者长间隙性胶原蛋白。有研究欲表示纤维性胶原蛋白中Ⅳ型胶原蛋白的定位，但未能证实Ⅳ型或其他类型的胶原蛋白存在于纤维性胶原蛋白中。有些学者鉴别了纤维性胶原蛋白和短周期缺乏纤维性胶原蛋白典型结构的纤维带性物质之间的区别，认为没有证据证实长间隙结构是胶原蛋白的来源。目前发现纤维性胶原蛋白存在于外胶原层和脉络膜基底层之间，而纤维带性物质存在于外胶原层和内胶原层。纤维性胶原蛋白被描述为以平行模式运动的物质，周期从 100nm 到 140nm 不等。这种物质可能广泛存在，因为交错部分的纤维束横切面显示为多形性，并非带状特征。

纤维性胶原蛋白是基底层沉积物（basal laminar deposits，BLD）的组成部分，与 AMD 发病关系密切。Bruch 膜中的纤维性胶原蛋白可能由 RPE 细胞产生，常为细胞凋亡的信号。纤维性胶原蛋白和脉络膜毛细血管基底膜之间的关系密切。有学者认为其来源于 RPE 细胞，纤维性胶原蛋白位于外胶原层，可能为聚合之前 RPE 的纤维性胶原蛋白前期弥散。有些学者持不同意见。据研究，年轻人眼的纤维性胶原蛋白源性脉络膜内皮细胞与进入 Bruch 膜细胞形成的纤维性胶原蛋白局部沉积物有关，使得局部基底膜增厚。也有人认为，纤维性胶原蛋白出现于年轻人的眼中为正常现象，可能是胶原蛋白不断更替的结果。血管内皮细胞产生降解胶原蛋白的酶，胶原蛋白不断形成和降解，尤其细胞向内突入是应对环境变化时发生的合成过程。年轻人眼的纤维性胶原蛋白产生于脉络膜毛细血管和外层脉络膜，而老年人眼的纤维性胶原蛋白产生于色素上皮和内层脉络膜，这种移行可能与 AMD 发病机制相关。

基底膜的主要组成成分有Ⅳ型胶原蛋白、硫酸类肝素、蛋白聚糖、层粘连蛋白、纤维结合素。纤维性胶原蛋白仅存在于一些基底膜成分中。纤维性胶原蛋白含有碳水化合物，而层粘连蛋白和Ⅳ型胶原蛋白中不含碳水化合物。有些人认为纤维性胶原蛋白由基底膜物质直接聚合而成，且聚合体抗原性消失。Ⅳ型胶原蛋白在玻璃体中形成广泛的二硫化合物的连接，类似纤维性胶原蛋白的聚积，对蛋白水解酶无应答。有学者认为Ⅳ型胶原蛋白用细胞外纤维结构连接细胞表面，在细胞黏附中起重要作用。Bruch 膜的弹性组织成分形成连续交叉弹性网，随年龄增长纤维数目增加，出现钙化，Bruch 膜易碎性增加。

（二）Bruch 膜脂质组成的改变

随年龄增长，Bruch 膜内的脂质逐渐积聚。年轻眼脂质类型存在变异，一些眼仅有中性脂质，一些眼主要含磷脂，还有一些眼中性脂质和磷脂含量各半。利用薄层和气体色谱法（thin layer and gas chromatography)对 Bruch 膜中的脂质进行分析,结果发现年龄小于 50 岁捐献眼中很少或没有脂质,年龄大于 50 岁的捐献眼的脂质含量成指数增长。磷脂和中性脂质的比例因人而异,与脂质总量不成正比。脂质包括磷脂、甘油三酯、脂肪酸和游离胆固醇。通常磷脂总量大于中性脂质,但老年捐献眼正相反。黄斑区脂质含量比周边部高,随年龄增长这种差异增加。如果细胞外脂质沉积物来源于血液,则胆固醇和胆固醇酯为总脂质的主要部分,90% 以上的磷脂为卵磷脂。但实际上很少发现胆固醇酯,并且不超过 50% 的磷脂是卵磷脂,因此细胞外脂质沉积物来源于细胞而非血浆,不同于其他脂质沉积物,比如动脉粥样硬化、老年环等。

Bruch 膜老年性碎屑(debris)的沉积被认为在 AMD 的发展过程中有着重要作用。早期研究表明,随着年龄增长,Bruch 膜的嗜碱性和 PAS 染色增强,推测可能与脂类成分的增加有关,但当时难以得到直接证据。近年来,随着组织化学和生化技术的提高,这种推测已得到证实。脂类的增加可能改变 Bruch 膜的扩散性能,从而导致 AMD。张勇进等应用组织化学染色方法,对 32 例尸体正常眼球(20 ~ 84 岁)及 2 例尸体 AMD 眼进行研究,检测其 Bruch 膜及 RPE 中的脂质沉积。结果显示正常眼 Bruch 膜中的脂质沉积随年龄增长而增加,以中性脂质为主,黄斑区较周边部显著。RPE 染色的强度和面积也与年龄有关。AMD 眼脂质染色较正常老年眼更强烈,亦以黄斑部为著。老年性 Bruch 膜与 AMD 眼有共同的区域性分布,可能在老年性改变及 AMD 的发展中有着重要作用。随年龄增强的 RPE 脂质染色可能反映了细胞内脂褐素的积聚。

Sheraidah 等发现大多数年轻人眼中的磷脂多于中性脂质,而 60 岁以上年长者则相反。Holz 及同事用类似研究方法测出多数人眼中性脂质的总和超过磷脂,虽然实验结果来源于 RPE 和脉络膜的组织复合体,不能消除脉络膜甚至 RPE 的影响,但仍可反映出个体之间脂质沉积的成分不同。通常认为组织化学方法在定位上较有优势,但其敏感性低,这也能部分解释此实验中磷脂染色阳性率低的现象。研究发现黄斑区 Bruch 膜和 RPE 形态及脂质染色与周边部不同,生化方法也证实黄斑区脂质沉积较周边部多 ,此特点不能单纯解释为黄斑区 Bruch 膜与 RPE 的特殊结构及形态,可能反映了区域衰老速度的不同,提示正常老化过程与 AMD 具有共同的区域分布。Bruch 膜沉积的脂质可能来自 RPE 细胞,其沉积量反映了 RPE 的代谢负荷状况。由于黄斑区视细胞密度较高,所以黄斑区代谢负荷高于周边部。RPE 和视细胞虽都可随年龄增长而减少,但 RPE 丧失的速度较快,可能造成这种负荷随年龄增长而增加,视细胞外节富含长链多不饱和脂肪酸,易受自由基攻击引起过氧化反应,形成不被 RPE 溶酶体降解的高分子量多聚体。在 RPE 细胞中的聚集,与蛋白质类融合产生黄棕色脂褐素颗粒,RPE 细胞将这些残余物于细胞基底部以胞吐(exocytosis)形式清除至 Bruch 膜,透过 Bruch 膜,被脉络膜毛细血管清除。Bruch 膜中不同的脂质成分可能反映了 RPE 细胞内不同降解酶的功能减退,沉积物的化学性质则决定着 AMD 的发展和转归。极性磷脂可能通过刺激巨噬细胞浸润 Bruch 膜而导致新生血管的产生,而中性脂质则损害 Bruch 膜的亲水特性,造成 Bruch 膜的水压传导性(hydraulicconductivity)降低,使液体积存于 RPE 和 Bruch 膜之间,形成 RPE 脱离。RPE 和脉络膜之间的代谢交流亦可因此受阻,使 RPE 细胞功能下降,最终导致视网膜萎缩。RPE 细胞染色的特性和分布与 Wing 等描述的脂褐素在 RPE 细胞内的积累一致。脂褐素虽然对有机溶剂有抵抗作用,但仍保持着某些脂类的特点。

(三)外来物质的沉积

在电镜下观察,Bruch 膜最初的年龄相关性变化为小泡状、颗粒状和细丝状物质积聚。沉积物最初沉积于内胶原层中,随时间迁移占据整个胶原带,称为基线性沉积物(basal linear deposits)或弥漫性玻璃膜疣。Bruch 膜内层的弥漫性增厚向外延伸至 RPE 基底膜。散在的颗粒状和细丝状物质 10 岁时就可出现于内胶原层,中年时可出现于两层胶原带内。Killingsworth 描述这种各异的沉积物为膜被结合体(coated membrane-bound,CMB),碎片称为囊泡样结合体(coated vesicle-like bodies,CVL)。膜被结合体有相同的电子密集层覆盖其单层膜,含有纤细的颗粒状物质、电子透明小滴(electron-lucent droplets)、密集微粒和 70μm 的囊泡样结合体。膜被碎片、纤细颗粒状物质、非限制小滴和囊泡样结合体,主要由膜被结合体破裂时释放产生。膜被结合体为内胶原层和外胶原层沉积物的主要组成成分,随年龄增加,外胶原层中的沉积物多于内胶原层。

类似的局部沉积表现为 RPE 基底膜和内胶原层之间的不连续隆起，即临床上的玻璃膜疣。玻璃膜疣是 AMD 的临床标志，在检眼镜下为 Bruch 膜水平上的苍白色沉积物。玻璃膜疣包括小泡状、颗粒状和细丝状的多形性物质。组织学上分为硬性和软性玻璃膜疣。硬性玻璃膜疣的定义为小于 63μm，不连续，边缘清楚的，与 Bruch 膜内胶原层相连的致密透明状物质。硬性玻璃膜疣单独存在时增加视力丧失的危险不明显，目前已不作为 AMD 的诊断标准。软性玻璃膜疣边界不清，面积大或为融合性，现认为它由小的硬性玻璃膜疣集簇而成（软性簇状物）或晚期由 Bruch 膜内膜性碎屑的局部聚积而成（软性膜性玻璃膜疣）。RPE 上不规则的色素沉积常见于有玻璃膜疣的患者。

（四）脉络膜血管

脉络膜血流速度非常快，使得外层视网膜达到高氧浓度，这对维持光感受器在暗适应状态的电流非常必要。其毛细血管床是窦状小管，内皮细胞有窗状小孔。物质从 RPE 弥散通过 Bruch 膜，然后被脉络膜毛细血管清除。碎屑的清除机制尚不明确，许多学者认为通过被动扩散发生，而 RPE 和光感受器所需要的营养物质沿相反方向运行。

研究发现，在不同年龄的正常眼均可见脉络膜毛细血管内皮细胞突入内皮细胞基底膜，进入 Bruch 膜。许多学者将其作为新生血管形成的证据，但很多研究已显示这是正常脉络膜毛细血管的特征之一，常见于有窗状小孔的薄壁毛细血管。突入 Bruch 膜以及内皮细胞骨架的细胞突触，基本生理功能是稳定细胞。

随年龄增长，脉络膜毛细血管的交叉区域减少，正常的窦隙状毛细血管被管状系统所取代，伴随毛细血管间小梁扩大。100 岁时，脉络膜毛细血管密度下降 55%，直径下降 66%，Bruch 膜的厚度增加 35%。随年龄增长，脉络膜毛细血管的密度值范围有很大的变异，AMD 的发生会掩盖这种影响。在 Sorsby 眼底萎缩和一些 AMD 病例中，此变化在眼底荧光素血管造影（fundus fluorescein angiography，FFA）中显示为灌注缺损。值得注意的是，脉络膜毛细血管内皮细胞突入 Bruch 膜的数目与 Bruch 膜的厚度有微弱的线性关系。AMD 中，Bruch 膜的厚度改变是否先于脉络膜毛细血管的改变很难确定，两者之间的因果关系尚未证实。脉络膜毛细血管最初的异常可导致从 Bruch 膜到脉络膜循环的废物清除降低，Bruch 膜的弥漫性沉积物可引起脉络膜的继发改变，导致 RPE 和脉络膜之间的弥散屏障。实验证实，来自 RPE 的可弥散物质可以调节脉络膜毛细血管的形态，使血管变成普通的毛细血管管状构型。

三、Bruch 膜老化和 RPE 之间的相互关系

大多数学者认为，Bruch 膜的物质来源于 RPE，但两种结构中碎屑聚积的确切关系尚不清楚。最近的调查显示，Bruch 膜厚度和 RPE 细胞的改变之间存在直接相互关系，可用线性衰退模型来描述。年轻眼之间存在着明显的变异，年龄越大变异越大。同年龄眼之间的变异反映抽样的因素，但更可能是基因的多样性和环境因素对老化过程影响的结果。

不同组织中，年龄相关性变化可单独发生，但在某些方面，各组织老化存在因果联系。如果 RPE 水平的残存小体和自身荧光反映代谢活性，则可能是代谢废物排入 Bruch 膜。Bruch 膜的厚度和 RPE 自身荧光之间的线性关系反映了这种功能性的相互关系。Bruch 膜的厚度影响物质沉积和物质清除的速率。自身荧光和 Bruch 膜厚度之间的相关程度（$r^2=0.37$）比 Bruch 膜厚度和残存小体的内容之间的相关程度（$r^2=0.18$）更紧密。荧光物质的自由基释放，可影响 RPE 中脂质的组成，反过来又使酶的降解减少。

张勇进等应用改良 Massotl 三色组织染色法及电泳图像分析软件对 36 例不同年龄（3～93 岁）正常 RPE 细胞数量和高度、Bruch 膜厚度、脉络膜毛细血管的密度及脉络膜厚度的老年性改变进行定量分析，结果显示与年龄显著相关的老年性改变包括 RPE 细胞数量减少、RPE 细胞高度增加（0.01 m/a）以及 Bruch 膜增厚，脉络膜毛细血管密度及脉络膜厚度的改变与年龄无显著的相关关系。研究认为 RPE 细胞数量减少、高度增加以及 Bruch 膜的增厚可能是黄斑最早的老年性改变。

RPE 细胞的老年性改变可能与细胞内脂褐素的持续积累有关,脂褐素的积聚一方面使 RPE 细胞增大,另一方面细胞中脂褐素达到一定限度时可导致细胞死亡。受损 RPE 细胞还能导致 Bruch 膜沉积物积聚并导致其功能损害,其中主要成分脂类可降低 Bruch 膜的水传导性(hydraulic conductivity),使 Bruch 膜易受损,影响 RPE 细胞与脉络膜毛细血管之间的代谢交换。本实验所见年长者 Bruch 膜染色改变可能反映了被沉积物包围的胶原纤维染色特点,对 Bruch 膜厚度的定量研究则揭示了 Bruch 膜厚度变化与年龄的密切关系,与以往的报道相符合,支持上述观点。30 岁以下供眼者眼球标本 Bruch 膜厚度随年龄增长而增厚的现象可能部分仍属于生理性生长,随后的 Bruch 膜厚度增长可能反映其老年性改变。RPE 细胞与脉络膜毛细血管的相互作用也有许多报道,RPE 细胞和脉络膜毛细血管的生理平衡可能因各种因子生成条件以及 Bruch 膜传导性的改变而改变,本研究观察到脉络膜毛细血管基底膜随年龄增加而增厚的现象,与 Marshall 等的报道一致,这种改变也可能导致脉络膜与 RPE 细胞的相互关系发生改变。但脉络膜毛细血管密度的研究结果则不尽相同。Ramrattan 等与 Spraul 等均采用脉络膜毛细血管管径长度的总和与所测得区域的长度比例作为脉络膜毛细血管密度,前者发现脉络膜毛细血管密度在年长者眼中显著性降低,而后者的研究结果则不同。研究结果支持 RPE 细胞和 Bruch 膜的改变是黄斑区最早的老年性改变,并可能是老年性黄斑变性的致病原发或起始因素,脉络膜(包括脉络膜毛细血管)的改变可能继发于 RPE 细胞和 Bruch 膜形态及功能的改变。

(一)Bruch 膜内物质积聚

1. 物质的来源　目前认为 Bruch 膜的碎屑来源于 RPE,这些碎屑未能横穿 Bruch 膜进入脉络膜毛细血管,沉积于 Bruch 膜,但沉积的具体机制尚无定论。这种物质可能为 RPE 细胞质内物质聚成小泡状,从 RPE 细胞表面以出芽方式脱落,芽胞降解和分裂,也可能来源于死亡的 RPE 细胞。Donders 等认为,RPE 细胞直接转换成玻璃膜疣,但是没有外节、吞噬小体或脂褐素颗粒样结构,有学者认为膜被结合体来源于 RPE 细胞,为去除老化的或损伤的膜或细胞器而脱落的部分细胞质。Killngsworth 等认为膜被结合体是 RPE 源性的浆膜性颗粒从基浆膜上以出芽脱落形式释放而形成的。这些小体在任何年龄眼中均有发现,出芽脱落过程被认为是 RPE 的正常现象。

有人认为 Bruch 膜内的物质不太可能直接来源于光感受器外节的降解或吞噬小体,用单克隆抗体不能显示 Bruch 膜沉积物的视紫红质抗原决定簇或吞噬酶活性。外节中发现大量的二十碳六烯酸,提示来源于视杆细胞外节的物质对碎屑形成有作用。通常认为 Bruch 膜的碎屑反映了 RPE 的代谢活性,并非直接来源于外节物质。

2. 积聚的原因　RPE 物质聚积、Bruch 膜弥散特征及脉络膜毛细血管清除碎屑的能力,支持清除动力学说。被清除的物质可以是不完全降解或由于降解酶失去作用而形成的异常物质。研究证实,由于存在反义的组织蛋白酶 D 和组织蛋白酶 S,当视杆细胞外节反馈时,成簇的 RPE 细胞迅速聚积细胞质内含物,这可能是由于降解吞噬小体内容物的能力降低所致。大多数研究提示,人类总的 RPE 酶活性随年龄增长而增加。实验表明,成簇的 RPE 细胞内吞噬小体负荷增加,导致降解酶活性增加。残存小体具有酶活性,可能和新产生的溶酶体竞争,导致新形成的吞噬小体能力下降。因此,即使总的酶活性增加,仍有相对不足,使得 RPE 内新消化的光感受器外节物质降解不足。来自光感受器外节的不饱和脂肪酸易受自由基损伤,尤其是在高氧浓度下的 RPE 和外节。降解的底物可能发生过氧化反应,形成相互交链的生物分子化合物,使其不易被溶酶体酶降解。外层视网膜内的高活性自由基清除系统可以抵消这种作用,但其能力随年龄改变。

物质积聚的另一个主要原因可能是 Bruch 膜结构改变。随着 Bruch 膜的年龄改变,细胞外基质的变化可以改变其通透性,阻止正常滤过。老年人脉络膜毛细血管相互交叉部分减少,可降低 Bruch 膜的清除率。然而,一小部分由激光光凝病变导致的玻璃膜疣消失尚无法解释。

(二)Bruch 膜改变的决定因素

AMD 的危险因素尚未阐明,但是临床研究表明基因和环境因素均包括在内,而基因易感性在适当的环境中更明显。

1. 基因因素 在相关性上,同胞之间比配偶之间有更多的一致性。对 Bruch 膜年龄改变的定性研究,显示基因因素对疾病发病机制的重要作用。通过影响以下因素,改变基因序列决定 AMD 的危险因素是可能的:外节的更新率,溶酶体的降解率,通过 RPE 的物质流出有效率,Bruch 膜的弥散性特征。AMD 可能是复杂的多基因紊乱,依赖于一个或几个突变基因的存在或等位基因变异,因此许多基因可能与 AMD 有关。AMD 的表型表现有很大的变异,不同的个体表现各异。有人发现很多单眼视力丧失患者的双眼在检眼镜下没有可见的年龄性改变,而西方人群中所有单眼视力丧失眼均可见玻璃膜疣。这可能是由于人群不同,影响疾病的基因相关性不同。

2. 环境因素 配偶的玻璃膜疣相对缺乏一致性,提示环境因素可能对疾病的发病机制并不重要,或者人群中的环境因素在目前的研究条件下不足以显示出来。然而,日本和格陵兰岛为环境因素的影响提供了有说服力的证据。20 年前的日本还很少有 AMD,但是现在其已成为城市人群中登记的常见致盲原因。对意大利南部农村的初步调查发现,与其他欧洲国家相比这里的 AMD 发生率很低,这很难解释。吸烟一向被认为是危险因素,但并不是所有研究都能证实这一点。有人发现高的血清结合型抗氧化剂水平可以降低 AMD 新生血管形成的危险,但口服摄入大量的维生素 A、维生素 C 和维生素 E 并未显示有保护作用,并存在潜在危险。锌是 RPE 中溶酶体降解过程的辅酶,研究显示饮食补充锌有一定作用,但对照实验未显示其治疗作用,流行病学调查也没有明确结果。光照被认为对 AMD 发病有影响,叶黄素和玉米黄质因其保护作用备受关注。玉米黄质是叶黄素色素的主要组成成分。摄入富含叶黄素的绿色蔬菜和黄斑高密度可能与 AMD 的低发生率有关。目前还未证实上述因素哪些更重要。

四、Bruch 膜改变与 AMD 的关系

Bruch 膜和晚期 AMD 之间的因果关系直到 20 世纪才清楚。双眼玻璃膜疣大小、密度和 FFA 方面有明显对称性。玻璃膜疣的临床表现和定位变异很大,个体之间均不同。实验表明沉积物类型影响疾病的预后。弥漫性沉积物比局限性沉积物对疾病的预后影响更大,已在临床上引起重视。研究报道,常染色体显性患者 Bruch 膜的内胶原层和 RPE 基底膜之间可见达 30μm 厚的异常物质连续沉积,FFA 示脉络膜灌注时间延长。1/4 AMD 患者的 FFA 显示脉络膜灌注时间延长,可能是 Bruch 膜弥漫性增厚的临床表现。

(一)代谢交换

Bruch 膜增厚,生理特征改变,中性脂质阻碍 RPE 和脉络膜之间的弥散。Fisher 等报道,Bruch 膜随年龄增加水力学传导性降低,黄斑部的改变比周边部更明显。由此可知年龄相关性传导性丧失和 Bruch 膜中提取脂质的联系。Bruch 膜的内层部分对传导性降低起主要作用。正常光感受器功能取决于通过 Bruch 膜从脉络膜毛细血管到 RPE 的自由扩散,而 Bruch 膜的碎屑使其受到影响。影响程度取决于 Bruch 膜厚度以及物质化学组成,尤其大量中性脂质的存在。暗视阈值提高的暗视功能和慢的暗适应,临床表现为黑暗中视力差、暗适应中央盲点、明亮处视物褪色,这是 Bruch 膜发生老化改变患者的最常见主诉,FFA 示脉络膜灌注异常。

(二)玻璃膜疣

西方国家老年人的玻璃膜疣发生率据估计在 10% ~80% 之间。据报道,双眼玻璃膜疣的病人 1 年单眼出现威胁视力病变的总危险率为 8.6%,2 年以上为 16.4%,3 年以上为 23.5%。关于玻璃膜疣的特征与损害视力的病变类型之间关系的临床研究显示,沉积物的化学组成和量决定并发症的类型和视力丧失的危险程度。高荧光性玻璃膜疣可能是亲水性的,允许水溶性钠荧光素自由扩散进入沉积物,富含极性成分;低荧光性玻璃膜疣可能为疏水性玻璃膜疣,富含中性脂质。Bruch 膜沉积物的类型决定视网膜疾病的本质,因此,如果一个病人双眼的沉积物相似,那么双眼的疾病表现也相似。玻璃膜疣的对称性、数量、分布和化学组成有关。FFA 显示双眼的玻璃膜疣有对称性,提示一个人双眼的玻璃膜疣化学组成相似。有

报道，数量大、融合的软性玻璃膜疣，RPE 水平的局部高色素沉着与视力显著丧失相关。如果一眼有晚期病变，另一眼发生盘状病变的总危险率为 12% ~15%，如果第二眼有高危险性玻璃膜疣，发生盘状病变的危险率更高。

（三）色素上皮脱离（pigment epithelium detachment，PED）

大的、融合性的、低荧光性、疏水性的软性玻璃膜疣易导致 PED。有学者假设 PED 是由于液体从脉络膜毛细血管流入 Bruch 膜所致，RPE 和 Bruch 膜之间的脱离受到 Bruch 膜内表面逐渐积聚的碎屑影响。若此假设成立，则视网膜下间隙的静水压比脉络膜内更高，渗透压的差异使液体从脉络膜流入 RPE 下间隙。但大多实验证实，脉络膜静水压比外层视网膜更高，RPE 下间隙有很大极性的分子高浓度聚集。脉络膜血管通过 Bruch 膜生长可能为 RPE 下间隙液体积聚提供途径，但新生血管形成在 PED 中并不常见，提示新生血管的形成并不总是病变的起始因素。1986 年后有学者提出相反意见，认为 RPE 下积液来源于 RPE 而非脉络膜。RPE 细胞对离子主动运输，液体从视网膜移动进入 Bruch 膜。如果 Bruch 膜变为疏水性，阻止水流通过，将导致液体在 RPE 和 Bruch 膜之间积聚。Bruch 膜的疏水性可能对疾病非常重要。低荧光性玻璃膜疣的眼易发生 PED，而高荧光性玻璃膜疣的眼易形成 CNV。

（四）地图状萎缩

Bruch 膜的弥散功能降低不仅影响水的运动，而且 RPE 和脉络膜毛细血管之间的代谢交换也减少，进而损害光感受器的功能，最终导致细胞死亡。AMD 首先表现为视网膜敏感性丧失，接着地图状萎缩中光感受器的功能丧失。FFA 显示脉络膜灌注延迟，说明 Bruch 膜弥漫性增厚。地图状萎缩患者双眼视力丧失的危险比没有此临床表现的人高 3 倍。

（五）CNV 形成

CNV 通过 Bruch 膜向内生长是视网膜疾病常见的晚期表现，可导致盘状瘢痕和视力丧失。细胞侵入并改变 Bruch 膜，释放血管生长因子。AMD 患者的 Bruch 膜外层巨噬细胞数量增加，这一点被认为是新生血管形成的常见原因。巨噬细胞促进内皮细胞、周细胞和纤维原细胞生长，巨噬细胞源性前列腺素特别是前列腺素 E 是最强的刺激新生血管形成的因素。活化的巨噬细胞分泌胶原酶和弹性酶等酶，通过破坏机制、吞噬作用和酶的细胞外释放等侵蚀 Bruch 膜。首先累及外胶原层，然后是内胶原层，对弹力层的作用更持久些。这种随年龄增长的细胞反应，直到在 RPE 基底膜下有膜性碎屑时才可看到，常发生于硬性玻璃膜疣下。其他的细胞，如单核细胞、淋巴细胞和肥大细胞，在 Bruch 膜的损伤和破裂中也起一定的作用，但先前存在破裂不是新生血管入侵所必需的。

有学者认为内皮细胞推移进入 Bruch 膜是正常现象，在其他组织中，人类内皮细胞通过毛细血管基底膜出芽是新生血管形成的第一步，由于被内皮细胞膜结合的金属蛋白酶活化，该酶在基底膜中可消化Ⅳ型和Ⅴ型胶原蛋白。内皮细胞还可以产生两种蛋白酶，血纤维蛋白溶酶原活化因子和胶原蛋白，使结合组织易于入侵。基底膜的局部破坏使毛细血管芽易于向外生长。启动调节基底膜溶解和突触形成的正常速率的机制，以及新生血管形成机制尚未阐明。脉络膜毛细血管对周围环境的反应在体外和体内均得以充分显现。研究表明，存在于 Bruch 膜的不同因子有改变细胞行为的功能。CNV 形成可以作为正常机制的畸变，而非仅为眼的老化过程。如果 AMD 中 CNV 是正常机制畸变，其自我调节可能与新生血管并发症有关。

（陈　松　吕建平）

【参 考 文 献】

[1] Gullapalli VK, Sugino IK, Van Patten Y, et al. Retinal pigment epithelium resurfacing of aged submacular human Bruch's membrane. Trans Am Ophthalmol Soc, 2004, 102: 123-37; discussion 137-138.

[2] Gullapalli VK, Sugino IK, Van Patten Y, et al. Impaired RPE survival on aged submacular human Bruch's membrane. Exp

Eye Res, 2005, 80(2):235-248.

[3] Hillenkamp J, Hussain AA, Jackson TL, et al. Compartmental analysis of taurine transport to the outer retina in the bovine eye. Invest Ophthalmol Vis Sci, 2004, 45(11):4099-4105.

[4] Espinosa-Heidmann DG, Sall J, Hernandez EP, et al. Basal laminar deposit formation in APO B100 transgenic mice: complex interactions between dietary fat, blue light, and vitamin E. Invest Ophthalmol Vis Sci, 2004, 45(1):260-266.

[5] Hahn P, Milam AH, Dunaief JL. Maculas affected by age-related macular degeneration contain increased chelatable iron in the retinal pigment epithelium and Bruch's membrane. Arch Ophthalmol, 2003, 121(8):1099-1105.

[6] Del Priore LV, Geng L, Tezel TH, et al. Extracellular matrix ligands promote RPE attachment to inner Bruch's membrane. Curr Eye Res, 2002, 25(2):79-89.

[7] Anderson DH, Mullins RF, Hageman GS, et al. A role for local inflammation in the formation of drusen in the aging eye. Am J Ophthalmol, 2002, 134(3):411-431.

[8] Marmorstein AD, Marmorstein LY, Sakaguchi H. Spectral profiling of autofluorescence associated with lipofuscin, Bruch's Membrane, and sub-RPE deposits in normal and AMD eyes. Invest Ophthalmol Vis Sci, 2002, 43(7):2435-2441.

[9] Tsukahara I, Ninomiya S, Castellarin A, et al. Early attachment of uncultured retinal pigment epithelium from aged donors onto Bruch's membrane explants. Exp Eye Res, 2002, 74(2):255-266.

[10] Hageman GS, Luthert PJ, Victor Chong NH, et al. An integrated hypothesis that considers drusen as biomarkers of immune-mediated processes at the RPE-Bruch's membrane interface in aging and age-related macular degeneration. Prog Retin Eye Res, 2001, 20(6):705-732.

[11] Majji AB, Cao J, Chang KY. Age-related retinal pigment epithelium and Bruch's membrane degeneration insenescence-accelerated mouse. Invest Ophthalmol Vis Sci, 2000, 41(12):3936-3942.

[12] Dithmar S, Curcio CA, Le NA. Ultrastructural changes in Bruch's membrane of apolipoprotein E-deficient mice. Invest Ophthalmol Vis Sci, 2000, 41(8):2035-2042.

[13] Johnson LV, Ozaki S, Staples MK. A potential role for immune complex pathogenesis in drusen formation. Exp Eye Res, 2000, 70(4):441-449.

[14] Bereczki A, Toth J, Suveges I. Histological examination of the pigment epithelium-Bruch membrane-chorio-capillaris complex after macular translocation. Br J Ophthalmol, 2000, 84(5):550-551.

[15] Pauleikhoff D, Wojteki S, Muller D. Adhesive properties of basal membranes of Bruch's membrane. Immunohistochemical studies of age-dependent changes in adhesive molecules and lipid deposits. Ophthalmologe, 2000, 97(4):243-250.

[16] Spraul CW, Lang GE, Grossniklaus HE, et al. Histologic and morphometric analysis of the choroid, Bruch's membrane, and retinal pigment epithelium in postmortem eyes with age-related macular degeneration and histologic examination of surgically excised choroidalneovascular membranes. Surv Ophthalmol, 1999, 44 Suppl 1:S10-32.

[17] Kamei M, Hollyfield JG. TIMP-3 in Bruch's membrane: changes during aging and in age-related macular degeneration. Invest Ophthalmol Vis Sci, 1999, 40(10):2367-2375.

[18] Tokura T, Ito S, Nishikawa M. Age-related changes in Bruch's membrane in rats Nippon Ganka Gakkai Zasshi, 1999, 103(2):77-84.

[19] Curcio CA, Millican CL. Basal linear deposit and large drusen are specific for early age-related maculopathy. Arch Ophthalmol, 1999, 117(3):329-339.

[20] Spraul CW, Lang GE, Grossniklaus HE. Characteristics of drusen and changes in Bruch's membrane in eyes with age-related macular degeneration. Histological study Ophthalmologe, 1998, 95(2):73-79.

[21] Kiel JW, Reiner AJ. Morphometric analysis of the choroid, Bruch's membrane, and retinal pigment epithelium in eyes with age-related macular degeneration. Invest Ophthalmol Vis Sci, 1997, 38(7):1290-1292.

[22] Starita C, Hussain AA, Patmore A, Marshall J. Localization of the site of major resistance to fluid transport in Bruch's membrane. Invest Ophthalmol Vis Sci, 1997, 38(3):762-767.

[23] Spraul CW, Grossniklaus HE. Characteristics of Drusen and Bruch's membrane in postmortem eyes with age-related macular degeneration. Arch Ophthalmol, 1997, 115(2):267-273.

[24] Spraul CW, Lang GE, Grossniklaus HE. Morphometric analysis of the choroid, Bruch's membrane, and retinal pigment epithelium in eyes with age-related macular degeneration. Invest Ophthalmol Vis Sci, 1996, 37(13):2724-2735.

[25] Holz FG, Gross-Jendroska M, Eckstein A, et al. Colour contrast sensitivity in patients with age-related Bruch's membrane

changes. Ger J Ophthalmol, 1995, 4(6):336-341.

[26] Moore DJ, Hussain AA, Marshall J. Age-related variation in the hydraulic conductivity of Bruch's membrane. Invest Ophthalmol Vis Sci, 1995, 36(7):1290-1297.

[27] Pauleikhoff D, Sheraidah G, Marshall J. Biochemical and histochemical analysis of age related lipid deposits in Bruch's membrane. Ophthalmologe, 1994, 91(6):730-734.

[28] Dastgheib K, Green WR. Granulomatous reaction to Bruch's membrane in age-related macular degeneration. Arch Ophthalmol, 1994, 112(6):813-818.

[29] Ramrattan RS, van der Schaft TL, Mooy CM, et al. Morphometric analysis of Bruch's membrane, the choriocapillaris, and the choroid in aging. Invest Ophthalmol Vis Sci, 1994, 35(6):2857-2564.

[30] Steinmetz RL, Haimovici R, Jubb C, et al. Symptomatic abnormalities of dark adaptation in patients with age-related Bruch's membrane change. Br J Ophthalmol, 1993, 77(9):549-554.

[31] van der Schaft TL, de Bruijn WC, Mooy CM, et al. Basal laminar deposit in the aging peripheral human retina. Graefes Arch Clin Exp Ophthalmol, 1993, 231(8):470-475.

[32] Piguet B, Wells JA, Palmvang IB. Age-related Bruch's membrane change: a clinical study of the relative role ofheredity and environment. Br J Ophthalmol, 1993, 77(7):400-403.

[33] Gottsch JD, Bynoe LA, Harlan JB. Light-induced deposits in Bruch's membrane of protoporphyric mice. Arch Ophthalmol, 1993, 111(1):126-129.

[34] Pauleikhoff D. Drusen in Bruch's membrane. Their significance for the pathogenesis and therapy of age-associated macular degeneration. Ophthalmologe, 1992, 89(5):363-386.

[35] Chen JC, Fitzke FW, Pauleikhoff D, et al. Functional loss in age-related Bruch's membrane change with choroidal perfusion defect. Invest Ophthalmol Vis Sci, 1992, 33(2):334-340.

[36] Pauleikhoff D, Chen J, Bird AC, et al. The Bruch membrane and choroid. Angiography and functional characteristics in age-related changes. Ophthalmologe, 1992, 89(1):39-44.

[37] Loeffler KU, Lee WR. Is basal laminar deposit unique for age-related macular degeneration? Arch Ophthalmol, 1992, 110(1):15-16.

[38] Staurenghi G, Bottoni F, Lonati C, et al. Drusen and 'choroidal filling defects': a cross-sectional survey. Ophthalmologica, 1992, 205(4):178-186.

[39] van der Schaft TL, de Bruijn WC, Mooy CM, et al. Is basal laminar deposit unique for age-related macular degeneration? Arch Ophthalmol, 1991, 109(3):420-425.

[40] Killingsworth MC, Sarks JP, Sarks SH. Macrophages related to Bruch's membrane in age-related macular degeneration. Eye, 1990, 4 (Pt 4):613-621.

[41] Nicolaissen B Jr, Ulshafer R, Allen C. Behavior of human RPE cultured on Bruch's membrane and on necrotic debris. Invest Ophthalmol Vis Sci, 1989, 30(5):813-822.

[42] Zhu ZR, Goodnight R, Nishimura T, Experimental changes resembling the pathology of drusen in Bruch's membrane in the rabbit. Curr Eye Res, 1988, 7(6):581-592.

[43] Newsome DA, Hewitt AT, Huh W, et al. Detection of specific extracellular matrix molecules in drusen, Bruch's membrane, and ciliary body. Am J Ophthalmol, 1987, 104(4):373-381.

[44] Feeney-Burns L, Gao CL, Tidwell M. Lysosomal enzyme cytochemistry of human RPE, Bruch's membrane and drusen. Invest Ophthalmol Vis Sci, 1987, 28(7):1138-1147.

[45] Penfold P, Killingsworth M, Sarks S. An ultrastructural study of the role of leucocytes and fibroblasts in the breakdown of Bruch's membrane. Aust J Ophthalmol, 1984, 12(1):23-31.

[46] Hoshino M, Mizuno K, Ichikawa H. Aging alterations of retina and choroid of Japanese: light microscopic study of macular region of 176 eyes. Jpn J Ophthalmol, 1984, 28(1):89-102.

[47] 张勇进. 老年性 Bruch 膜及视网膜色素上皮的脂类沉积. 中华眼底病杂志,1999,15(2):84-86.

[48] 张勇进. 视网膜色素上皮、Bruch 膜及脉络膜老年性改变的定量分析. 中华眼底病杂志,2000,16 (4):236-239.

5 视网膜色素上皮异常与老年性黄斑变性发病的研究

视网膜色素上皮(retinal pigment epithelium,RPE)层由单层立方形细胞构成,为视网膜结构的最外层,其细胞间有紧密连接,构成血 - 视网膜屏障的一部分。Bruch 膜位于 RPE 和脉络膜毛细血管丛之间,由 RPE 基底膜、内胶原纤维层、弹力纤维、外胶原纤维层、脉络膜毛细血管基底膜组成。RPE 老化与老年性黄斑变性(age-related macular degeneration,AMD)发病的关系非常密切。

一、RPE 细胞胚胎解剖学

原始眼开始形成于胚胎的第四周末,神经管的喙末端形成两个视窝,以后发育成视泡和视茎。当这个来自神经管的膨出接近表皮外胚叶时,向内弯曲形成视杯。内陷过程是不对称的,允许脉络膜裂的形成。脉络膜裂与原始血管的生长相伴随,单一的原始血管进入视茎下,并继续向前到达视杯边缘和原始晶状体,最终变为透明动脉和后来的中央动脉。脉络膜裂在妊娠的第五周或第六周末关闭,眼已经基本成形。视杯和视茎分别代表以后的视网膜和视神经的开始。视杯的内层形成感觉视网膜,包括神经和胶质细胞。内部的视网膜层向前终止于锯齿缘,但与无色素的睫状体上皮层和后部有色素的虹膜上皮层相连接。视杯的外层形成 RPE,也向前延伸到锯齿缘处,与有色素的睫状体上皮和前部有色素的虹膜上皮相连接。锯齿缘的后边,感觉视网膜和 RPE 仅依靠充满交互光感受器基质的潜在空间隔开。

RPE 为单细胞组织,非常容易辨认。RPE 细胞的顶面表面被连接复合体紧紧地连接在一起,即所谓的小带咬合物。这层假膜限制了分子在感觉视网膜和脉络膜循环间的来回移动,使 RPE 成为控制这两部分间物质交换的操纵装置。在小带咬合物的内面,RPE 细胞浸在光感受器基质里。在小带咬合物的外面,RPE 细胞的侧面有狭窄的空间。RPE 的基底面有显著的折叠,以增加膜的表面积。

RPE 细胞是一层规则排列的六角形细胞,其范围从视盘缘向前到锯齿缘。几项研究评估了人 RPE 的形态和密度。Harman 等最近综述了这些知识,并且指出了在评估人 RPE 时的各种缺陷。他们得出结论:视网膜面积从出生开始增加,一直到将近 30 岁;12 ~ 89 岁之间,RPE 细胞数量没有改变;12 ~ 40 岁,全部 RPE 细胞的密度下降。这个发现暗示,早期 RPE 细胞单层均一地位于感觉视网膜下,随眼球增长,感觉视网膜扩展以覆盖增加的表面积,RPE 细胞伸展而不是分裂来覆盖增加的面积。这种伸展现象看起来不同于中心黄斑密度的保存和周边视网膜的戏剧性变化。

RPE 细胞在黄斑发育的早期有较高的密度,6 个月时达成人水平。实际上,人黄斑 RPE 细胞密度在极老化时可能增加,表现为 RPE 单一细胞层结构的改变,使得组织收缩,细胞从规则的六边形变为不规则的多边形。来自青年和老年捐献者的 RPE 细胞培养模型显示,细胞外基质酶可能受年龄的影响。最近使用微队列分析进行的关于老年人 RPE 细胞培养的分子研究显示,这些细胞可能有缩减的能力,以形成并且维持细胞外基质和潜在影响单层结构的结构蛋白。

单个 RPE 细胞的结构反映了其功能的复杂性,细胞顶面的扩展微绒毛包绕视杆和视锥细胞的外节。微绒毛的功能为增加细胞表面积和维持与光感受器细胞的生化联系。RPE 细胞的轴突对脱落的光感受器外节盘膜有吞噬作用,在细胞质内形成吞噬小体。吞噬小体最终进入溶酶体系统降解,一部分再循环。组织蛋白酶 D 是一种重要的蛋白酶,参与富含视紫质盘膜的消化。溶酶体系统中,酶活性的年龄相关性改变对于脱落的光感受器膜物质有反向影响。组织蛋白酶 D 或其他分解代谢的酶系统发生混乱,可能导致细胞内和细胞外残骸的形成。

顶面细胞质包含大量的色素颗粒,主要由黑色素颗粒组成。RPE 似乎在出生时被最小程度完全黑色素化,以后没有黑色素颗粒形成。黄斑的黑色素密度最大,尤其是中央凹,目前认为由此引起造影中黄斑和中央凹的相对低荧光。黑色素单独或和吞噬小体一起进入溶酶体系统，分别形成黑色素溶酶体或黑色素脂褐素。随着年龄增长，一些黑色素颗粒发生改变或降解，如果没有新的黑色素颗粒产生，则黑色素的浓度将下降。临床上，老年人眼的 RPE 看起来比年轻人含的色素少。Feeney-Bums 等报道，人视网膜包括黄斑的所有区域中，RPE 黑色素进行性损耗。

细胞质的外部有细胞核、丰富的线粒体、广泛的内质网和溶酶体贮存沉积，包括脂褐素或脂褐素样物质。随年龄的增长，RPE 的脂褐素积聚分为明显的两个阶段，一个高峰在 10 ~ 20 岁之间，第二个高峰在 50 岁左右。脂褐素大量形成于后极部，尤其侵及黄斑中央凹。黄斑色素由芦丁和锌组成，可能影响中央凹脂褐素的积聚。位于中央凹的视锥细胞可能有细胞膜的特性，可延迟脂褐素等不同色素的形成。

脂褐素包含在大小相对均一的颗粒内。当受短波长光的激发，脂蛋白聚合自发荧光。关于 RPE 脂褐素的组成尚有争议，但大部分学者相信部分降解的外节盘膜和自吞噬过程有助于脂褐素的体积增大。实验结果显示脂褐素可能诱导氧化损伤，通过作为光敏剂产生活性氧。另外，脂褐素通过影响溶酶体 pH 值来干扰降解的酶通路。因此，当脂褐素随年龄积聚，细胞分解代谢机制可能受损或被抑制，导致更多的脂褐素积聚。理论上，这个循环将贯穿一生，直到 RPE 细胞死亡。

由 RPE 细胞基底面产生的膜与 Bruch 膜的内层胶原紧密连接，RPE 卷绕的基底表面形成小凹，在小凹处细胞不直接与基底膜接触。随年龄增长，细胞外残骸如玻璃膜疣和基底层在这个空间积聚，可能是 RPE 早期的病理生理学改变。Bruch 膜随年龄增长逐渐变厚，且渗透性下降。

二、RPE 细胞正常生理功能

黄斑部 RPE 位于视网膜的黄斑部与后极部脉络膜之间，供给外层视网膜所需的营养，负责视网膜的新陈代谢（图 1-5-1、图 1-5-2）。

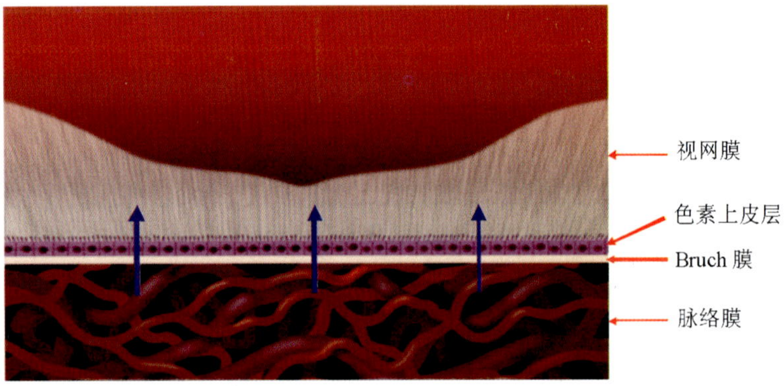

图 1-5-1　正常视网膜从脉络膜血管得到营养物质和氧

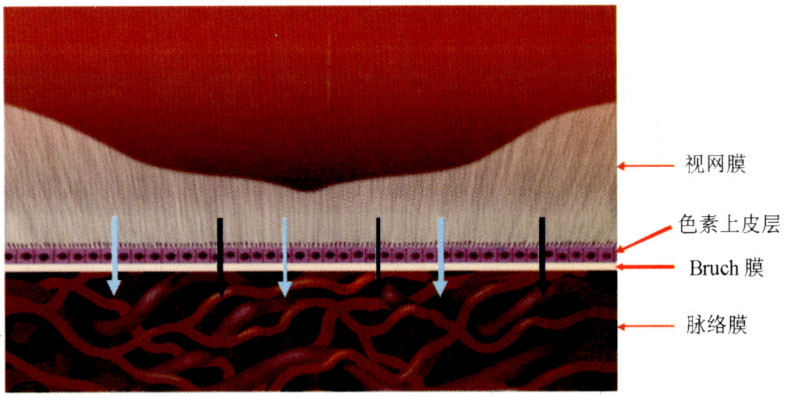

图 1-5-2　正常视网膜排出废弃的物质与液体到脉络膜血管

(一)RPE 细胞的生理功能

1. 摄取、存储和代谢维生素 A　Thumann 等报道,RPE 细胞参与维生素 A 的代谢过程,视黄醇通过 RPE 进入感光细胞的外节,经视黄醛还原酶的酶反应,维生素 A 被氧化形成视黄醛,并与视蛋白结合,产生感光细胞的色素视紫质。

2. 吞噬及降解脱落的光感受器外节　Sakuragi 等研究表明,RPE 细胞具有特殊的溶酶体系统和非常发达的吞噬小体系统,主要功能是将吞噬物融合成吞噬小体,使脂褐素或色素与溶酶体融合,进行特异性的降解。脱落的光感受器外节不断被 RPE 细胞吞噬降解,这个过程是维持光感受器细胞功能的重要环节。

3. 分泌细胞外间质和细胞因子　RPE 细胞分泌两种不同的细胞外间质,包括向顶端分泌的感光细胞间的细胞外间质和向细胞基底 Bruch 膜分泌的细胞外间质。此外,细胞外间质还包含Ⅰ、Ⅱ、Ⅲ、Ⅳ型胶原蛋白。同时 RPE 可合成、分泌多种细胞因子,包括碱性成纤维细胞生长因子、肝细胞生长因子、血管内皮细胞生长因子、转移生长因子、色素上皮生长因子、脑源性神经生长因子等,这些神经营养因子对于保护神经细胞、促进眼球的生长和发育以及维持眼内的免疫状态有一定作用。Hollborn 等报道,细胞因子参与细胞分化和功能维持,有生长调节、调控的作用。同时,RPE 细胞表达大多数细胞因子受体,提示 RPE 存在自分泌途径。

4. 细胞物质转运功能　RPE 在调节视网膜下间隙的液体量和感光细胞之间的离子环境中起重要作用。Miyamoto 等发现,RPE 细胞通过胞膜、特殊转运蛋白、胞间连接等方式调节及转运多种离子、营养物质及代谢产物。

5. 保护功能　RPE 细胞含黑色素,可吸收光线,减少光散射,保护眼内组织免受氧化损伤。

6. Bruch 膜具有疏松的分子筛作用　分子量大于 70 000 的物质不能通过。而且还可以防止病理状态下脉络膜毛细血管长入 RPE 下。

7. 泵抽吸作用　视网膜下积液的吸收主要通过脉络膜血管,但 RPE 的抽吸作用亦起很大作用。其借助于所处的重要位置,发挥屏障作用和有效控制的泵吸作用,以调节视网膜的营养供应和废物清除。顶端微绒毛及底部基底膜褶陷有助于增加吸收面积。

电镜下观察发现 RPE 细胞有一个朝向视网膜的顶端,上有许多微绒毛膜覆盖,紧邻 Bruch 膜的底面宽广而且有许多褶陷,细胞体两侧壁比较平直,借致密连接或称闭锁小带与邻位 RPE 相连接。核圆,较大,位于近细胞的基底部一侧,内含丰富的核酸,包括 DNA 和 RNA,起着整个细胞统帅部的作用,控制细胞的代谢、生长和繁殖。DNA 和 RNA 中蕴藏着大量遗传信息。有时可看到核仁,多数时间看不到。胞质中包含了众多的细胞器,诸如粗面内质网、滑面内质网及游离核糖体等。此细胞内的滑面内质网和肝细胞内者一样,具有解毒作用。

RPE 细胞顶端有许多微绒毛,能根据需要伸出伪足,包围视细胞外节,作为外节的衬套。微绒毛有两种,一种细而长,形如柳叶,其中不含细胞器;另一种形如枪弹,下部较粗,顶部逐渐变为细长而尖,其内含有内质网、核糖体、线粒体和色素颗粒。在微绒毛与外节间,有胶状的黏多糖物质填充,现在认为黏多糖系由视细胞分泌所产生。吞噬作用的过程包括细胞膜伸出伪足,借助于胞饮作用摄取外界物质,形成吞噬体(phagosom),吞噬体本身只能吞噬但不能消化破碎的盘膜,一旦它和溶酶体接触,双方接触膜融合,内容物混合,就能借助酶的作用进行消化。被消化的部分有的变成可溶性的小分子,如氨基酸和单糖等,透过溶酶体膜进入胞质,参与代谢活动,有的作为废物排出。不能消化的部分残留在溶酶体内,形成残体。常见的次级溶酶体和残体有多泡体、脂褐素、髓样小体等。光感光器外节不断生长,其外端盘膜日夜不停地脱落,为 RPE 所吞噬,以完成盘膜更新。据统计,旁中央区的 RPE 细胞一昼夜可更新 2 000 个盘膜,中央区外的视网膜色素上皮细胞一昼夜吞噬和更新 3 500 个盘膜,周边部的 RPE 细胞一昼夜可更新 4 000 个盘膜。

应当着重指出,吞噬作用和细胞膜的吞饮活动对于 RPE 完成其生理活动很重要,病理情况下其对病变的发生也是非常重要的。溶酶体有原发性和继发性者,它们的形状和功能也各不相同,主要是因为其中含各种各样的酶,能在酸性条件下分解蛋白质、脂肪、碳水化合物、核酸、硫酸脂、磷酸等化合物。借助于溶酶体的移动,可把细胞内的各种物质,包括蛋白质及其他一些物质从细胞顶端移到底部,或从细胞内一侧胞质移到另一侧胞质,还能够把其所含的内容物运送到细胞外,然后进入脉络膜毛细血管,排出眼球外。

(二)RPE 的功能代谢

1. 维生素 A 的代谢　维生素 A 是所有视色素的基本成分(如 11 - 顺视黄醛)。在漂白过程中,视黄醛(全反式)从视色素蛋白中释放出来,这样,视黄醛必须再异构化并与视蛋白再结合才能形成新生的视色素。再异构过程是在 RPE 内酶的作用下进行的。RPE 内的维生素 A 有 3 个来源:①血液循环而来;②摄入光感受器外节时消化得来;③在视色素漂白过程中被释放。由于维生素 A 醛和维生素 A 醇都是膜溶解性物质,故很可能是一系列转运蛋白作为 RPE 细胞维生素 A 代谢的媒介以及与邻近外节交换维生素 A。近年来已从 RPE 视网膜下间隙和光感受器中分离鉴定出一些维生素 A 转运蛋白。此外,视黄醇与脂肪酸(主要是软脂酸、硬脂酸和很少的油酸)发生酯化反应形成视黄酯(不溶于细胞膜),以贮存视黄醇。在维生素 A 中毒时,由于 RPE 中的维生素 A 以酯型贮存,故维生素 A 对 RPE 细胞的毒性比其他细胞都小。

2. 生物滤过功能　RPE 细胞的紧密连接等构成血 - 视网膜的外屏障,对视网膜组织尤其光感受器的新陈代谢影响极大。视网膜的代谢物及废物进出视网膜都必须由 RPE 转运和处理。而视网膜的主要碳元素上皮即葡萄糖和视觉的基本物质即维生素 A 可高效率地通过 RPE 到达视网膜。其他代谢物如氨基乙磺酸(牛磺酸)和胆碱,似乎在通过视网膜前先在 RPE 内浓缩。最后,由 RPE 的溶酶体系统降解的产物大部分被转化并被视网膜再利用。可见,RPE 独特的解剖位置使其可作为视网膜前滤过器发挥作用。

3. 维护视网膜下间隙　光感受器 - RPE 界面的完整性对于维持视功能是必需的,这一界面的分离将很快对光感受器造成损害。这两层细胞间的黏附及维护机制目前尚不尽清楚,RPE 顶端微绒毛的交错对插并对外节形成鞘样结构无疑有助于两层细胞的黏附。此外,视网膜下间隙内的一些黏多糖物质(主要由光感受器分泌)也起重要作用。RPE 对维持适当的离子浓度和液体环境有一定作用。

视网膜下的液体环境由 RPE 细胞的离子转运系统主动维持。已知 RPE 内存在多种离子(K^+、Ca^{2+}、Na^+和 HCO_3^-)的主动转运过程。多数情况下,这种转运具有方向性,如 Na^+ 由脉络膜毛细血管向视网膜下间隙主动转运,而 K^+恰恰相反。RPE 顶部的胞膜存在对哇巴因(苦毒毛旋花子苷)敏感的 Na^+、K^+ - ATP 酶(泵),而细胞的侧面和基底部无此酶,故 RPE 顶部细胞膜可能是主动转运的主要位点。同样,RPE 顶部胞膜上还有主动性碳酸氢盐转换系统。不过,碳酸酐酶在细胞的顶部和基底都有高活性。上述纯离子的流动与跨越上皮的电位有关,此电位可由该膜测出。在有各种代谢抑制剂(即哇巴因、二硝基酚)影响或改变各种离子梯度的情况下,电位迅速变化。另外,RPE 顶部胞膜在传导过程中可适应情况的变化。例如,光刺激时,视网膜下间隙 K^+浓度下降,使 RPE 过极化。由于 K^+浓度可部分控制 Na^+、K^+-ATP 酶的活性,故光强度能影响视网膜下隙离子成分和 RPE 的转运功能。对其他视网膜代谢产物如氨基乙磺酸和甲硫氨基酸的主动转运系统也有研究报道。因此,RPE 尤其是其顶部细胞膜在维持视网膜下间隙的离子内环境及 RPE - 光感受器界面的完整性方面发挥着重要作用。

4. 吞噬作用　RPE 的特异性吞噬(优先选择吞噬脱落的视细胞外节)机制有以下几个环节:①RPE 顶部胞膜受体与视细胞外节盘膜相互作用和黏附;②产生跨膜信号,参与第二信使分子释放;③酶系统被激活(包括调节磷酸化),共同作用带动细胞框架成分和其他成分参与粒子摄取和消化。RPE 不断吞噬光感受器外节更新过程中脱落的外节末端,这是其最重要的功能之一。自从 Young 发现猴眼视网膜光感受器细胞外节持续不断更新和 RPE 负责除去杆体细胞外节末端盘膜的事实以来,对于某些视网膜疾病的性质提出了新的观点。在吞噬过程中,RPE 的肌动蛋白微丝和微管起很大作用。已知每个光感受器外节每 10 天就完全更新一次,如此大量的脱落物质要靠 RPE 摄入、处理及再利用,确实令人惊讶。每个 RPE 细胞能吞噬 2 000 ~ 4 000 个盘膜,最多时吞噬数目可增至 2 ~ 3 倍。最近发现猴眼视网膜杆体细胞每天产生 80 ~ 90 个盘膜,整个外节盘膜由产生到脱落需 9 ~ 13 天,每个 RPE 细胞每天吞噬约 3 000 个盘膜。每个 RPE 细胞每天须吞噬每个杆细胞外节的 1/10。某些 RPE 细胞覆盖 100 ~ 200 个光感受器,每天要从每个光感受器摄入 100 个末端，即每个 RPE 细胞每天要消化相当于 10 个完整的杆体外节。若此过程出现不平衡或缺乏识别物质，则可能导致某种类型的视网膜变性。

为了消化吞噬的盘膜，RPE 细胞必须合成大量蛋白溶解酶、酯溶酶（其中许多位于溶酶体中）。这些酶可移向新摄入的外节末端，并与之融合形成吞噬体。在消化吞噬物的同时，吞噬体逐渐向细胞基底部移行，消化完毕后将有些物质释放到 RPE 细胞内并被 RPE 细胞和光感受器细胞再利用。不能被消化的残余物质逐渐堆积，融合成脂褐素颗粒，终身存在，以至老年人 RPE 细胞基底部可见明显的脂褐素颗粒。可见吞噬作用由以下几步组成：①RPE 细胞绒毛包裹脱落的光感受器（包括杆细胞和锥细胞）外节顶端；②RPE 细胞摄入外节顶部脱落物并将之同质化；③溶酶体（含有消化酶）与摄入的脱落物融合形成吞噬体；④吞噬体消化脱落物，部分再利用，最终形成残余体（脂褐素）。

5. 自噬作用　RPE 与其他神经上皮组织一样，在生理条件下是无丝分裂组织。但在病理状态和组织培养时，RPE 细胞可发生有丝分裂。RPE 细胞就是依赖不间断的细胞自噬作用和再利用、再合成某些成分来更新和修复 RPE 的各种细胞器和细胞成分的。衰老的细胞器与溶酶体融合产生自噬作用，从而清除衰老的细胞器，并诱导新浆膜、核糖体、溶酶体、过氧化体、线粒体和色素体等的生物合成。

6. 色素颗粒　RPE 细胞内有大量椭圆形黑色素颗粒（内含黑色素蛋白）。黑色素颗粒主要位于 RPE 细胞顶部及微绒毛和鞘膜内。这些黑色素颗粒不仅在吸收偏射光方面起重要作用，而且还是 RPE 细胞光化学反应中游离基团（自由基）的结合场所。此外，黑色素溶酶体复合物（含过氧化物酶）还可对光化学反应中形成的过氧化物起解毒作用。

黑色素由酪氨酸合成。酪氨酸先转变为多巴，多巴转化为一系列的吲哚和醌中间体等则形成了黑色素。酪氨酸酶缺乏可导致白化病。黑色素的化学特性尚不完全清楚，其是一聚合体或一组聚合体。黑色素颗粒是由黑色素和蛋白质组成的复合体，其黑色素成分（黑色素小体）约占 20%。一般认为黑色素仅在胚胎期和出生后短期内合成，然而在成人 RPE 内可见分解的黑色素前体结构，且 RPE 细胞内总有许多黑色素溶酶体，后者是黑色素与溶酶体的融合产物，其最终产物有助于黑色素颗粒自身的转变，这提示 RPE 细胞内终身存在缓慢但持续的黑色素更新代谢。

（三）RPE 的新陈代谢

1. 糖、脂类、蛋白质代谢特性　RPE 控制着许多物质和代谢产物进出视网膜，此过程需要大量能量。能量由 RPE 细胞中的 3 个主要生化途径提供，即柠檬酸循环、三羧酸循环和磷酸葡萄糖途径。RPE 和多数神经组织一样，葡萄糖是能量代谢和蛋白质转化的主要碳源。RPE 中的葡萄糖不合成糖原。不过，光感受器间的黏多糖有一部分是 RPE 细胞分泌的。RPE 细胞中还有一定浓度的糖胺、岩藻糖、半乳糖、甘露糖等代谢，不过甘露糖似乎可以直接通过 RPE 到感受器。RPE 是体内吞噬能力最强的组织，吞噬过程大量耗能，能量代谢非常活跃，主要依靠柠檬酸循环和脂肪酸氧化等有氧代谢途径，以 ATP 形式提供能量。

Nakashima 等发现，鸡胚 RPE 细胞在吞噬异物时膜脂质代谢亢进，某些脂质合成加速与膜修复相符。脂和磷脂约占 RPE 细胞净重的 3%，磷脂胆碱和磷脂乙醇胺占总磷脂重量的 80% 以上。RPE 虽然有较高浓度的花生烯酸（一种不饱和酸），但饱和脂肪酸的含量仍高于附近的外节。RPE 的饱和脂肪酸（软脂和硬脂）可用于酯化视黄醇和线粒体的能量代谢。RPE 细胞中的多不饱和脂肪酸的浓度显著低于光感受器外节，提示外节顶部脱落的大量多不饱和脂肪酸被吞入 RPE 细胞后转变成饱和的形式。Dorey 等发现 RPE 细胞吞噬异物时释放大量超氧化物，脊椎动物视网膜含有高浓度的多不饱和脂肪酸（PUFA），PUFA 与活性氧基作用生成脂质过氧化物，是生物膜损害的重要因素，它参与视网膜变性、视色素丧失及年龄相关性 RPE 细胞内脂褐素堆积。还有研究发现，有些多不饱和脂肪酸被过氧化，与蛋白质或其他分子交叉连接，形成了脂褐素，其含量随年龄增长而增加。视网膜一般不会缺乏必需脂肪酸，因为 RPE 可以将脂肪酸与血液隔绝，脂肪酸不会被当作废物丢弃，且 RPE 能主动转运和再利用脂肪酸。RPE 中的维生素 E 有助于防止脂肪酸氧化，而维生素 E 缺乏时可致脂褐素的增加。

RPE 细胞由胞核不断地合成 RNA。由于细胞代谢和吞噬作用活跃，RPE 需要大量的酶。此外，由于 RPE 顶部胞膜参与外节的吞噬消化作用故需要不断地更新，因此 RPE 的蛋白质代谢也十分活跃。不过蛋白质是在细胞体部合成的,而绒毛状突起内不合成蛋白质,它的蛋白质来源靠细胞浆流动、弥散或运输至绒毛突起处。视网膜的光感受器层含有大量的牛磺酸,其可由 RPE 有效地输送进出视网膜。

2. 水解酶　RPE 细胞内的各种溶酶体颗粒和高尔基体中含有多种水解酶,溶酶体内含有酸性脂酶、酸性磷酸酶、芳基硫酸酶,α - 半乳糖酶、β - 葡萄糖醛酸酶、组织蛋白酶 D、N - 乙酰葡聚糖胺苷酶(活性较低,可以分裂视紫质和酸性磷酸盐的糖链)、磷脂酶 A_1 和磷脂酶 A_2。酶组化分析显示人类和动物 RPE 内的各种溶酶体颗粒和高尔基体中含有酸性磷酸酶和芳基硫酸酶,前者可以水解大量的外节盘膜的磷脂成分。在溶酶体之外有酸性磷酸酶、芳基硫酸酶、组织蛋白酶 D、5' - 核苷酸酶、N - 乙酰葡聚糖胺酶等。RPE 中的解毒酶有谷胱甘肽过氧化物酶、过氧化氢酶、过氧化还原酶。RPE 中的过氧化微体特别丰富,提示 RPE 的解毒功能十分活跃。解毒功能主要用于清除在高氧化和强光刺激环境中产生的大量自由基和氧化型脂质。

三、RPE 病理变化与 AMD

(一)RPE 细胞数量和结构的改变

大多数研究者发现,黄斑区 RPE 细胞密度随着年龄的增长而下降,而细胞的面积及高度相应增加。同时,Hjelmeland 等在鼠眼加速老化实验中发现,RPE 细胞基底部的内陷皱褶也相应减少,显示随年龄增长而出现主动转运功能降低。Panda-Jonas 等报道,年龄每增长 1 岁就有 0.3% 的 RPE 细胞丧失。对周边视网膜 RPE 细胞数量有不同的报道,此外,RPE 细胞在特定情况下有可能以成纤维细胞或者巨噬细胞形式进行化生而填充组织。RPE 细胞无再生能力,细胞死亡后由邻近的细胞通过移行来进行填补。这种状况导致视细胞与 RPE 细胞的比例增高,造成 RPE 细胞吞噬负荷加重,致使物质代谢不完全,是玻璃膜疣产生的重要原因之一。

(二)RPE 对维生素 A 代谢功能的变化

RPE 细胞的维生素 A 含量仅次于肝细胞,在体内组织细胞中占第二位。A2E 是维生素 A 类代谢产物,为二维甲酸吡啶复合体。Sparrow 等研究显示,RPE 细胞脂褐素的主要成分是 A2E 及其同分异构体,RPE 细胞在受到 A2E 两性分子结构影响和光毒性后变性致 A2E 堆积,这是 AMD 和脂褐素过分聚集的例证。Bergmann 等利用纯化 RPE 溶酶体进行分析,显示 A2E 是一种潜在的 ATP 依赖型质子泵抑制剂,可使溶酶体腔 pH 值升高,从而抑制溶酶体水解酶。由 A2E 介导的溶酶体功能丧失导致了 AMD 等疾病的发生。同时,A2E 在破坏溶酶体后引起线粒体损伤,这也许是 AMD 等疾病的另一致病因素。Finnemann 等发现,A2E 可选择性抑制吞噬降解感光细胞外节段的磷脂,使得 RPE 细胞中存有不被降解的物质。这也可被看做产生 AMD 等疾病的因素。A2E 使酸性溶酶体内的 pH 值升高,很可能影响了 pH 依赖型溶酶体酶活性,但是还不足以说明 A2E 对所有溶酶体酶的直接抑制作用。他们还研究证实 RPE65 基因变异导致了 11 - 顺式维生素 A 生成,从而导致了视网膜营养障碍。

(三)RPE 中黑色素含量的变化

视网膜内的黑色素具有双重作用,吸收散射光线以增加视力,同时保护视网膜以减少由氧化所致的损伤。在 RPE 细胞中,黑色素颗粒有许多重要功能:①黑色素可以保护细胞免受氧化反应的损伤;②黑色素充当自由基,减少了脂质过氧化细胞毒作用,抵御光毒性和由眼部炎症引起的细胞毒副作用;③许多酶,例如超氧化物歧化酶等,只有在 Zn 存在的情况下才可以发挥作用,而黑色素可以保存 Zn 并且在需要时将其释放;④黑色素有保护脂褐素引起损害的作用;⑤黑色素通过溶酶体进行降解,可能也参与杆体外节段降解作用。

富含黑色素的 RPE 细胞脂褐素含量显著减少,说明黑色素是有效的抗氧化剂。Sundelin 等通过在硫化铵环境中及不同条件下培养黑色素含量不同的细胞,发现黑色素含量高的细胞脂褐素含量少,说明黑色素在脂褐素形成中具有重要抗氧化作用。黑色素在人类 RPE 细胞中呈区域性分布,其含量自赤道部至后极部逐渐减少,在黄斑部的含量最高,可能部分归结于黄斑区 RPE 细胞高而窄,因而排列比其他部位紧密。色素颗粒的这种区域性分布维持终生,但所有区域的黑色素颗粒总数 40 岁后均有明显下降。黑色素颗粒减少与混合性颗粒增加有关。Rapp 等将蛋白酶抑制剂亮肽酶素注入玻璃体腔内,诱导产生脂褐素类似物质,模拟年龄相关性 RPE 细胞的改变,结果发现在顶端黑色素被取代,由蓝光介导的黑色素光反应随年龄增长而增强,可能是提供给了活性氧簇的来源,并且导致细胞还原剂耗竭,这样与脂褐素一起成为 AMD 等疾病的致病因素。在视杆细胞外节段降解过程中,还发现在注射入视杆细胞外节段后的金标记物在 72h 后全部局限于黑色素颗粒,而 RPE 细胞则是完整的,说明在 RPE 中活体视杆细胞外节段降解与黑色素颗粒相关。

(四) RPE 中脂褐素形成

分裂细胞中出现脂褐素常常被看做年龄增长的标志。在 RPE 中,脂褐素通常是微米级球形小体,而且这种亲脂、具有混合化学基因及多种物理化学特性的物质,在蓝光照射下有自发荧光特性。Marmorstein 等研究发现,364nm 和 488nm 波长光可激发 AMD 患者 RPE 层下和 Bruch 膜蓝绿色发光基团,从而在一定程度上说明这些发光基团与 AMD 相关。Katz 等通过对缺少 Rpe65 基因的老鼠研究,发现 RPE 细胞中脂褐素颗粒的形成需要依赖于完整正常的视循环,缺少 Rpe65(也包括缺少 11 - 顺式维生素 A、11 - 反式维生素 A)的老鼠,没有脂褐素颗粒形成,甚至视网膜积存大量脂质物质时也未出现脂褐素积聚。

近来对体内 RPE 细胞的荧光性测量显示,RPE 脂褐素在人一生中呈均匀增加现象,脂褐素颗粒分布最多的部位为眼底后极部,中央凹处最少。这种分布特点与视网膜局部功能及视网膜杆状视细胞分布密度有关,并终生维持不变。黄斑区内 RPE 细胞脂褐素占据体积比赤道部或周边部均大,大约分别为 19%、13%。Delori 等通过脂褐素分布研究,发现 RPE 黑色素光吸收能够解释脂褐素聚集程度在活体和离体之间的差别,随年龄增长渐弱的荧光可以表示萎缩 RPE 细胞凋亡,脂褐素空间分布与视杆细胞外节段相匹配,而不是其变少的先兆。同时在 AMD 中自发荧光增多区域以后会发展为视网膜外侧部萎缩。因此,在活体中记录到自发荧光时,应高度警惕萎缩型 AMD 发生与进展。

脂褐素被认为是生命过程中溶酶体残余物的积累,含有吞噬视细胞外节或自我吞噬体中非降解终产物。RPE 细胞中的脂褐素主要来自光感受器体外节段,包含脂质、蛋白质和类视黄醇等,离体实验显示其中一些物质有毒性,并可导致 AMD 等疾病。在光的照射下,脂褐素可产生反应氧中介物,但这种光毒性确切的分子物质现仍未确定,而在脂褐素荧光基团中,A2E 及其同分异构体在光毒性中产生着重要作用。Schutt 等通过对在人 RPE 中脂褐素丙二醛或高级糖基化产物改变蛋白质的试验说明,脂褐素有细胞毒作用,可导致 AMD。

脂褐素颗粒对 RPE 细胞有重要潜在性危害。脂褐素在老年时可占据 19% 细胞质,RPE 细胞持续暴露于光和高氧分压下,此两项条件均为反应性氧簇的良好生成环境。第一个证明 RPE 脂褐素是自由基发生器的是 Boulton 等,他们通过给予 RPE 细胞纯化脂褐素及光照等,发现 RPE 细胞发生了细胞形态、活力、溶酶体稳定性、脂质过氧化和蛋白质氧化等改变,这依赖于光照的波长(550 ~ 800nm 波长光照射时,在细胞中未发现上述改变),证实了脂褐素在细胞系统中的毒副作用,可引起细胞功能异常,而这些情况较多发生于 AMD 等视网膜疾病中。Rapp 等的研究结果显示,RPE 细胞胞质中的残余碎屑的性质与脂褐素相似,但不是引起年龄相关性功能改变的原因。这些都有待于进一步研究证实。

此外,随着年龄增长,黑色素、脂褐素及溶酶体可在 RPE 细胞内融合形成混合物。这种混合物的分布特点与脂褐素相同,即黄斑区密度最高,周边及中央凹密度降低。混合性颗粒在细胞内所占面积 10 岁前为 3.3 %,50 ~ 59 岁时达到 8 % ~ 10 %。这些混合性颗粒,可能代表黑色素修复、改变或退化过程。溶酶体与色素颗粒(即黑色素颗粒、脂褐素或色素混合物) 的关系可解释 RPE 细胞溶酶体酶内容及活性的老年性改变。Shamsi 等研究脂褐素颗粒的 RPE 细胞培养基,通过一定条件模拟正常人眼过程,发现脂褐素有减少 RPE 细胞中溶酶体和抗氧化系统效力的作用,这很有可能在一些年龄相关性视网膜疾病中起到重要作用,尤其是在 AMD 的发展过程中。Lim 等发现,中央凹处色素沉着,改变了 RPE 细胞的周期、生长、形态和IL-6的表达。酸性磷酸酶和组织蛋白酶D活性均随着年龄增长而增加,可能是因为色素颗粒数量增加,使溶酶体数量必须增加,以维持RPE细胞吞噬视细胞外节的正常生理过程。

(五)RPE中抗氧化剂含量的改变

为了防止自我氧化对视网膜的损害,RPE细胞含有多种抗氧化剂,如维生素E、超氧化物歧化酶(SOD)、过氧化氢酶(CAT)、谷胱甘肽超氧化物酶和黑色素。Friedrichson等报道,黄斑区RPE细胞的维生素E水平在70岁后有所下降,但周边部无变化,与AMD发病率开始增加的年龄相一致。他们的研究还发现,随年龄增长,RPE中的不溶性物质如氯仿等逐渐增加,使得脂褐素的需氧光反应性增强。在抗氧化过程中,维生素C和黑色素起重要作用,但它们都随年龄增长而逐渐丧失。Hjelmeland等研究发现,正常人溶酶体酶形式β-半乳糖苷酶在pH值4.0的环境下可被检测到,而在高龄人群中则是pH6.0,这样使得氧化环境改变。在β-半乳糖苷酶处理后的RPE细胞中,比对照组生长停止要早,认为组织内氧过多诱导RPE细胞株系过早老化。此外,抑制素的作用也不应忽视。McGwin等发现,3-羟-3-甲基戊二酰辅酶(HMG-CoA)还原酶抑制剂(一种抑制素)可以通过抑制胆固醇生成减少低密度脂蛋白含量,并且提高胞质中低密度脂蛋白的清除率。Sundelin等报道,给予兔和牛RPE细胞抗氧化物质,例如叶黄素、玉米黄质、番茄红素或维生素E等后,将其置于高氧环境中,细胞共存活了近2周,在对其分析后发现,兔和牛RPE细胞中的脂褐素含量在抗氧化环境中明显降低,说明抗氧化物质将脂褐素释放的自由基还原了,而未有过多脂褐素形成。通过异维甲酸处理后鼠RPE模型,证实了A2E生物合成,且发现异维甲酸处理可抑制脂褐素聚集,延缓年龄相关性疾病的发生,而异维甲酸本身可用作治疗AMD等疾病的药物。

(六)Bruch膜功能结构的改变

随年龄增长,不断增加的碎屑、增厚、钙化及胶原纤维的改变均可造成Bruch膜老化。脂类沉积是Bruch膜与年龄有关的突出特点,其脂类含量组成与细胞来源的脂类一致,这些沉积于RPE细胞与基底膜之间的物质被称为玻璃膜疣。Lengyel等研究表明,玻璃膜疣的分布不是随机的,而是在空间上与脉络膜血管对应。玻璃膜疣在临床上可有多种表现,依据边缘性质及染色特点可分为硬性玻璃膜疣及软性玻璃膜疣。玻璃膜疣的生成机制尚不清楚,许多研究者支持RPE细胞膜及胞质部分排出理论,另一种观点则认为细胞外扩散聚集沉积物来源于未完全降解的视细胞外节。老年性Bruch膜增厚、钙化及胶原纤维的改变,使Bruch膜强度减弱,最终可能造成视网膜下新生血管生成。另外,Jeroen等通过对14例中心网状脉络膜营养不良患者的分析,得出精氨酸142Trp变异是促使玻璃膜疣产生另一重要因素的结论,从而也说明了玻璃膜疣的遗传因素。Bruch膜的自身结构也与年龄相关。Chen等通过Ⅳ型胶原亚型分析,发现Bruch膜中有不同种结构分布与AMD等疾病显著相关。同时,由星形胶质细胞分泌的胶质纤维酸性蛋白(GFAP)在玻璃膜疣中的含量与其他部位也是不同的。Wu等研究显示,在视网膜内侧面胶原纤维酸性蛋白主要分布于玻璃膜疣,而在视网膜的外侧面,胶原纤维酸性蛋白的分布与RPE和血管屏障相关。

(七)年龄相关性RPE细胞老化

虽然没有直接证据表明RPE细胞是任何人类视网膜疾病的起源,但RPE及Bruch膜的老年性改变被认为与许多视网膜病理改变相关,特别是AMD。RPE下面和向外凸起的胶原层沉积物和脉络膜毛细血管层基膜复制/分裂并且变厚,脉络膜毛细血管内皮呈现窗样缺损,这些改变都与AMD相关。AMD在65岁以上人口中的发病率为35%,占此年龄组注册盲人数的50%。AMD往往与RPE萎缩、色素弥散和(或)玻璃膜疣联系在一起。老年性改变的严重程度及性质决定了AMD的类型,严重脂褐素沉积可能与干性AMD有关,而Bruch膜改变则导致湿性AMD。Lafaut及其同事研究发现,在湿性AMD中,典型的脉络膜新生血管占据了整个视网膜下维管组织,而隐蔽的脉络膜新生血管仅占据了RPE脉络膜层面的维管组织,这从一定程度上说明了AMD中脉络膜新生血管的进展情况。同时,他们还对AMD的RPE脱离及瘢痕进行了研究,试验表明,大量维管膜源于Bruch膜,一半维管组织表面使RPE和弥散玻璃膜疣剥脱以及回缩、卷起,并且覆盖了邻近Bruch膜,瘢痕性撕脱则是由胶原包裹住RPE和玻璃膜疣而形成的(图1-5-3、图1-5-4、图1-5-5、图1-5-6)。

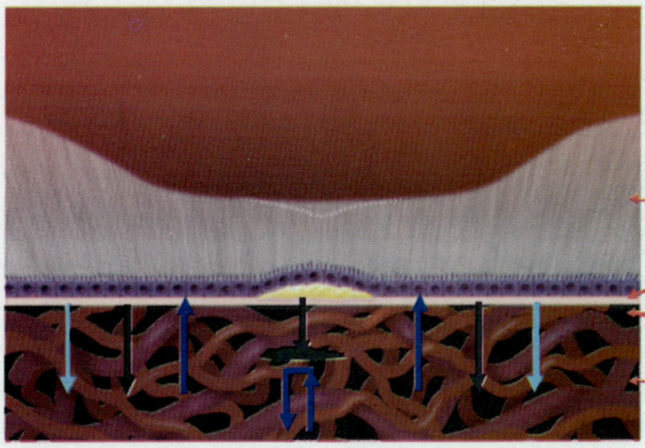

图 1-5-3　萎缩型 AMD 的视网膜

· 随年龄而硬化的脉络膜血管层与 Bruch 膜
· 养分与废物传送能力降低
· RPE 细胞吞噬能力降低，玻璃膜疣堆积

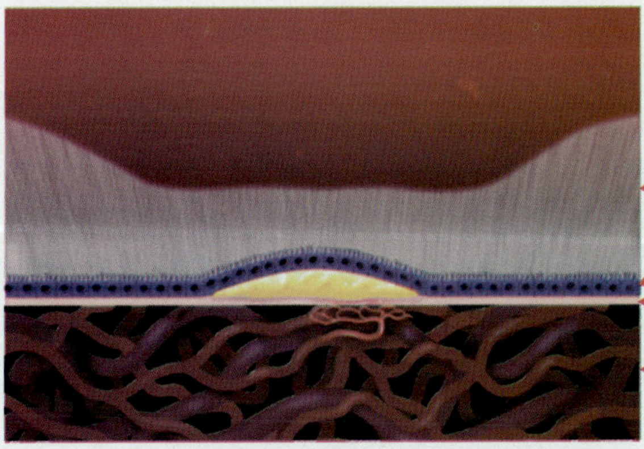

图 1-5-4　黄斑下渗出型 AMD 的发展

· 脉络膜血管的异常增生

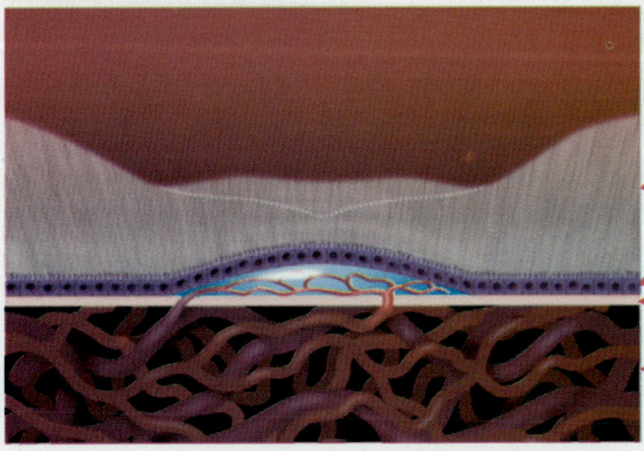

图 1-5-5　渗出型 AMD

黄斑下脉络膜隐匿型新生血管，新生血管开始在色素上皮层下渗漏

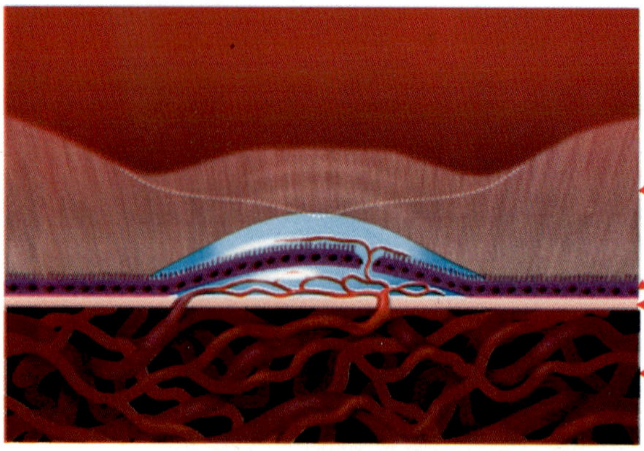

图 1-5-6　渗出型 AMD

黄斑下脉络膜典型的新生血管，FFA 显示典型的表现或由于色素上皮细胞的移行包裹而依旧隐藏

四、展望

AMD 的表现不一，发病机制错综复杂。以上综述了近年来 AMD 发病机制研究成果中涉及 RPE 细胞异常变化的部分，可以看出 RPE 细胞的异常变化与 AMD 发生发展密切相关，但是 RPE 异常变化在 AMD 发病机制中的作用尚存在许多未解决的问题，如脂褐素的具体组成成分以及各自的作用，细胞因子的作用机制、抗氧化作用机制等等，要明确这些问题，还需要科研工作者的不懈努力与坚持。

（陈　松　姜天乐）

【参 考 文 献】

[1] Thumann G. Development and cellular functions of the iris pigment epithelium. Surv Ophthalmol, 2001;45:345-354.

[2] Sakuragi M, Tomita H, Abe T, et al. Changes of phagocytic capacity in basic fibroblast growth factor-transfected iris pigment epithelial cells in rats. Curr Eye Res, 2001;23 :185-191.

[3] Porrello K, Yasumura D, LaVail MM. Irnmunogold localization of chondroitin 6-sulfate in the interphotoreceptor matrix of normal and ICS rats. Invest Ophthalmol Vis Sci, 1989;30:638-641.

[4] Hollborn M, Kohen L, Wiedemann P, et al. The influence of pro-inflammatory cytokines on human retinal pigment epithelium cell receptors. Graefes Arch Clin Exp Ophthalmol, 2001;239:294-301.

[5] Yang H, Wang Z, Miyamoto Y, et al. Cell signaling pathways mediating epidermal growth factor stimulation of Na:K:2Cl cotransport activity in rabbit corneal epithelial cells. J Membr Biol, 2001;183:93-101.

[6] 陈松，韩梅. 老年性黄斑变性黄斑部脉络膜血循环研究. 中华眼底病杂志, 2002;18:116-118.

[7] Panda-Jonas S, Jonas JB, Jakobczyk-Zmija M. Retinal pigment epithelial cell count, distribution, and correlations in normal human eyes. Am J Ophthalmol, 1996;121 :181-188.

[8] Hjelmeland LM, Cristofolo VJ, Funk W, et al. Senescence of the retinal pigment epithelium. Mol Vis, 1999, 5:33-35.

[9] Ida H, Ishibashi K, Reiser K, et al. Ultrastructural aging of the RPE-Bruch's membrane-choriocapillaris complex in the D-galactose-treated mouse. Invest Ophthalmol Vis Sci, 2004;45:2348-2354.

[10] Sparrow JR, Fishkin N, Zhou J, et al. A2E, a byproduct of the visual cycle. Vision Res, 2003;43:2983-2990.

[11] Bergmann M, Schutt F, Holz FG, et al. Inhibition of the ATP-driven proton pump in RPE lysosomes by the major lipofuscin fluorophore A2E may contribute to the pathogenesis of age-related macular degeneration. FASEB J, 2004;18:562-564.

[12] Finnemann SC, Leung LW, Rodriguez-Boulan E. The lipofuscin component A2E selectively inhibits phagolysosomal degradation of photoreceptor phospholipid by the retinal pigment epithelium. Proc Natl Acad Sci USA, 2002;99:3842-3847.

[13] Peters S, Schraermeyer U. Characteristics and functions of melanin in retinal pigment epithelium. Ophthalmologe, 2001;98:1181-1185.

[14] Sundelin SP, Nilsson SE, Brunk UT. Lipofuscin-formation in cultured retinal pigment epithelial cells is related to their melanin content. Free Radic Biol Med, 2001;30:74-77.

[15] Katz ML. Potential role of retinal pigment epithelial lipofuscin accumulation in age-related macular degeneration. Arch Gerontol Geriatr,2002;34:359-370.

[16] Marmorstein AD, Marmorstein LY, Sakaguchi H, et al. Spectral profiling of autofluorescence associated with lipofuscin, Bruch's Membrane, and sub-RPE deposits in normal and AMD eyes. Invest Ophthalmol Vis Sci,2002; 43:2435-2441.

[17] Katz ML, Redmond TM. Effect of Rpe65 knockout on accumulation of lipofuscin fluorophores in the retinal pigment epithelium. Invest Ophthalmol Vis Sci,2001;42:3023-3030.

[18] Delori FC, Goger DG, Dorey CK. Age-related accumulation and spatial distribution of lipofuscin in RPE of normal subjects. Invest Ophthalmol Vis Sci,2001;42:1855-1858.

[19] 张晓梅. 老年性黄斑变性发病的相关因素. 中国实用眼科杂志,2004;22:487-489.

[20] Lamb LE, Simon JD. A2E: a component of ocular lipofuscin. Photochem Photobiol,2004;79:127-136.

[21] Schutt F, Bergmann M, Holz FG, et al. Proteins modified by malondialdehyde, 4-hydroxynonenal, or advanced glycation end products in lipofuscin of human retinal pigment epithelium. Invest Ophthalmol Vis Sci,2003;44:3663-3668.

[22] Boulton M, Moriarty P, Jarvis-Evans J, et al. Regional variation and age-related changes of lysosomal enzymes in the human retinal pigment epithelium. Br J Ophthalmol,1994;78:125-129.

[23] Shamsi FA, Boulton M. Inhibition of RPE lysosomal and antioxidant activity by the age pigment lipofuscin. Invest Ophthalmol Vis Sci,2001;42:3041-3046.

[24] Lim JM, Byun S, Chung S, et al. Retinal pigment epithelial cell behavior is modulated by alterations in focal cell-substrate contacts. Invest Ophthalmol Vis Sci,2004;45:4210-4216.

[25] McGwin G Jr, Owsley C, Curcio CA, et al. The association between statin use and age-related maculopathy. Br J Ophthalmol,2003;87:1121-1125.

[26] Sundelin SP, Nilsson SE. Lipofuscin-formation in retinal pigment epithelial cells is reduced by antioxidants. Free Radic Biol Med,2001;31:217-225.

[27] 张勇进. 老年性 Bruch 膜及视网膜色素上皮的脂类沉积. 中华眼底病杂志,1999;15:84-87.

[28] Lengyel I, Tufail A, Hosaini HA, et al. Association of drusen deposition with choroidal intercapillary pillars in the aging human eye. Invest Ophthalmol Vis Sci,2004;45:2886-2892.

[29] 陈松. 黄斑玻璃疣特征预见老年性黄斑变性的发生. 眼科研究,1999;17:125-128.

[30] Klevering BJ, van Driel M, van Hogerwou AJ, et al. Central areolar choroidal dystrophy associated with dominantly inherited drusen. Br J Ophthalmol, 2002;86:91-96.

[31] Chen L, Miyamura N, Ninomiya Y, et al. Distribution of the collagen IV isoforms in human Bruch's membrane. Br J Ophthalmol,2003;87:212-215.

[32] Roth F. Keypathophysiologic pathways in age-related macular disease. Graefes Arch Clin Exp Ophthalmol,2004;242:710-716.

[33] Lafaut BA, Bartz-Schmidt KU, Vanden Broecke C, et al. Clinicopathological correlation in exudative age-related macular degeneration: histological differentiation between classic and occult choroidal neovascularisation. Br J Ophthalmol,2000;84:239-243.

6 老年性黄斑变性组织病理学研究

老年性黄斑变性(age-related macular degeneration,AMD)是老年人视力减退或丧失的主要原因,本病的发生与年龄、遗传、种族、光损伤、全身健康状况及环境等多种因素有关。视网膜色素上皮(retinal pigment epithelium,RPE)、Bruch 膜和脉络膜毛细血管的形态改变和功能丧失是导致 AMD 的病理学基础。据 Beaver Dam 的眼科研究,65 ~ 74 岁人群中有 11% 的人患有 AMD,而 74 岁以上人群的发病率则上升到 28%。因此,对于 AMD 而言,死亡后的研究成为大量组织病理学信息的来源。多项研究提供和分析了大量的 AMD 组织病理学信息,形成了目前的组织病理学数据,其他的信息来源于利用视网膜下外科技术切除的视网膜下脉络膜新生血管(choroidal neovascularization,CNV)。光镜及电镜下均可见 AMD 的特征性病理表现。

一、AMD 早期黄斑部组织病理变化

任何一个细胞都有其本身的生命周期,因此老化是生物学的一种自然现象。在 45 岁以上的人中,神经系统和眼部老年化的表现日趋明显,因此临床医生应当将正常黄斑部老化与 AMD 加以区别。

Bruch 膜的改变对 AMD 的发生有重要意义。正常 Bruch 膜是无细胞性膜,位于 RPE 和脉络膜毛细血管之间。电镜下 Bruch 膜有五层结构,包括 RPE 的基底膜、内胶原层、弹力层、外胶原层和脉络膜毛细血管的基底膜层。随着年龄增长,RPE 细胞基底膜和内胶原层之间首先出现一些基底板样物质。这些物质逐渐向弹力层、外胶原层和脉络膜毛细血管层内积聚,使弹力层和胶原纤维层的渗透功能降低,影响营养物质进入视网膜和视网膜内代谢性废物返回到脉络膜毛细血管。

随年龄增长,Bruch 膜中的胶原发生交联、变性和糖基化等变化。老化的 Bruch 膜,基底层沉着和软性玻璃膜疣中可发现高级糖基化末端产物。高级糖基化末端产物促进交联,降低细胞外基质的通透性(孔的大小),同时降低相关蛋白质的酶性蛋白水解,打乱合成和降解之间的平衡。折叠蛋白、交联以及其等价物或伴随蛋白,使结构蛋白浓集,伴随纤维间含氢基质减少,导致 Bruch 膜的液体运输受阻。巯基化合物是蛋白间或蛋白内交联的重要亚结构,发生在结构纤维之间、结构蛋白之间以及弥散蛋白之间。

Bruch 膜的结构改变使水转运能力降低,即液体通过的能力降低。主要阻力在内胶原层,由纤维性胶原的网状结构形成孔的大小及数量减少所致。较大蛋白质和脂质通过 Bruch 膜越来越困难,导致在 Bruch 膜的各层聚集。50 岁后,由于膜内脂质沉着物相应增加,Bruch 膜亲水性下降。

Bruch 膜的结构、生化和生理特征的改变可以反映正常的老化过程。但形态学研究显示人群中这种年龄相关性改变的变异很大,在相同年龄的不同组织样本之间存在着差异。黄斑的老化存在定性和定量的差异,视力丧失常只出现于改变严重的个体。

早期黄斑部老年化的病理学改变包括 RPE 内脂褐素成分增多,且细胞基底部积聚基底膜样物质和盘膜碎片。随着细胞内积聚物不断增多,细胞内褶减少或间距加大。这些改变在 50 岁以上人群中比较多见。脂质沉着开始于 40 多岁,脂质随年龄增长而增加,主要为磷脂和中性脂肪。脂质聚积的个体差异明显,尤其是极性磷脂和非极性中性磷脂比例的个体差异。然而,不同脂类内脂肪酸的组成差异并不明显。随年龄增长,Bruch 膜内过氧化脂质增加,来自长链多不饱和脂肪酸,尤其常见于光感受器外节二十二碳六烯酸和亚油酸。

在一些尸检眼中人们还发现视锥细胞外节盘膜排列紊乱,黄斑中央凹部位的视锥细胞数量减少,且内节直径稍有增加,视杆细胞外节变形呈卷曲状。这些改变可能与 RPE 细胞吞噬功能减弱有关。电镜下观察,随着细胞内脂褐素成分的增多,Bruch 膜内可出现一些碎片物质积聚。这些物质的特点为:①长间距

胶原纤维节片聚集在 Bruch 膜外胶原纤维层或脉络膜毛细血管基底膜内;②套膜状小体,其可能属于未完全消化的吞噬小体,是 Burch 膜随年龄逐渐增厚的主要原因;③Bruch 膜的弹力纤维层内无机性物质积聚,与 Bruch 膜透明样变性和斑点状嗜碱物质形成有关。在 70 岁以上的眼球内,RPE 下方常可见到基板样沉着物。这些物质呈斑点状,分布于 Bruch 膜表面或脉络膜毛细血管之间。而且随着年龄增长和 Bruch 膜的增厚,脉络膜毛细血管之间的纤维小束逐渐增宽,使正常黄斑部下方毛细血管网的密度降低,毛细血管萎缩(图 1-6-1)。

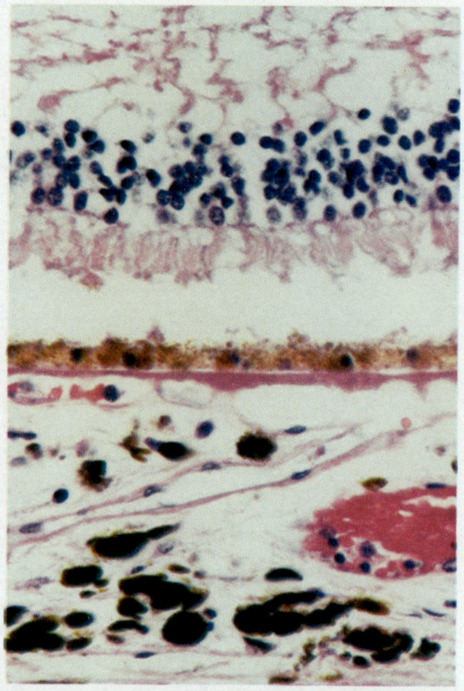

图 1-6-1 不规则增厚的玻璃膜(本图由复旦大学附属眼耳鼻喉科医院眼科徐格致教授提供)

正常眼内 RPE 细胞代谢功能活跃,不断吞噬和消化视细胞外节盘膜。未被完全消化的盘膜碎片留在细胞内,称为脂褐素。细胞内脂褐素积聚过剩就会使细胞内间隙减小,细胞代谢功能发生紊乱和细胞膜损伤,引起细胞吞噬功能进一步减退。脂褐素积聚达到一定水平,导致细胞死亡。RPE 细胞变性,大量盘膜碎片聚集在 Bruch 膜内或其表面,这种改变是玻璃膜疣形成的重要原因。

随年龄增长，Bruch 膜持续增厚，胶原纤维之间的交联数量逐步上升，弹力层的钙化逐渐增加，脂质逐渐增多。沉着物聚集在 Bruch 膜的内层，分为两种：RPE 底部细胞内褶与 RPE 基底膜之间的沉着物，称为基底层沉着（basal laminar deposit)；RPE 基底膜之外的沉着物，如 RPE 基底膜及 Bruch 膜内胶原层之间的沉着物，称为基底线沉着（basal linar deposit)（图 1-6-2)。二者的解剖分布、化学特征及病理表现均不同，但有明显的形态学重叠，光镜下鉴别很困难。透射电镜是检测和分析以上沉着物的主要工具。电镜显示基底层沉着包括纤维性长间隙胶原（可能为Ⅳ型胶原)、无定形物质。基底层沉着常见于 60 岁以上的正常老年人，并不是 AMD 的标志。基底线沉着也称弥散性或融合性玻璃膜疣，包括颗粒性、血管性或膜性物质，具有宽间隙胶原病灶，是 AMD 的特征性表现。电子显微镜下其病理组织学的改变则是一些含有磷脂的小囊泡及电子密度较大的物质沉着在 RPE 的基底膜与 Bruch 膜的内胶原层之间，RPE 的基底膜并无明显增厚。但 Bruch 膜的内胶原层可能增厚，致使 RPE 与 Bruch 膜产生分离，引起 PED。

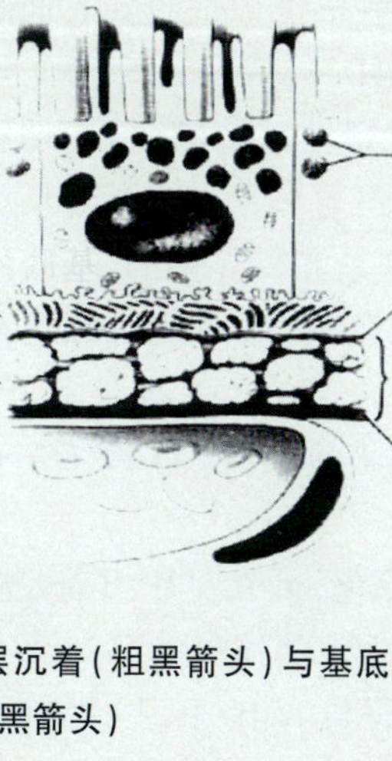

图 1-6-2 基底层沉着(粗黑箭头)与基底线沉着模式图(细黑箭头)

基底层沉着,包括无定形物质沉着物,位于 RPE 基底膜及其细胞质之间,必须与玻璃膜疣鉴别。眼底镜下很难识别，光镜下显示为刷状结构。Sarks 等首次发现基底层沉着，描述为无定形物质的聚积，认为其条纹状成分是胶原衍生物，并将其命名为纤维性或长间隙胶原。基底层沉着主要包括碳水化合物结构，通常是糖蛋白的一部分，但不同于层粘连蛋白或 IV 型胶原的碳水化合物的结构，还包括硫酸软骨素和硫酸肝素。硫酸肝素只在 AMD 眼才可检测到。

二、玻璃膜疣病理特征

AMD 重要的病理特征是玻璃膜疣形成，RPE 下方可见到不同形态的玻璃膜疣。AMD 最初由于 Bruch 膜内胶原层和 RPE 基底膜之间的沉着物超出正常老化，可以用检眼镜检测到圆形、边界清楚或融合性的、不同大小的微黄色沉着物。AMD 的早期组织病理学特征是玻璃膜疣。根据病理学的不同表现，可将玻璃膜疣分为三类，即小的硬性玻璃膜疣（也称为结节状玻璃膜疣）、软性玻璃膜疣和大的融合性玻璃膜疣。硬性玻璃膜疣呈小球状圆形结节，界限清楚，类似 Bruch 膜的染色，呈淡红色，多见于黄斑部周围。玻璃膜疣表面的 RPE 变扁平或萎缩（图 1-6-3）。有人认为硬性玻璃膜疣属于细胞更新过程的副产物，故亦可见正常成年人眼内。小的硬性玻璃膜疣是最常见类型，直径小于 63μm，可发生于伴有或不伴有 AMD 眼，不作为 AMD 的危险因素。硬性玻璃膜疣直径达 25～30μm，可在临床上检测到。组织学上，硬性玻璃膜疣呈球形的透明结构，延伸至 RPE 基底膜，其上的 RPE 细胞可萎缩。超微结构上，硬性玻璃膜疣包括 Sarks 等描述的“压迫点”，位于 RPE 基底膜和 Bruch 膜内胶原层之间，目前认为这种物质来源于 RPE。

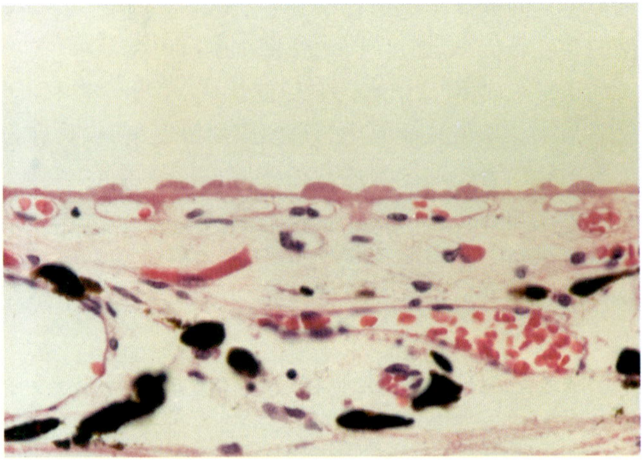

图 1-6-3　多个硬性玻璃膜疣（本图由复旦大学附属眼耳鼻喉科医院眼科徐格致教授提供）

软性玻璃膜疣和基底部沉着为内胶原层和 RPE 基底膜之间的沉着物，为颗粒状、无定形的网状结构。

软性玻璃膜疣染色较淡，边界不清，可互相融合（图 1-6-4 至图 1-6-7）。电镜观察证实其主要由一些积聚于基底膜表面的盘膜碎片组成。软性玻璃膜疣仅见于 AMD，且常好发于 CNV 形成阶段。基底线沉着也称为弥散性或融合性玻璃膜疣，包括膜性物质，是 AMD 的特异性特征。基底层沉着和基底线沉着均反映 RPE 的损伤，但基底层沉着对于 AMD 是非特异性的，基底层沉着与大的软性玻璃膜疣的相关性，在 AMD 眼中比对照组高 24 倍。软性玻璃膜疣是 AMD 的特征表现，Green 等研究了 760 例 AMD 眼，10.9% 组织病理显示有软性玻璃膜疣，而 27.6% 有基底线沉着。

所有形式的玻璃膜疣消退均显示钙化，最常见于 Bruch 膜弹力层（图 1-6-8）。AMD 眼，硬性和软性玻璃膜疣的钙化率分别为 0.8% 和 7.7%。钙化、Bruch 膜断裂与 AMD 相关，尤其在渗出型 AMD 更为严重，黄斑区比周边部更常见。Bruch 膜改变、RPE 病变及基底部沉着，可促进纤维血管组织生长。

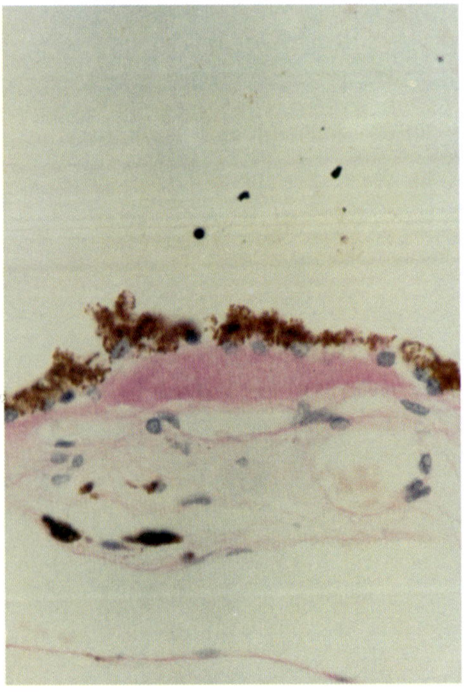

图 1-6-4　软性玻璃膜疣伴不规则视网膜色素上皮萎缩和增生（本图由复旦大学附属眼耳鼻喉科医院眼科徐格致教授提供）

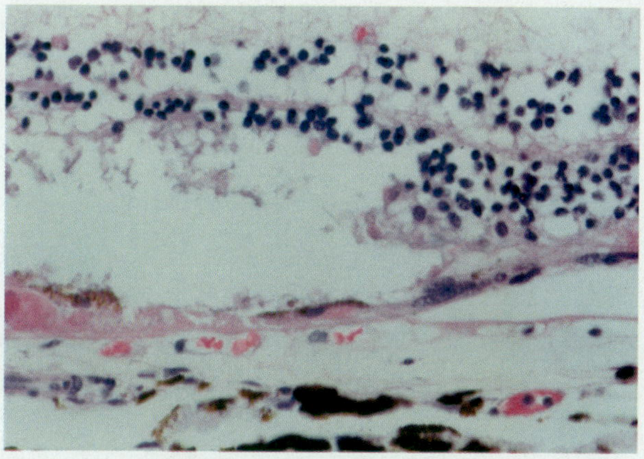

图 1-6-5　广泛视网膜色素上皮萎缩伴软性玻璃膜疣和视网膜下纤维膜形成（本图由复旦大学附属眼耳鼻喉科医院眼科徐格致教授提供）

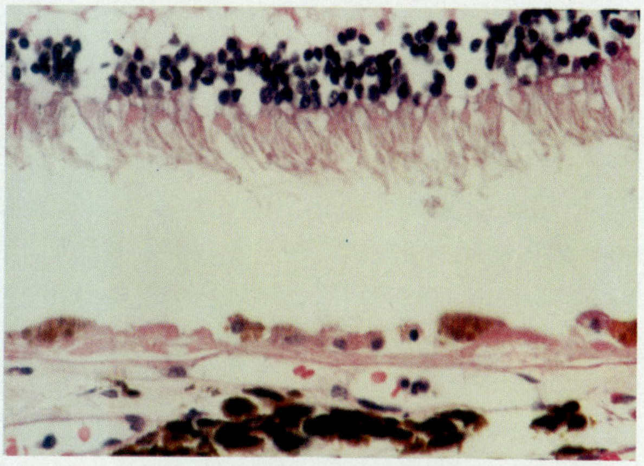

图 1-6-6　软性玻璃膜疣伴视网膜色素上皮萎缩（本图由复旦大学附属眼耳鼻喉科医院眼科徐格致教授提供）

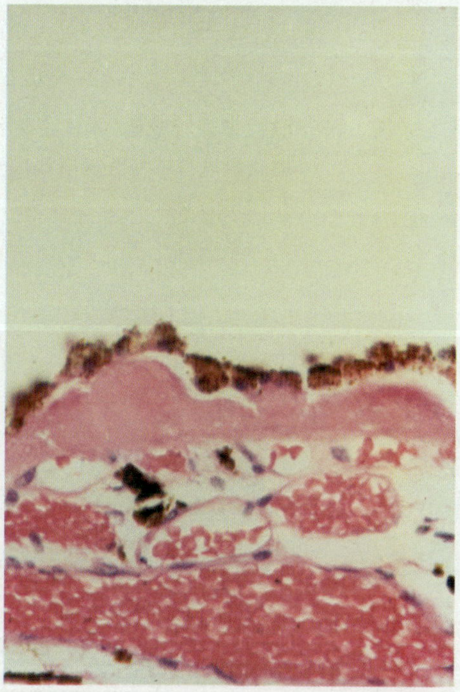

图 1-6-7　大的软性玻璃膜疣（本图由复旦大学附属眼耳鼻喉科医院眼科徐格致教授提供）

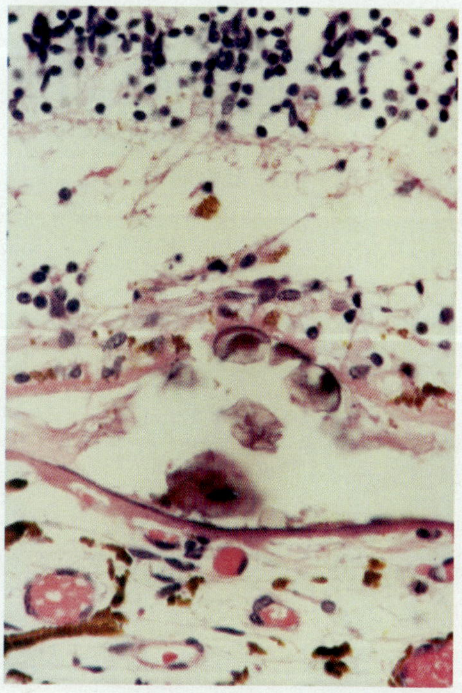

图 1-6-8　广泛视网膜色素上皮萎缩伴钙化的玻璃膜和玻璃膜疣（本图由复旦大学附属眼耳鼻喉科医院眼科徐格致教授提供）

玻璃膜疣及其周围的 Bruch 膜的脂质沉着物的化学组成亦不同。一些玻璃膜疣中性脂质占优势，一些玻璃膜疣以磷脂为主。中性脂质是不溶于水的（疏水性的），而磷脂是极性亲水性分子。只有富含磷脂的玻璃膜疣才可被荧光物质染色，而主要由中性脂质组成的玻璃膜疣不被染色，解释了 FFA 所示的不同染色特征。

不同患者的玻璃膜疣数量、大小、融合度和血管染色差异甚大，但每个个体的玻璃膜疣通常具有高度稳定性和对称性。差异可能由于玻璃膜疣的形成、分布和化学组成不同所致，也受基因遗传倾向和环境因素影响。

玻璃膜疣成分的来源有两种假设，可能来源于 RPE，也可能来源于脉络膜毛细血管的血液。玻璃膜疣成分来源于 RPE 的理论认为，RPE 代谢产生的废物沿视网膜向脉络膜毛细血管转移的方向，通过 Bruch

膜运输弥散。实验观察显示脂质的主要成分是脂肪酸和磷脂，而不是胆固醇和胆固醇酯，与 RPE 来源相符。此理论认为，RPE 变性是玻璃膜疣形成的基本原因。玻璃膜疣成分来源于脉络膜毛细血管的理论认为，沉着物网状成分的组织生化分析显示富含类似于在动脉粥样硬化中发现的胆固醇。动物实验证实 Bruch 膜存在动物摄取脂质的聚积。RPE 基底膜上玻璃膜疣位置和结节状玻璃膜疣的气球状形成，也支持脉络膜毛细血管来源理论。有人认为沉着物可能既来源于脉络膜毛细血管，也来源于 RPE。

徐格致等探讨细胞凋亡在 AMD 感光细胞死亡中的作用，对 16 只 AMD 眼的黄斑部视网膜组织进行 TUNEL 技术（TDT-mediated biotin-dUTP nick-end labelling）和病理组织学研究。发现 6 只眼的黄斑部有分散排列的感光细胞核 DNA 片断化，为细胞凋亡的特征性改变。16 只眼中，12 只眼的黄斑部有典型的硬性或软性玻璃膜疣和不同程度的 RPE 萎缩，重者甚至可见 RPE 成片消失，视网膜感光细胞层变薄或明显变薄（图 1-6-9 至图 1-6-11）；4 只眼的黄斑部有视网膜下或 RPE 下新生血管膜形成，其中 1 只眼伴有渗出型 PED。16 只眼的视网膜神经节细胞层、内颗粒层、脉络膜和巩膜未见明显病变。视网膜组织中未见炎性细胞浸润。结合生前病史，前 12 只眼为萎缩型 AMD，后 4 只眼为渗出型 AMD。

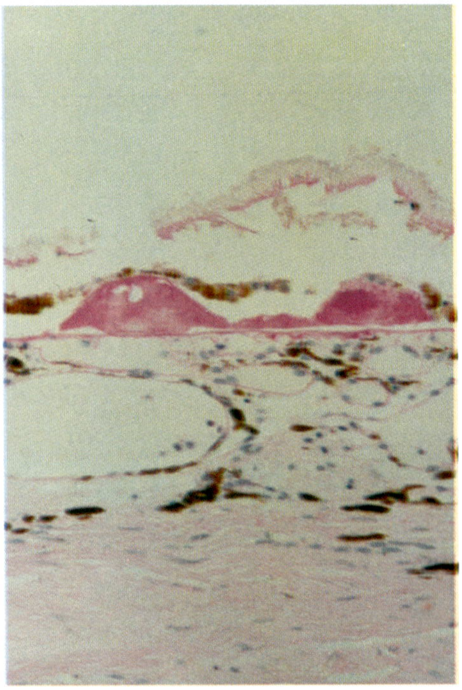

图 1-6-9 软性玻璃膜疣图（本图由复旦大学附属眼耳鼻喉科医院眼科徐格致教授提供）

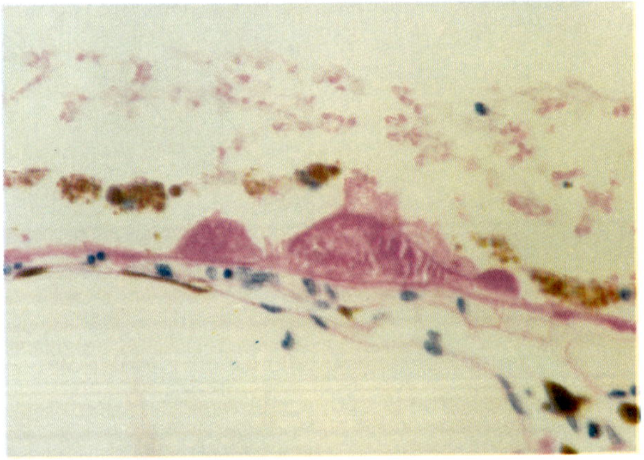

图 1-6-10 大的软性玻璃膜疣伴视网膜色素上皮萎缩（本图由复旦大学附属眼耳鼻喉科医院眼科徐格致教授提供）

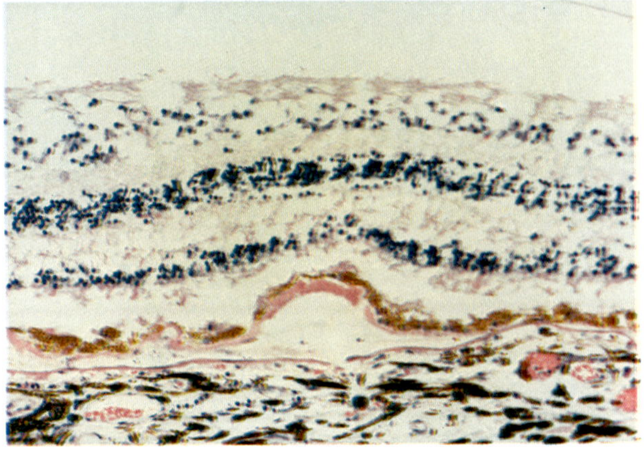

图 1-6-11 软性玻璃膜疣致视网膜色素上皮脱离伴玻璃膜断裂（本图由复旦大学附属眼耳鼻喉科医院眼科徐格致教授提供）

三、萎缩型 AMD 组织病理特点

萎缩型 AMD（atrophic age-related macular degeneration）又称为非渗出型 AMD。病理学的主要改变为 RPE 细胞内积聚大量脂褐素，故细胞体积增大且失去正常形态。RPE 细胞基底面的细胞内褶消失，且由于细胞下方积聚大量基底板样物质和盘膜碎片，促使其与基底膜分离。有些部位的 RPE 细胞变稀疏，色素脱失，故眼底表现有斑点状色素沉着。视细胞数目减少，表现为视网膜外核层变薄，视细胞内节变短呈球状；外节形成膜样聚积物，覆盖于 RPE 细胞的顶部。这种变化意味着 RPE 细胞的吞噬功能减退或消失。盘膜碎片不断积聚在基底膜内面,形成疣状隆起或互相融合增大,从而使其上方的 RPE 细胞排列紊乱和变性。Bruch 膜发生透明样变性,变薄,其表面伴有少量巨噬细胞、淋巴细胞浸润或纤维母细胞增生。脉络膜毛细血管壁的小孔常消失。黄斑部下方开放的毛细血管数量减少。若伴有 CNV 形成,常在 Bruch 膜裂孔周围有少量慢性炎性细胞或巨噬细胞浸润。

萎缩型 AMD 的主要组织病理特征包括 RPE 细胞的萎缩、化生和变性,可伴有浆液性 RPE 脱离或大的玻璃膜疣。变性的 RPE 细胞上,光感受器继发性变性和功能丧失。

四、渗出型 AMD 组织病理特点

渗出型 AMD(exudative age-related macular degeneration)又称为湿性 AMD。病理改变的特点为 CNV 和视网膜下盘状瘢痕形成。CNV 起源于毛细血管层。当变性的 Bruch 膜出现裂孔后,新生血管便穿过裂孔向 RPE 下方生长。CNV 常有两个特点:①CNV 的内皮细胞之间缺少紧密连接,故血管内液体容易向外渗漏;②CNV 壁比较脆弱,容易破裂出血。CNV 内液体渗漏和出血均可引起 RPE 浆液性和出血性脱离。正常眼内 RPE 细胞通过基板微丝与 Bruch 膜内胶原纤维层牢固黏着,因此不容易分离。但在 AMD,由于 Bruch 膜增厚、CNV 形成和液体渗出,RPE 细胞与 Bruch 膜之间逐渐分离,最终导致 RPE 局灶性或大片状脱离。有些病例还有神经上皮脱离。

CNV 形成、视网膜下血液机化和 RPE 纤维状化生均可引起视网膜神经上皮下纤维血管膜样组织增生,通常形成盘状瘢痕。在纤维血管性盘状瘢痕形成中,视网膜内血管亦可与脉络膜毛细血管发生吻合(图 1-6-12)。眼底检查时盘状瘢痕部位可呈黄白色,伴有不同程度色素沉着,其取决于 RPE 增生的程度。盘状瘢痕通常发生于黄斑部下方,可引起严重视力减退或丧失。视网膜下膜样组织主要由增生或化生的 RPE 细胞、血管内皮细胞和纤维样细胞组成,有些膜样组织中伴有不等量的炎性细胞、巨噬细胞、视细胞、肌纤维母细胞、血管外皮细胞或脉络膜组织。

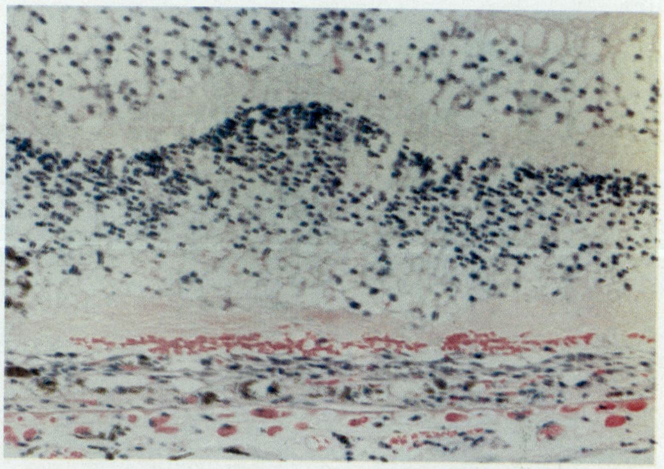

图 1-6-12 脉络膜新生血管出血,广泛光感受器与视网膜色素上皮丧失(本图由复旦大学附属眼耳鼻喉科医院眼科徐格致教授提供)

(一)CNV 病理特征

AMD 相关的 CNV,最常见的细胞成分为 RPE 细胞、血管内皮细胞和纤维细胞,其次为炎症细胞、巨噬细胞、光感受器细胞、成肌纤维细胞。无细胞组成包括基底层沉着、Bruch 膜、胶原和纤维素。CNV 细胞成分来源于血管内皮和 RPE。在所有 CNV 中可见到基底层沉着。

CNV 是脉络膜毛细血管向内长入 Bruch 膜的特征性改变。小的毛细血管开始穿过 Bruch 膜进入 RPE 下间隙,继续生长,并分化为小动脉和小静脉,被纤维组织环绕,最终形成纤维血管膜,引起 RPE 进一步改变。RPE 可以增生,环绕新的血管,使新血管复杂化甚至关闭。同时,RPE 代谢失调,导致增生血管延伸至视网膜下间隙。

一些 CNV 很长一段时间保持不变,FFA 显示不明显的荧光渗漏。一些 CNV,只有组织学检查可以证实其存在,临床定义为隐匿型 CNV。一些纤维血管膜,RPE 下和视网膜下渗出、出血进展迅速,这些病例 RPE 丧失、纤维盘状瘢痕形成,中心视力丧失。

临床上用 FFA 可以鉴别典型和隐匿型 CNV。早期 FFA 显示 CNV 为边界清楚的高荧光,晚期染料渗漏增加,定义为典型 CNV。组织学表现为纤维血管膜穿过 RPE 进入视网膜下间隙。FFA 显示多种非特异性高荧光斑点,边界不清的晚期渗漏,定义为隐匿型 CNV。组织学表现为 RPE 下的纤维血管膜延伸通过 RPE 下的 Bruch 膜外层。

CNV 形成的机制尚有争议,可能与 Bruch 膜的炎症样改变、生长因子扩散能力改变、生长因子表达改变有关。已证实存在巨噬细胞和玻璃膜疣内的补体系统成分。许多化学物质如磷脂等被认为是刺激炎症样反应的物质。其中花生四烯酸的降解产物(所谓的廿烷类)作用最明显,其产生的前列腺素是明确的炎症介质。Bruch 膜超微结构急剧破坏可能也是炎症反应的原因之一。此外,脂质沉着物导致 Bruch 膜通透性降低,脉络膜毛细血管消退、持续低氧和 RPE 的相关改变导致生长因子平衡破坏,可能刺激毛细血管生长。

CNV 形成,黄斑区较易受累,而周边部较少受累。其原因可能是后极部视网膜的生长因子水平较高或后极部 RPE 细胞首先被破坏。视网膜后极部光感受器密度较高,降解物质数量也多,脂褐素颗粒聚积也最多。Bruch 膜增厚在黄斑下最明显,玻璃膜疣在眼底的后极部发现最多。Bruch 膜弹性纤维层的钙化断裂,黄斑区最多。以上均利于 CNV 形成。总之,视网膜和 RPE 的老化改变在黄斑区最明显,可能是黄斑区 CNV 易形成的基本原因。

渗出型 AMD 眼，外科切除 CNV 显示很少有特异性的纤维血管膜分布于视网膜下，纤维血管膜常为 RPE 下和视网膜下病变的一部分。有人认为，AMD 中 CNV 开始于 RPE 下纤维血管复合物形成，向 RPE 进行性深入，导致视网膜下病变部分的形成。CNV 的生长方式受到许多学者关注，大多数倾向于 RPE 下生长模式。Green 等报道，39/44 早期膜在 RPE 下生长；310 例盘状瘢痕，80% 有视网膜下病变。Gass 提出两种类型的 CNV：Ⅰ型常见于 AMD，生长在 RPE 下；而Ⅱ型见于其他原因 CNV，如拟眼组织胞浆菌病综合征（POHS）。Gass 推测，AMD 眼 RPE 和 Bruch 膜之间的黏附异常，增生的脉络膜血管无障碍地长入 RPE。

CNV 是渗出型 AMD 的主要病理变化之一，明确诊断和病理分期是治疗的关键。目前国际上尚无统一的 CNV 分类标准，有多种 CNV 分类方法。①按部位分类：中央凹下、中央凹旁和中央凹外 CNV。②按数量分类：单灶 CNV 和多灶 CNV。③按 FFA 分类：典型 CNV 和隐匿型 CNV。黄斑光凝小组将隐匿型 CNV 又分为Ⅰ型（纤维血管性色素上皮脱离）和Ⅱ型（隐匿性脉络膜新生血管）。④Guyer 等根据隐匿型 CNV 的 ICGA 形态特点对其进行了分类：根据 CNV 的大小分为焦点状 CNV、斑片状 CNV、结合型 CNV；根据活动性分为活动性 CNV 和非活动性 CNV；混合型 CNV。⑤按组织病理分类：Bruch 膜内 CNV、RPE 下 CNV、RPE 上 CNV、视网膜下 CNV。以上 CNV 分类方法大多以其形态特点为根据，缺乏组织病理变化依据。Chang 等发现，不伴 RPE 脱离的隐匿型 CNV 位于 RPE 之下。Misao Sato 等根据 ICGA 与 CNV 的组织病理学变化将 CNV 分成Ⅰ～Ⅳ型，其中Ⅱ型 CNV 含有很多的新生血管，被 RPE 包裹，强荧光仅出现在早期。李亚萍、黎晓新等观察 AMD 的 CNV 的 ICGA 表现与其组织病理学变化的关系，采用 ICGA 检查确诊的 AMD 患者 21 例 21 只眼，根据 ICGA 检查结果将 CNV 分成活动期、消退期、静止期，通过玻璃体切割手术取出 CNV，在光学显微镜、透射电子显微镜下观察不同期 CNV 的组织病理学特征。21 只眼中，ICGA 检查发现活动期 CNV 眼 9 只，早、中、晚期都可见 CNV 强荧光（图 1-6-13）；消退期 CNV 眼 9 只，CNV 强荧光仅在中、晚期出现或仅在晚期出现，无明显渗漏（图 1-6-14）；静止期 CNV 眼 3 只，仅有中、晚期瘢痕的假荧光（图 1-6-15）。光学显微镜下观察，活动期 CNV 可见大量新生血管，无色素性细胞和纤维组织，或有少量的色素性细胞将新生血管部分包围（图 1-6-16）。消退期 CNV 新生血管较活动期少，有较多的色素性细胞将新生血管或将整个 CNV 包围，纤维组织比活动期多见（图 1-6-17）。静止期 CNV 中纤维组织密度高，新生血管比消退期更少或无新生血管，无色素性细胞（图 1-6-18）。透射电镜下观察，活动期 CNV 血管内皮细胞肥大，细胞器丰富，血管腔狭窄，血管不成熟（图 1-6-19）。消退期 CNV 血管内皮、细胞器、细胞质较活动期 CNV 减少，血管腔较宽大，血管内皮细胞膜有窗孔。有较多色素性细胞，细胞无正常形态，含有色素多少不等，细胞间紧密连接不成熟，无微绒毛。可见较多的巨噬细胞，有的巨噬细胞已吞噬色素。细胞间可见少量的胶原纤维（图 1-6-20）。静止期 CNV 中可见大量胶原纤维，无或少见血管内皮细胞（图 1-6-21）。

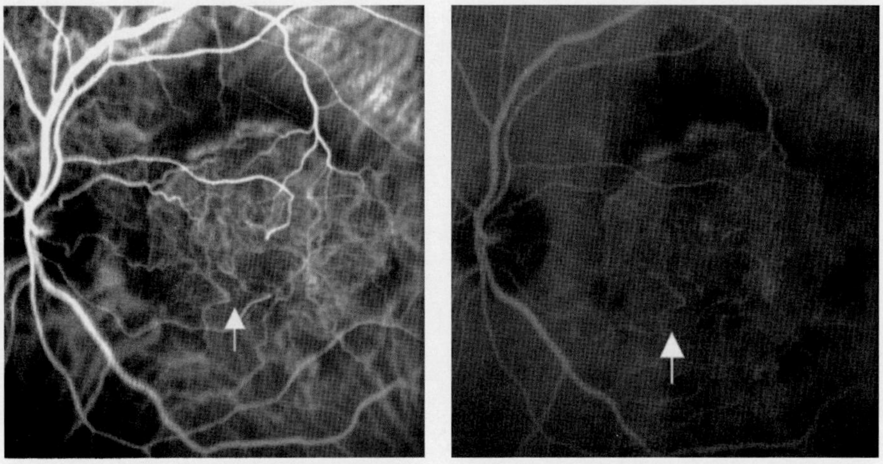

A　　B

图 1-6-13　活动期 CNV

造影早(A)、晚期(B)出现 CNV 强荧光渗漏(白箭头),上方出血遮挡 CNV 强荧光(本图由李亚萍、黎晓新提供)

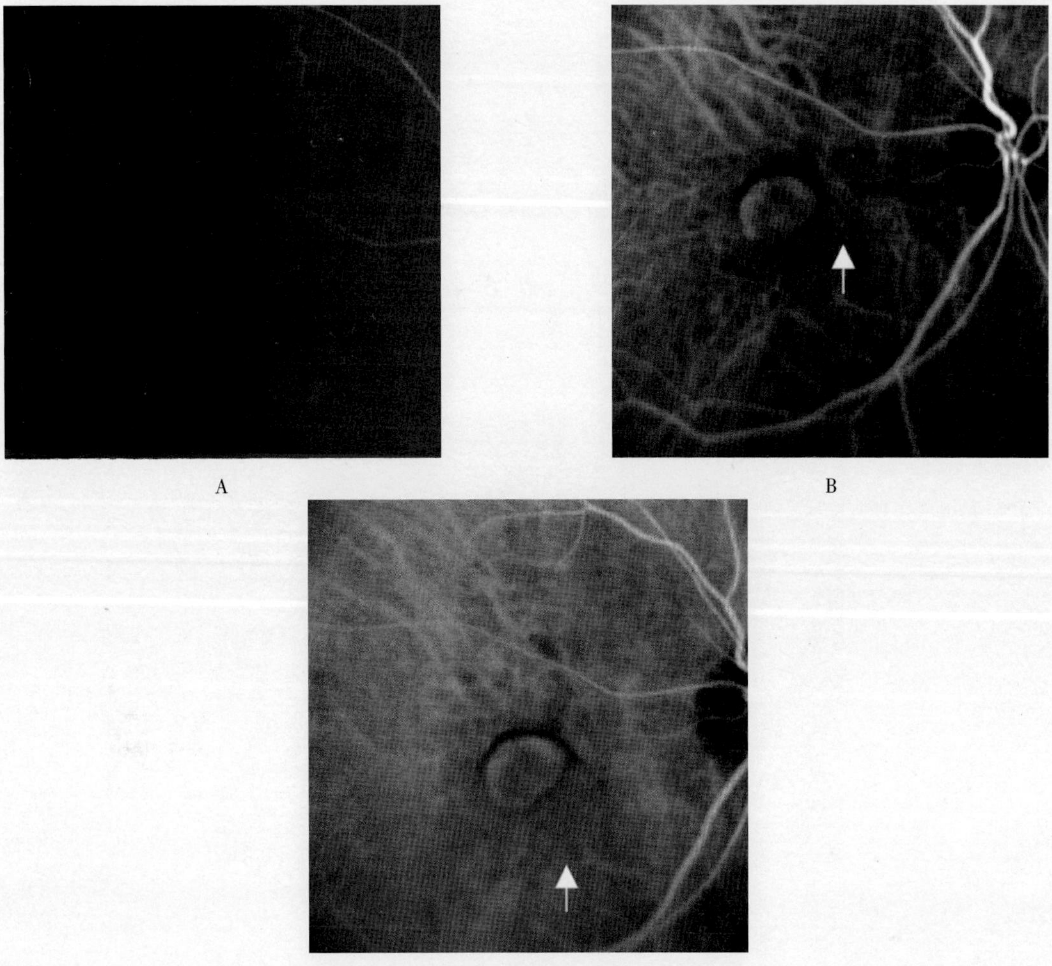

C

图 1-6-14　消退期 CNV

造影早(A)、中(B)、晚期(C)出现点、片状 CNV 强荧光,CNV 强荧光的周围有一圈弱荧光(本图由李亚萍、黎晓新提供)

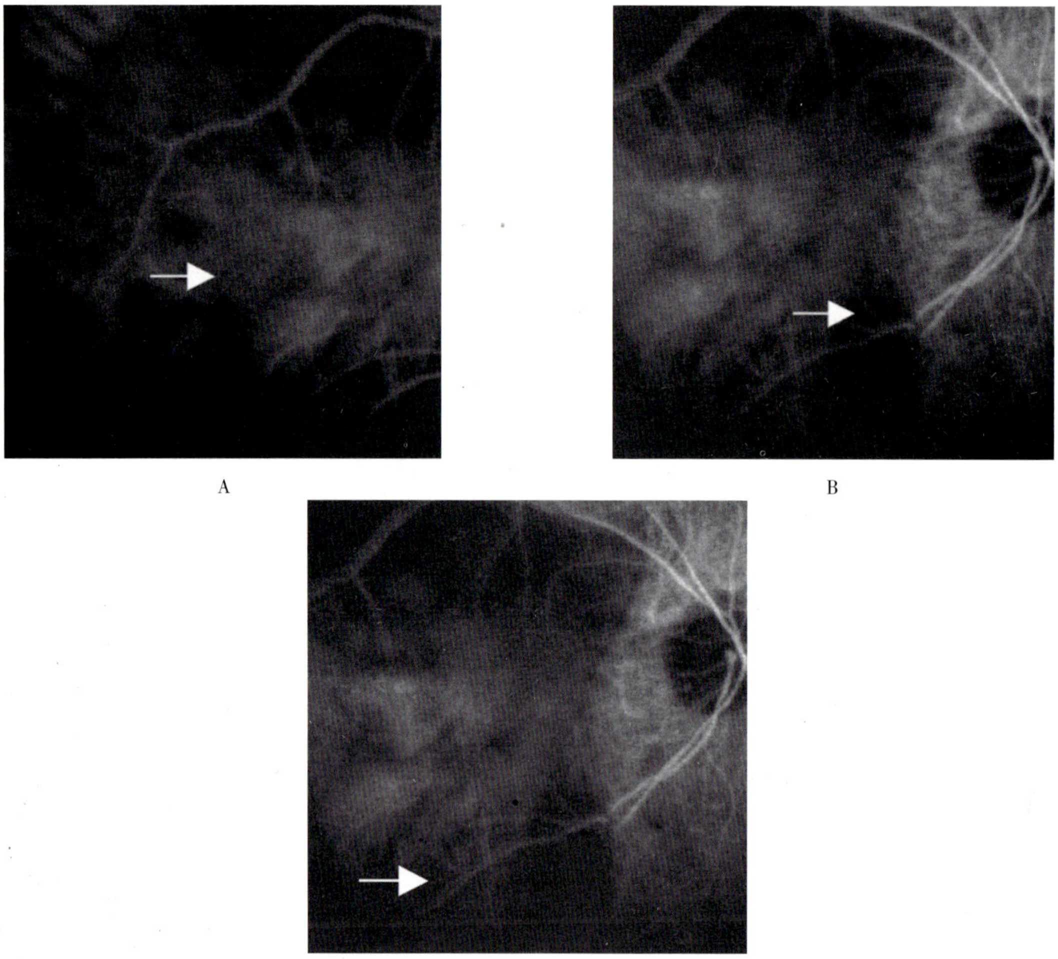

图 1-6-15　静止期 CNV

早期瘢痕假荧光(A),中期瘢痕的荧光无扩大，无 CNV 的高荧光(B),晚期瘢痕假荧光染色无增强扩大(C)(本图由李亚萍、黎晓新提供)

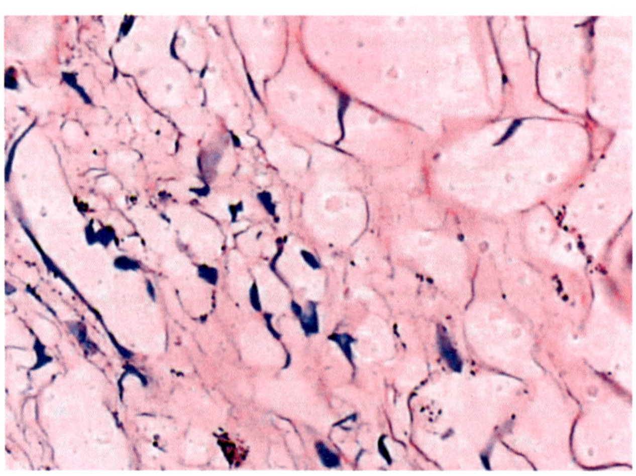

图 1-6-16　活动期 CNV 光镜像　40 × 10

大量血管腔,偶见色素性细胞(本图由李亚萍、黎晓新提供)

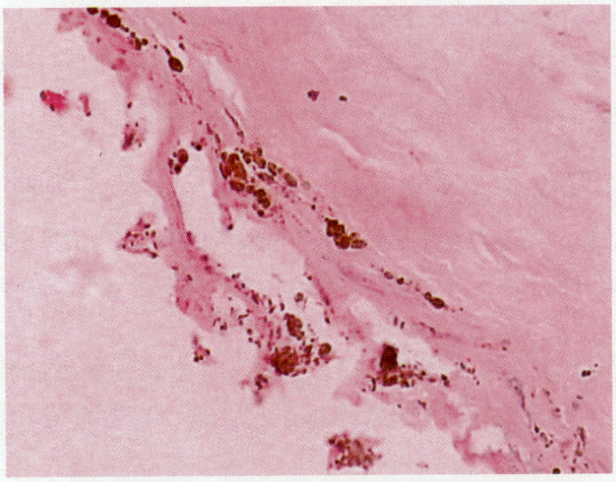

图 1-6-17　消退期 CNV 光镜像　10×10

较多色素性细胞包裹 CNV(本图由李亚萍、黎晓新提供)

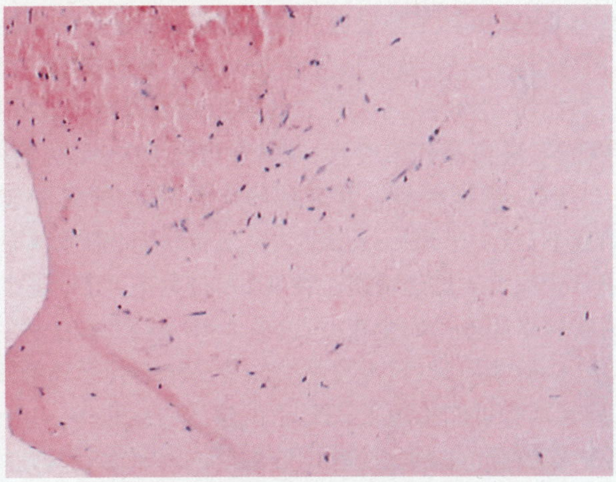

图 1-6-18　静止期 CNV 光镜像　10×10

CNV 少见,见大量的纤维组织。其内有少许出血(本图由李亚萍、黎晓新提供)

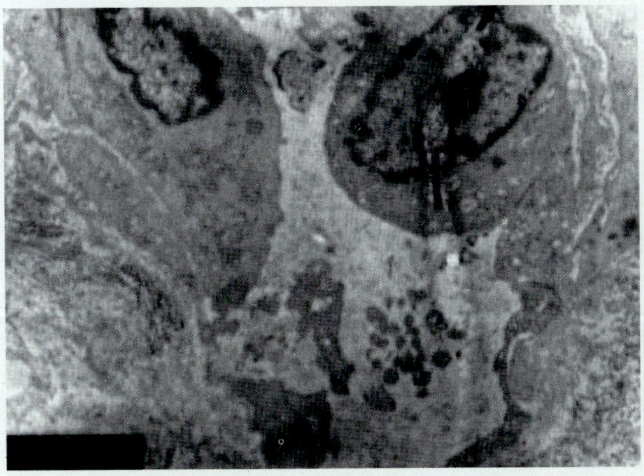

图 1-6-19　活动期 CNV 电镜像　×50 000

血管内皮细胞肥大,代谢旺盛,细胞器(线粒体、粗面内质网)丰富。基底膜薄,管腔窄(本图由李亚萍、黎晓新提供)

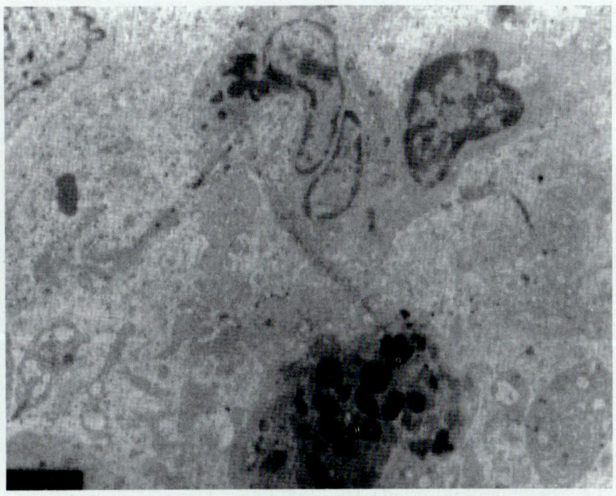

图 1-6-20　消退期电镜像　×27 000

有色素性细胞、成纤维细胞、单核淋巴细胞和胶原纤维(本图由李亚萍、黎晓新提供)

(二)RPE 脱离的病理特征

RPE 脱离大约占晚期渗出型 AMD 的 15%。RPE 与基底层及相关的基底层沉着一起从 Bruch 膜脱离,间隙被浆液性液体灌注。RPE 脱离的组织学特征是 RPE 基底膜和 Bruch 膜内胶原层之间断裂,Bruch 膜外层的水通透性降低,浆液性液体在 RPE 下间隙聚积。

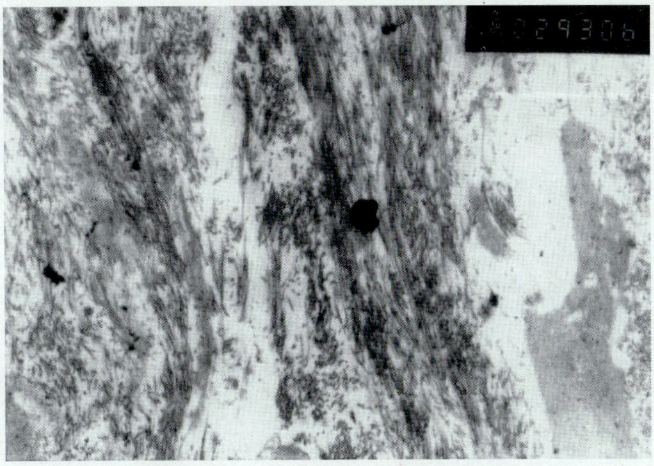

图 1-6-21　静止期电镜像　×27 000

见大量胶原纤维(本图由李亚萍、黎晓新提供)

RPE 脱离可能与 CNV 相关,RPE 撕裂、地图状萎缩或盘状瘢痕为发展的最终阶段。如果 CNV 没有穿透 RPE,液体聚集在纤维血管膜和 RPE 之间,将导致 RPE 脱离,对 RPE 有较大的切线力,可能导致 RPE 撕裂。RPE 撕裂,也包括典型 CNV，破坏了外层血－视网膜屏障，继而发生外层视网膜出血和渗出，最终导致纤维性瘢痕的形成。一些病例的 RPE 脱离形成病变边缘的 RPE 撕裂，在浆液性 RPE 脱离的患者中大约占 10%，更多见于脱离范围比较大的病人。边缘牵拉导致脉络膜毛细血管暴露，常伴有大量出血，导致黄斑瘢痕和视力下降。一些病例，脱离的 RPE 变性，浆液性渗出消失，形成萎缩的 RPE 区域。

RPE 脱离和融合性玻璃膜疣的形态学极其相似。软性玻璃膜疣的融合可导致非血管性RPE脱离。临床上，FFA 示圆形、卵圆形、圆顶状病变，染色慢而平稳，较强染色聚积只在 FFA 晚期才出现，这时脉络膜背景高荧光已经消退。在 ICGA 过程中，RPE 脱离保持低荧光。近来发现浆液性 RPE 脱离与先天性息肉状脉络膜血管病变有关，这是 AMD 眼 PED 的一个特异还是独立的临床表现尚未阐明。

Gass 等发现，FFA 显示荧光素从脉络膜循环缓慢地弥散进入 RPE 脱离区，积聚液体沿相同的方向转移，其动力可能来源于 RPE 下间隙的高渗透压。但是，有研究得出结论，液体从视网膜通过 RPE 和 Bruch 膜向脉络膜方向移动，是 RPE 细胞的离子主动转运所致。

PED 的形成机制有另一种假设。如前所述，10 岁时 Bruch 膜结构即发生改变，胶原小纤维之间的交联增加，使胶原纤维网孔的数量降低。之后，不同的脂质、蛋白质和糖蛋白沉着，Bruch 膜的水传导性受到影响。由于孔的数量减少和疏水性屏障机制的形成，非极性沉着物形成屏障，阻碍液体从视网膜通过 RPE 向脉络膜的自然流动。极少数病例自身会诱导 PED。脂质沉着和非极性玻璃膜疣参与调节 Bruch 膜的水通透性，与是否发生浆液性 PED 有密切关系。液体从 CNV 渗漏，同时 Bruch 膜水通透性降低，浆液性液体就会在 RPE 下积聚，形成了血管性 PED 的临床表现。

（陈　松　林锦镛　李亚萍　徐格致）

【参 考 文 献】

[1] Kijlstra A, La Heij E, Hendrikse F. Mmunological factors in the pathogenesis and treatment of age-related macular degeneration. Ocul Immunol Inflamm, 2005, 13(1):3-11.

[2] Van Wijngaarden P, Coster DJ, Williams KA. Inhibitors of ocular neovascularization: promises and potential problems. JAMA, 2005, 293(12):1509-1513.

[3] Hogg R, Chakravarthy U. AMD and micronutrient antioxidants. Curr Eye Res, 2004, 29(6):387-401.

[4] Guymer RH, Chiu AW, Lim L, et al. HMG-CoA reductase inhibitors (statins): do they have a role in age-related macular degeneration? Surv Ophthalmol, 2005, 50(2):194-206.

[5] Marmorstein L.. Association of EFEMP1 with malattia leventinese and age-related macular degeneration: a mini-review. Ophthalmic Genet, 2004, 25(3):219-226.

[6] Zarbin MA. Current concepts in the pathogenesis of age-related macular degeneration. Arch Ophthalmol, 2004, 122(4):598-614.

[7] Alves-Rodrigues A, Shao A. The science behind lutein. Toxicol Lett, 2004, 150(1):57-83.

[8] Takahashi A, Masuda A, Sun M, et al. Oxidative stress-induced apoptosis is associated with alterations in mitochondrial caspase activity and Bcl-2-dependent alterations in mitochondrial pH (pHm). Brain Res Bull, 2004, 62(6):497-504.

[9] Holz FG, Pauleikhoff D, Klein R, et al. Pathogenesis of lesions in late age-related macular disease. Am J Ophthalmol, 2004, 137(3):504-510.

[10] Mousa SA, Mousa AS. et al. Angiogenesis inhibitors: current & future directions. Curr Pharm Des, 2004, 10(1):1-9.

[11] Terasaki H. Relationship between vitrectomy and the morphology and function of the retina. Nippon Ganka Gakkai Zasshi, 2003, 107(12):836-864.

[12] Ikeda T. l. The pathogenesis of vitreoretinal diseases from the standpoint of molecular biology. Nippon Ganka Gakkai Zasshi, 2003, 107(12):785-812.

[13] Schlingemann RO. Role of growth factors and the wound healing response in age-related macular degeneration. Graefes Arch Clin Exp Ophthalmol, 2004, 242(1):91-101.

[14] Caballero S, Sengupta N, Crafoord S, et al. The many possible roles of stem cells in age-related macular degeneration. Graefes Arch Clin Exp Ophthalmol, 2004, 242(1):85-90.

[15] Boulton M, Roanowska M, Wess T. Ageing of the retinal pigment epithelium: implications for transplantation. Graefes Arch Clin Exp Ophthalmol, 2004, 242(1):76-84.

[16] Stahl W, Sies H. Antioxidant activity of carotenoids. Mol Aspects Med, 2003, 24(6):345-351.

[17] Spaide RF, Armstrong D, Browne R. Continuing medical education review: choroidal neovascularization in age-related macular degeneration--what is the cause? Retina, 2003, 23(5):595-614.

[18] Algvere PV, Seregard S. Drusen maculopathy: a risk factor for AMD. Can we prevent visual loss? Acta Ophthalmol Scand, 2003, 81(5):427-429.

[19] Ambati J, Ambati BK, Yoo SH, et al. Age-related macular degeneration: etiology, pathogenesis, and therapeutic strategies. Surv Ophthalmol, 2003, 48(3):257-293.

[20] Hamdi HK, Kenney C. Age-related macular degeneration: a new viewpoint. Front Biosci, 2003, 8:305-314.

[21] Fauser S, Engelmann K, Krohne TU, et al. Pathogenesis of choroidal neovascularization. Old concepts, new questions. Ophthalmologe, 2003, 100(4):300-305.

[22] Reme CE, Grimm C, Hafezi F, Iseli HP, Wenzel A. Why study rod cell death in retinal degenerations and how? Doc Ophthalmol, 2003, 106(1):25-29.

[23] Liang FQ, Godley BF. Oxidative stress-induced mitochondrial DNA damage in human retinal pigment epithelial cells: a possible mechanism for RPE aging and age-related macular degeneration. Exp Eye Res, 2003, 76(4):397-403.

[24] Miller DW, Joussen AM, Holz FG The molecular mechanisms of neovascular age-related macular degeneration. Ophthalmologe, 2003, 100(2):92-96.

[25] Ciardella AP, Donsoff IM, Guyer DR, et al. Antiangiogenesis agents. Ophthalmol Clin North Am, 2002, 15(4):453-458.

[26] Anderson DH, Mullins RF, Hageman GS, et al. A role for local inflammation in the formation of drusen in the aging eye. Am J Ophthalmol, 2002, 134(3):411-431.

[27] Musarella MA. Molecular genetics of macular degeneration. Doc Ophthalmol, 2001, 102(3):165-177.

[28] Pauleikhoff D, van Kuijk FJ, Bird AC. Macular pigment and age-related macular degeneration. Ophthalmologe, 2001, 98(6):511-519.

[29] Stitt AW. Advanced glycation: an important pathological event in diabetic and age related ocular disease. Br J Ophthalmol, 2001, 85(6):746-753.

[30] 李亚萍,黎晓新,赵明威,等. 老年性黄斑变性脉络膜新生血管的组织病理学特征. 中华眼底病杂志,2004,2(2):71-74.

[31] 吴德正. 渗出型老年黄斑变性//吴德正. 眼部吲哚青绿血管造影学. 沈阳:辽宁科学技术出版社, 2002.

[32] 张承芬. 年龄相关性黄斑变性//张承芬. 眼底病学. 北京:人民卫生出版社,1998.

第二章

老年性黄斑变性病因与发病机制

1　老年性黄斑变性流行病学研究

老年性黄斑变性(age-related macclar degeneration，AMD)是55岁以上人群的主要致盲性疾病，美国每年有16 000例新增法定盲由AMD引起，中国的研究也发现AMD和白内障是影响老年人视力的主要疾病。人类生存年龄的延长和人口老龄化的到来使AMD患病率有升高趋势，因此研究该病的流行病学非常重要。流行病学研究资料公认AMD的最主要危险因素是年龄，其次为玻璃膜疣。其他如种族、吸烟史、心血管疾病等因素在AMD发病中的作用均不同程度地存在争议。

一、个体因素

(一)年龄

年龄是AMD最主要的危险因素，AMD患病率、发病率和各种形式AMD发生进展危险都随着年龄增加而升高。国内外大量的流行病学研究证明，年龄是AMD确定的危险因素。Mukesh等研究发现，在小于或等于60岁的年龄组中，AMD的5年发病率几乎为0，60～69岁年龄组升高到0.69%，70～79岁年龄组为1.7%，80岁及以上年龄组甚至达到6.3%。AMD患病率与年龄有很强的关系：在55～64岁年龄组中，AMD患病率为0.2%；在大于85岁的人群中，患病率上升为13%。而新生血管性AMD的患病率从55～64岁的0.71%上升到大于85岁组的5.8%。单纯性地图状萎缩的患病率在两个年龄组分别为0.04%和4.2%。McCarty等在澳大利亚对4 744位大于40岁的志愿者调查后发现，AMD患病率随着年龄增加而升高。Obisesan等在NHANES-1研究中调查了3 072名45～74岁的成年人，发现AMD患病率随年龄的增加而升高。Cimbalas等和Starzycka等的研究有相同的结果。

(二)性别

性别是否为AMD的危险因素尚有争论。Javitt等随机调查了部分65岁以上医疗保险制度受益者，发现女性渗出型AMD的发病率高于男性。部分研究认为女性AMD患病率高于男性，但Miyazaki等发现日本男性AMD患者多于女性，在检查了596名男性和886名女性后发现，50岁以上男性的AMD患病率为19.5%，女性为14.9%。调整了年龄匹配影响因素之后，男性的AMD患病率显著高于女性。作者认为造成这种差异的原因可能是种族、环境等因素，也可能存在调查对象选择的偏倚，如果没有视力损伤，日本男性患者较少到调查机构注册登记，造成男性AMD发病率在统计学上增加。在美国进行的一项以人群为基础的队列研究采用随机的方法，调查了5%大于65岁的美国医疗保险制度受益者。Javitt等发现，不管应用何种查证标准，女性的渗出型AMD发病率都稍高于男性。年龄相关性眼科疾病研究(AREDS)是一项病例对照研究，有4 519名60～80岁的志愿者参与调查。结果显示，与AMD相关的中等玻璃膜疣、广泛的小玻璃膜疣或者色素紊乱的发生更倾向于女性。在澳大利亚进行的一项以人群为基础的横断面研究中，有5 147名居民和来自于医院的大于40岁的患者参加。结果显示，软性玻璃膜疣在大于70岁的女性中更为普遍；同时，女性患双侧对称性早期AMD或AMD的危险性高于男性。

(三)人种/种族

多数研究认为白人有较高的AMD患病率，Javitt等应用激光光凝疗法治疗部分医疗保险制度受益者3年后发现，美国白人渗出型AMD的发病率是黑人的5～6倍，结果有显著性差异，认为部分原因是白人有更多机会获得医疗保险，调查对象的选择存在一定偏倚。Nicolas等对171名有早期AMD特征的患者进行了6.8年随访，患者分为英国撒克逊人和非英国撒克逊人，结果显示英国撒克逊人AMD有明显进展倾向，认为不同种族眼底色素差异可导致早期AMD诊断产生误差，最终得出AMD患病率有种族差异性的结论。Chang等人回顾了1987～1993年的连续20 000例荧光素眼底血管造影记录。根据患者的姓名筛选出加拿大华人为一组，随机给予加拿大欧洲人相配对。在其中的10 000例造影中，有417名华人被确认，其中诊断为AMD的有61人(14.6%)，而配对的加拿大欧洲人患病率为30.4%，说明欧洲人来源者AMD患病危险性远高于华人。研究还表明，欧洲人来源者CNV的患病率是华人来源者的1.6倍。Baltimore眼科研究是一项以人群为基础的横断面研究，包括5 308名40岁及以上白种人和黑种人。结果显示，直径大于63μm的玻璃膜疣在黑人组和白人组中大约都是20%，但是巨大玻璃膜疣(>125μm)在大于70岁老年白人中更常见(白人组为15%，黑人组为9%)；RPE色素紊乱患病率在70岁及以上白人组为7.9%，远高于黑人组的0.4%。在70岁及以上年龄组中，白种人AMD的患病率为2.1%，但是在243例黑人中没有发现1例AMD患者。在进行年龄、性别和吸烟等因素的调整以后，与黑种人相比，白种人患AMD的危险性是黑种人的4.4倍。近年来的研究数据表明，AMD的早期表现在黑人和白人中都是比较普遍的。但是较重类型的AMD在白种人中的患病率较高，在黑人和华人中的患病率相对较低。种族的AMD发病率差异证明，潜在的基因成分或者皮肤颜色的深浅可能是造成这种结果的原因。但是，不同种族正常眼底色素有所不同，进而导致早期AMD的诊断率有所不同，这也可能是造成AMD发病率种族差异的原因之一。

(四)家族遗传性

AMD的发病有一定的家族遗传性。Klein等发现AMD存在家族倾向，如果兄长或姐姐患某种形式的AMD，则弟弟或妹妹发生同类型AMD的危险性增加，说明AMD存在家族遗传性。Grizzard等调查了15对单卵双胞胎和10对双卵双胞胎发生AMD的情况，发现所有单卵双胞胎发生AMD是一致的，而双卵双胞胎中仅有1对发生AMD是一致的，证明了遗传因素的影响。AMD在老年人中才有典型表现，此时患者父母已死亡，孩子还没发病，在适当年龄范围内只有一代人能作为研究对象，这就增加了研究AMD遗传性的困难。

(五)药物史

最近有作者研究药物史对AMD的影响，发现服用阿司匹林与AMD发病之间没有联系，但大部分研究支持应用抑制素(statin)可降低AMD发病危险性。Christen等探讨了小剂量阿司匹林与AMD发病率的关系，进行了60.2个月的随访。在117例AMD患者中，服用阿司匹林组有51例，小于对照组的66例，结果没有统计学差异；由AMD引起视力损伤者在阿司匹林组中有25例，小于对照组中的32例，结果也没有统计学差异。他们认为连续5年服用阿司匹林对AMD没有显著性预防作用，可能为样本数量较小和随访时间过短所致。

McGwin等探索了应用抑制素与AMD发病的关系。发现AMD病例组应用抑制素的可能性减少了70%；过去和现在应用抑制素都可以降低AMD发病率，临床试验应该为抑制素的这种作用提供直接证据。Hall等调查了379名志愿者，发现没有使用抑制素者的AMD患病率为22%，使用抑制素者的AMD患病率仅为4%，前者的患病率远高于后者，调整了年龄、性别、吸烟、冠心病等影响后，使用抑制素者患AMD的危险性显著降低。抑制素可预防血浆胆固醇在Bruch膜的线性沉积；有抗氧化作用，可减少外层视网膜的氧化损伤；可保护血管内皮细胞，防止细胞凋亡，保证黄斑部足够的血液供应。应用抑制素或许可看做AMD的保护性因素。

(六)教育状况

AREDS以4 519位60～80岁的老年患者作为研究对象，发现有大玻璃膜疣或广泛性中等玻璃膜疣、地图状萎缩和渗出型AMD患者在学校生活的时间较短。受教育程度较高者发生AMD危险性较低可能和以下因素有关：这类人受日光照射时间较少，光氧化损伤较轻；经济条件较好，抗氧化剂和新鲜蔬菜摄入较多;吸烟者比例较低。

二、眼部因素

(一)虹膜颜色

研究表明浅色虹膜可增加 AMD 危险性。Nicolas 等发现,与深虹膜组和中等颜色组相比,浅虹膜组发生 AMD 进展的危险性加倍,但是在进行了年龄和多变量调整后,虹膜颜色与 AMD 危险性之间的关联没有意义。在一项以人群为基础的队列研究中,有 1 357 名 35 ~ 64 岁的志愿者参加,Tomany 等发现虹膜颜色与视网膜色素紊乱发病有关,棕色虹膜者比蓝色虹膜者发生视网膜色素上皮(retinal pigment epithelium, RPE)色素脱失的危险性显著降低,发生软性玻璃膜疣的危险性增加。深色虹膜者有较多的组织黑色素,可防止视网膜暴露于日光下,减少直接光损伤,以减少 AMD 的发生。这种差异也可能由研究对象的基因差异所致。而 Wang 等没有发现虹膜颜色与 AMD 有任何关联。Cimbalas 等发现,浅虹膜颜色者患 AMD 的危险性增加,但是两者之间没有显著性关联。眼科疾病病例对照研究组的研究没有发现虹膜颜色与 AMD 之间有任何关联。

虹膜颜色影响 AMD 发病的机制还不清楚。深色虹膜颜色的保护作用可能是由于有更多的组织黑色素。较多的色素可以提供某种保护,防止视网膜暴露在日光下,减少直接的光损伤,进而减少 AMD 的发生。白种人的 AMD 患病率高于其他有色民族也可以说明这一点。

(二)晶状体混浊和白内障手术

多数研究者认为晶状体混浊与 AMD 相关。Klein 等发现白内障增加早期 AMD 的危险性,尤其是核性白内障,调整了多种因素影响后,白内障患者早期 AMD、软性玻璃膜疣、视网膜色素增生和 AMD 发生进展的危险性都增加。白内障手术可增加晚期 AMD 尤其是渗出型 AMD 的危险性,Freeman 等发现白内障手术可使晚期 AMD 的危险性增加到 1.7 倍,严重白内障但无手术史者发生 AMD 的危险性也增加,但没有统计学意义。Klein 等认为白内障手术者晚期 AMD、视网膜色素增生、RPE 脱失、地图状萎缩、渗出型 AMD 和 AMD 进展的危险性增加,摘除混浊的晶状体可增加传到视网膜的光线,增强光损害作用,继而引起 AMD 的发生。当然,也可能由于白内障术后容易观察眼底,容易发现 AMD 损伤造成。

(三)屈光不正

研究认为远视者发生 AMD 的危险性增加。Ikram 等以 4 935 位 55 岁以上老人为研究对象,无晶状体及人工晶状体者被排除在外。调整了多因素影响后发现,远视每接近一个屈光度,AMD 患病率随之增加,且患者的屈光度与 AMD 发病率明显相关。但该研究的对照组是由眼科临床选出,远视眼比例较高,可能对研究结果产生影响。FRANCE-DMLA 研究组发现,与正视眼组相比,远视眼组 AMD 患病危险性增加;而近视眼组的 AMD 患病危险性与正视眼组相比,优势比为 0.99,近视与 AMD 之间没有明显关联。AREDS 研究发现,患有一个或者多个大玻璃膜疣或广泛性中等玻璃膜疣的患者多有远视存在,同样,新生血管性 AMD 患者也多伴有远视,间接说明远视可能是 AMD 的危险性因素。

(四)黄斑色素(macular pigment)密度

黄斑色素用层析法可分为叶黄素和玉米黄质。Bernstein 等分析了人类黄斑区叶黄素和玉米黄质含量,发现 AMD 患者眼中平均叶黄素和玉米黄质水平降低 32%,规范使用叶黄素者眼内黄斑色素水平较高,认为黄斑色素密度较低可增加 AMD 危险性。作者认为黄斑色素可限制光散射对视力的影响,可减少蓝光通过,并降低自由基的破坏作用,继而保护眼睛不患 AMD。Beatty 等用精神物理学的方法分别测量了健康眼和 AMD 高危眼的眼底黄斑色素光学密度,发现没有眼病的志愿者的黄斑色素密度随着年龄的增加而降低。另外,AMD 危险眼的黄斑色素密度比健康眼明显降低。Bone 等通过食物补充叶黄素和玉米黄质,并且测定两者的血清浓度和黄斑色素密度,发现血清叶黄素和玉米黄质的浓度与两者的食物补充呈弱的正相关,与黄斑色素密度也呈弱的正相关。估计黄斑色素密度的变化大约三分之一是由血清叶黄素与玉米黄质浓度引起的。Landrum 等给人体补充叶黄素酯,相当于每天补充叶黄素 30mg。在供给叶黄素酯 20 ~ 40天后,黄斑色素光学密度开始增加,每天增加(1.13 ±0.12)毫吸光度单位。在停止供应叶黄素 40 ~ 50 天后,光学密度曲线开始变平。参加试验的 2 例眼底的黄斑色素光学密度分别增加了 39% 与 21%。

由此可见,老年人和 AMD 高危人群的黄斑色素密度是降低的,低密度的黄斑色素或许是 AMD 的危险因素。最近的研究表明,通过饮食或者叶黄素、玉米黄质的补充可以增加黄斑色素,这就为 AMD 的预防和治疗提供了新的方法。但是,AMD 与黄斑色素的关系以及黄斑色素恢复的方法、安全性等问题有待于进一步的研究来证明。

(五)巩膜硬度

美国学者 Friedman(1987)提出了一个假说,其理论体系是为了便于理解 AMD 的发病机制。年龄和其他因素引起巩膜日益变硬和顺应性下降,限制了涡静脉的充盈,因此增加了静脉流出的阻力。这种相对的闭塞最终导致眼后极部脉络膜静脉系统扩张和代偿机制失调,损伤黄斑部的 Bruch 膜、脉络膜毛细血管和视网膜色素上皮。1989 年 Friedman 设计了一个病例对照实验来验证这个假说,该研究比较了 29 例 AMD 的 58 只眼和 25 例对照组的 50 只眼巩膜硬度系数(CSR),发现 AMD 组的巩膜硬度系数明显高于对照组,并且发生频率与年龄相符。通过观察眼部涡静脉的巩膜内成分的闭塞证据,推测日益增加的巩膜硬度损害了 AMD 病人涡静脉的血流。研究结果是肯定的,日益增加的巩膜硬度系数在 AMD 的发病过程中是一个明显的危险因素。巩膜顺应性降低和进行性脂质浸润是老龄化的特征,AMD 患者的巩膜顺应性更差。巩膜硬度随年龄增长而增加,眼球顺应性下降,使涡静脉充盈受阻、脉络膜静脉扩张和毛细血管萎缩,进而导致 RPE 萎缩。也可能脉络膜静脉压力增加使毛细血管渗出增多,导致 PED 和玻璃膜疣发生,在血管生长因子作用下发生 RPE 下新生血管。

(六)玻璃膜疣

玻璃膜疣是 AMD 的特征性表现,其面积、位置与 AMD 预后密切相关。美国威斯康星大学的 Klein 多年主持一项名为 Beaver Dameye study(BDES)的研究,发现在 43 ~ 54 岁人群中有 2% 的人存在直径≥125μm 的玻璃膜疣(大玻璃膜疣),在 75 岁以上人群中该比例上升至 24%。其中不少患者的玻璃膜疣持续增大,也有约 25% 的小玻璃膜疣缓慢消失。大范围的大玻璃膜疣是 AMD 的重要危险因素。BDES 研究发现,如果存在直径≥125μm 的玻璃膜疣且累及总面积相当于 0.1 ~ 2.2 个视乳头直径,则在随后 10 年内发展为晚期 AMD 的比例为 14%。而在澳大利亚进行的另一项系列研究(the blue mountain eye study, BMES)中,患有大的软性玻璃膜疣眼发生晚期 AMD 的可能性较未患大玻璃膜疣者高 5 倍。40 岁以上的白种人中,约 90% 至少一只眼的黄斑区有 1 或 2 个小的(直径 <63μm)硬性玻璃膜疣,通常不被认为是 AMD 患者,但如果有数量较多的硬性小玻璃膜疣(累及总面积≥0.9 个视乳头直径,即相当于 8 ~ 144 个硬性小玻璃膜疣),10 年内继续发展为大的软性玻璃膜疣、色素异常或地图样萎缩的概率或危险性显著增高。

眼底后极部的玻璃膜疣分为基底层沉着(basal laminar deposits)和基底线沉着(basal linear deposits)两种。基底层沉着是指眼底后极部一些大小相近、圆形、边界较为清晰的黄白色轻微隆起的视网膜下的小玻璃膜疣,多见于较为年轻人的眼底,尤其常见于白种人眼底,以家族性玻璃膜疣最为常见。我国人群由于眼底色素较深,通常不易见到。电子显微镜下其病理组织学的改变为 RPE 底部细胞内褶与 RPE 基底膜之间有长条形胶原沉着,RPE 基底膜可有结节状增厚。这种基底层沉着也可随着年龄的增长而增多,但与 AMD 的关系可能不大。而基底线沉着或称典型性或渗出性玻璃膜疣(typical or exudative drusen)则指眼底后极部一些大小不等、边界不很清晰有时甚至互相融合、色泽较淡的视网膜下的玻璃膜疣。电子显微镜下其病理组织学的改变则是一些含有磷脂的小囊泡及电子密度较大的物质沉积在 RPE 的基底膜与 Bruch 膜的内胶原层之间,RPE 的基底膜并无明显增厚。但 Bruch 膜的内胶原层可能增厚,致使 RPE 与

Bruch 膜产生分离,引起 RPE 脱离。可能是由于这种基底线沉着的玻璃膜疣影响到了 Bruch 膜,因而多见于 AMD 患者的眼底。因此,这种典型性或渗出性玻璃膜疣可能与 AMD 的发生有密切关系。

三、全身因素

(一)心血管疾病及相关因素

1. 心血管疾病　研究发现心血管疾病是 AMD 的危险因素,Abramov 等调查了 102 位 60 ~ 80 岁的老年女性,发现有缺血性心脏病史者患 AMD 的危险性增加 2.86 倍。van Leeuwen 等发现各种类型的动脉硬化症和颈动脉壁增厚可增加 AMD 危险性,认为颈动脉硬化可导致血管狭窄,继而引起眼部视网膜、脉络膜血流减少,导致 AMD 发生;有动脉硬化症者其脉络膜血管也发生同样变化,脉络膜血管壁变硬变厚,内径减少,血流阻力增加,组织内血供减少,导致视网膜 RPE 功能损伤,锥体和杆体外节分离,导致 AMD 的发生。

2. 高血压　Hyman 等发现高血压是 AMD 的危险因素,渗出型 AMD 与中等或严重高血压相关,舒张压大于 12.7kPa(95mmHg)、应用抗高血压药者渗出型 AMD 发病危险性增加,认为高血压与渗出型 AMD 有相似进程,与干性 AMD 有不同的发病机制。van Leeuwen 等进行了 5.2 年随访后发现,高血压可增加 AMD 危险性;调整了多种因素影响后,血压每升高 1.33kPa(10mmHg),AMD 发病危险增加 1.08 倍;收缩压每增加 1.33kPa(10mmHg),AMD 发病危险增加 1.11 倍;舒张压升高也可增加 AMD 危险性,但没有统计学意义。Wachter 等发现高血压与 AMD 之间没有关联。

3. 血清脂质水平　血清脂质水平与 AMD 的关系还没有定论。Wachter 等研究表明血清 HDL 水平降低与 AMD 严重性相关,HDL 是心血管疾病的保护性因素,他们的发现间接证明了心血管疾病是 AMD 的危险因素。但 van Leeuwen 等发现血清总胆固醇水平与 AMD 没有关联,血清 HDL 水平较高者发生 AMD 的危险性增加。Tomany 等综合了 3 项队列研究的数据后发现,血清总胆固醇水平与地图状萎缩呈正相关,与渗出型 AMD 发病率呈负相关,血清脂质水平与 AMD 的关系有待于进一步研究。

(二)生殖和相关因素

雌激素或许是 AMD 的危险因素。Tomany 等综合了 3 项队列研究的数据发现,绝经期较晚者发生地图状萎缩的危险性加大,从月经初潮到绝经之间年数较多与地图状萎缩的发病有直接关系。Nirmaland 等最近研究发现,月经初潮年龄较大者发生 AMD 的危险性增加,妊娠次数与 AMD 之间没有关系。Defay 等发现,激素替代疗法、子宫切除术、卵巢切除术等与软性玻璃膜疣、色素紊乱和晚期 AMD 之间没有关联;女性高水平的血清硫酸脱氢表雄酮(dehydroepiandrosterone sulfate, DHEAS)可增加玻璃膜疣患病率,机制还不明确,有待于进一步研究。

(三)糖尿病和血液因素

Klein 等研究发现, 血液白细胞计数较高者发生玻璃膜疣、RPE 脱失和 AMD 进展的危险性增加, 血清白蛋白较低者发生渗出型 AMD 的危险性增加。Heuberger 等发现, 血清同型半胱氨酸、红细胞叶酸、血清维生素 B_{12} 水平与 AMD 没有关联; 在非西班牙黑人中, 红细胞叶酸水平与软性玻璃膜疣发病呈负相关, 但二者在西班牙人中没有显著性关系。有研究认为糖尿病与 AMD 之间没有关系, 但 Tomany 等最近调查发现, 糖尿病患者地图状萎缩的患病率较高, 渗出型 AMD 与早期 AMD 的发病率没有变化, 它们之间的关系有待于进一步研究。

(四)体重指数(body mass index,BMI)

Seddon 等认为高 BMI 可增加发生严重 AMD 的危险性,调整了其他因素影响后,与 BMI 小于 25 者相比,BMI 大于 30 者发生 AMD 的危险性增加 1.35 倍,BMI 为 25 ~ 29 者发生 AMD 的危险性增加 1.32 倍;

高腰臀比使 AMD 发生进展的危险性增加 0.84 倍,作者认为心血管疾病与 AMD 有相似的危险因素,作为心血管疾病的危险因素,BMI 较高可引起 AMD 发病。DeAngelis 等发现成人 BMI 与渗出型 AMD 有联系,但调整了多因素影响后,这种联系没有意义。

(五)其他系统因素

Klein 等发现，有肺气肿病史者发生 RPE 脱失的危险增加 1.20 倍，肺气肿是独立于吸烟和年龄之外的危险因素；有痛风病史者发生地图状萎缩的危险增加 2.48 倍。作者认为这是由炎症引起的细胞因子释放，例如白介素 -1、白介素 -8 或者肿瘤坏死因子 α，这些因子与渗出型 AMD 发病有关；也可能由非感染因素引起，该类患者体内氧分压较低。Wang 等研究发现，皮肤颜色过白者发生地图状萎缩的危险性增加 2.5 倍，可能由皮肤过白者的眼底色素较少，色素的保护作用减低所致；皮肤对阳光过敏者发生软性玻璃膜疣的危险性降低。C 反应蛋白（C reactive protein，CRP）是系统感染的标志物，现已证明心血管疾病与之相关，人们推测 CRP 可能是 AMD 的危险因素。Seddon 等研究了两者的关系，发现血清 CRP 水平较高者发生严重 AMD 的危险性增加，认为 CRP 水平增高是 AMD 的独立危险因素，说明炎症反应在 AMD 发病中起一定作用。

四、环境因素

(一)吸烟

吸烟是 AMD 的危险因素,多数研究认为吸烟可增加 AMD 患病率,吸烟年数越多 AMD 危险性越大。Tomany 等将调查对象分为不吸烟者、最近吸烟者和过去吸烟者。一生中吸烟少于 100 支者定义为不吸烟者,曾经吸烟但是在调查前戒烟者定义为过去吸烟者,否则为最近吸烟者。发现最近吸烟者的 AMD 发病率远高于不吸烟者;最近吸烟者发生地图状萎缩和晚期 AMD 的危险性增加,发生 AMD 进展的危险性也增加,但没有统计学意义。DeAngelis 等采用经过配比的配对病例对照研究(matched-pair case-control study)进行调查,将同胞之中一位患有渗出型 AMD 而另一位黄斑正常者纳入调查范围,分别作为病例组和对照组。对收集的 73 对调查对象进行多元回归分析后发现,吸烟年数每增加 1 年,渗出型 AMD 危险性增加 2%,有明显的统计学意义。作者认为用是否吸烟定义研究对象不准确,应该依据吸烟年限来具体区分。吸烟可减少血浆抗过氧化物质,可导致视网膜动脉硬化,能够直接促使视网膜下新生血管生长,并且能降低黄斑色素密度,这些都能促进 AMD 的发生。因此教育患者戒烟,尤其是教育那些最近吸烟并有早期 AMD 迹象者戒烟有一定意义。

(二)营养因素

摄入抗氧化剂或许可以降低发生 AMD 的危险性,从蔬菜中摄入抗氧化剂较少者的 AMD 患病率增加 1 倍。Cho 等发现,摄入水果(尤其是橘子和香蕉)较多者发生渗出型 AMD 的危险性降低,与早期 AMD 没有关联。作者认为早期 AMD 与渗出型 AMD 有不同的危险因素和发病机制,渗出型 AMD 与心血管疾病相关,摄入水果可减少 AMD 的发病,但摄入蔬菜、抗氧化剂如维生素或类胡萝卜素与 AMD 之间没有关系。眼科疾病病例对照研究评价了类胡萝卜素及维生素 A、C、E 的摄入与渗出型 AMD 之间的关系。在调整了 AMD 的其他危险因素后,与类胡萝卜素摄入量的最低百分位数组相比,最高百分位数组渗出型 AMD 的危险性降低。在特殊类型的类胡萝卜素中,墨绿色蔬菜中含量最多的黄体素和玉米黄质是使渗出型 AMD 患病危险性降低的最强因素。维生素 C 的摄入可以使渗出型 AMD 患病危险性减小,但是没有显著性。没有发现摄入维生素 A 或维生素 E 可降低发生 AMD 的危险性。

一项前瞻性随机安慰剂对照临床试验给健康者每天补充维生素 E 500IU,对照组口服安慰剂。4 年后发现,试验组的早期 AMD 发病率为 8.6%,对照组为 8.1%,相对危险性为 1.05;试验组的晚期 AMD 发病率为 0.8%,对照组为 0.6%,相对危险度为 1.36。该研究表明,单纯补充维生素 E 并不能降低 AMD 的患病率。老年人锌缺乏可引起 RPE 中锌依赖性辅酶的丢失，使 AMD 发生进展和恶化。AREDS 研究进行的前瞻性随机安慰剂对照临床试验发现，与安慰剂组相比，给予抗氧化剂加锌剂组患进展性 AMD 的危险性降低；单纯给予抗氧化剂组患进展性 AMD 的危险性降低，但没有统计学意义。只有联合给予抗氧化剂加锌才能降低 AMD 的患病率。Bartlett 等最近进行的一项前瞻性队列研究显示，与没有 AMD 的年龄匹配组相比，AMD 组的患者消耗了最大量的锌。

通过饮食或口服药物来补充叶黄素对机体或许有保护作用。Bernstein 等利用拉曼共振测量法（Raman resonance measurement）定量分析人类黄斑区的叶黄素和玉米黄质含量。发现随着年龄的增加，正常眼中类胡萝卜素拉曼信号强度减低。与没有使用叶黄素制剂的正常个体眼相比，AMD 眼中的平均叶黄素和玉米黄质水平低 32%。与没有补充叶黄素的 AMD 患者相比，规范使用叶黄素的 AMD 患者（大于或等于 4mg/d）眼内平均黄斑色素水平高。同样，Bone 等也发现，血清叶黄素和玉米黄质的浓度与二者的食物补充呈弱的正相关，与黄斑色素密度也呈弱的正相关。Bone 等估计，黄斑色素密度的变化大约三分之一是由血清叶黄素与玉米黄质浓度引起的。Snellen 等研究表明，从水果和蔬菜中摄入抗氧化剂较少者的 AMD 患病率增加；摄入叶黄素较少者的 AMD 患病率增加大约 2 倍。Bone 等测定了捐赠眼视网膜周边范围的叶黄素和玉米黄质含量后发现，与含量处于最低百分位数的眼相比，处于最高百分位数的眼患 AMD 的危险性降低 82%。

West 等检测了 630 个志愿者血浆视黄醇和抗坏血酸、α－生育酚、β－胡萝卜素血浆水平的关系。他们的数据表明，只有 α－生育酚是一个显著性的保护性因素，与低水平的 α－生育酚相比，中等水平的 α－生育酚者患 AMD 的危险性降低。高水平的 α－生育酚者 AMD 危险性降低更明显。小样本的西班牙病例对照研究也得出同样的结果。Baltimore Longitudinal 研究发现，抗坏血酸和 β－胡萝卜素有保护性效应，但这种效应没有统计学意义。POLA 研究测定了血浆 α－生育酚和脂质标准化 α－生育酚两项指标，并将其应用于眼科。研究发现晚期 AMD 和血浆 α－生育酚水平呈较弱的负相关，没有统计学意义。但是用 α－生育酚脂质比率代替 α－生育酚后，二者之间的关系得到强化。与 α－生育酚脂质比率最低组相比，最高组和中等组发生晚期 AMD 的危险性降低。

Seddon 等发现摄入较多脂肪可使 AMD 进展的危险性增加 1 倍，摄入较多植物脂肪者 AMD 进展的危险性增加 1.82 倍，动物脂肪摄入可增加 AMD 进展的危险性，但没有统计学意义；其他饱和脂肪、单不饱和脂肪、多不饱和脂肪和反式非饱和脂肪都可增加 AMD 进展的危险性。

营养因素的补充不是没有害处。Snellen 等发现补充 β－胡萝卜素和维生素 A 者患肺癌的危险性增加 28%，死亡率增加 17%。抗氧化剂治疗需要在医疗机构建议下进行，盲目补充抗氧化剂可能会造成其他器官的损害。

（三）太阳光暴露

AMD 与太阳光暴露的关系还缺乏流行病学证据，只有少数临床研究发现阳光暴露与 AMD 之间呈正相关。Tomany 等最近研究发现，暴露于正常环境阳光下者的 AMD 发病率没有改变，但长期暴露于夏日阳光下者早期 AMD 和 RPE 增生的发病率增加。这主要是由于蓝光的影响，与紫外线无关。年轻时强烈阳光暴露史大于 10 次者未发生晚期 AMD，而处于 2～10 次者发生晚期 AMD 的危险性显著增加，作者推测可能是因为前者在以后的生活中注意防护措施，反而不会发生晚期 AMD，也可能由 I 型错误引起。在受阳光照射时间最长的人群中，有戴帽子和眼镜习惯者软性玻璃膜疣和 RPE 脱失的危险性减低。

（四）饮酒

有研究认为适量饮酒可降低 AMD 的发病率，但最近的流行病学研究证明 AMD 患病率随着酒精摄入量的增加而升高。DeAngelis 等采用经过配比的配对病例对照研究调查了 73 对同胞，发现每周饮用乙醇大于 150g 可显著性增加 AMD 发病率，但多变量分析后与渗出型 AMD 之间没有关联。

五、基因因素

部分研究证实了 AMD 与阿朴脂蛋白 E(apolipoprotein E)等位基因之间存在联系。Zareparsi 等研究显示,AMD 病例组阿朴脂蛋白 ε4 等位基因出现的频率减少,调整了年龄和性别影响之后,ε4 等位基因携带组比 ε3 等位基因携带组发生 AMD 进展的危险性减小,认为阿朴脂蛋白 ε4 等位基因是 AMD 的保护性因素。van Leeuwen 等得出相同结论。进一步对阿朴脂蛋白 E 等位基因进行分层分析后发现,ε4 等位基因与 AMD 之间存在更强联系,而 ε2 等位基因与 AMD 之间存在反相关联,认为阿朴脂蛋白 E 等位基因与 AMD 的关系没有定论。

ABCR 基因可能与 AMD 的遗传易感性有关。Allikmets 等研究发现,在 167 例萎缩型 AMD 患者中 26 例发生 ABCR 13 个等位基因的变异,占 AMD 患者的 16%,而对照组几乎没有突变。这证明了 ABCR 与 AMD 相关联。但该研究没有排除序列变化对实验结果的影响,可能产生结果偏差。大样本研究发现,病例组中 ABCR 等位基因突变率为 3.4%,对照组为 0.95%,也可证明 AMD 与 ABCR 基因的关联性。Blue Mountains 眼科研究结果显示,在进行了多因素调整之后,有 AMD 家族史者患早期 AMD 的危险性增加,患晚期 AMD 的危险性也增加。Zareparsi 等的队列研究发现,有 AMD 家族史的病人发生 AMD 的时间比对照组早 3.5 年,差别有统计学意义,或者可说明 AMD 家族史是 AMD 的一个危险因素。

综上所述,AMD 的发病机制还不明确,有多种全身和眼局部的因素参与其发生和发展过程。流行病学研究已证明,AMD 确定的危险因素包括年龄、种族、遗传和吸烟,其中吸烟是唯一可改变的外界因素;可能的危险因素包括性别、虹膜颜色、黄斑色素密度、白内障及其手术、屈光不正、心血管及相关因素、脂肪摄入、BMI、血液因素、生殖相关因素、阳光暴露、乙醇摄入等。随着中国人口老龄化的到来,AMD 发病情况必然变得严重。积极探索 AMD 的危险因素,并以此制订有效的预防措施可降低该病的发病率。

(陈　松　张珑俐　马敏旺)

【参 考 文 献】

[1] Mukesh BN, Dimitrov PN, Leikin S, et al. Five-year incidence of age-related maculopathy: the Visual Impairment Project. Ophthalmology, 2004, 111(6):1176-1182.

[2] Javitt JC, Zhou Z, Maguire MG, et al. Incidence of exudative age-related macular degeneration among elderly Americans. Ophthalmology, 2003, 110(8):1534-1539.

[3] Miyazaki M, Nakamura H, Kubo M, et al. Risk factors or age-related maculopathy in a Japanese population: the Hisayama study Br J Ophthalmol, 2003,87(4):469-472.

[4] Nicolas CM, Robman LD, Tikellis G, et al. Iris colour, ethnic origin and progression of age-related macular degeneration. Clin Experiment Ophthalmol, 2003, 31(6):465-469.

[5] Klein BE, Klein R, Lee KE, Moore EL, Danforth L, et al. Risk of incident age-related eye diseases in people with an affected sibling :The Beaver Dam Eye Study. Am J Epidemiol, 2001,154(3):207-211.

[6] Grizzard SW, Arnett D, Haag SL. Twin study of age-related macular degeneration. Ophthalmic Epidemiol, 2003, 10(5): 315-322.

[7] Christen WG, Glynn RJ, Ajani UA, et al. Age-related maculopathy in a randomized trial of low-dose aspirin among US physicians. Arch Ophthalmol, 2001,119(8):1143-1149.

[8] McGwin G Jr, Owsley C, Curcio CA, et al. The association between statin use and age-related maculopathy. Br J Ophthalmol, 2003,87(9):1121-1125.

[9] Hall NF, Gale CR, Syddall H, et al. Risk of macular degeneration in users of statins;Cross sectional study. BMJ, 2001, 323:375-376.

[10] Age-related Eye Disease Study Research Group. Risk factors associated with age-related macular degeneration. A case-control study in the age-related eye disease study: Age-Related Eye Disease Study Report Number 3. Ophthalmology, 2000, 107(12):2224-2232.

[11] Tomany SC, Klein R, Klein BE. Beaver Dam Eye Study. The relationship between iris color, hair color, and skin sun sen-

sitivity and the 10-year incidence of age-related maculopathy: the Beaver Dam Eye Study. Ophthalmology, 2003, 110(8): 1526-1533.

[12] Wang JJ, Jakobsen K, Smith W, et al. Five-year incidence of age-related maculopathy in relation to iris, skin or hair colour, and skin sun sensitivity: the Blue Mountains Eye Study. Clin Experiment Ophthalmol, 2003, 31(4):317-321.

[13] Klein R, Klein BE, Wong TY, et al. The association of cataract and cataract surgery with the long-term incidence of age-related maculopathy: the Beaver Dam eye study. Arch Ophthalmol, 2002,120(11):1551-1558.

[14] Wang JJ, Klein R, Smith W,et al. Cataract surgery and the 5-year incidence of late-stage age-related maculopathy: pooled findings from the Beaver Dam and Blue Mountains eye studies. Ophthalmology, 2003, 110(10):1960-1967.

[15] Freeman EE, Munoz B, West SK, et al. Is there an association between cataract surgery and age-related macular degeneration? Data from three population-based studies. Am J Ophthalmol, 2003, 135(6):849-856.

[16] Ikram MK, van Leeuwen R, Vingerling JR, et al. Relationship between refraction and prevalent as well as incident age-related maculopathy: the Rotterdam Study. Invest Ophthalmol Vis Sci, 2003, 44(9):3778-3782.

[17] Fridman E, Lvry M, Ebert E, et al. The role of the atheroselerotic process in the pathogenesis of age related macular degeneration[J]. Am J Ophthalmol, 2000,130(5):658-663.

[18] Bernstein PS, Zhao DY, Wintch SW, et al. Resonance Raman measurement of macular carotenoids in normal subjects and in age-related macular degeneration patients. Ophthalmology, 2002, 109(10):1780-1787.

[19] Abramov Y, Borik S, Yahalom C, et al. The effect of hormone therapy on the risk for age-related maculopathy in postmenopausal women. Menopause, 2004, 11(1):62-68.

[20] van Leeuwen R, Ikram MK, Vingerling JR, et al. Blood pressure, atherosclerosis, and the incidence of age-related maculopathy:the Rotterdam Study. Invest Ophthalmol Vis Sci, 2003, 44(9):3771-3777.

[21] Hyman L, Schachat AP, He Q, et al. Hypertension, cardiovascular disease, and age-related macular degeneration. Age-Related Macular Degeneration Risk Factors Study Group. Arch Ophthalmol, 2000, 118(3):351-358.

[22] Wachter A, Sun Y, Dasch B,et al. Muenster age and retina study (MARS). Association between risk factors for arteriosclerosis and age-related macular degeneration. Ophthalmologe, 2004, 101(1):50-53.

[23] van Leeuwen R, Klaver CC, Vingerling JR,et al. Cholesterol and age-related macular degeneration: is there a link? Am J Ophthalmol, 2004, 137(4):750-752.

[24] Tomany SC, Wang JJ, Van Leeuwen R, et al. Risk factors for incident age-related macular degeneration: pooled findings from 3 continents. Ophthalmology, 2004, 111(7):1280-1287.

[25] Nirmalan PK, Katz J, Robin AL,et al. Female reproductive factors and eye disease in a rural South Indian population: the Aravind Comprehensive Eye Survey. Invest Ophthalmol Vis Sci, 2004, 45(12): 4273-4276.

[26] Defay R, Pinchinat S, Lumbroso S, et al. Pola Study Group. Sex steroids and age-related macular degeneration in older French women: the POLA study. Ann Epidemiol, 2004, 14(3):202-208.

[27] Klein R, Klein BE, Tomany SC, et al. Association of emphysema, gout, and inflammatory markers with long-term incidence of age-related maculopathy. Arch Ophthalmol, 2003, 121(5):674-678.

[28] Heuberger RA, Fisher AI, Jacques PF, et al. Relation of blood homocysteine and its nutritional determinants to age-related maculopathy in the third National Health and Nutrition Examination Survey. Am J Clin Nutr, 2002, 76(4):897-902.

[29] Seddon JM, Cote J, Davis N, et al. Progression of age-related macular degeneration: association with body mass index, waist circumference, and waist-hip ratio. Arch Ophthalmol, 2003, 121(6):785-792.

[30] DeAngelis MM, Lane AM, Shah CP, et al. Extremely discordant sib-pair study design to determine risk factors for neovascular age-related macular degeneration. Arch Ophthalmol, 2004, 122(4):575-580.

[31] Seddon JM, Gensler G, Milton RC, et al. Association between C-reactive protein and age-related macular degeneration. JAMA, 2004, 291(6):704-710.

[32] Snellen EL, Verbeek AL, Van Den Hoogen GW, et al. Neovascular age-related macular degeneration and its relationship to antioxidant intake. Acta Ophthalmol Scand, 2002, 80(4):368-371.

[33] Cho E, Seddon JM, Rosner B, et al. Prospective study of intake of fruits, vegetables, vitamins, and carotenoids and risk of age-related maculopathy. Arch Ophthalmol, 2004, 122(6):883-892.

[34] Taylor HR, Tikellis G, Robman LD, et al. Vitamin E supplementation and macular degeneration: randomised controlled trial. BMJ, 2002, 325(7354):11.

[35] Age-related Eye Disease Study Research Group. A randomized, placebo-controlled, clinical trial of high-dose supplementation with vitamin C and E, beta carotene, and zinc for age-related macular degeneration and vision loss: AREDS report no. 8. Arch Ophthalmol, 2001,119(10):1417-1437.

[36] Seddon JM, Cote J, Rosner B. Progression of age-related macular degeneration: association with dietary fat, transunsaturated fat, nuts, and fish intake. Arch Ophthalmol, 2003, 121(12):1728-1737.

[37] Tomany SC, Cruickshanks KJ, Klein R, et al. Sunlight and the 10-year incidence of age-related maculopathy: the Beaver Dam Eye Study. Arch Ophthalmol, 2004, 122(5):750-757.

[38] Zareparsi S, Reddick AC, Branham KE, et al. Association of apolipoprotein E alleles with susceptibility to age-related macular degeneration in a large cohort from a single center. Invest Ophthalmol Vis Sci, 2004, 45(5):1306-1310.

[39] Allikmets R. Further evidence for an association of ABCR alleles with age-related macular degeneration. The International ABCR Screening Consortium. Am J Hum Genet, 2000,67:487-491.

[40] 黄霄,王春辉,王丽英,等. 年龄相关性黄斑变性的血管模型. 中国中医眼科杂志, 2005,15(1):50-52.

[41] 王宜强,董晓光. 年龄相关性黄斑变性的流行病学和病因学研究进展. 中华眼科杂志,2005;41(4):377-381.

2 老年性黄斑变性发病机制研究进展

老年性黄斑变性(age-related macular degeneration,AMD)是多发于45岁以上人群的年龄相关性疾病,分为萎缩型和渗出型,主要表现为玻璃膜疣、视网膜色素上皮(retinal pigment epithelium,RPE)区域性萎缩变性、脉络膜新生血管(choroidal neovascularization,CNV)及其引起的渗出、出血和瘢痕形成。AMD发病机制错综复杂,尚不清楚。近年来,人们通过临床和基础研究提出了许多新观点,对该病有了进一步的理解。

一、老化与代谢失调

在考虑AMD的发病机制时,RPE、Bruch膜及脉络膜毛细血管的老化是极有意义的。虽然老化并不一定导致AMD,但可能为AMD的重要病因。

(一)RPE改变

随着年龄的增长,RPE发生一系列的变化,如细胞形态、密度的改变,细胞内色素、结构的改变,以及脂褐素的沉积等。Harman等报道,0~30岁视网膜面积增加;12~89岁,RPE细胞数量没有改变;12~40岁,全部RPE细胞的密度减小。认为RPE单层均一地位于视网膜神经感觉层下,随眼睛增长,感觉视网膜扩展以覆盖增加的表面积,RPE细胞伸展而不是分裂来覆盖增加的面积。由于伸展的程度不同,黄斑RPE细胞密度在老化时可能增加,RPE单一细胞层结构改变,使得组织收缩,细胞形态改变,细胞从规则的六边形变为不规则的多边形。关于RPE细胞数量随年龄的变化,有些报道得出不同的结论。Panda等认为RPE细胞随年龄增长而丧失,视细胞与RPE细胞的比例增高,引起RPE细胞的吞噬负荷增大。Priore则报道年龄与RPE细胞凋亡的比例呈正相关,凋亡的RPE细胞主要限于老年人黄斑,但黄斑区RPE细胞密度不变,而周边部的密度下降,认为周边RPE迁移以补偿黄斑死亡的RPE细胞。

RPE细胞内含大量的色素颗粒,主要由黑色素颗粒组成,在黄斑密度最大,尤其在中央凹。黑色素可吸收散射光线以增加视力,同时保护视网膜以减少其氧化损伤。黑色素单独或和吞噬小体一起进入溶酶体系统,分别形成黑色素溶酶体和黑色素脂褐素。随年龄增长,一些颗粒发生改变或降解,并没有产生新的颗粒,黑色素浓度下降,因此临床中常看到老年人眼的RPE比年轻人眼含色素少。Feeney-Burns等报道人视网膜包括黄斑的所有区域中,RPE黑色素进行性损耗。也有报道14~97岁黄斑的黑色素浓度较稳定。围绕与年龄相关的RPE色素改变的课题仍有许多争议。

RPE细胞内溶酶体系统的酶活性发生年龄相关性改变。RPE细胞的轴突吞噬脱落的光感受器外节盘,形成吞噬小体,进入溶酶体系统降解,一部分再循环。组织蛋白酶D是一种重要的蛋白酶,参与富含视紫质的盘膜的消化。组织蛋白酶D或其他分解代谢的酶系统发生混乱可能导致细胞内和细胞外残骸形成,RPE内脂褐素积聚增多。RPE中脂褐素的组成尚有争议,大部分研究认为脂褐素主要是视网膜光感受器外节代谢的不可降解产物,部分降解的外节盘和自体吞噬过程使脂褐素体积增大。随年龄增长,脂褐素在RPE内积聚有两个明显高峰,第一个在10~20岁之间,第二个在50岁左右。Feeney-Burns等报道,10岁前,脂褐素占细胞质的1%;80岁时,占细胞质的19%。Delori等报道,70岁前脂褐素荧光增加,随后下降,黄斑部积聚速度比颞侧慢得多。自体荧光增加提示RPE功能代谢失调或代谢负担加重,老年人荧光下降可能表示萎缩RPE细胞的清除。脂褐素随年龄增加积聚在后极部,侵及黄斑中央凹。脂褐素影响细胞功能,可能由于有功能胞质体积相对减少,吞噬细胞的能力降低,引起光感受器的死亡;也可能通过产生活性氧,诱导RPE和周围组织的氧化损伤。脂褐素积聚使细胞分解代谢机制受损或被抑制,导致更多脂褐素积聚,直到RPE细胞死亡。

RPE 的衰老引起功能下降。有学者提出端粒假说，即细胞分裂到阈值水平，端粒进行性变短，细胞老化。体外培养的 RPE 细胞复制到 15 次后不能再复制，可重建端粒长度，RPE 细胞复制潜能被储存；活体中，人 RPE 细胞不能进行有丝分裂。Hjeimeland 等认为，RPE 细胞端粒受到氧化损伤，导致老化。老化 RPE 的功能改变，引起老年性疾病。

(二) Bruch 膜改变

随年龄增长，Bruch 膜厚度增加，与产物增加及细胞外基质（extracellular matrix，ECM）降解减少有关。Ramrattan 等报道，出生时 Bruch 膜厚度仅 2μm，10 岁时 4 ~ 6μm。老化的 Bruch 膜的蛋白构成改变，交叉连接胶原、脂质含量及葡糖胺聚糖尺寸增加。内胶原层首先增厚，膜性残骸、丝状物、有包膜血管先聚集于此；黄斑下非胶原蛋白显著增加，可能提示老化过程中含蛋白的残骸堆积在 Bruch 膜上；外层广泛积聚胶原。随年龄增加，功能不良的 RPE 细胞产生异常量 ECM 物质，包括细胞碎片、胶原、其他基底膜成分。老化 Bruch 膜，降解 ECM 能力受损，促使 Bruch 膜增厚。分解 ECM 蛋白（胶原、弹性物质）的酶，如基质金属蛋白酶（matrix metalloproteinase，MMPs）以及对其有调节作用的金属蛋白酶阻止抑制剂（tissue inhibitors of metalloproteinases，TIMPs）发生改变。Guo 等发现 Bruch 膜中，MMP-2、MMP-9 的非活性形式随年龄增长而增加。Bailey 等测得黄斑区 TIMP-3 基因表达不随年龄相应增加，认为老化眼中 TIMP-3 更新以维持对 MMP 的抑制，也有报道 TIMP-3 含量随年龄增长而增加。

老化 Bruch 膜的渗透性及水传导性下降。Handa 等研究显示 Bruch 膜高级糖末端产物积聚，改变通过 Bruch 膜的细胞运输，促进大分子捕获，Bruch 膜的物理环境及渗透性改变。Moore 报道，从 10 岁到 90 岁，Bruch 膜对血清蛋白质的渗透性下降至原来的 1/10。年轻者的膜标本可通过分子量超过 200ku 的蛋白，随年龄增长，膜阻止高分子量实体日益增多；但老年者的膜仍能通过分子量超过 100ku 的巨大分子，膜可能有选择地阻止某种蛋白，并不以分子量为标准。Starita 等研究显示，Bruch 膜的水传导性随年龄增加呈指数下降。Bruch 膜分子构成和 RPE 细胞间紧密连接，影响脉络膜毛细血管和视网膜下空间的分子运动。交叉连接蛋白改变、非胶原蛋白沉积、脂质沉积，使分子穿过 Bruch 膜受损，尤其在黄斑下。Starita 等通过 Excimer 激光切除 Bruch 膜不同层，证实内层胶原对水流抵制力最大，认为老化眼的 Bruch 膜中有高抵制力的屏障形成，可能由于脂质和囊状或颗粒状残骸压陷在 Bruch 膜。Bruch 膜形态测定法显示弹力层较高的多孔性，而内胶原层较低的多孔性，弹力层组成脉络膜和 RPE 下空间的屏障，这一层多孔性随年龄增长日益增加，利于 CNV 生长。Ugarte 等发现正常眼 Bruch 膜 - 脉络膜复合体弹性随年龄增加而下降，AMD 病人弹性下降更显著，并伴有局部区域的僵硬，可能与传输营养物质及废物能力降低有关。Bruch 膜弹性改变对结构所起的作用以及与年龄相关性疾病发病机制的关系尚不清楚。

RPE 细胞一生不断将胞质物质排入到 Bruch 膜，异常 ECM 堆积，位于 RPE 底部细胞内褶与 RPE 基底膜层之间的称为基底层沉着；位于 RPE 的基底膜与 Bruch 膜内胶原层之间的称为基底线沉着。基底线沉着表现为典型性玻璃膜疣，对于 AMD 发生更有意义。AMD 眼地图状萎缩区域仅有基底层沉着，而基底线沉着消失，与基底线沉着大部分来自于 RPE - 光感受器复合体的观点相一致。Amin 等发现，RPE 下沉积物的形成能够被调节，视网膜组织可使沉积物增多，TNF-α 或 MMP-2 可使沉积物减少。AMD 眼的 RPE 变性，导致 MMP 活性不正常，MMP 与 TIMP 失衡，也使 ECM 不正常发展。AMD 眼局部 ECM 积聚导致 Bruch 膜增厚，视网膜血供降低，缺血低氧，刺激脉络膜产生血管生长因子和表达 MMP-2、MMP-9，血管新生。Kamizuru 等在 CNV 上检测到整合素，ECM 中多种黏附蛋白与整合素相互作用，促进血管内皮细胞移行。RPE 下空间细胞外残骸的特性和数量影响 CNV 生长，AMD 中 CNV 的风险随玻璃膜疣数量、大小和融合性的增加而增加。玻连蛋白（vitronectin）、纤维连接（fibronectin）和高级糖末端产物（advanced glycation end production）是玻璃膜疣的分子组成，在 Mousa 等的模型中，这些物质刺激血管生成因素产生。

(三) 脉络膜改变

随年龄增长，Ramrattan 等报道脉络膜厚度下降，出生时为 200μm，90 岁时为 80μm。也有报道脉络膜厚度与年龄无显著相关性。脉络膜毛细血管密度显著性降低，血管管腔直径减小，血管间宽度增大。

Guymer 等指出脉络膜毛细血管内皮细胞突起出现在 Bruch 膜,对清除来自 Bruch 膜的残骸起重要作用。脉络膜毛细血管随年龄增加而丧失是 Bruch 增厚的一个原因。RPE 产物有助于维持正常的脉络膜毛细血管密度和解剖,Bruch 增厚阻碍这些物质弥散到脉络膜毛细血管,可能引起年龄相关性脉络膜毛细血管的改变。RPE 细胞和 Bruch 膜的改变是黄斑区最早的老年性改变,并可能是 AMD 致病原发或起始因素。脉络膜(包括脉络膜毛细血管)的改变可能继发于 RPE 细胞和 Bruch 膜形态及功能的改变。

(四)老化和 AMD 的相互关系

从正常老化到 AMD 可能存在未知的转换机制。近年解剖学研究显示,正常老化眼 30% 视杆细胞丧失,而早期 AMD 视杆细胞丧失也增多。Crabb 等对玻璃膜疣构成的研究显示,健康的老年人眼和 AMD 眼玻璃膜疣蛋白有 65% 相同。说明 Bruch 膜年龄性改变与 AMD 相关的年龄改变存在一些连续性,但也存在一些差异。在 Crabb 的研究中,TIMP-3 和血清白蛋白在健康老年人玻璃膜疣的眼更常见;而晶状体球蛋白在 AMD 眼玻璃膜疣中更常见。AMD 玻璃膜疣蛋白中,约 33% 在健康老年人玻璃膜疣中未发现。

二、循环障碍

脉络膜血流不正常可引起 RPE - 脉络膜低氧。Gruwald 等报道:大于 50 岁,ICGA 示脉络膜毛细血管充盈迟缓,出现黄斑区低荧光面积;大于 46 岁,黄斑下脉络膜毛细血管激光 Doppler 血流法示脉络膜血流下降,容积下降,在 AMD 中进一步下降。Ciulla 等发现萎缩型 AMD 旁中央凹脉络膜平均灌注时间延长,同一只眼内出现多个不同灌注时间的区域,显示脉络膜灌注不足。Mori 等证实渗出型 AMD 的每搏眼部血流(pulsatile ocular blood flow)低于萎缩型 AMD 和正常眼,认为渗出型 AMD 病人脉络膜血流下降,由于低氧诱导血管生成因子,产生 CNV。Welge-Lussen 等发现,AMD 眼局部低氧引起 RPE 细胞的连接组织生长因子(connective tissue growth factor,CTGF)和血纤维蛋白溶酶原激活抑制酶 - 1(plasminogen activator inhibitor - 1,PAI - 1)表达,CTGF 增加 ECM 形成,PAI - 1 抑制 ECM 降解,参与 AMD 早期和晚期改变。

AMD 眼中,RPE 细胞丧失、营养因子丧失,使得脉络膜正弦曲线形的毛细血管小叶被管状毛细血管网取代,表面积/体积比值较小,脉络膜毛细血管内皮细胞受到由原卟啉介导的氧化损害,光感受器随 RPE 细胞丧失而死亡。光感受器通常消耗脉络膜毛细血管传送氧的 90% ~100%,AMD 眼脉络膜血流下降,Johnson 等发现光感受器因低氧受到影响,覆盖于玻璃膜疣上视网膜细胞显示结构和分子不正常:视杆细胞内节和外节缺损或缩短;视锥细胞光感受器显示类似的结构不正常,并且视锥细胞视蛋白的免疫活性下降;光感受器的结合端存在与玻璃膜疣相关的不正常;覆盖玻璃膜疣区域的 Müller 胶质细胞内,细丝蛋白中间体免疫活性增加(波形蛋白和胶质纤维酸蛋白)。这些异常类似于多种视网膜变性的改变,但仅限于玻璃膜疣上的区域,较远的视网膜区域没有受累,表明光感受器细胞功能被损害,可能是玻璃膜疣形成的结果。

流行病调查已显示高血压和动脉粥样硬化可增加萎缩型及渗出型 AMD 的风险,使得 AMD 发病的血流动力学假说有了新发现。Friedman 提出了新的 AMD 血管模型,认为巩膜和脉络膜血管的脂类来源于全身血液循环,玻璃膜疣和 Bruch 膜的脂类来源于 RPE;进行性脂类浸润使眼组织顺应性下降,此外老化引起黄斑部脉络膜毛细血管变窄,导致脉络膜血管阻力增加;脉络膜对 RPE 的灌注受损,包括脉络膜血流下降和流体静力升高,RPE 对外层脂类的加工和 RPE 分泌脂蛋白的清除受损,导致玻璃膜疣、色素改变和地图状萎缩,以及 Bruch 膜的钙化及破裂;Bruch 膜疏水脂类进行性积聚,水传导性下降,导致 RPE 功能进一步受损;脉络膜毛细血管压升高、Bruch 膜破裂,刺激生长因子,引起 CNV。

美国学者 Friedman(1997)指出了 AMD 的发病机制可能是血流动力学因素,而血流动力学因素涉及脉络膜循环,其是 RPE 损害的主要原因,而不是结果。提出血流动力学模型理论体系的基本前提是临床研究和组织病理学的研究,支持因素一是流行病学,AMD 在发达国家最为普遍,与动脉粥样硬化、高脂饮食、高胆固醇、吸烟有关;二是眼的风险因素,远视与 AMD 相关。AMD 发病的血流动力学模型始于巩膜、Bruch 膜、血管壁的脂质沉积。脂质沉积引起巩膜、Bruch 膜、脉络膜血管的顺应性降低。巩膜顺应性降低的结果，增加了脉络膜血管的血流阻力。脉络膜血管血流阻力增加既引起脉络膜灌注降低，又引起脉络膜毛细血管压升高。脉络膜灌注功能降低可能危害 RPE 的新陈代谢，结果导致 RPE 变性和萎缩。脉络膜毛细血管压升高影响 RPE 废物的运输，引起玻璃膜疣堆积、基底部沉积以及 Bruch 膜脂质沉积。日益增加的脉络膜毛细血管压会引起 RPE 脱离和 CNV。AMD 可能是血管病变，它是脂质渗入过程血流动力学结果的表现，涉及冠状动脉和颈动脉的粥样硬化。1998 年，国外一份有关 CNV 预防实验研究小组的报告表明，具有高风险的玻璃膜疣的病人经过黄斑激光光凝术后发展成湿性 AMD，长期随访，结果在激光治疗区域发生 CNV。1999 年，Friedman 就激光光凝术后仍然发生 CNV 指出，萎缩型和渗出型病变与高的脉络膜血管阻力有关，而渗出型病变则是高血管内压力所致。Hymanl 等的研究指出，新生血管性 AMD 发生于使用抗高血压药物的严重高血压患者，AMD 与高血压和心血管疾病相关，其结果支持 Friedman 提出的 AMD 可能是血管病变的理论。

三、光损害与氧化损伤

黄斑一直暴露于光照中，脂褐素作为光敏剂产生反应性氧（reactive oxygen species），可引起氧化损伤，诱导光感受器细胞凋亡。脂褐素的主要感光色素族 A2E 产生活性氧，使细胞质、细胞核氧化损伤，导致 ECM 改变。Holz 等发现，RPE 细胞暴露于光下，A2E 与低密度脂蛋白结合，在 RPE 溶酶体中积聚，引起溶酶体失去完整性。Schutt 等发现 A2E 可提高溶酶体的 pH 值，干扰溶酶体酶活性，减少溶酶体蛋白和黏多糖的降解。A2E 的增长及其引起的光活性对细胞的不利影响，说明萎缩型 AMD 与过量脂褐素积聚紧密相关。地图状萎缩（geographic atrophy）形成之前，可以看到过量脂褐素沉积于 RPE 的自体荧光。Holz 等发现地图状萎缩的周边存在高水平自体荧光，以后的 1 年这些区域萎缩，光感受器细胞丧失后 RPE 自体荧光降低。认为过量的 RPE 脂褐素积聚，A2E 破坏溶酶体完整性，溶酶体内容物的释放引起 RPE 进一步变性和细胞死亡，在地图状萎缩中起关键作用，但高水平 RPE 脂褐素作为地图状萎缩发展前的分子基础尚有争论。Reme 等发现，光诱导视杆细胞丧失，视紫质十分重要，随着光子吸收，许多光化学活性分子产生，产生凋亡死亡层叠。视杆细胞丧失是早期 AMD 的重要特征，Owsley 等提出视杆细胞易感学说，陈长征等进一步验证了这个学说，发现 AMD 患者早期后极部暗视与明视敏感度均降低，暗视敏感度降低大于明视敏感度，暗视敏感度降低患者比例大于明视敏感度降低患者比例。提示 AMD 患者早期后极部视杆细胞和视锥细胞均受到损害，但视杆细胞比视锥细胞更早发生损害。视网膜易感性的具体原因尚不清楚，可能是由于 RPE - Bruch 膜 - 脉络膜复合体的病理改变，但也有人认为在 RPE、Bruch 膜发生病变前，光感受器已变性和减少。

反应性氧还来源于老化、感染、局部氧压增加、空气污染、吸烟及再灌注损伤。光损伤积累，自由基损伤，血流动力学不正常，最终引起 RPE 氧化损伤。视网膜和 RPE 内的主要抗氧化酶包括超氧歧化酶、过氧化氢酶、谷胱甘肽过氧化物酶，构成抗 RPE 氧化损伤的基本防护；抗氧化分子包括维生素 C、维生素 E 和类胡萝卜素，支持酶系统。AMD 眼抗 RPE 氧化损伤的保护机制下降。

丙二醛是自由基损害的标志，Yildirim 等测定了 30 个 AMD 病人与 60 个健康者的血浆过氧化氢酶活性和丙二醛水平，AMD 病人过氧化氢酶活性显著低于健康者，丙二醛水平高于健康者。Frank 等发现，随年龄增长和 AMD 进展，RPE 过氧化氢酶活性下降，尤其在渗出型 AMD 眼，RPE 溶酶体内亚铁血红素加氧酶 -4 和亚铁血红素加氧酶 -2 的免疫活性下降，RPE 细胞质内 Cu-Zn 超氧化歧化酶免疫活性增加。AMD 病人血浆谷胱甘肽水平也明显下降。Delcourt 等发现，晚期 AMD 患者的血浆谷胱甘肽过氧化物酶水平显著增加，可能和发生于 Bruch 膜及脉络膜毛细血管的氧化反应有关。Hahn 等发现，AMD 眼黄斑区、RPE 和 Bruch 膜总铁含量增加，尤其在病理严重区域，产生高活性的羟基，可引起黄斑氧化损伤，导致 AMD。

类胡萝卜素，尤其芦丁和玉米黄质组成黄斑色素，具有抗氧化功能，可清除单态氧，抑制光感成分的三种状态，延迟膜磷脂过氧化。Thomson 等发现视网膜玉米黄质可减少光诱导的光感受器凋亡，证实黄斑色素对光感受器有保护作用。调查显示人群黄斑色素密度和分布变异范围大，AMD 人群的黄斑色素水平降低与 AMD 进展风险相关。Catharine 等发现 AMD 眼视网膜芦丁和玉米黄质含量下降,认为血浆玉米黄质和芦丁浓度低者患 AMD 的风险高。Pauleikhoff 等发现黄斑色素不同分布与早期 AMD 有关,中央黄斑色素下降以及中央/周边黄斑色素比低与萎缩斑和地图状萎缩关系密切。Richer 等证实补充芦丁可增加黄斑色素密度,可能对萎缩型 AMD 有利。然而,Ciulla 等使用异铬闪光测光法,显示 AMD 眼黄斑色素无显著改变。Berendschot 等的临床研究也并不支持低黄斑色素密度和 AMD 高风险相关。

自由基可诱导 RPE 细胞膜脂质过氧化,于 RPE 下空间形成基底层沉着积聚。软性玻璃膜疣、基底层沉着和基底线沉着、与 CNV 发生相关的 RPE 细胞质,均含有高级聚糖末端产物。Crabb 等在玻璃膜疣和 CNV 中发现羧基甲基赖氨酸(carboxymethyl lysine),其为脂蛋白过氧化或氧化、聚糖的产物。高级聚糖末端产物调控基质,使 RPE 细胞行数增长,表达能使 Bruch 增厚的基因(如 TGF-β2)。Ishibanshi 等报道,CNV 中的高级聚糖末端产物诱导细胞因子的表达增加。Gu 等研究显示,AMD 眼 Bruch 膜的二十二碳六烯－卵磷脂(docosahexaenoyl phosphatidylcholine, DHA-PC)、二十碳四烯(arachidonoyl, AA)-PC、亚麻(linoleyl, LA)－PC 的脂质氧化产物数量多于同年龄正常眼,并且 Bruch 膜可见到玻璃膜疣蛋白,如 TIMP-3、凝集素(clusterin)、玻连蛋白和血浆清蛋白。Crabb 等发现,AMD 玻璃膜疣中的二十二碳六烯抑制脂类氧化产物要比对照眼丰富得多,表明 Bruch 膜脂质氧化产物的改变与 AMD 紧密相关。脂褐素自体荧光和玻璃膜疣的位置相同,也提示二者存在病因联系。

氧化应激(oxidative stress)是 RPE 对氧化损伤的应答,可能为 AMD 早期 RPE 细胞死亡和 RPE 下沉积形成的原因。Bailey 等发现,氧化应激导致 RPE 细胞的紧密连接被破坏,RPE 渗透性和生存能力改变。严重的氧化应激使 RPE 细胞发生凋亡,玻璃膜疣形成过程类似于凋亡过程,凋亡也参与 CNV 早期生长以及晚期纤维瘢痕形成。Strunnikova 等发现 RPE 细胞暴露于低剂量氧化物刺激时,尽管 RPE 细胞有精细的系统可避免死亡,但仍可引起明确的 RPE 细胞和分子应答,使得 AMD 进展。Hermans 等报道,正常黄斑,碳酰蛋白(protein carbonyls)存在于脉络膜毛细血管内皮细胞内,很少见于 RPE;CNV 中,RPE 细胞显示碳酰基(carbonyl residues)阳性染色。Hermans 认为氧化修饰脉络膜毛细血管内皮的蛋白,可能由于血流的高氧浓度引起氧化应激增多和(或)抗氧化防御系统减弱,正常黄斑的 RPE 有适当抗氧化防御系统,CNV 形成氧化应激增加可能打破了这个防御系统。

四、炎症反应

AMD 可能是一种与免疫相关的慢性非特异性炎症性病变。Penfold 等对 65 只具有 AMD 病变特征的尸眼研究发现,无论萎缩病变、盘状病变以及 AMD 中期,在病理组织切片中均可见到大量的巨噬细胞、淋巴细胞、浆细胞和免疫活性细胞,细胞数明显多于正常组,与病变程度呈正相关关系,与有无渗出性改变无明显关系。Hageman 等在 AMD 病人血浆中发现抗视网膜和抗 RPE 抗体。陶润平等发现 AMD 患者循环血液中的视网膜抗体水平显著高于正常人,主要是针对相对分子质量为 27 000～35 000 及 43 000～50 000的蛋白抗体。Patel 等通过免疫组化分析,确认在双眼玻璃膜疣和伴有 CNV 的渗出型 AMD 病人眼中存在视网膜组织的自身抗体。发现伴有双眼玻璃膜疣的病人视网膜内核层和外核层的抗视网膜抗体滴度显著高于伴有 CNV 的渗出型 AMD 病人和对照组,揭示在 AMD 的早期阶段有免疫过程参与。

Hageman 等认为,少量降解的 RPE 和 Bruch 膜成分(如大范围胶原)可能激发慢性炎症反应。脉络膜树突状细胞激活可引起对视网膜/RPE 抗原或 Bruch 膜内新抗原的自身免疫反应。Patel 认为抗视网膜自身抗体不仅是对 CNV 的反应性应答,而且可能在 AMD 的发病机制中起重要的作用。C 反应蛋白是全身性炎性反应的标志,Seddon 等的试验表明 CRP 水平升高是 AMD 独立的危险因素。

近来,研究显示 AMD 中的玻璃膜疣、细胞外沉积是局部炎性反应的表现。目前测得玻璃膜疣的蛋白成分包括:免疫球蛋白与免疫复合沉积物(如 C5b-9 复合体)相关的补体成分;炎症相对应的急性反应阶段分子,如淀粉样 P 成分和 α_1－抗胰蛋白酶;调节免疫应答的蛋白,如玻连蛋白、凝集素、载脂蛋白 E、膜辅助因子蛋白(membrane cofactor protein)、补体受体－1(complement receptor 1);黄斑组织相容性Ⅱ型抗原复合体 HLA-DR 和丛集的不同抗原。玻璃膜疣的细胞成分包括 RPE 泡、脂褐素和黑色素,还有脉络膜树突状细胞、被损伤的 RPE(如单核白血球趋化)和 Bruch 膜氧化的蛋白、脂质激活和修复。淀粉样 β 肽(amyloid β,Abeta)是 Alzheimer 病斑块的主要炎性反应前成分,Anderson 等发现玻璃膜疣内含结构聚集 Abeta 和激活的补体成分,提示 AMD 中玻璃膜疣与以错构蛋白沉积和聚合为特征的神经退行性疾病有共同致病途径,认为 Abeta 在 AMD 发病机制中起一定作用。

Johnson 等发现,RPE 细胞通过清除调节免疫应答的蛋白,调控脉络膜树突状细胞活性。RPE 细胞受损和 Bruch 膜氧化的蛋白、脂质,激活脉络膜树突状细胞。巨噬细胞、外来的胶质细胞与激活的脉络膜树突状细胞消化 Bruch 膜,刺激 CNV 生长。AMD 晚期的脉络膜和切除的 CNV 中,可见的炎症细胞有多核巨细胞和白细胞。Otani 等报道,存在基底线沉着时,Bruch 膜附近可见更多巨噬细胞和外来巨细胞。Oh 等认为,激活的巨噬细胞和其他炎症细胞清除酶释放细胞因子,损害细胞并降解 Bruch 膜,炎症细胞有助于 CNV 生长到 RPE 下空间。Heriot 等认为,AMD 眼中 Bruch 膜的破裂可能是 CNV 的结果而不是 CNV 的原因。

细胞因子或 RPE 产生的沉积吸引巨噬细胞到脉络膜,许多实验已观察到巨噬细胞嵌入膜进入玻璃膜疣的过程,此过程也出现于 CNV 中。孤立的单核细胞表达 TNF-α,由 RPE 泡刺激巨噬细胞产生。Scott 等发现,伴有单核细胞表达大量 TNF-α 的病人发生 CNV 的风险较高。Cousins 的鼠 CNV 模型显示,CNV 形成的早期阶段有大量巨噬细胞,巨噬细胞的损耗使 CNV 减少和严重性降低。认为个体可能存在不同种类巨噬细胞:低应答巨噬细胞,清除 RPE 残骸不被活化;高应答巨噬细胞,被 RPE 泡或残骸刺激而活性异常。存在高应答巨噬细胞的病人可能有 CNV 形成的风险。

五、RPE 与脉络膜毛细血管分子生物学改变

RPE 通过一些生长因子为神经视网膜和脉络膜毛细血管提供营养支持,并维持抗血管生成状态。这些生理功能被扰乱,成为 AMD 中 CNV 起始生长的基础。Bruch 膜老化导致营养功能损害,脉络膜毛细血管萎缩,以及弥散到神经视网膜的氧减少,结果外层视网膜低氧,这是驱动 CNV 形成的重要因素。此外,氧化应激和炎症反应通过 RPE 刺激血管内皮生长因子(VEGF)过量表达,RPE 老化和低氧可能使血管生成抑制物如色素上皮衍生因子(pigment epithelium-derived factor,PEDF)表达下降,改变这些因子的平衡。

Matsuoka 等手术切除 AMD 病人 CNV,发现新生血管显著的 CNV 血管内皮细胞和 RPE 细胞表达强 PEDF 和 VEGF,纤维显著的 CNV 的 PEDF 和 VEGF 免疫反应表达弱,提示 PEDF 与 VEGF 一起调节中央凹下纤维血管膜形成。正常情况下,VEGF 以自分泌方式诱导 PEDF 表达上调,使光感受器层保持无血管状态。随年龄增长,尤其在 AMD 眼,玻璃体中 PEDF 浓度逐渐降低,缺少由 VEGF 诱导的 PEDF 基因上调,CNV 易于形成。Martin 等发现,PEDF 等抑制因子在产生 CNV 的 RPE 中极强上调,认为至少在 AMD 晚期阶段,RPE 有控制血管生成的潜能。此外,在 CNV 中发现转化生长因子 - β(transforming growth factor,TGF-β)、成纤维生长因子(fibroblast growth factor,b-FGF)、Ang 家族(Ang1,Ang2)、胰岛素样生长因子(insulin-like growth factor 1,IGF-1)和其受体,调控 VEGF 可诱导新生血管形成。Imran 等在 AMD 眼发现,内皮抑素(endostain,ES)免疫活性在脉络膜毛细血管、Bruch 膜和脉络膜的 RPE 基底层显著降低,在一些区域甚至完全消失,也可诱导 CNV 生长。

Sarks 等发现,脉络膜毛细血管仅在变薄的 Bruch 膜下激活,因为相对于那些含有大量膜残骸的区域,血管生成因子更容易弥散。Bruch 膜的侵蚀常发生于小的硬性玻璃膜疣下。CNV 附近的脉络膜毛细血管通常变得狭窄或缺如,可能是 RPE 萎缩的表现。RPE 萎缩可能因为细胞外残骸大量积聚区域营养物质下降或异常代谢物增加,中央凹下 RPE 萎缩损害由黄斑色素、中央凹高密度的视锥细胞等因素造成。代谢异常的区域和中央凹下 RPE 是新生血管生长的资源,因而,CNV 起始和激光光凝后易于向中央凹下生长。CNV 一般不发生在地图状萎缩区域,易发生于 RPE 和视网膜相对保留的邻近区域或中央凹下。McLeod 等在伴有地图状萎缩的眼中,发现 RPE 萎缩比脉络膜毛细血管丧失更严重,在 RPE 完全丧失的区域,存活的脉络膜毛细血管高度狭窄,可能刺激新生血管的形成和稳定。

六、分子遗传学改变

现已研究证实,AMD 是一种具有高度遗传易质性的疾病。基因和环境因素的相互作用被认为在 AMD 的发病机制中起作用,家族聚集的倾向和基因变异的发现提示在 AMD 发展中遗传占据重要的位置。AMD 患者存在家族特征性,大约 20% 的 AMD 患者具有家族史。先证者的一级亲属 AMD 发病率为 23%,对照组为 16%;渗出型 AMD 亲属发病率为 26%,对照组为 11.6%。家族聚集、分离现象和双生子研究也表明 AMD 具有遗传倾向。Abecasis 等的研究结果确认了 AMD 的染色体位点,如染色体 1q(Marshfield 基因图谱中 236-240cM)、5p(40-50cM)和 9q(111cM),并且发现了与 CNV 相关的可疑位点,如 2p(10cM)和 22q(25cM)。光传导通路、光受体代谢、视网膜结构成分等所涉及的基因都可能与 AMD 有关。目前已研究的基因包括 ABCR 基因、VMD2 基因、TIMP3 基因、RDS 基因、APOE 基因。Zarepars 等证实携带 APOE-ε4 等位基因可以降低 AMD 风险,但 AMD 遗传易感性基因尚不确定。Seddon 等对 840 例老年男性双生子进行 AMD 评估,证实遗传因素在 AMD 病因中起作用,可解释部分 AMD 的病变差异,并受到环境因素影响。Yates 等认为环境因素触发易感性基因,基因变异导致 AMD 发生。

Stone 等认为,一些单基因性状视网膜变性、眼底病变与 AMD 类似,对其致病基因的研究有助于确认 AMD 相关基因。缓慢型视网膜变性(RDS)基因编码光感受器外节盘膜边缘蛋白(peripherin),其突变可见于 Zermatt 黄斑病,可能在地图状萎缩形成中起作用。表皮生长因子含原纤蛋白样细胞外基质蛋白 -1(EFEMP1)基因,编码类似细胞外基质糖蛋白家族,其突变引起 Doyne's 蜂窝样视网膜萎缩,表达于玻璃膜疣附近的视网膜、RPE、脉络膜组织,可能与玻璃膜疣形成相关。金属蛋白酶 -3 组织抑制因子(TIMP-3)基因突变可见于 Sorsby 黄斑营养不良,导致 Bruch 膜细胞外基质异常。尽管 Sorsby 眼底萎缩与 AMD 类似,但 CNV 形成年龄较小,AMD 可能与 TIMP-3 突变不相关。光感受器特异性 ATP 结合转运蛋白(ABCR)基因为 Stargardt 病的致病基因,该基因突变可能影响类维生素 A 的转运,导致类维生素 A 及其衍生物在 RPE 和感光细胞外节堆积,可能与萎缩型 AMD 发生风险相关。

众多研究已证实基因突变参与 AMD 发病,但 AMD 是多基因变异,可能为易感基因和抑制基因共同作用的结果。Baird 等报道,载脂蛋白 E (apoE)可调节胆固醇和脂类的转运,在 AMD 的发病中起作用;ε4 等位基因起保护作用,推迟 AMD 发病;然而,ε2 等位基因可能使 AMD 发病年龄变小。Zareparsi 等发现,Toll 样受体 -4(TLR4)基因调节胆固醇转运及 RPE 对光感受器外节的吞噬,仅仅 TLR4 基因突变不产生影响,如果同时伴有 apoE 和 ABCR 基因突变,则发生 AMD 的风险增加。AMD 遗传易感性基因尚不确定,致病基因的组成及数量还不清楚,仍需进一步研究。

(陈　松　李文博)

【参 考 文 献】

[1] Harman AM, Fleming PA, Hoskins RV, et al. Development and aging of cell topography in the human retinal pigment epithelium. Invest Ophthalmol Vis Sci, 1997, 38: 2016-2026.

[2] Priore D, Kuo YH, Tezel TH. Age-Related Changes in Human RPE Cell Density and Apoptosis Proportion In Situ. Invest Ophthalmol Vis Sci, 2002, 43: 3312-3318.

[3] Feeney-Burns L, Gao GL, Tidwell M. Lysosomal enzyme cytochemistry of human RPE, Bruch's membrane and drusen. Invest Ophthalmol Vis Sci, 1987, 28: 1138-1147.

[4] Delori FC, Goger DG, Dorey CK. Age-related accumulation and spatial distribution of lipofuscin in RPE of normal subjects. Invest Ophthalmol Vis Sci, 2001, 42: 1855-1866.

[5] Sundelin SP, Wihlmark U, Nilsson SEG, Brunk UT. Lipofusicin accumulation in cultured retinal pigment epithelial cells reduces their phagocytic capacity. Curr Eye Res,1998, 17: 851-857.

[6] Ramrattan RS, Schaft TL, Mooy CM, et al. Morphometric analysis of Bruch's membrane, the choriocapillaris, and the choroid in aging. Invest Ophthalmol Vis Sci, 1994, 35: 2857-2864.

[7] Guo L, Hussain AA, Limb GA, et al. Age-Dependent Variation in Metalloproteinase Activity of Isolated Human Bruch's

Membrane and Choroid. Invest Ophthalmol Vis Sci, 1999, 40: 2676-2682.

[8] Baliey TA, Alexander RA, Dubovy SR, et al. Measurement of TIMP-3 expression and Bruch's membrane thickness in human macular. Exp Eye Res, 2001, 73: 851-858.

[9] Moore DJ, Clover GM. The Effect of Age on the Macromolecular Permeability of Human Bruch's Membrane. Invest Ophthalmol Vis Sci, 2001, 42: 2970-2975.

[10] Starita C, Hussain AA, Patmore A, et al. Localization of the site of major resistance to fluid transport in Bruch's membrane. Invest Ophthalmol Vis Sci, 1997, 38: 762-767.

[11] Ugarte M, Hussain AA, Marshall J. An OCT-based Method for Determining the Elasticity of the Human Bruch's-choroid Complex: Relevance to Ageing and AMD. Invest Ophthalmol Vis Sci, 2003, 44: 1736.

[12] Amin S, Victor Chong NH, Tracey A, et al. Modulation of Sub-RPE Deposits In Vitro: A Potential Model for Age-Related Macular Degeneration. Invest Ophthalmol Vis Sci, 2004, 45: 1281-1288.

[13] Kamizuru H, Kimura H, Yasukawa T, et al. Monoclonal antibody-mediated drug targeting to choroidal neovascularization in the rat. Invest Ophthalmol Vis Sci, 2001, 42: 2664-2672.

[14] Mousa SA, Lorelli W, Campochiaro PA. Role of hypoxia and extracellular matrixintegrin binding in the modulation of angiogenic growth factor secretion by retinal pigmented epithelial cells. J Cell Biochem, 1999, 74: 135-143.

[15] 张勇进. 视网膜色素上皮、Bruch 膜及脉络膜老年性改变的定量分析. 中华眼底病杂志,2000, 16: 236-239.

[16] Guymet R, Luthert P, Bird A. Changes in Bruch's membrane and related structures with age. Prog Retin Eye Res, 1999, 18: 59-90.

[17] Crabb JW, Mlyagi M, Gu X, et al. Drusen proteome analysis: an approach to the etiology of age-related macular degeneration. Proc Natl Acad Sci U S A, 2002, 99: 14682-14687.

[18] Grunwald J, Hariprasad S, Dupont J. Effect of aging on foveolar choroidal circulation. Arch Ophthalmol, 1998, 116: 150-154.

[19] Ciulla TA, Harris A, Kagemann L, et al. Choroidal perfusion perturbations in non-neovascular age-related macular degeneration. Br J Ophthalmol, 2002, 86: 209-213.

[20] Mori F. Pulsatile ocular blood flow and choroidal blood flow in age-related macular degeneration. Nippon Ganka Gakkai Zasshi, 2003, 107: 674-677.

[21] Welge-Lussen UC, Fuchshofera R, Kampik A. Influence Of Hypoxia In The Early And Late Changes Of Age Related Macular Degeneration. Invest Ophthalmol Vis Sci, 2004, 45: 3383.

[22] Johnson PT, Lewis GP, Talaga KC, et al. Drusen-Associated Degeneration in the Retina. Invest Ophthalmol Vis Sci, 2003, 44: 4481-4488.

[23] Friedman E. Update of the vascular model of AMD. Br J Ophthalmol, 2004, 88: 161-163.

[24] Holz FG, Schutt F, Kopitz J, et al. Inhibition of lysossmal degradative functions in RPE cells by a retinoid component of lipofuscin. Invest Ophthalmol Vis Sci, 1999, 40: 737-743.

[25] Schutt F, Decatur J, Nakanish K. Photodamage to human RPE cells by A2-E, a retinoid component of lipofusion. Invest Ophthalmol Vis Sci, 2000, 41: 2303-2306.

[26] Holz FG, Pauleikhoff D, Klein R, Bird AC. Pathogenesis of lesion in late age-related macular disease. Arch Ophthalmol, 2004, 137: 504-510.

[27] Reme CE, Grimm C, Hafezi F, et al. Why study rod cell death in retinal degenerations and how? Doc Ophthalmol, 2003, 106: 25-29.

[28] Owsley C, Jackson GR, Cideciyan AV, et al. Psychophysical Evidence for Rod Vulnerability in Age-Related Macular Degeneration. Invest Ophthalmol Vis Sci, 2000, 41: 267-273.

[29] 陈长征, 吴乐正, 吴德正. 老年黄斑变性早期局部视锥细胞视杆细胞功能研究. 中国实用眼科杂志, 2004, 22: 225-230.

[30] Zarbin MA. Current concepts in the pathogenesis of age-related macular degeneration. Arch Ophthalmol, 2004, 122: 598-614.

[31] Yildirim O, Ates NA, Tamer L, et al. Changes in antioxidant enzyme activity and malondialdehyde level in patients with age-related macular degeneration. Ophthalmologica, 2004, 218: 202-206.

[32] Frank RN, Amin RH, Puklin JE. Antioxidant enzymes in the macular retinal pigment epithelium of eyes with neovascular

age-related macular degeneration. Am J Ophthalmol, 1999, 127: 693-709.

[33] Delcourt C, Cristol JP, Leger CL, et al. Associations of antioxidant enzymes with cataract and age-related macular degeneration:The POLA Study:Pathologies. Ophthalmology, 1999, 106: 215-222.

[34] Hahn P, Milam AH, Dunaief JL. Human AMD Maculas Contain Increased Chelatable Iron in the RPE and Bruch's Membrane. Invest Ophthalmol Vis Sci, 2003, 44: 1733.

[35] Thomson LR, Toyoda Y, Langner A. Elevated Retinal Zeaxanthin and Prevention of Light-Induced Photoreceptor Cell Death in Quail. Investigative Ophthalmology and Visual Science, 2002, 43: 3538-3549.

[36] Gale CR, Hall NF, Phillips DW, et al. Lutein and Zeaxanthin Status and Risk of Age-Related Macular Degeneration. Invest Ophthalmol Vis Sci, 2003, 44: 2461-2465.

[37] Pauleikhoff D, Spital G, Trieschmann M, et al. Macular Pigment: Specific Risk for Different Types of AMD? Invest Ophthalmol Vis Sci, 2003, 44: 1756.

[38] Richer SP, Tsipursky M, Pulido J. Macula Pigment Optical Density is Enhanced with Lutein Supplementation Independent of AREDS AMD Disease Stage . Invest Ophthalmol Vis Sci, 2003, 44: 969.

[39] Ciulla TA, Hammond BR Jr. Macular pigment density and aging, assessed in the normal elderly and those with cataracts and age-related macular degeneration. Am J Ophthalmol, 2004, 138: 582-587.

[40] Berendschot TTJM, Willemse-Assink JJM, Bastiaanse M,et al. Macular pigment and melanin in age-related maculopathy in a general populatiom. Invest Ophthalmol Vis Sci, 2002, 43: 1928-1932.

[41] Ishibashi T, Murata T, Hangai M, et al. Advanced glycation end products in age-related macular degeneration. Arch Ophthalmol, 1998, 116: 1629-1632.

[42] Gu X, Shadrach K, Sun M, et al. Identification of Lipid Oxidation Products and Proteins in Bruch's Membrane from Normal and AMD Donor Eyes. Invest Ophthalmol Vis Sci, 2003, 44: 1622.

[43] Bailey TA, Kanuga N, Romero IA, et al. Oxidative Stress Affects the Junctional Integrity of Retinal Pigment Epithelial Cells. Invest Ophthalmol Vis Sci, 2004, 45: 675-684.

[44] Strunnikova NV, Baffi J, Zhang C, et al. Cellular and Molecular Responses to Sublethal Oxidative Injury in Retinal Pigment Epithelial Cells (RPE). Invest Ophthalmol Vis Sci, 2003, 44: 3145.

[45] Hermans P, Lommatzsch A, Wasmuth S, et al. Oxidative Modified Proteins in Normal Macula and Exudative AMD. Invest Ophthalmol Vis Sci, 2003, 44: 1621.

[46] Hageman GS, Luthert PJ, Chong VNH, et al. An integrated hypothesis that considers drusen as biomarkers of immunmediated processes at the RPE-Bruch's membrane interface in aging and age-related macular degeneration. Prog Retin Eye Res, 2001, 20: 705-732.

[47] 陶润平,吴德正,潘苏华. 老年黄斑变性外周血中视网膜抗体的研究. 眼科研究, 2000,18: 415.

[48] Patel N, Obayahshi M, Ramchand K, et al. Immune markers in Age-related macular degeneration. Invest Ophthalmol Vis Sci, 2004, 45: 1841.

[49] Hageman GS, Luthert PJ, Chong VNH, et al. An integrated hypothesis that considers drusen as biomarkers of immunmediated processes at the RPE-Bruch's membrane interface in aging and age-related macular degeneration. Prog Retin Eye Res, 2001, 20: 705-732.

[50] Seddon JM, Gensler G, Milton RC, et al. Association Between C-Reactive Protein and Age-Related Macular Degeneration. JAMA, 2004, 291:704-710.

[51] Anderson DH, Talaga KC, Rivest AJ, et al. Characterization of beta amyloid assemblies in drusen: the deposits associated with aging and age-related macular degeneration. Exp Eye Res, 2004, 78: 243-256.

[52] Johnson LV, Leither WP, Rivest AJ, et al. The Alzheimer's A β-peptide is deposit at sites of complement activation in pathologic deposites associated with aging and age-related macular degeneration. Proc Natl Acad Sci U S A, 2002, 99: 11830-11835.

[53] Otani A, Takagi H, Oh H, et al. Expression of angiopoletins and Tie2 in human chorodial neovascular memberanes. Invest Ophthalmol Vis Sci, 1999, 40: 1912-1920.

[54] Oh H, Takagi H, Takagi C, et al. The potential angiogenic role of macrophages in the formation of chorodial neovascular membranes. Invest Ophthalmol Vis Sci, 1999, 40: 1891-1898.

[55] Heriot WJ, Henkind P, Belhorn RW, et al. Choroidal neovascularization can digest Bruch's membrane:a prior break is not

essential. Ophthalmology, 1984, 91: 1603-1608.

[56] Cousins SW, Monocyte Activation in Patients With Age-Related Macular Degeneration. Arch Ophthalmol, 2004, 122: 1013-1018.

[57] Cousins SW, Csaky KG. Macrophage Function in Age-Related Macular Degeneration (AMD). Invest Ophthalmol Vis Sci, 2002, 43: 864.

[58] Schlingemann RO. Role of growth factors and the wound healing response in age-related macular degeneration. Graefes Arch Clin Exp Ophthalmol, 2004, 242: 91-101.

[59] Matsuoka M, Ogata N, Otsuji T, et al. Expression of pigment epithelium derived factor and vascular endothelial growth factor in choroidal neovascular membranes and polypoidal choroidal vasculopathy. Br J Ophthalmol, 2004, 88: 809 - 815.

[60] Martin G, Schlunck G, Hansen LL, Agostini HT. Differential expression of angioregulatory factors in normal and CNV-derived human retinal pigment epithelium. Graefes Arch Clin Exp Ophthalmol, 2004, 242: 321-326.

[61] Ambati J, Ambati BK, Yoo SH, et al. Age-related macular degeneration : etiology, pathogenesis, and therapeutic strategies. Surv Ophthalmol, 2003, 48: 257-293.

[62] Bhutto IA, Kim SY, McLeod DS, et al. Localization of Collagen XVIII and the Endostatin Portion of Collagen XVIII in Aged Human Control Eyes and Eyes with Age-Related Macular Degeneration. Invest Ophthalmol Vis Sci, 2004, 45: 1544-1552.

[63] Sarks JP, Sarks SH, Killingsworth MC. Morphology of early choroidal neovascularisation in age-related macular degeneration:correlation with activity. Eye, 1997, 11: 515-522.

[64] McLeod DS, Taomoto M, Otsuji T, et al. Quantifying Changes in RPE and Choroidal Vasculature in Eyes with Age-Related Macular Degeneration. Investigative Ophthalmology and Visual Science, 2002, 43: 1986-1993.

[65] Tuo, Bojanowski CM, Chan C. Genetic factors of age-related macular degeneration. Prog Retin Eye Res, 2004, 23: 229-249.

[66] Abecasis GR, Yashar BM, Zhao Y, et al. Age-related macular degeneration: a high-resolution genome scan for susceptibility loci in a population enriched for late-stage disease. Am J Hum Genet, 2004, 74: 482-494.

[67] Zareparsi S, Reddick AC, Branham KE, et al. Association of Apolipoprotein E Alleles with Susceptibility to Age-Related Macular Degeneration in a Large Cohort from a Single Center. Investigative Ophthalmology and Visual Science, 2004, 45: 1306-1310.

[68] 黄霄,王春辉,王丽英,等. 年龄相关性黄斑变性的血管模型. 中国中医眼科杂志, 2005,15(1):50-52.

3　光损伤和老年性黄斑变性

老年性黄斑变性(age-related macular degeneration,AMD)是50岁以上老年人不可逆性严重视力丧失的主要因素之一。未来20年,由于人口大规模迁移和老年人口增加,AMD的发生率会急剧增加。据估计,50~65岁的人口中有1.6%的人患AMD,而75岁及其以上的人口中超过30%的人患此病。

AMD的确切发病机制至今未明,从而缺乏可靠的预防和治疗方法。目前已知许多因素与AMD有关,其中长期暴露于可见光和紫外线光下可能也是AMD的一个危险因素。光照特别是太阳光、紫外线、蓝光与AMD发病可能有一定关系。

一、光损伤和AMD的实验研究

光传导到视网膜对于视功能是必要的,然而长期或急剧的光照也对眼形成潜在的损伤,光波不同的传导特征使得眼对不同波长的光有不同的光感觉。长期紫外线暴露与许多眼病相关,包括白内障、翼状胬肉和气候性小滴角膜病。大部分紫外线可以被角膜和晶状体吸收或散射,只有不足1%的小于340nm的射线可以到达视网膜,另外,有超过10%的波长大于400nm的光线可以到达视网膜。可见光的光谱包括波长400~700nm的光,波长越短能量越高,可以在阈值较低时产生损伤。Ham等证明了蓝光在阈值水平的损伤是红光在阈值水平所造成损伤的1/800。研究发现位于可见光边缘的蓝光可能是形成视网膜光损伤的主要因素。

(一)视网膜光损伤的发生机制

视网膜光损伤有多种发生机制,包括热损伤、机械损伤或光化学反应损伤。Glickman和Beatty等研究发现视网膜光能量代谢会导致视网膜自由基或活性氧介质(ROI)的产生,这些分子启动脂质过氧化反应,从而导致氧化损伤。视网膜对氧化损伤的高敏感性有多种原因:①视网膜光感受器细胞膜富含不饱和脂肪酸,易受自由基攻击,极易被氧化;②视网膜暴露于强光时,可导致大量活性氧介质(ROI)的产生,与光长期接触时就更容易被氧化;③视网膜有着高代谢活性和高血流率;④存在视紫红质等吸收光子的物质;⑤内段有较多线粒体,具有较高氧张力。同时,视网膜也存在一系列保护机制:①黑色素阻止光子进入视网膜,更重要的是黑色素具有清除自由基和捕捉激活分子的作用;②感光细胞的迅速修复;③视网膜组织含有许多抗氧化酶,如过氧化物酶和超氧化物歧化酶(SOD)等。光化学损伤的发生与视网膜的保护因素减弱和损伤因素增强有关,而光损伤性黄斑病变的发生受多种因素影响,包括:①光源强度和照射时间;②辐射光的种类及能量;③毒性效应的性质;④组织吸收情况;⑤患者的晶体状况和屈光状态;⑥患者的年龄、性别、种族和营养状态。

1. 视紫红质(rhodopsin)介导的损伤　目前，对可见光引起视网膜损伤的机制比较清楚。大量研究表明，损伤为视网膜光感受器细胞内的视紫红质所介导。Rapp等的观察发现可见光对视网膜光感受器细胞内视紫红质的漂白能力明显强于短波长光，且组织学表现也以光感受器细胞受损为主。事实上，电生理改变及视网膜感光细胞丢失的情况与视紫红质的变化曲线相一致，所有这些都说明可见光引起的视网膜损伤与视网膜光感受器细胞内视紫红质的介导有关。损伤的程度与视网膜中视紫红质的水平有关，而且光作用的波峰与视紫红质的吸收谱相一致。视杆细胞内含有视紫红质，在暗视觉中起重要作用。Joseph等经动物实验研究发现，转基因鼠光感受器细胞通过bcl-2过度表达，减少视杆细胞内视紫红质含量，可起到抗视网膜光损伤的作用。Grimm等研究证实，缺乏视紫红质的小鼠视网膜不出现光损伤诱导的感光细胞凋亡。而Wenzel等指出，视网膜对光损伤的易感性与视紫红质的再生速度呈正相关。

Ham 等在獭及大鼠的光损伤实验中发现，在一定的范围内，随着波长的变短，视网膜光损伤的易感性增加。当视网膜受光能量低，视紫红质存在时，光损伤的作用光谱对视紫红质起作用，而当视网膜上受光能量高时，视紫红质处于漂白状态。这时的光损伤作用光谱（即短波长作用光谱）并不与视紫红质吸收峰的特征相符。但近年来，通过比较视紫红质的吸收光谱与光视网膜损伤的作用光谱发现，虽然某些波长光的作用光谱（如蓝色光或近紫外光）与视紫红质的吸收光谱不一致，但是其漂白产物的吸收光谱却与短波长光引起的光损伤的作用光谱一致。如视紫红质的漂白产物为全反维生素 A 醛和全反维生素 A 醇，两者的吸收光谱分别为 387nm 和 330nm，而细胞色素 C 氧化酶具有大约在 420nm 波长的吸收光谱，与体外培养的牛 RPE 细胞光损伤作用光谱相一致。显而易见，由于视紫红质在光线的接受与传导方面的重要作用，其含量与光损伤易感性有密切的关联性，使人们不得不对它在光损伤中的地位刮目相看。但迄今为止，视紫红质与光损伤间的确切关系仍然不很清楚，尚有待进一步的探索与验证。

2. 自由基及脂质过氧化介导的损伤　视网膜的视细胞外节主要是盘膜结构，内含丰富的长链多不饱和脂肪酸——二十二碳六烯酸，在受到光的作用后，易从位于两个双键之间的亚甲基脱去氢原子，形成质子自由基，然后发生双键和未配对电子位置的转移，形成较稳定的共轭双键，再与氧反应，形成质子自由基和质子过氧化物。这些自由基再攻击其他不饱和脂肪酸，引起连锁反应，从而使盘膜以及线粒体膜和内质网膜的脂类受到损害。此外，还可损伤细胞的蛋白质酶、核酸及多糖，抑制视紫红质的再生，视蛋白分解成视紫红质增多，从而使自由基生成增多。脂质过氧化物中的醛类化合物丙二醛（MDA）对细胞也有毒性。激光照射后，视网膜组织中脂质过氧化反应的终末产物丙二醛含量增高。视细胞中含有大量的线粒体，其中的呼吸链在进行电子传递时可产生自由基。如辅酶 Q 是醌类化合物，通过氧化还原可生成自由基；视细胞中的视黄醛或视黄醇受可见光照时也可产生自由基。有实验观察视网膜光损伤电镜下超微结构的变化，发现细胞外节盘膜层状结构模糊不清或溶解破坏，内节线粒体明显肿胀，空泡变性和嵴消失，这些组织形态学的变化可能是自由基参与的脂质过氧化损伤。也有实验表明，光照使细胞内 SOD 水平下降，而 SOD 是生物体内的自由基清除剂之一，可促进超氧化物阴离子自由基的歧化反应，清除其毒性作用，减轻和防止脂质过氧化。视网膜各层均存在清除自由基的天然保护系统，包括抗过氧化物酶和自然抗氧化剂，它们可以通过各种化学反应终止自由基链反应，达到清除有害自由基，防止组织破坏的目的。正常情况下，机体内自由基的产生与清除过程处于动态平衡，在遭受各种外界因素的影响时，平衡被破坏，机体受损。Organisciak 经动物实验研究证实，合成的抗氧化剂二甲基硫脲（DMTU）能有效地预防和减少实验大鼠视网膜光损伤，并且视网膜光损伤是氧化应激的结果。Mittag 等的实验研究表明，SOD Ⅰ具有抗视网膜光损伤的作用。以上研究说明，视网膜光损伤过程存在氧化反应。其他的许多实验也证实脂质过氧化与自由基在视网膜光损伤机制中发挥了重要作用。虽然目前对视网膜光损伤的机制仍不清楚，但氧化损伤至少是导致视网膜光损伤的部分原因。

3. 钙离子介导的损伤　细胞凋亡时，DNA 的降解主要是由于 Ca^{2+}-Mg^{2+} 依赖的内源性核酸内切酶被激活，从而将染色体 DNA 在核小体之间的连接处切断，形成以单核小体或其二倍体寡核小体 DNA 为特征的 180～200bp 的核苷酸片段。Chen E 等应用核酸微探针对鼠视网膜细胞内 Ca^{2+} 水平进行定量分析，发现光照后视网膜细胞内 Ca^{2+} 可增至原来的 3 倍多。这可能是 1,4,5－三磷酸肌醇介导的细胞内源性钙释放造成的。而 Organisciak 等认为 Ca^{2+} 浓度增高可激活 Ca^{2+} 依赖的一些与凋亡有关的酶，如钙蛋白酶、谷氨酰转移酶等，从而导致视网膜细胞发生凋亡。

4. 眼部色素介导的损伤　黑色素和脂褐素是眼色素膜及 RPE 中最常见的两种颗粒状物质。黑色素可吸收大量的可见光，对眼有一定的保护作用。Sama 指出，黑色素可结合具有氧化还原活性的重金属离子如 Fe^{2+}，减少对 RPE 的损伤。但黑色素在强光照射下能将氧分子还原成超氧阴离子和过氧化氢，对眼产生光源性损伤。

研究表明，一种年龄相关性色素脂褐素和其核心成分 N－亚视黄基－N－视黄基 乙醇胺（N-retinyl N-retinyliene ethanolaminee，A2E）在 AMD 的发生和发展中有重要作用，它们随年龄增长而沉积于视网膜下，并可能通过慢性光学作用损伤局部视网膜和脉络膜，从而导致 AMD 的发生。脂褐素又称“老年色素”，是一些有丝分裂期后细胞，如神经元、心肌细胞和 RPE 细胞在衰老过程中逐渐积累的一种具有自发荧光特性的棕黄色物质。脂褐素的生成和溶酶体有关。Scheme 认为,脂褐素形成主要是细胞内大分子物质遭到氧自由基过氧化损伤的结果。它无法被降解,也无法被细胞自发清除到细胞外。细胞内脂褐素的沉积不仅和年龄增长呈线性相关,还和细胞乃至生命个体的期望寿命呈负相关。

脂褐素是 RPE 细胞吞噬和消化视杆、视锥细胞外节的残留物。脂褐素能产生荧光物质,是视网膜中主要的生色基团。在有氧条件下,可激发细胞色素 C 的光还原作用,产生单态氧、超氧阴离子和过氧化氢等活性氧损伤递质。脂褐素的光敏反应还可导致脂质过氧化,使丙二醛(MDA)等细胞毒性物质增加。由于细胞转运功能缺陷或其他原因导致了 AMD 患者的 RPE 细胞出现超出正常老化程度的异常脂褐素堆积,当脂褐素沉积达到一定程度时,由于脂褐素具有光毒性,吸收一定波长,特别是短波长光线产生大量自由基损伤细胞,脂质过氧化,进一步引起溶酶体膜和细胞膜功能异常。由此可能造成 RPE 细胞功能损伤,导致 RPE 细胞凋亡和脉络膜血管异常,或引起细胞内物质的释放,诱发局部的炎症反应,形成玻璃膜疣,是启动 AMD 一系列病理变化的始动因素。Rozanowsk 等的研究证实了脂褐素的疏水基团在 RPE 细胞光损伤中发挥重要作用。

5. 视网膜光损伤时一些酶的变化　其中包括谷氨酰胺合成酶(glutanline synthetase, GS)、血红蛋白氧化酶(hemooxygenase-1, HO-1)、全反视黄醇脱氢酶(all-transretinol dehydrogenase, t-RDH)、脂蛋白 E(lipoproteinE, ApoE)。但这些酶相互之间如何调节,是否有一个共同的通路尚不清楚。视网膜光损伤时,缺少光感受器细胞的视网膜谷氨酸水平低下,此时 Müller 细胞抑制 GS 的合成,GS 可以将光感受器细胞的神经递质谷氨酸变成无活性的谷氨酰胺。强光照射使大鼠视网膜 HO-1 mRNA 表达增加,而其在正常视网膜中很少被检测到 。HO-1 是血红蛋白氧化旁路中的晚期限速酶,其特异性诱导被认为是细胞对氧化应激的反应。事先给予抗氧化剂二甲基硫脲(DMTU),抑制光损伤后 HO-1 的表达,也证实了光损伤时 H0-1 的诱导是氧化所致。人皮肤紫外线照射后 HO-1 的升高与细胞合成谷氨酰胺的下降有关,说明 HO-l 基因受许多因素调节。

6. 分子生物学研究　随着分子生物学的飞速发展,近年来人们对光损伤成因的分子机制进行了研究,表明光照后引起的视网膜变性是一种细胞凋亡的改变,其机制很可能是致伤因子通过某些细胞凋亡基因的激活,从而导致细胞的变性死亡。现代研究表明,视网膜凋亡细胞的出现位置主要集中于外核层、内核层、视神经节细胞层,凋亡细胞被清除后造成永久性视网膜变薄、视力损害。凋亡作为一种生命现象,具有维持正常人体组织器官平衡稳定及组织器官损伤后修复的作用。大量的动物实验及临床观察表明凋亡是视网膜神经节细胞死亡的重要机制之一 ,同时也是病理状态下人视网膜神经节细胞死亡的重要机制。有学者通过视网膜组织 HE 染色和核苷酸末端转移酶介导的 DUTP 缺口翻译法标记凋亡细胞,结果证明视细胞凋亡是大鼠实验性视网膜光损伤的重要机制之一。

Berkelear 等在切断大鼠神经后的数日发现视网膜中有典型凋亡状态的神经节细胞,切断猴、兔视神经 5~6 天内,来自大脑的神经营养因子进入玻璃体,暂时抑制神经节细胞的凋亡,数日后神经营养因子出现枯竭,导致神经节细胞死亡。也有学者通过烧灼大鼠的涡静脉,阻止静脉回流做成青光眼模型后观察,在视网膜内见到凋亡状态的神经节细胞。徐格致等通过组织病理学及 TUNEL 方法研究证实,凋亡是人眼脉络膜黑色素瘤并发视网膜病变中神经节细胞和内颗粒层细胞死亡的方式之一,也是病理性近视、AMD 中感光细胞变性的重要途径之一。这些研究结果均说明,凋亡是病理状态下视网膜神经节细胞死亡的重要机制。Lee 等研究了特定波长和强度的绿色光源对鼠视网膜的损伤,发现持续光照 24h,感光细胞丧失 25% ~50% ,此后随光照时间延长,感光细胞丧失速度明显减慢,直至 2~4 天后,感光细胞处于稳定状态。光损伤后视网膜感光细胞出现典型细胞凋亡形态改变,这种改变在持续光照 8h 后即开始出现。光照持续 16~24h 后,感光细胞的细胞凋亡急骤加强,外颗粒层明显变薄,此时黄斑部 RPE 细胞发生坏死,而其他部位 RPE 细胞吞噬作用明显增强。蛋白质合成抑制剂、Ca^{2+} 通道阻滞剂、核酸内切酶抑制剂、蛋白激酶 C 均可抑制光损伤后感光细胞的细胞凋亡,这表明感光细胞的细胞凋亡过程需要 Ca^{2+} 参与和核酸内切酶的激活,并有新的蛋白质合成。Lavai 等应用某种能防止神经元细胞凋亡的细胞因子(如成纤维细胞生长因子)行视网膜下腔注射,发现大白鼠和小白鼠的视网膜光损伤程度大大减轻,证明了光损伤中光感受细胞的死亡机制是细胞凋亡性的,同时更进一步指出,这种外界因素所致的视网膜变性可以被一种或多种基因所控制。最新研究表明,可见光超过一定照度(500lx)可导致培养的人 RPE 细胞凋亡及坏死数显著增加,其损伤程度为光照强度及时间依赖性。较低光照强度及较短光照时间主要诱导细胞凋亡,反之则导致细胞坏死。有学者抽取视网膜细胞 DNA 行凝胶电泳后,发现存在 180bp 的 DNA 片段,说明光损伤时启动了视网膜细胞凋亡。

实验证据的主体成为 AMD 发病机制中不同形式的氧化应激之间联系的基础。视网膜光化学损伤导致的组织学改变与在 AMD 中看到的萎缩性改变相似,造成这种损伤的阈值可以被蓝光充分降低,蓝光导致损伤的一个机制是凋亡。在多个模型中,已证明抗氧化剂可以降低视网膜光化学损伤。

Khwarg 等发现,随着白内障摘除操作时间的延长,视网膜光毒性的发生率增加。他指出,在操作时间超过 100min 时发生率为 39%,而在操作时间低于 100min 的病例中发生率仅为 0.9%。因此,降低照明时间仅为必须时应用,同时结合保护装置可以阻止光毒性视网膜病变的发生。

(二)类胡萝卜素在 AMD 光损伤中的作用

叶黄素和玉米黄质是灵长类和人类视网膜类胡萝卜素的主要成分,在黄斑区有较高浓度。中央凹周围主要由叶黄素组成,而玉米黄质是中央凹区的主要色素,这些类胡萝卜素在光谱中蓝光区吸收光线。在蓝光下观察,黄斑显示为暗的,这是由于黄色色素吸收蓝色波长所致。有一种假说认为,当蓝光到达视网膜时这些色素可以吸收蓝光波长,从而阻止或降低蓝光对光感受器的损伤,据估计,它们可以使到达光感受器的光减少 40%。叶黄素和玉米黄质都是抗氧化剂,也可能通过减少氧自由基的产生而保护视网膜免受光毒性损伤。

黄斑色素可以通过改善色差作用而提高视力,而且可以保护中央部视网膜。后者的作用基于以下两个方面:①黄斑色素可以吸收光谱末端有害的短波长的光线,并且在其对中央凹组织损伤之前将其转化为热量;②黄斑类胡萝卜素是抗氧化剂,可以预防能损伤细胞成分的自由基反应。

尽管有几个研究者提出黄斑类胡萝卜素是光稳定的或者是不可漂白的色素(或者在视网膜光色素意义上至少是快速漂白性的),但是一些生化研究证实,叶黄素和玉米黄质在体内可以被光溶解剂快速漂白,也可以被氧化溶解。这个结果暗示着它们的抗氧化性能相似,然而,叶黄素和玉米黄质比其他类胡萝卜素如 β-胡萝卜素、番茄红素有更慢的漂白率。

在目前的研究中,黄斑色素光密度保持稳定。这说明在自然视网膜条件下,黄斑类胡萝卜素是不可以漂白的或是光稳定的。可能是眼内的叶黄素和玉米黄质可以被实验中所应用的更高强度的光降解。有两项实验表明,紫外线可以明显降低血浆类胡萝卜素水平。

(三)硫氧还原蛋白(thioredoxin,TRX)与 AMD

TRX 是一种小的蛋白(分子量为 13 000),在其活性中心有两个具有氧化还原活性的半胱氨酸残基。TRX 有多种生物活性,可活化转录因子和调节细胞内凋亡通路,还可以上调许多氧化应激,包括病毒感染、紫外线和 X 射线损伤以及缺血-再灌注损伤。

TRX 是光照后视网膜组织产生的,眼内注射 TRX 可以抑制光氧化应激。光照后可以看到光感受器细胞的数量和 TUNEL 阳性核的数量明显下降。光照后在中央部视网膜和 RPE 内 TRX 表达的数量均提高。用 TRX 处理过的小鼠与用 TRX 处理过载体或突变的小鼠相比,中央部视网膜氧化以及酪氨酸-磷酸化蛋白的数量降低。光感受器细胞的减少和 DNA 阶梯的形成可以被预处理的 rTRX 抑制,而不能被突变型 TRX 抑制。

光照前在玻璃体腔内注入 TRX、载体或突变 TRX,比较这些眼中存活的光感受器细胞核的数量。光照后 96h,TRX 处理过的眼中的光感受器细胞核数量明显高于用载体($P<0.001$)或突变($P<0.001$)TRX 处理过的眼。评价 TRX、载体或突变 TRX 眼的视网膜样本的核小体内 DNA 阶梯,光照后 36h,在载体或突变 TRX 处理鼠的中央视网膜样本中可以检测到 DNA 阶梯,而在 TRX 处理小鼠的中央视网膜样本中未发现;光照后 96h,在载体或突变 TRX 处理鼠的中央视网膜样本中可以检测到 DNA 阶梯,而在 TRX 处理鼠的中央视网膜样本中 DNA 阶梯降低。

光照可以导致明显的光感受器细胞核丧失，由于光照后可以发现在视网膜内 TUNEL 阳性的光感受器细胞核和 DNA 阶梯形成。目前研究表明凋亡是光感受器细胞光损伤时细胞死亡的主要机制。免疫组化分析显示，TRX 在光照后可以上调中央视网膜和 RPE 而不是紧邻虹膜的周边部视网膜内的上述活性。在 Western blot 分析中，TRX 可以上调中央部视网膜和 RPE 部分。研究发现，TRX 是光诱导的内源性分子，这提示 TRX 在应对光氧化应激中起重要作用。蛋白质氧化是由自由基和酪氨酸激酶导致的，包括被氧化应激活化的 src 族激酶、磷脂酰肌醇 3－激酶和活化的分裂素蛋白激酶。

与用载体 TRX 处理过的小鼠相比，用 TRX 处理的小鼠光感受器细胞核和 DNA 阶梯的形成明显降低，而这些作用在突变型 TRX 小鼠中则不存在。这些结果表明，TRX 在视网膜光损伤中有抗凋亡作用，在其保留的活性位点的半胱氨酸残基起重要作用。内源性 TRX 改善视网膜光感受器损伤的机制尚不可知。可能是细胞外间隙或细胞膜内由光氧化作用诱导的活性氧降低，这是由于 TRX 依赖的过氧化酶或对于单态氧或羟基的直接清扫作用所致。另一种可能是内源性 TRX 与细胞膜相连，并且混合进入细胞内间隙。

TRX 可以作为氧化还原反应的调节剂，调控转录因子和应激信号激酶的功能，这些作用机制可能在 TRX 对于视网膜的光损伤应激的细胞保护作用中起重要作用。

使用内源性 TRX 可以保护视网膜的光损伤，至少可以提高其对光损伤的耐受性。增加 TRX 可能是一种预防视网膜光损伤的有效治疗措施。TRX 在 AMD 防治中的应用研究目前还比较少，但是这可能为 AMD 预防提供了一种可能的方法。

总之，有充足的实验证据表明光毒性和视网膜损伤有关。但是，这些实验证据是间接的，在某种意义上说，所应用的光暴露是典型强度并且持续时间较短，所产生的损伤并不等同于我们所说的 AMD。持续的光照损伤 RPE 和视网膜中央部，在严重的病例中，光感受器变性出现 DNA 断裂和细胞凋亡，这种损伤由持续的光照诱导的光转导级联性功能失调所激发，可以在暴露于短时间的较强光照或较长时间的低强度光照后发生。光毒性在光照阶段之后仍然可以诱发视网膜的改变，这提示视网膜可能发生进展性和持续性的改变，甚至在视网膜形态正常时已发生改变。

二、光损伤和 AMD 的流行病学研究

许多研究者提出假设，认为终生的光照对于 AMD 的发展和(或)进展是一个危险因素，但是评估终生的光照暴露是非常有挑战性的。对于典型者，AMD 直到生命的最后几十年才出现。因此，要精确地评估终生的光照暴露，理想的队列研究是在出生时确定一组个体，然后以一定的频率基础收集光照暴露的数据，直到队列人员达到 75 岁或以上。这种研究是不切实际的，因为在样本中评估老年人终生光照暴露所需要的花费和所需要的时间太多。因此，纵向研究光照暴露和 AMD 之间的关系也必须通过问卷调查收集几十年的暴露形式的信息。这种问卷调查易于形成回顾偏倚或者至多是最近的信息较为准确，因为在人的一生中习惯是不断改变的，需要时常重建。因此，任何终生光照暴露的问卷调查必须详细地收集可能收集到的最好的信息，下面回顾的几项研究确认了应用终生光照暴露的困难。

关于光照暴露和人类 AMD 之间关系的研究局限于病例对照研究和队列研究。在病例对照研究和队列研究中测量终生累积光照暴露量时，暴露量不是前瞻性测量，而是基于终生对紫外线和可见光的问卷调查。AMD 是一种发生于老年人的疾病，研究发现，前瞻性测量一个人的终生光照量需要大量的资料，需要耗费许多年的时间，比一个调查者的平均工作年限多许多，因此，目前的病例对照研究和队列研究是评估光损伤在 AMD 的发展和演变中所占地位的最好方法。然而，在对待这些结果时，必须去除回顾偏倚的相关限制。

交叉断层流行病学研究评估光照和 AMD 之间关系的结果不一致。Watermen 等的研究是一种职业的基于队列的研究，但结果并未报道终生紫外线暴露和 AMD 之间的关系。然而，在一项病例对照研究中，在分析超过 20 年的暴露史时，可以看到可见光暴露和 AMD 持续时间之间有明显的关系。在那个队列中有 8 个晚期 AMD 患者，其蓝光暴露率较年龄匹配的对照组平均高 48%。然而，病例组和对照组紫外线 A 和紫外线 B 之间的差异并不明显。

其他的横断面研究尚未发现光照暴露和 AMD 之间有明显的联系。年龄相关性眼病研究(AREDS)组病例对照研究的结果提示光照暴露增加和 AMD 之间有联系,但是这种联系没有统计学意义,不能排除光照为 AMD 的一个危险因素。

两项附加的横断面研究发现,光照暴露对于 AMD 的某些特性是有保护作用的。法国一项基于人口的对于 887 人的横断面研究发现,高的阳光辐射暴露率及色素异常与 AMD 的早期征象之间有着相反的关系。他们还指出,那些声称戴着太阳镜的人们发生软性玻璃膜疣的比例降低。晚期 AMD 有同样的倾向,但是由于患晚期 AMD 的人数较少,它们之间的联系还没有统计学意义。然而,这种评估还仅限于周围环境的所有波长的太阳辐射,因此结论是有限的。在澳大利亚进行的病例对照研究发现,对照组比病例组有更高的光照暴露($P=0.001$)。另外三项病例对照研究发现光照和 AMD 之间没有关系。

Beaver Dam 眼科研究是一项关于住在威斯康星州的将近 5 000 个老年人的队列研究,这项研究评估了光照暴露和 AMD 之间的横向和纵向联系,结果一致表明光照暴露和 AMD 发生危险之间有正相关联系。这项为期 10 年的研究表明,匹配了年龄和性别因素,在基线检查时,那些在十几岁或三十几岁每天花 5h 或 5h 以上的时间在户外的人们,与那些暴露时间少于 2h 的人们相比,有着更高的发生视网膜色素增加和早期 AMD 的危险。与以上报道的病例对照研究一致,Beaver Dam 眼科研究报道,在有高暴露率组的人群中,与那些没有防护措施的人们相比,戴太阳镜或帽子可以降低发生软性、边界不清的玻璃膜疣和 RPE 脱离的危险性。在 10 年的调查中,参与调查的那些在年轻时经历过 10 次以上严重太阳灼伤的人比那些经历 1 次或没有经历过太阳灼伤的人更容易发生直径 250μm 或更大的玻璃膜疣。

就像 Watermen 研究中所应用的,这种用居住史来估计的个人年周围环境阳光辐射量并不代表实际暴露量,而代表潜在的阳光暴露量。用潜在的暴露量来代替实际暴露量使得阐述光照暴露量和 AMD 之间的关系变得更加复杂,也使得一些因素解释起来更复杂。况且,许多研究所应用的数据都是根据被调查者回忆已往的经历来估计,这难免会导致回忆偏倚。因此,目前仍无法找到一个确定的方法来准确地计算终生累积光照暴露量。目前许多这方面的研究均是近似估计。

Darzins 等发现,AMD 患者的太阳光暴露量并不一定高,从职业和业余活动以及保护性措施的应用[帽子和(或)太阳镜]等方面比较太阳光的暴露,均基于调查问卷的结果。对太阳光敏感的人更容易形成晒伤或晒黑,对太阳光暴露数据有更复杂的影响,因为这些个体有避免日晒的倾向。AMD 患者比对照组对太阳光的敏感性高($P=0.001$)。但令人觉得奇怪的是,据报道对照组病人比 AMD 患者有更高的阳光暴露率。他们还发现,成人闪光敏感性和 AMD 之间有正相关作用,可能是因为那些闪光敏感性增高的个体易于避免太阳光暴露。这些发现表明,易于形成 AMD 的个体都有对太阳光暴露的主观敏感性,从而易于采取更多的预防措施来避免光照暴露。

一项关于马里兰渔民的研究发现,紫外线和 AMD 之间没有联系,然而,可见光暴露与进展性 AMD 之间有联系。这项研究观察了马里兰地区常年在户外活动的男性渔民。紫外线暴露数据的获得是基于对被调查者的历史和地域测试(水域或陆地)。周围环境射线在工作环境下测量,并且分成可见光光谱(蓝光、紫光和可见波长的光)以及紫外线和红外线。对宽檐帽或太阳镜之类的防护装备作了一些调整。严重 AMD 被定义为有渗出性病变或地图状萎缩,与年龄匹配对照组相比,AMD 组前 20 年的蓝光暴露率高 48%,然而 20 年以后,终生蓝光暴露率和任何形式的 AMD 之间没有关联。

Framingham 眼科研究表明,核性白内障与轻度至中重度黄斑改变相关。轻度改变被定义为色素层改变或 10 个以下小的玻璃膜疣,而中重度改变被定义为 10 个以上小的玻璃膜疣,以及大的玻璃膜疣或出血、渗出性疾病。另一方面,皮质白内障有轻度黄斑改变的危险性。

Pollack 等进行的一项回顾性研究表明,早期 AMD 和囊外白内障摘除的患者进展成湿性 AMD 的发生率在人工晶体眼更高。这项研究为部分回顾性部分前瞻性的研究,由 FFA 确诊的早期 AMD 患者经历一只眼的白内障手术,含有人工晶体植入和术后 1 年内定期复查。早期 AMD 被定义为伴有色素层改变的软性或硬性玻璃膜疣,但是没有新生血管形成或渗出。在手术的 47 只眼中,40 只伴有核性白内障。随访 1 年后,47 只人工晶体眼中有 9 只眼进展成湿性 AMD,而 47 只有晶体眼中有 2 只眼发展成湿性 AMD。尽管可以进行激光治疗,但是最终视力仍然很差(20/200)或更差。除了作为黄色滤光器的晶体,这种联系的一个可能机制是术后炎症在导致新生血管形成的刺激血管介质中起重要作用,还需要进一步的研究来阐述这些机制。

至今为止的文献对于光照和 AMD 之间的关系还有争议。总之,这些数据表明紫外线和 AMD 的发病危险性之间没有很强的联系,尽管两者之间也可能有一些作用。目前的研究认为,与 AMD 关系最密切的是蓝光,蓝光在其形成过程中有一定的作用。

三、紫外线近蓝光对眼的效应

太阳光的电磁光辐射不断轰击地球的大气层,γ 光和 X 射线组成了这种光谱的更高频率,并且被大气层吸收。同样,大部分为紫外线波长的射线也被吸收,除非该部分的大气层部分被所谓的臭氧层空洞所损耗。臭氧层吸收波长达到 286nm 的射线,因此在最高能量里也可以屏蔽生物,使之避免暴露于射线。然而,我们却暴露于波长大于 286nm 的射线,大部分落在可见光光谱范围内。波长越短形成的危害越大。因为这些波长在人眼中显示为蓝光,故暴露于这些波长即所谓的蓝光危害。

(一)光射线的来源

并不是所有的光射线都来源于太阳光,白天和黑夜我们暴露于周围环境的光线来源于多种不同的途径。这些光线也对眼形成潜在的损害。Okuno 等应用专门的分光幅度计测量了可以导致明显的眼科疾病的不同来源的光线的有效辐射率。辐射率是应用于专门的表面区域的功率的瓦特数。屏蔽的金属电弧焊接可以导致光源性角膜炎,可以形成工作间内最大辐射率,还包括玻璃熔炉内产生的光线。有趣的是,卤素灯比传统的白炽灯产生更多的射线。

许多在眼科实践中日常使用的光线来源也有记载可以产生光毒性, Michels 和 Sternberg 就曾经提出预防操作显微镜的光毒性的病理生理和指导方针, 其他的潜在危害性来源包括间接检眼镜和裂隙灯活组织显微镜。当照明灯光直接成像于视网膜时, 可以应用猕猴模型来证明这些危害。然而, 在人眼中情况有所不同, 因为间接光线来源在视网膜上不停地变动位置。尽管这些潜在的损害存在, 但是仅限于理论上。

(二)自然保护机制

尽管眼仅占体表面积的 2%,但也有各种自然结构保护它的完整性和功能性。包括眼周围的附件,比如眉毛、眶缘、睫毛、眼睑,以及眨眼反应,这些都可以帮助减少从上面或下面直接进入眼的光线。瞳孔反应也在减少进入眼的光线能量中起着一定作用,角膜和晶状体进一步保护视网膜免受光射线暴露。角膜能够吸收达到 300nm 波长的光线,而晶状体只吸收 300 ~ 400nm 波长的光。Keates 等发现透光度为 91.2% ~94.4%、波长为 300 ~400nm 的光通过晶状体囊时,年龄和透光度之间呈正相关。这些发现强调了一个事实,即对近紫外线(300 ~400nm)最主要的保护屏障是由晶状体提供的,而非晶状体囊。在核性白内障中有不溶性晶状体蛋白聚集,是由于被紫外光光氧化所致。

因为存在这些保护机制,只有小部分波长 300 ~400nm 的射线可以传递到视网膜,而在视网膜内还有其他机制来预防光毒性。类胡萝卜素可以保护黄斑免受光损伤,这些类胡萝卜素包括叶黄素族黄色色素叶黄素和玉米黄质,这两者均存在于自然界的水果和蔬菜中,这些色素共同组成我们常说的黄斑色素,而且在视网膜的内丛状层及外丛状层中央凹区域聚积。另外,黄斑色素的吸收光谱中蓝光是最高的,这些短波长光线的吸收会释放能量,因此需要保护光感受器免受热损伤。然而,蓝光被 RPE 分子吸收时会形成自由基,导致细胞损伤。Marshall 和 Bird 发现蓝色氩激光光线对中央凹各层的损伤程度符合视网膜各层的黄斑色素密度。在中央凹,黄斑色素密度是外丛状层最大的,对应着光损伤最严重的部位;在中央黄斑之外,最严重的损伤发生于内丛状层和内核层,而中央凹之外的黄斑色素密度是最大的。另外一项研究表明,沿着中央部黄斑,邻近视神经的视网膜区域相对来说是与损伤分离的。这对保护机制有意义,而非仅跟黄斑色素密度有关。

其中一个机制包括由于光刺激导致的视杆细胞和视锥细胞更替加速。由于光反应,光感受器外节经历一个盘膜产生和脱落的过程,这种对于外节最小化的损伤是通过持续的外节再生过程实现的。黑色素也可以通过直接吸收以保护邻近的光感受器。抗氧化剂,如过氧化物歧化酶、过氧化物酶和维生素E,可以保护邻近结构免受自由基损伤。

目前,波长较短的近紫外光引起视网膜损伤的机制还不十分清楚,考虑与黑色素和线粒体的介导有关。Rapp等为了观察近紫外光引起的视网膜损伤的机制,对有色小鼠和患白化症的小鼠进行了比较分析。随着光照强度的增加,两者的ERG虽均有降低,但两者间并没有显著差异。进一步观察发现,波长较短的近紫外光引起视网膜损伤时,RPE细胞水肿,视杆细胞内节和RPE内线粒体明显改变;可见光引起的视网膜损伤主要表现为视杆细胞内节和外节异常,而RPE基本正常 。由此说明,线粒体在波长较短的近紫外光引起的视网膜损伤中起着重要的作用。

(三)其他保护机制

保护眼免受光射线损伤的传统方法包括戴宽檐帽和太阳镜,使用抗紫外线太阳镜,戴橘红色抗蓝光太阳镜或许能提供最大的保护作用,因为其可阻挡更多的短波长光线。没有紫外线保护作用的墨镜,理论上害处大于益处,因为其可以导致瞳孔扩大,使得更多的紫外线进入眼内。最近的讨论表明,总的来说戴太阳镜不足以保护眼免受紫外线损伤。Kwok认为晶状体发生白内障可以阻挡紫外线,增加阻挡周围环境光线的优势,否则周围环境光线可从太阳镜的周边透出。

在Beaver Dam眼科研究中发现,匹配年龄和性别因素后,经常戴帽子或眼镜等防护措施与AMD 10年发病率之间的联系没有统计学意义。但是,十几岁或三十几岁时在夏天太阳暴露最高期间至少有一半时间使用帽子和太阳镜与形成软性边界不清的玻璃膜疣概率降低以及RPE色素沉积减少之间有关系,而与视网膜色素增加和早期AMD的10年发病率没有关系,对于后者,有过多阳光暴露史者的危险性更高,似乎与使用帽子和太阳镜等防护措施关系不大。而且,使用抗紫外线的太阳镜好像对于预防AMD的形成于事无补。

一些学者提出应用太阳镜减弱短波长光线以降低光照的潜在光毒性。然而,除了两项对3例视网膜色素变性患者的小规模实验显示隔离短波长光线可能具有治疗作用外,尚没有实验评价其可靠性。

理想的太阳镜或人工晶体的吸收特征尚未确定。然而,带有传导特征的太阳镜或人工晶状体可以减少到达视网膜的短波长射线,并且呈黄色、橙色和铜色外观。计算显示这些滤光器可以降低体内大约90%的脂褐素的需氧光反应。这种滤光器的预防作用可能在老年人中或那些有AMD高危因素的人群中作用更大。这些人应用黄色、橙色滤光器可能有提高视力的功效,因为蓝光被光学介质选择性散射,而且蓝光的减弱与对比敏感度提高和闪光敏感度降低有关。实际上,尽管对颜色视力有不利作用,但是许多低视力的人仍然偏爱黄色的眼镜。然而,对于那些视力正常的人,特别是开车的人,铜色的滤光器可能更好,因为这种滤光器减弱了蓝光,但并不完全阻挡蓝光,因此对于颜色视力有较弱的损害作用。尽管滤光器可减弱蓝光,在视网膜光保护方面有着有益的一面,但是它也有副作用。例如,光敏感性神经节细胞的作用光谱在设定昼夜节律钟中起重要作用,其峰值在484nm。因此,蓝光滤光器分裂睡眠周期是可能的。然而,尽管在“盲人”中也有睡眠分裂的报道,但是蓝光滤光器的作用却不引人注目。

(四)蓝光对眼的效应

自然的晶状体吸收波长300~400nm的光线,PMMA或许是白内障摘除后眼内晶体植入的最常用材料,然而,它并不像自然晶状体那样可以有效阻挡波长低于400nm的光线,因此有光射线阻挡作用的眼内晶状体的应用逐渐成为研究焦点。自然晶状体随年龄增长颜色发生改变,导致对蓝光等高频率光线的吸收增加。尽管核性硬化发生于最大剂量光暴露之前,但是一些理论认为自然晶状体应该被有紫外线滤过功能的人工晶体替换,这样的晶体自从20世纪80年代就已经应用了。最近,可以阻挡蓝光的阻挡紫外线型人工晶体已经问世。实验室研究表明,带黄色的人工晶体可以使满载脂褐素荧光团A2E的RPE的死亡率降低80%。

眼科仪器所产生的光照导致的光毒性作用已经众所周知。尽管这些光毒性是急性的,但是导致损伤的需氧的本质提示其为氧化机制。在与 AMD 发病机制关联的众多因素中,一些研究报道了慢性短波长光照增加的作用。白内障术后使用没有紫外线滤过功能的人工晶体增加了黄斑囊样水肿的发生率,并且流行病学研究显示白内障摘除人工晶体植入后形成 AMD 的概率增加了大约 1.7 倍。AMD 形成危险的增加直接归因于蓝光暴露增加, Werner 等研究显示在没有紫外线滤过功能的人工晶体眼中蓝色颜色视力下降。

另外的证据表明蓝光在 AMD 形成中的作用来源于黄斑色素有保护作用的研究。黄斑色素有一个宽的光谱带,吸收光谱的峰值为 460nm,因此减少脂褐素的潜在损伤作用非常有效,因为老年人的脂褐素光反应峰值为 450nm。对于人眼黄斑色素厚度的估计提示它主要吸收 70% 的蓝色入射光。尽管黄斑色素可以在视网膜的全层中找到,但是它的最大浓度在感受器轴索和内丛状层,因此其可以作为一个滤光器。不幸的是,尽管它的名字是黄斑色素,但是保护作用仅局限于中央凹,因为它的浓集度在中央凹处最高。例如,黄斑色素光密度在固定点以外 1.5 单位下降一半。黄斑色素的地形分布可以解释早期 AMD 组织学研究中看到的细胞丧失的类型。当然,黄斑色素也可以通过中和 ROS 发挥潜在保护视网膜的作用,但是它定位于感受器轴索层和内丛状层,离 ROS 产生的位点有一些距离,并不能促进这种潜在的作用。因为黄斑色素密度与相关的光照暴露成反比,所以这种光照导致视网膜损伤的潜在作用在平均光照暴露历史高于平均水平的人群中增加。也就是说这种光暴露的潜在损伤作用是黄斑光密度降低和相关慢性光暴露的相互作用。很有意思的是吸烟者的黄斑色素光密度下降,而光密度下降可以增加蓝光暴露损伤,这可能是蓝光增加吸烟者 AMD 发生危险的原因。

光源性视网膜疾病例如太阳光性视网膜炎或焊接工的黄斑疾病常跟光线的波长降低相关,比如紫外线或蓝光。还发现光毒性视网膜疾病在氧压力增加的条件下加重,而且和光暴露量成比例。

光子能所导致的视网膜损伤已经在老鼠、灵长类和人类中被描述。Lawwill 研究了光照暴露对恒河猴的影响,并且提出了视网膜光损伤的三种机制。在由 Noell 描述的第一种机制中,光暴露导致视紫红质漂白和视杆细胞破坏。这个过程也可以在鼠科动物模型中显示,但是不能在更高级的哺乳动物中再现。第二种机制包括视锥细胞破坏,同时视杆细胞功能保存,这在猴子身上已得到证实。然而,第三种机制导致更大程度的损伤,它包括由于线粒体损害导致的肝糖原聚集所形成的细胞死亡。这种类型的损伤发生于视网膜全层,导致线粒体功能丧失,视杆细胞、视锥细胞恶化,上皮细胞水肿和细胞内色素丧失。这些效应是波长依赖型的,因为短波长所造成的损伤比长波长所造成的损伤更大。

根据 Sparrow 等的研究,蓝光通过形成氧自由基导致对 RPE 细胞的损伤。他们已经开始研究叫做 A2E 的分子,这是一种发现于脂褐素中的较大的荧光团,在年龄较大病人的 RPE 中聚积。已经发现这种 A2E 分子在溶酶体的脂褐素中聚积,包括 RPE 细胞。这些调查者提出在 A2E 分子吸收蓝光之后,它将能量传递给氧分子,转变成自由基,而自由基可以导致细胞损伤。

A2E 分子形成 A2E 衍生物时经历一个生化反应,可以直接跟内皮细胞反应从而导致损伤和死亡。在低氧状态下,这种破坏性通路是关闭的。当抗氧化剂分子存在时,可以减少自由基的数量。一些研究表明,RPE 细胞内 DNA 的直接损伤,包括 A2E 的形成发生在暴露于蓝光后。这种损伤与光暴露持续的时间成比例,尽管损伤的细胞有修复核苷酸改变的能力,但是通常这种修复是不完全的,并且最终导致细胞损伤或凋亡。由于 RPE 细胞不再复制,以上过程导致光感受器的丧失,最终造成视力丧失。

(五)急慢性损伤与 AMD 的关系研究

已经证实紫外线和可见光对于视网膜和 RPE 有潜在的损害。幸运的是,人类视网膜被保护免受短波长射线的损害,角膜可吸收低于 295nm 的射线,晶状体可以较强地吸收低于 400nm 的射线。因此,人类的视网膜只是暴露于电磁波谱为 400～760nm 的可见光部分以及一些红外线的短波长射线。任何一种感光剂或生色基团,如视色素、黑色素、脂褐素、黄素类以及黄素蛋白吸收电磁波谱时,可以导致慢性或急性的组织损伤。自从 20 世纪 70 年代以来搜集的证据表明,光可以通过几种方式损伤视网膜,包括不同的生色基团和细胞性活动。时间较短(100ms～10s)的强烈光照,当入射能量被组织吸收时可以导致热损伤,而且温度明显升高。这种类型损伤的作用光谱依赖于生色基团的吸收特性,但是典型的吸收峰在可见的蓝绿光、绿光或红光区域。外科医生常利用这种光照进行视网膜光凝。

长期的光照(典型的是10s或更长),不太强的光源可以通过光化学机制导致视网膜损伤,而且这种机制被认为是最有可能与AMD发展相关的机制。

光化学反应发生于正常的环境条件,包括发生于有活力的光子和一个吸收的分子之间的反应。在有氧条件下,这种反应通过一些中间步骤导致活性氧簇(ROS)的产生,包括单态氧、超氧化物、过氧化氢和羧基。这些ROS有高度毒性,可以导致脂质过氧化反应、蛋白质氧化和突变作用。ROS产物也是自然呼吸的一个副产品,被认为在老化过程中起着重要作用。

为了减少ROS的潜在破坏作用,细胞已经形成了一些防御机制,比如酶性(例如SOD、过氧化氢酶、血加氧酶和磷脂酶)和非酶性(例如维生素E、A和C)抗氧化剂。

就像以上所描述的,完美的细胞防御机制应该足以战胜ROS损伤的毒性作用。然而实际上,防御机制是个不完美的系统,结果导致ROS损伤的终生积累,这不仅仅与年龄相关性眼病有关,而且对于老化本身来说也有重大意义。实际上,已经发现ROS对于RPE细胞线粒体DNA的损伤是AMD最基本的发病机制。ROS损伤的速率可能随时间的增长而增加,因为已经知道细胞防御机制随年龄增加而降低。正像以下所列出的理由,我们发现RPE对于年龄相关性损伤是特别脆弱的,因为与年龄增长相关,其黑色素含量降低,同时伴随着脂褐素含量的增加。脂褐素不仅有效地促进ROS的产生,而且还可抑制抗氧化剂的活性。

1. 急性光损伤的研究　动物实验研究表明有两种明显类型的光化学损伤,一种与作用于RPE水平的短期暴露有关,另一种与光感受器外节水平较长时间相对较低强度的暴露有关。

短期(12h以下)暴露于相对较强的短波长的光照,有时被叫做“蓝光危害”,可以导致灵长类RPE水平的损伤。这种类型的光损伤依赖于氧浓集和各种抗氧化剂抵御光损伤的能力,这证实了氧化的来源。这种类型的损伤有一些候选的生色基团,其中最引人注目的是黑色素和脂褐素。

尽管黑色素可以在高辐射水平产生ROS,但它好像不是AMD光诱导损伤递质的候选对象,因为“蓝光损害”的作用光谱并不和黑色素的吸收光谱一致,也不和氧的摄取作用光谱一致。视网膜的黑色素总含量随年龄增加而降低,而且它的空间分布并不与AMD一致。实际上,通常认为黑色素与光保护机制相关,色素增加通常与AMD的危险降低相关。

实验室研究表明,脂褐素是一种潜在的ROS产生促进剂,包括单态氧、超氧负离子和过氧化氢。这些产物是有细胞毒性的,并且直接或间接地增加了脂质过氧化、蛋白质氧化、溶酶体完整性丧失、细胞质空泡形成和细胞死亡。最重要的是灵长类视网膜RPE光化学损伤的作用光谱和脂褐素的需氧光反应是同时发生的,这提示脂褐素在很大程度上对于这种类型的“蓝光损伤”影响很大。有一些成分可能对于脂褐素的光反应性起作用,其中一种成分是A2E。研究显示A2E可以产生ROS,触发RPE细胞凋亡,损伤DNA,导致RPE细胞死亡。然而,A2E只有较弱的光反应性,很难解释脂褐素的光反应性。

长期(12~48h)暴露于较弱的光照可以产生光感受器水平的损伤。这种类型的损伤开始是在老鼠中显示的,通过一段时间的持续荧光灯照射后记录视杆细胞光感受器变性的数目。然而,视锥细胞明显的易感性不大可能反应热损伤的差异,而是反应修复能力的差异,比如视杆细胞外节更新比视锥细胞外节更新更快。有一些机制可能对于光诱导的光感受器损伤有作用,而光色素本身就已经显示出光感受器的损伤。早期研究表明,光诱导损伤的程度与光照前视紫红质含量成正比,而且光感受器损伤的作用光谱与视紫红质的作用光谱相似。然而,更多的证据表明,尽管深蓝色的光不如绿光容易吸收,但是深蓝色的光导致光感受器损伤的能力比绿光强50~80倍,这些观察结果在视紫红质光致复活作用的基础上得以解释。蓝光促进全反型视黄醛的光致异构化,导致视紫红质的再生以及光转导信号的增加,反过来导致光感受器的凋亡。这个过程的确切顺序尚不明了,但是在相对的暗光条件下,光感受器凋亡主要基于依赖转导的通路进行。光感受器的损伤还可以由于全反型视黄醛释放ROS,而全反型视黄醛是一种已知的感光剂,在蓝光光激发后可以产生单态氧和超氧化物阴离子。

应当注意的是,以上研究中的动物大部分是习惯于夜间活动的啮齿类动物,这并不意味着在昼出的动物中同样的损伤机制会起明显类似的作用。

另外,以上研究使用的光照比自然环境中的时间更短但强度更高。例如,以上研究都是"急性"光照研究,所施以的光化学反应所致的损伤至少在短期内胜过各种防御和修复机制的能力。当然,它们只是与老年人"慢性"光暴露作用间接相关。然而,这些研究确实表明,光照尤其是蓝光有通过光化学机制导致视网膜损伤的潜在作用,损伤的机制不仅依赖于不同生色基团的光反应性,而且依赖于防御和修复系统的能力。

2. 慢性光损伤的研究　暴露于慢性光环境像急性光照一样也会产生 ROS,因为所有的光化学反应显示了辐射量和光照持续时间皆可以产生损伤。损伤的本质将反应各种防御和修复机制的能力,即可以观察到损伤的时间。例如上述描述的典型的急性光损伤,当幼年动物的防御系统功能良好而且修复系统有足够的时间来发挥作用时,即可以抵御热损伤。老年人的防御和修复机制退化,易受到损伤,发生慢性光损伤。ROS 损伤在老化过程中起重要作用,在此基础上,看起来由慢性光暴露所导致的损伤将会随着老化的加速而加速。

研究表明长期低强度间歇性可见光照射加速视网膜黄斑的老化过程,表现为 RPE 层色素脱失和光感受器进行性变性,长期接受强阳光辐射与 AMD 可能有关。

虽然目前对慢性视网膜光损伤还没有明确的时间及强度概念,但是有研究结果表明,低强度、长时间光照确实能导致鼠视网膜损伤。而且损伤的发生部位与 AMD 的病理改变近似,外层视网膜尤其是光感受器外段最早受累。

在总结归纳各种与损伤部位有关的因素后,Kremer 将视网膜光损伤分为两类。Ⅰ类损伤见于长时间、低强度(<1 fnw/cm^2)的白光照射,损伤主要发生于光感受器;Ⅱ类损伤见于短时间(<4h)高强度(>10 fnw/cm^2)光照,最初的损伤多发生在 RPE。该研究所见的损伤类似Ⅰ类损伤。对于一定强度以上的光照射,光感受器的损伤受光照强度和照射时间的影响。在光照强度相同的条件下,光照时间越长,损伤越重;而照射时间相同时,则随照射强度的增加,损伤加重。该研究的组织测厚结果表明,光损伤所造成的视细胞丧失以视乳头上方 2mm 处最严重,在其他作者的报道中也有类似的结果。究其原因,可能与此处的光感受器多、视紫红质含量高有关。有关导致鼠视网膜光损伤强度阈值的报道较少。Rapp 等报道,160 lx 的光照射 12h 就足以引起鼠视网膜外核层变薄。Williams 报道,用 133 lx 的循环光照射不到 3 天,SD 大鼠视网膜外核层厚度减少一半。100 lx 组光照 3 天,虽然电镜下可见光感受器外段盘膜疏松改变,但在各个光照时间,均未见外核层变薄。Semple-Rowland 等采用的也是循环光,而照射时间更长,最长者达 85 天,即使这样,65 lx 及 130 lx 光照组均未见外核层的变薄改变。因此,他们认为 65 ~ 130 lx 的安全标准更合理。研究所示,100 lx 循环光照 3 天后,虽然电镜下可见光感受器外段盘膜稀疏,但光照 28 天后仍未见视细胞减少。因此,这种改变可能是动物对光照的早期反应,也不排除标本处理引起的可能性。光镜和电镜检查结合使用,对我们了解光损伤更有意义。在以往有关的鼠视网膜光损伤研究中,光镜及视网膜电图检查技术是较为常用的检测手段,前者具有直观、简便的优点,后者具有非侵入性、可动态观察等优点。但这些只能反应细胞水平和功能的改变,而且视网膜电图也有较大变异性。电镜检查可以较光镜更早地反映光照后改变,揭示光损伤后视网膜组织的超微结构改变,如光感受器外段盘膜疏松、空泡化、排列紊乱、脱落,内、外段之间分离以及线粒体的水肿、空泡化等。但由于电镜检查要求的组织块较小,所以每次检查的范围远较光镜局限,也容易受取材部位的影响,而且其所见的轻微改变并不一定等于损伤。

3. 激光光凝后 RPE、Bruch 膜和脉络膜超微结构改变　罗清礼等应用 Novus Omni 型多波长激光机(美国 Coherent 公司产品)分别于术前 1 天、3 天及 7 天,对患者眼球赤道和后极部不同区域的视网膜分别采用Ⅰ、Ⅱ、Ⅲ级光斑进行光凝。激光参数:波长 521nm,时间 0.2 ~ 0.5 ms,光斑直径 100 ~ 500μm,每点相距 1 ~ 2 个光斑,Ⅰ级光斑能量为 50 ~ 100 mW,Ⅱ级光斑为 150 ~ 250 mW,Ⅲ级光斑为 300 ~ 500mW。结果显示激光光凝后 1 天,经Ⅰ级光斑光凝视网膜组织见部分 RPE 细胞肿胀、坏死、数量减少,微绒毛部分消失;Bruch 膜完整;脉络膜毛细血管内皮肿胀,少数管腔闭塞。经Ⅱ级光斑光凝的视网膜组织见较多 RPE 细胞溶解破坏,Bruch 膜空泡形成,脉络膜毛细血管广泛闭塞。经Ⅲ级光斑光凝的视网膜组织见大量

RPE 溶解消失，Bruch 膜部分破坏，脉络膜血管受损。激光光凝后 3 天，RPE 细胞和脉络膜水肿减退，破坏区内出现吞噬细胞，RPE 细胞和脉络膜纤维组织开始增生。激光光凝后 7 天，增生的 RPE 细胞覆盖破坏区，脉络膜血管减少和基质纤维化。

激光光凝可破坏 RPE 和脉络膜组织，引起细胞生长因子增多，同时促进细胞增生修复。光凝区周边的 RPE 细胞增生覆盖破坏区，增生的 RPE 细胞色素少，细胞间紧密连接形成，增生 RPE 细胞也可填补破坏的 Bruch 膜区。脉络膜的毛细血管可再通，脉络膜内大部分组织纤维化，色素细胞减少。激光光凝治疗各种 RPE 和脉络膜病变需要选择合适的激光能量、光斑直径和治疗时间，如治疗 RPE 病变中的 AMD 的玻璃膜疣等采用比Ⅰ级光斑更小的能量和更短的时间，可损伤 RPE 层，但不损伤光感受器细胞，继而新的 RPE 紧密连接形成，由于光感受器细胞未受影响而不影响患者视力。Roider 等采用掺钕钇铝石榴石激光治疗 17 例黄斑病变患者，波长 527 nm，时间 1.7 ms，能量 100mW 和 500mW，结果显示激光仅损伤 RPE 细胞，而光感受器细胞未受损。RPE 细胞能吸收大部分激光能量，并首先发生凝固性坏死。当激光能量低时仅引起 RPE 细胞及线粒体肿胀，内质网扩张，微绒毛减少，细胞间紧密连接受到破坏，少部分 RPE 细胞坏死，脉络膜毛细血管内皮肿胀，但 Bruch 膜完整，视网膜组织未受到破坏。随着激光能量加大，RPE 细胞吸收能量增加，导致细胞破坏加重，RPE 细胞溶解破坏，以至完全消失；Bruch 膜空泡形成，甚至断裂；脉络膜不同程度破坏，毛细血管消失至大中血管破坏或出血。

（六）人类的老化，脂褐素和潜在的慢性光损伤

研究显示有两层特殊的视网膜层易于受到光化学损伤，即光感受器外节和 RPE，这种损伤可能分别由视色素和脂褐素介导。尽管两者均对 AMD 的形成起作用，但是在地图状萎缩中，有几点理由相信脂褐素的作用更重要一些。首先，RPE 细胞是终生保持型细胞，其修复系统在分子水平上进行，这种“封闭系统”类型比“开放系统”类型的细胞更易于形成 ROS 损伤的聚积，因为“开放系统”细胞有充足的更新成分例如光感受器细胞。其次，脂褐素在 RPE 内的年代性聚积与 AMD 的形成有关。再次，体内自发荧光（这归因于脂褐素的存在）的纵向研究表明有着最高自发荧光的视网膜区域最易于发生变性。幸运的是，有晶状体眼的晶状体减弱了短波长的光照，从而降低了脂褐素潜在的光毒性。

由脂褐素带来的光毒性大体上随年龄增长而增加，视网膜上大量光反应元素聚积增加而损害了晶状体的保护作用。对于不同年龄组光毒性的分析显示，在生命的整个过程中潜在的蓝光损伤增加了 9 倍。这有力地反驳了早期认为儿童期的光照对于 AMD 形成更重要的说法，先前的说法低估了脂褐素介导的光毒性相关的年龄作用，因为脂褐素对于抗氧化剂的活性有抑制作用。

尽管这种光毒性随年龄增长平稳增加，但是潜在的蓝光损伤对于 AMD 患者的损伤要强好几倍，因为脂褐素的“热点”在局部氧化损伤中成为焦点。实际上，在患有萎缩型 AMD 眼的 RPE 细胞内显示有大量的脂褐素。脂褐素介导的光化学损伤随年龄增长而增强，尤其是对 AMD 患者，这种假设可以解释为什么抗氧化剂治疗对于 AMD 患者是有益的。

如果光照真的在 AMD 的发病机制中起作用，则可作出以下预测。首先，暴露于短波长射线增加，不管是强度增加还是持续时间增加，都将增加发生 AMD 的危险性。其次，在老年暴露于短波长射线比在其他年龄更增加发生 AMD 的危险性。再次，抗氧化剂可以降低 AMD 发生的危险性，而且对脂褐素聚积最多的人应该有更强的保护作用。

在这些证据的基础上，应该支持长期以来的关于光照在 AMD 发病机制中起作用的观点。最近发现的抗氧化剂治疗对于 AMD 有保护作用，证实氧化应激在 AMD 发病机制中起作用，而且实验室研究证实光照，特别是蓝光通过与视网膜生色基团作用形成氧化应激的来源。因此，降低蓝光暴露量可能能够减少 AMD 的发生。

参与 AMD 发病机制的确切生色基团尚未明了，但是和 AMD 相关的脂褐素肯定与 AMD 的发生有关。脂褐素的光反应性需氧、对于抗氧化剂活性的不利影响以及其随时间逐渐积聚的特点，均提示视网膜光毒性增加实际上与年龄相关。这种假设暗示着蓝光对于老年人和存在 AMD 高危因素人群视网膜的潜在损伤是最大的。

然而，推荐在老年人中广泛应用阻挡蓝光的人工晶状尚为时过早，因为尽管有许多依照情况采取这种措施的证据，但是没有直接的证据表明环境光可以导致视网膜损伤。然而，现在有三点理由采取大规模的临床试验来评估在 AMD 中应用滤蓝光型人工晶体进行预防的必要性：第一，现有合理的理由推测蓝光暴露有助于 AMD 的形成；第二，关于蓝光暴露的作用与 AMD 关系的争论已经持续了将近 30 年，而大规模的随机临床试验将提供结论性证据；第三，AMD 的防治与个人和社会经济效益相关，因为 AMD 已经具有流行的趋势。

四、公共健康影响

老年人迅速成为社会人群中最大的一个部分。随着社会老龄化的进程，AMD 会成为逐渐普遍的问题。目前，一旦 AMD 形成，还没有可行的治疗方法。实验室的动物实验表明，蓝光暴露可以损伤视网膜，形成病态的视网膜改变，与人类的 AMD 类似或者至少相关。光暴露和 AMD 之间的联系存在着流行病学的证据，但是并不是一致的。在流行病学研究中测量终生阳光暴露有一定困难，必须寻求保护黄斑免受光照损伤的措施。

总之，多数研究者认为戴太阳镜和宽檐帽等防护措施是肯定有益的。目前 AREDS 的研究和证据仅限于白内障手术和人工晶体植入的观察数据，导致近蓝光的自然屏障去除，从而形成 AMD。

（陈　松　崔兰君）

【参 考 文 献】

[1] West ES, Schein OD. Sunlight and age-related macular degeneration. Int Ophthalmol Clin, 2005 Winter,45(1):41-47.

[2] Smith BT, Belani S, Ho AC. Ultraviolet and near-blue light effects on the eye. Int Ophthalmol Clin, 2005 Winter,45(1):107-115.

[3] Seddon JM, Chen CA. The epidemiology of age-related macular degeneration. Int Ophthalmol Clin, 2004 Fall,44(4):17-39.

[4] Leske MC, Wu SY, Hyman L, et al. Barbados Eye Studies Group. Four-year incidence of macular changes in the Barbados Eye Studies. Ophthalmology, 2004,111:706-711.

[5] VAMDa R, Paz SH, Azen SP, et al. The Los Angeles Latino Eye Study: design, methods, and baseline data. Ophthalmology, 2004,111:1121-1131.

[6] Tomany SC, Cruickshanks KJ, Klein R, et al. Sunlight and the 10-year incidence of age-related maculopathy: the Beaver Dam Eye Study. Arch Ophthalmol, 2004,122:750-757.

[7] Sparrow JR, Miller AS, Zhou J. Blue light-absorbing intraocular lens and retinal pigment epithelium protection in vitro. J Cataract Refract Surg, 2004,30:873-878.

[8] Congdon N, O'Colmain B, Klaver CC, et al. Causes and prevalence of visual impairment among adults in the United States. Arch Ophthalmol, 2004,122:477-485.

[9] Klein R, Peto T, Bird A, et al. The epidemiology of age-related macular degeneration. Am J Ophthalmol, 2004,137:486-495.

[10] Richer S, Stiles W, Statkute L, et al. Double-masked, placebo-controlled, randomized trial of lutein and antioxidant supplementation in the intervention of atrophic age-related macular degeneration: the Veterans LAST study (Lutein Antioxidant Supplementation Trial). Optometry, 2004,75:216-230.

[11] Eye Diseases Prevalence Research Group. Prevalence of age-related macular degeneration in the United States. Arch Ophthalmol, 2004,122:564-572.

[12] Margrain TH, Boulton M, Marshall J, et al. Do blue light filters confer protection against age-related macular degeneration? Prog Retin Eye Res, 2004 Sep,23(5):523-531.

[13] Sparrow JR, Zhou J, Ben-Shabat S, et al. Involvement of oxidative mechanisms in blue-light-induced damage to A2E-laden RPE. Invest Ophthalmol Vis Sci, 2002 Apr,43(4):1222-1227.

[14] Wenzel AJ, Fuld K, Stringham JM. Light exposure and macular pigment optical density. Invest Ophthalmol Vis Sci, 2003 Jan,44(1):306-309.

[15] Age-Related Eye Disease Study Research Group. Potential public health impact of Age-Related Eye Disease Study results: AREDS report no. 11. Arch Ophthalmol, 2003,121:1621-1624.

[16] Bartlett H, Eperjesi F. Age-related macular degeneration and nutritional supplementation:a review of randomised controlled trials. Ophthalmic Physiol Opt, 2003,23:383-399.

[17] Everekliogl C, Er H, Doganay S, et al. Nitric oxide and lipid peroxidation are increased and associated with decreased antioxidant enzyme activities in patients with age-related macular degeneration. Doc Ophthalmol, 2003,106:129-136.

[18] Age-Related Eye Disease Study Research Group. National Eye Institute Visual Function Questionnaire in the Age-Related Eye Disease Study (AREDS): AREDSReport No. 10. Arch Ophthalmol, 2003,121:211-217.

[19] Miyazaki M, Nakamura H, Kubo M, et al. Risk factors for age-related maculopathy in a Japanese population: the Hisayama study. Br J Ophthalmol, 2003,87:469-472.

[20] Gale CR, Hall NF, Phillips DI, et al. Lutein and zeaxanthin status and risk of agerelated macular degeneration. Invest Ophthalmol Vis Sci, 2003,44:2461-2465.

[21] Kwok LS, Kuznetsov VA, Ho A, et al. Prevention of the adverse photic effects of peripheral light-focusing using UV-blocking contact lenses. Invest Ophthalmol Vis Sci, 2003,44:1501-1507.

[22] Mainster MA, Sparrow JR. How much blue light should an IOL transmit? Br J Ophthalmol, 2003,87:1523-1529.

[23] Wenzel AJ, Fuld K, Stringham JM. Light exposure and macular pigment optical density. Invest Ophthalmol Vis Sci, 2003, 44:306-309.

[24] Wang JJ, Klein R, Smith W, et al. Cataract surgery and the 5-year incidence of late-stage age-related maculopathy: pooled findings from the Beaver Dam and Blue Mountains eye studies. Ophthalmology, 2003,110:1960-1967.

[25] Klein R, Klein BEK, Wong TY, et al. The association of cataract and cataract surgery with the long-term incidence of age-related maculopathy. Arch Ophthalmol, 2002,120:1551-1558.

[26] Sparrow JR, Zhou J, Ben Shabat S, et al. Involvement of oxidative mechanisms in bluelight-induced damage to A2E-laden RPE. Invest Ophthalmol Vis Sci, 2002,43:1222-1227.

[27] Okuno T, Saito H, Ojima J. Evaluation of blue-light hazards from various light sources. Dev Ophthalmol, 2002,35:104-112.

[28] Sparrow JR, Zhou J, Ben-Shabat S, et al.. Involvement of oxidative mechanisms in blue-light-induced damage to A2E-laden RPE. Invest Ophthalmol Vis Sci, 2002 Apr,43(4):12.

[29] Wasowicz M, Morice C, Ferrari P, et al.. Long-term effects of light damage on the retina of albino and pigmented rats. Invest Ophthalmol Vis Sci, 2002 Mar,43(3):813-820.

[30] Sparrow JR, Cai B. Blue light-induced apoptosis of A2E-containing RPE: involvement of caspase-3 and protection by Bcl-2. Invest Ophthalmol Vis Sci, 2001 May,42(6):1356-1362.

[31] Delcourt C, Carriere I, Ponton-Sanchez A,et al. Light exposure and the risk of age-related macular degeneration: the Pathologies Oculaires Liees a l' Age (POLA) study. Arch Ophthalmol, 2001 Oct,119(10):1463-1468.

[32] Roberts JE. Ocular phototoxicity. J Photochem Photobiol B, 2001,64:136-143.

[33] Cruickshanks KJ, Klein R, Klein BE, et al. Sunlight and the 5-year incidence of early age-related maculopathy: the Beaver Dam Eye Study. Arch Ophthalmol, 2001,119:246-250.

[34] POLA Study Group. Light exposure and the risk of age-related macular degeneration:the Pathologies Oculaires Liees a l' Age (POLA) study. Arch Ophthalmol, 2001,119:1463-1468.

[35] Delcourt C, Carriere MS, Ponton-Sanchez A, et al. Light exposure and the risk of agerelated macular degeneration. Arch Ophthalmol, 2001,119:1463-1468.

[36] Beatty S, Koh H, Phil M, et al. The role of oxidative stress in the pathogenesis of age-related macular degeneration. Surv Ophthalmol, 2000,45:115-134.

[37] Risk factors associated with age-related macular degeneration. A case-control study in the age-related eye disease study: Age-Related Eye Disease Study Report Number 3. Ophthalmology, 2000,107:2224-2232.

[38] Wu J, Seregard S, Spangberg B. Blue light induced apoptosis in rat retina. Eye, 1999,13:577-583.

[39] Winkler BS, Boulton ME, Gottsch JD, et al. Oxidative damage and age-related macular degeneration. Mol Vis, 1999,5:32.

[40] Ranchon I, Gorrand JM, Cluzel J. Functional protection of photoreceptors from light induced damage by dimethylthiourea and Ginkgo biloba extract. Invest Ophthalmol Vis Sci, 1999,40:1191-1199.

[41] Chaine G, Hullo A, Sahel J, et al. Case-control study of the risk factors for age-related macular degeneration. France-DMLA Study Group. Br J Ophthalmol, 1998,82:996-1002.

[42] Mitchell P, Smith W, Wang JJ. Iris color, skin sun sensitivity, and age-related maculopathy. The Blue Mountains Eye Study. Ophthalmology, 1998,105:1359-1363.

[43] Organisciak DT, Darrow R, Barsalou L. Light history and age-related changes in retinal light damage. Invest Ophthalmol Vis Sci, 1998,39:1107-1116.

[44] Darzins P, Mitchell P, Heller RF. Sun exposure and age-related macular degeneration. An Australian case-control study. Ophthalmology, 1997,104:770-776.

[45] Cruickshanks KJ, Hamman RF, Klein R, et al. The prevalence of age-related maculopathy by geographic region and ethnicity. Arch Ophthalmol, 1997,115:242-250.

[46] Mitchell P, Smith W, Attebo K, Wang JJ. Prevalence of age-related maculopathy in Australia. The Blue Mountains Eye Study. Ophthalmology, 1995, 102:1450-1460.

[47] Mares-Perlman JA, Brady WE, Klein R, et al. Serum antioxidants and age-related macular degeneration in a population-based case-control study. Arch Ophthalmol, 1995,113:1518-1523.

[48] Young R. The family of sunlight-related eye diseases. Optom Vis Sci, 1994, 71:125-144.

[49] Cruickshanks KJ, Klein R, Klein BEK. Sunlight and age-related macular degeneration:The Beaver Dam Eye Study. Arch Ophthalmol, 1993,111:514-518.

[50] Taylor HR, West S, Munoz B, et al. The long-term effects of visible light on the eye. Arch Ophthalmol, 1992,110:99-104.

[51] Klein R, Klein BE, Linton KL. Prevalence of age-related maculopathy. The beaver Dam Eye Study. Ophthalmology, 1992, 99:933-942.

[52] Risk factors of neovascular age-related macular degeneration. Eye Disease Case-Control Study Group. Arch Ophthalmol, 1992,110:1701-1708.

[53] Michels M, Sternberg P Jr. Operating microscope-induced retinal phototoxicity:pathophysiology, clinical manifestations and prevention. Surv Ophthalmol, 1990,34:237-252.

[54] West SK, Rosenthal FS, Bressler NM, et al. Exposure to sunlight and other risk factors for age-related macular degeneration. Arch Ophthalmol, 1989,107:875-879.

[55] Bressler NM, Bressler SB, West SK, Fine SL, Taylor HR. The grading and prevalence of macular degeneration in Chesapeake Bay watermen. Arch Ophthalmol, 1989,107:847-852.

[56] Khwarg SG, Linstone FA, Daniels SA, et al. lncidence, risk factors, and morphology in operating microscope light retinopathy. Am J Ophthalmol, 1987,103:255-263.

[57] Mainster MA. Light and macular degeneration: a biophysical and clinical perspective. Eye, 1987,1:304-310.

[58] Snodderly DM, Brown PK, Delori FC, et al. The macular pigment. Absorbance spectra, localization, and discrimination from other yellow pigments in primate retinas. Invest Ophthalmol Vis Sci, 1984,25:660-673.

[59] Ruffolo JJ Jr, Ham WT Jr, Mueller HA, et al. Photochemical lesions in the primate retina under conditions of elevated blood oxygen. Invest Ophthalmol Vis Sci, 1984,25:893-898.

[60] Hyman LG, Lilienfeld AM, Ferris FL, et al. Senile macular degeneration: a case control study. Am J Epidemiol, 1983, 118:213-227.

[61] Sliney DH. Eye protective techniques for bright light. Ophthalmology, 1983,90:937-944.

[62] 罗清礼,王琳,吴海英．激光光凝后视网膜色素上皮、Bruch 膜和脉络膜超微结构改变．中华眼科杂志,2004,40(10):692-695.

[63] 吴海英,罗清礼.人视网膜激光光凝后组织病理学研究概况.中华眼底病杂志,1997,13:246-248.

[64] 汪枫桦,张皙．脂褐素和年龄相关黄斑变性的研究进展．眼视光学杂志,2005,7(2):142-144.

4 氧化应激在老年性黄斑变性发病中的研究

老年性黄斑变性(age-related macular degeneration,AMD)是发达国家主要致盲眼病之一。随着我国人口趋于老龄化,AMD也成为影响老年人健康的突出问题,但对其发病机制还知之甚少。目前研究发现,活性氧介质(reactive oxygen intermediates, ROI)介导的氧化应激反应导致细胞损伤,参与许多年龄相关性疾病的发生,ROI包括自由基、单氧和过氧化氢,这些都是氧代谢的废物。视网膜耗氧量大,氧代谢活跃,含有的大量不饱和脂肪酸受可见光照射易受氧化应激的影响,引起视网膜的光化学损伤。可见AMD与氧化应激损伤的累积效应有关,但仍无确切的证据证实。为了减少视网膜受到的氧化损伤,对AMD患者给予足量抗氧化剂正日益受到重视。

一、生化基础

(一)氧化反应过程

从化学角度讲,氧化指失去电子,还原意味着得到电子。动物靠氧化食物中的脂肪、蛋白质和糖类为H_2O、CO_2获得能量,释放的能量被用于形成还原型NDPH、FAD(2H),再通过电子转移链氧化O_2成为水促成氧化磷酸化反应,即$ADP + Pi \xrightarrow{ATP合酶} ATP$,能量最终贮存在ATP中。这些反应在线粒体内进行,占人体总耗氧量的90%,另外10%氧被氧化酶、氧合酶消耗。

(二)ROI

ROI是自由基、过氧化氢、单氧的总称。自由基的最外层轨道上有一个或多个不成对电子,为了达到稳态它要从其他微粒得到电子,引发细胞毒性链式反应。过氧化氢虽不含不成对电子,但它能通过铁离子的氧化反应产生自由基,即$Fe^{2+} + H_2O_2 \rightarrow Fe^{3+} + OH\cdot + OH$。而单氧变为常态时可损伤细胞。

在细胞内,ROI是从氧代谢活跃场所中"逸漏"出来的损伤细胞。可见光照射、吸烟、衰老、炎症、局部氧分压升高、空气污染、再灌注损伤都能使ROI产生增多。

(三)ROI和细胞损伤

碳水化合物、膜脂类、蛋白质、核酸都易受ROI的攻击而受到损伤。

1. 脂类　自由基的自动氧化使脂类形成脂自由基和脂过氧化物,而脂类中多聚不饱和脂肪酸(PUFAs)的双键结合部最易受到自由基的损伤。脂自由基和氧一起从PUFAs到脂过氧化物和脂过氧自由基,引发细胞毒性链式反应,消耗有用的PUFAs,产生有害的自由基。

2. 蛋白质　氨基酸的氧化可使蛋白质凝集,分子变性、断裂,从而更易于水解。

3. 核酸　在老年人和AMD患者中可以发现其核酸因与ROI相互作用,被氧化的核苷酸增多。Balling SW等向培养的RPE细胞中加入H_2O_2,结果线粒体DNA明显受损,从而引起RPE细胞功能障碍。

二、视网膜内ROI的产生

生理情况下,ROI是细胞代谢的废物以及光化学反应的结果,在视网膜中主要见于以下几个方面。

（一）视网膜的光照射

Han 等在 1983 年报道了视网膜的光化学损伤。用蓝色可见光（441nm）照射 20 只恒河猴 1 000s 后，发现猴视网膜光感受器细胞外节盘膜损伤、细胞增殖、RPE 色素减退，这些都和萎缩型 AMD 相似。他通过用 8 种不同的单色光照射，发现蓝光对视网膜的损伤最强。Wu J. 等最近在受损视网膜内证实蓝色可见光主要促使细胞凋亡。Organisciak 等和 Frank RN 等也阐述了视网膜光损伤导致抗氧化应激蛋白血红素加氧酶 - 1（HO - 1）的表达增多，而 HO - 1 具有拮抗氧化应激的保护作用。一项对照研究显示注射了二甲硫脲的白鼠比对照组能更好地保护感光细胞，且视紫红质含量明显高于对照组，提示 H_2O_2 和 OH · 可引起视网膜的光化学损伤。1999 年 Ranchon 等也证实了上述发现，并观察到银杏提取物可以抑制 ROI 的产生、清除自由基和超氧化物，保护视网膜免受光化学损伤。

（二）PUFAs

视锥、视杆细胞膜的双脂质层中 50% 为 PUFAs，另外 50% 为蛋白质分子。有脊柱动物视网膜的磷脂近一半为二十二碳六烯酸（DHA），它来源于 α - 亚油酸。因 DHA 含 6 个双键，易受自由基攻击发生过氧化反应导致感光细胞结构完整性遭到破坏和发生功能障碍。De La Paz 和 Andreson 观察了 15 只人尸眼的脂质过氧化反应，证实黄斑部视网膜的易感性和年龄有明显相关性，而周边部视网膜则没有。另外，后极部 DHA 水平也比周边部低，提示最需要抗氧化保护的黄斑区的抗氧化能力随年龄增长逐渐减弱。Organisciak 等最近也证实了给予大鼠低亚油酸饮食可保护其视网膜免受光损伤。

（三）视网膜生色基团

视网膜生色基团包括视紫红质、黑色素、脂褐素和线粒体呼吸酶（如细胞色素 C 氧化酶），它们是可吸收光产生化学反应的粒子。也可以认为光化学损伤是生色基团吸收紫外线和可见光使激活状态的底物发生电子转移所产生的。

1. 脂褐素　脂褐素是人体细胞内自噬溶酶体中的细胞器碎片不能被溶酶体酶消化而形成的残存小体，常见于一些 AMD 和消耗性疾病。在眼内，脂褐素主要存在于视网膜色素上皮（RPE）中。Wing 等在 1978 年已经证实脂褐素颗粒随年龄增长而积聚增多，且黄斑部最多。脂褐素受可见光照射产生 ROI，导致周围组织的氧化损伤，同时还能抑制 RPE 细胞溶酶体中酶的降解功能，减弱 RPE 细胞抗氧化系统的功效。

Rozanowska 等在对人 RPE 细胞进行离体实验时，发现蓝色可见光照射脂褐素耗氧量［（0.547 ± 0.110）mM/s］比照射黑色素［（0.095 ± 0.022）mM/s］高 5 倍。脂褐素这种需氧的光活性反应可产生单氧、超氧化物阴离子等具有细胞毒性的 ROI。Rozanowska 随后发现蓝色可见光使脂褐素产生的 ROI 最多。Wassell J 等发现，可见光照射脂褐素引发脂质过氧化反应、溶酶体酶的灭活，使溶酶体结构的完整性受到破坏并产生 ROI。

2. 视紫红质　可见光使视紫红质漂白，引起视杆细胞变性。Organisciak 等在 1998 年发现给大鼠服用二甲硫脲后再暴露于可见光下，其视网膜视紫红质的含量比对照组高，同时发现视紫红质减少导致抗氧化应激蛋白 HO - 1 的表达，说明了 ROI 在视网膜光化学损伤中的作用。

3. 黑色素、细胞色素氧化酶、内源性血卟啉等　关于他们介导产生 ROI 的研究不多，其机制尚不十分明确。

（四）吞噬作用

Tate DJ Jr 等发现培养的牛 RPE 细胞吞噬感光细胞外节膜盘时耗氧量剧增，可产生过氧化物和超氧化物，向细胞外释放大量 H_2O_2，同时过氧化氢酶等抗氧化物质基因表达升高。吞噬作用是 RPE 细胞的首要功能，可见其在 AMD 发病机制中的作用。

三、氧化应激与 AMD 的关系

随着年龄的增长,人体生理功能逐渐衰退,面临氧化应激的威胁也越来越大。眼的衰老表现为氧化/抗氧化失衡导致年龄相关性眼病,如白内障、AMD、原发性开角型青光眼等。

(一)抗氧化物质的作用和 AMD

近年国内外的研究主要集中于体内抗氧化物质作用的病例对照研究上,国内的研究还很少。这些研究有很多不足之处,如选择受试对象的偏差、数据来源的偏差以及未把个体的消化吸收差异计算在内等等,充分了解这些局限性才能有一个全面的认识。

1. 维生素 C　抗坏血酸盐是人体血液中最有效的水溶性抗氧化物,在防御氧化应激方面有重要的作用。Organisciak 等将白鼠分为两组,分别注射左旋维生素 C 和安慰剂后放在周期性明暗交替环境中喂养,发现受试组视杆细胞丢失较少且有剂量依赖性,说明维生素 C 具有抗氧化物质的保护作用。

关于饮食中摄入大量维生素 C 有无预防 AMD 的作用,多个研究小组的报道并不一致,可能这种保护作用太弱,只有在大型的研究中才得以显示出来。

EDCC(eye disease case-control)研究小组报道,血浆维生素 C 水平低者易患 AMD,但升高血浆维生素 C 水平并无保护作用。并且血浆维生素 E、β-胡萝卜素、硒、抗坏血酸盐水平高者不易患 AMD,与 BLSA(baltimore longitudinal study of aging)的报道相一致,但这一结果未能被 POLA(pathologies oculaires lieesa)研究小组在一个样本含量为 2 157 的研究中证实。

2. 维生素 E　维生素 E 是细胞膜中主要的抗氧化剂,以 α、β、γ、δ-生育酚四种形式存在,其中 α-生育酚清除自由基的效率最高,硒可对其起协助作用。人 RPE 中维生素 E 水平比视网膜神经纤维层高 4.7 倍,并随年龄增长而上升,可能与氧化应激的增加有关。视网膜中维生素 E 防御光化学损伤的作用是众多复合作用之一,应进一步研究维生素 E 和其他抗氧化物质,如类胡萝卜素、维生素 A 等之间的相互关系。

维生素 E 摄入量的计算含有很多不易控制的因素,目前的一些小样本研究没有得出饮食中维生素 E 摄入量和 AMD 关系的统一结论。BDES(beaver dam eye study)和 EDCC 研究小组报告了他们的结果,BDES 小组发现既往饮食中维生素 E 含量低的一组更易发生大玻璃膜疣,而 EDCC 小组则未发现这种相关性,可以通过增大样本含量消除这种误差。

校正了和心血管疾病有关的变量之后,POLA、BLSA、BDES 研究小组均发现血浆维生素 E 水平与 AMD 的发生呈负相关,表明服用维生素 E 制剂对 AMD 的发生有预防作用。

3. 维生素 A　维生素 A 在眼内以三种氧化状态存在,即视黄醇、视黄醛、视黄酸。Keys 等向视杆细胞磷脂组成的脂质体中加入生理浓度的视黄醇,发现对其有抗氧化保护作用。

NHANES(national health and nutrition examination survey)报道,每天进食一次富含维生素 A 食物组比每周进食一次组患 AMD 的风险低 40%。

4. 类胡萝卜素　哺乳动物体内的类胡萝卜素大约有 34 种,完全来源于食物。一些类胡萝卜素可转变为维生素 A,因此具有维生素 A 前体的活性。类胡萝卜素可以灭活单氧、与自由基作用以及避免脂过氧化反应的发生。人类视网膜中只能找到血清内 34 种类胡萝卜素的 2 种,即黄体素和玉米黄质,又被称为黄斑色素。黄斑色素的浓度在中央小凹处最高。

Hammond 等发现口服黄体素和玉米黄质可提高男性视网膜中二者的含量,对提高其在血清中的浓度则无性别差异。但此项研究未把个体消化吸收能力的差异考虑在内,其结果的严谨性有待讨论。应该提出的是,在人类视网膜中还没有发现 β-胡萝卜素。

EDCC 研究小组报告,血清类胡萝卜素水平高组患新生血管型 AMD 的风险较对照组明显降低。虽然这一研究避开了个体消化吸收的差异,但体内类胡萝卜素的更新率很低,血清类胡萝卜素水平只反映最近营养摄入情况,仍需要周期更长的研究说明这一观点。

Pauleik hoff 等发现黄斑色素可以作为天然的太阳镜部分滤除短波光，其中就包含对人视网膜损害最大的蓝色可见光。同时还注意到增加饮食中的类胡萝卜素含量可提高眼内黄斑色素浓度、减少视细胞丢失。因为吸烟、虹膜颜色、晶体透明度和性别均可影响眼内黄斑色素的浓度，所以前几年国外进行的几项研究并未发现眼内黄斑色素浓度与年龄的相关性。

在环状黄斑变性如萎缩型 AMD 中，中央凹受损伤的形状和程度与黄斑色素的分布是一致的。Landrum 等用高频色谱法比较了 AMD 眼和健康捐赠者眼球内的黄斑色素含量，结果前者黄斑色素含量明显减少，而不只在病变区。因此，黄斑色素水平降低是 AMD 的病因而不是其病变结果。

5. 抗氧化酶　感光细胞和 RPE 细胞中发现的抗氧化酶主要有超氧化物歧化酶（SOD）、过氧化氢酶和谷胱甘肽过氧化酶三种。

（1）SOD　SOD 主要包括 Mn-SOD、CuZn-SOD，可以灭活超氧化物离子产生 H_2O_2 和 O_2 的反应。De la Paz 等用牛红细胞 CuZn-SOD 多克隆抗体比较新生血管型 AMD 眼和健康人眼（n = 38）黄斑区 SOD 免疫反应性，仅在患眼中发现 SOD 水平与年龄的相关性有统计学意义，在健康人眼中无相关性。Liles 也发现 RPE 内 SOD 活性在健康眼和 AMD 眼中有统计学差别，但和年龄不相关。说明 SOD 有抗氧化保护作用，但对 AMD 的发病无明显作用。Kimura 等从 Mn-SOD 的基因学角度研究发现其基因多态性和渗出型 AMD 有关，从另一方面说明了 SOD 的保护作用。

（2）谷胱甘肽、谷胱甘肽过氧化酶和谷胱甘肽还原酶　谷胱甘肽是哺乳动物视细胞外节内生的水溶性三肽，可与氧化物反应并清除它们，POLA 研究小组未证实细胞谷胱甘肽和 AMD 有明显的负相关性。

谷胱甘肽过氧化酶能利用谷胱甘肽作为电子供体还原氢过氧化物。POLA 研究小组分析了 2 156 例 AMD 患者的血浆谷胱甘肽过氧化酶浓度，结果在晚期 AMD 患者中上升 9 倍，但血浆谷胱甘肽过氧化酶只是其细胞形式，这一结果的生物学意义还有待确证。其他研究也未能证实健康人视网膜的谷胱甘肽过氧化酶活性与年龄相关，需要进一步探究其中的原因。

谷胱甘肽还原酶本身无抗氧化保护作用，但它对重新生成谷胱甘肽是必需的。

（3）过氧化氢酶　人视网膜神经纤维层和 RPE 中含有过氧化氢酶，它可以通过催化反应或过氧化方式清除 H_2O_2 和自由基。但所查到的文献关于视网膜及全身过氧化氢酶活性与 AMD 关系的观点不一致。Tate 等观察到视杆细胞外节接触到外源性 H_2O_2 时，RPE 过氧化氢酶浓度升高 2 倍。Frank 等证实 RPE 过氧化氢酶活性和年龄呈负相关，在有和无 AMD 眼中未发现明显区别。

6. 锌　锌是人眼中含量最多的微量元素。锌可作为 CuZn-SOD 的辅助因子，并能调节过氧化氢酶的活性，同时能稳定细胞膜中的脂类及合成金属硫因（金属硫因可以清除羟自由基）。临床和流行病学统计尚无令人信服的证据说明锌对 AMD 有保护作用和治疗意义。

7. 金属硫因　金属硫因是人 RPE 中参与重金属解毒和维持锌铜体内平衡的急性应激蛋白，它可以清除羟自由基，黄斑区比周边部浓度低，且其含量随年龄增长而下降。Tate 等向培养的 RPE 细胞中加入 H_2O_2 和视细胞外节诱导出金属硫因的表达，说明金属硫因是一种抗氧化物质。随后 Nicolas 等在猕猴的早期 AMD 模型中测出金属硫因的合成是减少的，提示抗氧化应激能力下降与 AMD 的发生及发展有关。

（二）AMD 中的氧化代谢废物

认识比较多的是羧甲基赖氨酸（CML）和硫巴比士酸。羧甲基赖氨酸是脂蛋白过氧化反应或继发的糖基化反应产物，健康人眼中不存在。硫巴比士酸也是脂过氧化反应的产物。Hammes 等在 11 名新生血管型 AMD 患者眼中发现了 CML。Olin 等也发现猴 AMD 模型中的硫巴比士酸含量明显升高，这些实验从另一个角度说明了氧化应激与 AMD 的关系。

四、展望

还在进行的大样本研究主要有年龄相关性眼病研究（age-related eye disease study）等，仍需较长时间的追踪观察。目前的研究主要集中在抗氧化剂的作用和 AMD 之间的关系以及氧化应激动物模型中的病理发现。所有已发表的数据的确能说明视网膜和 RPE 中存在氧化应激损伤,但这种氧化损伤和 AMD 发病之间的关系不甚明确。从根本上讲,还需要在复杂的活体模型上进一步研究氧化应激状态导致 AMD 发生及发展的机制。

（周清华　朱小华）

【参 考 文 献】

[1] Klein R, Wang Q, Klein BE, et al. The relationship of age-related maculopathy, cataract, and glaucoma to visual acuity. Invest Ophthalmol Vis Sci, 1995,36:182-191.

[2] 袁援生. 老年黄斑变性的研究进展. 国外医学眼科学分册, 1996,20:18-25.

[3] Cheng AC, Pang CP, et al. The association between cigarette smoking and ocular diseases. Hong Kong Med J, 2000,2:195-202.

[4] Ballinger SW, Van Houten B, et al. Hydrogen peroxide causes significant mitochondrial DNA damage in human RPE cells. Exp Eye Res, 1999, 68:765-772.

[5] Ham WT Jr, Ruffolo JJ Jr, Mueller HA, et al. Histologic analysis of photochemical lesions produced in rhesus retina by short-wave-length light. Invest Ophthalmol Vis Sci, 1978,17:1029-1035.

[6] Wu J, Seregared S, Spangberg B, et al. Blue light induced apoptosis in rat retina. Eye, 1999,13:577-583.

[7] Organisciak DT, Darrow RM, Barsalou L, et al. Light history and age-related changes in retinal light damage. Invest Ophthalmol Vis Sci, 1998,39:1107-1116.

[8] Frank RN, Amin RH, Puklin JE. Antioxidant enzymes in the macular retinal pigment epithelium of eyes with neovascular age-related macular degeneration. Am J Ophthalmol, 1999,127:694-709.

[9] Lam S, Tso MO, Gurne DH. Amelioration of retinal photic injury in albino rats by dimethylthiourea. Arch Ophthalmol, 1990,108:1751-1757.

[10] Ranchon I, Gorrand JM, Cluzel J, et al. Functional protection of photoreceptors from light-induced damage by dimethylthiourea and Ginkgo biloba extract. Invest Ophthalmol Vis Sci, 1999,40:1191-1199.

[11] De la Paz M, Anderson RE. Region and age-dependent variation in susceptibility of the human retina to lipid peroxidation. Invest Ophthalmol Vis Sci, 1992,33:3497-3499.

[12] Organisciak DT, Darrow RM, Jiang YL, et al. Retinal light damage in rats with altered levels of rod outer segment docosahexaenoate. Invest Ophthalmol Vis Sci, 1996,37:2243-2257.

[13] Wing GL, Blanchard GC, Weiter JJ. The topography and age relationship of lipofuscin concentration in the retinal pigment epithelium. Invest Ophthalmol Vis Sci, 1978,17:601-607.

[14] Gaillard ER, Atherton SJ, Eldred G, et al. Photophysical studies on human retinal lipofuscin. Photochem Photobiol, 1995, 61:448-453.

[15] Holz FG, Schutt F, Kopitz J, et al. Inhibition of lysosomal degradative functions in RPE cells by a retinoid component of lipofuscin. Invest Ophthalmol Vis Sci, 1999,40:737-743.

[16] Shamsi FA, Boulton M. Inhibition of RPE lysosomal and antioxidant activity by the age pigment lipofuscin. Invst Ophthalmol Vis Sci, 2001,42:3041-3046.

[17] Rozanowska M, Jarvis-Evans j, Korytowski, et al. Blue light-induced reactivity of retinal age pigment. In vitro generation of oxygen-reactive species. J Biol Cheem, 1995,270:18825-18830.

[18] Rozanowska M, Wessels J, boulton M, et al. Blue light-induced singlet oxygen generation by retinal lipofuscin in non-polar media. Free Radic Biol Med, 1998,24:1107-1112.

[19] Wassell J, Davies S, Bardsley W, et al. The photoreactivity of the retinal age pigment lipofuscin. J Biol Chem, 1999,274:23828-23832.

[20] Tate DJ Jr, miceli MV, Newsome DA. Phagocytosis and H_2O_2 induce catalase and metallothionein gene expression in human retinal pigment epithelial cells. Invest Ophthalmol Vis Sci, 1995,36:1271-1279.

[21] Organisciak DT, Wang HM, LiZY, et al. The protective effect of ascorbate in retinal light damage of rats. Invest Ophthalmol Vis Sci, 1985,26:1580-1588.

[22] The Eye Disease Case-control Study Group. Antioxidant status and neovascular age-related macular degeneration. Arch Ophthalmol, 1993,111:104-109.

[23] West S, Vitale S, Hallfrisch J, et al. Are antioxidants or supplements protective for age-related macular degeneration? Arch Ophthalmol, 1994,112:222-227.

[24] Vanden Langenberg GM, Mares-Perlman JA Klein R, et al. Associations between antioxidant and zinc intake and the 5-year incidence of early age-related maculopathy in the Beaver Dam Eye Study. Am J Epidemion, 1998,148:204-214.

[25] Mares-Perlman JA, Brady WE, Klein R, et al. Serum antioxidants and age-related macular degeneration in a population-based case-control study. Arch Ophthalmol, 1995,113:1518-1523.

[26] Keys SA, Zimmerman WF, Antioxidant activity of retinol, glutathione, and taurine in bovine photoreceptor cell membranes. Exp Eye Res, 1999,68:693-702.

[27] Goldberg J,Flowerdew G, Smith E, et al. Factors associated with age-related macular degeneration: an analysis of data from the first National Health and Nutrition Examination Survey. Am J Epidemiol, 1988,128:700-710.

[28] Oliveros E, Braum AM, Aminlian-Sagnafi T, et al. New J Chem, 1994,18:535-539.

[29] Hill TJ, Land EJ, Nc Garvey JS, et al. Interactions between Carotenoids and the CCl_3O_2. bul. Radical J Am Chem Soc, 1995,117:8322-8326.

[30] Hammond BR Jr, Curran-celentano J, Judd S, et al. Sex differences in macular pigment optical density: relation to plasma carotenoid concentrations and dietary patterns. Vision Res, 1996,36:2001-2012.

[31] The Eye Disease Case-control Study Group, Risk factors for neovascular age-related macular degeneration. Arch Ophthalmol, 1992,110:1701-1708.

[32] Pauleikhoff D, Van Kuijk FJ, Bird AC. Macular pigment and age-related macular degeneration. Ophthalmologe, 2001,98: 511-519.

[33] Landrum JT Bone RA, Kilburn MD. The macular pigment: a possible role in protection from age-related macular degeneration. Adv Pharmacol, 1997,38:537-556.

[34] De La Paz MA, Zhang J, Fridovich I. Antioxidant enzymes of the human retina: effect of age on enzyme activity of macula and periphery. Curr Eye Res, 1996,15:273-280.

[35] Liles MR, Newsome DA, Oliver PD. Antioxidant enzymes in the aging human retinal pigment epithelium. Arch Ophthalmol, 1991,109:1285-1288.

[36] Kimura K, Isashiki Y, Sonoda S, et al. Genetic association of manganese superoxide dismutase with exudative age-related macular degeneration. Am J Ophthalmol, 2000,130:769-773.

[37] Delcourt C, Cristol JP, Leger CL, et al. Associations of antioxidant enzymes with cataract and age-related macular degeneration. The POLA Study. Pathologies Oculaires Liees a l'Age. Ophthalmologe, 1991,106:215-222.

[38] Tate DJ Jr, Miceli MV, Newsome DA, Zinc induces catalase expression in cultured fetal human retinal pigment epithelial cells. Curr Eys Res, 1997,16(10):1017-1023.

[39] Nicolas MG, Fujiki K, Murayama K, et al. Studies on the mechanism of early onset macular degeneration in cynomolgus monkeys. Ⅱ. Suppression of metallothionein synthesis in the retina in oxidative stress. Exp Eye Res, 1996,62:399-408.

[40] Hammes Hp, Hoerauf H, Alt A, et al. N(epsilon)(carboxymethyl)lysin and the AGE receptor RAGE colocalize in age-related macular degeneration. Invest Ophthalmol Vis Sci, 1999,40:1855-1859.

[41] Olin Kl, Morse LS, Murphy C, et al. Trace element status and free radical defense in elderly rhesus macaques(Macaca mulatta) with macular drusen. Proc Soc Exp Biol Med, 1995,208:370-377.

5　色素上皮衍生因子与老年性黄斑变性发病的研究

一、老年性黄斑变性与脉络膜新生血管概述

老年性黄斑变性(age-related macular degeneration,AMD)的确切病因不明,可能与黄斑长期慢性的光损伤、遗传、代谢、环境以及营养等多种因素有关。上述多种因素造成 RPE、脉络膜毛细血管的病理性改变和黄斑部光感受器细胞的退行性改变。AMD 因临床表现不同可分为萎缩型(干性)AMD 和渗出型(湿性)AMD。萎缩型 AMD 是 AMD 中比较常见的类型,以黄斑区玻璃膜疣、色素紊乱以及萎缩性改变为特征,引起中心视力的缓慢丧失。渗出型 AMD 以视网膜下出血、纤维增生和脉络膜新生血管(choroidal neovascularization,CNV)为特征,可使中心视力快速和显著降低。尽管渗出型 AMD 比萎缩型 AMD 少见,但在因 AMD 造成视力严重丧失的病例中,渗出型 AMD 占 80%。

CNV 源于脉络膜毛细血管,穿过 Bruch 膜进入视网膜下,引起出血、渗出,并伴有纤维化及胶质化,可破坏并替代 Bruch 膜、视网膜色素上皮(retinal pigment epithelium,RPE)和光感受器,它的形成和发展在渗出型 AMD 的病理过程中起重要作用,也是 AMD 患者视功能损害的关键因素。CNV 的形成机制比较复杂,受多种血管形成刺激因子和抑制因子的调控。这些细胞因子之间的平衡对于维持视网膜内环境的稳定和抑制 CNV 具有重要作用。研究认为大多数正常的组织以抑制因素的影响为主,血管保持静止;而在许多病理状态下(如 AMD),因为血管形成抑制因素的减少和(或)刺激因素的增加而引起新血管生成。大量临床和基础研究表明,血管生成的主要刺激因子血管内皮生长因子(vascular endothelial growth factor,VEGF)与强有力的血管生成抑制因子色素上皮衍生因子(pigment epithelium derived factor, PEDF)之间的失衡在 AMD 的病变进程中起着重要的调节作用。

二、PEDF 概述

(一)PEDF 的来源

PEDF 于 1989 年由 Tombran-Tink 等最先在人类胎儿 RPE 细胞的条件培养液中纯化分离出来,并被确认为一种分子质量为 50ku 的分泌型蛋白。它能诱导培养 Y79 视网膜母细胞瘤细胞的神经元分化,具有神经营养作用,经 PEDF 处理后,神经元前体细胞发生生化与形态学变化,包括神经元特异性烯醇化酶(neuron-specific enolase, NSE)和神经微丝蛋白(neurofilament 200-ku subunit protein, NF-200)的上调、轴突广泛延伸。人胚胎发育到 17 周的 RPE 细胞就已经具有这种活性,PEDF 被认为是影响早期神经元发育的一个候补因子。现在已能从人及鼠中克隆和纯化 PEDF。

(二)PEDF 结构

1993 年,Steele 等率先从人类胎儿眼组织的 cDNA 文库中克隆出 PEDF 的 cDNA,它的开放阅读框共有 418 个氨基酸,分子量约为 50ku 的糖蛋白。除氨基末端 15 个氨基酸残基及活性中心螺旋 8 个氨基酸残基外,PEDF 分子主链规则排列成精细的不对称结晶样结构。PEDF 与丝氨酸蛋白酶抑制剂(serine protease inhibitor, Serpin)家族具有序列和结构的同源性,但 PEDF 不抑制蛋白水解酶,与其活性中心螺旋存在脯氨酸残基而使其中的键不易离断有关。PEDF 的电荷分布不对称,碱性残基位于 D、E、F 螺旋和 170 环,肝素和氨基葡聚糖结合点在此区,可能与其影响神经元生长、细胞分化和老化、新生血管形成有关;酸

性残基位于 N 末端，在碱性区的背面，聚集在 A、G、H 螺旋和 20 环，富含天冬氨酸和谷氨酸，可能与受体和辅因子的结合有关。PEDF 的神经营养活性位于 N 末端区，C、D 螺旋和 90 环与受体的结合及神经营养活性密切相关。虽然 PEDF 有一个与丝氨酸蛋白酶抑制剂的活性中心环同源的环，但 PEDF 的这个环断裂后，并不能引起结构改变，对其神经营养功能也没有影响。

PEDF 基因位于染色体 17p13，靠近常染色体显性遗传的编码视网膜色素变性和 Leber 先天性黑朦、常染色体显性遗传进行性锥体营养不良、中央小区脉络膜营养不良等许多遗传性眼病的致病基因 RP13 基因，可能 PEDF 基因是多种遗传性疾病的候选基因。灵长类 PEDF 基因高度保守，人类基因跨度大约为 16kb，由 8 个外显子和 7 个内含子组成，CAAT 盒位于 43 位点，含有一个典型的信号肽，蛋氨酸启动密码子，与丝氨酸超家族其他成员的大小相当。

研究发现人 γ 79 视网膜母细胞瘤和小脑颗粒体细胞上均有 PEDF 受体，证实 PEDF 受体为分子量大约 80ku 的蛋白质，通过结合 PEDF 氨基酸序列中的 78 ~ 121 位点发挥作用。在成年牛眼视网膜浆膜中也发现了 PEDF 受体，为分子量约 85ku 的蛋白质。

（三）PEDF 的产生和分布

眼内 PEDF 主要由 RPE 细胞产生，旁分泌至光感受器间质（interphotoreceptor matrix，IPM），对视网膜的分化起重要作用。胎儿和年轻人的 RPE 有较高的 PEDF 基因表达，而衰老 RPE 细胞的 PEDF 基因表达下调。除了 RPE 细胞，人睫状上皮也可以合成 PEDF 并将其分泌到房水中。另外，人和大鼠光感受器细胞、视网膜内层一些细胞、脉络膜以及角膜内皮、角膜上皮、晶状体上皮和睫状体均可检测到 PEDF mRNA 的表达和 PEDF 蛋白的存在，在玻璃体中发现高浓度的 PEDF，由此可见其来源和功能的多样性。除眼外，人类胎儿和成年人包括整个大脑在内的多种组织都可有 PEDF 的转录，PEDF 在这些组织中可能发挥重要的生理功能。

（四）PEDF 的生物学特性

1. PEDF 的神经作用

（1）神经营养作用　PEDF 是一种细胞外神经营养因子，在神经组织的发育和分化中发挥重要作用。PEDF 基因在人胎儿 17 周时的 RPE 细胞中已具有活性，与早期神经元的发育有关；PEDF 能够在没有 RPE 时起到支持光感受器神经元正常发育和视蛋白正常表达的作用，避免光感受器变性。PEDF 与细胞周期和衰老有密切关系，PEDF mRNA 的表达和蛋白质分泌在细胞早期 G_0（生长静止期）期比在快速增殖期或衰老细胞高得多（100 倍）。PEDF 不但对神经视网膜有营养作用，而且对 RPE 细胞同样发挥作用。有实验研究发现 PEDF 可增加新生白鼠培养视网膜 RPE 细胞中色素颗粒的含量并促进其成熟，表明 PEDF 对 RPE 细胞的分化也有调节作用。PEDF 在脑组织中广泛分布，表明其具有多效性的神经营养作用。PEDF 对于非视网膜起源的细胞也有促进存活的作用，有实验证实 PEDF 对培养的小脑颗粒细胞有明显的促生长作用。PEDF 还可以促进发育中的脊髓运动神经元存活和分化。

（2）神经保护作用　PEDF 具有保护光感受器免于变性的作用，包括延缓遗传性视网膜变性疾病中光感受器的死亡，减少强光引起的光感受器损伤，减轻缺血引起的视网膜内层损伤，保护视网膜神经元免于过氧化氢引起的细胞死亡等等。目前已经清楚，PEDF 及其重组多肽能保护神经元。研究发现裂孔源性视网膜脱离患者玻璃体腔内的 PEDF 含量增高，可能是对视网膜脱离的一种代偿性反应，起到延缓脱离的视网膜变性的作用。PEDF 对非视网膜起源的神经元细胞也有保护作用，在中枢神经系统的神经保护方面拥有良好的应用前景。它可以保护培养小脑颗粒细胞、海马回神经元、运动神经元等免于兴奋性氨基酸 - 谷氨酸的神经毒性作用，可能对一些运动神经元的疾病有治疗作用。并且发现 PEDF 保护作用的起效时间比已知的其他神经营养因子短。

（3）神经保护及营养作用的生化机制　PEDF 的神经营养作用机制不甚清楚，有资料显示视网膜神经节细胞、光感受器、小脑颗粒神经元、视网膜母细胞瘤细胞上均有大小约为 80 ~ 85ku 的受体，能与 PEDF 氨基末端 44-mer（氨基酸位点 78 ~ 121）的肽段特异性结合。推测 PEDF 可能通过自身受体和信号传导通路，或间接通过调节其他神经营养因子的表达而对神经元起保护作用。其中对 NFκB 的研究比较深入。

NFκB 是由 P65 和 P50 亚单位构成的异二聚体,通常在细胞浆中与其抑制蛋白 IκB 结合,以非活性异二聚体形式存在, PEDF 促进 IκB 蛋白的磷酸化和降解, NFκB 游离并转位至细胞核内,与同源 DNA 序列结合,诱导靶基因的转录。有研究表明抗凋亡基因 Bc1-2、Bc1-x 和 Mn-SOD 基因的启动子上有 NFκB 的结合位点,神经生长因子(nerve growth factor, NGF)、脑源性神经营养因子(brain-derived neurotrophic factor; BDNF)和胶质细胞系源性神经营养因子(glial cellline-derived neurotrophic factor, GDNF)基因的启动子上有 NFκB 的结合位点。PEDF 可能通过 NFκB 启动上述靶基因的转录,表达抗凋亡蛋白和其他神经营养因子如 NGF、BDNF,从而发挥抗神经元凋亡和营养神经元的作用。

2. 新生血管抑制作用

(1)PEDF 的新生血管抑制作用及其对正常血管的影响　眼内新生血管的形成可使视觉所需的精细组织发生纤维化,导致损伤和出血。在正常的眼部组织,血管生成的自身稳定由生成血管的刺激物质如 VEGF 和生成血管的抑制物质如 PEDF 之间的平衡所控制。大多数正常组织内抑制因素占主导地位,血管保持安静状态。最近研究发现 PEDF 不但具有神经营养和保护功能,还是一种重要的内源性眼部新生血管的抑制因子。

PEDF 对眼新生血管的抑制作用在动物模型中得到证实,PEDF 能够抑制鼠角膜、脉络膜、视网膜新生血管的形成。研究发现 PEDF 优于其他的血管生成抑制剂,其他的血管生成抑制剂只是特异地针对某一单一的诱导剂或单一类型的受体,而 PEDF 可以抑制不同刺激物所引起的血管形成。PEDF 具有有效的抗血管形成活性,能特异地抑制内皮细胞浸润(这是新生血管形成的一个重要步骤)。PEDF 能抑制血管内皮细胞向新生血管诱导因子移行,包括血小板衍生生长因子(platelet-derived growth factor, PDGF)、VEGF、白介素 -8(interleukin-8)、酸性成纤维细胞生长因子(acidicfibrob-last growth factor, aFGF)和溶血磷脂酶。同时发现 PEDF 抑制内皮细胞浸润的作用具有剂量依赖性,其半数有效量(median effective dose, ED_{50})是 0. 4nM。对 PEDF 和其他几种最有效的天然血管形成的抑制因子进行比较分析,发现 PEDF 比纯血管他汀(angiostatin)、血栓黏合素 -1(thrombospondi-1)、内皮他汀(endostatin)活性更高,故 PEDF 被视为最有效的细胞内新生血管抑制因子之一。去除 PEDF 的玻璃体的抗新生血管活性消除,表现出刺激新生血管形成活性。玻璃体中的 PEDF 水平足能抑制内皮细胞的浸润,甚至玻璃体中 VEGF 的浓度为 4 ng/ml 的时候也是如此。PEDF 通过促进活化的血管内皮细胞凋亡,使血管内皮细胞对低氧诱发的新生血管的信号不起反应。在体内实验中,用 PEDF 处理的高氧动物视网膜凋亡的血管内皮细胞与未用 PEDF 处理的视网膜相比高达 8 倍左右。在体外试验中,人血管内皮细胞易受环境影响,加入 PEDF 的培养液中凋亡阳性细胞数显著增加(TUNEL 法测定)。

PEDF 选择性地破坏新近形成的血管,对现有的血管没有破坏作用,研究发现 PEDF 在抑制异常新生血管形成的同时,不对已构建的视网膜血管产生明显的损害。因为即使给予高剂量的 PEDF,血管内皮细胞正常的形成和发育也不受影响。这种选择性作用对于血管的健康是十分重要的,这种抑制剂可以作为抗新生血管形成药物。

(2)PEDF 在抗新生血管中的调节　视网膜新生血管形成与低氧有关。视网膜细胞产生的 PEDF 与氧浓度相关,氧浓度正常或者增高时, PEDF 表达增加,抑制血管形成;氧浓度降低时, PEDF 表达下调,有助于血管形成。PEDF 缺乏在眼内新生血管的形成过程中起一定作用,并且 PEDF 抑制新生血管形成的作用呈剂量依赖性,大剂量 PEDF 能够完全抑制玻璃体新生血管形成。

(3)PEDF 抗新生血管的生化机制　PEDF 和内皮细胞有亲和力,通过细胞受体相互作用。最近的资料显示 PEDF 可以通过运用同样的 Fas-FasL 受体系统来区别形成新生血管的内皮细胞和那些已经存在的正常血管的内皮细胞。Fas 是一种跨膜受体,被其配体(Fas L)(同样为一种跨膜蛋白)激活后,激活 caspase 依赖的凋亡联级反应,从而导致细胞凋亡。PEDF 诱导 Fas 配体(Fas L)在内皮细胞表面表达,但 PEDF 起作用必须依赖两个因素:①Fas L 的受体、Fas 自身,必须在细胞表面存在与 Fas L 的相互作用;②细胞内具有抗细胞凋亡作用和表达生存信号的蛋白,如 Bcl-2、survivin、FLIP 等,它们的局部浓度不能过高,不足以阻断 Fas 诱导的凋亡反应。

PEDF 不能破坏正常血管的原因在于:①正常内皮细胞膜上未表达 Fas 受体,Fas 无法诱导凋亡反应;

②成熟的基质和辅助细胞分泌的生存信号强烈。而在由 VEGF 等一些新生血管诱导剂所激活的新生血管内皮细胞膜上有 Fas 受体的大量表达,并且新生血管内皮细胞依赖新的、由诱导剂所产生的生存信号(信号的强弱与周围诱导剂的水平相关)。在 PEDF 的作用下,新生血管内皮细胞通过权衡由 PEDF 启动的 Fas-FasL 所介导的凋亡作用与诱导剂所产生的生存信号之间的强弱,决定其是增殖而形成新血管还是发生凋亡。

三、PEDF 与 AMD 的关系

在动物模型中发现的眼内 PEDF 浓度变化与人类一些眼部疾病类似。许多细胞类型,包括 RPE 细胞(视网膜 PEDF 的主要来源),年轻的细胞具有产生高水平 PEDF 能力的特征,而当细胞趋向衰老时这种能力下降。PEDF 浓度下降可能是导致 AMD 患者 CNV 形成的原因,这个设想得到最近的基础和临床研究的支持。

Renno 等利用氩激光诱导 BN 大鼠 CNV 模型,在激光损伤后 1、2 和 3 周对视网膜进行 PEDF 免疫染色,在激光损伤后 1、3、7、14 和 28 天分别用免疫印迹杂交法分析玻璃体内 PEDF 蛋白水平。结果发现实验性 CNV 模型视网膜和玻璃体中 PEDF 表达降低,显示在动物模型中 CNV 形成和 PEDF 表达呈负相关,提示 PEDF 下降在 CNV 的发病机制中起重要作用。Ogata 等利用氪激光诱导 BN 大鼠 CNV 模型 2 周后发现 CNV 形成,并且在 CNV 组织内的细胞中 PEDF 表达下降。史雪辉等在氪激光诱导 BN 大鼠 CNV 模型中发现光凝后 3 天至 4 周,光斑区内血管内皮细胞标志物(FⅧR:Ag)阳性染色密度逐渐增加,PEDF mRNA、PEDF 阳性染色密度逐渐下降,PEDF 与 FⅧR:Ag 阳性染色密度呈负相关,提示 PEDF 表达不足可能是 CNV 形成和增生的主要原因之一。

Holekamp 等对伴有 CNV 的 AMD 患者和年龄与之匹配的非血管性视网膜疾病患者玻璃体内 PEDF 和 VEGF 浓度进行比较,发现前者玻璃体内 PEDF 浓度约为后者的 1/6,而 VEGF 浓度没有显著差异;前者玻璃体样本可在体外诱导内皮细胞增殖,后者在体外不能诱导内皮细胞增殖,并且后者 12 例中有 11 例可在体外抑制 VEGF 诱导的增殖(这需要具有活性的 PEDF)。这说明伴有 CNV 的 AMD 患者玻璃体 PEDF 含量降低,缺少对照组玻璃体的抗新生血管形成活性,显示 PEDF 的丧失为 AMD 患者 CNV 的产生提供了条件。

虽然目前对 CNV 生成的基本病理起源不清楚,但 RPE 被认为在它的发生发展中起着重要作用。PEDF 和 VEGF 在已分化 RPE 细胞中的平衡对于维持脉络膜毛细血管的完整性有重要作用,氧化应激等病理刺激可以破坏这种平衡。RPE 细胞对氧化损伤特别敏感,其具有较强的过氧化氢酶活性,含有高浓度非酶性抗氧化剂。人类 RPE 细胞的这种活性随年龄增加而降低。最近的报道显示,玻璃体 PEDF 低水平可能是 RPE 细胞氧化损伤的直接结果。Ohno 等发现培养的人 RPE 细胞暴露于过氧化氢造成的氧化应激,以剂量依赖的方式出现 PEDFmRNA 和蛋白的显著降低。Ohno 等认为累积的氧化损伤和年龄的增加抑制成人 RPE 细胞合成和分泌 PEDF,而不是 VEGF,导致 VEGF 和 PEDF 之间的平衡被破坏,这在 AMD 的 CNV 生成中具有重要作用。Bhutto 等通过对年龄匹配的 5 名排除脉络膜视网膜病变病史志愿者以及 5 名 AMD 志愿者尸眼的对照研究,发现 AMD 患者的 RPE 细胞和 Bruch 膜中 PEDF 的免疫活性显著降低。上述发现显示 AMD 患者的 PEDF、衰老和 CNV 形成之间有显著联系,氧化损伤的累积作用和衰老造成 AMD 的病理改变。

四、PEDF 在 AMD 治疗中的应用和发展

目前抗氧化剂等药物对 AMD 的防治无确切疗效,激光光凝会破坏正常的视网膜细胞,导致周边视觉和暗视觉的丧失,复发的可能性较大。近来发展的经瞳孔温热疗法(transpupillary themotherapy,TTT)和光动力疗法(photodynamic therapy,PDT)虽然具有一定疗效,并且对周围正常组织损伤较小,但也不能根本避免疾病的复发。切除 CNV 的玻璃体切割手术、切除视网膜下和玻璃体积血的玻璃体切割手术以及黄斑

转位术等手术治疗会给病人带来一定的危险性,产生一系列并发症。上述治疗都可导致不同程度的视力丧失,并且效果短暂,常复发,最终导致视力丧失。有效的抗新生血管的治疗必须考虑到靶血管的特异性,以便只破坏新生血管,保证现有的血管不受损伤,并且将不良作用减到最小。PEDF 具有多种特性:①PEDF 对正常的血管没有已知的毒副作用;②PEDF 不激活抗药基因,能够产生持久有效的治疗作用;③PEDF 是内源性蛋白,组织相容性好,不会产生化学合成药物的毒副作用;④光感受器细胞的死亡和 CNV 都可导致 AMD 患者视力丧失,而 PEDF 同时具有抗新生血管形成和神经保护、营养的特性。这些特性使得 PEDF 成为 AMD 一个特别引人注目的治疗选择。

已有动物实验证明,如果全身给药,纯化的 PEDF 能够显著抑制低氧诱发的早产儿视网膜病变(retinopathy of prematurity,ROP)小鼠模型的新生血管生成。然而,多数血管增生性眼病具有慢性、迁延性的病理特征,决定了抗血管增生因子长期使用的必要性,并且 PEDF 全身系统应用的半衰期较短,需要反复注射。PEDF 具有强烈的抑制新生血管形成的功能,用于全身治疗可能会干扰机体血管再生整体调节,如在创伤和外周循环闭塞情况下影响血供的恢复、伤口的愈合,可能会有某些副作用如消化道溃疡、缺血性心肌病,增加了全身的不良反应。因此,长期、重复、大剂量治疗会给患者带来伤害,经济上也难以承受。

可以将 PEDF 直接注入玻璃体腔进行治疗。研究表明,玻璃体注射 PEDF 无明显毒性,与注射安慰剂组相比视网膜形态无显著差异。在 SD 大鼠光感受器细胞光损伤模型中,玻璃体腔内注射 PEDF 对光感受器细胞具有显著的保护作用,并且 PEDF 和 bFGF 联合使用可提高对光感受器细胞的功能保护。但也有研究表明外源性 PEDF 在玻璃体内清除较快,需反复注射,会给患者带来痛苦,而且眼部反复的创伤易导致多种并发症。

现代基因治疗技术的发展为 PEDF 在 AMD 治疗中的应用开辟了新的途径。近来有多项研究发现,运用 PEDF 的腺病毒(adenovirus)载体或腺相关病毒(adeno-associated virus,AAV)载体注入玻璃体或视网膜下进行基因转导,可长期表达 PEDF,有效地抑制 CNV。

眼内基因传送输入编码 PEDF 的腺病毒或腺相关病毒载体治疗 CNV,已经在动物模型上取得显著疗效,研究发现玻璃体腔内注射编码 PEDF 的腺病毒载体使眼内 PEDF mRNA 的表达(RT-PCR 检测)和全部视网膜组织 PEDF 蛋白(免疫组化染色)增加。在运用激光诱导 Bruch 膜破裂的小鼠,玻璃体腔内注射 PEDF 载体与注射空白载体以及未注射相比,CNV 形成显著减少。视网膜下注射 PEDF 载体导致 RPE 细胞显著的 PEDF 染色,强烈抑制 CNV 形成。在另一个激光诱导的 CNV 小鼠模型(激光破坏 Bruch 膜后 2 周产生 CNV)中,于玻璃体腔或视网膜下注射编码 PEDF 的腺病毒载体(AdPEDF. 11)以及对照载体(AdNull. 11),10 天后 AdPEDF. 11 眼内注入组 CNV 范围缩小, TUNEL 法染色显示 AdPEDF. 11 注射眼在 CNV 区可见 TUNEL 染色阳性细胞,说明新生血管的抑制为上调表达的 PEDF 促进新生血管区内皮细胞凋亡所致。这些结果显示眼内 PEDF 基因转移对抑制新生血管形成和治疗已形成的新生血管都有积极的作用。同样,以腺相关病毒作为 PEDF 基因载体在 CNV 鼠模型中均能产生持续的 PEDF 表达。给 C57BL/6 小鼠玻璃体腔内和视网膜下注射编码 PEDF 的腺相关病毒载体(AAV-chicken β-actin promoter-exon 1-intron)或对照载体(AAV-CBA-green fluorescent protein),4 或 6 周后注射编码 PEDF 的腺相关病毒载体的眼球匀浆中 PEDF 的水平明显上升。用激光破坏 Bruch 膜,14 天后,注射编码 PEDF 的腺相关病毒载体眼 Bruch 膜破坏部位 CNV 范围的平均值与对照组相比明显减少。

基因转移提供了局部传送具有治疗作用的蛋白到眼内组织的一种有效方法。PEDF 的眼内局部基因治疗优势在于:①可以避免全身副作用。不同于单独使用 PEDF 蛋白,基因治疗不需要大剂量的 DNA 分子注射,由于眼球和周围组织器官相对独立,眼内注射微量的用于全身系统治疗编码 PEDF 的病毒载体可引起眼内大量细胞的转导,并且在眼外没有这种作用。②基因载体的改进也使目的基因的表达更为长久,维持眼内 PEDF 的治疗浓度,使 PEDF 在眼内呈现出更好的活性,并且可避免反复注射。③编码 PEDF 的病毒载体对多种组织几乎没有毒性,而且腺相关病毒载体免疫反应小。④同生产及纯化出大量 PEDF 蛋白相比较,构建含目的基因的载体更简便、经济。

在 PEDF 的基因治疗研究中还发现,玻璃体腔注射和视网膜下注射表达 PEDF 的腺相关病毒载体所达到的眼内 PEDF 水平相当,但玻璃体腔注射操作相对容易,并且引起的创伤小,因此比较适用。最近一项研究显示,球周注射编码 PEDF 的腺病毒载体(AdPEDF. 11)亦可显著提高局部 PEDF 水平,并且可抑制 CNV。球周注射 AdPEDF. 11 可导致视网膜、脉络膜、巩膜、前房以及球周组织 PEDF 水平显著增加,而在肝脏中未见转导细胞,血液循环中的 PEDF 水平与未注射小鼠相当。这说明转基因是局部作用,以视网膜和脉络膜为主。研究者认为球周注射比球内注射的毒副作用小,因为球内注射引起视网膜神经元的损伤是难免的,而且和周围其他组织相比,高度特异的视网膜神经元很容易被转基因过度表达的产物损伤。虽然目前对于 AMD 的 PEDF 基因治疗研究大部分基于动物实验,但令人鼓舞的是对 AMD 和黄斑下 CNV 形成患者眼内注射编码 PEDF 腺病毒载体的研究已进入一期临床研究,对此我们将密切关注。

(刘庆淮 谢 平)

【参 考 文 献】

[1] Guyer D, Fine S, Maguire M, et al. Subfoveal choroidal neovascular membranes in age-related macular degeneration: visual prognosis in eyes with relatively good initial visual acuity. Arch Ophthalmol, 1986, 104:702-705.

[2] Bressler N, Bressler S, Fine S. Age-related macular degeneration. Surv Ophthalmol, 1988, 32:375-413 .

[3] Matsuoka M, Ogata N, Otsuji T, et al. Expression of pigment epithelium derived factor and vascular endothelial growth factor in choroidal neovascular membranes and polypoidal choroidal vasculopathy. Br J Ophthalmol, 2004, 88:809-815.

[4] Bouck N. Tumor angiogenesis: the role of oncogenes and tumor suppressor genes. Cancer Cells, 1990, 2:179-185.

[5] Hanahan D, Folkman Y. Patterns and emerging mechanisms of the angiogenic switch during tumorigenesis. Cell, 1996, 86(3):353-364.

[6] Folkman J. Clinical applications of research on angiogenesis. N Engl J Med, 1995, 333:1757-1763.

[7] Pepper M. Manipulating angiogenesis: from basic science to the bedside. Arterioscler Thromb Vasc Biol, 1997, 17:605-619.

[8] Tombran-Tink J, Johnson LV. Neuronal differentiation of retinoblastoma cells induced by medium conditioned by human RPE cells. Invest Ophthalmol Vis Sci, 1989, 30:1700-1707.

[9] Tombran-Tink J, Chader GJ, Johnson LV. PEDF: a pigment epithelium-derived factor with potent neuronal differentiative activity. Exp Eye Res, 1991, 53:411-414.

[10] Singh VK, Chader GJ, Rodriguez IR. Structural and comparative analysis of the mouse gene for pigment epithelium-derived factor(PEDF). Mol Vis, 1998, 4:7.

[11] Steele FR, Chader GJ, Johnson LV, et al. Pigment epithelium-derived factor: neurotrophic activity and identification as a member of the serine protease inhibitor gene family. Proc Natl Acad Sci USA, 1993, 90:1526-1530.

[12] Simonovic M, Gettins PG, Volz K. Crystal structure of human PEDF, a potent anti-angiogenic and neurite growth-promoting factor. Proc Natl Acad Sci USA, 2001, 98:11131-11135.

[13] Tombran-Tink J, Pawar H, Swaroop A, et al. Localization of the gene for pigment epithelium-derived factor (PEDF) to chromosome 17p13. 1 and expression in cultured human retinoblastoma cells. Genomics, 1994, 19:266-272.

[14] Goliath R, Tombran-Tink J, Rodriquez IR, et al. The gene for PEDF, a retinal growth factor, is a prime candidate for retinitis pigmentosa and is tightly linked to the RP13 locus on chromosome 17p13. 3. Mol Vis, 1996, 2:5.

[15] Balciuniene J, Johansson K, Sandgren O, et al. A gene for autosomal dominant progressive cone dystrophy (CORD5) maps to chromosome 17p12-p13. Genomics, 1995, 30:281-286.

[16] Lotery AJ, Ennis KT, Silvestri G, et al. Localisation of a gene for central areolar choroidal dystrophy to chromosome 17p. Hum Mol Genet, 1996, 5:705-708.

[17] Koenekoop R, Pina AL, Loyer M, et al. Four polymorphic variations in the PEDF gene identified during the mutation screening of patients with Leber congenital amaurosis. Mol Vis, 1999, 5:10.

[18] Tombran-Tink J, Mazuruk K, Rodriguez I R, et al. Organization, evolutionary conservation, expression and unusual Alu density of the human gene for pigment epithelium-derived factor, a unique neurotrophic serpin. Mol. Vis, 1996, 2: 11.

[19] Aymerich MS, Alberdi EM, Martinez A, et al. Evidence for pigment epithelium-derived factor receptors in the neural retina. Invest Ophthalmol Vis Sci, 2001, 42:3287-3293.

[20] Wu YQ, Becerra P. Proteolytic activity directed toward pigment epithelium-derived factor in vitreous of bovine eyes. Invest Ophthalmol Vis Sci, 1996, 37:1984-1993.

[21] Karakousis PC, John SK, Behling KC, et al. Localization of pigment epithelium derived factor (PEDF) in developing and a-

dult human ocular tissues. Mol-Vis,2001,30(7):154-163.

[22] Ogata N, Wada M, Otsuji T, et al. Expression of pigment epithelium-derived factor in normal adult rat eye and experimental choroidal neovascularization. Invest-Ophthalmol-Vis-Sci, 2002,43: 1168-1175.

[23] Jablonski MM, Tombran-Tink J, Mrazek DA, et al. Pigment epithelium-derived factor supports normal development of photoreceptor neurons and opsin expression after retinal pigment epithelium removal. J Neurosci, 2000,20:7149-7157.

[24] Pignolo RJ, Rotenberg MO, Cristofalo VJ. Analysis of EPC-1 growth state dependent expression, specificity, and conservation of related sequences. J Cell Physiol,1995,162:110-118.

[25] Tresini M, Pignolo RJ,Allen RG, et al. Effects of donor age on the expression of a marker of replicative senescence(EPC-1) in human dermal fibroblasts. J Cell Physiol, 1999,179:11-17.

[26] Malchiodi-Albedi F, Feher J, Caiazza S, et al. PEDF (pigment epithelium-derived factor) promotes increase and maturation of pigment granules in pigment epithelial cells in neonatal albino rat retinal cultures. Int J Dev Neurosci,1998,16:423-432.

[27] Taniwaki T, Becerra SP, Chader GJ, et al. Pigment epithelium-derived factor is a survival factor for cerebellar granule cells in culture. J Neurochem,1995,64:2509-2517.

[28] HouenouL J, D'Costa AP, Li L, et al. Pigment epithelium-derived factor promotes the survival and differentiation of developing spinal motor neurons. J Comp Neurol,1999,412:506-514.

[29] Cayouette M, Smith SB, Becerra SP, et al. Pigment epithelium-derived factor delays the death of photoreceptors in mouse models of inherited retinal degenerations. Neurobiol Dis, 1999, 6:523-532.

[30] Cao W, Tombran-Tink J, Elias R, et al. In vivo protection of photoreceptors from light damage by pigment epithelium-derived factor. Invest Ophthalmol Vis Sci, 2001, 42:1646-1652.

[31] Ogata N, Wang R, Jo N, et al. Pigment epithelium derived factor as a neuroprotective agent against ischemic retinal injury. Curr Eye Res,2001,20:245-252.

[32] Cao W, Tombran-Tink J, Chen W, et al. Pigment epithelium-derived factor protects cultured retinal neurons against hydrogen peroxide-induced cell death. J Neurosci Res, 1999, 57:789-800.

[33] Ogata N, Tombran-Tink J, Nishikawa M, et al. Pigment epithelium derived factor in the vitreous is low in diabetic retinopathy and high in rhegmatogenous retinal detachment. Am J Ophthalmol,2001, 132:378-382.

[34] Taniwaki T, Hirashima N, Becerra SP, et al. Pigment epithelium-derived factor protects cultured cerebellar granule cells against glutamate-induced neurotoxicity. J Neurochem,1997,68:26-32.

[35] DeCoster MA, Schabelman E, Tombran-Tink J, et al. Neuroprotection by pigmente pithelial-derived factor against glutamate toxicity indeveloping primary hippocam-palneurons. J Neurosci Res,1999,56:604-610.

[36] Bilak MM, Corse AM, Bilak SR, et al. Pigment epithelium-derived factor(PEDF) protects motor neurons from chronic glutamate-mediated neuro degeneration. J Neuropathol Exp Neurol,1999,58:719-728.

[37] Yabe T, Wilson D, Schwartz JP. NFkappaB activation is required for the neuroprotective effects of pigment epithelium-derived factor (PEDF) on cerebellar granule neurons. J Biol Chem, 2001, 276:43313-43319.

[38] Dawson DW, Volpert OV, Gillis P, et al . Pigment epithelium-derived factor: a potent inhibitor of angiogenesis. Science, 1999, 285:245-248.

[39] Renno RZ,Youssri AI,Michaud N, et al. Expression of pigment epithelium-derived factor in experimental choroidal neovascularization. Invest Ophthalmol Vis Sci, 2002,43: 1574-1580.

[40] 史雪辉,何守志,赵世红. 色素上皮衍生因子在大鼠脉络膜新生血管中的表达及意义. 中华眼科杂志,2004,40:404-408.

[41] Holekamp NM, Bouck N, Volpert O. Pigment epithelium-derived factor is deficient in the vitreous of patients with choroidal neovascularization due to age-related macular degeneration. Am-J-Ophthalmol, 2002, 134: 220-227.

[42] Ohno MK, Morita I, Tombran-Tink J, et al. Novel mechanism for age-related macular degeneration: an equilibrium shift between the angiogenesis factors VEGF and PEDF. J Cell Physiol,2001,189: 323-333.

[43] Bhutto I, Hasegawa T, Kim SY, et al. Expression of pigment epithelium-derived factor (PEDF) in human aged choroid and age-related macular degeneration. Invest Ophthalmol Vis Sci,2004,45: E-Abstract 1786.

[44] Spranger J, Pfeiffer AF. New concepts in pathogenesis and treatment of diabetic retinopathy. Exp. Clin. Endocrinol. Diabetes,2002,109:S438-S450.

[45] Duh EJ, Yang HS, Suzuma I., Miyagi M, et al. Pigment epithelium-derived factor suppresses ischemia-induced retinal neovascularization and VEGF-induced migration and growth. Invest. Ophthalmol Vis. Sci, 2002, 43: 821-829.

[46] Mori K, Gehlbach P, Ando A, et al. Regression of ocular neovascularization in response to increased expression of pigment epithelium-derived factor. Invest Ophthalmol Vis Sci, 2002, 43: 2428-2434.

[47] Mori K, Gehlbach P, Yamamoto S, et al. AAV-mediated gene transfer of pigment epithelium-derived factor inhibits choroidal neovascularization. Invest Ophthalmol Vis Sci, 2002, 43: 1994-2000.

[48] Bennett J, Duan D, Engelhardt JF, et al. Real-time, noninvasive in vivo assessment of adeno-associated virus- mediated retinal transduction. Invest Ophthalmol Vis Sci, 1997, 38: 2857-2863.

[49] Rasmussen H, Chu KW, Campochiaro P, et al. Clinical protocol. An open-label, phase I, single administration, dose-escalation study of ADGVPEDF. 11D (ADPEDF) in neovascular age-related macular degeneration (AMD). Hum-Gene-Ther, 2001, 12: 2029-2032.

6 整合素与老年性黄斑变性发病的关系研究

老年性黄斑变性(age-related macular degeneration,AMD)特别是渗出型 AMD 是造成老年人视力丧失的主要原因之一,其特征是脉络膜新生血管(CNV)生成,伴随视网膜下积液、出血、瘢痕形成,最终中心视力丧失。整合素在 AMD 的 CNV 形成中也可能发挥了一定作用。

一、血管生成中整合素与细胞外基质的作用

血管生成(angiogenesis)是指源于已存在的毛细血管和毛细血管后微静脉的新的毛细血管性血管生长。内皮细胞(endothelium cell, EC)增殖为血管生成的主要步骤。在对毛细血管生成性刺激的反应中,内皮细胞降解细胞外基质(extracellular matrix, ECM),迁移至血管周围间隙,增殖并与通畅的血管接通。在此过程中,内皮细胞必须相互黏附,以构建并扩充新生血管,内皮细胞亦形成分支,之后与其他分支连接形成毛细血管袢。黏附事件可能由内皮细胞黏附因子和 ECM 分子介导,在 EC 迁移至血管周围间隙并与周细胞装配成新生血管时,ECM 给内皮细胞提供必需的指令。

血管生成不但需要细胞因子及其受体,而且受 ECM 蛋白受体的影响。一般血管内皮细胞黏附到 ECM 组分的过程受整合素介导。整合素家族是由一个 α 亚单位(120 ~ 180u)和一个 β 亚单位(90 ~ 110u)组成的异二聚体糖蛋白黏附分子,α 亚单位和 β 亚单位的胞外区共同构成其配体结合区。超过 15 种 α 亚单位和 8 种 β 亚单位共同组成不同的二聚体,以识别相同或不同的配体,与玻联蛋白(vitrenectin, Vn)、纤维连接蛋白(fibronectin, Fn)、vWF(von willebrand factor)、纤维蛋白原(fibrogen, Fg)、骨桥蛋白(osteopontin)、血小板反应蛋白(thrombospordin)及含 RGD 肽结合。整合素在结构和功能上的共同特点是能识别基质蛋白中的特殊氨基酸序列并与其结合。其中精氨酸 - 甘氨酸 - 天门冬氨酸序列即 RGD 序列是整合素识别和结合的最短肽链。整合素与其特异性配体(含 RGD 序列)结合,形成配体 - 整合素 - 细胞骨架跨膜信息系统,从而将 ECM 和细胞骨架联结起来。整合素能与包括 ECM 糖蛋白、补体及其他细胞表面不同配体相互作用,影响细胞的形态和表型,控制细胞的增殖与分化,参与许多细胞 - 基质相互作用及细胞黏附、迁移等有关的病理生理过程。整合素介导跨膜信息传导在细胞内的表现包括 pH 值和钙离子浓度升高、肌醇脂合成增加、酪氨酸激酶[如局部黏附激酶(focal adhesion kinase, FAK)、Shc、p130CAS、Crk II]磷酸化,触发大量下游信号[包括 mitogen-actived protein(MAP)]传导通路。

整合素在人体所有组织中都有表达。血管内皮细胞表面整合素的表达及其功能有种属特异性和组织同源性。在新生血管生成刺激因素的作用下,内皮细胞可以改变表面整合素分子结构和功能。不同整合素介导内皮细胞与不同 ECM 组分的相互作用。数种整合素表达于内皮细胞的有腔和无腔表面,参与内皮细胞的移行、增殖、分化和形成毛细血管样管道,最终形成新生血管。

二、血管生成中 α_v 整合素的特殊性

在多种体内诱导血管生成模型中研究最多的是 $\alpha_v\beta_3$ 整合素。$\alpha_v\beta_3$ 于生长中的(而非静止)血管中检出,亦表达于其他多种类型的细胞。$\alpha_v\beta_3$ 可作为许多 ECM 组分的受体发挥作用。在正常成人,$\alpha_v\beta_3$ 仅不典型少量表达于上皮细胞及肠、血管和尿道平滑肌细胞表面,也可表达于激活的淋巴细胞、巨噬细胞和破骨细胞表面,起骨吸收和免疫功能。肿瘤血管生成、创伤修复和炎症组织中,在各种细胞因子的作用下,可以检测到高度表达的 $\alpha_v\beta_3$,表明 $\alpha_v\beta_3$ 可能在新生血管形成过程中起重要作用。

整合素的作用是识别含 RGD 序列的多种 ECM 组分,但是近来研究表明,$\alpha_v\beta_3$ 还可以识别无 RGD 序列的基质金属蛋白酶 - 2(matrix metalloproteinase-2, MMP-2),在新生血管表面定位激活此酶,使得其在血

管形成中可以降解、重塑 ECM 成分。有趣的是，经 MMP-2 作用切割后，原来不存在 RGD 位点的胶原可以暴露 RGD 序列并与 $\alpha_v\beta_3$ 结合。另有研究发现，MMP-2 的天然分解片段 PEX 在组织中聚集，阻断 MMP-2 与 $\alpha_v\beta_3$ 结合，从而影响 MMP-2 介导的细胞与基质的相互作用，抑制新生血管生成。

三、α_v 整合素与血管内皮细胞存活

α_v 整合素缺失的小鼠可因大脑和胃肠道血管发育不良在出生后短期内死亡，但其他器官的血管发育却没有发现异常，提示各种器官血管发生需要不同整合素或还有尚未阐明的机制在其中起作用。用 $\alpha_v\beta_3$ 或 $\alpha_v\beta_5$ 的抗体(LM609)或拮抗剂环 RGD 肽证实 $\alpha_v\beta_3$ 可以阻止多种组织中新生血管的生长和成熟，但不会影响已存在的血管。在肿瘤组织中，α_v 拮抗剂不但可阻止血管生成，还可能使新生血管退化。许多体外和在体的研究表明，多种细胞因子可以诱导 α_v 整合素表达，从而影响血管内皮细胞增殖、移行和分化。$\alpha_v\beta_5$ 抗体可抑制 VEGF、TGF-α 或 PMA(phorbol-12- myristate-13-acetate)诱导的血管生成。相反，当用 bFGF 或 TNF-α 刺激时的血管生成需要 $\alpha_v\beta_3$。这表明，用于生成新生血管的整合素依其血管生成刺激因素的不同而不同。

抗 $\alpha_v\beta_3$mAb 破坏血管生成的机制似乎包含了内皮细胞凋亡过程，因为 LM109 阳性血管存在凋亡细胞。该研究发现，$\alpha_v\beta_3$ 与其内源性配体的适当结合对维持传向内皮细胞的适当的血管生成信号非常重要。若缺乏这些信号，增殖中的内皮细胞便对凋亡应答。为证实这点，破坏增殖内皮细胞上的 $\alpha_v\beta_3$ 结合后发现，p53 活性和细胞周期抑制物 $p21^{WAF1/CIP1}$ 的表达被诱导。同一抗体在体内产生强的抗血管生成作用，并在体外阻止生成抑制活性的表达。一个重要的问题是，细胞黏附(细胞－基质、细胞－细胞黏附)的丧失是否为正常发育或病理性血管形成过程中血管形成关闭和血管退化的关键步骤。细胞接触的丧失($\alpha_v\beta_3$)或血管生成因子的丧失触发的细胞凋亡可能很重要，因为在低氧后的大鼠视网膜内皮细胞的血管退化过程中以及退化性婴儿血管中检测出凋亡性内皮细胞。

四、整合素与 CNV

近来研究表明，湿性 AMD 中 CNV 的形成与 α_v 整合素密切相关。上皮细胞在很大程度上受 ECM 影响，异常的 ECM 会导致功能和结构的改变并引发疾病。RPE 是高度分化的单层细胞，顶端与基部分别与光感受器细胞外节和具有五层 ECM 结构的 Bruch 膜相接。Bruch 膜最内层是 RPE 的基底膜，包含板层蛋白、纤维连接蛋白、Ⅳ型胶原和各种蛋白多糖。已有研究表明，多种细胞因子可能与 CNV 形成有关，但尚未证实外层视网膜低氧会直接诱发 CNV 形成。Green 等发现在 AMD 中有局部 ECM 积聚，导致 Bruch 膜增厚。这种异常影响 ECM 的代谢和供养，影响 RPE 黏附和存活而引起 RPE 变性，刺激 RPE 分泌血管生成刺激因子，最终导致 CNV。各种整合素在其中可能起重要作用，在 CNV 上也检测到 $\alpha_v\beta_3$ 整合素。体外实验也表明，RPE 可以定向分泌多种可溶性细胞因子，作用于脉络膜血管及其 ECM，可能是 CNV 形成的原因。

五、展望

除 α_v 整合素外，对血管生成过程中细胞黏附分子的作用机制所知甚少。未来的研究将进一步探讨 α_v 整合素及其他黏附分子在血管生成中的作用，阐明黏附分子作用后的信号传导分子机制，研究细胞因子或生长因子刺激后改变一系列细胞内磷酸化变化、基因表达水平、ECM 相关酶的活性，将为彻底认识血管细胞存活、侵袭、转移、增殖和分化的过程铺平道路，为治疗各种原因引起的新血管化疾病提供新的思路。

(王 康 王康孙)

【参 考 文 献】

[1] Freund KB, Yannuzzi LA, Sorenson JA. Age-related macular degeneration and choroidal neovascularization. Am J Ophthalmol, 1993,115(6):786-791.

[2] Luscinskas FW, Lawler J. Integrins as dynamic regulators of vascular function. FASEB J, 1994, 8(12):929-938.

[3] Aplin AE, Howe A, Alahari SK, Juliano RL. Signal transduction and signal modulation by cell adhesion receptors: the role of integrins, cadherins, immunoglobulin-cell adhesion molecules, and selectins. Pharmacol Rev, 1998, 50(2):197-263.

[4] Brooks PC, Clark RA, Cheresh DA. Requirement of vascular integrin alpha v beta 3 for angiogenesis. Science, 1994, 264(5158):569-571.

[5] Brooks PC, Montgomery AM, Rosenfeld M, et al. Integrin alpha v beta 3 antagonists promote tumor regression by inducing apoptosis of angiogenic blood vessels. Cell, 1994, 79(7):1157-1164.

[6] Brooks PC, Stromblad S, Sanders LC, et al. Localization of matrix metalloproteinase MMP-2 to the surface of invasive cells by interaction with integrin alpha v beta 3. Cell, 1996, 85(5):683-693.

[7] Brooks PC, Silletti S, von Schalscha TL, Friedlander M, Cheresh DA. Disruption of angiogenesis by PEX, a noncatalytic metalloproteinase fragment with integrin binding activity. Cell, 1998, 92(3):391-400.

[8] Bader BL, Rayburn H, Crowley D, et al. Extensive vasculogenesis, angiogenesis, and organogenesis precede lethality in mice lacking all alpha v integrins. Cell, 1998, 95(4):507-519.

[9] Drake CJ, Cheresh DA, Little CD. An antagonist of integrin alpha v beta 3 prevents maturation of blood vessels during embryonic neovascularization. J Cell Sci, 1995, 108 (Pt 7):2655-2661.

[10] Ruegg C, Yilmaz A, Bieler G, Bamat J, Chaubert P, Lejeune FJ. Evidence for the involvement of endothelial cell integrin alphavbeta3 in the disruption of the tumor vasculature induced by TNF and IFN-gamma. Nat Med, 1998, 4(4):408-414.

[11] Collo G, Pepper MS. Endothelial cell integrin alpha5beta1 expression is modulated by cytokines and during migration in vitro. J Cell Sci, 1999, 112 (Pt 4):569-578.

[12] Liu X, Ye X, Yanoff M, Li W. Regulatory effects of soluble growth factors on choriocapillaris endothelial growth and survival. Ophthalmic Res, 1998, 30(5):302-313.

[13] Friedlander M, Brooks PC, Shaffer RW, et al. Definition of two angiogenic pathways by distinct alpha v integrins. Science, 1995, 270(5241):1500-1502.

[14] Stromblad S, Becker JC, Yebra M, et al. Suppression of p53 activity and $p21^{WAF1/CIP1}$ expression by vascular cell integrin alphaVbeta3 during angiogenesis. J Clin Invest, 1996, 98(2):426-433.

[15] Hammes HP, Brownlee M, Jonczyk A, et al. Subcutaneous injection of a cyclic peptide antagonist of vitronectin receptor-type integrins inhibits retinal neovascularization. Nat Med, 1996, 2(5):529-533.

[16] Friedlander M, Theesfeld CL, Sugita M, et al. Involvement of integrins alpha v beta 3 and alpha v beta 5 in ocular neovascular diseases. Proc Natl Acad Sci U S A, 1996, 93(18):9764-9769.

[17] Roskelley CD, Bissell MJ. Dynamic reciprocity revisited: a continuous, bidirectional flow of information between cells and the extracellular matrix regulates mammary epithelial cell function. Biochem Cell Biol, 1995, 73(7-8):391-397.

[18] Hewitt AT, Nakazawa K, Newsome DA. Analysis of newly synthesized Bruch's membrane proteoglycans. Invest Ophthalmol Vis Sci, 1989, 30(3):478-486.

[19] Amin R, Puklin JE, Frank RN. Growth factor localization in choroidal neovascular membranes of age-related macular degeneration. Invest Ophthalmol Vis Sci, 1994, 35(8):3178-3188.

[20] Lopez PF, Sippy BD, Lambert HM, et al. Transdifferentiated retinal pigment epithelial cells are immunoreactive for vascular endothelial growth factor in surgically excised age-related macular degeneration-related choroidal neovascular membranes. Invest Ophthalmol Vis Sci, 1996, 37(5):855-868.

[21] Ogata N, Matsushima M, Takada Y, et al. Expression of basic fibroblast growth factor mRNA in developing choroidal neovascularization. Curr Eye Res, 1996, 15(10):1008-1018.

[22] Green WR, Enger C. Age-related macular degeneration histopathologic studies. The 1992 Lorenz E. Zimmerman Lecture. Ophthalmology, 1993, 100(10):1519-1535.

[23] Mousa SA, Lorelli W, Campochiaro PA. Role of hypoxia and extracellular matrix-integrin binding in the modulation of angiogenic growth factors secretion by retinal pigmented epithelial cells. J Cell Biochem, 1999, 74(1):135-143.

[24] Blaauwgeers HG, Holtkamp GM, Rutten H, et al. Polarized vascular endothelial growth factor secretion by human retinal pigment epithelium and localization of vascular endothelial growth factor receptors on the inner choriocapillaris. Evidence for a trophic paracrine relation. Am J Pathol, 1999, 155(2):421-428.

7　基质金属蛋白酶与老年性黄斑变性

一、概述

细胞外基质(extracellular matrix,ECM)是指位于上皮或内皮细胞下层、结缔组织细胞周围,为组织、器官甚至整个机体的完整性提供力学支持和物理强度的物质。细胞外基质蛋白主要分三大类,包括各型胶原,蛋白聚糖如硫酸软骨素、硫酸乙酰肝素等,以及糖蛋白如纤维粘连蛋白、层粘连蛋白等。ECM 将不同类型的细胞集合在一起,使其构成不同的组织和器官,是构成软骨、皮肤和各种实质器官基底膜等的主要成分。ECM 不仅为各类型细胞提供支架结构和附着点,而且对于细胞的黏附、迁移、增殖、分化以及基因的调控等生物学功能都具有重要的作用。

基质金属蛋白酶(matrix metalloproteinase,MMP)是一组含锌的中性内肽酶,主要作用是降解胶原等 ECM。MMP 以酶原形式从细胞内分泌,体内经蛋白酶水解和自身催化作用除去氨基末端肽段而被激活,体外可经有机汞 4 - 氨苯基汞乙酸盐 (APMA)、佛波脂(PMA)等非蛋白酶裂解改变其分子构型而被激活。某些生长因子如 VEGF、bFGF 等可促进 MMP 基因的表达,使其合成分泌增加,其活性可被体内特异的组织金属蛋白酶抑制剂(TIMP)抑制。

(一)MMP 分类

目前已知体内有 17 种 MMP,分为 4 个亚类。

1. 胶原酶(MMP-1、MMP-8、MMP-13)　主要裂解Ⅰ、Ⅱ、Ⅲ型胶原纤维。

2. 明胶酶(MMP-2、MMP-9)　主要裂解Ⅳ型胶原,变性的Ⅰ、Ⅱ、Ⅲ型胶原即明胶、蛋白聚糖和弹性蛋白等。

3. 基质裂解素(MMP-3、MMP-7、MMP-10、MMP-11、MMP-12)　MMP-3、MMP-7,MMP-10 广泛裂解 ECM,MMP-12 裂解弹性蛋白,MMP-11 作用不清。

4. 膜型金属蛋白酶(MMP-14、MMP-15、MMP-16、MMP-17,亦可表示为 MT1-MMP、MT2-MMP、MT3-MMP、MT4-MMP)　主要功能是活化 MMP-2。

(二)TIMP 分类

目前已知体内有 4 种 TIMP。TIMP 可与 MMP 酶原结合抑制酶原的活化,与活化的 MMP 结合抑制 MMP 对底物的降解作用。它们的氨基酸序列、结构和生化性质可能有所不同。

MMP-TIMP 的平衡维持着体内 ECM 合成降解的平衡,在正常的生理过程和病理过程中均有重要作用,像基膜的降解、ECM 的重建、血管的生成、伤口的愈合和肿瘤的发展转移等。眼内 MMP 和 TIMP 可由角膜、小梁网和 RPE 分泌,并且 MMP-TIMP 平衡的改变与这些组织的病变相关,比如老年性黄斑变性(age-related macular degeneration,AMD)。

二、MMP-TIMP 与 Bruch 膜病变的关系

Bruch 膜位于视网膜色素上皮(retinal pigment epithelium,RPE)和脉络膜之间,由 RPE 基底膜、脉络膜毛细血管基底膜和 ECM 蛋白如胶原、纤连蛋白、层粘连蛋白、蛋白聚糖等组成,负责脉络膜毛细血管与 RPE 之间的物质交换。RPE、感光细胞所需的营养物质以及视网膜的代谢产物都必须通过 Bruch 膜与脉

络膜进行交换，并且 Bruch 膜具有防止脉络膜血管长入 RPE 下的作用，因此 Bruch 膜 ECM 正常降解重建过程对维持 Bruch 膜正常结构、功能和视网膜、感光细胞的正常生理功能是十分重要的，而这主要取决于 Bruch 膜中 MMP-TIMP 的平衡。

（一）Bruch 膜上 MMP-2、MMP-9 活性改变

正常人眼 Bruch 膜和脉络膜上存在着 MMP-1、MMP-2、MMP-3、MMP-9。MMP-1、MMP-3 主要以酶原形式存在于眼底周边部的 Bruch 膜上，故对 Bruch 膜和脉络膜影响不大。MMP-2、MMP-9 存在于眼底的周边和黄斑区的 Bruch 膜和脉络膜基质中，但是随着年龄的增长周边部和黄斑区酶原形式的 MMP-2、MMP-9 含量增加，并且活性型 MMP-2 多存在于周边部，黄斑区含量极低。这可能是因为老化，各种胶原和其他脂蛋白多糖等 ECM 在 Bruch 膜和脉络膜沉积，阻碍了激活剂对其酶原激活，使 Bruch 膜上 MMP-2、MMP-9 酶原的活化降低，尤其是黄斑区 MMP-2 活性缺乏，使 Bruch 膜 ECM 正常的降解重建平衡被破坏，导致 Bruch 膜 ECM 进一步沉积和黄斑区基底部的层状沉积（basal laminar deposits）。

（二）TIMP-3 改变

Bruch 膜上存在着 TIMP-1、TIMP-2 和 TIMP-3，但是 TIMP-3 与 ECM 的亲和性最强，主要存在于 ECM 中，因此 TIMP-3 含量最高，被认为是基底膜和 Bruch 膜的组成成分，它是 Bruch 膜 MMP-TIMP 平衡的主要调节剂。

1. TIMP-3 突变　Sorsby 眼底营养不良（Sorsby's fundus dystrophy，SFD）与 AMD 的病理特征相似，但发病机制与 AMD 截然不同，被认为是一种常染色体显性遗传性黄斑疾病。SFD 由 TIMP-3 基因 22q13qter 外显子 5 突变引起，其中的一个氨基酸被半胱氨酸取代，未匹配的半胱氨酸形成一个错误的二硫键，使 TIMP-3 的三维结构发生改变，结果 TIMP-3 的活性和功能发生改变。TIMP-3 突变使 Bruch 膜上 TIMP-3 的活性降低，不能抑制 Bruch 膜上的 MMP 而导致 Bruch 膜破裂损伤，这可能是 SFD 视网膜下新生血管产生的重要原因之一。

2. TIMP-3 含量升高　随着老化，Bruch 膜的 TIMP-3 含量升高，14～90 岁正常人 Bruch 膜的 TIMP-3 含量为 92～1 061ng/cm^2（图 2-7-1）。图 2-7-2 为 14～92 岁正常眼的 TIMP-3 免疫组化染色。

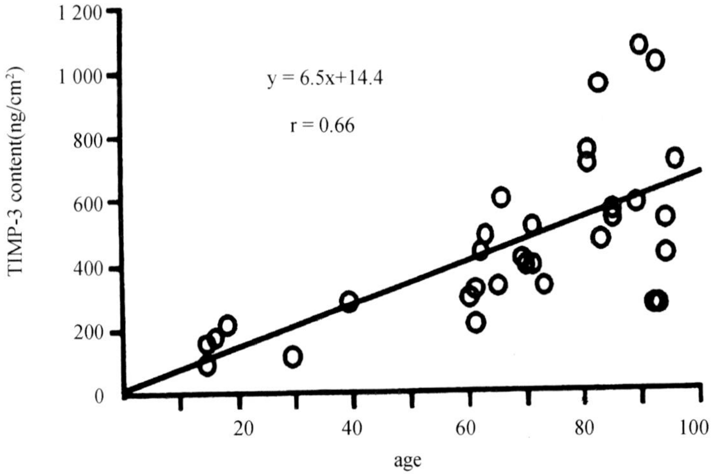

图 2-7-1　正常眼 Bruch 膜 TIMP-3 含量与年龄的关系

与同龄人相比，AMD 眼 Bruch 膜中 TIMP-3 的含量显著高于正常眼[正常眼为（577 ± 241）ng/ cm^2，AMD 眼为（877 ± 325）ng/cm^2]，相应量的抑制剂活性也高于正常眼。图 2-7-2 可见 TIMP-3 在 AMD 眼连续的软性 Bruch 膜疣中有浓密的染色。

Bruch 膜 TIMP-3 含量增高抑制了 Bruch 膜上的 MMP，使 MMP 不能降解 RPE 细胞周围的胶原、弹性蛋白和基底膜等，出现 AMD 的早期改变，ECM 在 Bruch 膜异常沉积，眼的 Bruch 膜增厚。增厚的 Bruch 膜可发生透明样变性，使黄斑附近的 Bruch 膜易发生破裂，内外胶原层的胶原增生，进而损伤脉络膜毛细血管和 RPE 的正常功能，视网膜下新生血管形成，脉络膜毛细血管、RPE 和光感受器萎缩，最后导致中心视力丧失。

有研究报道 TIMP-3 除可抑制 MMP 外,还可促进血管平滑肌、人结肠癌、HeLa 等某些细胞系的凋亡。Majid MA 等用表达 TIMP-3 的重组可复制的缺陷型腺病毒感染培养的人 RPE 细胞,发现 TIMP-3 在 RPE 中的过表达可导致与其含量相关的 RPE 细胞凋亡,认为这可能是 AMD 的早期特征性改变。TIMP-3 由 RPE 分泌,存在于 Bruch 膜中,在 RPE 细胞和 Bruch 膜之间存在着浓度梯度,TIMP-3 在 RPE 周围的局部堆积是 AMD 早期 RPE 细胞死亡的原因。

Bruch 膜疣异常的 ECM 沉积位于 RPE 基膜和 Bruch 膜内胶原层之间,是 AMD 的重要标志。培养的人 RPE 细胞表达 10 种 MMP 和 3 种 TIMP,RPE、Bruch 膜和脉络膜含有 MMP-1、MMP-2、MMP-3、MMP-9、TIMP-1、TIMP-2、TIMP-3,但是 Bruch 膜疣内只含有 TIMP-3,Bruch 膜表面只含有微量的 MMP-1、MMP-2、MMP-3,可能是 RPE 的残留物,TIMP-3 的存在和 MMP 的缺乏使 Bruch 膜疣的 ECM 不能降解。

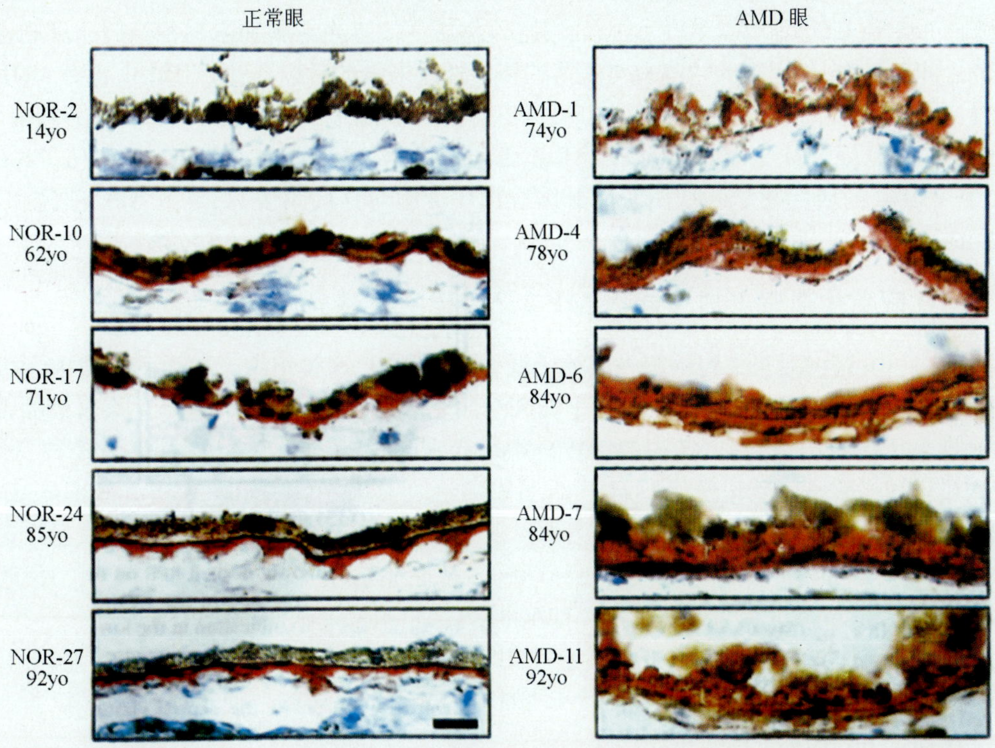

图 2-7-2　不同年龄的正常眼和 AMD 眼 Bruch 膜和毛细血管床基质中 TIMP-3 的免疫组化染色

三、MMP-TIMP 与脉络膜和 CNV 的关系

新生血管的形成是一个基底膜降解,内皮细胞增殖、迁移和毛细血管形成的过程。已知血管生长因子像 VEGF 和 bFGF 在内皮细胞的迁移和增殖中起重要作用,但是迁移的微血管内皮细胞必须穿过毛细血管的基底膜侵入邻近的 ECM 才能增殖和形成血管组织,CNV 只有通过 Bruch 膜才能长入视网膜下,因此内皮细胞下基底膜和周围基质的降解是内皮细胞迁移、血管形成的先决条件。参与这个降解过程的主要为尿激酶、MMP-2、MMP-9,因基底膜的主要成分为Ⅳ型胶原,尿激酶是胶原酶的间接激活剂。

(一) AMD 视网膜中 MMP-2、MMP-9 的变化

用激光诱发鼠 CNV 模型,相当于渗出型 AMD。在 CNV 形成的早期,眼后段活性型 MMP-2、MMP-9 含量明显升高,并集中在 CNV 区。加入外源重组的 MMP-2 可促进新生血管的形成。

视网膜下新生血管(因新生血管起源于脉络膜亦称,CNV)形成是 AMD 的主要病理特征,也是渗出型 AMD 视力丧失的重要原因。CNV 是一种与弥漫性 Bruch 膜疣相关的局限性 Bruch 膜肉芽组织增生。随着老化,多形性物质在 Bruch 膜上蓄积,伴有炎性细胞浸润、增殖因子释放,刺激脉络膜血管、RPE 细胞和

纤维母细胞及胶原纤维增生，形成CNV。CNV主要位于黄斑中央凹和中央凹旁的象限内。膜一侧是单层或多层的RPE细胞，新生血管埋在丰富的基质中。基质主要由Ⅰ、Ⅳ型胶原和纤连蛋白组成，含有少量的Ⅲ、Ⅴ、Ⅵ型胶原，主要的非血管细胞为RPE细胞或者成纤维样细胞。一个增厚的Ⅳ型胶原层存在于RPE下面，有的研究者认为这可能是由于老化或者AMD的CNV产生过程中RPE细胞下方原来的Bruch膜丢失，增生的RPE细胞围绕脉络膜损伤区产生的异常基底膜称玻璃样膜(Bruch-like membrane)，其作为生理屏障可防止CNV进一步长入视网膜下。正常的RPE基底膜是非常薄的Ⅳ型胶原层，含有少量层粘连蛋白和肝素硫酸盐聚糖。肝素硫酸盐聚糖残基可以结合bFGF使其与邻近的细胞隔绝，因此具有抑制血管内皮细胞增殖的作用。AMD患者RPE下增厚的新生血管基底膜缺乏层粘连蛋白和肝素硫酸盐聚糖，并且渗出型AMD黄斑中央凹下CNV不表达MMP-1 mRNA、MMP-3 mRNA，而表达MMP-2 mRNA、MMP-9 mRNA。MMP-2、MMP-9是Ⅳ型胶原的主要降解酶，因此促进了新生血管的形成。

感光细胞间基质(IPM)含有与RPE结合的细胞外物质——感光细胞和米勒神经胶质细胞，担负着视网膜和RPE之间的黏附、代谢物的转移和对脱落的杆体外段末端的吞噬作用。IPM中含有MMP-1、MMP-2、MMP-3和MMP-9以及TIMP-1、TIMP-2、TIMP-3。正常人IPM和玻璃体中MMP-2活性有随着年龄增加而降低的趋势。AMD眼IPM中MMP-2水平约是正常眼的2倍[(0.99 ±0.09)u/mg vs (1.71 ±0.28)u/mg]。IPM中MMP-2的活性改变可使RPE和脉络膜内皮细胞与基底膜脱离，导致RPE细胞和血管内皮细胞迁移并侵入基质。

(二)AMD眼新生血管形成引起MMP-2、MMP-9含量升高的机制

在许多眼底病中，眼的后极部视网膜外层处于低氧状态，使视网膜组织产生血管生成因子，低氧和由此产生的血管生成因子VEGF等可使MMP-2上调和激活。低氧诱发的鼠视网膜新生血管模型已表明，低氧处理12天即新生血管产生前视网膜中MMP-2、MMP-9水平与对照组无差异，但是在第17天新生血管出现时，视网膜中尿激酶及原型和激活型MMP-2、MMP-9水平明显升高，同时MMP-2 mRNA、MMP-9 mRNA和MT1-MMP mRNA的表达也升高。当低氧诱发视网膜新生血管形成的同时腹腔内注射广谱MMP抑制剂可使视网膜中的MMP-2和MMP-9活性明显降低，视网膜新生血管形成降低72%。推测TIMP-2、TIMP-3可抑制VEGF和bFGF诱导的血管内皮细胞的侵入、增殖和毛细血管的形成。

炎性前细胞因子和TGFβ-2可使RPE细胞MMP-1、MMP-2、MMP-3、MT2-MMP表达上调，分泌增加。bFGF和TNF-α可刺激血管内皮细胞表达MMP-1、MMP-2、MMP-3、MMP-9。使用合成的MMP抑制剂，可抑制TGFβ-2和PDGF-BB刺激的RPE细胞迁移。

视网膜、RPE和脉络膜存在MT1-MMP，视网膜新生血管形成使MMP-2、MMP-9水平升高，同时MT-MMP的表达也升高。视网膜尤其是视网膜外节MT1-MMP含量相当高，可激活IPM中的MMP-2。MT-MMP是MMP-2的激活剂，MT1-MMP由裂解MMP-2的asn^{66}-leu肽键激活MMP-2。

MMP-2、MMP-9水平升高可促进新生血管形成的关键在于：①可降解血管的基膜及血管内皮细胞周围的ECM，以加速血管内皮细胞的侵入；②可使原来被ECM分隔的血管生成因子释放，如VEGF、bFGF等，进一步促进血管内皮细胞的增生、迁移。

(三)AMD眼新生血管形成过程中MMP-2、MMP-9、TIMP的分布、表达和作用

虽然MMP-2、MMP-9作用的底物相同，都可降解基膜中的Ⅳ型胶原，促使细胞侵入，但是MMP-2和MMP-9的表达部位不同，表明其在新生血管产生中的作用不同，两者缺一不可。Lambert研究MMP-2和MMP-9在激光诱发鼠CNV形成中的作用时发现，MMP-2和MMP-9都缺少的小鼠与野生型比较CNV形成降低56%，MMP-2或MMP-9单一缺少的小鼠对CNV抑制作用低于MMP-2和MMP-9均缺少的小鼠，CNV形成分别降低44%和33%。

在激光诱发的CNV形成中，MMP-9只在激光损伤区的RPE和脉络膜中表达，邻近的正常组织不表达，其表达的升高是通过基因转录水平调节的。而MMP-2不仅在CNV区表达，在正常的脉络膜视网膜组织中也存在低水平的表达，主要通过MMP-2的激活剂MT1-MMP的表达调节。

在 CNV 膜中 MMP-2 mRNA 主要集中在新生血管膜核心血管化区的血管内皮细胞中表达，MMP-9 mRNA 主要在新生血管膜边缘、RPE 下方邻近玻璃样膜的细胞中表达，这样 MMP-9 更容易降解玻璃样膜的Ⅳ型胶原，使脉络膜新生血管长到视网膜下。

MMP-2 在血管区血管内皮细胞中表达说明它的主要作用是参与基膜的降解和新生血管的形成，其与 $\alpha_v\beta_3$ 整合素功能相连，调节着迁移的内皮细胞和下面基质的相互作用。血管内皮细胞对周围基质的侵入取决于细胞的黏附和蛋白水解的协调一致，黏附分子 $\alpha_v\beta_3$ 整合素位于细胞表面，是 ECM 的受体，介导着细胞与 ECM 及细胞与细胞间的黏附。$\alpha_v\beta_3$ 也可作为细胞表面 MMP-2 的受体，在血管形成的侵入阶段 MMP-2 与内皮细胞表面的 $\alpha_v\beta_3$ 整合素结合使 MMP-2 激活，在侵入的细胞表面产生一个高的局部蛋白水解活性区，共同促进细胞的黏附、侵入、增殖。

既然 MMP-2、MMP-9 在 AMD 新生血管产生中起着重要作用，那么 TIMPs 则起着抗新生血管的作用，因为体内的 MMPs 是需要 TIMPs 平衡的。三种 TIMP 都可抑制 MMP，抑制新生血管的形成，但是三种 TIMP 在眼组织中的分布、含量不同，作用也不尽相同。RPE 对 TIMP-1 表达量低，视网膜、脉络膜和 Bruch 膜中含量很低，主要存在于视神经和视网膜的内神经纤维层，Bruch 膜中测不出。Bruch 膜中 TIMP-2 的含量高于 TIMP-1，但主要在脉络膜和感觉视网膜的几种细胞包括某些感光细胞核中表达，多位于 Bruch 膜中心，靠近细胞表面的基膜中不存在。TIMP-3 是由 RPE 高水平表达的，少量由脉络膜、微血管周细胞和内皮细胞表达。TIMP-3 与 ECM 有高度的亲和性，在眼内主要存在于 Bruch 膜中特别是靠近 RPE 和脉络膜毛细血管内皮细胞的表面的基底膜中（图 2-7-3）。因此，TIMP-3 可直接抑制 Bruch 膜和血管内皮细胞分泌的 MMP，抑制 Bruch 膜的降解和被 ECM 分隔的血管生成因子释放，抑制新生血管的形成。当引入外源性 TIMP-3 基因使其在大鼠视网膜和脉络膜中过表达时，可明显抑制激光诱发的 CNV 的发展。另外，TIMP-3 可能也抑制 VEGF 与其受体 VEGFR-2 的结合，从而阻断其下游的信号，阻止新生血管的形成。

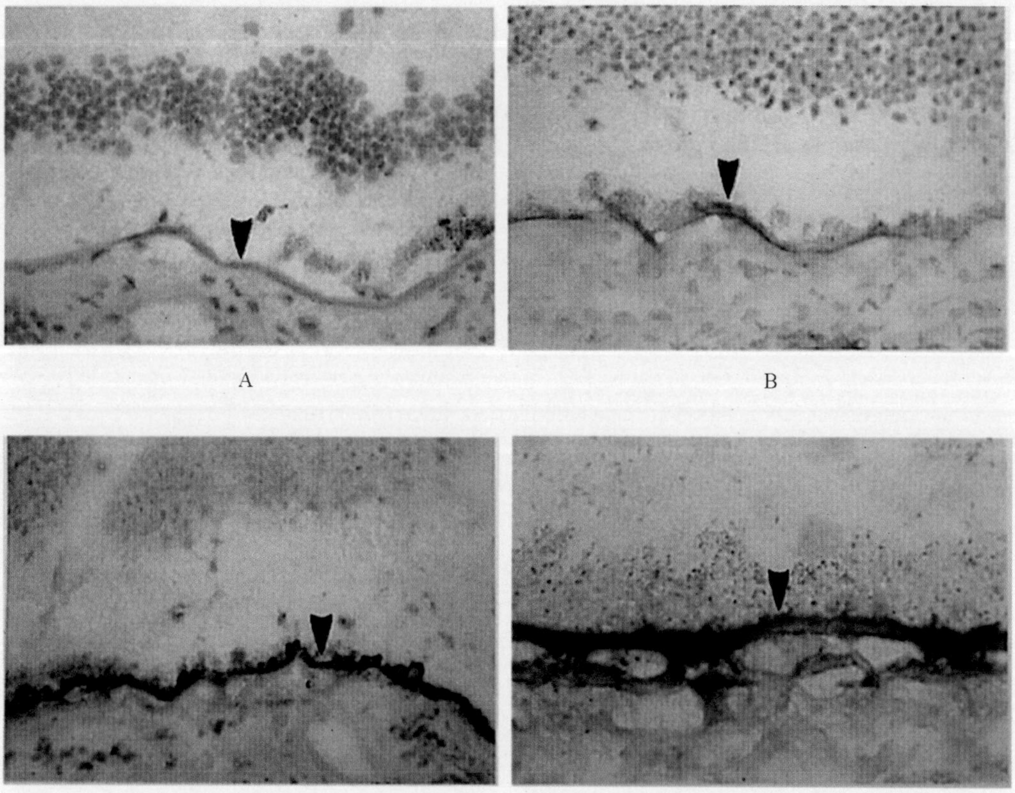

A　B　C　D

图 2-7-3　TIMP 在人视网膜和脉络膜中的定位

箭头（▼）表示 Bruch 膜，棕色为 TIMP 免疫组化染色。A 图为 TIMP-1，B 图为 TIMP-2，C 图和 D 图为 TIMP-3

由上可知,MMP-2、MMP-9、MT1-MMP 和 TIMP-3 在 Bruch 膜增厚、损伤和 AMD 眼 CNV 形成中起着重要的作用,MMP 与血管生成因子互相促进其表达,协同着促进新生血管的形成及发展。因此,控制视网膜中 MMP-TIMP 的平衡是维持 Bruch 膜稳定、防止 CNV 形成、防止 AMD 病变的关键。目前关于 MMP 的表达调控作用研究较多,但是 TIMP-3 在 AMD 发生中的表达调节机制仍待进一步研究。

(孟宪敏)

【参 考 文 献】

[1] 成军. 细胞外基质的分子生物学与临床疾病. 北京:北京医科大学出版社, 1999:149.

[2] 张承芬. 眼底病学. 北京:人民卫生出版社,1998:305

[3] 孟宪敏. 基质金属蛋白酶与黄斑变性. 国外医学眼科学分册,2000,24:345-349.

[4] Guo L,Hussain AA, Limb A, et al. Age-dependent variation in metalloproteinase activity of isolated human Bruch's membrane and choroids. Invest Ophthalmol Vis Sci, 1999, 40:2676-2682.

[5] Della NG, Campochiaro PA and Zack DJ. Localization of TIMP-3 mRNA expression to the retinal pigment epithelium. Invest Ophthalmol Vis Sci,1996, 37:1921-1924.

[6] Anand-Apte B,Pepper MS,Voest E,et al. Inhibition of angiogenesis by tissue inhibitor of metalloproteinase-3. Invest Ophthalmol Vis Sci, 1997,38:817-823.

[7] Fariss RN, Apte SS, Olsen BR, et al. Tissue inhibitor of metalloproteinases-3 is a component of Bruch's membrane of the eye. Am J Pathol, 1997,150:323-328.

[8] Kamei M and Hollyfield G. TIMP-3 in Bruch's membrane: changes during aging and in age-related macular degeneration. Invest Ophthalmol Vis Sci, 1999, 40:2367-2375.

[9] De La Paz MA, Pericak-Vance MA,Lennon F,et al. Exclusion of TIMP-3 as a candidate locus in age-related macular degeneration. Invest Ophthalmol Vis Sci, 1997, 38:1060-1065.

[10] Fellor U, Doepner D, Schneider U,et al. Evaluation of the gene encoding the tissue inhibitor of metalloproteinases-3 in various maculopathies. Invest Ophthalmol Vis Sci, 1997, 38:1054-1059.

[11] Leu ST, Batni S,Radeke MJ,et al. Drusen are cold spots for proteolysis:Espression of matrix metalloproteinases and their tissue inhibitor proteins in age-related macular degeneration. Exp Eye Res, 2002,74:141-154.

[12] Majid MA, Smith VA, Easty DL,et al. Adenovirus mediated gene delivery of tissues inhibitor of metalloproteinases-3 induces death in retinal pigment epithelial cells. Br J Ophthalmol, 2002, 86:97-101.

[13] Das A,McGuire PG, Eriqat C, Ober RR, et al. Human Diabetic Neovascular membranes contain high levels of urokinase and metalloproteinase enzymes. Invest Ophthalmol Vis Sci, 1999, 40:809-813.

[14] Das A, McLamore A, Song W,et al. Retinal neovascularization is suppressed with a matrix metalloproteinase inhibitor. Arch Ophthalmol, 1999,117:498-503.

[15] Murphy AN,Unsworth EJ,and Stetler-Stevenson WG. Tissue inhibitor of metalloproteinases-2 inhibits bFGF-induced human microvascular endothelial cell proliferation. J Cellular Physiol, 1993,157:351-358.

[16] Lambert V,Wielockx B,Munaut C,et al. MMP-2 and MMP-9 synergize in promoting choroidal neovascularization. FASEB, 2003,17:2290-2292.

[17] Berglin L, Sarman S, Ploeg IVD, et al. Reduced choroidal neovascular membrane formation in matrix metalloproteinases-2-deficient mice. Invest Ophthalmol Vis Sci, 2003, 44:403-408.

[18] Steen B, Sejersen S, Berglin L, et al. Matrix metalloproteinases and metalloproteinase inhibitors in choroidal neovascular membranes. Invest Ophthalmol Vis Sci, 1998, 39:2194-2200.

[19] Das A,Puklin JE, Frank RN,et al. Ultrastructural immunocytochemistry of subretinal Neovascular membranes in age-related macular degeneration. Ophthalmology, 1992,99:1368-1376.

[20] Plantner JJ, Smine A and Quinn TA. Matrix metalloproteinase and metalloproteinase inhibitors in human interphotoreceptor matrix and vitreous. Curr Eye Res, 1998,17:132-140.

[21] Plantner JJ, Jiang C and Smine A. Increase in interphotoreceptor matrix gelatinase A (MMP-2) associated with age-related macular degeneration. Exp Eye Res, 1998, 67:637-645.

[22] Brooks PC, Stromblad S,Sanders LC,et al. Localization of matrix metalloproteinase-2 to the surface of invasive cells by interaction with integrin. Cell, 1996, 85:683-693.

[23] Lambert V, Munaut C, Jost M, et al. Matrix metalloproteinase-9 contributes to choroidal neovascularization. Am J Pathol, 2002, 161: 1247-1253.

[24] Jackson DW, McGuire PG, Eriqat C, et al. Both vascular endothelial growth factor (VEGF) and hypoxia increase gelatinase A (MMP-2) activity in vascular endothelial cells in vitro. Invest Ophthalmol Vis Sci, 1997, 38: S500.

[25] Eicbler W, Friedricbs U, Tbies A, et al. Modulation of matrix metalloproteinase and TIMP-1 expression by cytokines in human RPE cells. Invest Ophthalmol Vis Sci, 2002, 43: 2767-2773.

[26] Clark AF. New discoveries on role of matrix metalloproteinases in ocular cell biology and pathology. Invest Ophthalmol Vis Sci, 1998, 39: 2514-2516.

[27] Smine A and Plantner JJ. Membrane type-1 matrix metalloproteinase in human ocular tissues. Curr Eye Res, 1997, 16: 925-929.

[28] Vranka JA, Johnson E, Zhu XH, et al. Discrete expression and distribution pattern of TIMP-3 in the human retina and choroids. Curr Eye Res, 1997, 16: 102-110.

[29] Takahashi T, Nakamura T, Hayashi A, et al. Inhibition of Experimental choroidal neovascularization by overexperession of tissue inhibitor of metalloproteinases-3 in retinal pigment epithelium cell. Am J Ophthalmol, 2000, 130: 774-781.

[30] Murata T, Cui J, Taba KE, et al. The possibility of gene therapy for the treatment of choroidal neovascularization. Ophthalmology, 2000, 107: 1364-1373.

[31] Qi JH, Ebrahem Q, Moore N, et al. A novel function for tissue inhibitor of metalloproteinases-3 (TIMP-3): inhibition of angiogenesis by blockage of VEGF binding to VEGF receptor-2. Nat Med, 2003, 9: 407-415.

8　老年性黄斑变性基因研究进展

一、概述

老年性黄斑变性(age-related macular degeneration,AMD)也称为年龄相关性黄斑变性,是黄斑区光感受器、其下方的视网膜色素上皮(retinal pigment epithelium,RPE)、Bruch 膜和脉络膜毛细血管的慢性进行性变性。黄斑是一个高度特化的部位,直径为 6mm,位于视盘颞侧的中心视网膜。黄斑中心是直径为 0.35mm 的中央凹,包含大量的光感受器细胞,行使阅读和感知色觉的功能。AMD 病理特征包括黄斑下 Bruch 膜和 RPE 细胞的改变、玻璃膜疣形成、低色素或色素增殖、光感受器细胞的丢失、脉络膜新生血管(choroidal neorascularization,CNV)和视网膜下纤维和(或)新生血管组织,结果导致中心视力的丧失。AMD 是美国和发达国家 65 岁以上老年人视力下降和致盲的最主要原因。Framingham 研究发现 52 ~ 85 岁人群的 AMD 患病率为 9%,而在大于 65 岁尸体眼活检中发现患病率为 33%。粗略估计年龄大于或等于 75 岁的人群中,30% 的老年人有不同程度的 AMD 表现。随着人类平均寿命的增加,AMD 的发病率在未来 25 年内可能会翻一番。

目前,AMD 的病因除了年龄因素,被证实的危险因素包括吸烟和饮食。活性氧介质介导的 RPE 功能障碍被认为是 AMD 的一个可能原因。因为抗氧化剂清除氧自由基的重要性,所以许多研究者推测饮食中的抗氧化剂和矿物质可能具有保护作用。氧化应激可能通过细胞外基质沿 Bruch 膜沉积和提高 RPE 细胞中血管生成因子的水平,促进新生血管的形成。年龄相关性眼病研究(age-related eye disease study, AREDS)结果提示,补充抗氧化剂、维生素和矿物质具有中度抑制新生血管性 AMD 的作用。人们对 AMD 和高血压的相关性持有不同的观点。在所有被认为潜在的环境因素中,只有年龄、饮食和吸烟被公认可提高 AMD 的危险性。

AMD 的病理机制包括环境因素和不同基因背景对外界因素不同易感性的共同作用。例如,种族是基因背景的一个组成成分。AMD 在低色素人群中的发病率相对较高, RPE 细胞和脉络膜黑色素细胞中的黑色素可能提高保护作用。大量的证据显示,遗传在 AMD 中具有重要作用。AMD 的家族聚集趋势进一步说明了这种疾病的基因背景。大于 20% 的 AMD 患者具有明显的家族史。双生子研究提示 AMD 发病与遗传因素有关,家族性聚集现象的存在和基因变异关联研究等提示遗传因素在 AMD 发病中起重要作用。AMD 发病的遗传学因素在约 30 年前已经引起人们的注意。Gass 等最初于 1973 年发现。200 例 AMD 患者中,20% 有 AMD 家族史;Melrose MA 等人 1985 年第一次报道了同卵双生子同一眼别发生渗出型 AMD 的临床病例,提示 AMD 发生与遗传因素相关的可能性。Klein 等发现 9 对同卵双生子中的 8 对具有遗传一致性。Meyers 自 1988 年多次报道了 AMD 的双生子研究进展,并不断提出 AMD 遗传学研究的重要性。1995 年,他们对 134 例双生子及 2 对三胞胎进行的 AMD 前瞻性研究发现,在同卵双生子中,AMD 的遗传一致性为 100%(25/25);在异卵双生子中为 42%(5/12)。同卵双生子的遗传一致性明显高于异卵双生子,提示遗传因素在 AMD 发病中的重要性。1993 年,Maria S. 等对 50 对双生子和 47 对配偶的前瞻性研究中,在环境因素和病史相同的情况下,发现 90% 的同卵双生子具有 AMD 遗传一致性,其结果显著高于双生子/配偶(70.2%,P = 0.029 7)。在具有遗传一致性的同卵双生子中,9 对的眼底改变和视力损害十分相似,从而得出与上述相同的结论。最近对双生子的研究也显示,AMD 与遗传因素有明显的关系,尤其应对有大的渗出的患者进行遗传学研究。Seddon 等报道了 9 对单卵双生子 AMD 患者,其中 8 对具有相同的 AMD 类型。此外单卵双生子较他们的配偶和一级亲属具有更高的发病率。最近,AMD 发生机制中基因变异的潜在作用越来越受到重视。被报道的基因变异主要是与其他各种人类年龄相关性疾病如肿瘤和心血管疾病有关的基因。一些小样本研究证实,AMD 和各种基因多态性有关。AMD 是一个多因素致病性复杂疾病,其基因研究存在复杂性和多样性。

二、AMD 具有遗传性的证据

多研究中心的流行病学调查均提示 AMD 的发病具有家族聚集现象,为遗传因素参与 AMD 发病这一假说提供了最主要的证据。比如 Meyers 研究了共 111 对双胞胎的 AMD 发病情况,在 83 对同卵双胞胎中有 23 对为双胞胎同时发生 AMD,且没有双胞胎中仅一位单独发病者。Seddon 等报道 AMD 先证者的一级亲属(父母、同胞或子女)发生 AMD 的可能性高于非 AMD 患者的亲属(分别为 23.7% 和 11.6%)。Klein 等研究了 414 个同胞对共 828 个样本,所有年幼者尚无症状,但其中有些同胞对中的年长者已出现一些 AMD 症状,分析在 5 年之内年幼者出现与其哥或姐同样症状的概率发现,如果哥或姐患病,则弟(妹)也患病的概率与哥(姐)没有患病但弟(妹)患病的概率的比值依症状不同分别是 8.2(RPE 脱色素)、3.6(视网膜色素增加)和 10.3(新生血管性 AMD)。在 Rotterdam 研究中,在考虑和控制年龄、性别以及家庭性危险因素如吸烟和动脉粥样硬化后,早期 AMD 症状在 AMD 患者后代中发生概率与非 AMD 患者后代发病比值为 6.6。因此,在临床上家族史的存在应该作为 AMD 的危险因素之一。

三、通过基因工程或自发基因突变动物确认的 AMD 相关基因

通过基因工程或自发基因突变可产生视网膜变性动物,它们的特征与临床视网膜变性性疾病具有明显相似性,是获得视网膜变性过程主要信息的重要方法。对小鼠、大鼠和人类基因同源性和相似表型的研究,将有利于对人类相关基因的认识。

(一)基因工程动物模型

基因修饰动物可产生与 AMD 相似的临床和病理特征。通过对单基因视网膜疾病和基因突变相关研究获得的已知视网膜变性相关基因建立了一系列的视网膜变性动物模型。ABCA4 基因敲除小鼠、ApoE 敲除小鼠、ApoE3-Leiden 小鼠和携带 TIMP-3(tissue inhibitor of metalloproteinase-3)基因 Ser156Cys 突变的嵌合小鼠的表现同视网膜变性的各种临床征象相似(ABCA4 为光感受器特异性 ATP 结合转运蛋白,也称为 ABCR 基因;ApoE 是低密度脂蛋白受体家族中的一个配体;ApoE3-Leiden 小鼠在 Dutch town Leiden 一个家族中被发现,携带功能异常的人类 ApoE-ε3 基因)。

单纯通过基因工程动物研究,一些视网膜相关基因被识别。RPE65 是 RPE 特异性分子量为 65ku 的蛋白,位于脊椎动物 RPE 微粒体膜上。RPE65 在 11 - 反式视黄醛向 11 - 顺式视黄醛的异构化中及 RPE 视紫红质再生中起一定作用。RPE65 基因的突变,包括错义突变、插入、缺失和剪接部位缺失可导致严重的早期发生的视网膜变性。RPE65 突变导致小鼠视循环阻滞,11 - 顺式视黄醛缺乏,ERG 完全受抑制。RPE65 基因敲除小鼠的表现型提示视紫红质在视网膜变性中具有作用。RPE65 基因被定位于人类染色体 1p1 和小鼠 3 号染色体上。RPE65 敲除小鼠表现出对光损伤的敏感性,光感受器细胞选择性死亡,与视网膜变性的某些方面相似。RPE65 敲除小鼠也表现出自发性进行性光感受器变性。Kim 研究发现 RPE65 基因 Leu450Met 变异与 RPE 脂褐素荧光团 N-retinylidene-N-retinylethanolamine(A2E)和 iso-A2E 水平降低有关,这是 AMD 的主要病理改变之一,但 RPE65 与 AMD 的相关性还有待进一步的研究。

mcd/mcd 转基因小鼠是研究视网膜变性的另一种动物模型。组织蛋白酶 D(cathepsin D,CatD)是重要和广泛存在的天冬氨酸蛋白酶,可消化 RPE 吞噬的视蛋白光感受器外节。表达突变形式的 CatD 的 mcd/mcd 小鼠可削弱 RPE 细胞中对吞噬后的光感受器细胞的处理。11 ~ 12 个月龄的 mcd/mcd 小鼠表现为色素改变和闪光 ERG 降低,色素的改变提示 RPE 萎缩。组织学研究显示 RPE 细胞增殖、光感受器细胞变性、光感受器外节缩短和 RPE 细胞中免疫活性光感受器细胞碎裂产物的聚集。扫描电镜显示存在基底板层和线状沉积,与 AMD 的早期改变相似。RPE 细胞表达高水平的 CatD。cathepsin 水解活性的改变与

许多疾病有关。CatD 首先以组织蛋白酶原前体形式产生,然后经过一系列裂解和活化过程转化为活性形式。mcd/mcd 转基因小鼠表达突变的 CatD,与人类缺乏 Glu44p 和 Gly1 裂解部位的 CatD 相似。CatD 的循环水平并不受这些突变的影响,而保持较高水平。不过,不合适的裂解使得循环中的 CatD 以一种非活性的形式存在。这种非活性形式被认为可削弱光感受器外段的降解,最后导致透明样玻璃膜疣的形成和聚集。老龄 mcd/mcd 小鼠可表现出人类 AMD 的大部分特征,如 RPE 色素改变,变薄、高增殖或发育不全,RPE 细胞增殖或萎缩,基底板层或线状沉积和视网膜敏感性降低。在显微镜下观察,病程晚期可出现地图状萎缩。

单核细胞趋化蛋白 -1(Ccl-2,即所知的 MCP-1)或它的同源性趋化因子受体 -2(Ccr-2)基因敲除的小鼠在老龄期能自发地形成 AMD 的各种主要特征,包括脂褐素形成、RPE 下玻璃膜疣聚集、光感受器萎缩和 CNV 形成。这些研究提示,正常的 Ccl-2 和 Ccr-2 可能对 AMD 具有一定程度的保护作用。Ccl-2 和 Ccr-2 参与单核细胞和巨噬细胞的趋化作用,也可能参与 Bruch 膜上沉积物的降解及清除。同其他 AMD 动物模型不同,一般干性或湿性 AMD 分别与玻璃膜疣或新生血管形成相似,Ccl-2 和 Ccr-2 基因敲除可发展为干性和湿性两型,在严重期主要是湿性 AMD。这种老年小鼠的病理改变包括光感受器萎缩、CNV 形成、RPE 中脂褐素聚集及 RPE 下玻璃膜疣形成。此外,RPE 和脉络膜中还可见到补体和 IgG 沉积。补体 C5a 和 IgG 诱导 RPE 或脉络膜内皮产生 Ccl-2,可能介导老龄化的野生型脉络膜中巨噬细胞的浸润。因此,巨噬细胞功能减弱可能导致补体 C5a 和 IgG 聚集,其反过来诱导 RPE 细胞产生血管内皮生长因子(vascular endothelial growth factor, VEGF)。VEGF 是 CNV 形成的调节剂。Ccl-2/Ccr-2 模型显示了巨噬细胞功能障碍在 AMD 病理形成中的作用,可能为 AMD 的有效治疗提供了平台。

利用已知可能与 AMD 相关的基因构建基因工程动物,可以在它们身上重现 AMD 的部分临床或病理特征。在 ABCA4 基因敲除小鼠体系中,纯合子 ABCR4 敲除鼠和杂合子敲除鼠内 A2E 沉积量分别是同龄(8 个月龄)野生型对照的 10 倍和 4 倍,两种敲除鼠 RPE 次开发层增厚,但光感受器数量没有改变;ApoE(载脂蛋白 E,低密度脂蛋白受体家族的配体之一)敲除小鼠表现出的异常为 Bruch 膜增厚;ApoE3-Leiden 小鼠携带功能异常的人 ApoE3 基因,在高脂饮食环境下发生基底膜板层样沉积,沉积内含抗人 ApoE3 抗体;携带人 TIMP-3 基因 Ser156Cys 突变体的小鼠在 8 个月龄时就表现出 Bruch 膜和 RPE 细胞微绒毛的异常,而正常小鼠在 30 个月高龄时才出现类似症状。

(二)自发基因突变动物模型

利用自发性视网膜变性动物种系来研究导致视网膜变性的基因已经有很多年的历史。许多这种动物模型来源于基因筛选独立的小鼠种系,并通过间接检眼镜和电生理学检查证实。这种小鼠发育过程中出现光感受器功能障碍,导致视杆细胞和视锥细胞死亡。光感受器细胞死亡的机制与萎缩型 AMD 非常相似,被认为是凋亡的过程。

视网膜变性小鼠(retinal degeneration6, rd6 小鼠)来源于 C2HfB/GaCaslb 种系,是通过基因组筛选确认的动物模型。rd6 定位于小鼠第 9 号染色体,距离着丝点 24cM,而人类同源性基因位于染色体 11q23。rd6 小鼠的遗传形式是常染色体隐性遗传。rd6 纯合小鼠的眼底检查表现为遍布视网膜的散在点状物,8~10周时开始出现,一直持续到视网膜变性晚期。视网膜下部位可见到巨大细胞,典型地平行于 RPE,这些细胞的分布与检眼镜下的白色点状物分布一致。在小鼠 3 个月时,这些细胞充满膜状物质、脂褐素样物质和色素,且能与小鼠巨噬细胞相关抗原起强烈反应。光感受细胞表现出慢性进行性变性。在 4.5 个月时,光感受器细胞由 12~14 层减少到 4~5 层,7 个月时为 2~4 层,而 24 个月时为 1 层。同时,rd6/rd6 小鼠 ERG 显示慢性进行性视网膜功能障碍,视杆细胞和视锥细胞都受到影响,这种视网膜功能障碍从第一个月就开始出现。这种 rd6 小鼠通过定位克隆认为 rd6 区内 Mfrp(membrane-type frizzled-related protein)与光感受器变性有关。Mfrp 主要在眼的 RPE 和睫状体上皮中表达,包含与基因表达、细胞黏附、平面的极性、增殖和凋亡有关的信息。

Bst/+是一种在 Belly spot and tail(Bst)基因突变的自发性常染色体半显性遗传动物模型,Bst 基因定位于小鼠 16 号染色体上,距离 D16Mit168 约(1.9±1.1)cM。在发病早期,Bst/+小鼠的主要特征为视网膜发育缺陷。在大于7个月的小鼠中可以见到脉络膜毛细血管延伸到感觉视网膜层的外层部分。这种新生血管形式同人类湿性型AMD的严重阶段相同。克隆Bst基因并确认人类同源性基因可能对揭示这种基因在CNV中的作用起到重要作用。

通过对视网膜变性小鼠连锁分析,首先确认视网膜变性的位点。RDS基因首先在具有光感受器变性的小鼠种系中被发现,这种变性被称为慢性视网膜变性(retinal degeneration slow,rds)。rds小鼠的基因型与peripherin/RDS无义突变基因同源,完全失去形成光感受器盘膜和外节的能力,视杆细胞视蛋白表达下调和光感受器细胞凋亡。在常染色体显性遗传黄斑营养不良中,发现peripherin/RDS在编码子169、172和195位点发生突变。最近Khani报道,RDS在141位编码子的突变与不常见的AMD样晚期启动的黄斑营养不良有相关性。

通过对不同遗传背景的动物种系进行间接检眼镜检查和视网膜电流描记法筛查,建立起若干视网膜变性动物模型。视网膜变性(rd)系列小鼠就是通过这种方法获得的。rd6小鼠突变表现为常染色体隐性遗传特点,眼底检查其纯合子个体表现为整个视网膜区域散布玻璃膜疣、白色斑点,光感受器缓慢进行性退变,视网膜功能逐渐被破坏。遗传学分析将rd6位点定位于小鼠第9号染色体,然后通过定位克隆技术证实rd6位点内的Mfrp基因是rd6表型的突变基因。

RDS位点与视网膜变性的关系也是首先通过连锁分析,从一个携带慢性视网膜变性(retinal degeneration slow)表现型的小鼠中确认的。随后发现人类RDS基因突变引起类似的光感受器变性,临床上表现为色素性视网膜炎。之后又有三组报道表明,该基因的突变还可引起图形样营养不良。RDS基因编码一个346氨基酸的蛋白称边缘蛋白(pheriphein/RDS),分布于光感受器外节视盘,与另一个基因(ROM1)的产物相互作用,稳定光感受器外界视盘的扁平状结构。如果小鼠RDS发生缺失突变,小鼠完全没有光感受器外节和视盘的发育,视杆细胞视蛋白表达下降,光感受器坏死。目前已经在多个患有常染色体显性视网膜变性的家族中发现边缘蛋白第141、169、175、195位密码子的突变。

四、候选基因

在临床研究中,人们发现有几种遗传性眼病的眼底病变与AMD十分相似:Stargardts病和Best黄斑变性通常表现为黄斑区的萎缩、变性;Doyne蜂窝样视网膜变性在黄斑区常见到渗出,继而发展为CNV;Sorsby眼底病也常见CNV。这几种病现已被确定为遗传性视网膜疾病,而且已找到导致其发生的致病基因。由于它们的临床表现与AMD有许多相似之处,所以人们猜测这几种致病基因可能与AMD相关联,而成为AMD的候选基因,国外已有许多关于这几种致病基因研究的报道。

(一)ABCR基因

ATP-binding cassette(ABC)超级家族的基因产物是跨膜蛋白,这些蛋白参与能量依赖的一系列底物的跨膜转运。Allikmets注意到这个超级家族中一些与疾病有关的成员可以导致特定的底物转运障碍,而且一些已知的ABC成员与遗传性疾病有关。在遗传性疾病中,一些编码蛋白质的基因发生了突变。

Allikmets于1997年发现了与视网膜有关的特异性ABC转运基因,将它称为ABCR,并且发现Stargardt病患者的ABCR发生突变,应用全基因组放射杂交法将ABCR基因定位于1p。1998年,Allikmets研究发现ABCR基因的大小为6 819bp,编码2 273个蛋白,并且通过基因组测序分析,确定ABCR基因包括51个外显子,每个外显子的碱基从33bp至266bp不等。1997年,几个实验室同时提出ABCR基因是Stargardt病的致病基因。同时,Allikmets发现ABCR基因的转录产物仅存在于感光细胞,提示ABCR介导感光细胞分子或离子的内外转运。Stargardt病的RPE内脂褐素类物质堆积提示ABCR介导转运的位置可能在感光细胞的顶面,而且转运功能可能会影响到RPE和感光细胞之间的物质交换。RPE细胞参与色素和感光细胞外节的持续性更新,目前研究最明确的循环于RPE和感光细胞之间的分子是retinoids。Allikmets认为,如果ABCR参与retinoids的内外转运,那么ABCR基因突变就会导致retinoids或者其衍生物在RPE和感光细胞外节堆积。Stargardt病的组织病理研究发现,RPE内有大量与脂褐素类似的溶酶体类物质堆积。

ABCR 基因的表达产物主要集中在视网膜，其转录产物定位于杆细胞外节的膜盘。Stargardt 病 RPE 内的脂褐素类物质堆积反映了 ABCR 介导的 retinoids 在杆细胞外节的转运障碍。

1997 年 Allikmets 筛查了 167 例 AMD 散发病例，在 16%（26 例）患者中，一个 ABCR 的等位基因位点上发现有 13 种不同的与 AMD 相关的突变，包括基因缺失和氨基酸置换。作者认为 ABCR 基因突变的确认，可以帮助我们在高危人群发生症状之前对其进行检测，达到早期诊断和预防疾病发生的目的。而后又有一些学者通过研究发现，Stargardt 病患者的父母和（或）祖父母有很高的 AMD 患病率，推测 ABCR 基因可能与 AMD 的发病有关。Da La Paz 等筛查了 112 个家系的 159 例患者和 53 例散发病例，并用 56 例相同种族的健康人作对照。他仅发现了 2 个已报道的变异，而且这 2 个变异仅仅发生于散发病例，而在家系病例中和对照组中都没有发现。另外，该研究在 AMD 组和对照组中也发现了几个新的变异。因此认为 ABCR 基因可能不是 AMD 最主要的遗传致病因素。Stone 等人检测了 215 例 Stargardt 病患者、182 例 AMD 患者和 96 例正常对照的 ABCR 的 51 个外显子，结果发现了 147 个变异，而这些变异主要发生在 Stargerdt 组，在 AMD 组和正常对照组发生较少，有明显的统计学差异。其中 18 个比较重要的可能会在 3'端阻断蛋白质合成的突变仅仅发生在 Stargardt 病组，而在 AMD 组和正常对照组均未发现。因而作者得出结论，ABCR 基因的突变可能不是 AMD 的主要致病因素。得出近似结论的还有 Kuroiwa 等人的实验，他们对日本 80 例 AMD 散发病例和 100 例正常对照 ABCR 的监测结果显示，在他们监测的 10 个外显子中，仅仅发现了 1 个曾经报道过的突变，但是两组比较没有显著的统计学差异。并且在外显子 23、41、43 发现了遗传的多相性，所发生的纯和的和杂和的碱基易位并不会导致蛋白的改变。他们认为 ABCR 基因的变化可能不是 AMD 的主要致病因素，尤其是渗出型 AMD。Rivera 等人对德国 144 例 Stargardt 病患者和 200 例 AMD 以及 220 例正常对照进行了 ABCR 基因的筛查，在 3 组中一共发现了 127 个变异，其中 90 种变异没有报道，其中 72 种可能是导致疾病的突变。在研究的 288 个 Stargardt 病染色体中，166 个有基因突变，缺陷发生率为 58%。8 个等位基因被归为致病基因，其中至少 1 个是德国人群的基本致病基因。用同样的方法比较 AMD 组和正常对照组，18 名 AMD 患者和 12 名正常对照发现了基因的改变，但是无显著的统计学差异。因此，还不能肯定 ABCR 的突变是 AMD 的致病因素。

为了检验最初的发现，即 ABCR 的突变是 AMD 的致病因素，Allikmets 对北美和西欧的 1 218 例单发的 AMD 患者和 1 258 例健康志愿者进行了研究，检测 2 个可能与 AMD 相关的突变——G1961E 和 D2177N，结果显示 3.4%（40/1 218）的患者在同一位点出现了 G1961E 和 D2177N 的突变，而对照组仅有 0.95%（13/1 258）发生了突变，具有显著的统计学差异。并且发现 D2177N 携带者的 AMD 患病危险性可能比正常人高 3 倍，而 G1961E 携带者的 AMD 患病危险性则可能比正常人高 5 倍，再一次支持了 ABCR 基因可能是 AMD 致病基因的观点。Mata 等近来对 ABCR +/- 杂合体鼠模型的研究发现其发病具有慢性、与年龄相关等特点，提示 ABCR 基因很可能与 AMD 的发病有关。

ABCR 基因与 AMD 发生之间的关系目前尚无明确而直接的证据，虽然该基因的研究尤其是与 AMD 关系的研究目前已经成为研究 AMD 发病机制的热点，但是结论还存在争议。目前的研究已发现了多个变异体，而这些变异体的杂和或纯和状态与 AMD 发病的关系还没有定论，而且对不同人群、不同种族的 ABCR 突变情况没有具体的比较，也没有得出明确的致病的突变序列。但无论结果如何，该基因的突变情况以及其表达产物的作用对于探讨 AMD 的遗传因素仍具有重要的意义。

（二）VMD2 基因

VMD2（vitelliform macular dystrophy type 2）即二型囊样黄斑变性，又称为 Best 病。VMD2 基因定位于 11q，被确认为 Best 病的致病基因。到目前为止，已发现 Best 病家系中 48 种不同的 VMD2 基因突变。关于 VMD2 与 AMD 关系的研究目前还不多，而且也缺乏证明 VMD2 与 AMD 有关的阳性结果。Kramer 等对 200 例 AMD 患者的研究结果显示，VMD2 与 AMD 的发病无直接关系。Allkimets 等在对 259 例 AMD 患者的研究中，发现其中 3 例出现了 2 种 VMD2 新的突变——T216I 和 T567F，但由于 VMD2 的功能目前尚不十分清楚，而且突变的病例仅有 2 例，该结果并不能说明 VMD2 基因突变是导致 AMD 发生的主要因素。Lotery AJ 等通过对 321 例 AMD 患者的检测发现，其中 5 例（1.5%）发生 VMD2 基因的突变，与对照组相比较无显著的统计学差异。但他们认为,少数 AMD 患者可能的确存在迟发的 Best 病突变,但也不能说明 VMD2 是 AMD 的致病基因。Akimoto 等最近的研究也得出了与上述相近的结论。关于 VMD2 基因是否为 AMD 的易感基因还有待于进一步的研究。

(三)TIMP-3 基因

现已发现 Sorsby 眼底萎缩病的主要致病因素为编码 TIMP-3(金属蛋白酶 -3 组织抑制因子)的基因发生突变,TIMP-3 定位于染色体 22q,它的具体作用尚未明确。有人猜测,这种因子的活性受损后,可使相应的金属蛋白酶活性增加,导致 Bruch 膜的进行性改变。Bruch 膜的病变即可引发 CNV 和脉络膜视网膜变性,从而产生严重的视力损害。但近来对 TIMP-3 与 AMD 关系的研究结果均认为 TIMP-3 突变与 AMD 无明显相关性。De LA Paz MA 等在对 38 个 AMD 家系的研究中,选择了与 TIMP-3 相邻的 3 个标记——D22S280、D22S529 和 D22S268 进行了连锁分析研究,并且在每个家系中随机选取了 1 名患者与正常对照组相比较进行相关性研究。但 2 项研究结果都显示 TIMP-3 与 AMD 无明显的相关性,编码 TIMP-3 的遗传物质的突变不是 AMD 的主要致病因素。尽管如此,但是由于 AMD 的主要病变位于 Bruch 膜,所以 TIMP-3 与 AMD 之间没有相关性,并不能完全排除基质金属蛋白酶及其抑制因子在疾病进程中的作用。基质金属蛋白酶及其抑制因子是一个参与细胞外基质调节的庞大酶系,TIMP-3 的研究启发我们很有可能在这个酶系中会有其他的组分发生变化,而成为导致 AMD 发生的致病因素。

(四)$ApoE_4$

$ApoE_4$(阿朴脂蛋白 E_4)是中枢神经系统主要的阿朴脂蛋白,它的作用是参与胆固醇与脂类的转运,可能与神经变性有关。ApoE 基因的变化是多种神经变性性疾病的重要危险因素。1998 年,Caroline W. 等对 88 例 AMD 患者进行的遗传学研究显示,$ApoE_4$ 基因产物可以降低 AMD 发生的危险性,是一种保护性因素。另外,对其中的 15 例 AMD 患者进行的免疫学研究显示 ApoE 染色出现于玻璃膜疣和基底膜上,这个位置恰好是 AMD 的病变区域,从而得出 ApoE 基因很可能与 AMD 发病有关的结论。Souied EH 等通过对 116 例 AMD 患者的研究发现,$ApoE_4$ 基因在 AMD 患者中,尤其是在渗出型 AMD 患者中有所减少,支持 $ApoE_4$ 是防止 AMD 发生的保护因素,尤其是渗出型 AMD。Schmidts 等也得出了类似的结论。Schmidt S 等最近的研究显示 $ApoE_4$ 或者是与其连锁的有关基因可以降低 AMD 的发病风险,而 $ApoE_2$ 只会增加男性的发病风险。但 Pang CP 等对 98 例中国 AMD 患者的研究结果则对上述结论提出了质疑。他们发现 $ApoE_4$ 基因产物虽在 AMD 患者中有所下降(尤其是渗出型),但下降趋势不明显,因而还不能认为 $ApoE_4$ 与 AMD 有直接关系。

(五)DHRD 基因

DHRD 基因—Doyne 蜂窝样视网膜变性基因定位于染色体 2p-2p。De La Paz 等对 28 个 AMD 家系中 51 例患者的研究结果显示,DHRD 基因与 AMD 可能有关。Stone EM 等在 39 个 DHRD 家系中确定了一个称为 EFEMP1 基因的单一的非保守性突变——Arg345Trp,但在 494 例 AMD 患者中未发现该突变,而且 EFEMP1 基因的筛查也未发现任何突变。目前,DHRD 基因的改变与 AMD 关系的研究尚未得出明确结论。

五、应用连锁分析鉴定的 AMD 染色体位点

尽管动物模型在生物医学许多领域中为疾病相关研究提供了重要证据,但迄今为止没有一种动物模型能够完全模拟 AMD 的临床表现。因此,对从人类临床获得的材料进行研究仍是研究 AMD 的重要途径。在遗传学方面,除了经典的连锁分析外,全基因组扫描已成为研究疾病相关遗传学位点常用方法之一。该方法基于遗传连锁现象,通过比较发病家系中各成员发病情况及其基因型,确定何种基因型是该病的危险因素,以患者中存在某基因型与不存在该基因型的概率的比数比(odds ratio)取对数后得到的 LOD (logarithm of odds)值表示。通常认为LOD大于或等于3时,表示疾病与基因型肯定关联;LOD大于或等于2则表示可能关联。对于AMD之类的复杂疾病,还要考虑位点的异质性,因此取用HLOD参数,在人类疾病研究中多建议HLOD=3.3为阈值。Majewski等对70个家庭进行全基因组扫描,这70个家庭中既有小的核心家庭(只有父母和子女),也有大的多代家系,共344名AMD患者和217名未患病成员作为对照,发现以下区域与AMD可能相关:①1q25-31区,其实该小组之前曾用单一大家系检测到该区域,而且其他几个小组也曾报道了该区与AMD的关联,但Majewski等将之定位于D1S518标志,Klein等将之定位于D1S466和D1S413标志之间,而Schick等将之定位于D1S1660与D1S1647之间。该部位存在其他有意义的候选基因,包括光传感因子(phosducin)、参与蛋白普遍存在通路的两个基因(遍在蛋白羧基末端水解酶L5和HSPC150)、fas诱导凋亡的调节剂和几个编码免疫调节蛋白基因(IL10、IFN调节因子6、补体相关分子和TNF相关受体5)。②D10S123位点,位于染色体10q26区,与AMD的HLOD为3.06。一些研究提示在10q26部位存在常见的AMD基因,可能是致病基因(主要作用)或调节基因(控制主要位点作用的基因,如遗传形式、外显率和发病年龄)。在神经变性性疾病Alzheimer病和帕金森病的研究中发现,对发病年龄起修饰作用的一个基因也位于10q中,可能与该位点有关。③3p13区,主要与干性AMD相关,HLOD=2.19,经统计学分析,10q26的LOD与另一AMD位点3p13的LOD值显著相关;④4q32区(D4S2368位点),主要与干性AMD相关,HLOD=2.66;⑤9q33区(D9S934),在21个家族中,与AMD的LOD=2.01。Weeks等则研究了另外一组包括来自391个家庭的860位受感者,除验证了1q31区和10q26区与AMD的关联外,还检测到与17q25区的关联,D17S928位点的HLOD=3.16。其他研究报道的AMD关联位点还包括6q14区的D6S1644(LOD=3.59)和D6S249(LOD=3.1)、22q12区的D22S1045(LOD=2.0)以及2q31-32区的D2S1391和D2S1384。最近Iyengar等人利用原有的病人资料,依据玻璃膜疣的大小、类型、总面积以及是否存在色素变性、地图样萎缩、渗出性指征等将AMD依严重程度分成16级,并与全基因组扫描数据比较,发现一个新的AMD位点即位于15q21区的D15S659/GATA50C03位点。这种“定量"方法比原来通用的定性方法(“有”或“无”)更加精确可靠,因此可能捕获一些新的信息。

Majewski 2003年在对70个家庭、344人的研究中,对1q、4q、3p、9q、和10p进行检测,相关分析显示3p和10p显著相关,说明这两个位点可以相互作用,并且可能是AMD的致病基础。Iyengar对34个有AMD患者的家庭成员进行基因连锁分析,发现在11个染色体上有13个区域有多点突变,统计学分析说明在这些家庭中AMD有多基因遗传的倾向,可能15q与其他基因位点连锁致病。Kenealy等对70个家庭(其中包括133对患病同胞)的研究结果显示,10q可能与AMD发病有关,应该将这个位点作为将来研究的对象。

对获得的AMD连锁位点进一步细化研究,则可能从中找到AMD相关基因。通常可根据各基因在视网膜内的表达、与已知可引起视网膜疾病的基因的相似程度、编码的蛋白是否参与细胞外基质或玻璃膜疣组成等,选择性地对基因突变进行筛查。Schultz等通过对1q25-31区的AMD1位点(共有约50个基因)中的20个基因进行分析,鉴定了一个新的AMD可能基因Hemicentin-1,并发现位于该基因第104个外显子上第16 263位的A突变为G,导致其编码的蛋白质第5 345位的谷氨酰胺被精氨酸取代。同源性分析发现Hemicentin-1此处的谷氨酰胺在七种哺乳动物和鸡中均保守存在。现在尚不知Hemicentin-1的功能,仅知其预测蛋白序列与Hemicentin和EFEMP1相似,Hemicentin是秀丽隐杆线虫(Caenorhabditis elegans)内属于免疫球蛋白超家族的眼外基质蛋白,参与维持上皮细胞和其他细胞的有序连接。Hemicentin基因突变导致机体组织脆性增加、细胞游走异常和染色体不稳定。EFEMP1(EFG-containing fibulin-like extracellular matrix protein)变异则导致伴常染色体显性遗传的玻璃膜疣形成。Hemicentin-1和EFEMP1结构均包括一串表皮生长因子样功能基团,之后接着一个EGF样C—末端,最后是8个胱氨酸。但Iyengar等用另一个大家系研究1q31区基因,却没有发现Hemicentin-1第104外显子处的突变,但发现另外4个单核苷酸多态性可能与AMD相关。

Weeks通过对来自于391个家族的860名患者的研究发现,AMD相关位点位于17q25。Weeks等运用核糖核酸控制基因诊断方法,发现17q25中D17S928的HLOD评分为3.16,其他研究者也报道了这个位点。与1q31相比,该染色体部位具有较少的已知基因和已表达序列标签(ESTs)。整合素、TIMP-2、胶原-1、galectin6 结合蛋白在基底膜生物合成中起作用，且在视网膜中表达，编码这些蛋白的基因可能是候选基因。此外，在视网膜表达的已知诱导细胞因子基因 SCYA3 和 SCYA4 也位于这个部位。位于 17q25 的易感位点仍需要继续研究。

Weeks 对 225 个 AMD 家庭中 212 个受累同胞对进行连锁分析，发现可能连锁位点在 D9S1838，而 Majewski 等研究发现了一个新的 9q33 位点，在 D9S934 达到高峰，距 D9S1838 约 38cM，HLOD 评分为 2.01。Abecasis 等也发现了该连锁相关部位，当仅对 CNV 同胞对进行研究时，这种连锁关系加强。该染色体部位具有 fork-head box E1（FOXE1）和 ATP 结合盒亚家族 A（ABC1）。后者与 Tangier 病和家族性高密度脂蛋白缺陷有关。

对于 AMD 家庭中的 CNV 患者进行基因内连锁分析，发现位于 22 号染色体 TIMP-3 基因附近的易感性位点。Seddon 等报道位于染色体 22q12 中的 D22S1045 和 2q31-32 的 D2S1391 和 D2S1384 与 AMD 具有相关性。TIMP-3 是 Sorsby 眼底营养不良的致病基因。Sorsby 眼底营养不良以夜盲和视网膜下 CNV 形成为特点，但发病较早。Stone 等对 188 名 AMD 患者进行了分析，没有发现与 TIMP-3 的相关性。有学者认为 TIMP-3 的序列改变可能导致发病较晚的新生血管表型，可能与其他 AMD 易感性位点和环境因素有关系。

Abecasis 等对地图状萎缩的家庭进行多点分析，发现与染色体 5p（50cM on the Marshfield genetic map）有连锁相关性，其他研究也报道了此位点。该部位的候选基因包括 CARD6（caspase recruitment domain family member 6）和一些免疫相关分子基因（gp130 样单核细胞受体，IL-6 信号转导、补体 c1q、TNF 相关蛋白 3 和白血病抑制因子受体）。

此外，有研究显示染色体 6q14 中 D6S1644 和 D6S249 阳性 HLOD 评分分别为 3.59 和 3.1。Seddon 等在同一研究中，认为 4q32（D4S2368）和 1p13（D3S1304/D3S4545）与干性 AMD 的表型具有相关性，HLOD 评分分别为 2.66 和 2.19。HLOD 评分 >2.0 的 AMD 相关位点见表 2-8-1。

表 2-8-1 Lod 评分 >2.0 的 AMD 相关性染色体位点

染色体位点	标记	最大 HLOD 评分
1q25-31	D1S240/D1S412 D1S1660/D1S1647	3.20/2.46
2q31/2q32	D2S1391/D2S1384	2.32/2.03
3p13	D12S1300/D12S1763	2.19
4q32	D4S2368	2.66
6q14	D6S1056/D6S249	3.59/3.17
9q33	D9S934/D9S934	2.06
10q26	D10S1230	3.06
17q25	D17S928	3.16
22q12	D22S1045	2.0

六、通过单基因性状视网膜变性疾病发现 AMD 相关基因

通过连锁分析研究晚发疾病如 AMD 的致病基因图谱有很多限制。第一，在受累的家系中许多个体很年轻，还没有达到发病年龄（AMD 发病年龄一般大于 50 岁）；第二，可能是因为许多年老的家族成员已经去世，使得多代的患病个体资料很少；第三，AMD 的遗传异质性要求评价多个基因危险性，因为 AMD 被认为是两个或多个不同的或不相关的基因突变的结果，而不是单个基因的功能障碍。更进一步说，AMD 的各种不同表现导致患病个体分类上的困难和不精确性。因为这些原因，与 AMD 具有相似临床和病理特征的其他遗传性单基因性状黄斑和视网膜营养不良的研究将为 AMD 相关基因的研究提供更多有建设性的线索。表型与 AMD 相似的视网膜和黄斑营养不良的致病基因见表 2-8-2。

(一)Stargardt 黄斑营养不良

各种研究报道位于染色体 1q21 的 ABCA4(即 ABCR)基因是 Stargardt 黄斑营养不良(STGD)的致病基因。STGD 是一种致盲的常染色体隐性遗传性视网膜营养不良性疾病,主要影响儿童和青少年,主要特征是暗适应延迟和 RPE 中脂褐素沉积增加。STGD 具有高度的遗传异质性,且与 AMD 具有很多相似的特征。ABCA4 基因编码 rim 蛋白(RmP)。RmP 是定位于光感受器外节盘膜边缘的整合膜糖蛋白,属于 ABC 运输超家族。在 STGD 的 RPE 层可见到脂褐素荧光团 A2E 的沉积,RPE 细胞中脂褐素的聚集在黄斑变性的很多类型中都可见到,包括 AMD。在正常的老化过程中,也可见到脂褐素的慢性聚集。RmP 可能通过清除光感受器细胞中 A2E 的前体物质,阻止 RPE 细胞中 A2E 的沉积。ABCA4 的序列改变和 AMD 的相关性研究已在前面论述。

PROML1 是另一个 STGD 的致病基因。PROML1 基因位于 4p15,编码人类 prominin1(即已知的 AC133 抗原),属于具有 5 个跨膜域蛋白的 prominin 家族。PROML1 在视网膜母细胞瘤细胞株和成年视网膜中表达。PROML1 和小鼠 orthologue(prom)都选择性位于浆膜突起部位,小鼠 orthologue prom 的产物集中在视杆光感受器外段的基底膜的突出部位。对来自印度的 STGD4 的一家系筛选,揭示受累个体 PROML1 1878 位单核苷酸缺失具有纯合性。这种改变可能导致 614 编码子移码突变,导致不成熟转录而终止。转染的 CHO 细胞的功能研究证实缩短的 prominin 蛋白不能到达细胞表面,提示 prominin 可能通过削弱盘膜外突部分的再生和向外节盘膜的转化导致视网膜变性。

(二)Sorsby 眼底营养不良

Sorsby 眼底营养不良(SFD)是一种常染色体显性遗传病,临床上以 CNV 形成,脉络膜毛细血管、RPE 和视网膜的萎缩及 Bruch 膜细胞外基质的沉积为特征。SFD 在患者 30 多岁时导致夜盲,在 50 岁左右因为黄斑萎缩导致中心视力丧失。SFD 早期以 Bruch 膜上蛋白和脂质物质的聚集为特点,与 AMD 的玻璃膜疣相似。SFD 致病基因位点定位在 22q13-qter,包含 TIMP-3 基因。TIMPs 是在调节细胞外基质代谢中起重要作用的分泌蛋白家族,具有抑制降解酶中的基质金属蛋白酶的作用,如胶原酶、基质分解素、明胶酶和膜类型的 MMPs。TIMP 家族影响各种病理过程,如细胞生长、浸润、迁移、新生血管形成、转化和凋亡,在正常组织重塑过程中起限制 ECM 降解程度的作用。MMP/TIMP 的平衡失调在许多组织破坏性疾病的病因中起主要作用。TIMP-3 是 TIMPs 家族中一种与细胞外基质结合的蛋白,N—末端结构域含有高度保守的 CXC 基因序列,具有与细胞外基质结合的功能。因此,TIMP-3 在正常组织重塑中决定基质降解程度和调节细胞外基质的动态平衡。

在正常眼组织中,TIMP-3 蛋白位于 Bruch 膜,转录产物主要位于 RPE 和脉络膜。蛋白质印迹和反相酶谱显示 TIMP-3 含量随年龄增加而提高。免疫组化结果证实在 SFD 和 AMD 眼的 Bruch 膜中具有 TIMP-3 蛋白聚集的现象。TIMP-3 表达水平提高可诱导 RPE 细胞凋亡,或异常的 TIMP-3 二聚体导致 Bruch 膜增厚和阻断营养物质向视网膜的传递。

有报道在受累 SFD 的两个家系中存在 TIMP-3 的点突变。这些突变将破坏三级结构而导致异常的蛋白质功能。TIMP-3 的突变包括 Ser181Cys、Ser156Cys 和 Tyr172Cys,主要发生在第 5 外显子的 C—末端区域。已报道的大部分 TIMP-3 突变导致相关残基被半胱氨酸替换,这种替换导致异常的二硫键形成和异常的三级蛋白结构。但是研究显示 TIMP-3 的这种突变并不改变抑制 MMPs 的作用和与 ECM 结合的活性,只是形成了 TIMP-3 二聚体。这些改变可能改变了 TIMP-3 介导的细胞外基质更新,导致组织学上 Bruch 膜增厚和 RPE 下的异常物质大范围聚集。

TIMP-3 在 CNV 的调节中起重要作用。CNV 是 SFD 和 AMD 晚期的重要特征。体内外血管内皮迁移分析提示,TIMP-3 可抑制血管内皮细胞向 VEGF 和碱性成纤维细胞生长因子(bFGF)的趋化性。体外研究显示,胶原凝胶侵袭和毛细血管发生被抑制。在体内实验中,TIMP-3 可抑制尿囊绒膜中 bEFG 诱导的新生血管形成。因此,TIMP-3 具有抑制新生血管形成的作用,大部分可能是通过阻断 VEGF-2 受体发挥作用。此外,Majid 等证实突变的 TIMP-3 可诱导 RPE 细胞的凋亡。这个发现提示凋亡可能是 SFD 中细胞死亡的最后通路。

(三)卵黄状黄斑变性

VMD2(也称为Bestrophin基因)被认为是显性少年卵黄状营养不良的致病基因,最常见的是卵黄状黄斑变性(Best disease)。卵黄状黄斑变性影响中心视网膜,临床上具有典型眼电图异常和黄斑区视网膜下圆形卵黄样物质沉积。黄色物质随时间延长逐渐吸收,形成RPE萎缩区和视网膜下纤维瘢痕。在破碎期,可能会有出血进入视网膜。一例卵黄状黄斑变性的眼组织尸检过程中,组织病理发现整个RPE中脂褐素聚集,同AMD相似。卵黄状黄斑变性表现出极度不同的表现度。

大部分卵黄状黄斑变性患者携带突变的VMD2基因。VMD2基因包含11个外显子,全长14.1kb,定位于11q13.2-13.3,进一步的研究显示基因定位于D11S4076和uterglobin(UGB)之间。该基因编码585个氨基酸的蛋白,即所知的bestrophin,在RPE中选择性表达,与RFP蛋白家族具有同源性。这些蛋白具有保守的350~400氨基酸序列,在多种生物体如线虫动物、果蝇和小鼠中都可发现该蛋白。这种蛋白家族的功能目前还不清楚,bestrophin可能与氯离子通道有关。Lotery等对321名AMD患者和192名对照人群、39名家族性卵黄状黄斑变性的先证者和57名没有家族史的卵黄状黄斑变性的先证者进行研究,共发现40个不同的可能的致病基因突变,其中29个突变是新发现的。仅有1.5%的AMD患者发生突变,说明VMD2的突变对AMD不起主要作用。其他研究也没有发现bestrophin突变在AMD患者中的明显作用。

(四)Malattia leventinese和Doyne honeycomb视网膜营养不良

Malattia leventinese(ML)和Doyne honeycomb视网膜营养不良(DHRD)是以玻璃膜疣样黄白色沉积物聚集于RPE下为特征的两种常染色体显性遗传病。致病基因位点位于染色体2p16-21。EFEMP1(EGF-containing fibulin-like extracellular matrix protein1)基因的突变(Arg345Trp)被认为与ML和DHRD有关。EFEMP1在最靠近玻璃膜疣形成部位(RPE、视网膜、脉络膜)的组织中表达,编码的蛋白与细胞外基质糖蛋白家族具有同源性,是fibulins蛋白中的一员(fibulin3)。EFEMP1最初以cDNA序列的形式被分离出来(以前的S1-5和FBNL),在来源于Werner综合征的人类成纤维细胞中表达。据报道,眼内EFEMP1的异常聚集可能加速玻璃膜疣的形成和细胞的变性。EFEMP1是一种细胞外基质蛋白,细胞外基质蛋白(如黏附分子、胶原、弹力蛋白、纤维结合素、层粘连蛋白、细胞黏合素、hemicentins和玻基结合素)的相互作用提示整个基因群都可能是候选基因,参与玻璃膜疣的形成。最近的研究报道,从一个大的AMD家族中分离出fibulin6(Gln534Arg)基因的一个氨基酸的改变。Stone等对402名AMD患者进行研究,发现1.7%的患者出现fibulin5基因的错义突变,并检测到AMD患者中其他fibulin基因的其他氨基酸改变。这些残基的进化保守程度提示它们可能参与AMD的病理形成。

(五)图形样营养不良

图形样营养不良是以双侧RPE脂褐素样物质聚集为特点的疾病。位于染色体6p21的peripherin/RDS基因的异常在图形状营养不良患者中得到证实,这些异常包括错义突变Gly167Asp、Pro210Arg、Pro216Ser和Cys213Tyr,蛋白缩短突变Gln331stop、编码子140位4个碱基对的缺失、编码子290位2个碱基移码缺失、编码子299/300位2个碱基移码缺失,以及外显子2和3位的大段缺失。peripherin/RDS蛋白是一种膜相关性糖蛋白,在光感受器外节中表达。该蛋白作为黏附分子对维持外节盘膜(outer-segment discs)的稳定和紧密排列具有作用。外周蛋白(peripherin)显示在复合体包括$Na^+/Ca^{2+}-K^+$交换的视杆细胞cGMP门控式通道亚单位的GARP域中起作用。这种相互作用在通道交换复合物锚定于视杆细胞外段胞浆膜中起作用。最近的一项研究显示peripherin/RDS与蝶形色素上皮黄斑营养不良(mutterfly-shaped macular dystrophies)(图形样营养不良的一种)没有相关性,强调了这些疾病的基因异质性特征。

(六)晚发性视网膜变性

晚发性视网膜变性(late-onset retinal degeneration,L-ORD)是一种常染色体显性遗传性疾病,50~60

岁之间发病,夜盲是其主要临床特征。病理特征包括在 RPE 和 Bruch 膜的基底板层之间厚的点状黄白色沉积,严重者发展为中心和周边视网膜变性以及 CNV 和脉络膜视网膜萎缩,与 AMD 在临床和病理上具有惊人的相似之处。L-ORD 与 AMD 的区别仅表现为孟德尔遗传形式不同,并且具有更广泛的 RPE 下沉积和萎缩的病理趋势。最近报道 CTRP5 是晚发性视网膜变性的致病基因。

Hayward 通过 10cM 距离的基因组扫描在一个大的 L-ORD 家系中确认了染色体 11q23.3 上 15cM 的相关性,位于 D11S4127 和 D11S4151 之间,最大评分为 6.77。候选基因分析发现编码短链胶原的 CTRP5 基因的一个突变,即在 gC1q 域高度保守的丝氨酸向精氨酸的替换突变(Ser163Arg)在 11 个 L-ORD 家系的 7 个家系中发现,而在 1 000 个对照家系中没有发现这种突变,提示 CTRP5 基因的这种突变是 L-ORD 的致病性突变。CTRP5 由 RPE 分泌,是 Bruch 膜的主要成分,最可能的功能是通过形成细胞外六角形格子而促进 RPE 基底向 Bruch 膜的黏附。Ser163Arg 突变可能削弱这种黏附过程,因此导致细胞外沉积物形成。这种突变的另一个可能后果是形成一种异常高分子量的聚集物,该聚集物反过来改变高级结构,最后改变分子的相互作用。CTRP5 的确切作用仍需要继续研究,不过对 L-ORD 的研究提示这种蛋白可能在年龄相关性细胞外沉积形成中起重要作用,这种沉积物在 L-ORD 和 AMD 中都可以见到。这些结果进一步提示 RPE 和 Bruch 膜之间黏附力的削弱可能是视网膜沉积形成的一个机制。

表 2-8-2　与 AMD 表型相似的视网膜和黄斑营养不良的致病基因

基因	染色体位点	相关疾病
VMD2	11q13	卵黄状黄斑变性
EPEMP1	2p16-21	Matattia leventinese 及 Doyne Honeycomb 视网膜营养不良
TIMP-3	22q12.1-q13.2	Sorsby 眼底营养不良
Peripherin-RDS	6p21	图形样营养不良
ABCR(ABCA4)	1p21-p22	Stargardt 病
ELOVL4	6q14	显性 Stargardt 病
PROML1	4p15	Stargardt 病
CTRP5	11q23.3	晚发性视网膜变性(L-ORD)

七、单个核苷酸多态性相关研究确认 AMD 相关基因变化

最近的研究显示,基因序列的改变可能在 AMD 症状前期及在 AMD 不同表型的特异病理过程起作用。人类基因组中存在几种基因多态性,如重复多态性、插入和缺失。不过人类基因组中大部分基因序列的改变以单个核苷酸多态性(single nucleotide polymorphism, SNPs)的形式发生。SNPs 的定义为在至少一个人群中单个碱基持续替换的概率大于 1%。SNPs 分析已经成为探讨复杂疾病如 AMD 基因成分的有力工具。这些多态性研究易形象化和分类,可大量分析,并且极度稳定。在设计 AMD 相关基因的 SNPs 变化相关研究中,有三种研究方法:①研究确定的与 AMD 具有相似病理特征的其他年龄相关性疾病有相关关系的 SNPs;②探讨其他单基因视网膜和黄斑变性疾病有关联基因中的 SNPs;③锁定在 AMD 发生和病理形成过程中起作用的 SNPs。

(一)单基因视网膜变性疾病致病基因中 AMD 相关 SNPs

遗传性单基因黄斑和视网膜营养不良的研究为 AMD 基因研究提供了一些有研究价值的线索。这些发病早的疾病与一些晚发疾病如 AMD 的复杂特征表型存在相似性,这些相似性提示这些候选基因可能参与 AMD 发生和发展。一旦与 AMD 相关联的候选基因被选定,就要研究这些基因内 SNPs 形式的改变。

最近的研究显示 ELOVL4 基因突变与各种显性黄斑营养不良具有相关性。ELOVL4 基因位于第 6 号染色体,编码参与低链脂肪酸伸长的酶,是 STGD 样黄斑营养不良的致病基因。人类 ELOVL4 蛋白含有 314 个氨基酸,在 C—末端具有 putative dilysine motifs(KXKXX)。ELOVL4 是脂肪酸伸长过程中参与催化

作用的复杂酶系统的一部分。目前已确认导致青少年黄斑变性的两个 ELOVL4 突变。第一个突变开始于 790 位开放阅读框的 5 个碱基对的缺失(790_794delAACTT),导致一个移码和不成熟的终止编码子,形成缩短的蛋白,包含 7 个异常氨基酸并删除了 51 个氨基酸片断,包括 C—末端的 dilysine ER 保留信号。第二个突变包括 2 个 1 个碱基缺失,即 789delT 和 794delT,产生等同于 5 个碱基对缺失的一个移码。

在 AMD 或其他显性黄斑营养不良家系的研究中,对 ELOVL4 的改变筛选并没有发现与疾病相关的改变。在其他群体研究中,则发现整个 ELOVL4 基因的 11 个序列的改变。在基因的非编码区发现 3 个 SNPs,在编码区存在 8 个氨基酸的改变。大部分常见的改变是在 ELOVL4 第 4 外显子上 M299V 的变异。没有发现 ELOVL4 基因和 AMD 易感性之间具有统计学意义的相关性,AMD 患者和对照群体具有相似的低等位基因频率。

来自几项独立研究的资料排除了 VMD2(少年型卵黄状黄斑变性的致病基因)AMD 致病基因倾向性的可能性。三项独立研究群体对大样本 AMD 患者和匹配对照群体进行了 VMD2 基因筛查。在一项对 200 名 AMD 患者的研究中,没有发现与 AMD 相关的改变。进一步研究发现,VMD2 的 4 个常见基因内多态性[221T→C,IVS4-24C→T,IVS-del(TTC)3 和 1410A→G]和 AMD 也没有相关性。另一项研究报道在卵黄状黄斑变性中就有 40 个可能的 VMD2 突变,29 个是新的,大部分仅在卵黄状黄斑变性表型的患者中出现。SSCP 分析仅在 321 名 AMD 患者中的 5 名中发现 VMD2 序列的改变,虽然在 192 名对照人群中没有发现序列改变,但是两组的差异没有统计学意义。对 259 名 AMD 患者的研究发现,VMD2 相关常见多态性的等位基因频率在患者和对照组人群中是相同的。不过,在 3 名散发干性 AMD 患者中发现 2 个新的突变,即 T216I 和 L567F,在对照组人群中并没有发现这种改变。尽管如此,但是 AMD 患者 VMD2 分析中的序列改变太小,没有统计学意义。虽然普遍认为 VMD2 基因改变在 AMD 发生中不起作用,但是 T216I 和 L567F 改变、bestrophin(VMD2 编码蛋白)变异在极少数 AMD 个体中具有易感性。

TIMPs 与细胞外基质更新有关。AMD 患眼 Bruch 膜 TIMP-3 含量明显提高(大约 2 倍)。TIMP-3 活性增加和聚集可能抑制正常的膜代谢,为 AMD 患者 Bruch 膜增厚和 RPE 及光感受器细胞萎缩的一个原因。在 AMD 患者的 TIMP-3 编码区没有发现序列的改变。除了在一例 AMD 患者中发现一个序列的改变外,并没有发现其他的致病突变。家系连锁分析也没有发现 TIMP-3 与 AMD 的相关性。虽然在 AMD 和 TIMP-3 基因突变之间没有建立起相关性,但调节 TIMP-3 转录的基因内的改变可能导致组织学所观察到的蛋白水平的提高。

如前所述,EFEMP1 基因内单个碱基的改变与 Malattia leventnese 和 Doyne honeycomb 视网膜营养不良有关。这个基因的改变导致形成错误折叠的蛋白,这种蛋白分泌量较少。延迟分泌导致细胞内异常物质聚集和滞留。缺陷蛋白聚集是许多变性疾病的一个共同特征。EFEMP1 已经被证实在玻璃膜疣形成和细胞降解中起作用。不过,EFEMP1 基因的 Arg345Trp 改变与这两种疾病外的早发玻璃膜疣的病例没有相关性,这种改变在 AMD 中不起作用。在一项 494 名 AMD 患者的研究中,通过对整个 EFEMP1 编码区的筛查,既没有发现突变也没有发现任何异常。在 AMD 的散发病例中也缺乏 Arg345Trp 改变。EFEMP1 也没有表现出与家族性 AMD 的相关性。SSCP 分析证实这种变异在对照组人群中不明显,提示这可能是致病性等位基因的改变,而不是一个多态性。EFEMP1 在 AMD 的病因和病理中的作用仍需要进一步的研究。

人类 G 蛋白耦联受体 75(human G protein coupled receptor-75,GPR75)是一个具有两个外显子的基因,编码 G 蛋白耦联受体,其神经表达形式主要限于视网膜和脑组织。GPR75 最初是在寻找 Malattia leventnese 和 Doyne honeycomb 视网膜营养不良致病基因的过程中被发现的。不过,基因筛查显示该基因内序列的变异与 Malattia leventnese 或 Doyne honeycomb 视网膜营养不良的发生和病理形成过程没有相关性。GPR75 是调节信号转导的跨膜蛋白超家族的成员,视紫红质也是该家族中的成员。GPR75 的潜在功能、性状和它在视网膜组织中的表达使得该基因成为 AMD 相关研究中的候选基因。Sauer 在对德国 535 例 AMD 患者和 252 例匹配人群的对照研究中发现该基因 9 个序列的改变,其中 3 个被认为呈多态性(30A > C,150G > A,346G > A)。不过,在这些序列变异和 AMD 危险性之间并没有发现具有统计学意义的差异。GPR75 与 AMD 之间的关系还需要更大样本的研究。

Schultz 等在散发 AMD 病例中筛查 SNP(hemicentin-1-Gln5345Arg),发现非常低频率的 5345Arg

(1/188)。不过,他们在随机对照人群中也发现了相似低频率的5345Arg,且在对照人群中发现两个5345Arg携带者(57岁和64岁),其中一个5345Arg携带者在74岁时确诊。报道存在4个hemicentin-1的SNPs,1475113rs、743137rs和rs680638占了大部分连锁相关性。此发现进一步揭示这个基因内或近基因部位的变异可能是AMD病理形成中的一个因素。

人类perpherin/RDS基因内存在共43个序列的变异,其中39个变异被认为与视网膜和黄斑表型有关。与严重黄斑变性相关的突变部位被定位于第3和第4跨膜区域。这个基因的3个氨基酸多态性,Glu338Gln、Lys310Arg和Gly33Asp在正常人群中具有大于50%的基因型频率。这些多态性位于peripherin/RDS的第3个外显子。Silvestri筛查了50名AMD患者和匹配对照组perpherin/RDS基因内变异,在两组中都没有发现致病性的改变。虽然perpherin/RDS突变、多态性和其他视网膜营养不良之间的相关性已经得到证实,但是没有发现这种多态性和AMD之间具有相似的相关性。

虽然以上几个基因被确认为是其他人类黄斑疾病表型的致病基因,但是除外ABCA4基因,目前没发现其他基因与AMD具有相关性。ABCA4基因在AMD中的作用是一个具有争议的问题,并且是广泛研究的焦点。一些研究发现ABCA4杂合性突变与AMD具有相关性,不过这种相关性的意义受到一些学者的怀疑。

ABCA4与AMD相关性的研究开始于1997年,当时Allikmets等报道ABCA4的一个等位基因具有13个不同的与AMD相关的基因变异。AMD相关性改变散在分布于ABCA4基因的编码序列,大部分位于3'末端。在他们的第一项研究中,筛选了167名散发的AMD患者,26名患者(16%)携带可疑的疾病相关性变异。Allikmets等证实大部分ABCA4变异是D2177N和G1916E,D2177N变异与AMD明显相关($P=0.023$)。Allikmets等确信ABCA4基因的突变与AMD危险性增加有相关关系。后来Allikmets重新验证了这个假说,通过筛查1 218名散发AMD患者和1 258名对照老年人这两个频率较高的序列改变(G1961E和D2177N),认为ABCA4是AMD的主要易感性位点。此项研究报道了在这两个变异和AMD危险性之间存在具有统计学意义的相关性($P<0.000\ 1$),他们进一步报道2177N携带者AMD的危险性提高大约3倍,1961E携带者AMD危险性提高大约5倍。Shroyer等通过对同时患STGD1和AMD的22个家系进行ABCA4基因的完全序列分析和共分离检查,证实了ABCA4的多态性。资料显示STGD致病性ABCA4突变与AMD有相关性,含有ABCA4突变的STGD1患者的父母和祖父母AMD发病率较高($P=0.038$),AMD相关性ABCA4蛋白具有表达和ATP结合的缺陷。此外,Mata等建立了ABCA4小鼠动物模型,显示ABCA4等位基因的缺失可导致视网膜变性。在这个小鼠模型中,ABCA4杂合子小鼠A2E以较慢的速度堆积,出现严重的暗适应减慢,提示光感受器降解和RPE脂褐素堆积。A2E是脂褐素的主要成分和RPE细胞溶酶体蛋白水解的抑制剂。A2E形成和堆积是ABCA4功能障碍或突变的结果。A2E作为阳离子去污剂,高含量表达时能溶解细胞膜。A2E可能对RPE和光感受器细胞有害。照射时A2E可自产生单态氧,单态氧与A2E作用产生环氧化物损伤DNA。

尽管有以上发现,但是仍有很多研究没有发现G1961E和D2177N等位基因与AMD统计学上的相关性。Guymer等在544名AMD患者和689名对照组人群中没有发现这两个等位基因的明显区别。在5个AMD复杂家系中,也没有发现ABCA4等位基因和AMD表型之间的共分离现象。不过,他们发现ABCA4两个等位基因的改变在渗出型AMD患者中的频率轻度升高。De La Paz等报道的ABCA4基因的变异比Allikmates报道的低。D2177变异仅在两例AMD散发个体中发现,在AMD家系的个体中则没有发现。此外,De La Paz还发现了新的多态性T190A,这个多态性在一个大的AMD家系的所有个体中都存在,但在其他家系中没有确定分离出这种疾病表型。其他一些独立的以家系为单位的研究也没有发现与AMD的明显相关性或与该病的共分离现象。因此,ABCA4变异作为AMD潜在危险因素的真正性质仍需要继续评价。

(二)SNPs与氧化应激AMD通路

视网膜较人类其他组织耗氧量多。衰老的氧自由基理论的主要意义是,年龄相关的功能障碍是氧化应激或活性氧介质(ROS)导致的累积细胞损害的结果。因为视网膜氧消耗高,RPE细胞外段多聚不饱和脂肪酸含量高和可见光照射多，所以视网膜对氧化损伤尤其易感。因此，氧化应激可能是AMD病理形成机制中的主要通路。与对照人群相比，AMD患者血清中氧化型LDL明显增高。在特异危险因子存在时，过多的氧化损伤可能导致病理改变和疾病程度加重。因此，正常的氧化保护酶和RPE内保护黄斑免受氧化应激损害的机制障碍将导致AMD的形成。抗氧化剂的基因变异和提供氧化毒性保护作用的机制是许多AMD基因相关研究的焦点。

1. 细胞色素P450 1A1基因　Kimura等筛查了日本渗出型AMD患者异型生物质代谢和抗氧化酶多态性。细胞色素P450 1A1基因的两个多态性位点，一个位于3′区，另一个位于第4外显子。研究发现AMD和两个多态性之间没有相关性，AMD与谷酰胺S转移酶θ1、谷酰胺S转移酶mμ、微粒体环氧化物水解酶外显子4多态性之间也没有相关性。日本和高加索AMD患者和对照人群中这些多态性的等位基因频率分布也没有差异。

2. 超氧化物歧化酶(superoxide dismustase gene, SOD)　超氧化物歧化酶是保护组织和细胞免受氧化应激的重要的酶，参与广泛的变性过程。在超氧化物歧化酶的三个异构体中，锰超氧化物歧化酶(manganese superoxide dismustase gene, MnSOD)是线粒体酶，编码线粒体内自由基清除酶，是防护作用的第一道屏障。MnSOD在细胞浆内合成前体物质，包含24个氨基酸的信号肽，在成熟过程中该信号肽被去除。该酶主要在视网膜中表达，被认为在组织和细胞抗氧化应激保护中起作用。该基因的变异参与大范围的变性过程。MnSOD多态性，即线粒体目标序列9位C替换T，导致氨基酸由缬氨酸转变为丙氨酸，影响MnSOD蛋白向线粒体内的转运。基因形式影响转运效率，由高到低的顺序是缬氨酸/缬氨酸、缬氨酸/丙氨酸，丙氨酸/丙氨酸最低。Kimura研究发现日本渗出型AMD患者中等位基因丙氨酸，基因型丙氨酸/丙氨酸的频率明显增加。线粒体是产生ROS的主要部位，因此线粒体易受损伤基团的直接攻击，是氧化损伤的主要靶器官。MnSOD多态性使得活性水平提高，导致过氧化氢产生增加。过氧化氢与铁离子作用形成大量细胞毒性氢氧根基团。这些基团可以攻击线粒体，可能促进AMD的发生。同一研究也报道了微粒体环氧化物水解酶外显子3(microsomal epoxide hydrolase exon-3, MEHE-3)和AMD之间具有微弱的相关性。MEHE-3酶催化和水解来源于异型生化学物质和污染物质氧化代谢后的环氧化物，例如吸烟产物的环氧化物。MEHE-3的多态性由113位编码子C转化为T，组氨酸替代酪氨酸。酪氨酸/组氨酸比率在不同种族中存在差异。在渗出型AMD患者中，酪氨酸等位基因频率提高，组氨酸频率降低，与对照组分布明显不同，MnSOD和MEHE-3在视网膜和RPE细胞中表达。Kimura等报道了MnSOD多态性和渗出型AMD之间具有统计学上的相关性。

3. 芳香烷基膦酸酯酶多态性　SNP相关性研究还进行了芳香烷基膦酸酯酶多态性研究。芳香烷基膦酸酯酶是一种与高密度脂蛋白有关的钙离子依赖性糖蛋白。免疫组织化学研究显示氧化修饰脂质和蛋白在AMD病理形成中起重要作用。芳香烷基膦酸酯酶是一种多态性蛋白，影响脂质代谢，在氧化应激中起保护作用。芳香烷基膦酸酯酶与高密度脂蛋白结合，并可保护低密度脂蛋白的氧化。Glu192Arg(A/B)和Leu54Met (L/M)是芳香烷基膦酸酯酶的两个多态性部位，这两个多态性产生不同的酶活性，BB基因型和LL基因型与芳香烷基膦酸酯酶高活性有关。报道表明，芳香烷基膦酸酯酶192位BB基因型与冠心病有关，而54位点LL基因型与颈动脉粥样硬化有关。Kao等发现了芳香烷基膦酸酯酶多态性与糖尿病视网膜病变的相关性。Ikeda等对72例日本渗出型AMD患者及140例年龄和性别相匹配的对照个体进行研究发现，AMD患者192位和54位芳香烷基酯酶多态性分布与对照组不同，渗出型AMD患者芳香烷基膦酸酯酶192位BB基因型和54位LL基因型具有较高的等位基因频率，而AMD患者血清中的平均氧化型低密度脂蛋白水平明显较对照组低。这两个多态性导致不同的酶活性，变异的基因型与血清中酶含量增加有关，也与高的芳香烷基膦酸酯酶活性有关，可能是AMD的一个基因危险因素，参与AMD的病理机制。

4. 金属硫蛋白　金属硫蛋白(metallothioneins, MTs)也参与视网膜抗氧化防御机制。MTs来源于复杂的多基因家族，位于16号染色体，是低分子量的富含半胱氨酸与重金属结合的蛋白，是有害重金属的螯合剂和各种自由基及活性氧的清除剂。作为急性期应激蛋白，MTs可保护细胞免受过氧化损伤。MTs参与解毒、代谢，并通过结合和释放重金属如锌、铜和镉调节体内平衡。MTs也参与细胞增殖过程的调节，在活性增殖和分化的组织中广泛分布和表达，而在相对增殖周期较长的细胞中表达较弱。在表现早期黄斑变性的猕猴视网膜中发现 MTs 合成受到抑制。已经证实在人类黄斑区 RPE 中 MTs 含量随年龄增加而降低。在日本渗出型 AMD 患者中，MTⅡ基因编码区至少发现6个多态性，而 MTⅠA 基因发现3个多态性。不过，在这些日本患者中没有发现氨基酸的替换，也没有发现统计学上的意义。

5. DNA 修复基因 Ogg1(hOgg1)基因　线粒体存在有效的 DNA 修复机制，对氧化损伤后维持细胞完整性是必需的。DNA 修复基因的功能障碍可导致变性和早发性年龄相关性疾病，例如 Werner and Bloom 综合征。人类 Ogg1(hOgg1)基因编码 DNA 糖基酶，参与来源于氧化损伤 DNA 的8－羟基－2，脱氧鸟嘌呤(8-OH-dG)碱基对的切除。有报道发现 hOgg1 基因的 SNP(即 Ser326Cys)与一些类型的肿瘤具有相关性。CSB 基因也称为 ERCC6 基因，参与真核生物的优先修复，与 hOgg1 基因一起完成 DNA 修复。CSB 基因也在 DNA 氧化损伤的线粒体修复中起作用。研究发现，hOgg1 的 Ser326Cys 改变及 CSB 增强子 6530C/G 序列改变与 AMD 都没有相关性。

(三)保护性 SNPs

1. 血管紧张素转化酶(angiotensin converting enzyme，ACE)基因 Alu 序列插入多态性　据报道某些基因的 SNPs 在 AMD 形成过程中行使保护作用。Alu 重复序列大约为300个碱基对，散布在 DNA 成分中，在人类基因组中普遍存在。ACE 是已知催化血管紧张素Ⅰ向血管紧张素Ⅱ转化的酶，参与调节电解质平衡和血压，并与病变发生发展过程中的细胞增殖和死亡有关。ACE 基因中 Alu 序列插入，尽管位于内含子部位，但与 ACE 的低水平表达有关，可能具有沉默子功能。ACE 基因 Alu 插入多态性与 ACE 的各种循环水平相关联。位于视网膜中的 ACE 基因 Alu 多态性与增殖性糖尿病视网膜病变(PDR)有关。PDR 主要是以新生血管并发症为特征。因为这个原因，ACE 多态性被假设参与湿性或渗出型 AMD 病理过程。但与对照人群比较，ACE 等位基因和基因频率与 AMD 没有相关性。有意义的是，在对照组人群和新生血管/湿性 AMD 患者之间也没有明显区别。进一步分组后，Hamdi 等发现对照组人群 ACE Alu +/+ 基因型频率是干性/萎缩型 AMD 患者的4.5倍。虽然 ACE 多态性与 AMD 之间的确切机制还不清楚，但是这些发现提示 ACE 多态性可能在干性/萎缩型 AMD 患者中起保护作用。

2. ApoE 多态性　ApoE 是胆固醇和脂质清除和转运的重要调节剂。该基因参与神经元可塑性和神经细胞膜维持及修复，在中枢神经系统损伤过程中起重要作用。ApoE 由星形胶质细胞(中枢神经系统中最主要的胶质细胞)合成，是血浆和脑脊液的主要成分。ApoE 和 ApoE 受体功能障碍导致特定情况下脂蛋白的堆积。已知 ApoE 基因位于 19q，存在三个常见等位基因的多态性(包含21个 SNPs)，即 ApoE ε2、ApoE ε3 和 ApoE ε4。最常见的等位基因 ApoEε3 被认为是祖先等位基因，而 ε2 和 ε4 等位基因被认为是变异体。这些等位基因编码三个主要的异构体，ε2(Cys112，Cys158)、ε3(Cys112，Arg158)和 ε4(Arg112，Arg158)，它们的变化产生不同的蛋白结构和功能。ApoE 在视网膜组织中表达，尤其是 RPE 和 Bruch 膜。动物实验显示高脂饮食导致的高胆固醇状态和 ApoE 缺陷可导致 Bruch 膜增厚和视网膜碎屑的聚集。

ApoE 基因多态性被证实与各种神经变性疾病的基因危险性有关，最明确的是阿尔茨海默病(Alzheimer disease，AD)。AMD 和 AD 在流行病学上的相关性和一些病理特征上的相似性引起人们的兴趣，ApoE 基因可能参与 AMD 的发生。最近在 AD 斑中发现 β 淀粉样变(amyloid beta，Aβ)，它是 AD 斑中主要的细胞外沉积物质，一定程度上与玻璃膜疣具有共同的病理形成过程。而玻璃膜疣是 AMD 的早期标志，研究学者认为 AMD 可能也存在神经元变性，β 淀粉样变在 AMD 中也可提高氧化应激和炎症表达。ApoE 被证实是软性玻璃膜疣中普遍存在的成分，玻璃膜疣来源于 Bruch 膜中蛋白和脂质的沉积。在视网膜损伤眼中，ApoE 的表达增加。因为 ApoE 在 AD 和脂质代谢中的作用，使其成为 AMD 基因研究中直觉性的候选基因。

虽然存在一些自相矛盾的研究报告，但 ApoE 为 AMD 易感性基因的观点已经被广泛接受。以前的研究显示，ApoE ε4 异构体与胆固醇含量提高、休克和冠心病危险性增加有关。报道显示 ε4 使软性玻璃膜疣形成湿性 AMD 的危险性降低，与对照组相比，湿性 AMD 患者 ε4 等位基因频率较低。Llaver 等计算发现，ε4 异构体携带者发展为 AMD 的可能性为 ε2ε3 基因型个体的一半。

在两项群体研究和一项对照研究中，发现 ε4 等位基因具有 AMD 保护作用。Schultz 等观察到一个趋势，即有 AMD 家族史的非患病个体具有较低的 ε4 等位基因频率。后来，Schmidt 等在 ε4 与散发 AMD 患者中没有发现相关性，进一步提示 ε4 等位基因的保护作用仅限于家族性 AMD 病例。Baird 等研究发现，ApoE 等位基因型为 ε3ε4 的个体较等位基因型为 ε3ε3 的个体发生晚期 AMD 的危险性降低大约一半。将晚期 AMD 分为萎缩型和新生血管型，显示 ε3ε4 等位基因型在萎缩型 AMD 中具有最大的保护作用。ApoE 等位基因型为 ε3ε4 的男性患者发生晚期 AMD 的危险性降低 2/3。ApoE 基因为 ε2ε3 等位基因的晚期患者平均诊断年龄明显比 ApoE 等位基因型 ε3ε3 的患者早，在女性和新生血管型患者中更明显。因此，ε2 等位基因被认为与 AMD 危险性轻度提高有关。以上研究结果主要来源于欧洲的白色人种，一项来自我国的研究没有显示 ε4 等位基因与 AMD 的这种相关性。在这些研究中，ApoE ε4 等位基因的变异可能反映了不同人群的种族差异性。目前还没有证据显示 ε3 等位基因在家族性和散发性 AMD 患者中起提高或降低危险性的作用。

（四）CX3CR1 在 AMD 发生和病理形成中可能的免疫机制

免疫机制假说在 AMD 发生和病理形成中的作用越来越受到关注。慢性炎症理论被认为可能是黄斑玻璃膜疣形成的病理机制。对 AMD 患者尸检标本中玻璃膜疣成分的分析显示，其中存在许多炎症递质，包括激活的补体成分和急性期蛋白。来源于慢性组织特异性炎症聚集的沉积物，如果不能被巨噬细胞和化学趋化功能介导而有效清除，则可明显加重原有的病理损伤。巨噬细胞在视网膜中具有不同的作用，可修复急性期炎症反应导致的细胞损伤。在激光损伤导致视网膜急性期损伤中，可见到炎症细胞的强烈浸润。动物实验研究发现，全身巨噬细胞耗损可降低小鼠激光损伤眼新生血管的水平，支持巨噬细胞在新生血管形成中的作用。巨噬细胞在清除视网膜沉积物中的功能障碍成为研究和讨论的焦点。CX3CR1 是细胞因子 fraktaline 的 CX3C 的受体，已知在阅读框区存在两个非同义的 SNPs 多态性，V249I 和 T280M。这些变异通过降低受体和 fractalkine 的结合亲和力和减少可结合部位最终导致化学趋化力降低，进而导致炎症细胞向黄斑区的不充分汇集，形成年龄相关性沉积物进行性聚集。

报道显示 CX3CR1 的 SNPs 与各种心血管疾病有关。I249 和 M280 具有心血管保护作用，其作用机制是通过降低亲和力和 CX3CR1 的结合位点数量而降低 CX3CR1 的活性。趋化系统受抑制导致巨噬细胞诱导或启动的斑块形成受抑制。AMD 和动脉粥样硬化之间的相似性为 AMD 研究提供了新的线索。

Tuo 最初发现 CX3CR1（V249I 和 T280M）序列变异和 AMD 危险性的关系。在多对照研究中，CX3CR1-249I 和 CX3CR1-280M 在 AMD 患者较对照人群中具有较高的频率。Tuo 等利用存档的石蜡包埋的切片，比较 T/M280AMD 患者黄斑区和黄斑旁部位 CX3CR1 的 mRNA 表达水平。在黄斑损伤部位没有发现 CX3CR1 的转录，而在周边正常的视网膜细胞中检测到 CX3CR1 的转录。在正常个体黄斑区和黄斑旁部位可检查到相似水平的 CX3CR1 蛋白。黄斑区的 CX3CR1 表达降低可能参与 AMD 的发生。249I/280M 和 AMD 之间存在相关性，但是它们的变异不可能直接影响转录水平。如果转录水平确实是易感因素，决定簇可能位于 CX3CR1 的调节部位，可能由 V249I 和 T280M 之间连锁不均衡导致。有研究报道，该基因增强子部位的 3 个 SNPs 中 V249I 和 T280M 之间存在连锁不平衡。随着这些研究的发现，参与 AMD 发生和病理形成过程免疫机制的相关基因将会在未来 AMD 相关研究中具有重要价值。

SNP 相关研究为 AMD 和其他复杂疾病提供了新的分析方法。复杂疾病是以基因异质性、低外显率、持续表型分布及对非基因因素的高易感性为特征的，独立群体研究的结果不能重复是前进的主要障碍。尽管 SNP 分析存在局限性和困难，因为在确定疾病的作用较小基因位点时可产生较大的统计学价值，而在相关性研究中再次受到重视。因此，必须依赖相关性研究确认候选基因并验证各种假说。

八、展望

揭示 AMD 的基因危险因素是研究该病所必需的。确认 AMD 的基因致病因素将有利于研究者和临床工作者更好地定义和定性疾病的表型。此外，也有利于更好地了解该病的病理机制。这些研究进展将有力地影响临床治疗,如指导分子生物学应用和预防干预。实验研究已经发现将重组腺相关病毒编码的peripherin/RDS 基因注射于视网膜慢性变性小鼠视网膜下,可促进光感受器外段结构的再生和新的盘膜形成,并保持了视网膜生理功能。因为 AMD 内在的复杂特征和环境对疾病发生和发展的影响,而且还受到其他非基因因素的影响,所以 AMD 的基因研究遇到了一定的阻力,目前对 AMD 相关基因、基因染色体位点和序列改变的研究都没有较统一的认识。尽管对 AMD 的基因研究存在争议,但是普遍认为 AMD 存在基因相关性,攻克 AMD 的基因问题还有更艰巨的道路要走。

（盛艳娟　王宜强　王云瑞）

【参 考 文 献】

[1] Fine SL, Berger JW, Maguire MG, et al. Age-related macular degeneration. N Engl j Med, 2000, 342:483-492.

[2] Ambati J, Ambati BK, Yoo SH, et al. Age-related macular degeneration: etiology, pathogenesis, and therapeutic strategies. Surv Ophthalmol, 2003, 48: 257-293.

[3] Kini MM, Leibowitz HM, Colton T, et al. Prevalence of senile cataract, diabetic retinopathy, senile macular degeneration, and open-angle glaucoma in the Framingham eye study. Am J Ophthalmol, 1978, 85:28-34.

[4] Smith W, Assink J, Klein R, et al. Risk factors for age-related macular degeneration: pooled findings from three continents. Ophthalmology, 2001, 108:697-704.

[5] Age-related Eye Disease Study Research Group. Risk factors associated with age-related macular degeneration. A case-control study in the age-related eye disease study: age-related eye disease study report number 3, Age-Related Eye Disease Study Research Group. Ophthalmology, 2000, 107: 2224-2232.

[6] Age-related Eye Disease Study Research Group. A randomized, placebo-controlled, clinical trial of high-dose supplementation with vitamins C and E, beta carotene, and zine for age-related macular degeneration and vision loss: AREDS Report No. 8. Arch Ophthalmol, 2001, 119:1417-1436.

[7] Guymer R. The genetics of age-related macular degeneration. Clin Exp Optom, 2001, 84: 182-189.

[8] Yoshida A, Yoshida S, Shiose S, et al. Familial cases with age-related macular degeneration. Jpn J Ophthalmol, 2000, 44: 290-295.

[9] Klaver CC, Wolfs RC, Assink JJ, et al. Genetic risk of age-related maculopathy. Population-based familial aggregation study. Arch Ophthalmol, 1998, 116:1645-1651.

[10] Brennan P. Gene-environment interaction and aetiology of cancer: what does it mean and how can we measure it? Carcinogenesis, 2002, 23:381-387.

[11] Mata NL, Tzekov RT, Liu X, et al. Delayed dark-adaptation and lipofuscin accumulation in abcr +/- mice: implications for involvement of ABCR in age-related macular degeneration. Invest Ophthalmol Vis Sci, 2001, 42:1685-1690.

[12] Weng J, Mata NL, Azarian SM, et al. Insights into the function of Rim protein in photoreceptors and etiology of Stargardt's disease from the phenotype in abcr knockout mice. Cell, 1999, 98:13-23.

[13] Dithmar S, Curcio CA, Le NA, et al. Ultrastructural changes in Bruch's membrane of apolipoprotein E-deficient mice. Invest Ophthalmol Vis Sci, 2000, 41: 2035-2042.

[14] Kliffen M, Lutgens E, Daemen MJ, et al. The APO(*)E3-Leiden mouse as an animal model for basal laminar deposit. Br J Ophthalmol, 2000, 84: 1415-1419.

[15] Weber BH, Lin B, White K, et al. A mouse model for Sorsby fundus dystrophy. Invest Ophthalmol Vis Sci, 2002, 43: 2732-2740.

[16] Gouras P, Kong J, Tsang SH. Retinal degeneration and RPE transplantation in Rpe65(-/-) mice. Invest Ophthalmol Vis Sci, 2002, 43: 3307-3311.

[17] Katz, ML, Redmond TM. Effect of Rpe65 knockout on epithelium. Invest Ophthalmol Vis Sci, 2001, 42: 3023-3030.

[18] Rohrer B, Goletz P, Znoiko S, et al. Correlation of regenerable opsin with rod ERG signal in Rpe65 -/- mice during development and aging. Invest Ophthalmol Vis Sci, 2003, 44:310-315.

[19] Rakoczy PE, Zhang D, Robertson T, et al. Progressive age-related changes similar to age-related macular degeneration in a transgenic mouse model. Am J Pathol, 2002, 161: 1515-1524.

[20] Rakoczy PE, Baines M, Kennedy CJ, et al. Correlation between autofluorescent debris accumulation and the presence of

partially processed forms of cathepsin D in cultured retinal pigment epithelial cells challenged with rod outer segments. Exp Eye Res, 1996, 63: 159-167.

[21] Rakoczy PE, Sarks SH, Daw N, et al. Distribution of cathepsin D in human eyes with or without age-related maculopathy. Exp Eye Res, 1999, 69: 367-374.

[22] Ambati J, Amand A, Fernandez S, et al. An animal model of age-related macular degeneration in senescent Ccl-2 or Ccr-2-deficient mice. Nat Med, 2003, 9: 1390-1397.

[23] Chader GJ. Animal models in research on retinal degenerations: past progress and future hope. Vis Res, 2002, 42: 393-399.

[24] Kameya S, Hawes NL, Chang B, et al. Mfrp, a gene encoding a frizzled related protein, is mutated in the mouse retinal degeneration. Hum Mol Genet, 2002, 11: 1879-1886.

[25] Hawes NL, Chang B, Hageman GS, et al. Retinal degeneration 6 (rd6): a new mouse model for human retinitis punctata albescens. Invest Ophthalmol Vis Sci, 2000, 41: 3149-3157.

[26] Rice DS, Tang Q, Williams RW, et al. Decreased retinal ganglion cell number and misdirected axon growth associated with fissure defects in Bst/+ mutant mice. Invest Ophthalmol Vis Sci, 1997, 38: 2112-2124.

[27] Smith RS, John SW, Zabeleta A, et al. The bst locus on mouse chromosome 16 is associated with age-related subretinal neovascularization. Proc Natl Acad Sci USA, 2000, 97: 2191-2195.

[28] Klein ML, Schulz DW, Edwards A, et al. Age-related macular degeneration. Clinical features in a large family and linkage to chromosome 1q. Arch Ophthalmol, 1998, 116: 1082-1088.

[29] Schick JH, Iyengar SK, Klein BE, et al. A whole-genome screen of a quantitative trait of age-related maculopathy in sibships from the Beaver Dam Eye Study. Am J Ophthalmol, 2003, 72: 1412-1424.

[30] Weeks DW, Conley YP, Tsai HJ, et al. Age-related maculopathy: an expanded genome-wide scan with evidence of susceptibility loci within the 1q31 and 17q25 regions. Am J Ophthalmol, 2001, 132:682-692.

[31] Kenealy SJ, Schmidt S, Agarwal A, et al. Linkage analysis for age-related macular degeneration supports a gene on chromosome 10q26. Mol Vis, 2004, 10: 57-61.

[32] Kniazeva M, Traboulsi EI, Yu Z, et al. A new locus for dominant drusen and macular degeneration maps to chromosome 6q14. Am J Ophthalmol, 2000, 130: 197-202.

[33] Seddon JM, Santangelo SL, Book K, et al. A genomewide scan for age-related macular degeneration provides evidence for linkage to several chromosomal regions. Am J Hum Genet, 2003, 73: 780-790.

[34] Iyengar SK, Song D, Klein BE, et al. Dissection of genomewide-scan data in extended families reveals a major locus and oligogenic susceptibility for age-related macular degeneration. Am J Hum Genet, 2004, 74:20-39.

[35] Schultz DW, Klein ML, Humpert AJ, et al. Analysis of the ARMD1 locus: evidence that a mutation in HEMICENTIN-1 is associated with age-related macular degeneration in a large family. Hum Mol Genet, 2003, 12: 3315-3323.

[36] Abecasis GR, Yashar BM, Zhao Y, et al. Age-related macular degeneration: a high-resolution genome scan for susceptibility loci in a population enriched for late-stage disease. Am J Hum Genet, 2004, 74: 482-494.

[37] Allikmets R, Shroyer NF, Singh N, et al. Mutation of the Stargardt disease gene(ABCR) in age-related macular degeneration. Science, 1997, 277: 1805-1807.

[38] Allikmets R, Singh N, Sun H, et al. A photoreceptor cell-specific ATP-binding transporter gene (ABCR) is mutated in recessive Stargardt macular dystrophy. Nat Genet, 1997, 15: 236-246.

[39] Allikmets R. Further evidence for an association of ABCR alleles with age-related macular degeneration. The International ABCR Screening Consortium. Am J Hum Genet, 2000, 67: 487-491.

[40] Shroyer NF, Lewis RA, Allikmets R, et al. The rod photoreceptor ATP-binding cassette transporter gene, ABCR, and retinal disease: from monogenic to multifactorial. Vis Res, 1999, 39: 2537-2544.

[41] De La Paz MA, Guy VK, Abou-Donia S, et al. Analysis of the Stargardt disease gene (ABCR) in age-related macular degeneration. Ophthalmology, 1999, 106: 1531-1536.

[42] Shroyer NF, Lewis RA, Yatsenko, AN, et al. Cosegregation and functional analysis of mutant ABCR(ABCA4) alleles in families that manifest both Stargardt disease and age-related macular degeneration. Hum Mol Genet, 2001, 10: 2671-2678.

[43] Rivera A, White K, Stohr H, et al. A comprehensive survey of sequence variation in the ABCA4 (ABCR) gene in Stargardt disease and age-related macular degeneration. Am J Hum Genet, 2000, 67:800-813.

[44] Maw MA, Corbeil D, Koch J, et al. A frameshift mutation in prominin (mouse)-like 1 causes human retinal degeneration. Hum Mol Genet, 2000, 9: 27-34.

[45] Weber BH, Vogt G, Stohr H, et al. Mutations in the tissue inhibitor of metalloproteinases-3 (TIMP-3) in patients with Sorsby's fundus dystrophy. Nat Genet, 1994, 8: 352-356.

[46] Soboleva G, Geis B, Schrewe, H, et al. Sorsby fundus dystrophy mutation Timp3(S156C) affects the morphological and biochemical phenotype but not metalloproteinase homeostasis. J Cell Physiol, 2003, 197: 149-156.

[47] Jacobson SG, Cideciyan AV, Bennett J, et al. Novel mutation in the TIMP-3 gene causes Sorsby fundus dystrophy. Arch Ophthalmol, 2002, 120: 376-379.

[48] Kamei M, Hollyfield JG. TIMP-3 in Bruch's membrane: changes during aging and in age-related macular degeneration. Invest Ophthalmol Vis Sci, 1999, 40: 2367-2375.

[49] Anand-Apte B, Pepper MS, Voes E, et al. Inhibition of angiogenesis by tissue inhibitor of metalloproteinase-3. Invest Ophthalmol Vis Sci, 1997, 38: 817-823.

[50] Bailey TA, Alexander RA, Dubovy SR, et al. Measurement of TIMP-3 expression and Bruch's membrane thickness in human macula. Exp Eye Res, 2001, 73: 851-858.

[51] Langton KP, McKie N, Curtis A, et al. A novel tissue inhibitor of metalloproteinases-3 mutation reveals a common molecular phenotype in Sorsby's fundus dystrophy. J Bio Chem, 2000, 275: 27027-27031.

[52] Kramer F, White K, Pauleikhoff D, et al. Mutations in the VMD2 gene are associated with juvenile-onset witelliform macular dystrophy (Best disease) and adult vitelliform macular dystrophy but not age-related macular degeneration. Eur J Hum Genet, 2000, 8: 286-292.

[53] Michaelides M, Hunt DM, Moore AT. The genetics of inherited macular dystrophies. J Med Genet, 2003, 40: 641-650.

[54] Petrukhin K, Koisti MJ, Bakall B, et al. Identification of the gene responsible for Best macular dystrophy. Nat Genet, 1998, 19: 241-247.

[55] Marquardrt A, Stohr H, Passmore LA, et al. Mutations in a novel gene, VMD2, encoding a protein of unknown properties cause juvenile-onset vitelliform macular dystrophy (Best's disease). Hum Mol Genet, 1998, 7: 1517-1525.

[56] Akimoto A, Akimoto M, Kuroiwa S, et al. Lack of association of mutations of the bestrophin gene with age-related macular degeneration in non-familial Japanese patients. Graefes Arch Clin Exp Ophthalmol, 2001, 239: 66-68.

[57] Lotery JL, Munier FL, Fishman GA, et al. Allelic variation in the VMD2 gene in Best disease and age-related macular degeneration. Invest Ophthalmol Vis Sci, 2000, 41:1291-1296.

[58] Allikmets R, Seddon JM, Bernstein PS, et al. Evaluation of the Best disease gene in patients with age-related macular degeneration and other maculopathies. Hum Genet, 1999, 104: 449-453.

[59] White K, Marquardt A, Weber BHF. VMD2 mutations in vitelliform macular destrophy (Best disease) and other maculopathies. Hum Mutat, 2000, 15: 301-308.

[60] Heon E, Piguet B, Munier F, et al. Linkage of autosomal dominant radial drusen (*Malattia leventinese*) to chromosome 2p16-21. Arch Ophthalmol, 1996, 114: 193-198.

[61] Stone EM, Lotery AJ, Munier FL, et al. A single EFEMP1 mutation associated with both *Malattia leventinese* and Doyne honeycomb retinal dystrophy. Nat Genet, 1999, 22: 199-202.

[62] Tran H, Mattei M, Godyna S, et al. Human fibulin-1D: molecular cloning, expression and similarity with S1-5 protein, a new member of the fibulin gene family. Matrix Biol, 1997, 15: 479-493.

[63] Marmorstein LY, Munier FL, Arsenijevic Y, et al. Aberrant accumulation of EFEMP1 underlies drusen formation in *Malattia leventinese* and age-related macular degeneration. Proc Natl Acad Sci USA, 2002, 99: 13067-13072.

[64] Nichols BE, Drack AV, Vandenburgh K, et al. A 2 base pair deletion in the RDS gene associated with butterfly-shaped pigment dystrophy of the fovea. Hum Mol Genet, 1993, 2: 1347.

[65] Nichols BE, Sheffield VC, Vandenburgh K, et al. Buggerfly-shaped pigment dystrophy of the fovea caused by a point mutation in codon 167 of the RDS gene. Nat Genet, 1993, 3: 202-207.

[66] Payne AM, Downes SM, Bessant DA, et al. Founder effect, seen in the British population, of the 172 peripherin/RDS mutation-and further refinement of genetic positioning of the peripherin/RDS gene. Am J Hum Genet, 1998, 62: 192-195.

[67] Lith-Verhoeven JJ, Cremers FP, van den HB, et al. Genetic heterogeneity of butterfly-shaped pigment dystrophy of the fovea. Mol Vis, 2003, 9: 138-143.

[68] Lith-Verhoeven JJ, van den HB, Deutman AF, et al. A peculiar autosomal dominant macular dystrophy caused by an asparagines deletion at codon 169 in the peripherin/RDS gene. Arch Ophthalmol, 2003, 121: 1452-1457.

[69] Hayward C, Shu X, Cideciyan AV, et al. Mutation I a short-chain collagen gene, CTRP5, results in extracellular deposit formation in late-onset retinal degeneration: a genetic model for age-related macular degeneration. Hum Mol Genet, 2003, 12: 2657-2667.

[70] Kuntz CA, Jacobson SG, Cideciyan AV, et al. Sub-retinal pigment epithelial deposits in a dominant late-onset retinal degeneration. Invest Ophthalmol Vis Sci, 1996, 37: 1772-1782.

[71] Milam AH, Curcio CA, Cideciyan AV, et al. Dominant late-onset retinal degeneration with regional variation of sub-retinal pigment epithelium deposits, retinal function, and photoreceptor degeneration. Ophthalmology, 2000, 107: 2256-2266.

[72] Guymer RH, Heon E, Lotery AJ, et al. Variation of codons 1961 and 2177 of the Stargardt disease gene is not associated with age-related macular degeneration. Arch Ophthalmol, 2001, 119: 745-751.

[73] Guymer RH, McNeil R, Cain M, et al. Analysis of the Arg345Trp disease-associated allele of the EFEMP1 gene in individuals with early onset drusen or familial age-related macular degeneration. Clin Exp Ophthalmol, 2002, 30: 419-423.

[74] Sauer CG, White K, Stohr H, et al. Evaluation of the G protein coupled receptor-75 (GPR75) in age related macular degeneration. Br J Ophthalmol, 2001, 85: 969-975.

[75] Keen TJ, Inglehearn CF. Mutations and polymorphisms in the human peripherin-RDS gene and their involvement in inherited rentinal degeneration. Hum Mutat, 1996, 8: 297-303.

[76] Zhang K, Kniazeva M, Hutchinson A, et al. The ABCR gene in recessive and dominant Stargardt diseases: a genetic pathway in macular degeneration. Genomics, 1999, 60: 234-237.

[77] Zhang K, Kniazeva M, Han M, et al. A 5-bp deletion in ELOVL4 is associated with two related forms of autosomal dominant macular dystrophy. Nat Genet, 2001, 27: 89-93.

[78] Beatty S, Koh H, Phil M, et al. The role of oxidative stress in the pathogenesis of age-related macular degeneration. Surv Ophthalmol, 2000, 45: 115-134.

[79] De La Paz MA, Pericak-Vance MA, Lennon F, et al. Exclusion of TIMP-3 as a candidate locus in age-related macular degeneration. Invest Ophthalmol Vis Sci, 1997, 38: 1060-1065.

[80] Schmidt S, Postel EA, Agarwal A, et al. Detailed analysis of allelic variation in the ABCA4 gene in age-related maculopathy. Invest Ophthalmol Vis Sci, 2003, 44: 2868-2875.

[81] Schmidt S, Saunders AM, De La Paz MA, et al. Association of the apoliprotein E gene with age-related macular degeneration: possible effect modification by family history, age, and gender. Mol Vis, 2000, 6: 287-293.

[82] Schultz DW, Klein ML, Humpert A, et al. Lack of an association of apolipoprotein E gene polymorphisms with familial age-related macular degeneration. Arch Ophthalmol, 2003, 121: 679-683.

[83] Webster AR, Heon E, Lotery AJ, et al. An analysis of allelic variation in the ABCA4 gene. Invest Ophthalmol Vis Sci, 2001, 42: 1179-1189.

[84] Frank RN. "Oxidative protector" enzymes in the macular retinal pigment epithelium of aging eyes and eyes with age-related macular degeneration. Trans Am Ophthalmol Soc, 1998, 96: 635-689.

[85] Frank RN, Amin RH, Puklin JK. Antioxidant enzymes in the macular retinal pigment epithelium of eyes with neovascular age-related macular degeneration. Am J Ophthalmol, 1999, 127: 694-709.

[86] Ikeda T, Obayashi H, Hasegawa G, et al. Paraoxonase gene polymorphisms and plasma oxidized low-density lipoprotein level as possible risk factors for exudative age-related macular degenetation. Am J Ophthalmol, 2001, 132: 191-195.

[87] Kimura K, Isashiki Y, Sonoda S, et al. Genetic association of manganese superoxide dismutase with exudative age-related macular degeneration. Am J Ophthalmol, 2000, 130: 769-773.

[88] Behndig A, Svensson B, Marklund SL, et al. Superoxide dismutase isoenzymes in the human eye. Invest Ophthalmol Vis Sci, 1998, 39: 471-475.

[89] Sato M, Abe T, Tamai M. Analysis of the metallothionein gene in age-related macular degeneration. Jpn J Ophthalmol, 2000, 44: 115-121.

[90] Liang FQ, Godley BF. Oxidative stress-induced mitochondrial DNA damage in human retinal pigment epithelial cells: a possible mechanism for RPE aging and age-related macular degeneration. Exp Eye Res, 2003, 76: 397-403.

[91] Hamdi HK, Reznik J, Castellon R, et al. Alu DNA polymorphism in ACE gene is protective for age-related macular degen-

eration. Bilchem Biophys Res Commun, 2002, 295: 668-672.

[92] McDermott DH, Fong AM, Yang Q, et al. Chemokine receptor mutant CX3CR1-M280 has impaired adhesive function and correlates with protection from cardiovascular disease in humans. J Clin Invest, 2003, 111: 1241-1250.

[93] Tuo J, Smith BC, Bojanowski CM, et al. The involvement of sequence variation and expression of CX3CR1 in the pathogenesis of age-related macular degeneration. FASEB J, 2004,18(11):1297-1299.

[94] Tuo J, Muftuoglu M, Chen C, et al. The Cockayne Syndrome group B gene product is involved in general genome base excision repair of 8-hydro-xyguanine in DNA. J Biol Chem, 2001, 276: 45772-45779.

[95] Tuo J, Jaruga P, Rodriguez H, et al. The cockayne syndrome group B gene product is involved in cellular repair of 8-hydroxyadenine in DNA. J Biol Chem, 2002, 277: 30832-30837.

[96] Tuo J, Jaruga P, Rodriguez H, et al. Primary fibroblasts of Cockayne syndrome patients are defective in cellular repair of 8-hydroxyguanine and 8-hydroxyadenine resulting from oxidative stress. FASEB J, 2003, 17: 668-674.

[97] Weeks DE, Conley YP, Tsai HJ, et al. Age-related maculopahty: a genomewide scan with continued evidence of susceptibility loci within the 1q31, 10q26, and 17q25 regions. Am J Hum Genet, 2004, 75: 174-189.

[98] Baird PN, Guida E, Chu DT, et al. The epsilon2 and epsilon4 alleles of the apolipoprotein gene are associated with age-related macular degeneration. Invest Ophthalmol Vis Sci, 2004, 45: 1311-1315.

[99] Zareparsi S, Reddick AC, Branham KE, et al. Association of apolipoprotein E alleles with susceptibility to age-related macular degeneration in a large cohort from a single center. Invest Ophthalmol Vis Sci, 2004, 45: 1306-1310.

[100] Anderson DH, Talaga KC, Rivest AJ, et al. Characterization of beta amyloid assemblies in drusen: the deposits associated with aging and age-related macular degeneration. Exp Eye Res, 2004, 78: 243-256.

[101] Pang CP, Baum L, Chan WM, et al. The apolipoprotein E epsilon4 allele is unlikely to be a major risk factor of age-related macular degeneration in Chinese. Ophthalmologica, 2000, 214: 289-291.

9　老年性黄斑变性免疫学研究

免疫学是研究机体免疫系统的组织结构和生理功能的一门新兴学科。免疫系统的重要生理功能就是对“自己”和“非己”的抗原物质进行识别和应答。机体在免疫功能正常时,免疫系统对“非己”抗原产生排异效应,发挥免疫保护作用,如抗感染免疫和抗肿瘤免疫。但在免疫功能失调的情况下,免疫应答可造成机体的组织损伤,出现自身免疫现象,发生自身免疫性疾病。现代免疫学研究发现许多眼病的发生和发展与机体免疫功能异常有关,其中老年性黄斑变性(age-related macular degeneration,AMD)的发生与发展也与机体免疫功能的改变密切相关。

一、定义

免疫(immune)是机体对外来物质、自身代谢产物或衰老产物产生的识别、处理和排除的功能。免疫具有识别“自身”与“非己”抗原,对自身抗原形成天然免疫耐受,对“非己”抗原产生排斥作用的一种生理功能。正常情况下,这种生理功能对机体有益,产生抗感染、抗肿瘤功能,维持机体生理平衡和稳定。当免疫功能失调时,也会对机体产生有害的反应和结果,如引发超敏反应、自身免疫性疾病或肿瘤等。

二、免疫的功能

免疫功能是指免疫系统在识别和清除“非己”抗原的过程中产生的各种生物学作用的总称。免疫作为机体的一种保护性反应,具有识别和消除“异物”、维护机体内部平衡和稳定的作用。

(一)免疫防御(immunological defense)

是机体识别和排除外来抗原性异物的一种保护功能。正常时可产生抗感染免疫作用,防御功能过强会产生超敏反应,过弱则产生免疫缺陷。

(二)自身稳定(immunological homeostasis)

是维持机体内环境相对稳定的一种生理功能。正常情况下,机体可及时清除体内损伤、衰老、变性的细胞和抗原-抗体复合物。异常时,则发生生理功能紊乱或自身免疫性疾病。

(三)免疫监视(immunological survillance)

是及时识别、清除体内突变或畸变细胞的一种生理作用。如果该功能过弱或丧失,机体的突变细胞失控,就有可能导致肿瘤发生或出现病毒持续感染。

三、免疫系统的组成

(一)免疫器官

1. 中枢器官

(1)胸腺　是T淋巴细胞分化成熟的场所。

(2)骨髓　是B淋巴细胞分化成熟的场所,也是除T淋巴细胞外的所有血细胞产生和发育成熟的场所。

（3）腔上囊　鸟类B淋巴细胞分化成熟的场所。

2. 外周器官

（1）脾脏　机体中最大的淋巴器官，具有造血、贮血和过滤血液作用，也是成熟T、B淋巴细胞移居和抗原刺激后发生免疫应答的重要场所。

（2）淋巴结　T、B淋巴细胞聚积反应之地，是具有免疫活性的T、B淋巴细胞移居和接受抗原刺激后发生免疫应答的重要场所。

（3）散在淋巴组织　主要包括结膜、黏膜、小肠、阑尾、扁桃体、皮肤、黏膜相关淋巴组织（mucosal-associated lymphoid tissues, MALT），是发生免疫应答的重要场所。

（二）免疫细胞

1. T淋巴细胞　具有产生淋巴因子、辅助B淋巴细胞产生抗体、直接杀伤靶细胞的功能。根据其表面标志（cluster of determinant, CD, 分化群）的不同可分为多种亚群。

（1）$CD4^+$T淋巴细胞　称为辅助性T淋巴细胞（Th），约占T淋巴细胞总数的33%，可协助B淋巴细胞产生抗体、协助巨噬细胞发挥作用。$CD4^+$T淋巴细胞能促进B淋巴细胞、T淋巴细胞和其他免疫细胞的增殖与分化，协调免疫细胞间的相互作用。T淋巴细胞在静止状态下不产生细胞因子，活化后可产生细胞因子。

（2）$CD8^+$T淋巴细胞　包括抑制性T淋巴细胞（Ts）和细胞毒T淋巴细胞（Tc），前者为调节性T淋巴细胞，后者为效应性T淋巴细胞。抑制性T淋巴细胞约占T淋巴细胞总数的5%～10%，具有抑制B淋巴细胞产生抗体、抑制巨噬细胞活性等功能。细胞毒T淋巴细胞具有杀伤带有特异性抗原标志的靶细胞的功能，与抗病毒免疫、抗肿瘤免疫以及对移植物的移植排斥反应有关。

2. B淋巴细胞　在抗原刺激活化后转化为浆细胞，分泌产生免疫球蛋白（抗体）。

3. 浆细胞　成熟B淋巴细胞接受抗原刺激，在Th细胞及抗原呈递细胞的协助下，在细胞因子作用下活化、增殖并分化为合成和分泌抗体的浆细胞。浆细胞寿命较短，生存期仅数日。

4. 自然杀伤细胞　即NK（natural killer）细胞，不需抗体即可杀伤肿瘤细胞，是抗肿瘤免疫的主要细胞。主要存在于血液和淋巴样组织中，由于其胞质中含有颗粒故又称为大颗粒淋巴细胞（large granular lymphocyte, LCL）。NK细胞对靶细胞的作用范围远大于杀伤性T淋巴细胞，NK细胞可以杀伤某些病毒感染细胞，但对正常未感染细胞无杀伤作用。NK细胞对靶细胞的杀伤作用主要通过抗体依赖的细胞介导的细胞毒作用。

5. 杀伤细胞　即K（killer）细胞，具有杀灭被抗体覆盖靶细胞的功能。

6. 巨噬细胞　可处理加工抗原、参与免疫反应、分泌淋巴因子。具有吞噬病原微生物和细胞碎片的功能。

7. 单核吞噬细胞　具有非特异性吞噬抗原功能。

8. 抗原提呈细胞　具有呈递抗原、辅助免疫反应的功能。主要包括巨噬细胞、B淋巴细胞、树突细胞和朗汉斯巨细胞等。

9. 淋巴因子活化的杀伤细胞　正常人或小鼠淋巴细胞在白细胞介素-2作用下，在体外能杀伤自体和异体的新鲜肿瘤细胞，但对自体和异体外周血淋巴细胞无杀伤作用，这种细胞称为淋巴因子活化的杀伤细胞（lymphokine activated killer cells, LAK），即LAK细胞，在抗肿瘤免疫中具有重要意义。

10. 肿瘤浸润细胞　从动物肿瘤组织中分离的淋巴细胞在白细胞介素-2作用下，活化增殖形成肿瘤浸润淋巴细胞（tumor infiltrating lymphocyte, TIL）。LAK细胞具有广谱杀肿瘤作用，而TIL细胞具有特异杀肿瘤作用，TIL细胞在抗肿瘤的过继免疫治疗中更具有应用前景。

（三）免疫分子

1. 细胞因子　为由多种细胞分泌的能调节细胞生长分化、调节免疫功能、参与炎症发生或创伤愈合的小分子多肽物质。特点是分子量小、活性高、与受体结合,参与免疫调节、炎症,具有高效性和多效重叠性。根据产生细胞的种类,可分为淋巴因子(lymphokine)或单核因子(monokine)。根据细胞因子的功能,可分为白细胞介素、集落刺激因子、干扰素、肿瘤坏死因子、生长因子和趋化因子等六类。研究细胞因子有助于从分子水平上阐明免疫调节机制,有助于疾病的预防、诊断和治疗。

(1)白细胞介素(interleukin, IL)　简称白介素,最初是指由白细胞产生又在白细胞间发挥作用的细胞因子,后来发现也可由其他细胞产生,并可作用于其他细胞,具有参与免疫调节、炎症反应、组织修复或病理损害等作用。目前已正式命名的白细胞介素有 IL-1 ~IL-25。

①IL-1α 主要由单核细胞产生,IL-1β 由巨噬细胞分泌。主要功能有促进胸腺细胞、T 淋巴细胞活化、增殖和分化,增强细胞毒 T 淋巴细胞和 NK 细胞杀伤活性,协同 IL-4 刺激 B 淋巴细胞增殖、分化和产生免疫球蛋白,协同集落刺激因子促进造血功能,刺激干细胞产生集落刺激因子。

②IL-2 由活化 T 淋巴细胞产生,主要功能有促进活化 T 淋巴细胞增殖、分化,增强细胞毒 T 淋巴细胞、NK 细胞和 LAK 杀伤活性,促进 B 淋巴细胞增殖、分化和抗体分泌,活化巨噬细胞等功能。

③IL-3 由活化 T 淋巴细胞产生,具有促进多能干细胞、定向祖细胞、髓样细胞、单核细胞、中性粒细胞、嗜酸性粒细胞、肥大细胞增殖和分化,促进 T 淋巴细胞增殖,增强外周血多形核粒细胞、单核细胞、嗜酸性粒细胞数量的功能。

④IL-4 由活化 T 淋巴细胞产生,具有促进 B 淋巴细胞增殖、产生免疫球蛋白,促进 T 淋巴细胞生长,促进肥大细胞增殖,增强巨噬细胞功能,协同集落刺激因子刺激造血细胞分化等功能。

⑤IL-5 由活化 T 淋巴细胞产生,具有诱导 B 淋巴细胞分化为抗体分泌细胞、合成免疫球蛋白,协同 IL-2 促进细胞毒 T 淋巴细胞分化和促进粒细胞活化、增殖、分化等功能。

⑥IL-6 由单核细胞、巨噬细胞、成纤维细胞产生,具有刺激 T 淋巴细胞、B 淋巴细胞、NK 细胞、杂交瘤细胞和干细胞分化增殖,促进 B 淋巴细胞产生免疫球蛋白等功能。

⑦IL-7 由骨髓和胸腺中的基质细胞产生,具有刺激 B 淋巴细胞前体、前 B 淋巴细胞增殖,促进前 T 淋巴细胞、胸腺细胞和 T 淋巴细胞增殖、诱导 LAK 细胞活性等功能。

⑧IL-8 由单核细胞和内皮细胞产生,具有趋化中性粒细胞、嗜碱性粒细胞和 T 淋巴细胞等功能。

⑨IL-9 由活化 T 淋巴细胞分泌,具有促进 T 淋巴细胞生长,协同 IL-3 刺激肥大细胞等功能。

⑩IL-10 由活化 T 淋巴细胞产生,具有抑制 Th1 细胞分泌细胞因子,促进胸腺细胞和肥大细胞增殖,协同 IL-2 促进 CTL 分化等功能。

(2)集落刺激因子(colony stimulating factor, CSF)　根据刺激造血细胞系的不同,分别命名为粒细胞集落刺激因子(G-CSF)、巨噬细胞集落刺激因子(M-CSF)、粒细胞和巨噬细胞集落刺激因子(GM-CSF)、多重集落刺激因子(multi-CSF,即 IL-3)、干细胞因子(SCF)和红细胞生成素(erythropoietin, EPO)。不同 CSF 可刺激不同发育阶段的造血干细胞和祖细胞增殖分化,还具有促进细胞成熟的功能。红细胞生成素是一种能刺激红细胞产生的糖蛋白。EPO 水平过高见于原发性或继发性红细胞增多症,如高原居住者以及慢性阻塞性肺疾患、紫绀性心脏病、吸烟、肾脏肿瘤或肝脏肿瘤等患者。EPO 水平过低主要见于肾功能衰竭或晚期肾病引起的贫血、慢性感染、类风湿性关节炎、艾滋病等。

(3)干扰素(interferon, IFN)　干扰素是最早发现的细胞因子,根据其来源和结构不同,可分为 IFN-α、IFN-β 和 IFN-γ,分别由白细胞、成纤维细胞和活化 T 淋巴细胞产生。各种 IFN 的生物学活性基本相同,具有抗病毒、抗肿瘤和免疫调节等作用。

(4)肿瘤坏死因子(tumor necrosis factor, TNF)　因最初被发现能造成肿瘤组织坏死而得名。根据其来源和结构不同,分为 TNF-α 和 TNF-β 两类,前者由单核－巨噬细胞产生,后者由活化 T 淋巴细胞产生。两类 TNF 的生物学活性相似,除可杀伤肿瘤细胞外,还具有免疫调节、参与发热和炎症的功能。

(5)生长因子(growth factor, GF)　具有刺激细胞生长作用的细胞因子,主要包括转化生长因子(TGF)、表皮细胞生长因子(EGF)、血管内皮细胞生长因子(VEGF)、成纤维细胞生长因子(FGF)、神经生长因子(NGF)、血小板源性生长因子(PDGF)、肝细胞生长因子(HGF)和胰岛素样生长因子－1(IGF-1)等。其中转化生长因子可由多种细胞产生,主要包括 TGF-β1、TGF-β2、TGF-β3 以及骨形成蛋白等。

(6)趋化因子家族(chemokine) 由十余种结构有较大同源性,分子量多为 8 ~ 10 ku 的蛋白质家族组成。趋化性细胞因子主要由白细胞与造血微环境中的基质细胞分泌,可结合在内皮细胞表面,具有对中性粒细胞、单核细胞、淋巴细胞、嗜酸性粒细胞和嗜碱性粒细胞的趋化和激活活性。经典的白细胞趋化物质主要有补体片段 C5a、白三烯 B4(leukotrinin B4, LTB4)、血小板激活因子(platelet-activating factor, PAF)。IL-8 是 α 亚家族的代表,对中性粒细胞有趋化作用。单核细胞趋化蛋白 -1(monocyte chemotactic protein-1,MCP-1)是 β 亚家族的代表,可趋化单核细胞。淋巴细胞趋化蛋白(lymphotactin)是 γ 亚家族的代表,对淋巴细胞有趋化作用。对白细胞的趋化作用是炎症发生过程中重要的起始步骤,是机体防御和清除入侵病原体的基本步骤。

2. 免疫球蛋白(抗体) 免疫球蛋白是由浆细胞分泌产生的一种球蛋白,具有与抗原特异性结合、凝集病原体、中和病毒或毒素、活化补体和调理作用。主要分为 IgG、IgM、IgA、IgE 和 IgD 五种类型。

(1)IgG 约占 75%,可通过胎盘。3 ~ 5 岁即可接近成人水平。

(2)IgM 约占 5% ~ 10%,又称巨球蛋白,是感染后最早出现的球蛋白。

(3)IgA 约占 10%,分为分泌型和血清型两种,主要参与局部免疫反应。

(4)IgE 约占 0.002%,与过敏反应和寄生虫感染有关。

(5)IgD 约占 0.2%,可能与自身免疫反应或过敏反应有关。

单克隆抗体是由 B 淋巴细胞和骨髓瘤细胞杂交产生的,只针对某一抗原决定簇反应的球蛋白。单克隆抗体技术的主要用途包括评价机体免疫功能,用于感染或肿瘤的免疫学诊断和免疫治疗。

3. 补体 是血清中一组具有酶活性的球蛋白,分 C1 ~ C9,共 11 个成分。主要作用有细胞毒及溶菌杀菌作用、调理作用、免疫黏附作用、中和及溶解病毒作用、炎症介质作用和趋化作用等。少数恶性肿瘤病人血清补体总量可较正常人高 2 ~ 3 倍,在某些传染病患者中亦可见到代偿性增高。血清补体总量低于正常值可见于以下几种情况:①补体成分的大量消耗,主要见于血清病、链球菌感染后肾小球肾炎、系统性红斑狼疮、自身免疫性溶血性贫血、类风湿性关节炎及同种异体移植排斥反应等。在这些疾病中,除补体总量下降外,尚可伴有 Clq、C4、C2、C3 及 C5 成分的减少。②补体的大量丢失,多见于外伤、手术和大失血病人。补体成分随血清蛋白的大量丧失而丢失,发生低补体血症。③补体合成不足,主要见于肝病患者,如肝硬化、慢性活动性肝炎或急性肝炎。

4. 炎性介质 当抗原与抗体或致敏淋巴细胞反应时,可导致多种细胞分泌多种细胞因子,并在组织液中被激活,引起炎症反应。

(1)组胺 由肥大细胞、嗜碱性粒细胞分泌,可引起血管扩张、平滑肌收缩、血管通透性增加,主要介导速发超敏反应,如哮喘、枯草热结膜炎等。

(2)激肽、缓激肽 引起血管扩张、平滑肌收缩和血管通透性增加。

(3)前列腺素、白三烯、凝血恶烷 由多形核粒细胞分泌,是花生四烯酸的代谢产物,可促进肥大细胞脱颗粒,葡萄膜炎病人房水及血清中的水平均升高。阿司匹林可阻断上述反应。

(4)补体 诱发炎性介质产生,在自身免疫反应中参与组织损害。

(5)自由基 由多形核粒细胞、巨噬细胞分泌,可促进花生四烯酸对组织的损害。人体内的超氧化物歧化酶(SOD)、维生素 E、维生素 C 可阻断上述反应,用于清除自由基。

四、正常免疫反应

(一)抗原

凡是能诱导机体免疫系统发生免疫应答,并能与其产生的抗体或效应细胞在体内或体外发生特异性反应的物质,均可称之为抗原(antigen, Ag)。当抗原分子进入机体后,能触发免疫细胞一系列复杂的生物学过程,称之为免疫应答。抗原必须具备两种特性,即免疫原性和抗原性。

1. 抗原性 抗原性(antigenicity)是指抗原分子能与免疫应答产物,即抗体或效应 T 淋巴细胞发生特异反应的特性，故亦称之为抗原的反应原性(reactivity)。它取决于抗原分子与抗体分子或T淋巴细胞的抗原受体分子(TCR)间的相互作用，只有抗原分子表面的有限部位能与抗体分子结合，此部位称为抗原决定簇(antigen determinant)或表位(epitope)。因此抗原的抗原性主要决定于抗原分子的化学性质，当抗原为蛋白质分子时，其抗原性决定于其氨基酸序列或其空间构型。

2. 免疫原性　免疫原性(immunogenicity)是指抗原分子能诱导免疫应答的特性。它取决于抗原分子与免疫细胞间的相互作用，即它必须经过抗原呈递细胞的加工、处理和呈递作用，以及能被T和B淋巴细胞的抗原识别受体所识别。抗原的免疫原性首先决定于其自身的化学特性，即使是同一种抗原，在不同种动物或同种动物的不同个体间，其免疫原性强弱也有很大差异。抗原的免疫原性取决于下列因素。

(1)化学组成　大分子蛋白质(分子量大于10 000者)含有大量不同的抗原决定簇，是最强的免疫原，如异种血清蛋白、酶蛋白及细菌毒素等。多糖是重要的天然抗原，纯化多糖或糖蛋白、脂蛋白以及糖脂蛋白等都具有免疫原性。许多微生物富含多糖荚膜，细菌内毒素是脂多糖，一些血型抗原(A、B、O)也是多糖。核酸分子多无免疫原性，与蛋白质结合形成核蛋白后则有免疫原性。此外，多肽类激素如胰岛素虽为小分子量(6 000)，但亦具有免疫原性。

(2)分子量　凡具有免疫原性的物质，其分子量都较大，一般在10 000以上，小于10 000者呈弱免疫原性，低于4 000者一般不具有免疫原性。许多小的免疫原性分子可激发细胞免疫，而不产生抗体。亦有大分子物质，如明胶分子量可达100 000，但因其为直链氨基酸结构，易在体内降解为低分子物质，所以呈弱免疫原性。由此可见，免疫原性除与分子量有关外，还与其化学结构相关。

(3)化学结构　在蛋白质分子中，凡含有大量芳香族氨基酸的蛋白质，其免疫原性强；而以非芳香族氨基酸为主的蛋白质，其免疫原性较弱。蛋白质和多糖抗原，结构复杂者免疫原性强，反之则较弱。

(4)影响因素　免疫原性物质进入机体后能否诱导产生免疫应答，除上述化学基础外，尚受宿主因素的影响。①异种性：在免疫功能正常的机体中，只有异种或同种异体的免疫原性物质才能诱导宿主的免疫应答，即只有"非己"抗原才能引起免疫应答。这是由于免疫系统在个体发育过程中，对"自己"抗原产生耐受，不能识别，而对"非己"抗原则能够识别。抗原来源与宿主种系关系越远，其免疫原性也越强，如微生物抗原、异种血清蛋白等物质对人是强免疫原。反之种系关系较近，则免疫原性就较弱。②宿主遗传性：在同种动物的不同个体间，对感染的抵抗力也存在明显差异，说明存在个体差异。③免疫佐剂：免疫佐剂物质有微生物及其产物，常用的有分枝杆菌、短小棒状杆菌、百日咳杆菌以及从革兰阴性杆菌中提取的脂多糖等。弗氏佐剂(Freund adjuvant)是目前最常用于动物实验的佐剂，它是将抗原水溶液与油剂(石蜡油或植物油)等量混合，再加乳化剂(羊毛脂或吐温-80)制成油包水抗原乳剂，称之为不完全弗氏佐剂。在不完全佐剂中加入分枝杆菌(如死卡介苗)则称为完全弗氏佐剂。佐剂的作用机制尚不完全清楚，可能通过增加抗原的表面面积，易于被巨噬细胞所吞噬；延长抗原在体内存留时间，增加与免疫细胞接触的机会；诱发抗原注射部位及其局部淋巴结的炎症反应，有利于刺激免疫细胞的增殖作用。

3. 主要抗原类型

(1)异种抗原　主要有各种病原微生物和动物血清。病原微生物包括细菌、真菌、病毒、寄生虫、支原体、衣原体等。动物血清具有双重性，作为抗体可中和毒素，但同时也作为抗原引起机体过敏反应。

(2)同种异体抗原　主要包括红细胞抗原、白细胞抗原和血小板抗原。红细胞抗原主要包括ABO抗原系统和Rh抗原系统。白细胞抗原主要是指人类白细胞抗原(HLA)，分A、B、C、D四个位点，即HLA-A、HLA-B、HLA-C、HLA-D、HLA-DR、HLA-DP、HLA-DQ七种。HLA与人类某些眼病密切相关，例如急性前葡萄膜炎与HLA-B27相关，Behcet病与HLA-B5相关，Vogt-小柳-原田病与HLA-B5相关，交感性眼炎与HLA-B11等相关。HLA与疾病关联的主要理论有受体假说、拟态假说(分子模拟)、Ir基因假说和位点关联假说等。

(3)自身抗原　①隐蔽抗原的释放：在外伤、手术作用下，一些与机体免疫系统隔绝的物质，如晶状体、葡萄膜或视网膜组织释放入血，引起免疫反应。②自身变性物质：在感染或药物作用下，自身一些蛋白物质发生变性，引起免疫反应。③免疫活性细胞突变：将自身物质识为异己，引起免疫反应(与Ⅱ、Ⅲ、Ⅳ型超敏反应有关)。

(4)肿瘤抗原　主要包括肿瘤特异性抗原(TSTA)、肿瘤相关抗原(TAA)和肿瘤病毒抗原,与肿瘤发生相关的病毒主要有单纯疱疹病毒、巨细胞病毒和人类乳头瘤病毒。

(二)特异性免疫反应

特异性免疫反应是机体在某种抗原的刺激下发生的抗原抗体反应。

1. 反应阶段

(1)感应阶段　识别处理抗原,主要作用细胞是巨噬细胞。

(2)反应阶段　分化增殖,主要作用细胞是T、B淋巴细胞。

(3)效应阶段　分泌效应,主要作用细胞是致敏T淋巴细胞、浆细胞。

2. 分类

(1)细胞免疫　T淋巴细胞在抗原刺激下致敏,产生淋巴因子。主要负责抗感染(细胞内寄生的微生物、病毒、寄生虫),参与Ⅳ型过敏反应、移植排斥反应。

(2)体液免疫　B淋巴细胞在抗原刺激下致敏,转化形成浆细胞,产生抗体。主要负责抗感染和参与Ⅰ、Ⅱ、Ⅲ型超敏反应。

(三)非特异性免疫反应

其特点是人人均有、可遗传、不受抗原强弱决定。主要包括天然屏障(单核吞噬细胞系统)、补体、干扰素和体液成分(血液、淋巴液、房水、泪液等)。

五、异常免疫反应

(一)超敏反应

若机体已被某种抗原致敏,当再次接触相同抗原时,二次免疫应答被增强,并可导致组织损伤,称为超敏反应(hypersensitivity)。1963年Coombs和Gell根据反应发生的速度、发生机制和临床特征,将超敏反应分为Ⅰ、Ⅱ、Ⅲ和Ⅳ型。Ⅰ~Ⅲ型由抗体介导,Ⅳ型由T淋巴细胞介导,后者因反应发生较慢,故又称迟发型超敏反应。

1. Ⅰ型超敏反应(速发型)

(1)过敏原　引起Ⅰ型超敏反应的过敏原(变应原)主要有吸入性过敏原和食物过敏原两大类。吸入性过敏原包括各种植物花粉、真菌、螨、动物脱落上皮、尘土、羽毛、昆虫等,食物过敏原包括牛奶、鸡蛋、海产类食物、蘑菇或药物等。

(2)反应机制　抗原(过敏原)刺激机体产生抗体(IgE),IgE附着于肥大细胞或嗜碱性粒细胞表面,后者脱颗粒,引起平滑肌痉挛、血管通透性增强、毛细血管扩张,导致水肿、支气管哮喘,重者休克或死亡。

(3)疾病　常见代表疾病有过敏性休克、花粉过敏症、支气管哮喘、特应性皮炎、食物过敏、腹泻、皮炎、过敏性眼睑水肿、春季结膜炎或枯草热结膜炎等各种过敏反应。

2. Ⅱ型超敏反应(细胞溶解型)　IgG和IgM类抗体与靶细胞表面抗原结合,通过募集和激活炎症细胞及补体系统引起靶细胞损伤,因此此型超敏反应又称细胞毒型(或细胞溶解型)超敏反应。

(1)过敏原　产生抗自身细胞抗原的原因可能有同种异型抗原的输入,例如不同个体间血型不匹配输血引起的输血反应或母子因Rh或ABO血型不符所致的新生儿溶血症。多数药物为半抗原,它们可吸附在血细胞表面,成为新抗原被机体免疫系统识别。白细胞、红细胞和血小板均可成为反应攻击目标。

(2)机制　自身抗体(IgM或IgG)与靶细胞上的抗原特异性结合后,经过经典途径激活补体系统,最后形成膜攻击单位,直接引起膜损伤,导致靶细胞溶解死亡。

(3)疾病　常见疾病有输血反应、新生儿溶血症、角膜移植排斥反应、蚕食性角膜溃疡或某些类型的葡萄膜炎。

3. Ⅲ型超敏反应(免疫复合物型)　Ⅲ型超敏反应的抗体为 IgG 和 IgM 类抗体,这些抗体与相应可溶性抗原特异性结合形成抗原 - 抗体复合物(免疫复合物),并在一定条件下沉积在肾小球基底膜、血管壁、皮肤或滑膜等组织中,激活补体系统,吸引中性粒细胞在局部浸润,释放血管活性物质,引起以充血、水肿、局部坏死和中性粒细胞浸润为特征的炎症性反应和组织损伤。此型超敏反应又称免疫复合物介导的超敏反应。

(1)过敏原　各种致病微生物。

(2)机制　抗原与抗体结合形成中等分子量的免疫复合物,不易被机体处理,并激活补体、活化粒细胞,引起组织损伤。

(3)疾病　常见的免疫复合物性疾病有血清病、免疫复合物性肾小球肾炎、某些内源性葡萄膜炎、视网膜血管炎和关节炎等。

4. Ⅳ型超敏反应(迟发型)　与上述三种由特异性抗体介导的超敏反应不同,Ⅳ型超敏反应又称迟发型超敏反应(delayed- type hypersensitivity, DTH),是由特异性效应 T 淋巴细胞介导的一种细胞免疫应答,效应细胞是活化的单核吞噬细胞。

(1)过敏原　细胞内寄生菌,如分枝杆菌、李斯特菌、病毒或真菌等。

(2)机制　抗原刺激淋巴细胞后使其活化致敏,产生淋巴因子,引起组织损害。

(3)疾病　常见代表性疾病有结核病、麻风、移植排斥反应、交感性眼炎、Vogt - 小柳 - 原田病、某些真菌感染或病毒感染。在移植排斥反应中,B 淋巴细胞和 T 淋巴细胞均参与移植排斥反应,T 淋巴细胞识别移植的异体抗原,启动一系列变化,导致淋巴细胞和单核细胞局部浸润等,引起炎症反应甚至移植器官的坏死。

上述四型超敏反应各具特征。Ⅰ型由 IgE 抗体介导,肥大细胞释放的介质引起组织损伤,症状发生和消退最快,与遗传关系最明显。Ⅱ型由抗组织和细胞表面抗原的 IgG 或 IgM 抗体介导,血细胞是主要靶细胞。Ⅲ型由循环可溶性抗原与 IgM 或 IgG 抗体形成复合物,补体参与反应,引起白细胞聚集和活化。Ⅳ型超敏反应由 T 淋巴细胞介导,引起巨噬细胞和淋巴细胞局部浸润、活化及产生细胞因子,引起组织损伤。在临床实践中,常可见两型或三型超敏反应同时存在,体液免疫和细胞免疫均参与,如移植排斥反应,可能是以某一型为主或在疾病发展的不同阶段由不同类型的超敏反应所主宰。同样,同一种抗原在不同条件下可引起不同类型的超敏反应,如青霉素可引起过敏性休克,当结合于血细胞表面可引起Ⅱ型超敏反应,如与血清蛋白质结合可能出现Ⅲ型超敏反应,局部应用也可引起Ⅳ型超敏反应。

(二)免疫缺陷

1. 先天免疫缺陷　免疫系统发育不全,反复感染为主的疾病。

2. 后天获得性免疫缺陷　免疫治疗、淋巴系统肿瘤、放射治疗、感染或营养不良,最常见的例子是人类免疫缺陷病毒(HIV)感染引起的艾滋病(AIDS)。

(三)免疫增殖

1. 淋巴细胞　慢性淋巴细胞性白血病、传染性单核细胞增多症、霍奇金病。

2. 浆细胞　多发性骨髓瘤、巨球蛋白血症。

3. 巨噬细胞　恶性组织细胞病。

(四)自身免疫性疾病

1. 免疫耐受机制　免疫耐受始于胎儿期,形成机制如下:①隐蔽抗原释放,如葡萄膜色素细胞、晶体蛋白、甲状腺蛋白等;②自身组织质变;③外来抗原与自身抗原交叉反应;④免疫稳定性失调,无法控制禁忌细胞株的增殖;⑤免疫活性细胞受刺激,失去识别自己和非己的功能;⑥免疫缺陷。

2. 常见的自身免疫性眼病　主要有 Sjögern 综合征、Vogt - 小柳 - 原田病、交感性眼炎、Behcet 综合征、急性前葡萄膜炎、晶状体诱发性葡萄膜炎、眼眶炎性假瘤和表层巩膜炎等。

(五)移植免疫

器官移植分为自体移植(autologous transplantation)、同种移植(isogeneic transplantation)和异种移植(heterogorous transplantation)。排斥反应主要分为移植物抗宿主反应和宿主抗移植物反应两类。

1. 移植物抗宿主反应　骨髓移植或免疫活性细胞移植后,引起宿主反应,使宿主多器官损害,如腹泻、发热、脱发、白细胞或血小板数目下降,可因继发感染而死亡。

2. 宿主抗移植物反应

(1)超急性排斥反应　在移植后24h内发生。此种排斥反应主要由于ABO血型抗体引起。受者反复多次接受输血、妊娠或既往曾做过某种同种移植,其体内就有可能存在这类抗体。

(2)急性排斥反应　最常见的一种类型,一般于移植后数天到几个月内发生,进展迅速。细胞免疫应答是急性移植排斥的主要原因,$CD4^+$ T淋巴细胞和$CD8^+$ T淋巴细胞是主要效应细胞。即使进行移植前HLA配型和应用免疫抑制药物,仍有30%～50%的移植受者会发生急性排斥反应。

(3)慢性排斥反应　器官移植后数月至数年发生,主要病理特征是移植器官的毛细血管床内皮细胞增生,使动脉管腔狭窄,并逐渐纤维化。慢性免疫性炎症是导致上述组织病理变化的主要原因。目前对慢性排斥尚无理想的治疗措施。

(4)低排斥反应　组织小、无血管,如角膜移植。

六、眼的免疫学特征

在介绍AMD的免疫学研究进展之前,我们首先要了解眼的免疫学基本特征。眼球作为一个特殊的感觉器官,从免疫学的角度来看,它有两个显著的特点,即免疫赦免(immune privilege)和前房相关性免疫偏离(anterior chamber associated deviation, ACAID)。眼的免疫赦免简而言之就是当外源性细胞或组织被植入眼内后,植入物的存活时间比它被植入到其他部位长的现象。之所以眼球具有免疫赦免的特征,是因为以下几点。①眼球是一个无淋巴组织的器官,眼内抗原只能通过小梁网组织进入静脉循环,而不能进入淋巴组织激活T细胞和B细胞。另一方面眼球的其他解剖学特点也使得它具有免疫赦免的特征,视网膜各层结构精密而脆弱,其外五层由位于脉络膜内的睫状后短动脉系统供应,血管不进入其结构之中,其内五层由视网膜中央动脉系统供应,因而在RPE与外网层之间形成一个无血管区,使该区域处于所谓"免疫赦免地位"。这些组织解剖学特点使得视网膜自胚胎发育起与免疫系统隔离,然而,也正由于这种长期的隔离使得视网膜中富含大量潜在的组织特异性自身抗原。②视网膜与其相邻的玻璃体和脉络膜构成了几道免疫屏障,包括血-视网膜屏障、脉络膜-视网膜屏障、玻璃体-视网膜屏障。根据组织学的研究,认为视网膜的神经胶质细胞、RPE细胞、血管内皮细胞是构成这些屏障的主体。③T细胞凋亡与眼的免疫赦免有密切关系。眼内组织细胞中Fas的配体FasL(Fasligand,FasL)呈高度表达,Fas(即CD95)是介导凋亡的细胞膜表面受体,FasL是抗CD95单克隆抗体,是Fas的天然配体。FasL和Fas阳性的T细胞结合后,可诱导T细胞凋亡,从而在一定程度上抑制免疫炎症反应。另一方面,眼内组织细胞MHC Ⅰ型和Ⅱ型抗原表达较少,进一步减少了T细胞致敏的免疫反应。

前房相关性免疫偏离是前房抗原导致了全身性的免疫炎症反应,但在这种免疫反应中T细胞介导的迟发型超敏反应(DTH)被抑制而保留体液免疫,这是一种特殊的免疫偏离现象,使眼球免受过度免疫炎症反应的破坏。产生免疫偏离现象是由于外源性抗原被眼内抗原递呈细胞摄取后,选择性地激活$CD8^+$细胞毒性T细胞前体和$CD8^+$的抑制性T细胞,而很少激活介导迟发型超敏反应的$CD4^+$T细胞。

虽然眼球具有免疫赦免和前房相关性免疫偏离特征,但并不能完全阻止眼球内免疫炎症反应的发生。尤其是在病理情况下,内源性和外源性的抗原均暴露于免疫系统,加上眼球局部免疫系统发生调节紊乱,从而发生或加重免疫炎症反应。已报道在许多眼病中,如视网膜色素变性、白内障、视网膜血管炎等疾病中,存在免疫反应。

(一)AMD 患者的全身免疫状态

免疫反应的参与成分包括抗原、抗体、补体、免疫活性细胞以及由其所产生的诸多活性因子。当抗原侵入正常机体时，便启动上述免疫因素产生排异反应，同时也启动了机体的免疫调节系统，使得免疫反应不是无限地扩大，机体的免疫调节系统通过独特型-抗独特型网络而发挥作用。这一调节系统一旦发生紊乱，机体便产生免疫异常，引起病理性改变。AMD 患者外周血中免疫成分活性增高已被许多研究者所证实。Newsome 等 1986 年报道 AMD 与血清中铜蓝蛋白(一种 α_2-球蛋白)升高有关，已知 RPE 细胞的代谢与该蛋白有密切关系。Blumenkranz(1986)报道血循环中白细胞数与 AMD 的新生血管有关，即在有新生血管产生的 AMD 患者中白细胞数明显增高。Penfold 等通过检测 128 例 AMD 患者外周血清中的总蛋白、IgG、IgM 以及 α_1、α_2、β、γ-球蛋白，补体 C2、C4，备解素 B、类风湿因子、核心抗体等，发现各种免疫成分的活性较正常对照组均有不同程度的增高，盘变期和色素紊乱明显的患者增高得较明显，且以 α_2-球蛋白及核心抗体为主。同时，他们又将各型 AMD 患者血清、神经胶质细胞的标记抗体(anti-GFAP)与正常的视网膜冰冻切片反应，然后用免疫荧光技术显示反映程度和分布部位，发现 AMD 患者血清中也存在抗视网膜自身抗体，各组的阳性率分别为 RPE 紊乱组 78%、玻璃膜疣组 61%、盘状变性组 52%、地图状萎缩组 29%；另一个有意义的结果是 57% 有反应的 RPE 紊乱组患者与 anti-GFAP 在视网膜上的反应部位相同，反应部位位于视网膜内、外界膜，这说明这部分患者血清内的抗体主要是抗神经胶质细胞抗体。在盘变组有反应的患者中，大部分血清的反应部位位于视网膜各层，以视细胞层反应最强。在其他各组中反应部位主要位于视细胞层。Gurne 等也进行过类似的研究。他们用 30 例各型 AMD 患者血清与正常视网膜匀浆反应，发现血清中的抗体是分子量为 58~62ku 抗原的抗体，通过免疫组化显示的反应部位位于视细胞层。他们认为该抗原是神经元的一种骨架蛋白(cytoskeleton)。

AMD 患者抗视网膜自身抗体的产生，说明有某些因素打破了机体独特型-抗独特型网络的平衡，促使前 B 细胞分化产生抗体。有人推断，随着年龄增大，视网膜色素上皮(retinal pigment epithelium，RPE)功能下降，使脱落的外节膜盘堆积，损害 RPE 的完整性，导致视网膜抗原释放，诱发产生视网膜自身抗体。

(二)AMD 患者局部免疫状态

AMD 在病理学上的主要特点是在围绕 Bruch 膜周围的基质中，常常出现 RPE 基底膜沉积物(BLD)、玻璃膜疣、CNV。通过对 AMD 尸体眼球的形态学和生物学研究，发现这些病变区的共同特点为病灶区域存在大量的免疫活性细胞，包括淋巴细胞、中性粒细胞、单核巨噬细胞、肥大细胞、成纤维细胞、类上皮细胞等，常常伴有纤维样变，说明 AMD 本质上是一种慢性炎症过程。Penfold 等在电镜下研究了 67 例 AMD 尸体眼球，其中包括了 AMD 早期、盘变期和萎缩期的病例。在 AMD 早期，RPE 基底膜下常常出现基底膜沉积物，这些基底膜沉积物与胶原类似，在基底膜沉积物周围基质和血管中的炎性细胞数量与这种沉积物呈正相关关系。目前尚缺乏充分的证据肯定这些沉积物就是免疫反应的诱发因素，但已在玻璃膜疣中检测到 IgG、IgM 等免疫活性成分因子。当然，如果能证明局部的抗体与循环中的抗体为抗同一视网膜抗原的抗体，则为 AMD 的免疫学说提供了更有力的证据。随着 AMD 变性性改变继续发展，RPE 基底膜沉积物逐渐增多，局部炎性细胞代之以单核巨噬细胞、成纤维细胞、类上皮细胞、巨细胞为主，并常见纤维样变和新生血管样变，其结果是导致 RPE 萎缩、新生血管出血、Bruch 膜破裂，视网膜屏障遭到更严重的破坏。

七、AMD 的免疫学

AMD 是中老年人常见的视力损害原因，可因中央凹下脉络膜新生血管(choroidal neovascularization，CNV)、RPE 脱离或视网膜病变而造成视力下降或丧失，其中 CNV 是视力丧失的主要原因。其确切发病原因不清，主要相关因素为年龄，其他因素还有遗传、高血压、心血管疾病、吸烟等。近年的研究表明免疫损害也参与 AMD 发病。

(一)AMD 与细胞免疫

免疫学研究发现有多种免疫细胞参与 AMD 的发生发展,主要有巨噬细胞、单核细胞、淋巴细胞和肥大细胞等,眼组织中的星形胶质细胞和 RPE 细胞也参与其发病。

Heidenkummer 等通过免疫组化发现脉络膜新生血管膜上的主要细胞有巨噬细胞、成纤维细胞、肌纤维母细胞和 T 淋巴细胞。Cousins 等通过观察巨噬细胞在 AMD 中的作用,发现 AMD 患者外周血中的巨噬细胞明显表达肿瘤坏死因子,表明活化的巨噬细胞是新生血管性 AMD 的危险因素。Penfold 等通过对 AMD 患者的 CNV 进行免疫组织学检查,发现有巨噬细胞、巨细胞和胶质细胞(microglia)等炎性细胞参与,一些体液因子如抗视网膜抗体和急性期蛋白(C 反应蛋白)也参与,表明细胞免疫和体液免疫均参与 AMD 的发生。Reddy 等通过组织病理学检查发现,AMD 患者的 CNV 上的细胞组分主要为 RPE 细胞、成纤维细胞和血管内皮细胞,间有淋巴细胞和巨噬细胞,表明上述细胞参与了 AMD 中 CNV 的形成。

Ramirez 等发现 AMD 患者星形胶质细胞的主要改变有:①视网膜毛细血管的基底膜增厚;②有大量的非功能性毛细血管;③有吞噬死亡节细胞的星形胶质细胞增生;④在玻璃体和视网膜内界膜之间形成由星形胶质细胞和 Müller 形成的胶质膜,表明 AMD 患者发生广泛性视网膜缺血,导致星形胶质细胞丢失和神经节细胞死亡,广泛性缺血可导致星形胶质细胞移行到玻璃体。

(二)AMD 与体液免疫

Chen 等测定了 41 例 AMD 患者血清中的抗视网膜抗体,结果 27 例阳性,阳性率为 66%,明显高于正常对照组(18%)和其他视网膜疾病患者。与自身抗原反应的抗原分子量介于 28 ~ 132ku,其中以 28 ~ 32 ku 为主,揭示 AMD 的发生或发展是一个针对不同分子量视网膜蛋白的炎症或免疫反应过程。

Gurne 等应用免疫印迹法检查了 30 例 AMD 患者的血清抗视网膜自身抗体,结果 14 例血清阳性,12 例对照者均为阴性,与之结合的蛋白分子量为 58 ~ 62 ku,可能是神经元细胞骨架(neuronal cytoskeleton)。

Penfold 等发现 AMD 患者有较高比例的抗视网膜自身抗体,这些抗体主要针对神经胶质纤维酸性蛋白(GFAP),主要细胞是星形胶质细胞。星形胶质细胞主要参与组成血视网膜屏障,同时也作为特定的抗原递呈细胞。表明抗星形胶质细胞抗体参与了 AMD 形成。

(三)AMD 与细胞因子改变

各种细胞因子在 AMD 的发病中起着重要作用,特别参与渗出型 AMD 中的 CNV 形成,主要参与的因子有血管内皮生长因子(VEGF)、血管多肽(angiopoietin)、血小板衍生生长因子(PDGF)和转化生长因子(TGF)。在脉络膜的老年性改变中,脉络膜血管的萎缩和缺血低氧可导致 RPE 过度表达上述细胞因子,同时也抑制 RPE 细胞分泌血管抑制因子(如 PEDF),促使眼内新生血管的产生。He 等从手术切除的 CNV 上发现在 RPE 及脉络膜血管内皮细胞中有结缔组织生长因子(connective tissue growth factor, CTGF)表达,TGF-β 和 VEGF 可上调 CTGF 蛋白的表达,表明上述细胞因子均参与 AMD 的发生。在为期 3 个月的 Ⅰ 期临床试验中,应用抗 VEGF 抗体玻璃体注射可使 80% 的 AMD 患者视力稳定,27% 的患者视力提高 3 行以上。在 Ⅱ 期临床试验中,发现有 87.5% 的患者视力稳定或略有提高,其中 25% 的患者视力提高 3 行以上,结果表明抗 VEGF 制剂对治疗 AMD 有一定疗效,重复玻璃体注射也未见有明显的毒副反应。

常见的刺激血管生长的其他因子还有酸性或碱性成纤维细胞生长因子(aFGF/bFGF)、转化生长因子(TGF-α/β)、肝细胞生长因子(HGF)、肿瘤坏死因子(TNF-α)、血管多肽和白细胞介素 -8(IL-8)。Amin 等通过研究证实,在 AMD 患者的 CNV 上主要有酸性和碱性成纤维细胞生长因子及转化生长因子 -β。

Reddy 等通过组织病理学检查发现 AMD 患者 CNV 上的细胞外间质和内皮细胞中有 bFGF,在内皮细胞、成纤维细胞和 RPE 细胞中有 TGF-β、原骨胶原和磷酸酪氨酸(phosphotyrosine)。表明上述细胞因子参与了 AMD 中 CNV 的形成。

Frank 等通过研究发现 CNV 上均有 VEGF 和 bFGF 表达,表达的细胞主要为神经胶质细胞、血管内皮细胞和 RPE 细胞。

Heidenkummer 等通过免疫组织化学法发现 CNV 上的主要抗原分子包括细胞角质蛋白（cytokeratin）、波形蛋白（vimentin）、α－肌动蛋白、T 淋巴细胞表面标志（UCHL-1）、非常晚期抗原（VLA-2、VLA-5、VLA-6）等，主要抗原受体有玻璃体结合蛋白（vitronectin）受体、ICAM-1 受体、淋巴细胞功能相关抗原（LFA-1）受体和 PDGF 受体等。

（四）AMD 与其他变化

Wu 等在探讨 AMD 发病机制的研究中，对 AMD 患者的血清酶、矿物质和抗视网膜自身抗体进行了检查，发现 AMD 患者的血清过氧化物歧化酶、过氧化氢酶和血清锌水平下降，铜/锌比值增高，抗视网膜自身抗体比例增加（高于对照组），视网膜下 CNV 中有炎性肉芽肿改变。表明除年龄因素外，光损害、免疫防护缺陷和慢性炎症均参与反应。锌是人体中不可缺少的微量元素，尤其在视网膜和黄斑部较多，而且参与 100 多种酶的反应，因此是维系视网膜及黄斑部正常功能不可缺少的矿物质，补充锌可延缓 AMD 的发生发展。某些维生素作为抗氧化剂可减轻由活性氧引起的黄斑部光损害，主要有维生素 A、维生素 C 和维生素 E。

Seddon 等收集了 930 例不同时期的 AMD 患者，测定其血清中 C 反应蛋白（CRP）水平，结果发现进行性 AMD 患者的血清 CRP 水平（3.4 mg/L）明显高于对照者（2.7 mg/L），其相对危险度（OR 值）为 1.65（1.07～2.55）。结果表明 C 反应蛋白水平升高与 AMD 有关，从而提示炎症因素也参与 AMD 的发生。

（五）AMD 的免疫学研究进展

随着分子免疫学的研究进展，人们对 AMD 的免疫学研究也进入分子水平。在 AMD 的免疫发病机制中存在着多种细胞因子的复杂相互作用。细胞因子（cytokine）是目前医学领域的研究热点，其是由细胞分泌的一类具有生物活性的低分子量（15～30ku）的蛋白或糖蛋白。在固有性免疫应答及适应性免疫应答过程中，多种免疫细胞间的相互作用是通过细胞因子介导的，对免疫反应的发生发展起重要的调节作用，具有介导天然免疫、介导和调节特异性免疫应答、诱导凋亡、刺激造血的生物学效应。细胞因子以旁分泌（paracrine）、自分泌（autocrine）或内分泌（endocrine）的方式发挥作用。它的基本作用方式如图 2-9-1 所示。

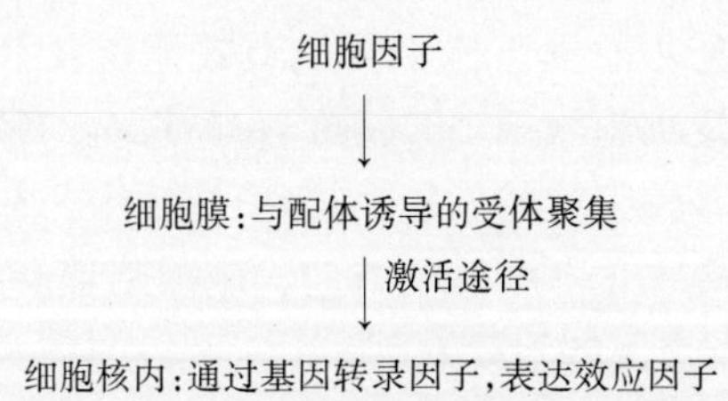

图 2-9-1　细胞因子基本作用方式

目前，在 AMD 发病机制中研究较多的细胞因子有血管内皮生长因子（vascular endothelial growth factor，VEGF）、转化生长因子－β（transfer growth factor-β，TGF-β）、色素上皮衍生因子（pigment epithelium-derived factor，PEDF）、内皮抑素（endostatin，ES）、干扰素－α（IFN-α）、干扰素－γ（IFN-γ）、Fas-FasL 配体等。诸多细胞因子组成复杂的免疫调节网络，“正”和“负”的调节平衡维持着正常的免疫反应。在这些细胞因子中，与 AMD 关系密切且研究得最多的是 VEGF。

VEGF 家族包括多种因子，是新生血管形成的促进因素之一。VEGF 是一类糖基蛋白，过度表达可激活血管内皮细胞、周细胞或平滑肌细胞移行、增殖和分化，导致毛细血管芽生长和使血管通透性增加，表现为视网膜下积液和 CNV 扩大，从而损害视功能。VEGF 促进新生血管产生的效应已被实验证实。Baffi 将 VEGF 注射于实验鼠的眼视网膜下，结果诱发了 CNV。Okamoto 等用转基因方法使实验鼠过量表达 VEGF，也诱发了 CNV。因此，针对 VEGF 的抑制药物有可能成为治疗 CNV 的理想制剂之一。Krzystolik

等将 rubFabV2 注入 CNV 模型的猴眼玻璃体内,与对照组相比,发现 rubFabV2 能显著地阻止 CNV 的形成($P<0.001$),并可减轻已有 CNV 的渗漏。rubFabV2 是人源性抗 VEGF 单克隆抗体的结合片段,可与 4 个已知的 VEGF 异构体结合,使 VEGF 失效。Guyer 和他的 Eyetech 研究小组甚至报道了用抗 VEGF 药物 aptamer 治疗湿性 AMD 患者的Ⅱ期临床试验的结果,aptamer 是一种稳定的 RNA 样小分子,与人类 VEGF 具有高度的亲合性。据 Eyetech 研究小组的报告,随访 3 个月后,经过 aptamer 治疗的 21 名 AMD 患者中,87.5% 的患者视力稳定或提高,25% 的患者视力提高 3 行以上。

TGF-β 具有抗增生、下调免疫炎症反应的功能,还能减少 RPE 表面 MHCⅡ型抗原的表达,并可调节与免疫反应有关的多种细胞因子的效应,对维持眼球免疫赦免和前房相关性免疫偏离有重要作用。PEDF 是由 RPE 细胞分泌的一种具有多种生物活性的因子,通过抑制新生血管内皮细胞的有丝分裂、诱导内皮细胞凋亡来抑制新生血管形成,被认为是目前最有效的血管增生抑制性细胞因子。IFN-α 能抑制血管内皮细胞的增生和移行,阻止新生血管的产生;IFN-γ 由活化的 T 细胞和 NK 细胞产生,能激活巨噬细胞、刺激成纤维细胞的增殖并诱导其表达 HLA-Ⅱ类抗原,导致异常的免疫反应。

目前,RPE 移植被认为是具有广阔前景的治疗 AMD 的方法。众所周知,在 AMD 中 CNV 的发病率高,对视功能危害大,CNV 是 AMD 视力丧失的主要原因,因而是眼科界多年来研究的难题。CNV 的形成机制错综复杂,受众多新生血管刺激因子和抑制因子的调控。RPE 细胞参与脉络膜和视网膜的代谢和物质转运,不但参与构成血 - 视网膜屏障,阻止抗原、抗体和免疫细胞进入视网膜内层,而且还能产生多种细胞因子,并表达 FasL,通过与活化 T 细胞表面的 Fas 结合,可以使活化 T 细胞凋亡,从而抑制 T 细胞介导的免疫反应,产生主动的免疫下调,因此 RPE 对阻止 CNV 的发展和维持正常的视功能具有重要的免疫功能。Li 等已经在实验小鼠模型中证实,正常 RPE 移植可以阻止小鼠光感受器发生退变。由于 AMD 患者免疫赦免和前房相关性免疫偏离赖以维持的环境被破坏,加上异体的 RPE 移植物具有相对的免疫原性,并暴露于脉络膜血管的各种免疫细胞中,所以免疫排斥反应仍是 RPE 移植不可回避的关键问题。已有的研究观察到异体 RPE 移植时免疫排斥反应的特点是慢性免疫排斥反应(一般为 1 ~ 6 个月时发生),没有见到急性免疫排斥反应的产生,这是由于 RPE 细胞只能被诱导表达 T 细胞活化因子 MHCⅠ、MHCⅡ、细胞间黏附分子(ICAM-1)、血管内皮细胞黏附分子(VCAM-1),而不能表达 T 细胞活化的协同刺激因子 B7-1、B7-2。为了解决异体 RPE 移植的免疫排斥反应问题,Lai 等正致力于研究利用免疫抑制剂环孢霉素 A 阻止免疫排斥反应的发生。为了消除其全身副作用的影响,环孢霉素 A 的局部缓释制剂也在研究开发之中,初步的报道显示其能有效地延长 RPE 植入物的存活时间。为了降低免疫原性,有人设想用虹膜色素上皮细胞(iris pigment epithelium, IPE)来代替 RPE 细胞进行移植,这方面的研究目前正在进行中。随着基因工程的发展,应用细胞因子基因工程产品(如 FasL 基因)调节机体的免疫应答以抑制免疫排斥反应也是一个发展方向,基因工程产品将成为生物应答调节剂(biological response modifier, BRM)中一类重要的治疗制剂。

在免疫遗传学方面,发现 CX3CR1 是 fraktakine 调控巨噬细胞游走、吞噬等功能的受体,它的调控基因发生变异,会严重影响与 fraktakine 的结合,从而降低巨噬细胞的趋化游走。有研究表明,AMD 患者人群的 CX3CR1 变异频率显著高于正常人群。随着免疫相关基因的发现,运用转基因技术将免疫基因导入受者体内来调节免疫已成为可能,通过转入相应的免疫基因可以用来阻止 CNV 的产生和抑制异体 RPE 移植时产生的免疫排斥反应。

(六)小结

AMD 的免疫学发病机制现在越来越受到重视,在 AMD 的发生发展过程中,免疫炎症反应起着非常重要的作用。此时,多种细胞因子组成的复杂的免疫调控网络被破坏,某些细胞因子过度表达,产生过度的免疫反应,从而导致组织的破坏。目前,细胞因子及其调控基因是生命科学领域的研究热点。随着免疫学研究的深入,虽然人们对 AMD 有了一定程度的了解,但是到目前为止还没有发现该病的特异性免疫学指标,详尽的免疫发病机制尚不清楚。AMD 的免疫学治疗方法方兴未艾,但其远期效果需要进一步评估,其全身副作用需要进一步研究克服。相信当人们揭示了 AMD 免疫学机制,定能在临床上找到 AMD 的有效、可行的免疫学治疗方法。

（郑曰忠　陶润平）

【参 考 文 献】

[1] Ferris FL 3rd. Senile macular degeneration: review of epidemiologic features. Am J Epidemiol, 1983, 118(2):132-151.

[2] Streilein JW, Takeuchim M, Taylor AW. Immune privilege, T-cell tolerance, and tissue-restricted autoimmunity. Hum Immunol, 1997,52(2):138-143.

[3] Ferguson TA, Fletcher S, Herndon J, et al. Neuropeptides modulate immune deviation induced via the anterior chamber of the eye. J Immunol,1995,155(4):1746.

[4] 刘善宝．眼免疫的基本概念．‖刘家琦．实用眼科学．北京:人民卫生出版社,1984: 548-554.

[5] 周光炎．免疫调节．‖陈慰峰．医学免疫学．第3版．北京:人民卫生出版社,2004: 181-183.

[6] Chant SM, Heckenlively J, Meyers-Elliott RA. Basic studies: Autoimmunity in hereditary retinal degeneration. Br J Ophthalmol,1985, 69:19-24.

[7] Dumonde DC, Kasp-Grochowska E, Graham E, et al. Anti-retinal autoimmunity and circulating immune complexes in patients with retinal vasculitis. Lancet,1982,9:787-792.

[8] Heckenlively JR, Solish AM, Chant SM, et al. Ⅱ,Clinical studies:Antiretinal antibodies and fluorescein agiogram findings. Br J Ophthalmol,1985, 69:758-764.

[9] Newsome DA, Swartz M, Leone NC, et al. Macular degeneration and elevated serum ceruloplasmin. Invest Ophthalmol Vis Sci,1986, 27(12):1675-1680.

[10] Blumenkranz MS, Russell SR, Robey MG, et al. Risk factors in age-related maculopathy complicated by choroidal neovascularization. Ophtaimology,1986, 93(5):552-558.

[11] Penfold PL, Provis JM, Furby JH, et al. Autoantibodies to retinal astrocytes associated with age-related macular degeneration. Arch Clin Exp Ophtalmol,1990, 228(3):270-274.

[12] Gurne DH, Tso MOM, Edward DP, et al. Antiretinal antibodies in serum of patients with age-related macular degeneration. Ophthalmology,1991,98(5):602-607.

[13] Penfold PL, Killingsworth MC, Sakes SH. The involvement of giant cells in atrophy of the retinal pigment epithelium. Invest Ophthalmol Vis Sci,1986,27(3):364-371.

[14] Tso MO. Pathogenetic factors of aging macular degeneration. Ophthalmology,1985,92(5): 628-635.

[15] Baffi J, Byrnes G, Chan CC, et al. Choroidal neovascularization in the rat induced by adenovirus mediated expression of vascular endothelial growth factor. Invest Ophthalmol Vis Sci, 2000, 41: 3582- 3589.

[16] Okamoto N, Tobe T, Hackett SF, et al. Transgenic mice with increased expression of vascular endothelial growth factor in the retina:a new model of intraretinal and subretinal neovascularization. Am J Pathol, 1997,151(1):281-291.

[17] Krzystolik MG, Afshari MA, Adamis AP, et al. Prevention of experimental choroidal neovascularization with intravitreal anti-vascular endothelial growth factor antibody fragment. Arch Ophthalmol, 2002,120:338-346.

[18] The Eyetech Study Group. Anti-VEGF therapy for subfoveal choroidal neovascularization secondary to age-related macular degeneration: phase Ⅱ study results. Ophthalmology,2003,110:979-986.

[19] Streilein JW. Immunological non-responsiveness and acquisition of tolerance in relation to immune privilege in the eye. Eye, 1995,9:236-240.

[20] Dawson DW, Volpert OV, Gillis P, et al. Pigment epithelium-derived factor: a potent inhibitor of angiogenesis. Science, 1999,285:245-248.

[21] Willermain F, Caspers-Velu L, Baudson N, et al. Role and expression of CD40 on human retinal pigment epithelial cells. Invest Ophthalmol Vis Sci,2000,41(11):3485-3491.

[22] Li L, Turner JE. Transplantation of retinal pigment epithelial cells to immature and adult rat hosts:short- and long-term survival characteristics. Exp Eye Res,1988,47(5):771-785.

[23] Gabrielian K, Oganesian A, Patel SC, et al. Cellular response in rabbit eyes after human fetal RPEcell transplantation. Graefes Arch Clin Exp Ophthalmol,1999,237(4):326-335.

[24] Sheng Y, Gouras P, Cao H, et al. Patch transplants of human fetal retinal pigment epithelium in rabbit and monkey retina. Invest Opthalmol Vis Sci,1995,36(2):381-390.

[25] Algvere PV, Gouras P, Dafgard Kopp E, et al. Long-term outcome of RPE allografts in non-immunosuppression patients with AMD. Eur J Ophthalmol, 1999, 9(3): 217-230.

[26] Lai CC, Gouras P, Doik, et al. Local immunosupressed prolongs survival of RPE renografts labelled by retriviral gene transfer. Invest Ophthalmol Vis Sci, 2000, 41(10): 3134-3141.

[27] Tuo J, Bojanowski CM, Chan CC. Genetic factors of age-related macular degeneration. Prog Retina Eye Res, 2004, 23(2): 229-249.

[28] Chen H, Wu L, Pan S, et al. An immunologic study on age-related macular degeneration. Yan Ke Xue Bao, 1993, 9(3): 113-120.

[29] Wu L, Wu DZ, Cao X, et al. Study of pathogenesis of age-related macular degeneration. Yan Ke Xue Bao, 1996; 12(2): 58-63.

第三章

老年性黄斑变性临床特征

1 老年性黄斑变性临床研究总论

Junius 和 Khunt(1926 年)首先将老年人黄斑区发生的盘状病变命名为黄斑盘样变性,Holloway 等证实视网膜盘样变性的眼组织学检查伴有脉络膜新生血管(choroidal neovascularization, CNV)形成,1967 年 Gass 等根据黄斑盘样变性主要发生于老年人,且病变位于后极部黄斑区的特点命名,其为老年性黄斑变性(age-related macular degeneration, AMD)。随着对 AMD 流行病学、病理生理学和发病机制研究的深入,1995 年国际年龄相关性黄斑病变流行病研究组(Age-related maculopathy Epidemiology Study Group)建议应用年龄相关性黄斑病变(age-related maculopathy, AMD)来形容 50 岁以上人群黄斑部这种与年龄增加密切相关的改变。根据国内外大量流行病学调查统计,AMD 的发病率的确与年龄的增长有关,年龄越大,AMD 的发病率也越高。西方国家 AMD 发病率 70 岁以上者可高达 40% 以上,而国内 70 岁以上者 AMD 的发病率也约为 15%。因此,AMD 是一种随着年龄增长而增长的疾病。近来也有人将 AMD 译为增龄性黄斑变性。

早期 AMD 以视网膜色素上皮(retinal pigment epithelium, RPE)改变和玻璃膜疣形成为主,多无症状;晚期 AMD 主要表现为视网膜脉络膜萎缩(萎缩型 AMD)、浆液性渗出型视网膜神经上皮和(或)色素上皮脱离(pigment epithelial detachment, PED)、出血和纤维瘢痕形成(渗出型 AMD)。AMD 已成为当前老年人致盲的重要疾病,是西方国家 60 岁以上人群低视力和盲的首要原因,在我国发病率也有逐渐增高的趋势。

一、流行病学

由于对早期 AMD 的定义不明确,各研究组报道的 AMD 发病率在 9.3% ~20.9% 之间。据估计 AMD 在 55 岁以上人群中的发病率为 10% ~15%,且发病率随年龄增加明显升高,随着人口老龄化的出现,AMD 患者日益增多。AMD 是西欧、北美地区和澳大利亚等国家导致老年人视力丧失的最主要原因,其发病率约为 1.63%。尽管渗出型 AMD 仅占 AMD 的 12%,但 75% ~80% AMD 患者的视力丧失源于渗出型 AMD。

(一)玻璃膜疣与 AMD 的关系

AMD 早期最显著的特征是眼底黄斑有玻璃膜疣,其面积、位置与 AMD 预后密切相关。由于黄斑部结构与功能上的特殊性,此种改变最为明显。临床研究已经证明,玻璃膜疣的存在与 RPE 萎缩(区域性萎缩)及 CNV 形成有关。在没有萎缩或渗出型临床表现时,有玻璃膜疣的病人通常视力不受影响。然而,详细询问病史可以发现视功能缺陷,比如异常的暗适应或昏暗时阅读困难,而后者在传统的视力检查中很难发现。不同类型的玻璃膜疣可以通过眼底检查、组织学和血管造影进行鉴别。Gass 曾指出黄斑病变的前期症候就是大量玻璃膜疣的存在。

大部分有双眼玻璃膜疣的患者不会由于进展性 AMD 产生严重的视功能丧失,不影响寿命。患有双眼玻璃膜疣的视力丧失危险最初是由 Gass 提出的,一项平均 4.9 年的观察显示 49 个病人中 9 个发生严重的视力丧失。Smiddy 等(1984)对 71 位病人进行观察,5 年以上累积危险率为 12.7%。Holz 等报道了严重 AMD 的累积发病率,1 年为 8.55%,2 年为 16.37%,3 年为 23.52%。这些研究表明,玻璃膜疣的大小和融合情况以及局部高色素沉积,可能为严重 AMD 病变的高危险因素。Klein 等(2002)发现,软性玻璃膜疣超过 10 年及玻璃膜疣边界不清、色素不规则的患者 AMD 发病率更高。

(二)RPE 的局部低色素和高色素

色素不规则通常与各种类型的 AMD 相关。局部高色素可能由 RPE 水平的改变导致,比如黑色素内容的增加,和(或)RPE 细胞增生或含色素的细胞迁移到视网膜下间隙或视网膜外层。这些细胞好像除了包括黑色素外还包括脂褐素，显示为较强的自发荧光，比单独的黑色素能更大程度地吸收红外线，这种差别将比预期的更大。局部高色素的出现是新生血管形成的眼部危险因素。另外，局部高色素与视网膜和新生血管结合过程相关。

二、病因

AMD 的病因并不明了，通过大量的流行病学调查、临床病例分析以及各种动物实验的研究，发现其发病可能与遗传、先天性缺损、光的慢性损害、营养不良（dystrophy）、中毒、药物作用、免疫异常以及呼吸系统疾病和某些其他原先存在的眼病有关，甚至与手握力的减退以及身高较高有一定的关系。

（一）个体因素

1. 年龄　AMD 多发生于 45 岁以上，年龄越大发病率越高。Kahn 报道，52 ~ 64 岁人群的发病率为 1.7%，而 65 ~ 74 岁者为 14.4%，75 ~ 85 岁人群的发病率高达 44.4%。据 Coster 统计，英国 AMD 的发病率 64 岁以下人群为 7.0%，而 65 ~ 74 岁人群为 24.0%，75 以上人群为 44.0%。1985 年我国湖南省流行性病学调查结果表明，45 ~ 49 岁的患病率为 3.16%，50 ~ 59 岁的患病率为 12.22%，60 ~ 69 岁的患病率为 20.45%，70 岁以上的患病率为 34.11%。国内吴乐正 1987 年统计汉族 312 人，总发病率为 6.41%，其中 50 ~ 59 岁者为 5.79%，60 ~ 69 岁者为 5.28%，70 岁以上者为 15%。最近一项对 70 岁以上人口的流行病学调查表明，AMD 检出率为 41%，其中早期患者占 32%，地图状萎缩（geographic atrophy）占 4.4%，盘状变性（disciform scar）占 3.8%。AMD 的发生和进展与年龄密切相关，与 43 ~ 53 岁人群相比，75 岁以上人群 5 年内发生早期 AMD 的概率高出 10 倍，出现直径 250μm 玻璃膜疣的概率高 40 倍。

2. 性别　大多数研究结果表明男女发病率无明显差异，但也有研究报道 AMD 以女性略多，按年龄调整之后，75 岁或 75 岁以上女性比同年龄男性患早期 AMD 的发生率高 2.2%。

3. 种族　一般认为白种人的发病率高于黑种人，可能与白色人种的脉络膜及 RPE 细胞的色素含量少，对光线的吸收较差，致使大量光线照射视网膜感光细胞而引起损伤有关。

4. 吸烟　支持吸烟与 AMD 相关的主要证据包括：①去除年龄因素后，吸烟者发生干性和湿性 AMD 的机会分别是不吸烟者的 2.54 倍和 4.55 倍；②吸烟者发生 AMD 的时间可提前 5 ~ 10 年；③吸烟者更易发生大的玻璃膜疣或地图样萎缩，CNV 经激光光凝后复发率更高。吸烟可能降低脉络膜血流，降低血中抗氧化剂水平，使 RPE 解毒途径发生异常，从而影响 AMD 的发生率。Patton 等证明烟草有害成分之一苯并砒在 RPE 细胞内被代谢为二醇环氧化苯并砒，后者可与细胞 DNA 共价结合，改变体外培养 RPE 细胞的生长速度，提示吸烟可能破坏 RPE 细胞的遗传物质。

（二）眼部因素

1. 虹膜颜色　有学者对 AMD 与虹膜颜色进行研究，发现蓝色或中间色（棕色、灰色、绿色和黄色的混合色）的虹膜颜色有助于防止 AMD 的发生。眼的黑色素对 AMD 的发生可能有保护作用。

2. 与老年性白内障的关系　AMD 与老年性白内障的关系尚不清楚，Sperduto 和 Gibson 等认为两者无相关性。但吴氏等观察到，AMD 多伴有老年性白内障。近年来研究表明，晶状体混浊可阻挡视网膜的慢性光损害，使 AMD 发病率降低。在一些病例对照研究中，发现患有核性晶状体混浊的病人发生黄斑损害的危险性降低。Hoeve 调查了 1 336 例 60 岁以上的病例，晶状体混浊而无 AMD 者的百分率比有 AMD 者高 1 倍，证实了混浊的晶状体对视网膜有一定的保护作用。有研究认为，术前存在早期 AMD，术后 2/3 患者视力提高，对手术表示满意。另一方面，Beaver Dam 研究表明，接受白内障手术者 5 年后比有晶状体眼者更有可能出现病变进展，因为术后眼底可能遭受到炎症或光损伤。作者等对伴有早期老年性白内障的 AMD 进行了视功能研究，表明伴有早期老年性白内障的患者视功能损害较轻。因此，AMD 与老年性白内障的关系尚须进一步研究。

3. 与屈光不正的关系　文献报道远视眼较易患 AMD，Hyman 等、Maltzman 等和 Delaney 等的三组调查均认为远视眼与 AMD 有关。尚未在临床上发现高度近视眼发生 AMD。

4. 与巩膜硬度的关系　巩膜硬度增加,引起涡状静脉回流不畅,从而引起脉络膜血管扩张或脉络膜血管管壁压力增加,导致脉络膜渗出。

5. 双眼发病的危险性　AMD 多为双眼发病,一眼患病人群中,每年约有 12% ~15% 对侧眼发病,即单眼患者 5 年内约有 60% ~75% 对侧眼发生 AMD。Strahlman 等报道,黄斑部损害发展的累积危险 1 年为 4%,2 年为 10%,3 年为 17%。Gass 等报道,91 例一眼渗出型黄斑病变对侧眼玻璃膜疣者中,3.7 年有 31 例(34%)发生渗出型病变。Roy 等报道,41 例渗出型或重度萎缩型病变,4 年内累及对侧眼危险率为 23%。Smiddy 等指出,双眼玻璃膜疣患者 5 年一眼发生渗出型病变的危险率为 14.5%, 发生 CNV 的危险率是 9.6%。

(三)全身因素

AMD 与肺部感染及高血压、动脉硬化等心血管系统疾病的关系尚不明了,但可能与某些慢性高血压性血管病有关。Delaney 和 Oates 报道,与正常对照组相比,AMD 患者使用较多降血压药。Hyman 等报道 AMD 与动脉硬化、卒中及缺血性脑病有关。

(四)环境与饮食因素

1. 光损伤　长期反复光照后,黄斑部对光损伤的易感性增加。Hyman 等发现,美国长期在室外工作的水手黄斑色素变化较部分时间出海的水手多见。动物实验已证明,太阳辐射、可见光均能引起 AMD 或类似的病理改变。Taylor 等报道可见光, 尤其波长为 400 ~500nm 的蓝光,基于其可能的光毒性作用,可能是 AMD 的危险因素。

2. 饮食因素　实验研究提示,维生素 A 含量高的饮食可能增加视网膜的光毒性;而补充维生素 C、维生素 E 和胡萝卜素可增加视网膜对自由基(free radical)的防护作用,限制视细胞因太阳辐射致光动力学的分子损伤作用,从而减轻光对视网膜的损伤程度。氧分压可能在 AMD 的病因中起重要作用。光诱导过氧化物形成能够损伤光感受器外节,抗氧化物可能阻止这一损害。老年人常缺乏抗坏血酸和维生素 E 等抗氧化物,增大光损伤的可能性。视网膜和黄斑部可能由于多不饱和脂肪酸含量高,易于发生脂质过氧化而造成氧化损伤。一项研究证实抗坏血酸能阻止鼠视网膜氧化损伤,暴露于同等量的光,喂维生素 C 的鼠比对照组视网膜损伤轻得多。在 POLA 研究中,AMD 和血浆中的维生素 E 水平呈负相关,与血浆坏血酸水平没有关联。抗氧化物在预防新生血管性 AMD 中是否起作用还需要进一步评估。

胡萝卜素和视黄醇功效试验研究(CAREY)发现吸烟和被给予 β-胡萝卜素及视黄醇的个体发展为肺癌的概率为 28%,比给予安慰剂高。Finland 等进行的实验也提示给予 β-胡萝卜素的病人肺癌和心血管疾病的死亡率增加。这些研究没有考虑 AMD,但提示吸烟的 AMD 病人摄入大量维生素有可能出现副作用。最近,饮食中摄入芦丁和锌的重要性得到高度重视。Seddon 等报道了眼病病例对照研究(EDCCS)的进一步结果,高剂量饮食摄入胡萝卜素,尤其深绿色叶子的蔬菜,发生 AMD 的风险降低 43%。近来有学者分析哪些水果和蔬菜含有芦丁和(或)锌,希望通过食物供给胡萝卜素。

(五)遗传因素

AMD 的确切遗传方式还无定论,但已知阳性家族史增加其发病危险。Hyman 等报告 AMD 与母系或同胞的发病史有密切关系。Silvestri 等调查了 81 位 AMD 患者的子女,其中 20 位患 AMD,而 78 位对照子女中仅发现 1 名 AMD 患者。于健报道一长期分散居住于不同国家、不同的地理和生活环境的华裔家族 7 姐弟中 4 人相继发生 AMD,其中 3 兄弟均患 AMD,且 2 姐弟为湿性 AMD,提示遗传因素与 AMD 发病有关。人类线粒体 DNA 是由 16 569 个碱基对组成的闭环双链分子,编码 13 种电子传递链酶复合物多肽链。mtDNA7901 ~13650 区域编码 NADH CoQ 脱氢酶、细胞色素 C 氧化酶及 ATP 合成酶的亚单位。mtDNA 缺失可影响电子传递链的表达与活性,其氧化磷酸化缺陷与线粒体 DNA 突变相关。有氧氧化过程中,伴有大量氧自由基的产生,线粒体内过氧化氢酶、过氧化物酶及超氧化物歧化酶的活性降低,可损伤线粒体与核 DNA,并影响电子传递链酶复合物活性,降低氧化磷酸化功能。于健等对 AMD 患者线粒体基因及表达产物的研究发现, AMD 发病可能与线粒体基因及表达产物有关,其中湿性 AMD 可能涉及机体线粒体基因突变和组织氧化磷酸化改变。

(六)发病率

据文献统计每年可能有超过 16 000 例因患 AMD 而致盲的新病例, 约有数十万计人口受累。

三、发病机制

现大多数人认为 AMD 可能是多种原因复合作用的结果,目前有不同的假说,包括:①氧化刺激学说,许多年龄相关性病理变化均与活性氧中间物(reactive oxygen intermediates,ROI)的积累有关,如过氧化氢、单态氧、超氧负离子、氢氧基团等;②老龄化学说,Bruch 膜在维持视网膜营养动态平衡中起重要作用,随年龄增长,Bruch 膜内脂类含量增加且逐渐影响 Bruch 膜的导水功能;③炎症免疫学说和血管生成学说。

(一)感光细胞的退行性变

AMD 的原发病变位于 RPE 细胞,可能因随年龄增长其分子退化。视力损害系由于细胞变性引起视细胞死亡所致。

(二)代谢失调

RPE 细胞生理性吞噬视网膜感光细胞外节盘膜,消化后残余物(residual bodies)不断从细胞内排泄至 Bruch 膜处堆积起来,形成脂褐素及玻璃膜疣状物(玻璃膜疣),Bruch 膜及 RPE 细胞发生变性,RPE 细胞的基底膜及 Bruch 膜内胶原纤维层增厚,弹力纤维层断裂,妨碍液体和代谢物交换,减弱 RPE 细胞与 Bruch 膜的黏附,刺激 CNV 侵入视网膜下,致使进一步破坏,导致光感受细胞死亡。Joshua Dunaief 研究显示在 AMD 的尸检标本中黄斑区 RPE 和 Bruch 膜中存在异常的铁离子积聚, 部分以螯合铁的形式存在,铁离子转移基因血浆铜蓝蛋白和 Hephaestin 缺陷的基因工程小鼠会发生 RPE 铁超载和 AMD 的视网膜特征性改变。RPE 内铁超载可能会通过 Fenton 反应促进氧化应激,引起 RPE 的损伤。因此,他们认为视网膜中升高的铁离子浓度可能是 AMD 发病机制中的一个因素。

(三)循环障碍

由于黄斑中央部脉络膜毛细血管硬化或阻塞, 造成脉络膜微循环障碍,致使 Bruch 膜变性和光感受器盘膜损伤。

(四)慢性光损伤

光的毒害作用表现为两个方面:其一是 RPE 基底膜增生,Bruch 膜与 RPE 之间形成一些梭形斑,使 CNV 长入;其二是刺激视网膜产生过氧化基。感光细胞外段对此物质特别敏感,从而产生类脂性过氧化反应,使感光细胞外段受损。感光细胞的逐渐减少是黄斑老年性改变的特征之一。研究表明,AMD 与机体氧化磷酸化功能衰退有关,表现为电子传递链(electronansportchain,ETC)酶复合物活性降低,组织 ATP 生成减少和代谢异常。于健检测 AMD 患者部分 ETC 酶复合物活性,分析 AMD 患者机体氧化磷酸化功能,实验结果提示湿性 AMD 患者细胞色素 C 氧化酶活性较干性 AMD 组和健康老年对照组降低,湿性 AMD 患者表现为视网膜出现低氧、脂质渗出、新生血管膜形成和出血,可能与组织细胞氧化磷酸化功能降低有关,其原因可能是自由基损伤和线粒体基因突变。

(五)慢性非特异性炎症性病变

研究表明,AMD 可能是一种与免疫相关的慢性非特异性炎症性病变。Penfold 等对 65 只具有 AMD 病变特征的尸眼研究发现,萎缩病变、盘状病变以及 AMD 中期病变的病理组织切片均可见到大量的巨噬细胞、淋巴细胞、浆细胞和免疫活性细胞,细胞数明显多于正常组,与病变程度呈正相关关系,且与有无渗出型改变无明显关系。Grossniklaus 等对 16 例 AMD 患者手术摘除的 16 个视网膜下 CNV 标本进行鉴定,证实 CNV 中含有巨噬细胞、红细胞、浆细胞、纤维细胞、肌纤维母细胞、淋巴细胞以及 RPE 细胞、感光细胞、基底层状沉着和 Bruch 膜碎片等,特殊染色还发现其细胞外基质含有Ⅱ型、Ⅲ型和Ⅴ型胶原蛋白以及纤维连结蛋白、基底膜黏蛋白、硫酸蛋白多糖和脂质等类似于肉芽组织的成分。同时发现几乎所有的玻璃膜疣内都含有 IgM 和 IgG。因此,Grossniklaus 认为 CNV 可能是 AMD 病人对某种刺激的一种非特异性局限性定型损伤的修复反应,但可能是多因素的。

(六)免疫反应

研究发现 AMD 的发病机制与抗视网膜抗体及免疫因素有关。Penfold 等发现 AMD 伴 RPE 损害的患者免疫球蛋白、α 球蛋白水平显著异常,使用单克隆抗神经胶质纤维酸性蛋白(GFAP)抗体标记技术,发现视网膜星形(胶质)细胞被显著标记,认为抗星形(胶质)细胞抗体的形成可能是 AMD 的早期病理特征。Gurne 等用免疫印迹法测定 30 例 AMD 患者的血清,发现 14 例存在与正常人视网膜分子量为 58 ~62ku 的双体蛋白起阳性反应的抗体,采用间接免疫荧光法证实免疫反应位于光感受器外节。这些抗体能通过及破坏血 - 视网膜屏障,引起视网膜血管通透性增加、RPE 继发性紊乱及视网膜光感受器细胞变性。另外,还有许多学者发现 AMD 标本中有多种免疫炎症细胞,如巨噬细胞、淋巴细胞和浆细胞。有学者认为,单眼 AMD 患者对侧眼黄斑发生变性改变可能与自身免疫有关。Penfold 认为单眼 AMD 产生的视网膜抗体可促进对侧眼的黄斑变性。Dr Ambati 对基因是 Ccl-2-/-和 Ccr-2-/-的小鼠进行眼底血管造影、超微结构、流式细胞仪和生物化学检查,以揭示动物发生 AMD 的一些主要特征。9 ~ 10 个月后 RPE 层下出现类似玻璃膜疣的黄白色斑点,杂合子小鼠相对于同种属的纯合子小鼠病理改变的出现延迟几个月。12 ~15 个月后视网膜下出现与人类 AMD 地图样萎缩斑相应的白色斑纹,超微结构显示光感受器外节变性。再年老一些的小鼠则出现 Bruch 膜的异常,这与 CNV 的形成相一致。Dr Ambati 认为在玻璃膜疣内和其周围出现的补体成分,为 IgG 和多种其他炎症递质所致。

(七)血管形成

血管形成(angiogenesis)是由已存在的血管系统和体循环中内皮前体细胞形成新血管的过程,包括毛细血管和小静脉芽的形成。血管形成是一个复杂的过程,包括触发血管形成开关、血管形成刺激因子对血管内皮细胞的刺激、内皮细胞增殖和移行、内皮细胞基底膜的蛋白降解及断裂、周边部细胞外基质(extracellular matrix, ECM)的侵入和蛋白降解、血管管腔形成、管腔周围周细胞或平滑肌细胞的补充和新基底膜的形成,最终关闭新形成的动静脉环路。最新研究表明在血管形成刺激因子和血管形成抑制因子之间存在一种平衡,在病理条件下(如低氧、氧化损伤)血管形成抑制因子减少,这种平衡移向血管形成时就打开血管形成开关,导致新生血管的形成。

1. 生长因子和血管形成　新生血管的形成是一个极其复杂的过程,其中内皮细胞的增生、迁移在血管形成过程中起主导作用,而内皮细胞的功能和状态受多种生长因子及其受体调控,此外,细胞外基质的降解是内皮细胞迁移的前提条件。参与新生血管形成的细胞因子有 2 类,即血管形成刺激因子和血管形成抑制因子,前者包括血管内皮生长因子(vascular endothelial growth factor, VEGF)家族、成纤维细胞生长因子(fibroblast growth factor, FGF)、血小板衍生的内皮细胞生长因子(platelet derived growth factor, PDGF)、表皮细胞生长因子(epithelial growth factor, EGF)、促血管生成素(angiopoietin)、转化生长因子 β(transforming growth factorβ, TGF-β)、肿瘤坏死因子(tumor necrosis factor, TNF)等,后者包括血管抑素(angiostatin)、内皮抑素(endostatin)、血小板因子 -4(platelet factor 4, PF-4)等。

VEGF 家族包括胎盘源性生长因子(placenta derived growth factor, PLGF)、VEGF A、VEGF B、VEGF C、VEGF D 和 VEGF E,其中 PLGF 在病理性血管形成中发挥重要作用,并可作为 VEGF A 的增强子。VEGF 通过表达于内皮细胞上的三种特异性酪氨酸激酶受体,即 VEGFR-1、VEGFR-2(KDR 或 Flk-1)和 VEGFR-3

(Flt-3)促进内皮细胞有丝分裂和调节血管通透性,并对血管内皮细胞、血管平滑肌细胞具有趋化作用。VEGF 和 VEGF 受体表达因低氧和高密度脂蛋白而上调,相反,因全身动脉硬化、高胆固醇血症、糖尿病和年龄增加而下调。研究发现 VEGF 在外科手术取出的 CNV 膜中的成纤维细胞、巨噬细胞和 RPE 细胞上表达,说明 VEGF 参与晚期 AMD 患者 CNV 的形成。

此外,色素上皮源性生长因子(pigment epithelium derived growth factor, PEDF)是位于视网膜下腔 VEGF 的天然拮抗剂,有学者提出 VEGF 与 PEDF 之间平衡的破坏是导致 AMD 患者 CNV 形成的机制。碱性成纤维细胞生长因子(basic fibroblast growth factor, bFGF)和 PDGF 也可刺激内皮细胞增生。在手术切除的 CNV 和培养的 RPE 细胞中均可检测到 bFGF,PDGF 还参与血管稳定和成熟过程中周细胞和平滑肌细胞的更新和补充。总之,这些因子协同作用,以一种相互补充、相互协作的方式来形成有功能的血管。

2. ECM 与血管形成　ECM 为新形成的血管提供周围环境,在新生血管形成过程中降解、重组,即由包含Ⅳ型胶原、层粘连蛋白、肝硫酸蛋白多糖、巢蛋白和纤维连接蛋白的成熟状态转变为由玻璃结合蛋白、纤维连接蛋白、纤维蛋白、骨桥接素、纤维蛋白原和Ⅰ型胶原组成的暂时基质,以适应新生血管的形成。当新生血管不再增殖并伴有周细胞包绕和内皮细胞基底膜形成后,ECM 恢复为成熟状态。细胞外蛋白水解被认为是血管发生过程中正或负调节剂的平衡标准,蛋白水解平衡的存在可使局部 ECM 在细胞浸润和毛细血管发生过程中降解,同时保护 ECM 免受不必要的破坏。基质金属蛋白酶系统、纤溶酶原系统和凝血系统在 ECM 蛋白水解过程中起决定作用。

(1)基质金属蛋白酶(matrix metalloproteinase,MMP)系统　MMP 家族可根据结构分为 2 类,即分泌型 MMPs 和膜型 MMPs(MT-MMP),二者可破坏大多数细胞外基质蛋白、溶解纤维蛋白、传送细胞和形成管道,故 MMPs 被认为参与损伤愈合、关节炎、肿瘤浸润、转移和血管形成。分泌型 MMPs 包括 20 多种,可分为胶原酶、明胶酶和基质降解酶三类。因明胶酶 MMP-2 和 MMP-9 可破坏基底膜成分如Ⅳ型胶原,所以以往有关 CNV 的研究主要集中在这两种蛋白酶上。目前,已发现 5 种膜型 MMPs, MT-MMP 在细胞内分泌通道中激活,可直接作用于细胞外基质蛋白。MMPs 以一种独立于纤维蛋白溶酶原系统的内皮细胞特异性方式,在富含纤维蛋白组织中的新生血管形成过程中起重要作用。

(2)纤溶酶原系统　纤溶酶原系统包括组织型纤维蛋白溶酶原激活剂(tissue type plasminogen activator, tPA)、尿激酶型纤维蛋白溶酶原激活剂(urokinase type plasminogen activator, uPA)和纤维蛋白溶酶原。纤溶酶原系统通过将纤维蛋白溶酶原转变为纤维蛋白溶酶,参与纤维蛋白水解、ECM 降解和 MMP 酶原活化。tPA 和 uPA 的主要生理抑制剂是 1 型纤溶酶原激活剂抑制物(plasminogen activator inhibitor type-1, PAI-1), PAI-1 可阻止 ECM 的过度降解并调控细胞的黏附和迁移,是血管形成所必需的。

(3)凝血系统　来自凝血系统的组织因子(tissue factor, TF)可促进纤维蛋白的合成、诱导 VEGF 释放,TF 还参与炎症和免疫反应、胚胎生长、肿瘤转移、平滑肌细胞的迁移、损伤愈合和肿瘤形成。TF 缺陷致周细胞和平滑肌细胞的补充发生障碍,此外,TF 诱发的凝血系统可产生一种富含纤维蛋白的支架,后者对于新生血管形成过程中的细胞迁移有重要作用。蛋白水解是细胞迁移、血管形成所必需的,蛋白酶的调控在血管重建和成熟过程中也是非常重要的。来自不同蛋白水解酶系统的多种蛋白水解酶共存,并在血管形成过程中协同作用。

3. 血管重建与成熟　血管重建包括修剪侧支、管腔增大并分支。在重建过程中,周细胞或平滑肌细胞在 PDGF、促血管生成素 1(angiopoietin-1,Ang-1)和转化生长因子 β(transforming growth factorβ, TGF-β)等因子的刺激下包绕已形成管腔的内皮细胞,后者与管壁支持细胞(周细胞或平滑肌细胞)和细胞外基质紧密结合,形成成熟、稳定、无血液成分渗漏的血管。但是,这种不健全的血管组织在 VEGF 和 Ang-2 的持续刺激下,内皮细胞可继续分裂、增殖、血管芽生进一步分支形成不成熟的下一级血管;一旦局部缺乏这类血管形成刺激因子,这种不健全的血管网则趋于退化和凋亡。Ang-1 由间充质细胞分泌,具有稳定血管组织的作用。促血管生成素 2(Ang-2)是酪氨酸激酶受体(tyrosine kinase receptor)Tie-2 的生理拮抗剂,Ang-2 可阻断 Ang-1 的作用,促内皮细胞向不稳定状态转化,二者在血管重建中发挥重要作用。

(八)CNV 发病机制

1. 氧自由基损伤　RPE 和视网膜神经上皮是需能相当高的组织,其氧消耗亦高于其他组织,其中黄斑区视网膜氧耗明显高于周边部视网膜。随着年龄的增加，细胞氧化压力增加而抗氧化能力下降，已证实氧化损伤是衰老的机制之一，因此，氧化损伤与 AMD 的发病相关。氧化损伤的主要靶器官是线粒体。氧化过程中产生的单线态氧、过氧化氢及羟基等一系列自由基可作用于感光细胞盘膜、线粒体及内质网膜的多价不饱和脂肪酸，使其发生过氧化反应，导致感光细胞外节解体、内节线粒体肿胀变性，呼吸链生理功能降低。这种因自由基损伤而解体的感光细胞外节含有大量过氧化脂质，被 RPE 细胞吞噬后不易被消化，过氧化脂质以荧光脂褐素的形式存留于 RPE 细胞中。

此外，过氧化脂质也可沉积于 Bruch 膜的内胶原纤维层（特别是在黄斑区），形成的基底膜沉着临床表现为大的玻璃膜疣（即软性玻璃膜疣），导致脉络膜灌注下降（FFA 显示 AMD 患者脉络膜充盈迟缓），同时妨碍脉络膜毛细血管和 RPE 之间的分子运输，从而导致代谢产物和玻璃膜疣的进一步积聚、Bruch 膜增厚及断裂、血管形成刺激因子的释放和内皮细胞的增生，最终导致 CNV 形成。

2. 炎症与免疫反应　近年来研究发现巨噬细胞、肥大细胞和树突状细胞在 AMD 患者 Bruch 膜和 CNV 处出现异常聚集，推测 AMD 的发病类似于其他与年龄相关的变性疾病如动脉硬化，是一种由于细胞损伤所引发的慢性局部炎症反应过程。与大多数炎症性疾病一样，补体系统、细胞因子和化学趋化因子（如单核细胞趋化蛋白 MCP-1 和 VEGF）、凝血/纤溶系统以及自身免疫系统的一些炎症亚系统参与这一过程。此外，许多证据表明循环免疫复合物也参与 AMD 的发生。

RPE 细胞可通过产生细胞因子和化学趋化因子来调节多种眼后节炎症，RPE 可通过白细胞介素-8（interleukin-8，IL-8）激活中性粒细胞、淋巴细胞和嗜酸细胞，调节血管发生；还可通过 MCP-1 促使单个核细胞和巨噬细胞浸润到组织中。RPE 还可释放 VEGF 等细胞因子，促进血管内皮细胞分裂、增加血管通透性，刺激 CNV 的生长。

3. 黄斑色素与抗氧化剂缺乏　黄斑区含有多量的叶黄素、玉米黄质和番茄红素，这些色素主要分布于 Henle 纤维层。Henle 纤维中的胡萝卜素可吸收蓝光，保护视网膜免受蓝光和紫外光的损伤；胡萝卜素还具有清除氧自由基的作用，视网膜内 50% 胡萝卜素分布于黄斑区。RPE 细胞中的黑色素和脉络膜黑色素也具有清除氧自由基的作用，黑色素缺乏处常发生脂褐素积聚。RPE 分泌的 PEDF 也对光感受器抵抗光损伤有帮助作用，PEDF 还可抑制 CNV 的生长。此外，RPE 细胞在生理条件下产生的抗氧化剂有谷胱甘肽过氧化物酶、超氧化物歧化酶、过氧化氢酶和过氧化物酶。食物中的维生素 E 和维生素 C 也具有保护作用，维生素 E 具有防止脂肪酸氧化、减少内脂褐素积聚的作用。

4. 基因缺陷学说　基因异常所致 AMD 患者约占 30%。Weeks 等报道对基因组的研究结果提示 AMD 的致病基因很可能位于 10 号染色体，对包括基因 ABCA4、EFEMP1、RDS、ELOVL4、VMD2 和 TIMP3 等在内的 15 个候选片断的研究提示这些片断与 AMD 的发病无相关性。有人报道载脂蛋白 E 和细胞外基质蛋白 1 基因与 AMD 有关。

四、组织病理学特征

AMD 患者 Bruch 膜由于 RPE 及其基底膜之间出现沉积物而变厚，并出现透明样变性，这些改变使 Bruch 膜易发生破裂从而诱发 CNV 的形成。AMD 病变早期出现 RPE 基底膜或基底线沉着。随着年龄增加，AMD 患者 RPE 及其基底膜之间出现嗜酸性均质性物质集聚，即玻璃膜疣（drusen），多个、体积大、部分融合的软性玻璃膜疣多出现于 PED 和 CNV 之前。如脉络膜毛细血管长入 Bruch 膜内即形成 CNV（因位于 RPE 层下方，临床上称其为Ⅰ型 CNV），如 CNV 穿过 Bruch 膜进入视网膜下间隙形成视网膜下 CNV（因位于 RPE 层上方，临床上称其为Ⅱ型 CNV）；随着时间的延长，增生的脉络膜毛细血管逐渐分化为动脉和静脉。RPE 层下和（或）视网膜下可见渗出液和出血，大量出血可进入玻璃体腔。CNV 的组织学和免疫组织化学研究表明，CNV 由 RPE、炎症细胞（如巨噬细胞、淋巴细胞和浆细胞）、血管内皮细胞、胶质细胞、肌纤维母细胞、光感受器细胞和纤维细胞构成，细胞外基质包含Ⅰ型、Ⅲ型、Ⅳ型和Ⅴ型胶原，以及纤维连接蛋白、层粘连蛋白、粘多糖和脂类。血管性瘢痕组织可位于 Bruch 膜内、RPE 与 Bruch 膜之间或视网膜下；RPE 和光感受器的变性程度随着瘢痕直径和厚度的增加而增加。

五、临床分型

(一)根据临床表现分型

1. 萎缩型(atrophic type) 又称干性("dry"type AMD)或非渗出型,主要为软性玻璃膜、黄斑区色素紊乱、玻璃膜增厚和 RPE 萎缩等引起的黄斑区萎缩变性,严重者后极部出现不规则的 RPE 及脉络膜毛细血管萎缩区,即所谓的地图样萎缩(geographic atrophy),或出现 PED 或 RPE 撕裂。

2. 渗出型(exudative type) 也称湿性 AMD("wet"type AMD)或新生血管性 AMD(neovascular AMD)。渗出型 AMD,主要为 Bruch 膜破坏、脉络膜毛细血管侵入视网膜下形成新生血管,导致视网膜或(及)有浆液或(及)出血性的盘状脱离,最终成为机化瘢痕。有人观察发现,萎缩型亦可转变为渗出型。非渗出型或干性黄斑病变是 AMD 最普遍的形式,占所有病例的 80% ~90%。玻璃膜疣由于覆盖其上的 RPE 萎缩,构成了非渗出型 AMD。没有视网膜下出血;视网膜下液体和硬性渗出。CNV 预示渗出型黄斑变性发生,临床上视网膜下液体、视网膜下出血、硬性渗出、不规则 PED 或视网膜下灰绿色损害与渗出型 AMD 有关。FFA 将描绘确切位置(中央凹下、中央凹旁或中央凹外)、大小和渗漏的 CNV 膜。

1986 年我国眼科学会眼底病学组制定了《老年性黄斑变性临床诊断标准》,如表 3-1-1。

表 3-1-1 老年性黄斑变性临床诊断标准

	萎缩型(干性)	渗出型(湿性)
年　龄	多为 45 岁以上	多为 45 岁以上
眼　别	双眼发生	双眼先后发生
视　力	下降缓慢	下降较急
眼底表现	早期:黄斑区色素脱失,中心反射不清或消失,多为散在玻璃膜疣	早期:黄斑区色素脱失,中心反射不清或消失,玻璃膜疣常有融合
		中期:黄斑区出现浆液性或出血性盘状脱离,重者出现视网膜下血肿、视网膜内出血及玻璃体出血
	晚期:病变加重,可有金箔样外观,地图状色素上皮萎缩,囊样变性或板层裂孔	晚期:瘢痕形成
荧光血管造影	黄斑区有透见荧光或弱荧光,无荧光素渗漏	黄斑区有 CNV,荧光素渗漏,出血病例有遮蔽荧光

注:1. 有早期眼底改变但视力正常,为可疑患者,应定期观察。
2. 注意病史,排除其他黄斑病变。
3. 视力下降者应排除屈光不正和屈光间质混浊。

(二)根据 AMD 的病变严重程度分类

国际年龄相关性黄斑变性流行病学研究组 1995 年根据病变的严重程度对 AMD 进行分类。

1. 早期年龄相关性黄斑病变(early age-related maculopathy) 眼底见软性玻璃膜疣(较大,≥63μm)和(或)色素增殖区(硬性玻璃膜疣周围的色素增殖除外)及与玻璃膜疣相关的色素脱失区,但无脉络膜血管暴露。并不考虑视力状况,如只有小的硬性玻璃膜疣和色素变动,不诊断为早期 AMD。

2. 晚期年龄相关性黄斑病变(late or advanced AMD) 眼底可见地图样萎缩或由于新生血管样病变形成所致的眼底出血、渗出及纤维血管膜形成,视力严重受损。

六、临床表现

(一)自觉症状

患者常诉中心视力减退、视物模糊或视物变形,尤其在看近时,是大部分患者的首发症状,此外还有视物变小、眼前暗点,但很多时候患者没有症状或仅有视物疲劳。萎缩型患者视力下降缓慢,甚至达数月。渗出型者视力急剧下降(数日),伴有出血者出现眼前黑影或视力障碍。

(二)眼底检查

1. 老年性黄斑变性前期(presenile macular degeneration)或早期老年性黄斑变性(early aging macular degeneration) AMD早期主要以RPE退变为主,检眼镜下可见黄斑区色素紊乱,中央凹反光消失,并有散在大小不等的黄白色玻璃膜疣(图3-1-1)。大的玻璃膜疣周围常有色素晕包绕,其分布以黄斑区为主,周边眼底也不少见。萎缩前期(preatrophic stage)以硬性玻璃膜疣为主,渗出前期(prexudative stage)以软性玻璃膜疣为主并相互融合,同时还可见到色素斑及脱色斑。用裂隙灯后部反光照明法及视网膜镜检查,可发现玻璃膜疣位于RPE下,局部RPE常变薄,甚至有色素脱失。视网膜厚度正常,可见玻璃膜疣微微隆起,其周围有暗红色光晕(灯笼现象,lantern phenomenon),提示存在浅脱离。在RPE萎缩区有时能看到从脉络膜来的新生血管。这种新生血管与脉络膜大血管相似,但更清晰而鲜红。早期萎缩(非地图样萎缩)是地图样萎缩前的阶段,可以有效地判断病变扩展速度及方向,尽管不像地图样萎缩那样定义明确,但可辨别RPE变薄区域。病变区比正常眼底背景更"粉",玻璃膜疣消退前看上去更"白"更"硬"。FFA显示弥漫性高荧光,但不如地图样萎缩强,通常伴有网状色素增生。

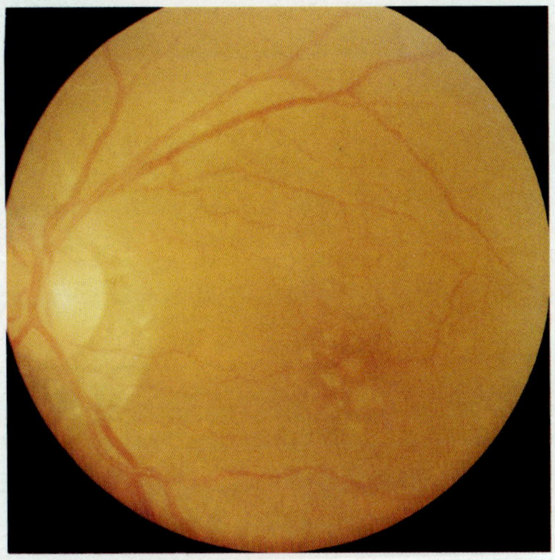

图3-1-1　左眼黄斑区及其上方可见硬性和软性玻璃膜疣及部分软性渗出

2. 萎缩型老年性黄斑变性(atropic senile macular degeneration)　本型的特点是进行性RPE萎缩,导致感光细胞变性,引起中心视力减退。患者年龄多为45岁以上,双眼同时发病,视力下降缓慢,分为两期。

(1)第一期(萎缩前期)　RPE退变为主,检眼镜下可见到黄斑色素紊乱,呈现色素脱失的浅色斑点和色素沉着小点,似椒盐状外观。中央凹反射可以消失。有的有成群的玻璃膜疣出现,多半大小不均,彼此融和,且有较大的色素颗粒(图3-1-2,图3-1-3)。损害区以中央凹为中心,渐向外延伸并消失,因此这一阶段的眼底病变边缘界限并不太清楚。眼底改变轻重与视力减退的程度往往相平行,但也有眼底改变并不严重而视力减退却很明显的病例。有的病例还伴有PED,当PED区液体吸收,留下界限清楚的RPE萎缩区。

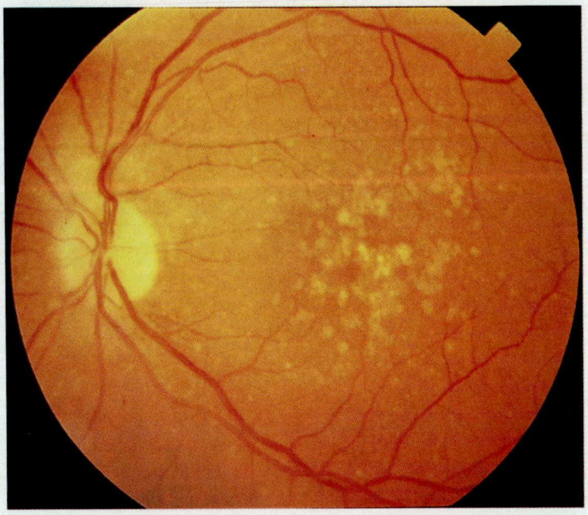

图3-1-2　萎缩型老年性黄斑变性(萎缩前期,玻璃膜疣)

(2)第二期(萎缩期)　密集融合的玻璃膜疣或大片的PED区,最后都趋于吸收萎缩,留下黄斑部的RPE萎缩区(图3-1-4)。检眼镜下呈灰绿色,其中有椒盐小点散布,或有金箔样反光(beeten bronze appearance)。

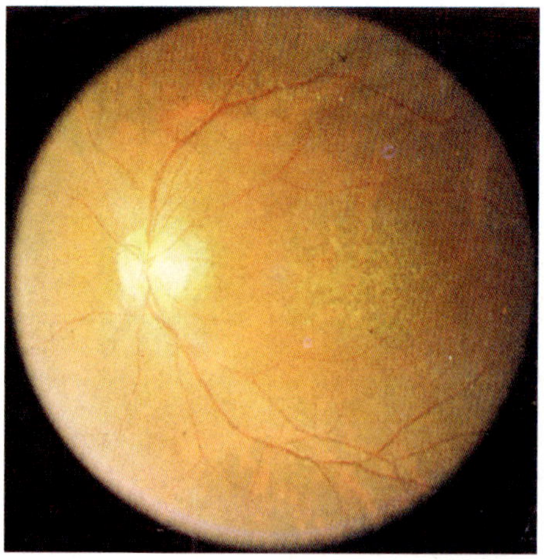

A

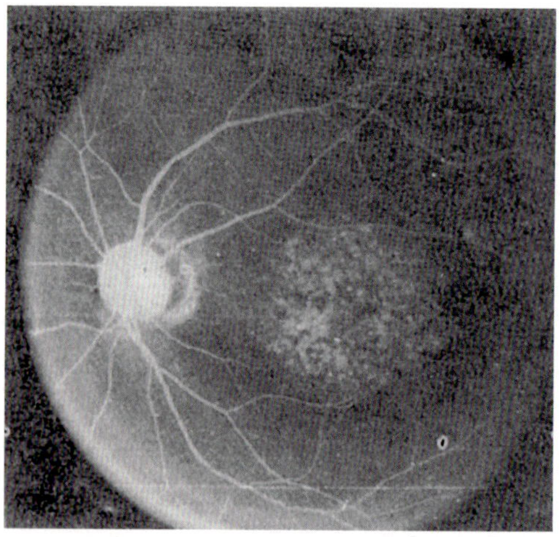

B

图 3-1-3　萎缩型老年性黄斑变性（萎缩前期）

A. 黄斑区色素紊乱，硬性玻璃膜疣。　B. 荧光血管造影，黄斑区透见荧光

FFA 示萎缩区呈强荧光，系色素脱失后背景荧光增强所致。病程持久后，萎缩区内出现脉络膜毛细血管的萎缩、闭塞，FFA 可见此处呈现弱荧光区，其中有残余的粗大脉络膜血管。此时，病人的中心视力极度下降，留下很浓的中心暗点。

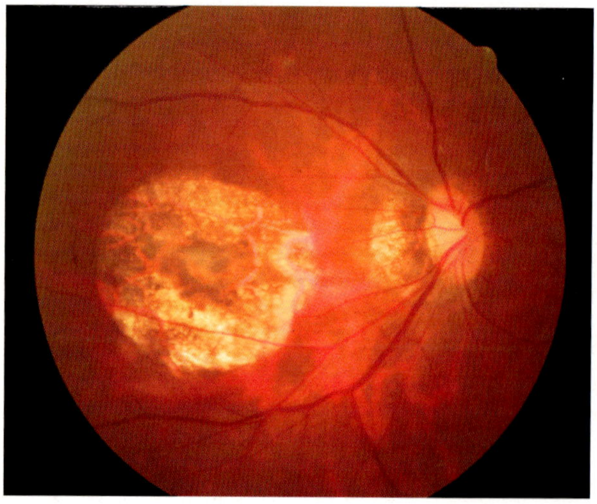

图 3-1-4　萎缩型老年性黄斑变性（萎缩期）

3. 渗出型（湿性或盘状）老年性黄斑变性（exudative senile maculardegeneration）　本型为 Kuhnt-Junius 所称的老年盘状黄斑变性，最大的特点是 RPE 下有活跃的新生血管存在，从而引起一系列的渗出、出血改变。临床上分为三期。

（1）第一期（渗出前期）　眼底改变主要是玻璃膜疣状物堆积，以软性玻璃膜疣为主。玻璃膜疣将 RPE 与玻璃膜的紧密连接分开，脉络膜的毛细血管可通过玻璃膜而进入 RPE 下。研究发现，很多老年人有玻璃膜疣，因此也有不少老年眼有 RPE 下的新生血管存在。此种 RPE 下新生血管大多数是微小而静止的，临床上查不出，荧光也不显影，只在病理上可见，Gass 称其为"隐蔽的 CNV"。这种纤细的新生血管膜血流量低，荧光素进去很少，不足以使造影照片显影，因此不易被发现。但有少数病例，RPE 下的新生血管不断增大发展，并有液体渗出或破裂出血，于是就出现了渗出型改变（图 3-1-5 至 3-1-9）。

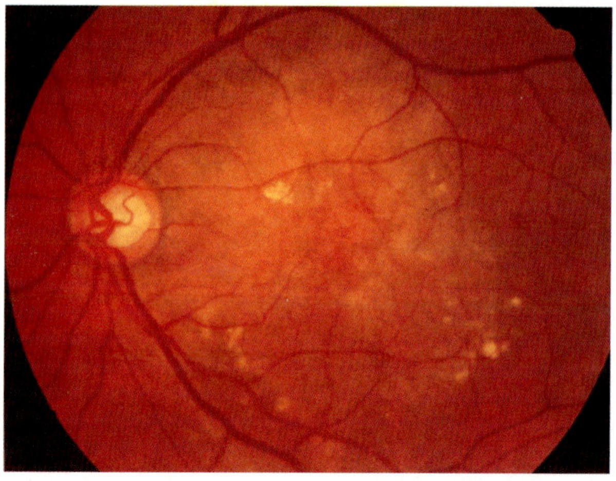

图 3-1-5　渗出型老年性黄斑变性（早期，有渗出斑，少量出血）（本图由天津市眼科医院提供）

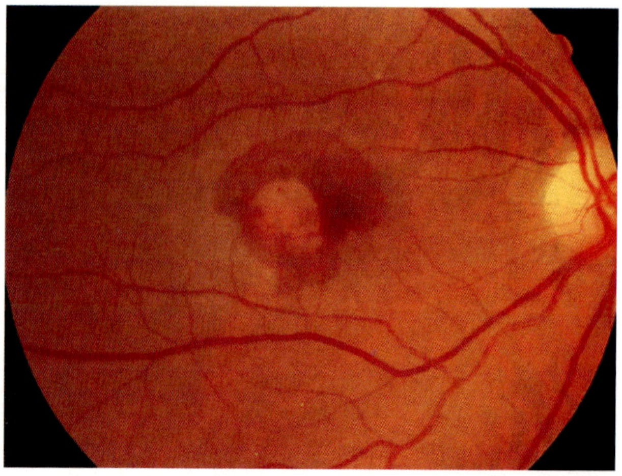

图 3-1-6　渗出型老年性黄斑变性（早期，黄斑区视网膜下类蘑菇形出血）（本图由天津市眼科医院提供）

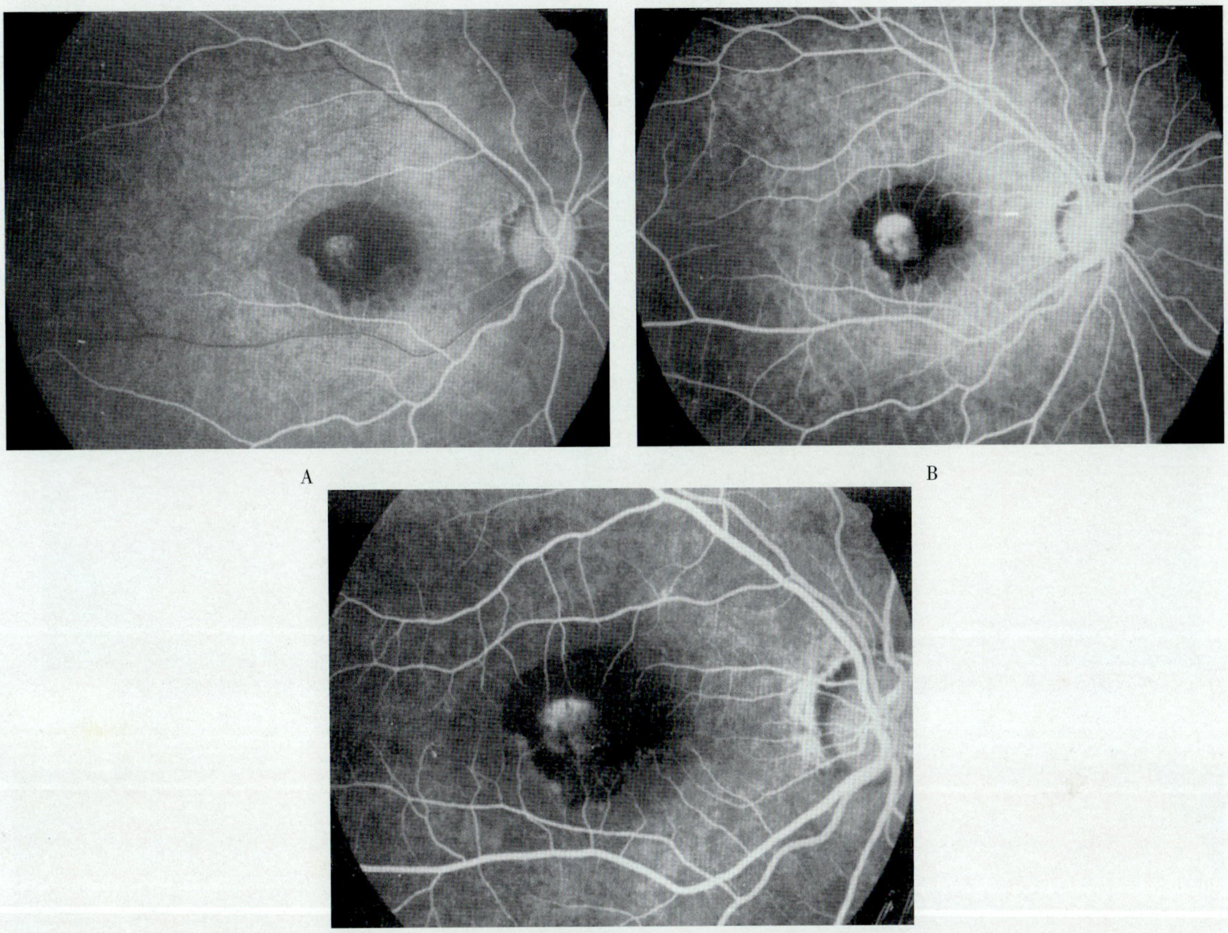

图 3-1-7 图 3-1-6 的 FFA,盘变早期

A. 黄斑盘状出血区内。 B. 静脉期初期(20s)。可见一圆形新生血管膜,已有荧光充盈。 C. 静脉期(36s,57s)。新生血管膜荧光增强,开始渗漏(本图由天津市眼科医院提供)

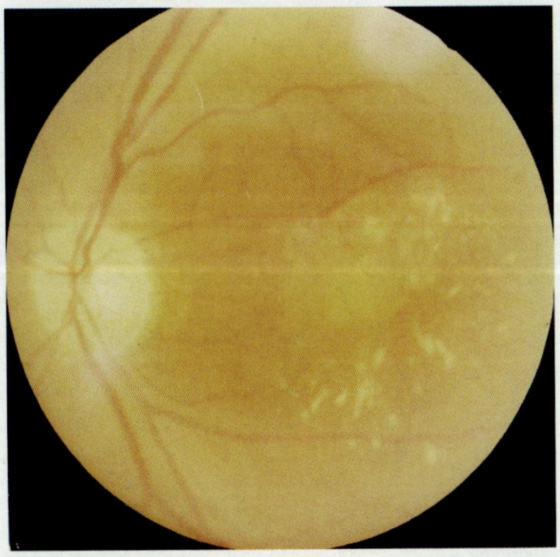

图 3-1-8 渗出型老年性黄斑变性(早期,渗出前期)

黄斑区可见软性渗出,周围见多数软性玻璃膜疣、少数硬性玻璃膜疣及硬性渗出

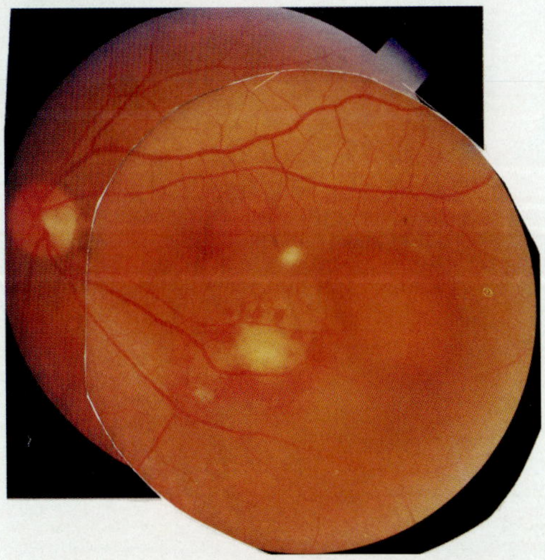

图 3-1-9 渗出型老年性黄斑变性(早期)

左眼黄斑区下方及颞侧可见灰黄色渗出物,周围绕以散在性的出血。黄斑部下方可见边界不清的软性玻璃膜疣,视力 1.0

(2)第二期(渗出期) 此期的典型症候是黄斑部由于 CNV 的大量渗出液造成 PED,液体如果进入神经上皮下则引起神经上皮下盘状脱离,故以前称为盘状黄斑变性(图 3-1-10)。造影片中早期新生血管呈

颗粒状、花边状或车轮状,以后显强荧光,并不断渗漏扩大。如 AMD 的新生血管破裂出血,则引起 RPE 下或神经上皮下的出血性脱离,出血进入神经上皮下时多呈暗红色(图 3-1-11 至图 3-1-14),时间较久则中央机化呈黄色(图 3-1-15)。黄斑脉络膜出血呈各种类型(图 3-1-16 至图 3-1-22)。严重病例,出血可进入视网膜内造成玻璃体内大量的积血,视力丧失。

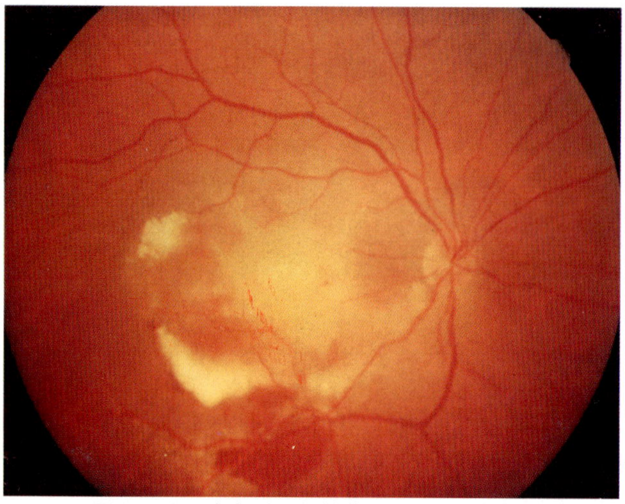

图 3-1-10　渗出型老年性黄斑变性(渗出期)

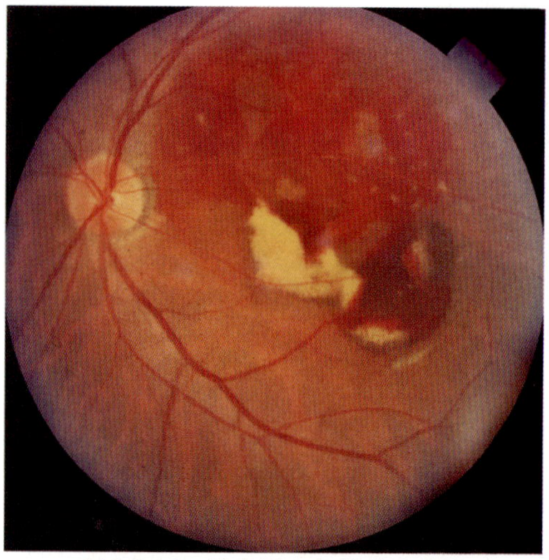

图 3-1-11　渗出型老年性黄斑变性

黄斑区视网膜下大片出血,脉络膜血肿,并有机化及新生血管膜

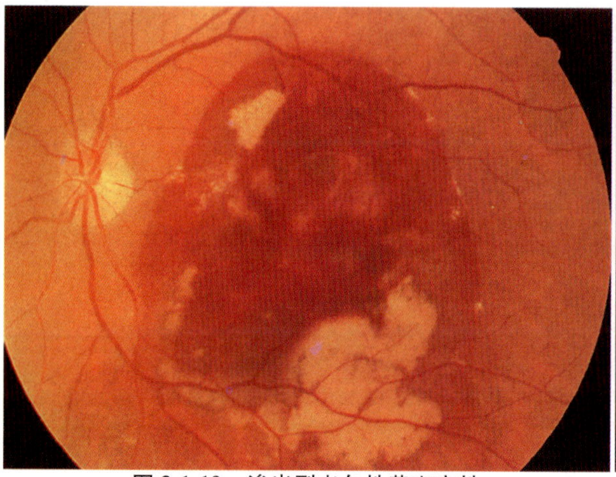

图 3-1-12　渗出型老年性黄斑变性

黄斑部大片视网膜下出血,部分吸收(本图由天津市眼科医院提供)

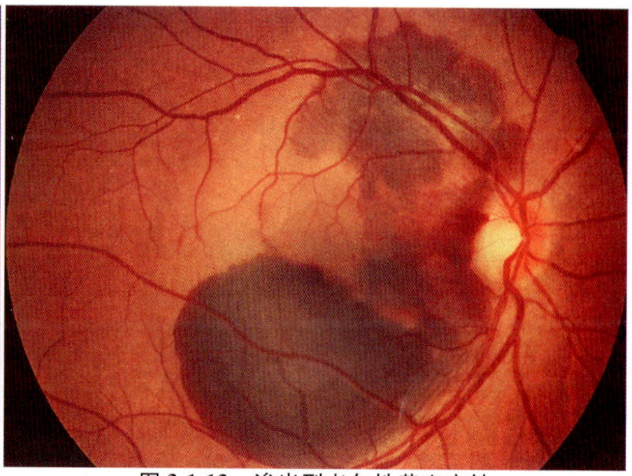

图 3-1-13　渗出型老年性黄斑变性

黄斑区大片肾形视网膜下出血,部分吸收(本图由天津市眼科医院提供)

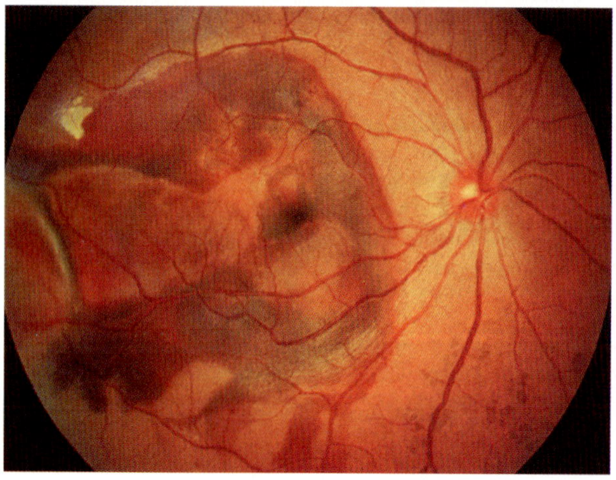

图 3-1-14　渗出型老年性黄斑变性

黄斑部大面积视网膜下出血,呈脉络膜肿物状血肿,视乳头下方已有散在出血点(本图由天津市眼科医院提供)

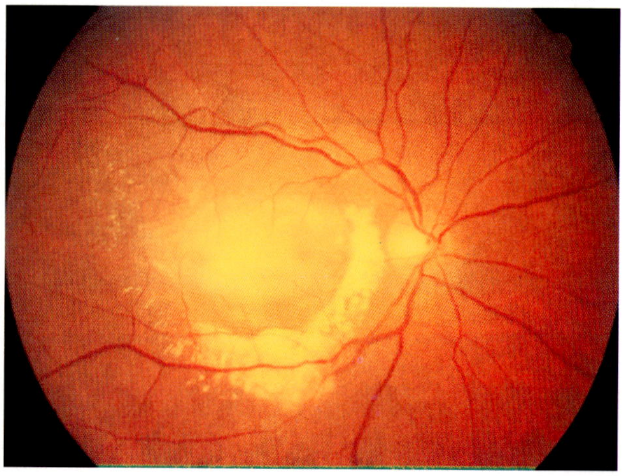

图 3-1-15　渗出型老年性黄斑变性

以黄斑为中心的大面积视网膜下肿胀,下方有弧形大片渗出(本图由天津市眼科医院提供)

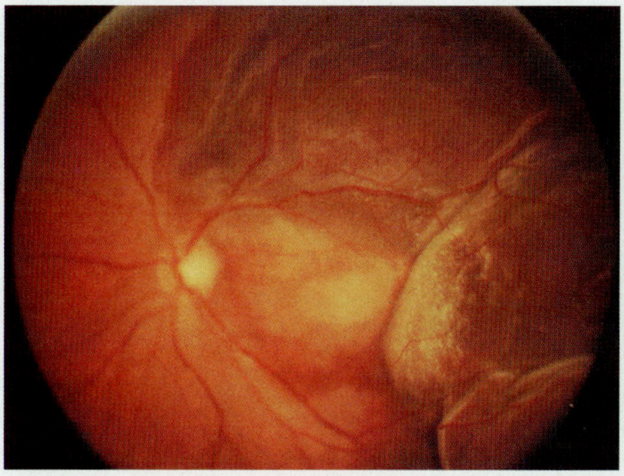

图 3-1-16　渗出型老年性黄斑变性

黄斑区肿胀，周围有出血痕，颞侧及颞下方脉络膜呈肿物状隆起，有渗出（本图由天津市眼科医院提供）

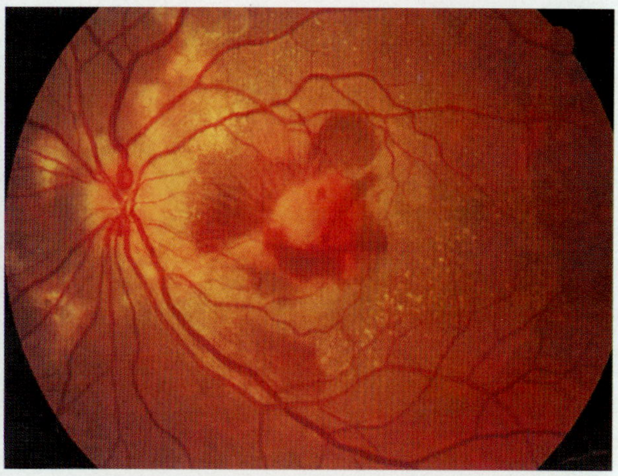

图 3-1-17　渗出型老年性黄斑变性

黄斑部视网膜下出血，视乳头外围有渗出（本图由天津市眼科医院提供）

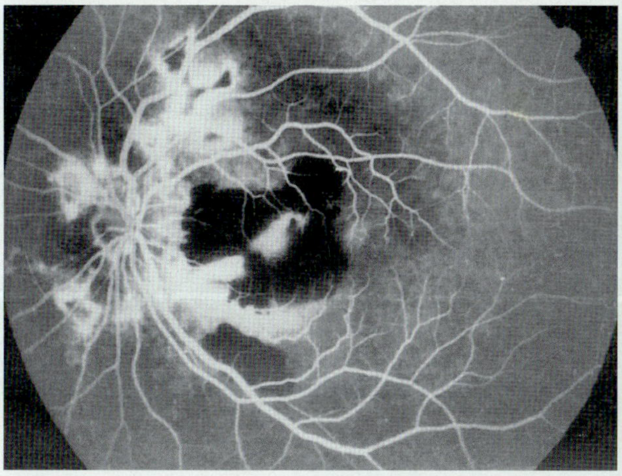

A

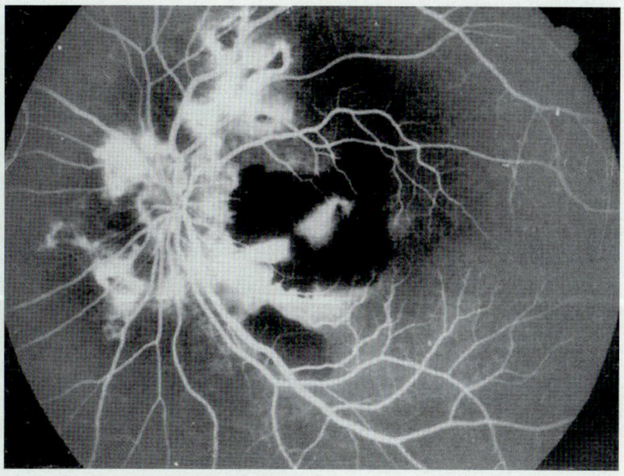

B

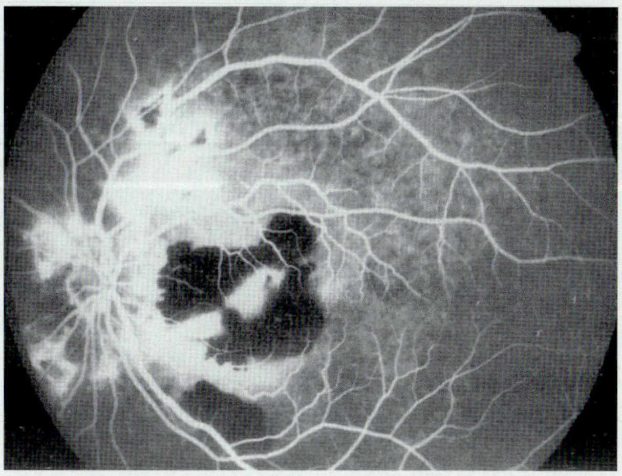

C

图 3-1-18　图 3-1-17 患眼 FFA

A. 黄斑出血区为荧光遮蔽，其中有高荧光斑。　B. 视乳头四周有放射状高荧光斑，其中有荧光遮蔽。　C. 高荧光区逐渐增强，有渗漏（本图由天津市眼科医院提供）

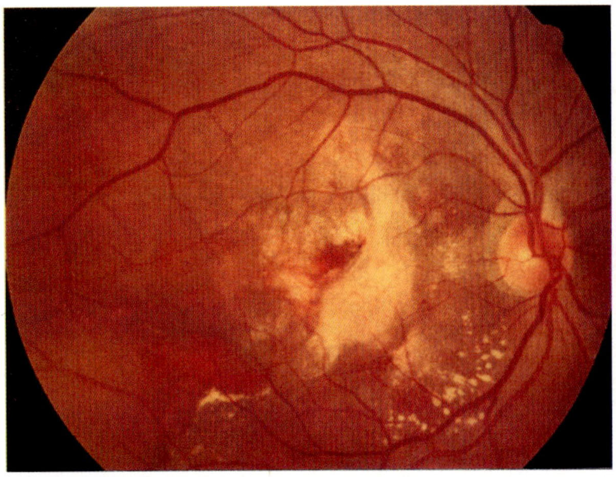

图 3-1-19　渗出型老年性黄斑变性

黄斑区视网膜下各种形状的出血和渗出(本图由天津市眼科医院提供)

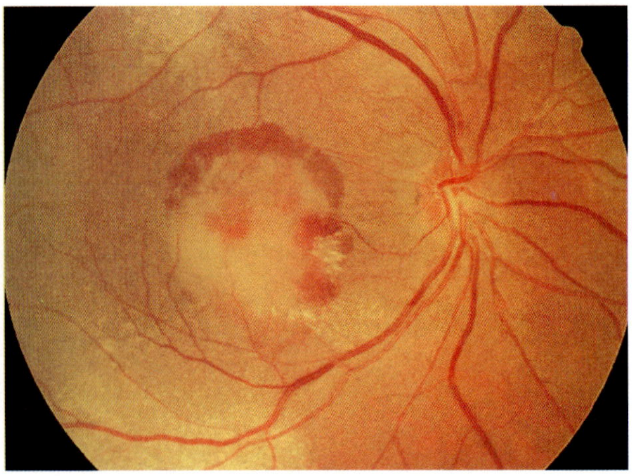

图 3-1-20　渗出型老年性黄斑变性

(本图由天津市眼科医院提供)

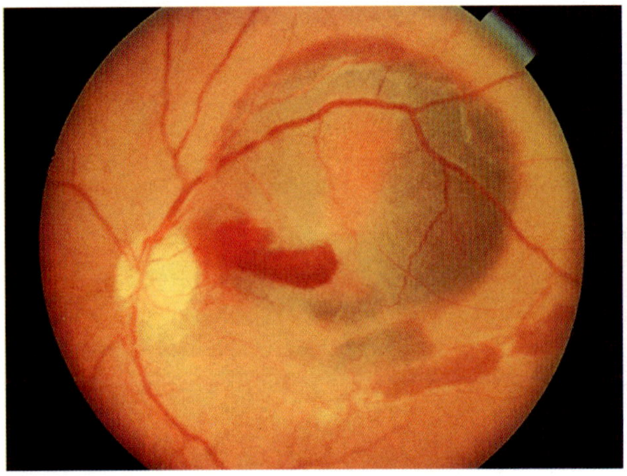

图 3-1-21　渗出型老年性黄斑变性

黄斑区视网膜下各种形状出血和渗出(本图由天津市眼科医院提供)

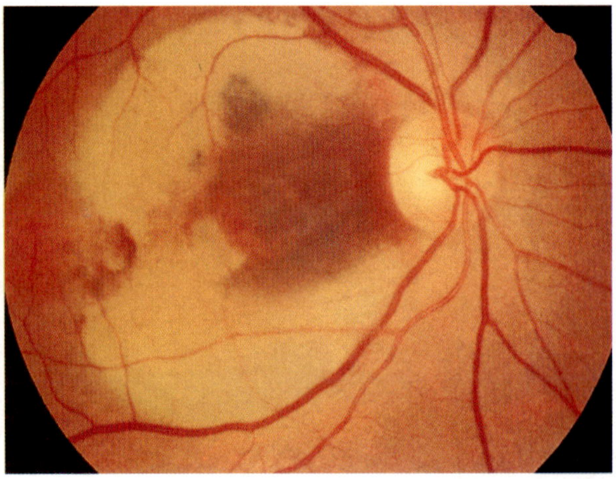

图 3-1-22　渗出型老年性黄斑变性

(本图由天津市眼科医院提供)

(3)第三期(结瘢期,scar stage)　当渗出或出血开始吸收,成纤维细胞就进行修复。RPE 细胞脱落,在视网膜下成为吞噬细胞,有的则化生、增殖形成成纤维细胞。于是病变区的 RPE 与视网膜便被灰白色的瘢痕所取代,瘢痕中散布着不规则的色素团块,各病灶之间常有很大的中央暗点(图 3-1-23 至图 3-1-30)。

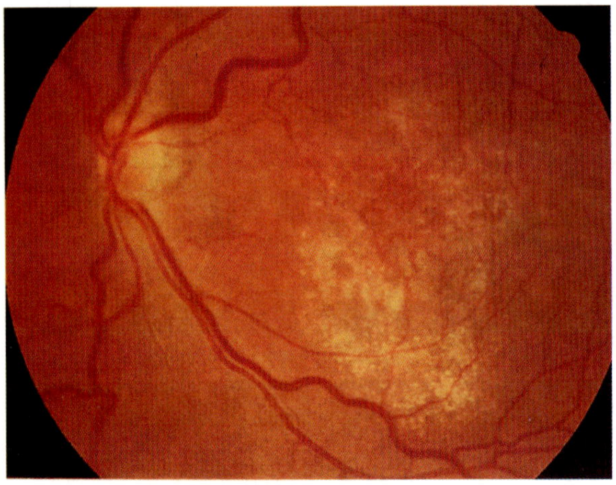

图 3-1-23　渗出型老年性黄斑变性(结瘢期)

黄斑视网膜下出血,大部分吸收有较多的渗出斑点,一部分趋向瘢痕形成(本图由天津市眼科医院提供)

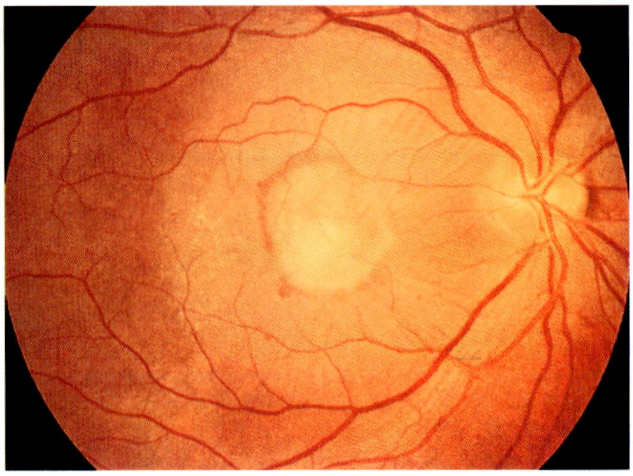

图 3-1-24　渗出型老年性黄斑变性(结瘢期)

(本图由天津市眼科医院提供)

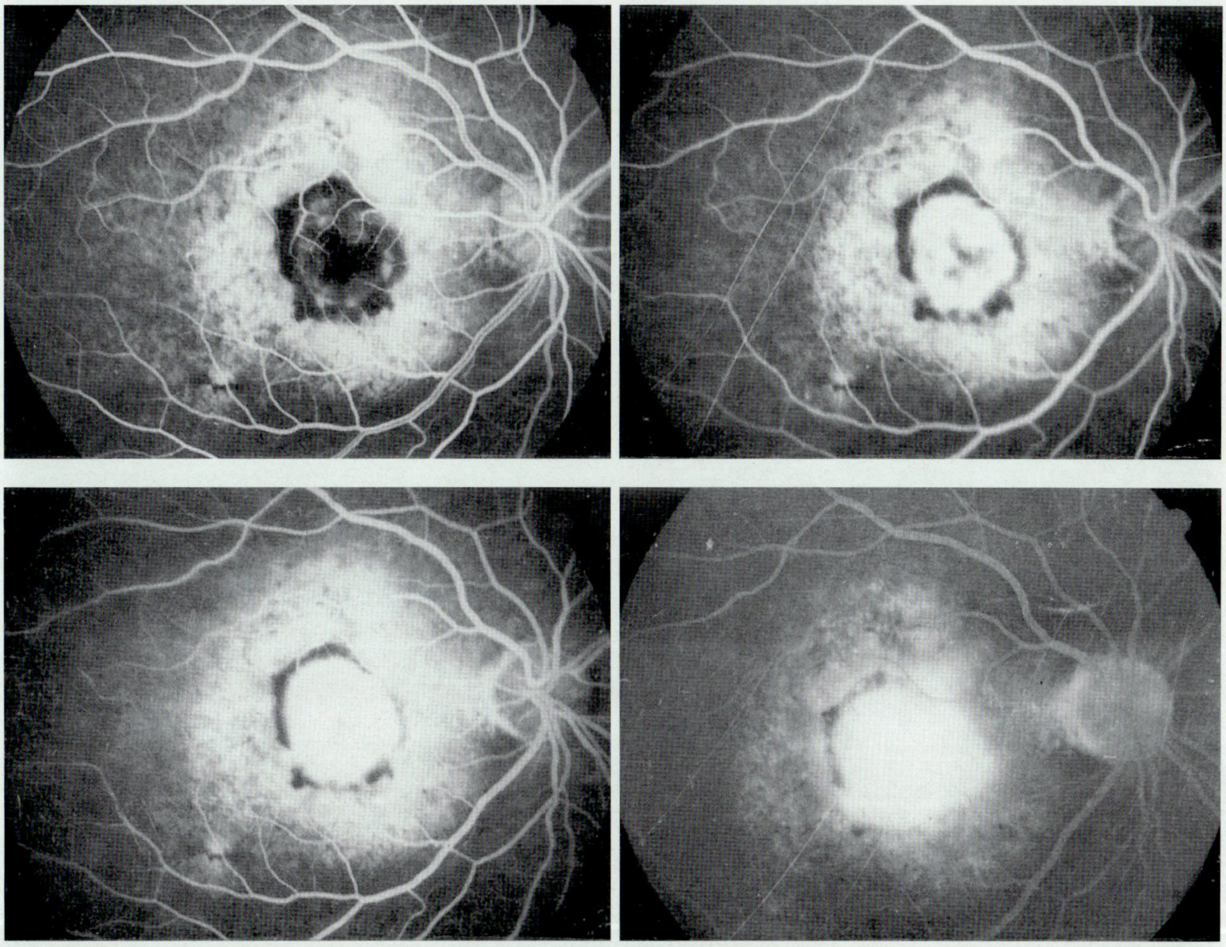

图 3-1-25　图 3-1-24 患眼 FFA

A. 黄斑中心区圆形脉络膜新生血管膜开始荧光充盈，出血区为遮蔽荧光，四周为色素减少形成的高荧光环。　B. 晚期新生血管膜开始渗漏，并逐渐增强扩大为高荧光，四周环形高荧光减弱（本图由天津市眼科医院提供）

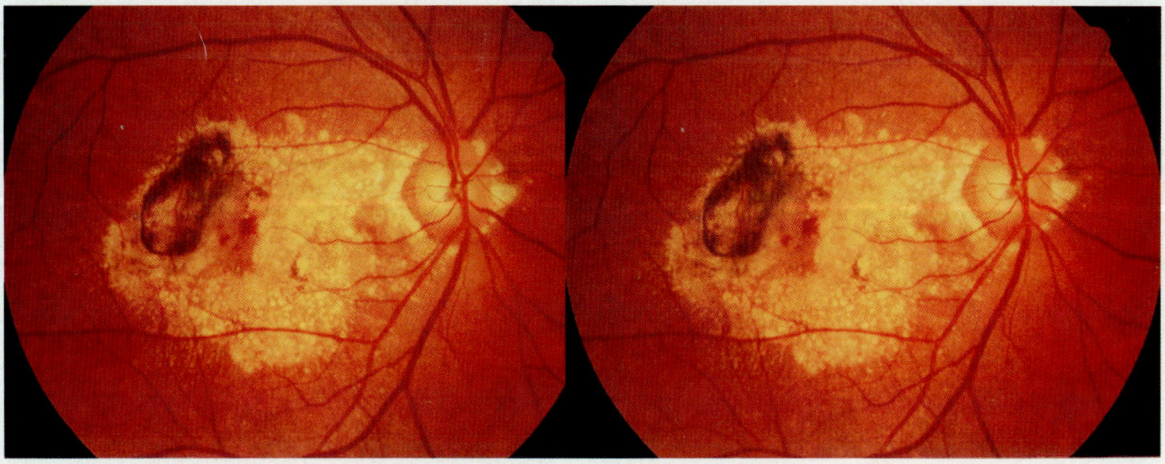

图 3-1-26　渗出型老年性黄斑变性（结瘢期）

双眼黄斑部残存微量出血，大量渗出斑点，中心区开始瘢痕化，其颞侧周边部有椭圆形色素环。双眼病变形态对称相似（本图由天津市眼科医院提供）

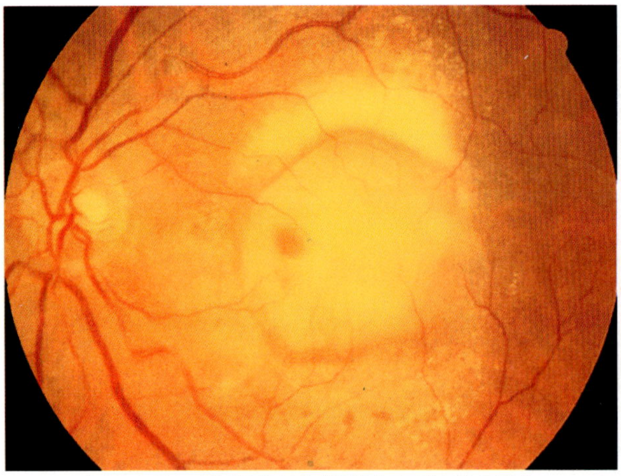

图 3-1-27　渗出型老年性黄斑变性(结瘢期)

(本图由天津市眼科医院提供)

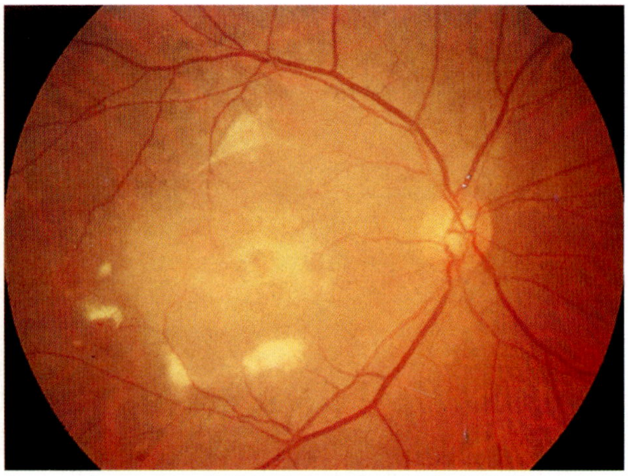

图 3-1-28　渗出型老年性黄斑变性(结瘢期)

(本图由天津市眼科医院提供)

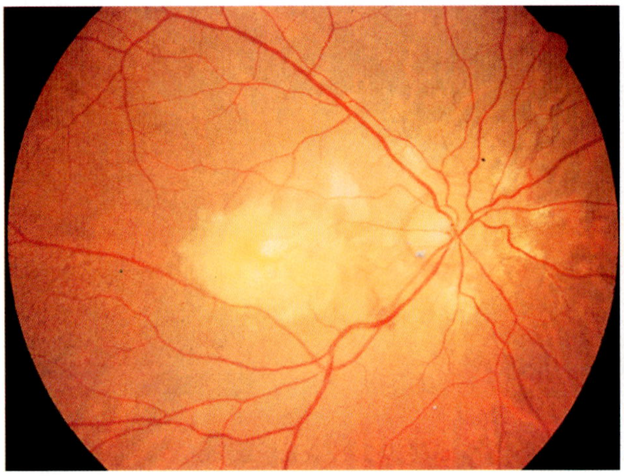

图 3-1-29　渗出型老年性黄斑变性(结瘢期)

黄斑部已看不到出血,以渗出斑为主,趋向盘状瘢痕化,为晚期病变(本图由天津市眼科医院提供)

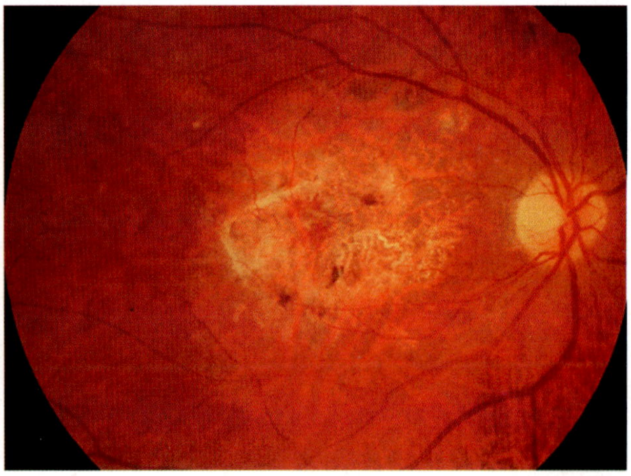

图 3-1-30　渗出型老年性黄斑变性(结瘢期)

(本图由天津市眼科医院提供)

渗出型 AMD 大约 16% 的患者经过这一阶段,在原来瘢痕的边缘上出现新的新生血管,再经历渗出、出血、吸收、结瘢的过程,使原来的瘢痕进一步扩大(图 3-1-31)。

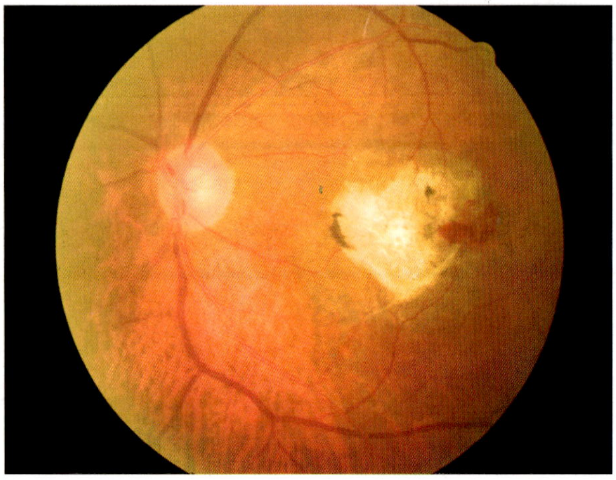

图 3-1-31　渗出型老年性黄斑变性(瘢痕期),黄斑机化瘢痕有出血

(三)AMD 的临床特点

脉络膜玻璃膜疣和 RPE 的病变为 AMD 典型的临床检查所见。

1. 脉络膜玻璃膜疣　典型的硬性或软性玻璃膜疣。

2. 伴发 AMD 的区域性(晕样)萎缩,局部 RPE 高色素

3. 新生血管性/渗出型黄斑病变

(1)CNV　检眼镜下 CNV 可以呈圆形或卵圆形、灰绿色或粉黄色、不同大小的轻度隆起的病变形式,局限于 RPE 下间隙。若 CNV 已增殖进入视网膜下间隙,通常表现为半透明的灰粉色或黄白色外观。黄斑区出血、视网膜下液体以及脂性物出现为 CNV 形成

的典型征象，为唯一可见的线索。

（2）典型 CNV　典型 CNV 在 FFA 中呈不连续的、边界清楚的局灶性高荧光，早期出现，有时在视网膜血管充盈前随脉络膜充盈出现，但造影出现新生血管并非典型 CNV 的特异征象，因为组织学上典型 CNV 和隐匿型 CNV 均含有新生血管，造影早期均可显示。造影晚期，典型 CNV 内新生血管荧光强度增加，范围超出早期荧光区域，荧光也可能集聚在视网膜神经上皮下遮盖 CNV。典型 CNV 的造影表现类似于 RPE 萎缩，早期也呈高荧光。但与典型 CNV 不同的是，RPE 萎缩中晚期无荧光渗漏，几分钟后荧光消退，不会出现荧光渗漏超出早期高荧光边界。AMD 的另外两种病变也表现为早期不连续的高荧光，包括浆液性 PED 和 RPE 撕裂，但不会出现晚期荧光渗漏。

（3）隐匿型 CNV　隐匿型新生血管指 FFA 中的两种高荧光形式。第一种称为纤维血管色素上皮脱离（FVPED），通常于注射后 1 ~ 2s 出现，RPE 不规则隆起，伴散在的高荧光斑点，晚期边缘可有或没有渗漏，因为荧光素集聚在纤维组织内或 FVPED 上的视网膜下间隙。RPE 隆起高度取决于立体照相质量和纤维血管组织的厚度。第二种形式，即来源不明的晚期渗漏，指造影早期及中期无明确的典型 CNV 或 FVPED 来解释晚期渗漏。通常这种 CNV 表现为斑点样高荧光伴视网膜下荧光集聚，往往无法准确地判定 CNV 的边界，如果这种 CNV 导致病变界限不清，则不应该考虑光凝治疗。

（4）RPE 的病变

1）RPE 浆液性脱离　眼底检查为圆形或卵圆形、橘黄色、清晰划界的丘状隆起，RPE 下液体清亮或混浊。可合并 CNV 存在。AMD 的多种改变均可导致 RPE 隆起或脱离，不同的 PED 可据 FFA 造影荧光表现加以区分，包括：①纤维血管 PED，也是隐匿型 CNV 的一种亚型；②RPE 浆液性脱离；③出血性脱离，出血来源于 RPE 下或外侧的脉络膜血管病变；④玻璃膜疣样 PED，出现大范围的软性融合性玻璃膜疣。鉴别 FVPED 和浆液性 PED 有一定困难，采用黄斑研究组的描述：两者的不同在于纤维血管 PED 造影早期不会出现均匀明亮的高荧光，相反，中期 RPE 表面呈斑驳高荧光，晚期出现视网膜下荧光集聚；而浆液性 PED 早期呈均一明亮的强荧光，中期有平滑的轮廓，而晚期 PED 边缘可能出现少许渗漏。由于 RPE 下出血集聚，所以出血性 PED 会遮蔽脉络膜荧光，有时出血性 PED 会被误认为脉络膜黑色素瘤，但通常出血性脱离不会出现脉络膜黑色素瘤的特殊低内回声。

AMD 的另一特征是玻璃膜疣样 PED，实际上是广泛的大的融合性玻璃膜疣。玻璃膜疣样 PED 与浆液性 PED 的不同在于玻璃膜疣样 PED 早期呈弱荧光，且晚期不会出现高荧光，而浆液性 PED 早期呈高荧光，晚期仍保持高荧光。此外，浆液性 PED 边缘更平滑、清楚。玻璃膜疣样 RPE 与隐匿型 CNV 中的纤维血管性 PED 的区别为，纤维血管性 PED 呈点状高荧光，晚期持续渗漏伴感觉上皮的脱离。大的软性融合性玻璃膜疣所致 PED 通常比纤维血管性 PED 范围小、脱离浅，形状更不规则。

2）RPE 撕裂或破口　累及黄斑中央凹，视功能急剧下降。Gass 推测这种脱离与隐伏的 CNV 相伴发。

3）RPE 出血性脱离　CNV 出血可导致脱离累及中央凹，产生中心视力的损害。

4）纤维血管性盘状瘢痕　多数未经治疗的 CNV 可进展成为纤维血管瘢痕，取代外层感觉层视网膜的大部分以及 RPE。眼底为色素的缺失和色素沉着过多，环状旁中央凹的渗出，黄斑区不规则的色素环。

4. 玻璃体出血　来自 CNV 或渗出型盘状瘢痕的 RPE 下或视网膜下出血有时可蔓延进入玻璃腔（图 3-1-32），视力突然下降。应行眼部超声波检查，以排除原发性视网膜脱离、脉络膜黑色素瘤以及其他不常见的玻璃体出血原因。

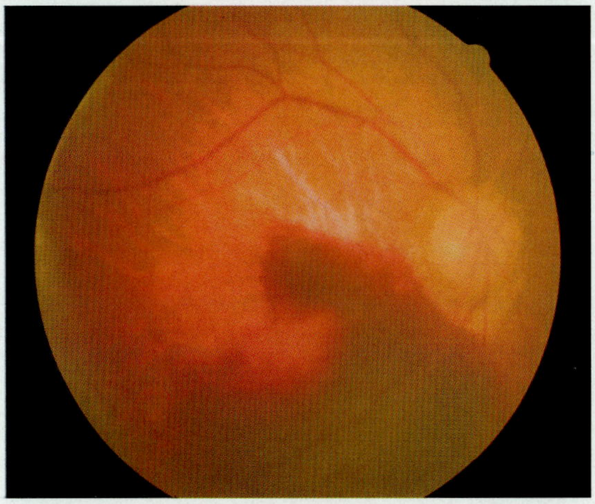

图 3-1-32　渗出型老年性黄斑变性，玻璃体出血

（四）视功能检查

1. 视力检查　患者视力有所下降或明显下降，矫正视力不佳。但也有视力或矫正视力正常,但眼底有显著改变的情况。一般认为,萎缩期早期视力轻度损害,晚期中心视力损害较重。湿性 AMD 较干性 AMD 的视力损害严重,早期视力明显下降,中期视力急剧下降,甚至仅能见手动,晚期视力进一步损害。湿性 AMD 病人一般有出血、渗出及纤维瘢痕形成,对视力影响明显。干性 AMD 病人眼底以 RPE 萎缩为主,对视力影响相对较小。

应用传统的 Snellen 视力表评估最大可分辨视力有许多重要的缺陷。第一个就是每行之间的对比度不同,比如 0.25 行的字母大小的改变同 0.2 行的大小改变不同,而在每个病例中视力只有一行的差距。许多研究已经报告 Snellen 视力表上行间字母的这种数量改变,但是这种评估是不符合逻辑的。Snellen 视力表在较大的字母水平上缺乏较好的分级,难以进行精确的低视力评估。视力表上字母的辨认因使用的字母不同而各异,例如区分字母"L"和"E"比区分字母"B"和"E"更容易一些,而 Snellen 视力表使用所有的字母。

现已有可弥补 Snellen 视力表检测缺陷的评估方法。Landolt C 表和翻转 E 检查表可以用来检查儿童和患者的视力,而 Sloan 视力表检测用十个相似难度的字母来辨认。早期糖尿病视网膜病变治疗研究所用的视力表是 Sloan 字母,它使用按对数单位相差 0.1 的不同大小的字母分布在各行的方法,这个表实际上形成了所有研究的视力评估的基础。患者在接受一个同一的屈光检查后在一个有标准照明条件的房间里,在标准的距离由经过专门训练的检查人员检查,记录下正确阅读的字母数量,然后转变成与 Snellen 视力表等同的视力评价来执行。(这些 Snellen 等价视力表测得的视力比传统 Snellen 视力表测得的视力通常要好一行或一行以上。)评价低视力患者时,用 ETDRS 表评价低视力分级比用 Snellen 视力表要好。

为描述黄斑功能,只单纯用远视力(完全矫正)是不够的,因为这个测验过程只是检验中央凹区很小的一部分区域辨认单独的视力表字母的能力,正确描述黄斑功能还需要用标准课本检验阅读能力。由于流利的阅读需要在 4°的范围 2°的视角内有完整的视锥细胞镶嵌,患有向心性视野缩小的患者可以有正常的辨认单独视力表字母的视力,然而,由于黄斑区的特殊情况,患者可能阅读能力非常低。

中央视野足够大可以进行流利阅读的患者,视锥细胞镶嵌可能仍然很稀疏,不足以达到物体辨认的有效视力,不能进行空间辨认。某些患者可以利用完整的中央凹旁的视网膜区域来辨认。因为视锥细胞密度偏心性降低,所以患者需要一个辅助的放大系统。Zeiss 低视力阅读视力表给予了阅读必需的放大因素,因此允许选择合适的低视力辅助类型,可以通过增加球镜度数,作为更复杂辅助系统中简单的计算机辅助阅读装置的措施。强烈推荐黄斑功能严重丧失的患者使用专门的低视力阅读视力表。

很难检测非常偏的偏中心固视病例的阅读能力,这时可以用激光扫描检眼镜(scanning laser ophthalmoscope,SLO)来检测患者的阅读目标,利用 SLO 可以直接将阅读的课本投射到视网膜上。视网膜结构及中央凹的运动与课本重叠,这就可以观察它们之间的关系,使得评价眼球的运动、跳阅以及患者的直接寻找目标成为可能。这对于黄斑变性的患者尤其有用,因为这些黄斑变性患者的偏中心固定位置很偏。SLO 还被视为所谓的显微视野计。当眼底控制人员给予一个小的检验点时,黄斑区域的敏感性可以被找出,这是由特定的解剖位置和固定区域决定的。

检眼镜显示黄斑区正常,视力也可低于 0.05,也可以是严重的黄斑区破坏还保留完整的中央视岛,至少是辨认视力表上字母的能力完好。因此,早期 AMD 改变的患眼视力可正常或只有轻度下降。Poliner 等发现一些具有浆液性 PED 患者的中心视力都≥1.0。Fine 等报告数例视力在 0.8 以上,FFA 可见中央凹区 CNV,并有视物变形症状的 AMD 患者。Bressler 报告 84 眼 AMD,其中视力≥1.0 的 21 只眼中有 17 只眼在中央凹区有严重的荧光渗漏。作者等发现 AMD 视力正常病例中,眼底及 FFA 有出血、CNV、PED 和神经上皮脱离等改变。视力损害主要与 CNV 的部位有关,AMD 大多数的 CNV 位于中央凹区以外,并向中央凹生长,早期视力可不受影响。因此,早期患者视力虽然正常,也应进行临床观察及视功能检查。

2. 视野检查

(1) Amsler 方格表　Amsler 方格表早期可辅助发现 AMD 的绝对性中心暗点,并可查及患者主诉的视物变形的客观表现,如方格出现变形、线条呈现扭曲等。不管对于检测只有轻微改变的黄斑功能还是监测疾病进展，Amsler 表格都是非常有用的。然而，Amsler 方格表不适用于视力非常低或明显偏中心固定的病例。如果黄斑变性非常严重，患者会有偏中心固定，在这些病例中偏中心暗点通常会移动（通常向上移动），这是由于许多患者喜欢使用黄斑区域上面的完整视网膜区域，因此造成解剖中心下移。为鉴别移动的中央暗点和真正的偏中心暗点，可以利用与生理盲点相连的暗点的位置。中央暗点通常在生理盲点所通过的水平线上，而偏中心暗点通常低于或高于这条线。为初步确定患者是否是中央固定，可以用直接检眼镜作为一个固定目标来观察寻找运动和视网膜固定点。AMD早期，即使检眼镜检查是正常的，Amsler 方格表也可以显示异常。Fine 等用 Amsler 方格表检查视力正常病人的中心视野，早期发现了黄斑旁中央凹 CNV。作者等的研究也有类似的发现。因此，对45 岁以上的中年人，可以每日采用 Amsler 方格表检查（图 3-1-33）。

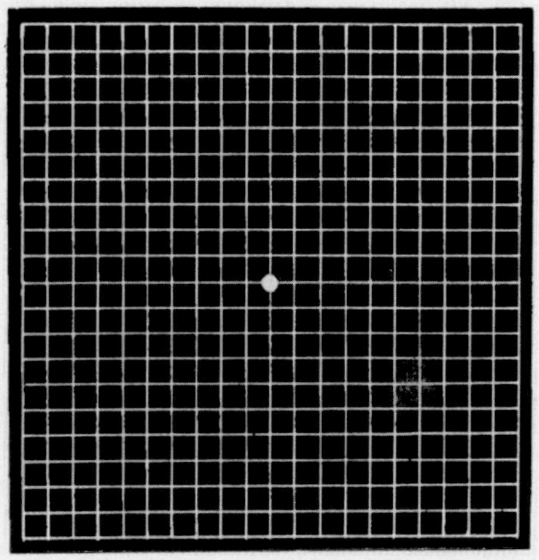

图 3-1-33　Amsler 方格表

（2）中心视野　萎缩期 AMD 早期中心视野可检出 5°～10°中心比较暗点，晚期绝对性中心暗点。湿性 AMD 早期中心视野可检出与病灶相对应处的比较性暗点，中晚期视野进一步损害。

（3）黄斑阈值（macular threshold）　黄斑阈值为 AMD 的早期诊断提供了敏感的诊断指标。Sunness 等（1988）发现具有轻度 RPE 萎缩的早期 AMD 光敏度降低，并随着 AMD 的严重性增加，敏感性逐步下降。作者等也研究发现 AMD 早期已有黄斑视网膜光敏感性及传递明度通道的损害，视网膜敏感性的损害与玻璃膜疣、PED 和神经上皮脱离的病变区相对应；湿性 AMD 比干性 AMD 患者的局部视网膜区敏感性损害显著；中央凹及旁中央凹区玻璃膜疣较无玻璃膜疣组的视网膜敏感性降低显著。吴乐正等应用 Humphrey-640 视野计 Custom 程序编制黄斑区密集点矩阵视野，发现干性 AMD 组早期便有黄斑光敏度的改变，该法检测 AMD 视功能早期改变的敏感性较高。

为了监测黄斑病变的发展进程，推荐使用中央视野高分辨率视野计。决定在某一固定点敏感性阈值增加的绝对值是非常重要的，这种价值与有功能的视锥细胞数量紧密相关。

3. 对比敏感度　AMD 的对比敏感度改变常与视力有关，视力正常时很少有高频区对比敏感度的异常，当视力轻微受损时，高频对比敏感度的异常增加，较严重的视力损害则均有高频对比敏感度的异常。作者等发现 AMD 早期已有对比敏感度的降低，视力正常的 AMD 的对比敏感度也有异常。

4. 色觉检查　AMD 的色觉损害为蓝色觉异常。AMD 早期就有色调分辨力及颜色明度敏感性的降低。作者等在研究中发现早期 AMD 尽管中心视力或矫正视力≥1.0，且全部通过 AO 色盲本，均未发现异常，但 FM-100 色彩试验显示色调分辨力降低。

Ishihara 表及其他假同色的视力表并不特别常用，因为其是为先天性颜色视力为红绿色盲缺陷类型所设计的。Panel-D-15 检查表和 FM-100 色调检查表更好一些，可以评价颜色视力缺陷的类型和程度，因此非常适用于检测黄斑疾病的进程。使用色盲检验镜检测同分异构的颜色匹配范围，对于检出和检测黄斑视锥细胞功能失调很有帮助，如果中央凹的视锥细胞集中变性，患者就会用更多的视杆细胞来匹配色盲检验镜中的两半个视野的明亮度。

5. 视觉电生理检查　视觉电生理检查有助于 AMD 的早期诊断、病情观察和临床分型的研究。在 AMD 早期，患者就可有闪烁 ERG 的异常，主要表现为暗适应红光 ERG、闪烁 ERG 和明视 ERG 的异常。图形 ERG（pattern ERG，P-ERG）对于 AMD 的诊断比 F-ERG 敏感，主要表现为振幅降低和峰时延迟，PERG 的振幅与患者的视力呈正相关。P-ERG 与超感官知觉全域实验的视网膜电图相比，P-ERG 是由黑白交替刺激的相对较小的模式视野，可以作为反映黄斑功能的有效指标。Holder（2001）发现这项技术在鉴别不明原因视力丧失和黄斑功能特征的来源中非常有用，特别是与记录的视觉皮层诱发电位相关时。

P-ERG 改变与其病理生理的改变是一致的，P-ERG 反应越低，表示病变越重，预后就越差。PERG 是判定病变进展的较为有用的指标。局部 ERG（local ERG，L-ERG）也是相当敏感的诊断指标，AMD 早期即发现 L-ERG 异常，主要表现为振幅降低，而与峰时关系不大。晚期患者的 L-ERG 均表现异常。AMD 的 EOG 检查多正常，部分患者表现为光峰电位降低。AMD 引起 P-VEP 异常与视力有关。早期患者视力正常时，图形 VEP 大多正常，少数异常。但当视力明显降低时，P-VEP 的振幅显著降低，峰时延迟。将视觉电生理检查联合应用，临床上可帮助鉴别干性和湿性病变，进行疗效鉴定和预后评估。

多焦视网膜电图（multifocal electroretinography，m-ERG）是一种新型的视觉电生理学技术，对于黄斑部疾病的诊断、病情观察、疗效评价等均具有特别重要的价值，能提供详细的视锥系统局部活性信息，对检查视锥系统受损的病变非常有用。它是用二极管发射光作为刺激光源，用 Burian 2 Allen 双极接触镜电极作记录系统，数据的收集和分析由 VERIS 软件（EDI）来完成。其检查范围覆盖 23°～30°的视网膜区域，一般分为 5 个区域：1 区（0°～2.0°）、2 区（1.8°～7.0°）、3 区（5.0°～13.0°）、4 区（11.0°～22.0°）、5 区（17.0°～30.5°）。相比常规 ERG 如局部、焦点、全视野 ERG 等来说，m-ERG 有以下优点：①可用一立体图像直观反映视网膜的视功能；②几乎不受弥散光作用的影响，有良好的信噪比；③记录次序在几分钟内完成，所需时间短，能获得大量的局部 ERG 记录；④用红外线眼底摄像系统监视刺激图像在眼底的位置，特别适合于固视不良的患者；⑤不需用光学透镜就可获得精确的聚焦，避免了常规 ERG 检查时需借用一接触透镜电极而导致透镜边缘干涉检查野；⑥具有高分辨率。

Kretschmann 等对 30 名正常人的视网膜进行了 m-ERG 记录，结果显示中心视野 0°～2°的反应振幅峰值为（59.8±13.0）nV/deg2，第 1 正相潜伏时间是（32.3±1.8）ms，随着远离中央凹的程度增加，其反应振幅峰值依次减小，但第 1 正相潜伏时间则在中心视野 5°～13°最短，为（29.6±1.4）ms。这提示 m-ERG 记录正常人黄斑区反应是：中央凹反应振幅最大；愈向周边，振幅愈小；视盘反应振幅最小。说明反应振幅与视锥细胞密度有关，密度越高，反应振幅就越大。这一结论也在对隐性黄斑营养不良、急性隐性外层带状视网膜病变的 m-ERG 检查中得到了证实。Kretschmann 等还记录了 5 例 AMD 患者的 m-ERG 检查结果，分别得出中心视野中 0-2.0′，1.8-7.0′，5.0-13.00，11.0-22.00，17.0-30.5 的反应振幅峰值和第 1 正相潜伏时间。结果表明，AMD 患者的第 1 正相潜伏时间延长，则反应振幅峰值显著降低，甚至对 AMD 中有几乎正常视力者，m-ERG 也能探测出中央凹的反应是消退的。另外，m-ERG 能检查出所有黄斑中心部功能不良的病变。对大多数黄斑疾病的患者来说，用全视野 ERG 检查可能是正常的，而 m-ERG 能检测出黄斑部光感受器的消失。m-ERG 还能鉴别黄斑病变与视神经病变，在鉴别诊断中起重要作用。通过计算机处理后得到各个刺激部位的视网膜电图波形，可以发现微小病变造成的视功能变异，Mark 等在 AMD 患者中精确发现和定量黄斑病损的视网膜功能缺陷。

6. 光觉检查

（1）暗适应（dark adaption）检查 Brown 等用暗适应测定 AMD，发现视杆和视锥细胞的敏感性均降低，视杆细胞恢复时间常数增加。Einser 等发现 AMD 对侧眼暗适应功能的改变与高危险的眼底特征，如黄斑玻璃膜疣的融合性、大小和局部色素增加有关。AMD 早期视功能损害并不局限于黄斑区，早期 AMD 视力正常时视网膜周边也可能发生改变。作者等研究发现 AMD 的中心 20°30min 暗适应绝对阈值均增高。

（2）锥细胞适应（cone adaption）Brown 发现 AMD 的锥细胞适应有一定的影响，随着提高锥细胞阈值，也渐影响视网膜周边区。由于黄斑变性病例的中枢网络发生病理改变，常常出现闪光敏感性增加，伴有对比敏感性降低。对这种现象的评估，暗视计和明视计是非常有用的。闪光敏感性增加和对比敏感性降低对于判断患者是否适合某种视力工作是非常重要的，比如晚上开车。即使是非常小的黄斑功能的改变也可以导致不合适的高闪光敏感性，因此，这种功能改变应该在黄斑变性的早期或者病变非常轻微的时候就进行评估。光色素扫描密度仪在专门的实验室条件下，眼后极部裂孔的光色素密度可以用经典的光学镜分析，或者用激光扫描检眼镜改装的密度分析仪来分析，可以通过分区绘图的方式对眼底反映的光线进行分析。正常的观察者在黄斑区水平子午线上色素吸收最大，当黄斑视锥细胞变性后相似的峰值就会消失，因为来源于视锥细胞区域的色素密度非常低。

（五）全身辅助检查

Silverstone 等发现 AMD 患者的血清锌、铜水平增高。作者等对 42 例 AMD 和 36 例正常对照的血浆过氧化脂质和红细胞超氧化物歧化酶活性进行测定,结果发现 AMD 组血浆过氧化脂质浓度显著高于对照组、红细胞超氧化物歧化酶活性显著低于正常对照组;湿性 AMD 患者血浆过氧化脂质浓度显著高于干性 AMD 患者。Liles 研究表明,AMDRPE 细胞的过氧化氢酶随着年龄增加而减少。Bhuyan 等通过动物实验发现眼组织受到自由基损害后,过氧化氢酶活性减低。揭示 AMD 清除自由基的能力降低,测定血浆过氧化脂质和红细胞超氧化物歧化酶对诊断和治疗 AMD 具有重要意义。

还有的作者研究发现 AMD 有血液流变学的改变,表现血液黏度的增高。

(六)眼底血管造影

1. FFA

(1)脉络膜玻璃膜疣

①RPE“窗样”缺损　由于覆盖于玻璃膜疣表面的 RPE 发生萎缩,表现为透射或“窗样”缺损,导致脉络膜背景荧光增强,于造影早期显示多发的高荧光点。

②染色　玻璃膜疣可于大部分染料排空之后相当时间内存留荧光素染料,即延缓褪色。临床和组织病理学分类不同的玻璃膜疣 FFA 检查可有不同的表现形式。

硬性玻璃膜疣(hard drusen) 通常于造影早期因 RPE 变薄出现“窗样”缺损。注入染料几分钟后,随着背景脉络膜荧光的褪色,玻璃膜疣下面的荧光亦消失。软性玻璃膜疣(soft drusen)将显示位于增厚的 Bruch 膜内面下方的染料聚积,注射染料几分钟之后在该间隙成池样外观。染料不会渗漏出软性玻璃膜疣边缘之外。半固体玻璃膜疣(semisolid drusen)造影所见荧光虽然不像软性玻璃膜疣那么亮,但可表现为延迟染色现象。基底膜玻璃膜疣(basal laminar drusen)在动脉期或动静脉期显示散在荧光,晚期褪色。由于这种玻璃膜疣数目难以数清,FFA 图像被描绘为“满天星斗”或“混浊不清”的特征。

(2)区域性萎缩　如果 RPE 萎缩以及脉络膜毛细血管萎缩程度严重,FFA 图像可显示经此萎缩区明显见到大的脉络膜血管。

(3)新生血管性/渗出性病变

①CNV　新生血管在染料运输的早期以花边状或车轮状形式充盈,于染料运输的高峰期(静脉注射后 20~30s)发出亮的荧光,染后在 1~2min 内出现渗漏,晚期呈高荧光。伴有 PED 的眼,新生血管中的荧光较单纯性 PED 的荧光亮度更强,并在造影过程中染料渗漏。在 FFA 检查中,新生血管可分为界限清楚的和难以划界的(隐蔽的)两型。

界限清楚(well-defined)CNV　又可分为典型界限清楚的 CNV 和其他类型的界限清楚的新生血管。前者通常在脉络膜充盈阶段,于染料尚未完全充盈视网膜血管之前即发出荧光。在此时期常可见到花边状或车轮状的毛细血管。静脉期,可观察到轻度渗漏。造影晚期,来自新生血管的进行性渗漏可在感觉层视网膜下间隙液体池中聚积。有些患者有典型界限清楚的新生血管,但是渗漏缓慢或稀薄, 而不是很早出现,亦不发亮。

难以划界的(pooly defined)(隐蔽的)CNV　在 FFA 检查中,新生血管的完整范围可能很难确定,或由于渗漏难以确认,或因为高荧光和渗漏部分受 RPE 浆液性脱离、视网膜下出血、混浊的液体或色素影响而阻滞,这种情况占 50%。难以划界的渗漏伴有隐蔽的 CNV:某些患者难以划界的荧光素渗漏区伴有视网膜下出血斑或脂质物可表明新生血管的存在。常在弥漫渗出表现时,新生血管的完整范围和(或)其他与中央凹无血管区有关的位置不可能确定。阻滞的荧光伴有隐蔽的 CNV:有些 AMD 病例, RPE 下或感觉层视网膜下出血可使来自新生血管的荧光部分或全部模糊不清,难以确定新生血管在黄斑区的位置。

②RPE 病变　RPE 浆液性脱离(serous retinal pigment epithelial detachment)FFA 检查表现为典型的 RPE 浆液性脱离形式以及不典型的形式。不典型的 RPE 浆液性脱离常提示有隐蔽的 CNV 存在以及极差的视力预后。典型的 RPE 浆液性脱离:FFA 图像为典型的 RPE 浆液性脱离,即在脱离的整个穹窿区下方出现迅速且均匀的荧光。早期染料开始聚集在 RPE 下间隙时,整个病变同源性地发出荧光。长期脱离所致 RPE 萎缩增加了池样荧光素的可见性。染料注射 30min 或更长的时间,PED 下的区域通常遗留高荧光,但是荧光素渗漏并未超出脱离的边缘,即小腔积液。典型的表现为荧光素在造影早期进入病变,中期积聚于病变中,晚期呈池样形式遗留。发生在具有玻璃膜疣眼的 PED,造影检查中表现为低荧光。隐蔽

的 CNV 的非典型 RPE 浆液性脱离:FFA 检查出现不规则的或缓慢的充盈现象,表现为“热点”或局限性染色区,通常出现在造影晚期,并常位于脱离的 RPE 的周边部,不能用局部脱色素区来解释。

RPE 撕裂或破口时,由于破口出现处正常的 RPE 缺失而显现明显的高荧光,在退缩并卷曲的区域可见低荧光。RPE 出血性脱离(hemorrhage retinal pigment epithelial detachment)时,RPE 下的血液可遮挡脉络膜荧光。纤维血管性盘状瘢痕(fibrovascular disciform scar)时,FFA 检查可表现出多种图像。可以出现一个花斑状高荧光,伴有很少的或没有晚期染色的环状区。通常晚期可见到造影中一个盘状瘢痕染色,并常由于瘢痕内存留的血管而出现渗漏。

(4)AMD 不同病变时期的 FFA

①渗出前期　由于玻璃膜疣半透明,其上之 RPE 变薄或脱色素,故早期可明显地透出脉络膜血管内荧光。若较大的玻璃膜疣为渗出型,荧光素漏出并聚积于玻璃膜疣内使之被染色,则可显示出更浓的荧光。有的地方虽无玻璃膜疣,但 RPE 脱色素,也可出现圆形的、边界清楚的荧光增强的斑点。故在盘状变性前期荧光增强点的数目远比眼底所见的玻璃膜疣多。在玻璃膜疣变性产生线状裂痕或圆形、卵圆形缺损的地方,即可有脉络膜背景荧光显露,也可有荧光素外渗。绝大多数病例在 FFA 早期即显影,染色大小及范围不变,1 min 后达到高峰,并与脉络膜染色背景同时消退。但是,也有少数病例由于新生的脉络膜血管有荧光素外渗,在背景荧光消退时仍可呈现出增强的荧光区。

②渗出期　在浆液性脱离阶段,表现为早期弥散、均匀一致、边界清楚的荧光染色斑,逐渐加强,并持续到造影 1h 后。在出血阶段,FFA 不显影,表现为境界清楚的暗褐色无荧光区,其大小与出血的范围一致。

③瘢痕期　瘢痕期为修复阶段,当出血吸收时,PED 又可出现荧光。由于血液中有残余色素成分及脉络膜纤维血管组织的长入,染色呈不规则形,开始于早期静脉期,并逐渐扩大加深,背景荧光消失后仍可呈现荧光。瘢痕形成以后,造影早期呈不规则荧光,色素增生处呈低荧光。在有新生脉络膜血管的区域,可以出现花边状、锯齿状或车轮状的不规则荧光。

④其他造影特点　由于荧光素渗漏和着色,纤维血管瘢痕往往呈高荧光。还可以发现脉络膜视网膜沟通,更准确地讲,视网膜与纤维血管组织沟通。造影早期,在广泛的可见瘢痕组织显像前可见沟通区呈高荧光,偶尔伴小片视网膜内出血。

2. 吲哚青绿脉络膜血管造影(indocyanine green choroidalangiography,ICGA)　近年来,ICGA 成为观察脉络膜血循环和描述脉络膜血管异常的有效和准确的工具,它用近红外光作为激发光源,能增强穿透 RPE 和脉络膜的色素、叶黄素、出血、混浊视网膜下液、脉络膜血管的异常渗漏或屈光间质混浊等,ICG 分子量大(775u),98% 的分子与血浆蛋白相结合,能较缓慢地通过脉络膜小血管,通过高速摄影的方法,可以获得清晰的脉络膜血循环的动态图像。ICGA 具备如下优势:①清晰地显示视网膜、脉络膜血流情况;②根据形态学特点、脉络膜视网膜的层间位置、不同染料分子的特性显示 CNV 的结构特点;③发现隐匿性 CNV,特别是发现 CNV 的供养血管,以此指导光凝治疗;④发现了迟滞的黄斑脉络膜毛细血管循环。

(七)AMD 黄斑部脉络膜血循环研究

一些 AMD 患者的 FFA 显示异常脉络膜灌注。脉络膜 FFA 充盈迟缓定义为在转变期脉络膜荧光区域至少五个视盘直径的面积迟缓。这些高荧光区域直到视网膜循环的静脉期才融合。另外,大的脉络膜血管在脉络膜毛细血管充盈之前的转变期即可看到。AMD 脉络膜充盈迟缓的出现意味着弥漫性玻璃膜疣的存在,这种位于 RPE 和 Bruch 膜之间的弥漫性沉积可能在 AMD 的发病机制中扮演重要角色。因此,血管造影有脉络膜充盈迟缓的患者较没有此征象的患者预后差,有软性玻璃膜疣的早期患者进展成地图状萎缩而非新生血管性 AMD。

ICGA 能很好地显示脉络膜的结构及早期脉络膜病变特征,观察脉络膜血管充盈时间(choriocapillaris filling phase)及脉络膜血管充盈情况可动态观察脉络膜血管的状况。作者等自 1999 年 11 月至 2000 年 12 月对临床诊断 AMD 和黄斑玻璃膜疣的 86 例 86 只眼患者,采用德国海德堡共焦激光眼底扫描系统(Heidelberg retina angiograph,HRA)进行检查。结果显示萎缩型 AMD 组及黄斑玻璃膜疣组均较正常对照组的脉络膜血管充盈时间延长,但其差异均无显著性意义;萎缩型 AMD 组与黄斑玻璃膜疣组比较,差异无显著性意义；渗出型 AMD 组较正常对照组脉络膜血管充盈时间延长，差异有非常显著性，较萎缩型 AMD 组及黄斑玻璃膜疣组脉络膜血管充盈时间延长，差异均有显著性意义（表 3-1-2），说明渗出型 AMD 的脉络膜血管充盈时间延长非常显著。

表 3-1-2　AMD 组和玻璃膜疣组与正常对照组 ICGA 的脉络膜血管充盈时间（$\bar{\chi}\pm S$）

分 组	n	CFP(s)	t 值#	P 值#
正常对照组	27	11.87 ± 4.43	2.738	0.004 * *
玻璃膜疣组	15	12.49 ± 2.11	2.310	0.02 *
萎缩型 AMD	19	12.63 ± 3.46	2.039	0.023 *
渗出型 AMD	52	14.96 ± 7.88		

注：#分别与湿性 AMD 患者比较。

＊显著性差异。

＊＊非常显著性差异。

作者等发现渗出型 AMD 较正常对照组、萎缩型 AMD 及黄斑玻璃膜疣眼的脉络膜血管充盈时间均明显延长，其差异均有显著意义，说明渗出型 AMD 脉络膜充盈不良更为严重。同时观察到所有患眼均有脉络膜血管充盈异常，即使渗出型或萎缩型 AMD 早期眼底黄斑仅有玻璃膜疣，也有脉络膜灌注异常或脉络膜血管充盈时间延长。研究表明，Bruch 膜增厚和脉络膜血管改变可导致脉络膜血管灌注不良，脉络膜血管充盈时间延长，当脉络膜血循环减慢时，外层视网膜处于缺血、低氧状态，从而产生一种血管生成因子，刺激脉络膜血管新生，成为 CNV 形成的危险因素。渗出型 AMD 的脉络膜血管充盈时间显著延长，有人提出脉络膜充盈不良周围伴有强荧光斑是渗出型 AMD 发生的危险因素。

萎缩型 AMD 的地图状萎缩患者，Bruch 膜、脉络膜、视网膜萎缩可引起脉络膜血管充盈时间延长，玻璃膜疣与 CFP 延长也反映了 Bruch 膜的改变，玻璃膜疣沉积在 Bruch 膜上使 RPE 至脉络膜代谢受阻。Kuhno 等认为玻璃膜疣的弱荧光可能与脉络膜的血管堵塞有关，强荧光可能与异常血管的通透性增加有关。因此，在 ICGA 造影早期观察脉络膜血管充盈时间和脉络膜血管充盈情况，对发现 AMD 早期 Bruch 膜、RPE 和脉络膜血管层的改变及病变进展具有重要意义。

Hayashi 首先报道了在 ICGA 晚期 CNV 显示弱荧光渗漏，近年已有作者证实 ICGA 发现 CNV 是有益的，特别是在 FFA 不能发现 CNV 时，ICGA 却能较好地发现。但是 ICGA 显示的 CNV 与 FFA 不同，Awad 等观察到经 FFA 诊断为典型的 CNV，ICGA 有不同形态的强荧光，ICGA 图像与不同的 CNV 形态特征有关。根据 FFA 将 CNV 分为两类：一类为典型性 CNV，另一类为隐匿性 CNV。Ⅰ型隐匿性 CNV 为血管性 PED，Ⅱ型隐匿性 CNV 为血管性 RPE，在 AMD 中隐匿性 CNV 大约占 87%。作者等采用共焦激光 ICGA 与 FFA 同步血管造影对 52 例 65 只眼渗出型 AMD 患者进行检查，结果显示采用 ICGA 可弥补 FFA 的不足，ICGA 能有效发现 FFA 不能诊断的隐匿性 CNV，有利于发现黄斑出血所掩盖的 CNV，ICGA 较 FFA 发现的 CNV 多 50%，并且显示较清晰，范围较大，数量较多，提高了隐匿性 CNV 的诊断率。

（八）光学相干断层成像技术（optic coherence tomography，OCT）

OCT 以超照明的二极管作为低干涉检查光源，通过光纤干涉测量并连接于裂隙灯上，激光波长 843nm，聚焦到眼底 10μm 的一点，在计算机控制下扫描视网膜，反射光及背景散射光通过计算机再建为地形图，能提供实时无创伤的视网膜结构横切面，分辨率为 10μm，能定量测出视网膜及神经纤维层的厚度，显示 AMD 的黄斑裂孔、黄斑囊样水肿、PED、视盘水肿、视网膜内脂质沉着等光分辨的光学切面，图像一目了然。应用 OCT 可以对在检眼镜下发现的许多渗出型 AMD 的形态学改变进行精细的量化评估。即便很少量的视网膜下液也能在 OCT 上表现为 RPE 和神经上皮视网膜间的一片无反射区。另一方面，视网膜水肿则表现为视网膜厚度的增加和弥散性的视网膜光反射减弱，这大概是水肿导致视网膜内光学反向散射位点密度减低的结果。通过区别反射层的高度可以区分浆液性 PED 和浆液性视网膜神经上皮脱离，当 RPE 发生脱离时，来自脉络膜血管层和深部脉络膜的反射将被遮挡。典型的 CNV 血管造影与 OCT 得到的结果基本一致，但由于 RPE 和出血的遮挡，有相当一部分病例不能通过 FFA 发现 CNV，即使 ICGA 在浓厚的出血下也显得无能为力，OCT 则显示其优越性。渗出型 AMD

常常有浆液性渗出和出血,形成神经纤维层脱离和 PED,OCT 可帮助分清液体的位置。李永浩报道,有些 AMD 患者由于缺乏 FFA 的特征性改变而未能得到合适的治疗。Hee 等用 OCT 对临床诊断为渗出型或非渗出型 AMD 的 391 例患者进行了研究,他们根据 OCT 记录结果把 AMD 的渗出型改变分为 5 类:①界限明确性新生血管膜;②界限不明性新生血管膜;③浆液性 PED;④纤维血管性 PED;⑤出血性 PED。在以上分类中,界限明确性新生血管膜、界限不明性新生血管膜、纤维血管性 PED 是 CNV 的表现形式,共同点是 RPE 层和脉络膜血管层产生的反射光带增厚并有破坏。表明 OCT 能通过提供新生血管膜结构方面的信息来评估黄斑下 CNV 手术切除的情况,了解其解剖学的改善。

同时,在对 AMD 进行临床观测时 OCT 也存在其自身的局限性。由于 OCT 所提供的是断层影像,单幅的 OCT 图像只能提供 CNV 有关边界的很薄的组织切面资料,所以试图通过采集多幅图像来确定整个 CNV 边界的做法目前还难以付诸实践。由于脱离的遮挡,OCT 难以对 PED 下的 CNV 有效成像。尽管与 FFA 相比 OCT 对成像有良好的穿透性,但浓厚的视网膜下或层间成像会使探测光迅速衰减,从而难以对深部脉络膜有效成像。此外,视网膜内特殊组织的反射还将受到介质层吸收和散射特性的影响。

(九)超声检查

超声检查是利用声波物理特性形成波形或图像探察人体组织解剖情况,发现正常与异常情况的差异从而诊断疾病的一种物理检查方法。超声用于临床检查已有近 50 年的历史,按照超声物理特性,根据声谱分布的范围 1～10MHz 为常规或普通超声检查,20～35 MHz 为高频超声,40～100MHz 为超高频超声或低倍活体显微镜。21 世纪初高频超声用于眼科临床检查,其纵向分辨率为 100μm、横向分辨率为 200μm。探头工作方式为聚焦扇形扫描,焦距为 24～35mm,探测深度为 20～35mm。可分为眼前节与眼后节探测,眼前节探测时结膜囊内滴入表面麻醉剂,根据被检者睑裂大小放入合适眼杯,杯内注入 0.9% 生理盐水至眼杯容积的 4/5,探头放入眼杯内与生理盐水接触方可进行检查。可以探测到角膜、前房、后房、睫状体及晶状体的全貌,特别是对晶状体全貌的显示尤为清晰,可发现正常与异常晶状体的组织形态学差异,在临床上首次揭示了活体状态下正常与异常晶状体的剖面形态图像,为临床研究晶状体病变及其他因素引起晶状体的变化或晶状体变化引起其他病变提供了一个客观指标。眼后节探测时结膜囊内滴入表面麻醉剂,探头直接放入结膜囊内与结膜接触进行探测,根据病变的位置做垂直入射扫描获取最佳形态学图像。可以清楚地探测到视乳头与黄斑,正常时表现为完整与清晰的凹弧面,视网膜与玻璃体在图像上形成巨大反差,玻璃体为液平段或无回声区,而视网膜与脉络膜和巩膜为强回声区。由于高频超声的分辨率较高,玻璃体与黄斑在出现细小病变时只要组织结构变化的差异大于高频超声分辨率,在声学影像上就会有表现。特别是当眼屈光间质不清时,高频超声更能发挥它的物理特性优势,探测与发现病变。

渗出型 AMD 的 B 超图像特征为可见黄斑部前一弧形带状回声呈盘状隆起,表面回声不光滑,带状回声下面有出血时呈现中等或低回声,有渗液出现时呈现液性暗区(图 3-1-34,图 3-1-35)。RPE 浆液性脱离时 RPE 与 Bruch 膜分离,B 超图像特征为脱离边界明显与眼球壁成一定角度,二者之间为液性暗区(图 3-1-36 至图 3-1-40)。

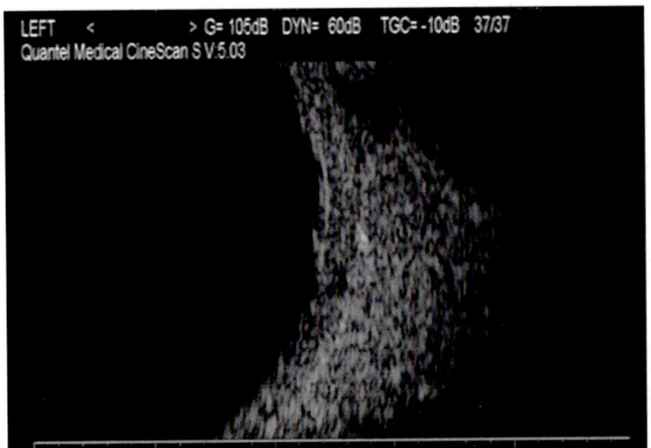

A

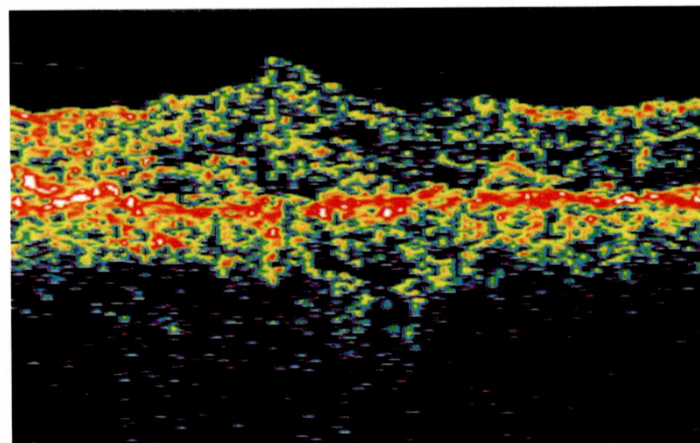

B

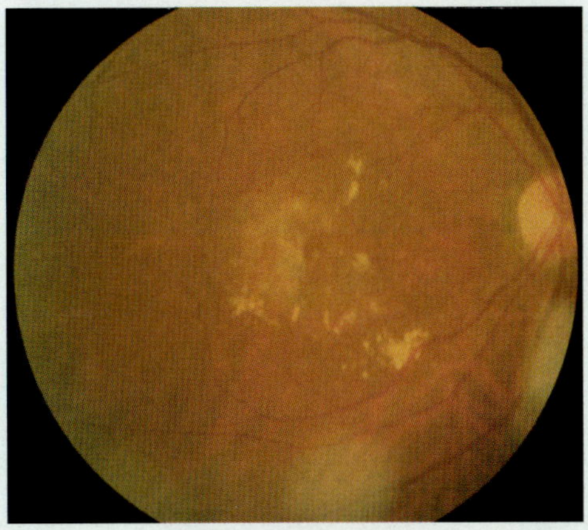

C

图 3-1-34　男性,75 岁,左眼老年性黄斑变性(湿性)

A. B 超显示黄斑部表面回声不完整,出现一小的分叉,其后部可见到一不规则点状低透声区,与眼球壁走行近似的低透声光带向视乳头走行。B. OCT 显示黄斑部的不规则图像,出现一个峰尖与峰谷,下方为神经上皮层的脱离。C. 眼底彩图显示黄斑部与其周围可见到点状渗出物(本图由高健民提供)

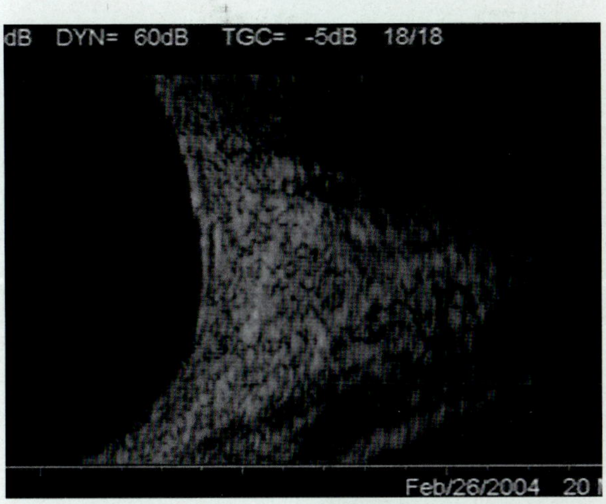

A

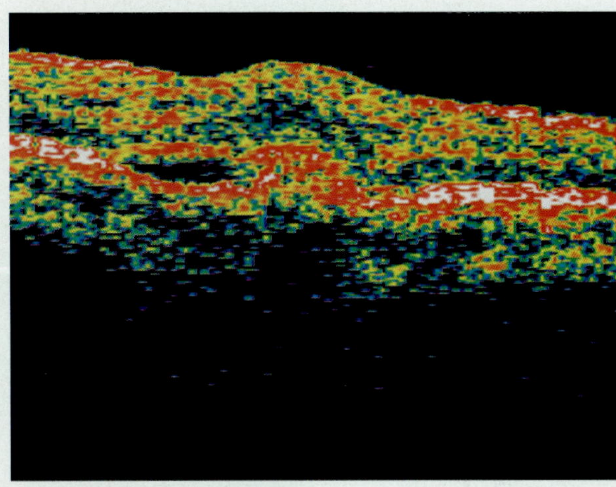

B

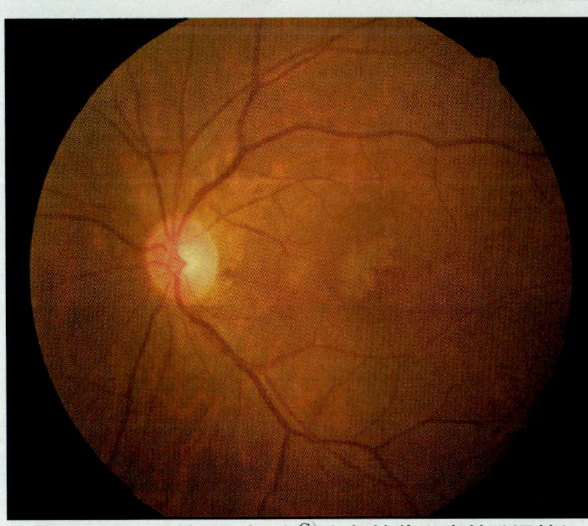

图 3-1-35　男性、66 岁、左眼老年性黄斑变性(湿性)

A. B 超显示黄斑部轻度隆起,下方可见一与眼球壁走行同步的低透声光带,上方止于视盘、下方止于黄斑部颞侧。B. OCT 显示黄斑部中心凹处轻度隆起;神经上皮增厚,在色素上皮与 Bruch 膜之间有一暗区色素上皮脱离,其颞侧有新生血管。C. 眼底彩图显示黄斑部轻度的点状渗出物(本图由高健民提供)

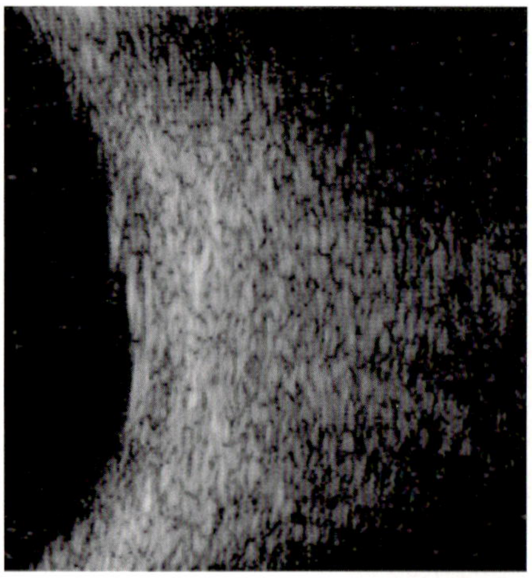

A

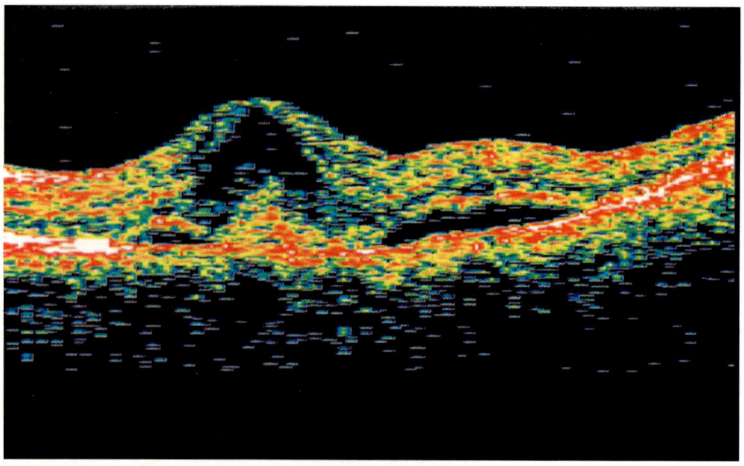

B

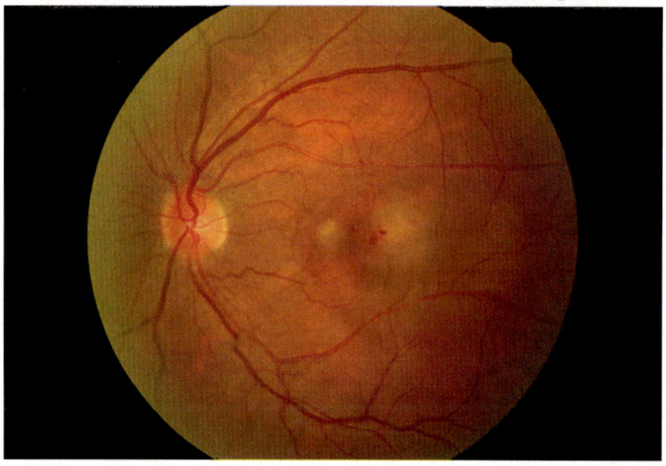

C

图 3-1-36　男性、42 岁、左眼黄斑脉络膜新生血管、色素上皮与神经上皮脱离

A. B 超显示黄斑部隆起，出现回声光带的错落，其下方可见到低透声的光带。B. OCT 图显示两个局部色素上皮层的脱离，中央凹处有新生血管，而且是不沟通的。C. 眼底彩图显示黄斑部有点状出血（本图由高健民提供）

高频超声与 OCT 检查所发现的 AMD 病理学改变基本上是一致的，如病灶的隆起、神经上皮层脱离的情况及液体的显示、CNV 的形态学特征。两者检查的图像形态学表现基本一致。在图 3-1-37 中由于神经上皮层脱离隆起的程度比较高，所以 OCT 检查不能显示更深的组织，而高频超声可显示。以上两种检查均不能显示新生血管，而 FFA 检查可显示新生血管，但是不能显示病变组织的形态学变化。因此，以上三种检查用于眼科黄斑部的检查各有优势，只有进行互补，而不能相互取代。

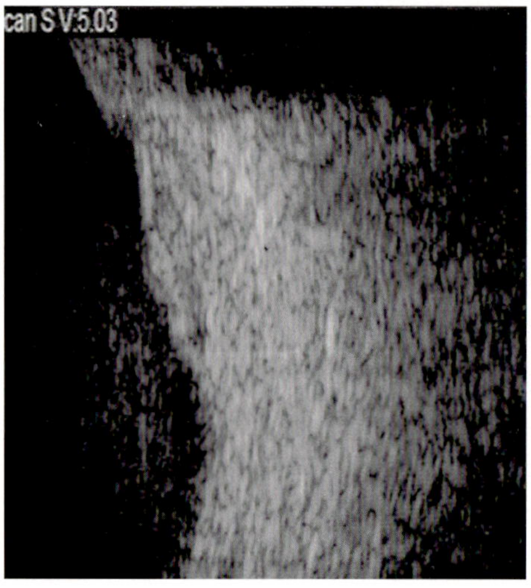

A

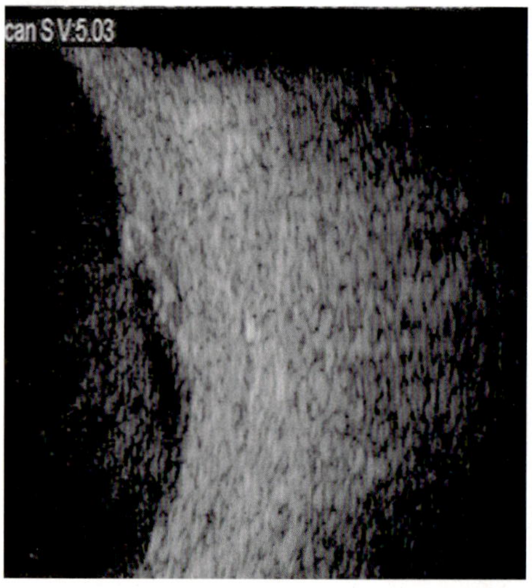

B

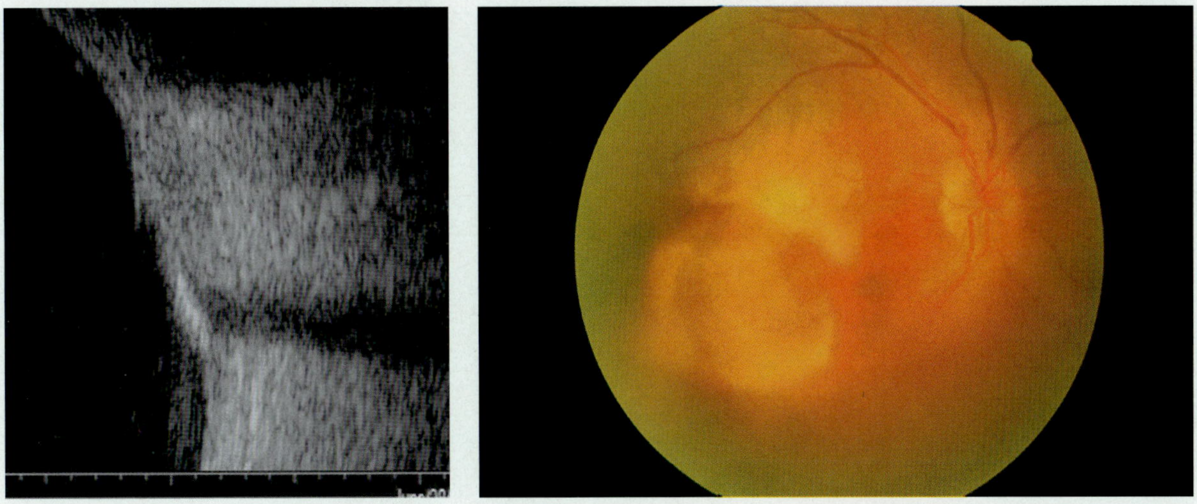

C　　D

图 3-1-37　男性,72 岁,右眼黄斑出血与玻璃体内出血和玻璃膜疣

A. B 超显示黄斑部扁平隆起,表面回声强、内部回声弱,黄斑部前玻璃体内可见弱的点状散在回声。B. B 超显示不规则隆起回声光带,其下方为低透声区,玻璃体内可见散在点状回声。C. B 超显示黄斑颞侧可见一强回声光斑,其后面为无回声区。D. 眼底彩图显示黄斑部出血隆起(本图由高健民提供)

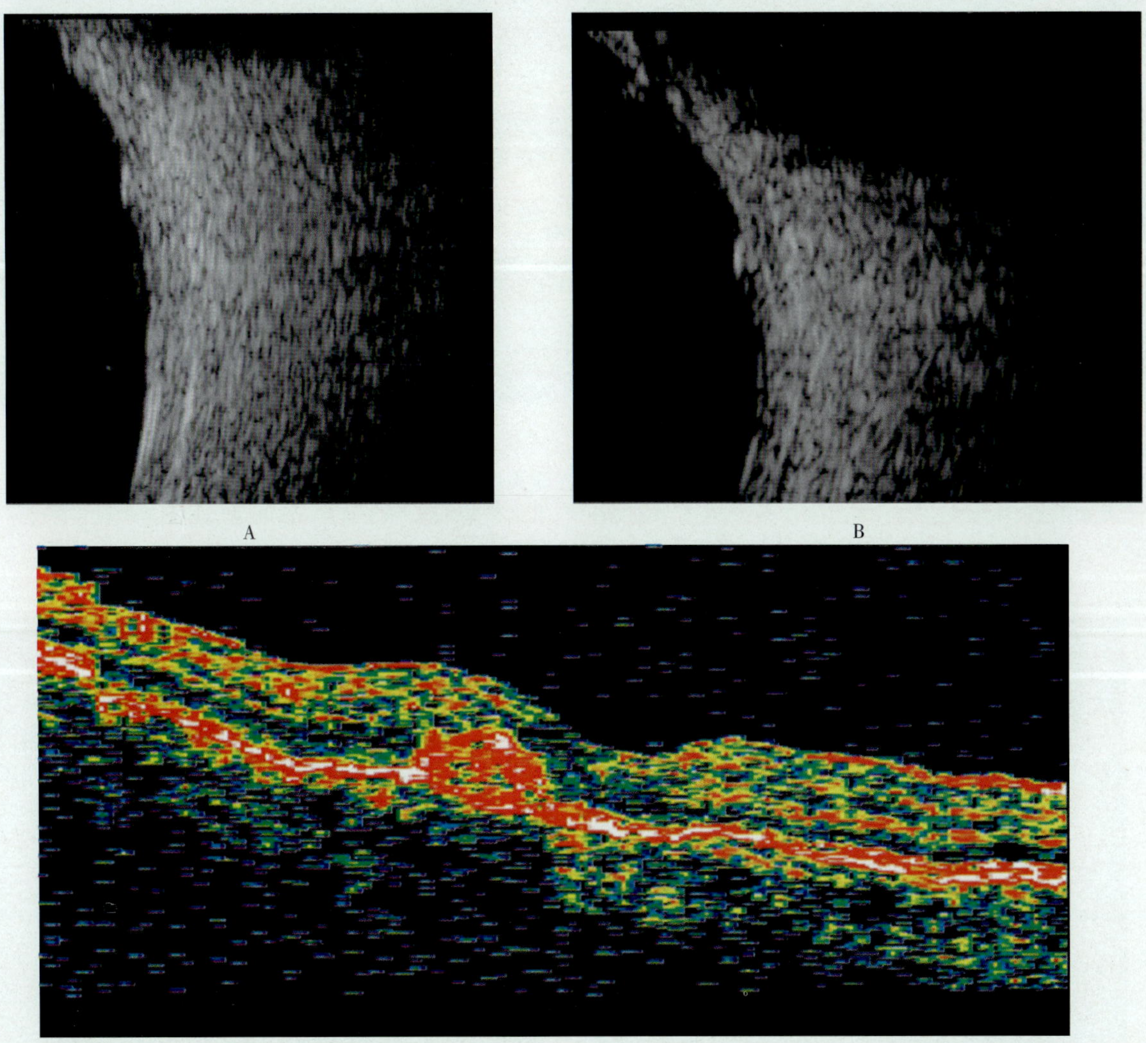

A　　B

C

图 3-1-38　女性,76 岁,右眼黄斑部脉络膜新生血管

A. B 超显示黄斑部隆起,表面回声强,界线较明显。B. B 超显示黄斑部隆起,其下方见一低透声光带区,显示一椭圆形回声区,内回声为低透声区,为脉络膜新生血管的回声。C. OCT 显示在偏一侧黄斑部的下方为新生血管,而两侧为轻度的神经上皮层脱离(本图由高健民提供)

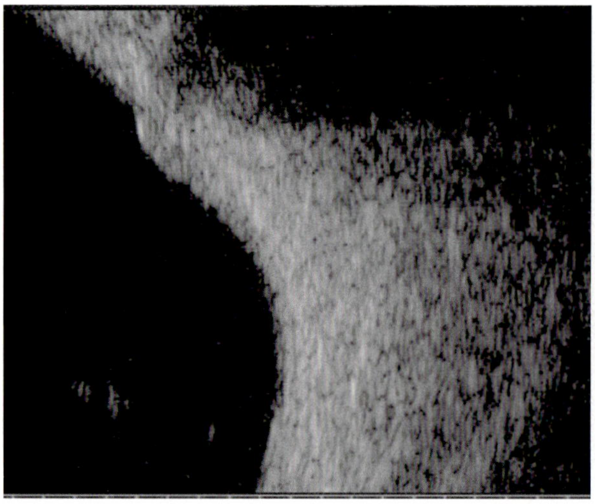

A

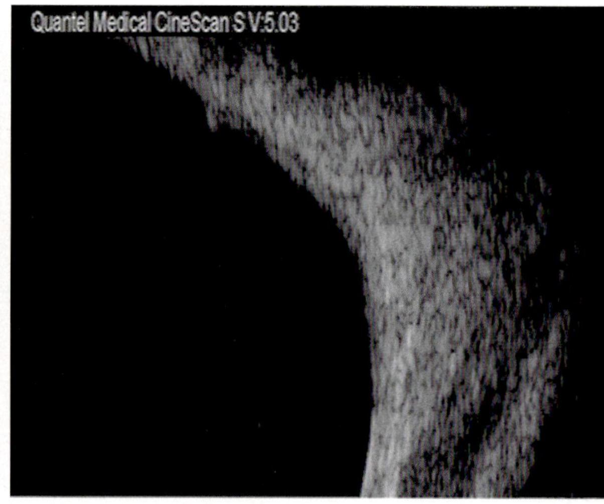

B

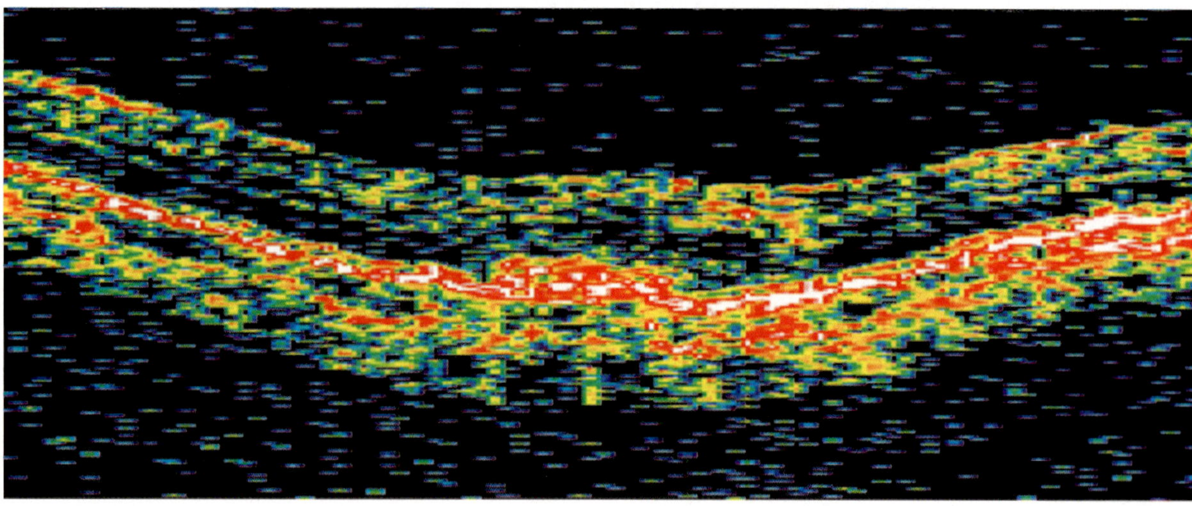

C

图 3-1-39　女性,54 岁,左眼黄斑部脉络膜新生血管

A. B 超显示黄斑部扁平隆起,回声强度为中等强度,表面不规则。B. B 超显示黄斑部上可见一回声,其下方为透声区,该区内可见一半圆形隆起。C. OCT 显示神经上皮层脱离与局部扁平的隆起(本图由高健民提供)

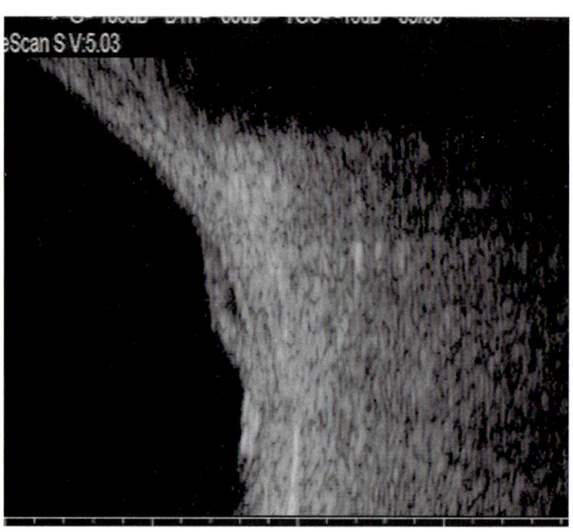

A

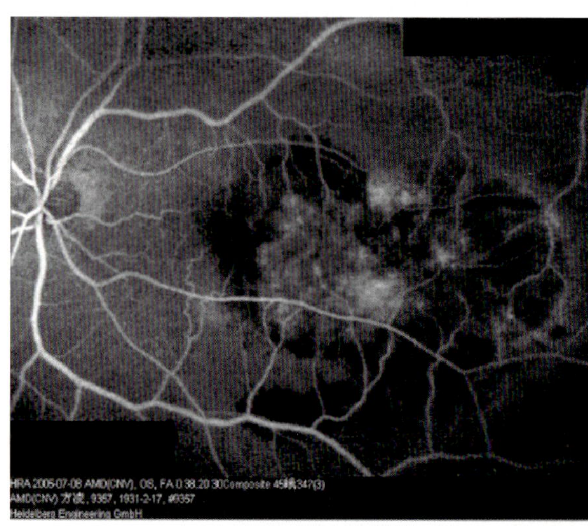

B

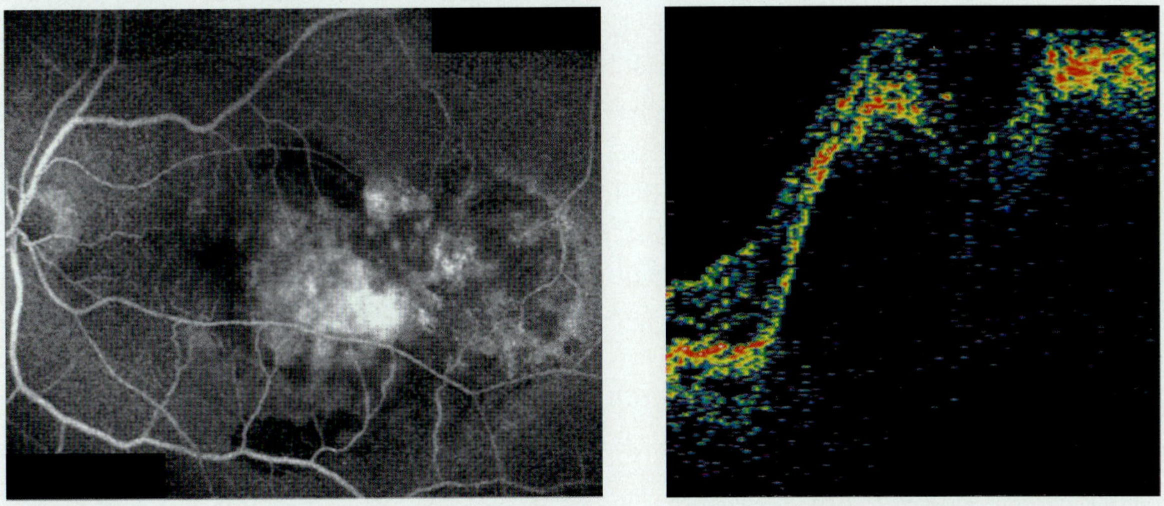

C　D

图 3-1-40　女性,74 岁,左眼老年性黄斑变性(渗出型)(本图由高健民提供)

A. B 超显示黄斑部扁平隆起,下方为透声区,该区下方为一回声光带。B. FFA 显示脉络膜下新生血管。C. FFA 显示一神经上皮脱离的图形,脱离的隆起度较高,下面的组织不能显示。D. OCT 显示色素上皮损害、隆起、脱离

七、诊断

AMD 的晚期诊断一般不难,关键是早期诊断。AMD 的早期常无任何症状,作者等回顾性研究了 AMD 的早期症状,依次是视物模糊、视物变形、阅读困难、视力模糊、中心或旁中心暗点及视力疲劳。Andrew 研究了 103 个 AMD 早期 CNV 引起的症状,视物变形和近距离阅读困难为 AMD 最早期的症状,出现上述自觉症状时要仔细检查病人。临床中也发现近视者很少患 AMD,大部分患者屈光为正视及远视改变,因此 AMD 可加重视力疲劳和近距离阅读困难。检查 AMD 患者的近视力更易发现中心视力的变化。

45 岁以上的患者主诉视物变形、出现暗点或近期视力下降时,应进行详细的临床检查,包括最佳的矫正视力、视野检查、裂隙灯显微镜联合三面镜及视网膜镜,以及间接检眼镜仔细检查眼底。必要时可采用黄斑立体照相。Amsler 方格表能查出视物变形及暗点,中心视野有障碍的病人应速作检查,若视网膜下有液体、出血、黄色渗出或脂性沉积物及灰绿色脉络膜病变,而裂隙灯或检眼镜不能肯定,则应行 FFA。CNV 发现早,治疗的机会就多,以便决定是否行光凝治疗。一眼黄斑有 AMD 的患者每年应检查眼底两次,可治的 CNV 有时间从属性,因 AMD 在视力迅速丧失出现后第一个月内是可以治疗的,大部分 CNV 开始都在中央凹外,但不久便扩展到中央凹无血管区下面,故应尽早发现、及时治疗。

早期诊断应注意视功能的变化,作者等认为对视力正常,眼底、FFA 及视功能检测有异常者,应诊断为早期 AMD。作者等对早期 AMD 患者进行了多项视功能检测,结果显示早期 AMD 视力正常时,视功能均已发生变异,视功能检测的敏感性依次为黄斑阈值、色调分辨力、对比敏感度、Amsler 表及暗适应。提示黄斑阈值、FM-100 色彩试验、对比敏感度、Amsler 表及暗适应为 AMD 的早期诊断及视功能监测提供了有价值的手段。作者等在对早期患者进行了长期临床追踪观察,发现中央凹、黄斑白光敏度异常预见晚期 AMD 的发病均具有较高的敏感性,分别为 83.37% 及 77.78%,特异性分别为 80.55% 及 75.00%;FM-100 色彩试验全色区预见晚期 AMD 发病的敏感性为 83.33%,特异性 63.67%;Amsler 表预见发生 AMD 的敏感性为 71.40%,特异性为 80.00%。提示黄斑白光阈值、FM-100 色彩试验及 Amsler 表检测早期 AMD 患者的视功能可较好地预见 AMD 发生的危险性,为 AMD 的早期诊断提供了敏感的检测方法。

研究表明 AMD 一般双眼发病,一眼患有晚期 AMD,第二眼具有发生 AMD 的高度危险性。作者等对 46 例单侧 AMD 患者进行色调分辨力、黄斑阈值、暗适应及 Amsler 表中心视野检查,四项检查结果均反映,当单侧 AMD 对侧眼视力≥1.0 时,已有视功能异常,表现为色调分辨力及视网膜光敏感度降低,暗适应功能及 Amsler 表中心视野异常。其他作者的研究结果与本文相类似,Eisner 发现晚期 AMD 第二眼的视力正常,无黄斑病变,但有蓝锥细胞敏感性降低和色觉改变,中央凹视锥细胞视色素密度比正常眼低。作者等对 31 例视力正常的单侧 AMD 对侧眼患者的黄斑光敏度、FM-100 色彩试验及 Amsler 表检测结果进行了 5 年临床观察,平均追踪 55 个

月,追踪期内发生 AMD 眼 10 眼,中央凹及黄斑 6°光敏度的降低预见 AMD 的发生,敏感性分别为 83.37% 及 77.78%,特异性分别为 80.55% 及 75%。FM-100 色彩试验全色区预见发生 AMD 的敏感性为 83.33%,特异性为 63.67%;Amsler 表异常预见发生 AMD 的相对危险性是 4.8($P<0.005$)。因而对另一眼有晚期 AMD 的早期 AMD 患者,尤其另一眼有大量的融合性玻璃膜疣,要注意早期检查和早期诊断。

典型病例:郭××,男,58 岁。视力右眼 1.0,左眼 0.1。右眼黄斑中央凹 1 500μm 以内有较大的融合性玻璃膜疣(图 3-1-41),玻璃膜疣危险度分度为 4 度。参考了 Klein 等的方法,把玻璃疣数量分 3 级,即Ⅰ级表示 <10 个,Ⅱ级表示 11~100 个,Ⅲ级表示 >100 个;依据玻璃膜疣在黄斑区的分布,分中央凹区(玻璃膜疣分布波及到中央凹直径 500μm 内)及中央凹外区(玻璃膜疣分布在中央凹直径 500μm 以外)。Amsler 表检查正常。中央凹白、红、蓝及绿光敏度分别为 30、20、16 及 14dB,黄斑 6°白、红、蓝及绿光平均光敏度分别为 28.690、22.938、18.414 及 16.275dB,色调分辨力总错误记分是 210。FFA 显示中央凹附近早期即有斑驳样透见荧光,晚期有荧光着色,考虑为早期 AMD(图 3-1-42)。左眼黄斑有出血、机化瘢痕(图 3-1-11),FFA 早期即有遮蔽荧光、高荧光区及荧光渗漏,黄斑区有 CNV,诊断为渗出型 AMD(图 3-1-43)。1990 年左眼底彩照表现病变有进展(图 3-1-44)右眼底彩照表现玻璃膜疣增多(图 3-1-45)。1992 年右眼底彩照玻璃膜疣增多,有融合(图 3-1-46),FFA 表现黄斑透见荧光增加,有融合及着色(图 3-1-47)。追踪 5 年后,1994 年右眼视力下降至 0.1,黄斑区有出血及渗出(图 3-1-48)。FFA 早期即有遮蔽荧光、高荧光区及荧光渗漏,黄斑区出现 CNV,发展为渗出型 AMD(图 3-1-49)。1994 年 12 月左眼底彩照黄斑大片机化瘢痕(图 3-1-50),左眼 FFA 为瘢痕着色(图 3-1-51)。

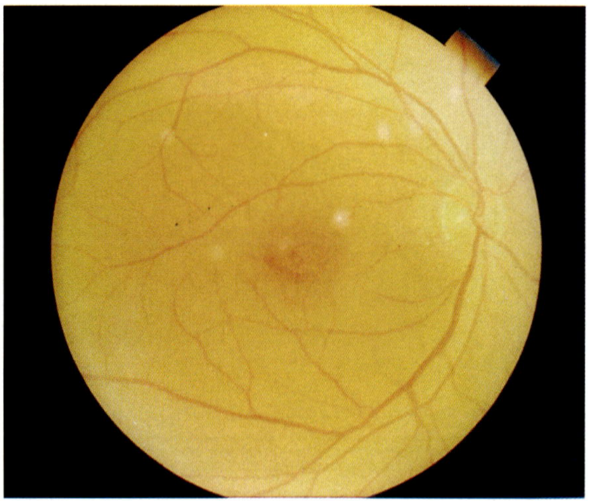

图 3-1-41 右眼 1989 年的彩照,黄斑中央凹 1 500μm 以内有数量较多的融合性玻璃膜疣

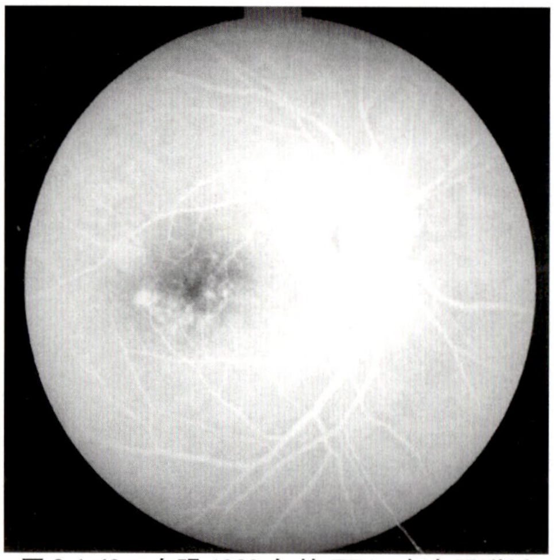

图 3-1-42 右眼 1989 年的 FFA,中央凹附近早期即有斑驳样透见荧光、晚期有荧光着色,为早期 AMD

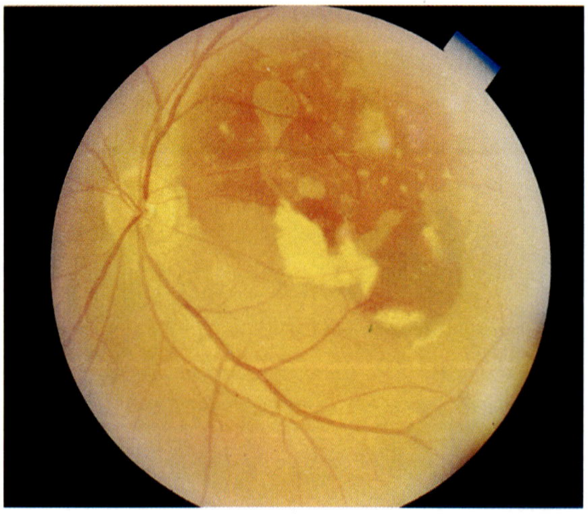

A

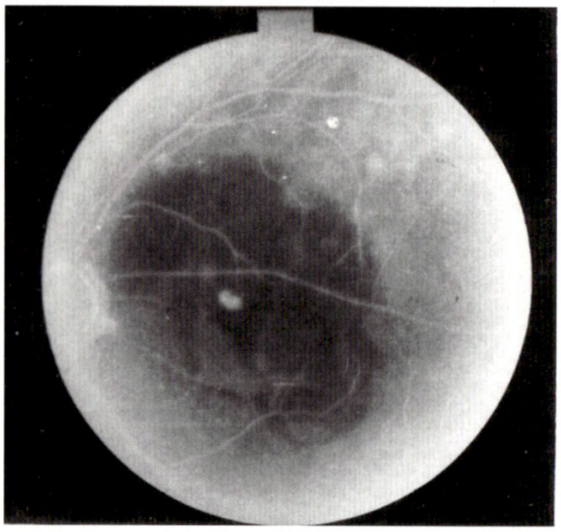

B

图 3-1-43 左眼

A. 1989 年的彩照,黄斑有出血、机化瘢痕。B. 1989 年的 FFA,早期即有遮蔽荧光、高荧光区及荧光渗漏,黄斑区有 CNV

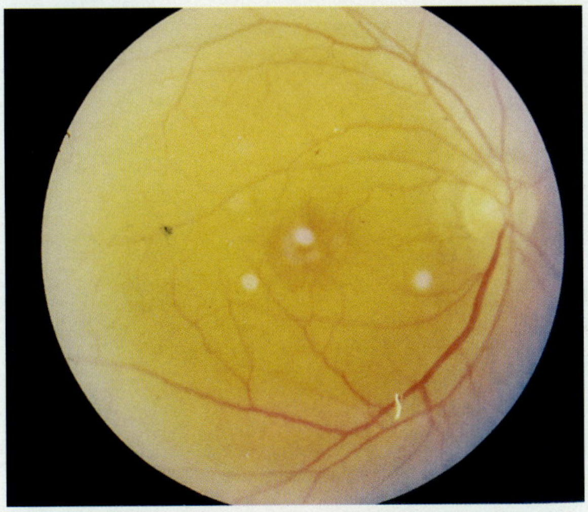

图 3-1-44 右眼 1990 年的彩照,病变有发展

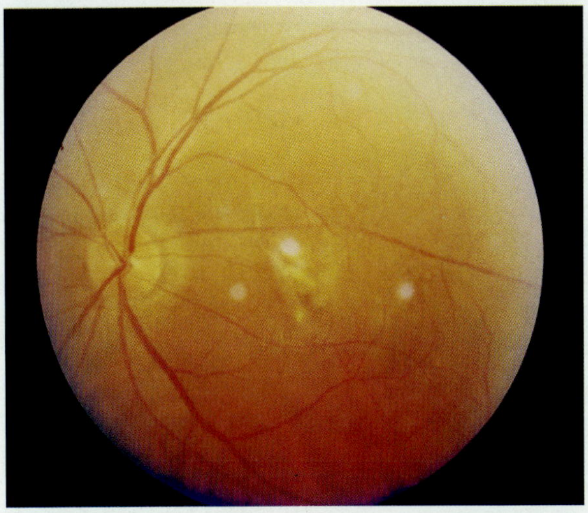

图 3-1-45 左眼 1990 年的彩照,玻璃膜疣增多

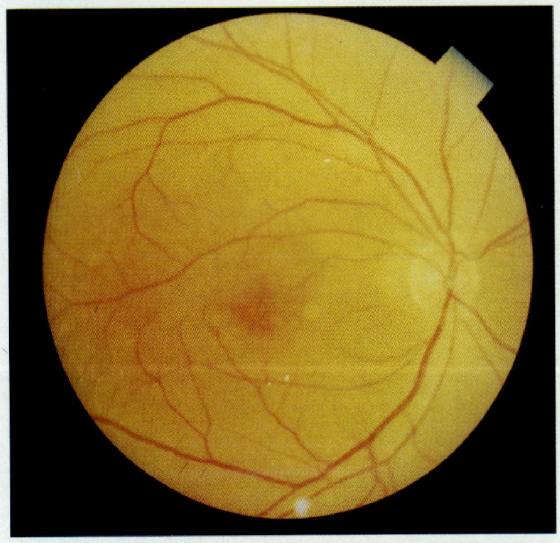

图 3-1-46 右眼 1992 年的彩照,玻璃膜疣增多,有融合

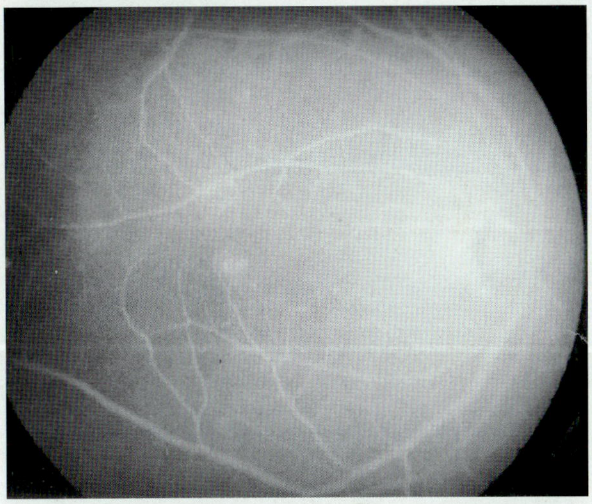

图 3-1-47 右眼 1992 年的 FFA,黄斑透见荧光增加,有融合及着色

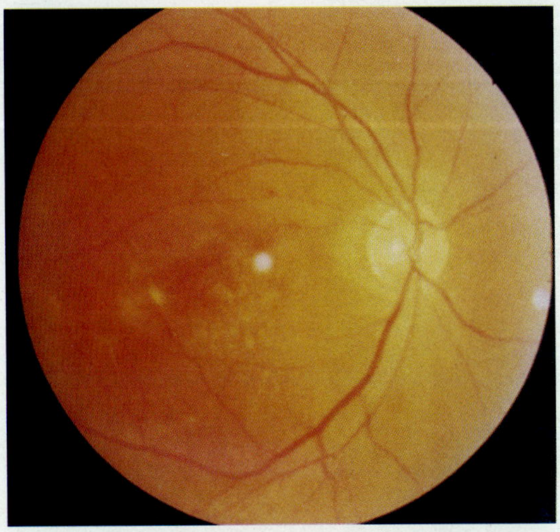

图 3-1-48 右眼 1994 年的彩照,黄斑区玻璃膜疣融合,数量增加,有渗出及瘢痕改变

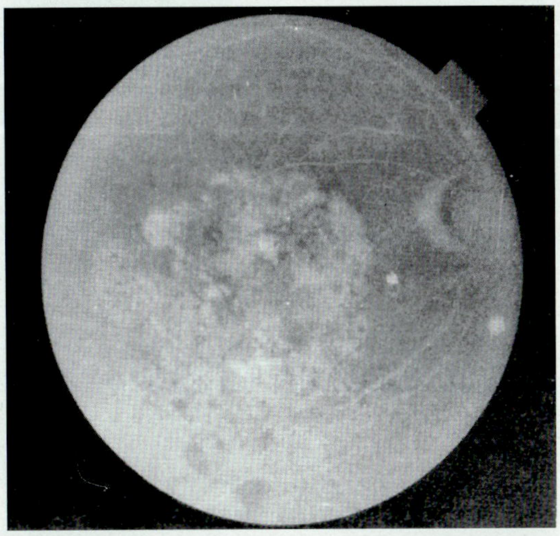

图 3-1-49 右眼 1994 年的 FFA,黄斑区有高荧光区及荧光渗漏,黄斑区出现 CNV,发展为渗出型 AMD

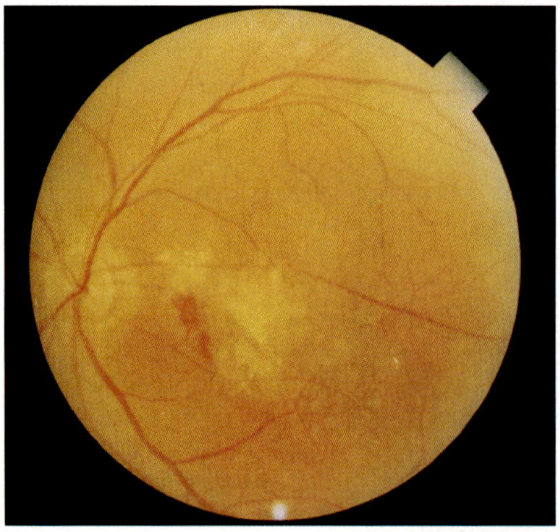

A

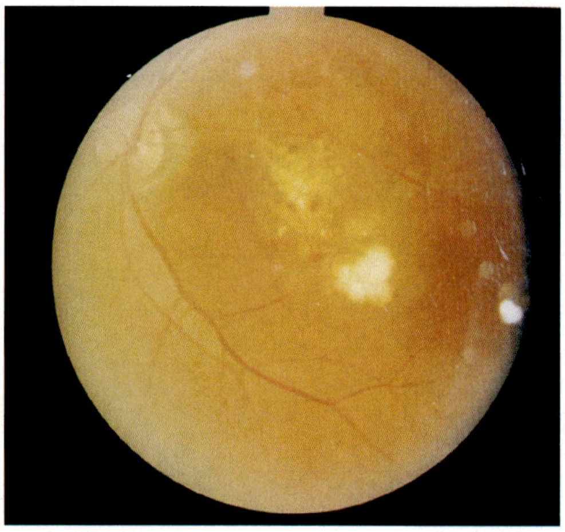

B

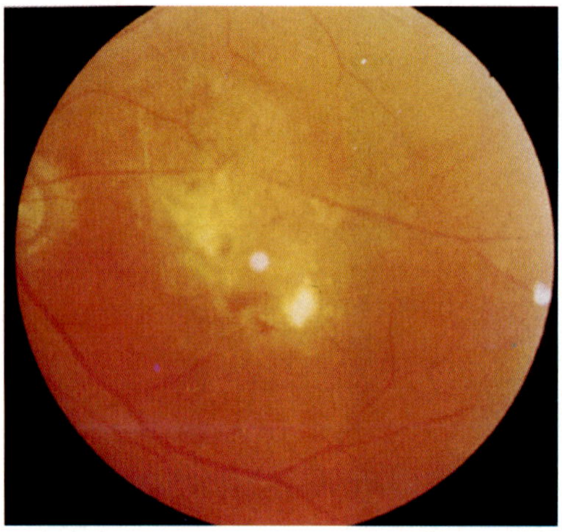

C

图 3-1-50 左眼

A. 1992 年的彩照。 B. 1993 年的彩照。 C. 1994 年底的彩照，黄斑大片机化瘢痕

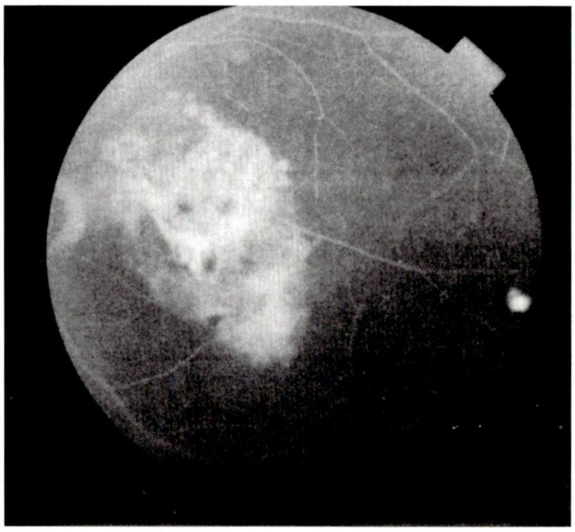

图 3-1-51 左眼 1994 年底的 FFA，瘢痕着色，有融合及着色

八、鉴别诊断

(一) AMD 早期与老年性黄斑改变的鉴别

当年龄增长时,随着血管的硬化,血流动力学和黏稠度的改变,以及毛细血管网功能和结构上的退变,常导致黄斑区的 RPE 和视网膜感觉层的细胞代谢异常和组织改变,一般老年人黄斑均有衰老的改变,但通常都很轻微,不足以引起改变。Sarks 提出正常的老年黄斑改变有:①40 岁以后随年龄增长,可见 Bruch 膜增厚与玻璃样变;②在 Bruch 膜上有散在的沉淀物,即玻璃膜疣;③视力基本正常。

(二) 玻璃膜疣与 AMD 的关系

玻璃膜疣既可在正常眼底出现,也可表示 RPE 疾病。虽然 60 岁以上人群 30% 以上有玻璃膜疣,但是每年仅有 1% ~5% 发生威胁视力的 CNV。大多作者认为具有危险因素的玻璃膜疣(即可引起 AMD 者)的特征包括:①玻璃膜疣数不断增加;②玻璃膜疣不断融合增大;③玻璃膜疣色素增加。通过大量临床病例,Gass 发现玻璃膜疣本身不会引起明显的中心视力障碍,而只在浆液性或出血性 RPE 及视网膜神经上皮脱离时,才会丧失中心视力,当玻璃膜疣形成以后,进一步发展为渗出型或萎缩型 AMD。因此 AMD 早期视力可能不受影响,但视力下降时,病情已进入晚期。AMD 早期,特别是萎缩型 AMD 的早期,从黄斑区深层黄白色小点开始,临床上通常称为玻璃膜疣,实则它们与经典的玻璃膜疣有所不同,这种玻璃膜疣应与出现于视力正常的老年人眼底的玻璃膜疣鉴别,二者均见于老年人,双眼对称,其鉴别见表 3-1-3。

表 3-1-3　AMD 的玻璃膜疣与老年性玻璃膜疣的鉴别

	萎缩型 AMD 早期玻璃膜疣	视力正常的老年性玻璃膜疣
视功能	视力下降,变视,中央暗点	不影响视力
形态	边缘比较模糊,反光较弱	边缘往往有深色镶边,境界清楚,反光较强
色素及脱色素	其间有色素斑及脱色斑	无色素斑及脱色素斑
数量	较多,不断增多和增大	较少,不变
融合	彼此吻合或出现结晶	无

Arnold 等(1995)发现具有网状的不典型的软性玻璃膜疣具有发生 AMD 的高度危险性,有 66% 的眼发生了 CNV, 这种网状的不典型的软性玻璃膜疣在 FFA 及吲哚青绿血管造影中都无荧光改变。作者等对 54 例视力正常、眼底黄斑有玻璃膜疣早期患者进行了追踪,平均追踪 55 个月,追踪期内玻璃膜疣数量及融合程度有不同程度的增加,18 例(33.33%)患者发生了晚期病变,黄斑玻璃膜疣发生渗出型 AMD 的 5 年累积危险性是 37.78%,其中新生血管 4 只眼(7.4%),PED 4 只眼(7.4%),地图状萎缩 10 只眼(18.51%)。按照玻璃膜疣的特征进行相对危险性分析,具有融合的软性玻璃膜疣的相对危险性是 3.14 倍,数量较多(>Ⅱ级)的相对危险性是 6.89 倍,玻璃膜疣位于中央凹区的相对危险性是 2.6 倍,计算机测量相对面积较大(>90)的相对危险性是 2.62 倍;经统计学检验,差异均有显著性及非常显著性。早期黄斑玻璃膜疣发生晚期 AMD 的敏感性为 88.9%,特异性为 61.1%。揭示具有高危险特征的黄斑玻璃膜疣具有发生晚期 AMD 的危险性。

(三) 与中心性渗出性脉络膜视网膜炎鉴别

渗出型 AMD 单眼,黄斑部有渗出及出血,特别是发病年龄较轻者应与该病鉴别。两者均有黄斑部 CNV。中心性渗出性脉络膜视网膜病变另眼无玻璃膜疣,病变范围较小,约 1/4 ~1/2PD,后部玻璃体中可见炎症细胞性混浊。AMD 则相反。此外,全身病原学可供参考。

(四)与中心性浆液性脉络膜视网膜病变鉴别

患者为青壮年,单眼发病,病变范围较小,多小于1PD,病灶性质为炎性渗出灶。AMD的早期改变可与中心性浆液性脉络膜视网膜病变相同。但前者的发病年龄通常在50岁或55岁以上,PED范围大于1PD,或黄斑部合并玻璃膜疣。

(五)与脉络膜黑色素瘤(choroid melanoma)鉴别

AMD的CNV破裂出血,则引起RPE下或神经上皮下的出血性脱离,出血如在RPE下则呈青灰色或灰蓝色,如出血量多,范围广泛,可形成视网膜下血肿,往往误诊为脉络膜黑色素瘤。但FFA可以鉴别,CNV出血时因背景荧光遮蔽,呈一片暗区,在暗区往往可见新生血管渗漏点,且起病急。而肿瘤则因瘤体血管不断渗漏荧光素,而呈强荧光区。出血进入神经上皮下时多呈暗红色,必要时作彩超检查。

(六)类眼部组织胞浆菌病综合征(presumed ocular histoplasmosis syndrome)

患者多为青年人,周边部常有脉络膜视网膜瘢痕或陈旧性病灶,玻璃体清晰,组织胞浆菌素皮肤试验阳性。

(七)脉络膜出血后期

本病黄斑病变区不呈盘状,开始为暗红色,出血吸收后由于中央部吸收较慢,所以,周边呈灰色,中心呈红色。

(八)黄斑中央凹视网膜炎

这是中心性视网膜炎的一种特殊类型,由于中央凹急性坏死引起永久性视力损害。患者中央凹出现渗出液,10~14天以后渗出消失,随后出现黄斑裂孔,FFA显示视网膜下无荧光渗漏。

(九)视网膜血管增生性肿瘤(retinal angiomatous proliferation, RAP)

渗出型AMD是老年人中心视力不可逆性损害的主要原因,它可由不同类型的新生血管引起,临床上最常见的类型是边界不清的或所谓的隐匿型新生血管;其次是边界清晰的或所谓的典型新生血管;另有一种特殊类型,是源于脉络膜内层的新生血管瘤样扩张性增殖,名曰息肉样脉络膜血管病变。以上3种皆为脉络膜来源的新生血管,除此之外,尚有一种近期才得到公认的AMD,其新生血管是视网膜来源的,即RAP。RAP是一类发生于周边视网膜,与血管组织及神经胶质细胞增殖有关的肿瘤样病变,又称获得性视网膜血管瘤。大多数自发,但也有些病例的发生与视网膜或脉络膜疾病有关。一项对AMD类型的回顾性研究发现,一眼中存在RAP表明另一眼有新血管形成的高度危险。在52例RAP-AMD病人中,56%在2年中另一眼有新血管形成,3年中则全部都有新血管形成。AREDS数据表明,任何类型的AMD在5年中另一眼有新血管形成的危险为43%。黄斑激光光凝治疗研究(MPS)发现,另一眼的其他危险因素包括了所有亚型的新血管形成;如果同时存在"5个或更多的脉络膜小疣"、"灶性高色素"、"1个或者更多的大脉络膜小疣"以及"高血压"等4项因素,涉及所有亚型AMD的另一眼新血管形成的5年危险是:具有一项MPS危险因素为7%,具所有4项MPS危险因素则为87%。诊断主要根据眼底表现,发生于周边视网膜的单发肿瘤样病变应考虑,FFA检查可以鉴别,在造影的动脉早期即快速充盈期,在动脉期和静脉早期可以看到清晰的瘤体毛细血管网。静脉期瘤体血管多有明显渗漏,造成周围视网膜弥漫性染色。造影的晚期,多数肿瘤有轻到中度渗漏的荧光素进入玻璃体。即引起渗出型黄斑病变的新生血管来自RAP,而不是起源于脉络膜。另外,患者的年龄、有无家族史以及其他器官的血管性病变有助于鉴别诊断。

Yannuzzi等根据RAP的临床病程发展,将其分为3期:第Ⅰ期为视网膜内新生血管(intraretinal neovascularization,IRN),增生的血管向视网膜的前后和侧位扩展,有视网膜-视网膜血管吻合(RRA)形成;

第Ⅱ期为视网膜下新生血管(subretinal neovascularization,SRN),新生血管向下生长到视网膜下腔,视网膜层间水肿加重,出现视网膜神经上皮脱离和浆液性 PED,脱离区内有小量圆形视网膜前和视网膜下出血;第Ⅲ期为 CNV、血管性 PED 和 RCA 形成。

王兰惠报道,RAP 的眼底表现为黄斑区圆形或不规则形淡黄色或橘黄色渗出型病灶,多数病灶为 PED,边界较清楚,部分病灶的边缘有硬性渗出(图 3-1-52)。出血量不多,位于病灶内或其边缘,以放射状和斑片状视网膜出血为主(图 3-1-57),仅 2 只眼病灶的边缘有深层小片状出血。FFA 特点为早期病灶区低荧光,未显示脉络膜新生血管荧光。动静脉期病灶区的边缘或病灶内视网膜毛细血管有瘤样扩张,2 只眼可见毛细血管袢。部位多在黄斑区的颞侧或偏下方。瘤样血管扩张区的毛细血管向病灶区集中,显示血管数目较多。晚期病灶区显示强荧光,PED 腔荧光积存,有较清晰的边界。2 只眼高荧光扩展,边界不清(图 3-1-53 至图 3-1-55,图 3-1-58 至图 3-1-60)。OCT 特点可有 3 种形态:①病灶区血管增生形成的强反射带位于视网膜神经上皮层间,神经上皮层无增厚,RPE 和脉络膜毛细血管反光带正常(图 3-1-61);②病灶区血管增生形成的强反射带位于视网膜神经上皮层内,贴近 RPE 层,神经上皮层增厚,层间有暗腔(水肿),RPE 和脉络膜毛细血管反光带正常(图 3-1-62);③病灶区血管增生形成的视网膜新生血管强反射带位于视网膜神经上皮层,层间有较大的暗腔(水肿),下方的 PED 呈较大的暗腔(图 3-1-56)。

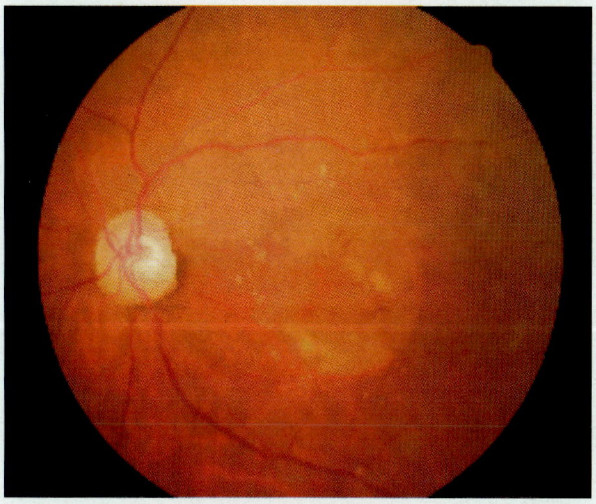

图 3-1-52　RAP 彩色眼底像

黄斑区渗出性病灶,RPE 脱离,边缘和中心有点状硬性渗出和出血(本图由王兰惠提供)

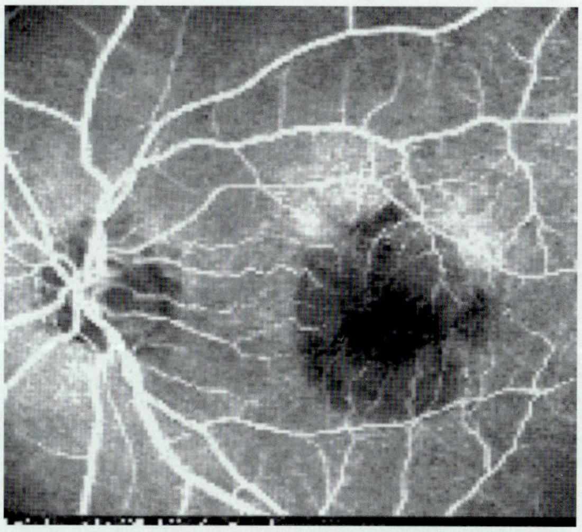

图 3-1-53　患眼 FFA 动静脉期像

病灶低荧光区内出现斑点状高荧光,视网膜血管扩张,血管的密度大(本图由王兰惠提供)

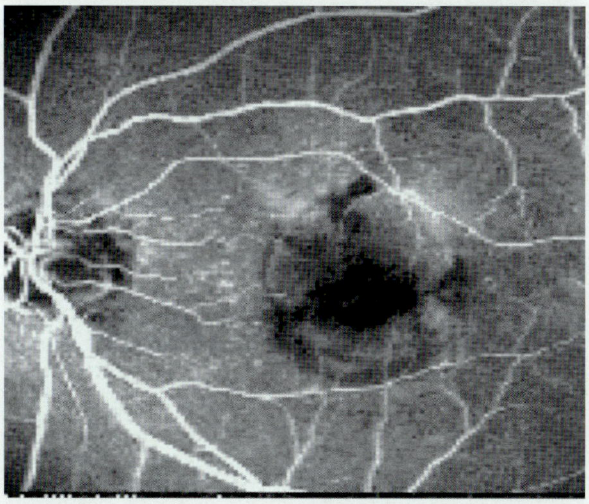

图 3-1-54　患眼 FFA 静脉期像

病灶荧光增强(本图由王兰惠提供)

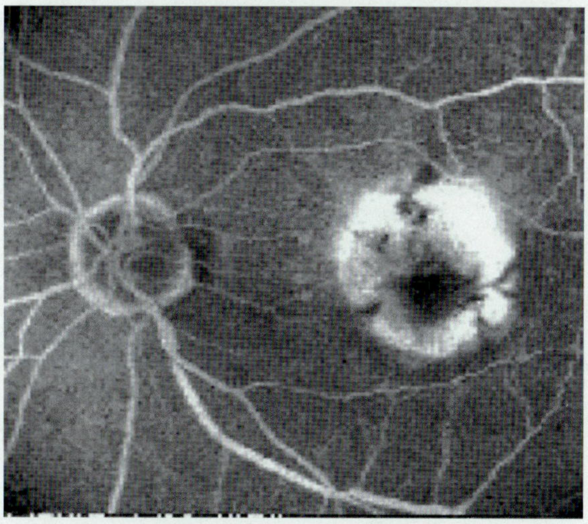

图 3-1-55　患眼 FFA 晚期像

PED 荧光积存,病灶高荧光(本图由王兰惠提供)

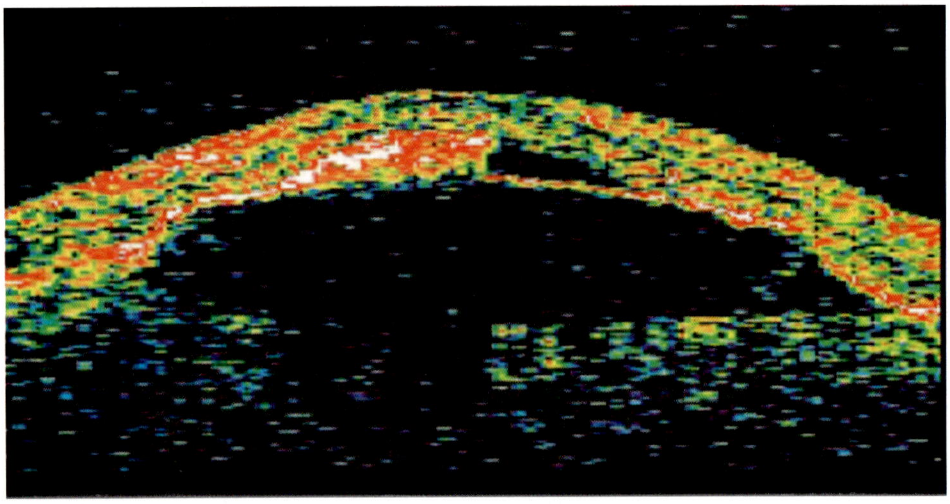

图 3-1-56　患眼 OCT 像

颞侧区新生血管形成的反光带位于神经上皮层，伴有神经上皮脱离。下方 RPE 浆液性脱离(本图由王兰惠提供)

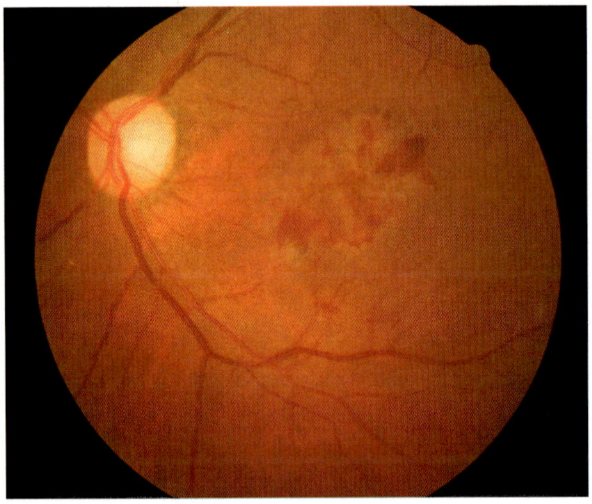

图 3-1-57　RAP 彩色眼底像

黄斑区病变，视网膜深浅层出血(本图由王兰惠提供)

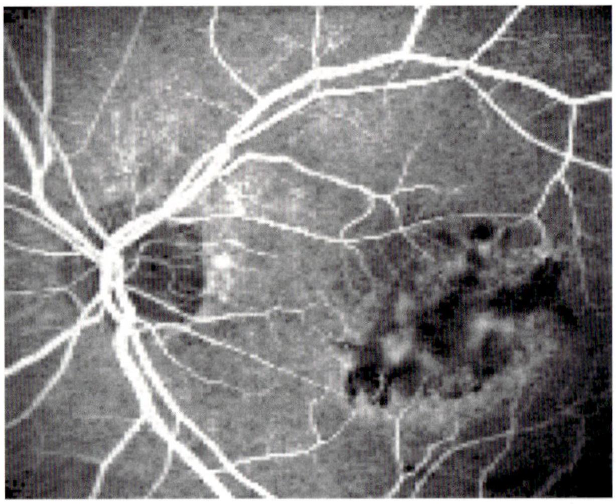

图 3-1-58　患眼 FFA 静脉期像

病灶区视网膜血管较密集，毛细血管扩张(本图由王兰惠提供)

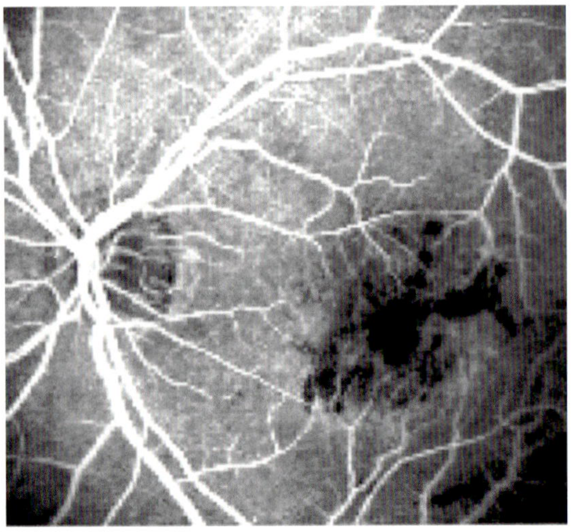

图 3-1-59　患眼 FFA 静脉期像

病灶区显示不规则高荧光(本图由王兰惠提供)

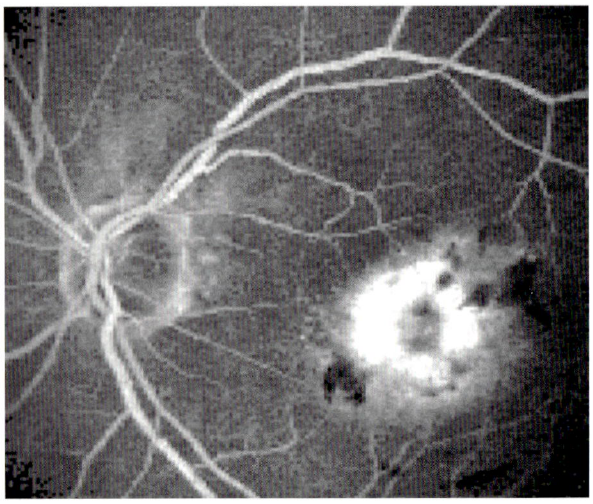

图 3-1-60　患眼 FFA 晚期像

病灶区高荧光，视网膜出血遮蔽荧光(本图由王兰惠提供)

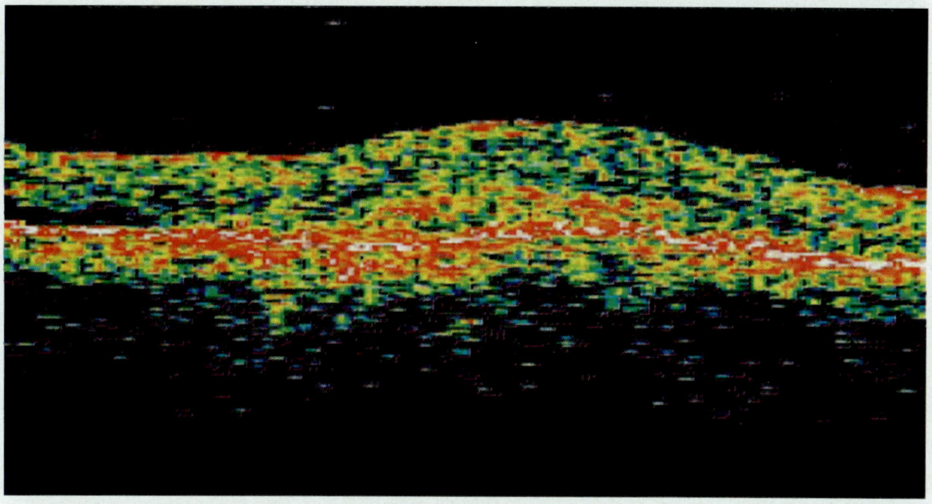

图 3-1-61　患眼 OCT 像

视网膜内新生血管不规则反光(本图由王兰惠提供)

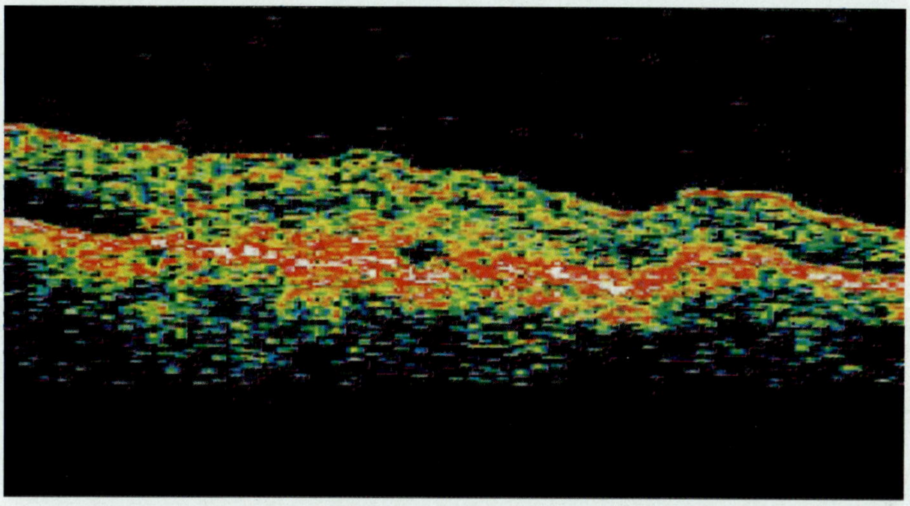

图 3-1-62　患眼 OCT 像

RPE 与脉络膜反光带完整,视网膜下新生血管伴有神经上皮脱离(本图由王兰惠提供)

九、治疗

(一)药物治疗

1. 对非渗出型 AMD 的治疗　目前尚无特效的治疗方法,可采用下列辅助疗法。

(1)锌　研究表明,视网膜、RPE 和脉络膜中的锌含量较高,锌作为多种金属酶过渡系中重要的金属离子,在视网膜等的代谢中起重要作用,由于老年人有缺锌的危险,可适当补充锌治疗。Newsome 等采用口服硫酸锌制剂治疗因玻璃膜疣或 AMD 致视力不同程度减退的患者,发现锌在视网膜代谢中占重要地位,可延缓受试者的视力损害。给予患者每日 2 片 100mg 的硫酸锌片剂,连续 1 ~ 2 年,可降低渗出型 AMD 视力进行性下降的程度。

(2)抗氧化治疗　一般认为,AMD 的发生与视网膜组织慢性光积蓄中毒有一定的联系,动物的模拟光损害结果显示大量的还原型抗坏血酸被氧化,在这一病理损害过程中起重要作用。集中于视网膜外层的维生素 C 与维生素 E 可阻挡光损伤扩散。维生素 E 因有效的水溶性和最小的毒性应用最多。因此,AMD 患者可服用具有抗氧化特性的维生素 C、维生素 A 和维生素 E。胡萝卜素作为羟基清除剂可防止自由基对细胞的损害,保护视细胞,起到视网膜组织营养剂的作用。

长期大量服用某些抗氧化物会有副作用,如维生素A可导致厌食、高钙血症,维生素E会干扰维生素K代谢及导致胃肠功能异常。

(3)肝素　有人利用肝素的抗凝血功能,设想通过改善局部组织的循环,增强疾病组织营养代谢能力以治疗AMD。曾观察13例患者,治疗前视力均有明显下降,眼前暗点。采用静脉注射肝素,5周到25个月后,大部分患眼视力大幅度提高,暗点减少或消失。眼底病灶变小,出血吸收,色素减少,并可以反复使用。

(4)视黄醇类化合物　通过调控内皮细胞外基质成分来抗血管形成。

(5)维脑路通注射液　有报道其能抑制血小板凝集,防止血栓形成,同时对抗5-羟色胺、缓激肽引起的血管损伤,增加毛细血管的抵抗力,降低其通透性,增加血中氧含量与饱和度,从而改善中央部脉络膜毛细血管硬化或阻塞所致的缺血、低氧的局部营养障碍状态,促进Bruch膜的功能恢复。

(6)降血压药物　血管紧张素转换酶(ACE)抑制剂和血管紧张素Ⅱ(AⅡ)拮抗剂能降低血管紧张素Ⅱ酶系统的活性,是有效降低血压、预防高血压晚期器官损害和死亡的最有效药物。他汀类(statins)通过竞争抑制与总胆固醇有关的一种酶,降低血清胆固醇水平。有高血压或高血脂的AMD患者,服用ACE抑制剂和AⅡ拮抗剂或他汀类,能降低AMD发展的风险,提示其对AMD有保护作用。

(7)中医中药　AMD的早期阶段,眼底以玻璃膜疣、色素紊乱改变为主。视力下降较轻者,似应属于视瞻昏渺的范围,对盘变前期和干性型进行抗衰老治疗,根据情况给以滋养肝肾、补肾明目或气血双补等方法,如党参、云苓、白术、山药、葛根、陈皮等,配合柔肝、养血、明目等中药为辅,成基本方。晚期以眼底RPE、神经上皮浆液性、出血性脱离为主,大量瘢痕形成,视力下降严重者,可归入暴盲之中。对眼底RPE、神经上皮浆液性脱离,采用健脾的方法,兼以祛湿化痰的方法,对出血性脱离者,则兼以止血化瘀的方法,可静脉注射血栓通,口服益脉康,促进血液吸收。对大量瘢痕形成,则兼以滋补肝肾、软坚散结的方法。关国华等通过对121例病变组成员和98名健康对照人群的研究及对172例242眼病变分期辨证规律的研究发现,AMD病程进入中、后期,眼底表现为渗出型病变时,相当于血瘀、痰湿、肝郁表现,病因病机则以本虚标实、虚实夹杂为主。还有报告用肉苁蓉、女贞子、旱莲草、补骨脂、丹参、当归、黄芪、苍术为基本方,干性加葛根、党参,湿性加生地、槐花、三七粉治疗,停用一切其他药物,总有效率为54.3%,早期疗效优于晚期,干性与湿性相比无明显差异。杨莅报告,在口服维生素C、维生素E的基础上加服中药生地、熟地、白蒺藜、枸杞子、女贞子、菟丝子、茯苓、山药、五味子、决明子、牛膝、川芎等,治疗2个月,总有效率为73.7%,优于单纯口服维生素C、维生素E的对照组。徐学东根据《读书随笔·承制生化论》所云"气虚不足以推血,则血必有瘀",认为本病治疗大法在于益气化瘀,故变性前期采用黄芪15g,当归、桃仁、红花、赤白芍、地龙各10g,川芎6g;变性期加海藻10g或桂枝6g,制附子3g,结果证实病变早期治疗效果较好。

2. CNV治疗进展　最新药物和基因方面的进展使人们期望药物治疗能成为AMD治疗的一种有效方法。用于AMD临床试验的药物包括VEGF拮抗剂、MMP拮抗剂、PEDF、PKC412(tyrosine kinase inhibitor)、皮质类固醇药物、干扰素等。其中,MMP拮抗剂Prinomastat和干扰素的临床试验因无效而中断。

(1)施图伦滴眼液　经国内外多家医疗机构基础及临床应用研究证明,本药用药后经角膜渗透和巩膜吸收两条途径,参与眼部多条体液循环到达眼底,从而有效改善视网膜黄斑区的微循环,使受损部分的视网膜功能得到恢复,有效治疗AMD。AMD黄斑中央部脉络膜毛细血管硬化或阻塞,造成脉络膜微循环障碍,视网膜代谢废物集聚引起脉络膜毛细血管病损和CNV形成,使Bruch膜变性和光感受器盘膜损伤,导致视力严重损害。施图伦滴眼液含有洋地黄和七叶苷两种血管活性成分,七叶苷能增强视网膜和脉络膜微循环,洋地黄有激活RPE酶、增加RPE功能的作用,使受损伤而未死亡的视细胞恢复视功能。本药对部分患者有改善视力,减少黄斑区水肿、渗出和出血的作用。

(2)反应停(thalidomide)　被认为是一种可以治疗AMD的药物。此药对未怀孕人体无害,且可阻止生长因子诱导的内皮细胞的后受体信号转导。在兔的角膜微囊实验中,口服反应停尚可有效阻止成纤维细胞生长因子所造成的血管生成。

(3)血管生长因子抑制剂　如VEGF、TGF、PDGF和bFGF等因子的拮抗剂或抗体。由于新生血管的形成过程与血管生长因子和血管抑制因子之间的平衡失调有关,血管生长因子抑制剂或许是今后治疗

AMD 的一个希望。

(4)干扰素治疗　重组体干扰素 α-2a 系全身采用的药物,可抑制血管生成。有人发现干扰素在体外及体内均有抗血管生成的性能,Fung 等(1990)首先报告采用干扰素 α-2a 治疗 7 例渗出型 AMD 伴有 CNV 的患者,其中 6 例治疗后视功能获得不同程度的改善,认为干扰素可用于治疗近期形成的、小的 CNV。Claus 等对 5 例经 FFA 检查证实伴有距中央凹 200μm 范围内新生血管的 AMD 用干扰素 α-2a 治疗,3 例患者的视功能有所改善。最近有作者采用干扰素 α-2a 球后持续灌注治疗新生血管 10 眼,剂量 100 万单位,通过保留 17 ~ 50d 的导管灌注,结果新生血管稳定,但也不消退,无全身副作用。干扰素治疗新生血管仍有争议,其临床效果需进一步研究。

应用干扰素初期可出现轻度的肌肉疼痛和疲劳症状,不常见的副作用有低热和食欲不振,口服醋氨酚可减轻以上症状。Guyer 等报告应用干扰素治疗不同种全身疾患后可出现与干扰素有关的视网膜病变,表现为视网膜缺血改变,停用干扰素后,视网膜并发症有时可逆转。

(5)其他药物　采用抗 VEGF 制剂可阻止继发视网膜缺血引起的视网膜和虹膜新生血管,有人设想用抗 VEGF 药物抑制 AMD 的 CNV。应用 VEGF 拮抗剂(anti-VEGF aptamer 或人化抗 VEGF 单克隆抗体 RhuFab V2)的临床实验结果喜人,87.5% 的患者视力稳定或提高,约 25% 的患者视力提高 3 行以上;在接受 PDT 和眼内注射双重治疗的患者中,随访 3 个月时有 60% 患眼视力提高 3 行以上,而且,多次注射患者耐受性良好。由此可见,VEGF 拮抗剂可望成为治疗新生血管性病变的主要方法。目前,Ⅲ期试验已经开始。

皮质类固醇药物曲安奈德(triamcinolone acetonide)具有抑制炎症反应的作用,还可影响细胞外基质转运和 RPE 反应,可能参与增强血 – 视网膜屏障功能和下调 VEGF。Jonas 等对 94 例(99 只眼)渗出型 AMD 患者行玻璃体腔内注射曲安奈德后随访 8.5 个月发现:63.1% 视力提高至少 1 行,患眼平均视力显著提高,治疗后视力与治疗前视力有显著性差别,并呈负相关;其中,伴有 PED 的以典型为主的中央凹下 CNV 患者视力提高最显著;此外,曲安奈德还可在 3 个月内明显缩小新生血管膜的范围。

类固醇类似物 anecortave acetate 作为下游 VEGF 信号抑制剂可阻断 VEGF 的促增殖作用。球旁注射 anecortave acetate 治疗典型 CNV(128 只眼),随访 12 个月时 84% 患眼视力稳定,而安慰剂组仅为 50%。Lai 等将重组血管抑素注射于氪激光诱发的 CNV 模型眼的视网膜下腔,发现治疗组 CNV 体积较对照组明显减小,且未发现脉络膜和视网膜的炎症反应。总之,AMD 的药物治疗还有待于进一步研究。

经过上述方法治疗后 CNV 复发仍很普遍,如激光光凝治疗后 CNV 复发率高达 50%,外科手术切除 CNV 后复发率约 40% ~ 50%,PDT 治疗后复发率为 70% ~ 80%,黄斑转位术后复发率为 7% ~ 8%,提示上述治疗仅是在血管发生的增殖和凋亡过程中诱发短暂的平衡,而缺乏长期的治疗作用,其疗效可能是通过减轻血管渗漏而不是血管退化使症状减轻。由于现有 AMD 治疗方法的局限性和高复发率,尚需大量的实验性及临床研究以探讨出一种综合治疗方案。

有些周围血管扩张剂也试用于临床,如菸酸、妥拉苏林等。阿司匹林、消炎痛等类药物对于抑制 CNV 的生长可能有一定的效果。针对引起炎症的各种病因,合理使用抗生素,配合激素的应用可减轻或消除炎症反应。

(二)激光光凝治疗

大量的临床试验研究表明,激光光凝是治疗 CNV 确实有效的方法,但治疗同时可损伤视网膜及 RPE。治疗眼底病的常用激光为红宝石激光和氩激光,它们的脉冲时间比较长(为毫秒),主要作用机制是热效应。美国黄斑光凝研究组(MPS)发现仅有 13% ~ 26% 的病人适于激光治疗。

1. 适应证　参照美国黄斑光凝研究组(macular photocoagulation study, MPS)的标准:FFA 证实有典型的、边界清晰的 CNV 存在,位于黄斑中央凹以外,面积不大于 3.5 个标准视盘面积,0.06 < 最佳矫正视力 <0.5可采用激光光凝治疗。

2. 原理　激光光凝是通过激光被眼底的色素吸收后产生热能,使组织发生凝固、坏死和炎症反应,继而发生机化、粘连;还可直接封闭视网膜上的新生血管,直接破坏产生新生血管生长因子的视网膜组织。目前临床上较为常用的是波长为 647nm 的氪红激光及波长为 514.5nm 的氩绿激光。研究证实氪红激光由于对视网膜内层的损伤小,不被血红蛋白所吸收,且易被视网膜内层及脉络膜中的黑色素细胞中的黑色素所吸收，故适于治疗黄斑下及近黄斑下的新生血管膜。

3. MPS 的光凝技术　光斑大小 200μm，持续时间至少 0.2s。首先在病变周边试打一点来确定能量设置。对旁中心和中心外病变，试击点应远离中央凹边缘，对中央凹下病变，最好沿病变下缘。随后光凝旁中心或中心外病变的近中央凹边缘，光斑 200μm，相互重叠，持续时间 0.2 ~ 0.5s，然后光凝余下的病变区。对于中央凹下 CNV，首先光凝病变周边，最好由下缘开始向上治疗，以防术中出血向下流而遮蔽视网膜标记，光凝强度以光凝处视网膜变白为准。最后光凝 CNV 中央。

为确保足够的治疗，MPS 原则要求，对于中央凹外和中央凹下 CNV，病变区需由强度均匀的变白区覆盖，并超出造影可见范围 100μm；对复发性中央凹下 CNV，光凝需要覆盖原先光凝区以内 300μm；对滋养血管光凝，需超出其两侧 100μm，超出基底区 300μm。

4. 波长选择　治疗旁中心病变，MPS 选择氪红激光，因为理论上氪红激光可穿透叶黄素和薄层出血，使 RPE 和脉络膜内层的黑色素细胞集中吸收激光，而对中央凹下 CNV 的治疗研究中，没有证据表明氩绿或氪红哪一波长效果更好。当治疗视网膜大血管的 CNV 时，光斑应跨过血管以减少出血及热损伤的可能性，没有证据表明这种方法会影响治疗效果。CNV 与视神经相连时，必须考虑到直接光凝视神经会导致视神经纤维受热坏死及视神经纤维缺损，因此，距离视神经 100 ~ 200μm 范围内不要光凝。同样地，在治疗视盘周围 CNV 时，只有当至少 1.5 个钟点范围的乳斑束未被 CNV 波及时才考虑光凝治疗，这样至少有 1.5 钟点乳斑束可避免被光凝。治疗中央凹下 CNV 病变时，因为浆液性 PED 是病变的一部分，可考虑同时治疗，但 CNV 是病变的主体部分，而非 PED。而且，病变应当边界清楚，有证据表明存在典型性 CNV，且病变大小和视力应符合治疗标准。玻璃膜疣样 PED 不应与中央凹下 CNV 同时治疗。大部分浆液性 PED 不符合上述治疗条件。

5. 治疗效果　激光光凝疗效与黄斑下 CNV 的大小和患者的初视力密切相关：小病变（ <1PD）、初视力较好（ >0.1）或中等者，治疗后立即出现视力下降，随访第 12 个月时治疗是有效的；中度病变（ >1PD 且 <2PD），中度（20/125 ~20/160）或重度低视力（ <20/200），治疗后效果较好，随访过程中视力一直较好；大病变、视力中度或重度低下者，治疗后视力预后较差，随访 4 年仍无明显改善。由于光凝治疗后近期内视力可能出现较大幅度的下降，有些患者难以接受，所以激光光凝仅应用于小的、典型的、境界清楚的、中央凹以外的 CNV。

6. 治疗并发症　有脉络膜出血、黄斑皱褶，意外光凝中央凹是最严重的并发症，此外还有脉络膜血管灌注延迟以及视力下降。美国黄斑光凝研究组（MPS）发现仅有 13% ~26% 的病人为典型的 CNV，可采用激光治疗，但 2 年后半数病人出现复发。并且，光凝治疗可损伤视网膜及 RPE。Guymer 等对 12 例有视力危害的 AMD 病人进行后极部氩激光光凝脉络膜小疵，结果可使脉络膜小疣消散，部分病人可保持一定视力。但 Bressler 在一项随机化研究中发现，应用格栅状光凝治疗边界不清的 CNV 对保存病人视力是无益的，不论治疗与否，这些病人在 2 年内丧失视力的可能性均很大。Maguire 等（1998）组织的一项多中心随机化临床试验发现光凝玻璃膜疣并未减缓 CNV 的发展，反而在短期内增加 CNV 发展的趋势。因此，激光治疗对 AMD 的疗效还有待于进一步观察。

（三）光动力疗法（photodynamic therapy，PDT）

自从 1979 年 PDT 被用于治疗乳癌皮肤转移以来，人们对 PDT 的作用机制及临床应用进行了大量研究，现 PDT 已用于多种肿瘤的治疗。对猴实验性 CNV 行 PDT 治疗，病理显示 PDT 可选择性地破坏 CNV，对周围正常的组织损伤很小。PDT 的基本原理是在静脉内注入光敏剂，经一定波长的低能量激光照射后，光敏剂被激活，由基态跃升为激发态，当由不稳定的激发态恢复至低能量的基态时释放出大量能量，作用于分子氧，使其产生单线态氧及自由基，后者通过破坏细胞内的蛋白质和核酸引起血管内皮细胞损伤、基底膜暴露、血小板聚集、血栓形成、新生血管闭塞。由于光敏剂在 CNV 处积存，而在正常视网膜和脉络膜血管中易被清除，所以 PDT 具有选择性破坏 CNV 的作用，而周围正常血管不受影响；而且 PDT 使用的激光为低能量激光，治疗过程中不产热，对周围正常的视网膜组织损伤降到最低。1995 年 Mille 等首次将 PDT 引入眼科 CNV 治疗，通过静脉注射能与 CNV 的内皮细胞特异性结合的光敏剂，当光照射后，激活光敏剂，产生光氧化反应杀伤内皮细胞，从而封闭 CNV。虽然 AMD 的 PDT 尚处于临床试验阶段，但现有的研究结果已较传统的治疗方法显示出了较多的优越性。目前多采用波长 689nm 的半导体激光（其波长应与光敏剂的最高吸收峰相符)与光敏剂苯叶淋衍生物(benzoperphyrin derivative,BPD)最大吸收峰吻合。

近年来试用PDT治疗继发于AMD的CNV,FFA检查可见在治疗1周后CNV闭锁。Ⅰ、Ⅱ期临床试验表明,PDT治疗后1~4周内CNV停止渗漏,视力稳定或提高时间达12周;但部分病例在治疗后4周复发荧光渗漏,12周时有70%~80%的CNV重新发生渗漏,病程开始进展,但程度均较治疗前减轻。因此,患者应每3个月随访检查1次,FFA出现荧光渗漏者可重复治疗;对部分复发患者进行再次治疗,结果发现PDT可多次使用,且每次治疗均可使CNV渗漏停止,无视力丧失。PDT治疗后随访12个月,Visudyne组61.4%患眼视力没有恶化,安慰剂组仅为45.9%,进一步说明PDT可明显降低视力丧失的危险性。当CNV面积占整个眼底病变区的50%以上,特别是无隐蔽性CNV时,苯叶淋衍生物治疗对原有视力的保护作用更明显,两组比较有显著性差异。对242例患者随访24个月发现,PDT治疗组41%患眼视力下降,而安慰剂组高达69%,PDT组平均视力亦好于安慰剂组,进一步说明PDT可明显降低继发于AMD的中央凹下典型CNV的患者视力丧失的危险性。为研究病变大小、初视力以及病变组成对预后的影响,对TAP和VIP试验组患者随访24个月发现:病变大小是决定预后的主要因素,初视力以及病变组成对治疗无显著影响;研究发现典型CNV患者平均病变面积为3.4个视盘面积,以典型CNV为主的平均面积病变为4.7个视盘面积,隐匿型CNV为4.3视盘面积;病灶面积小于4.0视盘面积的隐匿型CNV和以典型CNV为主的患者治疗后视力与典型CNV患者相似,可见,无论病变组成如何,小病变患者PDT治疗对视力预后优于大病变。Shamda等对45例典型CNV患者行PDT治疗后,发现PDT治疗组患者视力变化与未接受PDT治疗组存在显著性差别;视力提高3行或以上者:治疗组3例(7%),未治疗组无;视力增或减2行以内者:治疗组34例(76%),未治疗组21例(62%);视力下降3行或以上者:治疗组8例(18%),未治疗组13例(38%);统计学表明PDT治疗组发生中度视力下降的概率明显低于未治疗组,PDT治疗组视力提高的概率明显高于未治疗组(约13.7倍)。

PDT虽能选择性地闭塞CNV,但是不能去除CNV的发病原因,而且一次闭塞CNV病变的范围有限,因此,已经闭塞的CNV很容易复发。对残存、复发及新生的CNV,必须进行重复治疗,重复治疗眼占患眼总数的28.0%~32.6%。

(四)经瞳孔温热疗法(transpupillary thermotherapy, TTT)

TTT最初用于脉络膜黑色素瘤放射治疗的辅助治疗,治疗后肿瘤明显缩小;而后TTT被用于视网膜母细胞瘤和局限性脉络膜血管瘤的治疗,长期的临床试验表明TTT可有效治疗后极部小的脉络膜肿瘤,尤其是位于黄斑旁和视盘旁的肿瘤,常见并发症有视网膜血管阻塞、视网膜牵拉、视网膜新生血管、视盘水肿和视网膜脉络膜玻璃体出血等。TTT的适应证为继发于AMD的隐匿性和典型CNV。TTT是通过接触镜经瞳孔将低放射强度(<1 000mW)激光输送到脉络膜、RPE及眼底的异常血管组织,上述组织吸收激光产热,由于肿瘤组织血管结构不完善且脉络膜血循环的冷却功能障碍,使照射局部缓慢升温,温度升高10℃左右,导致细胞膜破裂、蛋白质变性、染色质破坏以及细胞生化功能紊乱,使细胞死亡,最终达到肿瘤坏死的目的。由于近红外光具有较高的组织穿透性及较低的眼内吸收性,波长为810nm的激光仅有5%被眼间质吸收,且应用大直径光斑可使热能穿透力提高,传导散失减少,因此,近红外激光、大光斑(1.2~3mm)、长时间(1~10min)照射是TTT治疗的理想方式。1999年Reichel等首先报道15例16只眼隐匿性CNV接受TTT治疗后,94%的病例眼底渗出减少,75%视力保持稳定甚至提高,19%接受再次治疗;眼底检查与FFA均未发现有视网膜神经层的损害。现有临床试验表明TTT治疗后,CNV闭塞率为61.1%~78%,经平均6.1个月的随诊,复发率为0~8.3%。治疗后3~4周内复查,若视网膜下厚度无变化,或FFA仍显示有晚期的渗漏,则再次接受治疗。迄今为止,除极少数患者出现黄斑小动脉阻塞、视力下降外,TTT对CNV的治疗结果喜人,且对正常视网膜组织的损伤较小,大部分患者视力稳定甚至提高。目前认为,与PDT相比,TTT具有安全、省时、价廉的优点。但是TTT对CNV的治疗是一种阈值下治疗,其治疗机制、激光功率的选择以及不同激光功率TTT对正常视网膜有无损伤作用尚有待于进一步研究。

(五)黄斑下CNV切除

De Juan和Machemer首先于1988年提出了行黄斑下CNV切除术,尽管术后短期内取得了可喜的疗效,但由于手术创伤大,经长期随访发现视力预后不良,并出现增殖性视网膜病变等并发症。清除视网膜下 CNV 膜及积血,一方面可阻止新生血管膜进一步增大以及继发的出血和渗漏,另一方面清除积血可减轻血红蛋白对邻近视网膜组织的毒性,以及避免积血吸收后瘢痕形成导致视力下降。目前普遍采用的手术方法是平坦部三切口玻璃体切除术,在旁黄斑区行小的视网膜切开,注入平衡盐溶液,造成局部的视网膜脱离,再用镊子伸进视网膜下,夹住血管缓慢取出,以减少 RPE 的损失。Melberg 报道,对 AMD 患者黄斑中央凹下 RPE 和神经上皮之间的新生血管膜行手术切除效果较好,72% 患者术后视力稳定甚至提高。手术治疗虽清除了新生血管膜,但没有改变 AMD 的病理生理学基础,同时手术会造成 RPE 的进一步丢失,最终造成视力下降。文献报道,手术后 CNV 复发率达 23% ~52% 。

黄斑下 CNV 切除术并非适合所有 CNV 患者,多数学者认为,位于 RPE 和神经上皮的 CNV 手术效果理想,同时,患者的年龄、CNV 位于中央凹下还是中央凹外对手术的预后也有一定影响。鉴于对手术的远期疗效、潜在危险及后果缺乏认识,同时手术费用昂贵,目前不宜将其纳入临床。影响黄斑部手术效果的因素很多,其中最重要的是在原发病中患者视功能的损害程度。黄斑区 RPE 未受到破坏,神经上皮完好者,视力恢复较好。黄斑区萎缩、脉络膜血管裸露或光感受器细胞受损者,视力预后差。病程较长者,可造成视网膜锥、杆细胞不可逆性损伤,影响 RPE 和神经上皮功能,其视力预后较差。老化的 RPE 失去再生能力者,其视力预后更差。CNV 位于 RPE 后或前后均有者,手术易损伤 RPE,术中常发生较严重的黄斑出血,出血吸收后黄斑区瘢痕形成者,视力预后不良。术后并发症,如增生性玻璃体视网膜病变、视网膜裂孔、视网膜脱离、黄斑囊样水肿及黄斑前膜等均影响患者视力恢复。CNV 复发也是影响患者视力预后的重要因素之一,目前尚无有效预防措施。

(六)黄斑部视网膜转位术

目的是通过手术方法将黄斑区视网膜神经层转移位置并重新附着到健康 RPE 上。Jinsay P. 等(1983 年)和 Tideman(1995 年)最早提出此项技术,Machemer 和 Steinnorst 首先报道了有关视网膜切开黄斑转位的人和动物实验结果,即通过行 360°视网膜切开,由原始位置旋转视网膜黄斑中心,使其移至有功能的正常 RPE 表面。此后,手术方法被多次改进,并有学者提出局限性黄斑转位术。Lai 等对病变大于 9 个视盘面积的 15 例患者行手术治疗,术后黄斑均成功转至黄斑下区域,随访 6 个月时视力显著提高,12 个月时视力仍保持稳定。Kamei 对 27 例中央凹下 CNV 患者行黄斑转位术联合放射状脉络膜巩膜外折叠术治疗,70. 4% 患眼术后视力提高,随访 2 年时 40. 7% 视力提高,25. 9% 视力不变,33. 3% 视力下降;进一步说明黄斑转位术后 66. 7% 患者视力可保持稳定或提高至少 2 年。局限性黄斑转位术后 12 个月时约 75% 的患者视力稳定或提高, 50% 患者视力可达 6/9(Snellen 视力表)。黄斑转位术后常并发增殖性玻璃体视网膜病变、视网膜皱褶、视网膜裂孔、黄斑水肿、旋转斜视或双眼复视,部分患者 CNV 复发,需进一步手术治疗。由于较高的术后并发症发生率、适应证不明确以及手术技术难度高,黄斑转位术仅是一种限于少数患者和有经验医生的实验性手术方法。

局限性黄斑转位术并发症较多。Pieramic 等报告 102 例行局限性黄斑转位术患者,术后随访 3 个月和 6 个月,37 例患者的视力提高至少 2 行。但并发症包括 RD、视网膜裂孔、黄斑皱襞及眼内出血等。对视网膜下 CNV 患者进行有限距离的黄斑转位术有利于保存和提高患者视力。虽然该手术尚处于早期临床研究阶段,但已取得的手术效果则显示出其良好的发展前景,有可能成为治疗黄斑中央凹 CNV 的有效手段。

临床和实验研究显示 AMD 患者行黄斑下 CNV 手术切除术后视力不佳的原因是中央凹下脉络膜毛细血管萎缩,但清除 RPE 可导致相应部位脉络膜毛细血管发生继发性萎缩。AMD 患者术后病变周围的 RPE 不能通过细胞移行和增生来覆盖裸露的 Bruch 膜,可能是由于周围 RPE 发生分裂和移行能力下降,或病变部 Bruch 膜内层存在异常改变,使 RPE 无法覆盖异常的 Bruch 膜。因此,学者们提出在手术切除 CNV 后,行同种异体 RPE 移植来阻止术后中央凹下脉络膜毛细血管萎缩,同时支持上方残存的有功能的光感受器,以恢复中心视力。但由于免疫排斥反应和免疫抑制药物的毒副作用,使同种异体 RPE 移植受到限制。使用培养的自体虹膜色素上皮细胞代替异体 RPE 细胞进行移植,自体虹膜色素上皮在视网膜下腔存活良好,并部分替代了 RPE 的功能,大多数患者术后视力稳定;但随访 1 年时视力与术前视力相比无显著差别,且复发率为

18%。自体虹膜色素上皮移植术并发症较少，只能很小程度上保护黄斑中央凹功能，不能改善视力，如何改善视功能尚需进一步的研究。对于切除 CNV 膜的组织病理学研究表明，大多数标本中 RPE 基底膜也随新生血管膜被剥除；黏附于缺乏受体自身 RPE 基底膜的 Bruch 膜上移植的 RPE 细胞是有缺陷的，黏附分子（如纤维连接蛋白、层粘连蛋白）与相关受体（如整合素 β）结合对移植 RPE 存活非常重要。理论上，视网膜或 RPE 细胞移植有助于先天性或 CNV 切除术后 RPE 的修补，因此，研究者正探索将两种术式结合的可能性。术后可能有 RPE 移植排斥反应，视网膜水肿、脱离、中心暗点等并发症。

（七）放射治疗

放射线被生物体吸收后，通过氧化和电离等生化反应可破坏细胞内的 DNA 双螺旋结构、抑制细胞分裂。放射治疗原理是当细胞进行有丝分裂或处于 S 期的早期时，通过放射线照射破坏 DNA 引起这些细胞在下次有丝分裂中死亡，从而有效地抑制细胞增殖，以达到引起毛细血管硬化、闭塞，抑制新生血管形成渗漏的作用。正常视网膜组织处于分裂静止期，对放射线不敏感，在一定剂量范围内可免受放射线损害。常用方法有外照射治疗、敷贴疗法、近距离放疗、立体定向放射治疗等。分次外照射治疗安全性好，并发症少；立体定向放射治疗精确度高，但费用较高。由 9 个眼放射治疗中心联合开展的前瞻性随机双盲临床试验结果表明，放射治疗后随访 2 年，治疗组与未治疗组视力无显著性差异。1993 年 Chakravarthy 等开展了 AMD 视网膜下 CNV 的放射治疗。Bergink 等应用随机对照研究将 74 例 AMD 引起的 CNV 患者分为两组，治疗组照射剂量为 24Gy，平均分 4 次照射，每次 6Gy，随访 12 个月，视力下降≥3 行者，观察组为 52.2%，治疗组为 32.0%；严重视力下降≥6 行者，观察组为 40.9%，治疗组为 8.8%；12 个月时视力低于 0.1 者，观察组为 39.6%，治疗组为20.0%；CNV 范围加倍者，观察组为 25.2%，治疗组为 20.0%；未发现副作用。他认为可能与治疗量、放射范围及患者的选择等有关。然而，Spaide 等的研究结果却提示外照射治疗 AMD 引起的 CNV 无效。Marcus 等对 88 例患者随访 1 年发现，6 个月时治疗组和未治疗组分别有 26% 和 49% 患眼视力下降，12 个月时分别为 42% 和 49%；但放射治疗组较未治疗组病灶小且纤维化程度轻，提出外放射治疗具有短期保护视力的作用。目前，放射疗法治疗 CNV 仍处于临床探索性研究阶段，其疗效及安全性有待进一步研究。

（八）基因治疗新进展

基因治疗即将有正常功能的基因置换或增补患者体内缺陷的基因，从而达到治疗疾病的目的。但目前基因治疗的概念已超出了这个范围，可以更为广义地理解为将某遗传物质转移至患者体内，使其在体内表达，最终达到治疗某种疾病的目的。1990 年基因治疗首次应用于临床实验，用于治疗腺苷酸脱氨酶缺陷。

基因治疗的内容主要包括：治疗基因和靶细胞的选择；以及通过合适的载体将治疗基因导入靶细胞，使基因在体内有效地表达，而达到治疗疾病的目的。识别病变基因是进行基因治疗的前提，基因转移是基因治疗的关键步骤。基因转移途径有两类：一类为活体直接转移，将携带治疗基因的病毒、脂质体甚至裸露的 DNA 直接注射到试验个体内；另一类为回体转移，即将受体细胞取出，体外培养并导入治疗基因，然后将这些用治疗基因修饰过的细胞重新输回受体体内。活体直接转移方法操作简便，实用性强，易在临床推广。

实现基因治疗的关键在于目的基因的高效转移并适度表达，这将直接影响治疗的效率和安全性。因此，探寻理想的基因转移载体显得尤为重要。

理想的基因载体应具备：①靶向特异性，并且可被免疫系统识别；②高度稳定，容易制备，可浓缩和纯化；③无毒性，对病人及环境安全无害；④有利于基因高效转移和长期表达。目前的基因载体系统可分为病毒载体和非病毒载体。利用病毒载体介导的基因转移，以其高转染率和良好靶向性成为肿瘤基因治疗中应用最广泛的方法。非病毒载体由于其非免疫性和易于生产性而逐渐引起学者瞩目。

由于使用病毒载体基因转移效率高，目前在基因治疗实验中最常用的载体就是病毒载体，其中包括逆转录病毒（retrovirus，RV）、腺病毒（adenovirus，AV）、腺相关病毒（adeno-associated virus，AAV）及单纯疱疹病毒（herpes simplex virus，HSV）等。RV 载体制备方便，能够转染分裂细胞并整合到宿主染色体上而不表达任何有免疫原性的病毒蛋白，稳定介导被转移基因表达，是人类基因治疗中介导基因转移的重要工具。

RV 作为基因治疗的首选载体，仍存在许多不足之处：宿主范围窄，只能感染分裂细胞，而且感染效率相对较低；载体容量较小，最大不能超过 10kb，不能转移较大的基因；与 AV 载体相比，其滴度低；可能产生具有复制能力的野生型重组 RV 的感染等。AV 载体具有滴度高、宿主范围广等优点。该载体的缺点为：其不能整合到染色体来持续表达所需产物，造成外源性基因表达短暂；由于其免疫原性，AV 能迅速引起免疫反应，很快被抗体中和，重复使用无效；体内存在复制的可能而产生眼部的免疫炎症反应等。AV 载体目前不断被变形以取得广泛用途，但因其表达时间短及免疫反应的缺点，限制了它的用途。AAV 是一种缺陷型的单链 DNA 病毒，其特点为：既可以转染分裂细胞又可以转染非分裂细胞；可将目的基因定向整合至染色体上的特殊位点，减少了插入突变的可能性；其基因组结构极为稳定，在细胞内能长期稳定地表达，且在体内不引起明显的病理变化；其内源性弱启动子对外源基因的调控无明显的干扰作用。AAV 载体还有一些问题需要解决：AAV 可整合入染色体即潜伏，但需 AV 或 HSV 等辅助病毒感染时才能复制，具有基因表达明显的“滞后性”；AAV 载体因其滴度低装载外源基因的能力有限，容量 <5kb 等。但其不失为一种极具潜力的载体。HSV 载体能携带高达 30 ~ 150kb 的外源基因，对非分裂细胞具有天然亲和力，可感染脊椎动物多种类型细胞，并对神经系统细胞具有趋向性。但 HSV 载体仍存在以下问题：HSV 对细胞具有毒性，故一般采用药物或突变的方法抑制病毒的复制；只有在某些细胞中，潜伏的 HSV 基因才能维持稳定的、非毒性的状态等。

非病毒载体的方法包括磷酸钙共沉淀法、电穿孔法、显微镜注射法及脂质体法等，是病毒载体的重要补充途径。非病毒载体具有低毒、低免疫反应、外源基因整合概率低、无基因插入片段大小限制，以及使用简单、制备方便、便于保存和检验等优势。由于在不同的实验与治疗方面，非病毒载体系统表现出多种潜在的优越性，越来越多的实验室选择非病毒载体基因转移系统作为研究方向。主要包括裸 DNA 直接转移，脂质体介导的基因转移，阳离子多聚物介导的 DNA 释放，蛋白质多肽介导的基因转移系统及 DNA－RNA 嵌合性载体。非病毒载体系统所面临的共同问题是，外源基因转移到宿主细胞后表达时间短，且基因表达关闭的机制尚不明确。目前关于基因表达转换机制的研究取得了很大进展，伴随着组织特异性元件的发现和发展，非病毒载体系统的表达和靶向性问题正逐步得到解决。

抑制新生血管的形成和病理性血管的靶向治疗，是 CNV 的最佳选择，基因治疗为我们提供了一种新的治疗理念。由于没有发现确切的“致病基因”，目前 AMD 的基因治疗研究主要集中在对 CNV 的防治研究上。基因转导抗血管生成的优点有：①降低对生理性血管形成的影响；②因血眼屏障和全身循环相对独立，使得病变部位浓度高，全身毒性作用相对较低；③若基因表达持续，则局部抗血管生成效应也持续；④通过插入特异性元件，可以理想地控制基因表达的启动和终止。

在 CNV 的发生过程中，RPE 细胞、巨噬细胞以及一系列的生长和抑制因子扮演了关键角色，因此很多研究都把 RPE 细胞作为靶细胞，把带有抑制因子的基因或对抗促生长因子的基因，通过病毒或其他载体转导入靶细胞并促使其表达，从而发挥抑制新生血管的作用，这种抑制因子的表达过程即当前大多数研究采用的治疗原。

基因治疗的早期研究，主要围绕利用病毒、脂质体等载体建立安全、有效的基因转移途径的可行性。Otsuji 等报道，以 LacZ 受体基因为转导基因，以脂质体为载体进行玻璃体腔注射，3 ~ 28 天可观察到 CNV 组织内转导基因的表达。Murata 等报道，利用逆转录病毒介导基因转移途径可行，病毒载体注射后 5 天至 4 个月转导基因仅在 CNV 组织表达。

目前研究多围绕利用转导功能性基因如编码抗血管新生因子的 cDNAs 或 DNA 分子，抑制内源性基因的表达，对 CNV 进行治疗。基质金属蛋白酶（matrix metalloproteinace）是一类以 Zn^{2+} 为辅助因子的蛋白水解酶，可降解基底膜、细胞外基质，在血管发生、发展和再生中具有重要意义。由于基质金属蛋白酶与基质金属蛋白酶组织抑制剂（tissue inhibitor of metalloproteinase）平衡变化引起 Bruch 膜增厚，使视网膜供血减少、缺血低氧，刺激脉络膜产生血管生长因子和表达基质金属蛋白酶－2、基质金属蛋白酶－9，导致血管生成。Murata 等研究表明，经逆转录病毒转导 β－半乳糖酶的 RPE 细胞可以在视网膜下腔至少成活 14 天，并持续表达基因产物；经逆转录病毒转导 TIMP-2 的脉络膜内皮细胞大量表达 TIMP-2，并明显减少 VEGF 所致的血管生成反应。TIMP-2 在 CNV 病变原位表达的可行性，鼓舞了研究的继续开展。

内皮生长抑制素(endostatin)能特异性地抑制血管内皮细胞的生长,阻止血管新生。Mori 等利用腺病毒转导内皮生长抑制素基因表达,治疗光凝诱导的小鼠 CNV。该研究表明,通过 Rous 肉瘤病毒或巨细胞病毒启动子诱发转导基因的表达,使血浆内皮生长抑制素高水平表达,从而抑制了 CNV 的发展。内皮生长抑制素为病理性血管新生的防治开辟了新思路,但长期疗效有待进一步观察。

血管生长抑制素(angiostatin)是一种内源性的血管新生抑制因子,是纤溶酶原的一个片段,可抑制内皮细胞迁移及诱导内皮细胞凋亡。Lai 等利用转导血管生长抑制素的腺相关病毒载体(recombinant adeno-associated virus,rAAV)注射到视网膜下,表现出良好的 CNV 抑制作用,并在 150 天时再次激光诱导 CNV 复发,发现此时基因表达仍然起效,而视网膜、脉络膜组织未发生炎症和萎缩,表明该方法安全有效。Raisler 等研究表明,通过 rAAV 载体转导血小板源性生长因子和血管生长抑制素片段 K1K3 持续高水平表达,从而抑制小鼠视网膜新生血管,该实验有助于治疗人类 CNV 的研究。

VEGF 是最有效的促血管新生因子之一,它是一种糖蛋白,与受体结合后通过内皮细胞的细胞内信号传导途径引起血管通透性增加,促进内皮细胞增殖、迁移,从而诱导新生血管形成。体内外试验证明,小片段干扰 RNA(siRNA)作用于特定的 RNA 来降低靶细胞的特异蛋白产物。Reich 等研究表明,视网膜下注射携带 siRNA 的重组病毒治疗激光诱导的小鼠 CNV,可有效作用于低氧诱导或腺病毒转导的 hVEGF 基因所致的高水平 hVEGF,明显抑制光凝诱导的 CNV。Lai 等也有类似报道,通过 AAV 转导 VEGF 受体的表达,可以抑制光凝诱导的 CNV 发展。

PEDF 是由 RPE 所产生的一种 50ku 的分泌蛋白,具有神经保护、神经营养的作用。同时,它是目前发现的人体最强的血管生长抑制因子。Gehlbanch 和 Rasmussen 等报道,可以通过结膜下或玻璃体腔内注射腺病毒编码的 PEDF 来抑制 CNV,并且发现 PEDF 可以导致实验性 CNV 血管的消退。Mori 等也有类似报道,在小鼠的 CNV 模型中,玻璃体腔或视网膜下注射重组腺病毒编码的 PEDF,6 周后,治疗组 CNV 形成的面积小于对照组,差异有显著性意义。

Icon 是一种理想的抗体类似物,与组织因子(TF)有高亲和力并可特异性结合,TF-Icon 复合体通过免疫反应溶解表达 TF 的细胞。Bora 等报道,通过静脉或眼内注射编码 Icon 的腺病毒载体或 Icon 蛋白,实现 Icon 选择性结合 CNV 的血管内皮细胞,从而有效阻止激光诱导的 CNV 发展。

人类端粒酶(human telomerase,HT)实验性治疗 AMD 已近十年,在 RPE 和其他中枢神经系统有丝分裂组织中,一些分子随年龄的增加损伤加剧。实验 RPE 细胞移植的最后目标是用健康的自体或基因工程细胞来阻止 RPE 细胞萎缩的继续发生。移植已经在动物模型中建立并且在人类中小范围进行,然而,没有发现 RPE 细胞移植后功能的再恢复。基因治疗改变了 RPE 细胞层蛋白的表达,在分子水平上阻止了 AMD 的发生。用基因转染治疗 AMD 的方法现在已经陷入全身毒性、免疫反应和非特异性细胞表达的窘境。疾病引起基因突变(如 ABCR 和 TIMP-3) 调整了早期 AMD RPE 和视网膜间的相互影响,这些都是基因治疗的潜在治疗目标。相反,AMD 发展要经历十几年。到目前,还没有对无论是干性还是湿性 AMD 基因治疗作出明确阐释的说明。

基因治疗作为生命科学中的一项重要技术, 渗透到生命科学技术各个领域,随着基因治疗研究的不断扩展和深入,有着不可估量的作用。但尚需进一步完善基因转移载体技术,提高基因转移效率、靶向性和安全性等,我们期待基因治疗技术能尽快突破。相信在不远的将来,基因治疗会给更多的 CNV 患者或高危人群带来更多的选择和希望的曙光。

(九)其他

1. 视网膜假体(人工视网膜)(electric retinal prosthesis)　随着微电子技术和生物材料技术的进步,此项技术开始实验应用,其技术应用难点在于所选的材料要具有生物相容性,不能被机体排斥;需要稳定的固定装置:需要在电子物质和神经环境之间建立一个良好的界面;能达到通过刺激神经发出信号,产生视觉效果等。由于 AMD 患者往往外周视力还是存在的,所以此疗法有值得挖掘的前景。Humayun 报道一项关于人工视网膜临床试验已进入随访期,“I 型”眼内人工视网膜被植入到 6 名(6 只眼)患者眼中,该人工视网膜有一个眼外微电子装置,其通过植入的多线电缆与视网膜前微电极阵列相连,并通过安装在眼镜上的小型录像机获得图像，无线发送到眼微电子接受器，然后通过多线电缆输送到视网膜前植入物。结果证明人工视网膜能够恢复一些视力，患者能够感知光线、物体位置和个数，在强制选择试验中能辨别常见的简单物体。眼内人工视网膜研究小组成员正在研究第二代人工视网膜，正在准备将其提交给 FDA。

2. 电子视网膜修复术　该技术基于 AMD 患者留存的外周视力。但技术难点较多，包括材料是否具有生物相容性；有否稳定的固定装置；电子物质与神经环绕间有否良好的界面；能否通过刺激神经发出信号产生视觉等。

十、预防

(一) 抗氧化剂饮食

年龄相关眼病研究组(AREDS)通过多中心安慰剂对照试验检测高剂量锌、抗氧化剂维生素 C 和维生素 E、胡萝卜素对 AMD 进展的影响，对于 4 757 例 55 ~ 80 岁的受试者随机给予抗氧化剂(维生素 C、维生素 E 和 β 胡萝卜素)、锌、抗氧化剂加锌或安慰剂，平均随访 6.3 年后发现，口服抗氧化剂加锌组与安慰剂组相比，发展为湿性 AMD 的概率减少 25%；其可能机制为抗氧化剂饮食可保护线粒体免受氧损伤。可见，在老年人群中推广抗氧化剂饮食的必要性。视网膜功能主要依赖于健康的 RPE 细胞，它们可以产生保护性的细胞因子和修复重要的感光色素。AMD 患者积聚了 RPE 损伤或遗传缺陷，这些可以引起或使得保护性细胞逐渐丧失(干性 AMD)或视网膜中不正常的血管长出(湿性 AMD)。

考虑 RPE 细胞的氧化损伤，一种治疗方案是以抗氧化物质营养 RPE 细胞。抗氧化物质的供给至少可以在一定程度上延缓 AMD 疾病的发展，已经有一些组织通过长期试验观察进行报道，如 AREDS。对膳食补充的临床研究包括类胡萝卜素、抗氧化维生素(A、C、E)和金属(例如锌)。保护视力抗氧化制剂的缺点是虽然可以有效地穿透视网膜，但是不能被完全吸收。玻璃膜疣的移除同样可以对视力有所保护，减少湿性 AMD 的发生。

(二) 预防性激光治疗

由于软性玻璃膜疣是引发 CNV 的主要危险因素，许多研究试图通过激光光凝玻璃膜疣本身或周围，使其消退来抑制 CNV 的发展。Figueroa 等发现对萎缩型 AMD 患者黄斑区玻璃膜疣行氩激光光凝可促其吸收。但是，一项多中心随机临床试验发现，随访 18 个月时预防性激光治疗组 CNV 的发生率(14/125)较未光凝组(4/217)高，提示光凝玻璃膜疣无法减缓 CNV 的发展，反而增加渗出型 AMD 的发展趋势。总之，关于对玻璃膜疣的预防性激光治疗尚有待于进一步研究。

(三) 其他疗法

伴随分子生物学的发展，有动物实验探索通过基因治疗逆转或减缓 AMD 进程。如 Tashimori 报道，经逆转录病毒转导的 TIMP-2 的脉络膜内皮细胞可以复制 TIMP-2，并与 VEGF 因子相对照，转导组血管生成反应明显减少。另有报道，以丹参及血栓通注射液及口服中药加减益气聪明汤，同时配合高压氧2.5ATA，每日 90min，治疗本病较不用高压氧的对照组有明显优势，并认为高压氧可明显提高血氧分压、血氧含量、氧储量和氧有效弥散距离，使视网膜与脉络膜获足够氧供，纠正眼底低氧状态；同时提高吞噬细胞吞噬能力和纤维蛋白溶解酶活性，加速渗出吸收和微血栓溶解吸收；并推测高压氧可能通过修复组织缺血低氧区使脉络膜停止异常渗漏，从而加速渗出吸收及组织修复和功能的恢复。

十一、助视器在 AMD 中的应用

视力很差的 AMD 病人或屈光间质混浊的病人，对无光照条件或在放大器辅助下对各种光线有更好的适应能力。大多数的助视器都可以根据患者要求少量移动手柄位置进行光线强度调整。如果更喜欢头灯,则减少助视器的表面反射将减少外来反射光干扰。助视器的使用需要训练,除了耐心之外,通常还需要一段时间。另一方面,不经训练直接应用助视器效果并不满意,甚至对有些患者根本达不到帮助效果。

病人自己购买助视器,经常会选择大直径低放大倍数的型号。应用助视器后会达到什么样的阅读能力必须经过个体评价决定。必须告知视力丧失的老年患者其中央视野丧失的程度,应用助视器的必要性及使用方法。此外,助视器应用的训练有助于规律持久地接受这一工具。

(一)Galilean 和 Kepler 望远镜

如果阅读和工作距离太短,可以应用这一系统。它提供的放大距离约 1.8~2.5 倍。Galilean 望远镜可以通过连接一个正的镜片转变为放大镜,从 20 世纪初开始就被用来做低视力康复。

Kepler 望远镜可以提供 3.8 倍的放大距离,并且可以通过连接一个正镜片变成近视力助视器。从 1975 年开始,市场上便有此种低视力助视器出售。通过产生一个小棱镜作用形成小倍率 Kepler 望远镜后,它才得以投放市场。

因为总的放大倍率是望远镜和阅读镜头产生的放大倍数的总和,所以望远镜放大倍数和总放大倍数同时增加时阅读距离变长。如果总的放大倍数不变,对于 Galilean 助视器来说,因为它的距离放大倍数较小,便会产生较大的目镜放大和更短的工作距离。对于近视力来说,12 倍的放大意味着距眼 8.5cm 的工作距离。相反,Kepler 助视器的目镜放大倍率较小,相应便会获得较大的工作距离。因为更大的工作距离放大,使得近视力可获得 20 倍的放大倍数。20 倍的放大倍数可使工作距离达到 11cm。Kepler 助视器的优点在于它可以提供更大的工作距离,聚焦好,可以提供更高的放大效能。

对于年轻人进行职业训练或视力极低的病人来说,Kepler 助视器是非常适合应用的主流助视器,较大的工作距离使其有更大的工作视野。年长的低视力病人常常希望长时间保持最适工作距离,这些病人常常抱怨影像不清楚、不持久。即使很小的头部不自主运动也会使焦点偏移,偏离患者原来的阅读视线。因此 Kepler 助视器通常只被年长低视力病人接受,他们经常阅读,并且不因为视力的丧失而中断。Galilean 助视器则常用于较年长的病人,尤其是那些 AMD 迅速进展的病人,虽然它不能提供相同的工作距离,并且焦点偏移向图像的边缘,但是它有较大的视野,这一点正是年长者需要的。

(二)用来做近距离工作的电子放大器

1. 闭路电视系统 如果病人有相当的活动能力,并且有强烈的阅读愿望,应该应用闭路电视系统。功能损害严重的病人需要较大的放大率并且需要耐心,这将会大大降低阅读速度。但是即使是这部分病人,如果习惯于阅读,经过一段时间的训练后也可以重新获得阅读能力。如果视力低到 0.1,可以用闭路电视来帮助视功能损害但有强烈的阅读愿望或者必须要运动的病人。当病人需要 8 倍或者更大的放大倍数,并且渴望阅读更长时间时,例如读书,则闭路电视系统便是非常理想的辅助工具。

闭路电视系统的基本原理很简单:一架数码相机传递图像,在这种情况下是文本,通过光缆传递到监视器上。阅读材料被放在监视器和相机下的一个平板上,按照病人的阅读速度沿着 x-y 轴移动,字体在显示器上放大 4~30 倍或更大。闭路电视系统除了可以自由调节放大倍数以外,还可以提供对比翻转的选择,比如白底黑字或者黑底白字。这种变化受到 90% 以上低视力病人的喜爱。经过很多年的发展,电子装置已经被整合在放大器里。图像获得了相当好的对比度,并且减少了屏幕闪烁。监视器至少需要 60~70Hz 的频率。系统包括相机和阅读桌,此桌可以连接到电脑上。必须要注意,传统的家用电视仅提供有限的分辨率,而且不强调对比度,因为现在多数家用电视都是彩电。基于此,电视的闪烁增加而对比度下降。

闭路电视系统的另一个优点便是病人可以通过较大的显示器或拉近距离获得更宽的视角。因此,很周边的视网膜也可以被用来阅读。一个因 AMD 视力严重损害的病人可能在法律上已属于盲眼,但是如果周边视网膜未受损害而且能得到充分应用,他甚至可以重新获得阅读能力。闭路电视系统阅读系统亦可用来帮助书写、填表、完成填字游戏、看照片。彩屏系统不被推荐用来阅读,业已证明病人应用彩屏则阅读耐受时间缩短。尤其对于年长的 AMD 低视力患者来说,他们的中心视野受到严重损害,可以通过闭路电视系统应用周边视网膜来完成阅读。在病人进行阅读能力训练时，连续阅读是一种有效的方法。另一个优点则是年长者可以在屏幕前保持舒适的阅读姿势。阅读距离不需要总是一致。

闭路电视系统的缺点是装置固定，需要一个特定的空间。病人会抱怨所有的读物必须都被拿到闭路电视系统前才能进行阅读。实际上有一些便携式的装置，但是调节使用手动相机对于年长者比较困难，而且小的显示器有时不能提供足够的放大倍数。年长的 AMD 低视力患者通常比年轻人需要更大的显示器或阅读材料。年长的低视力患者如果从未习惯大量阅读，则很少会对闭路电视系统满意。不仅仅因为难于移动，而且手动操作也是一个困难。这可以在训练中观察到，病人不能保持住自己阅读的字行，阅读的顺序依赖于出现在显示器上的内容，他们需要猜字，有时不能理解文章内容。

2. 光电系统　随着电子设备的微型化，近几年很多光电助视器涌现出来，例如头置的助视系统可以方便运动及肢体活动。Massof(1994)发明了低视力增进系统(LVES)，戴上去像真正的眼镜，可以通过不同的 CCD 显示在黑白显示器上观察周围的环境，视远和视近用的相机之间的转换选择非常容易。

(三)辅助阅读装置

如果病人不能通过助视器获得足够的读物放大，而他又有着非常强烈的阅读愿望，一个带有声音输出装置的阅读系统可能会对他有帮助，文章和书上的内容可以在很短的时间内被扫描进装置并且转换成各种质量的声音。经过一段时间的适应，应用者可以习惯系统合成的男或女声，有时也可能会获得听上去很自然的声音，显然这类产品仅适应于那些听力没有损害的病人。

1. 优点　印的字、手稿、大多数的书都可以被扫描，这一系统对于最近的出版物亦可扫描。

2. 缺点　笼统辨认行和列的问题仍然没有解决，因此报纸、银行账单形式的文字仍然存在阅读困难，完成这些任务病人需要别人的帮助。最近介绍了一种新的装置，可以通过网络下载报纸。病人可以通过简单的键盘操作，根据标题和章节对报纸进行分类。这种装置可以代替以前由别人帮助完成的工作。出版商有望通过足够多的手段去传达想要传达的信息，因此读者可以对其进行想要的处理。病人可以订阅提供类似服务的报纸。

(四)其他装置

1. 阅读架　应该建议 AMD 病人应用阅读桌或阅读架。要求阅读桌应该能够易于在其他任何桌子上放置，即使没有很多空间。可调式的阅读桌非常便于使用，因为可以选取不同的角度，方便阅读书写，进行填字游戏。有一个合理的阅读距离，病人可以通过学习很容易就接受并保持。阅读桌的角度可以防止病人过分前屈，这样会使阅读距离变短，因此可以保证一个更舒适放松的阅读体位。作为替代物，还有很多种选择，比如桌子的高度和角度可以随意调节的装置。

2. 照明　低视力的老年人需要更好的照明。在很好的照明条件下，可以选择低放大倍数的助视器，这样病人可以获得更广的阅读视野。室内照明应该尽可能提高。对于近距离工作或阅读，只有通过单独照明才有可能获得足够的强度。建议在患者的住所内提供几处照明尤其充分的地方，尤其是可以调节弯曲随意照射的点光源，以便可以照到屋里的每一个地方。灯架的头部要可以旋转，夹形灯已被证明没有什么用处，应选用白光，尤其应选用冷光源或者产热较少的灯，因为反射的热在长时间阅读后会让患者产生不适感。建议用 20W 的桌灯和 50W 低电压的卤素灯泡，并在前面放一块玻璃。不建议使用小而高强度的光源，因为会产生反射，使得某些位置成为盲点。

3. 放大器的详细指征

(1)阅读技术　AMD 患者在学习阅读技术时，开始训练至少 2 周。患者可以选取感兴趣的报纸，标题通常都是较大的字体，可以阅读。在正在阅读的行下放一个黑纸条，以防看错行。在阅读的过程中用手指或笔尖指在阅读处，训练手眼的协调并在阅读中增加信心。伸出的手指沿着自己正在阅读的字行缓慢滑动，读完后迅速回转，黑纸条也移动到下一行去。每天训练 3 次，每次 10 ~ 15min 即可使阅读速度提高或建立阅读习惯。如果成功，进展便会很明显，可以使得年长 AMD 患者参与阅读训练的积极性大为提高。

(2)阅读不会损害眼睛　关于这一点必须经常向年长的低视力患者进行解释，他们需要接受这样的观点：训练阅读能力可以使他们更好地运用残存的视力，进而提高阅读能力。低视力 AMD 病人可以通过光电助视器重新获得阅读能力。不仅降低了低视力病人的依赖性，而且可以增加他们的自信心。随着人寿命的延长，视力损害的病人越来越多，因此医院内应设立低视力中心。

（陈　松　明　月　高建民）

【参 考 文 献】

[1] Duke-Elder WS. Textbook of Ophthalmology. Henry Kimpton, London. 1940:2116-2372.

[2] Holloway TB, Verhoeff FH. Disk-like degeneration of the macula. Trans Am Ophth Soc, 1928, 26: 206.

[3] Gass JDM. Pathogenesis of disciform detachment of the neuroepithelium, Ⅲ. Senile disciform macular degeneration. Am J Ophthalmol, 1967, 63: 617.

[4] Bird AC, Bressler NM, Bresseler SB, et al. International AMD Epidemiological Study Group: An international classification and grading system for age-related maculopathy and macular degeneration. Surv Ophthalmol, 1995, 39(5): 367-374.

[5] Smith W, Assink J, Klein R, et al. Risk factors for age-related macular degeneration. Pooled findings from three continents. Ophthalmology, 2001, 108(4): 697- 704.

[6] Klein R, Klein BEK and Linton KLP. Prevalence of age-related maculopathy: the Beaver Dam Eye Study. Ophthalmology, 1992, 99(6): 933-943.

[7] Guyer DR, Yannuzzi LA, Slakter JS, et al. Classification of choroidal neovascularization by digital indocyanine green video-angiography. Ophthalmology, 1996, 103(12): 2054-2060.

[8] Yancopoulos GD, Davis DS, Gale NW, et al. Vascular-specific growth factors and blood vessel formation. Nature, 2000, 407(6801): 242-248.

[9] Hanahan D, Folkman J. Patterns and m-ERG mechanisms of the angiogenic switch during tumorigenesis. Cell, 1996, 86 (3): 353-364.

[10] CAMDeliet P, Moons L, Luttun A, et al. Synergism between vascular endothelial growth factor and placental growth factor contributes to angiogenesis and plasma extravasation in pathological conditions. Nat Med, 2001, 7(5): 575-583.

[11] Ferrara N and Alitalo K. Clinical applications of angiogenic growth factors and their inhibitors. Nat Med, 1999, 5(12): 1259-1264.

[12] Pournaras CJ, Miller JW, Gragoudas ES, et al. Systemic hyperoxia decreases vascular endothelial growth factor gene expression in ischemic primate retina. Arch Ophthalmol, 1997, 115(12): 1553-1558.

[13] Grossniklaus HE, Ling JX, Wallace TM, et al. Macrophage and retinal pigment epithelium expression of angiogenic cytokines in choroidal neovascularization. Mol Vis, 2002, 8: 119-126.

[14] Frank RN, Amin RH, Eliott D, et al. Basic fibroblast growth factor and vascular endothelial growth factor are present in epiretinal and choroidal neovascular membranes. Am J Ophthalmol, 1996, 122(3): 393-403.

[15] Ohno-Matsui K, Morita I, Tombran-Tink J, et al. Novel mechanism for age-related macular degeneration: An equilibrium shift between the angiogenesis factor VEGF and PEDF. J Cell Physiol, 2001, 189(3): 323-333.

[16] Hellstrom M, Kal n M, Lindahl P, et al. Role of PDGF-B and PDGFR-beta in recruitment of vascular smooth muscle cells and pericytes during embryonic blood vessel formation in the mouse. Development, 1999, 126(4): 3047-3055.

[17] Sternfeld MD, Robertson JE, Shipley GD, et al. Cultured human retinal pigment epithelial cells express basic fibroblast growth factor and its receptor. Curr Eye Res, 1989, 8(10): 1029-1037.

[18] Pepper MS. Role of the matrix metalloproteinase and plasminogen activator-plasmin systems in angiogenesis. Arterioscler Thromb Vasc Biol, 2001, 21(7): 1104-1117.

[19] CAMDeliet P, Collen D. Development and disease in proteinase-deficien mice role of the plasminogen, matrix metalloproteinase and coagulation system. Thromb Res, 1998, 91(6): 255-285.

[20] Mignatti P and Rifkin DB. Plasminogen activators and matrix metalloproteinases in angiogenesis. Enzyme Protein, 1996, 49 (1-3): 117-137.

[21] CAMDeliet P and Collen D. Transgenic mouse models in angiogenesis and cardiovascular disease. J Pathol, 2000, 190(3): 387-405.

[22] Ollivier V, Bentolila S, Chabbat J, et al. Tissue factor-dependent vascular endothelial growth factor production by human fibroblasts in response to activated factor Ⅶ. Blood, 1998, 91(8): 2698-2703.

[23] CAMDeliet P, Collen D. Tissue factors. Int J Biochem Cell Biol, 1998, 30(6): 661-667.

[24] Yancopoulos G, Davis DS, et al. Vascular-speicific growth factors and blood vessel formation. Nature, 2000, 407(6801): 242-248.

[25] Folkman J and D'Amore PA. Blood vessel formation: what is its molecular basis? Cell, 1996, 87(7): 1153-1155.

[26] Holash J, Maisonpierre PC, Compton D, et al. Vessel cooption, regression and growth in tumors mediated by angiopoiteins and VEGF. Science, 1999, 284(5422): 1994-1998.

[27] Smith W, Assink J, Klein R, et al. Risk factors for age-related macular degeneration. Pooled findings from three continents. Ophthalmology, 2001, 108(4): 697- 704.

[28] Beatty S, Koh HH, Phil M, et al. The role of oxidative stress in the pathogenesis of age-related macular degeneration. Surv Ophthalmol, 2000, 45(2): 115-134.

[29] Evans JR. Risk factors for age-related macular degeneration. Progress in Retinal and Eye Research, 2001, 20(2): 227-253.

[30] Friedman DS, Katz J, Bressler NM, et al. Racial differences in the prevalence of age-related macular degeneration: the Baltimore Eye Survey. Ophthalmology, 1999, 106(6): 1049-1055.

[31] Penfold PL, Madigan MC, Gillier MC, et al. Immunological and aetiological aspects of macular degeneration. Prog Retin Eye Res, 2001, 20(3): 385-414.

[32] Oh H, Takagi H, Takagi C, et al. The potential angiogenic role of macrophages in the formation of choroidal neovascular membranes. Invest Ophthalmol Vis Sci, 1999, 40(9): 1891-1898.

[33] Hageman GS, Luthert PJ, Victor Chong NH, et al. An integrated hypothesis that considers drusen as biomarkers of immune-mediated processed at the RPE-Bruch membrane interface in aging and age-related macular degeneration. Prog Retin Eye Res, 2001, 20(6): 705-732.

[34] Bian ZM, Elner SG, Striter RM, et al. IL-4 protentiates IL-1 beta- and TNF-alpha-stimulated IL-8 and MCP-1 protein production in human retinal pigment epithelial cells. Curr Eye Res, 1999, 18(5): 349-357.

[35] Holtkamp GM, Kijlstra A, Peek R, et al. Retinal pigment epithelium-immune system interaction: cytokine production and cytokine-induced changes. Prog retin Eye Res, 2001, 20(1): 29-48.

[36] Snodderly DM, Brown PK, Delori FC, et al. The macular pigment. Ⅰ. Absorbance spectra, localization, and discrimination for mother yellow pigments in primate retinas. Invest Ophthalmol Vis Sci, 1984, 25(6): 660-673.

[37] Snodderly DM, Auran JD, Delori FC, et al. The macular pigment. Ⅱ. Spatial distribution in primate retinas. Invest Ophthalmol Vis Sci, 1984, 25(6): 674-685.

[38] Sundelin SP, Nilsson SE, brund UT, et al. Lipofusin-formation in culture retinal pigment epithelial cells is related to their melanin content. Free Radic Biol Med, 2001, 30(1): 74-81.

[39] Dawson DW, Volpert OV, Gillis P, et al. Pigment epithelium-derived factor: a potent inhibitor of angiogenesis. Science, 1999, 285(5425): 245-248.

[40] A randomized, placebo-controlled, clinical trial of high-dose supplementation with vitamins C and E, beta carotene, and zinc for age-related macular degeneration and vision loss: AREDS report no. 8. Arch Ophthalmol, 2001, 119(10): 1417-1436.

[41] Weeks DE,Conley YP, Mah TS, et al. A full genome scan for age-related maculopathy. Hum Mol Genet, 2000, 9(9): 1329-1349.

[42] Souied EH, Benlian P, Amouyel P, et al. The epsilon4 allele of the apolipoprotein E gene as a potential protective factor of exudative age-related macular degeneration. Am J Ophthalmol, 1998, 125(3): 353-359.

[43] Green WR and Enger C. Age-related macular degeneration histopathologic studies. The 1992 Lorenz E. Zimmerman Lecture. Ophthalmology, 1993, 100(10): 1519-1535.

[44] Spaide RF, Ho-Spaide WC, Browne RW, et al. Characterization of peroxidized lipids in Bruch membrane. Retina, 1999, 19(2): 141-147.

[45] Karwatowski WS, Jeffries TE, Duance VC, et al. Preparation of Bruch membrane and analysis of the age-related changes in the structural collagens Br J Ophthalmol, 1995, 79(10): 944-952.

[46] Abdelsalam AP, Del Priore L, Zarbin MA, et al. Drusen in age-related macular degeneration: pathogenesis, natural course, and laser photocoagulation-induced regresssion. Surv Ophthalmol, 1999, 44(1):1-29.

[47] Grossniklars HE, Martinez JA, Brown VB, et al. Immunositochemical and histochemical properties of surgically excised subretinal neovascular membranes in age-related macular degeneration. Am J Ophthalmol, 1992, 114(4): 464-472.

[48] Macular Photocoagulation Study Group. Subfoveal neovascular lesions in age-related macular degeneration. Guidelines for evaluation and treatment in the macular photocoagulation study. Arch Ophthalmol, 1991, 109(9): 1242-1257.

[49] Macular Photocoagulation Study Group. Visual outcome after laser photocoagulation for subfoveal choroidal neovascularization secondary to age-related macular degeneration. The influence of initial lesion size and initial visual acuity. Arch Ophthalmol, 1994, 112(4): 480-488.

[50] Ochsner M. Photophysical and photobiological processes in the photodynamic therapy of tumors. J Photochem Photobiol B, 1997, 39(1): 1-18.

[51] Miller JW, Schmidt-Erfruth U, Sichenberg M, et al. Photodynamic therapy with verteporfin for choroidal neovascularization caused by age-related macular degeneration: results of a single treatments in a phase 1 and 2 study. Arch Ophthalmol, 1999, 117(9): 1161-1173.

[52] Lim JI. Photodynamic therapy for choroidal neovascular disease: photosensitizers and clinical trials. Ophthalmol Clin North Am, 2002,15(4):473-478.

[53] Ciulla TA, Criswell MH, Danis RP, et al. Evaluation of photopoint photosensitizer mv6401, indium chloride methyl pyropheophorbide, as a photodynamic therapy agent in primate choriocapillaris and laser-induced choroidal neovascularization. Retina, 2004,24(4):521-529.

[54] Obana A, Gohto Y, Kaneda K, et al. PDT to monkey CNV with ATX-S10(Na): inappropriateness of early laser irradiation for selective occlusion. Invest Ophthalmol Vis Sci, 2001,42(11):2639-2645.

[55] Schmidt Erfurth U, Miller JW, Sickenberg M, et al. Photodynamic therapy with verteporfin for choroidal neovascularization caused by age-related macular degeneration: results of retreatments in a phase 1 and 2 study. Arch Ophthalmol, 1999, 117 (9): 1177-1187.

[56] Bressler NM. Photodynamic therapy of subfoveal choroidal neovascularization in age-related macular degeneration with verteporfin: two-year results of 2 randomized clinical trials-tap report 2. Arch Ophthalmol, 2001, 119(2): 198-207.

[57] Bressler NM, Arnold J, Benchaboune M, et al. Verteporfin therapy of subfoveal choroidal neovascularization in patients with age-related macular degeneration: additional information regarding baseline lesion composition's impact on vision outcomes-TAP report no. 3. Arch Ophthalmol, 2002, 120(11): 1443-1454.

[58] Blinder KJ, Bradley S, Bressler NM, et al. Effect of lesion size, visual acuity, and lesion composition on visual acuity change with and without verteporfin therapy for choroidal neovascularization secondary to age-related macular degeneration: TAP and VIP report no. 1. Am J Ophthalmol, 2003, 136(3): 407-418.

[59] ShAMDa S, Bakal J, Oliver-Fernandez A, et al. Photodynamic therapy with verteporfin for subfoveal choroidal neovascularization in age-related macular degeneration: results of an effectiveness study. Arch Ophthalmol, 2004, 122(6):853-856.

[60] Oosterhuis JA, Journee-de Korver HG, Kakebeeke-Kemme HM, et al. Transpupillary themotherapy. Arch Ophthalmol, 1995, 113(3): 315-321.

[61] Shields CL, Shields JA, Cater J, et al. Transpupillary thermotherapy for choroidal melanoma. Tumor control and visual results in 100 consecutive cases. Ophthalmology, 105(4): 581-590.

[62] Schields CL, Santos MC, Diniz W, et al. Thermotherapy for retinoblastoma. Arch Ophthalmol, 1999, 117(7): 885-893 .

[63] Garcia-Arumi J, Ramsay LS and Guraya BC. Transpupillary thermotherapy for circumscribed choroidal hemangiomas. Ophthalmology, 2000, 107(2):351-356.

[64] Reichel E, Berrocal AM, Ip M, et al. Transpupillary thermotherapy of occult subfoveal choroidal neovascularization in patients with age-related macular degeneration. Ophthalmology, 1999, 106(10): 1908-1914.

[65] Newsom RSB, McAlister JC, Saeed M, et al. Transpupillary thermotherapy (TTT) for the treatment of choroidal neovascularisation. Br J Ophthalmol, 2001, 85(2): 173-178 .

[66] Tranos P, Singh M, Peter NM, et al. Transpupillary thermotherapy for the treatment of subfoveal choroidal neovascularization associated with age-related macular degeneration. Acta Ophthalmol Scand, 2004, 82(5): 585-590.

[67] Algvere PV, Libert C, Seregard S. Transpupillary thermotherapy of occult CNV with no or minimally classic CNV in age-related macular degeneration. Semin Ophthalmol, 2001, 16(2): 90-96.

[68] Thach AB, Sipperley JO, Dugel PU, et al. Large-spot size transpupillary thermotherapy for the treatment of occult choroidal

neovascularization associated with age-related macular degeneration. Arch Ophthalmol, 2003, 121: 817-820.

[69] Ming Y, Algvere PV, Odergren A, et al. Subthreshold transpupillary thermotherapy reduces experimental choroidal neovascularization in the mouse without collateral damage to the neural retina. Invest Ophthalmol Vis Sci, 2004, 45(6):1969-1974.

[70] de Juan E, Machemer R. Vitreous surgery for hemorrhagic and fibrous complications of age-related macular degeneration. Am J Ophthalmol, 1988,105(1): 25-29.

[71] Melberg NS, Thomas MA, Burgess DB, et al. The surgical removal of subfoveal choroidal neovascularization. Ingrowth site as a predictor of visual outcome. Retina, 1996,16(3):190-195.

[72] Benson MT, Callear A, Tsaloumas M, et al. Surgical excision of subfoveal neovascular membranes. Eye, 1998, 12(Pt 5): 768-774.

[73] Machemer R and Steinhorst UH. Retinal separation, retinotomy and macular relocation: Ⅰ. Experimental studies in the rabbit eye. Graefes Arch Clin Exp Ophthalmol, 1993, 231(11): 629-634.

[74] Machemer R and Steinhorst UH. Retinal separation, retinotomy and macular relocation: Ⅱ. A surgical approach for age-related macular degeneration? Graefes Arch Clin Exp Ophthalmol, 1993, 231(11): 635-641.

[75] de Juan E Jr, Loewenstein A, Bressler NM, et al. Translocation of the retina for management of subfoveal choroidal neovascularization Ⅱ: a preliminary report in humans. Am J Ophthalmol, 1998, 125(5): 635-646.

[76] Lai JC, Lapolice DJ, Stinnett SS, et al. Visual outcomes following macular translocation with 360-degree peripheral retinectomy. Arch Ophthalmol, 2002, 120(10): 1317-1324.

[77] Kamei M, Tano Y, Yasuhara T, et al. Macular translocation with chorioscleral outfolding: 2-year results. Am J Ophthalmol, 2004,138(4):574-581.

[78] Chang AA, Tan W, Beaumont PE, et al. Limited macular translocation for subfoveal choroidal neovascularization in age-related macular degeneration. Clin Experiment Ophthalmol, 2003,31(2):103-109.

[79] Aisenbrey S, Lafaut BA, Szurman P, et al. Macular translocation with 360 degrees retinotomy for exudative age-related macular degeneration. Arch Ophthalmol, 2002, 120(4): 451-459.

[80] Algvere PV, Gorus P, Dafgard KE. Long-term outcome of RPE allografts in non-immunosuppressed patients with AMD. Eur J Ophthalmol, 1999, 9(3): 217-230.

[81] Crafoord S, Geng L, Seregard S, et al. Experimental transplantation of autologous iris pigment epithelial cells to the subretinal space. Acta Ophthalmol Scan, 2001, 79(4): 509-514.

[82] Lappas A, Foerster AM, Weinberger AW, et al. Translocation of iris pigment epithelium in patients with exudative age-related macular degeneration: long-term results. Graefes Arch Clin Exp Ophthalmol, 2004, 242(8):638-647.

[83] Tezel TH, Del Priore LV. Reattachment to a substrate prevents apoptosis of human retinal pigment epithelium. Graefes Arch Clin Exp Ophthalmol, 1997, 235(1): 41-47.

[84] A prospective, randomized, double-masked trial on radiation therapy for neovascular age-related macular degeneration (RAD study). Radiation Therapy for Age-related Macular Degeneration. Ophthalmology, 1999, 106(12): 2239-2247.

[85] Marcus DM, Sheils W, Johnson MH, et al. External beam irradiation of subfoveal choroidal neovascularization complicating age-related macular degeneration: one-year results of a prospective, double-masked, randomized clinical trial. Arch Ophthalmol, 2001, 119(2): 171-180.

[86] Marcus DM, Peskin E; the AMDRT Research Group. The age-related macular degeneration radiotherapy trial (AMDRT): One year results from a pilot study. Am J Ophthalmol, 2004, 138(5): 818-828.

[87] The Eyetech Study Group. Anti-vascular endothelial growth factor therapy for subfoveal choroidal neovascularisation secondary to age related macular degeneration, phase II study results. Ophthalmol, 2003, 110(12): 979-986.

[88] Jonas JB, Kreissig I, Degenring RF. Factors influencing visual acuity after intravitreal triamcinolone acetonide as treatment of exudative age related macular degeneration. Br J Ophthalmol, 2004, 88(12):1557-1562.

[89] Gillies MC, Simpson JM, Luo W, et al. A randomised clinical trial of a single dose of intravitreal triamcinolone acetonide for neovascular age related macular degeneration. Arch Ophthalmol, 2003, 121(5): 667-673.

[90] The Anecortave Acetate Clinical Study Group. Anecortave acetate as monotherapy for treatment of subfoveal neovascularisation in age related macular degeneration: twelve-month clinical outcomes. Ophthalmology, 2003, 110(12): 2372-2385.

[91] Lai CC, Wu WC, Chen SL, et al. Suppression of choroidal neovascularization by adeno-associated virus vector expressing

angiostatin. Invest Ophthalmol Vis Sci, 2001, 42(10): 2401-2407.

[92] A randomized, placebo-controlled, clinical trial of high-dose supplementation with vitamins C and E, beta carotene, and zinc for age-related macular degeneration and vision loss: AREDS report no. 8. Arch Ophthalmol, 2001, 119(10):1417-1436.

[93] Miquel J. Can antioxidant diet supplementation protect against age-related macular mitochondrial damage? Ann N Y Acad Sci, 2002, 959:508-516.

[94] Figueroa MS, Regueras A, Bertrand J. Laser photocoagulation to treat macular soft drusen in age-related macular degeneration. Retina, 1994, 14(5): 391-394.

[95] Choroidal Neovascularization Prevention Trial Research Group: Laser treatment in eyes with large drusen. Short-term effects seen in a pilot randomized clinical trial. Ophthalmology, 1998, 105(1): 11-23.

[96] Anderson, WF. Human gene therapy. Science, 1992, 256(3): 808-813.

[97] Crystal RG. Transfer of genes to humans: Early lessons and obstacles to success. Science, 1995, 270(4): 404-410. .

[98] Grossniklaus HE, Green WR. Choroidal Neovascularization. Am J Ophthalmol, 2004, 1370: 496-503.

[99] Konerding MA. Ocular angiogenesis: translating preclinical indications to successful clinical development. Expert Opin Ther Targets, 2004, 8(3): 255-258.

[100] Borras T. Recent developments in ocular gene therapy. Exp Eye Res, 2003, 76(6): 643-652.

[101] Campochiaro PA. Gene therapy for retinal and choroidal diseases. Expert Opin Biol Ther, 2002, 2(5): 537-544.

[102] Otsuji T. In vivo gene transfer into choroidal neovascularization by the HVJ liposome method. Graefes Arch Clin Exp Ophthalmol, 2000, 238(2):191-199.

[103] Murata T, Hangai M, Ishibashi T, et al. Retrovirus-mediated gene transfer to photocoagulation-induced choroidal neovascular membranes. Invest Ophthalmol Vis Sci, 1998, 39(12): 2474-2478.

[104] Borras T. Recent developments in ocular gene therapy. Exp Eye Res, 2003, 76(6): 643-652.

[105] Murata T, Cui J, Taba KE, et al. The possibility of gene therapy for the treatment of choroidal neovascularization. Ophthalmology, 2000, 107(7): 1364-1373.

[106] Mori K, Ando A, Gehlbach P, et al. Inhibition of choroidal neovascularization by intravenous injection of adenoviral vectors expressing secretable endostatin. Am J Pathol, 2001, 159(1): 313-320.

[107] Lai CC, Wu WC, Chen SL, et al. Suppression of choroidal neovascularization by adeno-associated virus vector expressing angiostatin. Invest Ophthalmol Vis Sci, 2001, 42(10): 2401-2407.

[108] Raisler BJ, Berns KI, Grant MB, et al. Adeno-associated virus type-2 expression of pigmented epithelium-derived factor or Kringles 1-3 of angiostatin reduce retinal neovascularization. Proc Natl Acad Sci, 2002, 99(13):8909-8914.

[109] Reich SJ, Fosnot J, Kuroki A, et al. Small interfering RNA (siRNA) targeting VEGF effectively inhibits ocular neovascularization in a mouse model. Mol Vis, 2003, 30(9): 210-216.

[110] Lai YK, Shen WY, Brankov, M, et al. Potential long-term inhibition of ocular neovascularization by recombinant adeno-associated virus-mediated seretion gene therapy. Gene Ther, 2002, 9(12): 804-813.

[111] Gehlbanch P, Demetriades AM, Campochiaro P, et al. Periocular injection of an adenoviral vector encoding pigment-epithelium derived factor inhibits choroidal neovascularization. Gene Ther, 2003,10(8): 637-646.

[112] Rasmussen H, Chu KW, Campochiaro P, et al. Clinical protocol. An open-label, phase 1, single administration dose-escalation study of ADGVPEDF. 11D(ADPEDF) in neovascular age-related macular degeneration(AMD). Hum Gene Ther, 2001, 12: 2029-2032.

[113] Mori K, Gehlbanch P, Yamamoto S, et al. AAV-mediated gene transfer of pigment epithelium-derived factor inhibits choroidal neovascularization. Invest Ophthalmol Vis Sci, 2002, 43(6): 1994-2000.

[114] Bora PS, Hu Z, Tezel TH, et al. Immunotherapy for choroidal neovascularization in a laser-induced mouse model simulating exudative (wet) macular degeneration. Proc Natl Acad Sci, 2003, 100(5): 2679-2684.

[115] 刘爱群,吴乐正. 老年性黄斑变性的流行病学. 国外医学眼科学分册,1987,11:321.

[116] 老年性黄斑变性临床诊断标准. 中华眼科杂志, 1987, 3: 封2.

[117] 陈松,聂爱光,谭家铨,等. 黄斑区玻璃膜疣的视网膜敏感性 Humphrey 视野分析仪黄斑阈值研究. 眼底病,1992,8:151.

[118] 陈松,聂爱光,谭家铨,等. 年龄相关性黄斑变性的玻璃膜疣. 眼科新进展, 1990,10:54.

[119] 陈松,聂爱光,谭家铨,等. 老年性黄斑变性的早期症状及 Amsler 方格表检查. 实用眼科杂志, 1990, 10:587-588.

[120] 陈松,聂爱光,谭家铨,等. FM-100 色彩试验在老年性黄斑变性早期诊断中的价值. 眼科研究,1992,10:54.

[121] 陈松,聂爱光,谭家铨,等. 早期老年性黄斑变性黄斑光敏度的测定. 中华眼科杂志,1993, 29(4):242.

[122] 陈松,聂爱光,谭家铨,等. 老年黄斑变性血浆过氧化脂质和红细胞超氧化物歧化酶测定的临床意义. 眼科研究, 1995,13:75.

[123] 陈松,聂爱光,谭家铨,等. 老年性黄斑变性视网膜敏感性与 FFA 的关系. 实用眼科杂志,1993,11:583.

[124] 陈松,聂爱光,谭家铨,等. 老年性黄斑变性的暗适应与视力. 临床眼科杂志,1994, 2:2.

[125] 陈松,聂爱光,谭家铨,等. 老年性黄斑变性视网膜电图及振荡电位的测定. 临床眼科杂志, 1994, 2:65.

[126] 陈松,聂爱光,谭家铨,等. 老年黄斑变性的颜色明度敏感性与色调分辨力的相关性. 眼科研究, 1994,12:135.

[127] 陈松,聂爱光,谭家铨,等. 单侧老年黄斑变性对侧眼的早期视功能变异. 眼科研究, 1994,12:244.

[128] 陈松,聂爱光,谭家铨,等. 老年黄斑变性视力与眼底病变及荧光造影的关系. 眼科研究, 1995,13:42.

[129] 陈松,聂爱光,谭家铨,等. 老年黄斑变性与老年性白内障——视功能损害危险因素研究. 临床眼科杂志, 1994,2:135.

[130] 陈松. 与年龄有关的黄斑变性的早期诊断. 国外医学眼科学分册, 1990,3:177.

[131] 李彬. 与年龄有关的黄斑变性. 国外医学眼科学分册, 1990,3:177.

[132] 陈松,聂爱光,谭家铨,等. 对比敏感度在老年性黄斑变性早期诊断中的价值. 眼科研究, 1992,10: 244.

[133] 谭家铨,等. 老年性黄斑变性的流行病学调查. 湖南医学, 1992,9:274.

[134] 聂爱光,等. 老年性黄斑变性的病程观察. 眼底病, 1991,7:93.

[135] 陈松,聂爱光,谭家铨,等. 影响早期老年性黄斑变性黄斑光敏度多因素逐步回归分析. 湖南医科大学学报, 1994, 19(2): 119-121.

[136] 陈松. 老年性黄斑变性视觉电生理研究. 国外医学眼科学分册, 1994, 18(2): 65-69.

[137] 陈松,聂爱光,谭家铨,等. 老年前期及老年期正常人的黄斑光敏度研究. 眼科研究, 1994, 12(1): 54-56.

[138] 陈松,聂爱光,谭家铨,等. 单侧老年黄斑变性对侧眼视功能变异的预后. 眼科研究, 1998, 16(4): 309-311.

[139] 陈松, 聂爱光,谭家铨,等. 黄斑玻璃膜疣特征预见老年黄斑变性的发生. 眼科研究, 1999, 17(2): 125-128.

[140] 陈松, 聂爱光,谭家铨,等. 视功能变异预见老年性黄斑变性的发生. 眼科研究, 1999, 17(3): 211-214.

[141] 陈松, 韩梅. 吲哚青绿血管造影指导光凝治疗老年性黄斑变性脉络膜新生血管. 中华眼底病杂志, 2002, 18(1): 71-72.

[142] 陈松, 韩梅. 老年黄斑变性共焦扫描激光多普勒视网膜血流分析. 临床眼科杂志, 2002, 10(1): 3-7.

[143] 陈松, 韩梅. 共焦激光视网膜断层扫描在老年性黄斑变性检查中的应用. 中华眼底病杂志, 2002, 18(4): 262-265.

[144] 陈松, 韩梅. 老年性黄斑变性黄斑部脉络膜血循环研究. 中华眼底病杂志, 2002, 18(2): 116-118.

[145] 陈松, 韩梅. 渗出性老年黄斑变性的吲哚青绿血管造影图像特征. 眼科研究, 2003, 21(4): 428-430.

[146] 陈松, 韩梅. 萎缩性老年性黄斑变性的吲哚青绿和荧光素血管造影观察. 中华眼底病, 2003, 19(2): 79-82.

[147] 张承芬, 张四力, 费佩芬. 湿性老年性黄斑变性长期随诊与电子计算机图像测量. 中华眼底病杂志,1994,10:1.

[148] 聂爱光. 现代黄斑疾病诊断治疗学. 北京:北京医科大学中国协和医科大学联合出版社,1997:169 ~ 184.

[149] 严密,廖菊生. 老年性黄斑变性的命名——增龄性黄斑变性. 中华眼底病杂志,2000,16:239.

[150] 马凯, 王光璐. 光学相干断层照相及其在眼科的应用[J]. 中华眼底病杂志, 1999, 15: 261.

[151] 余敏忠, 吴德正. 多焦视网膜电图技术及临床应用[J]. 中华眼底病杂志, 2000, 16: 266.

[152] 张承芬. 眼底病学. 北京:人民卫生出版社,1998.

[153] 张惠蓉. 视网膜病临床和基础研究. 太原:山西科学技术出版社,1995.

[154] 张晓峰. 眼底病诊断与治疗. 北京:人民卫生出版社,2003.

[155] 于健,吴乐正,徐林. 老年黄斑变性患者线粒体基因及表达产物的研究. 中华眼科杂志,2001,37:455.

[156] 于健,吴乐正,陈又昭,等. 老年黄斑变性一家系报告. 第四军医大学学报, 2002,23(2):132.

[157] 于健,吴乐正,徐林. 老年黄斑变性与氧化磷酸化功能的初步研究. 中华老年医学杂志,2000, 19(5):375.

2 老年性黄斑变性的玻璃膜疣

老年性黄斑变性(aging macular degeneration ,AMD)是50岁以上老年人主要的致盲原因,据美国统计,65岁后患病率急剧增高,75~85岁患病率高达27.9%。AMD的临床表现及形态很不一致。在某些病例,可以仅表现为黄斑区视网膜色素上皮(retinal pigment epithelium ,RPE)的不规则萎缩,其周缘RPE呈现反应性增生。在另外一些病例则可表现为RPE的隆起,即RPE自Bruch膜(玻璃膜)上脱离,RPE与Bruch膜之间脱离后造成的空隙被一些浆液性的物质所填充。临床检眼镜检查时,发现眼底出现圆形或椭圆形、浅黄色、边缘较清楚或不太清楚的隆起,临床称这种病灶为玻璃膜疣(drusen)。荧光素眼底血管造影(fundus fluorescein angiography,FFA)检查自脉络膜荧光晚期开始,病灶呈现缓慢、均质染色。也有些病例,其黄斑区会发生新生血管,伴发视网膜下增殖膜。这种病例,中心视力将受到很大影响。一般认为RPE由脱离Bruch膜形成疣状隆起到产生新生血管膜,这一病理过程是RPE的一种变态性反应。RPE细胞这种反应上的不一致,造成了在临床上玻璃膜疣及AMD在病程、形态上的多样性,及每个不同病例预后的差异性。玻璃膜疣是堆积在RPE基底膜和Bruch膜之间的异常细胞外沉积物,虽然玻璃膜疣在AMD发病机制中的作用并未完全阐明,但大多数研究者认为,玻璃膜疣表示RPE疾病;与AMD的黄斑盘状变性、RPE萎缩及脉络膜新生血管(choroidal neovascularization,CNV)形成有关,有玻璃膜疣容易发生AMD。临床流行病学及临床病理学研究表明,黄斑玻璃膜疣是萎缩型和渗出型AMD的重要危险因素。玻璃膜疣是AMD最早期最主要的病变,玻璃膜疣的大小、数量、融合程度与地图样萎缩及渗出型AMD的发展密切相关。因此,诊断与治疗AMD必须了解玻璃膜疣与AMD的关系、玻璃膜疣形成及类型、玻璃膜疣预后和并发症,以及玻璃膜疣在AMD早期诊断中的意义。

一、玻璃膜疣发病机制

关于玻璃膜疣的发病机制最早有3种学说:①转化学说,认为部分RPE细胞直接转化成玻璃膜疣;②沉积学说,推测玻璃膜疣由其表面的RPE沉积而来;③血管学说,提出因RPE细胞从脉络膜毛细血管向感光细胞外层运输基本营养物质的功能丧失,使得玻璃膜疣堆积在RPE与脉络膜毛细血管之间。目前较为流行2种学说:①RPE功能障碍;②Bruch膜内异常沉积物和碎片阻碍营养物质和废物在视网膜与脉络膜间的交通。RPE的脂样变性也可能是玻璃膜疣形成的机制。

正常生理情况下,RPE细胞不断分泌胞质物质到Bruch膜的内层,然后通过Bruch膜弥散到脉络膜,最后经脉络膜毛细血管清除。因此,普遍认为RPE细胞具有排泄吞噬体降解产物的作用和其他新陈代谢活性。Burn等研究发现玻璃膜疣由类似RPE细胞的胞质成分组成,且局限堆积,通过凋亡细胞的胞质部分收缩,然后破裂,将其内容物播散于RPE下和Bruch膜内,并用免疫组化分析异物碎片中的脂质含量,发现其与细胞的分布类似。大量研究进一步显示,这些碎片来源于RPE细胞,Gshibaski等通过光镜及电镜研究,发现这些细胞成分既无胞质丝也无吞饮泡,并经系列切片检查,发现这些细胞成分来源于RPE细胞,而与脉络膜毛细血管的周细胞无关;研究还发现在这些细胞成分中无核成分,因此认为也不是来源于巨噬细胞,因为如果这些细胞成分是游走细胞的部分,则应看到核成分,而且有理由推测这些细胞成分因缺乏赖以存活的核和足够的细胞器而发生变性。Ishibashi等对老龄猴眼的超微结构研究发现这些独特的异物碎片往往与Bruch膜的RPE这一面有关,与RPE基底膜的完整与否有关,RPE细胞凸出于上皮基底膜外的外凸部分是玻璃膜疣形成的早期阶段。

在此基础上,人们推测异物碎片的堆积可能是因为RPE的新陈代谢负荷增加,吞噬降解外节盘膜和再循环功能发生障碍。Richard 等观察人体 RPE 细胞内 6 种酸性苷酶的活性，发现 α - 甘露糖苷酶与年龄呈显著负相关，并发现其活性在锌存在条件下提高 2 倍。而 α - 甘露糖苷酶被认为是 RPE 细胞吞噬系统中降解视紫质的必需酶，这一酶的活性降低可能导致未吸收的杆外节碎片堆积。

近来认为不断来自脉络膜毛细血管的氧和光损害，促进了自由基介导的脂质过氧化。过氧化改变可能导致高分子聚合物不易被色素上皮酶降解，使 RPE 细胞内脂质复合物堆积。PauhkhoH 等通过组化染色技术及电镜检查，认为 Bruch 膜内的膜包物质可能是几个过程的结果。有些可能来自 RPE 分泌的吞噬泡，彼此结合形成大颗粒而破裂，释放出内容物，而保留膜状组织成分；另一些膜状碎片可能来自不耗能过程，即沉积到 Bruch 膜的脂质分子合并而成。这一过程可能是硬性玻璃膜疣的发生机制，当小脂质颗粒处于水性环境时可形成一乳样物，如堆积密度达到高水平则相互融合。

经组织学证明，AMD 的玻璃膜疣是一些透明的赘生物，来源于 RPE 细胞不能代谢的残骸。Tibor 从生化上证实了玻璃膜疣由粘多糖和类脂成分所组成。RPE 内分解微粒崩溃，细胞质结构破坏，导致 RPE 病理性自溶，RPE 的脂蛋白成分为玻璃膜疣提供了物质基础。Friedman 等（1983）和 T s（1985）用平铺切片观察到玻璃膜疣的分布与脉络膜毛细血管的引流静脉有关联，认为玻璃膜疣物质可能由血源性而来，但他们也不排除玻璃膜疣由 RPE 代谢废物排除异常而来的可能性。T s 认为玻璃膜疣是一种多源性的 RPE - 脉络膜毛细血管变性的产物。

RPE 底层胞质突起，通过破裂的 RPE 细胞基底膜破裂口进入 Bruch 膜是玻璃膜疣形成的开始。已有研究认为，可见光损害了光感受器的分子。RPE 消化这些损害的分子，导致 RPE 细胞残余体（脂褐素）日益充盈，并从基底表面排除这些异常物质，积聚在 Bruch 膜内形成玻璃膜疣和基底层沉着物。这些排泄物可引起 RPE 机械性变形，妨碍液体和代谢物交换，减弱 RPE 细胞与 Bruch 膜的粘附，刺激 CNV 侵入，致使 RPE 进一步破坏，最后导致光感受器细胞死亡。

在玻璃膜疣形成的早期，轻微隆起处的 RPE 色素正常，玻璃膜疣只在显微镜下才能看见，而后玻璃膜疣聚集，其上 RPE 逐渐变性、变薄、脱失色素，显示出黄白色外观，成为 RPE 层的薄弱环节。玻璃膜疣形成是 RPE 细胞功能损伤和脉络膜血管异常的共同结果。对 RPE 功能损伤和脉络膜毛细血管异常的细胞和分子生物学研究则提示，脂褐素在局部细胞内的异常沉积和其光敏效应在 AMD 的发生中扮演了十分重要的角色。多项独立的病理研究都表明，在 AMD 患者的黄斑区 RPE 细胞内有明显脂褐素沉积，且往往环绕在病灶四周。脂褐素沉积也可以发生在年轻患者的其他病变眼内，如 Delori 等指出，Stargardt 病患者眼内脂褐素含量升高显著。患者 ABCR 基因突变导致细胞转运功能缺陷，造成患者在青少年时期眼内 RPE 细胞脂褐素沉积可以达到正常人 50 岁的水平。RPE 细胞生理功能相当复杂，它具有吞噬和更新视网膜光感受器细胞外节的功能，同时参与维生素 A 的代谢。吞噬功能异常，可以造成光感受器细胞的不可逆损伤和死亡，这一功能主要是由 RPE 细胞内溶酶体各种酶发挥作用完成。因此，Bergmann 等对 RPE 细胞中各种溶酶体酶活性在 A2E 影响下的变化进行检测，另一些作者则在文献中报告了脂褐素沉积对体外培养 RPE 细胞吞噬功能和相关蛋白酶活性影响的研究结果。Sundelin 和 Holz 等在体外细胞实验中发现，脂褐素大量聚集降低 RPE 细胞吞噬功能。这些研究均表明脂褐素和 A2E 沉积确实可以造成 RPE 吞噬功能的下降。

二、玻璃膜疣的形成和转归

目前认为，玻璃膜疣的出现是由于 RPE 代谢产物在 Bruch 膜中的堆积。RPE 具有典型的上皮细胞的细胞结构，其细胞的基底部朝向脉络膜，基底膜上具有丰富的皱褶。细胞顶端覆有一层微绒毛，微绒毛包绕视网膜杆、锥细胞的外节。RPE 规律地吞噬杆、锥细胞脱落盘膜。一般说来，RPE 在上午吞噬杆细胞的脱落物，下午吞噬锥细胞外节脱落物。每个 RPE 的微绒毛包绕 2 000 ~ 3 000 个光感体外节，其中 25% 的光感受器每天向 RPE 排泄出 50 ~ 100 个层状体。因此，RPE 每日的代谢量很高，细胞吞饮活跃。细胞吞饮后，在 RPE 内发生自噬作用。吞噬体在 RPE 内溶酶体的作用下被消化，这一作用过程同样发生于 RPE 自身细胞器的更新。衰老的细胞器如内质网、线粒体、色素颗粒等，首先被 RPE 分出的膜样物包绕，与溶酶体结合、消化，再生、贮存或被重新利用。这种单个细胞器的减少与重生过程处于相对平衡状态，从而维持细胞器的数量处于稳定状态，并保证了细胞体积的稳定。因此 RPE 细胞实际上属于有丝分裂不活跃的细胞系统，其通过自体消化的方式维持细胞器的更新和细胞的活性。

玻璃膜疣的生物周期由其表面的 RPE 细胞的功能所决定。一旦其上的 RPE 细胞失活，玻璃膜疣即开始退化，临床上表现为较硬而白的外观；表面点状色素沉着，偶尔软性玻璃膜疣消退后不留瘢痕；一般玻璃膜疣缓慢收缩成一边界不规则的钙化点；在消失之前留一局灶性萎缩区，大多数地图样 RPE 萎缩与退化性玻璃膜疣有关。Bressler 等观察 47 例黄斑玻璃膜疣，随访 5 年，16 例玻璃膜疣消失，但他们认为玻璃膜疣消失的地方其下面的病变不一定从黄斑区完全消失。组织学研究表明，黄斑区 Bruch 膜内层的广泛增厚不仅仅限于玻璃膜疣区域，因此玻璃膜疣消失后临床上似乎很少有明显发病的情况，但有相当大的可能发生严重视力丧失。

三、玻璃膜疣化学成分

大量研究表明，玻璃膜疣的化学组成为脂质，主要为磷脂和中性脂质，两者间比例因人而异。玻璃疣的本质是基底膜板层状沉积物（basal laminar deposit，Blam D）和线性沉积物（basal linar deposit ，Blin D），Blam D 是在 RPE 细胞膜和 Bruch 膜之间由膜状或颗粒状物质以及分散的胶原灶组成的沉积物，而 Blin D 主要由位于 Bruch 膜内的胶原灶组成。Sheriaidah 等通过组化研究发现，大于 50 岁者大多数玻璃膜疣的磷脂间的比例相对恒定，平均约 50% 为磷脂酸胆碱，30% 以上为磷脂酸氨基乙醇。Pauleihoff 等用提取技术显示不饱和脂肪酸占主要组成，并通过比较 40 ~ 50 岁和 70 ~ 80 岁年龄组，发现其有增高趋势。近来研究提出，沉淀物含碳氢结构，且认为此碳氢结构很像糖蛋白成分或复杂的碳氢分子。Mullins 等用植物血凝素（PHA）组化法分析玻璃膜疣的碳氢组成，发现某些软、硬玻璃膜疣能与一组特定的植物血凝素结合，即含有特定的碳氢根糖共轭物，表明为低聚糖，包括甘露糖、氨基葡萄糖、半乳糖和唾液残余物，而有些玻璃膜疣被某些植物血凝素不均匀着色，说明至少在某些玻璃膜疣或其发展的特定阶段糖共轭物不均匀分布，因此推测软、硬玻璃膜疣可能来自一共同起源。这一观点也被近来的临床病理观察所支持。Nensome 等通过免疫组化检测发现 Bruch 膜和玻璃膜疣中存在硫酸肝素糖蛋白。K1iffen 等用石蜡切片检测发现，所有基底膜沉淀物 4 - 硫酸软骨素糖蛋白染色阳性，肝素糖蛋白局灶性染色阳性，玻璃膜疣对 4 - 硫酸软骨素、基底膜硫酸肝素糖蛋白和硫酸角蛋白二糖的单克隆抗体均不着色；并用分光仪测定葡萄糖胺糖的量，认为葡萄糖胺糖总量的增加可能是由于硫酸软骨素和硫酸肝素糖蛋白存在的缘故。已有实验证明，随着感光细胞的变性，内层视网膜细胞内合成硫酸肝素和硫酸软骨素。

四、玻璃膜疣类型与特征

Sarks 将玻璃膜疣按临床分为以下几型。①硬质型或玻璃样玻璃膜疣：检眼镜下为针尖大、边缘清晰的黄色点，FFA 表现为 RPE 的点状荧光窗样缺损，早期荧光增强，晚期随脉络膜背景荧光消退。②软质型或浆液性玻璃膜疣：在检眼镜下为边缘不清、相互融合的病灶，伴有 RPE 的改变。FFA 早期有荧光渗入，而在晚期仍保持染色。③半固体状或混合性玻璃膜疣：介于前两者之间，检眼镜下既像软性的玻璃膜疣边缘模糊不清，又像硬性的玻璃膜疣相当扁平，Bruch 膜晚期可有荧光素渗入色染。④退化性玻璃膜疣：在眼底形成地图状萎缩区并逐渐扩展及融合，玻璃膜疣发生钙化。

Green 将玻璃膜疣从病理上分为以下四型。①硬性（结节状）玻璃膜疣：为 PAS 染色阳性的玻璃样物质，脂质染色显示轻度阳性。电镜下可见细小颗粒状斑块，或者为含有空泡的无结构物质。②软性（颗粒状）玻璃膜疣：在增厚的内层 Bruch 膜与其他各层之间形成圆顶形的间隙内有染色淡的无定形物质，电镜下为一层厚的内层 Bruch 膜与 RPE 的浆液性脱离。③弥漫性（融合性）玻璃膜疣：为内层 Bruch 膜增厚，电镜观察增厚的物质由胶原纤维及不正常的基底膜组成。④钙化性（闪光性）玻璃膜疣：系玻璃膜疣的萎缩钙化。

Tso 将玻璃膜疣按形态分为四型。①硬质型:稀疏分布在 RPE 下的小结节,检眼镜下为黄色颗粒样小斑点。②软质型:眼底表现为边缘不清的灰黄色脱色区。③乳头型:RPE 增殖成乳头状进入视网膜下间隙,与基底膜物质形成乳头的轴心。④弥漫型:为一层弥漫分布的颗粒状物,沉积于 RPE 及 Bruch 膜之间。Gass 等(1985)和 Neu 提出还有一种 RPE 基底膜的局灶性结节状增厚,称为基底膜玻璃膜疣或结节样玻璃膜疣,在视网膜血管后深部出现无数均一散在的小黄点,略微高起。裂隙灯后照法表现为半透明结节样结构。Bruch 膜下,在动脉或动静脉期,分散地发出荧光,后期荧光消失,由于数量很多不可数,将这种荧光表现描写为"满天星"或"银河"。

Wiscousin 分级法按玻璃膜疣大小分类:直径小于 63μm 者为边界清晰的硬性玻璃膜疣;直径大于 125μm 及在 63~125μm 之间,明显有一定厚度者为软性玻璃膜疣。并根据沉淀物的密度是否一致、边界是否清晰、有无结节状外观,进一步将软性玻璃膜疣分为可分辨的软性玻璃膜疣和不可分辨的软性玻璃膜疣。

眼科病理学家将玻璃膜疣分为基底层沉着(basal laminar deposits)和基底线沉着(basallinear deposits)两种。基底层沉着是指眼底后极部一些大小相近、圆形、边界较为清晰的黄白色轻微隆起的视网膜下的小玻璃膜疣,多见于一些较为年轻人的眼底,尤其常见于白种人的眼底。基底线沉着指眼底后极部一些大小不等、边界不很清晰有时甚至互相融合、色泽较淡的视网膜下的玻璃膜疣,玻璃膜疣数量、大小、形状、分布、色素以及隆起程度等有所不同。以下几种类型的玻璃膜疣已经得到临床和组织病理学的证实。从临床病理学及眼底荧光造影可将玻璃膜疣归纳为以下几类。

1. 硬性玻璃膜疣　小而硬的玻璃膜疣年轻时即可出现,一生中不断形成,可形成很多。其形成与 Bruch 膜的老龄化有共同点,电镜下两者在不同阶段均含有膜状物,光镜下两者均有类似的玻璃样着色成分,Bruch 膜的局部增厚称为微玻璃膜疣,随之即可形成小而硬的玻璃膜疣,当小而硬的玻璃膜疣逐渐长大,直径大于 63μm(相当于视盘边缘的视网膜中央静脉的 1/2 直径)时,其不定型内容物变得松散,但其边界仍很清楚,形状保持不变。单个硬性玻璃膜疣很少超过 125μm,如扩大则是几个玻璃膜疣融合的结果。硬性玻璃膜疣不一定发展为 AMD,从硬性玻璃膜疣簇发展的软性玻璃膜疣可能到中年才出现,仅导致局灶性 RPE 损害。

2. 软性玻璃膜疣　由多而密集的小而硬的玻璃膜疣融合而成,表现为一系列边界清晰的有一定厚度的结节状外观,又称软性可辨玻璃膜疣,或大而硬玻璃膜疣。软性簇由成团的小硬玻璃膜疣部分或全部分解而成,首先从中央区开始分解,逐渐沿 Bruch 膜向外扩散,形成一种边缘软化的外观。部分分解者又称半固体玻璃膜疣、不可分辨玻璃膜疣或半颗粒状玻璃膜疣,颗粒小体进一步分解则称为浆液性玻璃膜疣。这两种软性玻璃膜疣的内容物均为无定形的颗粒状结构,病理标本常发生在萎缩区周围,可进一步发展为萎缩性病灶,也可能钙化变成退化性玻璃膜疣。当大范围的软玻璃膜疣融合产生新月体状外观时称为玻璃膜疣色素上皮脱离(pigment epithelium detachment,PED),进一步发展为地图状萎缩。另有一种软性玻璃膜疣,内容为膜性碎片,病理标本常发现于新生血管膜的附近,呈层状不断堆积,边界不清,易融合,常见于 65 岁以上患者,较小,限于黄斑内,常进一步发展为 CNV。

3. 弥漫性玻璃膜疣　基底线沉积物又称基底膜沉积物,可局部增厚形成玻璃膜疣,因此也称为弥漫性玻璃膜疣或 Bruch 膜内层弥漫性增厚,与位于基底膜外的膜状碎片不易清楚地区分开来。近来 Green 等将其与 3 种软性玻璃膜疣的关系描述如下:①基底膜沉积物的局限性脱离,与软性簇的部分分解一样,主要由泡状和颗粒状物组成;②基底膜沉积物的局限性脱离,代表典型的玻璃膜疣,其上有基底膜沉积物形成;③基底膜沉积物的聚集性堆积,与膜状软性玻璃膜疣相当。同时,通过组化研究证实基底膜沉积物与脉络膜新生血管有显著相关性。

4. 半固体玻璃膜疣　又称混合性或浆液颗粒性玻璃膜疣。Sark 用混合性玻璃膜疣来描述一个同时具有硬性和软性玻璃膜疣特征的玻璃膜疣。检眼镜检查显示该种玻璃膜疣可具有类似软性玻璃膜疣样模糊边缘,但却显出硬性玻璃膜疣那样相当平的外观。

5. 基底膜玻璃膜疣(basal laminar drusen)　又称结节玻璃膜疣,具有数不清的、小而均匀一致、散在的圆形轻度隆起的黄色视网膜下病变的特点。用后部反光照明法,这些玻璃膜疣表现为半透明的结节状结构。与硬性、软性或半固体玻璃膜疣不同,基底膜玻璃膜疣见于较年轻的患者。偶伴有小的、黄色渗出性脱离,不应与基底膜沉积物相混淆。

6. 钙化玻璃膜疣(calcified drusen)　为硬性沉积物,具有闪光的外观,常为一区域性 RPE 萎缩所围绕。

7. 网状玻璃膜疣　共焦扫描激光检眼镜或自发荧光模式下都可以看得很清楚,表现为整齐的网状结构。精确的形态学底层尚未可知。据报道 Bruch 膜内层的毛细血管内层组织纤维性扩张与这些改变相关,因此有些作者提议应叫做网状假性玻璃膜疣。然而,最近报道的眼底自发荧光的异常发现显示这些潜在的改变并非发生在 Bruch 膜内层。另外,初步研究发现网状玻璃膜疣可能与地图状萎缩更相关,而不是渗出性表现。

8. 周边部玻璃膜疣　位于黄斑区外,也可以随年龄增加而发生。同后极部玻璃膜疣相比,周边部玻璃膜疣通常有个围绕微黄色中央的晕环。没有证据表明这种类型的玻璃膜疣与形成晚期 AMD 的危险性增加相关。"网状色素变性"这个词已经被用来形容有花边的线性高色素的周边部玻璃膜疣簇集。FFA 比传统的检眼镜更容易发现玻璃膜疣。低荧光性玻璃膜疣和高荧光性玻璃膜疣可以从生化组成及与亲水性荧光染料的结合力来鉴别,特别是软性玻璃膜疣在 FFA 的早期表现为低荧光,到了后期则变成高荧光。有些证据表明高荧光性(亲水性)玻璃膜疣倾向于 CNV 形成,而低荧光性(疏水性)玻璃膜疣可能与 PED 相关。

五、玻璃膜疣眼底血管造影特征

眼底血管造影包括 FFA 和吲哚青绿血管造影(indocyanine green angiography,ICGA),是目前临床上较常用的两种观察眼底血管的造影技术,分别以荧光素钠及吲哚青绿为造影剂,以激光和近红外光作为激发光源,通过连续摄影,获得眼底血管图像。FFA 主要显示视网膜血循环特征,而 ICGA 可获得脉络膜血循环图像。通常根据玻璃膜疣内容物的化学组分及其上 RPE 的改变,在 FFA 图像上可表现为:①透见荧光或称窗样缺损;②晚期染色;③浅小的 PED,即动脉期出现类圆形强荧光,随时间延长其荧光大小形态不变,边界清晰,晚期不消退;④弱荧光。在 Bruch 膜动静脉期,一些玻璃膜疣表现为边界清晰的高荧光,其范围大小造影期间保持不变,且造影后长时间存留,另一些无荧光,或仅有晚期弱荧光。表明玻璃膜疣区为 RPE 窗样缺损,脉络膜荧光显露,且玻璃膜疣本身易被染色。临床上常注意到造影检查发现的玻璃膜疣数量多于检眼镜检查时所发现的数量。通过免疫组化法,Paul eikhoff 等提出玻璃膜疣的荧光程度由其内容物决定,即玻璃膜疣中的脂质成分。以中型脂质为主时,则产生疏水环境,阻滞水溶性染料进入其内,因而造影时呈低荧光;而以极性磷脂为主时,因其亲水性,使得荧光自由进入沉淀物中,表现为高荧光,且造影后长时间存留。Scheider 等用 ICGA 观察发现老年组 89% 玻璃膜疣表现为荧光遮蔽,只有 3 例在拱环处显示低荧光,青年组所有玻璃膜疣表现为高荧光。据报道,相对低荧光的玻璃膜疣发生 PED 的危险性较大。Gass 发现由玻璃膜疣导致 RPE 层的多部位损害,这些部位可能是将发生浆液性或出血性盘状损害的潜在因素。

玻璃膜疣在 ICGA 图像上亦有 4 种表现:①持续弱荧光;②早期强荧光,晚期更明显且数量增多;③早期为弱荧光,晚期为强荧光,数量增多;④正常荧光。对 53 例眼底仅有玻璃膜疣改变的早期 AMD 患者进行 FFA 和 ICGA 检查后发现:①硬性玻璃膜疣 FFA 表现为早期高荧光,晚期逐渐消退;ICGA 表现为造影 2 ~ 3min时出现高荧光,并持续于整个造影过程中。②软性玻璃膜疣包括中等大小的软性玻璃膜疣(直径 125 ~ 500μm)、相互融合的软性玻璃膜疣(直径 > 500μm)以及玻璃膜疣样 PED,FFA 均表现为较弱的延迟出现的高荧光,且随着玻璃膜疣的增大,荧光减弱;ICGA 无论玻璃膜疣大小,造影全过程均表现为低荧光,并完全遮蔽其下的脉络膜血管。另外,ICGA 图像上这些玻璃膜疣任何区域中无论是早期或是晚期出现高荧光区均表明有 CNV 的存在。③膜样玻璃膜疣 FFA 表现为静脉期开始出现非常淡的延迟出现的高荧光区,而在 ICGA 中没有发现。④退行性玻璃膜疣 FFA 表现为高荧光区;ICGA 早期为高荧光,晚期可出现强荧光或弱荧光等不同表现。因此,ICGA 作为 FFA 眼底造影的辅助手段,其特征不仅有助于区别不同类型的玻璃膜疣，在评价病变发展的危险性方面也是一种较好的方法。Hanutabha 等对 432 例患有单眼湿性 AMD，另一眼仅表现为玻璃膜疣患者的研究显示，FFA 可见明显玻璃膜疣，而 ICGA 中 89% 眼有正常 ICGA 图像，11% 眼出现异常高荧光，其高荧光又可分为局部高荧光（直径 <1 个视盘）和斑块状高荧光（直径 >1 个视盘）。经过平均 21. 7 个月随访，正常 ICGA 图像的玻璃膜疣眼有 10% 发展为湿性 AMD，而 ICGA 图像上存在斑块状高荧光的玻璃膜疣眼有 27% 发展为湿性 AMD，两者具有显著性差异（$P = 0.038$）。因此他们认为，FFA 显示玻璃膜疣同时 ICGA 存在异常高荧光表明有 CNV 的存在，其进一步发展为湿性 AMD 的危险性也更大。另外，Pauleikhoff 等在观察患有早期 AMD 的 100 只眼的 FFA 及 ICGA 图像后发现脉络膜充盈延迟的现象。26% 眼 FFA 图像显示造影初期（第 1 分钟内）可见一明显的缓慢充盈的斑块状脉络膜低荧光区，32% 眼 ICGA 显示造影初期（最初 3min 内）弥漫的脉络膜荧光减弱，并且 FFA 与 ICGA 图像能相互吻合，相关性良好。

六、玻璃膜疣定量检测

多数作者一致认为玻璃膜疣的外观预示 AMD 如何进一步发展，因此精确定量测定黄斑玻璃膜疣可帮助我们更好地理解 AMD 的发展过程，对今后的治疗有一定指导意义。这方面的研究一般均基于对眼底彩色照片上玻璃膜疣的大小、数量、分布及融合程度进行客观分析。Ellen 等预先规定一组标准眼底玻璃膜疣照片，然后将检测的眼底照片与标准照片进行比较，将玻璃膜疣分为较多、相当、较少 3 个等级。Pauleikhoff 等将后极部分成 2 个亚区，以中央凹为中心，分为直径为 1 600μm 的中央区和 1 600 ~ 2 800μm 的周围区；按玻璃膜疣在各区的数目、大小、融合程度（弥散型、亚融合型、融合型）及 FFA 特点（与脉络膜荧光等同、略高于脉络膜荧光和明显高于脉络膜荧光）进行详尽分级。尽管这些研究并未测量玻璃膜疣的面积，但通过其数量、大小、融合程度的分级可间接了解其在黄斑区所占的范围大小。

因受玻璃膜疣影响的黄斑范围代表 RPE 功能异常的范围，人们开始注意到玻璃膜疣所影响的面积比其数量更有意义。Klein 设计了一套标准尺度，将黄斑 E 分为 9 个亚区（直径为 500μm、1 500μm 和 3 000μm的 3 个环，中、外环备有上、下、鼻、颞侧 4 个亚区）。较为精确测得玻璃膜疣所占各亚区的百分比，分为 5 个等级。在此基础上，Bird 结合黄斑的解剖特点作了进一步改进，至此制定出一种国际标准分级法，使玻璃膜疣的测量更为精确。然而，只有当玻璃膜疣的量不太多时，观察者才能进行准确计数测量。如果大量玻璃膜疣存在，则人工计数测量相当困难。其面积的估计仍带有主观性而欠精确，因此将计算机图像处理系统引入这一研究领域。用计算机处理眼底照片既省时又精确，而且可动态观察玻璃膜疣不同时期的变化。基本技术是先设置背景阈值及特定程序，自动检阅背景上的对比物（玻璃膜疣）。此技术尚需设置一滤光片，以选择性增强玻璃膜疣与背景光的对比度。一般将黄斑区设为 256 ×256 点阵，照片分辨率为 512 像素 ×512 像素。Peli 等将图像分为 8 × 8 点阵小区，因仅考虑了黄斑局部阈值，假阳性率较高。Kirkpatrick 将图像分为 32 ×32 点阵小区，并综合全视网膜和黄斑局部的阈值，观察 5 例 6 只眼的眼底彩色照片和激光扫描眼底图，通过计数玻璃膜疣比较，认为图像技术检阅玻璃膜疣的特异性高（90%），但敏感性低，彩色照片为 60%，激光扫描眼底成像为 35%。近来有研究提出，带可见光的共焦模式激光扫描成像可增强图像对比感，提高检测的敏感性。基于上述情况及图像技术过程复杂、价格昂贵，目前人工进行眼底彩色照片测量玻璃膜疣仍是一种简易方便且较为客观的定量法。

七、玻璃膜疣的并发症

通过大量临床病例，Gass 发现玻璃膜疣本身不会引起明显的中心视力障碍，而只在有浆液性或出血性 RPE 及视网膜神经上皮脱离时，才会丧失有用的中心视力，当玻璃膜疣形成以后，进一步发展为渗出型或萎缩型 AMD。Sarks 等认为玻璃膜疣的发展及其最终结局与其表面 RPE 的活性有关。硬质的玻璃膜疣可长期稳定。如 RPE 功能继续下降，玻璃膜疣的内容物可为纤维组织或钙盐代替，当其表面的 RPE 消失，其下方的脉络膜毛细血管萎缩，临床上形成地图状萎缩，则为干性 AMD。融合状的玻璃膜疣中常出现新生血管,该新生血管的内皮细胞无紧密连接结构,容易发生渗漏和出血,这时就可构成临床上的盘状变性。

(一)局灶性萎缩斑

玻璃膜疣发展的结果是 RPE 消失，产生萎缩区,此时玻璃疣亦消失。最后导致萎缩区与脉络膜毛细血管功能不全,可能是产生萎缩的原因。在 CNV 患者中,34. 8% 同时具有 RPE 萎缩斑。

(二)PED

RPE 浆液性脱离是黄斑变性的一种渗出性并发症。由于内层 Bruch 膜弥漫性增厚,而容易产生裂隙,这种裂隙实际是 Bruch 膜内部彼此之间的脱离,使 CNV 发生的危险性增加。

(三)CNV 形成

软性玻璃膜疣容易形成 CNV。Gregor 等发现,有进行性渗漏的大的融合性玻璃膜疣眼发生盘状变性的危险性较大。Smiddy 及 Fine 等报告,有融合性玻璃膜疣及黄斑区局灶性色素增生的眼发生 CNV 及其并发症的危险性较大。

(四)盘状瘢痕(disciform scar)

黄斑区发生盘状瘢痕是 CNV 的最主要结局。增厚的内层 Bruch 膜产生裂隙,新生血管侵入,薄壁的新生血管常发生出血及渗出,因而导致 RPE 及内层 Bruch 膜发生浆液性及出血脱离,并且两层组织之间有纤维组织增生,使纤维血管瘢痕组织形成。黄斑盘状瘢痕的患者还可发生其他并发症,如视网膜内或视网膜下广泛渗出(有时称之为老年性 Coats 反应),和邻近的视网膜和(或)RPE 的浆液性和(或)出血性脱离。个别病例如缓慢发展的浆液性和(或)出血性脱离可波及到脉络膜动、静脉,进入盘状瘢痕的区域内。

八、玻璃膜疣对视功能的影响

Janet 用 Tudinger 静态视野计红色视标检查 18 只有玻璃膜疣的眼,发现中央凹暗适应敏感性都有不同程度的降低,追踪观察 45 个月,5 只眼发生了晚期 AMD,认为暗适应敏感性降低的程度与玻璃膜疣特征有关。Alvin 等研究仅有玻璃膜疣的 AMD 病人的暗适应,发现绝对间值敏感性降低,恢复时间常数延长,并且黄斑区玻璃膜疣越多,暗适应敏感性恢复越慢。Robert 等用 Ginsbureg 图检查仅有玻璃膜疣的早期 AMD 病人的对比敏感度,发现对比敏感度随着玻璃膜疣的数量增加而降低。Sumnen 等用局部 EOG 测定仅有玻璃膜疣的 AMD 病人,发现黄斑中央凹 20°～30°区暗适应提高,Arden 比异常。Marcus 使用闪光 VEP 试验检查 12 个 AMD 病人(22 只眼)包括所有 AMD 眼及有玻璃膜疣眼,有 21 只眼 VEP 振幅异常。Sau 用玻璃体荧光度测定研究眼底仅有玻璃膜疣的早期 AMD,结果标准化荧光度和穿透率随着玻璃膜疣严重性增加而增加。

Grever 等对照 AMD 患者的 Bruch 膜和静态剖面视野,指出视野的缺损与玻璃膜疣、PED 和神经上皮脱离区相对应。Sunness 报道玻璃膜疣数量增加,则视网膜敏感性损伤加重,以致光敏感度明显降低,但玻璃膜疣本身不能直接影响感光细胞,而是与弥漫性视网膜功能损害有关。Alvin 等比较 41 例视力良好的 AMD 患者的眼底表现和中心视功能,发现融合的玻璃膜疣和较大的玻璃膜疣存在时,暗适应减慢。绝对敏感性降低,蓝锥细胞敏感性下降,绝对色调分辨力降低,特别是暗适应降低与这些高危玻璃膜疣密切相关。作者等用 Humphrey 视野分析仪检测早期 AMD 患者的黄斑光敏感度,并设正常对照组,发现有玻璃膜疣的早期 AMD 患者,黄斑 60°内光阈值增高,表明已有黄斑光敏感度损伤,并发软性玻璃膜疣眼的光敏感性明显低于硬性玻璃膜疣者,与国外的一些研究结果相符。

九、玻璃膜疣的预后及危险度

(一)玻璃膜疣的预后

玻璃膜疣是AMD发展中最显著的临床线索之一,Gass认为玻璃膜疣是AMD的前期症候。虽然玻璃膜疣很少直接致盲,但临床研究证实它与AMD的关系密切,Sarks认为硬质的玻璃膜疣面向软性转化,Gass观察到玻璃膜疣可随时间的推移而出现或消失。Donald随访了两组病人,一组49例,初诊时双眼有玻璃膜疣,无黄斑浆液性脱离,平均随访4.9年,复诊时9例单眼发展为AMD(18.37%);第二组91例,初诊时一眼为AMD,另一眼有玻璃膜疣,平均随访6年,复诊时31例另一眼玻璃膜疣发展为AMD(34.07%),两眼视力丧失间隔3.7年。Smiddy和Fine指出,双眼玻璃膜疣患者5年内一眼发生渗出型AMD的危险率为14.5%,发生CNV的危险为9.6%。

一眼有AMD的病人,眼底检查有玻璃膜疣和新生血管膜对另一眼AMD的早期诊断有一定价值。病变早期有视物变形,一眼黄斑有玻璃膜疣,另一眼有典型的盘状变性,则可作出AMD诊断。Evangelos研究了单侧AMD84人,有36人观察1~4年,13人另一眼在观察期间发生AMD。在单侧AMD的病人,另一眼的显著特征是发现了大量的玻璃膜疣,而另一眼有大量玻璃膜疣的病人比没有玻璃膜疣的病人发生AMD的人数多。Ellen等分析了389个AMD患者的病史,发现一眼有AMD的病人,若另一眼有玻璃膜疣,尤其是融合性玻璃膜疣或玻璃膜疣数量极多,则另一眼发生AMD的危险极大,1年发生率是4%,2年是10%,3年是37%。Gregor等观察一组单眼AMD 104人,另一眼观察1~5年,每年另一眼12%~15%发生AMD。Janet追踪观察18例早期AMD,其中7人双眼有玻璃膜疣,11人一眼有玻璃膜疣,另一眼有AMD,45个月后有5眼发生了AMD,认为高危险特征玻璃膜疣的存在预示晚期AMD的发展,敏感性为100%,特异性为55%。

玻璃膜疣的预后还与玻璃膜疣的部位、大小、形状、数量和局部色素有关。William研究双侧黄斑玻璃膜疣71人,追踪观察4.3年,7人8眼发生了渗出型AMD(累积危险14.5%)。玻璃膜疣的特征同局部色素增殖有关。新近Smiddy等对71例仅有双侧黄斑玻璃膜疣患者进行了平均4.3年以上的跟踪观察,发现7例8只眼(9.9%)发生渗出型AMD,除一只眼外初诊时病灶区均有过度增殖。

(二)高风险玻璃膜疣的特征

有进展为渗出型AMD高风险的玻璃膜疣的特征包括:①软性玻璃膜疣;②玻璃膜疣的数量超过5个;③直径大于63μm;④融合性;⑤相关的发现如高色素。如果对侧眼有CNV病史和有阳性家族史,发展为渗出型AMD的风险增加。

伴有双眼玻璃膜疣和视力良好的眼,5年发展为CNV的风险为0.2%~18%。如果对侧眼有CNV,风险增加至7%~87%。Bressler等在年龄调整的分析中发现:大于20个的玻璃膜疣和软性玻璃膜疣、融合性玻璃膜疣、局灶性RPE高色素的出现,在伴单侧眼渗出性黄斑病的对侧眼玻璃膜疣常见。玻璃膜疣的局灶性高色素和融合与渗出型AMD的风险增加相关。在Smiddy和Fine、Jampol的讨论中,解释局灶性高色素可能和亚临床视网膜下CNV有关,在Bruch膜中不易发现。可能反映RPE、Bruch膜、脉络膜毛细血管的改变已经发生,可能导致CNV的进一步发展,预示疾病过程的长期性。

The Beaver Dam Eye Study和Chesapeake Bay Waterman Study是基于人群的眼研究,提供了AMD的5年发生率和进展。发现软性玻璃膜疣和视网膜色素改变随年龄增长而增加。在The Beaver Dam Eye Study与43~54岁患者相比较,75岁或更大年龄的患者更容易发展为直径63~250μm的大玻璃膜疣(3.3~8.4倍)及融合性玻璃膜疣(16倍)。临床发现超过75岁发生干性AMD的概率更高。

十、玻璃膜疣在AMD早期诊断中的意义

由于玻璃膜疣与AMD的关系密切,是AMD的危险因素,很多学者进行了玻璃膜疣的基础和临床研

究，尤其在 FFA、视野、电生理、对比敏感度和视功能试验等方面探讨玻璃膜疣在 AMD 早期诊断中的意义。Gass 用 Bruch 膜研究 AMD 早期的玻璃膜疣，为透见荧光，荧光点增强的数目远比眼底所见的玻璃膜疣多。Gregor 等发现，FFA 时有进行性渗漏的大的融合性玻璃膜疣眼发生 AMD 的危险性较大。

十一、玻璃膜疣激光防治研究

临床和组织学研究表明，眼底后极部软性玻璃膜疣易发展成湿性 AMD，因此，临床开展了激光光凝治疗软性玻璃疣，以预防发生 AMD。研究表明在 AMD 的发病过程中，软性玻璃膜疣是萎缩型或渗出型 AMD 发病的先兆。Guymer 等（1997 年）为了减少 AMD 的视力损害，采用氩激光对早期 AMD 的高危险特征玻璃膜疣及地图状萎缩进行光凝治疗，发现激光可降低发生渗出型 AMD 的危险性。Jesse Sigeiman 发现对中央凹以外激光光凝可促进中央凹软性玻璃疣的吸收，减少渗出型 AMD 的发生。Figueroa 等也研究发现，采用激光对黄斑颞侧的软性玻璃膜疣光凝治疗，不仅可使光凝的玻璃膜疣吸收，而且可使远离激光瘢痕的软性玻璃膜疣吸收。Gelisken 等报告 80 例 130 眼因糖尿病视网膜病变、视网膜静脉阻塞而经光凝者中，未见一眼有玻璃疣，而对照组玻璃疣的出现频度为 5. 4%。这可能与激光治疗 RPE 细胞的远期效果有关。

关于渗出型 AMD 和玻璃膜疣消失之间的关系，有多种研究结果。阻止 CNV 试验和 AMD 预防药物治疗研究（PTAMD），以及两项激光治疗玻璃膜疣的多中心试验已经开展。CNV 试验的研究证实，随机分到氩激光治疗组的对侧眼发生渗出型 AMD 的风险增高。PTAMD 试验使用阈值下二极管激光，有类似的发现，即激光治疗的对侧眼发生渗出性黄斑病的风险增高。Guyer 等观察激光光凝对脉络膜毛细血管细胞结构的影响，他们假设由阈上水平激光引起的这些改变可能带来诱发新生血管的风险，这些过程参与来自 Bruch 膜的残骸的清除，并代表血管生成的早期阶段。尽管 Olk 等发表的对照阈值下剂量确实显示了二极管激光治疗玻璃膜疣的疗效，但需进一步观察。

（陈　松　郭丽花）

【参 考 文 献】

[1] Dentchev T, Milam AH, Lee VM, et al. Amyloid-beta is found in drusen from some age-related macular degeneration retinas, but not in drusen from normal retinas. Mol Vis, 2003, 14(9):184-190.

[2] Barthes A, Conrath J, Ridings B. et al. Quantitative and spatial analysis in image processing: study of drusen distribution from the foveal center in age-related macular degeneration. J Fr Ophtalmol, 2005, 28(3):298-302.

[3] Einbock W, Moessner A, Schnurrbusch UE, et al. Changes in fundus autofluorescence in patients with age-related maculopathy. Correlation to visual function: a prospective study. Graefes Arch Clin Exp Ophthalmol, 2005, 243(4):300-305.

[4] Sivagnanavel V, Smith RT, Lau GB, et al. An interinstitutional comparative study and validation of computer aided drusen quantification. Br J Ophthalmol, 2005, 89(5):554-557.

[5] Smith RT, Chan JK, Nagasaki T, et al. Automated detection of macular drusen using geometric background leveling and threshold selection. Arch Ophthalmol, 2005, 123(2):200-206.

[6] Umeda S, Ayyagari R, Allikmets R, et al. Early-onset macular degeneration with drusen in a cynomolgus monkey (Macaca fascicularis) pedigree: exclusion of 13 candidate genes and loci. Invest Ophthalmol Vis Sci, 2005, 46(2):683-691.

[7] Smith RT, Chan JK, Nagasaki T, et al. A method of drusen measurement based on reconstruction of fundus background reflectance. Br J Ophthalmol, 2005, 89(1):87-91.

[8] Vossmerbaeumer U, Jonas JB, Hayreh SS. Count and size of macular drusen correlated with the parafoveal annular reflex. Br J Ophthalmol, 2004, 88(11):1476.

[9] Narendran N, Guymer RH, Cain M, et al. Analysis of the EFEMP1 gene in individuals and families with early onset drusen. Eye, 2005, 19(1):11-15.

[10] Roquet W, Roudot-Thoraval F, et al. Clinical features of drusenoid pigment epithelial detachment in age related macular degeneration. Br J Ophthalmol, 2004, 88(5):638-642.

[11] Gass JD. Drusen and disciform macular detachment and degeneration. Retina, 2003, 23(6 Suppl):409-436.

[12] Algvere PV, Seregard S. drusen maculopathy: a risk factor for AMD. Can we prevent visual loss? Acta Ophthalmol Scand, 2003, 81(5):427-429.

[13] Choroidal Neovascularization Prevention Trial Research Group. Laser treatment in fellow eyes with large drusen: updated findings from a pilot randomized clinical trial. Ophthalmology, 2003, 110(5):971-978.

[14] Wang JJ, Foran S, Smith W, et al. Risk of age-related macular degeneration in eyes with macular drusen or hyperpigmentation: the Blue Mountains Eye Study cohort. Arch Ophthalmol, 2003, 121(5):658-663.

[15] Smith RT, Nagasaki T, Sparrow JR, et al. A method of drusen measurement based on the geometry of fundus reflectance. Biomed Eng Online, 2003, 2(1):10.

[16] Rapantzikos K, Zervakis M, Balas K. Detection and segmentation of drusen deposits on human retina: potential in the diagnosis of age-related macular degeneration. Med Image Anal, 2003, 7(1):95-108.

[17] Ishiko S, Akiba J, Horikawa Y, Yoshida A. Detection of drusen in the fellow eye of Japanese patients with age-related macular degeneration using scanning laser ophthalmoscopy. Ophthalmology, 2002, 109(11):2165-2169.

[18] Crabb JW, Miyagi M, Gu X, et al. drusen proteome analysis: an approach to the etiology of age-related macular degeneration. Proc Natl Acad Sci U S A, 2002, 99(23):14682-14687.

[19] Rodanant N, Friberg TR, Cheng L, et al. Predictors of drusen reduction after subthreshold infrared (810 nm) diode laser macular grid photocoagulation for nonexudative age-related macular degeneration. Am J Ophthalmol, 2002, 134(4):577-585.

[20] Sakaguchi H, Miyagi M, Shadrach KG, et al. Clusterin is present in drusen in age-related macular degeneration. Exp Eye Res, 2002, 74(4):547-549.

[21] Wang YZ, Wilson E, Locke KG, et al. Shape discrimination in age-related macular degeneration. Invest Ophthalmol Vis Sci, 2002, 43(6):2055-2062.

[22] Leu ST, Batni S, Radeke MJ, et al. drusen are Cold Spots for Proteolysis: Expression of Matrix Metalloproteinases and Their Tissue Inhibitor Proteins in Age-related Macular Degeneration. Exp Eye Res, 2002, 74(1):141-154.

[23] Stefko ST, Zhang K, Gorin MB, et al. Clinical spectrum of chromosome 6-linked autosomal dominant drusen and macular degeneration. Am J Ophthalmol, 2000, 130(2):203-208.

[24] Kniazeva M, Traboulsi EI, Yu Z, et al. A new locus for dominant drusen and macular degeneration maps to chromosome 6q14. Am J Ophthalmol, 2000, 130(2):197-202.

[25] Johnson LV, Ozaki S, Staples MK, et al. A potential role for immune complex pathogenesis in drusen formation. Exp Eye Res, 2000, 70(4):441-449.

[26] Russell SR, Mullins RF, Schneider BL, et al. Location, substructure, and composition of basal laminar drusen compared with drusen associated with aging and age-related macular degeneration. Am J Ophthalmol, 2000, 129(2):205-214.

[27] Delori FC, Fleckner MR, Goger DG, et al. Autofluorescence distribution associated with drusen in age-related macular degeneration. Invest Ophthalmol Vis Sci, 2000, 41(2):496-504.

[28] Anderson DH, Mullins RF, Hageman GS, et al. A role for local inflammation in the formation of drusen in the aging eye. Am J Ophthalmol, 2002, 134(3):411-431.

[29] Soubrane G, Haddad WM, Coscas G. Age-related macular degeneration. Presse Med, 2002, 31(27):1282-1287.

[30] Miller DW, Joussen AM, Holz FG. The molecular mechanisms of neovascular age-related macular degeneration Ophthalmologe, 2003, 100(2):92-96.

[31] Hollyfield JG, Salomon RG, Crabb JW. Proteomic approaches to understanding age-related macular degeneration. Adv Exp Med Biol, 2003,533:83-89.

[32] Roth F, Bindewald A, Holz FG. Keypathophysiologic pathways in age-related macular disease. Graefes Arch Clin Exp Ophthalmol, 2004, 242(8):710-716.

[33] 王圣祥，丁波．早期老年黄斑变性玻璃膜疣变化的临床观察．现代中西医结合杂志，2004，13(21):2837-2838.

[34] Arnold JJ, Fraco, Sarks SH, et al. Reticular pseudodrusen Arisk factor in Age-related maculopathy. Retina, 1995,15:183-191.

[35] Laatikainen L and Hirvela. Prevalence and visual consequences of macular changes in a population aged 70 years and older. Acta O phthalmol, Scand 1995, 73:105-110.

[36] Bressler MD, et al. Age-Related Macular Degeneration. Surv Ophthalmol, 1988, 32:375.

[37] Richard W Young. Pathophysiology of age-related macular degeneration. Surv Ophthalmol, 1987,5:291.
[38] 刘爱群,吴乐正. 老年性黄斑变性的流行病学. 国外医学眼科学分册, 1987,11:321.
[39] 陈松,聂爱光,谭家铨,等. 黄斑区玻璃膜疣的视网膜敏感性——Humphrey 视野分析仪黄斑阈值研究. 眼底病, 1992,8:151.
[40] 陈松,聂爱光,谭家铨,等. 年龄相关性黄斑变性的玻璃膜疣. 眼科新进展, 1990,10:54.
[41] 陈松,聂爱光,谭家铨,等. 老年性黄斑变性的早期症状及 Amsler 方格表检查. 实用眼科杂志, 1990, 10:587-588.
[42] 陈松,聂爱光,谭家铨,等. FM-100 色彩试验在老年性黄斑变性早期诊断中的价值. 眼科研究, 1992,10:54.
[43] 陈松,聂爱光,谭家铨,等. 早期老年性黄斑变性黄斑光敏度的测定. 中华眼科杂志,1993, 29(4):242.
[44] 汪枫桦,张哲. 脂褐素和年龄相关黄斑变性的研究进展. 眼视光学杂志, 2005,7(2):142-144.
[45] 郭丽花,姜德咏. 黄斑玻璃膜疣. 国外医学眼科学分册, 1998,22(2):92-97.

3　渗出型老年性黄斑变性

一、概述

渗出型老年性黄斑变性(age-related macular degeneration,AMD)1875 年第一次被 Pagenstecher 和 Genth 在文献中描述和说明,并称其为黄斑条件性脉络膜视网膜炎。1905 年,Oeller 第一次使用"盘状变性"这一名词。之后,Junius 和 Kuhnt 进一步对其进行描述,并确认它是一种疾病。1928 年,Holloway 和 Verhoeff 描述了 8 只视网膜盘状变性眼,其中一些眼经组织病理学示脉络膜新生血管(choroidal neovascularization,CNV)。1937 年,Verhoeff 和 Grossman 也证实并强调,他们研究的黄斑变性病例血管突破 Bruch 膜。1951 年,Ashton 和 Sorsby 在临床病理相关性上证实,伴有 Bruch 膜破裂的 CNV 导致视网膜下液。直到 1967 年,Gass 才提出 CNV 在 AMD 中起主要作用。1971 年,Blair 和 Aaberg 显示了在 AMD 中 CNV 的临床和荧光造影特征。1977 年,Green 和 Key 研究 115 个 AMD 病人的 176 只眼的组织病理学特征,发现 AMD 与伴有 CNV 的玻璃膜疣有关。他们的研究结果支持玻璃膜疣有倾向进展为渗出型 AMD 的观点。

自从对 AMD 最早的描述,AMD 的分类越来越细。实际上,甚至 AMD 的命名最近也变得更加精确。1990 年前,AMD 一直被普遍使用。AMD 的两种主要类型是非渗出型 AMD 和渗出型 AMD,也称干性 AMD 和湿性 AMD。相对于渗出型 AMD,非渗出型 AMD 有较少的严重视力丧失。非渗出型 AMD 包括没有视觉障碍的大范围玻璃膜疣,以及严重视觉丧失的地图状萎缩。相反,典型的渗出型 AMD 有视觉障碍。渗出型 AMD 多发生于 60 岁以上的老年人,多为一眼先发病,对侧眼可能在相当长的一段时间以后才发病。早期,黄斑区或眼底后极部可有大小不等、边界模糊的黄白色渗出型玻璃膜疣。病变进一步发展,眼底后极部可出现浆液性色素上皮脱离(pigment epithelium detachment,PED)及浆液性视网膜神经上皮脱离,并可见灰白色的 CNV,以及脉络膜出血和视网膜出血。病程晚期,眼底后极部形成大片的机化瘢痕。就视力而言,渗出或新生血管是 AMD 引起严重结果的原因。渗出包括浆液性或出血性 PED,和视网膜下或 RPE 下空间异常血管的出现,这些不正常的血管为 CNV。

尽管渗出型 AMD 是发生较少的类型,但它是老年人致盲的主要原因,在大于 65 岁的人中,占新增盲病例的 16%。伴有严重视力丧失的病人,大部分有 CNV。实际上,Framingham 研究中 79% 的法定盲眼和大量对照病例研究中 90% 的法定盲眼有新生血管性 AMD。随着人口的老龄化,AMD 具备了流行的特点。仅在美国,每年有50 000个由于 AMD 的新增 CNV 病例。

二、渗出型 AMD 的危险因素

很多可能的危险因素与 AMD 的 CNV 进展有关。在非眼部的危险因素中,最主要的流行病学因素为年龄、种族和吸烟。也有与 CNV 发展紧密相关的眼部因素。年龄的增加与新生血管性 AMD 的增加相关。渗出型 AMD 病人的平均年龄为 70.5 岁,非渗出型 AMD 病人的平均年龄为 56.8 岁。性别与新生血管性 AMD 没有关联。在渗出型 AMD 的流行中(还有早期 AMD),存在种族差异。Gregor 和 Joffe 报道,3.5% 的白种病人存在盘状 AMD,而此比例在南非黑种病人中为 0.1%($P<0.001$)。

尽管 Framingham 研究和 NHANES-Ⅲ研究显示吸烟和 AMD 没有联系,但是大量的研究显示吸烟和渗出型 AMD 相关。Beave Dam Eye 研究关于吸烟和渗出型 AMD 联系的结论为,与从未吸过烟的人相比,正在吸烟者的相对危险度为 3.29,曾经吸烟者的相对危险度为 2.50。发生渗出型 AMD 的高危性甚至在停止吸烟后 20 年仍旧存在。

日光暴露与晚期 AMD 的联系还不清楚。Chesapeake Bay Waterman 研究发现晚期 AMD 和日光有联系,同 Beave Dam Eye 研究的结论。然而,EDCCS 和澳大利亚病例对照研究没有显示同样的结果。太阳镜(紫外线防护)的使用相对便宜并且有防止白内障形成的保护作用,因此建议老年人使用太阳镜保护是合理的。

有报道,白内障术后 AMD 由早期进展到晚期的病例更多。Beave Dam Eye 研究显示,白内障术后 AMD 由早期进展到晚期的比数比为 2.80(与同年龄对照组相比)。Pollack 等也提到,19.1% 的白内障手术眼进展为渗出型 AMD,4.3% 的对侧眼进展为渗出型 AMD。

CNV 形成的危险因素和几个眼底特征有关,出现软性玻璃膜疣是其中之一。Lanchoney 和同事计算伴有双眼软性玻璃膜疣病人 CNV 形成的危险,10 年内为 8.6% ~15.9%,取决于病人的年龄和性别。这些推测依据 Smiddy 等关于自然病程的研究。

黄斑光凝研究组(MPS)定义了继发眼(当对侧眼已经有 CNV)CNV 形成的眼部危险因素,包括更多玻璃膜疣的出现、局灶性高荧光、一个或更多的大玻璃膜疣(>63μm)高血压。依据对近中央凹 CNV 病人的随访,如果没有以上危险因素,CNV 的 5 年发生率为 7%;如果所有这 4 项危险因素都存在,为 7% ~87%。

关于抗氧化药和维生素阻止 AMD 发生及进展的作用,正积极地进行多中心的试验研究。在 AREDS 的研究中,已经表明锌、β-胡萝卜素、维生素 E 和维生素 C 的营养支持有阻止中期 AMD 向晚期 AMD 进展的作用。Physicians' Health Study Ⅱ也在评估维生素 E、维生素 C、β-胡萝卜素和多种其他维生素的作用。

三、渗出型 AMD 的临床表现

渗出型 AMD 的特点是 CNV 形成。CNV 以往曾被称为视网膜下新生血管(subretinal neovascular membrane, SRNVM)。CNV 是指新生血管来自脉络膜,可能位于 RPE 与脉络膜之间,或突破 RPE 层到神经视网膜下。CNV 新生血管管壁内皮细胞不健康,从而引起一系列渗出、出血及瘢痕形成等改变。患者多在 45 岁以上,多为双眼病变,可先后发病,视力下降较急而显著。其病变可以分为渗出前期、渗出期与瘢痕形成期三个阶段。

(一)临床症状

早期轻度的患者可以没有明显的症状,或由于一眼视力较好,未能发现病变眼存在视力症状。患者早期大多主诉视物模糊、视物扭曲变形、视野中心或旁中心暗点。有的患者自觉中心视力明显下降,阅读困难,平常简单的日常动作也难以完成。有的患者色觉异常。亦有的觉眼前黑影、闪光,甚至复视。Amsler 方格表检查阳性。当有视网膜下或 RPE 下浆液性或出血性脱离时,中心视力可突然急剧下降。

(二)眼底所见

黄斑部 CNV 的典型表现为黄斑区中央凹或旁中央凹有一不规则的类圆形病灶,呈灰白色或黄白色,病灶周围或表面有出血及反光晕。出血可位于 RPE 下、神经上皮下或神经上皮内,呈斑点状或块片状,位于灰白色病灶表面或围绕其周围(图 3-3-1)。视网膜浅层出血色较鲜红,深层者色紫暗,位于 RPE 下的出血色更暗,可呈青灰色隆起。视网膜下出血量大而急时,可突破视网膜内界膜成为视网膜前出血或玻璃体出血,使眼底看不清。在病灶边缘或外围,常可见黄色硬性渗出、玻璃膜疣、RPE 脱失或增生(图 3-3-2)。部分病灶有神经上皮下积液,在双眼立体镜下观察,可见神经上皮隆起。裂隙灯前置镜下,见灰白色膜面光带前移,前后光切线分离,其间有积液存在。病程较久者或激光治疗后,黄斑病变瘢痕化,可呈不规则形或边界清楚的类圆形黄色瘢块,其中偶见视网膜血管进入瘢痕(图 3-3-3)。此外,还可见视网膜囊样变性、机化膜增殖及黄斑部皱缩性瘢痕等。

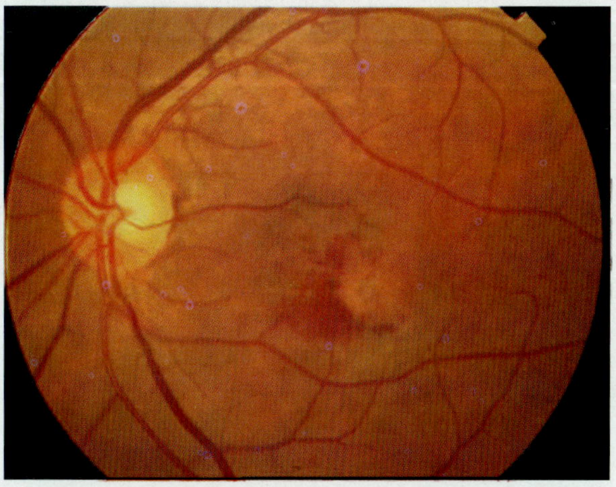

图 3-3-1　女性,64 岁,渗出型老年性黄斑变性

左眼中央凹处可见视网膜下大小约 0.5PD 的灰黄色病灶,病灶鼻侧和下方可见较多出血

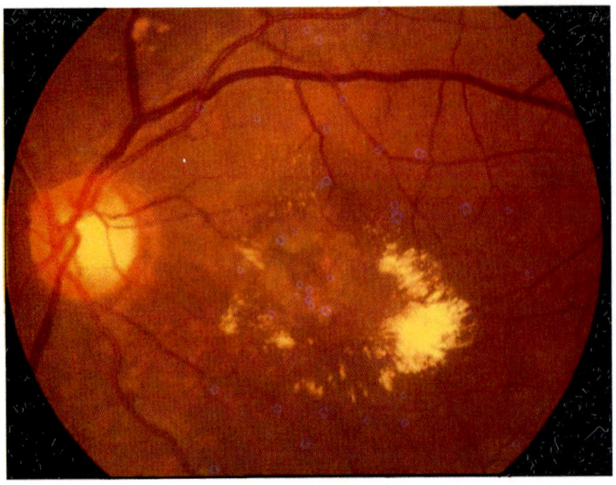

图 3-3-2　女性,72 岁,渗出型老年性黄斑变性

左眼可见中央凹处视网膜下 0.8PD 大小灰白色病灶,周围较多黄色硬性渗出,视乳头上方可见色素脱失区

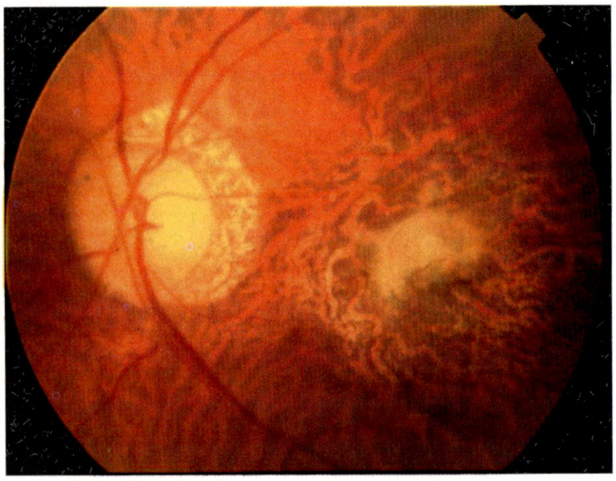

图 3-3-3　男性,82 岁,渗出型老年性黄斑变性

可见黄斑区边界清楚的大小约 0.5PD 的黄色膜状瘢痕,其上可见较大的脉络膜血管,周围可见较为广泛的脉络膜毛细血管萎缩区

(三)荧光素眼底血管造影(fundus fluorescein angiography, FFA)

FFA 在渗出型 AMD 的诊断和治疗方面有着重要的价值。CNV 在 FFA 上的表现多种多样,美国黄斑光凝研究组将 CNV 的荧光造影表现分为以下几类。

1. 典型性 CNV(classical or well-defined CNV)　造影早期即可以显示边界清楚的强荧光,荧光的形态可以呈颗粒状、车轮状、斑片状,或显示新生血管网的血管形态。新生血管迅速渗漏荧光素,并互相融合,使边缘模糊不清。晚期背景荧光消退后,病变处仍呈进行性荧光素渗漏,积存于视网膜神经上皮或 RPE 下,形成局限性高荧光。出血处始终遮挡脉络膜背景荧光。

2. 隐匿性 CNV(occult CNV)　在 FFA 检查中缺乏典型的 CNV 表现,CNV 边界不清,或由于染料渗漏的来源难以确认,或因为视网膜下出血、浊性渗出液、色素或 PED 掩盖了部分 CNV 荧光渗漏。隐匿型 CNV 可以分为以下两种类型。

(1)纤维血管性色素上皮脱离(fibrovascular PED)　FFA 早期出现一个小而不规则的 RPE 下高荧光区,边界清楚或模糊,晚期视网膜下组织染色或染料渗漏。

(2)无源性晚期渗漏(late leakage of an undetermined source)　晚期渗漏边界不清,渗漏的来源与典型的 CNV 或纤维血管性 PED 早期表现不符。

3. 消退性 CNV　造影早期可以见到 CNV 的轮廓,造影期间无染料渗漏,晚期 CNV 消退不见。这可能是由于此 CNV 区域尚未引起视网膜下液或渗出,因而无染料渗漏。

4. 供养血管　在 FFA 早期可以见到与明显染料渗漏的 CNV 相连的血管,多见于激光治疗后复发的 CNV。

5. 小腔积液　在 FFA 晚期出现在 CNV 前的小腔状荧光积存,边界清楚,可形成囊样或非囊样外观,可能与此区域外丛状层有大的囊腔裂开而致染料积存有关。

6. 复合病变　在湿性 AMD 的 CNV 中,典型性和隐匿型常常合并存在。一般认为,在 AMD 的整个病变中,如果典型性 CNV 的成分占整个病变面积的 50% 或以上,称为典型为主性(predominant classical CNV);如果典型性 CNV 的成分小于整个病变面积的 50%,则称之为轻微典型性 CNV(minimal classical CNV);如果整个病变中没有典型 CNV 成分,而全部为隐匿型 CNV,则称为隐匿无典型 CNV(occult no classical CNV)。

其中,消退性 CNV、供养血管及小腔积液为少见的 CNV 表现。在 FFA 中,有 3 种常见的原因导致 CNV 荧光不清,一是浓厚的出血,二是色素增殖、纤维组织增生,三是浆液性 PED。

(四)吲哚青绿血管造影(indocyanine green angiography, ICGA)

典型性 CNV 的 ICGA 表现和 FFA 类似,有时反而不及 FFA 清晰(图 3-3-4)。隐匿型 CNV 约占 CNV 的 87%,其 ICGA 表现差异较大。大致可以分为以下两种。①不伴色素上皮脱离的隐匿型 CNV:指 CNV 的发生发展与浆液性 PED 无关,即 FFA 中所谓的无源性晚期渗漏,约占隐匿型 CNV 的 2/3。在 ICGA 中表现为早期呈现血管性高荧光,晚期此异常血管染色(图 3-3-5)。②伴有 PED 的 CNV:指 CNV 至少与范围大于 1PD 的 PED 相关联,即 FFA 中的血管性 PED。ICGA 表现为造影早期 PED 为低荧光,其内或边缘有 CNV 性高荧光,晚期根据 ICG 渗入脱离腔内量的多少,PED 可仍呈相对的低荧光或强度较弱的高荧光,CNV 染色或轻度染料渗漏。这种 CNV 与 PED 高低荧光的反差,使得 ICGA 较 FFA 能更好地分辨出 RPE 中的 CNV 成分(图 3-3-6)。此类约占隐匿型 CNV 的 1/3。

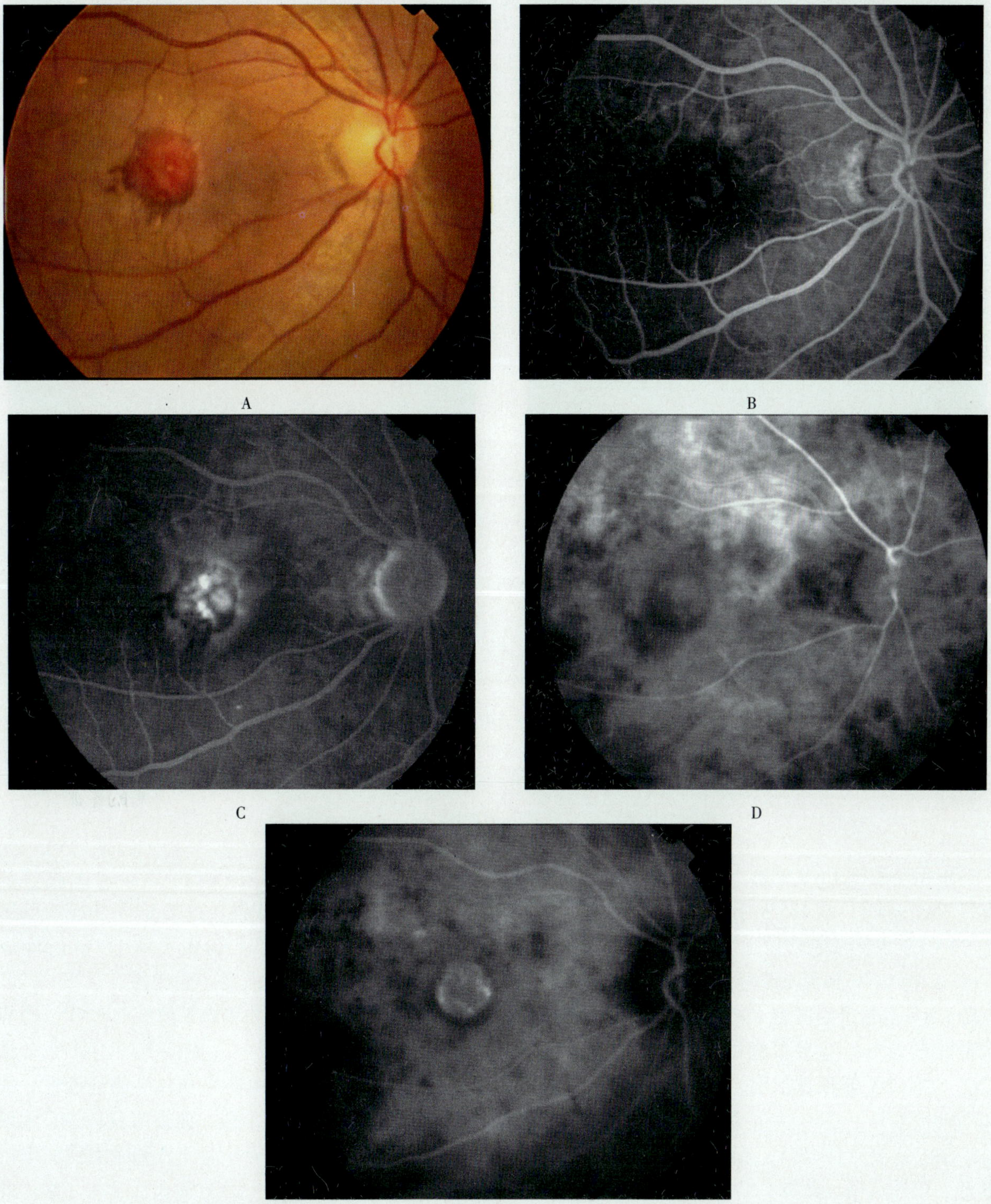

A B C D E

图 3-3-4 男性,65 岁,渗出型老年性黄斑变性

A. 可见中央凹处视网膜下灰黄色病灶,大小约 0.7PD,表面有少许出血,病灶周围可见视网膜发灰,并可见玻璃膜疣。 B. FFA 动静脉期可见中央凹处视网膜下片状高荧光,部分出血遮挡荧光,周围可见小点状透见荧光。 C. FFA 晚期可见早期高荧光处荧光增强,轻度渗漏,出血遮挡部分荧光,周围点状高荧光与早期比较无明显变化。 D. ICGA 早期可见脉络膜斑驳状荧光,中央凹花冠状高荧光,周围出血遮挡部分荧光。 E. ICGA 晚期清晰可见花冠状 CNV 形态,黄斑周围仍可见较多的低荧光区

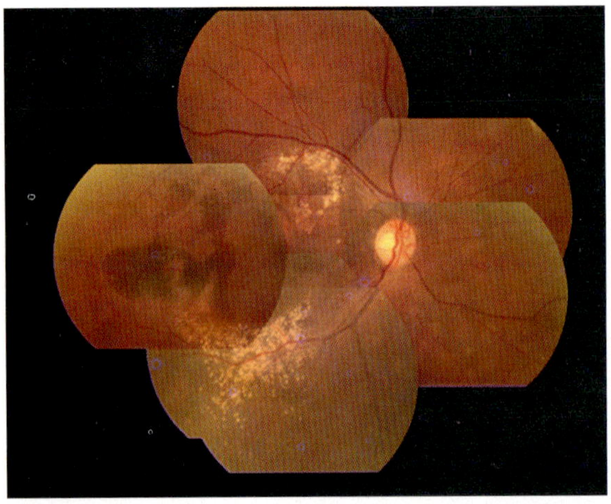

A

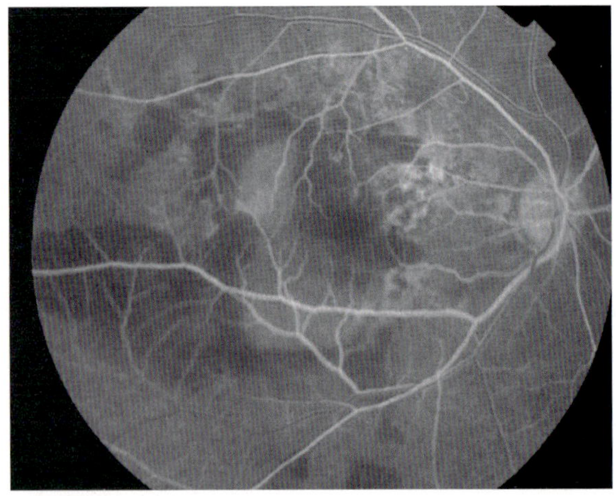

B

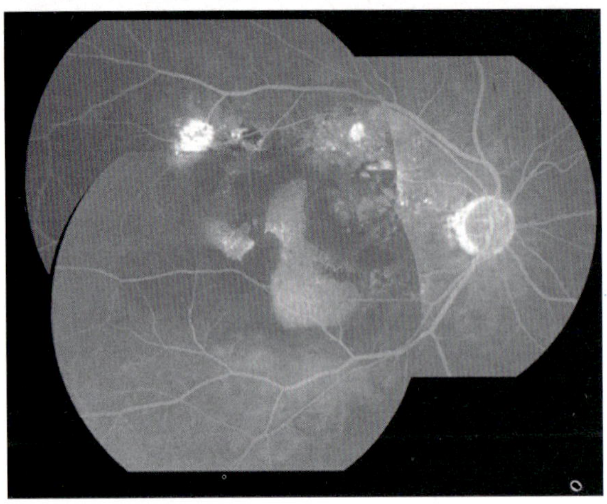

C

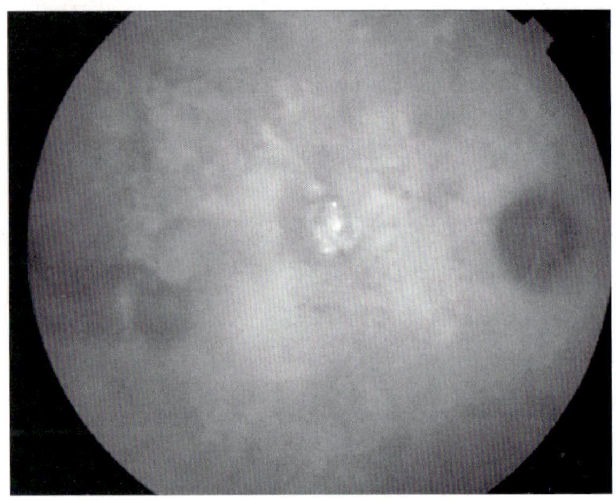

D

图 3-3-5 男性，61 岁，渗出型老年性黄斑变性

A. 黄斑区可见大片的 PED 区域，颞侧大片出血，上下方可见硬性渗出。 B. FFA 静脉早期可见 PED 区域高荧光，出血遮挡荧光，中央凹颞上可见高荧光点。 C. FFA 晚期可见 PED 区域仍为高荧光，颞上高荧光点增多，并出现较大的高荧光团。 D. ICGA 晚期依稀可见黄斑区大片的 PED 区域荧光积存，边缘可见焦点状高荧光，显示为新生血管膜

根据隐匿型 CNV 的形态，Guyer 对其又进行了如下分类。①焦点状 CNV（focal CNV）：又称“热点”（hot spot），在 ICGA 中 CNV 高荧光范围不大于 1PD，边界清楚，荧光较强。这类 CNV 占整个隐匿型 CNV 的 29%，通常位于中央凹外，有的适合激光光凝治疗（图 3-3-7）。②斑块状 CNV（plaque CNV）：指 CNV 高荧光斑范围大于 1PD 的隐匿型 CNV。斑块状 CNV 的荧光强度一般比焦点状 CNV 弱。此种 CNV 占整个隐匿型 CNV 的 61%。斑块状 CNV 可以分为边界清楚的 CNV 和边界模糊的 CNV，边界清楚的占 27%，边界模糊的占 34%。未经治疗的斑块状 CNV 预后往往较差（图 3-3-8）。③活动性 CNV：指 CNV 早期就出现，晚期明显染色或渗漏，表明 CNV 具有较强的增殖能力和较高的通透性。④非活动性 CNV：指 CNV 早期不显露，晚期才出现染色，表明 CNV 增殖能力不强，血管成分较少，无明显渗漏。⑤复合性 CNV：指焦点状和斑块状并存的 CNV，根据两者的关系又可以分为斑缘点型、斑内点型、斑外点型。此类 CNV 约占整个隐匿型 CNV 的 8%。⑥混合型：指多种 CNV 形式混杂在一起。此种 CNV 类型较少，只占整个隐匿型 CNV 的 1% 左右。

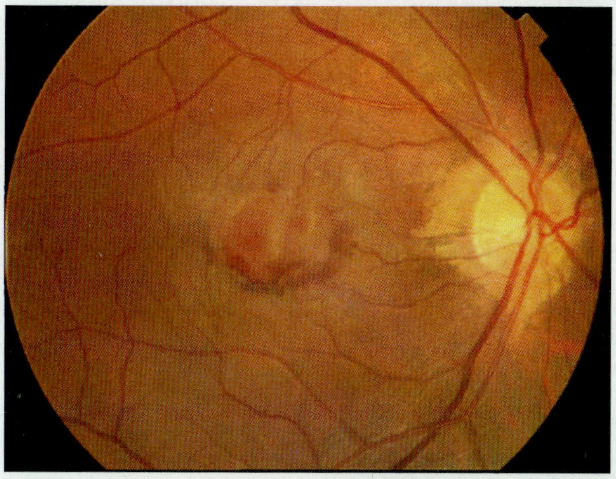

A

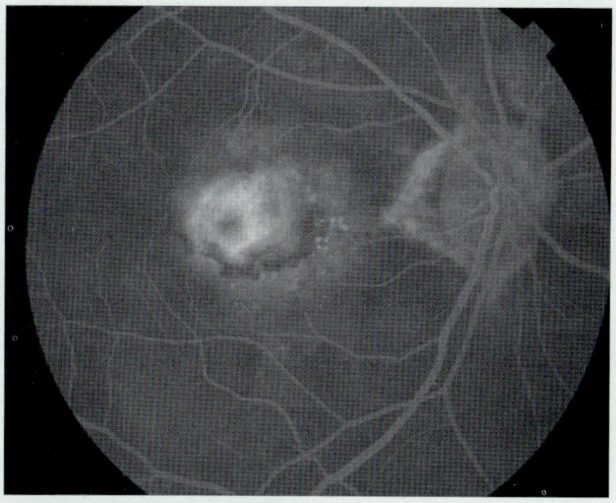

B

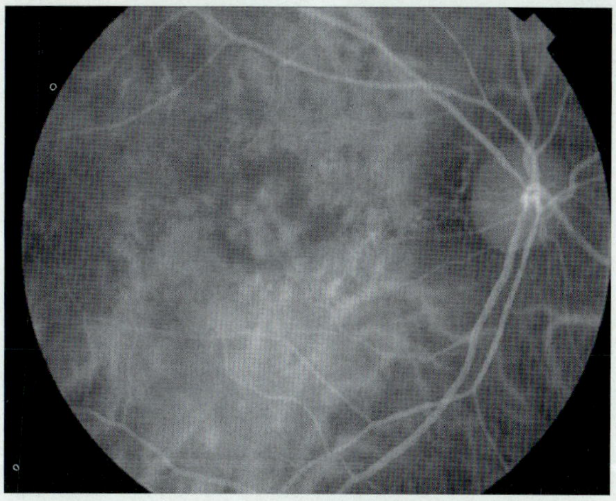

C

图 3-3-6　男性,73 岁,渗出型老年性黄斑变性

A. 黄斑区可见 1PD 大小的视网膜灰黄色病灶,表面可见视网膜下少许出血。　B. FFA 静脉早期可见黄斑区低荧光区,与视网膜下病灶相对应,周围可见色素紊乱的高荧光环。　C. 造影晚期可见黄斑区高荧光,少许出血遮挡荧光,周围可见少许高荧光点,无渗漏。D. ICGA 可见黄斑区轮辐状高荧光

(五)光学相干断层成像技术(optical coherent tomography,OCT)

在 OCT 图像上可分辨出黄斑 CNV 主要有 3 种形态。①单纯性 CNV:OCT 图像特征为黄斑下局部梭形强反射光带,从 RPE 与脉络膜毛细血管层处延伸至视网膜神经上皮层下,相应的视网膜神经上皮层因其下的新生血管膜而轻度向玻璃体腔隆起,神经上皮层无或轻度增厚(水肿)(图 3-3-9)。②CNV 伴浆液性神经上皮层脱离:OCT 图像特征为黄斑下局部梭形强反射光带,其周围或一侧见无反射暗区,神经上皮层与 RPE 分离(浆液性神经上皮层脱离),神经上皮层轻至中度增厚(水肿)(图 3-3-10)。③CNV 伴脉络膜视网膜渗出:OCT 图像特征为 RPE 与脉络膜毛细血管层光带不规则增强及增厚、隆起,其下方脉络膜和上方视网膜神经上皮层内均可见较大量中等反射光点(渗出),其中亦可见弱反射或无反射区域(水肿),神经上皮层厚度明显增加,部分病例可见浆液性神经上皮层脱离、浆液性或出血性 PED(图 3-3-11)。

典型性 CNV 血管造影与 OCT 得到的结果基本一致。但由于 RPE 和出血的遮挡,有相当一部分病例 FFA 不能发现 CNV,即使 ICGA 在浓厚的出血下也显得无能为力。OCT 则显示其优越性,在出血之下可以看到 CNV 增厚的反射影像,从而有助于发现隐匿型 CNV。

因 CNV 与 RPE 的位置关系不同以及其表面有无出血和血的厚度不同,得到的 OCT 影像大有不同。CNV 表面无 RPE 和出血覆盖时,呈以红白色相为主的强反射;RPE 的深面或有浓厚血覆盖的 CNV 则表现绿或蓝色相的中、低反射。后者的形成是浓厚的血和 RPE 吸收了大量的探测光,使其严重衰减所致。

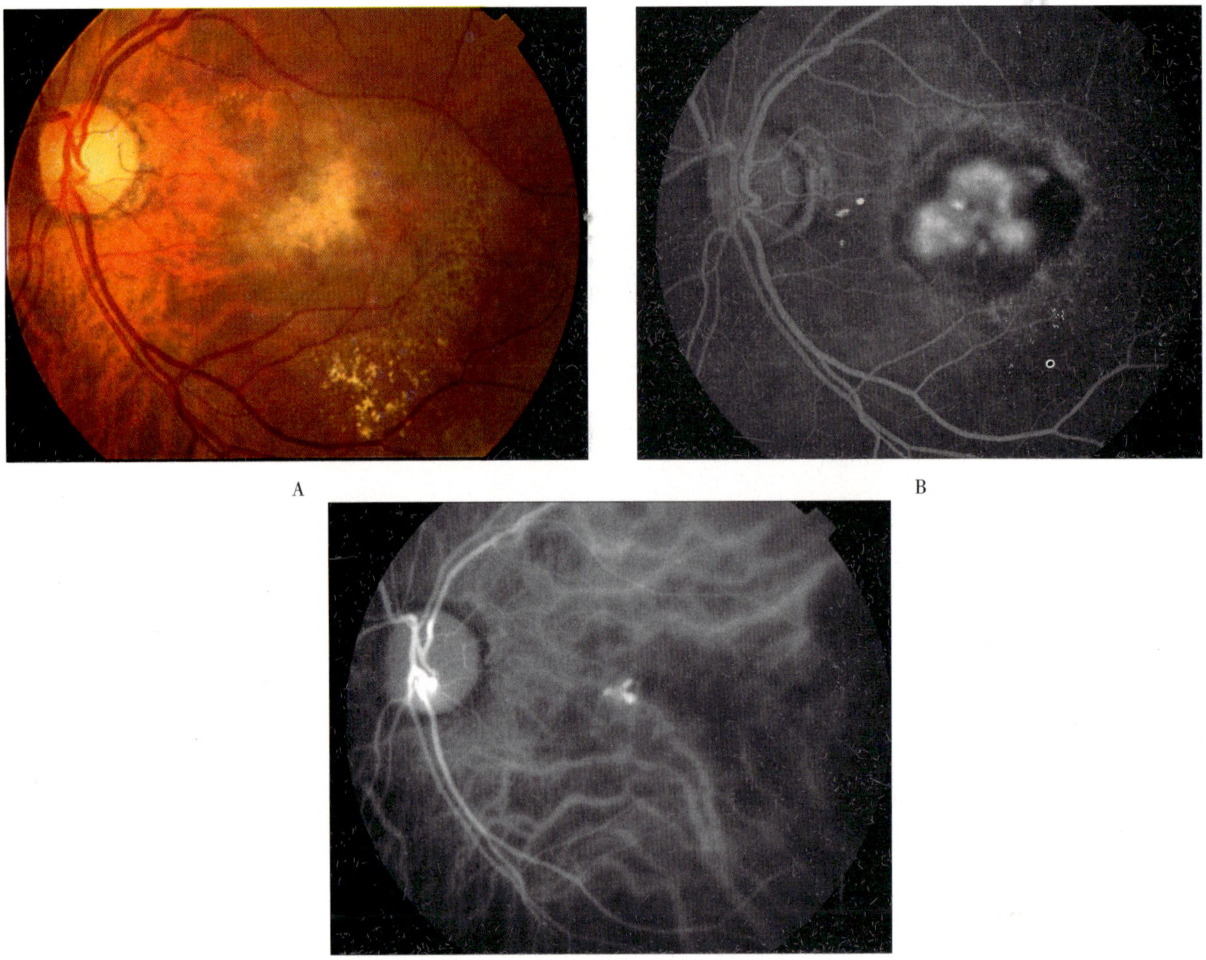

A B C

图 3-3-7 男性，71 岁，渗出型老年性黄斑变性

A. 左眼黄斑区可见视网膜下灰白色病灶，周围可见硬性渗出。 B. FFA 晚期可见黄斑区广泛的高荧光区。 C. ICGA 可见焦点状高荧光

瘢痕性 CNV 和纤维血管膜性 PED 在 FFA 上难以区分。在 OCT 上，瘢痕性 CNV 可见纤维组织增生所造成的正常组织层次破坏，并因结构致密呈以红色为主的强反光。OCT 可对纤维血管膜性 PED 的病变所处层次进行定位，但因神经上皮或 RPE 的遮蔽，CNV 反射较前者减弱，为黄绿相间色相为主的中强反射。

渗出型 AMD 常常有浆液性渗出和出血，形成神经纤维层脱离和（或）PED。OCT 能很好地发现 PED，并可显示脱离的程度以及相关的纤维血管或浆液性成分。出血的深度不同表现出不同的颜色，如脉络膜出血可呈黑灰色，易被误诊。OCT 以红外光作探测源，可穿透出血辨别病变，分辨率较高，发现的 PED 和神经上皮脱离比 FFA 多，可发现数十微米的 PED。OCT 还能够发现典型性 CNV 与 RPE 的关系，即 CNV 是在 RPE 之上还是下面，从而可明确对患者是采用保守治疗还是手术治疗。一些临床医生在实施光动力疗法后，定期地进行 OCT 检查，以评价视网膜内液体的变化。

OCT 所得到的图像需与检眼镜所见、FFA 和 ICGA 表现结合，才能正确理解、解释图像。出血性 PED 和 RPE 深面的 CNV 均表现为 RPE 向上隆起，下方为中等强度反射，其区别在于前者 RPE 光带光滑清晰，边界清楚；后者边界模糊不清。相反，两者的 FFA、ICGA 表现则大不相同，前者遮蔽荧光，后者荧光增强。出血性 PED 和浆液性 PED 的区别仅在于 PED 的腔内反射的强弱，FFA 检查前者荧光遮蔽，后者荧光积存。OCT 提供的仅是断层影像，必须通过多幅图来确定 CNV 全貌。光波作为探测源，其穿透性较差，组织高度水肿或浓厚出血以及较厚的病变，可使光波迅速衰减，影响深部组织的成像。

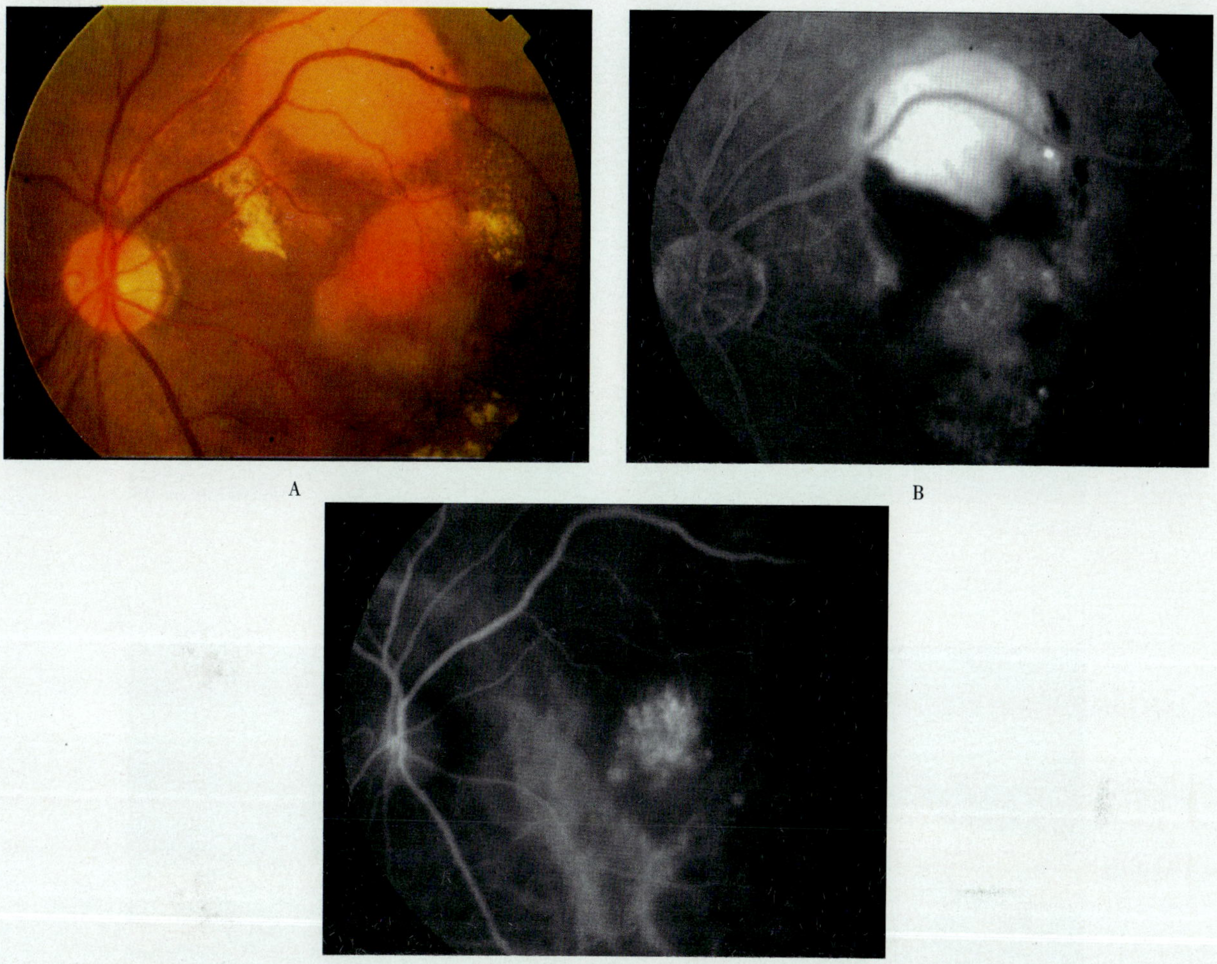

A　　B

C

图 3-3-8　男性,58 岁,渗出型老年性黄斑变性

A. 左眼黄斑区可见视网膜下红色病灶,上方黄色病灶造成视网膜隆起,周围可见硬性渗出。　B. FFA 晚期可见黄斑区广泛高荧光,上方可见边界清楚的高荧光区,为 PED 区,出血遮挡荧光。　C. ICGA 可见斑状高荧光

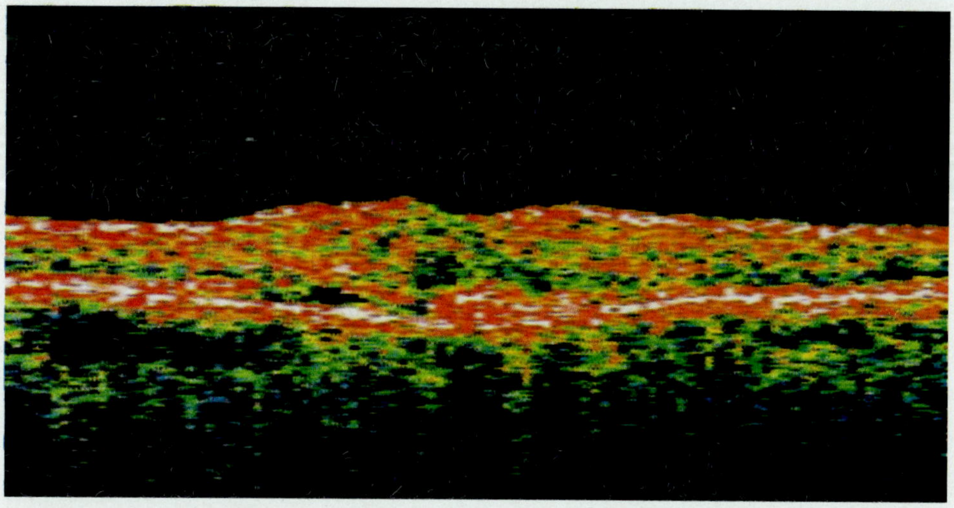

图 3-3-9　男性,50 岁,渗出型老年性黄斑变性

黄斑下局部梭形强反射光带,从色素上皮与脉络膜毛细血管层处延伸至视网膜神经上皮层下,神经上皮层轻度隆起

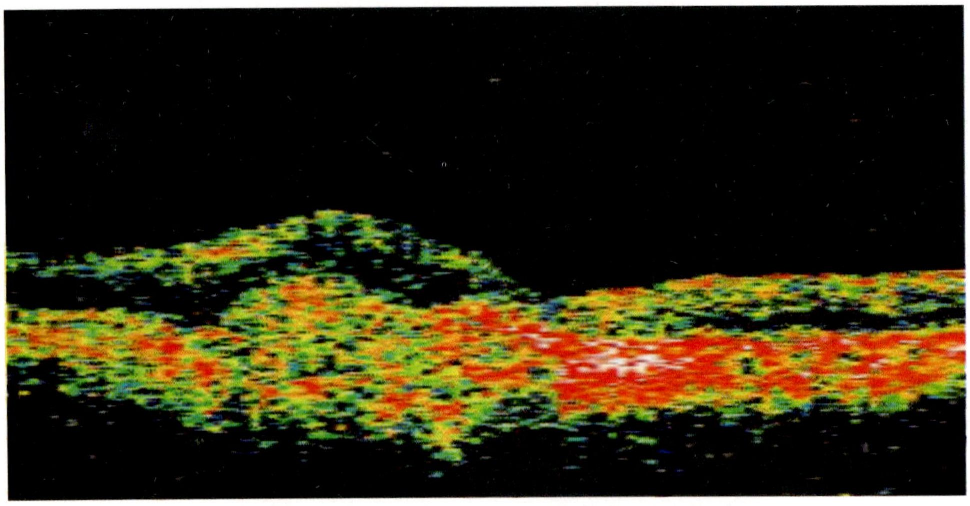

图 3-3-10　女性,60 岁,渗出型老年性黄斑变性

黄斑下局部梭形强反射光带,其周围可见无反射暗区,神经上皮层轻度增厚

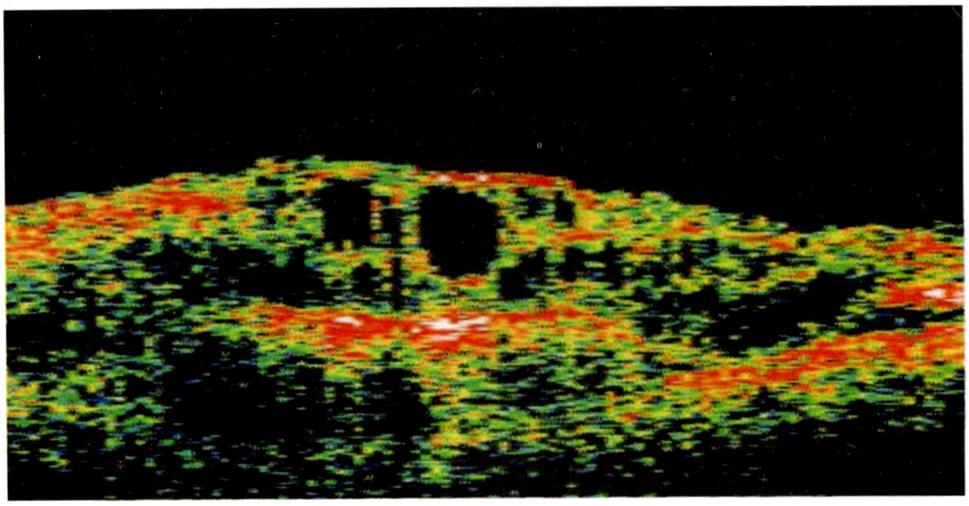

图 3-3-11　男性,72 岁,渗出型老年性黄斑变性

RPE 与脉络膜毛细血管层光带不规则增强及增厚、隆起,其下方脉络膜和上方视网膜神经上皮层内均可见较大量中等反射光点,神经上皮层内可见弱反射或无反射区域,神经上皮层厚度明显增加

四、渗出型 AMD 的临床特征

(一)PED

湿性 AMD 所致 PED 的边界形态常不规则。临床上,出血或硬性渗出出现或不出现,取决于 CNV 是否存在。FFA 或 ICGA 在临床上对于发现相关 CNV 的出现是有用的。浆液性 PED 显示早期高荧光,晚期 PED 染料积聚,边界保留锐利,区域大小不再增加。在 ICGA 中,PED 为低荧光,然而浆液性 PED 显示均匀充盈;血管性 PED 显示不规则充盈、凹形的 PED,而 FFA 显示不规则的边缘。

伴有隐匿型 CNV 的 PED 经常显示相关的视网膜下液体、硬性渗出或视网膜下出血,FFA 则证实不规则充盈的 PED。在 CNV 区域,边界可能模糊。FFA 可看到晚期渗漏。在这一方面,ICGA 非常有帮助。ICGA 能确认与 PED 相关的 CNV 区域。对热点的激光治疗有时能引起 PED 和与其相关的视网膜下液体、出血和脂质的消散。

CNV 和 28% ~58% 的 PED 有关。Elman 等的研究显示,32% 的浆液性 PEDs 进展为 CNV,平均时间为 19.6 个月。这些眼与 CNV 相关的危险因素包括年龄大于 65 岁、相关的感觉视网膜脱离，FFA 发现热点、小凹和晚期的或不规则的 PED 充盈。CNV 合并 PED 增加了视力丧失。实际上，76% 伴有黄斑 PED 且视力为 20/200 或更差的眼隐藏有 CNV。

Poliner 等关于自然病史研究，对伴有 PED 眼随访 12 个月或更久，结果显示形成 CNV 的危险 1 年为 26%，2 年为 42%，3 年为 49%；视力为 20/200 或更差的眼危险增加，1 年为 17%，2 年为 33%，3 年为 39%；78% 形成 CNV 的眼视力为 20/200 或更差，28 只眼中仅 1 只(3%)没有 CNV。即使 PED 自发变平，视力结果依然很差。

(二) CNV

渗出型 AMD 最严重的形式是 CNV。MPS 已经定义了 CNV 的不同形式和组成。组成的整个复合体称为 CNV。

CNV 典型的临床描述为污灰色的膜，和视网膜下液体有关，可伴有或不伴有视网膜下出血和脂质。有时 CNV 的轮廓清楚可见，视网膜下血管容易见到。有时，CNV 仅有神经感觉层脱离，甚至视网膜下出血时才显示 CNV。FFA 是评估 CNV 病人的关键检查。

FFA 早期可看到界限清楚的脉络膜高荧光区域。MPS 描述典型 CNV 的特征为在早期荧光造影阶段偶尔可显示的花边样高荧光模式。在血管造影的晚期，由于神经感觉层下空间进行性染色积聚，CNV 的边界模糊。

隐匿型 CNV 被归类为纤维血管性 PED(FVPED)或未确定来源的晚期渗漏，依据 FFA 来鉴别。立体视镜 FFA 对识别隐匿型 CNV 很有用。FVPED 显示早期高荧光，伴有 RPE 的不规则抬高。1～2min 内点状高荧光出现，10min 在神经感觉层下脱离区有持续的荧光染色或渗漏。隐匿型 CNV 的边界可能容易划分，也可能很难划分。可出现晚期渗漏，但不如典型 CNV 强。脉络膜渗漏在注射荧光剂后 2～5min 之间出现。这类隐匿型 CNV 的边界都很难划分。实际上，在早期未显示高荧光的区域晚期显示高荧光渗漏。

最后，有一类充盈缓慢的典型性 CNV，直到 2min 才看到高荧光，但是晚期渗漏和相对应区域的神经感觉层下的染色积聚可在 2min 看到。

黄斑光凝研究组依据 CNV 损害相对于中央凹的位置，分为中央凹外、中央凹旁和中央凹下 CNV(表 3-3-1)。

表 3-3-1　依据 CNV 位置的分类

CNV 的位置	距中央凹无血管中心的距离
中央凹外	200～2 500μm
中央凹旁	1～199μm
中央凹下	0

(三) 盘状瘢痕和继发黄斑囊样水肿(CME)

盘状瘢痕显示视网膜下纤维或 RPE 下纤维区域。可以看到暗的、白色的纤维组织，可能伴随 CNV 损害，或一段时间后替代它。RPE 萎缩区域可出现或不出现。如果合并 CNV，FFA 可显示与瘢痕相关的渗漏，纤维化的瘢痕可仅显示纤维组织的染色(图 3-3-12)。姜荔回顾性分析临床确诊的渗出型 AMD 患者 140 例 171 只眼的 OCT 检查结果，对其 CNV 进行分类，并分析其与 CME 发生的关系。结果显示 171 只 AMD 患眼中，89 只眼存在 CME，占 52.0%；82 只眼无 CME，占 48.0%。有 CME 的患眼中，76 只眼存在活动性 CNV 病变，占 85.4%；13 只眼已有盘状瘢痕形成，占 14.6%。无 CME 的患眼中，69 只眼存在活动性 CNV 病变，占 84.1%；13 只眼有盘状瘢痕形成，占 15.9%。有 CME 且同时存在活动性 CNV 病变的 76 只患眼中，结合型 CNV 61 只眼，占 80.3%；Gass2 型 CNV14 只眼，占 18.4%；Gass1 型 CNV1 只眼，占 1.3%。视网膜下 CNV(结合型 + Gass2 型)占 98.7%。无 CME 但有活动性 CNV 的 69 只患眼中，57 只眼 CNV 是位于 RPE 下的 Gass1 型，占 82.6%；12 只眼为视网膜下 CNV，占 17.4%。比较有 CME 组和无 CME 组视网膜下 CNV 的发生率，其差异有显著性意义。CME 发生与 CNV 侵入视网膜感觉层下生长密切相关，视网膜下 CNV 很可能是渗出型 AMD 继发 CME 的直接原因。CME 多见于有 CNV 侵入视网膜下生长的患眼，其原因之一可能是血视网膜外屏障被破坏，CNV 穿过 RPE 侵入视网膜下，即意味着血视网膜外屏障完整性丧失，高胶体渗透压的脉络膜滤过液可经 RPE 破损处进入视网膜下。此外，脉络膜毛细血管内皮细胞之间原本就缺乏紧密连接。起源于此的 CNV 结构脆弱，加之与 CNV 的活跃生长始终相伴随的管壁通透性增加，且血浆蛋白渗出使 CNV 周围胶体渗透压增高，液体含量随之增加。因此，CNV 入侵将使视网膜感觉层处于极为不利的微环境。

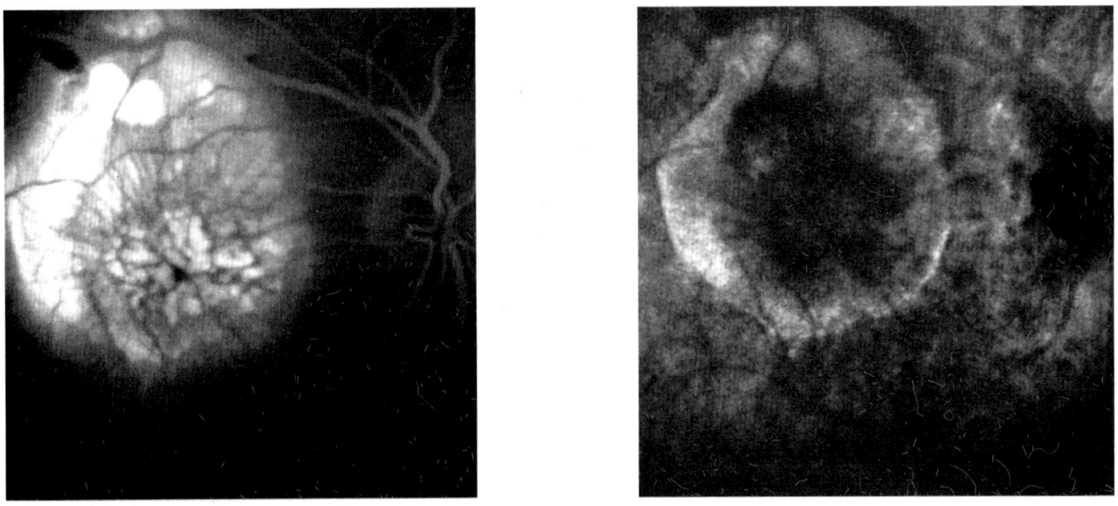

A　　　　B

图 3-3-12　男性，76 岁，右眼视物不清 5 个月，眼底检查显示黄斑囊样水肿，有出血

A. FFA 晚期（29min14s）黄斑区大范围的花瓣状强荧光，其颞上方有一线状出血性遮蔽荧光（白箭头）　B. ICGA 晚期（29min25s）黄斑区呈强弱荧光相夹

Gass 曾经推测，扩展到黄斑无血管区的 CNV 有可能破坏光感受器－外界膜复合体，进而导致 CME 形成。此外，黄斑无血管区域的 Müller 细胞突的数量较少，外界膜结构相对薄弱，而且该处“地势”低，更无视网膜血管为细胞外液提供回流途径，使得液体容易积存于此处。CME 形成还可能是由炎症反应介导的，电子显微镜观察显示 CNV 中存在巨噬细胞、纤维母细胞、淋巴细胞和肥大细胞。Kvanta 等在手术切除的 CNV 复合体中发现了与血管内皮生长因子（VEGF）含量成正比的炎性细胞。VEGF 本身就具有增加血管壁渗漏的作用，加上与炎性细胞伴随的炎症反应，入侵视网膜感觉层的 CNV 容易导致 CME。渗出型 AMD 患眼 RPE 细胞本身的老化、功能减退可能是其 CME 发生率高且持续时间较长的根源。RPE 细胞可将视网膜感觉层内的电解质和较大分子主动转运至脉络膜，在维持视网膜感觉层正常细胞外液含量方面起重要作用。健康 RPE 细胞除了能正常生成具有抗新生血管能力的色素上皮衍生因子（PEDF）之外，还能通过增生反应及时包裹 CNV，从而可能减少 CNV 渗漏，与未产生视网膜下液或视网膜下液迅速吸收相关。Miller 等曾经观察过度光凝制作的 CNV 模型的 FFA 和组织学改变，发现所有出现荧光素渗漏的损伤都含有 CNV。但是，80% 无渗漏的损伤也含有 CNV。超微结构研究显示，有渗漏和无渗漏的血管壁都有窗样间隙，与原位脉络膜毛细血管结构相似，只是无渗漏的损伤均可见 RPE 增生并包裹 CNV 的征象。Gass 曾推测，位于 RPE 与视网膜感觉层之间的 RPE 细胞增生并包裹 CNV 的过程似乎是在努力恢复正常的组织生理、解剖关系，很可能在促进 CNV 自发退缩方面起重要作用。

CNV 病人的典型症状包括视物变形、视力下降、单眼复视，Amsler 表扭曲、暗点、视物显大。症状的严重程度取决于 CNV 的位置，越接近注视点的损害越易引起病人视野的明显症状。若病人主诉以上症状，需要行恰当的临床检查和 FFA 来发现任何 CNV 或 PED，并根据类型、位置和大小描述 CNV 特征。可治疗的损害，对于中央凹外和中央凹旁 CNV 应在 FFA72h 内行激光光凝，对于中央凹下 CNV 应在 FFA96h 内行激光光凝。如果损害适合于 PDT 治疗，应在 FFA 1 周内行 PDT 治疗。

(四)滋养血管

滋养血管是连接 CNV 到下层脉络膜血管的脉络膜血管,提供血液到 CNV 膜。Green 和 Enger 提出,平均每个 CNV 膜有 2.3 条滋养血管穿过 Bruch 膜。有时在检眼镜下可见到滋养血管在 CNV 损害区内。最近的研究重点是应用激光光凝滋养血管来使 CNV 闭锁。已有滋养血管出现于 15% CNV 病例的报道。Shiraga 等第一次报道通过扫描激光检眼镜(scanning laser ophthalmoscope,SLO)使用 ICG 视频血管造影识别并且光凝滋养血管。70% 的病人渗出消失,并且 68% 的病人视力提高或稳定。之后,Staurenghi 等证实了使用 SLO 系统及动态 ICGA 识别中央凹下 CNV 滋养血管的优越性。动态 ICGA 能发现较小的滋养血管,血管靶治疗的成功率为 75%。

最近,使用高速的、高分辨率的数字血管造影,可以发现更多 CNV 眼的滋养血管。使用数字血管造影,使光凝和染色团抵达靶血管位置达到同步成为可能。

(五)CNV 的发病机制

现在,CNV 的发病机制还不完全清楚。手术摘除 CNV 膜的病理研究发现异常的细胞外基质(ECM)的积聚,导致 Bruch 膜弥漫性增厚。玻璃膜疣的局灶性增厚和弥漫性增厚,提示 ECM 的代谢改变。有数据显示,RPE 细胞的 ECM 改变引起血管生长因子分泌,有助于 CNV 的生长。在动物中,医源性的 Bruch 膜破裂导致了 CNV 的动物模型。灵长类激光诱导 CNV 已经被用来研究 CNV 形成的机制和 RPE 的作用。在手术摘除 CNV 的成纤维细胞和不同转换的 RPE 细胞内,产生 VEGF 和成纤维生长因子 2(FGF2)。

五、诊断

渗出型 AMD 的诊断要点为年龄 45 岁以上,黄斑有视网膜下新生血管膜,以及由之引起的浆液性和(或)出血性色素上皮和(或)神经视网膜脱离。特别是眼底曾有玻璃疣或萎缩性 AMD,视力近期显著减退,易于确立诊断。渗出型 AMD 病人可能主诉突然发作视力下降、视物变形、中心暗点或旁中心暗点。另外一些病人可能表现为先前的"好眼"视觉丧失,而伴有瘢痕的对侧眼没有任何视觉症状。还有一些尽管一只眼有 CNV,另一只也许没有眼部症状,但通过检眼镜发现也有 CNV。因而,对有 CNV 危险因素的病人应定期检查 CNV 的进展,并鼓励他们每天监测视觉,如使用 Amsler 方格表。

Amsler 方格表是一项可以帮助发现 AMD 病人早期视觉症状的检查。表的每一个格表示视野的一度,可以测试跨越中央 10 度的注视。病人应该每天看 Amsler 表。若病人发现 Amsler 表扭曲、有丢失区域或有黑点,应该立即去看眼科医生,进行渗出型 AMD 的检查。

另一项有用的检查是通过生物显微镜让病人看窄的裂隙灯光柱,问病人光柱是否扭曲。RPE 或视网膜的抬高(由于下面的 CNV)经常引起光柱的扭曲。

还有一些伴有白内障的病人可能把视觉模糊归因于白内障,眼科医生可能不能发现下面的 PED 或 CNV。这些病人可能白内障摘除手术后仍主诉视觉差。术后,黄斑的损害可以被发现。因此,对那些已知有渗出型 AMD 或非渗出型 AMD 的患者进行仔细的术前检查是极为重要的。术前荧光造影有可能帮助发现 CNV。另外,如果白内障使后极部视野全部模糊,超声有助于发现黄斑液体和视网膜下瘢痕形成。

活动性渗出型 AMD 的主要临床特点包括视网膜下液体、视网膜下出血、RPE 下液体、RPE 下出血、RPE 下色素改变和硬性渗出。这些特点可能在临床上表现为下面任一项或任几项,包括浆液性或出血性 PED,浅灰色的视网膜下膜,RPE 改变区域,视网膜下出血或硬性渗出。渗出型 AMD 的晚期表现是盘状瘢痕或地图状萎缩,伴或不伴有视网膜下液体或视网膜下出血。

使用裂隙灯间接检眼镜,可见由于视网膜下液体,视网膜与下面的 RPE 分离。上层视网膜可能有囊样改变,可能显示黄斑囊样水肿。RPE 下液体表现为 PED,边缘清楚。RPE 下液体合并视网膜下液体经常与 CNV 有关系。CNV 本身可为不变色的区域,覆盖在上面的视网膜下出血或液体可能是急性 CNV 出现的唯一临床线索。

六、鉴别诊断

临床上需要与渗出型 AMD 鉴别的有下列几种情况。

(一)能产生后极部新生血管膜或盘状瘢痕的病变

1. 中心性渗出性脉络膜视网膜病变(central exudative chorioretinopathy 简称“中渗”) 患者为青壮年,多单眼发病,AMD 好发于后极部或黄斑,常有病灶外围的出血,病变范围较小,多小于 1PD。病灶为炎性渗出灶,抗炎治疗反应较好。

2. 高度近视 高度近视 CNV 通常较小,位于中央凹下,有一定的自限性,不经治疗也可静止为非渗出型的萎缩灶。眼底有高度近视的表现,如视乳头周或黄斑区萎缩性病变、漆裂纹等表现。

3. 眼底血管样条纹症 大多有视乳头周围放射状条纹,与血管类似,FFA 显示相应色素水平改变的高荧光,邻近条纹处色素聚集呈现低荧光。ICGA 晚期可见清晰的 Bruch 膜的裂纹 ICG 染色所致的高荧光线条。常与全身性疾病相关,如弹性假黄瘤、畸形性骨炎、镰状细胞贫血等。

4. 外伤性脉络膜破裂 常发生于青壮年,有外伤史,视力急性下降。眼底常有向心圆弧形脉络膜萎缩,常伴出血,晚期常可见黄斑前膜。

5. 弓形虫病 晚期可发生视网膜下新生血管膜,位于脉络膜视网膜瘢痕的边缘,可见卫星病灶。多发生于儿童、青年人或艾滋病病人。

6. 拟组织胞浆菌病 多发于 20 ~ 50 岁的白种人,均为双侧发病,多有周变部播散性脉络膜炎病灶,常见视乳头周围色素改变。

(二)在形态上可能类似于渗出型 AMD 的疾病

1. 脉络膜恶性黑色素瘤 当渗出型 AMD 的新生血管膜位于 RPE 下,出血量大且范围广时,有时会误诊为脉络膜黑色素瘤。但 AMD 常可见黄色渗出,出血的边缘可见紫红色深层的视网膜出血。FFA 显示视网膜下出血遮蔽背景荧光,呈大片暗区,其上可有隐匿型 CNV 的表现,ICGA 则可能更清楚地显示脉络膜新生血管的位置。黑色素瘤在 FFA 中呈现特征性的双循环现象。眼部超声更可助鉴别诊断,B 超常呈低到中度的内反射。

2. Coats 病 在渗出型 AMD 视网膜下大量出血分解吸收过程中,类脂沉着浓密,有清晰的分界,并有浆液性视网膜脱离,类脂沉着堆积可以沿着血管弓甚至超出血管弓,类似 Coats 病的表现。但 Coats 病 FFA 显示为视网膜小血管、毛细血管扩张及异常血管形态。而渗出型 AMD 显示为典型或隐匿型 CNV 的荧光表现。

3. 视网膜分支静脉阻塞 可有黄斑区出血、渗出,但此类病变很少机化膜形成。FFA 显示视网膜动脉、静脉压迫征,及视网膜毛细血管的微血管瘤和无灌注区。

(三)息肉状脉络膜血管病变(polypoidal choroidal vasculopathy,PCV)

发病年龄大多为 50 岁以上,眼底可见出血和渗出,但该病患者可以更年轻。眼底常可见橘红色结节样病灶。ICGA 是诊断该病的“金标准”,其典型的特征为脉络膜异常血管网和血管网末端血管瘤的扩张,借此可以鉴别。PCV 可能发生于老年人。Yannuzzi 等的最近一项研究测定了可疑渗出型 AMD 病人的 PCV 发生频率和性质。在他们的研究中,167 例新诊断的渗出型 AMD 病人,由于 AMD 的 CNV 154 例(92.2%),由于 AMD 诊断的 PCV13 例(7.8%)。非白种人(23.1%)16.7% 有玻璃膜疣,并且可通过周边位置融合来区别 PCV 和 AMD。亦有学者认为 PCV 是 AMD 的一种特殊表现。

(四)视网膜血管瘤样增生(retinal angiomatous proliferation,RAP)

有学者认为 RAP 是隐匿型 CNV 的一种。其特点是视网膜前或内可见小片的出血及散在的渗出,FFA

可见视网膜血管与病变的视网膜异常血管吻合,ICGA 为焦点状高荧光。随着病变的发展,可见 PED 与其下发展的 CNV 发生吻合。

七、渗出型 AMD 的预后推断

(一)未治疗 CNV 的自然病程

在 AMD 背景下,未经治疗 CNV 的自然病程在回顾性综述和预期随机对照的临床试验中都很好确定。未经治疗的伴有 CNV 的眼经常丧失视力。CNV 的位置(中央凹外、中央凹旁、中央凹下)和视力的预后相关。

(二)中央凹外 CNV 的自然病程

MPS 给我们提供了伴有 CNV 基本特征和类型眼的自然病程的重要信息。在 MPS 未经治疗群体中,起始视力为 20/100 或更好,并且病人有来自于 CNV 的症状。

未经治疗的伴有中央凹外 CNV 的病人第一次随访时(98 只眼参与后的 3 个月),50% 已经丧失 2 行或更多行视力;10% 丧失 6 行或更多行视力。因而,没有及时治疗的典型的中央凹外 CNV 是视力丧失的高危因素。病人的可治疗阶段仅为症状发作后的一个短时期内。

1. 中央凹旁 CNV 的自然病程　在 MPS 伴有中央凹旁 CNV 的自然病程组(249 只眼),在参与后的 3 个月,13% 丧失 6 行或更多行视力;36 个月,58% 丧失 6 行或更多行视力。中央凹旁 CNV 研究包括加入时视力为 20/400 或更好的眼。5 年,61% 视力下降 6 行或更多,仅 9.6% 的眼视力没有改变,5.9% 的眼视力提高 2 行或以上。

2. 中央凹下 CNV 的自然病程　MPS 中央凹下 CNV 研究包括伴有中央凹下 CNV 并且起始视力为 20/100 或更好的眼。这项研究发现,如果不经治疗大部分患者将显著丧失视力。实际上,在 24 个月,77% 的病人丧失 4 行或更多行视力,64% 的病人丧失 6 行或更多行视力。起始损害越小,起始视力越好。

八、渗出型 AMD 的治疗

年龄超过 65 岁的人群中 25.0% 有 AMD 临床体征,其中 1.7% 伴有 CNV 形成,即渗出型 AMD。75 岁以上人群中,7.0% 已发生严重视功能损害。渗出型 AMD 患者在 2 年内视力可降至 0.1 以下,其中80.0% 患者致盲。渗出型 AM D 的临床治疗方法包括激光、放射治疗、药物、手术和光动力疗法(photodynam is therapy,PDT)等 5 种。激光是一种非选择性治疗,引起全层视网膜损伤,这种医源性损伤使视力下降 3 行以上。放射治疗对视网膜、视神经、晶状体和泪器系统等有潜在危险。药物治疗未见明显临床效果。手术治疗包括视网膜色素上皮(retinal pigment epithelium,RPE)细胞或 RPE 组织块移植、CNV 取出和黄斑部视网膜转位术(macular rotation)等,其中前两种手术的疗效至今仍令人失望。目前,治疗渗出型 AMD 的最新方法是 PDT 和黄斑部视网膜转位术。

(一)MPS

MPS 收集标准包括典型性 CNV。Freund 等研究显示,13% AMD 的 CNV 患者适合 MPS 治疗标准。需要对激光治疗的病人讲明激光治疗会引起永久性的暗点(其位置、大小影响中心视功能,如阅读),而且 CNV 极有可能持续存在(治疗 6 周内的 CNV)或复发(治疗后 6 周又出现 CNV)。

表 3-3-2 CNV 和已证实有效的治疗

CNV 的类型	位置	治疗
典型性	中央凹外	TTT 治疗
典型性	中央凹旁	TTT 治疗
典型性	中央凹下	PDT,TTT 治疗
典型性和隐匿型	中央凹下	如果大于 50% 的 CNV 是典型性的,采取 PDT 或 TTT 治疗
隐匿型	中央凹下	PDT

1. 中央凹外 CNV MPS 的研究显示激光治疗中央凹外 CNV(距离中央凹 200 ~ 2 500μm)具有肯定的效果,适合标准包括:年龄 50 岁或更大;矫正视力至少 20/100;由于 CNV 引起症状;先前没有进行过激光治疗;玻璃膜疣;没有影响视力的其他眼部疾病。应对全部 CNV 和所有周边荧光及血液的阻塞区进行治疗。治疗参数如下:光斑直径 200μm,曝光时间 0.5s,使用蓝 - 绿氩激光,范围为向 CNV 各边外扩展 100 ~ 125μm,超过血、色素或荧光阻塞区。目的是治疗这些区域的任何隐匿型 CNV。

在随访 18 个月后,60% 未治疗眼严重视力丧失,25% 治疗眼严重视力丧失($P<0.001$)。严重视力丧失的定义为视力丧失 6 行或更多。因为激光治疗效果显著,18 个月后不再补充资料。这项研究最初是随机对照的多中心临床试验,为 AMD 引起的中央凹外 CNV 提供了行激光光凝的治疗建议。

3 年和 5 年的统计数据确认了激光光凝的长期有效性。尽管由于治疗眼 CNV 复发,但 5 年统计数据显示治疗眼仍比对照眼有较好的视力结果。即使 19% 原始治疗组在早期取得好的治疗效果后实际已停止治疗,治疗组和对照组之间仍有差异。54% 的眼 CNV 复发,这些眼比没有复发的眼视力差。对于氩激光治疗中央凹外 CNV 眼 CNV 复发的随访研究发现复发率为 59%,大部分发生于治疗后第一年。

2. 中央凹旁 CNV MPS 的 AMD 中央凹旁研究显示,氪激光光凝治疗中央凹旁 CNV 是有效的。适于这项研究的条件为:CNV 位于中央凹中心 1 ~ 199μm;或如果在中央凹无血管区(FAZ)中心 200μm 内有遮蔽荧光,CNV 位于中央凹中心 200 ~ 2 500μm。要求病人年龄为 50 岁或 50 岁以上,黄斑有玻璃膜疣,且视力不能低于 20/400。

在 3 年的随访期间,174 只治疗眼和 169 只观察眼中分别有 86 只眼(49%)和 98 只眼(58%)视力丧失 6 行或更多,62% 未治疗眼和 49% 治疗眼视力低于 20/200($P=0.02$),治疗效果在一定程度上取决于患者是否有高血压。没有高血压的病人中,未治疗眼视力丧失 6 行或更多,是治疗眼的 2 倍(64% 对 31%);有高血压的病人中,仅为 1.5 倍(70% 对 46%)。5 年后,71 只治疗眼和 83 只未治疗眼丧失 6 行或更多视力。效果对于血压正常的病人($RR=1.82$)比高血压病人($RR=0.93$)显著得多。

MPS 发现氪激光治疗中央凹旁 CNV 的 5 年内,32% 治疗眼 CNV 持续存在,另有 47% 治疗眼 CNV 复发。没有持续 CNV 存在或复发 CNV 的眼,视力维持在 20/80 ~ 20/100。

MPS 建议用激光治疗覆盖整个 CNV 损害,以减少视力的损害。在激光治疗中央凹外和中央凹旁 CNV 后,大于 90% 的复发 CNV 位于中央凹边。因而,应提前告诉患者有持续 CNV 或 CNV 复发的高风险,需要多次的激光治疗或其他治疗(如果有中央凹下 CNV 形成)。

有瘢痕及黄斑有 20 个或更多玻璃膜疣的眼,CNV 复发的危险性更高。

3. 中央凹下 CNV MPS 于 1986 年开始对中央凹下 CNV 进行研究,研究者认为激光治疗中央凹下 CNV 不是引起视力下降的单一原因。Jalkh 对 94 只眼随访平均 15 个月,88 只眼 CNV 消失,并且视力稳定或提高。

适合 MPS 中央凹下 CNV 治疗的病人包括:损害边界清楚的典型性 CNV,损害小于 3.5 个视盘面积;如果复发 CNV 出现,损害小于 6 个视盘面积(新的治疗区域加旧的瘢痕)。要求视力至少为 20/320,但低于 20/40。要求病人年龄至少 50 岁,并且能在 5 年随访时返回。如果病人先前有眼病或研究眼曾行激光治疗,则不适合纳入研究。

来自 13 个临床中心的 371 名病人共 373 只眼被随机分为激光治疗组(氩绿或氪红随机分配)和观察组,测量视力、对比敏感度和阅读速度。治疗后进行眼底照相,检查和 MPS 治疗标准的一致性。

共 189 只眼行激光治疗(97 只氩绿激光,92 只氪激光);101 只眼(27%)后来被判断不符合初始标准,原因为边界不清(36 只眼)、CNV 组成少于一半的损害(35 只眼)、损害成分除了 CNV 还有其他成分(21

只眼)和损害大于3.5视盘面积(14只眼)。治疗后3个月内视力通常下降3行,治疗后42个月视力稳定。相反,未治疗眼初始视力较少下降,但在随访期内不断下降。12个月时,治疗眼视力丧失3.3行,而未治疗眼丧失3.7行。24个月时,治疗眼视力丧失3.0行,而未治疗眼丧失4.4行。36个月时,20%治疗眼丧失6行或更多视力,42个月时视力保持稳定。对于未治疗眼,36个月时11%丧失6行或更多视力;48%在42个月随访期间已丧失6行或更多视力(P=0.006)。42个月随访,治疗组的阅读速度和对比敏感度比未治疗组好。

4. 激光治疗后病人注意事项　温热激光光凝后,对病人需要紧密检测,包括视力、Amsler表、生物显微镜和FFA,以发现持续存在或复发的CNV。通常中央凹外或中央凹下CNV激光光凝后,病人需要检查3周;中央凹旁CNV激光光凝后,病人检查2~3周。激光光凝后4~6周进行第2次检查,6~12周进行第3次检查,3~6个月进行第4次检查,出现症状的病人应立即检查。

(二)隐匿型CNV

1. 自然病程　MPS综述了与隐匿型CNV存在或不存在有关的中央凹旁研究的结果,记录隐匿型CNV眼、隐匿型和典型性混合的CNV眼、典型性CNV眼。未治疗的隐匿型CNV眼,41%在12个月内视力显著丧失。26只有症状眼仅伴隐匿损害,3个月内23%形成典型性CNV,12个月另有23%形成典型性CNV。对于形成典型性CNV眼,58%发展为严重视力丧失,而没有形成典型性CNV的眼,18%发展为严重视力丧失。总的来说,起始仅伴有隐匿型CNV损害的眼,在随访的36个月中,23%视力保持稳定或改善。5%隐匿型CNV眼在随访的36个月中,视力提高2行或更多。

Bressler等完成了一项对74名病人84只眼自然病程的研究,这些眼伴有FFA很难确定的CNV。89%的眼,损害在中央凹下。起始视力平均为20/80,93%没有典型性CNV成分。随访时间为6~53个月(平均28个月),14%患眼视力保持稳定或改善,21%患眼视力丧失3~6行,42%患眼视力丧失6行以上。对仅包括随访2年或以上的46只眼的研究有相似结果:17%视力保持稳定或改善,22%视力丧失3~6行,48%视力丧失多于6行。与那些有较难确定CNV和渗漏的眼相比,形成盘状瘢痕的眼视力较差。

Soubrane等分析156个病人(82个未治疗)的视力和造影结果,所有病人均伴有隐匿型CNV的症状,且起始视力为20/100或更好。其中除外伴有混浊液体、视网膜下出血、PED或可见到的CNV的眼。随访时间为1~8年。伴有CNV眼,治疗组和未治疗组没有区别。伴有中央凹下CNV眼,65%起始视力为20/50或更好。在这个自然病程组,视力从20/40下降到20/70。Bressler等得到相似的结果,当可见到CNV形成时,视力下降。与自然病程组相比,一段时间后,治疗并不能得到好的视力结果。

Bressler等对伴有症状的边界不清CNV且视力为20/25~20/320的眼行黄斑格栅激光治疗(51只治疗眼,52只观察眼)。观察眼平均起始视力为20/80,治疗后24个月时,平均视力为20/320。仅在6个月时,治疗眼组和观察眼组视力丧失显著不同,治疗眼比观察眼多丧失2行的视力(观察眼丧失1.8行,治疗眼丧失3.8行)。尽管如此,24个月时,40%观察组平均丧失4.3行视力,40%治疗组平均丧失4.6行视力。在12个月时,35%的观察眼和29%的治疗眼视力改善或稳定,37%观察眼和30%治疗眼视力丧失2~5行,28%观察眼和41%治疗眼视力丧失6行或更多。在24个月时,31%观察眼和31%治疗眼视力改善或保持稳定,31%观察眼和28%治疗眼视力丧失2~5行,38%观察眼和42%治疗眼丧失6行或更多行视力。

因而,传统的激光光凝(融合的或散在的)对于中央凹下CNV和AMD没有益处。最近,开展了治疗AMD引起的隐匿型CNV的Verteporfin光动力疗法。使用Visudyne治疗隐匿型CNV 2年内是有益的。

2. 预防性激光治疗　临床和组织学研究表明,眼底后极部软性玻璃膜疣易发展成渗出型AMD。据此,在临床开展了激光光凝治疗软性玻璃膜疣,以预防发生AMD。德国Lubeck大学眼科医院采用Nd:YLF(掺钕氟化钇锂)激光行低能量重复性短脉冲治疗(激光参数:波长527nm,曝光时间1.7ms,光斑直径160nm,能量70μJ),据称能使软性玻璃膜疣消失,而对邻近视网膜感光层无明显损伤。激光治疗当时看不见光斑,但FFA能显示眼底改变,治疗后间隔一定时间在光凝区有色素沉着。光凝后软性玻璃膜疣消失的机制尚不清楚,可能由光凝刺激邻近RPE细胞,加强对玻璃膜疣的吞噬作用。光凝后RPE缺损部位可由邻近 RPE 细胞伸展或分裂增生予以修补。有人对软性玻璃膜疣的光凝持相反观点，认为激光对 RPE 破坏本身就增加了 CNV 形成的危险性。

九、AMD 治疗新进展

由于传统的激光光凝对治疗中央凹下 CNV 存在极大的局限性，近年来发展了多种治疗手段用于治疗此种类型的 CNV。

（一）PDT

最初 PDT 被证实治疗中央凹下显著的典型性（大于 50% 的典型的）CNV 是有效的。PDT 治疗中央凹下 CNV 优于激光光凝，激光光凝可引起暗点和增加视力的丧失。TAP 研究证实：PDT 使用 Visudyne 治疗 AMD 引起的中央凹下 CNV 且视力为 20/40 ~ 20/200（ETDR 表）的眼，在 1 年时，61% 治疗眼和 46% 安慰剂眼视力丧失少于 15 个字母（接近 3 行的视力）。结果表明，伴有显著典型性 CNV 眼（50% 或更多为典型性）有较好的治疗效果（67% 的治疗眼和 39% 的安慰剂眼丧失少于 3 行的视力）。仅一小部分病人（16% 治疗眼和 7% 安慰剂眼）获得大于 1 行的视力。2 年的结果继续显示 PDT 的有效性。在 24 个月，对于大于 50% 的典型性 CNV 眼，66% 的治疗眼和 32.5% 安慰剂眼丧失少于 3 行的视力。因而，应该告诉病人，尽管 PDT 能阻止严重的视力丧失，但很少能提高视力，而且绝大部分病人视力仍将丧失。

最近，VIP 研究已经显示 PDT 治疗隐匿型损害可能是有益的。1 年的数据显示 Visudyne 组与安慰剂组在统计学上没有显著差别，但显示了 Visudyne 组治疗效果较好。2 年的数据显示 Visudyne 组与安慰剂组在统计学上有差别，Visudyne 组有益。对于隐匿型 CNV 眼：避免中度视力丧失，Visudyne 组为 45%，安慰剂组为 31%（$P = 0.03$）；避免严重的视力丧失，Visudyne 组为 71%，安慰剂组为 53%（$P = 0.004$）。对于视力为 20/50 或更差且损害小于 4PD 视盘面积的眼，治疗效果最好。

（二）其他治疗

中央凹下渗出型 AMD 的治疗除光凝和 PDT 外，还包括瞳孔温热疗法（transpupillary themotherapy，TTT）、放射治疗、药物（抗血管生成）治疗、黄斑下手术、黄斑下手术联合 RPE 移植手术、转位手术。当前正在进行临床试验，评估 TTT、放射治疗、抗血管生成治疗、黄斑下手术和转位手术对于继发于 AMD 的 CNV 的治疗效果。

1. TTT　TTT 是使用可调的二极管激光经瞳孔传导热到脉络膜和 RPE 的治疗方法。先前已经成功地治疗了小的脉络膜黑色素瘤和视网膜母细胞瘤。Reichel 对伴有隐匿型 CNV 的 15 个病人 16 只眼行 TTT 治疗。平均随访 12 个月，19% 视力提高 2 行或更多；94% 显示渗出减少，不管视力结果如何。Reichel 等已完成了一项多中心试验。

2. 放射治疗　CNV 由迅速增殖的病理性内皮细胞组成，则新生的血管比固有的视网膜下血管对于抑制细胞分裂的药物更敏感。因此，提出应用放射疗法治疗中央凹下 CNV。

尽管一些早期初步研究提示其可能有益，但还存在许多争议。近来更多的研究，例如使用非随机的或历史性对照的研究，提示低剂量放射治疗对渗出型 AMD 无效。但是，近期一些其他的小型随机和非随机试验表明放射疗法有益，尤其对于典型性 CNV。另外，一些小型的非对照前瞻性试验表明放射疗法可以稳定隐匿型中央凹下 CNV，但是也有试验表明对隐匿型 CNV 无益。

放射治疗被提倡作为渗出型 AMD 的治疗方法。低剂量放射治疗可抑制新生血管。使用放射治疗的关键因素是获得破坏异常 CNV 和保护正常视网膜、脉络膜血管之间的平衡。由于增殖组织多是放射敏感性的，这个平衡理论上是可以获得的。

3. 抗血管生成药物　尽管 CNV 形成过程中刺激物的确切刺激作用或交互作用尚不明确，一种推测为 Bruch 膜损伤后的最初反应是巨噬细胞分泌促进血管生长的因子。无论谁是 CNV 形成的始动因子，可溶性的促血管生长因子的作用贯穿血管生成促进和抑制失衡过程的始终，这一点是明确的。对手术中剥除和尸检的 CNV 和 RPE 组织进行免疫组化研究，发现存在多种促血管生长的因子，包括血管内皮生长因子(VEGF)、转化生长因子-β(TGF-β)、血小板衍生因子和碱性成纤维生长因子(bFGF 或 FGF-2)。

(1)血管内皮生长因子抑制剂　VEGF 在眼部促血管生成的作用已在多种动物模型中描述。一组研究者报道，在实验性小鼠 CNV 模型中 VEGF 的表达上调。另一组研究者报道，使用 VEGF 过度表达的转基因模型诱发视网膜和视网膜下新生血管，显示 VEGF 的过度表达是视网膜内和视网膜下新生血管发生的充分条件。另有研究者报道，使用 VEGF 抗体可以抑制实验性视网膜前新生血管。还有研究显示使用理想的 VEGF 中和蛋白可以得到相似的结果，其通过 VEGF 高亲和力受体的细胞外位置与 IgG 相结合而构成。

(2)小片段干扰 RNA　一种 VEGF 抑制剂的新类型，其研发基于干扰 RNA(RNAi)。RNAi 是抑制转录后基因的一种方式，使用双链 RNA 特定地强有力地作用于靶向信使 RNA(mRNA)的转录。小片段干扰 RNA(siRNA)破坏靶向 mRNA，因而抑制靶向基因的表达。siRNA 是一种调节 RNAi 的、由 21 个核苷酸组成的双链 RNA，可以设计为与病理性 mRNA 特定结合(如 VEGF)。一个 siRNA 可以破坏成百的 mRNA 转录，从而抑制成千的 VEGF 蛋白表达。siRNA 一旦生产就可以替代 VEGF 拮抗剂，siRNA 内在具有的能力和持续性阻止 VEGF 的特点，优于蛋白质的中和药物。siRNA 不但可以抑制小鼠模型中 VEGF 的上调，而且可以阻止激光诱导的小鼠 CNV。而且，在除人类以外的其他灵长类动物中，单一注射 siRNA 可明显地减少血管渗漏和 CNV 的生长，且不伴有其他毒性作用。目前，直接对抗 VEGF 的 siRNA 即 Cand5 正在研制中，用于治疗 AMD 所致的 CNV 的临床试验。

(3)蛋白激酶 Cβ 抑制剂　抑制关键的调节性同工酶，如蛋白激酶 Cβ(PKC)，即作用于初始 VEGF 受体活化的细胞内信号转染通路的下游，在猪的视网膜分支静脉阻塞模型中可以有效地抑制视网膜前和视盘表面的新生血管。最近，在小鼠和猪的模型中，PKC 可以抑制 CNV 的发展。PKC 412 和 LY 333531 是 2 种 PKC 抑制剂，在目前的Ⅱ期和Ⅲ期临床试验中分别治疗糖尿病、黄斑水肿，但是目前的临床试验尚未关注 PKC 抑制剂对渗出型 AMD 的潜在作用。

(4)色素上皮衍生因子(pigment epithelium-derived factor，PEDF)诱导剂　其他的一些研究尝试通过基因治疗刺激玻璃体产物生成 PEDF，其自身具有强大的抗新生血管形成作用，在 CNV 患者的眼中缺乏。PEDF 的抑制作用，是通过诱导具有刺激血管生成作用的内皮细胞凋亡。激光诱导的小鼠 CNV 模型中，通过腺病毒转导玻璃体内产生的 PEDF 使 CNV 减少。一项研究表明，在激光诱导 CNV、转基因 VEGF 和早产视网膜病变的模型中，玻璃体内 PEDF 的升高使 85% 新生血管得到抑制。

(5)环加氧酶 -2 抑制剂　可能是所有可溶性因子的联合作用，在眼部新生血管和 CNV 形成过程中奏效。环加氧酶 -2(COX-2)在新生血管结构迅速表达，特别是人类肿瘤部位。因此，研究者推断 COX-2 抑制剂有助于控制 AMD 相关的新生血管。事实上，bFGF 诱导的大鼠角膜新生血管模型中，口服 celecoxib(一种 COX-2 抑制剂)使新生血管和前列腺素产物明显减少。

(6)基质金属蛋白酶　基质金属蛋白酶(matrix metalloproteinase，MMPs)是一组降解细胞外基质成分的肽链内切酶，作用于微血管内皮细胞的迁移，这是血管新生的必要步骤。反之，基质金属蛋白酶组织抑制剂(TIMP)是抑制 MMP 的非可溶性药物。研究已发现，TIMP-3 具有抑制血管内皮细胞向 VEGF 和 bFGF 趋向、体外抑制毛细血管形成、抑制 bFGF 诱导的绒毛膜血管新生的作用。理论上，MMP 和 TIMP 两者作用的失衡导致新生血管形成。两者在 CNV 形成中起重要作用，手术剥除的 CNV 中可见 MMP，而 TIMP 局限于 Bruch 膜内。因此，任何一种促进抑制 MMP 的药物治疗均可以减少 CNV 中的新生血管。然而，该药物人类试验的结果令人失望。

(7)皮质类固醇化合物　长期以来，研究者知道皮质类固醇化合物具有改变细胞外基质的降解和抑制炎症细胞而控制新生血管形成的作用，总是参与新生血管的形成。因此，临床医生提倡口服强的松或 Tenon 囊下注射其他的皮质类固醇来治疗假性眼组织胞浆菌病的 CNV。然而，尚无前瞻性对照试验。研究者开始倾向于使用玻璃体腔注射皮质类固醇药物，因为这样可以通过血眼屏障，且达到眼内局部高浓度时全身不良反应最小。实验性视网膜下和视网膜前新生血管的动物模型，已经显示出药物注射的有效性。

正在进行非对照性初步研究以评价玻璃体腔注射曲安奈德对 AMD 所致 CNV 的疗效，因为它是一种半衰期长的皮质类固醇。一项研究包括接受曲安奈德单次注射治疗的30只眼,1~3个月内,11只眼视力提高或稳定,伴随CNV消退为非活动性纤维组织;15只眼视力结果相似,伴随CNV复发所致的缓慢扩展和渗出;4只眼未见明显的疗效。后期的研究报道,随访6个月、12个月和18个月时效果更佳。然而,因为缺乏对照组使视功能的评价变得复杂。研究者推测玻璃体腔注射曲安奈德通过抑制白细胞治疗AMD所致的CNV,包括通常释放促血管新生因子的巨噬细胞。一项随机双盲安慰剂对照的临床试验,包括接受玻璃体腔单次注射曲安奈德4mg的151只患眼,发现治疗后3个月有明显的抗血管生成作用。但是,随访1年时,未见有益视力的结果。研究者推测提高或维持曲安奈德的剂量或与其他药物联合使用,可能使曲安奈德有效。

因此,如今正在进行更多关于评价高剂量和联合治疗的研究。一项非对照前瞻性研究,包括玻璃体腔单次注射曲安奈德25mg的71只患眼,并接受再次注射,结果发现与基线视力相比视力明显提高($P<0.001$)。然而,视力提高的趋势随玻璃体腔内曲安奈德颗粒的消失而逐渐消失。另外,一项包括26名患者的研究表明,玻璃体腔注射曲安奈德和verteporfin联合治疗CNV,6个月时与基线视力相比明显提高($P=0.007$)。一项前瞻性随机临床试验于2003年10月开始,来比较标准PDT与PDT和曲安奈德联合治疗的效果。

尽管皮质类固醇玻璃体注射避免了全身不良反应,但是潜在的威胁视力的副反应仍然存在。主要的缺点包括眼压升高和白内障进展的危险增加。然而,通常眼内压是对局部点药的反应,而药物注射6个月后通常不再需要使用药物。另外,多次注射的需要增加了视网膜脱离、玻璃体出血和眼内炎发生的危险性,因为每次注射都要穿通巩膜屏障。为使这些危险最小化,近来开始研制皮质类固醇化合物,其不但具有抗新生血管的作用,而且没有不良反应和玻璃体腔重复注射的并发症。

4. 黄斑部视网膜转位术　目的是通过手术方法将黄斑区视网膜神经层转移位置并重新附着到健康RPE上。该方法由Machemer和Steinhorst在1993年所倡导。

(1)手术步骤　大致分为以下4步。①全玻璃体切割(玻切)加晶状体摘除:经角巩缘切口行超声乳化摘除晶状体,酌情植入人工晶体。作3通道巩膜切口或4通道巩膜切口,第4个切口位于120°,用以安置广角照明光纤探头(wide-angle illum ination fiber optic)。切除基底部玻璃体,借助全视网膜镜观察或直接压陷巩膜在显微镜下观察(未植人工晶体眼)。后部玻璃体皮质用软头笛针识别及吸引剥离。②制造视网膜全脱离(全网脱)及视网膜切开:通常在6°或鼻下象限赤道部附近视网膜作小切口,经此切口在视网膜下灌注平衡盐液,同时降低眼内压,以利全视网膜脱离形成。有时需在其他象限作补充性视网膜切口行视网膜下灌注,才能形成全视网膜脱离。亦可选择外路法制造视网膜脱离,即在赤道部巩膜作一小切口,经此切口将平衡盐液灌注到视网膜下。造成全视网膜脱离后在玻璃体腔内注入适量全氟化碳液体(重水),以稳定后极部视网膜。靠近锯齿缘作360°视网膜环形切开。③以视盘为基底游离视网膜,取出CNV及清除视网膜下积血:用软头笛针吸附视网膜切开边缘,向视盘方向充分剥离视网膜。有时需双手操作分离仍附着的视网膜,即一手用特制无创伤镊抓住视网膜切开边缘向视盘方向轻轻牵拉,而另一只手用钝头铲作辅助性分离。镊子夹出CNV,笛针清除视网膜下积血。夹取CNV有时发生出血,可通过升高眼内压或眼内电凝止血。少数CNV附着牢固无法取出,只能将其暴露后行眼内光凝。④黄斑转位及视网膜重新复位:注入少量重水展平后极部视网膜,软头笛针吸附视盘附近视网膜并向颞上方向旋转。黄斑中央凹重新附着部位至少超出RPE缺损边缘半个视盘直径距离,即一般应将黄斑中央凹向颞上方向旋转20°~45°。玻璃体腔内注入重水使视网膜全部复位,眼内光凝视网膜切开部位,硅油置换重水作眼内填充。

黄斑向上方旋转后必然产生内旋转性斜视(incyclotrop),这一手术并发症可通过相应眼肌手术矫正。方法大致为:①仅作斜肌手术,将下斜肌折叠12.0mm,上斜肌后退12.0mm;②斜肌联合直肌手术,将下、上斜肌分别前徙和后退9.0~12.0mm,从2条或4条直肌上各分离长15.0~17.0mm、宽1.5~2.0mm或宽为整个直肌四分之一宽度的肌肉条带,将此肌肉条带交叉性经本身肌肉的下方朝顺时针(右眼)或逆时针(左眼)方向固定到临近的直肌止点上。

(2)手术效果　术后远视力提高、不变、下降的比例分别为54.0%、20.0%和26.0%。近视力提高、不变、下降的比例分别为80.0%、13.0%和7.0%,其中60.0%恢复到阅读视力0.4以上。术后视力提高幅度与正确选择手术适应证有关,最佳手术适应证为视力突然下降未超过2周,且其由并发视网膜下出血引起。如果病程较长,则出血或RPE缺损会引起感光细胞的不可逆性损害,术后视力不会明显增加。十分之一的病例术后CNV复发,其原因可能与黄斑转位不充分有关。

(3)手术并发症　黄斑部视网膜转位术是一种危险性大、技术复杂的玻璃体手术。除可能出现常规玻璃体手术的并发症外,还有其特有并发症。①与视网膜切开范围大有关的并发症:可引起广泛周边视网膜缺血,导致虹膜红变和新生血管性青光眼;增生性玻璃体视网膜病变发病率高,且多从视网膜切开部位发生;视网膜下重水残留和低眼压等;最严重和最常见的并发症为视网膜脱离(16.7%)。②与旋转视网膜有关的并发症:为使视网膜能围绕视盘作一定程度的旋转,必须首先向后极部充分剥离翻卷视网膜,在操作中有时会造成视网膜放射状撕裂和后极部裂孔等;在剥离和旋转视网膜时器械不可避免地接触后极部视网膜,使术后易发生黄斑囊样水肿和黄斑皱褶等;100%病例术后产生不同程度旋转性斜视,其中少数病例通过代偿性头位或一侧眼视力抑制能消除复视,但大部分病例需施以眼肌手术加以矫正。

对视力损害并且没有治疗可能的病人或没有任何治疗可能的病人,视力的恢复是极重要的。低视力恢复可能有助于这些病人最大限度利用残留的视力,教他们使用辅助工具,如闭路电视(CCTV)和放大镜。也应该提醒这些病人AMD影响中心视力,但不影响周边视力。

最后,阻止CNV是阻止AMD患者视力丧失的目标。一些有经验的方法包括激光治疗玻璃膜疣和基因治疗。未来的10年,在我们与渗出型AMD的战斗中,必将有更激动人心的进展。希望对于AMD病理生理研究的基础科学,引领预防和更多新的治疗方法,如针对AMD的CNV的抗血管生成药物。这些新治疗方法有效性的临床试验正在进行中,将使我们区分有效的治疗和无效的治疗。

十、总结

渗出型AMD是AMD病人视力丧失的主要原因。年龄增加、白种人种族和吸烟与CNV的形成紧密相关。大的玻璃膜疣(>5μm)、融合性玻璃膜疣、高色素和高血压与CNV病人对侧眼CNV风险增加有关。在有CNV的眼可能没有症状。对有CNV风险的病人,Amsler方格表测试可能帮助早期发现问题。对有症状的病人及时进行评估,对于阻止视力丧失是很必要的。通过FFA描述CNV位置特点(中央凹外、中央凹旁、中央凹下)、CNV类型(典型的、隐匿的)和CNV的范围。中央凹外CNV(典型的和边界清楚的形式)应该按照MPS的方针进行激光光凝治疗。传统的激光光凝(融合的或散在的)对于隐匿型CNV无益。ICGA对于评估隐匿型CNV、PED或视网膜下出血是有用的。隐匿型CNV比典型性CNV有较好的自然病程。隐匿型CNV中有典型CNV形成的眼,视力预后比仅有隐匿型CNV的眼差。PDT的适应证为:①对于中央凹下CNV眼,至少有50%或更多的典型CNV组成;②视力低于20/50且损害小于4PD视盘面积的眼。TTT治疗中央凹外和中央凹旁CNV后,CNV持续存在和复发的风险很高,大部分发生于激光治疗的中央凹侧。其他正在观察的治疗包括TTT治疗、放射治疗、抗血管生成抑制剂、黄斑下手术、RPE移植手术和转位手术。

目前,主要采用3种途径治疗渗出型AMD,即手术取出CNV或用PDT、激光、放射治疗破坏CNV,采用细胞或组织块移植法重建黄斑部RPE功能,将黄斑部视网膜转位到健康RPE上。各种方法的疗效有限,且有不同并发症。目前使用较多的治疗方法是PDT和黄斑部视网膜转位术,但远期疗效还有待进一步观察。眼科学者逐渐将注意力转移到对CNV的预防,如用药物抑制CNV发展和防止术后复发,用激光治疗软性玻璃膜疣以及研究CNV的发病机制,为从病因上防治CNV奠定理论基础等。

(陈有信　戴荣平　陈　松)

【参 考 文 献】

[1] Sarks SH, Sarks JP. Age-related macular degeneration: atrophic form. //Ryan SJ. Retina. St. Louis: C. V. Mosby Co., 1989, 149.

[2] Bird AC, Bressler NM, Bressler SB, et al. An international classification and grading system for age-related maculopathy and age-related macular degeneration. The International ARM Epidemiological Study Group. Surv Ophthalmol, 1995, 39(5): 367-374.

[3] Macular Photocoagulation Study Group. Occult choroidal neovascularization influlence on visual outcome in patients with age-related macular degeneration. Arch Ophthalmol,1996,114:400.

[4] Guyer DR, Yannuzzi LA, Slakter JS, et al. Digital indocyanine-green videoangiography of occult choroidal neovascularization. Ophthalmology. 1994,101(10):1727-1735.

[5] 凌运兰,刘杏,李梅,等. 渗出型老年型黄斑变性和中心性渗出性脉络膜视网膜病变脉络膜新生血管的光学相干断层扫描. 中华眼底病杂志,2001,17(4):299-302.

[6] Fercher AF, Hitzenberger CK, Drxler W, et al. In vivo optical coherence tomography. Am J Ophthalmol,1993,116:113-114.

[7] 张风,马凯,王光璐,等. 渗出性 AMD 的光学相干断层扫描观察. 中华眼底病杂志,2000,16(4): 220-223.

[8] 张承芬,叶俊杰. 年龄相关性黄斑变性. //张承芬. 眼底病学. 北京:人民卫生出版社, 1998: 343-344.

[9] 严密. 对萎缩型老年性黄斑变性发病率的质疑. 中华眼底病杂志, 2004,20(5):320-321.

[10] 中华医学会眼科学分会眼底病学组. 老年性黄斑变性临床诊断标准. 眼底病,1987,3:封三.

[11] Ciardella AP,Donsoff IM,Yannuzzi LA. Polypoidal choroidal vasculopathy. Ophthalmol Clin North Am, 2002, 15(4):537-554.

[12] Yannuzzi LA,Negrao S,Iida T, et al. Retinal angiomatous proliferation in age-related macular degeneration. Retina, 2001, 21(5):416-434.

[13] Criswell MH,Ciulla TA,Lowseth LA,et al. Anastomotic vessels remain viable after photodynamic therapy in primate models of choroidal neovascularization. Invest Ophthalmol Vis Sci, 2005,46(6): 2168-2174.

[14] Buch H,Nielsen NV,Vinding T,et al. 14-year incidence,progression,and visual morbidity of age-relatedmaculopathy: the Copenhagen City Eye Study. Ophthalmology, 2005, 112(5):787-798.

[15] Postel EA,Agarwal A,Schmidt S, et al. Comparing age-related macular degeneration phenotype in probands from singleton and multiplex families. Am J Ophthalmol, 2005, 139(5):820-825.

[16] Fiotti N,Pedio M,Battaglia Parodi M,et al. MMP-9 microsatellite polymorphism and susceptibility to exudative form ofage-related macular degeneration. Genet Med, 2005, 7(4):272-277.

[17] Hoffmann S,He S,Jin ML,et al. Carboxyamido-triazole modulates retinal pigment epithelial and choroidalendothelial cell attachment,migration,proliferation,and MMP-2 secretion of choroidal endothelial cells. Curr Eye Res, 2005, 30(2):103-113.

[18] Jonas JB,Degenring RF,Kreissig I,et al. Intraocular pressure elevation after intravitreal triamcinolone acetonideinjection. Ophthalmology, 2005, 112(4):593-598.

[19] Jaakkola A,Heikkonen J,Tommila P. Strontium plaque brachytherapy for exudative age-related macular degeneration:three-year results of a randomized study. Ophthalmology, 2005,112(4):567-573.

[20] Helbig H,Niederberger H,Valmaggia C,et al. Simultaneous fluorescein and indocyanine green angiography for exudative macular degeneration. Klin Monatsbl Augenheilkd, 2005, 222(3):202-205.

[21] Esfandiary H,Chakravarthy U,Patterson C,et al. Association study of detoxification genes in age related macular degeneration. Br J Ophthalmol, 2005, 89(4):470-474.

[22] Remky A,Elsner AE. Blue on yellow perimetry with scanning laser ophthalmoscopy in patients withage related macular disease. Br J Ophthalmol, 2005, 89(4):464-469.

[23] Zou HD,Zhang X,Xu X,et al. Prevalence study of age-related macular degeneration in Caojiadu blocks,Shanghai. Zhonghua Yan Ke Za Zhi, 2005, 41(1):15-19.

[24] Rodriguez AA,Olson MD,Miller KM. Bilateral blindness in a monocular patient after cataract surgery. J Cataract Refract Surg, 2005,31(2):438-440.

[25] Pirbhai A,Sheidow T,Hooper P. Prospective evaluation of digital non-stereo color fundus photography as ascreening tool in age-related macular degeneration. Am J Ophthalmol, 2005, 139(3):455-461.

[26] Comer GM,Ciulla TA,Heier JS,et al. Future pharmacological treatment options for nonexudative and exudativeage-related macular degeneration. Expert Opin Emerg Drugs, 2005, 10(1):119-135.

[27] Weber U, Hecker H. Transpupillary thermotherapy for occult choroidal neovascularizations. Ophthalmologe, 2005, 102 (4):355-362.

[28] Berdeaux GH, Nordmann JP, Colin E, et al. Vision-related quality of life in patients suffering from age-related macular degeneration. Am J Ophthalmol, 2005, 139(2):271-279.

[29] Fraser-Bell S, Donofrio J, Wu J, et al. Sociodemographic factors and age-related macular degeneration in Latinos: the Los Angeles Latino Eye Study. Am J Ophthalmol, 2005, 139(1):30-38.

[30] Comer GM, Ciulla TA, Criswell MH, et al. Current and future treatment options for nonexudative and exudative age-related-macular degeneration. Drugs Aging, 2004, 21(15):967-992.

[31] Jonasson F, Arnarsson A, Peto T. 5-year incidence of age-related maculopathy in the Reykjavik Eye Study. Ophthalmology, 2005, 112(1):132-138.

[32] Jonas JB, Degenring R, Kreissig I, et al. Safety of intravitreal high-dose reinjections of triamcinolone acetonide. Am J Ophthalmol, 2004, 138(6):1054-1055.

[33] Eperjesi F, Fowler CW, Evans BJ. The effects of coloured light filter overlays on reading rates in age-related macular degeneration. Acta Ophthalmol Scand, 2004, 82(6):695-700.

[34] Pawlak D, Glacet-Bernard A, Papp M, et al. Results of limited macular translocation in subfoveal choroidalneovascularization in age-related macular degeneration. J Fr Ophtalmol, 2004, 27(9 Pt 2):3S31-37.

[35] Jonas JB, Kreissig I, Degenring RF. Factors influencing visual acuity after intravitreal triamcinolone acetonide as treatment of exudative age related macular degeneration. Br J Ophthalmol, 2004, 88(12):1557-1562.

[36] Algvere PV, Libert C, Seregard S. Transpupillary thermotherapy of occult CNV with no or minimally classic CNV in age-related macular degeneration. Semin Ophthalmol, 2001, 16(2):90-96.

[37] Kim JE, Perkins SL, Schwiesow T, et al. Transpupillary thermotherapy of occult choroidal neovascularization in age-related macular degeneration. Semin Ophthalmol, 2001, 16(2):86-89.

[38] Friberg TR, Pandya A, Nazari K. Transpupillary thermotherapy (TTT) for age-related macular degeneration. Semin Ophthalmol, 2001, 16(2):70-80.

[39] Gotoh N, Kuroiwa S, Kikuchi T, et al. Apolipoprotein E polymorphisms in Japanese patients with polypoidal choroidalvasculopathy and exudative age-related macular degeneration. Am J Ophthalmol, 2004, 138(4):567-573.

[40] Hunter MA, Dunbar MT, Rosenfeld PJ. Retinal angiomatous proliferation: clinical characteristics and treatment options. Optometry, 2004, 75(9):577-588.

[41] Paraoan L, Ratnayaka A, Spiller DG, et al. Unexpected intracellular localization of the AMD-associated cystatin C variant. Traffic, 2004, 5(11):884-895.

[42] Tranos P, Singh M, Peter NM. Transpupillary thermotherapy for the treatment of subfoveal choroidalneovascularization associated with age-related macular degeneration. Acta Ophthalmol Scand, 2004, 82(5):585-590.

[43] Sall JW, Klisovic DD, O'Dorisio MS, et al. Somatostatin inhibits IGF-1 mediated induction of VEGF in human retinal pigment epithelial cells. Exp Eye Res, 2004, 79(4):465-476.

[44] Shastry BS. Evaluation of the ABCR and glutathione peroxidase-3 genes in familial and sporadic cases of exudative age-related macular degeneration. Int J Mol Med, 2004, 14(4):753-757.

[45] Lappas A, Foerster AM, Weinberger AW, et al. Translocation of iris pigment epithelium in patients with exudative age-relatedmacular degeneration: long-term results. Graefes Arch Clin Exp Ophthalmol, 2004, 242(8):638-647.

[46] Augustin AJ, D'Amico DJ, Mieler WF, et al. Safety of posterior juxtascleral depot administration of the angiostaticcortisene anecortave acetate for treatment of subfoveal choroidal neovascularization in patients with age-related macular degeneration. Graefes Arch Clin Exp Ophthalmol, 2005, 243(1):9-12.

[47] Riusala AM, Immonen IJ. Predictors of structural findings in old disciform lesions. Am J Ophthalmol, 2004, 138(2):245-253.

[48] Farah ME, Cardillo JA, Luzardo AC, et al. Indocyanine green mediated photothrombosis for the management of predominantlyclassic choroidal neovascularisation caused by age-related macular degeneration. Br J Ophthalmol, 2004, 88(8):1055-1059.

[49] Varma R, Fraser-Bell S, Tan S, et al. Prevalence of age-related macular degeneration in Latinos: the Los Angeles Latino eye study. Ophthalmology, 2004, 111(7):1288-1297.

[50] Jonas JB, Degenring RF, Kreissig I, et al. Exudative age-related macular degeneration treated by intravitreal triamcinolone acetonide. A prospective comparative nonrandomized study. Eye, 2005, 19(2):163-170.

[51] Chen SJ, Cheng CY, Lee AF, et al. Pulsatile ocular blood flow of choroidal neovascularization in asymmetric age-related macular degeneration after transpupillary thermotherapy. Eye, 2004, 18(6):595-599.

[52] Talks SJ, Setty R, Clarke L. The incidence and outcome of photodynamic therapy for macular degeneration in the Northern region of the UK. Eye, 2004, 18(6):588-594.

[53] Ali F, Chan WC, Stevenson MR, et al. Morphometric analysis of angiograms of exudative lesions in age-related macular degeneration. Arch Ophthalmol, 2004, 122(5):710-715.

[54] Ladas ID, Rouvas AA, Moschos MM, et al. Polypoidal choroidal vasculopathy and exudative age-related macular degeneration in Greek population. Eye, 2004, 18(5):455-459.

[55] Jonas JB. Intraocular availability of triamcinolone acetonide after intravitreal injection. Am J Ophthalmol, 2004, 137(3):560-562.

[56] Jonas JB, Kreissig I, Kamppeter B, et al. Intravitreal triamcinolone acetonide for the treatment of intraocularedematous and neovascular diseases. Ophthalmologe, 2004, 101(2):113-120.

[57] Soubrane G, Kuhn D, Coscas G. Indications for photodynamic therapy in age-related macular degeneration. J Fr Ophtalmol, 2004, 27(1):79-80.

[58] Jonas JB, Akkoyun I, Budde WM, et al. Intravitreal reinjection of triamcinolone for exudative age-related macular degeneration. Arch Ophthalmol, 2004, 122(2):218-222.

[59] Atarashi T, Tamaki Y, Inoue Y, et al. Transpupillary thermotherapy for treatment of exudative age-related maculardegeneration in Japanese patients. Eye, 2004, 18(6):615-618.

[60] Battaglia Parodi M, Da Pozzo S, Ravalico G. Angiographic pattern of recurrent choroidal neovascularization in age-related macular degeneration. Eye, 2004, 18(7):685-690.

[61] Wong D, Stanga P, Briggs M, et al. Case selection in macular relocation surgery for age related macular degeneration. Br J Ophthalmol, 2004, 88(2):186-190.

[62] Ikeda T. The pathogenesis of vitreoretinal diseases from the standpoint of molecular biology. Nippon Ganka Gakkai Zasshi, 2003, 107(12):785-812.

[63] Axer-Siegel R, Bourla D, Ehrlich R, et al. Association of neovascular age-related macular degeneration and hyperhomocysteinemia. Am J Ophthalmol, 2004, 137(1):84-89.

[64] Eperjesi F, Fowler CW, Evans BJ. Effect of light filters on reading speed in normal and low vision due to age-related macular degeneration. Ophthalmic Physiol Opt, 2004, 24(1):17-25.

[65] Schlingemann RO. Role of growth factors and the wound healing response in age-related macular degeneration. Graefes Arch Clin Exp Ophthalmol, 2004, 242(1):91-101.

[66] 姜荔，马志中. 渗出型老年性黄斑变性患者继发黄斑囊样水肿分析. 中华眼底病杂志，2004, 20(5):299-302.

4 息肉状脉络膜血管病变与老年性黄斑变性

尽管20年前已提出息肉状脉络膜血管病变(polypoidal choroidal vasculopathy, PCV),但直到近几年才真正引起眼科学界的较广泛注意。PCV因眼底表现为黄斑区出血、渗出、浆液性和出血性视网膜色素上皮脱离(pigment epithelial detachment,PED)及常见于老年人等特征,临床上极易将其同湿性老年性黄斑变性(age-related macular degeneration, AMD)相混淆。但PCV的流行病学特点、自然病程、眼底血管造影特征、视力预后及治疗等,均与湿性AMD有较大的不同。因此,如何将PCV从湿性AMD中分离出来,探讨其流行病学特征、临床表现、分类、病程转归及治疗,无论是对PCV还是对湿性AMD的诊断、鉴别诊断及治疗来说,都具有重要的临床意义。

PCV是以异常分支的脉络膜血管网及血管网的末梢有息肉状扩张灶为特征的一种疾病。PCV因其导致复发性出血性PED和神经上皮脱离,于1982年由Yannuzzi首先予以描述。随后又有多灶复发性浆液血液性视网膜色素上皮脱离(multiple recurrent serous sanguineous retinal pigment epithelial detachment)或后极部葡萄膜出血综合征(posterior uveal bleeding syndrome)等多种命名。因该病病因不明、原发于脉络膜血管及脉络膜血管呈息肉状膨隆等特征,Yannuzzi等于1990年将其称为特发性息肉状脉络膜血管病变(idiopathic polypoidal choroidal vasculopathy, IPCV)。但现在一般采用PCV来命名这种新的病种。由于PCV的脉络膜血管异常表现很像脉络膜新生血管(choroidal neovascularization, CNV)的一种变异型,又有学者称之为息肉状CNV。PCV发病可能存在种族上的差异,不同种族PCV的临床流行病学特点、自然病程、眼底血管造影特征、视力预后有所不同。

一、PCV的流行病学特点

(一)概述

1. 年龄 最初报道的PCV病例为50~65岁的黑人女性,随着对PCV病例报道的增多,小至20岁,大至90岁的PCV病例均有报道。Yannuzzi等总结了1996年以前的文献报道及他们新增的PCV病例(混合种族),结果显示PCV的平均发病年龄为60.1岁。随后陆续有其他纯种族PCV病例的报道。Uyama等在他们报道的32例日本人PCV中,发病年龄为44~82岁,平均年龄65.7岁。Lafaut等在对高加索人PCV的研究中显示,17例男性患者,发病年龄为46~87岁,平均年龄63岁;19例女性患者,发病年龄46~90岁,平均年龄71岁。Scassellati-Sforzolini等在他们报道的19例意大利PCV病人中,平均发病年龄为70.2岁。综上可见,PCV在青年、中年及老年均可发病,但最常见的发病年龄段为60多岁。Yannuzz等比较了PCV与湿性AMD的发病年龄,发现前者的发病年龄(平均73.26岁)较后者(平均78.94岁)小($P<0.01$)。但Scassellati-Sforzolini等的报道显示,PCV组的发病年龄与湿性AMD组的差异无显著性意义。

2. 性别 欧美学者最早报道的PCV绝大部分为女性,男性只占很小一部分。Yannuzzi等在总结了65例PCV患者的流行病学资料后显示,女性患者仍占大部分,男女比例约为1:4.7(12:53)。但在Lafaut等报道的36例高加索人PCV中,男女比例无明显差异(17:19)。Scassellati-Sforzolini等研究的19例意大利PCV中,女性患者10例,男性9例,男女发病也无明显差异。但亚洲人男女发病有差异,Uyama等发现32例日本PCV患者中,男性发病22例(69%),女性只有10例(31%),结果表明在日本PCV好发于男性。因此,PCV的男女发病率在不同种族中可能存在差异。

3. 眼别 PCV是好发于单眼还是双眼,各学者的报道不一。Yannuzzi等在新诊的20例PCV中,发现双眼发病就有16例(80%),他们认为PCV是一种多发于双眼的疾病。但Lafaut等在36例高加索人PCV

中,发现单眼发病多见,仅 9 例(25%)为双眼发病。Scassellati-Sforzolini 等的结果也显示 78.9% 的意大利患者 PCV 发生于单眼。而 Uyama 等报道,高达 91% 的日本人 PCV 是单眼发病。但也有学者报道双眼发病(47%)和单眼发病(53%)无明显差异。

4. 种族　文献最早报道的 PCV 患者均为黑人女性。随后发现白种人患 PCV 者也不少见。随着不同种族 PCV 报道的增多,现认为 PCV 可发生于各个种族,但有色人种和亚洲人更易罹患此病。Yannuzzi 等认为,黑人发生 PCV 的危险性最高,而亚洲人次之,白种人相对少见;在他们总结的 65 例 PCV 患者中,有色人种与白种人的比例为4.2∶1(53∶12)。

5. 发病率　迄今为止,尚无一个像 AMD 那样的大样本流行病学调查资料显示 PCV 的患病率。现在获得的 PCV 发病率大多是与湿性 AMD 相比较而来。Yannuzzi 等在湿性 AMD 患者中,发现其中 7.8% 其实是 PCV。而 Lafaut 等在 374 只 58 岁以上的高加索人隐匿性 CNV 患眼中,发现 4% 重新诊断为 PCV。Scassellati-Sforzolini 等回顾性分析了 194 例原诊断为湿性 AMD 的意大利患者,发现其中 19 例(9.8%)为 PCV。尽管尚无大样本流行病学资料来较确切评价 PCV 的患病率,但有学者认为黑人和亚洲人的 PCV 患病率可能比上述报道的要高得多。

6. 发病危险因素　PCV 的患病机制尚不清楚,也无大样本流行病学资料来显示 PCV 的发病危险因素。如上所述,PCV 较多见于黑人女性、亚洲男性和 60 多岁的老年人。因此,年龄因素、种族因素可能与 PCV 的发生发展相关。在全身系统性疾病方面,Ross 等观察了 2 例眼底同时具有视网膜大动脉瘤(retinal macroaneurysm,RMA)及 PCV 改变的高血压黑人女性患者,推测 RMA 及高血压性视网膜病变引起视网膜血管改变、动脉瘤性扩张以及局部血管收缩等,可能与 PCV 的特征性脉络膜血管病变的形成存在某种关联。但目前大多数学者认为 PCV 与高血压、糖尿病、心血管疾病及其他全身系统疾病无明显关系,亦无明确证据表明 PCV 与吸烟有关。但有学者认为,伴高血压、糖尿病、心血管疾病的 PCV 患者,其眼底复发性出血的危险性较高。

(二)中国人 PCV 的临床流行病学

最初的报道认为 PCV 好发于黑人中年女性,而较少见于白种人,且是一种多发于双眼的疾病。但随后发现 PCV 也多见于亚洲人,白种人发病也不少见,其中黑种人和亚洲人发病的危险性更高。因此,PCV 的某些流行病学特征可能存在种族上的差异。我们以较大样本数量(42 例)探讨了我国的 PCV 临床流行病学特点。

在发病年龄上,尽管 20~90 岁间的各种年龄均有报道,但无论是黑种人、白种人还是亚洲人,PCV 最常见的发病年龄是 60 多岁。本研究结果显示,中国人 PCV 的平均发病年龄为 65.4 岁,与国外的报道类似。因此,发病年龄在各种族间可能并无差异。在 PCV 与湿性 AMD 发病年龄方面,本研究结果表明两者的差异无显著性意义($P>0.05$)。我们的结果与 Scassellati-Sforzolini 等的结果相似,但 Yannuzz 等认为 PCV 的发病年龄比湿性 AMD 要小,可能与 AMD 和 PCV 的种族发病差异有关。

在 PCV 好发的性别方面,可能存在种族差异。在美国,由于大多数的 PCV 患者仍为黑人女性,所以约有 80% 的美国 PCV 患者为女性,男性发病仅为 20% 左右。但在白种人 PCV 患者中,如高加索人和意大利人,男女发病率相近。Uyama 等的结果显示,在日本男性 PCV 患者多见,在他们报道的 32 例日本 PCV 患者中,男性发病占了 69%。本研究结果表明,在我国 PCV 也好发于男性,在 42 例 PCV 患者中,男性就有 30 例(71.4%),女性仅为 12 例(28 .6%)。因此,在亚洲 PCV 可能好发于男性患者。

PCV 是否如 AMD 一样是一种常见于双眼的疾病,还是好发于单眼,各报道不一。Yannuzzi 等的结果表明 80% 的 PCV 为双眼发病,而 Lafaut 等及 Scassellati-Sforzolini 等认为白种人 PCV 单眼发病多见。Uyama 等报道日本人 PCV 单眼发病者高达 91%。本研究结果显示在我国 PCV 也好发于单眼,在 42 例 PCV 患者中,单眼发病占了 36 例(85.7%),仅 6 例(14.3%)为双眼发病。因此,对发生于老年人的单眼渗出性黄斑病变,要警惕是否为 PCV。

尽管尚无一个大样本流行病学资料来较客观地评价 PCV 的发病率,但临床资料显示非白种人的发病率明显高于白种人。Yannuzzi 等的结果显示 PCV 在混合种族的湿性 AMD 患者中的比例为 7.8%。而

Lafaut 等及 Scassellati-Sforzolini 等报道,PCV 在高加索人和意大利人湿性 AMD 患者中的比例分别为4%和9.8%。由于亚洲人 PCV 患病的危险性比白种人要高,因此可以推测亚洲人在湿性 AMD 中的比例比意大利白种人的9.8% 要高。2002 年6 月在汕头召开的国际眼科会议上,新加坡学者 Adrian KOH 认为 PCV 在新加坡人中的发病率约占湿性 AMD 的30%左右。本研究的结果表明,在我国 PCV 在湿性 AMD 中占的比例高达22.3%(表3-4-1)。因此,PCV 在我国是一种较常见的疾病,只是由于对该病的认识不足,将大部分 PCV 误诊为湿性 AMD。

表 3-4-1　不同种族 PCV 发病率比较表

作者	种族	发病率
Yannuzzi 等	美国人	7.8%
Lafaut 等	高加索人	4.0%
Scassellati-Sforzolini 等	意大利人	9.8%
Wen 等	中国人	22.3%

在 PCV 与全身系统疾病的关系方面,国外大多数学者报道与高血压、冠心病、糖尿病或嗜烟史无明显关系。本研究病例中亦仅发现少数几例患者有高血压、冠心病、糖尿病或嗜烟史。因此,高血压和吸烟史可能并不是我国人群发生 PCV 的危险因素。但如果要证实这方面的观点,还需进行大样本的流行病学调查。

我们的研究表明,PCV 在我国是一种常见的眼底疾病,在我国 PCV 多发于60 余岁的老年人,且好发于男性,单侧发病多见。临床上易与湿性 AMD 相混淆。

二、PCV 的临床特征与病程预后

(一)概述

在 ICGA 未应用于眼科临床以前,对 PCV 的临床特征,尤其是对其脉络膜血管的变异了解较少。Stern 等在他们诊断的3 例黑人女性患者中,发现其共同临床特征是双眼后极部有多灶性、复发性浆液血液性 PED,FFA 显示有多发性局灶性渗漏,疑为多灶性 CNV 所致。Kleiner 等首次描述了 PCV 患者眼底可见特征性的视网膜下橘红色损害灶(orange subretinal lesions)。他们在8 例与 Stern 等报道相类似的病例中,每例于后极部均可见轻微隆起的视网膜下橘红色损害灶,FFA 显示造影早期在相应于眼底所见的橘红色灶部位有不同强度的斑点状强荧光显露,后期部分染料渗漏。但 Kleiner 等未阐述视网膜下橘红色损害灶的可能病损机制。尽管尚未将 ICGA 应用于 PCV 的检测,Yannuzzi 等在他们的11 例病例中,首先提出该病具有视网膜下息肉样血管结构及视乳头周围视网膜下血管网的病变特征,并认为 PCV 发展缓慢,大部分患者不形成盘状瘢痕,视力预后较好。但真正对 PCV 的眼底特征尤其是其脉络膜血管改变有较清楚的认识,还是在 ICGA 应用于 PCV 后。Spaide 等通过12 例 PCV 患者的 ICGA,发现 PCV 有以下2 个特征性表现:①在脉络膜内层可见一异常分支的血管网;②在脉络膜血管网的末梢有息肉状血管结构。他们总结 PCV 的眼底特征为:①后极部多灶性浆液血液性 PED 和神经上皮脱离;②视网膜下橘红色结节样病灶;③ICGA 显示异常分支的脉络膜血管网及其末梢的息肉状扩张灶;④血管病变仅见于视乳头周围;⑤眼底无或甚少软性玻璃膜疣(drusen)存在。随后的研究表明,PCV 的息肉状病灶不仅仅局限于视乳头周围,也较常见于黄斑区,甚或中周部亦可发生。但黑人患者仍常见于视乳头周围。Uyama 等的报道显示在日本 PCV 患者中,94%的损害灶发生于黄斑区,而视乳头周围仅占极少数。因此,不同种族患者,可能 PCV 的好发部位有所不同。对 PCV 自然发展病程的研究表明,息肉状扩张灶随时间延长可增大或自行消退,而其他部位又可出现新的息肉状病灶,但异常脉络膜血管网始终存在。

病变部位按以下规定确定:①视乳头旁,息肉状病灶在视乳头缘1PD 范围内;②黄斑区,息肉状病灶位于黄斑区;③血管弓区,息肉状病灶位于颞上或颞下血管弓1PD 范围内;④中周部,息肉状病灶在后极部以外的区域;⑤混合区,息肉状病灶在以上2 个或2 个以上区域同时存在(如黄斑 + 视乳头旁,黄斑 + 血管弓,视乳头旁 + 血管弓等不同部位组合)。

（二）中国人 PCV 的临床特征与病程预后

1. 视力　早期的报道认为,PCV 患者视力预后良好,大部分患眼表现为轻、中度视力下降。Spaide 等报道 12 例(19 只眼)PCV 患者初诊时平均视力为 20/70,随访后平均视力为 20/60,两者差异无显著性意义。在一组息肉状病灶位于黄斑区的病例,患者的初诊视力为 20/300 ~ 20/20,随访后视力为 20/20 ~ 眼前手动,其中大部分患者维持 6/24 或以上的视力。Uyama 等在 35 只日本人 PCV 患眼中,发现初诊时视力≥0.8 者占 51%;0.3 ~ 0.7者为 31%;仅 17% 的患眼视力≤0.2;平均随访 20 个月后仍有 49% 患眼的视力≥0.8。但随着不同种族病例报道的增多,发现 PCV 的视力预后变化较大。最近一项有关 PCV 自然史的研究显示,尽管有 50% 的 PCV 患眼视力预后 >20/30,但也有 43% 患眼视力 <20/100。

在我们研究的 48 只我国人 PCV 患眼中,35.4% 患眼视力在 0.3 或以上,64.6% 患眼的视力在 0.3 以下(低视力或法定盲),其中 33.3% 患眼的视力小于 0.1。在 20 只随访的患眼中,40% 患眼在随访过程中视力有不同程度的下降,60% 视力稳定或提高。患眼随访后视力高低往往取决于随访前视力的好坏。因此,我国 PCV 患者间的视力变异较大,尽管视力预后比湿性 AMD 要好,但仍有相当一部分患眼的视力由于发生玻璃体出血、黄斑萎缩、囊样变性或盘状瘢痕形成而严重受损。

2. 眼底和 FFA　PCV 最初以复发性浆液血液性 PED 而被认识,眼底检查患眼后极部可见斑片状视网膜下出血、脂质渗出、脱色素灶等表现,详细的眼底检查还可见特征性的视网膜下橘红色病灶。Uyama 等认为,PCV 患眼眼底检查最常见的体征为黄斑区浅的浆液性视网膜脱离(43%),其次为视网膜下出血(17%)和出血性 PED。由于常规眼底检查很难判断有无 PED 存在,而 FFA 是确定出血性或浆液性 PED 的最好方法。因此,本研究通过 FFA 确定患眼有无出血性或浆液性 PED。在本研究的 48 只 PCV 患眼中,眼底最常见的表现为斑片状视网膜下出血(72.9%),其次是黄白色渗出(27.1%)。Uyama 等报道 37% 的患眼可见 PCV 特征性的视网膜下结节样橘红色病灶,而本研究仅 14.6% 患眼于后极部可见这种橘红色病灶。视网膜下结节样橘红色病灶于眼底检查较少发现可能与视网膜下出血的掩盖有关。临床眼底检查一旦发现这种特征性的橘红色病灶,就应高度怀疑 PCV,及时申请 ICGA 检查。

PCV 较常见于 PED 患眼。Tateiwa 等在 12 只存在大的分支状脉络膜血管网的 PCV 患眼中,发现 9 只眼(75%)伴出血性和(或)浆液性 PED。Ahuja 等观察了 40 例脱离范围大于 2mm 的出血性或浆液性 PED 患者,结果发现 34 例(85%)存在 PCV。Uyama 等报道在 35 只日本人 PCV 患眼中,出血性与浆液性 PED 各占 17%。本研究结果表明,我国 PCV 患者中 45.8% 的患眼存在出血性 PED,而浆液性 PED 者仅占 8.3%,两者合在一起,PCV 患眼有出血性或浆液性 PED 者高达 54.2%。因此,发生于老年患者的大的出血性 PED,应警惕是否为 PCV 所致。PCV 患眼较易发生 PED 可能与 PCV 导致的慢性复发性脉络膜出血、渗出对 RPE 的长期压力作用及与老龄相关的 Bruch 膜疏水导性功能下降有关。

一般情况下,FFA 不能发现 PCV 的分支状脉络膜血管网及其息肉状病灶,只在病灶区出现斑点状强荧光,后期呈轻重不一的染料渗漏,类似隐匿性 CNV 荧光改变。但有少数 PCV 患眼的分支状脉络膜血管网及其末梢的息肉状血管扩张灶通过 FFA 就可清楚地显示出来。PCV 的血管异常于 FFA 就可显示出来可能与以下因素有关:当该 PCV 为小管径的血管网和小息肉灶,加上其上的 RPE 又有萎缩改变,由于 FFA 对显示小管径的异常血管(如典型 CNV)较敏感,此时 RPE 屏障作用又因 RPE 萎缩而减弱,在这种情况下,FFA 就可清楚地显示 PCV 的异常脉络膜血管网及其末梢的息肉状扩张灶。此外当 PCV 病变位于 Bruch 膜与 RPE 之间时,由于已不会被从脉络膜毛细血管渗漏出的荧光素所阻挡,其血管网和息肉状病灶也易于 FFA 显示出来。Scassellati-Sforzolini 等在 19 例意大利 PCV 患者中,发现 5 例 FFA 可见异常的脉络膜血管网及其息肉状病灶。本组病例中,也有 2 只 PCV 患眼凭借 FFA 就可显示其脉络膜血管网及息肉状病灶。

3. ICGA　是以近红外光或红外激光为激发光,以吲哚青绿(indocyanine green,ICG)为染料,通过实时图像采集、处理系统记录眼底尤其是脉络膜血液循环动态图像的一种技术。由于 ICGA 用近红外光作为激发光源,有利于穿透 RPE 和脉络膜的色素、黄斑区叶黄素、出血及浊性渗出液等;同时用吲哚青绿为染料,吲哚青绿分子与血浆蛋白的结合率高达 98%,使得其不易从脉络膜毛细血管内渗漏出去,因而不会阻挡观察脉络膜结构。近几年来,ICGA 已在脉络膜相关疾病的临床诊断、指导治疗、疗效观察及发病机制等方面发挥了越来越大的作用。自从 ICGA 应用于 PCV 后,使眼科学者对 PCV 的认识有了很大的提高。

典型的 PCV 患眼 ICGA 显示有如下特征性表现:①早期于脉络膜内层可见呈伞样异常分支的脉络膜血管网,部分血管网在其中心尚见一起自于脉络膜血管的滋养动脉;②随血管网充盈显示出其末梢的多个息肉状扩张、膨隆灶,即所谓的“息肉状结构”,其位置对应于检眼镜下所见的视网膜下橘红色结节样病灶。但近年来认为,在 PCV 的诊断上,分支状脉络膜血管网的存在并不是必不可少的指征,只要有多个或呈簇状的息肉状脉络膜血管扩张灶存在,不管与之相连的脉络膜血管网存在与否,都可诊断为 PCV。Lafaut 等在 45 只高加索人 PCV 患眼中,发现只有 9 只眼(20%)表现为典型的息肉状病灶与分支状脉络膜血管网相连的征象。Scassellati-Sforzolini 等的报道显示,19 只 PCV 患眼中只有 2 只眼(10.5%)呈现息肉状病灶与血管网相连,其他 17 只眼(89.5%)无可辨的脉络膜血管网。在本研究的 48 只我国人 PCV 患眼中,36 只眼(75.0%)显示有呈伞样异常分支的脉络膜血管网及其末梢的息肉状扩张灶,12 只眼(25.0%)只见多个息肉状脉络膜血管扩张灶,而无明显的分支状脉络膜血管网与之相连。PCV 患眼分支状脉络膜血管网不见的原因可能有以下几点:①当血管网位于脉络膜毛细血管内时,由于脉络膜毛细血管荧光的干扰作用,其内的细小分支状血管网往往难以被显示出来;②当息肉状病灶并不是从血管网末梢膨隆而来,而是直接从其下的脉络膜大血管膨出所致时,这种情况其实并无真正的脉络膜血管网存在;③脉络膜出血、渗出及血液浆液性 PED 掩盖了其下的脉络膜血管网。

息肉状病灶是诊断 PCV 必不可少的指征。息肉状病灶于 ICGA 早期呈囊袋样强荧光,活动性病灶造影后期染料渗漏或染色;静止性病灶造影后期则荧光减弱或表现为息肉灶中心弱荧光,周围呈环状染色的“冲刷”现象。息肉状病灶一般小于 1/3PD 大小,数量可多可少,形态上有呈葡萄样外观者,有多个孤立并存者。在息肉状病灶的病程发展上,本研究与其他研究的结果表明,息肉状病灶在相当长的一段时间内可维持不变,但也可逐渐萎缩、消退或其他部位又出现新的息肉状病灶。相关的分支状脉络膜血管网可长期存在而无明显变化。

有关息肉状病灶的好发部位,各报道结果不一。有学者报道主要发生于视盘周围,并将该特征作为 IPCV 的诊断依据之一。但 Uyama 等发现,在日本 PCV 患者中绝大部分息肉状病灶位于黄斑区(94%),而较少见于视盘周围。Ahuja 等及 Lafaut 等也发现息肉状病灶大多见于黄斑区及其周围。随着病例报道的增多,发现息肉状病灶不仅见于后极部,在中周部亦可发生。本研究在较大样本病例(48 只眼)的基础上,对我国 PCV 患者息肉状病灶的发生部位进行了详细的统计分析,结果表明息肉状病灶的好发部位是黄斑区(62.5%)和颞上、下血管弓区(12.5%),不少患眼(18.8%)上述两个部位均有息肉状病灶。位于视乳头旁的息肉状病灶仅占很少一部分(6.3%),与 Spaide 等报道的息肉状病灶多见于视乳头旁有差异。因此,息肉状病灶的发生部位可能存在种族差异,黑种人好发于视乳头旁,而中国人好发于黄斑区和血管弓区。息肉状病灶发生于中周部的病例较少见,本研究中仅一例患者在颞上中周部存在息肉状病灶,且不见与之相连的脉络膜血管网。

4. PCV 与湿性 AMD 的区别与联系　尽管大部分学者认为 PCV 是一种新的病种,其流行病学特征、临床特征、ICGA 特征及视力预后等方面均与湿性 AMD 有较大的不同,但由于 PCV 具有好发于老年人及眼底有出血、渗出等与湿性 AMD 很相似的临床表现,也有学者认为 PCV 可能是 AMD 的一种变异型 。因此,PCV 与湿性 AMD 的区别与联系值得进一步的探讨。

临床病理研究对 PCV 究竟是脉络膜内层血管的扩张还是似 AMD 之 CNV 也有不同看法。Okubo 等的 PCV 临床病理研究结果显示患眼脉络膜内层含有较多扩张的小静脉及相关联的小动脉,扩张的小静脉管径大至 300μm,因此,他们认为 PCV 的息肉状病灶是脉络膜本身扩张的小静脉所致,而不是 CNV。而 Terasaki 等在对从黄斑转位术治疗 PCV 所剥离出的 PCV 组织行病理及免疫组化分析后,认为息肉状成分是 Bruch 膜内呈簇状薄层扩张的 CNV。光学相干断层成像技术(optical coherence tomography, OCT)显示 PCV 的息肉状病灶是位于 Bruch 膜下的脉络膜内层的结节样突出,与 AMD 之 CNV 有所不同。

根据本研究的结果并结合其他学者的发现,我们认为 PCV 是独立于 AMD 之外的一种新病种。支持的依据有以下几点:①PCV 可发生于中周部,而 AMD 仅见于黄斑区及其周围;②PCV 的息肉状病灶较少侵犯黄斑中央凹,而 AMD 之 CNV 常累及中央凹;③PCV 较少形成盘状瘢痕,而 AMD 之 CNV 的最终结局是黄斑区盘状瘢痕的形成；④PCV 患眼和对侧眼缺乏 AMD 之 CNV 那样的发病危险因素（如软性玻璃膜疣、局部高色素）；⑤PCV 患眼的眼底可见特征性的视网膜下橘红色结节样病灶，而 AMD 之 CNV 常呈青灰色外观；⑥ICGA 特征不同，PCV 于脉络膜内层可见分支状脉络膜血管网及其末梢的息肉状扩张灶，而 AMD 呈现焦点状 CNV（focal CNV）或斑状 CNV（plaque CNV），部分息肉状病灶后期荧光渐消退或呈"冲刷现象"，而 CNV 后期染料渗漏或染色；⑦部分 PCV 患者视力预后良好，而绝大部分 AMD 之 CNV 患眼视力预后差；⑧AMD 好发于白种人，而 PCV 多见于黑人及亚洲人。

尽管在 Uyama 等前瞻性随访 2 年以上的 14 只 PCV 患眼中未见息肉状病灶从 RPE 下进展到视网膜下或形成纤维血管性瘢痕，但有些学者认为 PCV 患眼可伴发 CNV，因此，PCV 晚期患眼可能有 CNV 并存，这可以部分解释为何部分 PCV 患眼在组织病理上存在 CNV 成分。

Yannuzzi 等曾提出对于渗出型 AMD 的老年人，具有如下条件之一者应高度怀疑 PCV 的可能：①非白种人；②视盘周围的 CNV；③单眼发病者对侧眼较少或无玻璃膜疣改变。随着有关 PCV 的陆续报道，尽管 PCV 多见于黑人及亚洲人（如中国人），但白色人种亦可发生该病，且可累及黄斑区。因此，ICGA 检查显示的分支状脉络膜血管网及其末梢的息肉状血管扩张等特征性造影表现及眼底视网膜下橘红色结节样病灶改变，为该疾病的确诊提供了最主要的依据。

可依据以下几点鉴别 PCV 与湿性 AMD 等 CNV 性疾病：①与白色人种比较，PCV 相对好发于有色人种，而湿性 AMD 好发于白色人种；②PCV 患眼或对侧眼眼底较少有软性玻璃膜疣及局部色素沉着等 CNV 易患因素改变；③如无遮挡，可见息肉状病灶呈橘红色结节样隆起，而 CNV 病灶一般呈青灰色改变；④典型性 CNV 的 FFA 表现及隐匿性 CNV 在 ICGA 显示出的"热点"（hot-spot）现象或晚期"斑状"强荧光，与 PCV 的特征性 ICGA 改变有明显不同；⑤PCV 患眼病情发展相对平缓，最终较少瘢痕化，视力预后较好。此外，PCV 患者眼内缺乏血管样条纹症、高度近视、炎症等表现，较易与眼底血管样条纹症、高度近视、眼组织胞浆菌病及葡萄膜炎等引起的 CNV 性疾病相鉴别。

三、PCV 的分类研究

（一）概述

当一种新的病种或新的临床病征被发现并加以研究认识后，对这种新的病种或临床病征进行分类或分型将有助于疾病的诊断与鉴别诊断，同时对疾病预后的判断及指导治疗也具有重要的意义。譬如，CNV 按发生部位可分为中央凹下、中央凹旁及中央凹外 CNV；按组织病理可分为 Bruch 膜内、RPE 下及视网膜下 CNV；按 FFA 特征可分为典型性 CNV 和隐匿性 CNV，其中隐匿性 CNV 又分为血管性色素上皮脱离与血管性色素上皮病变两型。ICGA 应用于 CNV 后，又将 CNV 分为焦点状 CNV、斑状 CNV、结合型 CNV、混合型 CNV 与活动性 CNV、非活动性 CNV 等不同类型。

由于 PCV 的临床表现及 FFA 表现与 CNV 有许多相似之处，国外有学者认为 PCV 是 CNV 的一种变异型，是除典型性、隐匿性 CNV 之外的第 3 种类型的 CNV，并称之为息肉状 CNV。尽管 PCV 与一般的 CNV 有许多相似之处，但 PCV 的发生部位及 ICGA 表现却与一般的 CNV 有较大的不同。本研究在较大样本病例的基础上结合国外有关报道，对 PCV 提出较系统的分类，以期对 PCV 的诊断与鉴别诊断、预后判断及指导治疗有所裨益。

（二）PCV 的分类

1. 按息肉状病灶发生的部位进行分类

（1）黄斑型 PCV（macular PCV） 指多个孤立或簇状的息肉状病灶位于黄斑区，其来源于黄斑区脉络膜循环。在本研究的 48 只患眼中，有 30 只患眼（62.5%）归类为黄斑型 PCV（图 3-4-1）。

（2）视乳头旁型 PCV（peripapillary PCV） 指息肉状病灶在视乳头缘 1PD 范围内，其来源于视乳头旁脉络膜循环。在本研究中，有 3 只患眼（6.3%）为视乳头旁型 PCV（图 3-4-2）。

（3）血管弓型 PCV（arcade PCV） 指息肉状病灶位于颞上或颞下血管弓 1PD 范围内，其来源于黄斑

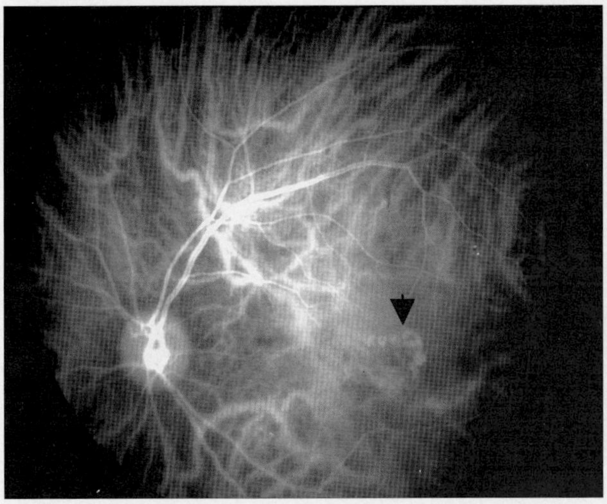

图 3-4-1　左眼黄斑区可见葡萄串样的脉络膜血管息肉状扩张灶(黄斑型 PCV)

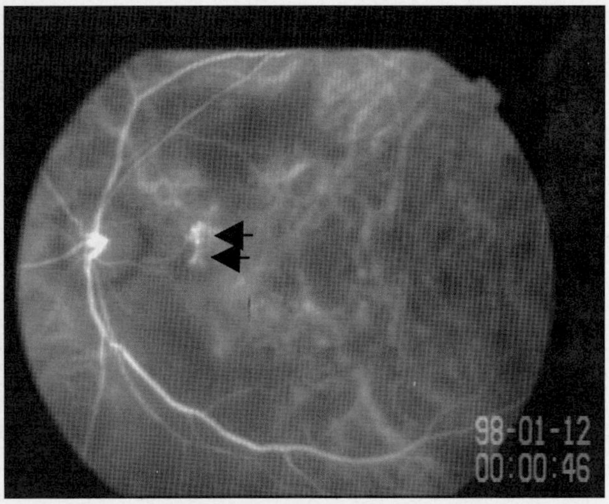

图 3-4-2　左眼视乳头旁可见多个脉络膜血管息肉状扩张灶(视乳头旁型 PCV)

及黄斑外的脉络膜循环。本研究共有 6 只患眼(12.5%)属血管弓型 PCV(图 3-4-3)。

(4)中周型 PCV(midperiphery PCV)　指息肉状病灶位于后极部以外的区域,其来源于中周部脉络膜循环。本研究未见单独发生于中周部的 PCV,只有 1 只患眼黄斑与周边型 PCV 并存。

(5)结合型 PCV(combination PCV)　指息肉状病灶在以上 2 个或 2 个以上区域同时存在(如黄斑 + 视乳头旁、黄斑 + 血管弓、视乳头旁 + 血管弓等不同部位组合)。在本研究的 48 只患眼中,有 9 只患眼(18.8%)归类为结合型 PCV(图 3-4-4)。

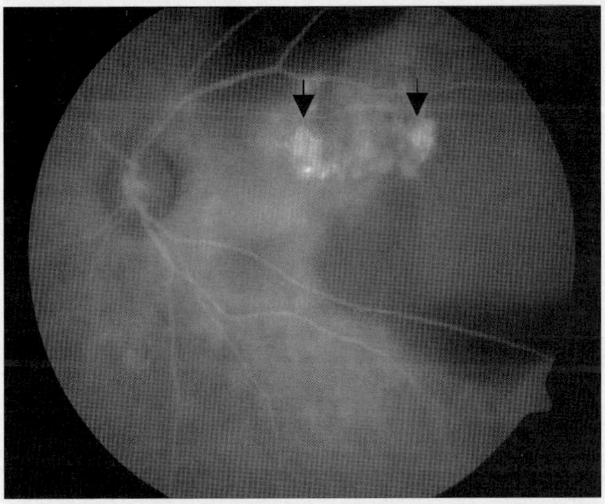

图 3-4-3　左眼颞上血管弓区可见分支状脉络膜血管网及息肉状扩张灶(血管弓型 PCV)

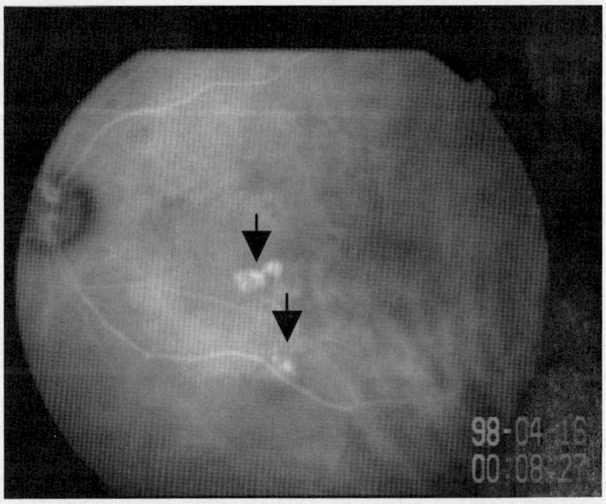

图 3-4-4　左眼黄斑区及颞下血管弓区分别可见息肉状扩张灶(结合型 PCV)

2. 按有无与息肉状病灶相连的分支状脉络膜血管网进行分类

(1)典型 PCV(typical PCV)　指同时具备有伞样异常分支的脉络膜血管网及血管网末梢有息肉状血管扩张灶两大特征的 PCV。在本研究的 48 只患眼中,有 36 只患眼(75.0%)归类为典型 PCV(图 3-4-5)。

(2)非典型 PCV(atypical PCV)　指可见多个孤立或簇状的息肉状病灶,但无明显的分支状脉络膜血管网与息肉状病灶相连的 PCV。本研究有 12 只患眼(25.0%)为非典型 PCV(图 3-4-6)。

3. 按眼底出血、渗出的严重程度分类

(1)渗出型 PCV(exudative PCV)　指后极部有多量的黄白色脂质渗出伴浆液性 PED 和(或)浅的神经上皮脱离,有少量或无视网膜下出血。本研究中,有 13 只患眼(27.1%)归类为渗出型 PCV(图 3-4-7)。

(2)出血型 PCV(hemorrhagic PCV)　指后极部存在出血性 PED 和(或)大片视网膜下出血。本研究中,有 35 只患眼(72.9%)归类为出血型 PCV(图 3-4-8)。

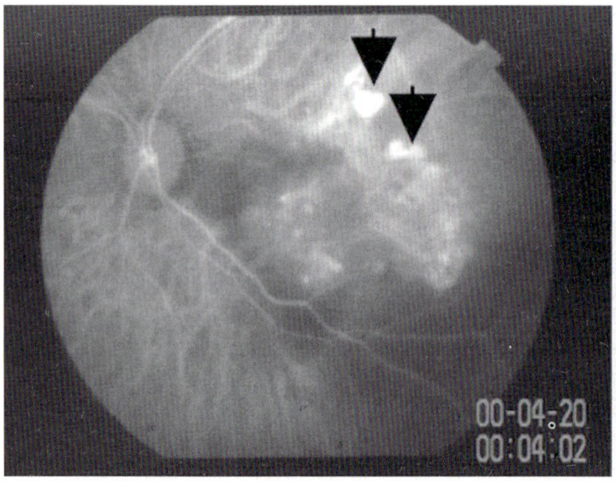

图 3-4-5　左眼黄斑区及周围可见脉络膜血管网及其末梢的息肉状扩张灶(典型 PCV)

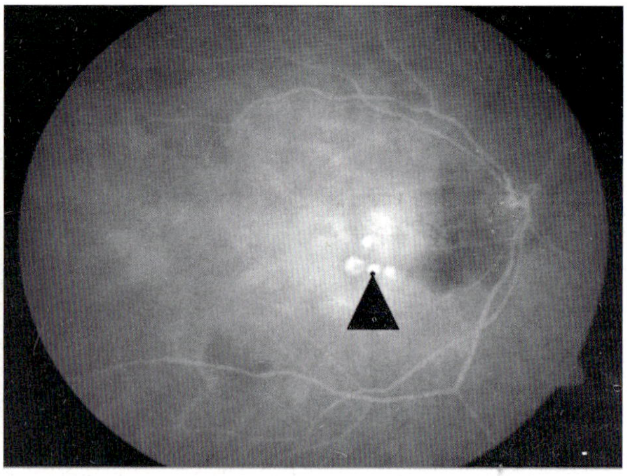

图 3-4-6　右眼黄斑区可见数个息肉状扩张灶,未见与息肉状灶相连的血管网(非典型 PCV)

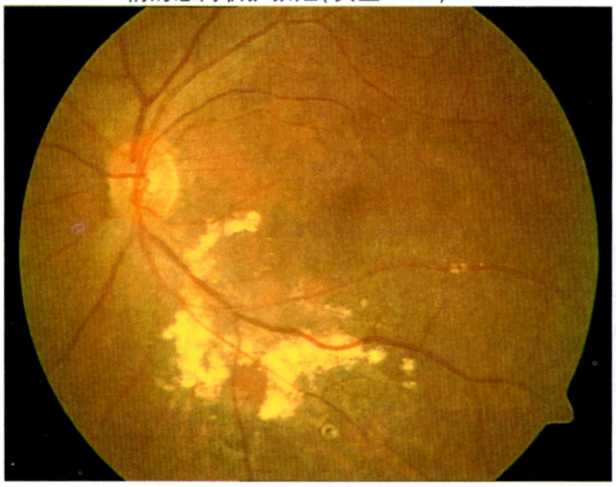

图 3-4-7　左眼颞下血管弓周围可见大片黄白色脂质渗出(渗出型 PCV)

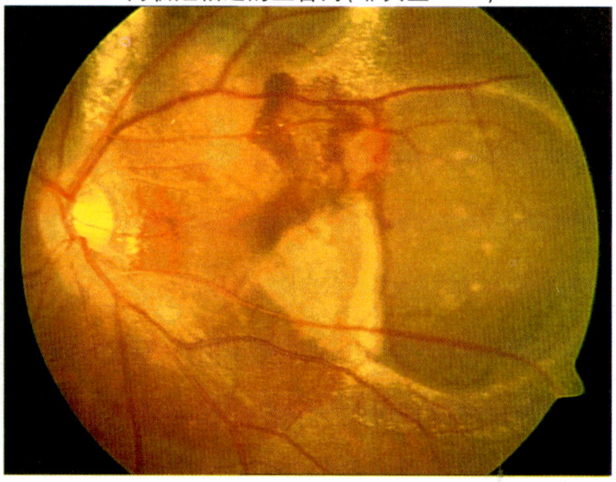

图 3-4-8　左眼黄斑区及周围可见大片状视网膜下出血(出血型 PCV)

4. 按息肉状病灶渗漏程度分类

(1)活动性 PCV(active PCV)　指息肉状病灶于 ICGA 早期呈囊袋样强荧光,后期染料渗漏或染色。本研究中,有 34 只患眼(70.8%)归类为活动性 PCV(图 3-4-9,图 3-4-10)。

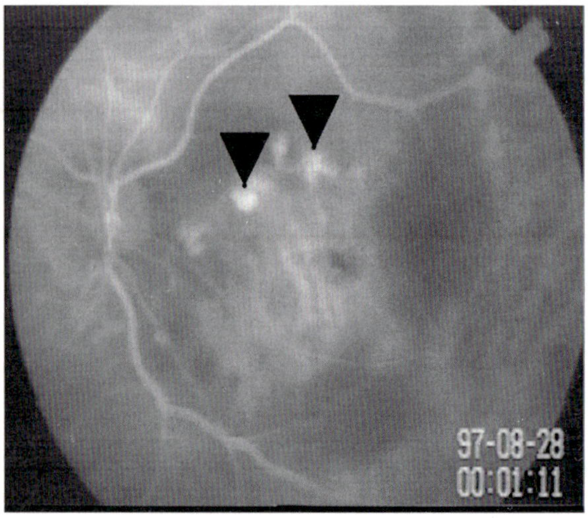

图 3-4-9　左眼 ICGA 早期像。黄斑区及上方可见呈伞样异常分支的脉络膜血管网及其末梢的息肉状扩张灶

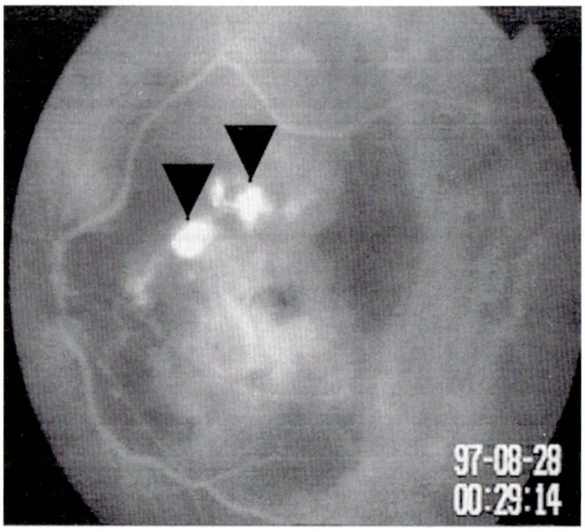

图 3-4-10　图 3-4-9 患眼 ICGA 后期像。息肉状扩张灶明显染色(活动性 PCV)

(2)非活动性 PCV(inactive PCV) 又称静止性 PCV(quiescent PCV),指 ICGA 早期息肉状病灶呈囊袋样强荧光,但造影后期(30min 后)息肉状病灶荧光渐消退,或呈现中心为弱荧光、周围为环状染色的"冲刷现象"。本研究中,有 14 只患眼(29.2%)归类为非活动性 PCV(图 3-4-11,3-4-12)。

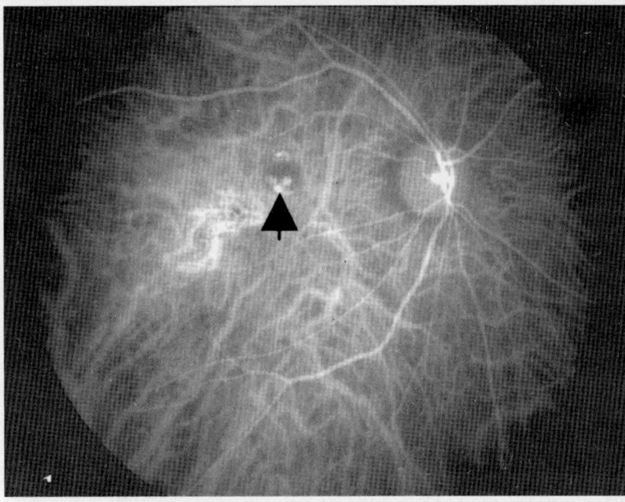

图 3-4-11 右眼 ICGA 早期像。黄斑区可见 5 个息肉状病灶

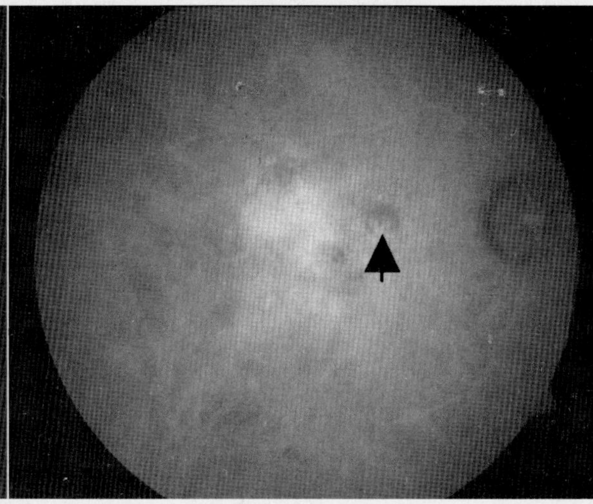

图 3-4-12 图 3-4-11 患眼的 ICGA 后期像。息肉状病灶荧光渐消退(非活动性 PCV)

48 只我国人 PCV 患眼的 PCV 分型见表 3-4-2。

表 3-4-2 48 只我国人 PCV 患眼的分型

分型	眼数(只)	百分比(%)
黄斑型 PCV	30	62.5
视乳头旁型 PCV	3	6.3
血管弓型 PCV	6	12.5
结合型 PCV	9	18.8
典型 PCV	36	75.0
非典型 PCV	12	25.0
渗出型 PCV	13	27.1
出血型 PCV	35	72.9
活动性 PCV	34	70.8
非活动性 PCV	14	29.2

(三)PCV 分类的价值与意义

迄今为止,国际上尚未见对 PCV 进行较系统全面分类的报道。不同的分类标准可从不同侧面反映疾病的病变程度,有助于了解疾病的进程及指导治疗。本研究首次提出按息肉状病灶发生的部位、息肉状病灶渗漏程度、有无与息肉状病灶相连的分支状脉络膜血管网及眼底出血、渗出的严重程度等分别对 PCV 进行分类。其中 PCV 按息肉状病灶发生的部位分为黄斑型、视乳头旁型、血管弓型、中周型及结合型,以及按有无与息肉状病灶相连的分支脉络膜血管网分为典型与非典型 PCV 是本研究提出的新分类。Uyama 等最早提出将 PCV 分为渗出型与出血型,但在他们的定义中将浆液性或出血性 PED 及出血、渗出局限于黄斑区,而本研究发现患眼的病变范围除黄斑区外,颞上、下血管弓周围也经常受累,故定义中将病变范围扩大到后极部。将 PCV 分为活动性与非活动性两种类型首先由 Yannuzzi 等提出,本研究仅将定义词句进行了规范化。

根据本研究提出的分类,我们可知黑人 PCV 多为视乳头旁型,日本人绝大多数为黄斑型,白种人黄斑型和视乳头旁型均较常见,而我国人 PCV 黄斑型和血管弓型多见。一般来说,黄斑型 PCV 因长期反复的出血、渗出常导致黄斑中央凹萎缩和囊样变性或瘢痕形成而致视力严重受损，是预后最差的一种类型，其次是血管弓型和视乳头旁型。周边型预后最好，且周边型 PCV 一般为非典型 PCV，很少见到与息肉状病灶相连的分支状脉络膜血管网。在治疗上，由于位置的差异，黄斑型常常不适宜激光光凝治疗，可试用光动力疗法治疗，而视乳头旁型、血管弓型及周边型激光光凝和 PDT 治疗均可试用。

由于不少 PCV 患眼可长期保持较好视力，所以并不是所有的 PCV 患眼均需激光光凝或 PDT 治疗。尽管有小样本病例报道显示激光光凝或 PDT 治疗对一些 PCV 患眼有益，但仍缺乏前瞻性、随机性的大样本资料来证实。将 PCV 分为活动性与非活动性两类，有助于指导光凝或 PDT 治疗。一般情况下，只有活动性的，且其出血、渗出或息肉状病灶本身累及黄斑中央凹的 PCV 才给予激光光凝或 PDT 治疗。非活动性的息肉状病灶以随访观察为主。随着病程发展，有些非活动性息肉灶可向活动性息肉灶转化，而有些活动性息肉灶也可趋于静止或逐渐消退。按眼底表现将 PCV 分为渗出型与出血型是一种简便易行的分类方法。Uyama 等认为渗出型的浆液性 PED 或神经上皮脱离可维持较长一段时间，但最终因 RPE 萎缩和变性而致视力下降；而出血型患眼由于骤然的大片视网膜下出血可导致视力突然下降，大片的视网膜下出血还可引起玻璃体出血，出血可自发吸收，然而又可发生新的出血，视网膜下长期的致密出血或复发性出血可导致 RPE 和外层视网膜变性，最终视力严重受损。一般情况下，渗出型 PCV 比出血型预后好，但两型间可互相转化而导致视力预后的不同。对黄斑下有浓厚积血、积血时间≤30 天的出血型 PCV 患眼可行玻璃体切割及视网膜切开术，应用纤溶酶原激活剂清除视网膜下积血块或应用 100% 六氟化硫气体玻璃体腔内注射置换黄斑下积血可获得较好疗效。

本研究提出按有无与息肉状病灶相连的分支状脉络膜血管网将 PCV 分为典型与非典型两类，在 PCV 的诊断上具有重要的意义。早期 PCV 的诊断应具备息肉状病灶及分支状脉络膜血管网两个 ICGA 特征，但随着研究的深入，发现不少患眼只存在典型的息肉状病灶而并无与之相连的分支状脉络膜血管网。Lafaut 等报道的 PCV 病例中，只有 20% 有明显的分支状脉络膜血管网与典型的息肉状病灶相连，而高达 80% 的患眼未见分支状脉络膜血管网。本研究中，也有 25.0% 的 PCV 患眼未见与息肉状病灶相连的分支状脉络膜血管网存在。因此，将 PCV 分为典型与非典型有助于拓宽和明确 PCV 的诊断范围，更好地将 PCV 从湿性 AMD 和其他脉络膜相关性疾病中分离出来，为临床治疗服务。

（文　峰）

【参 考 文 献】

[1] Yannuzzi LA. Idiopathic polypoidal choroidal vasculopathy. Presented at the 1982 Macular Society Meeting; February 5, 1982, Miami, Fla.

[2] Stern RM, Zalov ZN, Zegarra H, et al. Multiple recurrent serosanguineous retinal pigment epithelial detachments in black women. Am J Ophthalmol, 1985,100:560-569.

[3] Perkovich BT, Zakov ZN, Berlin LA, et al. An update on multiple recurrent serosanguineous retinal pigment epithelial detachments in black women . Retina, 1990,10:18-26.

[4] Kleiner RC, Brucker AJ, Johnston RL. The posterior uveal bleeding syndrome. Retina, 1990,10:9-17.

[5] Yannuzzi LA, Sorenson J, Spaide RF, et al. Idiopathic polypoidal choroidal vasculopathy (IPCV). Retina, 1990,10:1-8.

[6] Yannuzzi LA, Wong DW, Sforzolini BS, et al. Polypoidal choroidal vasculopathy and neovascularized age-related macular degeneration. Arch Ophthalmol, 1999,117:1503-1510.

[7] Uyama M, Matsubara T, Fukushima I, et al. Idiopathic polypoidal choroidal vasculopathy in Japanese patients. Arch Ophthalmol, 1999,117:1035-1042.

[8] Yannuzzi LA, Ciardella A, Spaide RF, et al. The expanding clinical spectrum of idiopathic polypoidal choroidal vasculopathy. Arch Ophthalmol, 1997, 115:478-485.

[9] Lafaut BA, Leys AM, Snyers B, et al. Polypoidal choroidal vasculopathy in Caucasians. Graefe's Arch Clin Exp Ophthalmol, 2002,238:752-759.

[10] Scassellati-Sforzolini B, Mariotti C, Bryan R, et al. Polypoidal choroidal vasculopathy in Italy. Retina, 2001, 21:121-125.

[11] Li CY, Chen YC, Ho CL, et al. Idiopathic polypoidal choroidal vasculopathy: case report. Chang Gung Med J, 2001,24:263-268.

[12] Yi C, Ou J, Yian H, et al. A case report of idiopathic polypoidal choroidal vasculopathy. Yan Ke Xue Bao. 2001,17:126-129.

[13] Lafaut BA, Leys AM, Snyers B,et al. Polypoidal choroidal vasculopathy in Caucasians. Graefe's Arch Clin Exp Ophthalmol, 2002,238:752-759.

[14] Scassellati-Sforzolini B, Mariotti C, Bryan R, et al. Polypoidal choroidal vasculopathy in Italy. Retina, 2001, 21:121-125.

[15] Ahuja RM, Stanga PE, Vingerling JR, et al. Polypoidal choroidal vasculopathy in exudative and haemorrhagic pigment epithelial detachments. Br J Ophthalmol, 2000,84:479-484.

[16] Ross RD, Gitter KA, Cohen G, et al. Idiopathic polypoidal choroidal vasculopathy associated with retinal arterial macroaneurysm and hypertensive retinopathy. Retina, 1996,16:105-111.

[17] Lip P, Hope-Ross MW, Gibson JM. Idiopathic polypoidal choroidal vasculopathy: a disease with diverse clinical spectrum and system associations. Eye,2002, 14: 695-700.

[18] Adrian KOH. 光动力疗法治疗脉络膜新生血管. 第四届国际眼科研讨会. 中国, 汕头, 2002.

[19] Spaide RF, Yannuzzi LA, Slakter JS, et al. Indocyanine green videoangiography of idiopathic polypoidal choroidal vasculopathy. Retina, 1995,15:100-110.

[20] Moorthy RS, Lyon AT, Rabb MF, et al. Idiopathic polypoidal choroidal vasculopathy of the macula. Ophthalmology, 1998, 105:1380-1385.

[21] Yannuzzi LA, Nogueira FB, Spaide RF, et al. Idiopathic polypoidal choroidal vasculopathy: a peripheral lesion. Arch Ophthalmol, 1998,116:382-383.

[22] Akman A, Akbatur H, yilmaz G, et al. Peripheral idiopathic polypoidal choroidal vasculopathy. Eye, 2000, 14: 680-681.

[23] Ciardella AP, Donsoff IM, Yannuzzi LA. Polypoidal choroidal vasculopathy. Ophthal Clin N Am, 2002,15: 537-554.

[24] Uyama M, Wada M, Nagai Y, et al. Polypoidal choroidal vasculopathy: natural history. Am J Ophthalmol, 2002, 133: 639-648.

[25] Tateiwa H, Kuroiwa S, Gaun S. et al. Polypoidal choroidal vasculopathy with large vascular network. Graefe's Arch Clin Exp Ophthalmol ,2002, 240: 345-361.

[26] Watzke RC, Klein ML, Hiner CJ, et al. A comparison of stereoscopic fluoresein angiography with indocyanine green videoangiography in age-related macular degeneration. Ophthalmology, 2000, 107: 1601-1606.

[27] Yannuzzi LA, Hope-Ross M, Slakter JS, et al. Analysis of vascularized pigment epithelial detachments using indocyanine green videoangiography. Retina, 1994, 14: 99-113.

[28] Bird AC. Doyne lecture: pathogenesis of retinal pigment epithelial detachment in the elderly: the relevance of Bruch membrane change. Eye, 1991, 5: 1-12.

[29] Moore Dj, Hussain AA, Marshall J. Age-related variation in the hydraulic conductivity of Bruch membrane. Inves ophthalmol Vis Sci, 1995, 36: 1290-1297.

[30] Yannuzzi LA, Freund KB, Goldbaum M, et al. Polypoidal choroidal vasculopathy masquerading as central serous chorioretinopathy. Ophthalmology, 2000,107:767-777.

[31] 文峰,吴德正. 浅谈吲哚青绿血管造影的临床释义. 中华眼底病杂志 , 2002, 18: 74-76.

[32] Herbort CP, Lehoang P, Guex-Crosier Y. Schematic interpretation of indocyanine green angiography in posterior uveitis using a standard angiographic protocol. Ophthalmology, 1998, 105: 432-440.

[33] Yannuzzi LA, Slakter JS, Sorenson JA. Digital indocyanine green videoangiography and choroidal neovascularization. Retina, 1991,12: 191-223.

[34] Felice Cardillo Piccolino, MD, LuigiBorgia, MD, et al. Indocyanine green angiography of circumscribed choroidal hemangiomas. Retina, 1996,16:19-28.

[35] 文峰,吴德正,金陈进,等. 孤立性脉络膜血管瘤的吲哚青绿血管造影. 中华眼底病杂志, 1998, 14 : 81-83.

[36] Witschel H, Font RL. Hemangioma of the chotoid. A clinicopathologic study of 71 cases and a review of the literature. Surv Ophthalmol, 1976,20:415-431.

[37] Heimann K. The development of the choroidal in man: choroidal vascular system. Ophthalmic Res, 1972, 3:257-273.

[38] Okubo A, Sameshima M, Uemura A, et al. Clinicopathological correlation of polypoidal choroidal vasculopathy revealed by ultrastructural study. Br J Ophthalmol, 2002, 86: 1094-1098.

[39] Rosa RH, Davis JL, Eifrig CWE. Clinicopathologic correlation of idiopathic polypoidal choroidal vasculopathy. Arch Oph-

thalmol, 2002, 120: 502-508.

[40] Terasaki H, Mjyake Y, Suzuki T, et al. Polypoidal choroidal vasculopathy with macular translocation: clinical pathological correlation. Br J Ophthalmol, 2002, 86: 321-327.

[41] Lafaut BA, Aiserbrey S, Broecke CVD, et al. Polypoidal choroidal vasculopathy patient in age-related macular degeneration: A Clinicopathologic correlation. Retina, 2000, 20: 650-654.

[42] Iijima H, Iida T, Imai M, et al. Optical coherence tomography of orange-red subretinal lesions in eyes with idiopathic polypoidal choroidal vasculopathy. Am J Ophthalmol, 2002, 129: 21-26.

[43] Iijima H, Imai M, Gohdo T, et al. Optical coherence tomography of idiopathic polypoidal choroidal vasculopathy. Am J Ophthalmol, 1999, 127:301-305.

[44] Otsuji T, Takahashi K, Fukushima I, et al. Optical coherence tomographic findings of idiopathic polypoidal choroidal vasculopathy . Ophthalmic Surg Lasers, 2000,31:210-214.

[45] Bressler NM, Bressler Sb, Fine SL. Age-related macular degeneration. Surv Ophthalmol, 1988, 32: 375-413.

[46] Guyer DR, yannuzzi LA, Slakter JS, et al. Digital indocyanine green videoangiography of occult choroidal neovascularization. Ophthalmology, 1994, 101: 1727-1737.

[47] Rejillo CD, Blade KA, Custis PH, et al. Evaluating persistent and recurrent choroidal neovascularization: The role of indocyaninegreen angiography. Ophthalmol, 1998, 105: 1821-1826.

[48] Chang TS, Freund KB, De la Cruz Z, et al. Clinicopathologic correlation of choroidal neovascularization demonstrated by indocyanine green angiography in a patient with retention of good vision for almost four years. Retina, 1994, 14: 114-124.

[49] Arnold JJ, Quaranta M, Soubrane G, et al. Indocyanine green angiography of druen. Am J Ophthalmol, 1997, 124: 344-356.

[50] Yannuzzi LA, Hope-rose M, Slakter JS, et al. Analysis of vascularized pigment epithelial detachments using indocyanine videoangiography. Retina, 1994, 14: 99-113.

[51] Quaranta M, Cohen SY, Krott R, et al. Indocyanine green videoangiography of angioid streaks. Am J Ophthalmol, 1995, 119: 136-142.

[52] Avila MP,Weiter JJ,Jalkh AE,et al. Natural history of choroidal neovascularization in degenerative myopia. Ophthalmology, 1984,91: 1573-1581.

[53] Klein RM,Curtin BJ. Lacquer crack lesions in pathologic myopia. Am J Ophthalmol,1975,79:386-392.

[54] Klein RM,Green SR. The development of lacquer cracks in pathologic myopia. Am J Ophthalmol,1988,106:282-285.

[55] Ohno-matsui K,Ito M,Tokoro T. Subretinal bleeding without choroidal neovascularization in pathologic myopia. Retina, 1996,16:196-202.

[56] Herbort CP, LeHoang P,Guex-Crosier Y. Schematic interpretation of indocyanine green angiography in posterior uveitis using a standard angiographic protocol. Ophthalmology, 1998, 105: 432-440.

[57] Oshima Y, Harino S,Hara Y, et al. Indocyanine green angiographic findings in Vogt-Koyanagi-Harada disease. Am J Ophthalmol, 1996, 122: 58-66.

[58] Matsuo T, Sato Y, Shiraga F, et al. Choroidal abnormalities in Behcet disease observed by simultaneous indocyanine green and fluorescein angiography with scanning laser ophthalmoscopy. Ophthalmology, 1999, 106: 295-300.

[59] Slakter JS and Giovannini A. Multifocal choroiditis and the presumed ocular histoplasmosis syndrome in Yannuzzi LA, Flower and Slakter JS (eds). Indocyanine Green Angiography. St Louis, Mosby year book, Inc, 1997. 271-278.

[60] Singerman LJ. Fluorescein angiography: practical role in the office management of macular disease. Ophthalmology, 1986, 93: 1209-1215.

[61] 文峰,吴德正. 老年黄斑变性 //吴德正. 眼部吲哚青绿血管造影学. 沈阳:辽宁科学技术出版社, 2002:120-124.

[62] Mandava N, Guyer DR, Yannuzzi LA, et al. Indocyanine green videoangiography-guided laser photocoagulation of occult choroidal neovascularization. Ophthalmic surg lasers, 1997, 28: 844-852.

[63] Gelisken F, Inhoffen W, Schneider U, et al. Indocyanine green angiography in classic choroidal neovascularization. Jpn J Ophthalmol, 1998, 42: 300-303.

[64] Guyer DR, Yannuzzi LA, Slakter JS, et al. Classification of choroidal neovascularization by digital indocyanine green videoangiography. Ophthalmol, 1996, 103:2054-2060.

[65] Sallet G, Lafaut BA, Laey JD. et al. Indocyanine green angiography and age-related serous pigment epithelial detachment.

Graefe's Arch Clin Exp Ophthalmol, 1996,234: 25-33.

[66] Lim JI, Sternberg P, Capone A, et al. Selective use of indocyanine green angiography for occult choroidal neovascularization. Am J Ophthalmol, 1995, 120: 75-82.

[67] Guyer DR, Yannuzzi LA, Slakter JS, et al. Digital indocyanine-green videoangiography of occult choroidal neovascularization. Ophthalmol, 1994, 101: 1727-1737.

[68] Staurenghi G, Orzalesi N, Capria AL, et al. Laser treatment of feeder vessels in subfoveal choroidal neovascular membrances: A revisitation using dynamic indocyanine green angiography. Ophthalmol, 1998, 105: 2297-2305.

[69] Lim JI, Aaberg TM, Capone A, et al. Indocyanine green angiography-guided photocoagulation of choroidal neovascularization associated with retinal pigment epithelium detachment. Am J Ophthalmol, 1997, 123: 524-532.

[70] Spaide RF, Donsoff I, Lam DL, et al. Treatment of polypoidal choroidal vasculopathy with photodynamic therapy. Retina, 2002, 25: 529-535.

[71] Quaranta M, Mauget-Faysse M, Coscas G. Exudative idiopathic polypoidal choroidal vasculopathy and photodynamic therapy with Verteporfin. Am J Ophthalmol, 2002, 134: 277-280.

[72] Shiraga F, Matsuo T, Yokoe S, et al. Surgical treatment of submacular hemorrhage associated with idiopathic polypoidal choroidal vasculopathy. Am J Ophthalmol, 1999, 128: 147-154.

[73] Gomez-Ulla F, Gonzalez F, Torreiro MG. Diode laser photocoagulation in idiopathic polypoidal choroidal vasculopathy. Retina, 1998, 18: 481-483.

[74] Lip Pl, Hope-Ross MW, Gibson JM. Idiopathic polypoidal choroidal vasculopathy: a disease with diverse clinical spectrum and systemic associations. Eye, 2000, 14: 695-700.

[75] Rogers AH, Greenberg PB, Martidis A, et al. Photodynamic therapy of polypoidal choroidal vasculopathy. Ophthalmic Surg Lasers Imaging,2003,34:60-63.

[76] Schmidt-Erfurth U, Miller JW, Sickenberg M, et al. Photodynamic therapy of subfoveal choroidal neovascularization:clinical and angiographic examples. Graefe's Arch Clin Exp Ophthalmol, 1998,236:365-374.

[77] Miller JW, Schmidt-Erfurth U, Sickenberg M, et al. Photodynamic therapy with verteporfin for choroidal neovascularization caused by age-related macular degeneration: results of a single treatment in a phase 1 and 2 study. Arch Ophthalmol, 1999, 117:1161-1173.

[78] Rubin GS, Bressler NM. Effects of verteporfin therapy on contrast on sensitivity: Results From the Treatment of Age-Related Macular Degeneration With Photodynamic Therapy (TAP) investigation-TAP report No 4. Retina, 2002, 22:536-544.

[79] Holz FG, Jorzik J, Schutt F, et al. Agreement among ophthalmologists in evaluating fluorescein angiograms in patients with neovascular age-related macular degeneration for photodynamic therapy eligibility (FLAP-study). Ophthalmology, 2003, 110:400-405.

[80] Galatt H, Machemer R. Experimental subretinal hemorrhage in rabbits. Am J Ophthalmol, 1982; 94:763-773.

[81] Toth CA, Morse LS, Hjelmeland LM, et al. Fibrin directs early retinal damage after experimental subretinal hemorrhage. Arch Ophthalmol, 1991,109:723-729.

[82] Feng Wen, Changzheng Chen, Dezheng Wu, et al. Polypoidal choroidal vasculopathy in elderly Chinese patients. Graefe's Arch Clin Exp Ophthalmol, 2004, 242 (8) :625-629.

[83] Hailtao LI , Feng Wen, Dezheng Wu. Polypoidal Choroidal Vasculopathy in a patien with Circumscribed Choroidal Hemangioma. Retina, 2004, 24 (4): 629-631.

5 非渗出型老年性黄斑变性

一、概述

老年性黄斑变性(age-related macular degeneration,AMD)的严重性随年龄增加而增加,AMD 在年龄大于 75 岁的人群中发病率最高,这个年龄组中 7.1% 发生晚期 AMD。一份人群调查报告评估了 AMD 的发生和进展,发现晚期 AMD 的 5 年发生率为 0.9%,至少一只眼渗出型 AMD 为 0.6%,单纯地图状萎缩为 0.3%。11.7% 的早期 AMD 经过 5 年发展成晚期 AMD,7.1% 发展成渗出型。

萎缩型 AMD 多发生于 50 岁以上的老年人,双眼视力呈现缓慢的进行性下降,程度相近。患者常有视物变形等症状。眼底检查可见双眼底后极部色素紊乱,中央凹反光消失,常可见到一些大小不一、边界不很清晰的黄白色玻璃膜疣。病程晚期有些患者由于视网膜色素上皮(retinal pigment epithelium,RPE)萎缩及色素脱失,以及少部分患者 RPE 脱离吸收后,后极部视网膜留有边界较为清晰的地图样萎缩区。如果脉络膜毛细血管也发生萎缩,就可以见到萎缩区内有一些粗大的脉络膜血管。

二、非渗出型/渗出型 AMD

AMD 可以分为非渗出型与渗出型。非渗出型或萎缩型黄斑病变是 AMD 最普遍的形式,占所有病例的 80% ~90%。非渗出型 AMD 中玻璃膜疣覆盖其上的 RPE 萎缩,因此患眼视力降低,没有视网膜下出血、视网膜下液体和硬性渗出。脉络膜新生血管(choroidal neovascularization,CNV)预示渗出型 AMD 发生,在临床上与视网膜下液体、视网膜下出血、硬性渗出、色素上皮不规则、色素上皮脱离(pigment epithelium detachment, PED)或视网膜下灰绿色病损有关。荧光素眼底血管造影(fundus fluorescein angiography,FFA)可以描绘确切位置(中央凹下、中央凹旁或中央凹外)、大小和渗漏的模式(典型/隐匿)。

三、相关因素

流行病学、临床和组织学的研究揭示不同因素与非渗出型 AMD 有关。遗传的影响、光损害、营养缺乏、毒性作用和系统的心血管因素在流行病学研究中已经被揭示。把这些危险因素分为以下几类:①个人特征,包括年龄、性别、种族、眼颜色、吸烟和基因易患病体质;②系统疾病,尤其是高血压、心血管疾病、血脂水平,以及环境影响如日光和营养。

1. 年龄　65 岁后 AMD 的发病率增加,75 ~85 岁人群的 AMD 发生率为 27.9%。玻璃膜疣的数量和融合玻璃膜疣的出现与年龄的增加有关。

2. 性别　已经有报道 AMD 多发于女性。在 75 岁或更大年龄人群中,女性比同年龄男性的早期 AMD 发生率高 2.2%。

3. 种族　有报道玻璃膜疣和色素改变在白种人中的发生率是黑种人的 2 倍。

4. 家族史　Stone 和其合作者已经报道一个基因的变化使得 AMD 患者易于形成玻璃膜疣。

5. 远视　远视和 AMD 相关。棕色虹膜的病人发生 AMD 的风险较低。

6. 高血压和心血管疾病　研究发现 AMD 和高血压有着肯定的联系。另一方面,Hyman 等发现吸烟、动脉硬化、缺血和 AMD 有肯定联系。在他们的病例对照研究中,发现中到重度高血压与渗出性 AMD 的 CNV 有关。

7. 高胆固醇血症　关于脂质渗漏和 AMD 的联系,各项研究的结果不一致。饱和脂肪和胆固醇的高摄入与早期 AMD 间存在肯定联系。Hyman 和同事报道,饮食胆固醇和高密度脂蛋白(HDL)高水平与新生血管性 AMD 有肯定的联系。

8. 光损害　尽管没有科学证实,但已经暗示暴露于光的积累可能引起黄斑部的光感受器逐渐丧失。

9. 营养　氧分压可能在 AMD 的病因中起重要作用。光诱导过氧化物基形成能够损伤光感受器的外节,抗氧化物可阻止这一损害。抗坏血酸和维生素 E 等抗氧化物在老年人中可能缺乏,这增大了他们发生光损伤的可能性。我们还知道视网膜和黄斑极有可能由于高的多不饱和脂肪酸含量倾向于脂质过氧化而受到氧化损伤。一项研究证实抗坏血酸能阻止鼠视网膜氧化损伤的假象,暴露于同等量的光,增喂给维生素 C 的鼠比不喂给抗坏血酸的鼠的视网膜损伤轻得多。在 POLA 研究中,发现 AMD 和血浆中的维生素 E 水平存在负关联。这项研究和眼病例对照研究发现 AMD 和血浆坏血酸水平没有关联。显而易见,需要进一步随机研究评估抗氧化物在预防新生血管性 AMD 中的作用。年龄相关性眼病研究(AREDS)正在进行观察抗氧化物和锌供给疗效的研究,目前还没获得任何结果。

胡萝卜素和视黄醇功效试验研究(CAREY)发现吸烟和被给予 β-胡萝卜素及视黄醇的个体发展为肺癌的概率为 28%,比给予安慰剂组高。这项研究 4 年后停止。一项在芬兰进行的试验研究也暗示,在给予 β-胡萝卜素的病人中由于肺癌和心血管疾病的死亡率增加。这些研究没有考虑 AMD,但暗示了吸烟的 AMD 病人高剂量摄入维生素可能的副作用。

最近,芦丁和锌的饮食重要性已经被高度重视。Seddon 等报道来自眼病病例对照研究(EDCCS)的进一步调查结果,显示胡萝卜素的高剂量饮食摄入,尤其深绿色叶子的蔬菜,使发生 AMD 的风险降低 43%。BJO 最近的报道分析了各种水果和蔬菜,确定哪一种含有芦丁和(或)锌,确定食物供给这两种胡萝卜素。

四、玻璃膜疣

1854 年,玻璃膜疣第一次被 Donders 描述。在 RPE 和其基底膜之间(基底层状玻璃膜疣)或 RPE 基底层和 Bruch 膜的内层胶原层之间(基底线状玻璃膜疣),有膜残骸、细胞外物质的沉积。玻璃膜疣导致继发性 Bruch 膜增厚和 RPE 变性,非渗出型 AMD 引起的视力丧失是光感受器细胞和脉络膜毛细血管变性的结果,发生在 RPE 萎缩后不久。

(一)病因

作为在 RPE 的血浆膜和基底膜之间膜性物质的沉积物,玻璃膜疣形成最早在 20 多岁被发现,可能为正常的年龄相关性改变。Stone 和同事们已经确认一个和 Malattia Leventinese 交互的基因,这个基因也与卵黄状黄斑变性和 AMD 的玻璃膜疣形成有关。试验性的和尸体研究显示玻璃膜疣是 RPE 源性的。Ishibashi 等使用电子显微镜描述玻璃膜疣的形成如下:①RPE 细胞的外翻和生芽;②母体 RPE 细胞外翻部分的分离;③外翻细胞的变性和瓦解,其成分缺乏细胞核;④RPE 下空间有粒状、小泡状、管状和线形的物质积聚。

(二)分类

眼科病理学家将眼底后极部的玻璃膜疣分为基底层沉着(basal laminar deposits)和基底线沉着(basal linear deposits)。基底线沉着也称典型性或渗出型玻璃膜疣(typicalor exudative drusen),指眼底后极部一些大小不等、边界不很清晰有时甚至互相融合、色泽较淡的视网膜下的玻璃膜疣。电子显微镜下其病理组织学的改变则是一些含有磷脂的小囊泡及电子密度较大的物质沉积在 RPE 的基底膜与 Bruch 膜的内胶原层之间,RPE 的基底膜并无明显增厚。但 Bruch 膜的内胶原层可能增厚,致使 RPE 与 Bruch 膜产生分离,引起 RPE 脱离。可能是由于这种基底线沉着的玻璃膜疣影响到了 Bruch 膜,因而多见于 AMD 患者的眼底。因此,这种典型性或渗出型的玻璃膜疣可能与 AMD 的发生有密切关系。在视网膜可见到不同类型的玻璃膜疣:①硬性的、小结样的玻璃膜疣;②软性的玻璃膜疣;③水晶样的玻璃膜疣;④表皮或基底层状玻璃膜疣。

临床和组织学研究显示软性玻璃膜疣发生在黄斑变性之前。玻璃膜疣导致继发性 Bruch 膜增厚、

RPE 变性、继发性上层视网膜光感受器丧失以及倾向于脉络膜新生血管(choroidal neovascularization, CNV)的向内生长。

(三)玻璃膜疣的消失

1. 自然病程 各种报道已经描述了玻璃膜疣的自发消失。Bressler 等在 Waterman 研究中提到,5 年随访期间 47 个患者中 16 人(34%)大的玻璃膜疣消失。当玻璃膜疣消失的时候,继发 RPE 萎缩,很快光感受器和脉络膜毛细血管丧失,伴随 RPE 的丧失。当玻璃膜疣消失的时候,可见到 RPE 上层的萎缩。

2. 玻璃膜疣的激光研究 防治 CNV 试验和 AMD 预防药物治疗研究(PTAMD)组进行了两项激光治疗玻璃膜疣的多中心试验。AMD 病人的两个特征为:①双侧大的软性玻璃膜疣,有好的视力;②病人一只眼已发生渗出型 AMD,对侧眼有大的软性玻璃膜疣和好的视力。CNV 试验的研究证实,随机分到氩激光治疗组的对侧眼发生渗出型 AMD 的风险增高。PTAMD 试验使用阈值下二极管激光,发现激光治疗的对侧眼发生渗出型 AMD 的风险增高。Guymer 等观察激光光凝对脉络膜毛细血管细胞结构的影响。他们假设由阈上水平激光引起的这些改变可能带来诱发新生血管的风险,这些过程参与来自 Bruch 膜的残骸的清除,并代表血管生成的早期阶段。

非渗出型 AMD 的临床和组织学研究显示软性玻璃膜疣发生于黄斑变性前,仅玻璃膜疣的出现不引起显著的视力丧失。软性玻璃膜疣导致 RPE 萎缩,随之发生上层光感受器萎缩和视力丧失。当视力低于或等于 20/30 时,疾病过程被称为非渗出型或萎缩型 AMD。

萎缩型 AMD 没有视网膜下液体、视网膜下出血、PED、硬性渗出、视网膜下纤维等各种渗出型黄斑病变的迹象。

局灶性低色素伴随软性玻璃膜疣的数量增多、融合,大的玻璃膜疣,导致 RPE 萎缩进展和脉络膜病变与 CNV 发生率增高有关。

地图状萎缩(geographic atrophy)是晚期萎缩型 AMD 的一种形式,包括显著的脉络膜毛细血管和小的脉络膜血管萎缩,伴随 RPE 的萎缩。这个过程缓慢发展,一直到病变的晚期侵犯中央凹无血管区。几乎 3.5% 大于 75 岁的病人发生地图状萎缩,引起视力丧失 20/200 或更差。

尽管非渗出型 AMD 更多见,但其仅引起 10% AMD 所致视力严重下降。Bressler 等报道 50 岁或更大年龄男性的 AMD 发病率为 1.8%,其中 75% 为非渗出型 AMD。

五、非渗出型 AMD 眼底血管造影

作者等观察和评价萎缩型 AMD 的 FFA 与 ICGA 图像特征和对比检查的应用价值,回顾分析 73 例萎缩型 AMD 患者 95 只眼的彩色眼底照相、FFA 和 ICGA 检查资料,其中包括 RPE 色素脱失与萎缩 19 例 26 只眼、玻璃膜疣 15 例 30 只眼和 39 例单侧渗出型 AMD 患者的对侧眼 39 只。结果显示,当脉络膜血管和脉络膜小血管减少时就可见到地图状萎缩,萎缩区在早期显示为弱荧光,晚期依据脉络膜萎缩的程度,FFA 可表现为斑片状强荧光,ICGA 表现为强荧光,并可较好地发现脉络膜毛细血管缺损程度,在 RPE 色素脱失、萎缩区域,ICGA 晚期由于脉络膜血管通透性增强而出现斑片状强荧光。但 ICGA 对 RPE 的色素脱失以及萎缩病灶的显示不如 FFA 清楚,ICGA 早期脉络膜血管荧光较强,往往影响 RPE 色素脱失病灶的显示,而到造影晚期才出现点状强弱相间荧光的 RPE 色素损害病灶。因而,ICGA 与 FFA 同步检查才能较全面地观察萎缩型 AMD 眼底 RPE 色素紊乱与萎缩情况。

(一)RPE 色素脱失与萎缩的 FFA 与 ICGA 的荧光图像

FFA 检查晚期表现为斑片状强荧光,ICGA 检查表现为斑片状强弱荧光相间。FFA 检查 RPE 地图状萎缩表现为斑片状强荧光,ICGA 检查表现为边界清晰的弱荧光内见脉络膜毛细血管缺损,ICGA 检查早期可见粗大的脉络膜血管通过(图 3-5-1、图 3-5-2),晚期脉络膜血管荧光消退,保持比脉络膜背景荧光强一些的强荧光,有些部位表现为弱荧光。

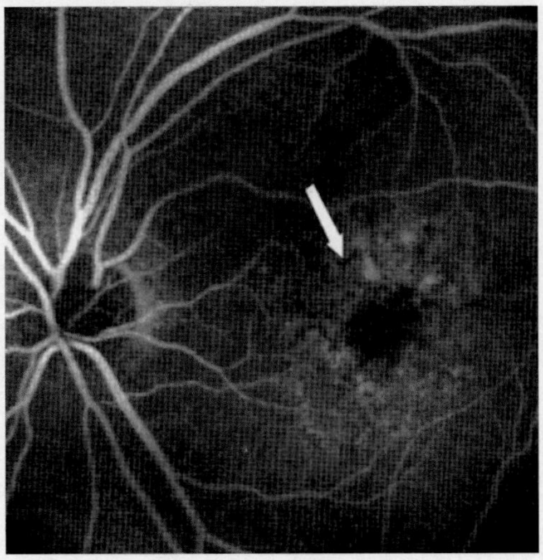

图 3-5-1 黄斑区 RPE 地图状萎缩患眼的 FFA 像。1min6s 显示黄斑区斑片状强荧光(白箭头)

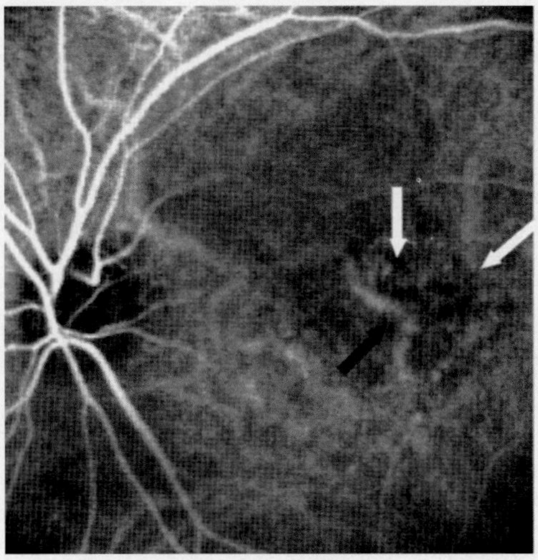

图 3-5-2 图 3-5-1 患眼的 ICGA 像。1min6s 显示黄斑区强弱相间荧光灶(白箭头),并显示脉络膜大血管(黑箭头)

(二)黄斑玻璃膜疣的 FFA 与 ICGA 的荧光图像

黄斑玻璃膜疣是 AMD 早期眼底的重要特征,在 ICGA 中硬性玻璃膜疣表现为斑点状强荧光,而一些玻璃膜疣表现为正常荧光。ICGA 早期可无荧光改变,晚期为斑片状弱荧光,夹杂簇状融合强荧光。Bottoni 等认为 ICG 染料 98% 与血浆蛋白结合,在造影早期阶段不能弥散到血管外的空间,不能穿透 Bruch 膜,早期脉络膜强荧光可阻挡表浅的玻璃膜疣显示,因而 ICGA 不能发现硬性玻璃膜疣。软性玻璃膜疣可造成小范围的 Bruch 膜内层脱离,ICG 染料蓄积和着色,与未损害的脉络膜周围空间形成荧光对比,是软性玻璃膜疣造影晚期强荧光的原因。晚期强荧光表现是因红外光穿透了 RPE,表明有更多的变性区和变薄的 RPE,不同的眼底色素可显示不同程度的强荧光,尤其在眼底后极部。在软性玻璃膜疣中,任何早期或晚期的强荧光都暗示渗出型 AMD 发生的可能性。作者等对玻璃膜疣的 FFA 与 ICGA 图像对比观察,发现硬性玻璃膜疣边界清晰,FFA 早期显示强荧光,ICGA 早期显示斑点状强荧光(图 3-5-3、图 3-5-4);软性玻璃膜疣 FFA 显示强荧光,ICGA 显示弱荧光(图 3-5-5、图 3-5-6)。ICGA 检查时弱荧光出现很早,在脉络膜动脉期即出现且持续全过程,ICGA 对软性玻璃膜疣的显示不如 FFA 清晰。软性和硬性玻璃膜疣眼 FFA 显示为强荧光,ICGA 显示为斑点状强弱荧光相间。软性玻璃膜疣在 FFA 检查晚期强荧光点有融合趋势,在 ICGA 检查早期表现为斑片状弱荧光,夹杂簇状强荧光,晚期呈弱荧光。玻璃膜疣在 ICGA 表现为弱荧光时,在 FFA 表现的数量及范围较 ICGA 大(图 3-5-7、图 3-5-8);当 ICGA 表现为强荧光时,FFA 表现的数量及范围较 ICGA 小(图 3-5-9、图 3-5-10)。单侧渗出型 AMD 对侧眼中 RPE 色素脱失与萎缩,FFA 显示黄斑区周围有斑片状强荧光,ICGA 显示片状强弱相间荧光,显示的 RPE 损害范围较 FFA 检查大(图 3-5-11、图 3-5-12)。作者等发现当玻璃膜疣 ICGA 表现为弱荧光时,FFA 检查所见的强荧光斑的数量及范围较 ICGA 检查所见的弱荧光更多更大;当 ICGA 检查玻璃膜疣表现为强荧光时,FFA 检查所见的强荧光的数量及范围较 ICGA 检查所见的强荧光更少更小;软性玻璃膜疣 ICGA 观察不如 FFA 清楚。Bottoni 等发现脉络膜遮蔽荧光与玻璃膜疣大小有关,玻璃膜疣越大,遮蔽时间越长,因此软性玻璃膜疣在 ICGA 中荧光不易观察。Arnold 等认为玻璃膜疣的弱荧光可能是疣(为球状物质)遮蔽脉络膜血管荧光所致,而强荧光可能是玻璃膜疣的内容物具有对 ICG 分子高度亲和力的缘故,玻璃膜疣的荧光改变可能还与年龄及病程有关。ICGA 表现为边界模糊的强荧光,预示有 CNV 的存在。因而,FFA 与 ICGA 同步检查有助于玻璃膜疣的分类和判断玻璃膜疣的性质。

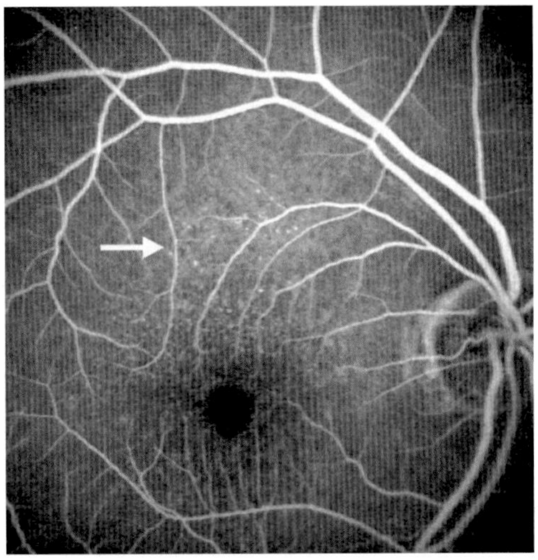

图 3-5-3 硬性玻璃膜疣患眼的 FFA 像。1min26s 显示点状强荧光

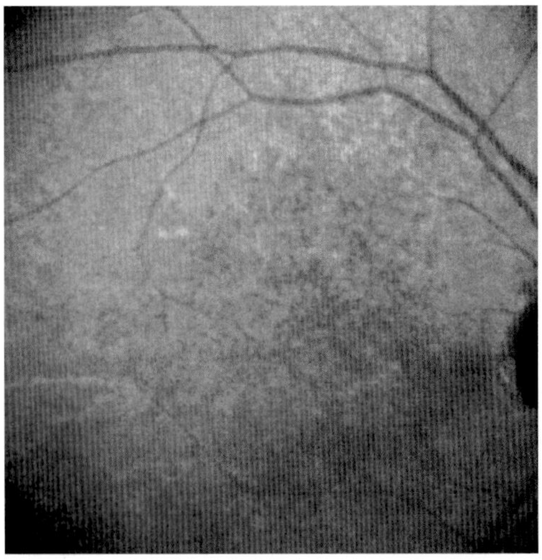

图 3-5-4 图 3-5-3 患眼的 ICGA 像。24min27s 显示斑点状强或弱荧光

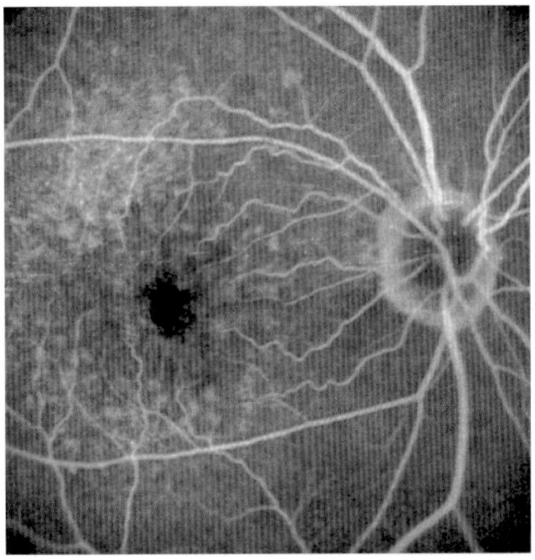

图 3-5-5 软性玻璃膜疣患眼的 FFA 像。17min54s 显示强荧光点有融合趋势

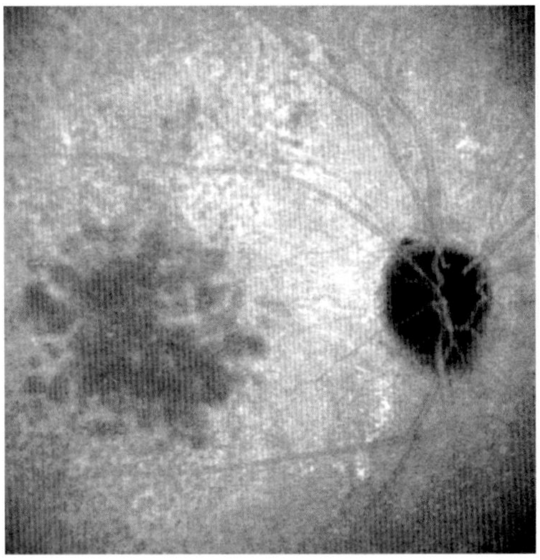

图 3-5-6 图 3-5-5 患眼的 ICGA 像。17min54s 显示斑片状弱荧光，夹杂簇状强荧光

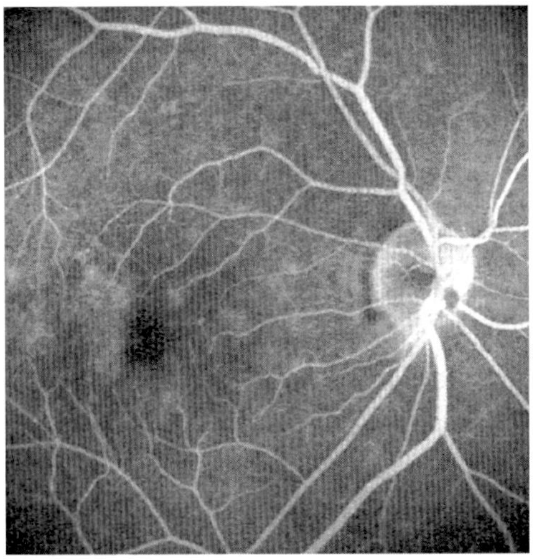

图 3-5-7 软性玻璃膜疣患眼的 FFA 像。8min11s 显示强荧光数量较多，范围较大

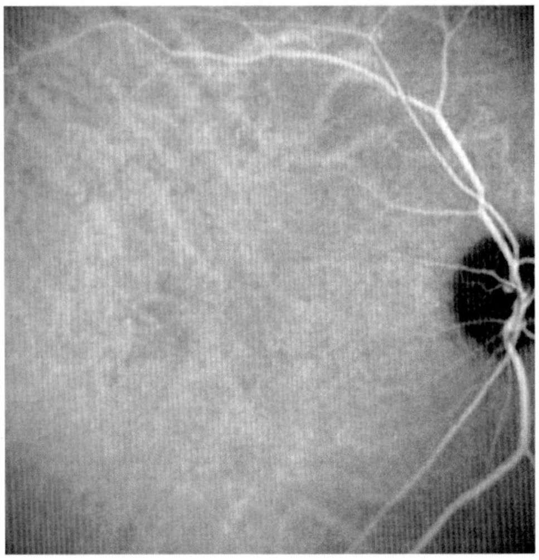

图 3-5-8 图 3-5-7 患眼的 ICGA 像。8min16s 显示斑片状弱荧光，其数量较 FFA 所见少，范围较 FFA 所见小

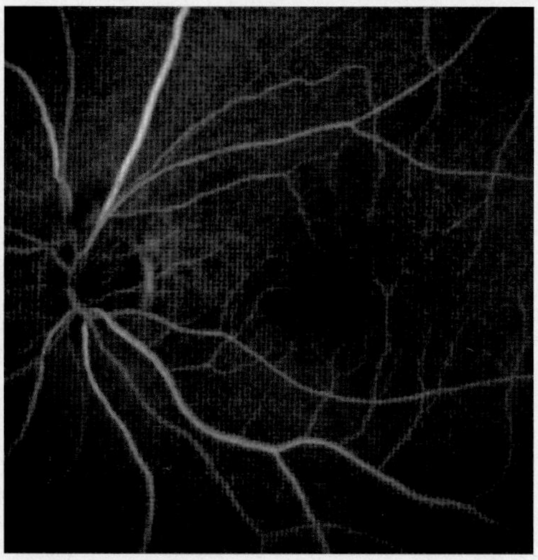

图 3-5-9　硬性玻璃膜疣患眼的 FFA 像。28.87s显示玻璃膜疣的数量及范围较 ICGA 所见更少更小

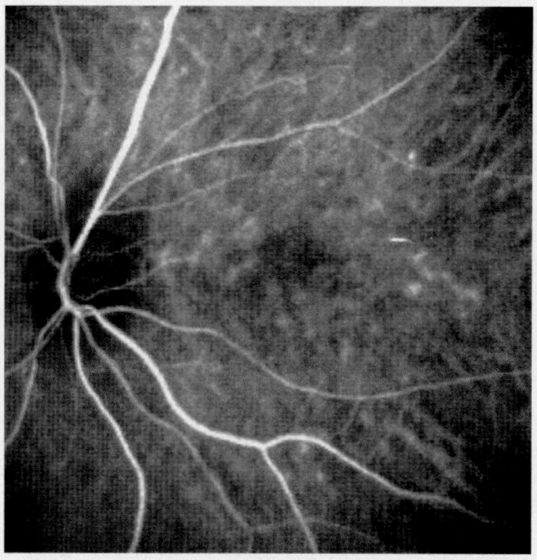

图 3-5-10　图 3-5-9 患眼的 ICGA 像。28.87s 显示玻璃膜疣的强荧光，较 FFA 检查显示更清晰，数量更多，范围更大

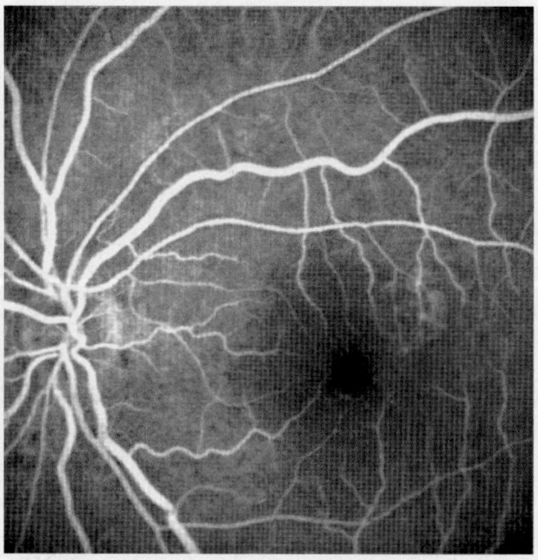

图 3-5-11　黄斑区 RPE 损害的 FFA 像。9min27s 显示黄斑区周围有斑片状强荧光

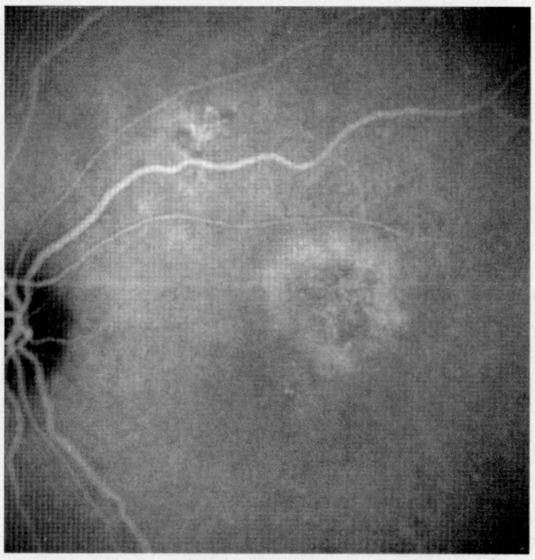

图 3-5-12　图 3-5-11 患眼的 ICGA 像。9min34s 显示片状强弱荧光相间，RPE 损害范围较 FFA 所见大

六、HRT 检查

共焦激光视网膜断层扫描(heidelberg retina tomograph，HRT)是一种影像学检查方法，其以近红外激光为光源，采用一束较暗的激光束对视网膜进行点到点扫描，通过数字合成，能实时地显示眼底视盘和视网膜结构的三维图像，并对其表面和深度进行高分辨率定量测量和地形图分析，横向分辨率为 7～10μm，纵向分辨率可达 40～50μm，具有较高的精确性和重复性，通过测量 X 轴面信号的宽度、容积及最大深度可测量黄斑部视网膜的厚度，定量测量黄斑部病变的范围。作者等采用 HRT 对渗出型 AMD 20 例 25 只眼、萎缩型 AMD 16 例 25 只眼、玻璃膜疣 23 例 25 只眼进行检查，结果渗出型 AMD 的三维立体图像显示视网膜高度隆起(图 3-5-13 至图 3-5-16)，萎缩型 AMD 和玻璃膜疣均显示平坦的视网膜(图 3-5-17 至图 3-5-24)。渗出型 AMD 的黄斑 X 轴面信号宽度较 AMD 玻璃膜疣患者明显增宽，最大深度及容积亦明显大于 AMD 玻璃膜疣患者，二者差异均有非常显著性意义。萎缩型 AMD 的黄斑 X 轴面信号宽度较 AMD 玻璃膜疣患者明显增宽，最大深度及容积亦明显大于 AMD 玻璃膜疣

患者,二者差异均有显著性意义。渗出型 AMD 黄斑部的容积明显大于萎缩型 AMD,二者差异有非常显著性意义。黄斑 X 轴面信号宽度和最大深度差异无显著性意义。Hudson 等对 14 例正常人进行黄斑检查,以 X 轴面信号宽度为客观指标反映正常黄斑的厚度。

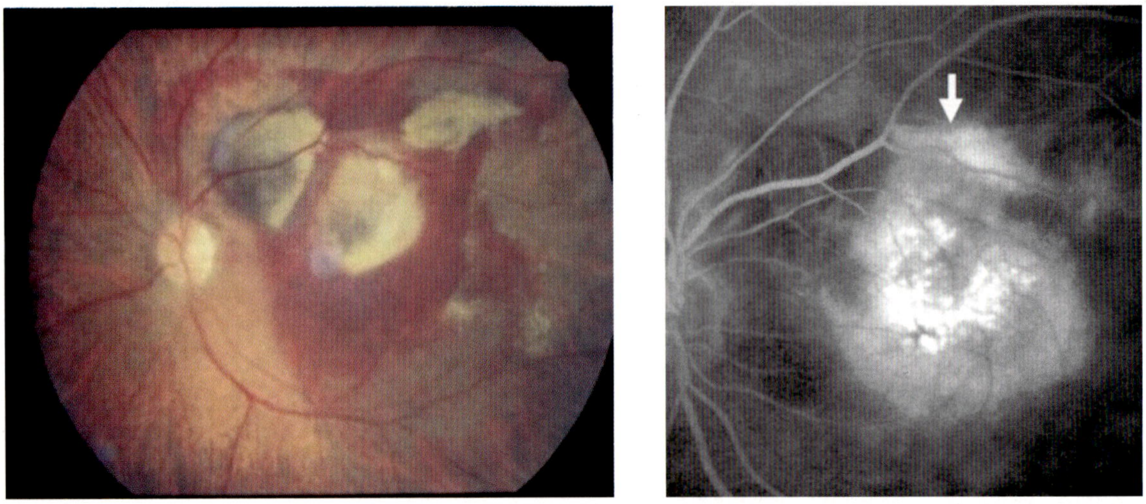

图 3-5-13 渗出型 AMD 患者的彩色眼底像及 FFA 像。FFA 显示神经上皮脱离(白箭头)

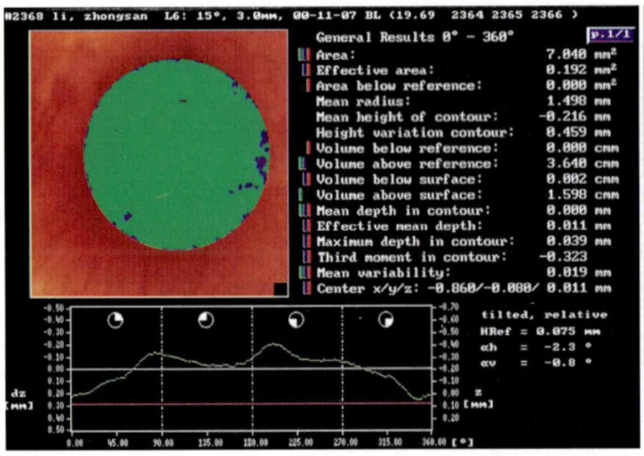

图 3-5-14 图 3-5-13 患眼的 HRT 像。所画圈内绿色代表视网膜隆起的高度及容积

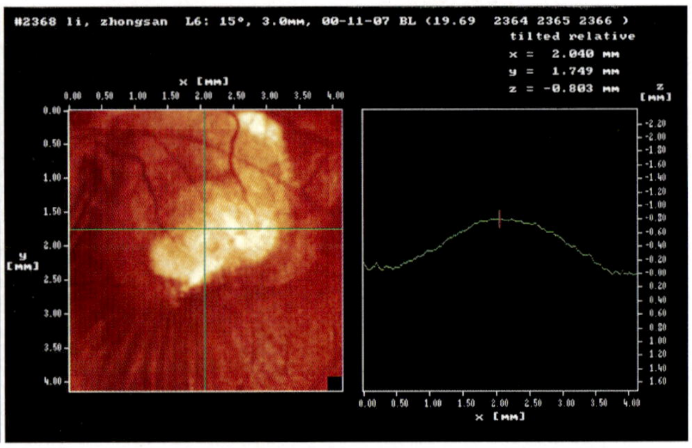

图 3-5-15 图 3-5-13 患眼的 X 轴面图像,显示沿 X 轴(中央凹的中心)与高度变化相对应的视网膜隆起厚度

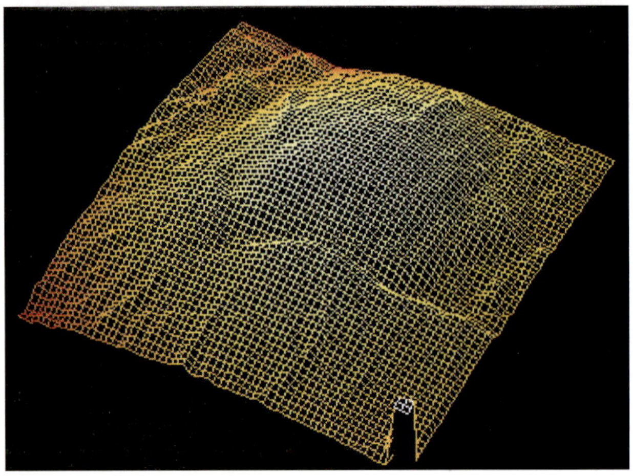

图 3-5-16 图 3-5-13 患眼的三维立体图像,显示视网膜隆起

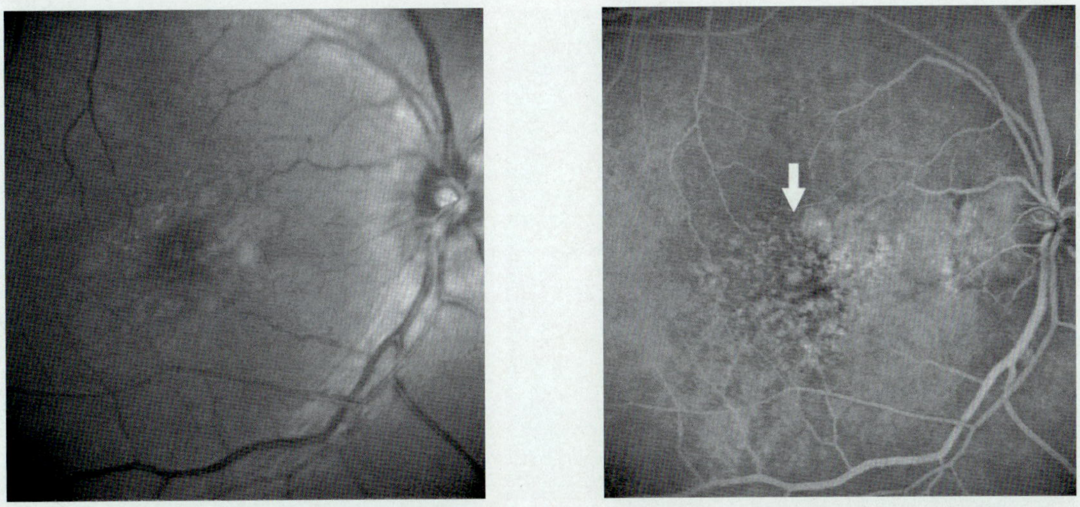

图 3-5-17　萎缩型 AMD 患者的无赤光眼底像及 FFA 像。FFA 显示斑驳样强荧光(白箭头)

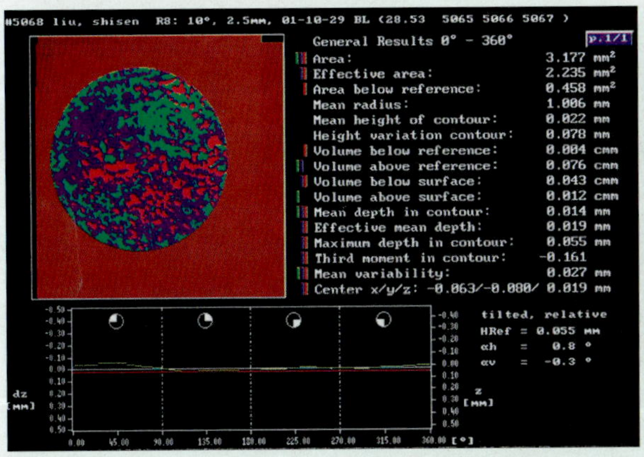

图 3-5-18　图 3-5-17 患眼的 HRT 像。所画圈内绿色代表视网膜隆起的高度及容积,红色代表参考平面

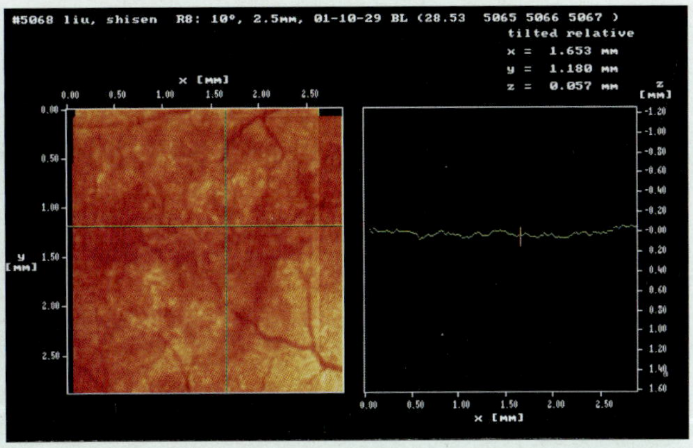

图 3-5-19　图 3-5-17 患眼的 X 轴面图像,显示沿 X 轴(中央凹的中心)与高度变化相对应的视网膜厚度变化

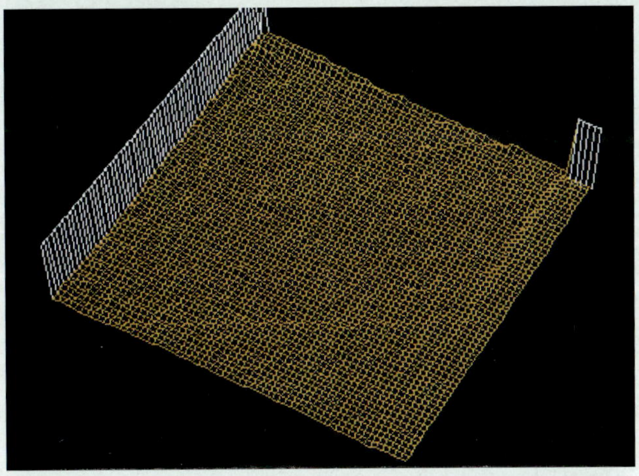

图 3-5-20　图 3-5-17 患眼的三维立体图像,显示视网膜平坦

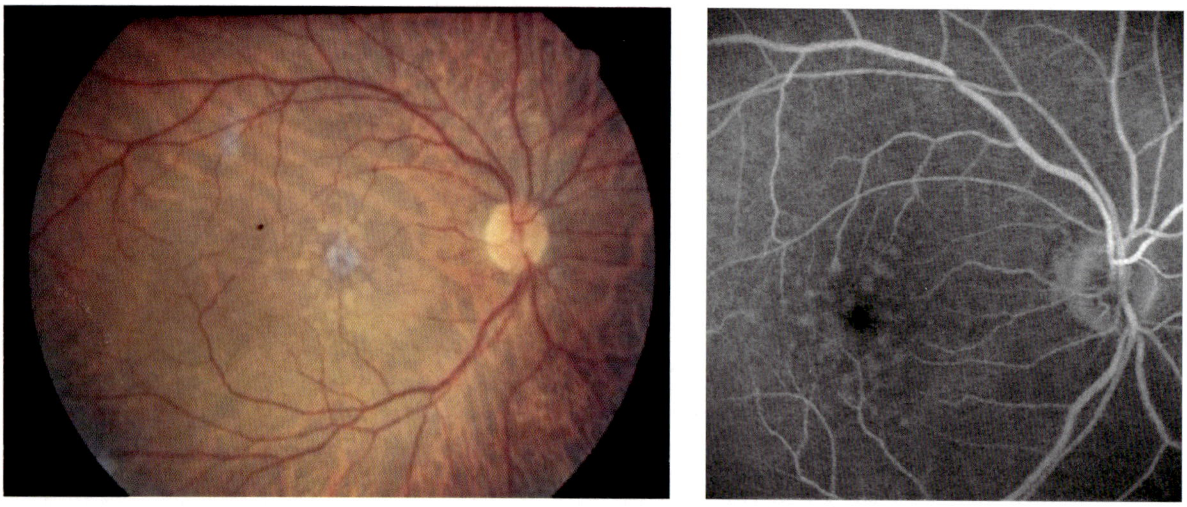

图 3-5-21　图 3-5-13 患眼的对侧眼表现为玻璃膜疣的彩色眼底像及 FFA 像。FFA 显示点状强荧光

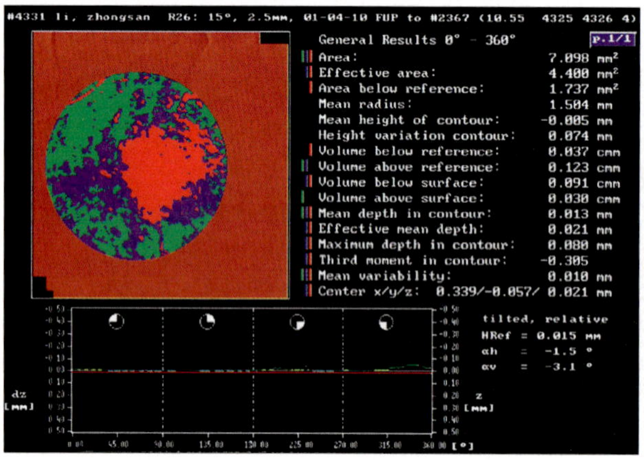

图 3-5-22　图 3-5-21 患眼的 HRT 像。所画圈内绿色代表视网膜隆起的高度及容积，红色代表参考平面。

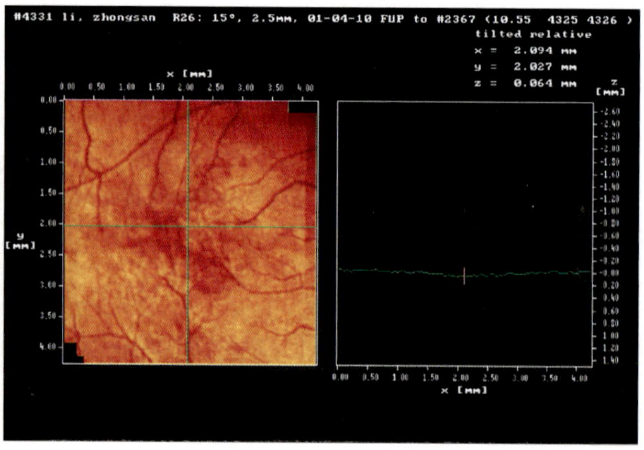

图 3-5-23　图 3-5-21 患眼的 X 轴面图像，显示沿 X 轴(中央凹的中心)与高度变化相对应的视网膜厚度变化

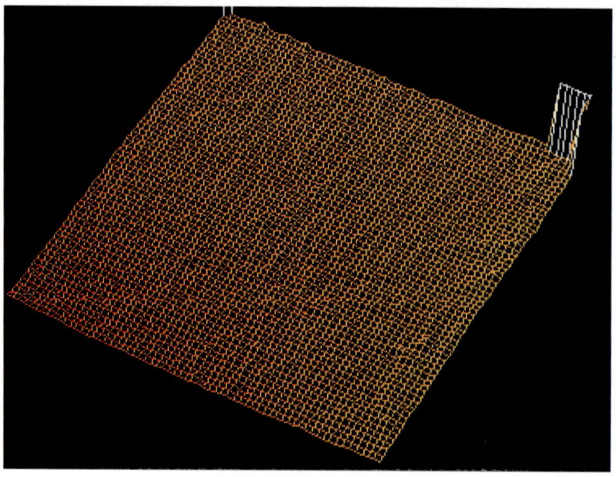

图 3-5-24　图 3-5-21 患眼的三维立体图像，显示视网膜平坦

Bartsch 等应用 HRT 对 AMD 患者进行检查，测量黄斑 CNV 和盘状瘢痕的视网膜隆起高度，所有测量视网膜隆起的参数都与 CNV 的改变相关，其中最大深度、容积是评估 AMD 最可靠的参数。Weinberger 等应用 HRT 对 76 例中心性浆液性脉络膜视网膜病变患者进行观察，HRT 清楚显示黄斑视网膜神经上皮层脱离的三维图像，测量脱离平均面积、平均容积和最大隆起高度及神经上皮脱离方式。

七、视网膜电图检查

王富彬等采用黄色背景光蓝闪光刺激 ERG（blue yellow flash ERG）方法探讨非渗出型 AMD 的短波长敏感视锥细胞通路、视杆细胞系统以及双谷 a 波的改变特征。采用 AVES 8000 型视觉电生理检查系统，在 Ganzfeld 刺激器上设置黄色背景光（570nm）和蓝色刺激光（450nm），检查程序及参数参照 ISCEV 标准。对正常人 40 只眼和非渗出型 AMD40 只眼进行观察，记录视杆细胞反应、最大反应和视锥细胞反应。结果显示与对照组比较，非渗出型 AMD 的双谷 a 波数减少，视杆细胞反应 b 波振幅降低（$P<0.01$），最大反应 b/a 比值异常。视锥细胞反应 b 波振幅下降，长波长敏感视锥细胞（L cone）和中波长敏感视锥细胞（M cone）活动受到明显压抑，短波长敏感视锥细胞（Scone）活动得到充分反映。认为黄色背景光蓝闪光刺激 ERG 可以对视杆细胞系统和短波长敏感视锥细胞通路进行检测，非渗出型 AMD 的短波长敏感视锥细胞通路、视杆细胞系统和 b/a 比值异常，双谷 a 波数减少。黄色背景光蓝闪光刺激 ERG 具有临床应用价值。非渗出型 AMD 是以黄斑部为主的视网膜病变，但周边部视网膜也可以出现异常，这有可能导致视杆细胞反应发生改变。在视杆细胞反应中，b 波振幅降低，一方面反映了视杆细胞功能的不正常，另一方面也提示双极细胞通路异常，视网膜中层尤其是内核层受损。尽管非渗出型 AMD 的病理变化没有渗出型 AMD 严重，但也存在周边视网膜的损害。

八、非渗出型 AMD 向渗出型 AMD 转化

AMD 患者中，大部分是萎缩型，渗出型只占少数（约 10%）。萎缩型患眼的病变程度一般较轻，发展速度也较慢，视力预后常较好；而渗出型患眼由于黄斑区形成了 CNV 和（或）RPE 脱离，病变程度较重，常导致视力不可逆的丧失。据统计，AMD 患者的中心视力丧失由 CNV 引起的占 80% ~90%；由 RPE 脱离导致者占 5% ~10%；由地图状萎缩引起者小于 5%。在 AMD 的发生发展及其转归过程中，萎缩型与渗出型之间既有明显的区别，又有着密切的联系，并且两型之间还可相互转化。临床观察发现，如果首发眼发生了 RPE 脱离、CNV 或盘状瘢痕，那么对侧眼就具有发生类似渗出型黄斑变性的高度危险性，并且对侧眼的变化反映了首发眼原发病灶的早期变化情况。Strablma 等观察发现首发眼为渗出型 AMD，其对侧萎缩型患眼发生渗出型改变的危险率 3 年内为 17%，与 Smiddy 和 Fine 得出的双眼黄斑区玻璃膜疣 3 年内发生渗出型黄斑变性的危险率（8%）相比，首发眼为渗出型改变的对侧萎缩型患眼 3 年内发生渗出型病变的危险性是双眼玻璃膜疣的 2 倍多。其他一些学者也对首发眼为黄斑盘状变性的对侧萎缩型眼进行了研究，虽然他们关于对侧眼发生渗出型黄斑病变的危险率的结论不尽相同，但总的说来，对侧眼前 3 年内渗出型 AMD 的年危险率为 4% ~12%，并认为首发眼的 CNV 位于 FAZ 内或发生了 RPE 撕裂，对侧眼有软性或融合性玻璃膜疣、FFA 的低荧光玻璃膜疣、玻璃膜疣的数量增多或增长较快等是对侧眼从萎缩型转变为渗出型的危险因素。对于双眼均为萎缩型的病人，Gass 认为融合性玻璃膜疣是发生渗出型改变的危险因素。而 Smiddy 和 Fine 则发现除了融合性玻璃膜疣外，黄斑区局部的高色素也是发生渗出型黄斑变性的危险因素。这种局部的高色素可能意味着有 FFA 所不能发现的亚临床 CNV 存在，或者提示 RPE、Bruch 膜及脉络膜毛细血管发生了一些有利于 CNV 或 PED 形成的变化。文峰等探讨萎缩型 AMD 向渗出型 AMD 转化的眼底变化特征，并寻找转化的危险因素。采用眼底彩色照相、ICGA 和（或）FFA 对 12 例萎缩型向渗出型转化的 AMD 患者进行了随访观察和分析。结果 12 例萎缩型转为渗出型的患者中，对侧眼为渗出型改变的有 9 例，其中对侧渗出型患眼的 CNV 位于黄斑无血管区（FAZ）内的有 7 例。渗出型病变由软性玻璃膜疣发展而来的有 5 例；由融合性玻璃膜疣发展而来的有 4 例；由低荧光玻璃膜疣发展而来的有 2 例；由色素上皮低色素发展而来的有 1 例。4 例在发生渗出型改变后同时行 FFA 和 ICGA 的病例显示，ICGA 有利于发现那些 FFA 不能发现的、被大片深层出血或不规则 PED 所隐匿的 CNV。认为对侧眼为渗出型、对侧眼的 CNV 位于 FAZ 内及萎缩型患眼具有软性、融合性或低荧光玻璃膜疣等，是萎缩型眼发生渗出型改变的危险因素。ICGA 比 FFA 能更早期、精确地发现 PED 或出血所掩盖的 CNV。

玻璃膜疣位于 RPE 基底膜与 Bruch 膜层之间。为什么软性或低荧光玻璃膜疣是发生渗出型改变的危险因素呢？病理组织学研究显示，软性玻璃膜疣内可有脉络膜毛细血管的侵入而使疣内贮有液体，大的软性玻璃膜疣进一步发展，就可导致 RPE 脱离，如果有因素刺激疣内的脉络膜毛细血管，使其异常生长，就可形成 CNV。而低荧光疣意味着 Bruch 膜内有多量的脂质沉积，尤其是中性脂肪，这些脂质沉积物可使 Bruch 膜的疏水性下降，干扰 RPE 和 Bruch 膜之间正常的水和离子运输，结果导致 Bruch 膜和 RPE 之间发生液体积蓄，最终形成 PED。因此，对于那些一眼已发生渗出型改变的对侧眼、软性或融合性玻璃膜疣及 FFA 呈低荧光玻璃膜疣的萎缩型 AMD 患眼，应注意密切追踪随访，一旦发现早期的渗出型改变及时采取有效的治疗措施（如激光光凝封闭 CNV），以挽救患者的有用视力。

ICGA 是一种新近开展起来的技术，它用近红外光作为激发光源，因而有利于穿透 RPE 和脉络膜的色素、黄斑区叶黄素、出血及混浊的渗出等；用 ICG 为染料，ICG 分子与血浆蛋白的结合率高达 98%，使得其不能从脉络膜毛细血管内渗漏出去，因而不会阻挡观察脉络膜结构。从萎缩型转化为渗出型的病例中，ICGA 比 FFA 能更早期、精确地发现 PED 或出血所掩盖的 CNV。因此，对怀疑有渗出型改变的病例及时行 ICGA，将有利于早期发现和定位 CNV，并提高光凝治疗的疗效。

九、非渗出型 AMD 的长期随访和监视

黄斑区玻璃膜疣和 RPE 色素脱失、萎缩是萎缩型 AMD 的早期主要改变。Schatz 等观察到 RPE 萎缩灶常始发于旁中央凹区域，并且萎缩灶向各个方向发展的快慢不等，但很少向黄斑中央凹方向发展，即“中央凹回避现象”，这种现象可能是黄斑区叶黄醇起保护作用的结果，因为中央凹处的叶黄醇含量最高。文峰等通过眼底彩色照相和 FFA、明视视网膜电图（ERG）、FM-100 色彩试验及视力检查，对 60 例（111 眼）50～80 岁、视力≤1.0 的萎缩型 AMD 患者进行 3～74 个月（平均 30.2 个月）的随访观察。68 眼经 FFA 检查、平均 25.6 个月随访，其中 25% 的患眼病灶损害有快慢不一的发展。全部 111 眼视力在平均 30.2 个月随访中有 18% 患眼的视力下降 2 行以下，且与病灶进展相符，FM-100 色彩试验的被随访者中，随访 2 年以后，其总错误分明显增加（$P<0.01$）。63 眼的明视 ERG 在随访过程中无明显变化。结果显示大部分萎缩型 AMD 患眼的病灶损害和视力可以在较长时间内维持稳定。FM-100 的总错误分可能为监测 AMD 病情进展的较敏感指标。

尽管大部分萎缩型 AMD 的黄斑区损害灶常维持较长时间的稳定，但是一旦脉络膜新生血管形成，从萎缩型转为渗出型，患者的预后就变差。有研究表明，大部分早期 AMD 的视力预后较好。我们也观察到，82% 的萎缩型患眼在平均 30.2 个月的随访过程中视力维持稳定，仅 18% 的患眼视力明显下降，视力的变化与眼底病灶的发展相一致。少数萎缩型患眼可转为渗出型或发展为地图状萎缩，致视力严重丧失。在监测 AMD 的病程进展中，常用 FFA 发现黄斑区细微的损害病灶，用视力、明视 ERG 及 FM-100 色彩试验反映黄斑区视功能。Bowman 也曾对 AMD 患者的颜色辨别力进行了研究，发现随着光照度降低，患者的辨色力比正常人下降得更多，并认为对早期病例，FM-100 色彩试验是估计辨色力的较好方法。有学者将视力较好的早期 AMD 患者的 FM-100 色彩试验的总错误分与正常对照组进行比较，显示两组差异有高度显著性。因此，FM-100 色彩试验总错误分的变化能较敏感反映早期 AMD 的病变损害程度。

1965 年 Brindley 等首次成功记录闪光 ERG（LERG），LERG 的出现为黄斑区疾病的诊断提供了又一客观且定量的新方法。LERG 检测黄斑区视网膜外层功能，主要反映黄斑区视锥细胞功能，其振幅与所刺激的黄斑部视锥细胞的数量相关，而视锥细胞功能又与 RPE 细胞功能相关。萎缩型 AMD 的病变主要位于黄斑区视网膜外层，故可用 LERG 评估其病变程度。罗敏等对 33 例（60 眼）萎缩型 AMD 患者和 18 例（30 眼）正常人应用稳态的闪烁光 LERG 和全视野暗适应闪光 ERG 进行检测，测量振幅和峰时。结果萎缩型 AMD 患者 LERG 平均振幅显著下降，平均峰时明显延长，与正常对照组比较有显著差异。萎缩型 AMD 患者全视野暗适应闪光 ERG 的 a 波、b 波振幅和峰时与正常对照组无显著差异。萎缩型 AMD 患者行 LERG 检测可直接了解其黄斑区视网膜外层功能，对评估其病变程度有一定的临床意义。LERG 不仅可以帮助 AMD 的临床诊断，而且在 AMD 患者的治疗和临床随访中可运用 LERG 进行定量分析，提供黄斑区视网膜

功能变化过程。也有文献报道,AMD 仅有玻璃膜疣改变时,LERG 基本正常;至晚期眼底发生 PED 脱离和地图状色素上皮萎缩时 LERG 异常,表现为振幅下降和峰时延长;渗出型 AMD 的 LERG 改变发生较早而明显。Falsini 等对一组萎缩型 AMD 患者进行 LERG 检测,结果显示萎缩型 AMD 患者的 LERG 振幅与正常对照组相比有显著差异,振幅下降 57%,且振幅与病变高荧光区范围呈负相关,LERG 的改变与眼底改变的严重程度平行,LERG 发现黄斑区视网膜外层功能损害的时间早于形态学。

Amsler 方格表是监测疾病进展的一项敏感指标。直门和窗的框架是检查视物变形的原始方式。如果出现视力扭曲、视物变形、中心视力丧失或任何新的症状,则应鼓励病人寻求医疗帮助,以上症状预示新生血管膜的生长。CNV 的早期发现可能有助于激光光凝治疗。

十、非渗出型 AMD 的现代治疗

(一)抗氧化剂

非渗出型 AMD 的治疗方法十分有限。然而,非渗出型 AMD 进展的预防被视为避免出现渗出型 AMD 的关键。目前,唯一有证可循的干预方式源于老年性眼疾病研究组(AREDS)、美国国家卫生研究所(NIH)支持的多中心调查研究,通过前瞻性随机双盲试验将 4 357 名入选的患者分为 4 个治疗组:安慰剂组、抗氧化剂组[抗坏血酸(维生素 C)、生育酚(维生素 E)和胡萝卜素]、锌/铜组、抗氧化剂和锌/铜组。该研究的理论基础是视网膜的氧化损伤促成了 AMD 的发展,较小型的随机安慰剂对照试验表明锌可以预防 AMD 所致的视力丧失。AREDS 提出,患者有以下情况之一时应该考虑服用抗氧化剂和锌,广泛分布的中等大小的玻璃膜疣、至少有一个大的玻璃膜疣、单眼或双眼发生非中心性地图状萎缩、进展的 AMD、AMD 患者单眼视力丧失。处方包括大剂量的抗坏血酸、生育酚、β-胡萝卜素、铜和锌,可使向晚期 AMD 进展的危险性降低 25%。然而,有报道提出吸烟患者补充 β-胡萝卜素可以增加肺癌发生的危险性,因此,吸烟患者补充抗氧化剂和锌/铜时应该去除 β-胡萝卜素。

以往研究提示,黄斑区色素密度与叶黄素和玉米黄素的饮食摄入量及血浆浓度相关。一些研究发现,提高饮食中这些色素的摄入量可以降低发生 AMD 的危险性。有趣的是,最近一项研究表明,肥胖人群视网膜中叶黄素和玉米黄素的水平低而向 AMD 发展的危险性升高。研究者认为,由于叶黄素和玉米黄素储存于脂肪组织,肥胖人群的视网膜和脂肪组织就对其进行竞争,故视网膜内叶黄素和玉米黄素的水平下降。另一项研究表明,非人类的灵长类动物进行类胡萝卜素缺陷疗法后,FFA 显示黄斑区转运障碍的发生率明显提高。然而,小规模的病例对照研究尚未发现血浆叶黄素和玉米黄素的浓度与 AMD 发生率的相关性。不幸的是,这两种类胡萝卜素尚未纳入 AREDS 的抗氧化剂处方,因为研究启动时尚未研究好该处方。因此,没有进行大规模的病例对照研究前,尚不能评价其预防 AMD 的有效性。

(二)玻璃膜疣去除术

一些学者认为,衰老的 RPE 细胞内堆积的残余代谢产物是未能完全吞噬视锥和视杆细胞(视网膜光感器细胞)的降解产物。RPE 细胞继续吞噬,使残余的 RPE 功能失调导致玻璃膜疣形成。Bruch 膜因玻璃膜疣的形成而增厚,且倾向于形成裂隙,进而便于新生血管膜通过 Bruch 膜从脉络膜进入视网膜下。激光治疗大的软性玻璃膜疣通常可以导致玻璃膜疣融解,有时还可以改善视力。一些学者提出,刺激巨噬细胞的活性可以导致细胞残骸的移除;激光也可能破坏变性的 RPE 细胞,而减少残骸进入玻璃膜疣内。假设玻璃膜疣是渗出型 AMD 的一个危险因素,研究者提议通过激光治疗提高玻璃膜疣的清除率,从而降低 CNV 形成的危险性。

一项随机的多中心临床试验,即 CNV 预防试验,评价了通过氩绿激光治疗的 432 只眼(351 只眼随访达 1 年)。研究显示氩绿激光治疗后玻璃膜疣明显减少,但是 CNV 发展的危险性可能提高。另一项前瞻性随机研究发现,对 152 名患者随访 2 年,阈下值(激光操作时,不可见视网膜改变)和阈值(810 nm)二极管激光治疗组与对照组相比,玻璃膜疣减少的差异有显著性意义;治疗组与对照组的 CNV 发生率无统计学差异,阈下值治疗组 CNV 的发展有减慢的趋势。目前,正在进行两项前瞻性随机对照试验,以评价 AMD 患者激光治疗诱导玻璃膜疣降解的效果。NIH 支持 AMD 并发症预防试验的研究,评价使用低密度氩绿激光治疗双眼玻璃膜疣患者的效果。1999 ~2001 年,研究纳入了1 052名患者,计划随访 5 年。另外,AMD 的 PDT 临床试验是一项多中心的前瞻性随机安慰剂对照研究,评价通过阈下值的二极管(810nm)激光栅格状治疗黄斑中央凹之外病变,阻止渗出型 AMD 进展的效果。

(三)血浆分离置换法(apheresis)

另一种有关 AMD 发展的病理学说为脉络膜血流下降,继而影响 RPE,最终发生 AMD。其理论为脂质在巩膜和 Bruch 膜的堆积导致巩膜硬度增加,影响脉络膜血液的灌注,反过来又影响 RPE 的代谢转运功能。损伤的 RPE 细胞不能对光感细胞进行代谢和转运,导致代谢产物的堆积和玻璃膜疣的形成。多种技术检测的结果支持该理论,显示 AMD 患者巩膜硬度增加而脉络膜血流延缓。一小部分学者认为去除脂质可能有助于改善视力,因此试图通过过滤血浆中的大分子的脂质和蛋白质来防治 AMD。

一些研究者推测,apheresis 可以通过提高眼部血流和限制血循环中大分子的浓度而有益于 AMD 患者,因为其影响玻璃膜疣的形成、Bruch 膜的退化和 RPE 细胞的功能障碍。OccuLogix 发明了 Rheofilter 膜微分滤过器(MDF)系统,此设备基于 apheresis 的概念,使用 Rheophoresis 过滤血液中大分子的蛋白质和脂蛋白。一项包括 30 名患者的前瞻性随机双盲试验研究表明,大部分使用 Rheophoresis 的患者视力改善,而对照组视力无改善。目前,美国 AMD Rheophoresis 多中心调查(MIRA-1)研究登记了 200 名患者,进行前瞻性随机安慰剂对照血流滤过试验。2002 年,FDA 认可了 MIRA-1 研究中 43 名患者的中期报告,提示 Rheophoresis 治疗眼的最佳矫正视力的改善与对照组相比有显著性差异。

(四)HMG-CoA 还原酶抑制剂

一些学者提出服用 HMG-CoA 还原酶抑制剂(他汀类)降低血脂,从而减缓 AMD 的进展。近期一项多中心病例对照研究,包括 550 例 AMD 和 550 例对照,发现几乎少于 50% 的 AMD 患者服用 HMG-CoA 还原酶抑制剂。另外,一项包括 326 名各种类型的 AMD 患者的研究发现,服用 HMG-CoA 还原酶抑制剂或阿司匹林(乙酰水杨酸)可以明显降低 CNV 的发生率。其他 2 项小型研究也发现 HMG-CoA 还原酶抑制剂服用者的 AMD 发生率下降。研究者提出,HMG-CoA 还原酶抑制剂可能具有多种保护机制,包括降低与玻璃膜疣相关的血脂水平、直接的抗血管生成作用和(或)增加 RPE 的生存率。然而,这些研究发现的只是 HMG-CoA 还原酶抑制剂与 AMD 进展之间的相关性。近期一项大规模的人群队列研究中,尚未发现 HMG-CoA 还原酶抑制剂与 AMD 发生率之间的相关性。目前,在同类综述文献中尚未报道相关的随机对照试验。

(陈 松)

【参 考 文 献】

[1] Comer GM, Ciulla TA, Heier JS, et al. Future phAMDacological treatment options for nonexudative and exudativeage-related macular degeneration. Expert Opin Emerg Drugs, 2005,10(1):119-135.

[2] Comer GM, Ciulla TA, Criswell MH, et al. Current and future treatment options for nonexudative and exudative age-related macular degeneration. Drugs Aging. 2004,21(15):967-992.

[3] Hammer M, Nagel E, Schweitzer D, et al. Spectral separation in ocular fundus autofluorescence images in patientssuffering from age-related macular degeneration. Ophthalmologe, 2004,101(12):1189-1193.

[4] Seddon JM, Cote J, Rosner B. Progression of age-related macular degeneration: association with dietary fat, transunsaturated fat, nuts, and fish intake. Arch Ophthalmol, 2003,121(12):1728-1737.

[5] Scorolli L, Corazza D, Morara M, et al. Argon laser vs. subthreshold infrared (810-nm) diode laser macular gridphotocoagulation in nonexudative age-related macular degeneration. Can J Ophthalmol, 2003,38(6):489-495.

[6] Hahn P, Milam AH, Dunaief JL. Maculas affected by age-related macular degeneration contain increasedchelatable iron in the retinal pigment epithelium and Bruch's membrane. Arch Ophthalmol, 2003,121(8):1099-1105.

[7] Khani SC, Karoukis AJ, Young JE, et al. Late-onset autosomal dominant macular dystrophy with choroidalneovascularization and nonexudative maculopathy associated with mutation in theRDS gene. Invest Ophthalmol Vis Sci, 2003,44(8):3570-3577.

[8] Spaide RF. Fundus autofluorescence and age-related macular degeneration. Ophthalmology, 2003,110(2):392-399.

[9] Pulido JS. Multicenter Investigation of Rheopheresis for AMD (MIRA-1) Study Group. Multicenter prospective, randomized, double-masked, placebo-controlled study of Rheopheresis to treat nonexudative age-related macular degeneration: interimanalysis. Trans Am Ophthalmol Soc, 2002,100:85-106; discussion 106-107.

[10] Eckardt C, Eckardt U. Macular translocation in nonexudative age-related macular degeneration. Retina. 2002,22(6):786-794.

[11] Carstocea B, Gafencu O, AMDegioiu M, et al. Age related macular degeneration surgery. Oftalmologia,2002,53(2):97-102.

[12] Rodanant N, Friberg TR, Cheng L, et al. Predictors of drusen reduction after subthreshold infrared (810 nm) diode laser macular grid photocoagulation for nonexudative age-related macular degeneration. Am J Ophthalmol, 2002,134(4):577-585.

[13] Werner L, Kaskaloglu M, Apple DJ, et al. Aqueous infiltration into an implantable miniaturized telescope. Ophthalmic Surg Lasers, 2002,33(4):343-348.

[14] Ciulla TA, Harris A, Martin BJ. Ocular perfusion and age-related macular degeneration. Acta Ophthalmol Scand, 2001,79(2):108-115.

[15] Medeiros NE, Curcio CA. Preservation of ganglion cell layer neurons in age-related maculardegeneration. Invest Ophthalmol Vis Sci, 2001,42(3):795-803.

[16] Yoshida A. New examination methods for macular disorders-application of diagnosis and treatment Nippon Ganka Gakkai Zasshi, 2000,104(12):899-942.

[17] Gerardino L, Santoliquido A, Flore R, Efficacy of iloprost in nonexudative, age-related macular degeneration. J Am Geriatr Soc, 2000,48(10):1350-1351.

[18] Fernandes LH, Scassellati-Sforzolini B, Spaide RF. Estrogen and visual hallucinations in a patient with Charles Bonnet syndrome. Am J Ophthalmol, 2000,129(3):407.

[19] Ondes F, Yilmaz G, Acar MA, et al. Role of the vitreous in age-related macular degeneration. Jpn J Ophthalmol, 2000,44(1):91-93.

[20] Olk RJ, Friberg TR, Stickney KL, et al. Therapeutic benefits of infrared (810nm) diode laser macular grid photocoagulation in prophylactic treatment of nonexudative age-related macular degeneration: two-year results of a randomized pilot study. Ophthalmology, 1999,106(11):2082-2090.

[21] Spraul CW, Lang GE, Grossniklaus HE, Lang GK. Histologic and morphometric analysis of the choroid, Bruch's membrane, andretinal pigment epithelium in postmortem eyes with age-related maculardegeneration and histologic examination of surgically excised choroidalneovascular membranes. Surv Ophthalmol, 1999,44 Suppl 1:S10-32.

[22] Ciulla TA, Harris A, Chung HS, et al. Color Doppler imaging discloses reduced ocular blood flow velocities innonexudative age-related macular degeneration. Am J Ophthalmol, 1999,128(1):75-80.

[23] Harris A, Chung HS, Ciulla TA, et al. Progress in measurement of ocular blood flow and relevance to our understanding of glaucoma and age-related macular degeneration. Prog Retin Eye Res, 1999,18(5):669-687.

[24] Falsini B, Serrao S, Fadda A, et al. Focal electroretinograms and fundus appearance in nonexudative age-related macular degeneration. Quantitative relationship between retinal morphology and function. Graefes Arch Clin Exp Ophthalmol, 1999, 237(3):193-200.

[25] Elner SG. Gradual painless visual loss: retinal causes. Clin Geriatr Med, 1999,15(1): 25-46.

[26] Ciulla TA, Danis RP, Harris A. Age-related macular degeneration: a review of experimental treatments. Surv Ophthalmol, 1998,43(2):134-146.

[27] Grunwald JE, Hariprasad SM, DuPont J, et al. Foveolar choroidal blood flow in age-related macular degeneration. Invest Ophthalmol Vis Sci, 1998,39(2):385-390.

[28] Kruger A, Matulla B, Wolzt M. P Short-term oral pentoxifylline use increases choroidal blood flow in patients with age-related macular degeneration. Arch Ophthalmol, 1998,116(1):27-30.

[29] Algvere PV, Berglin L, Gouras P, et al. Transplantation of RPE in age-related macular degeneration: observations indisciform lesions and dry RPE atrophy. Graefes Arch Clin Exp Ophthalmol, 1997,235(3),149-158.

[30] Spraul CW, Grossniklaus HE. Characteristics of Drusen and Bruch's membrane in postmortem eyes with age-related macular degeneration. Arch Ophthalmol, 1997,115(2): 267-273.

[31] Del Priore LV, Kaplan HJ, Hornbeck R, et al. Retinal pigment epithelial debridement as a model for the pathogenesis andtreatment of macular degeneration. Am J Ophthalmol, 1996,122(5):629-643.

[32] Hee MR, Baumal CR, Puliafito CA, et al. Optical coherence tomography of age-related macular degeneration and choroidal neovascularization. Ophthalmology, 1996, 103(8): 1260-1270.

[33] Curcio CA, Medeiros NE, Millican CL. Photoreceptor loss in age-related macular degeneration. Invest Ophthalmol Vis Sci, 1996,37(7):1236-1249.

[34] Stur M, Tittl M, Reitner A, et al. Oral zinc and the second eye in age-related macular degeneration. Invest Ophthalmol Vis Sci, 1996,37(7):1225-1235.

[35] Holz FG, Wolfensberger TJ, Piguet B, et al. Macular drusen. Changes in the retinal pigment epithelium and angiographic characteristics as prognostic markers. Ophthalmologe, 1994,91(6):735-740.

[36] Holz FG, Wolfensberger TJ, Piguet B, et al. Bilateral macular drusen in age-related macular degeneration. Prognosis and risk factors. Ophthalmology, 1994,101(9):1522-1528.

[37] Atmaca LS, Ozmert E, Idil A. Natural progression of age-related macular degeneration. Ann Ophthalmol, 1993,25(11): 412-417.

[38] Ryzhova LS. The hemodynamics of the brain and eye in patients with presenile and senile nonexudative central chorioretinal dystrophy during health resort treatment Vestn Oftalmol 1992,108(4-6):21-23.

[39] Eisner A, Stoumbos VD, Klein ML, et al. Relations between fundus appearance and function. Eyes whose fellow eye has exudative age-related macular degeneration. Invest Ophthalmol Vis Sci, 1991,32(1):8-20.

[40] Ivanisevic M. Doyne's honeycomb choroiditis. Med Pregl, 1990,43(1-2):77-79.

[41] Bressler NM, Bressler SB, Fine SL. Age-related macular degeneration. Surv Ophthalmol, 1988,32(6):375-413.

[42] Bressler SB, Bressler NM, Seddon JM, et al. Interobserver and intraobserver reliability in the clinical classification of drusen. Retina, 1988,8(2):102-108.

[43] Noble KG, Carr RE. Acquired macular degeneration. I. Nonexudative (dry) macular degeneration. Ophthalmology, 1985, 92(4):591-592.

[44] Avila MP, Weiter JJ, Jalkh AE, et al. Natural history of choroidal neovascularization in degenerative myopia. Ophthalmology, 1984,91(12):1573-1581.

[45] 严密. 对萎缩型老年性黄斑变性发病率的质疑. 中华眼底病杂志,2004,20(5):320-321.

[46] 中华医学会眼科学分会眼底病学组. 老年性黄斑变性临床诊断标准. 眼底病,1987,3:封三.

[47] 吴德正,文峰,黄时洲,等. 渗出性老年黄斑变性的吲哚青绿血管造影特征. 中华眼底病杂志,1998,14:76-80.

[48] 郭希让,赵朝霞,李蕴随,等. 正常人吲哚青绿血管造影的动力学观察. 中华眼底病杂志,1998,14:68-71.

[49] 文峰,吴德正,黄时洲,等. 单侧渗出型老年性黄斑变性对侧眼的吲哚青绿血管造影观察. 中华眼底病杂志,1999,4: 216-218.

[50] 王富彬, 陆蕙芳, 徐琼,等. 非渗出性年龄相关性黄斑变性的黄背景光蓝闪光视网膜电图的观察. 眼视光学杂志, 2002,4(2):68-71.

[51] 罗敏,刘海燕,李海生. 干性年龄相关性黄斑变性的局部视网膜电流图研究. 中国实用眼科杂志,2005,23(2):147-149.

6 老年性黄斑变性地图状萎缩

地图状萎缩(geographic atrophy)是老年性黄斑变性(age-related macular degeneration,AMD)黄斑萎缩的最终结局,其目前定义为:边界清楚的圆形或椭圆形、低色素、脱色素或视网膜色素上皮(retinal pigment epithelium, RPE)明显缺乏的病变区域,直径至少175 μm,易透见脉络膜血管。

一、地图状萎缩的一般概念

1. 与玻璃膜疣无关的萎缩　通常伴有小的点状玻璃膜疣,萎缩往往开始于中央凹周围,表现为细网状色素增生带,而与玻璃膜疣无关。萎缩围绕中央凹并在其周围呈马蹄状扩展,可有多个区域同时进展,鼻侧和颞侧通常最晚汇合,而中心固视点多半不受影响。原因可能是:①与后极部脂褐素分布有关,因为中央凹无视杆细胞区域RPE脂褐素含量更低;②黄斑色素分布特殊性,黄色素含有类胡萝卜素和黄体素,可抗氧化、滤除蓝光,以保护黄斑免受光损伤。

2. 玻璃膜疣相关性萎缩　大多数地图状萎缩发生于伴有明显玻璃膜疣的患者,并随玻璃膜疣消退而进展,RPE变性比玻璃膜疣更显著。在年轻的患者,这种局灶性萎缩可以散在存在许多年,但当AMD波及间隔区的RPE时,局灶性病变就开始不规则扩大、融合。

3. 与色素上皮脱离(pigment epithelium detachment,PED)相关的地图状萎缩　可在PED塌陷后出现,特别是大的软性融合性玻璃膜疣融合形成的玻璃膜疣样RPE脱离。RPE脱离无变化时,患者仍可保持满意视力。最终,脱离区的RPE功能衰竭,视力下降,脱离区平复,出现迅速发展的萎缩区。

4. 脉络膜萎缩　后期地图状萎缩,脉络膜大血管减少,暴露的脉络膜动脉可能出现白鞘,甚至无血流。组织学检查表明,动脉管壁纤维化,而管壁并未增厚,管腔正常,血管白鞘是由于管壁不规则增厚,在变薄的脉络膜中呈扁平状。

5. 地图状萎缩预后　一旦出现地图状萎缩,玻璃膜疣的数目、分布、消退和最初萎缩的范围(程度)是影响病变扩展速度和扩展方向的重要因素。病变波及中央凹时,视力下降更快。

6. 地图状萎缩和脉络膜新生血管(choroidal neovascularization,CNV)　组织学研究表明地图状萎缩也会有小片的活跃的新生血管出现,且更易在双眼出现。伴不活跃新生血管者多具有颗粒成分的软性玻璃膜疣,表现为局灶钙化及其他消退性体征。地图状萎缩趋向于双眼性,且有双眼对称的倾向。

RPE的地图状萎缩不是新生血管性AMD的重要病变,与中心视力逐渐丧失紧密相关,而浓厚的暗点与地图状萎缩影响的视网膜区域相一致。这些暗点在疾病早期侵及旁中央凹和中央凹周边部视网膜,直到晚期侵及中央凹视力。因此,与CNV相比,地图状萎缩仅引起20% AMD的视力下降,CNV侵及中央凹的视力更早并引起80% AMD的视力下降。虽然病人可保持好的视力,但是地图状萎缩早期旁中央凹和中央凹周边的暗点影响阅读能力,引起病人大部分视力轻微丧失。地图状萎缩在75岁或更大年龄人群中的发生率约为3.5%,是新生血管性AMD的一半;在90岁或更大年龄人群中增加到22%。虽然一些形式的CNV可以治疗,但地图状萎缩尚无有效的治疗方法。可以通过药物和外科治疗延缓地图状萎缩的进展,以及阻止继发的轻微的或严重的视力丧失。

二、地图状萎缩的临床特征

地图状萎缩在临床上可较早观察到,由于与周围视网膜相比是视网膜厚度下降的边界清楚的区域,伴有颜色的相对改变,使得可看到的下层的脉络膜血管增加。萎缩的位置和模式看起来可能不同。40%黄斑地图状萎缩的眼也有视乳头周围地图状萎缩，有可能与黄斑萎缩融合。可能有围绕黄斑萎缩的低色素或高色素改变，大约41%的眼RPE周边网状变性。软性和钙化混合玻璃膜疣会出现在大部分的眼中，直到地图状萎缩变得广泛以至于黄斑部玻璃膜疣再吸收。来自脉络膜血流高荧光的密度可能不同，这取决于下层脉络膜毛细血管是否存在。FFA可能有助于鉴别隐匿型CNV的地图状萎缩，这在临床上难以区分。

伴有地图状萎缩的眼，出血可能为隐匿的。尽管可能是CNV发展的反应，继发于新生血管性黄斑病变的视功能会更急剧下降，小范围CNV的发展是短暂的，并且几个月后在临床上变得不明显。在没有CNV的地图状萎缩中，可有出血。尽管如此，一般来讲，当出血和视力突然改变紧密相关的时候，可以证实FFA对CNV出现的评估。

尽管经常有小范围的视网膜有地图状萎缩，尤其在黄斑部，但是中央凹的位置对于彩色眼底照相和FFA等临床检查仍旧是具有意义的。临床上，叶黄素的位置，如果看得到，有助于确定中央凹的位置。在这样的环境下，无红光照相可能有帮助。叶黄素的出现可能暗示中央凹有视功能，即使视网膜看起来萎缩和没有功能了。使用激光扫描检眼镜（scanning laser ophthalmoscope，SLO）等测试装置有助于测定潜在的中心视力。临床上地图状萎缩容易诊断，表现为RPE不连续性丧失的区域，覆盖于其上的光感受器丧失。临床上可见到视网膜厚度下降的区域，这个区域比周围薄并且可直接看到更多的脉络膜血管。FFA中，地图状萎缩显示不连续高荧光。

地图状萎缩经常先发生于中央凹附近的区域，但不侵及中央凹。随时间逐渐进展，直到病程晚期阶段才损害中央凹。可能发生于玻璃膜疣萎缩后或RPE变薄和色素改变后。几个小的区域可能发展，随时间扩大和融合。萎缩发展成马蹄状，不侵及中央凹。马蹄状融合成环状，仍然不损伤中央凹。最终，中央凹萎缩。不是所有地图状萎缩病例都以这种方式进展，仅看到一个单一地图状萎缩区，很难知道其进展方式。地图状萎缩区域有致密的暗点（盲点）。因而，地图状萎缩病人通过读字母表测视力，通常到病程晚期视力仍保留。尽管如此，由于在注视附近和周围的暗点引起的视力受损是显著的，并可能比视力表测得的程度更严重。伴有地图状萎缩并有好视力的病人可能不能阅读或辨认面孔，因为被看的物体没有正确进入残存的中心视岛。统计学仅测量法定盲的发生率，却明显低估了地图状萎缩引起的视力损害和残疾。此外，地图状萎缩在48%～65%的病人中是双眼发病，导致看东西极为困难。地图状萎缩也可能发生于RPE脱离消除后。

三、组织学和病理学

地图状萎缩的组织学检查证实，上层光感受器细胞的丧失继发于萎缩区域RPE细胞丧失，脉络膜毛细血管可能也缺乏。一些实验结果暗示当RPE细胞被清除或已经萎缩，脉络膜毛细血管继发性消失。地图状萎缩与继发于周围视网膜的基底层状沉积和基底线状沉积的Bruch膜增厚紧密相关。因此，组织学上，如果没有CNV的生长，地图状萎缩被认为是AMD进程的末期。

关于Bruch膜内或附近沉积相关的RPE细胞丧失是否是地图状萎缩的起始事件，RPE萎缩发展是否继发于脉络膜血管的缺乏，目前还存在争议。Friedman等暗示脉络膜血管障碍倾向于发展为地图状萎缩，特别是高风险玻璃膜疣和CNV。尽管如此，脉络膜血管障碍和地图状萎缩的因果关系还没有确定。

组织病理学检查显示地图状萎缩区域RPE缺失，伴有覆盖其上的光感受器的继发性丧失。脉络膜毛细血管也可能缺失。有实验结果示当RPE缺失，脉络膜毛细血管继发消失。关于地图状萎缩是否发展在脉络膜血管障碍的基础上还有争议。Green等认为脉络膜血管障碍能引起所有外层视网膜变性，在地图状萎缩中并未看到。Friedman等提出脉络膜阻力可能与AMD和地图状萎缩有关，地图状萎缩与Bruch膜的沉积、变厚有关。

四、地图状萎缩的流行病学

以人群为基础的研究，如 Beave Dam 眼科研究和 Rotterdam 研究，已经检查了地图状萎缩在老年人中的流行情况，并且与 CNV 在同一人群中的流行相比较。在美国和其他发达国家75 岁以上人群中，地图状萎缩的发生率接近 3.5%，是 CNV 的一半。地图状萎缩的流行随年龄而增加，实际上在老年人中比 CNV 更普遍。在超过 90 岁的人群中，地图状萎缩的发生率能达到 20% ~35%。研究显示，地图状萎缩在非洲及美洲有较低的流行率。在人群调查中，没有显示流行上基因的不同。

在 Beave Dam 眼科研究中，8% 的伴有大于 250μm 的玻璃膜疣的眼在 5 年内继续发展为地图状萎缩，发展为地图状萎缩的眼都有色素异常。伴有地图状萎缩的眼，42% 视力为 20/200 或更差。这类似于 48% 伴有新生血管的 AMD 眼有相当严重的视力丧失。地图状萎缩同 CNV 一样，在黑人中相对少见。42% 伴有地图状萎缩的眼视力低于 20/200。

五、地图状萎缩的危险因素

大量的人群研究试图明确地图状萎缩和新生血管性 AMD 发展的可能危险因素。Beaver Dam 眼科研究没有证实地图状萎缩和胆固醇水平或酒精摄入水平的关系；然而现在或过去吸烟对于女性是地图状萎缩的一个显著的危险因素，对于男性同样的联系没有统计学意义。Sunness 的研究显示当前吸烟者的地图状萎缩进展速度要比非吸烟者快。

最近，年龄相关眼病研究（AREDS）正在进行的多中心研究（AMD 和白内障自然病程），已经发现地图状萎缩和新生血管性 AMD 发展的危险因素。地图状萎缩与年龄的增长及吸烟有关，证实了先前人群研究的发现。另外，发现在抗酸药和甲状腺激素的使用与地图状萎缩出现之间有阳性的关联。这两个联系先前没有被报道过，当然要进一步调查。发现受教育水平与地图状萎缩的出现成反比，受教育水平高的人发生地图状萎缩的风险较低。

六、地图状萎缩的遗传学

AMD 和地图状萎缩都有显著的遗传学因素。地图状萎缩在有玻璃膜疣、CNV 家族史的患者中更常见；AMD 在单卵双生双胞胎中更常见。营养失调，如 Zermatt 黄斑营养失调（和 RDS/peripherin 基因的显性突变有关），被认为与地图状萎缩有类似之处。ABCR 基因的突变与萎缩型 AMD 有关，这些研究结果正被重复验证。

几项研究提示基因因素在 AMD 的病因中也许更重要。遗传性视网膜营养不良的临床表现与 AMD 相似，可能共享潜在的候选基因。例如，RDS/peripherin 基因转变已经显示和 Zermatt 黄斑营养不良有关，此病为显性的年龄相关性进展性黄斑营养不良，类似于地图状萎缩的晚期阶段。研究报道 16% 的 AMD 病人存在 ABCR 基因转换，在受早期和进展期的萎缩性 AMD 影响的病人眼中首先被确认。

七、地图状萎缩的自然病程

典型地图状萎缩的发展是基底有玻璃膜疣或色素的改变。当玻璃膜疣消退，局灶性病变可能发生在消退的地方，扩大、进展成地图状萎缩。斑点状的低色素区域也倾向于地图状萎缩的发展。最初，单一的或多灶的地图状萎缩区域可能围绕中央凹。一段时间后，这些区域扩大和接合，形成一个马靴状萎缩损害中央凹。这个马靴状萎缩可能关闭成一个萎缩环，使得中央凹保留。在地图状萎缩的晚期阶段，由于地图状萎缩更进一步接合，中央凹本身萎缩，病人使用中心外视网膜注视点和看东西。地图状萎缩也继发于 RPE 脱离。Elman 和其他人报道，RPE 脱离变平的病例中有 20% 进展成地图状萎缩。地图状萎缩是位于中央凹外还是中央凹取决于 RPE 脱离的前面位置。因为视力丧失是逐渐的,病人也许直到中央地图状萎缩出现才就诊。

地图状萎缩继续以中等速率扩大一段时间,2 年扩大 1.8PD 视盘面积。对于大于 10PD 视盘面积的眼,因为地图状萎缩边界超过照片的范围所以很难测量到扩大。视力的最初水平看起来对总萎缩扩大的程度没有显著的影响。与总萎缩面积迅速扩大相关联的唯一危险因素是最初总萎缩面积大于 3PD 视盘面积。晶状体的状态和高血压病史都未显示为总萎缩扩大的危险因素。尽管研究中吸烟者很少,但很明显吸烟者地图状萎缩的扩展趋势更迅速。

一段时间后,在许多眼中地图状萎缩和视力显著下降相关。Sunness 等证实伴有大的总萎缩面积的眼中心视力倾向于更差。在随访的 2 年内,31% 失去 3 行或更多视力以及双倍视角。在随访的 4 年内,53% 丧失 3 行或更多视力。严重视力丧失率,也就是 4 倍的视角或至少 6 行的视力丧失,2 年内为 13% ,4 年内为 29% 。对于视力好于 20/50 的眼,视力中度、重度丧失显著增加。在 2 年的随访期间,具有好的初始视力的眼,41% 丧失 3 行或更多的视力,21% 丧失 6 行或更多的视力。在 4 年的随访期间,中度视力丧失的比例增加到 70% ,严重视力丧失增加到 45% 。27% 视力为 20/50 或更好的眼,在 4 年的随访期间视力变为 20/200 或更差。对侧眼发生 CNV 不影响地图状萎缩研究眼的视力丧失率。中度视力丧失的危险因素包括初视力好于 20/50 和浅的虹膜颜色。在视力好于 20/50 的眼,在中央凹中央 250μm 范围内出现的地图状萎缩对于 3 行视力丧失是很强的危险因素。在 Sunness 等的研究中,晶状体状态、高血压和吸烟与中度视力丧失没有显著的联系。

在 Sunness 的研究中使用两个参数来描述地图状萎缩的进展,即萎缩面积的扩大和视力丧失。最大的阅读速度明显受到地图状萎缩侵犯中央凹的影响,即使视力仅有很小改变时。一些病人也许能读视力表单个的字母,但不能读单词,因为残留的中央凹视岛。对于那些视力好于 20/50 的病人,中央的最大阅读速率在 2 年内从每分钟 110 个单词下降到每分钟 51 个单词;而没有晚期 AMD 的老年人中央阅读速度为每分钟 130 个单词。在 2 年的随访期内,那些丧失 3 行或更多视力的眼,83% 最大阅读速度小于每分钟 50 个单词。尽管如此,即使在那些 2 年内维持较好视力的群体中,1/3 最大阅读速度低于每分钟 50 个单词。对于视力在 20/80 和 20/200 之间的眼,中央凹开始就被侵及的,有结果暗示最大阅读速度与总萎缩面积呈负相关。这可能意味着给予干涉能延缓萎缩扩展的速度,对视功能的保留甚至中心暗点的出现有显著影响。

八、地图状萎缩的发展

双侧地图状萎缩有相对较高的发生率,文献中报道为 48% ~65% ,这暗示一只眼患有地图状萎缩,而对侧眼仅有玻璃膜疣或色素改变的病人,其对侧眼发生地图状萎缩的风险显著增高。在 Beave Eye 研究中,12 个病人最初一只眼有地图状萎缩。随访 5 年后,3 个病人(25%)对侧眼发展成地图状萎缩。仅有 1 只眼患有地图状萎缩的病人被发现对侧眼更容易发展为晚期 AMD,是初始仅为双眼早期年龄相关性黄斑病变对侧眼发展为晚期 AMD 的 2.8 倍。作为对照,仅一只眼有新生血管性 AMD 的病人其对侧眼发展为晚期 AMD 的速度,是那些初始仅有早期黄斑病变眼对侧眼发生晚期 AMD 的 1.1 倍,没有显著的不同。在 Sunness 的地图状萎缩进展研究中,9 个病人一只眼为地图状萎缩,对侧眼仅有玻璃膜疣或色素改变,其中 2 个病人(22%)在 2 年的随访期间对侧眼发生新的地图状萎缩。

对于起始双侧眼仅为玻璃膜疣和色素改变的病人,所获得的地图状萎缩发生率的信息是有限的。在 Beaver Dam 研究中,新地图状萎缩的 5 年发生率为 0.3% 。玻璃膜疣初始直径为 125 ~250μm 的,1% 发生地图状萎缩。玻璃膜疣线形尺寸大于 250μm,5 年内 8% 发生地图状萎缩。类似的,仅那些大于 0.2PD 视盘面积的玻璃膜疣眼有可能发生地图状萎缩。所有已发生地图状萎缩的眼初始都有色素异常。除了玻璃膜疣的大小,早期 AMD 玻璃膜疣出现的类型与地图状萎缩的最终发展可能也有联系。在地图状萎缩的眼中经常观察到钙化的玻璃膜疣,小的、硬性的玻璃膜疣。已经被确认的地图状萎缩的其他危险因素包括 FFA 显示脉络膜灌注延迟、中央凹暗适应下降。

九、地图状萎缩与 CNV 的发生

研究证实,地图状萎缩眼是否发生 CNV 与对侧眼的状态相关。如果对侧眼起始有 CNV,相对于地图状萎缩,CNV 的发生率明显升高。黄斑光凝研究中中央凹外伴有 CNV 的病人,发现 11 个人非研究眼起始仅有地图状萎缩。5 年的随访中,45% 发生 CNV。来自黄斑光凝研究群体的近中央凹旁和中央凹下的 CNV,59% 伴有 CNV 且对侧眼仅有地图状萎缩的研究眼 5 年内继续发展为 CNV。一项 Sunness 等人的回顾性研究,31 只有地图状萎缩但没有 CNV 并且对侧眼有 CNV 眼,2 年内 18% 发生 CNV,4 年内 34% 发生 CNV。与 Sunness 等报道的起始为双眼地图状萎缩的结果相比较,2 年内一只眼发生 CNV 的为 2% ,4 年内为 11% 。对于一只眼地图状萎缩、对侧眼玻璃膜疣的病人,没有一个在 2 年内发生 CNV。这些数据都证实,起始有地图状萎缩且对侧眼有 CNV 的眼 CNV 的发生率高。

当 CNV 发生在伴有地图状萎缩的眼中,似乎在视网膜围绕地图状萎缩的残留区域或侵犯中央凹区域。在一项 Schatz 和 McDonald 的研究中,10 个病人中有 8 个起始时仅有地图状萎缩,之后在萎缩的边缘发展为 CNV。2 例 CNV 发生在萎缩区之上,FFA 能够证实这些区域完整的脉络膜毛细血管。Sunness 等观察发现 CNV 的发展仅局限于萎缩区内有损害的区域。否则,CNV 发生在临近萎缩区的地方,在脉络膜缺乏的地方不发生 CNV。

起始有地图状萎缩的眼新发生的 CNV 通过临床检查和 FFA 很难发现。在没有视网膜下出血的情况下,在萎缩的区域上视网膜下液体很浅,很难被发现。在 FFA 中,由于地图状萎缩,来自于传送障碍和染色的高荧光已经出现,使得任何继发于 CNV 的新的高荧光变得模糊。因为地图状萎缩一般不引起视力突然丧失,若病人视功能出现显著改变,应该评估是否出现新生血管。尽管地图状萎缩本身与不伴有 CNV 的视网膜下出血相关,但出血的出现提示要寻找新近发展的 CNV。在一些病人中,CNV 可能自发消失,留下类似地图状萎缩的表现或小部分纤维化,如同早期 CNV 的残留(图 3-6-1 至图 3-6-3)。

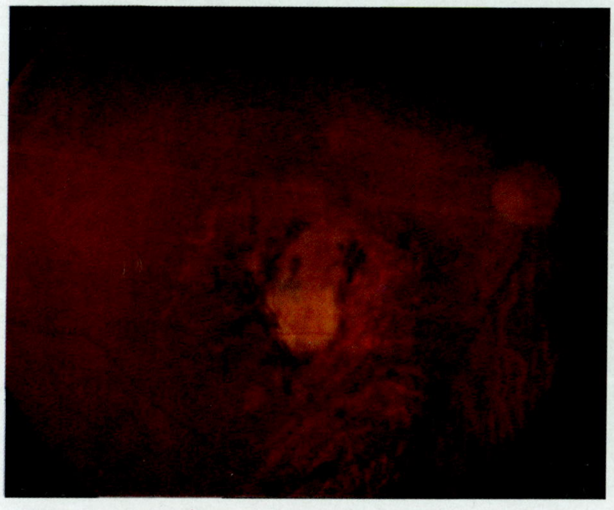

图 3-6-1 右眼眼底彩色像

黄斑及黄斑血管拱环下见大片地图状色素上皮萎缩,病灶中间斑片状色素增殖,并且见 1PD 范围视网膜下黄白色增殖灶(本图由陈青山提供)

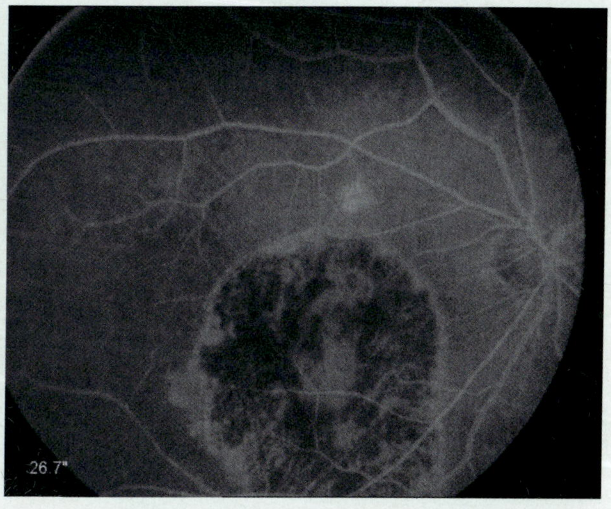

图 3-6-2 图 3-6-1 患眼的 FFA 静脉期像

右眼黄斑及其下方大片地图状 RPE 萎缩,其内夹杂斑片状色素遮蔽荧光,见脉络膜大血管,病灶边缘透见荧光(本图由陈青山提供)

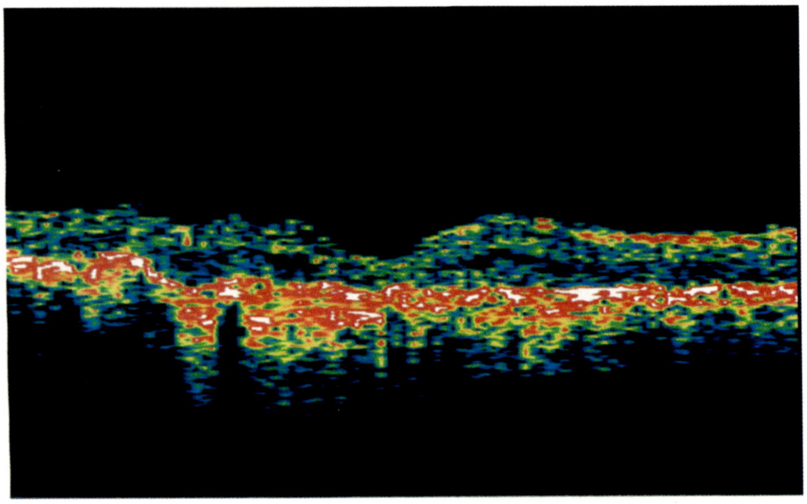

图 3-6-3 图 3-6-1 患眼的 OCT 图像

黄斑视网膜神经纤维层变薄,中央凹扩大,中央凹厚度 102μm,黄斑颞侧 RPE/脉络膜毛细血管层强反射带变薄,不均,中央凹旁 RPE/脉络膜毛细血管层反射带增厚,反映 RPE 色素增殖(本图由陈青山提供)

十、地图状萎缩眼的视功能损害

在地图状萎缩病人中,仅靠视力不足以说明整个视功能。除了中央暗点和旁中央暗点外,地图状萎缩眼还有其他视功能不正常,这也可能继发于还没有萎缩的视网膜的功能改变。地图状萎缩眼在暗环境中功能显著下降。除了视锥细胞和视杆细胞的暗适应延长或下降,萎缩性 AMD 眼对比敏感度还可能下降。因此,尽管有好的视力,但是病人的阅读能力可能显著受损。

(一)中央和旁中央暗点

许多地图状萎缩病人阅读困难,因为不能看到足够的完整的中央视野。即使存在好的视力,中央凹附近和侵及中央凹的暗点可能危及视力。病人可能抱怨他们能阅读小的新闻报纸,却不能读大的新闻标题。在临床检查中,中央凹中心保持完整但只残留一点点中央凹视岛,不能适应阅读大的新闻标题。

地图状萎缩对于病人生活模式的影响不仅限于不能阅读,也可能有辨别面孔困难的表现,因为他们不能同时看到所有的特征。一些人不断地遇到朋友和家人却认不出来并且不能问候之后,就开始封闭的生活。此外,残留的中央视网膜视岛使这些病人的低视力治疗变得复杂。如果应用低视力装置放大感兴趣的目标,会使得病人在损害区域内看到的特点或特征更少。

当一只眼缺乏稳定的中心注视,传统的视野测量不可靠,会导致暗点位置错误及大小异常。激光扫描检眼镜(SLO)可精确地把视功能和视网膜位置联系起来。SLO 黄斑视野测量已经证实地图状萎缩的面积确实和致密的暗点有紧密关系,其周围视网膜敏感性可能是正常的。SLO 评估病人注视行为可解释伴有地图状萎缩中心暗点眼视力发生的变化。

为使暗点侵及中央凹中心的病人能知道自己真正潜在的视力,必须把目标放在功能视网膜上,使用中央凹外位点注视,称为更合适的视网膜位点。Sunness 等发现在一项伴有中央地图状萎缩和视力范围为 20/80 到 20/200 的眼研究中,大部分有暗点的病人,将暗点移向注视的右侧或上侧视野空间。在 Sunness 对于地图状萎缩病人的另一项研究中,病人说当视物较好眼视力轻微变差时,视物较差的眼视力改善。最初,注意到这些病人视物较差眼没有形成中央外注视,以至于他们把物体放在不能看到的暗点位置。经过 3 年的随访,这些病人的视力为 20/500 ~ 20/80,确实证实视力较差眼自发平均提高了 3 行。视物较差眼的改善伴随起初视物较好眼的恶化。通过 SLO 黄斑视野随访,观察到病人已经采用中央外 PRL,这似乎解释了先前视物较差眼的视力改善。

因为没有办法把物体从暗点移开，所以了解暗点的出现和位置有助于有效利用残存的视网膜功能，减少病人寻找物体时眼球的转动。例如，使病人将注视移到高于视网膜萎缩区的上方，也就是把暗点放在注视之上，这是一个好的办法，因为它把盲点移出视野最重要的部分。同样，把暗点移向右侧，也就是眼底照片中萎缩区的左侧，使病人在阅读时能认定一行的起始。

在眼底照相的帮助下，医生能帮助病人形成一个有利的 PRL。眼底照相有与视野相同的左右方向，由于来自摄影师所看到的方向已经左右反过来。所以，在中央凹或注视点左侧的萎缩区对应暗点在注视的左侧。眼底照相的上下方向与视野是相反的，如病人眼底照相中注视在萎缩区上方则暗点在注视视野空间的下方。如果眼底照相指出注视相对于暗点可能的位置，则医生可以引导病人避开视野中的暗点，这对于进一步将暗点移出是有效的。例如，如果有暗点在注视的右侧，则病人在视力表中忽视每一行的最后几个字，让病人努力向右看应该能看到被忽视的字母。

（二）暗适应改变

不考虑病人的视力水平，大多数地图状萎缩病人在光线暗的环境中阅读和完成其他视觉活动有困难。在一份 Sunness 的问卷调查报告中，发现至少 2/3 视力较好的地图状萎缩病人白天可以开车，但晚上不得不停止驾车。

视功能测试客观地证实了伴有地图状萎缩的眼在暗环境中功能降低，正如 Sunness 等在一项对伴有地图状萎缩，且视力好于 20/50 的眼中所做的研究所证实的。对照组选择眼底发现仅限于有玻璃膜疣的老年人，没有晚期的 AMD。当对照组有一个 1.5log 单位的中性密度滤光片放在研究眼上，视力中度下降，在 ETDRS 视力表上下降 2 行。没有 AMD 眼下降多于 5 行。对于研究组，当1.5log 单位的中性密度滤光片放在研究眼上时，视力中度下降，在 ETDRS 视力表上为 4.6 行。在测量中央凹暗适应敏感性时，通过测定病人在暗环境中暗适应后看一个小的红色灯光的能力，那些伴有地图状萎缩且有好的视力的病人有中度的敏感性（1.2 log 单位），低于对照组。

已经失去中央凹注视的眼在暗环境中视力丧失较少，暗适应改变可能是中央凹改变的一个敏感指标。这些暗适应功能上的改变也可能预示那些有高风险玻璃膜疣和色素改变的病人更易最终形成地图状萎缩。在一项小的回顾性玻璃膜疣眼的研究中，Sunness 等发现大部分中央凹暗适应敏感性下降的眼睛更容易进展成晚期 AMD，包括地图状萎缩。Steinmetz 等观察到相似的结果，伴有与脉络膜灌注延迟有关的和暗适应不正常的玻璃膜疣的眼，更容易发展为地图状萎缩。

为了使这些病人保留的视功能最大化，对低视力的处理应该包括对于所需光线的评估。例如，地图状萎缩病人在暗光线下读菜单时，依靠使用一个小的、手持的笔形电筒增加敏感性。Sloan 证实，在一项作为亮度表功能的视力研究中，正常眼超过一定的亮度阈值视力平稳，不再进一步改善。尽管地图状萎缩没有被特别地评估，但是发现 AMD 眼一般在增加亮度时视力继续改善。

（三）其他视功能不正常

受地图状萎缩影响的眼几项其他视功能可能不正常。与那些仅有玻璃膜疣和色素改变的老年病人的眼相比，发现伴有地图状萎缩且视力好于 20/50 的眼对比敏感度下降。特别是对比敏感度在低的空间频率下降，在高的空间频率下降更显著。尽管受地图状萎缩影响，残存的中央凹视岛还有好的视力，但是阅读速度可能由于旁中央暗点而显著下降。在 Sunness 等对有地图状萎缩且视力好于 20/50 的眼视功能的研究中，50% 的最大阅读速度低于 100 单词/分钟，17% 的最大阅读速度低于 50 单词/分钟。在仅有早期 AMD 的对照群体中，中等的最大阅读速度为 130 单词/分钟，没有患者最大阅读速度低于 100 单词/分钟。因此，仅以视力测量病人的阅读能力是不够的。

小的、有功能的中央凹视岛的病人注视介于中央凹和中央外最佳视网膜区域之间。虽然小的中央凹区有好的视力，但视野范围有限。另外，在中央凹中心完全萎缩之前，可能受到下降的视网膜敏感性、减少的对比敏感度和在暗环境下功能下降的影响。一个处于中央外的、相对正常的视网膜，注视在地图状萎缩区外，本身可能会有较低的视力，能提供较大范围的功能性视网膜，受暗的光线、对比敏感度下降的影响较少。因此,病人可能发现他们的注视在中央凹和中央外之间不断切换,这取决于当前的视觉任务、光照情况和其他因素。

影响地图状萎缩病人完成各项视觉相关任务的各种因素综合起来,使得给予低视力放大装置变得困难,因为这样使目标太大以至于不能完整地调整到中央区。在进行低视力评估的时候,需要记住这些变化。几乎所有的视觉相关任务都需要好的照明。

十一、地图状萎缩的鉴别诊断

其他眼部疾病在某一阶段或进展的过程中能与地图状萎缩相类似。一些是 AMD 的其他表现,仅存在于与地图状萎缩相连的不同的部位。其他的疾病应该按照是否为年龄相关的视网膜或黄斑变性来分类。

能自发消失的 CNV 也可能留下类似于地图状萎缩的瘢痕。一些瘢痕可能有小的先前 CNV 留下的纤维化区域。另外,一些瘢痕类似于地图状萎缩。在这样的病例中,FFA 可能有助于鉴别 CNV 和地图状萎缩。

陈旧的激光光凝瘢痕也可能类似于地图状萎缩,可通过病史进行区分。此外,FFA 显示与瘢痕相对应的低荧光区,而地图状萎缩区一般显示为高荧光区。

RPE 撕裂在临床上类似于地图状萎缩。在 FFA 中,高荧光的直的线性边缘是病变的特点。

卵黄样营养不良眼可能发生萎缩性改变,进展方式与 AMD 相关的地图状萎缩相类似。这些病人可能有黄斑区地图状萎缩,一些还伴有色素改变,偶尔伴 EOG 下降。

中心性网状脉络膜营养不良是另一种变性的视网膜疾病,在疾病的早期侵犯中央凹。这种遗传病一般是常染色体显性遗传,在成年早期就引起黄斑区萎缩的发展。与年龄相关性地图状萎缩不同,这些损害倾向于脉络膜循环和脉络膜毛细血管早期的萎缩,以至于 FFA 中显示低荧光。

引起中央的、萎缩损害的紊乱和遗传性黄斑变性也可能与年龄相关性地图状萎缩相似。Stargardt 病、锥细胞营养不良、良性同心环形黄斑营养不良、脉络膜奎宁病变和其他毒性黄斑病变,都有可能与 AMD 的地图状萎缩表现相似。病史,包括症状、发病年龄和用药史,可能有助于鉴别诊断。

十二、地图状萎缩的治疗

因为临床上能够在病人发生中度或重度视力丧失之前发现地图状萎缩,这与 CNV 不同,所以有较大的可能通过医学干预来保护视功能。尽管如此,目前还没有确定的治疗方法可以阻止或延缓地图状萎缩的进展。

目前美国国家健康中央投资年龄相关性眼病研究,来调查维生素或矿物质是否能阻止 AMD 的进展。两项特别针对地图状萎缩的治疗试验开始于 2001 年初。一项多中心的双盲研究正在调查谷胱甘肽在延缓视力丧失和地图状萎缩扩大中的有效性。第二项试验性研究在有大量锌资源的我国进行,观察能否延缓地图状萎缩的进展。

对于地图状萎缩 RPE 移植正在尝试。目的是用新的 RPE 替代衰老的 RPE,保护感受器功能,但目前无法实现。被移植的 RPE 能否产生 RPE 生存的必要因素,或抑制毒性影响,减缓或阻止地图状萎缩进展尚无定论。由于移植细胞的排异,移植存在很大难度。周边部 RPE 可以尝试,但许多地图状萎缩病人有 RPE 周边网状变性,不在中央的 RPE 也不健康。

地图状萎缩中有外层神经感觉层视网膜、RPE、脉络膜毛细血管的丧失。可能最初过量的脂褐素沉积在 RPE,可以看到 RPE 的自体荧光。RPE 脂褐素的数量和积聚的平衡相关,为外层光感受器更新代谢和细胞向内或向外的排出物清除的结果。已经显示光感受器细胞丧失之后 RPE 自体荧光降低。自体荧光的增加暗示 RPE 功能失调或代谢负担增加。

残余体的积聚,荧光可作为 RPE 老化的指标。在年龄和自体荧光、年龄和残余体都是平方的关系。

残余体被光学显微镜和电子显微镜看到的图像测定。老年人积聚的缺乏不足为怪，由于光感受器在晚年数目下降。在自体荧光或残余体有50%的变异不能被老化解释，可能有遗传或环境的因素起作用。最令人惊奇的是自体荧光和残余体体积的关系，推测为线性关系，因为自体荧光来自于残余体。残余体内一小部分物质可能受到环境的影响，如饮食中维生素A的含量。

十三、总结

随着年龄增加，地图状萎缩的发生率增加，在75岁人群中的发生率是CNV的一半，再更大年龄的人群中高于CNV。作为非新生血管性AMD的晚期形式，来自地图状萎缩的暗点在疾病早期侵及中央凹旁和中央凹周围的视网膜，直到晚期才侵及中央凹中心。尽管病人保持好的视力，但是这些中央凹旁和中央凹周围的暗点使阅读和辨认面孔的能力下降，可解释很大的一部分视觉中度丧失。在没有CNV的地图状萎缩眼中，可能发生出血。与出血有关的小范围CNV可能是短暂的，临床上看不到。在起始为地图状萎缩对侧眼有CNV的眼，CNV的发生率增高，一半以上的患者为双侧地图状萎缩。在双眼地图状萎缩病人的两只眼之间，地图状萎缩的大小和进展的速度紧密相关，但由于中央凹的侵犯情况可能视力不相同。

在视力好于20/50的地图状萎缩眼中，2年内有40%丧失3行的视力。即使在视力几乎没改变的情况下，中央凹地图状萎缩的侵犯也可显著影响最大阅读速度。地图状萎缩的眼在暗环境下视力明显丧失，可受益于光线增强。更好的视网膜位点的形成有助于有效利用有功能的视网膜。

（陈　松）

【参 考 文 献】

[1] Law SK, Sohn YH, Hoffman D, et al. Optic disk appearance in advanced age-related macular degeneration. Am J Ophthalmol, 2004 ,138(1):38-45.

[2] Schmitz-Valckenberg S, Bultmann S, Dreyhaupt J, et al. Autofluorescence and fundus perimetry in the junctional zone of geographic atrophy in patients with age-related macular degeneration. Invest Ophthalmol Vis Sci, 2004 ,45(12):4470-4476.

[3] Chong NH, Keonin J, Luthert PJ, et al. Decreased thickness and integrity of the macular elastic layer of Bruch's membrane correspond to the distribution of lesions associated with age-related macular degeneration. Am J Pathol, 2005,166(1):241-251.

[4] Smith RT, Chan JK, Nagasaki T, et al. Automated detection of macular drusen using geometric background leveling and threshold selection. Arch Ophthalmol, 2005,123(2): 200-206.

[5] Pirbhai A, Sheidow T, Hooper P. Prospective evaluation of digital non-stereo color fundus photography as a screening tool in age-related macular degeneration. Am J Ophthalmol, 2005, 139(3):455-461.

[6] Goldstein M, Loewenstein A, Barak A, et al. Results of a multicenter clinical trial to evaluate the preferential hyperacuity perimeter for detection of age-related macular degeneration. Retina, 2005,25(3):296-303.

[7] Clemons TE, Milton RC, Klein R, et al. Risk factors for the incidence of Advanced Age-Related Macular Degeneration in the Age-Related Eye Disease Study (AREDS) AREDS report no. 19. Ophthalmology, 2005,112(4):533-539.

[8] Deckert A, Schmitz-Valckenberg S, Jorzik J, et al. Automated analysis of digital fundus autofluorescence images of geographic atrophy in advanced age-related macular degeneration using confocal scanning laser ophthalmoscopy (cSLO). BMC Ophthalmol, 2005,5(1):8.

[9] Postel EA, Agarwal A, Schmidt S et al. Comparing Age-related Macular Degeneration Phenotype in Probands From Singleton and Multiplex Families. Am J Ophthalmol, 2005, 139(5):820-825.

[10] Einbock W, Moessner A, Schnurrbusch UE, et al. Changes in fundus autofluorescence in patients with age-related maculopathy. Correlation to visual function: a prospective study. Graefes Arch Clin Exp Ophthalmol, 2005,243(4):300-305.

[11] Buch H, Nielsen NV, Vinding T, et al. 14-year incidence, progression, and visual morbidity of age-related maculopathy: the Copenhagen City Eye Study. Ophthalmology, 2005,112(5):787-798.

[12] Tomany SC, Wang JJ, Van Leeuwen R, et al. Risk factors for incident age-related macular degeneration: pooled findings from 3 continents. Ophthalmology, 2004,111(7): 1280-1287.

[13] Knudtson MD, Klein R, Klein BE, et al. Location of lesions associated with age-related maculopathy over a 10-year period: the Beaver Dam Eye Study. Invest Ophthalmol Vis Sci, 2004,45(7):2135-2142.

[14] Roquet W, Roudot-Thoraval F, Coscas G, et al. Clinical features of drusenoid pigment epithelial detachment in age related macular degeneration. Br J Ophthalmol, 2004, 88(5): 638-642.

[15] Zarbin MA. Current concepts in the pathogenesis of age-related macular degeneration. Arch Ophthalmol, 2004,122(4): 598-614.

[16] Friedman DS, O'Colmain BJ, Munoz B, et al. Prevalence of age-related macular degeneration in the United States. Arch Ophthalmol, 2004,122(4):564-572.

[17] Leske MC, Wu SY, Hyman L, et al. Four-year incidence of macular changes in the Barbados Eye Studies. Ophthalmology, 2004,111(4):706-711.

[18] Holz FG, Pauleikhoff D, Klein R, Bird AC. Pathogenesis of lesions in late age-related macular disease. Am J Ophthalmol, 2004,137(3):504-10. Review.

[19] Klein R, Peto T, Bird A, Vannewkirk MR. The epidemiology of age-related macular degeneration. Am J Ophthalmol, 2004,137(3):486-495.

[20] Scholl HP, Bellmann C, Dandekar SS, Bird AC, Fitzke FW. Photopic and scotopic fine matrix mapping of retinal areas of increased fundus autofluorescence in patients with age-related maculopathy. Invest Ophthalmol Vis Sci, 2004,45(2):574-583.

[21] Scholl HP, Dandekar SS, Peto T, et al. What is lost by digitizing stereoscopic fundus color slides for macular grading in age-related maculopathy and degeneration? Ophthalmology, 2004,111(1):125-132.

[22] Iyengar SK, Song D, Klein BE,et al. Dissection of genomewide-scan data in extended families reveals a major locus and oligogenic susceptibility for age-related macular degeneration. Am J Hum Genet, 2004,74(1):20-39.

[23] van Leeuwen R, Chakravarthy U, Vingerling JR, Brussee C, Hooghart AJ, Mulder PG, de Jong PT. Grading of age-related maculopathy for epidemiological studies: is digital imaging as good as 35-mm film? Ophthalmology, 2003,110(8):1540-1544.

[24] Choroidal Neovascularization Prevention Trial Research Group. Laser treatment in fellow eyes with large drusen: updated findings from a pilot randomized clinical trial. Ophthalmology, 2003,110(5):971-978.

[25] Ambati J, Ambati BK, Yoo SH, et al. Age-related macular degeneration: etiology, pathogenesis, and therapeutic strategies. Surv Ophthalmol, 2003,48(3):257-293.

[26] Wang JJ, Foran S, Smith W, Mitchell P. Risk of age-related macular degeneration in eyes with macular drusen or hyperpigmentation: the Blue Mountains Eye Study cohort. Arch Ophthalmol, 2003 ,121(5):658-663.

[27] Hogg R, Curry E, Muldrew A, et al. Identification of lesion components that influence visual function in age related macular degeneration. Br J Ophthalmol, 2003,87(5): 609-614.

[28] Jonasson F, Arnarsson A, Sasaki H, et al. The prevalence of age-related maculopathy in iceland: Reykjavik eye study. Arch Ophthalmol, 2003,121(3):379-385.

[29] Scholl HP, Peto T, Dandekar S, et al. Inter-and intra-observer variability in grading lesions of age-related maculopathy and macular degeneration. Graefes Arch Clin Exp Ophthalmol, 2003,241(1): 39-47.

[30] Apte RS, Bressler NM. Foveal congenital hypertrophy of the retinal pigment epithelium in the setting of geographic atrophy from age-related macular degeneration. Am J Ophthalmol, 2003,135(1):120-121.

[31] Dunaief JL, Dentchev T, Ying GS,et al. The role of apoptosis in age-related macular degeneration. Arch Ophthalmol, 2002, 120(11):1435-1442.

[32] Rakoczy PE, Zhang D, Robertson T, et al. Progressive age-related changes similar to age-related macular degeneration in a transgenic mouse model. Am J Pathol, 2002,161(4):1515-1524.

[33] Klein R, Klein BE, Tomany SC, et al. Ten-year incidence and progression of age-related maculopathy: The Beaver Dam eye study. Ophthalmology, 2002,109(10): 1767-1779.

[34] Soubrane G, Haddad WM, Coscas G. Age-related macular degeneration Presse Med, 2002,31(27):1282-7. Review. French.

[35] Kim SY, Sadda S, Humayun MS, et al. Morphometric analysis of the macula in eyes with geographic atrophy due to age-related macular degeneration. Retina, 2002, 22(4): 464-470.

[36] Scilley K, Jackson GR, Cideciyan AV, et al. Early age-related maculopathy and self-reported visual difficulty in daily life. Ophthalmology, 2002,109(7):1235-1242.

[37] Mitchell P, Wang JJ, Foran S, et al. Five-year incidence of age-related maculopathy lesions: the Blue Mountains Eye Study. Ophthalmology, 2002,109(6):1092-1097.

[38] Wang YZ, Wilson E, Locke KG, et al. Shape discrimination in age-related macular degeneration. Invest Ophthalmol Vis Sci, 2002,43(6):2055-2062.

[39] Bellmann C, Jorzik J, Spital G, et al. Symmetry of bilateral lesions in geographic atrophy in patients with age-related macular degeneration. Arch Ophthalmol, 2002, 120(5): 579-584.

[40] la Cour M, Kiilgaard JF, Nissen MH. Age-related macular degeneration: epidemiology and optimal treatment. Drugs Aging, 2002,19(2):101-133.

[41] Schmitz-Valckenberg S, Jorzik J, et al. Analysis of digital scanning laser ophthalmoscopy fundus autofluorescence images of geographic atrophy in advanced age-related macular degeneration. Graefes Arch Clin Exp Ophthalmol, 2002, 240(2): 73-78.

[42] Haimovici R, Wroblewski J, Piguet B, et al. Symptomatic abnormalities of dark adaptation in patients with EFEMP1 retinal dystrophy (Malattia Leventinese/Doyne honeycomb retinal dystrophy). Eye, 2002,16(1):7-15.

[43] Age-Related Eye Disease Study Research Group. The age-related eye disease study system for classifying age-related macular degeneration from stereoscopic color fundus photographs: the age-related eye disease study report number 6. Am J Ophthalmol, 2001,132(5):668-681.

[44] Oshima Y, Ishibashi T, Murata T. Tahara Y, Kiyohara Y, Kubota T. Prevalence of age related maculopathy in a representative Japanese population: the Hisayama study. Br J Ophthalmol. 2001,85(10):1153-1157.

[45] Hassenstein A, Ruhl R, Richard G. Optical coherence tomography in geographic atrophy-a clinicopathologic correlation. Klin Monatsbl Augenheilkd, 2001, 218(7): 503-509.

[46] Holz FG, Bellman C, Staudt S, et al. Fundus autofluorescence and development of geographic atrophy in age-related macular degeneration. Invest Ophthalmol Vis Sci, 2001,42(5):1051-1056.

[47] Sunness JS, Applegate CA, Gonzalez-Baron J. Improvement of visual acuity over time in patients with bilateral geographic atrophy from age-related macular degeneration. Retina, 2000,20(2):162-169.

[48] Weisz JM, Humayun MS, De Juan E Jr, et al. Allogenic fetal retinal pigment epithelial cell transplant in a patient with geographic atrophy. Retina, 1999,19(6):540-545.

[49] Sunness JS. The natural history of geographic atrophy, the advanced atrophic form of age-related macular degeneration. Mol Vis, 1999, 5:25.

[50] Sunness JS, Gonzalez-Baron J, Applegate CA, et al. Enlargement of atrophy and visual acuity loss in the geographic atrophy form of age-related macular degeneration. Ophthalmology, 1999,106(9):1768-1779.

[51] 聂爱光,谭家铨,姜德咏,等. 老年黄斑变性病程观察. 中华眼底病杂志,1991,7:93-95.

[52] 张承芬,李志清,杜虹,等. 湿性老年黄斑变性的自然病程和视力预后. 中华眼科杂志,2003,39:415-418.

第四章

老年性黄斑变性的检查

1 老年性黄斑变性早期诊断

老年性黄斑变性(aging macular degeneration)又称年龄相关性黄斑变性(age-related macular degenration,AMD),是老年人低视力和盲目的首要原因。AMD 的患病率随年龄增长,60~69 岁的患病率为 20.45%,70 岁以上患病率高达 34.11%。一项对 70 岁以上人口的流行病学调查表明,AMD 是引起低视力及盲的主要原因,其检出率为4.4%,其中早期 AMD 占 32%,地图状萎缩占 4.4%,盘状变性占 3.8%。临床上 AMD 可分为渗出型(湿性)和非渗出型(萎缩型),两型早期都有玻璃膜疣、色素紊乱和中央凹反射消失,视力可以正常。由于其他致盲性眼病,如老年性白内障、青光眼等可得到手术治疗,患病率已明显降低,而 AMD 已成为当前老年人致盲的重要疾病,目前本病在我国的发病率也有逐渐增高的趋势。早期诊断甚为重要,近期采用新的检测方法研究表明,在 AMD 早期视力正常时已有视功能变异。早期发现 AMD 中央凹以外的视网膜下脉络膜新生血管(choiorl neovascular membranes,CNV),可用氩激光光凝减轻或减慢所致的视力障碍,但 AMD 进入晚期如 CNV 涉及中央凹时,视网膜色素上皮(retinal pigment epithelial ,RPE)脱离、RPE 地图状萎缩及盘状瘢痕等,目前尚无有效的治疗方法,因此,AMD 早期诊断和治疗非常重要。近年来国内外对 AMD 的早期诊断作了许多研究,力求对 AMD 作出早期诊断,及时进行预防治疗,推迟老化及 CNV,避免浆液性和出血性视网膜脱离。

一、早期症状及病史

一般 AMD 早期常无任何症状,但少数有视物变形,阅读困难,视力模糊,中心或旁中心暗点。Andrew 研究了 103 例 AMD 早期新生血管膜引起的症状,其中视物变形、弯曲 29 例,视物模糊 22 例,视野暗点 12 例,阅读困难 13 例,其他症状 28 例,尤其要注意视物变形和近距离阅读困难。早期 AMD 视力大多数正常,许多眼底虽有明显的色素上皮改变及玻璃膜疣存在,但对视力影响不大,病人有上述症状时应行仔细检查。

作者等对 105 例(150 眼)AMD 患者进行了最早期症状的研究,1/3 患者最初有视物模糊,1/4 患者有视物变形,1/5 患者有阅读困难,还有少部分为视野中固定性暗点。近年 Sunness 等对视力正常、眼底有地图状萎缩或仅有玻璃膜疣的早期 AMD 患者进行随访,发现其阅读速度显著下降,是发生 AMD 的危险因素。

AMD 的发病机制尚未完全阐明,但流行病学调查、临床及实验室研究结果已表明很多因素,如年龄、性别、种族、遗传、光损伤、营养缺乏、中毒、免疫异常、全身或眼部的某些疾病与 AMD 有关。AMD 受多种因素的影响,而众多的因素之间也存在着极其复杂的相互关系。由于 AMD 是衰老性疾病,常伴有老视及老年性白内障,在询问病史及眼部检查时要排除其他引起视力下降的眼病。

二、早期眼部体征

Sperduto 和 Siegel 强调以检眼镜检查作为 AMD 的诊断指标。早期检眼镜下可见黄斑有色素紊乱,有的病例眼底可有轻微的改变,为小的浅色点和色素不规则,中央凹光反射消失和散在的玻璃膜疣,但也有少数早期有小的新生血管膜位于中央凹以外区。早期 AMD 的玻璃膜疣,在检眼镜下表现为针尖样黄白色病变,有时在黄斑区中央凹周围融合成块状。裂隙灯后部反光照明法,可见玻璃膜疣位于色素上皮下。Gass 认为玻璃膜疣是 AMD 的前兆,虽然玻璃膜疣很少直接致盲,但是临床研究已证实它与 AMD RPE 萎缩以及 CNV 形成有关。Janet 等认为具有高危险性特征的玻璃膜疣可预示晚期 AMD 的发生,敏感性为

100%,特异性为55%。

虽然黄斑玻璃膜疣是AMD的早期眼底特征,但玻璃膜疣的病理特征及形成并不十分清楚,研究表明可见光损害了光感受器细胞,RPE消化这些损害的分子导致RPE细胞残余体(脂褐素)日益充盈,并从基底膜表面排出这些异常物质,积聚在Bruch膜内形成玻璃膜疣和基底层沉着物。这些排泄物可引起RPE机械性妨碍液体和代谢物交换,减少RPE细胞及Bruch膜的黏附,刺激CNV侵入,致使RPE进一步破坏,导致光感受器变性及死亡,中心视力和视野进一步丧失。作者等对54例视力正常、眼底黄斑有玻璃膜疣的早期AMD患者平均追踪55个月,发现18只眼(33.33%)发生了晚期AMD病变,按玻璃膜疣的危险度分6级。其发生晚期AMD的敏感性为88.9%,特异性为61.1%。采用生存率表(Kaplan-Meier法),早期AMD的黄斑玻璃膜疣发生渗出型AMD的累积危险性2年为3.85%,3年为9.73%,4年为20%,5年为37.78%。融合性玻璃膜疣相对危险性是3.14倍;数量较多(>Ⅱ级),相对危险性是6.89倍;玻璃膜疣位于中央凹区相对危险性是2.6倍。

目前临床上又将玻璃膜疣分为4种类型:①硬性玻璃膜疣(直径<63μm),代表RPE存在局部病理改变;②软性玻璃膜疣(直径≥63μm),意味着RPE存在扩散性病理改变;③基底层玻璃膜疣(直径25~75μm);④钙化性玻璃膜疣,其最终结局为疣的消退。另外,也有学者将有形成地图状萎缩倾向的玻璃膜疣及发生钙化融合的玻璃膜疣称为退化性玻璃膜疣。RPE色素异常包括大量色素沉着以及脱色素或低色素分布。Bressler等的研究显示直径≥50μm的玻璃膜疣常可进一步发展为边界不清的软性玻璃膜疣,二者之间几乎存在一对一的相关关系,且同时存在玻璃膜疣以及RPE色素异常是继发CNV的高危因素(几乎达60%)。而Haddad等认为AMD患者严重视力下降的主要原因有90%是CNV,Doris等亦认为渗出型AMD特征性的CNV与视力丧失密切相关,因此如何早期发现上述玻璃膜疣的改变,进行及时治疗,以防止其进一步发展为新生血管性AMD,以及早期发现CNV,减少对患者视力的损害是非常重要的。

很多研究已证实玻璃膜疣是AMD发生和发展至视功能丧失的标志,因而AMD早期视功能变异及早期诊断要从玻璃膜疣研究着手,但常规的视功能检查方法并不能检测出视功能的变化,必须采用更为精确的检查方法才能显示玻璃膜疣所引起的微小的视功能变化。作者等研究了早期AMD病人,尽管视力≥1.0,但黄斑光敏度、色觉、对比敏感度已有变化,并与玻璃膜疣数量、分布接近中央凹及融合程度增加明显相关。Greve对照此病的FFA和静态剖面视野,指出剖面视野的缺损与玻璃膜疣、色素上皮脱离(pigment epithelium detachment, PED)和神经上皮脱离病变相对应。Kleiner等发现对比敏感度的降低与玻璃膜疣的数量有关。Rohert也发现中央凹暗适应敏感性的降低与玻璃膜疣的严重性有关。Sunnness认为玻璃膜疣数量增加,视网膜敏感性损害增加,以致光敏度明显降低。Eisner等发现视网膜敏感性降低与玻璃膜疣在黄斑区分布有关。

研究表明,具有高危险特征玻璃膜疣发生晚期AMD的危险性增加,其中玻璃膜疣数量增多有高度发生晚期AMD的危险性。大多数作者认为,具有危险因素的玻璃膜疣数量不断增加、不断融合增大和玻璃膜疣色素增加时,发生变性的危险性也增加。Smiddy等发现局部高色素的玻璃膜疣发生渗出型AMD的相对危险性是23倍,融合性玻璃膜疣发生AMD的相对危险性是7.7倍,双眼5年内发生渗出型AMD的累积危险性是14.5%,发生CNV的累积危险性是9.6%。Amold等发现网状不典型软性玻璃膜疣眼具有发生AMD的高度危险性,有66%的眼发生了CNV。Sark等认为硬性玻璃膜疣可导致脉络膜地图状萎缩发展为萎缩型AMD,软性玻璃膜疣常可出现CNV,导致渗漏和出血,发展为渗出型AMD。Siglman认为在AMD的发病过程中,首先是玻璃膜疣的软化,软性玻璃膜疣是萎缩型或渗出型AMD发病的先兆。Smiddy及Fine等报道,融合性玻璃膜疣发生CNV并发症的危险性极大。Gregor等认为第二眼荧光造影后期有荧光积存是发生AMD的先兆,呈高荧光的融合性玻璃膜疣意味着脂质的存积。尤其是中性脂肪,可减少来自色素上皮下的液体积聚。

作者等研究发现玻璃膜疣区较非玻璃膜疣区的视网膜光敏感性损害明显,玻璃膜疣分布接近中央凹则损害更为显著。Sunness等认为玻璃膜疣本身不能直接影响光感受器细胞,玻璃膜疣区的视网膜敏感性降低可能与弥漫性视网膜功能损害有关。Gass发现玻璃膜疣本身不会引起明显的中心视力障碍,只有在浆液性和出血性色素上皮和视网膜神经上皮脱离时,才会丧失有用的中心视力。因此,玻璃膜疣对AMD

的中心视力虽无明显影响，但可影响视功能变异，当局部视网膜功能显著降低时，AMD 的眼底病变可能进一步加重。因而采用敏感的视功能检测方法观察黄斑区玻璃膜疣的发展，对早期诊断和治疗 AMD 具有重要价值。

一眼有 AMD 或检眼镜检查发现玻璃膜疣和新生血管膜，对另一眼 AMD 的早期诊断有一定价值。病变早期有视物变形，眼底黄斑有玻璃膜疣，尤其是融合性玻璃膜疣或玻璃膜疣数量极多，另一眼有典型的黄斑变性，则可作出 AMD 的诊断。Gass 对一眼有渗出型 AMD 另一眼有玻璃膜疣的 91 例病人随访平均 3.7 年，31 例(34%)第二眼亦发生了渗出型 AMD。双眼 AMD 的类型常一致，Lavin 等发现双侧 AMD 的黄斑盘状瘢痕具有对称性大的盘状瘢痕，对侧眼发生晚期 AMD 的危险性增高，而另一些作者发现双侧非渗出型 AMD 的玻璃膜疣程度及特征是对称的。Latowsh 也认为 RPE 的一系列改变，也可能是产生 CNV 的最基本的危险因素之一。有人认为单侧 AMD 对侧眼的黄斑发生变性改变，可能与自身免疫有关，单侧 AMD 产生的视网膜抗体可促进对侧眼的黄斑变性。

研究表明，AMD 对侧眼视功能的损害，有可能是 AMD 的早期阶段。作者等采用 FM-100 色彩试验、Humphrey 视野分析仪、黄斑阈值程序、Goldmann-Weeker 暗适应仪及 Amsler 表对 46 例单侧 AMD 对侧眼和 46 眼年龄相匹配的正常对照组进行检查。单侧 AMD 对侧眼视力≥1.0，眼底正常或有少量的玻璃膜疣。结果发现单侧 AMD 对侧眼的色调分辨力、黄斑光敏度及短期波动与正常对照组比较均有变异；FM-100 色彩试验在蓝绿色区及紫色区差异均有显著性，在全色区从红色区差异均有非常显著性。10min 内暗适应锥体细胞敏感性显著降低。8 例单侧 AMD 对侧眼(17.39%)有 Amsler 方格表的异常，单侧 AMD 对侧眼视力正常时已有视功能变异。作者等接着对视力正常的单侧 AMD 对侧眼患者 31 例进行 5 年临床追踪观察。5 年后有 10 例(35. 25%)发生晚期 AMD 眼底改变，其中 CNV2 例(6.45%)，视网膜色素上皮(RPE)脱离 1 例(3.22%)，地图状萎缩伴 RPE 改变 7 例(22.58%)。并发现黄斑阈值、FM-100 色彩试验及 Amsler 表显著异常可预见单侧 AMD 对侧眼发生晚期 AMD。

三、视力检查

早期 AMD 病人视力有所下降或明显下降，矫正视力不佳，但也有视力或矫正视力正常而眼底有显著改变者。一般认为，萎缩型 AMD 早期视力轻度损害，晚期中心视力损害较重。渗出型 AMD 较萎缩型 AMD 的视力损害严重，早期视力明显下降，中期视力急剧下降，甚至仅见手动，晚期视力进一步损害。渗出型 AMD 一般有出血、渗出及纤维瘢痕形成，对视力影响明显。萎缩型 AMD 眼底以 RPE 萎缩为主，对视力影响相对较小。

在视力与 AMD 的关系研究中，各作者的意见不一致。有的作者强调把视力作为诊断标准之一，而有些作者研究表明，早期 AMD 改变的患眼视力可正常或只有轻度下降。Poliner 等发现一些具有浆液性 RPE 脱离病人的中心视力≥1.0。Fine 等报告数例视力在 0.8 以上，FFA 可见中央凹区 CNV，并有视物变形症状的 AMD 病人。Bressler 报告 84 眼 AMD，其中视力≥1.0 的 21 眼有 17 眼在中央凹区有严重的荧光渗漏。近年 Sunness 等对视力正常，眼底有地图状萎缩或仅有玻璃膜疣，但视野等视功能检查有异常，如暗适应敏感性低的 AMD 患者进行随访，发现激光扫描检眼镜(SLO)视野检查的暗点及阅读速度下降是发生 AMD 的危险因素。吴乐正等研究发现，AMD 早期尽管视力≥1.0，但色觉、ERG、VEP、EOG、CSF 已有变化，并与玻璃膜疣的大小、数量、分布等特征有关。作者等近期对 158 例(214 眼)AMD 及早期 AMD 病人的视力、眼底改变及 FFA 进行了临床观察，发现视力正常的早期 AMD 患者，眼底及 FFA 已发现有出血、CNV、RPE 脱离和神经上皮脱离等典型的 AMD 改变。作者等研究发现，AMD 大多数的 CNV 位于中央凹区以外。Folk 等认为 CNV 多由中央凹外向中央凹生长，早期视力可不受影响。Gass 认为黄斑区脉络膜毛细血管阻塞，CNV 可作为一种代偿机制供应该区的外层视网膜，因而中央凹 CNV 可明显影响视力。但中央凹外的 CNV，尤其是距离无血管区较远的 CNV，早期不影响呈中心暗点的黄斑中心，这些病人视力可以正常，但眼底及 FFA 有改变，视功能检测有异常。

作者从 1989 年开始对早期 AMD 患者进行了多项视功能检测，如黄斑阈值、色调分辨力、对比敏感度、

Amsler 表及暗适应,发现视力正常时视功能均已发生变异。5 年临床追踪观察表明,中央凹、黄斑光敏度异常预见晚期 AMD 的发病均具有较高的敏感性,分别为 83.37% 及 77.78%,特异性分别为 80.55% 及 75.00%;FM-100 色彩试验全色区预见晚期 AMD 发病的敏感性为 83.33%,特异性为 63.67%;Amsler 表预见发生 AMD 的敏感性为 71.40%,特异性为 80.00%。提示黄斑阈值、FM-100 色彩试验及 Amsler 表检测早期 AMD 患者的视功能可较好地预见 AMD 发生的危险性,为 AMD 的早期诊断提供了敏感的检测方法。因而,对视力正常的 AMD 患者,应进行临床观察及视功能检查。Ferris 等认为在病人出现视力障碍之前,CNV 有一个潜在可治疗时间,这就是 AMD 的早期阶段,如能早期诊断和治疗 AMD,对减轻病人的视力障碍无疑是有益的。

四、视野检查

(一) Amsler 表中心视野检查

Amsler 首先提出对黄斑异常和 AMD 最简便的早期诊断方法为方格表检查,有些早期黄斑病变,即使检眼镜检查是正常的,Amsler 表也可以显示异常。Easterbrook 用标准 Amsler 表检查早期奎宁视网膜病变,有相对暗点,但色觉、电生理和荧光造影都是正常的。AMD 早期由于黄斑 CNV 引起渗漏,Amsler 表检查可发现中心视野的早期改变。Andrew 检查 AMD 68 例,都有 Amsler 表的异常,其中有些病人是用 Amsler 表诊断的。Stuart 等用 Amsler 表检查了视力正常 AMD 病人的中心视野,早期发现了黄斑旁中央凹的 CNV,用氩激光治疗,减轻了 AMD 病人的视力障碍,并检查了另一只 AMD 眼,视力正常,但 Amsler 表显示视物变形。Michael 设计了阈值 Amsler 表,通过两个滤光片将光线减弱,检查 AMD 的早期改变,较标准的 Amsler 表更为敏感。戴虹等采用 Amsler 表检查早期 AMD 组 58 只眼、对照组 51 只眼,发现线条变形、粗细不均、中断、色泽不匀和整个方格变形、暗点为异常,发现早期 AMD 组中有 11 只眼(19.0%)、对照组中有 3 只眼(5.9%)异常。

Amsler 表是检查 AMD 早期黄斑中央凹外小的 CNV 较为方便和敏感的方法,这些 CNV 位于正常的 RPE 下,不易被发现,甚至 FFA 也未必能发现。作者等对 61 例(86 只眼)AMD 患者进行了 Amsler 表检查,26 只眼有异常。因此,为了及早发现黄斑 CNV 的早期症状,对 45 岁以上的中年人,或一眼已有 AMD 而对侧眼正常或局部萎缩的早期患者,可以推荐每日读 Amsler 表,如有视物变形或暗点出现应及时就诊,必要时再进一步结合其他检查。FINE 认为单依靠 Amsler 表并不总能发现 CNV 的早期症状,还应结合其他检查。Swann 发现有些早期 AMD 患者表现中心视野异常,但 Amsler 表检查阴性的患者也不能排除已有视野损害的可能性。在早期 AMD 患者中,我们发现很少有患者主诉明确暗点存在现象,多表现为方格线条曲直性、粗细匀称、清晰度等细小变化。有些患者再次检查或反复双眼对比后才有所察觉,因此在检查时除要矫正好近视力外,还应要求患者仔细观察表中的每个细小变化,以免遗漏。而静态视野检测是较为敏感的方法。因而,采用 Amsler 表检查,同时结合黄斑光敏度及色调分辨力检测可提高 AMD 早期诊断的敏感性。

(二) 静态视野计检查

静态视野计检查(SPE)从病人对光的敏感度来对视野的深度做定量分析,通过测定黄斑阈值,准确反映黄斑病变的早期改变。Zingiram 等报告 20 例黄斑变性病例,用一般视野计检查不能查出视野改变,而用 SPE 可查出。Francosis 等检查 AMD 等黄斑病变 72 只眼,认为 SPE 对黄斑疾病有鉴别诊断价值。Sunness 等研究 21 例早期 AMD 病人,静态视野计检查显示中心 20°的绝对阈值敏感性降低。Janet 等用黄斑视野计检查具有玻璃膜疣和 AMD 的病人视网膜敏感性,发现有轻度色素上皮萎缩的早期 AMD 其暗适应敏感性减低,并随着 AMD 的严重性增加,敏感性逐步下降。

随着电子计算机的兴起,自动视野计提高了眼科诊断水平。Octopus2000 型自动静态视野计能细致地描绘出与眼底血管走行基本一致的血管暗影图。Humphery 视野分析仪是一种多点静态定量的视野计,供中心 25°内视野检查,可准确地测试黄斑功能。Sunness 等从 1984 年开始用 Tubnger 视野计检查 18 例早期 AMD 病人,视力正常,眼底仅有玻璃膜疣,在中央凹 1.8°用红色试标检查,发现暗适应敏感性较正常年轻人不同程度降低。追踪观察 45 个月后,有 5 例发生晚期 AMD 改变,显示中央凹暗适应敏感性降低的程度可预示晚期 AMD 的发生,敏感性为 100%,特异性为 92%。因此,静态视野计检查可作为早期 AMD 的诊断方法。

自动视野计测试视野光敏感度,可为临床提供精确的视网膜光敏感性,黄斑阈值(macular threshold)为 AMD 的早期诊断提供了敏感的诊断指标。Sunness 等发现具有轻度 RPE 萎缩的早期 AMD 光敏度降低,并随 AMD 的严重性增加,其敏感性逐步下降。作者等采用 Humphery 视野分析仪黄斑阈值检测视力正常的早期 AMD 也发现,AMD 早期已有黄斑视网膜光敏感性及传递明度通道的损害。AMD 早期 RPE 代谢障碍和脉络膜血管更新失调,影响中央凹光化学的生理机制,导致中央凹光感受器的损害,因而在晚期 AMD 发生之前已有视网膜敏感性的降低。Quigley 研究表明,视网膜神经节细胞减少光敏度就已经降低,而黄斑区分布较多的神经节细胞,即使光敏度降低较少,也可能表示较多的神经节细胞丧失。因而,采用黄斑阈值检测有利于反映 AMD 视网膜光感受器细胞的损害,是早期诊断 AMD 的敏感指标。

黄斑视网膜敏感性的改变与 AMD 的病变类型和 FFA 有关,视网膜敏感性的损害与玻璃膜疣、RPE 脱离和神经上皮脱离的病变区相对应。作者等研究发现,渗出型 AMD 比萎缩型 AMD 的局部视网膜区敏感性损害显著,中央凹及旁中央凹区玻璃膜疣组较无玻璃膜疣组的视网膜敏感性降低显著,而视网膜有 AMD 晚期眼底改变的敏感性降低更为显著。Sunness 等认为玻璃膜疣本身不能直接影响光感受器细胞,玻璃膜疣区视网膜敏感性降低可能与弥漫性视网膜功能损害有关。Gass 发现玻璃膜疣本身不会引起明显的中心视力障碍,只有在浆液性和出血性 RPE 和视网膜神经上皮脱离时,才会丧失有用的中心视力。戴虹等对早期 AMD 组 49 只眼、对照组 44 只眼行黄斑光敏度检查,结果发现 AMD 组黄斑阈值增高。作者认为黄斑光敏度下降反应了黄斑区弥漫性视网膜和色素上皮细胞病变,有的病例可能是色素上皮细胞脱离的早期迹象。早期 AMD 患者中,蓝色视标均值下降较白色视标明显,异常发现率也高,可能与早期 AMD 患者蓝色觉异常改变更为敏感有关。袁援生应用 Humphrey 视野计设计了黄斑区密集点矩阵视野(dense matrix mapping in macula, DMMM),检测正常对照组 16 人 24 只眼,萎缩型 AMD 组 51 例 71 只眼,渗出型 AMD 组 23 例 27 只眼。黄斑区 2.5°内 DMMM 各组平均光敏感度阈值(mean light sensitivity, MLS):萎缩型 AMD 组 33.30±2.49,渗出型 AMD 组20.67±8.30,正常老年人组 35.61±1.37,组间 t 检验均有高度显著差异。黄斑区 5°内 MLS:萎缩型 AMD 组 32.95±1.82,渗出型 AMD 组 22.11±7.74,正常老年人组 34.93±1.46,组间 t 检验均有高度显著差异。说明萎缩型 AMD 组早期便有 DMMM 的 MLS 改变。DMMM 评价 AMD 视功能早期改变的敏感性较高,用 DMMM 对 71 例萎缩型 AMD 患者进行检测,光敏感度与正常老年人相比较经统计学检验有显著差异,与 Sunness 等的报告相似。如以 5°视野中出现 5 个或 5 个以上孤立或相临异常点(MS 小于该点正常人群的 X-2S)作为判断 DMMM 异常的标准,则 DMMM(5°范围)敏感性为 87.32%。用 DMMM 检查萎缩型 AMD 时发现,玻璃膜疣可引起视网膜光敏感度的改变,随着病情发展,DMMM 明显降低。因此,认为 DMMM 对黄斑区细微病变引起的视野光敏感度改变具有较高的敏感性,可作为检查黄斑病变引起的视功能改变的视野检查法。行 AMD 以及视网膜的一些细微病变研究,可能遗漏很多病灶对于视功能的损害,不能完全表达出视功能的变化,更精细的检查方法才能表达出微小视功能的变化。作者等认为玻璃膜疣对 AMD 的中心视力虽无明显影响,但可影响视网膜光敏感性,当局部视网膜敏感性显著降低时,AMD 的眼底病变程度可能进一步加重,因而观察黄斑区玻璃膜疣的发展,尤其是采用 FFA 联合黄斑阈值检测对 AMD 的早期诊断和预后判断具有重要价值。

视网膜光敏度检测的可靠性涉及光阈值的正常变异,许多作者发现光阈值短期波动(short-termfluctuation, SF)增加是视野异常较早期的表现,波动增加的区域最易发生视野缺损,因而强调 SF 是检测和确定局部视野缺损的基础。Werner 提出局部阈值离散增加是即将发生视野缺损的先兆,当假反应率正常时,其差异度的增加可能是视网膜功能早期改变的表现。作者等研究发现视力正常、眼底有玻璃膜疣的早期 AMD 光阈值 SF 较正常对照组显著增高,揭示 AMD 早期有局部视野缺损。SF 增加可能与光阈值检测时病人对光刺激反应迟钝,而使光阈值变异范围增大有关。因此 SF 可能是早期视野受损的敏感指标,对评价 AMD 早期视网膜光敏感性的改变有一定参考价值。孙克清等研究 Octopus-123 视野计对视力正常的可疑早期 AMD 光阈值 SF 的检测意义，对可疑早期 AMD 患者 51 例 66 只眼、正常对照 32 人 40 只眼进行黄斑光阈值 SF、Amsler 表和中心视力的检测。结果可疑早期 AMD 患者与正常对照组 SF 的差异有显著性的意义，且较中心视力及 Amsler 表检查更敏感。SF 与玻璃膜疣的数量、部位和性质有关，提示部分中心视力正常、眼底有玻璃膜疣的可疑早期 AMD 视功能已发生改变，SF 比中心视力和 Amsler 表检查更为敏感地反映了 AMD 早期的视功能改变。因此，黄斑光阈值 SF 可作为早期 AMD 视功能损害的敏感指标，以提高早期 AMD 的检出率。但还应结合视野光阈值、眼底荧光素血管造影、检眼镜检查和影响 SF 的其他因素（包括其他可靠性指标、屈光状态和瞳孔大小等）加以综合分析和判断，以正确指导早期 AMD 的诊断和治疗。

五、色觉检查

色觉检查可提供比视力更为敏感的视功能监测指标，尤其视力变化不易觉察或微小疾病过程的早期阶段，或视力下降缓慢难以正确估计时，色觉检查有助于早期诊断和观察病情进展。Bowman 用 Farnsworth 色相配列检查 315 例患者，发现对早期视力降低的病例 FM-100 色彩试验是估计辨色力的较好方法，早期 AMD 主要表现为蓝色觉异常。黄氏等用 Farnsworth 色相配列检查 AMD 患者的 78 只眼，以蓝色觉异常为主，其中视力优于或等于 1.0 者，其色觉检查结果与对照组进行比较，差异有高度显著性，说明 AMD 患者早期已有色觉改变。

AMD 的色觉损害为蓝色觉异常。AMD 早期就有色调分辨力的改变，而色觉缺损的类型为蓝黄型。作者等在研究中发现，早期 AMD 尽管中心视力或矫正视力≥1.0，且全部通过 AO 色盲本，均未发现异常，但 FM-100 色彩试验显示色调分辨力的降低。FM-100 色彩试验检测早期 AMD 有较高的敏感性和特异性，是早期 AMD 的色觉功能检查较为有用的工具。文峰等对 60 例萎缩型 AMD 随访观察发现，FM-100 色彩试验总错误率可能是监测 AMD 病情进展的较敏感指标。

AMD 早期就有色光阈值的增高，表明颜色明度敏感性降低。作者等发现使用 FM-100 色彩试验联合黄斑中央凹光阈值检测可提高诊断早期 AMD 色觉损害的敏感性，对全面了解 AMD 的色觉损害情况十分有益。当代颜色理论认为，色觉形成分为两个阶段，即视网膜 3 色感受阶段和 4 色对应传导阶段。黄斑中央凹存在红绿黄锥细胞，称为视网膜三色系统。3 种锥细胞的传递通路进一步向上集中，除了进入 Y-B 单位（黄 - 蓝单），还进入 W-BK 单位（明度单位），W-BK 单位接受任何锥细胞传递来的明度信息，因此任何光影响任何一种视锥细胞时，W-BK 均起反应。AMD 是光感受器细胞退变性疾病，黄斑中央凹视锥细胞的损害，不但使进入 Y-B 单位和 R-G 单位的传递信息减少，而且进入 W-BK 单位的信息也减少，使颜色明度敏感性降低。作者等研究发现，AMD 颜色明度敏感性的降低可能也以色光阈值为特征。Verriest 认为视网膜对蓝光感受敏感性较低，视觉系统对立模型显示亮度通道从红绿锥体系统接受信号，然后传递给蓝锥系统，而蓝锥系统传导通道比红绿通道窄，因而蓝色明度单位易受到损害；在蓝色光阈值增高的同时，伴短期波动的增加，因而蓝色光阈值检测早期 AMD，更易发现早期视野损害及监测病变进程。

色觉的光谱敏感性是测定黄斑功能变化的敏感指标，光谱敏感性曲线可发现无临床症状病人的中心视力发生了早期改变。Sarah 等测量 AMD 病人的光谱阈值（spectral thresholds），蓝色敏感性严重丧失，光谱的较长波受损。Eisenen 用色觉异常镜检查两组视力正常的 AMD 病人，一组一只眼为早期 AMD，另一只眼作为对照，另一组双眼均为早期 AMD，结果两组都有色觉匹配区效应（color match area effect）改变，绝对阈值敏感性较正常眼低，中央凹视锥细胞光感色素密度（photopigment density）比正常眼减少。

色觉电生理检查同样可用于 AMD 的早期诊断。将通常使用的白色刺激光改为不同色光的刺激是提高 ERG 和 EOG 诊断率的一项重要措施，红光刺激的 ERG，其 a 波的波谷改变更具有黄斑疾患的特征。吴氏等对 35 只 AMD 眼行红色光及蓝色光的明适应 EOG，结果其异常率为 83%，与白色光明适应的异常率（48.6%）有明显差异，其中大部分眼为红、蓝色光明适应的 EOG 均有异常，且以蓝色光 EOG 异常率较高。Orpin 报告用红色光 ERG 测量黄斑疾患时，b 波振幅降低和振荡电位降低。Frank 用 EOG 测定黄斑疾病，将明适应光改为红光,认为其光峰电位和光峰时间是诊断黄斑疾病的敏感指标。

六、光觉检查

(一)暗适应(dark adaption)检查

暗适应功能由快的视锥细胞暗适应过程和慢的视杆细胞暗适应过程两部分组成。AMD 早期视功能损害并不限制在黄斑区,视力正常时视网膜周边也可能发生改变。因而,AMD 早期不但有视锥细胞的功能受损,而且视杆细胞恢复过程也受到影响。AMD 晚期视杆细胞和视锥细胞都受到损害,主要是视锥细胞损害严重。LEWIs 等对此病进行 ERG、EOG、暗适应及视野检查,结果表明部分患者有周边视网膜功能的异常。作者等研究发现,AMD 的中心 20°30min 暗适应绝对阈值均增高,早期 AMD 暗适应阈值也增高。Brown 等用暗适应测定 AMD,发现杆体和锥体细胞的敏感性都降低,杆体细胞恢复时间常数增加,早期 AMD 暗适应敏感性的降低是病变进展的高危指标。Sunness 等于 1984 年检查 18 例 AMD 患者,11 例一只眼为 AMD,另一只眼只有玻璃膜疣,7 例双眼均为玻璃膜疣;采用 Tubinger 视野仪红、绿蓝色视标检测中央凹暗适应敏感性,并追踪 45 个月,发现视力较好眼中 5 只眼发生渗出型 AMD,而这 5 只眼在 1984 年测试的中央凹暗适应敏感度均较其他患眼低,发现中央凹暗适应敏感度下降是软性玻璃膜疣导致的,可作为 AMD 进展的高危指标。Einser 等发现 AMD 对侧眼暗适应功能的改变及高危险的眼底特征与黄斑玻璃膜疣的融合性、大小和局部色素增加有关。近年 Sunness 等随访视力正常、眼底有地图状萎缩或仅有玻璃膜疣的 AMD 患者,在低照明条件下中央凹暗适应敏感性和视力显著降低。

(二)锥细胞适应(cone adaption)

Brown 测量 AMD 的锥细胞适应,红色光刺激用于选择偏差反应,阈值提高到 5°和 10°log 单位,而 40°阈值差减少到 0.5log 单位,发现 AMD 病人的锥细胞适应受到一定的影响,随着提高锥细胞阈值,渐影响视网膜周边区。认为 AMD 并不限制在黄斑区,早期 AMD 中心视力正常时视网膜周边也发生了改变,因此可用锥细胞适应研究早期 AMD。Loviekitchin 等用红灯和交通灯颜色测定早期 AMD 病人中心固视和偏心固视 5°的锥细胞反应时间,结果较正常组延长,认为反应时间有助于判断 AMD 的早期改变。Brown 测定视力正常,仅有玻璃膜疣和色素变化的早期 AMD 的反应时间增加。Eisener 等研究早期 AMD 的锥细胞蓝色敏感性,比正常对照组降低,用 1°直径的刺激比 3°直径刺激锥细胞其蓝色敏感性降低更多,距中央凹越近,降低越明显。

七、对比敏感度检查

对比敏感度(CSF)检查较视力更能完善地反映视觉功能。Michel 用 Arden 光栅图研究视网膜疾病的 CSF,即使眼科检查和视力是正常的,也可早期诊断视网膜疾病。Friesem 测定了黄斑疾病患者的 CSF,发现 CSF 降低,特别是空间频率光栅图像识别能力降低。CSF 对 AMD 的早期诊断有一定价值。AMD 的早期眼底改变与视力变化常不相对应。已有研究表明,在 AMD 早期使用常规的高对比度视力表不能检查出视力改变。Skalka 对 AMD 病人分别进行 Snellen 视力、VEP 和 Arden 光栅检查,发现 Arden 光栅试验是检查 AMD 最敏感的指标。Arden 研究 32 例早期 AMD 病人,在视力正常的 AMD 患眼中即可出现中频区 CSF 异常,视力轻度受损时则易出现中高频区 CSF 异常,且以高频区更为明显。Sjostrand 也提出 CSF 改变与视力变化之间存在一定的关系,发现 AMD 早期病例高中频 CSF 降低。Wolkstein 等也有类似的发现。Robert 等用 Ginsburg 图检查早期 AMD 病人,CSF 随着玻璃膜疣数量的增加而降低。但研究 AMD 的 CSF,要注意年龄与 CSF 的关系。

作者等研究发现 AMD 早期已有 CSF 的降低,视力正常的 AMD 的 CSF 也有异常,并与早期 AMD 的眼底玻璃膜疣的特征有关。提出 CSF 检测简便、快速、自动化计算,可用于 AMD 的早期诊断。卢宁等用

VCTS6000 型 CSF 测试板对单眼 AMD 患者对侧眼进行了 CSF 检查,25% 的患者对侧眼出现轻度中、高空间频率的 CSF 下降,认为 CSF 是一种敏感的视功能检查方法。

八、视觉电生理检查

(一)视网膜电图(ERG)检查

AMD 的病变主要位于黄斑部。组织病理学研究表明,病变区的光感受器早期受到不同程度的损害,因此就有可能用 ERG 检查 AMD 的早期改变。Harold 等首先用 ERG 诊断早期 AMD,发现早期 AMD 的 ERG 主要表现为 b 波的改变。Gaston 等检查早期黄斑病变的特征是图像 ERG(P-ERG)b 波延迟。Arden 等用 P-ERG 和全视野 ERG 检查了 40 例黄斑病变病人,37 例病人的患眼均表现 P-ERG 异常(低于正常值),并且患眼的 P-ERG 波幅与视力明显相关,但有些病人仅有轻微的视力下降也出现 P-ERG 波幅的明显降低,并发现 P-ERG 对于黄斑病变的检查要比全视 ERG 敏感。William 等用局部 ERG 检查了视网膜中心 9°黄斑区疾病,发现 ERG 的振幅在低频率和高频率降低,中间频率少量降低。Lewis 等对 AMD 进行暗视 ERG、EOG、暗适应及视野检查,结果表明部分患者有暗视 ERG 的异常,提示 AMD 早期也有周边视网膜功能的异常。认为 AMD 主要损害黄斑区视网膜功能,但周边部视网膜也受到了损害。吴乐正等采用红色光刺激进行 104 只眼的 ERG 检查,69 只眼在暗适应红光刺激下呈 a 波的波谷减低,其中 27 只眼还伴有暗和明适应下 a、b 波降低,未见 a 波波谷改变的 35 只眼中,6 只眼在暗和明适应下有 a、b 波异常。认为 AMD 的视锥细胞及视杆细胞均受损,并且在黄斑外的视网膜细胞和视网膜其他成分也发生了年龄相关的退行性病变。Birch 等采用图形翻转 ERG 对 AMD 的中央凹 CNV 膜未经治疗的患者进行检查,发现图形 ERG 的振幅与患者的视力呈正相关,与 SRNVNS 的面积呈负相关,追踪 1 年,图形 ERG 振幅平均每月递降。接着 Birch 等又应用图形翻转 ERG 对中央凹 CNV 的 AMD 进行了 3 年的追踪观察,发现未经激光治疗的患者图形 ERG 振幅降低显著,并且与 CNV 及瘢痕的面积相关。认为图形 ERG 可反映视网膜中心 20°的视功能。可用于追踪 AMD 的 CNV 经激光治疗后的视网膜功能。有些作者采用局部 ERG 对 AMD 进行研究,记录视网膜局部区域的视网膜电反应。Bierdordf 和 Diller 测定 39 只 AMD 眼的局部 ERG,其中 10 只眼的 ERG 比值异常,但同时也发现 ERG 波形的潜伏期延长与病变关系不大。

将傅里叶变换应用于稳态闪烁光波形的分析,通过这种变换提取波形有效的特征指标,提高信噪比,能更好地反应波形的特征。文峰等对 AMD 患者进行 30Hz 刺激频率闪烁光和明视 ERG 检测,闪烁 ERG 波形经傅里叶变换后取基波(30Hz)的相位和幅值作为特征性指标进行观察,发现幅值异常与病变程度有关。因此,闪烁 ERG 基波相位能敏感地反应萎缩型 AMD 的视功能变化,是检查 AMD 早期视功能变化的较敏感指标。

(二)眼电图(EOG)检查

Gass 用全视野 EOG 检查早期 AMD,结果都有异常,并与临床症状无关。Marcus 等的研究也有同样的结果,其研究对象为已有色素上皮损害而无临床症状,但 EOG 异常的早期 AMD。Sumnen 用局部 EOG 研究仅有玻璃膜疣的 AMD 病人,黄斑中心 20° ~30°区暗适应提高,并发现刺激限制在中心视网膜的 EOG 测量可显示全视野 EOG 正常的病例,局部 EOG 存在异常,认为这种局部眼电图(focal EOG)可测定 AMD 的早期改变。

有的作者的 EOG 检测结果与眼底形态学改变不一致,表现为黄斑区仅有玻璃膜疣等轻微病变时 EOG 可明显异常,而黄斑区有大片出血、渗出时 EOG 却可正常。其原因可能是 AMD 属衰老性疾病,视网膜无明显形态学改变的区域可能已有明显的功能障碍,而有明显形态学改变的区域,如出血或渗出病灶下的视网膜,可能并无明显的功能障碍。Babel 等曾有类似的报道。

(三)视觉诱发电位(VEP)检查

VEP 反映了黄斑区中心视功能的状态,可作为 AMD 早期诊断指标。Lennerstrand 报道黄斑病变引起的 VEP 异常与视力有关。即使 AMD 患者的视力正常，VEP 也可以异常。Sherry 等发现有些视力正常或接近正常的 AMD 患者，仍有 VEP 延迟和振幅减小。Marcus 等使用闪光 VEP 检查 12 例 AMD 患者的 22 只眼（包括所有 AMD 眼），另一眼有玻璃膜疣，有 21 只眼 VEP 波幅异常，并发现 VEP 变化与病人视力和临床症状有关。VEP 均异常，但视力和视野检查是正常的。Bebie 等认为黄斑病变主要引起 VEP 振幅降低。Shermon 和 Castone 等认为早期黄斑病变 VEP 延迟。忻氏对 20 例（33 只眼）AMD 进行了 VEP 检查，结果在 60′方格刺激时 27.3% 的眼（9 只眼）出现 VEP 潜伏期或振幅异常，15′方格刺激时 36.4% 的眼出现 VEP 异常，认为 VEP 异常与视力下降有关。即使视力较好的眼也出现 VEP 异常。戴虹等采用图形视觉诱发电位（P-VEP）检查早期 AMD 组 42 只眼及对照组 40 只眼，结果 P100 潜伏期延长，波幅下降。作者认为 VEP 检查是反应黄斑功能改变最敏感的方法之一，VEP 异常显示了光感受器的功能改变，反应了中央凹功能下降。

AMD 的 VEP 异常主要由于视信息的传入量降低而非传导通路异常，因而以振幅下降为主，伴潜伏期延长。沈氏等研究也发现 86. 3% 的 AMD 患眼出现图形 ERG 异常，64. 7% 的患眼出现图形 VEP 异常，同时发现 AMD 的视网膜视皮层传导时间延迟。揭示 AMD 患者不仅有黄斑区的损害，而且视神经至视觉中枢也存在老年变性改变。VEP 随刺激频率不同其波形有不同的表现，当刺激频率为 5 ~ 8Hz 时，因刺激的间隔时间短于单个 VEP 时程，出现多次反应的波相干扰、叠加，形成节律性的周期波，为稳态 VEP（steady state VEP）。吴德正等测定正常人和 AMD 不同时间频率稳态图形 VEP，结果 AMD 的稳态图形 VEP 随着刺激频率变化 2 次振幅均降低，尤其在 5Hz 和 7. 5Hz 更为明显，结合相位的改变，选择 5Hz 和 7. 5Hz 作为评价 AMD 视功能的指标。

胡群英采用 Octopus-123 视野计黄斑阈值程序检查早期 AMD 的黄斑 10°视网膜光敏度，发现 AMD 患者的光敏感与正常老年人相比有显著差异，观察 AMD 视力、视野与 P-VEP 之间的关系。对早期 AMD 患者 52 只眼及正常对照组 80 只眼分别检测 P-VEP、中央 10°范围视网膜光敏度（MLS），结果视力 MLS 下降程度与 P-VEP 波幅、潜伏期变化呈正相关。高空间频率刺激在 AMD 电生理诊断中异常检出率较高。认为视力、电生理学、视野等检查方法从不同侧面揭示出 AMD 视功能损害的程度，三种检查结果相关。多种检查方法联合应用有助于早期诊断 AMD，电生理检查在 AMD 早期诊断中可通过改变刺激条件提高诊断的敏感性。

（四）多焦 ERG 检查

多焦视网膜电图（multifocus electroretinography，MERG）是一种较新的电生理检查法，其使用假随机二进制刺激系统，同时分别刺激视网膜多个不同部位，各不同部位的独立反应电位可被提取出来，并用立体图像直观地显示所对应的视网膜密度，从而反映各部位的视功能。Li 等运用 MERG 检测其在早期 AMD 患者中的改变，并以中央凹为中心对结果进行区域分析。检测发现鼻、颞、上方、下方各区，MERG 振幅和潜伏期无明显差异；而在以中央凹为中心不同直径的各同心圆中，早期 AMD 患者与对照组相比，中央凹振幅明显减小，平均潜伏期要比外周及对照组延长，可见 MERG 可以作为检测 AMD 患者早期中央凹异常的敏感工具。

九、荧光素眼底血管造影

荧光素眼底血管造影（fundus fluorescein angiography ，FFA）对 AMD 的早期诊断具有重要作用，有助于发现早期 CNV。Hayreh 认为即使新生血管膜明显的病例，检眼镜也只能偶尔窥见，但 FFA 在检眼镜下见到黄斑损害之前就能证实新生血管膜的存在，并能在黄斑部脱离出现或未出现之前识别新生血管膜，对于防止永久性的中心视力丧失，非常有价值。

AMD 的早期 FFA 首先由 Gass 进行研究，接着 Frank 等和 Saari 也做了大量工作。AMD 的早期特征表现在有玻璃膜疣的地方，由于玻璃膜疣半透明，其上之 RPE 变薄或脱色素，故早期可明显地透出脉络膜血管内荧光，若有较大的玻璃膜疣则为渗出型，荧光素漏出聚积于玻璃膜疣内使之被染色，则可显出更强的荧光。有的地方虽无玻璃膜疣,但色素上皮脱色素,也可出现圆形的、边界清楚的荧光增强的斑点,故AMD荧光增强点的数目远比眼底所见的玻璃膜疣多。在玻璃膜变性产生线状裂痕或圆形、卵圆形缺损的部位,既可有脉络膜背景荧光显露,也可有荧光素外渗,绝大多数病例FFA即显影,染色大小及范围不变,1min后达到高峰,并与脉络膜背景荧光同时消退。但也有少数病例,由于新生的脉络膜血管有荧光素外渗,在背景荧光消退时仍可呈现出相对增强的荧光区。Gregor等发现,FFA时有进行性渗漏的大的融合性玻璃膜疣眼发生AMD的危险较大。Gass认为极小的圆形、卵圆形Bruch膜破裂在检眼镜下不易鉴别,FFA可鉴别其与小的玻璃膜疣。Bruch膜的线状裂痕,极少数情况下是由AMD病人的视盘放射而来,FFA可极好显示其形状和大小。AMD早期由沉积的玻璃膜疣导致的色素上皮层损害,仅正常的脉络膜局部区透见荧光,CNV可通过破损的Bruch膜进入上皮下,FFA可帮助测定多个局部区域来发现色素上皮的新生血管,这些部位是发生浆液性或出血性盘状损害的潜在因素。

十、吲哚青绿血管造影

吲哚青绿血管造影(indocyanine green angiography,ICGA)及数字化计算机图像系统及眼底彩色立体照相可较好地观察AMD的玻璃膜疣及CNV,更易早期发现AMD早期隐蔽的CNV。Clark等用此方法观察SRNV治疗效果,Friberg等将其用于视网膜血管性疾病的诊断,Pelie等已将ICGA用于黄斑玻璃膜疣的测量及分析。Yannuzzi、destro及Shin等都认为ICGA提高了脉络膜循环的可见度且易于发现CNV,是一种很有发展前景的眼底血管造影技术。早期AMD的ICGA:①玻璃膜疣表现为轻微的荧光遮挡;②在隐匿性CNV,有时也能发现新生血管的部位。部分病人只能见到异常的高荧光点,即所谓的热点(hot spot)。

尽管使用了激光光凝治疗,但CNV波及中央凹,或伴有RPE脱离,难以分辨的及隐蔽的CNV都不能采用激光治疗。ICGA能很好地显示新生血管与脉络膜组织的关系。Sheider采用ICGA研究了80例AMD的CNV,其分界具有一个小的灰暗边缘,能显示脉络膜及视网膜血管的结构,并能很好地与CNV分辨。ICGA结合红外激光扫描电视血管造影(infrared scanning laser videangiography)可增加诊断新生血管的敏感性。Kuck等采用红外激光扫描电视血管造影,比较荧光素钠和ICG染料对CNV的诊断价值。结果180例渗出型AMD眼底有可疑的新生血管、黄斑RPE脱离、视网膜下色素增殖及内外出血的病人中,使用FFA对边界清晰的(well-defined)CNV检出率大约为50%,对边界模糊的(ill-defined)新生血管检出率为20%,对隐蔽的(occult)新生血管检出率为30%。同时使用ICGA对边界模糊及隐蔽的CNV的检出率为40%,而对边界清晰的CNV检出率大约为60%,对边界模糊的新生血管检出率为23%,对隐蔽的CNV检出率为37%。Matsumoto等对FFA诊断可疑CNV的AMD病人行ICGA检查,发现69.8%(177/255)的病人有明确的CNV,而FFA只发现21.7%(55/255)的病人有CNV;ICGA是反应CNV较为敏感的方法,并有助于追踪观察。Json等应用ICGA检查347只AMD眼隐蔽的黄斑CNV,发现79只眼有黄斑部CNV,并以此引导进行激光治疗,其中10只眼视力提高,42只眼视力稳定,取得较好的效果。

十一、其他检查

激光扫描检眼镜(scanning laser ophthalmoscope,SLO)是用弱的点状激光束高速扫描眼底,可以进行眼底血管造影(包括FFA和ICGA),用以进行普通的眼底检查及视功能检查并显示其明显的优越性,而且可用SLO发出的点状光束照射眼底进行微视野检查。可精确定位黄斑病损及黄斑CNV,从而避免黄斑区激光治疗时的不必要损伤。SLO暗点图与平面视野结合检查可为临床提供更多有用的信息。近年Sunness等对视力正常、眼底有地图状萎缩或仅有玻璃膜疣的AMD病人进行随访,发现SLO视野暗点及中央凹敏感性降低是发生AMD的危险因素。SLO是研究早期AMD中心视功能的有用仪器。

光学相干断层成像技术(optic coherence tomography,OCT)是检查AMD的一种技术,它以超照明的二极管作为低干涉检查光源,通过光纤干涉测量并连接于裂隙灯上,激光波长843nm,聚焦到眼底10μm的一点,在计算机控制下扫描视网膜,反射光及背景散射光通过计算机再建为地形图,能提供实时无创伤的视网膜结构横切面，分辨率为 10μm，能定量测出视网膜及神经纤维层的厚度，显示此病的黄斑裂孔、黄斑囊样水肿、色素上皮脱离、视盘水肿、视网膜内脂质沉着等光分辨的光学切面，图像一目了然，是非损伤性的成像技术。OCT 能清楚地显示黄斑和视盘的形态学特征，视网膜的层间结构，视网膜及其神经纤维层的正常厚度变化。OCT 的断层成像可清晰地显示非渗出型 AMD 的形态改变。软性渗出通常表现为视网膜神经上皮层的强反射，如在 RPE 下则易与 RPE 脱离相混淆。但 RPE 下的软性渗出一般较视网膜内的渗出反射强度低，边界清晰，并持续导致脉络膜层入射光量减少。OCT 是一种诊断 CNV 的新技术，可明确分辨新生血管的位置，如视网膜上、视网膜内、RPE 层等，并为是否有视网膜下液的存在提供诊断依据。

Hee 等对 391 例临床诊断为不同时期 AMD 的患者用 OCT 进行检查，在其图像上可以发现色素改变、软性玻璃膜疣、视网膜神经上皮与色素上皮层间的分离。Spraul 等亦在 OCT 图像上看到了玻璃膜疣、RPE 的改变以及继发的视网膜改变，但由于其不能提供任何非渗出性 AMD 的诊断信息，所以不能替代传统的诊断方法。

以上是目前较常用的一些检查 AMD 的方法，各方法的侧重点有所不同。由于 AMD 的治疗手段尚不理想，传统的激光疗法主要针对软性玻璃膜疣、中央凹外的经典新生血管以及激光治疗后复发的新生血管，新的治疗方法，如光动力疗法和经瞳孔温热疗法虽能治疗中央凹下经典及非经典 CNV，但由于黄斑部损伤是不可逆的，因此早期发现可能进一步恶化的玻璃膜疣与新生血管，及时进行治疗，以阻止严重的视力下降，仍是非常重要的课题。

有人用玻璃体荧光光度测定（vitreous fluorophotometry，VF），判断血 - 视网膜屏障功能的改变。Gass 认为 AMD 早期阶段玻璃膜疣的形成影响 RPE 和视网膜下间隙，使玻璃膜疣和色素上皮之间失去了正常愈着性，使血 - 视网膜屏障发生改变。Sattl 等利用 FFA 研究早期 AMD，标准化荧光光度和穿透率随 AMD 严重程度的增加而增加。但作者还认为 VF 缺乏特异性，结果应参照病史、临床表现及其他检查作出综合评价。上述方法在临床应用中可以相互补充，但究竟哪种检查方法在 AMD 患眼中表现最敏感、最早出现异常变化仍不明确，尚需进一步研究比较。

（陈　松）

【参 考 文 献】

[1] Chen C, Wu L, Wu D, Huang S, et al. The local cone and rod system function in early age-related macular degeneration. Doc Ophthalmol, 2004, 109(1): 1-8.

[2] Chen C, Wu L, Jiang F, et al. Scotopic sensitivity of central retina in early age-related macular degeneration. Yan Ke Xue Bao, 2003, 19(1): 15-19.

[3] West SK. Looking forward to 20/20: a focus on the epidemiology of eye diseases. Epidemiol Rev, 2000, 22(1): 64-70.

[4] Comer GM, Ciulla TA, Criswell MH, Tolentino M. Current and future treatment options for nonexudative and exudative age-related macular degeneration. Drugs Aging, 2004, 21(15): 967-992.

[5] Schneeberg AE, Gobel W. Diagnosis and follow-up of non-diabetic macular edema with optical coherence tomography (OCT). Ophthalmologe, 2003, 100(11): 960-966.

[6] Nagpal M. New approaches in the management of choroidal neovascular membrane in age-related macular degeneration. Indian J Ophthalmol, 2001, 49(2): 141; author reply 141-142.

[7] Bonne C. PPAR gamma: a novel pharmacological target against retinal and choroidal neovascularization. J Fr Ophtalmol, 2005 Mar, 28(3): 326-330.

[8] Barthes A, Conrath J, Ridings B. Quantitative and spatial analysis in image processing: study of drusen distribution from the foveal center in age-related macular degeneration. J Fr Ophtalmol, 2005, 28(3): 298-302.

[9] Eter N, Bindewald A, Roth F, et al. OCT in age-related macular degeneration. Findings, usage in clinical routine, and assessment of treatment outcome. Ophthalmologe, 2004, 101(8): 794-803.

[10] Roth F, Bindewald A, Holz FG. Keypathophysiologic pathways in age-related macular disease. Graefes Arch Clin Exp Ophthalmol, 2004, 242(8): 710-716.

[11] Otani T. Recent advances of evaluation of the macular diseases. Nippon Ganka Gakkai Zasshi, 2004, 108(6): 337-338.

[12] Hollyfield JG, Salomon RG, Crabb JW. Proteomic approaches to understanding age-related macular degeneration. Adv Exp

Med Biol, 2003,533:83-89.

[13] McGrory A, Remington R. Optimizing the functionality of clients with age-related macular degeneration. Rehabil Nurs, 2004,29(3):90-94.

[14] Deckert A, Schmitz-Valckenberg S, Jorzik J,et al. Mansmann U. Automated analysis of digital fundus autofluorescence images of geographic atrophy in advanced age-related macular degeneration using confocal scanning laser ophthalmoscopy (cSLO). BMC Ophthalmol, 2005,5(1):8.

[15] Goldstein M, Loewenstein A,et al. Results of a multicenter clinical trial to evaluate the preferential hyperacuity perimeter for detection of age-related macular degeneration. Retina, 2005,25(3):296-303.

[16] Birk T, Hickl S, Wahl HW, et al. Development and pilot evaluation of a psychosocial intervention program for patients with age-related macular degeneration. Gerontologist, 2004,44(6):836-843.

[17] Freeman WR, El-Bradey M, Plummer DJ. Scanning laser entoptic perimetry for the detection of age-related macular degeneration. Arch Ophthalmol, 2004,122(11): 1647-1651.

[18] McKay GJ, Clarke S, Hughes A, et al. A novel diagnostic test detects a low frequency of the hemicentin Gln5345Arg variant among Northern Irish age related macular degeneration patients. Mol Vis, 2004,10:682-687.

[19] Zaidi FH, Cheong-Leen R, Gair EJ, et al . The Amsler chart is of doubtful value in retinal screening for early laser therapy of subretinal membranes. The West London Survey. Eye, 2004,18(5):503-508.

[20] 李波,林呈飞,韦征. 眼底荧光血管造影诊断老年性黄斑变性. 浙江中西医结合杂志, 2005,15(1):19-20.

[21] 王淑莉,伊琼,时亚新. 老年性黄斑变性的黄斑部光敏感度检测. 眼科新进展, 2004,24(5):583-584.

[22] G. B. Arden. Colour vision tests on computer graphics promise great advantages in the detection and management of eye disease. Chinese Journal of Optometry &Ophthalmology, 2004,6(4):199-202.

[23] 牛改玲,张薇,等. 老年黄斑变性荧光眼底血管造影分析. 中国实用眼科杂志, 2003,21(7):502-505.

[24] A. P. Ciardella,G. C. Lee,et al. Autofluenscence as a noval approach to diagnosing macular holes. International Journal of Ophalmology, 2003,3(4):9-13.

[25] 孙克清,黄岚,陈静嫦. 老年性黄斑变性的早期诊断—Octopus 自动视野计黄斑阈值临床价值的探讨. 临床眼科杂志, 2000,8(4):257-258.

[26] Dean Bok. New insights and new approaches toward the study of age-related macular degeneration. Proc Natl Acad Sci U S A., 2002, 99(23): 14619 - 14621.

[27] Bunzli JC. Luminescent lanthanide probes as diagnostic and therapeutic tools. Met Ions Biol Syst, 2004,42:39-75.

[28] Leff A. A historical review of the representation of the visual field in primary visual cortex with special reference to the neural mechanisms underlying macular sparing. Brain Lang, 2004 Mar,88(3):268-278.

[29] Thomas D, Duguid G. Optical coherence tomography—a review of the principles and contemporary uses in retinal investigation. Eye, 2004,18(6):561-570.

[30] Palmowski AM. Multifocal stimulation techniques in ophthalmology—Current knowledge and perspectives, Strabismus, 2003,11(4):229-237.

[31] Gellermann W, Bernstein PS. Noninvasive detection of macular pigments in the human eye. J Biomed Opt, 2004,9(1): 75-85.

[32] Conrath J, Ridings B. Indocyanine green angiography in age-related macular degeneration. J Fr Ophtalmol, 2003,26(8): 854-863.

[33] Panozzo G, Gusson E, Parolini B,et al. Role of OCT in the diagnosis and follow up of diabetic macular edema. Semin Ophthalmol, 2003,18(2):74-81.

[34] Holder GE, Robson AG, Hogg CR,et al. Pattern ERG: clinical overview, and some observations on associated fundus autofluorescence imaging in inherited maculopathy. Doc Ophthalmol, 2003,106(1):17-23.

[35] Bressler NM. Early detection and treatment of neovascular age-related macular degeneration. J Am Board Fam Pract, 2002, 15(2):142-152.

[36] Seeliger MW, Jurklies B, Kellner U, et al. Multifocal electroretinography (mfERG). Ophthalmologe, 2001,98(11):1112-1127.

[37] Uhlig CE, Taneri S, Benner FP, et al. Electrical stimulation of the visual system. From empirical approach to visual prostheses. Ophthalmologe, 2001,98(11):1089-1096.

[38] Curcio CA. Photoreceptor topography in ageing and age-related maculopathy. Eye, 2001,15(Pt 3):376-383.

[39] Garzozi HJ, Shoham N, Chung HS, et al. Ocular blood flow measurements and their importance in glaucoma and age-related macular degeneration. Isr Med Assoc J, 2001,3(6):443-448.

[40] Sickenberg M. Early detection, diagnosis and management of choroidal neovascularization in age-related macular degeneration: the role of ophthalmologists. Ophthalmologica, 2001,215(4):247-253.

[41] 陈长征,吴乐正,吴德正. 老年黄斑变性早期局部视锥细胞视杆细胞功能研究. 中国实用眼科杂志,2004, 22(4):255-259.

[42] 袁援生,吴乐正,吴德正,等. 老年性黄斑变性的黄斑区密集点矩阵视野. 中华眼底病杂志, 1996,12(4):217-219.

[43] 戴虹,张伟,王湘,等. 老年性黄斑变性早期黄斑光敏度,视觉诱发电位,Amsler 表检查的改变. 中华老年医学杂志, 1997,16(5):300-302.

[44] 胡群英,麦庆怡,苏小波. 图形视诱发电位,定量静态视野在老年性黄斑变性早期诊断中应用. 中国老年学杂志, 2002,22:32-33.

[45] 孙克清,陈静嫦,黄岚. 可疑早期老年性黄斑变性黄斑光阈值短期波动的研究. 中华眼底病杂志,2000,18:119-120.

2 老年性黄斑变性的检查方法研究进展

老年性黄斑变性(age related macular degeneration,AMD)是严重威胁老年人视功能的眼底病变。在西方国家AMD为50岁以上患者不可逆性严重视力损害的最主要的原因。临床上AMD分为渗出型(湿性)和萎缩型(干性)两型,萎缩型AMD约占整个AMD的90%,渗出型AMD约占整个AMD的10%。据有关研究分析,60%~90%因AMD失明的患眼系由于渗出型病变所致。鉴于此病变对视力损害的严重性及发病率有增加的趋势,越来越多新开发的检查设备应用于AMD的检查,本文仅就目前AMD检查的新进展加以讨论。

一、视功能检查进展

随着现代科学技术特别是计算机技术的迅速发展,视功能检查有了长足的进步。利用这些新技术,有助于对AMD患者的视功能作出全面评价,从而利于对AMD患者的诊断、病情追踪。

(一)视力

1. 激光视力检查　视力检查是视功能检查的重要部分,近年来的最新发展是利用激光扫描检眼镜(scanning laser ophthalmoscope, SLO)进行视力检查。SLO是用弱的点状激光束高速扫描眼底,其反射光由光敏接收器接收,经光电转换成视频信号由录像机录像或转换成数字图像由计算机储存,是一种多用途的综合眼底检查设备。SLO连接视力检查辅助设备,可进行视网膜任何部位的视力检查。在计算机的辅助下,SLO发出不同大小的Snellen"E"的视标,照射到眼底的不同部位,在监视器上可观察到视标在眼底的视力情况。Wustemeyer等研究发现部分AMD患者Snellen"E"字视力表检查时视力正常,其SLO视力检查已有下降,表明SLO视力检查对轻微视功能损害更为敏感。

2. 高敏视力检查　高敏视力是指分辨两个或两个以上视觉刺激在空间相对位置的能力。测定眼对有一定间隔距离的几个光点或几条光线在相对位置变化时能分辨最小的移位距离,也称阈值。高敏视力是视觉系统对刺激信号进行抽提、调制、计算、整合的综合反应,反应更高级的视觉过程。刘泉等利用自行设计、开发的游标高敏视力检查软件,对AMD患者的高敏视力特征进行了观察,发现萎缩型、渗出型AMD的高敏视力平均阈值及变异度均较正常对照组明显升高,渗出型AMD又较萎缩型AMD明显升高。且基本呈视功能越差,阈值越高,阈值变异度越大的趋势。部分萎缩型AMD患者对数视力表检查视力较好,但高敏视力平均阈值及变异度已显示异常。提示高敏视力较对数视力表提供的信息量大,有助于AMD的早期诊断和监测病情变化。此外,高敏视力平均阈值及变异度与对数视力表有较好的相关性。高敏视力检查无创伤、操作简便、经济、易重复,为反应AMD患者的早期视功能提供了一个新途径。

此外,还可用激光干涉条纹视力检查仪检查屈光间质欠清患者的视网膜视力,用动态视力检查仪检查患者的动态视力。

(二)视野

1. 黄斑功能计算机心理物理学检查(macular computerized psychophysical test,MCPT)　MCPT是通过一由许多点组成的实线(黑色背景上的白点,有最大对比度)在黄斑中央凹旁7°以内的范围呈放射状闪烁。患者注视该线时的反应被记录下来,并由计算机自动分析。当患者有视物变形、暗点或视物模糊时,注视点的轻微改变MCPT就会记录到阳性结果(图4-2-1)。Loewenstein等对比研究了Amsler表和MCPT,共检查了108名AMD患者108只眼。其中32名患者有CNV,30名(94%)MCPT有阳性结果,11名

(34%)Amsler 表有阳性结果;23 名地图状萎缩患者,21 名(91%)MCPT 有阳性结果,Amsler 表只有 7 名(30%)有阳性结果;有玻璃膜疣的 35 名患者,28 名(80%)MCPT 有阳性结果,3 名(9%)Amsler 表有阳性结果。作者认为 MCPT 较 Amsler 表灵敏, MCPT 将来有望成为对 AMD 的病变进展进行监测的装置。

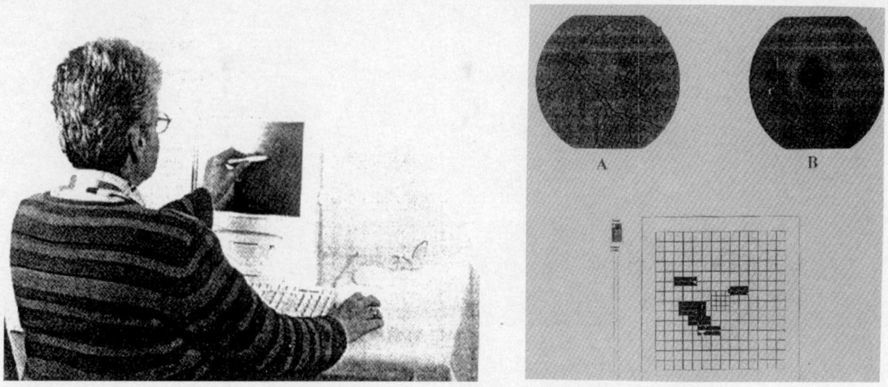

图 4-2-1　黄斑功能计算机心理物理学检查仪器及检查

2. SLO 微视野检查　在 SLO 上另加声光调制器,其可对激光的强度进行极细微的变动,有计算机控制的调制器可产生如同电视屏幕上的图像,这些图像可以是任意的符号,图像可投射到视网膜上,就像电影图像投射到屏幕上一样。有两种暗点测量方法,一种是亮的刺激在暗的背景上,另一种是暗的刺激在亮的背景上。刺激图形可通过电视清楚地看出投射在视网膜上的位置,借此可决定暗点在黄斑中央凹的确切位置,其精度可达 100μm,有利于精确定位黄斑病变及脉络膜新生血管(choroidal neovascularization, CNV)的位置。

SLO 微视野检查设计原理用红外半导体激光(780nm)和氦氖激光(633nm)两种光源。红外光作为眼底扫描光源,投射到视网膜上逐点扫描。其反射光通过共聚焦裂隙,由光检测器接收放大,通过电子计算机合成视网膜图像。监视器图像上的每一个点与视网膜上的每一个点相对应,从而建立起一种高质量的点对点的视网膜连续动态影像。红外激光为非可见光,穿透性好,可在不被患者察觉的情况下扫描眼底图像,即使晶状体或玻璃体混浊也能获得令人满意的效果。氦氖激光为可见光,用于产生刺激光标、固视光标和背景照明,光标的强度通过声光调制器调节。声光调制器可根据图像发生器的电子信号迅速调整氦氖激光的强度。刺激光标大小为 Goldmann Ⅰ到 Goldmann Ⅳ,强度为 0 ~ 31dB,以 1dB 为等级间隔。中心固视视标为"+"字形,在监视器监控下投射在有注视功能的视网膜处。然后操作者在直视眼底情况下,将刺激光标准确投射在被测视网膜处。微视野检测对每一次测量作固视跟踪,即通过对某一视网膜解剖标志的位置校正,跟踪被检测眼的固视情况。检查结束后,微视野检查结果与眼底图像重合输出。

SLO 微视野检查技术能测量黄斑区每一点视网膜功能,最小分辨率为 6 分弧。还可用于测定中心 20° ~ 40°视野范围内暗点的大小和深度,检测中心固视点和评估固视点的稳定性(图 4-2-2,图 4-2-3)。SLO 微视野检查技术在 CNV 研究中被用于测定局部视功能、暗点深度及范围,并检测注视点位置及其稳定性,评价 CNV 治疗效果。Tsujikawa 等比较了 CNV 手术前后局部视网膜敏感度的变化,发现切除 CNV 并不能增加中心视网膜的敏感度,表明手术切除 CNV 不能逆转该处视网膜功能。Bunse 等采用 SLO 微视野检查技术,跟踪了 13 只 CNV 眼于光动力学疗法(photodynamic therapy, PDT)治疗前后的局部视网膜功能,发现 2/3 的患者 CNV 处暗点缩小(图 4-2-4 至图 4-2-6)。

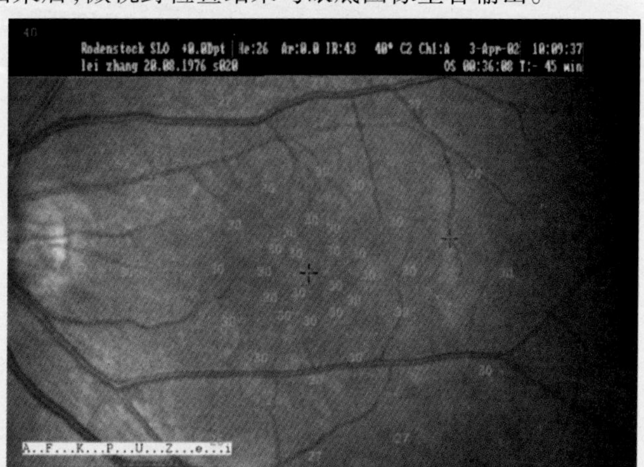

图 4-2-2　SLO 正常视敏度检查结果图

(本图由王玲提供)

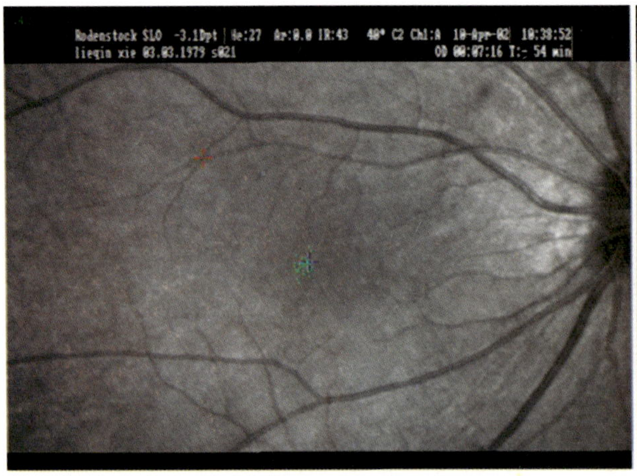

图 4-2-3　SLO 正常注视点检查结果图

（本图由王玲提供）

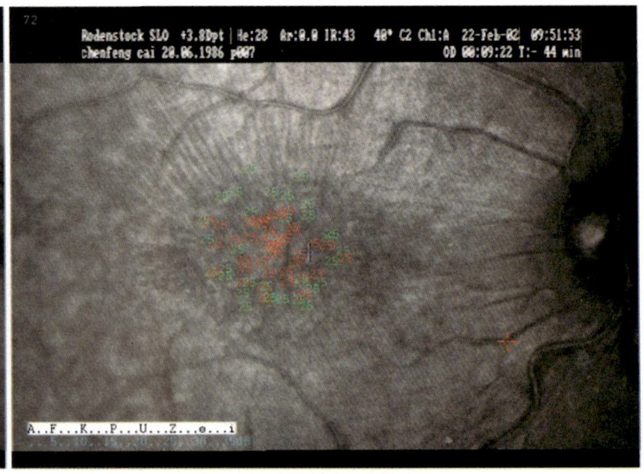

图 4-2-4　SLO 检查 CNV 处相对暗点

（本图由王玲提供）

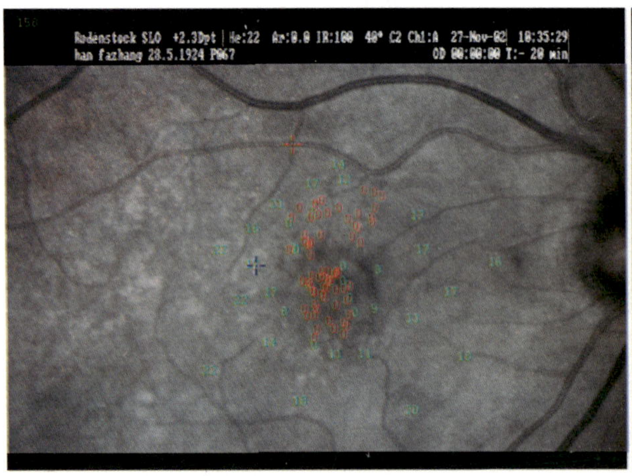

图 4-2-5　SLO 检查 CNV 处绝对暗点

（本图由王玲提供）

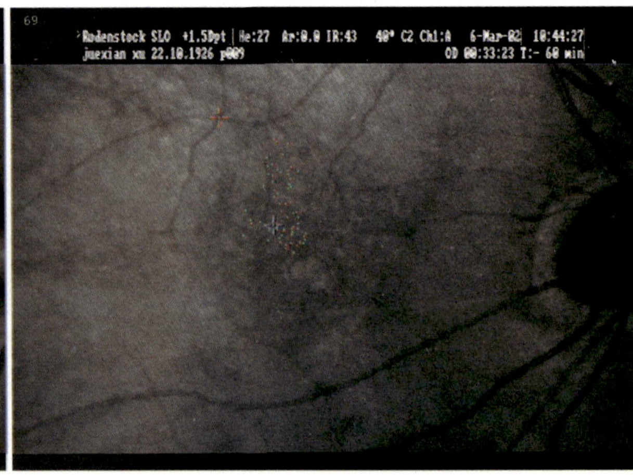

图 4-2-6　SLO 检查 CNV 患眼旁中心注视

（本图由王玲提供）

（三）多焦视网膜电图（multi focus electroretinogram，mERG）

mERG 是一种多刺激野的视网膜电图，能分别刺激视网膜多个不同部位，用一个通道常规电极记录多个不同部位的混合反应信号，再经计算机程序处理，把对应于各部位的波形分离提取出来，并可用一立体图像（即地形图）直观地显示对应于视网膜各部位的反应幅度，从而反应各部位的视功能（图 4-2-7）。由于是在几乎同时对多个部位进行高频刺激，各部位的刺激在时间上是部分重叠的，故测量整个测试野的时间相对较短，易被患者接受。

AMD 的病变主要位于黄斑部，传统的评价黄斑功能的视觉电生理方法有明视全视野视网膜电图（electroretinogram，ERG）、局部 ERG 和图形视觉诱发电位，这三种方法对黄斑功能的检测均有一定的局限性。明视全视野 ERG 不仅反映黄斑区的视锥细胞活动，还包括其他视网膜部位的视锥细胞反应；局部 ERG 记录时间长，性噪比变异大，不宜在临床推广；图形视觉诱发电位必须具有一定的视力，过低视力难以记录，并必须首先排除视路病变；而 mERG 为记录黄斑功能以及更细小视网膜区域的功能提供了一种新的方法。

萎缩型 AMD 的 mERG 各区域反应曲线于黄斑区降低，黄斑外区接近正常，三维图像显示反应峰降低。渗出型 AMD 的 mERG 各区域反应曲线于黄斑区明显降低，黄斑外区反应亦降低，三维图像显示反应峰消失，黄斑外区的反应密度降低。表明萎缩型 AMD 主要影响黄斑区视功能，而渗出型 AMD 不仅黄斑区功能明显降低，黄斑外的周边部功能也降低。

Palmowski 等观察了 6 例 AMD 患者的 mERG，发现 mERG 的功能缺陷区与荧光素眼底血管造影（fundus fluorescein angiography，FFA）显示的异常荧光部位有高度的一致性。Li J. 等观察了 15 例早期 AMD 患者以及他们无症状的对侧眼的 mERG 的一阶改变,并与年龄相匹配的正常对照组相比较。鼻侧、颞侧、上方、下方的 P_1 波波幅和 N_1 波潜时,早期 AMD 眼、无症状的对侧眼和正常对照组比较无显著性差异。1 环 P_1 波波幅 AMD 眼较正常对照组显著下降,1 环 N_1 波潜时 AMD 眼较正常对照组显著延长。1 环 P_1 波波幅 AMD 眼的对侧眼较正常对照组显著下降,1 环 N_1 波潜时 AMD 眼的对侧眼较正常对照组显著延长。Jurklies 等利用 mERG 对 4 例 CNV 患者随访了 15 个月,每 3 个月检查一次 mERG。观察到 CNV 对 5 环之内影响明显,其波幅均明显降低。在随访中有 3 例患者 CNV 影响区域的波幅稳定或轻度上升,其视力亦稳定,FFA 证实 CNV 的活动性下降。1 例波幅持续降低,FFA 证实 CNV 渗漏增多。作者认为 mERG 波幅降低区域虽然并不能代表 CNV 的确切范围,但它与 CNV 的范围、活动性有良好的相关性,故可监测 CNV 的发展变化。

mERG 对于 AMD 等黄斑疾病的鉴别诊断亦有重要意义。Kretschmann 等分析了 20 例多种黄斑疾病导致中心视力下降患者的 mERG,其中包括 10 例 Stargardt 病、5 例 AMD、5 例视锥细胞营养不良。进展期 Stargardt 病患者较早期 Stargardt 病患者和 AMD 患者功能缺陷区域更大,并影响更多的周围区域。视锥细胞营养不良患者的外周环(17°~30.5°)波幅明显下降,而在进展期 Stargardt 病患者外周环波幅仅轻度下降。早期 Stargardt 病患者的潜时没有延长,而其他患者的潜时中度延长。

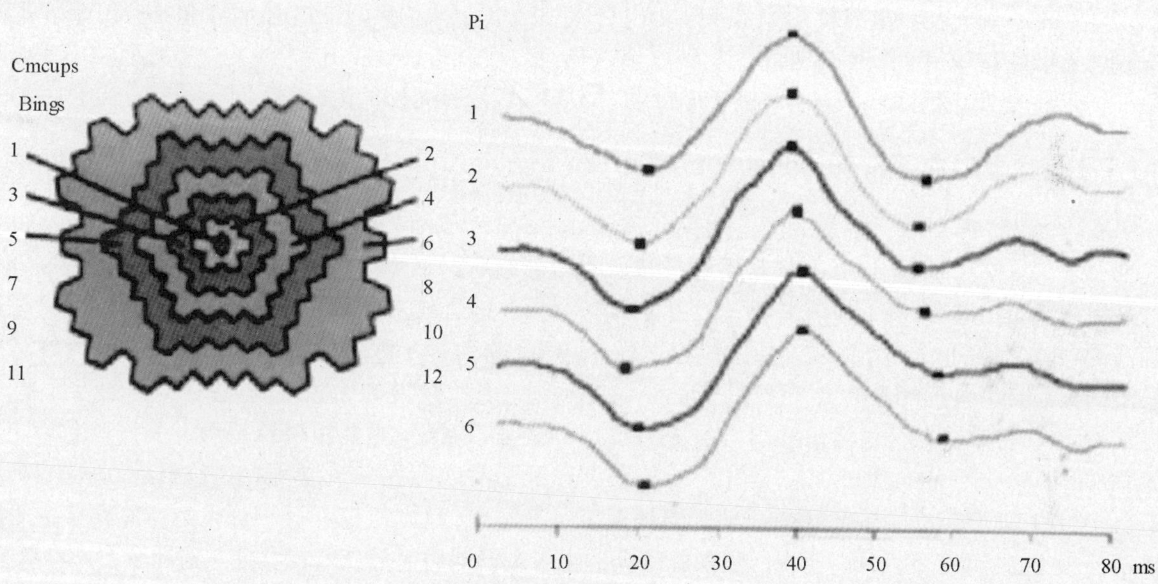

图 4-2-7 6 个环形区及平均反应

(四)视觉运动觉

视觉运动觉是一种独立的视功能,主要通过较大直径轴突的神经节细胞,接受光感受器细胞的输入而进行传导。可通过不同的运动刺激引起运动觉,当前常用的方法有三种:光栅条纹、点状视标、随机点。随机点与条状视标和光栅等其他运动觉检查方法相比,具有明显优点,此方法相对不受形觉和位置觉的影响,避免了受试者的心理作用的影响。顾宝文等利用等亮度随机点的检查方法,排除了亮度因素的影响,同时通过颜色拮抗分离三种视锥细胞的视觉运动觉功能,检查了 20 例干性 AMD 患者。发现 AMD 三种视锥细胞的感觉位移和方向位移阈值与正常人相比明显受损,黄斑区及较周边部都发生了与视觉运动觉和色觉相联系的传导纤维受损。作者认为对于干性 AMD,黄斑区红绿视锥细胞视觉运动觉检查结合较周边部的蓝锥细胞的视觉运动觉检查,可更加全面地反映其损伤的功能状态,有助于了解 AMD 患者的视功能变化。

二、眼底血管造影

(一)FFA

FFA 的荧光是由连续的激发光源激发荧光染料而出现的可见光,激发停止,荧光即消失。造影用的荧光素钠进入血液循环后,80% 与血浆蛋白及红细胞结合,20% 游离在血液中为可利用的部分。当受到波长为 465～490nm 的紫蓝光激发后,就发出黄绿色荧光。荧光波长为 520～530nm。

自发荧光(autofluorescence,AF)是目前 FFA 的研究热点。Spaide 利用波长为 580nm 的激发光,695nm 的滤光屏障研究 AMD 患者的 AF。共研究了 54 例 AMD 患者,分为 3 组,1 组是萎缩型,2 组是无血管因素的渗出型,3 组是有血管因素的渗出型,每组 18 人。发现渗出型 AMD 较非渗出型 AMD 有更多的 AF,3 组较 2 组更可能有局部色素增生,并且更多局部区域有致密的 AF。作者认为 AF 的量与脂褐素的量直接相关,而脂褐素的量又与氧化损害的累积量有关,这些发现有助于解释渗出型 AMD 的血管生成过程。Lois 等观察了 29 例 AMD 患者 35 只眼,16 只眼接受过预防性光凝治疗,19 只眼未治疗,平均随访时间 24 个月。FFA 显示 AF 有 4 种类型:局灶性高 AF 9 只眼,网状 AF 12 只眼,网状和局灶性高 AF 混合型 2 只眼,出血性 AF 12 只眼。随访发现 AF 在 7 只治疗眼(43%)和 15 只未治疗眼(78%)中无变化,在 6 只治疗眼和 1 只未治疗眼中消退,这个差别有统计学意义。作者还发现一般只有较大的软性玻璃膜疣其 AF 会有变化,而小的软性玻璃膜疣其 AF 变化不明显,并且玻璃膜疣的分布和 AF 无明显相关性,故认为玻璃膜疣和 AF 在 AMD 的发病机制中意义不同。

(二)吲哚青绿血管造影(indocyanine green angiography, ICGA)

用波长为 795nm 的半导体激光激发吲哚青绿(indocyanine greeng,ICG),被激发的荧光波长在 810nm 上记录下来。在临床眼科中 ICGA 最重要的应用就是对脉络膜的显影。ICG 进入血液循环中,大约 98% 的染料与血浆蛋白结合,剩下为游离形式。由于 ICG 与蛋白结合较多,所以可以减少其经过脉络膜毛细血管内皮间隙的渗漏,从而清晰地显示脉络膜循环。FFA 一般不显示脉络膜循环。ICGA 的另一个优点是其发出的荧光光谱接近红外部位,近红外光的光波穿透眼底色素层的能力远远超过 FFA 中的可见光,同样近红外光穿透脂质、浆液性渗出和出血的能力也比 FFA 强。ICGA 主要用于脉络膜及视网膜色素上皮(retinal pigment epithelium,RPE)疾患、CNV 等的诊断以及一些疾病发病机制的探讨。目前,临床进行血管造影检查时,常将荧光素钠及 ICG 两种造影剂混合一起注射,激光通过共振扫描发射。图像信息通过计算机抓帧卡进行数字化处理,使视网膜和脉络膜的血管造影同时显示在监视器上。对比分析两种结果,有助于对眼底病变进行深入全面的分析。

在评价 AMD 患者的地图状萎缩及 CNV 方面,ICGA 可提供更多脉络膜循环障碍的信息。Kramer 等在一项回顾性研究中总结了 30 例 30 只眼出血性 AMD 患者的 FFA 和 ICGA。FFA 显示 28 例(93.3%)有异常荧光,其中 23 例(76.6%)为隐匿性 CNV,ICGA 在 27 例(90%)患眼表现为边界清晰的高荧光,其中 12 例显示为热点,7 例为斑片状,8 例为斑片状与热点的混合型。Torron 等观察了 AMD 患者 55 例 56 只眼, FFA 显示 13 只眼(23.2%)有边界清晰的 CNV,43 只眼(79.8%)有隐匿性 CNV;而 ICGA 可辨别出 89.3% 的 CNV:典型 CNV(17.9%),新生血管膜边界有清晰的高荧光边缘(33.9%),局限性高荧光(热点)(8.9%),造影晚期模糊高荧光(10.7%),混合性(17.9%),85.4% 的 CNV 可在造影早中期观察到。作者等对 52 例 65 眼渗出型 AMD 患者行眼底彩色照相、FFA 和 ICGA 检查。ICGA 诊断为典型 CNV 有 33 只眼,占 50.8%,FFA 诊断为典型 CNV 有 8 只眼,占11.6%;FFA 诊断为隐匿性 CNV 的 35 只眼中,ICGA 诊断为边界清楚或欠清楚的斑片状 CNV 有 22 只眼;合并黄斑出血 39 只眼中,FFA 不能发现而 ICGA 能发现的 CNV 有 5 只眼;FFA 诊断为瘢痕染色的 7 只眼中,有 2 只眼在 ICGA 中发现 CNV;ICGA 发现 CNV 的供养血管有 3 只眼。作者认为 ICGA 较 FFA 易发现 CNV,可显示黄斑出血所掩盖的 CNV,ICGA 亦有助于发现 CNV 的供养血管。

ICGA 在指导治疗方面亦有独到的价值。ICGA 可获得清晰的脉络膜血循环动态图像,发现 FFA 不能发现的隐匿性 CNV,特别是发现 CNV 的供养血管或热点。因为大多数渗出型 AMD 患者的 CNV 较大或位于中央凹下,不能直接光凝,而在 ICGA 指导下光凝供养血管和(或)"热点"是治疗较大 CNV 或位于中央凹下 CNV 较为理想的方法。Donati 等选择了 20 例 FFA 显示为隐匿性 CNV ,ICGA 显示为边界清晰的中央凹旁或中央凹下热点或片状高荧光的 AMD 患者,伴有纤维血管性 RPE 脱离者被排除在外。在 ICGA 指导下对热点或高荧光进行光凝,随访 1 年,16 只眼(80%)视力稳定(增加或减少在 3 行之内),15 只眼(75%)CNV 渗漏完全消失。Howard 等在 ICGA 指导下光凝 5 例中央凹下 CNV 的供养血管,报告疗效较好。Flower 利用吲哚青绿染料增强光凝这一新型诊断/治疗系统治疗了 11 例 AMD 患者。该系统利用增强染料通过 CNV 的供养血管,使其运动的可视性大大提高,从而简化图像分析,同时在造影过程中通过精确的跟踪系统,发现供养血管即可实时发出激光进行治疗,单一的脉冲激光即可关闭供养血管。所用激光能量小,故传输到眼底其他部位的能量只有 0.6~1.8J,这样对眼底正常组织的损害就非常小,并发症少。整个诊疗时间为 15~20min,易被患者接受。作者等在 ICGA 指导下光凝 CNV4 例 6 只眼,1 只眼光凝 CNV 的热点,1 只眼光凝 CNV 及供养血管,4 只眼光凝中央凹旁 CNV,平均观察 8.8 个月。发现 5 只眼 CNV 消失或减轻,渗出物吸收,视力稳定或提高,提示对渗出型 AMD 可在 ICGA 指导下利用多波长氪离子激光光凝中央凹 200μm 以外的 CNV 及供养血管或热点,可准确有效地治疗 AMD 的 CNV。

FFA 和 ICGA 在 AMD 患者的随访观察及判断预后方面亦有重要意义。Pece 等观察了 40 例渗出型 AMD 患者,FFA 和(或)ICGA 显示为边界清晰的片状高荧光。平均随访时间为 1 年,调查开始时的平均视力是 20/50,病灶的平均面积为6.62mm^2;调查结束时的平均视力是 20/65,病灶的平均面积为 10.40mm^2。面积的增大有统计学意义,而视力下降不明显,视力下降与面积扩大仅有轻度的相关性。Obana 等回顾性研究了有 CNV 的 72 例 AMD 患者 89 只眼的 ICGA,将 ICGA 分为 4 型:1 型为边界清晰的高荧光,晚期渗漏;2 型为边界清晰的高荧光,晚期无渗漏;3 型为边界模糊的高荧光;4 型无高荧光。分析认为 1 型 CNV 最容易导致视力丧失,无 ICG 渗漏的其余三型的致盲危险性没有明显升高。

文峰等通过 ICGA 观察 AMD 黄斑出血掩盖的 CNV,对 22 例 24 只眼 AMD 黄斑出血患者进行眼底彩色照相、FFA 及 ICGA 检查,并对两种不同的眼底血管造影图像进行比较和分析。ICGA 检查在本组 AMD 黄斑出血病例显示了 CNV 的如下特点:①ICGA 发现了 FFA 未能发现的 CNV;②ICGA 较准确地判断了 CNV 的位置;③ICGA 发现 CNV 的数量比 FFA 多,且可更全面地显示 CNV;④ICGA 较准确地显示了 CNV 的范围。认为 ICGA 能较全面、准确地揭示 AMD 黄斑出血所掩盖的 CNV,并能扩大适于激光光凝的 CNV 范围及提高激光光凝的成功率。

Nakajima 等将 AMD 所致 CNV 的 ICGA 与病理检查进行对比研究。术前根据 ICGA 将 CNV 分为 4 型:1 型早期及晚期均为高荧光,2 型只有早期为高荧光,3 型只有晚期高荧光,4 型任何时期均无高荧光。手术摘除 CNV 后做病理检查,17 例行光镜检查,3 例行电镜检查。发现 1 型有许多血管样组织,周围无 RPE 细胞亦无纤维样组织,2 型血管样组织被 RPE 细胞围绕,3 型少许血管样组织有 RPE 增殖,4 型为致密的纤维样组织。作者认为 CNV 的 ICGA 表现与血管样组织的数量、成熟度、其周围 RPE 围绕的程度以及纤维组织的量有关。

三、眼底形态学测量

(一)光学相干断层成像技术(optical coherence tomography, OCT)

OCT 系一种新的光学诊断技术,可提供高分辨率活体眼组织显微结构的非接触性、非侵入性的横断面扫描图像。其分辨率达 10μm,比目前临床上常用的断层成像技术,如 CT、MRI 和 B 超精细 10 倍以上。OCT 技术原理与超声相似,根据两种组织对光反射能力不同从而对组织细微结构进行成像,所不同的是 OCT 用低相干干涉波而不是用声波。OCT 在眼后节疾病,特别是黄斑疾病的诊断、病情追踪、疗效评价等方面具有重要的应用价值。

CNV 和 RPE 或视网膜神经上皮脱离是渗出型 AMD 眼 OCT 图像的主要特征。形态易于确定的 CNV,表现为 RPE 和脉络膜毛细血管层的反射光带呈团块形增厚,边界可确定。形态不易确定的 CNV,表现为弥散的脉络膜反向散射增强以及 RPE 与脉络膜毛细血管层的断裂,边界难以确定,这与视网膜层间或视网膜下存在液体有关。视网膜神经上皮脱离的 OCT 图像显示为视网膜神经上皮层自 RPE 层分离隆起，其下为液体积聚的无反射暗区，底部则为一高反射的 RPE 光带，范围广泛。浆液性 RPE 脱离表现为薄的高反射 RPE 光带丘形隆起，其下为绝对性暗区，由于 RPE 与基底膜粘连较神经上皮紧密，因此隆起范围有限，上壁和下壁形成锐利的夹角。而出血性 RPE 脱离，由于积压和积聚时间较长，其轮廓往往呈直角形，并伴有 RPE 结构的破坏。

OCT 检查可观察到视网膜组织任何层次的渗出、纤维化及 CNV，为传统的 FFA 和 ICGA 检查提供了重要的补充材料。特别是有较多出血时，由于出血区的阻挡，FFA 和 ICGA 往往不能明确 CNV 的准确位置，而 OCT 采用近红外相干光为探测光源，少量出血不会影响 OCT 的成像结果。由于反射界面不同，OCT 图像还可分辨出血与浆液及渗出。浆液几乎不含颗粒，呈光学透明状，表现为无反向散射区及暗区；出血含有大量细胞，散射系数高，其反射性提高和入射光迅速衰减，表现为光带增强或减弱；渗出则介于两者之间。

Van Kerchnoven 等观察了 6 例 AMD 患者，4 例有 CNV，FFA 显示为典型 CNV 者 OCT 表现为边界清晰的高反射，FFA 显示为隐匿性 CNV 者 OCT 表现边界清晰或边界不清晰的高反射。Spraul 等观察了 33 例不同阶段的 AMD 患者，认为 OCT 可分辨玻璃膜疣、RPE 的改变和继发性视网膜的变化，而其他结构如基底膜沉积物则不能被 OCT 发现。Giovannini 等观察了 23 例有 CNV 的 AMD 患者，OCT 的表现分为三种类型：CNV 在 RPE 上（5 例），RPE 局限性不规则增厚（12 例），CNV 贯穿 RPE 层（6 例）。Giovannini 等随后又观察了 16 例由 AMD 导致 RPE 撕裂的 16 只眼，13 只眼在急性期，3 只眼在瘢痕期，但仍存在可分辨的撕裂。OCT 在所有病例中均观察到 RPE 脱离，这种 RPE 脱离 OCT 表现为特殊的非穹隆样隆起。Ting 等回顾性研究了 61 例 AMD 所致的非盘状中央凹下 CNV，所有患者都进行了 FFA 和 OCT 检查。28 只眼（46%）OCT 证实有黄斑囊样水肿，其中 26 只眼（93%）有典型 CNV，33 只眼无黄斑囊样水肿，其中只有 16 只眼（48%）有 CNV，作者认为典型 CNV 更易导致黄斑囊样水肿。

OCT 检查对于激光或手术治疗前后 AMD 患者的病情追踪有重要价值。Stanga 等观察了 6 例行手术摘除中央凹下 CNV 联合 RPE 转位术的患者，随访 1～10.5 个月，利用 OCT 观察术后效果。OCT 显示转位的 RPE 表现为一高反射区域，其外周有光学阴影，结合 FFA 资料可判断被转位的 RPE 是否存在以及是否成活。Rogers 回顾性研究了 88 例行 PDT 治疗 CNV 的 90 只眼，激光治疗前及治疗后的随访均进行了 OCT 和 FFA 检查，并将 OCT、FFA 资料相互比较。术后 1 周内 OCT 显示视网膜下液增多，为急性炎症反应。术后 1～4 周 OCT 表现为视网膜下液逐渐减少，中央凹已接近正常。术后 4～12 周根据视网膜下纤维化的程度和液体的有无分为两种情况：一种是少量纤维化伴有视网膜下液增多，表明有活动性 CNV 存在；另一种是大量纤维化伴有少许视网膜内液体，FFA 显示只有少许渗漏。术后 12 周视网膜下液体吸收，视网膜层变薄，纤维化组织已和 RPE 层粘连。作者认为 OCT 有助于监测 PDT 治疗后的视网膜变化，并可帮助理解 FFA 的改变。

OCT 表现有助于预测术后的视力转归。Brindeau 等研究了 42 例经手术摘除 CNV 的患者，所有患者术前均行 OCT 和 FFA 检查，术后平均随访 12 个月（4～48 个月）。OCT 显示 CNV 位于 RPE 之上并有 RPE 脱离的术后视力较好，其主要并发症为视网膜脱离和 CNV 复发。OCT 显示 CNV 位于 RPE 之下且没有 RPE 脱离的术后视力不理想。

（二）共焦激光断层扫描仪（heidelberg retina tomograph，HRT）

HRT 用激光共焦显微摄像系统获得和分析眼后段的三维眼底断层图。扫描所用的激光光源是波长 670nm 的二极管激光。其图像来自一连续的 32 幅二维图像层面，每一幅二维图像由 256×256 图像像素组成。每次检查区域的大小可设置成 10°×10°、15°×15°和 20°×20°，检查眼无须散瞳。从三维图像计算出的地形图图像是由 256×256 个高度测量数值组成的，与受检眼的光学特性一致，每点高度测量的精度接近 20μm，可以展示视网膜内界膜地形分布形态，并进行定量测定。根据焦点平面（为一常数）到视网膜隆起的某点的绝对数得出其隆起或凹下的三维立体图形，测量 Z 轴面信号的宽度、容积及最大深度可直接了解黄斑部视网膜的厚度，定量测量黄斑部病变的范围。

HRT 的黄斑平均地形图可清楚地显示黄斑结构，以黄斑中央凹为中心作环行轮廓线后显示轮廓线的高度变化图，图中绿色曲线代表轮廓线的高度变化，红色曲线代表参考平面，参考平面设定在轮廓线高度变化曲线上的最低点。Hudson 等对 14 例正常人进行黄斑检查，以 Z 轴信号宽度为客观指标反映正常黄斑厚度，其宽度范围为(0.278 ±0.039)mm ~ (0.444 ±0.063)mm。Spital 等用 HRT 观察了 55 例 AMD 患者有 RPE 脱离的 60 眼，观察的参数包括面积、容积、最大高度和 RPE 脱离的三维轮廓，较正常增厚的面积平均为(10.59 ±5.51)mm^2，与 FFA 测量结果具有高度一致性，最大高度平均值为(0.42 ±0.19)mm，平均容积为(10.59 ±5.51)mm^3，他们发现 RPE 脱离的发展趋势与容积大小有密切关系。3 例有着最大容积 RPE 脱离的患者最后都发生了 RPE 撕裂。FFA 显示 60 只眼中 39 只眼有 CNV，HRT 的三维曲线中的相关区域则显示为不规则平面。Jaakkola 等利用 HRT 观察经过^{90}锶放射治疗的有视网膜中央凹下 CNV16 只眼，发现黄斑区最大高度小于 0.25mm 者在以后的随访中 CNV 消退，黄斑区最大高度大于 0.34mm 者在以后的随访中 CNV 增长，CNV 消退的病例中黄斑病变区最大高度平均降低0.03 ~ 0.10mm，CNV 增长的病例中黄斑病变区最大高度平均升高 0.07 ~ 0.15mm，作者认为 HRT 可用来监测 AMD 患者治疗前后的病情变化。作者等对 59 例 AMD 患者 75 只眼进行了 HRT 检查，其中渗出型 20 例 25 只眼，萎缩型 16 例 25 只眼，黄斑玻璃膜疣 23 例 25 只眼。发现渗出型黄斑部的 Z 轴面信号的宽度较玻璃膜疣的黄斑部显著增宽，最大深度及容积亦显著大于玻璃膜疣的黄斑部，渗出型黄斑部的容积大于萎缩型，表明渗出型 AMD 患眼黄斑病变损害严重(图 4-2-8)。Hudson 等对 14 例正常人进行黄斑检查，以 X 轴面信号宽度为客观指标反映正常黄斑的厚度。Bartsch 等应用 HRT 检查 AMD 患者，测量黄斑 CNV 和盘状瘢痕的视网膜隆起度，所有测量视网膜隆起的参数都与 CNV 的改变相关，其中最大深度、容积是评估 AMD 最可靠的参数。Weinberger 等应用 HRT 对 76 例中心性浆液性脉络膜视网膜病变的患者进行观察，HRT 清楚显示黄斑视网膜神经上皮层脱离的三维图像，测量脱离平均面积、平均容积和最大隆起高度及神经上皮脱离方式 。

由于 AMD 患者的 HRT 图像获得常受屈光间质混浊及固视困难的影响，而且 HRT 产生视网膜表面的局部三维图和容积参数是以周围不隆起的视网膜作参考平面，操作者对参考平面的确定有较大差异，所以 HRT 检查时应注意选择合适的参考平面。但总体来看黄斑局部 HRT 图像有较好的重复性，可为 AMD 的诊断提供非侵入性和定量的检查方法。

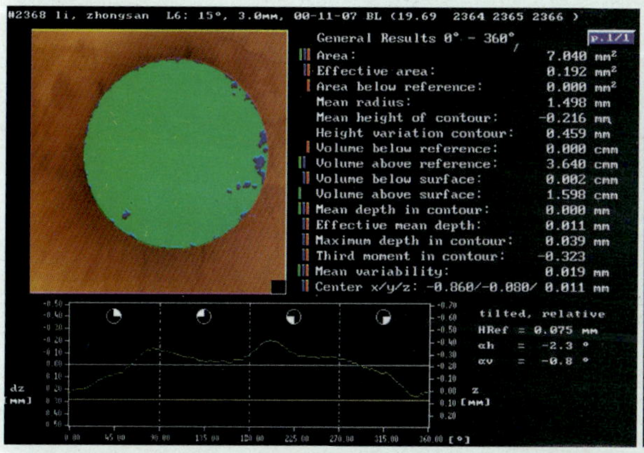

(1)

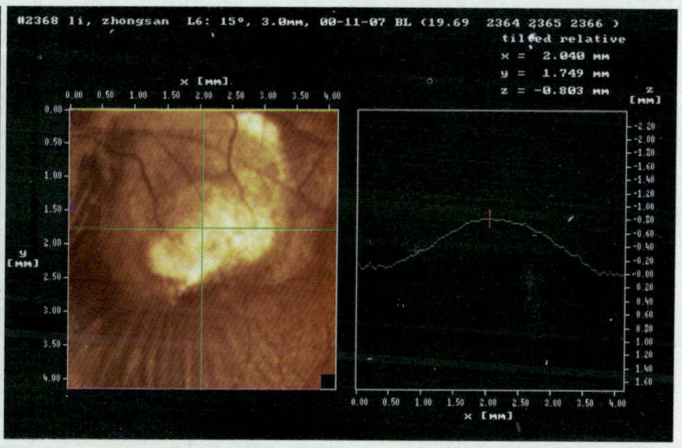

(2)

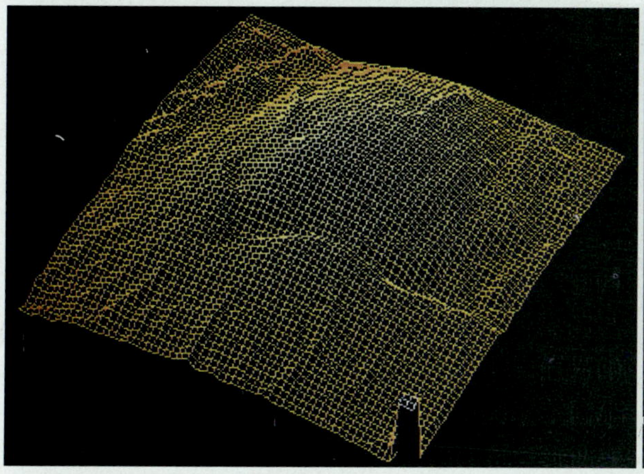

(3)

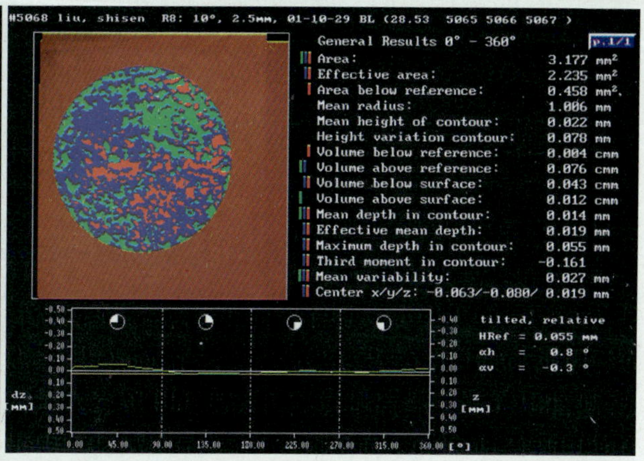

(4)

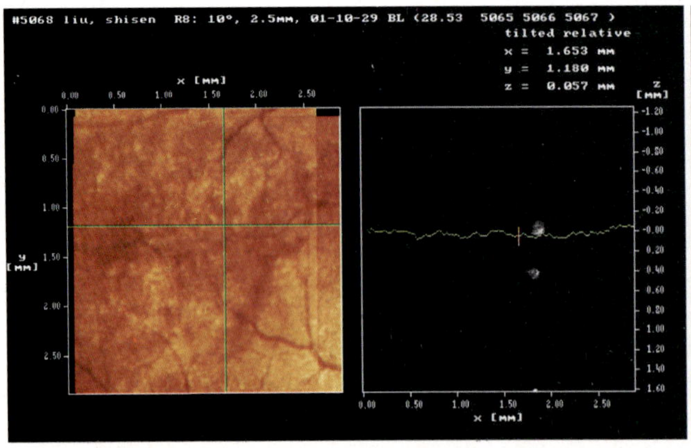

(5)

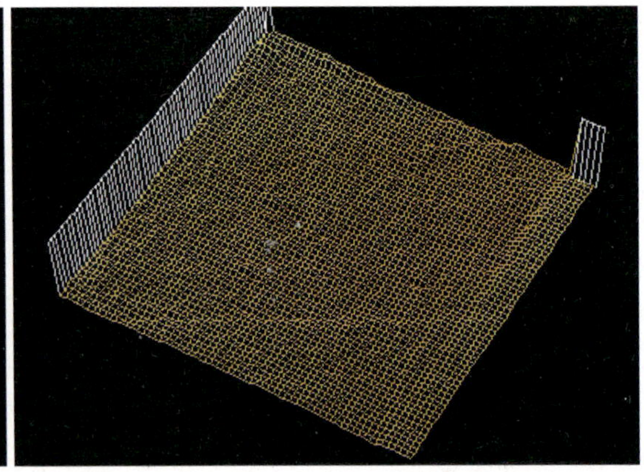

(6)

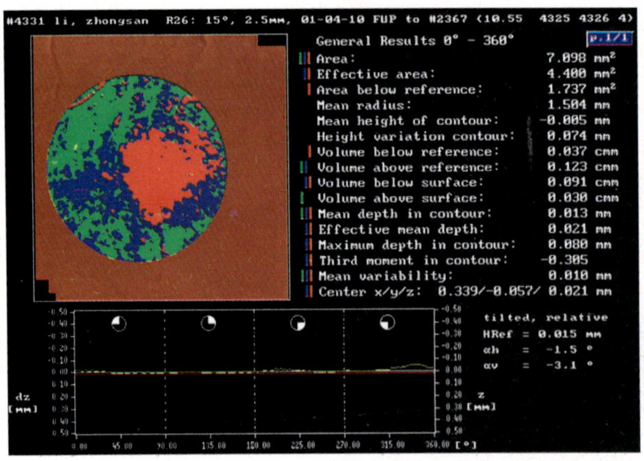

(7)

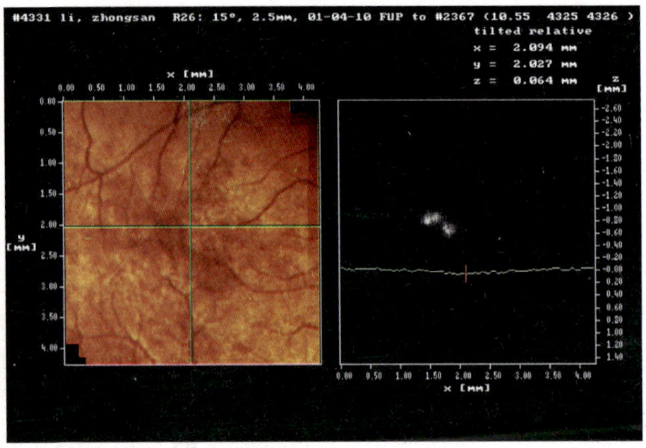

(8)

(9)

图 4-2-8 图(**1**)渗出型 AMD 患眼的 HRT 像。所画圈内绿色代表视网膜隆起的高度及容积　图(**2**)渗出型 AMD 患眼的 Z 轴面图像。显示沿 X 轴(中央凹的中心)的高度变化相对应的视网膜隆起高度　图(**3**)渗出型 AMD 患眼的三维立体图像。显示视网膜高度隆起　图(**4**)萎缩型 AMD 患眼的 HRT 像。所画圈内绿色代表视网膜隆起的高度及容积。红色代表参考平面　图(**5**)萎缩型 AMD 患眼的 Z 轴面图像。显示沿 X 轴(中央凹中心)的高度变化相对应的视网膜高度变化　图(**6**)萎缩型 AMD 患眼的三维立体图像。显示视网膜平坦　图(**7**)玻璃膜疣患眼的 HRT 像。所画圈内绿色代表视网膜隆起的高度及容积。红色代表参考平面　图(**8**)玻璃膜疣患眼的 Z 轴面图像。显示沿 X 轴(中央凹中心)的高度变化相对应的视网膜高度变化　图(**9**)玻璃膜疣患眼三维立体图像。显示视网膜平坦

（三）视网膜厚度分析仪（retinal thickness analysis，RTA）

RTA 是量化和重复性评估视网膜厚度的一种方法。其光学系统和裂隙灯生物显微镜相似，使用氦氖激光（543nm）作为光源，获得视网膜的横断像，通过图像的分析处理，得到活体视网膜厚度的数据和地图，可迅速检测后极部黄斑中央凹 20°以内的范围。一次取得 2mm×2mm 范围大小，获取时间为 200～400ms，9 次扫描被综合，形成三维厚度图，完全覆盖黄斑部。可定量测定水肿的位置、程度和高度，故对 AMD 的诊断有独到之处（图 4-2-9）。杨凤娟采用 Tilia 公司的 RTA 对 AMD 患者进行分析。结果显示对于萎缩型 AMD 患者，RTA 检测结果显示黄斑区视网膜的厚度基本在正常范围之内；对于渗出型 AMD 的患者，RTA 检测结果显示黄斑区视网膜厚度明显增加。认为视网膜厚度分析仪灵敏度高，对于评价 AMD 视网膜的水肿等情况、检测 AMD 的疾病进程及转归有独到的作用。

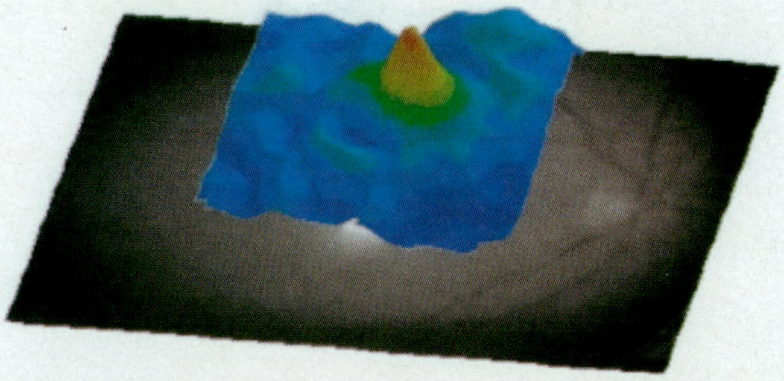

图 4-2-9　渗出型 AMD 患眼的 RTA 像，CNV 处局限性增高

Konno 等利用 HRT 和 RTA 检查了包括 AMD 在内的多种眼底病共 36 例 50 只眼。大多数病例 RTA 和 HRT 的视网膜地形图有高度一致性，但有视网膜致密出血和旁中心注视的患者，二者的地形图不相一致，作者认为可能是由于二者激光波长及眼底扫描方式不同所致。Gieser 分析了 AMD 患者的视网膜地形图，发现有融合性玻璃膜疣者玻璃体－视网膜面升高，有 RPE 脱离者显示局限性脉络膜－视网膜面升高，有地图状萎缩的患者视网膜变薄，有 CNV 者玻璃体－视网膜面和脉络膜－视网膜面均升高，有盘状瘢痕者显示与纤维血管组织及潜在浆液性脱离相对应的地图状改变。王明扬等利用 RTA 检查了 1 例 AMD 患者，右眼黄斑区有明显的盘状病灶，左眼黄斑区有散在玻璃膜疣。右眼的 RTA 二维及三维地形图均可见黄斑区明显水肿隆起，而从视网膜厚度曲线图上可以看出黄斑曲线中心部分上移明显，呈反向弧形隆起。RTA 后极部参数报告显示黄斑小凹及旁黄斑处视网膜平均厚度增厚，说明 AMD 的病变范围较广泛。左眼的 RTA 黄斑区、黄斑外区以及整个后极部视网膜神经上皮层平均厚度已增加，表示已有早期病变存在。

OCT、RTA、HRT 三种仪器均能评价视网膜微细结构和测量视网膜厚度。RTA 可显示三维的视网膜地形图，形象直观，但视网膜地形图不能显示增厚的视网膜有无致密的视网膜出血，而且硬性渗出的高散射可模糊玻璃体视网膜界面。HRT 三维地形图可显示视网膜面的高低起伏，然而获取图像的时间较长，且有时由于固视不良不能获得清晰的图像。OCT 可获得高分辨率的横断面截面图，例如视网膜的分层脱离、囊腔以及玻璃体牵拉均可得到清晰显示，而另外两种仪器则不能显示，但致密出血的高反射可模糊视网膜的深层结构。RTA 和 OCT 对视网膜厚度的测量有高度重复性，并且两种仪器的测量结果有高度一致性。

（四）OCT、RTA、HR 在 AMD 检查中的对比研究价值

OCT 是一种能对活体组织进行断层扫描的成像技术，不仅能够根据光的反射特性发现人眼视网膜的各种形态改变，而且能对黄斑进行定量测定。国内外已有报道，OCT 检测黄斑部疾病具有重要的临床应用价值。HRT 是一种新的影像学检查方法，它以近红外激光扫描眼底得到视网膜三维图像，并可对黄斑表面、深度和容积进行定量测量，且具有高度可重复性，可作为测量黄斑部改变的客观工具。RTA 是一种以检测黄斑区视网膜厚度等情况为主的新型仪器。作者等对 AMD 患者共 63 例 97 只眼（65 只萎缩型 AMD 眼、32 只渗出型 AMD 眼）进行研究，其中玻璃膜疣 41 只眼，地图状萎缩 24 只眼，CNV22 只眼，PED10 只眼。

玻璃膜疣眼底检查见黄斑部色素紊乱，中央凹反射消失，后极部散在玻璃膜疣，玻璃膜疣间有点片状色素脱失及色素沉着，部分玻璃膜疣融合（图 4-2-10）。FFA 显示在玻璃膜疣及色素脱失处早期呈窗样缺损的高荧光，随着背景荧光而增强、减弱及消退（图 4-2-11），诊断为 AMD 玻璃膜疣。OCT 显示中央凹曲

线存在连续,局部 RPE 层增厚(图 4-2-12)。HRT 显示视网膜较为平坦,未见明显隆起或凹陷(图 4-2-13 至图 4-2-16)。RTA 显示中央凹存在,视网膜厚度曲线位于正常参考值高限,旁黄斑区视网膜轻度增厚,后极参数报告显示黄斑区及旁黄斑区视网膜层平均厚度分别为 179.90μm 及 220.10μm($P<0.05$,$P<0.05$),黄斑小凹处为 168.2μm,无显著性差异(图 4-2-17 至图 4-2-19)。

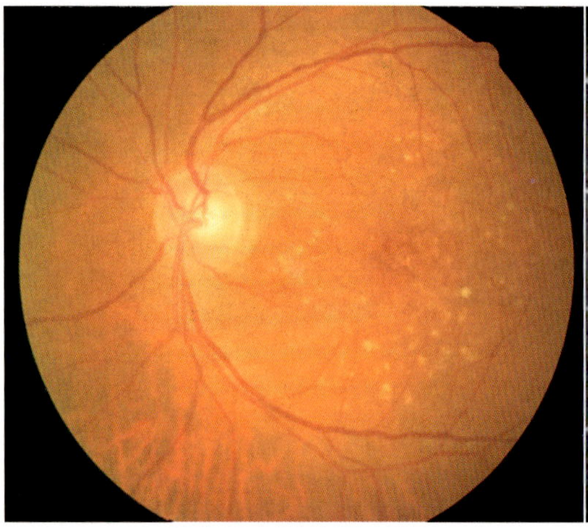

图 4-2-10　玻璃膜疣患者左眼眼底像眼底后极部散布大量玻璃膜疣

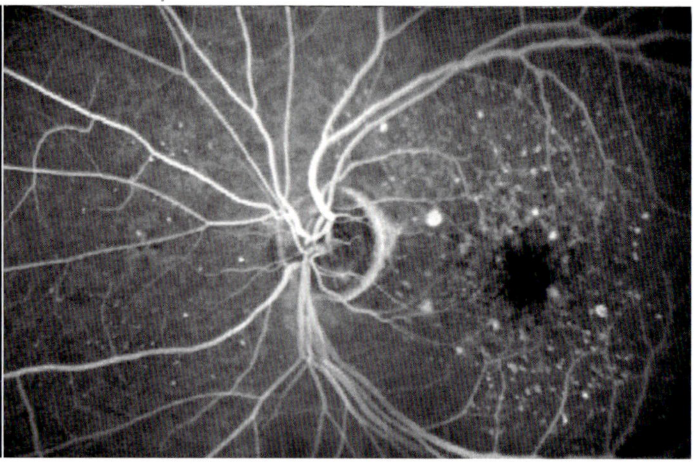

图 4-2-11　图 4-2-10 患眼 FFA 像

窗样缺损高荧光为玻璃膜疣及 **RPE** 色素脱失处

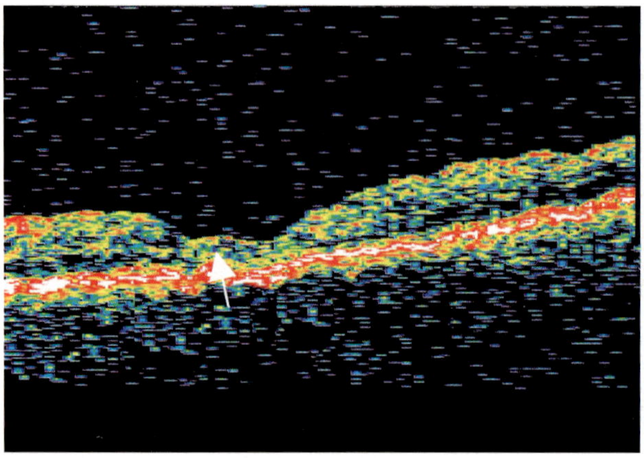

图 4-2-12　图 4-2-10 患眼 OCT 像

中央凹可见,箭头所指处为局部增厚的 **RPE** 层

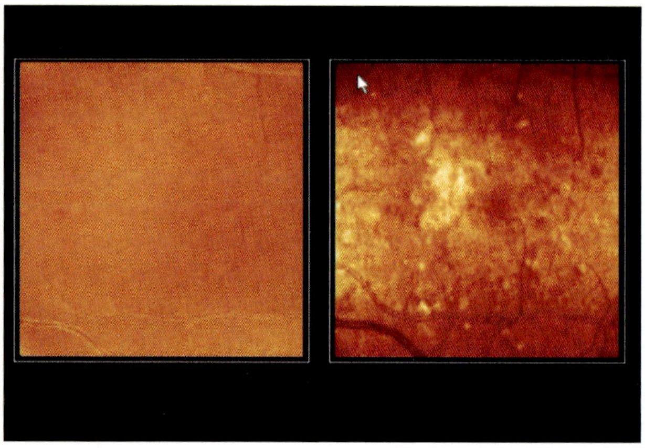

图 4-2-13　图 4-2-10 患眼 HRT 眼底断层图像

可见黄斑区光滑,有散在的玻璃膜疣

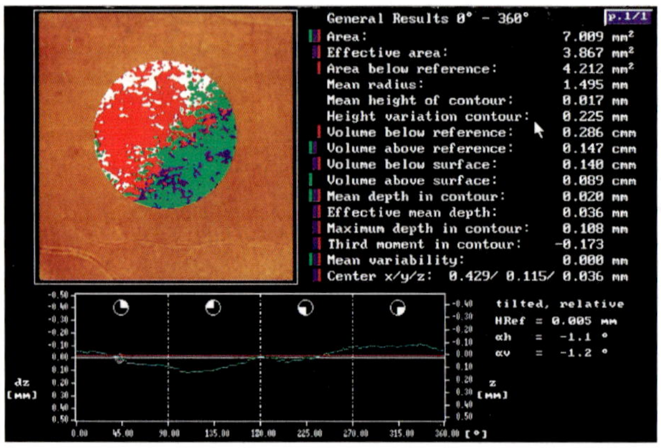

图 4-2-14　图 4-2-10 患眼 HRT 隆起示意图

图中圆圈内绿色代表视网膜隆起高度及容积,红色代表参考平面

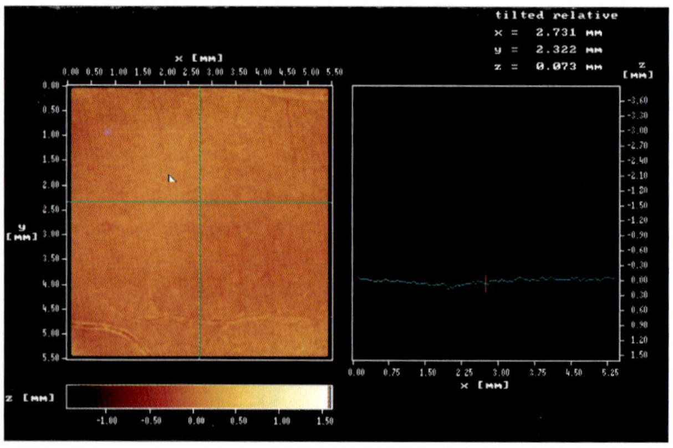

图 4-2-15　图 4-2-10 患眼 HRT Z 轴面图像

显示沿 X 轴,与中央凹中心高度变化相对应的视网膜隆起高度图

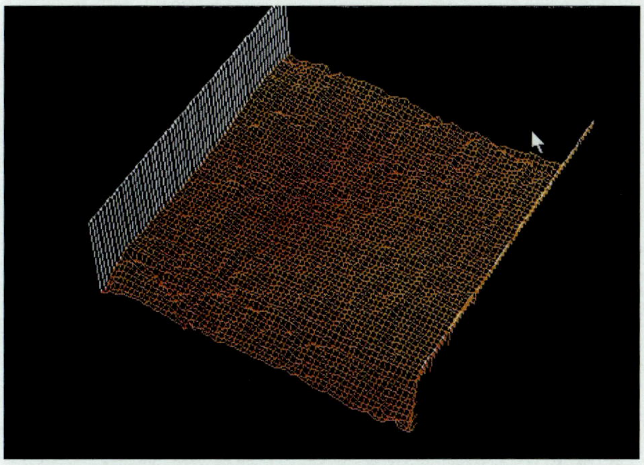

图 4-2-16　图 4-2-10 患眼 HRT 三维立体图像

视网膜平坦，未见明显隆起

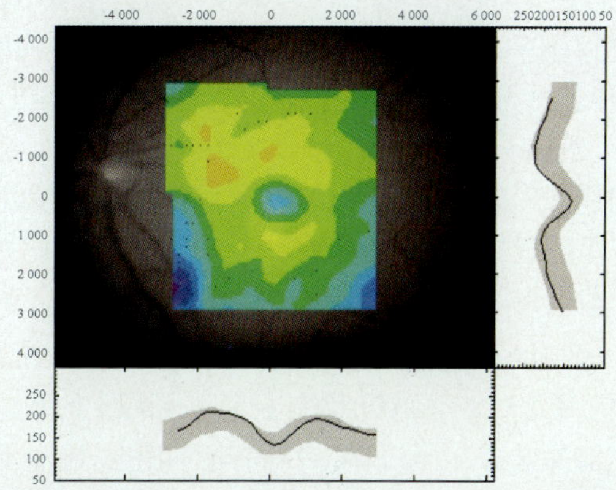

图 4-2-17　图 4-2-10 患眼 RTA 视网膜厚度平面示意图及视网膜厚度曲线图

可见旁黄斑区视网膜增厚，黄斑部视网膜厚度位于正常参考值高限

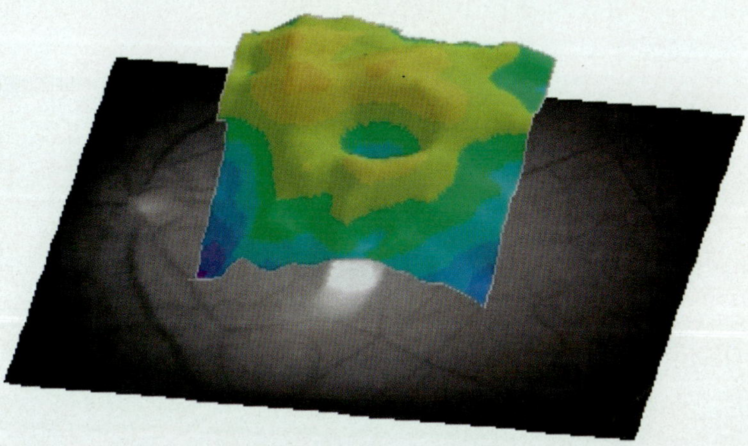

图 4-2-18　图 4-2-10 患眼 RTA 视网膜厚度立体示意图

可见黄斑区视网膜增厚

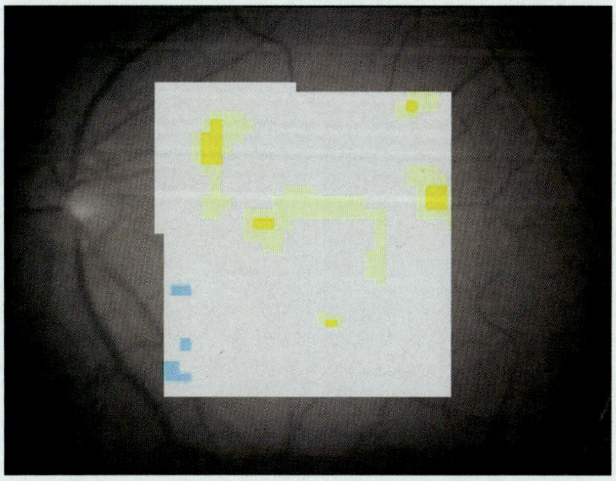

图 4-2-19　图 4-2-10 患眼 RTA 视网膜厚度偏差图

黄斑中央凹周边视网膜相对正常人群增厚

地图状萎缩眼底检查见黄斑部大片 RPE 萎缩、脉络膜萎缩灶，为脉络膜视网膜萎缩区，可透见脉络膜下的粗大血管（图 4-2-20）。FFA 显示在 RPE 萎缩区域的大片窗样缺损的高荧光（图 4-2-21），诊断为 AMD 地图状萎缩。OCT 显示 RPE 层、神经上皮层的变薄不连续（图 4-2-22）。HRT 三维地形图示黄斑区视网膜大部凹陷，最大深度达0.156mm（图 4-2-23 至图 4-2-26）。RTA 显示二维厚度地形图（4-2-27），可以看到视网膜比正常人显得平坦，环行隆起不明显，厚度曲线图（图 4-2-28）不难发现视网膜厚度位于低限或低于正常参考值，尤其是神经细胞本应最丰富的区域下降最明显。RTA 厚度偏差图同样也显示视网膜厚度较正常人偏低（图 4-2-29）。后极参数报告黄斑区视网膜平均厚度为 152.70μm，黄斑中央小凹处视网膜平均厚度为 148.60 μm，旁黄斑区视网膜平均厚度为 168.40μm，3 组数字无显著性差异。

CNV 眼底检查见黄斑水肿，黄斑部视网膜下新生血管，病灶周围见点片状出血（图 4-2-30）。FFA 早期即显示 CNV 渗漏融合，边缘不清，晚期荧光不消退，出血部位见荧光遮蔽（图 4-2-31），诊断为 AMD CNV。OCT 显示黄斑中央凹消失，神经上皮隆起，下方低反射暗腔，局部 RPE 反射呈团状增强为新生血管部位（图 4-2-32）。HRT 地形图可见黄斑部视网膜水肿隆起及黄斑周围的片状出血，三维地形图显示视网膜隆起，隆起高度 0.435mm（图 4-2-33 至图 4-2-36）。RTA 二维及三维地形图可见黄斑区明显隆起，隆起呈多柱状，隆起部位与水肿程度一致，视网膜断层显示中央凹消失，向上隆起，视网膜厚度曲线图示黄斑曲线中心部分上移明显，视网膜厚度偏差概率图明显增厚，后极参数报告显示黄斑区、黄斑小凹处及旁黄斑视网膜平均厚度分别为 291.20μm、295.60μm、269.90μm，均有非常显著性差异（$P<0.005$）（图 4-2-37 至图 4-2-39）。

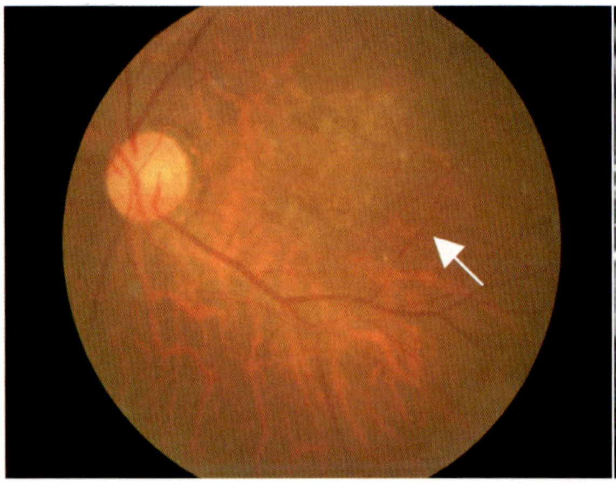

图 4-2-20　地图状萎缩患者左眼眼底像

箭头所指可见黄斑部大片色素上皮萎缩、脉络膜萎缩灶，为脉络膜视网膜萎缩区，可透见脉络膜下的粗大血管

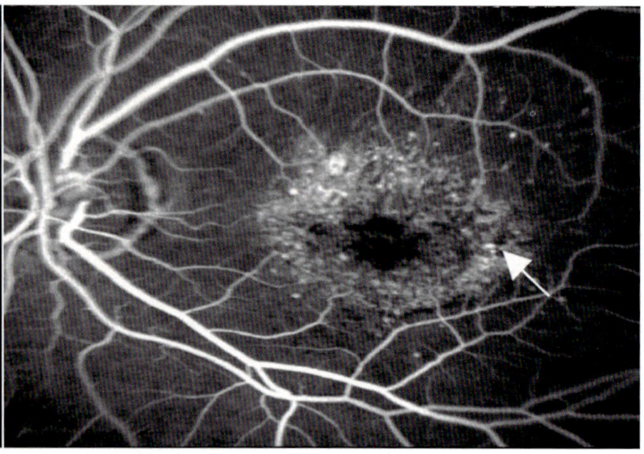

图 4-2-21　图 4-2-20 患眼左眼 FFA 像

色素上皮萎缩区域的大片窗样缺损的高荧光

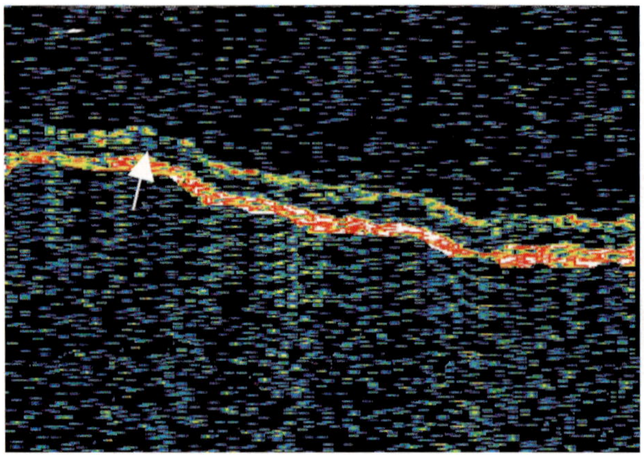

图 4-2-22　图 4-2-20 患眼 OCT 像

中央凹消失，神经上皮层、色素上皮层变薄、不连续，脉络膜变薄萎缩，RPE 层增厚

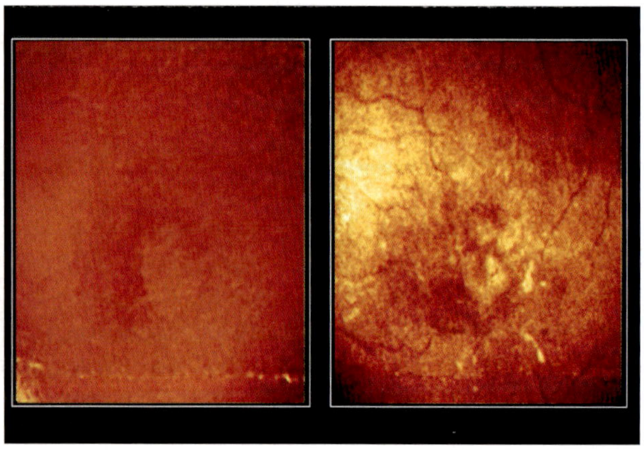

图 4-2-23　图 4-2-20 患眼 HRT 眼底断层图像

见色素上皮层色素脱失、萎缩，脉络膜萎缩

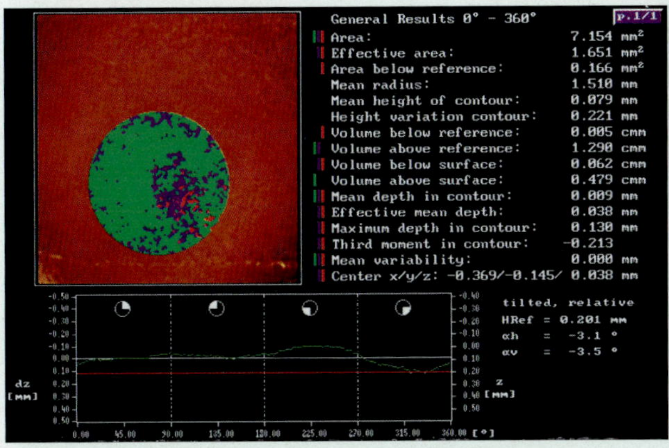

图 4-2-24　图 4-2-20 患眼 HRT 隆起示意图

圆圈内绿色代表视网膜隆起的高度及容积，红色代表参考平面

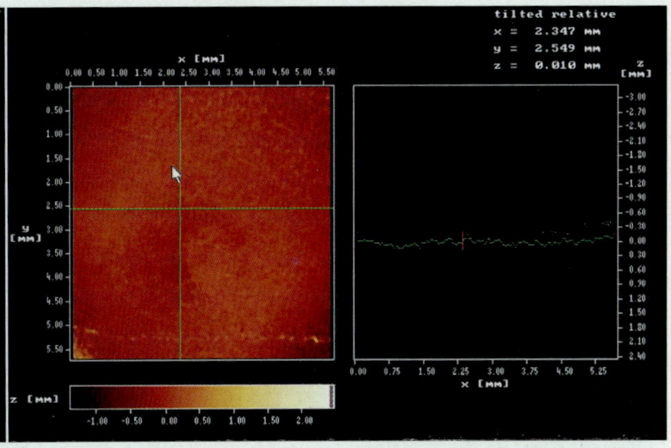

图 4-2-25　图 4-2-20 患眼 HRT Z 轴面图像

显示沿 X 轴，与中央凹中心高度变化相对应的视网膜隆起高度图

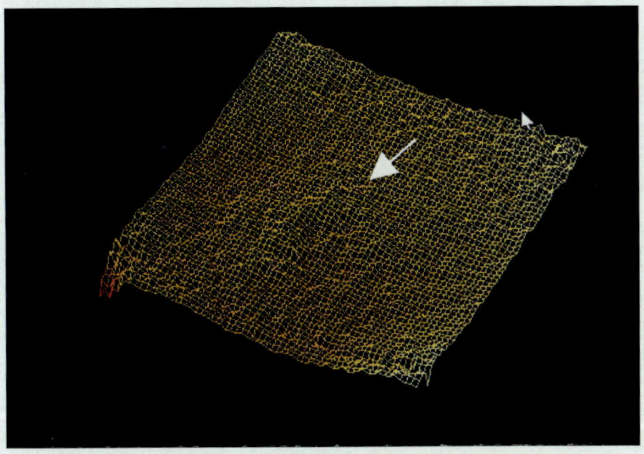

图 4-2-26　图 4-2-20 患眼 HRT 三维立体图像

可见视网膜凹陷，局部视网膜萎缩变薄

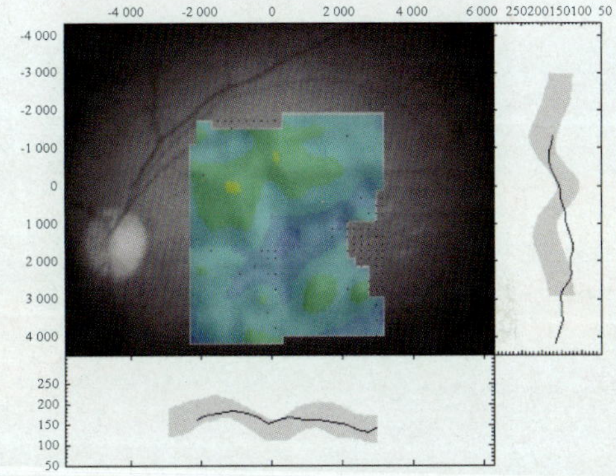

图 4-2-27　图 4-2-20 患眼 RTA 视网膜厚度平面示意图及视网膜厚度曲线图

可见黄斑及周围视网膜变薄，黄斑部视网膜厚度位于正常参考值低限或低于正常参考值

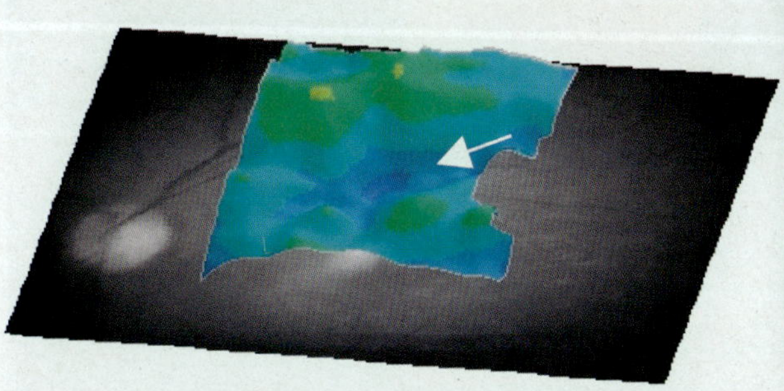

图 4-2-28　图 4-2-20 患眼 RTA 视网膜厚度立体示意图

可见黄斑区视网膜变薄

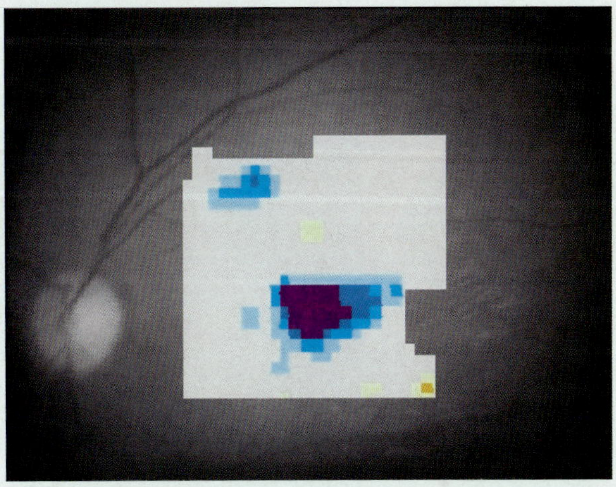

图 4-2-29　图 4-2-20 患眼 RTA 视网膜厚度偏差图

黄斑中央凹及周边视网膜相对正常人群变薄

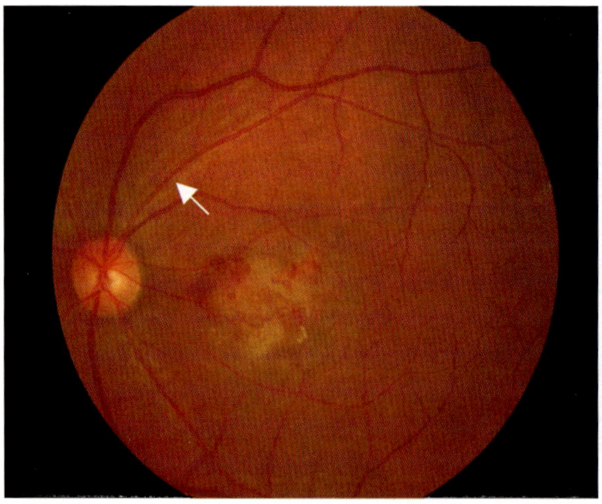

图 4-2-30　CNV 患者左眼眼底像

箭头所指部位黄斑水肿，黄斑部视网膜下新生血管，病灶周围见点片状出血

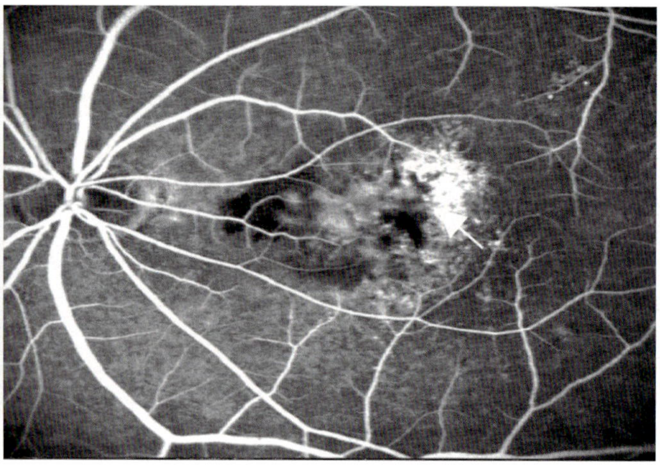

图 4-2-31　图 4-2-30 患眼 FFA 像

早期即显示 **CNV** 渗漏融合，边缘不清，晚期荧光不消退，出血部位见荧光遮蔽

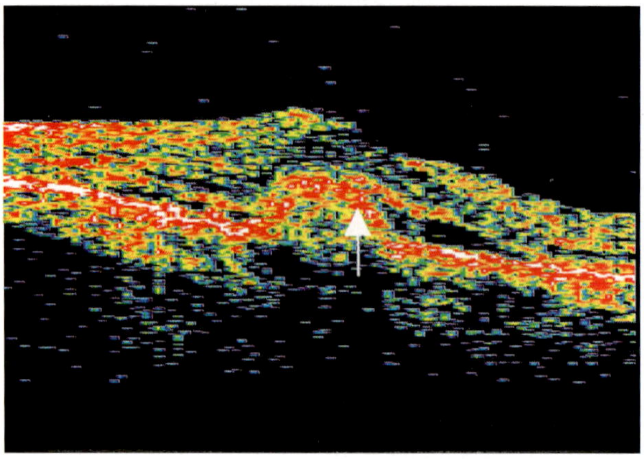

图 4-2-32　图 4-2-30 患眼 OCT 像

可见中央凹消失，神经上皮隆起，下方低反射暗腔，局部 **RPE** 反射呈团状增强为新生血管部位

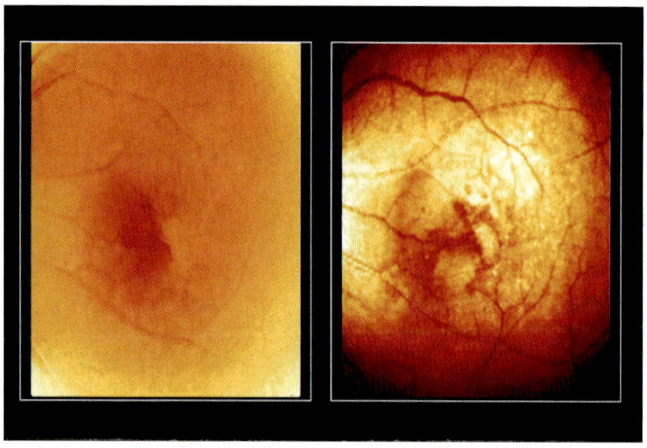

图 4-2-33　图 4-2-30 患眼 HRT 眼底断层图像

见新生血管周围有点片状眼底出血灶

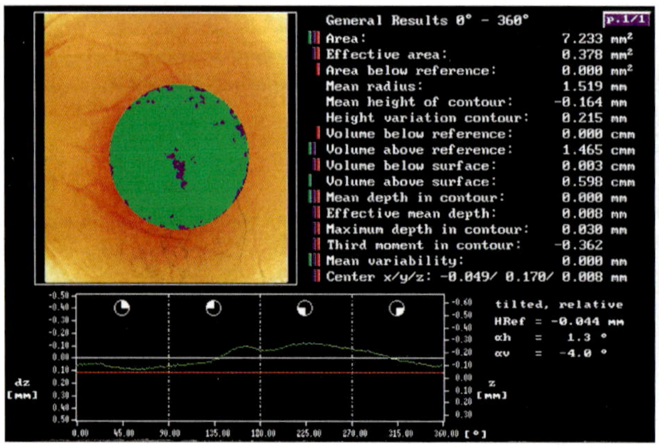

图 4-2-34　图 4-2-30 患眼 HRT 隆起示意图

圆圈内绿色代表视网膜隆起的高度及容积，可见视网膜大部隆起

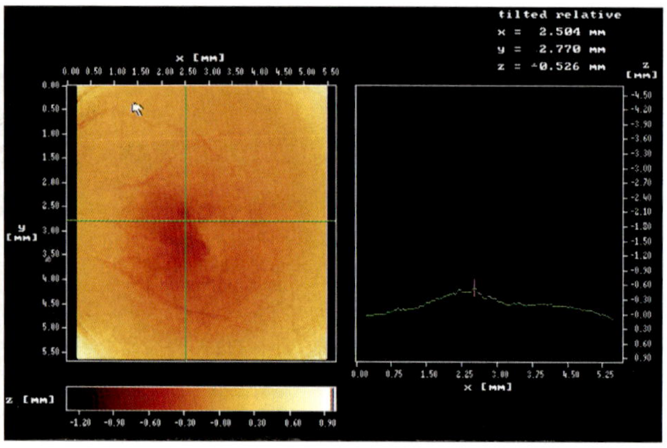

图 4-2-35　图 4-2-30 患眼 HRT Z 轴面图像

显示沿 X 轴，与中央凹中心高度变化相对应的视网膜隆起高度图，见 CNV 及出血部位视网膜隆起

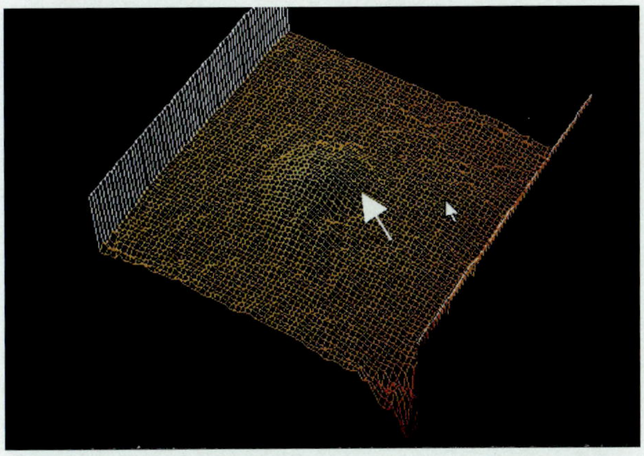

图 4-2-36　图 4-2-30 患眼 HRT 三维立体图像

可见视网膜局部隆起，与 CNV 及出血水肿部位一致

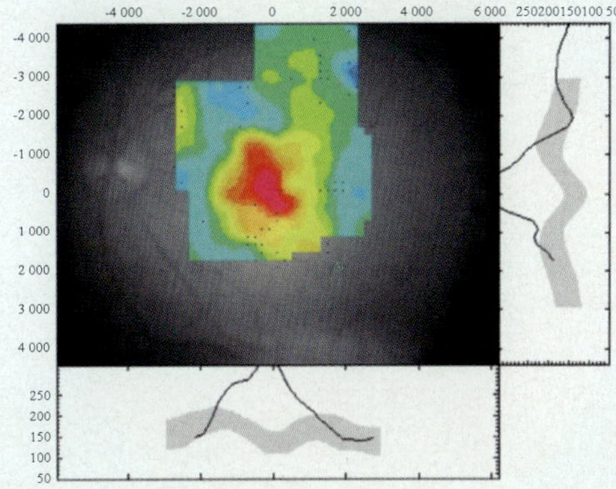

图 4-2-37　图 4-2-30 患眼 RTA 视网膜厚度平面示意图及视网膜厚度曲线图

可见黄斑中央凹高度隆起，与水肿部位一致，厚度曲线图显示中央凹处厚度明显增加

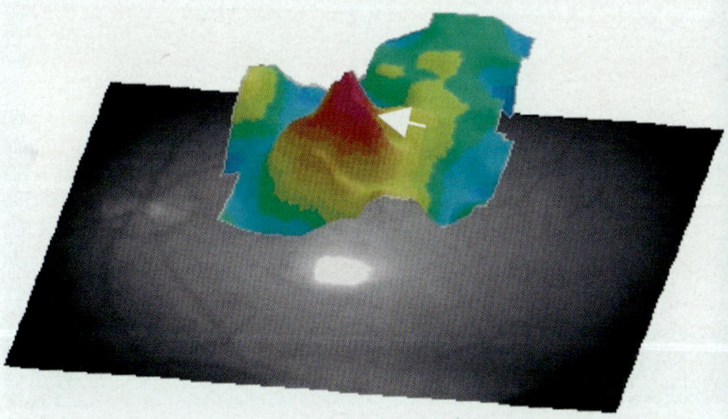

图 4-2-38　图 4-2-30 患眼 RTA 视网膜厚度立体示意图

可见黄斑中央凹高度隆起，隆起呈多柱状，与水肿部位一致

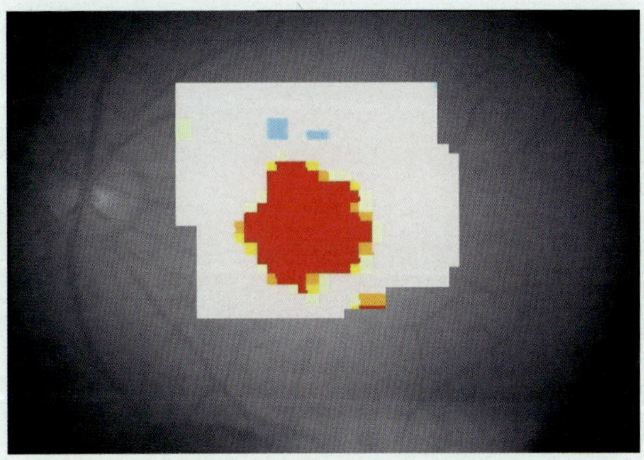

图 4-2-39　图 4-2-30 患眼 RTA 视网膜厚度偏差图

黄斑中央凹及周边视网膜相对正常人群明显变厚

PED 眼底检查见黄斑部视网膜颞下方隆起（图 4-2-40）。FFA 检查示 PED 部位有荧光渗漏，但出现时间较晚（1min6s）（图 4-2-41），诊断为 AMD PED。OCT 检查显示 RPE 层光带向上隆起呈梯形，其下为腔性暗区，有不同程度的光反射影（图 4-2-42）。HRT 显示视网膜内界膜明显隆起，可见视网膜水肿隆起，隆起范围与 PED 范围一致，隆起高度为 0.352mm（图 4-2-43 至图 4-2-46）。RTA 二维及三维地形图均显示黄斑区视网膜高度水肿隆起，视网膜厚度曲线中心部明显高于正常值，断层像可看到中央凹部隆起，RPE 层下存在液性暗区，视网膜厚度偏差概率图显示厚度增加明显。后极参数报告显示黄斑区、黄斑小凹处及旁黄斑视网膜平均厚度分别为 312.20μm、320.50μm、283.90μm，均有显著性差异。（图 4-2-47 至图 4-2-53）

研究提示：①OCT 对 AMD 中玻璃膜疣、地图状萎缩、CNV 及 PED 有较高检出率，上述四种病变有不同形态学特征，有较高特异性。玻璃膜疣 OCT 可发现色素上皮层改变，故可作为 AMD 的早期检查方法。同时，OCT 可以作为 AMD 分型的检查方法，以鉴别玻璃膜疣、地图状萎缩及渗出型 AMD。②HRT 对 AMD 进展期病变，如地图状萎缩、CNV 及 PED 等有较高检出率，其可显示板层孔特殊的形态学特征，对其检测有特异性。HRT 以黄斑区容积作为鉴别玻璃膜疣和地图状萎缩的指标，以 Z 轴面信号宽度作为鉴别玻璃膜疣和渗出型 AMD 的指标。③RTA 对 AMD 中玻璃膜疣、CNV 及 PED 有较高检出率，但从图像分析只能对视网膜增厚进行鉴别，因此其对上述病变的检查不具有特异性。RTA 可发现玻璃膜疣视网膜厚度变化，故可作为 AMD 早期检查方法。④玻璃膜疣病变检测阳性率依次为 OCT、RTA 及 HRT；地图状萎缩病变检测阳性率依次为 OCT、HRT 及 RTA；CNV 病变检测阳性率依次为 OCT、RTA 及 HRT。在 AMD 各型病变中，OCT 的鉴别作用最好，而 OCT、RTA 及 HRT 在 AMD 不同病变检查中无协同作用。

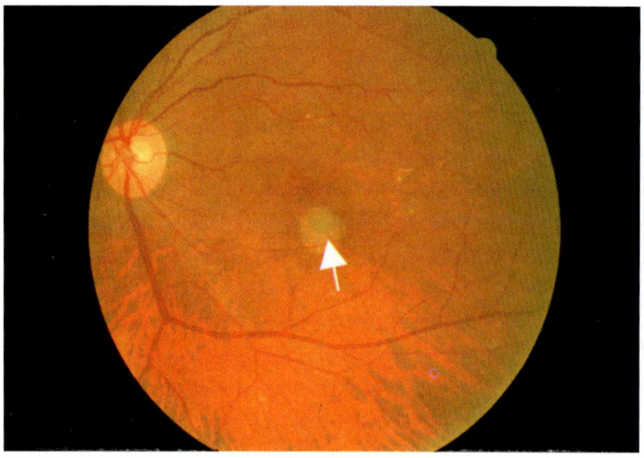

图 4-2-40　PED 患者左眼眼底像

箭头所指部位视网膜 RPE 层脱离、隆起，下方可见出血

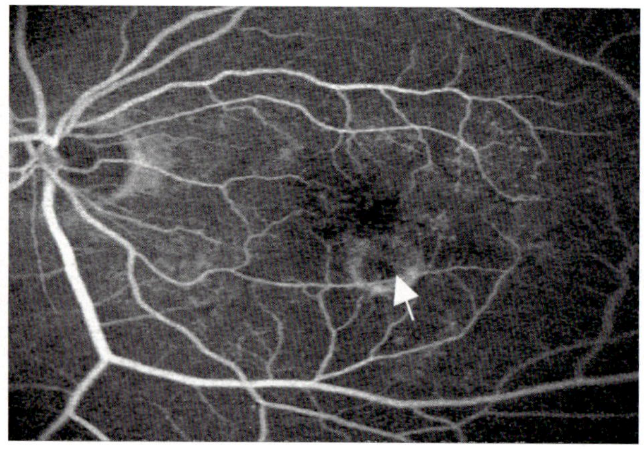

图 4-2-41　图 4-2-40 患眼 FFA 像

RPE 脱离部位可见荧光渗漏，但出现时间较晚（1min 6s）

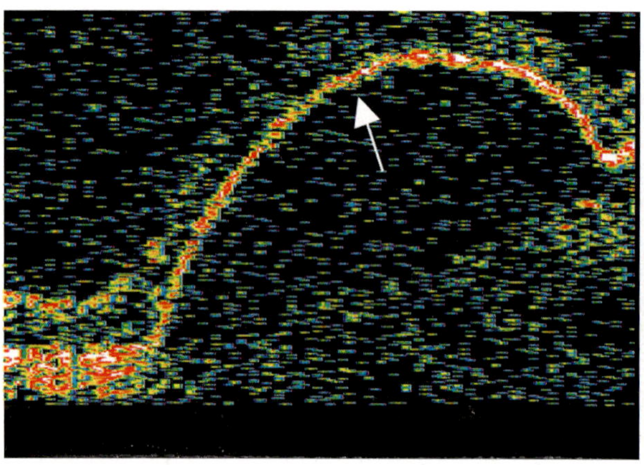

图 4-2-42　图 4-2-40 患眼 OCT 像

RPE 层光带明显向上隆起，边界清晰，呈丘状，其内反射面粗糙不平，向下为腔性暗区，内有不规则中、弱程度的光反射影

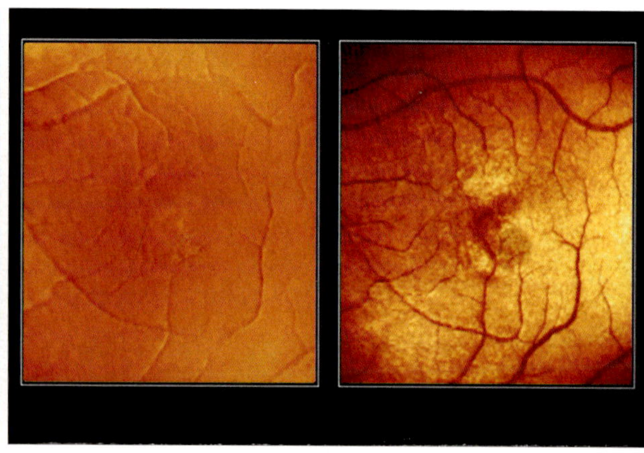

图 4-2-43　图 4-2-40 患眼 HRT 眼底断层图像

可见 RPE 脱离处视网膜隆起

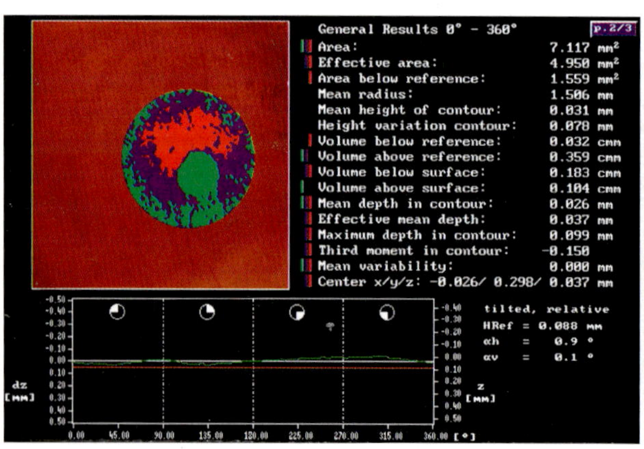

图 4-2-44　图 4-2-40 患眼 HRT 隆起示意图

RPE 脱离区域视网膜隆起的高度及容积，红色代表参考平面

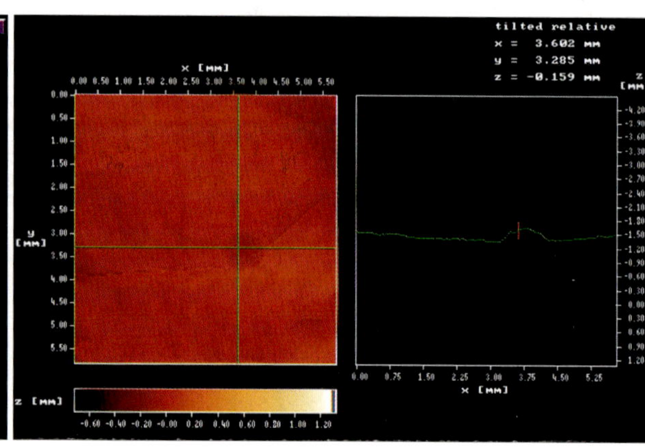

图 4-2-45　图 4-2-40 患眼 HRT Z 轴面图像

显示沿 X 轴，与中央凹中心高度变化相对应的视网膜隆起高度图，见 PED 部位视网膜隆起

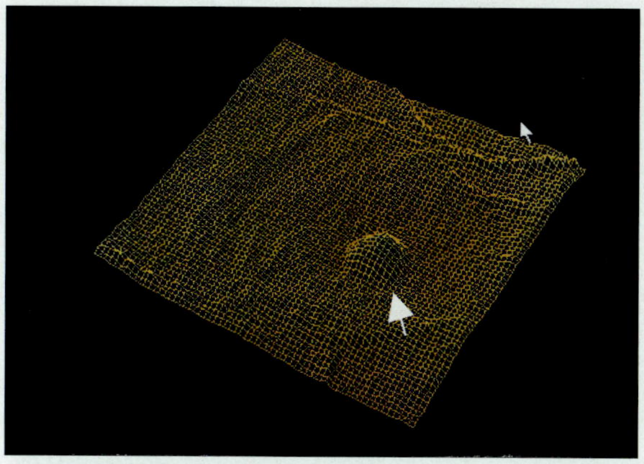

图 4-2-46　图 4-2-40 患眼 HRT 三维立体图像

可见 PED 部位视网膜局部隆起

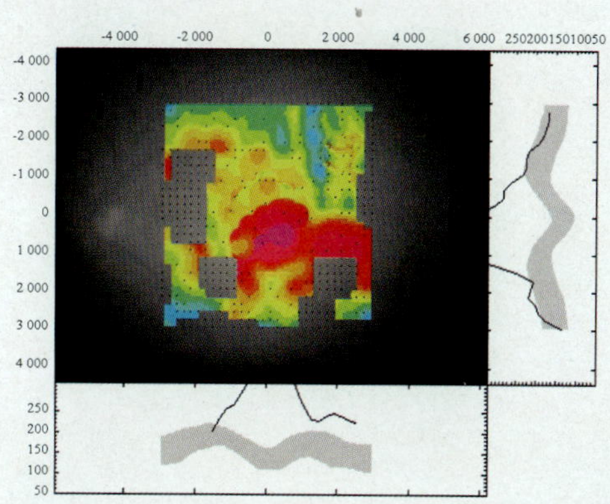

图 4-2-47　图 4-2-40 患眼 RTA 视网膜厚度平面示意图及视网膜厚度曲线图

可见黄斑中央凹高度隆起，与 PED 部位一致，厚度曲线图显示厚度明显增加

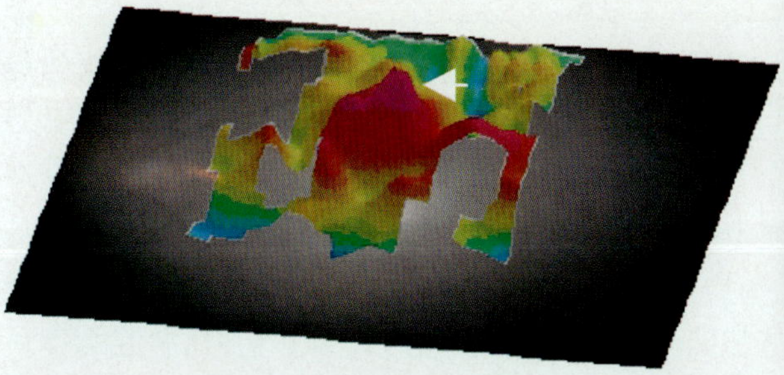

图 4-2-48　图 4-2-40 患眼 RTA 视网膜厚度立体示意图

可见 PED 部位视网膜高度隆起

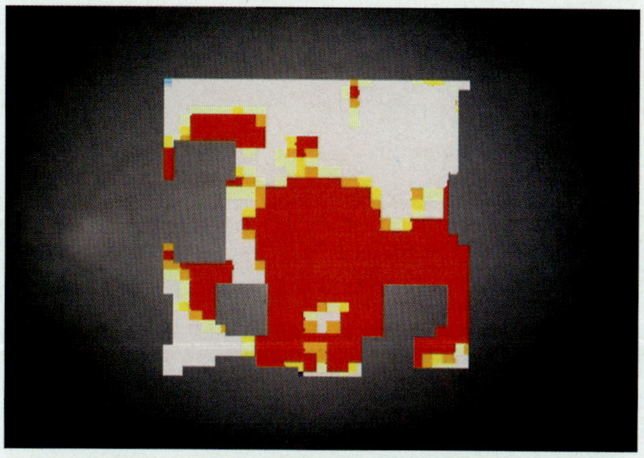

图 4-2-49　图 4-2-40 患眼 RTA 视网膜厚度偏差图

PED 部位及周边视网膜相对正常人群明显变厚

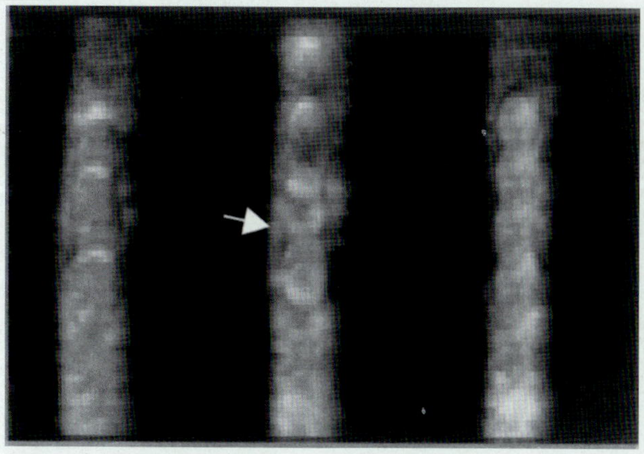

图 4-2-50　图 4-2-40 患眼 RTA 视网膜断层图

视网膜断层显示中央凹消失，向上隆起

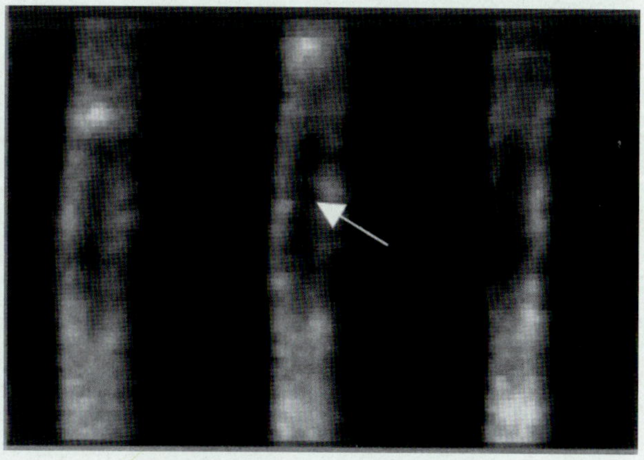

图 4-2-51　图 4-2-40 患眼 RTA 视网膜断层图

中央凹部隆起，RPE 层下存在液性暗区

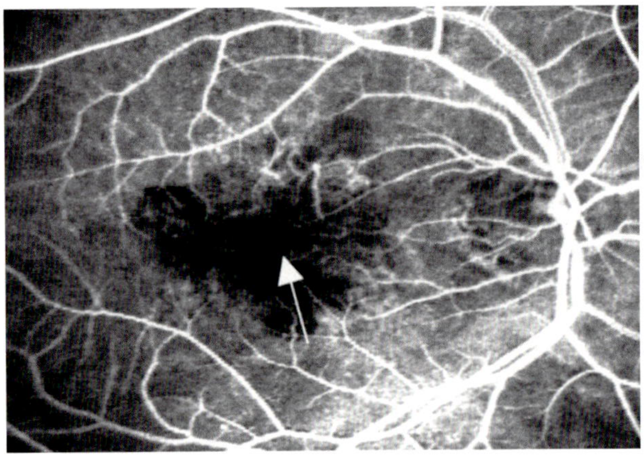

图 4-2-52　FFA 显示荧光遮蔽的隐匿型 CNV

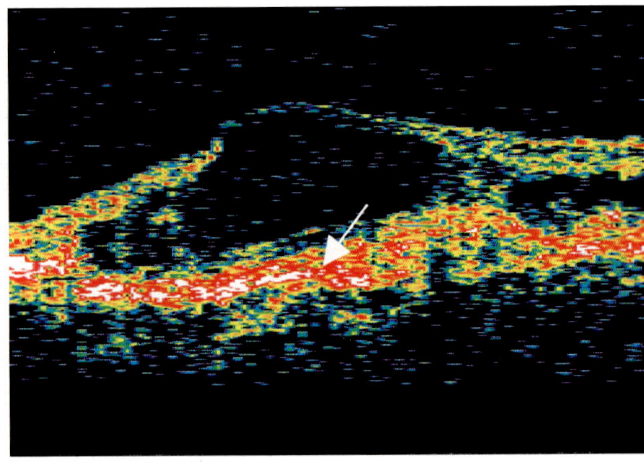

图 4-2-53　隐匿型 CNV 的 OCT 图像

(五)其他眼底形态学测量方法

增强散射光学断层扫描仪(multiply scattered light tomography,MSLT)是一种快速、非侵入性的检查 AMD 的新型仪器。MSLT 通过垂直空腔表面的激光发射装置发射激光,激光波长为 850nm,中央激光产生共焦图像,周围激光产生增强散射图像。Elsner 等利用 MSLT 观察了一组 AMD 患者,指出 MSLT 重点显示视网膜下的结构如玻璃膜疣、CNV 以及 RPE 脱离,FFA 显示的渗漏 MSLT 可显示为边界清晰的地形图。其他如囊肿、视网膜前膜在 MSLT 上均可观察到。

眼部 B 超对 AMD 的诊断亦有意义。李舒茵等利用 B 超观察了 35 例 38 只经 FFA 确诊为 AMD 的患眼,发现 26 只眼声像图可见增厚球壁层间透声裂隙,FFA 显示浆液性 PED、CNV;5 只眼伴有小范围脉络膜凹陷,4 只眼伴有裂隙后缘强回声光带,FFA 显示为较大的 CNV;4 只眼 FFA 检查显示脉络膜血肿,其声像图表现为透声裂隙中出现弱回声光点;8 只眼 FFA 显示病变为瘢痕染色,声像图表现为后极部球壁不均匀增厚,内侧缘回声不均,内回声无规律可循。孔祥端等应用法国 BVI 公司眼科专用 A/B 超诊断仪检查了 24 例渗出型 AMD 患者,B 超特征为玻璃体暗区黄斑部球后壁前呈盘状隆起,表面不光滑,隆起与球后壁间可见中或弱回声。渗出型 AMD 的 B 超应与一些疾病相鉴别。脉络膜黑色素瘤 B 超表现为表面光滑的圆顶状或蘑菇状,后部回声衰减,形成挖空征和脉络膜凹陷,而渗出型 AMD 表现为不规则的波纹状, 内反射低呈暗区。中心性渗出性脉络膜视网膜炎一般盘状回声较前者低,且多发于 20 ~ 40 岁。中心性浆液性视网膜脉络膜病变盘状回声范围小,多于青壮年发病。高度近视黄斑出血的盘状回声低平,略突出于球后壁,且球后壁形成浅凹或呈梨状凹陷。但是某些病例仍难以鉴别,应结合临床表现综合分析判断。缪和芬等对 19 例(20 只眼) 渗出型 AMD 应用法国 BVI 公司生产的 B - SCAN 型眼科 A/ B 超声诊断仪进行机械扇形扫描, 探头频率 10MHz, 直接眼睑探查法均表现为不同程度黄斑区球壁局限性增厚、粗糙、隆起, 以及增厚球壁形成层间透声裂隙。作者认为 B 型超声检查是诊断渗出型 AMD 的一种简便和有效的方法, 尤其对屈光间质混浊的病人,可作为诊断渗出型 AMD 的重要辅助依据。

四、眼底血流动力学检查

(一)共焦激光多普勒视网膜血流扫描仪(heidelberg retina flowmetry,HRF)

HRF 是一种激光多普勒眼底血流计,它融合了共焦激光扫描技术和多普勒视网膜血流检测技术,是一种非侵入性、无创伤性检测手段,可获得视网膜和视乳头的高分辨率血流灌注图,同时进行实时量化分析。HRF 根据光学多普勒效应得到红细胞运动的反射光频率,产生视网膜血流的二维图像,通过多重扫描 HRF 测量到在二维空间上每一点的暂时性变化,通过计算机将获得的数据加以量化。

Remsch 等用 HRF 观察了 10 例早期 AMD 患者[玻璃膜疣 >63μm 和(或)RPE 萎缩 <175μm 和(或)

有 RPE 增殖],13 例晚期渗出型 AMD 患者,10 例纤维瘢痕性晚期 AMD 患者。与正常对照值相比,早期 AMD 患者血流量、流速和红细胞移动速率无显著性差异,晚期渗出型 AMD 患者血流量、流速和红细胞移动速率显著升高,纤维瘢痕性晚期 AMD 患者血流量、流速和红细胞移动速率显著降低。Harris 等利用 HRF 检测 AMD 患者的眼部血循环情况,认为脉络膜毛细血管的灌注缺陷在导致 AMD 病理改变中起一定作用,无论是渗出型还是萎缩型 AMD 均存在血管缺陷。Hendrickson 等发现不同灌注条件下 ICGA 通过形态变化检测到的血流速度与 HRF 检测参数中流速有高度一致性(由于单位不同,数值不相同),认为 HRF 为一种有价值的检测眼底血流的新设备,可用于包括 AMD 在内的多种眼底病的研究。作者等利用 HRF 观察了 42 例 AMD 患者 56 只眼,其中渗出型 24 例(29 只眼),萎缩型 18 例(27 只眼),38 例(38 只眼)为正常对照组。渗出型 AMD 患眼视盘及黄斑部视网膜的血流量、流速及红细胞流动速率较正常对照组降低,血流量及流速差异有显著性,红细胞移动速率及黄斑部视网膜的血流量差异有非常显著性,萎缩型 AMD 患眼视盘的血流量、流速、红细胞移动速率均较正常对照组降低,差异均有显著性,渗出型较萎缩型黄斑部视网膜的血流量非常显著性减少。

AMD 发生和发展的病因及机制尚未完全明了,可能与 RPE 衰老、慢性光毒作用、ABCR 基因缺陷以及原发的眼血流灌注异常等因素有关,其中 Bruch 膜增厚、脉络膜血管变化及脉络膜毛细血管供血不足越来越受到人们的关注,但 AMD 的脉络膜毛细血管灌注与视网膜血流相互影响。研究表明,完整的脉络膜和持续稳定的脉络膜血管的血流营养对维持 RPE 功能非常重要,脉络膜血管灌注损害,从而影响 RPE 的新陈代谢传递功能。Ciulla 等发现 RPE 产生的血管调节因子可维持正常的脉络膜毛细血管循环,手术切除 RPE 可导致脉络膜毛细血管的异常灌注。因此,AMD 不但有脉络膜毛细血管灌注异常,而且可能存在视网膜血流异常。

AMD 最常见的原因为组织的慢性缺血、低氧,营养物质输入不足或停顿和中间代谢产物聚积,当视网膜感光细胞、神经节细胞及 RPE 细胞因供血障碍受损,发生轻度的可逆性变性时,若改善血供,去除损害因子,则可恢复其功能;但若组织发生严重的变性、萎缩甚至细胞消失,则即使改善供血也不能恢复视细胞的功能。眼血流测定在 AMD 的眼部血流变化研究中已有报道,证实 AMD 有眼血流的减少,近年来有学者应用激光多普勒血流检查 AMD,与对照组比较,发现 AMD 的中央凹血流速度降低。Friedman 等采用彩色超声多普勒血流图检测萎缩型 AMD,以发现脉络膜血流的异常。彩色超声多普勒血流图主要检测眼球后部血管的位置、血流方向和流速,不能检测毛细血管的血流,在眼科主要检测颈内动脉、眼动脉、睫状后短动脉及视网膜中央动脉等较大血管的血流。而 HRF 为共焦扫描激光多普勒系统,不但可以直观地显示大小血管,也可显示毛细血管网的灌注,主要用于视网膜和视盘的血流量和灌注的定量研究,测量血流量、流速、红细胞移动速率。因此,HRF 能够研究眼底疾病的微循环变化,对揭示眼底视网膜血流变化及药物治疗的影响具有较重要的价值。

(二)彩色多普勒超声检查仪(color Doppler imaging,CDI)

AMD 的病因及发病机制目前仍不清楚,其中脉络膜血管的病理改变近年来受到越来越多的关注。完整的脉络膜和持续稳定的脉络膜毛细血管的血流供应,是维持 RPE 功能必不可少的。Friedman 提出了 AMD 的脉络膜血管变化的病理学说,认为由于血供的障碍,继发性地影响视网膜色素上皮,在巩膜和 Bruch 膜上的脂质沉积导致巩膜变硬僵直,而损害了脉络膜的灌注;反之,其又影响 RPE 代谢的转运功能。原发的灌注缺损可解释 AMD 的一些病理生理变化,一些作者已提出脉络膜灌注迟缓与玻璃膜弥漫性增厚密切相关。CDI 是一种无损伤的超声诊断方法,能在二维灰阶结构影像的基础上添加色彩,显示血流频谱,获得眼底小血管的血流速度与阻力指数。

Friedman 等采用彩色多普勒超声血流图(CDFI)检测萎缩型 AMD,发现脉络膜血流的异常,主要借助彩色多普勒技术检测 AMD 的眼血流速度,以此评估相关的眼循环变化。检测了 50 例 AMD 的 50 只眼(限单眼),74 例无 AMD 的 74 只眼作对照。对眼动脉,视网膜中央动、静脉,颞侧、鼻侧睫状后短动脉和 4 条涡静脉的检测结果进行光谱分析,通过眼血流速度和血管搏动度两项指标判断,结果发现 AMD 病人所有动脉的搏动度增加,一些 AMD 病人睫状后短动脉末端的舒张血流速度降低,均为血管阻力增加的表现。

AMD 病人的临床表现和视网膜色素上皮的新陈代谢运输功能降低是相关的，因此危害脉络膜的灌注。这项研究结果和 AMD 的血流动力学模型并成一体系，即日益降低的巩膜和脉络膜血管顺应性引起脉络膜血流阻力增加，导致 AMD。这个过程始于脂质在巩膜和 Bruch 膜的沉积，引起脉络膜灌注降低和（或）血管内压升高。AMD 病人荧光素和吲哚青绿血管内运行延迟支持脉络膜灌注损害的观点。国内学者应用 CDI 对 AMD 眼血流动力学进行研究，发现 AMD 的鼻、颞侧睫状后短动脉的血流速度均降低，表明 AMD 的脉络膜血流灌注不良；AMD 的视网膜中央动脉的血流速度降低，提示 AMD 除脉络膜灌注不良外，尚有较广泛的眼血流灌注不良。王云瑞等应用彩色多普勒超声诊断仪，分别检测 AMD 患者 40 例、正常人 30 例的视网膜中央动脉、睫状后动脉的血流速度及阻力指数，结果表明 AMD 患者存在眼血流动力学异常，脉络膜血管床血液灌注减少。

Thomas 等应用 CDI 研究指出萎缩型 AMD 的视网膜中央动脉及鼻侧、颞侧睫状后短动脉的血流速度下降，阻力指数增加。李亚萍、黎晓新利用 CDI 研究发现 AMD 的脉络膜血液灌注下降。更值得一提的是李亚萍、黎晓新在发现渗出型 AMD 的 CNV 好发生于黄斑区脉络膜分水带（choroidal watershed zone，CWZ）的基础上，利用 CDI 研究 CWZ 的血流动力学特点。通过研究渗出型 AMD、萎缩型 AMD、对照组 CWZ 睫状后短动脉（short posterior ciliary arteries，SPCA）的血流动力学特点，探讨 AMD 的 CNV 与 CWZ 的关系。同时发现渗出型 AMD 的 CWZ 的睫状后短动脉的血流速度下降、血流阻力增加，CWZ 区存在脉络膜灌注障碍。渗出型 AMD 组对侧非 CNV 眼的 SPCA 的血流速度下降、血流阻力增加，CWZ 区存在脉络膜灌注障碍。渗出型 AMD 的 CWZ 的颞侧睫状后短动脉（temple short posterior ciliary arteries，t-SPCA）组与鼻侧睫状后短动脉（nasal SPCA，n- SPCA）组相比较血流速度下降、血流阻力增加，存在脉络膜灌注障碍。所以，黄斑区 CWZ 的以上血流动力学特点可能与黄斑区脉络膜的慢性缺血有关。

Ciulla 等利用 CDI 观察了 11 例有中央凹下隐匿性 CNV 的 AMD 患者，行经瞳孔温热疗法治疗前 24h、治疗后 24h 及 1 个月的眼底血循环情况。发现睫状后动脉治疗前、后 24h 的收缩期高峰流速、舒张末期流速及阻力指数无明显变化，1 个月时鼻侧睫状后短动脉平均舒张末期流速降低 36%，平均阻力指数上升 3.8%，颞侧亦有同样趋势，但差别无统计学意义。视网膜中央动脉在治疗后 24h 平均收缩期高峰流速下降 16%，平均舒张末期流速下降 21%，治疗后 1 个月与治疗后 24h 无明显差别。眼动脉平均收缩期高峰流速、平均舒张末期流速及阻力指数在治疗前后无明显差异。作者认为利用 CDI 可监测 TTT 治疗前后脉络膜血流量的变化。欧阳小平等对 60 例萎缩型 AMD 患者进行了 CDI 的血流指标检测，与正常对照组比较，供应脉络膜的鼻侧、颞侧睫状后短动脉为持续的低血流量。在 AMD 患者中，除脉络膜灌注不良外还存在着更为广泛的灌注缺损。杨文利等应用彩色多普勒超声血流图（CDFI）超声诊断仪检测 98 例 AMD 患者，观察、分析其 CDFI 影像特征，并与脉络膜黑色素瘤、脉络膜转移癌、脉络膜黑色素细胞瘤、黄斑水肿等疾病相鉴别。多数干性 AMD 患者 CDFI 超声检测无特殊发现，部分患者可见黄斑区球壁回声局部隆起，但隆起高度一般不超过 15mm，病变内可见边界清晰的点状强回声，基底部血流信号较丰富。湿性 AMD 患者的 CDFI 影像特征为黄斑区呈现半球形或不规则形实性病变，边界清晰，内回声为均匀中强回声，无脉络膜凹陷；病变的基底部可探及较丰富的血流信号，表面可探及点状、带状血流信号，病变内部无异常血流信号。应用 CDFI 诊断干性和湿性 AMD，关键在于黄斑区病变的形态、边界、内部回声、玻璃体内是否同时合并玻璃体混浊（积血）等。依据 AMD 患者的 CDFI 影像特征和血流形态，可与脉络膜黑色素瘤、脉络膜转移癌、脉络膜黑色素细胞瘤、黄斑水肿等疾病相鉴别。提示应用 CDFI 检测 AMD 患者的方法简便、诊断准确，值得临床推广应用。对于干性 AMD 患者，由于其视网膜色素上皮的局部色素增生、萎缩、脱离等可致视网膜厚度改变，通常表现为视网膜变薄，所以对此类患者不能单纯依靠 CDFI 检测结果予以判断。因为有些干性 AMD 患者的 CDFI 图像完全正常，所以需结合临床表现予以诊断。但对于那些合并玻璃膜疣的 AMD 患者，CDFI 检测结果有一定参考价值。位于视网膜下或 Bruch 膜水平的玻璃膜疣，B 超检测表现为局限的点状强回声。由于玻璃膜疣的存在可以导致局部视网膜色素上皮脱离、增生及细胞排列紊乱，同时其下的 Bruch 膜可以表现为不规则增厚，并发胶原组织钙化，所以本组 AMD 患者 B 超图像显示病变呈扁平低回声。AMD 患者黄斑区球壁的局限性隆起与组织水肿及玻璃膜疣的存在有关，CDFI 图像的点状强回声即为病变内的玻璃膜疣所致。电子显微镜下观察，可见玻璃膜疣沉积在视网膜色素上皮与 Bruch 膜的内胶原层之间,Bruch 膜内胶原层增厚导致视网膜色素上皮与 Bruch 膜分离。因此,CDFI 检测显示局部视网膜回声轻度增厚,形成典型的干性 AMD 改变。但如果尚未合并玻璃膜疣或玻璃膜疣并未引起视网膜增厚,则应用 B 超和 CDFI 诊断干性 AMD 有一定的局限性。对于湿性 AMD 患者,其视网膜下 CNV 的形成可以引发局部渗出、出血等一系列改变。尤其合并玻璃体积血时,由于屈光间质不清,无法应用 OCT、FFA 等方法检测,因此临床诊断有一定困难。但应用 CDFI 检测湿性 AMD 患者较干性 AMD 患者的图像特征明显,可为临床诊断提供更多的信息。湿性 AMD 患者的 CDF I 图像表现为视网膜下和 CNV 的出血与 RPE 下的空间形成不同形态,表现为半球形、不规则形等,内部回声为均匀中强回声。如果有玻璃膜疣存在,其病变内可见点状强回声。如果局部出血量较大,血液可以突破视网膜内界膜进入玻璃体内, CDFI 检测可见到内界膜的突破点,同时由于视网膜下积血释放至玻璃体内,可致病变形态和高度改变。CDFI 检测正常黄斑区可以存在血流信号,但表现为与其源血管相延续的血流信号。如果在黄斑区发现上述病变的形态改变,则 CDFI 检测仅显示病变下局部有较丰富的血流信号,病变内及 CNV 处或积血内则无异常血流信号,这也是 AMD 与其他类似病变的形态鉴别要点。CDFI 检测方法有助于 AMD 患者的临床诊断,尤其适用于屈光间质混浊合并 AMD 的患者,依据其 CDFI 图像的形态改变和血流特点,可观察 AMD 发展的全过程,评价其治疗效果,并评估视力预后。

(三)眼底血管技术测定视网膜血流

ICGA 可用以观察脉络膜血循环,并可准确描述脉络膜的血管异常。研究表明,Bruch 膜增厚和脉络膜血管的改变可导致脉络膜血管灌注不良,脉络膜血管充盈时间(choroicapillaris filling phase,CFP)延长。当脉络膜血循环减慢时,外层视网膜处于缺血低氧状态,从而产生血管生成因子,刺激 CNV 形成。有人提出脉络膜充盈不良周围伴有强荧光斑是渗出型 AMD 发生的危险因素。因此,在 ICGA 造影早期观察 CFP 和脉络膜充盈情况及脉络膜血管的改变对了解 AMD 早期 Bruch 膜、RPE 和脉络膜血管层的改变及病变进展有重要意义。Axer-siegel 等回顾性研究了 153 例 AMD 患者 205 只眼,分析了 AMD 视网膜脉络膜血管吻合(retinal choroidal anastomoses,RCA)的造影特征及 RCA 与 CNV 的血流关系。发现有 RCA 者共 57 只眼(28%);109 例有脉络膜血管异常吻合,其中 70% 是静脉性,30% 是动脉性。22 只眼有 RCA 者在高速造影过程中观察到了血流方向,其中 15 只眼动静脉吻合的血流方向是从视网膜小动脉流入 CNV,有视网膜小静脉与之相伴随;7 只眼为静脉性 RCA,显示血流从 CNV 流向视网膜小静脉。通过监测 RCA 与 CNV 的血流方向,可指导临床的治疗。作者等对 86 例 AMD 患者 86 只眼(渗出型 52 例 52 只眼,萎缩型 19 例 19 只眼,黄斑玻璃膜疣 15 例 15 只眼)及正常对照组 27 例 35 只眼行 ICGA 检查,对比观察黄斑部 CEP 及脉络膜充盈情况。发现渗出型较正常对照组、萎缩型及黄斑玻璃膜疣眼的 CFP 均显著延长。86 只 AMD 患眼中有 40 只眼 ICGA 显示局限性或广泛性脉络膜充盈不良或延迟,其中渗出型 24 只眼,萎缩型 12 只眼,黄斑玻璃膜疣 4 只眼。

Holz 等报告 AMD 患者 FFA 显示脉络膜灌注异常、血流减少,而脉络膜充盈减慢是发生 RPE 地图状萎缩的重要危险因素,脉络膜灌注迟缓区与视功能下降有关,脉络膜缺血是 AMD 发病的重要因素。Ross 等用 ICGA 研究 AMD,发现 AMD 组脉络膜循环较对照组显著改变。Ciulla 等发现脉络膜毛细血管灌注缺损会导致 AMD 的一些生理和病理改变,可使视力受损。Grunwaldr 等报道在 AMD 的 ICGA 中脉络膜灌注异常,提示血流下降引起 FFA 动脉充盈时间增加或荧光阻挡增多。因此,CFP 延长及血流速度减慢可能导致视网膜组织的慢性低氧,进而引起毛细血管渗漏和 CNV 形成。

(四)其他

脉冲式眼血流测量仪(pulsatile ocular blood flow measurement,POBF)可测量脉络膜血流,激光多普勒流速仪(laser Doppler velocimetry)可测量视网膜血流。Yoshida 利用 POBF 观察到渗出型 AMD 患者较萎缩型患者及正常对照组脉络膜血流明显下降,脉络膜血流降低在 AMD 的 CNV 发展过程中起重要作用。

五、结语

AMD是严重致盲性眼病，目前尚未能证实有何特殊治疗对其有确切疗效。因此针对AMD的准确检查是十分必要的，有助于了解AMD的发生、发展过程，使眼科医生全面了解其病变过程，进而指导临床治疗，降低AMD的致盲率。随着现代医学的飞速发展、计算机的广泛使用和一些先进诊断技术的出现，AMD的检查方法正在临床实践中不断探索和完善。

（陈 松 王 玲 吴秋菊）

【参考文献】

[1] Flower RW. Optimizing treatment of choroidal neovascularization feeder vessels associated with age related macular degeneration. Am J ophthalmol,2002,134:228-239.

[2] 刘泉,李绍珍,胡志城,等. 老年性黄斑变性的游标高敏视力特征. 中华眼底病杂志,2003,19:211-212.

[3] Loewenstein A,Malach R,Goldstein M, et al. Replacing the Amsler grid :a new method for monitioring patients with age related macular degeneration. Ophthalmology,2003,110:966-970.

[4] Rohrschneider K,Becker M,Schumacher N, et al. Normal values for fundus perimetrywith the scanning laser ophthalmoscope. Am J Ophthalmol,1998,126:52-58.

[5] Tsujikawa M,Tsujikawa K,Cewis JM,et al. Change in retinal sensitivity due to excision of choroidal neovascularization and its influence on visual acuity outcome. Retina,1999,19:135-140.

[6] Si YJ,Kishi S,Aoyagi K, et al. Assesment of macular function by multifocal electroretinogram before and after macular hole surgery. Br J Ophthalmol,1999,83:420-424.

[7] Palmowski AM,Sutter EE,Bearse Ma Jr, et al. Multifocal electroretinogram(MF-ERG) in diagnosis of macular changes. Example:senile macular degeneration. OPhthalmologe,1999,96:166-173.

[8] Li J,Tso Mo,Lam TT, et al. Reduced amplitude and delayed latency in foveal response of Cearly age related macular degeneration. Br J Ophthalmol,2001,85:287-290.

[9] Jurklies B,weismannm M,Husing J, et al. Monitoring retinal funtion in neovascular maculopathy using Spatial cone activity distribution in diseases of the posterior pole determined by multifocal electroretinogramin early and long-tern correlation with clinical findings. Graefes Arch Clin Exp Ophthalmol,2002,240:244-264.

[10] Kretschmann U,Seeliger M,Palmows AM, et al. Spatial cone activity distribution in diseases of the posterior pole determined by multifocal electroretinogramin. Vision Res,1998,38:3817-3828.

[11] 顾宝文,吴德正,梁炯基,等. 老年性黄斑变性锥细胞运动觉功能的变化. 中华眼底病杂志,1999,15:219-221.

[12] Spaide RF. Fundus autofluorescence and age related macular degeneration . Ophthalmology,2003,110:392-399.

[13] Lois N,Owens SL,Coco R, et al. Fundus autofluorescence in patients with age related macular degeneration and high riss of visual loss. Am J ophthalmol,2002,133:341-349.

[14] Kramer M,Mimouni K,Priel E, et al. Comparison of fundus fluorescein angiography and indocyanine green angiography for imaging of choroidal neovascularization in hemorrhagic age related macular degeneration. Am J Ophthalmol,2000,129:495-500.

[15] Torron Fernandez-Blanco C,Melcon Sanchez-Friera B,Ferrer Novella E,et al. Indocyanine green angiography and suberetinal neovascularization. Patterns in age related macular degeneration. Arch Soc Esp Oftalmol,2001,76:221-228.

[16] 陈松,韩梅,王兰惠,等. 渗出型老年黄斑变性的吲哚青绿血管造影图像特征. 眼科研究,2003,21:428-430.

[17] Donati G,Kapetanios AD,Pournaras CJ, et al . Laser photocoagulaton of occult choroidal neovascularization guided by angiography using indocyanine green. A pilot study. J Fr Ophthalmol,2000,23:45-51.

[18] Howard D,Giora T,Amir A,et al. ICGA-guided laser photocoagulation of feeder vessels of choroidal neovascular membranes in age related macular degeneration. Retina,2000,20:143-150.

[19] 陈松,韩梅,王兰惠,等. 吲哚青绿血管造影指导光凝治疗老年性黄斑变性脉络膜新生血管. 中华眼底病杂志,2002,18:71-72.

[20] Pece A,Bolognesi G Introini U,et al. Indocyanine green angiography of well-defined plaque choroidal neovascularization in

age related macular degeneration. Arch ophthalmol,2000,118:630-634.

[21] Obana A,Gohto Y,Matsumoto M, et al. Indocyanine green angiography features prognostic of visual outcome in the natural course of patients with age related macular degeneration. Br J Ophthamol,1999,83:429-437.

[22] Nakajima I,Shimado H,Sato M, et al. Indocyanine green angiography and histopathology of choroidal neovascular membrane in age related macular degeneration. Jap J ophthalmol,2000,44:360-367.

[23] Pal E,Givort G,Laroche A, et al. Macular imaging with optical coherence tomography. J Fr Ophtalmol,1998,21:484-494.

[24] Van Kerckhoven W,Lataut B,Follens I, et al. Features of age related macular degeneration on optical coherence tomography. Bull Soc Belge ophtalmol,2001,281: 75-84.

[25] Spraul CW,Lang GE,Lang GK, et al. Value of optical coherence tomography in diagnosis of age related macular degeneration . Correlation of fundus fluorescein angiography and optical coherence tomography findings. Klin Monatsbl Augenheilkd, 1998,212:141-148.

[26] Giovannini A,Amato GP,Mariotti C, et al. OCT imaging of choroidal neovascularization and its role in the determination of patients' eligibility for surgery. Br J ophthalmol,1999,83:438-442.

[27] Giovannini A,Amato G,Mariottic C, et al. Optical coherence tomography in the assessment if retinal pigment epithelial tear. Retina,2000,20:37-40.

[28] Ting TD,Oh M,Cox TA, et al. Decreased visual acuity associated with cystoid macular edema in neovascular age related macular degeneration. Arch ophthalmol,2002,120:731-737.

[29] Stanga PE,Kychenthal A,Fitzke FW, et al. Retinal pigment epithelium translocation and central visual function in age related macular degeneration:preliminary results. Int Ophthalmol,2001,23:297-307.

[30] Brindeau C,Glacet-Bernard A,Coscas F, et al. Surgical removal of subfoveal choroidal neovascularization: Visual octcome and prognostic value of fundus fluorescein angiography and optical coherence tomography. Eur J Ophthalmol,2001,11:287-295.

[31] Hudson C,Flanagan JG,Turner GS, et al. Scanning laser tomography Z profile signal width as an objective index of macular retinal thickening. Br J Ophthalmol,1998,82:121-130.

[32] Spital G,Brumm G,Radermacher M, et al. Volume determination of pigment epithelium detachment in AMD by laser scanning tomography. Ophthalmologe,2000,97:173-180.

[33] Jaakkola A, Vesti E,Immchen I,et al. The use of confocal scanning laser tomography in the evaluation of retinal elevaton in age related macular degeneration . Ophthalmology, 1999,106(2):274-279.

[34] 陈松,韩梅,张树立,等. 共焦激光视网膜断层扫描在老年性黄斑变性检查中的应用. 中华眼底病杂志,2002,18:262-264.

[35] Konno S,Takela M,Yanagiya N, et al. Three-dimensional analysis of macular diseases with a scanning retinal thickness analysis and confocal scanning laser ophthalmoscope. Ophthalmic Surg Lasers, 2001,32:95-99.

[36] Gieser JP. Findings on retinal topography and thickness mapping in age related macular degeneration . Retina,2001,21: 352-360.

[37] 王明扬,王光璐,周键,等. 视网膜厚度分析仪(RTA)在眼底病的初步应用. 眼科,2002,11:98-102.

[38] Yoshida A. New examination methods for macular disorders-application of diagnosis and treatment. Nippon Ganka Gakkai zasshi,2000,104:899-942.

[39] Elsner AE,zhou Q,Beck F,et al. Detecting AMD with multiply scattered light tomography. Int Ophthalmol,2001,23:245-250.

[40] 李舒茵,郭希让,李蕴随,等. 老年性黄斑变性的声像学表现. 中华眼底病杂志,2002,16:228-230.

[41] Remsch H,Spraul CW,Lang GK, et al. Changes of retinal capillary blood flow in age related maculopathy. Graefes Arch Clin Exp Ophthalmol,2000,238:960-964.

[42] Harris A,Chung HS,Ciulla TA, et al. Progress in measurements of ocular blood flow and relevance to our understanging of glaucoma and age related macular degeneration. Prog-Retin-Eye-Res,1999,18:669-687.

[43] Hendrickson P,Demel T,Peterson JC,et al. The mechanical fundus perfusion model:blood flow velocity determined by ICG angiography and Heidelberg retina flowmetry. Klin Monsatsbl Augenheikd,1999,214:275-276.

[44] 陈松,韩梅,王兰惠,等. 老年黄斑变性共焦扫描激光多普勒视网膜血流分析. 临床眼科杂志,2002,10:3-7.

[45] Ciulla TA,Harris A,Kagemann L, et al. Transpupillary thermotherapy for subfoveal occult choroidal neovascularization:

effect on ocular perfusion. Invest Ophthalmol Vis Sci,2001,42:3337-3340.

[46] Pauleikhoff D,Spital G,Radermacher M, et al. A fluorescein and indocyanine green angiography study of choriocapillaris in age related macular degeneration. Arch Ophthalmol,1999,117:1353-1358.

[47] Axer-siegel R,Bourla D,Priel E, et al. Angiographyic and flow patterns of retinal choroidal anastomoses in age related macular degeneration with occult choroidal neovascularization. Ophthalmology,2002,109:1726-1736.

[48] 陈松,韩梅,王兰惠,等. 老年性黄斑变性黄斑部脉络膜血循环研究. 中华眼底病杂志,2002,18:116-118.

[49] 欧阳小平, 包贵生, 王守境,等. 施图伦滴眼剂对老年性黄斑变性眼血流动力学的临床应用研究. 中华综合医学,2002,3(4):291-294.

[50] 杨文利,魏文斌,王景昭. 年龄相关性黄斑变性的彩色多普勒超声影像特征. 中华眼科杂志, 2005,41(4):292-294.

[51] 孔祥端,张增群,蔡素贞. B 型超声对年龄相关性渗出性黄斑变性的诊断研究. 中国临床医学影像杂志,1998,9(3):171-173.

[52] 欧阳小平,王守境,包贵生 . Stulln 滴眼剂对老年性黄斑变性眼血流动力学的临床应用研究. 中国实用眼科杂志,2003,21(1):24-26.

[53] 缪和芬,蔡慕蓉,金怡萍,等. 渗出型老年性黄斑变性的 B 型超声表现. 中国实用眼科杂志,2003,21(6):453-454.

[54] Thomas A. Ocular perfusion and age-related macular degeneration. Acta Ophthamol Scand,2001,79:108-115.

[55] 李亚萍,黎晓新,张晓光,等 . 老年性黄斑变性的脉络膜新生血管与脉络膜分水带 . 中华眼底病杂志,2003,19(2):76-78.

[56] 杨凤娟,吴荒,李桂荣,等. 老年黄斑变性的视网膜厚度分析仪表现. 中国老年学杂志,2004,24:504-505.

3　老年性黄斑变性眼底血管造影检查

一、荧光素眼底血管造影

1961 年 Angus Maclean 和 Edward Maumenee 首先描述了荧光素眼底血管造影(fundus fluorescein angiography, FFA)。FFA 最初只是用于实验室和临床研究工作,后来用于眼科临床,主要用于脉络膜、视网膜及视神经病变的临床诊断,扩大了眼底病的病理解剖学和病理生理学方面的知识范畴,为眼底病的诊断提供了极有价值的依据。

(一)基本原理

荧光是由连续的激发光源激发荧光染料而出现的可见光,激发停止,荧光即消失。眼底照相机为摄取眼底的荧光图像在光源通途中放置两张滤光片,其中一张为紫蓝色激发滤光片,经滤光片直接激发血液中的荧光素钠,即发出黄绿色荧光,在底片成像;另一张为栅屏滤光片,滤光片仅允许 500 ~ 700nm 波长光源透过,以阻止其他的发射光,使荧光染料在照相底片上的对比度达到最佳,并消除假荧光现象。

激光眼底扫描系统进行 FFA 不是利用光学性质成像,即不使用滤光片,而是采用激光作为光源或激发光对眼底荧光进行扫描摄像。Heidelberg 共焦激光眼底扫描系统中 FFA 的激发光为波长 488nm 的蓝色光,为可见光,氩离子激发光由单模光纤进行传递,激发后发射的荧光波长为 500 ~ 700nm,比常规造影的滤光片灵敏性更高,可检测眼底的假荧光。

(二)染料

FFA 采用荧光素钠($C_{20}H_{10}O_5Na_2$)作为染料。荧光素钠是一种碳水化合物,进入血液循环后,80% 与血浆蛋白和红细胞结合,20% 游离在血液中为可利用部分。荧光素钠的相对分子量为376.3u, 在 pH = 8 时荧光最强。10% 的荧光素钠经肘前静脉或前臂静脉注射,一般成人注射量为 5ml。进入血液的荧光素钠主要通过肾脏排泄,少量由胆道排出,24h 可排净。

(三)一般造影程序

造影前患者应进行常规的体格检查,询问有关的药物过敏史。对患有严重心血管疾病、肝肾功能不全者应慎做,血压应控制在 21.3/13.3kPa(160/100mmHg)以下。注射荧光素钠之后少数患者出现恶心、呕吐及头晕等不适,但很快就会消失。个别病例有过敏及虚脱现象,亦有死亡的报道,但极少见。

造影前患者需要散瞳。一般检查双眼,以患眼为主,激光扫描视野范围可设为 10°×10°、20°×20°、30°×30°。

推注染料前,首先拍摄一张黑白眼底像和一张无赤光眼底像。染料应掌握在 3s 之内注射完毕。推注同时,启动秒表,以求同步。当眼底出现荧光时即刻连续拍摄,一般接近 20 ~ 30s 时荧光素在体内第一次循环结束。1min、5min、10min 都应进行拍摄。有些病变需要延长造影时间,15 ~ 20min 方可结束造影。

(四)正常眼底荧光

1. 与荧光反应有关的眼组织

(1)玻璃体　玻璃体是透明的胶状组织,正常眼不显示荧光,混浊物可以遮挡视网膜和脉络膜的荧光,呈现低荧光区。脉络膜或视网膜炎症破坏了血 - 视网膜屏障,染料渗漏进入玻璃体内,晚期可为强荧光渗漏,使眼底图像模糊。

（2）视网膜　根据 FFA 图像分析的需要,将视网膜分为两层:神经上皮层和色素上皮层。神经上皮层包括视网膜的内 9 层组织,又分为含有血管的内层和无血管的外层。内层包括内界膜、神经纤维层、神经节细胞层、内丛状层和内颗粒层;外层包括外丛状层、外颗粒层、外界膜和杆锥体细胞层。视网膜大血管位于神经纤维层,毛细血管位于内颗粒层。外丛状层是主要的组织间隙,视网膜水肿时,液体积蓄在外丛状层,产生囊样空腔。深层视网膜的出血与渗出(脂样沉积物)也积存在外丛状层。色素上皮细胞内的色素颗粒的多少直接影响脉络膜荧光的观察。

血 - 视网膜屏障存在于视网膜内外层,是血眼屏障的一部分。血 - 视网膜屏障又分为内屏障和外屏障。内屏障指视网膜毛细血管内皮细胞之间;外屏障指视网膜色素上皮细胞之间。视网膜毛细血管内皮细胞之间和色素上皮细胞之间均为紧密连接结构,这些细胞之间的紧密连接结构使视网膜血管内和脉络膜组织间的某些物质如血细胞、血浆及脂质等,不能进入到视网膜组织内和玻璃体,以保证视网膜的正常生理功能。荧光素染料经血循环到达眼底后,因两个屏障的存在被限制在视网膜血管内和脉络膜组织内。视网膜和脉络膜的病变可以破坏内外屏障功能,出现荧光素的渗漏。

（3）Bruch 膜　Bruch 膜是位于色素上皮层和脉络膜毛细血管层间的胶原弹力膜。来自脉络膜毛细血管的荧光素钠染料可以透过 Bruch 膜而不能通过视网膜色素上皮层,并与玻璃膜疣相结合。

（4）脉络膜　脉络膜血管结构分为大血管层、中血管层和毛细血管层。大中血管不渗漏荧光素钠染料。毛细血管由许多分散的小叶组成,每个小叶的功能独立,造影早期可看到斑片状的荧光充盈,很快融合,正常脉络膜的毛细血管有小孔存在,小分子的荧光素钠染料很快弥散到脉络膜组织间,因而不能详细观察脉络膜血管的结构。

通常眼动脉有两个主要的后睫状动脉分支:颞侧支和鼻侧支。后睫状动脉支供养视盘和脉络膜,颞侧支和鼻侧支各为一半。两支后睫状动脉循环形成的中间区域称为分水带。分水带可呈垂直或倾斜,偶尔可见呈水平方向。这个区域在造影早期充盈稍迟,经常见到低荧光条带,而后很快充盈。

（5）巩膜　造影晚期荧光染料可以弥散到巩膜组织,一部分被吸收而着染。当视网膜和脉络膜荧光消退后,巩膜荧光增强,例如视盘缘和颞侧弧的荧光,称为残余荧光(图 4-3-1)。

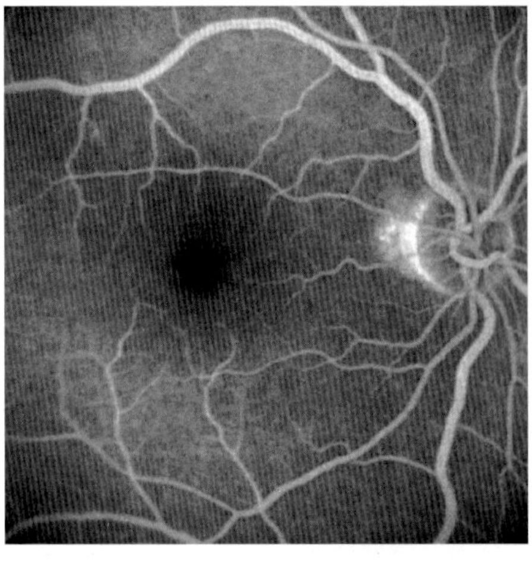

图 4-3-1　视盘颞侧弧残余荧光

（6）黄斑区　黄斑区的色素上皮细胞高,色素密度大,可以遮挡脉络膜荧光。叶黄素位于中央凹,可能位于外丛状层,吸收荧光。中央凹区无视网膜血管。这些特点使黄斑区形成无荧光的暗区。

（7）视盘　视盘表面血管来自视网膜血管,深层睫状血管供养,正常深层的睫状血管与表面视网膜血管不允许荧光素通过。

2. 正常血管造影的各期

（1）臂 - 视网膜时间　荧光染料注入肘前静脉后,经血流回心脏,再经体循环到达眼底,所经历的时间称为臂 - 视网膜时间,正常人为 8 ~ 15s,或 12 ~ 15s。

（2）视盘荧光表现　造影早期出现的荧光与脉络膜同步,早期荧光代表较深层的睫状血管充盈,动脉后期表面毛细血管出现荧光,持续到动静脉后期,晚期视盘荧光消退,亦可轻度着色,盘缘有弧形或环形的荧光斑(图 4-3-2)。

（3）脉络膜期(动脉前期)　睫状动脉荧光充盈早于视网膜中央动脉 1 ~ 2s 或 0.5 ~ 1.5s。此期眼底可出现 3 种荧光现象:①视盘朦胧荧光;②脉络膜的斑片状弱荧光(图 4-3-3);③部分人的睫状视网膜动脉荧光(图 4-3-4)。人群中约 12% 视网膜中央动脉起始于睫状动脉,因此极少数人在造影中睫状动脉与视网膜中央动脉同时充盈。

（4）动脉期　视网膜中央动脉开始充盈,上下支很快充盈,约 1 ~ 2s 可显示所有的小动脉(图 4-3-5)。

（5）动静脉期　视网膜动脉和毛细血管全部充盈,直到静脉开始出现层流,此期是观察毛细血管充盈的最佳期(图 4-3-6)。

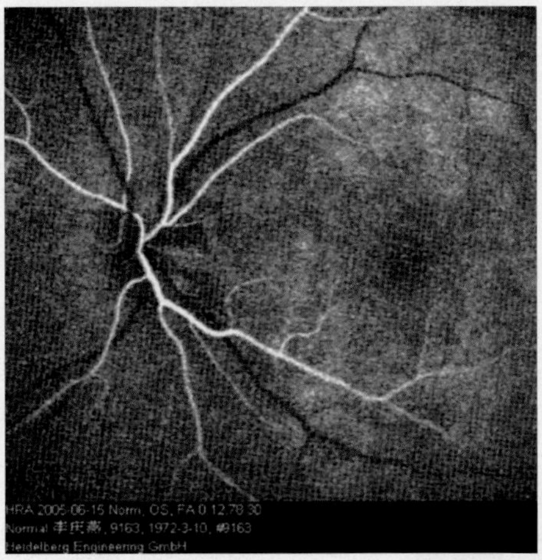

A

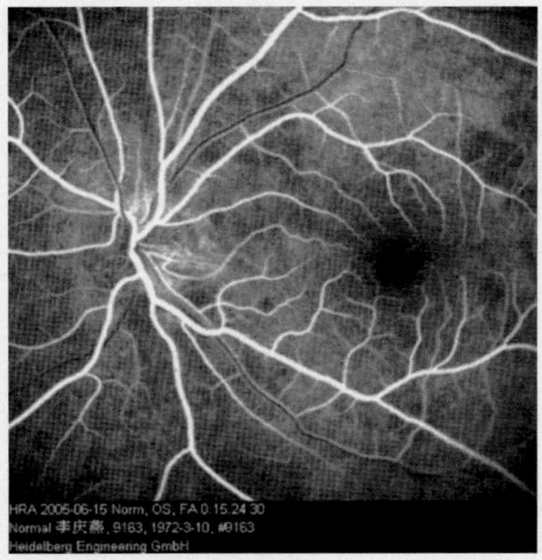

B

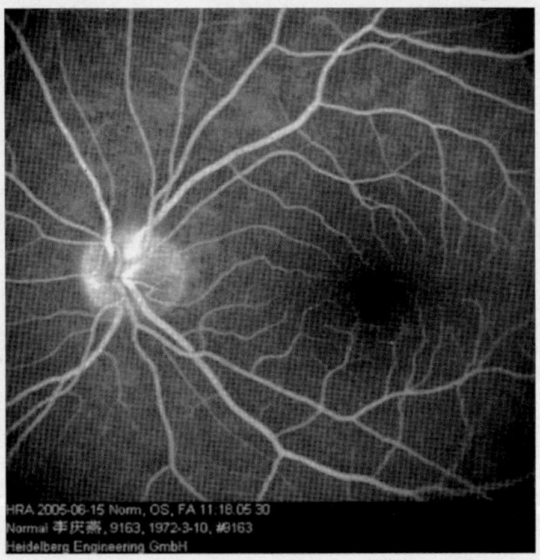

C

图 4-3-2　视盘荧光

A. 早期荧光代表较深层的睫状血管充盈。 B. 动脉后期表面毛细血管出现荧光，持续到动静脉后期。 C. 晚期视盘荧光消退，亦可轻度着色

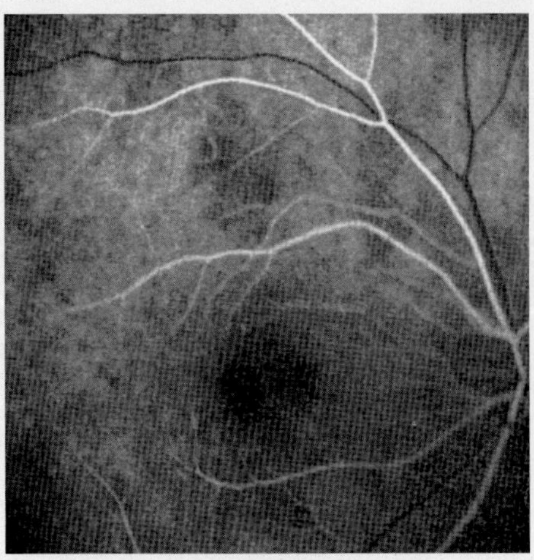

图 4-3-3　脉络膜的斑片状弱荧光

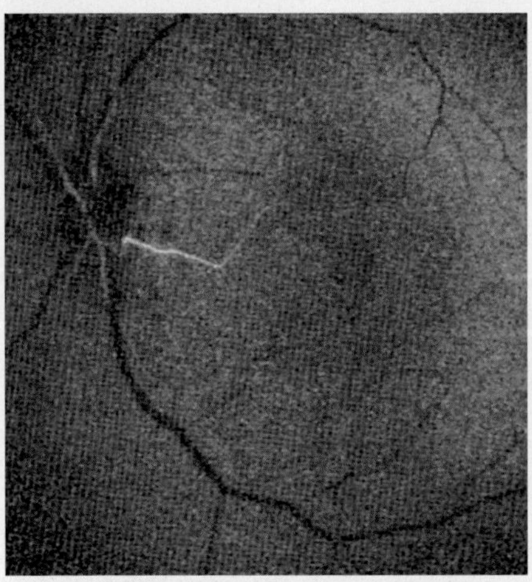

图 4-3-4　睫状视网膜动脉荧光

(6)静脉期　静脉内血管层流消失，静脉显示完全荧光充盈，随后荧光开始减弱，再循环可再出现一过性高荧光(图 4-3-7)。

(7)晚期　注射荧光素染料 10min 后，染料从视网膜血管消退，巩膜染色荧光相对增强，看到视盘及颞侧弧的残余荧光(图 4-3-1)。

(8)黄斑区荧光表现　黄斑区毛细血管在中央凹外围互相吻合形成拱环血管网，拱环血管网在动静脉期显示最好，多在年轻的正常眼底见到。中央凹为 0.3～0.5mm^2 的无血管区。此区为无荧光的暗区(图 4-3-8)。

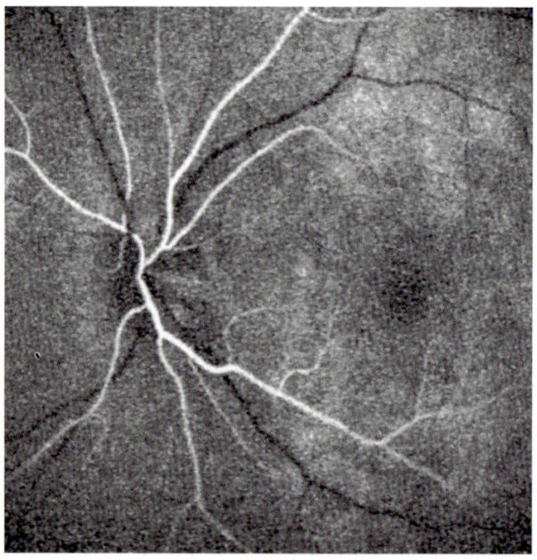

图 4-3-5　动脉期

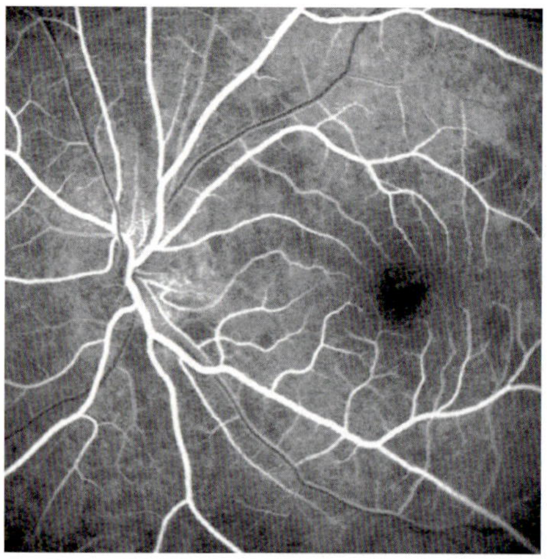

图 4-3-6　动静脉期

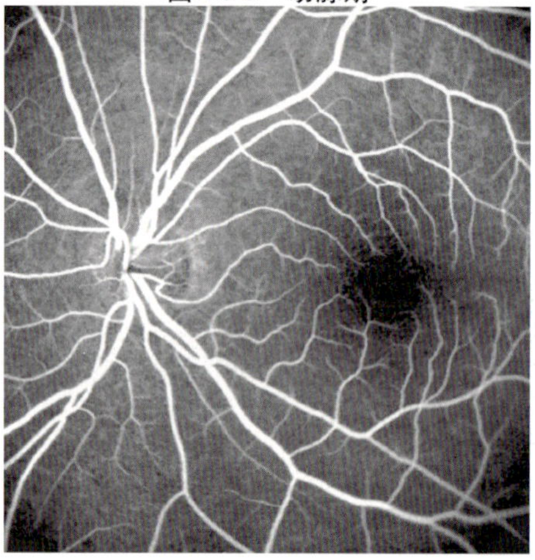

图 4-3-7　静脉期

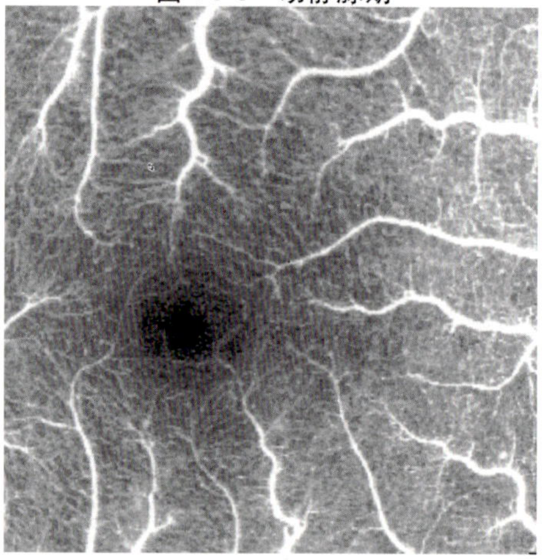

图 4-3-8　黄斑区拱环像

(五)异常眼底荧光

1. 低荧光　比正常荧光低或无荧光充盈,均称为低荧光。

(1)遮蔽荧光　指正常的脉络膜或视网膜荧光被前面的渗出、出血或组织增生及混浊物等遮挡而显现的局部低荧光或无荧光(图 4-3-9)。根据遮挡物所在的解剖部位不同,遮蔽不同层次组织的荧光。例如视网膜前出血遮挡后面的视网膜的大血管、毛细血管及脉络膜血管的荧光;视网膜层间出血时,可看到视网膜大血管的荧光,而视网膜毛细血管和脉络膜的荧光被遮挡;视网膜下出血时,视网膜血管的荧光充盈正常,而脉络膜荧光被遮挡。

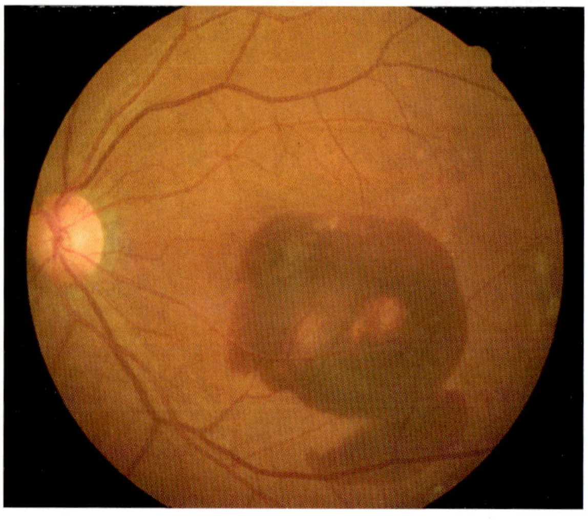

A

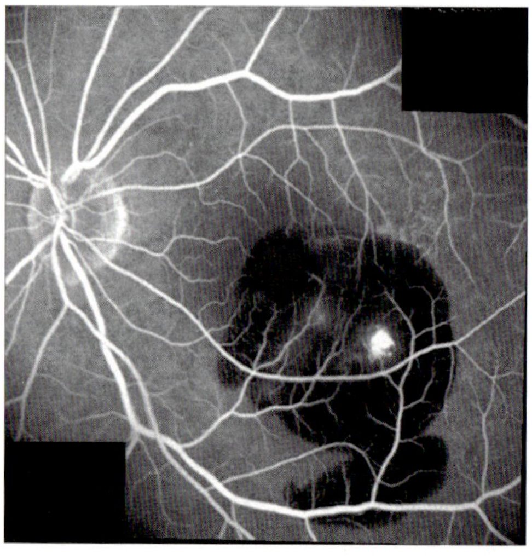

B

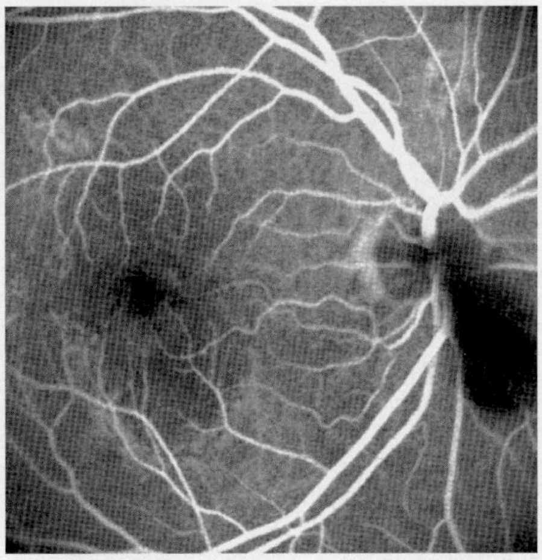

C

图 4-3-9　遮蔽荧光

A. 为 B 图的眼底彩照像。　B. FFA 像，显示视网膜下出血遮蔽荧光。　C. FFA 像，显示视网膜前遮蔽荧光（玻璃体混浊物）

（2）充盈缺损　荧光的充盈缺损是指眼底血管不充盈引起的低荧光。视盘、视网膜和脉络膜的血管均可因为血液灌注不良或血管梗塞造成充盈缺损，呈现低荧光。例如前部缺血性视神经病变造影早期视盘充盈迟缓（图 4-3-10）、青光眼视盘的绝对不充盈和相对不充盈（图 4-3-11）以及视网膜血管病的毛细血管无灌注区（图 4-3-12）等。

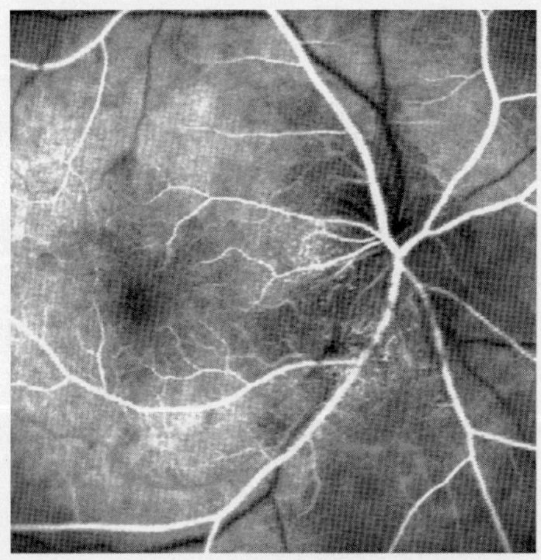

图 4-3-10　前部缺血性视神经病变造影早期视盘鼻上方充盈迟缓

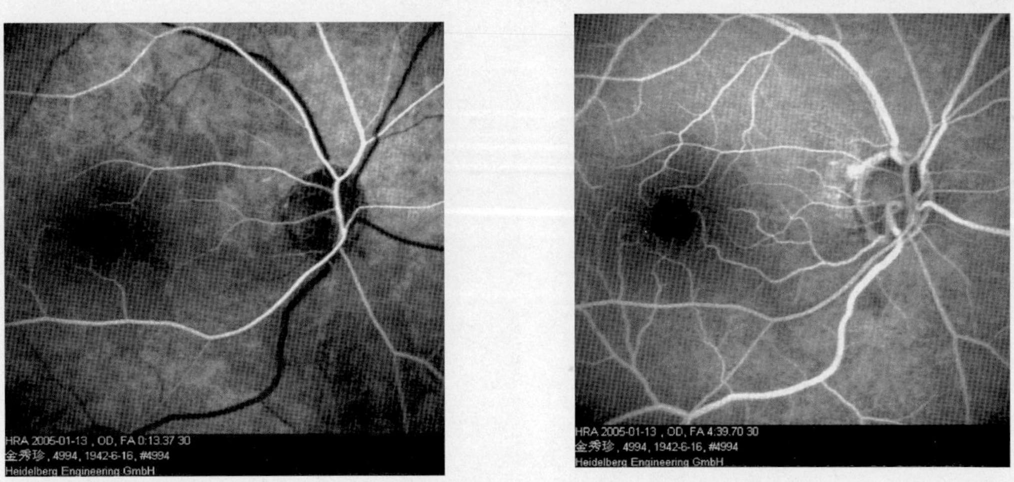

A　　B

图 4-3-11　青光眼视盘的绝对不充盈和相对不充盈

A. FFA 早期像。　B. FFA 晚期像

2. 高荧光 造影早期的低荧光后期变强或正常时不应表现的荧光，有 3 种表现形式。

(1)透见荧光 又称窗样缺损(图 4-3-13)。由于视网膜色素上皮细胞萎缩，细胞内色素脱失，透见后面的脉络膜荧光而局部出现的高荧光。特点是随着脉络膜背景荧光的强弱变化，大小、形态始终不变。

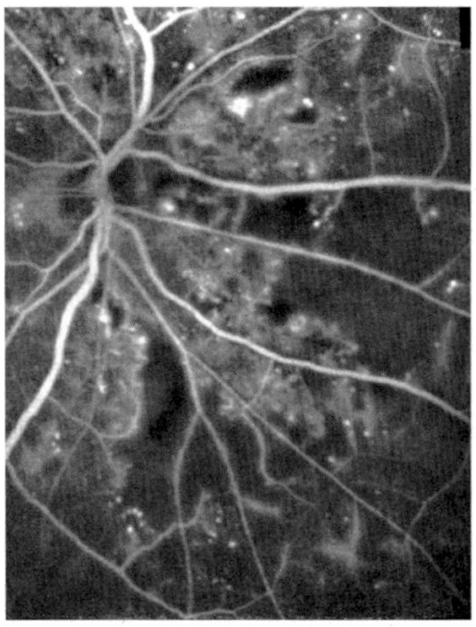

图 4-3-12 视网膜血管病的毛细血管无灌注区

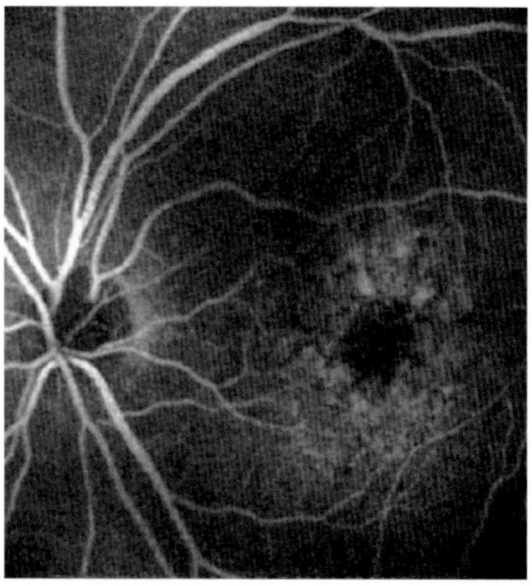

图 4-3-13 透见荧光

(2)异常血管 眼底异常血管包括视网膜和脉络膜新生血管、视网膜动 - 静脉吻合支、毛细血管扩张及微血管瘤(图 4-3-14)等多种表现。异常血管不同于正常血管，血管的内皮细胞不完整，不具屏障功能，通透性强，荧光素可渗漏到组织内，造影时出现高荧光。随造影时间的延长，荧光素逐渐蓄积，高荧光呈现增强和扩散。

(3)渗漏、积存和着色 渗漏(leakage)是指视网膜毛细血管内皮细胞通透性改变或视网膜色素上皮(retinal pigment epithelium, RPE)细胞受损，屏障功能破坏，荧光素渗漏到视网膜间或玻璃体内，在造影后期视网膜、视网膜下或玻璃体出现的高荧光。如果这种高荧光是荧光素在组织腔隙内蓄积，则称为积存(pooling)(图 4-3-15)，例如视网膜神经上皮脱离、色素上皮浆液性脱离和黄斑囊样水肿等。荧光素渗漏进入到周围的组织使之染色称为着色(staining)(图 4-3-1)。例如筛板巩膜、玻璃膜疣、瘢痕、视网膜非囊样水肿及血管壁周围着色等等。

(4)自家荧光 荧光染料注入血管前眼底出现的自发光。晶状体、视盘的玻璃膜疣、大块硬性渗出等均可引起这种现象(图 4-3-16)。

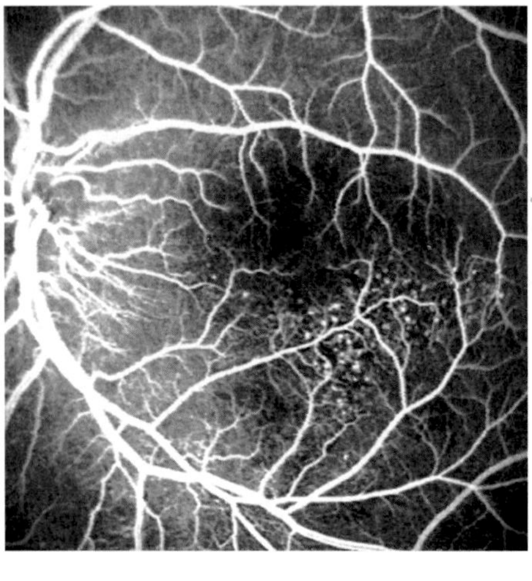

图 4-3-14 异常血管：毛细血管扩张、微血管瘤

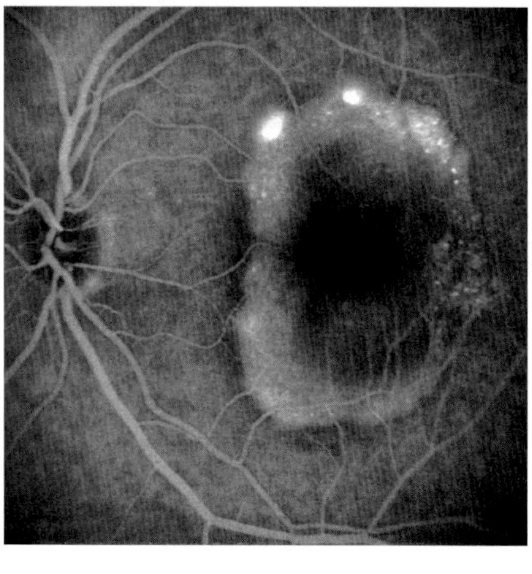

图 4-3-15 荧光积存

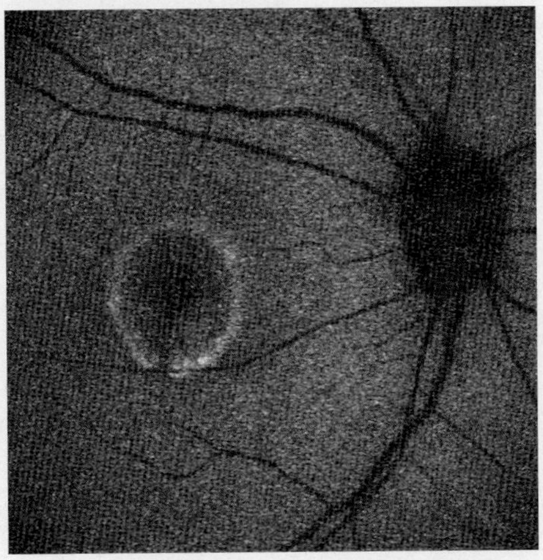

图 4-3-16 自家荧光

二、吲哚青绿血管造影

在视网膜疾病的诊断方面 FFA 起到了革命性的作用，但是这项技术仍有局限性，因黑色素、较浓厚出血、叶黄素、混浊视网膜下液、脉络膜血管的异常渗漏或屈光间质混浊等原因，严重影响荧光的透过性，荧光素钠从正常的脉络膜毛细血管渗漏出来所形成的弥漫性背景荧光更影响了对脉络膜深层结构的进一步观察，以致难以判断病变性质，影响有效治疗。吲哚青绿血管造影（indocyanine green angiography, ICGA）主要用于脉络膜血循环研究。过去由于我们的能力所限，不能产生高清晰的图像，限制了 ICGA 的临床应用。近来数字化图像系统应用于 ICGA，使其可获得高清晰的图像，因此数字化 ICG 动态血管造影成为一项重要的诊断工具，应用于脉络膜疾病和某些视网膜疾患的诊断和鉴别诊断，包括脉络膜肿瘤、脉络膜炎、AMD、眼底营养不良性疾病、RPE 疾患及黄斑下新生血管膜等。最近，这项技术被广泛应用于 AMD 患者的脉络膜新生血管（choroidal neovascularization, CNV）的检查和治疗。

（一）历史回顾

吲哚青绿（indocyanine green, ICG）于 1955 年由柯达（Kodak）实验室研制开发，并且从 1956 年开始用于人类疾病诊断，即 ICG 被用于检查心脏输出、心血管的特征和瓣膜缺损。1964 年报道了有关动静脉瘘及肾脏血液循环的研究。不久发现肝脏是 ICG 的唯一排泄途径，从而将其应用于肝脏功能检查。ICG 第一次受到眼科学者的注意是由于它的安全性和特殊的光学和生物物理学特性，这一点可作为显示脉络膜图像的较好方式。早在 20 世纪 70 年代 Kogure 和他的同事首先在猴子身上应用了脉络膜血管造影，采用动脉内 ICG 注射。David 在进行颈动脉血管造影时首先将 ICGA 应用于人类。1971 年，Hochheimer 采用静脉内注射 ICG 的方法在猫身上进行脉络膜血管造影，同时用黑白胶片代替了彩色胶片。同年晚些时候，Flower 和 Hochheimer 将这一技术首次应用于人类。随后这项技术得到了进一步改善，1985 年 Bischoff 和 Flower 报道了他们进行 ICGA 研究的 10 年经验，其中包括 500 例各种异常的图像。但是红外胶片的敏感性太低，不适于捕捉敏感度低的 ICG 荧光，因为 ICG 荧光能力仅为荧光素钠的 4%。20 世纪 80 年代中期 Hayashi 等人对 ICGA 进行了改进，但是他们的动态系统缺乏关闭功能，长时间暴露在 300W 的灯光下有可能造成光毒性的积累。1988 年 Destro 和 Puliafito 报道了一个相似的动态系统；1989 年 Scheider 和 Schroedel 报道了采用激光扫描检眼镜进行 ICGA 检查。1992 年 Guyer 等和 Yannuzzi 等介绍了使用 1 024 像素的数字图像系统可产生高清晰度的 ICG 图像。这些系统改进了 ICGA，至今仍有很好的临床应用价值。

（二）ICGA 的原理和染料特性

脉络膜血管为三维立体结构，血流速度快，脉络膜毛细血管存在微孔，血液中的很多物质可进入脉络膜的组织间。荧光素钠分子小,造影早期很快由脉络膜毛细血管弥散进入脉络膜组织间,使脉络膜血管模糊不清,因此 FFA 不能观察脉络膜的血管结构。ICGA 使用 ICG($C_{43}H_{47}N_2NaO_6S_2$)作为染料。ICG 为三羧花青系中的暗绿蓝色色素,具有双嗜性,即嗜水性和嗜脂性;分子大,分子量为774.96u, 为荧光素钠的 2 倍以上。静脉注射 ICG 后由血液以两种方式运输:非结合的(游离的)ICG 和与血浆蛋白结合的 ICG。大约 98% 的染料与血浆蛋白结合而运输,剩下的以游离形式进入血液循环。被结合的染料中,80% 与血浆球蛋白结合,特别是 α_1 脂蛋白,剩下的 20% 则与血浆白蛋白结合。ICG 与蛋白结合较多,在染料经过脉络膜血管时可以减少脉络膜毛细血管内皮间隙的渗漏,从而可以在动态下很清晰地观察到脉络膜的血循环状态。肝脏能迅速地从血流摄取 ICG 染料,并通过谷胱甘肽 S 转换酶将其以整个分子形式排入胆汁。注射后 20min 内 80% 至 85% 以上的 ICG 以原型进入胆囊,然后由肠道再吸收。肝脏排出是已知的唯一代谢方式,ICG 不经肾脏排泄。

ICG 吸收光谱高峰大约在 795 ~ 805nm,而最大发射波长在 835nm,属于红外光谱范围,穿透性强。Geeraets 和 Berry 曾报道 RPE 和脉络膜吸收 59% ~75% 的蓝绿光(500nm),而仅吸收 21% ~38% 的近红外光(800nm)。因此,ICG 的荧光特性可允许穿过眼底色素层(RPE、黄斑叶黄素)、脂质、浆液性渗出和出血等观察病理情况;同时由于红外光散射少,也可透过混浊的屈光间质到达眼底,这些特性可增强隐匿性 CNV 及色素上皮脱离(pigment epithelial detachment,PED)的图像。ICGA 利用 ICG 的荧光特性,在眼底照相机的光路上放置 805nm 的红外激发滤光片,使 ICG 发出荧光;同时另有滤光片,只让 835nm 波长的红外光进入照相机成像。Heidelberg 共焦激光眼底扫描系统中,ICGA 检查部分是半导体 795nm 红外光激发 ICG,ICG 发出荧光,由单模光纤进行传递。

临床使用证实 ICG 应用安全,人体耐受性好。ICG 的不良反应比荧光素钠少,临床使用时仅有少数几例副作用的报道,主要是轻微的不适、恶心、呕吐及操作时染料血管外的渗漏。由于目前使用的 ICG 染料制剂中都含有碘,因此对碘过敏的病人禁用,患有严重心血管疾病、肝肾功能不全者应禁用,孕妇禁用。

(三)一般造影程序

造影前需散大瞳孔,进行常规的体格检查,询问有关的药物过敏史。将 ICG 25mg 溶解在 3ml 注射用水中,肘前静脉或前臂静脉注射,要求 3 ~5s 内注入。注射开始,启动计时器,摄像,监视屏观察造影全过程,图像处理和存储。

早在 1973 年就有报道运用 FFA 和 ICGA 同步血管造影,1993 年另一种改进后的眼底照相机通过更换滤光片得到同步 FFA/ICGA 造影。使用 Heidelberg 共焦激光眼底扫描系统的 FFA 与 ICGA 同步造影时将 3ml 20% 的荧光素钠 600mg 与溶解在 3ml 注射用水中的 25 mg ICG 混合一起注射,488nm 氩蓝激光激发荧光素钠,半导体 795nm 红外激光激发 ICG,使 FFA 与 ICGA 图像同时显示在监视器上。这样可减少患者等待时间,并同时对比 FFA 与 ICGA 的图像。

造影拍摄时,早期可自行设定每秒自动拍摄张数,一般 3 ~6 张/秒,最多 10 ~20 张/秒。眼底荧光出现后操作者应该注意调整激发光水平,随荧光增强,早期可以出现荧光过多,使眼底图像模糊不清,即所谓“显影开花”(图 4-3-17),此时应即刻降低激发光水平,以免丢失最佳图像。30 ~40s 左右停止自动拍摄,然后有选择性地在 1、3、5、10、15、20 及 30min 及时拍摄。造影时间应在 30min 以上,最长达到 45min 以上。目前认为 ICGA 图像至少应观察 30min 以上,因为一些有价值的荧光影像往往在 30min 左右才显露。

(四)脉络膜的解剖学特点

脉络膜主要由血管组成,其血管来自眼动脉的后短睫状动脉与后长睫状动脉。后短睫状动脉有 10 ~20 小支在眼球后极部视神经周围穿过巩膜形成脉络膜血管。脉络膜的血管由外向里分为 3 层:大血管层、中血管层和毛细血管层。

脉络膜的组织结构由内向外分为 4 层:Bruch 膜、毛细血管层、基质和脉络膜上腔。

1. Bruch 膜　在视神经周围最厚,向周边逐渐变薄。随着年龄的增长,Bruch 膜有所变厚。黄斑区的玻璃膜疣是位于 Bruch 膜上的沉积物,是局部视网膜色素上皮代谢产物在 Bruch 膜的沉积。

2. 毛细血管层 脉络膜毛细血管层位于脉络膜内层。动脉来源分为3部分:① 后短睫状动脉,为脉络膜毛细血管的主要来源,后短睫状动脉从视盘进入脉络膜,在脉络膜内向赤道部延伸时发出广泛的分支;② 后长睫状动脉的返回支,后长睫状动脉从锯齿缘向后延伸,发出分支,供给锯齿缘部及赤道部;③ 来自前睫状动脉的分支穿过睫状肌,进入脉络膜毛细血管网。前睫状动脉与后睫状动脉之间有广泛的吻合支。

脉络膜的毛细血管静脉回流,首先进入毛细血管网外侧的小静脉,然后进入涡状静脉。

脉络膜毛细血管的管腔直径较大,黄斑部毛细血管直径20μm,其他部位为18~50μm。脉络膜毛细血管的内皮细胞有许多环形窗孔。脉络膜血管内的荧光素和ICG通过毛细血管的窗孔进入脉络膜的基质内,但ICG通过较慢。脉络膜毛细血管由很多分散的小叶单位组成。

3. 基质 脉络膜的基质由疏松的胶原纤维组成框架,其中包含血管、神经及细胞。而后者占据大量的空间。血管主要是静脉。脉络膜具有丰富的静脉网,以排出葡萄膜中的大部分血液。

4. 脉络膜上腔 脉络膜上腔位于脉络膜与巩膜之间。

(五)正常脉络膜血管荧光

1. 早期 特征为ICG染料首先在脉络膜循环中出现到5min内。

(1)脉络膜出现荧光的时间 从前臂静脉注射ICG到眼底脉络膜出现荧光的时间早于视网膜血管充盈1s左右。国内郭希让等对正常成年人的ICGA研究(1998年)报道最早为10.26s,最迟28.84s,平均(14.25±3.59)s。

(2)黄斑区荧光特点 由于黄斑区特殊的生理功能,血管密度大,血流速度快,ICGA检查脉络膜血循环的动力学研究表明,黄斑下脉络膜具有多支动脉和静脉供应和引流的特点,其丰富的血供和快速血流为黄斑高能量代谢提供保障。Yoneya在近期报道的健康青年ICGA检查中也显示脉络膜血管从黄斑开始显影的特征。荧光表现充盈很快,血管重叠,可以出现荧光过多,即所谓"显影开花"现象(图4-3-17)。

(3)脉络膜动脉充盈 荧光最早出现在后极部。由于多条后短睫状动脉先后充盈,荧光呈不均匀的血管形态和斑片状,很快遍布全部脉络膜(图4-3-18)。

(4)脉络膜毛细血管充盈 脉络膜荧光最强期,发生在脉络膜动脉充盈后3~5s,以后极部脉络膜毛细血管充盈最密集,致密的血管交织成网状(图4-3-19)。

(5)脉络膜静脉充盈 与脉络膜动脉和毛细血管的荧光交叉重叠,管径相对粗大(图4-3-20)。

2. 中期 注入染料后5~15min。脉络膜血管的形态变模糊,ICG染料开始进入脉络膜血管基质,弥散在组织间,逐渐成为均匀一致的脉络膜荧光(图4-3-21)。

3. 晚期 注入染料后15min以后。脉络膜血管的影像消失,脉络膜荧光变暗(图4-3-22)。

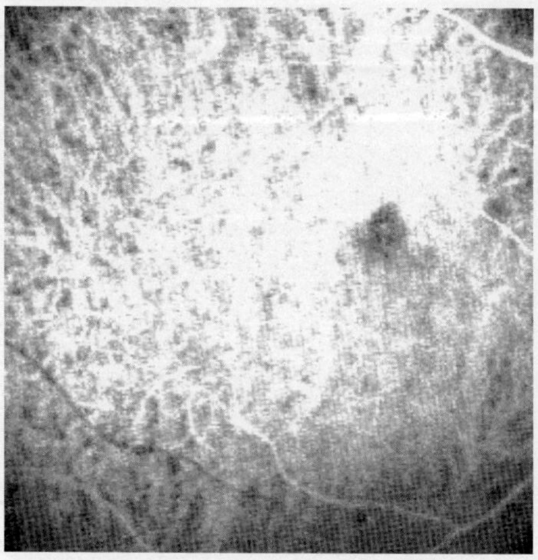

图4-3-17 "显影开花"现象

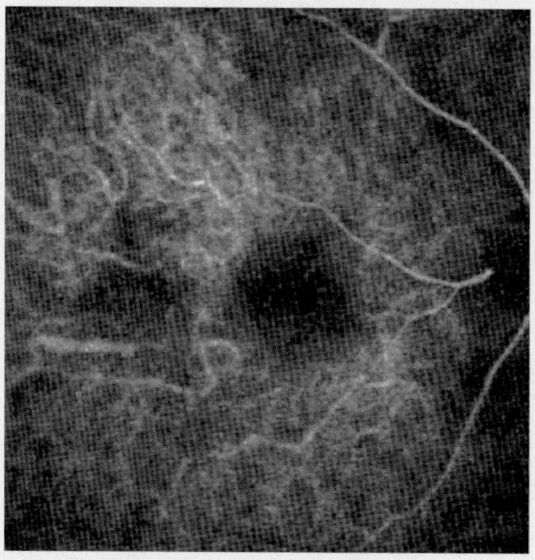

图4-3-18 脉络膜动脉充盈

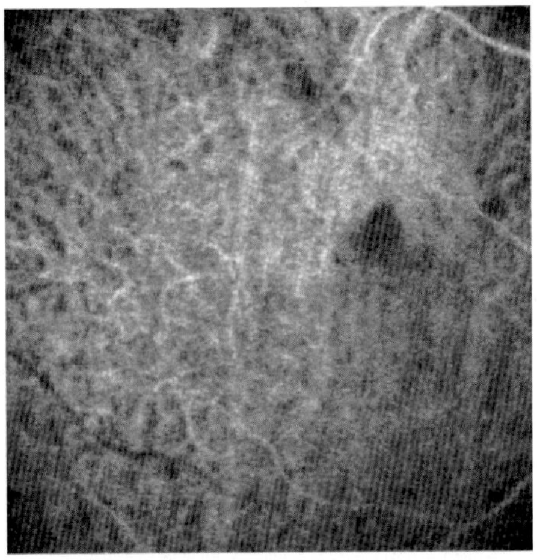

图 **4-3-19** 脉络膜毛细血管充盈

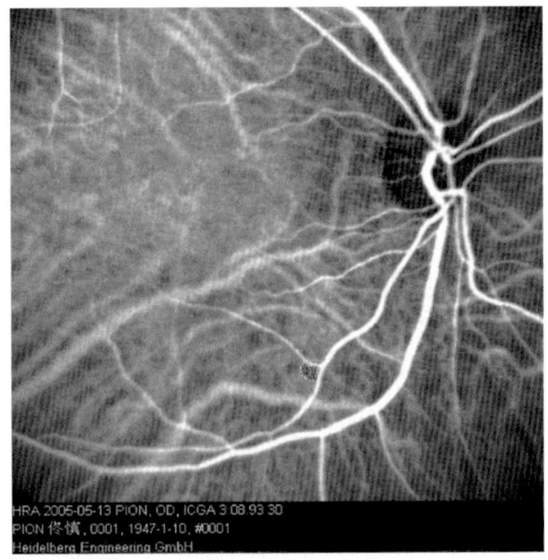

图 **4-3-20** 脉络膜静脉充盈

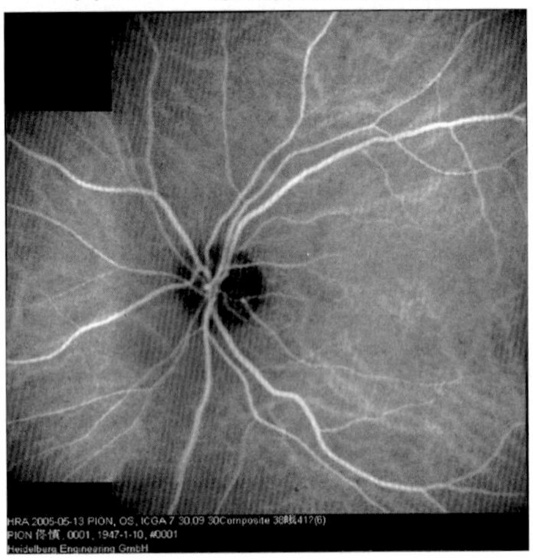

图 **4-3-21** **ICGA** 造影中期图像

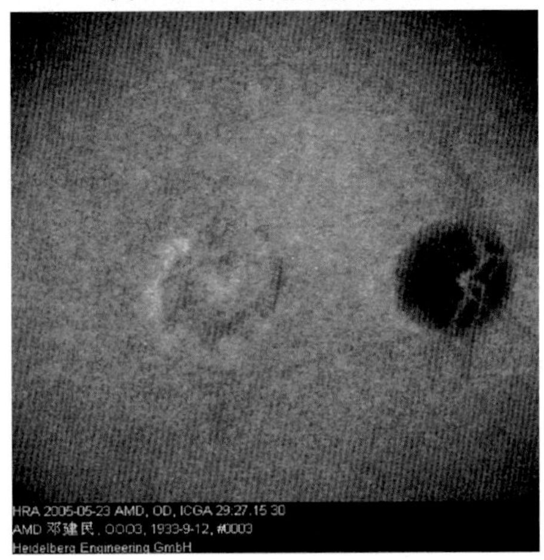

图 **4-3-22** **ICGA** 造影晚期图像

(六)异常荧光

1. 早期

(1)脉络膜血管充盈迟缓　全脉络膜充盈时间延长或开始充盈呈局灶性、不均匀荧光，至脉络膜完全充盈的时间延长(图 4-3-23)。

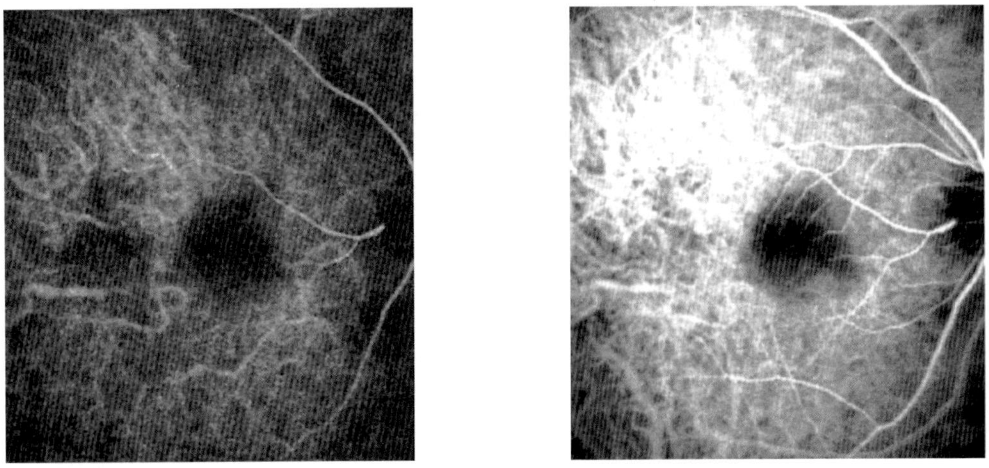

A　　B

图 **4-3-23** 脉络膜血管充盈迟缓

A. ICGA 早期像，显示片状低荧光。　B. ICGA 中期像，逐渐出现脉络膜荧光

（2）局部充盈缺损　脉络膜充盈时间正常，病变区脉络膜毛细血管小叶充盈缺损呈现斑片状低荧光（图4-3-24）。

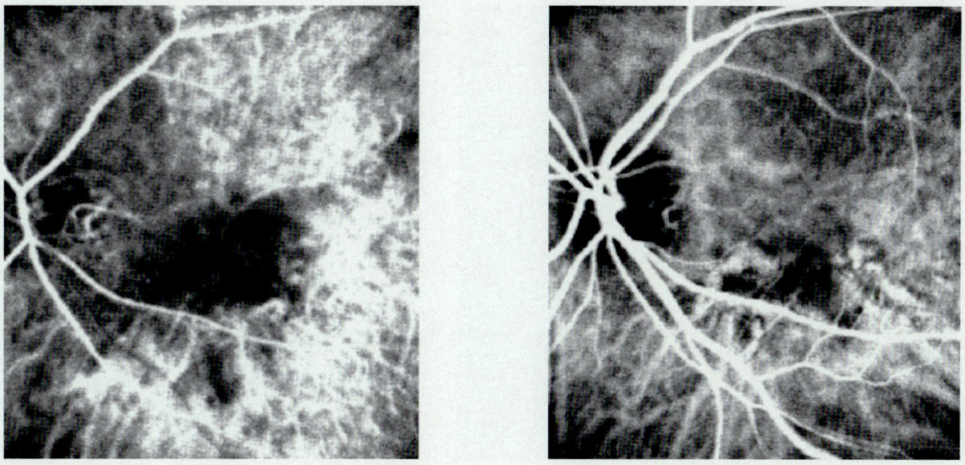

A　　B

图4-3-24　局部充盈缺损

A. ICGA早期，显示片状低荧光。　B. 显示随时间推移始终呈低荧光

（3）脉络膜小血管扩张　脉络膜毛细血管小叶充盈缺损区的边缘小静脉代偿性扩张，呈现斑片状略高荧光，边界不规则（图4-3-25）。

（4）局灶性高荧光　CNV、脉络膜炎症、脉络膜血管息肉样扩张、脉络膜肿瘤、高度近视、中心性浆液性脉络膜视网膜病变（中浆）等均可因为局部的病变，在造影的早期表现高荧光（图4-3-26）。

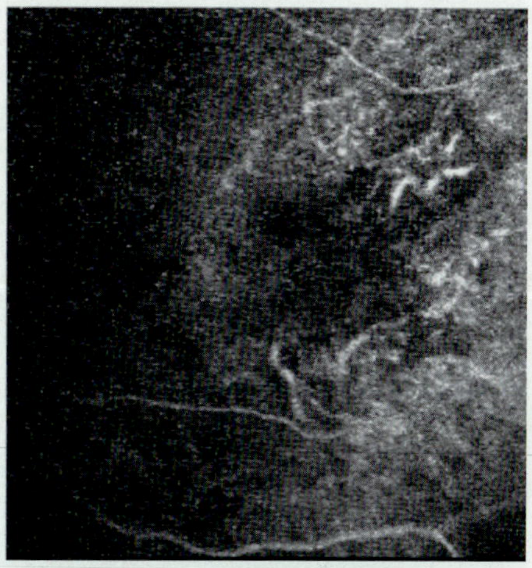

图4-3-25　脉络膜小血管扩张

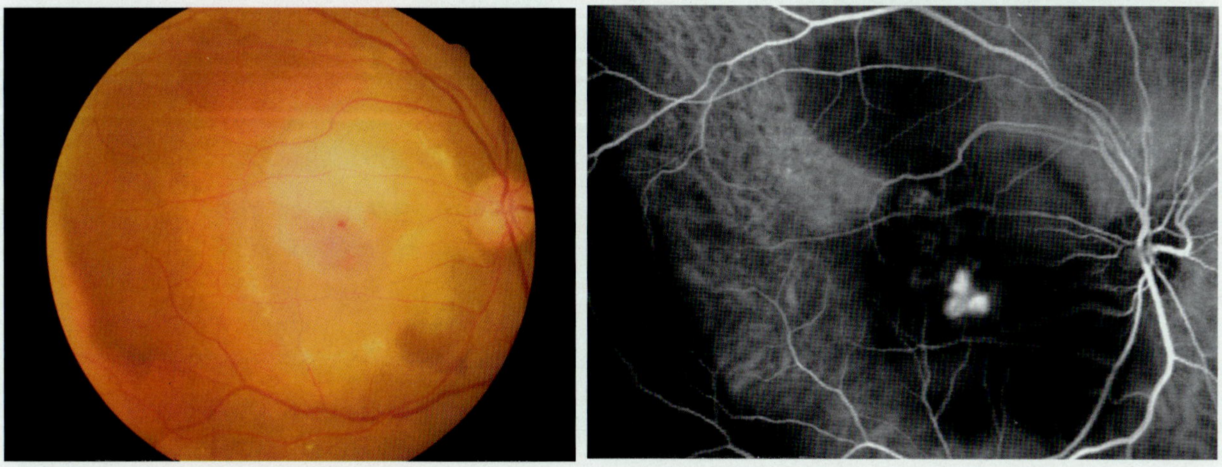

A　　B

图4-3-26　局灶性高荧光

A. 眼底彩照像。　B. ICGA早期像，显示局灶性高荧光

2. 中期

（1）脉络膜大血管扩张，通透性增强，呈大片状高荧光、斑驳状高荧光或地图状高荧光（图 4-3-27）。

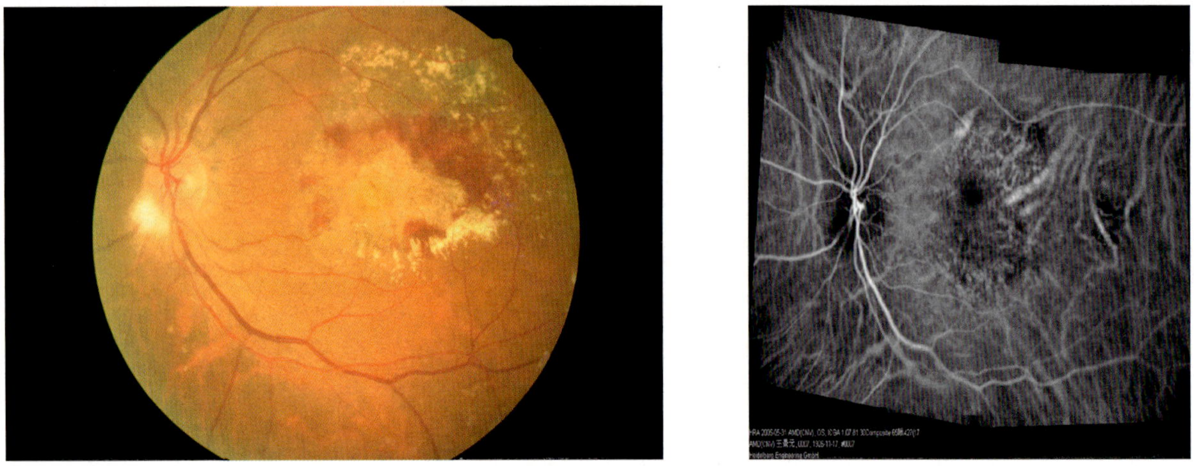

A　　　　B

图 4-3-27　脉络膜大血管扩张

A. 眼底彩照像。　B. ICGA 中期像，显示片状低荧光区的颞上方可见脉络膜大血管扩张

（2）局灶性高荧光增强，荧光渗漏，高荧光扩大（图 4-3-28）。

3. 晚期

（1）低荧光　液体、出血、色素增殖等遮蔽形成局部低荧光，或脉络膜毛细血管丢失形成低荧光，如高度近视后极部漆裂纹等（图 4-3-29）。

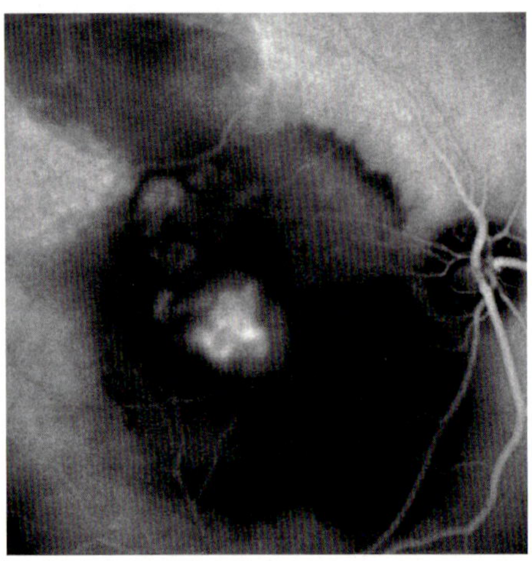

图 4-3-28　ICGA 中期像，显示局灶性高荧光增强

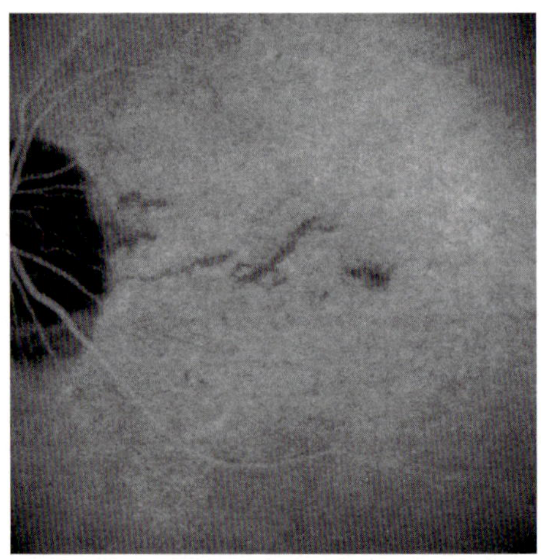

图 4-3-29　高度近视后极部漆裂纹，ICGA 晚期像显示低荧光

（2）染色　脂肪性物质晚期的高荧光，如玻璃膜疣、硬性渗出等（图 4-3-30）。

（3）局灶性病变高荧光渗漏　包括 CNV、神经上皮脱离病灶、视网膜大动脉瘤及微血管瘤等（图 4-3-31）。

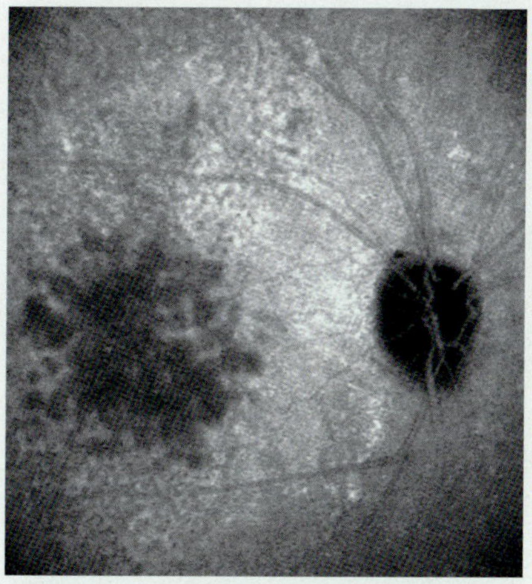

图 4-3-30　软性玻璃膜疣，ICGA 晚期像显示低荧光之间有染色

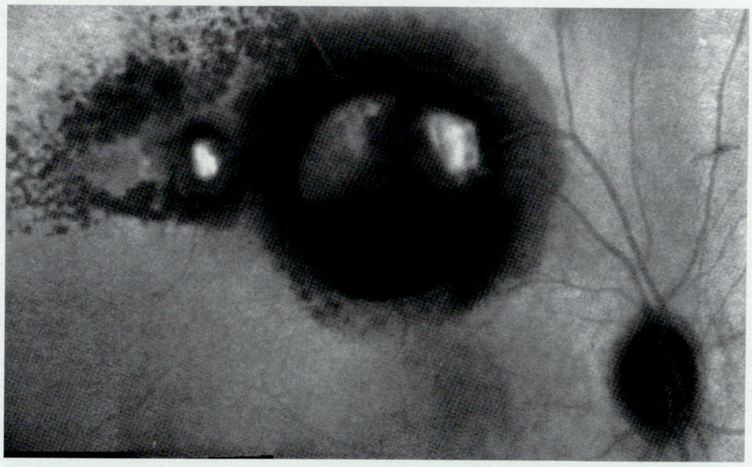

图 4-3-31　视网膜大动脉瘤。ICGA 晚期显示局灶性病变高荧光渗漏

三、AMD 的 FFA 和 ICGA 分析

AMD 是与年龄相关的重要致盲眼病之一，分为萎缩型与渗出型。萎缩型 AMD(atrophic AMD)(图 4-3-32)又称干性 AMD，主要为脉络膜毛细血管萎缩、玻璃膜增厚和 RPE 萎缩等所致的黄斑区萎缩变性，眼底表现为黄斑部散在的、大小不等的、圆形黄白色玻璃膜疣(drusen)，有硬性(图 4-3-32)、软性(图 4-3-30)两种，或地图状萎缩。渗出型 AMD(exudative AMD)(图 4-3-33)又称湿性 AMD，主要为玻璃膜破坏，脉络膜血管侵入视网膜下形成 CNV，导致 RPE 下出现浆液和(或)出血，因而渗出型 AMD 是导致视力明显降低和致盲的主要类型，临床检查见眼底黄斑或黄斑周围有浆液性 PED、渗出、出血和脂质沉着，晚期瘢痕形成。

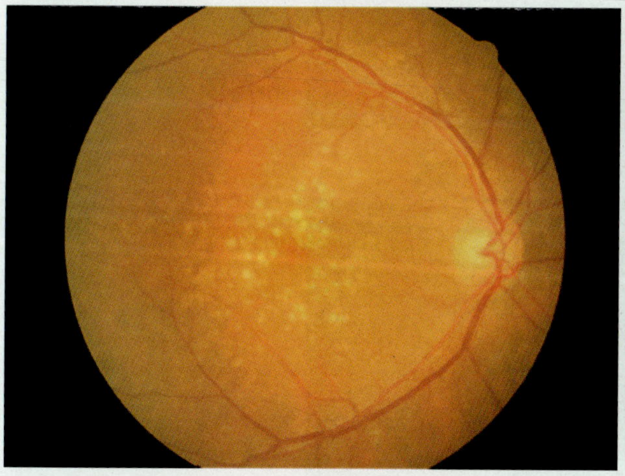

图 4-3-32　萎缩型 AMD 的眼底彩照像，显示大量硬性玻璃膜疣

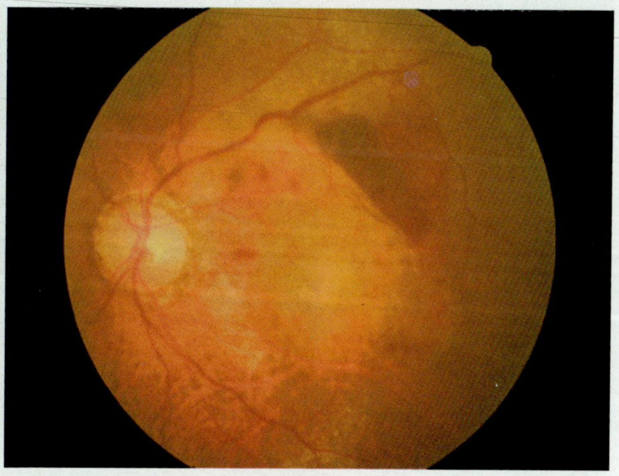

图 4-3-33　渗出型 AMD 的眼底彩照像，显示黄斑区有出血

(一) AMD 黄斑部脉络膜毛细血管循环

AMD 是随年龄增长而发生发展的 RPE、Bruch 膜、脉络膜毛细血管、光感受器及视网膜变性疾病，因而早期可能有脉络膜毛细血管循环的改变。ICGA 能很好显示脉络膜的结构及早期脉络膜病变特征，观察脉络膜血管充盈时间(choriocapillaris filling phase，CFP)及脉络膜毛细血管灌注情况，可动态和定量观察脉络膜毛细血管的状况。CFP 为开始注射 ICG 到脉络膜静脉出现荧光的时间，脉络膜毛细血管灌注不良为

ICGA 早期(<1min)和晚期(>15min) 均较邻近的脉络膜毛细血管灌注时间延长 5s。通过高速摄影的方法,ICGA 可以获得清晰的脉络膜血循环的动态图像。Bischoff 和 Flower 应用 ICGA 研究了 100 例 AMD 患者,发现脉络膜充盈迟缓或不规则。

作者等研究发现 121 只渗出型 AMD 及萎缩型 AMD 眼中,有 40 只眼(33.5%)发生脉络膜毛细血管灌注不良,早期呈现一处或多处片状脉络膜充盈缺损,一直持续到造影晚期,其中渗出型 AMD 中有 21 只眼局部脉络膜充盈不良(图 4-3-34、图 4-3-23),3 只眼广泛脉络膜充盈不良;萎缩型 AMD 中有 12 只眼局部脉络膜充盈不良,1 只眼广泛脉络膜充盈不良(图 4-3-24);黄斑玻璃膜疣有 4 只眼脉络膜充盈不良(图 4-3-35)。通过观察 CFP,发现渗出型 AMD 的 CFP 与正常脉络膜血管充盈时间在统计学上有显著性差异;与萎缩型 AMD 的 CFP 比较,差异有显著性。渗出型 AMD 的脉络膜血管充盈时间明显延长,说明渗出型 AMD 脉络膜充盈不良更为严重。ICGA 研究结果证实了 AMD 存在脉络膜血管灌注异常,即使视力正常或仅有玻璃膜疣的早期 AMD 也有脉络膜灌注异常或 CFP 延长,ICGA 较 FFA 更易发现,因为在 FFA 中异常的脉络膜灌注可能被染料的渗漏所遮盖。研究表明,CFP 反映 AMD 早期改变较视力更为敏感,CFP 与 AMD 的视力丧失相关联,主要由于与脉络膜血管灌注不良而导致的 RPE 区域性萎缩的发生率密切相关。Bruch 膜增厚和脉络膜毛细血管的改变可导致脉络膜血管灌注不良,CFP 延长,预示 AMD 发生。因此,ICGA 早期 CFP 是一项较好的临床观察指标。

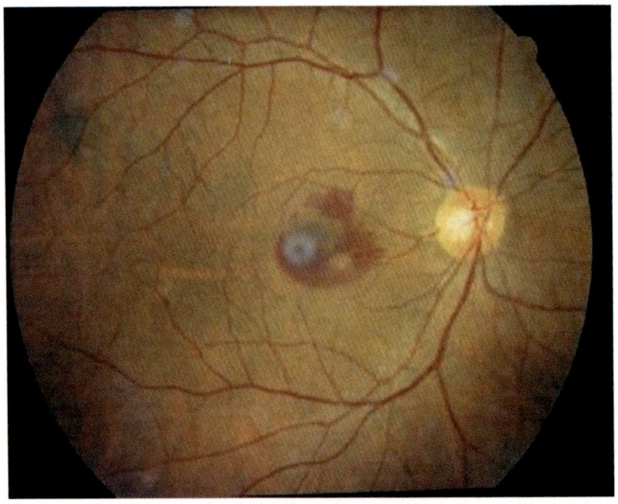

图 4-3-34　为图 4-3-23 患眼的眼底彩照像

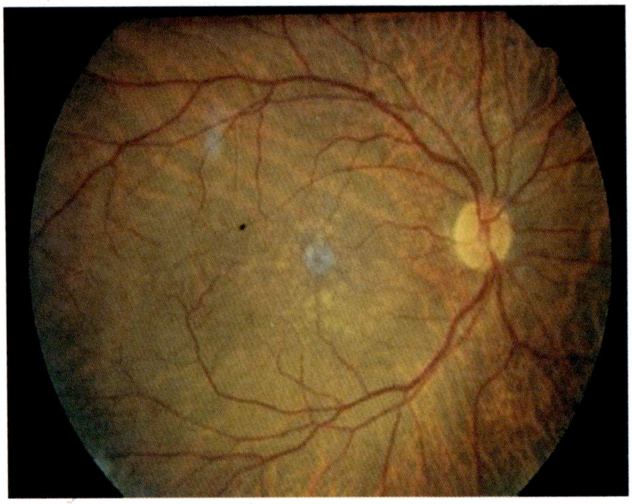

A

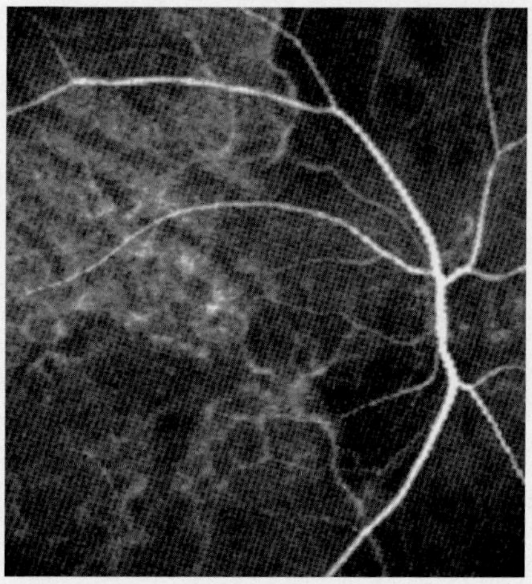

B

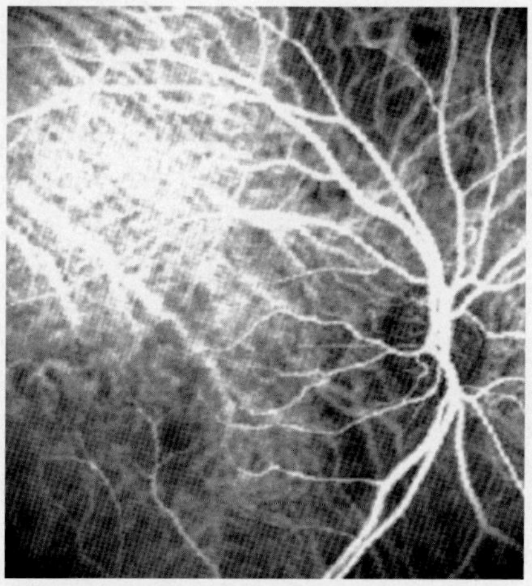

C

图 4-3-35　脉络膜充盈不良

A. 眼底彩照像，可见黄斑区玻璃膜疣。　B. ICGA 的早期像，显示脉络膜充盈不良呈低荧光。　C. ICGA 的中期像，显示早期的脉络膜充盈不良区逐渐出现荧光

眼底变性疾病与 Bruch 膜增厚和脉络膜毛细血管层的改变相关。正常脉络膜血管层的血管结构受 RPE 的生长因子影响，RPE 细胞培养的动物实验证实了 RPE 的生长因子调节脉络膜血管的结构和功能特征。如果 Bruch 膜增厚可改变生长因子的浓度，则最终可引起脉络膜毛细血管的改变。已有研究表明，CFP 延长及视力正常的 AMD 患者已出现视野阈值的缺损，而 Bruch 膜、脉络膜和视网膜萎缩随着年龄的增加而严重。当脉络膜血循环减慢时，外层视网膜处于缺血、低氧状态，从而产生一种血管生成因子，刺激脉络膜毛细血管新生，成为 CNV 形成的危险因素，我们发现具有 CNV 的渗出型 AMD 的 CFP 延长显著。有人发现脉络膜灌注不良周围伴有强荧光斑是发生渗出型 AMD 的危险因素。

在萎缩型 AMD 的地图状萎缩患者，Bruch 膜、脉络膜、视网膜萎缩可引起 CFP 延长，玻璃膜疣与 CFP 延长也反映了 Bruch 膜的改变，玻璃膜疣沉积在 Bruch 膜上使 RPE 至脉络膜受到阻碍。

(二)渗出型 AMD

渗出型 AMD 的主要表现包括浆液性 PED、血管性 PED、经典性(classic)CNV、隐匿性(occult)CNV 和黄斑纤维血管性瘢痕等。FFA 可显示 PED 形态和范围，以及引起出血、渗出和脂质沉着的典型 CNV 的形态和部位，ICGA 则可最小限度地避开脉络膜血管的阻挡，在造影中期可发现更多的异常情况，因此 ICGA 的特点可弥补 FFA 的不足。ICGA 用近红外光作为激发光源，能增强穿透 RPE 和脉络膜的色素、黄斑区叶黄素、出血及浊性渗出等；因所用的 ICG 与血浆蛋白的结合率高达 98%，使其不能从脉络膜毛细血管内渗漏而阻挡观察脉络膜结构，同时配有录像系统和计算机图像分析系统，能较好记录到脉络膜血管循环系统，实现对脉络膜血管病变的诊断。用 ICGA 检查 AMD 患者，具备如下优势：①清晰地显示视网膜、脉络膜血流情况；②根据形态学特点、脉络膜视网膜的层间位置、不同染料分子的特性显示 CNV 的结构特点；③借助于 ICGA 随访发现隐性患者，其中 13.6% 已有血管性 PED，61.4% 有血管化的 RPE，以此指导光凝治疗；④借助于 ICGA 发现了迟滞的黄斑脉络膜毛细血管循环。近年来，ICGA 成为观察脉络膜血循环和描述脉络膜血管异常的有效和准确的工具，特别是 ICGA 提高了隐匿性 CNV 的诊断率。Hayashi 等人发现 ICGA 有助于辨认 CNV，不仅能进一步证实 FFA 所发现的典型性 CNV，也能发现在 FFA 中表现为隐匿性的 CNV 有清晰的边界，他们第一次显示了 CNV 的 ICG 渗漏慢于荧光素钠的渗漏。Destro 和 Puliafito 报道了 ICGA 特别用于研究伴有出血、复发性 CNV 的隐匿性 CNV。

1. 浆液性 PED　浆液性 PED 是卵圆形或圆形 RPE 脱离(图 4-3-36)。FFA 检查包括典型的浆液性 PED 形式以及不典型的形式。不典型的浆液性 PED 常提示隐匿性 CNV 的存在，以及视力预后极差。FFA 表现为 RPE 下的染料快速积存，早期当染料开始聚集在 RPE 下间隙时，整个病变同源性地发出荧光，呈现 PED 下的高荧光，长期脱离所致 RPE 萎缩增加了对池样荧光的可见性。晚期为均匀一致的、边界清晰

的荧光增强。染料注射30min或更长的时间,RPE脱离下的区域通常遗留有高荧光,但是荧光素渗漏并未超出脱离的边缘,即“小腔积液”。典型的表现为荧光素在造影早期开始渗漏,中期积聚于病灶中,晚期呈池样形式(图4-3-36A)。浆液性PED在FFA中表现为高荧光,而在ICGA中则表现为低荧光,这种不同是因为ICG分子较大,并且完全和血浆蛋白结合,阻止了ICG分子通过脉络膜毛细血管。通过ICGA,也可辨别AMD的浆液性PED与中心性浆液性脉络膜视网膜病变(central serous chorioretinopathy,CSC)的浆液性PED(图4-3-37),在CSC中由于脉络膜毛细血管的通透性增加,引起PED下的ICG分子渗漏,结果导致在ICGA中CSC的浆液性PED呈现高荧光。大约1.5%的渗出型AMD出现单纯的浆液性PED。

2. RPE撕裂或破口　由于破口出现处正常的RPE缺失而呈明显的高荧光,在色素上皮退缩并卷曲的区域可见低荧光。

3. RPE出血性脱离(hemorrhage retinal pigment epithelial detachment)　RPE下的血液可遮挡脉络膜荧光。

4. CNV　渗出型AMD的病因主要为黄斑区CNV形成,CNV逐渐生长并合并PED,严重者会引起玻璃体出血。根据FFA检查,CNV可分为两大类。一类是经典性CNV,在FFA早期可以观察到细网状新生血管,之后荧光素不断渗漏并积存在RPE脱离范围之内,高荧光区边界清楚,即CNV边界明确,可见FFA对浆液性PED的范围、形态和部位,典型CNV及瘢痕组织的诊断有特殊意义。第二类是隐匿性CNV,在AMD中隐匿性CNV大约占87%,分为纤维血管性PED和晚期不明来源的渗漏,它的特征在于FFA中缺乏明确的边界。纤维血管性PED是不规则的RPE隆起,在荧光注射后1~2min内不如经典性CNV的荧光强,晚期表现为荧光染色。在造影晚期,不明来源的荧光渗漏与经典性CNV和纤维血管性PED无明显相关性。Spaide等指出判断隐匿性CNV的图像可根据以下三点:①CNV的充盈期与正常脉络膜血管的充盈期不同;②CNV与正常血管相比有不同的形态及不同程度的隆起;③CNV在血管造影过程中有渗漏。同时指出,ICGA中后期高荧光的范围与CNV的位置相同,临床和组织病理学研究亦支持这种观点。Spaide等针对31例患眼的研究发现,对于隐匿性CNV,数字减影ICGA比常规ICGA显影更快、图像更清晰,同时数字减影ICGA描述眼底地形图的效果比常规ICGA更好。Guyer等用1 024像素的数字图像系统研究隐匿性CNV,指出ICGA有助于显示隐匿性CNV,并且使一些以前无法治疗的病变可进行光凝治疗。

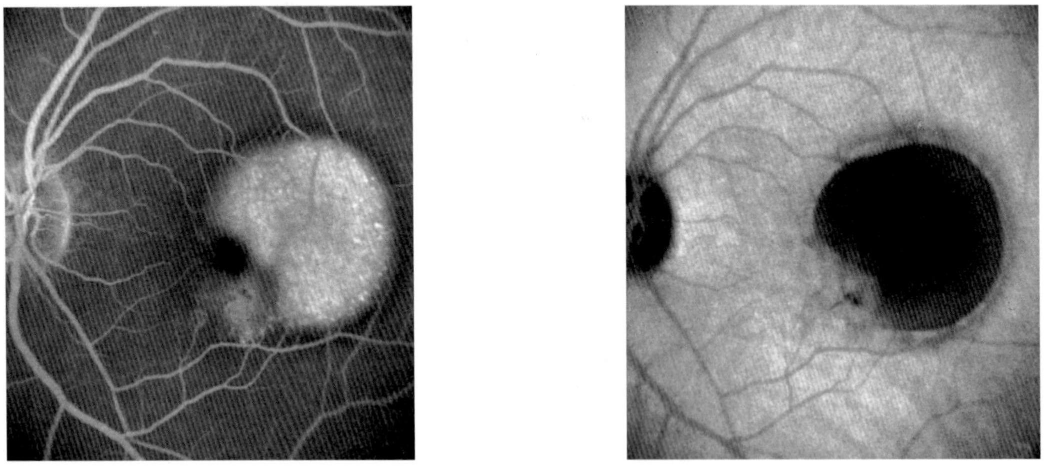

A　　　　B

图4-3-36　浆液性PED

A. FFA像,显示RPE下的染料快速积存,表现为高荧光。　B. ICGA像,表现为低荧光

ICGA可辨别2种类型的隐匿性CNV,即伴有或不伴有浆液性PED的CNV。①不伴有浆液性PED的CNV。这种隐匿性CNV位于RPE下,未发生PED(图4-3-38)。FFA表现为不明来源的视网膜下少量高荧光,缓慢增强,晚期形成不规则的RPE下组织染色。ICGA表现为早期血管性高荧光,晚期异常血管的染色。2/3的隐匿性CNV不伴有PED。②伴有浆液性PED的CNV。既有CNV又有浆液性PED,被称为血管性PED(图4-3-39),即RPE下的新生血管伴有浆液性的RPE脱离。

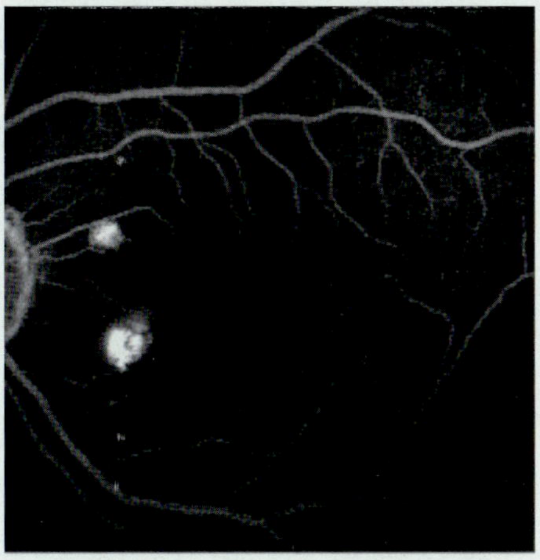

A

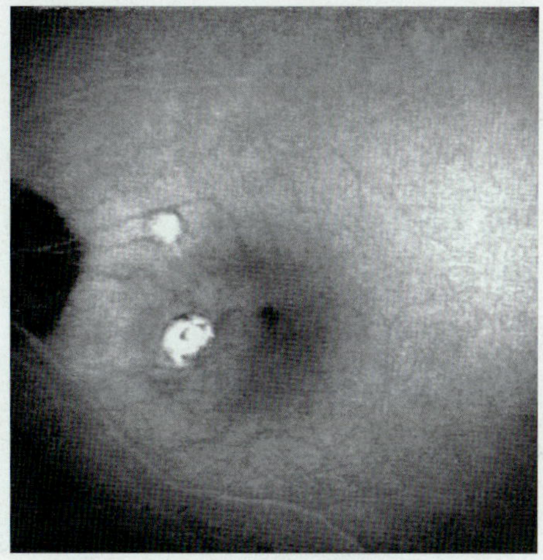

B

图 4-3-37　CSC 中的 PED

A. FFA 像，表现为高荧光。　B. ICGA 像，表现为高荧光

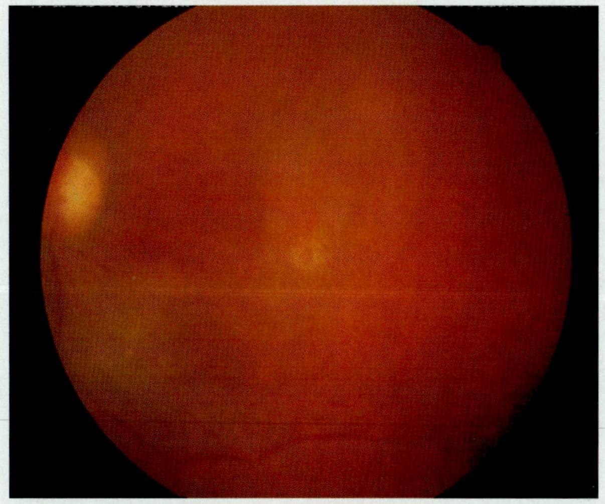

A

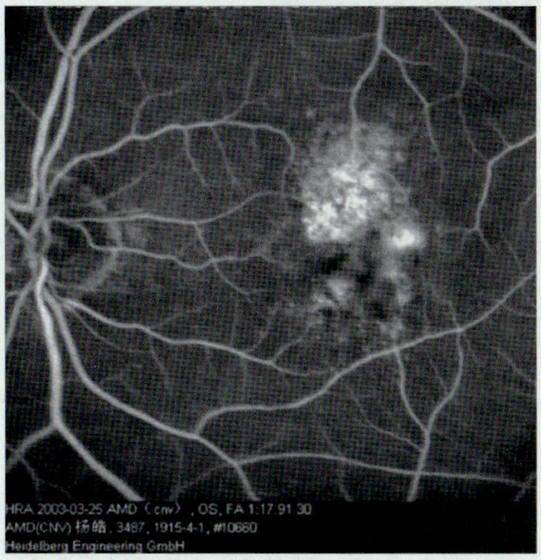

B

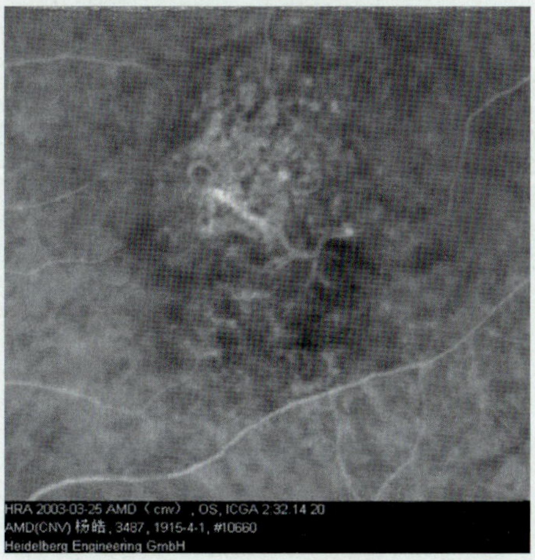

C

图 4-3-38　血管性 RPE，不伴有浆液性 PED

A. 眼底彩照像。　B. FFA 像，表现为不明来源的视网膜下的少量高荧光，缓慢增强，晚期形成不规则的 RPE 下组织染色。　C. ICGA 像，表现为血管性高荧光，晚期染色

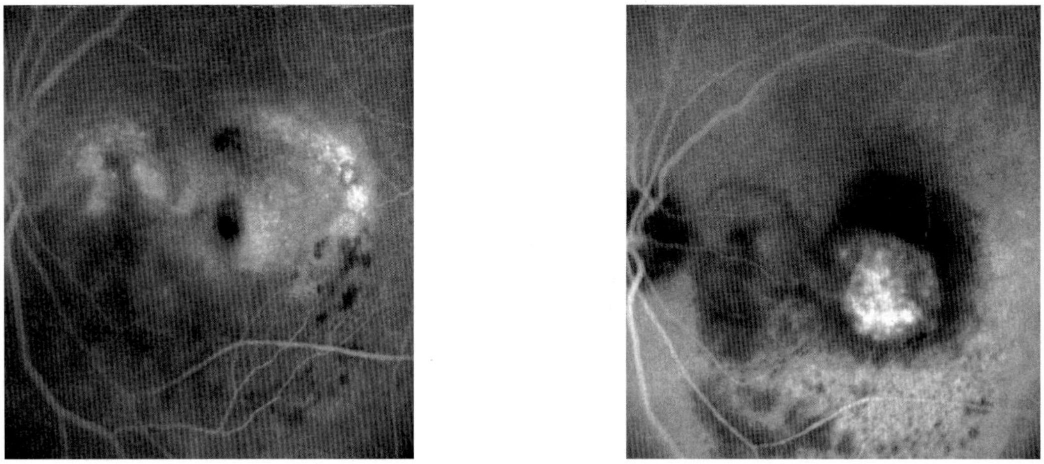

A　　B

图 4-3-39　血管性 PED

A. FFA 像,显示 RPE 下的高荧光积存,其边缘荧光较高。　B. ICGA 像,显示浆液性 PED 的低荧光,其间有 CNV 染色

1/3 的 AMD 患者发生浆液性 PED。FFA 是较好的鉴别浆液性 PED 的方法,同时在 FFA 晚期也可发现隐匿性 CNV,即 FFA 检查时,出现不规则或缓慢的充盈现象,表现为一"热点"或局限性染色区,通常出现在造影晚期并常在脱离的 RPE 周边部,不能用色素上皮局部的脱色素区来解释。ICGA 表现为早期的血管性高荧光和晚期的 CNV 染色。因为仅有少量的 ICG 渗漏于浆液性脱离的下方,所以浆液性 PED 表现为相对的低荧光。ICGA 比 FFA 更有助于鉴别浆液性 PED 和血管性 PED,同时 ICGA 也有助于鉴别血管性 PED 中的血管成分和液体成分。而 FFA 则不可能鉴别二者的区别,因为液体和血管成分在 FFA 的晚期均表现为高荧光渗漏,尽管液体成分的荧光密度略高于血管成分,但这种区别太小不足以准确区分。而 ICGA 则很容易进行区分,PED 中的液体成分表现为低荧光,血管成分表现为高荧光。

国际黄斑光凝研究组(The Macular Photocoagulation Study Group,MPS)指出根据 FFA 的结果对新的或复发性典型性 CNV 进行激光光凝是有益的,但未提及对隐匿性 CNV 的治疗。而 ICGA 能从经 FFA 诊断为隐匿性 CNV 者中发现约 50% 眼有典型性 CNV,82% 眼 PED 区有典型 CNV,这说明 ICGA 较 FFA 能提高对 AMD 典型性 CNV 的诊断率,也扩大了对 AMD 的治疗范围。吴德正等亦报道,在 FFA 诊断为隐匿性 CNV 的 26 只眼中,ICGA 诊断为典型 CNV 的有 15 只眼,占 57.7%;FFA 诊断为浆液性 PED(不伴 CNV)的 4 只眼中,有 1 只眼 ICGA 诊断为浆液性 PED 伴典型 CNV。

亦有将 CNV 分为"热点"和较大的斑片状新生血管。点状 CNV 或"热点"在 ICGA 中表现为边界清晰、小于 1 个视盘直径的隐匿性 CNV(图 4-3-40)。"热点"也代表了新生血管的高通透性和活动性。

视网膜脉络膜血管的吻合(retinal-choroidal anastomosis, RCA)(图 4-3-41)和多形性 CNV(图 4-3-42)也是"热点"的两种亚型。斑片状的隐匿性 CNV(图 4-3-43)大于 1 个视盘直径,常常表现为晚期的血管染色,很像静止的新生血管,没有明显的渗漏。ICGA 可分辨出有清晰边界和无清晰边界的 CNV,有清晰边界的 CNV 在整个造影过程中边界都很清晰,而无清晰边界的 CNV 可能部分被血液所阻挡。

Yannuzzi 等研究 235 例 AMD 患者伴有隐匿性 CNV 和血管性 PED 的 ICGA 图像,根据 CNV 的大小、边界分成两组,89 只眼(38%)有边界清晰、小于 1 个视盘直径的热点;另 146 只眼(62%)有较大的斑片状 CNV。Guyer 等用 ICGA 观察 1 000 例隐匿性 CNV,发现有 3 种形状的 CNV,即点状、斑片状(边界清晰或边界不清)、混合型(既有点状又有斑片状),混合型又分为边缘点状(即点状在斑片状的边缘上)、上方点(即热点在斑片状的上方)或远点(即点状远离斑片状)。这些损害出现的频率为点状 283 例(29%);斑片状 597 例(61%),其中边界清晰 265 例(27%)、边界不清 332 例(34%);混合型 84 例(8%),其中边缘点 35 例(3%)、上方点 37 例(4%)、远点 12 例(1%);7 例(1%)混合以上损害;13 例(1%)ICGA 未见损害,其中斑片状最为常见,其次是点状。

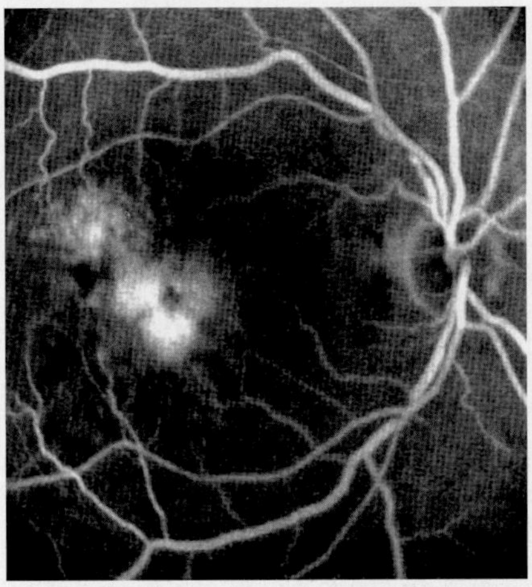

A

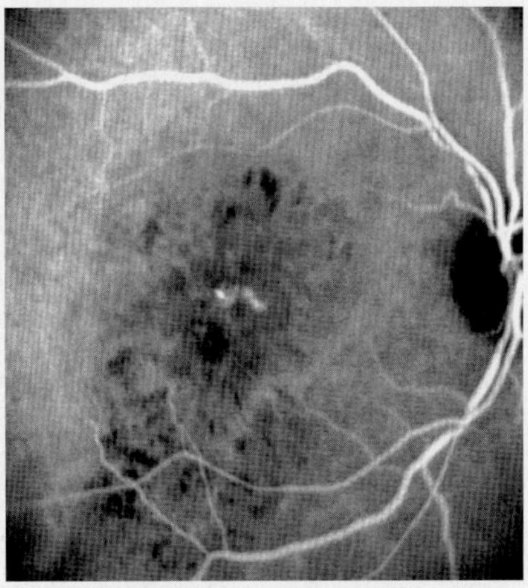

B

图 4-3-40　“热点”CNV

A. FFA 像，显示黄斑区有两片花团状强荧光。　B. ICGA 像，显示黄斑区有两个“热点”，周围可见硬性渗出的弱荧光区

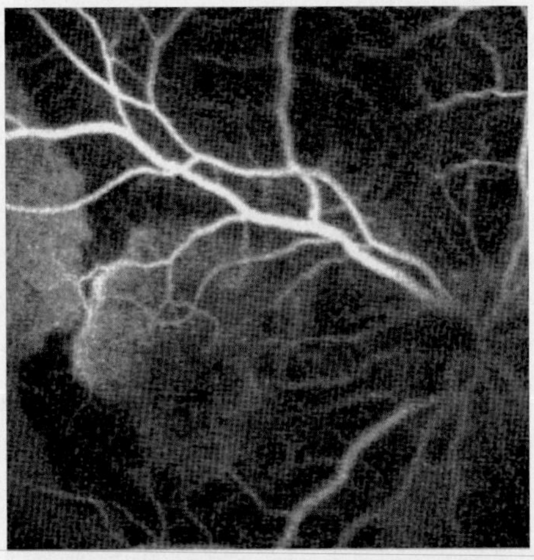

A

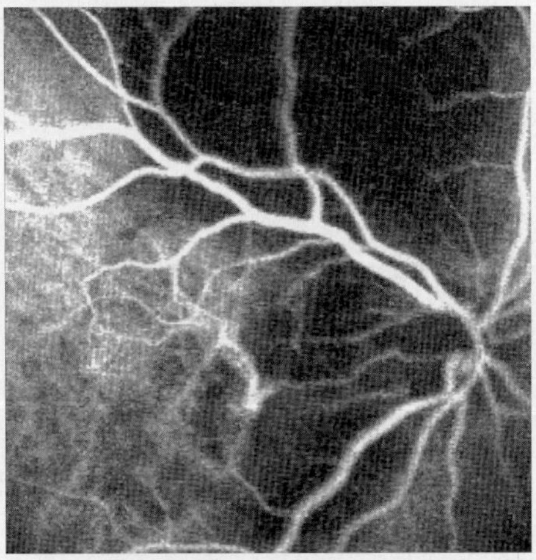

B

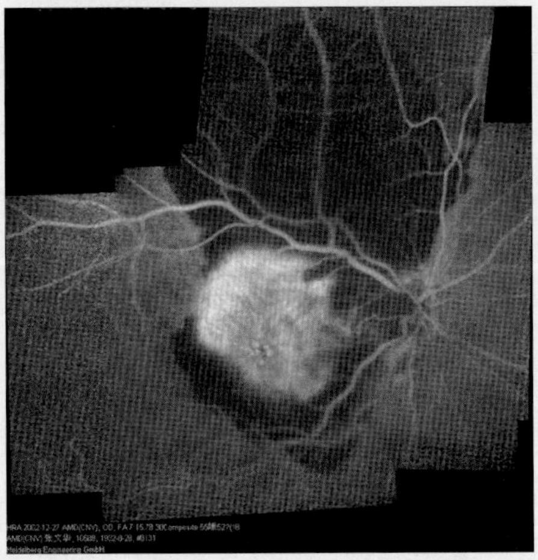

C

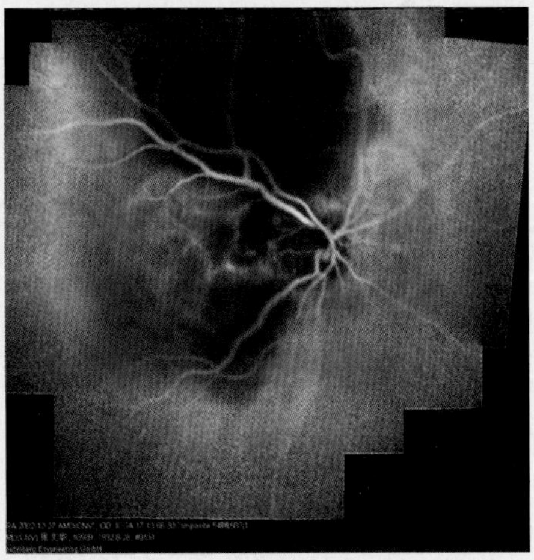

D

图 4-3-41　视网膜脉络膜血管的吻合（RCA）

A. 早期 FFA 像，显示视网膜下大片遮蔽荧光（出血），其间有片状荧光渗漏。　B. 早期 ICGA 像，对应 FFA 的荧光渗漏区内可见视网膜脉络膜血管的吻合。　C. 晚期 FFA 像，显示黄斑区的囊样荧光渗漏。　D. 晚期 ICGA 像，吻合处的血管无荧光渗漏

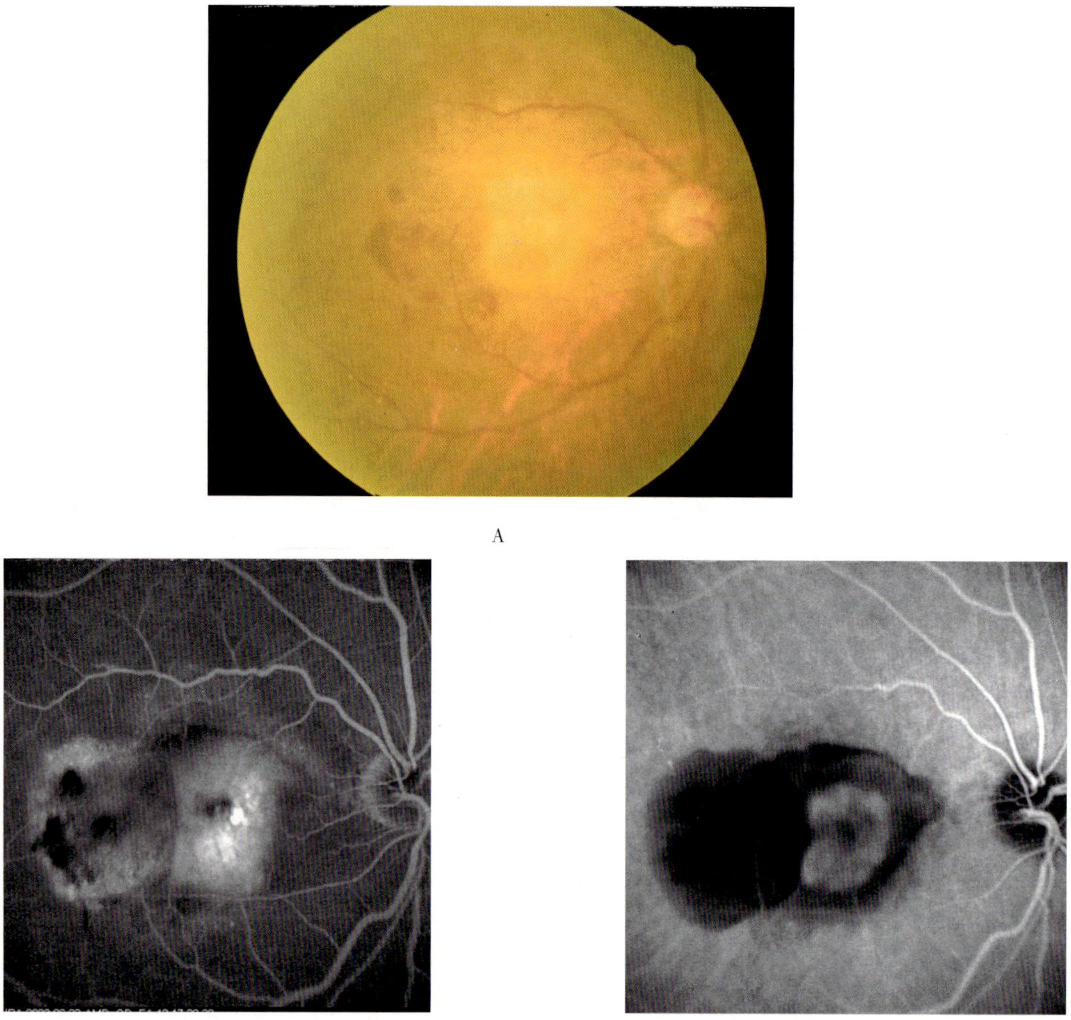

A

B C

图 4-3-42 多形性 CNV

A. 眼底彩照像。 B. FFA 像,显示黄斑区的大片荧光渗漏。 C. ICGA 像,显示浆液性 PED 中有多形性 CNV

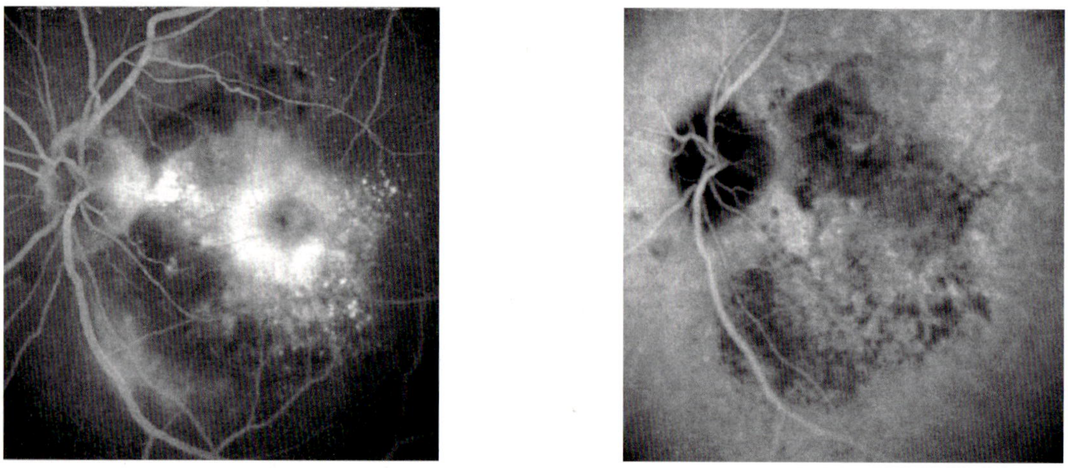

A B

图 4-3-43 斑片状隐匿性 CNV

A. FFA 像,显示不明来源的高荧光渗漏。 B. ICGA 像,显示晚期血管染色,没有明显的渗漏

ICGA 辨别的另两种 CNV 的形态为视网膜脉络膜血管吻合(RCA)及多形性 CNV。RCA 出现于 20%~93% 的热点状 CNV 中,以下临床特征有助于鉴别 RCA:①在热点的位置出现视网膜内出血;②在新生血

管的位置,ICG 染料的视网膜内渗漏形成黄斑囊样水肿;③ICGA 中血管性 PED 的出现;④经激光治疗,RCA 呈亮点(激光治疗后 RCA 保持红色,周围呈白色)。ICGA 可认清 RCA 的血管网络。ICGA 发现热点伴有 PED,经光凝治疗可控制渗出过程。Lafaut 等报道了 AMD 中 RCA 的临床病理学,他们发现组织学上 RCA 代表新生血管从神经网膜层长出,进入视网膜下,很像 CNV。最近研究发现在 ICGA 中热点有多种形态的表现,并且较多出现在视盘周围,可伴有血管性 PED,对直接光凝有较好反应。

Hanutsaha 等观察 432 只非渗出型 AMD 眼,眼底检查有玻璃膜疣,ICGA 检查发现 386 只眼有正常 ICGA 图像,46 只眼(11%)有不正常 ICGA 图像,即有渗出性改变的倾向,说明通过 ICGA 可预测有玻璃膜疣眼发生渗出性改变的可能性。Tomohiro 等对 16 只眼进行 ICGA 和 FFA 检查,11 只眼在 ICGA 的早期可看到 CNV 的网状结构,在 FFA 中有清晰边界,10 只眼晚期可见脉络膜高荧光,其中 3 只眼在高荧光区可见局限性脉络膜静脉扩张,其中 8 只眼在脉络膜高荧光区下可见 CNV,13 只眼看到有黑边围绕 CNV;在随访期中,8 只眼黑边变得清晰,有黑边的 1 只眼病情发展;9 只眼黑边静止或看不到,表示 CNV 退化;3 只眼 CNV 保持活动性或扩大。因此在 ICGA 中脉络膜血管异常如高荧光区或局限性静脉扩张,提示 CNV 的损害。

Piccolino 等报道,用人为升高眼内压的方法进行 ICGA。其原理是用人为升高眼内压的方法可以使染料在血管内的流速减慢,从而观察到脉络膜血管和与它相关的脉络膜损伤。用普通 ICGA 观察到患者眼底黄斑区有大片 CNV 斑,损伤表现为早期有明显边界的高荧光,并且在中后期荧光减弱。进一步用人为升高眼内压的方法进行 ICGA,显示这些损伤来源于小的脉络膜分支血管,荧光渗漏点在脉络膜动脉周围,并通过脉络膜静脉和颞下方的涡静脉相连。这说明脉络膜异常来源于动脉。这就很容易辨认出隐匿性 CNV。

Akira 等依据 ICGA 判断渗出型 AMD 自然病程中视力下降的预后。观察 89 例年龄 50 ~ 87 岁有典型或隐匿性 CNV 的 AMD,ICGA 图像如下:①有清晰边界的高荧光,在 ICGA 晚期渗漏;②有清晰边界的高荧光,晚期不渗漏;③不能很好描述的高荧光;④无高荧光。随访 6 ~ 67 个月,ICGA 渗漏眼视力下降的危险性高,无 ICG 渗漏则危险性不大。因此,ICGA 是预测 AMD 患者视力结果的有用工具。

普通眼底照相机的最大视角是 50°,激光扫描检眼镜(scanning laser ophthalmoscope,SLO)的视角更小,虽然 ICGA 在 SLO 辅助下可获得高质量的图像,并提供了有关脉络膜血循环的非常有价值的资料,但其应用尚存在局限性,从技术角度上,该系统尚有广角成像不满意的缺点。近几年,随着广角接触镜被广泛运用到检查、激光疗法和玻璃体手术中,Richadr 等试图运用 ICGA 进行大角度眼底摄像,针对 50 例病人使用 Volk Superquad 160 接触镜,视角达到 160°,获得的血管造影图像达到锯齿缘前方,能够详细描述脉络膜血管,如全面显示周边部 CNV 及脉络膜肿瘤,这些均优于普通 ICGA。

Faik 等运用 SLO 及数字化眼底照相机,对经 FFA 诊断为隐匿性 CNV 的患者(100 只眼)进行 ICGA 检查,SLO 能够很好描述 28% 隐匿性 CNV 的血管结构,而数字化眼底照相机仅能描述 8% 隐匿性 CNV 的血管结构;SLO 和数字化眼底照相机能够分别描述 37%、13% 的斑片状及 52%、35% 的点状改变。可见在描述血管结构方面,SLO 优于数字化眼底照相机;而在描述点、斑片状改变方面,数字化眼底照相机占有优势。

1995 年 Bischoff 将改进型 SLO 应用于同步 FFA 和 ICGA 造影,应用于 340 例中,大约 2/3 发现伴有境界清晰或隐匿性 CNV 的 AMD,一旦在 ICGA 图像上发现晚期荧光(热点),用 FFA 所提供的关键的视网膜血管标志可使 ICG 造影所表现的重要特征完全显现出来。Frank 等对 193 名病人共做 220 例同步造影,这些病人包括 AMD 伴有隐匿性或典型的 CNV,在造影全过程中,FFA 与 ICGA 同步造影给出高对比度的各阶段的图像,因而可准确地显示两种造影图的相互关系和两种造影剂在视网膜和脉络膜中的循环。Ruth 等对 12 例有 RPE 撕裂的患者用共焦激光扫描系统同时进行 ICGA 和 FFA 检查,在 ICGA 中卷曲的 RPE 下有 11 只眼(92%)可见清晰的 CNV,其中 5 只眼为点状,6 只眼为斑片状,与之相比,FFA 以晚期荧光渗漏作为隐匿性 CNV 的标志有 9 只眼可见,但无清晰边界,可见 ICGA 在 RPE 撕裂中显示 CNV 图像的效果优于 FFA。另一项研究对 657 例隐匿性 CNV 进行 FFA 联合 ICGA,其中 413 只眼无 PED,89 只眼有热点(22%),142 只眼(34.3%)经 ICGA 检查有进行光凝治疗的可能;235 只眼伴隐匿性 CNV 及血管性 PED,其中 98 只眼(42%)经 ICGA 发现有光凝治疗的可能。因此,ICGA 可作为指导激光治疗的重要工具。以上研究证实在鉴别 CNV 时,ICGA 是 FFA 的重要辅助手段,对边界清晰的 CNV 连接大血管与毛细血管的清晰血管图像,FFA 比 ICGA 更敏感,而 ICGA 则能使大约 30% 的隐匿性 CNV 的边界显示清楚,从而得到治疗。因此,辨认 CNV 的最佳方法是进行 FFA 与 ICGA 的联合造影。

作者等自 1999 年 11 月至 2000 年 12 月对 52 例年龄 51 ~ 80 岁[平均年龄(64. 12 ± 8. 59)岁]的渗出型 AMD 患者进行了详细的眼部检查、眼底彩色照相、FFA 和 ICGA 检查,其中单眼 39 例,双眼 13 例,共 65 只眼。33 例 39 只眼伴有黄斑出血,1 只眼合并玻璃体出血,采用共焦激光 FFA 及 ICGA 同步检查。在渗出型 AMD 的 65 只眼中,ICGA 诊断为典型性 CNV 的有 33 只眼,占 50. 8%,FFA 诊断为典型性 CNV 的有 8 只眼,占 12. 3%;FFA 诊断为隐匿性血管性 RPE 病变的 28 只眼中 ICGA 诊断为典型性 CNV 的有 19 只眼(图 4-3-38),FFA 诊断为隐匿性血管性 PED 的 5 只眼中 ICGA 诊断为典型性 CNV 的有 2 只眼(图 4-3-39),FFA 诊断为隐匿性血管性 RPE 病变和血管性 PED 的 2 只眼中 ICGA 诊断为典型性 CNV 的有 1 只眼,FFA 诊断为隐匿性 CNV 的 35 只眼中有 25 只眼 ICGA 诊断为典型性 CNV(图 4-3-44)。ICGA 发现局部 CNV"热点"(hot spot)的 1 只眼(图 4-3-40)。合并黄斑出血的 39 只眼中,FFA 不能发现 CNV 而 ICGA 能发现的共 5 只眼(图 4-3-45)。

19 只眼 ICGA 较 FFA 显示的 CNV 范围大,2 只眼 ICGA 较 FFA 显示的 CNV 数量多。1 只眼 FFA 及 ICGA 均发现未见 CNV 的 RPE 脱离;伴神经上皮脱离的 1 只眼中,ICGA 与 FFA 均发现典型 CNV;伴浆液性 RPE 脱离的 15 只眼中,ICGA 发现 14 只眼有典型 CNV,FFA 发现 4 只眼有典型 CNV(图 4-3-36);伴出血性 RPE 脱离的 11 只眼中,ICGA 发现 3 只眼有典型 CNV,FFA 均未发现 CNV(图 4-3-46)。ICGA 发现 CNV 供养血管(feeder vesel)的有 3 只眼(图 4-3-47)。

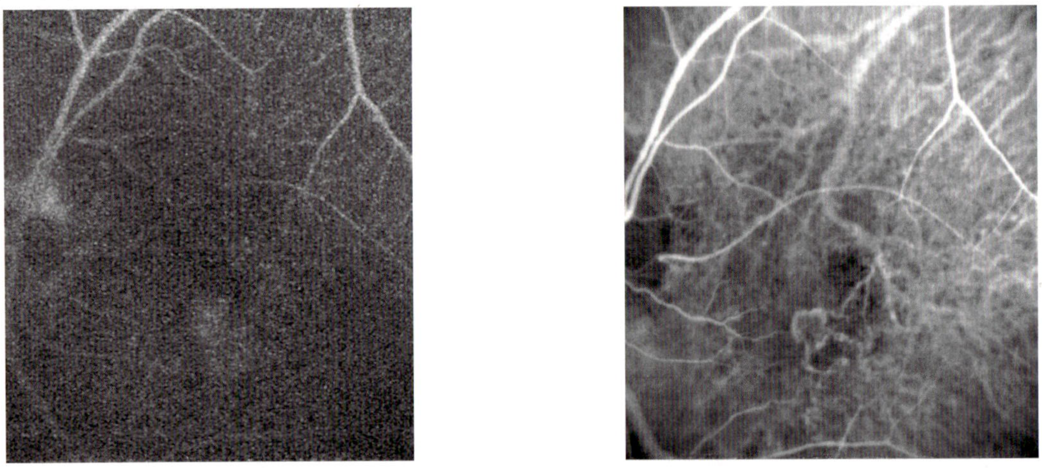

A　　　　B

图 4-3-44　隐匿性 CNV

A. FFA 像,显示后极视网膜可见一片状境界不清的强荧光。　B. ICGA 像,显示边界清楚的片状 CNV

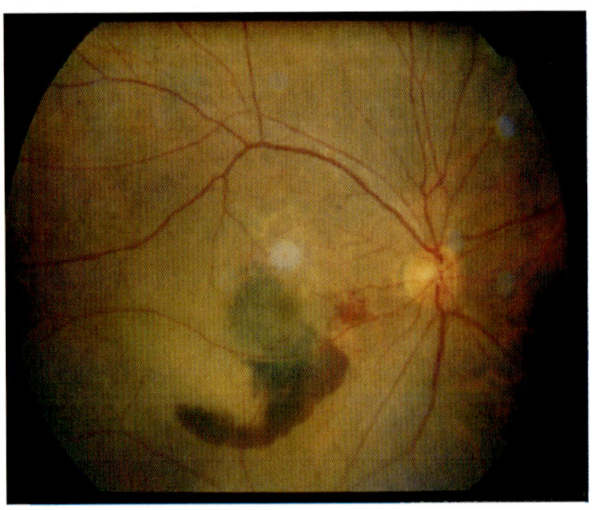

A

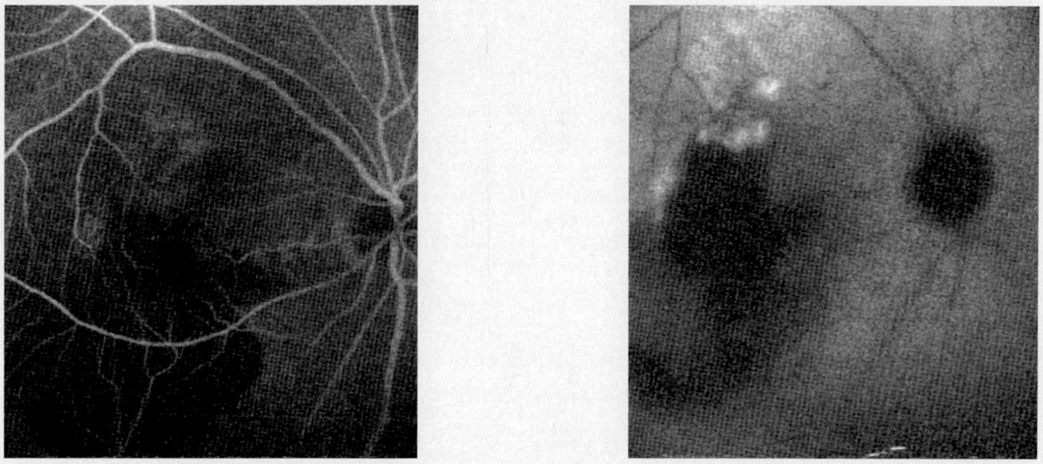

B　　　　C

图 4-3-45　隐匿性 CNV

A. 眼底彩照像，显示右眼黄斑区有"鱼形"深层出血。　B. FFA 像，显示黄斑区有"鱼形"出血性遮蔽荧光，其上方可见模糊的强荧光影像，未能发现 CNV。　C. ICGA 像，显示 3 个点状强荧光位于出血性弱荧光的顶端，为 CNV

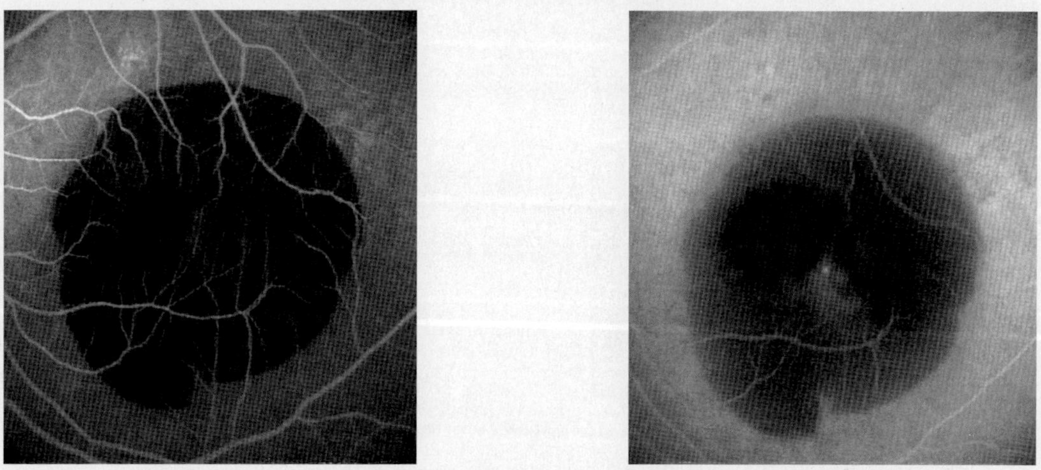

A　　　　B

图 4-3-46　出血性 RPE 脱离

A. FFA 像，显示黄斑区出血性片状遮蔽荧光，未见 CNV。　B. ICGA 像，显示出血性弱荧光，中间有 CNV

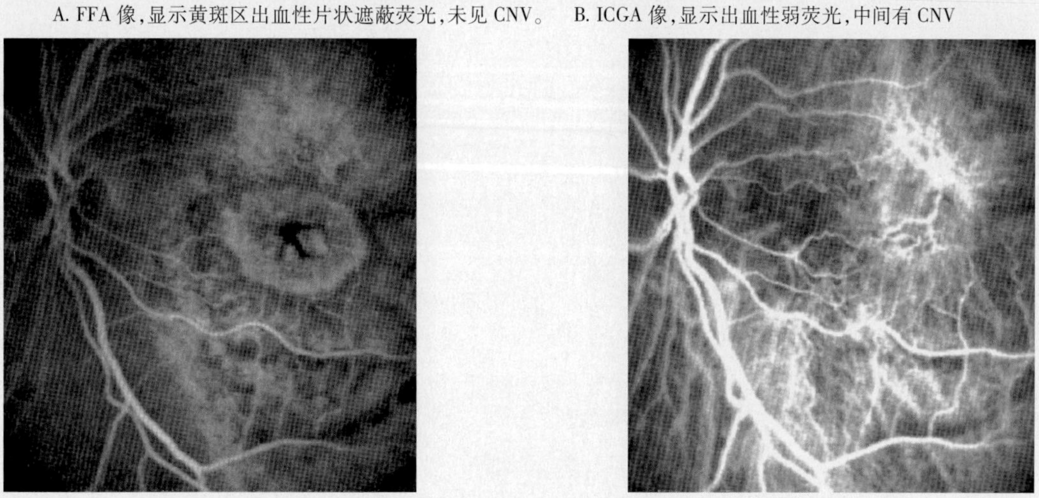

A　　　　B

图 4-3-47　CNV 的供养血管

A. FFA 像，显示花瓣状强荧光，为黄斑囊样水肿。　B. ICGA 像，显示 CNV 的供养血管纤维血管性盘状瘢痕(fibrovascular disciform scar)的 FFA 检查可表现出多种图像,可出现一个花瓣状高荧光伴少量或没有晚期染色的环状区,或晚期可见到造影中一个盘状瘢痕染色,并常由于瘢痕内存留的血管而出现渗漏。FFA 诊断为瘢痕染色的 7 只眼中,有 2 只眼 ICGA 发现典型 CNV(图 4-3-48)。瘢痕期 ICGA 发现脉络膜血管扩张的有 4 只眼(图 4-3-49)。在渗出型 AMD 中 FFA 共发现 6 只眼晚期呈花瓣状强荧光(黄斑囊样水肿),而 ICGA 呈弱荧光与强荧光相夹(图 4-3-50),或发现典型性 CNV(图 4-3-51)。

检查结果显示,采用 ICGA 可弥补 FFA 的不足,而 ICGA 能有效发现 FFA 不能诊断的隐匿性 CNV,有利于发现黄斑出血所掩盖的 CNV,ICGA 较 FFA 发现的 CNV 多,占 50%,且显示较清晰,范围较大,而且数量较多,极大地提高了隐匿性 CNV 的诊断率。其他作者的报道与本组研究结果一致。ICGA 比 FFA 显示隐匿性 CNV 的效果好,这与 ICG 的特性有关,其可穿透血液和进入血流,染色 CNV,而在血管外周围空间没有较多的 ICG 染料渗漏,使 CNV 显影较清晰。同时 PED 比周围脉络膜荧光暗,主要是由于 ICG 染料的蓄积,在 ICGA 暗背景下 PED 持续强荧光,存在隐匿性 CNV,ICGA 可区分血管性 PED 和浆液性 PED,血管性 RPE 内隐匿性 CNV 表明在脱离的 RPE 有薄层 CNV。Guyer 等将 CNV 的 ICGA 表现根据强荧光的大小分为点状、斑状,或两者都有。

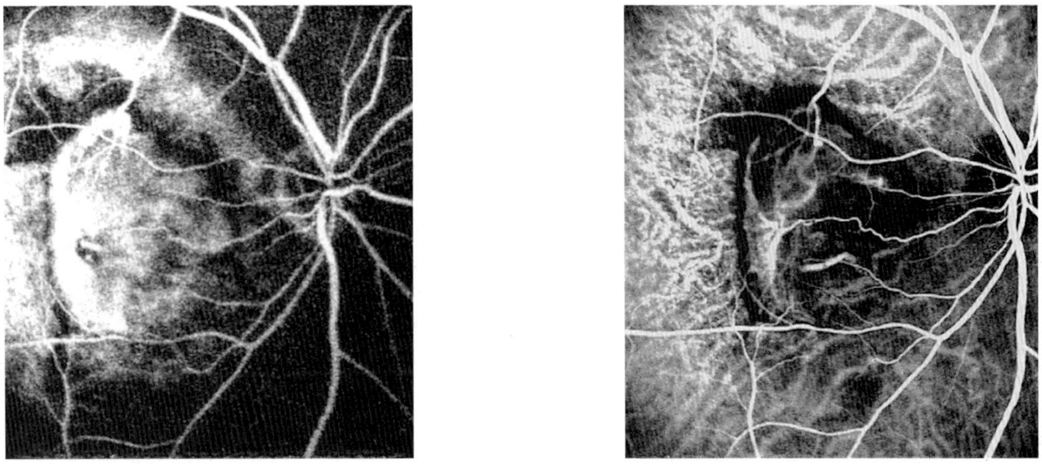

A　　B

图 4-3-48　纤维血管性盘状瘢痕

A. FFA 像,显示瘢痕染色。 B. ICGA 像,显示瘢痕染色,同时有 CNV

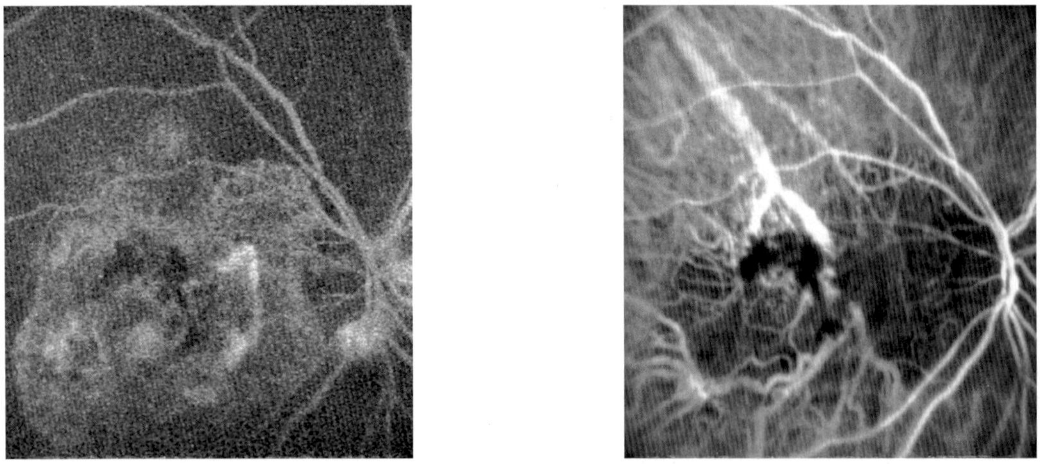

A　　B

图 4-3-49　纤维血管性盘状瘢痕

A. FFA 像,显示瘢痕染色,伴有色素增生性片状遮蔽荧光。 B. ICGA 像,显示脉络膜血管扩张,瘢痕区内仅见脉络膜大血管

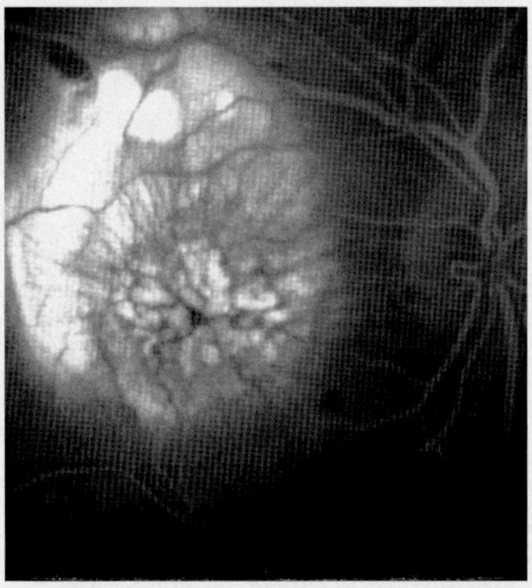

A

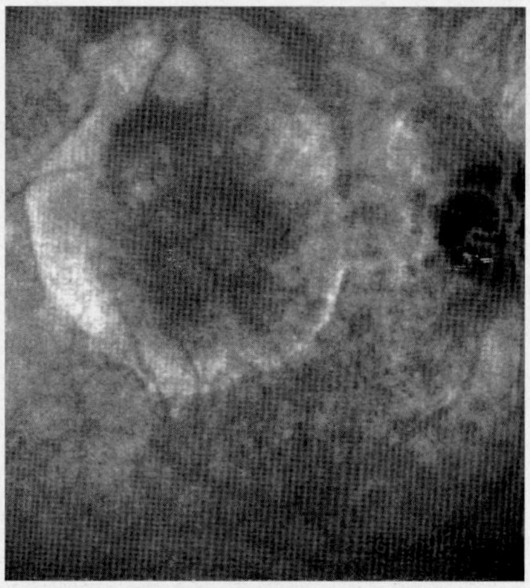

B

图 4-3-50　黄斑囊样水肿

A. 晚期 FFA 像,显示黄斑区大范围的花瓣状强荧光,其颞上方有一线状出血性遮蔽荧光。　B. 晚期 ICGA 像,黄斑区呈强弱荧光相夹,不如 FFA 清楚

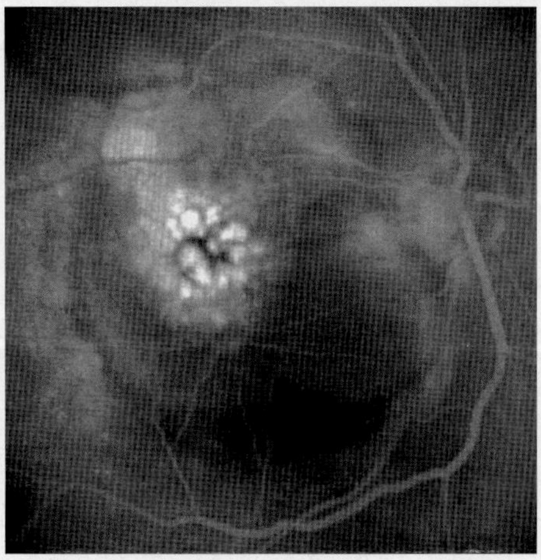

A

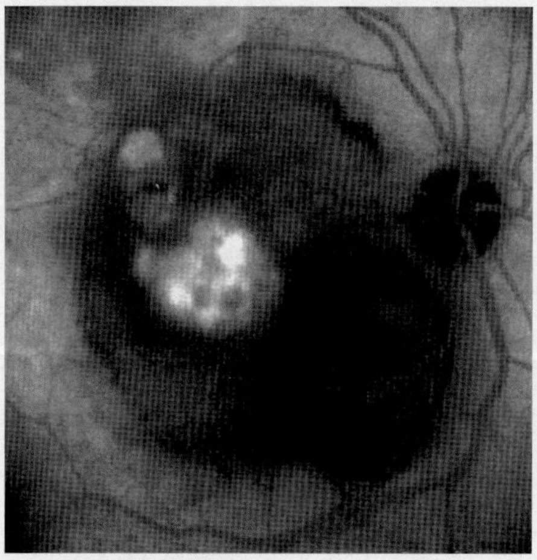

B

图 4-3-51　黄斑囊样水肿

A. FFA 像,显示黄斑区花瓣状强荧光。　B. ICGA 像,显示低荧光中央有高荧光渗漏,为 CNV

5. ICGA 在 AMD 的 CNV 治疗中的作用　有出血或渗出遮盖的情况下,FFA 不能发现 CNV,以前只有等血或渗液吸收以后才能进行治疗,这样往往延误病情,因为在等候期间 CNV 会从中央凹旁长入中央凹,从而使中心视力下降甚至丧失。研究表明,ICGA 可以发现大约 20% ~40% 的隐匿性 CNV 可治疗的病变区。Reichel 等报道用 ICGA 可以清楚地看到 60% CNV 的位置和范围,有 40% 因太厚重的出血而未看到 CNV,当 CNV 被浓厚的视网膜下或视网膜内的出血遮盖时,ICGA 在显示 CNV 的位置及范围上都优于 FFA,针对在 ICGA 中看到的高荧光区进行激光治疗,可以巩固或改善患者的中心视力。根据 ICGA 结果来指导激光治疗病人,有 50% 的患者视力提高或稳定,或渗出物吸收,表明由 ICGA 确定病灶可能使激光治疗更有效。Baumal 等报道,在 FFA 诊断为不伴 CNV 的浆液性 RPE 脱离的患眼中,ICGA 发现有 83% 伴有 CNV,17% 未见 CNV,说明 ICGA 可以提高浆液性 RPE 脱离情况下 CNV 的发现率,从而有效地指导激光治疗 ICG 的高荧光区。ICG 高荧光区的形态在 15 只眼中为点状,4 只眼中为斑片状,20 只眼在 ICGA 指导下进行光凝,在这些眼中,30% 视力保持稳定,70% 下降,可见激光治疗可使浆液性 RPE 脱离平复,但是否能够改善患者的视力,阻止 CNV 的发生以及瘢痕的形成,尚无可靠的依据。

激光光凝治疗 CNV 后有可能出现复发，据报道复发率为 66%，因此光凝后 CNV 的复发是激光疗法失败的主要原因。尽管有些病例经 FFA 检查能够发现，大多数患者经眼底检查证实有新的渗出和视力下降，但 FFA 不能发现复发性 CNV 的清楚边界，仅能在以前治疗的位置显示弥漫染色和渗漏，因此

FFA 常不能很好地显示复发性 CNV。MPS 指出激光治疗后 6 周内发现 CNV 称为持续性 CNV，超过 6 周又发现 CNV 称为复发性 CNV。Regillo 等对诊断为渗出型 AMD 的 21 个病人的 24 只眼在光凝治疗后进行 FFA-ICGA 造影，随访观察 20 个月，共进行 54 对 FFA-ICGA 造影，发现 FFA 显示边界清晰 CNV、边界模糊 CNV、无 CNV 的比例为 19%、35%、46%；相应地 ICGA 显示边界清晰 CNV、无 CNV 的比例为 70% 和 88%，在 FFA 中表现为隐匿性 CNV 的 19 只眼中，有 9 只眼（47%）在 ICGA 中显示为边界清晰的 CNV，其中 5 只眼的 CNV 不在中央凹下。ICGA 已被证实有助于显示复发性 CNV，是一种有效的辅助手段。但在 FFA 中显示边界清晰的 CNV 及无明显复发性 CNV 证据的患眼，ICGA 缺乏临床价值。Sorenson 等报告对 FFA 发现的复发性隐匿性 CNV 使用 ICGA 复查，结果发现 90% 患者的 ICGA 检查更清楚。根据 ICGA 的结果，特别是边界明确的热点，能较好地诊断中央凹外、中央凹旁、中央凹下的复发性 CNV，并且指导激光光凝治疗。特别是针对中央凹下的 CNV，ICGA 可以检查出其供养血管，从而指导激光治疗。Giovanni 等观察两组病人，一组为 15 人，有中央凹下 CNV，用 ICGA 能够清晰地检查出其供养血管，一组为 16 人，其供养血管小于 85μm。用氩绿激光治疗供养血管，在光凝后即刻、2 天、7 天、30 天、3 个月进行 ICGA 观察，如果供养血管仍存在，则立即重新光凝。两组分别随访 23 ~ 34 个月、4 ~ 12 个月，第一组第一次光凝后仅有 1 例 CNV 消失，5 例需要多次光凝，9 例失败，成功率为 40%，第二组成功率为 75%。发现光凝治疗供养血管的成功与否与供养血管的直径、长度和数量有关，当发现供养血管未全封闭时，重新用激光光凝。

Ching J. Chen 等报告了光凝后 AMD 患者热点的自然病程和 ICGA 的表现。观察 230 例渗出型 AMD 患者，用氪激光治疗，在光凝后 2 周、4 周、6 周和 3 个月进行 ICGA 检查，以观察光凝后低荧光区的热点。光凝后 2 周 40 例(18%)有热点，其中 31 例(78%)热点消失，无 CNV 复发，4 例有复发的 CNV，5 例无热点，说明热点会自然消失，不代表 CNV 复发，在 ICGA 中热点的出现不暗示立即进行光凝。

Guy 等提出对不适于光凝的 AMD 患者可采用放射疗法治疗 CNV。观察 28 例经 ICGA 和 FFA 证实有远离中央凹的孤立的隐匿性 CNV 的 AMD 患者，分 4 个阶段用 16Gy 的能量，每 4Gy 用一个 4MeV 光束，随访 6 ~ 9 个月。68% 视力稳定，18% 视力下降 3 ~ 6 行，10% 视力下降超过 6 行；FFA 检查显示 67% 损害的大小稳定，13% 下降，20% 变大；ICGA 显示 93% CNV 的大小稳定，7% 变大，说明放射疗法对于限制孤立的中央凹下隐匿性 CNV 的发展有效。

总之，ICGA 是 CNV 的一项重要的诊断工具，尽管 FFA 能够描述经典的 CNV，但 ICGA 能更好地描述隐匿性 CNV，同时亦能更全面地描述经典 CNV 的损害程度，特别是可发现 CNV 的供养血管，从而在 ICGA 的指导下进行光凝或放射疗法，以阻止严重的视力下降。检查出 CNV 是治疗 AMD 的第一步，ICGA 对 AMD 病人隐匿性 CNV 的检查与定位具有重要价值。

临床研究表明，激光光凝中央凹下 CNV 是有益处的，但无法解决光凝后视力突然下降及复发的问题，因为在大多数渗出型 AMD 中，CNV 很大且位于中央凹下，通常不予治疗。治疗 CNV 的其他一些方法都不能充分证明其疗效和安全性。ICGA 为 AMD 的 CNV 准确的激光治疗提供了有效的方法。本组 ICGA 发现 3 只眼 CNV 有供养血管。Shiraga 等报道，170 例有中央凹下 CNV 的患者中，有 37 例(22%)检查出供养血管。Howard 等认为动态的 ICGA 常在造影早期(早于 FFA 的静脉层流期)发现小的供养血管。Giovanni 等也发现“动脉性”供养血管在造影很早期出现，接着呈分支状注入 CNV，然后是静脉染色，而 FFA 不能显示供养血管的存在。在隐匿性 CNV 有时也能发现 CNV 的部位，部分患者只能见到异常的强荧光点，即所谓的“热点”(hot spot)。

(三)息肉状脉络膜血管病变(polypoidal choroidal vasculopathy，PCV)

PCV 是一种多发性、复发性、出血性视网膜神经上皮层及色素上皮层脱离，眼底可见橘红色球形息肉样病变(图 4-3-52A、B)。ICGA 被用于鉴别 PCV，其特异性和敏感性很强。PCV 的 ICGA 特征包括：①异常的脉络膜血管网，这种异常血管网的血管管径一般较 CNV 粗，走行呈扇形或放射状，常可见一滋养血管；②异常血管网的末端可见血管瘤样扩张，称之为息肉状结构。这种结构可以是单个或多个成串的。在其边缘常可见色素上皮脱离(图 4-3-52C)，这是诊断该病的显著影像学特征。ICGA 的早期图像显示 PCV

血管网的大血管先于视网膜血管充盈，但是与未受累的脉络膜组织相比，病变内和围绕病变周围的区域保持弱荧光，识别血管网后不久，即见到位于脉络膜内小的强荧光息肉，其对应于生物活体显微镜下所见的橘红色病灶。造影晚期与先前观察到的荧光图像相反，围绕病变区变成强荧光而病变中央显示为弱荧光。在ICGA的极晚期，染料从病变处被冲刷干净，通常称之为“洗白”现象。

根据眼底病变的严重程度分型。①亚临床型：无明显临床症状，眼底检查无明显异常。②经典型：眼底可见典型的橘红色结节样病变，浆液性或出血性色素上皮脱离。视功能可有不同程度损害。可有大量视网膜下或色素上皮下出血，纤维机化膜形成，继发玻璃体出血或视网膜脱离。根据病变部位分型：①旁视乳头型；②黄斑中心型及旁中心型；③周边型。根据FFA及ICGA分型：①典型型；②息肉型，仅见瘤样扩张；③分支血管网型，未见瘤样扩张。由于PCV与AMD有太多的相似之处，所以PCV很可能就是AMD的一种亚型。

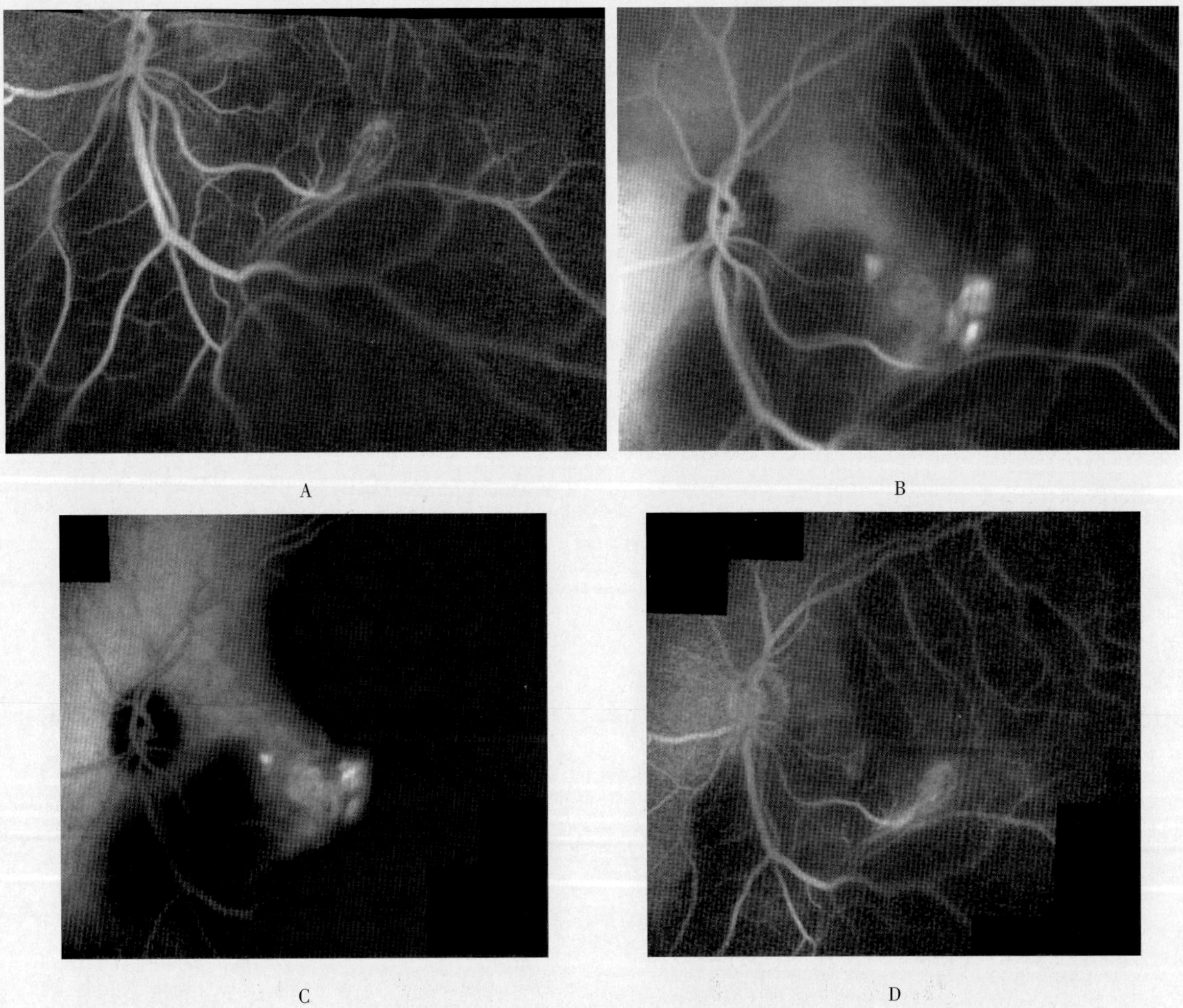

图4-3-52 息肉状脉络膜血管病变(PCV)

A. FFA早期像，可见视网膜下大量出血遮蔽荧光。 B. ICGA早期像，显示在出血区内扩张、膨隆的异常脉络膜血管荧光。 C. ICGA晚期像，显示异常脉络膜血管部位荧光轻度增强。D. FFA晚期像，显示异常脉络膜血管部位呈现斑片状高荧光

(四)萎缩型AMD

萎缩型AMD临床更为常见，也可向渗出型AMD发展，早期眼底特征为黄斑部玻璃膜疣、色素紊乱、RPE退变等改变，晚期出现板层裂孔及地图状萎缩等改变。

1. 黄斑玻璃膜疣 玻璃膜疣的临床表现多种多样，其大小、形态、数量、隆起度各不相同，Kuhno等认为玻璃膜疣的弱荧光可能与脉络膜的毛细血管堵塞有关，强荧光可能与异常血管的通透性增加有关。发

生在具有玻璃膜疣眼的 RPE 脱离，造影检查中表现为低荧光。

（1）硬性玻璃膜疣　检眼镜下表现为视网膜深层的圆形黄白色点状沉着物，有清晰的边界，覆盖其表面的 RPE 常有色素脱失。组织病理学上，硬性玻璃膜疣为 Bruch 膜内、外胶原层之间的 PAS 阳性玻璃样聚积物。约 83% 的正常成年人眼有硬性玻璃膜疣存在，并且硬性玻璃膜疣与 CNV 的发生亦不相关。由于覆盖于玻璃膜疣表面的 RPE 发生萎缩变化，使色素上皮表现为“窗样”缺损，导致脉络膜背景荧光增强，于造影早期显示为多发的高荧光点，所以硬性玻璃膜疣在 FFA 早期显示为强荧光，ICGA 早期显示为斑点状强或弱荧光（图 4-3-53），造影晚期更清楚，玻璃膜疣与消退的脉络膜背景荧光相比较反差更大。随病程发展，硬性玻璃膜疣可转化为软性玻璃膜疣或发展为地图状萎缩。

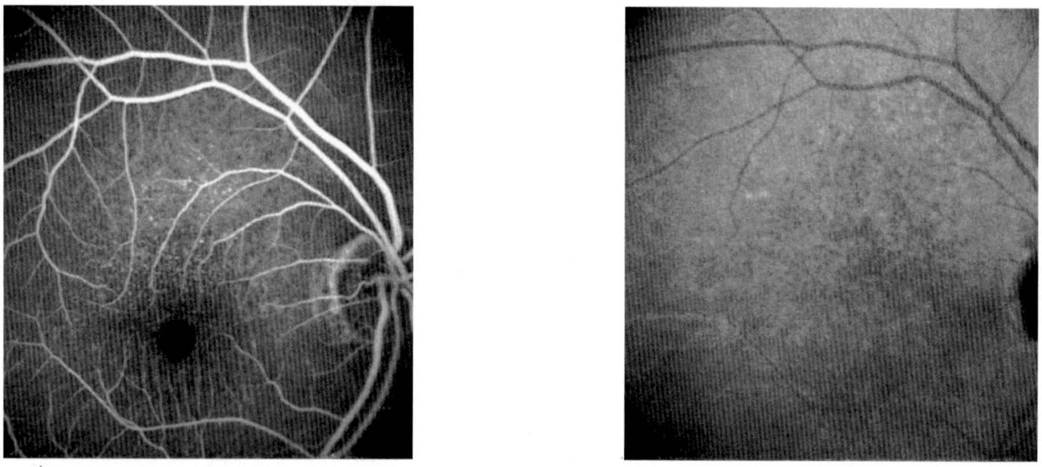

A　　B

图 4-3-53　硬性玻璃疣

A. FFA 像，显示点状强荧光。　B. ICGA 像，显示斑点状强或弱荧光

（2）软性玻璃膜疣　较硬性玻璃膜疣大，呈片状或团块状，边界模糊。FFA 显示强荧光，ICGA 显示弱荧光，弱荧光出现很早，出现于脉络膜动脉期且持续全过程。在 FFA 晚期强荧光点有融合趋势，为浆液性 RPE 脱离。在 ICGA 中软性玻璃膜疣早期呈斑片状弱荧光，夹杂簇状强荧光，晚期呈弱荧光。在软性玻璃膜疣中，ICGA 可发现早期静止的 CNV（图 4-3-54）。软性玻璃膜疣的 ICGA 表现为弱荧光时，FFA 表现的数量及范围较 ICGA 大（图 4-3-55）；当 ICGA 表现为强荧光时，FFA 表现的数量及范围较 ICGA 小（图 4-3-56）。

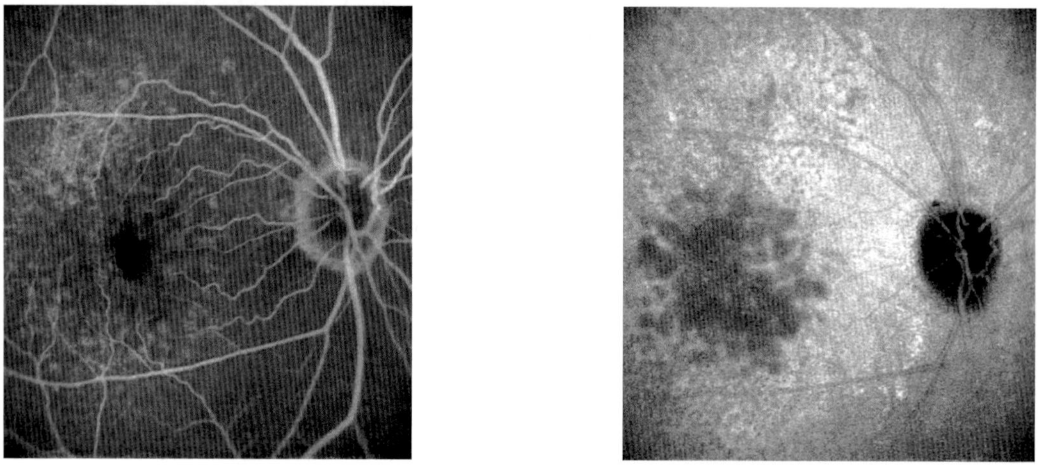

A　　B

图 4-3-54　软性玻璃疣

A. FFA 像，显示强荧光点有融合趋势。　B. ICGA 像，显示斑片状弱荧光，夹杂簇状强荧光

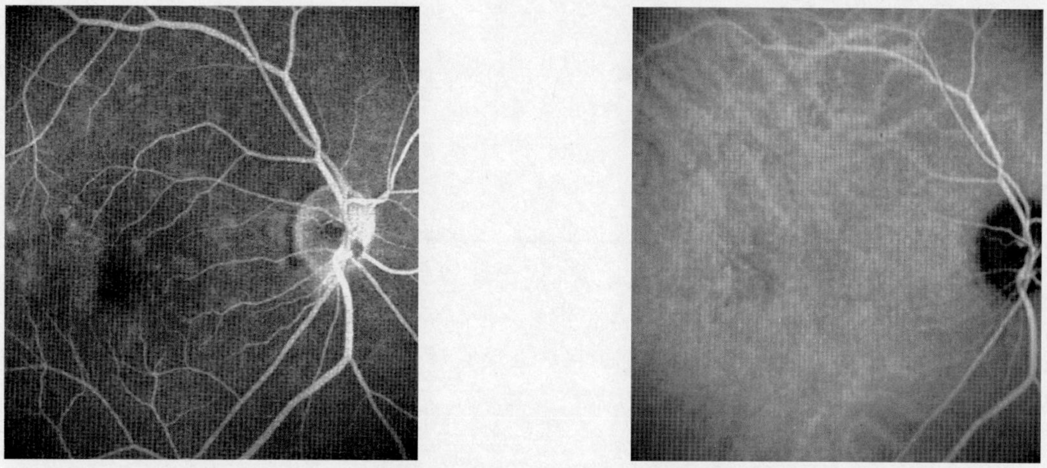

A　B

图 4-3-55　软性玻璃疣

A. FFA 像，显示强荧光数量及范围较 ICGA 大且清晰。　B. ICGA 像，显示弱荧光

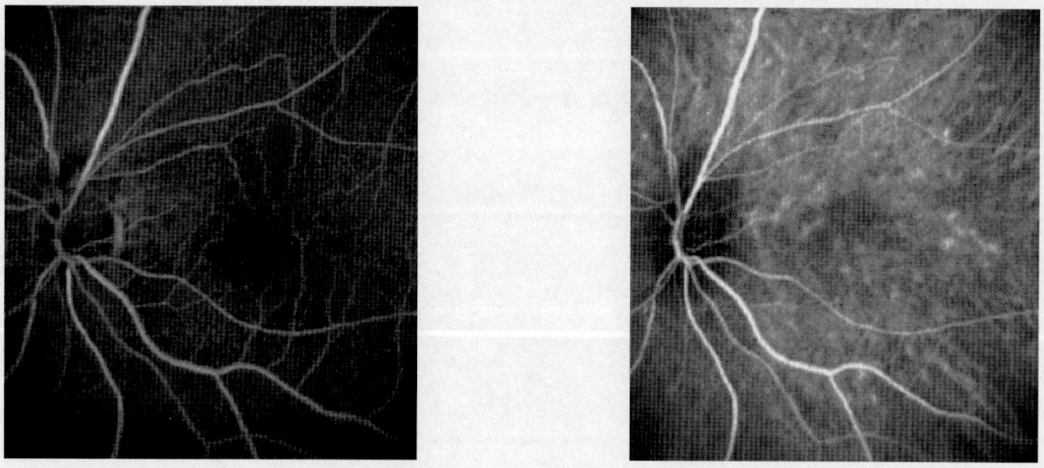

A　B

图 4-3-56　软性玻璃疣

A. FFA 像，显示数量及范围较 ICGA 小。　B. ICGA 像，显示强荧光，FFA 不如 ICGA

软性玻璃膜疣的内容物由不定型物质、囊胞、膜样碎屑组成，有些可见脉络膜毛细血管长入，使疣内存在液体。融合的、较大的软性玻璃膜疣进一步发展可导致浅的 PED 或伴发 CNV，也可吸收消退形成萎缩灶。

（3）半固体玻璃膜疣（semisolid drusen）　虽然造影所见荧光不像软性玻璃膜疣那么亮，但可表现为延迟染色现象（图 4-3-57）。

（4）基底膜玻璃膜疣（basal laminar drusen）　动脉期或动静脉期显示散在荧光，晚期褪色。由于这种玻璃膜疣数目难以数清，所以 FFA 图像被描绘为“满天星斗”或“混浊不清”的特征（图 4-3-58）。

黄斑玻璃膜疣是 AMD 早期眼底的重要特征，其发病机制是 RPE 代谢失调，Bruch 膜内的异常沉积物所致玻璃膜疣可阻碍视网膜和脉络膜毛细血管之间营养物质和代谢产物的交换，导致感光细胞的变性萎缩，视功能受损。硬性玻璃膜疣不是 AMD 的特征性改变，它的出现说明 RPE 存在局部病理改变。软性玻璃膜疣与 AMD 密切相关，可形成渗出型 AMD，尤其是大的、数量较多及具有融合倾向的玻璃膜疣是渗出型 AMD 发病的危险因素。作者等对玻璃膜疣进行了 FFA 与 ICGA 图像对比观察，发现硬性玻璃膜疣边界清晰，在 FFA 中显示清晰的强荧光，在 ICGA 中表现斑点状强荧光，而一些玻璃膜疣表现正常荧光；软性玻璃膜疣在 FFA 晚期强荧光点有融合趋势，表现为浆液性 RPE 脱离，在 ICGA 早期可无荧光改变，晚期表现为斑片状弱荧光，夹杂簇状融合强荧光。Bottoni 等认为 ICG 染料 98% 与血浆蛋白结合，在造影早期阶段不能弥散到血管外的空间，不能穿透 Bruch 膜，早期 ICGA 缺乏着色或窗样缺损，早期脉络膜强荧光可阻挡表浅的玻璃膜疣,因而 ICGA 不能发现硬性玻璃膜疣。另外,微机显示屏难以分清小的玻璃膜疣,尤其是在 ICGA 晚期。软性玻璃膜疣可造成小范围的 Bruch 膜内层脱离,ICG 染料蓄积和着色,与未损害的脉络膜周围空间形成荧光对比,是软性玻璃膜疣造影晚期强荧光的原因。晚期强荧光表明红外光穿透了 RPE。融合性玻璃膜疣表明有更多的变性区和变薄的 RPE,在不同的眼底色素可显示不同程度的强荧光,尤其在眼底后极部。在软性玻璃膜疣中,任何早期或晚期的强荧光都暗示渗出型 AMD 发生的可能性。本研究在软性玻璃膜疣中,ICGA 发现 1 只眼强荧光斑,与 Guyer 等描述发生的 CNV 相似,他用激光预防性治疗,使渗出病变明显吸收。作者等发现当 ICGA 表现为弱荧光时,FFA 表现的数量及范围较 ICGA 大;当 ICGA 表现为强荧光时,FFA 表现的数量及范围较 ICGA 小。Bottoni 等发现脉络膜遮蔽荧光与玻璃膜疣大小有关,玻璃膜疣越大,遮蔽时间越长,因此软性玻璃膜疣在 ICGA 中的荧光不易观察。Arnold 等认为玻璃膜疣的弱荧光可能为疣内球状物质遮蔽脉络膜血管荧光所致,而强荧光可能是玻璃膜疣的内容物具有对 ICG 分子高度亲和力的缘故,玻璃膜疣的荧光改变可能还与年龄及病程有关。Bottoni 发现,ICGA 中边界模糊的强荧光预示有 CNV 的存在。因而,FFA 与 ICGA 同步检查有助于玻璃膜疣的分类和判断玻璃膜疣的性质,评价 AMD 病变的进展。

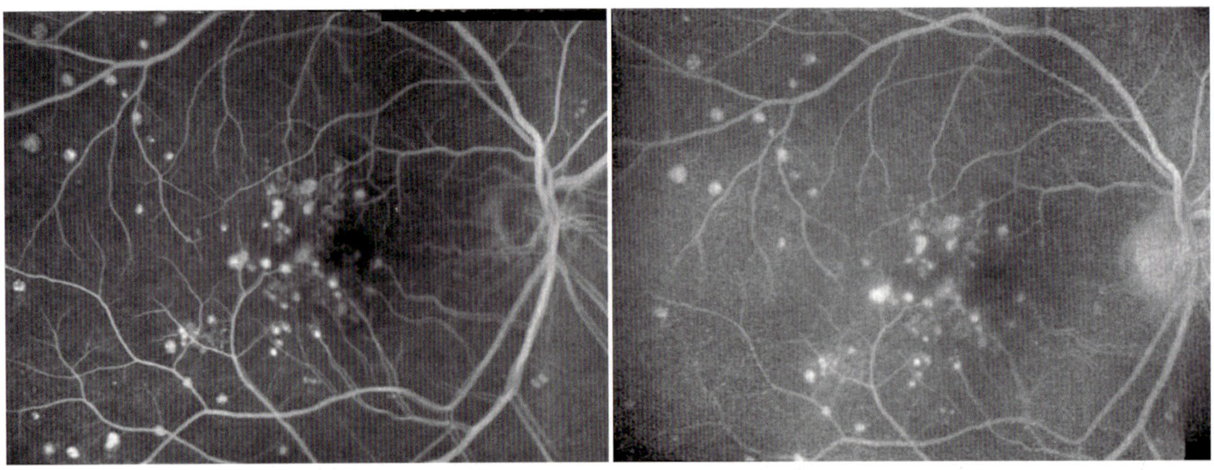

A　　B

图 4-3-57　半固体玻璃膜疣

A. 早期 FFA 像,显示散在点状强荧光。　B. 晚期 FFA 像,显示轻度染色

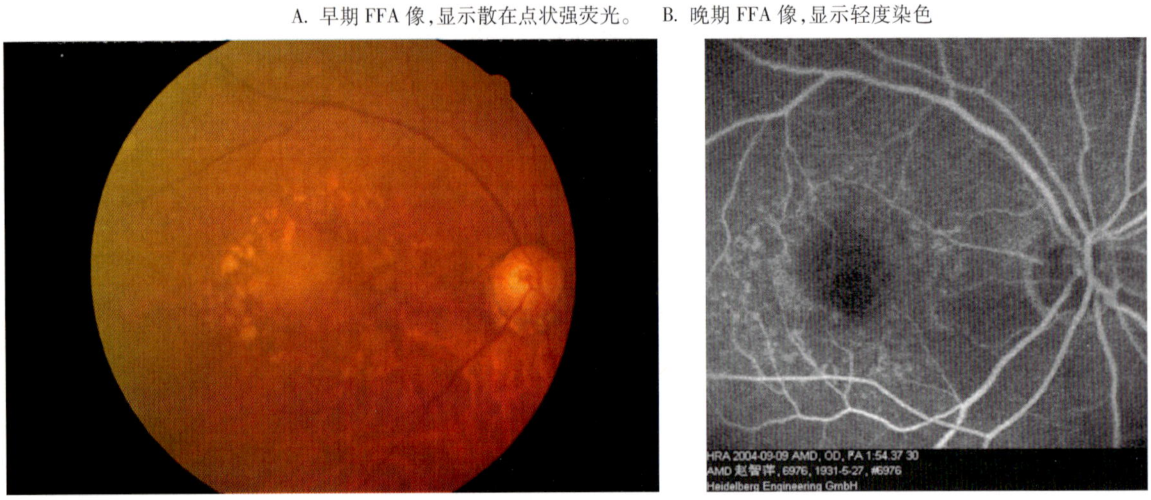

A　　B

图 4-3-58　基底膜玻璃膜疣

A. 眼底彩照像。　B. FFA 像,显示散在荧光染色,玻璃膜疣数目难以数清

2. RPE 的改变

(1)RPE 色素脱失、增生及色素紊乱　萎缩型 AMD 通过 FFA 和 ICGA 均可发现 RPE 损害,包括:①局部色素增生,萎缩型 AMD 的黄斑区可有一个或数个斑点状色素增生区,FFA 表现为遮蔽荧光;②黄斑区

一个或多个 RPE 色素脱失、萎缩灶，FFA 早期呈斑驳样荧光，晚期呈荧光染色(图 4-3-59)，ICGA 晚期呈斑片状强弱荧光相间的 RPE 损害荧光征象，造影早期无这种改变，于 ICGA 中晚期后极部有簇状强荧光。

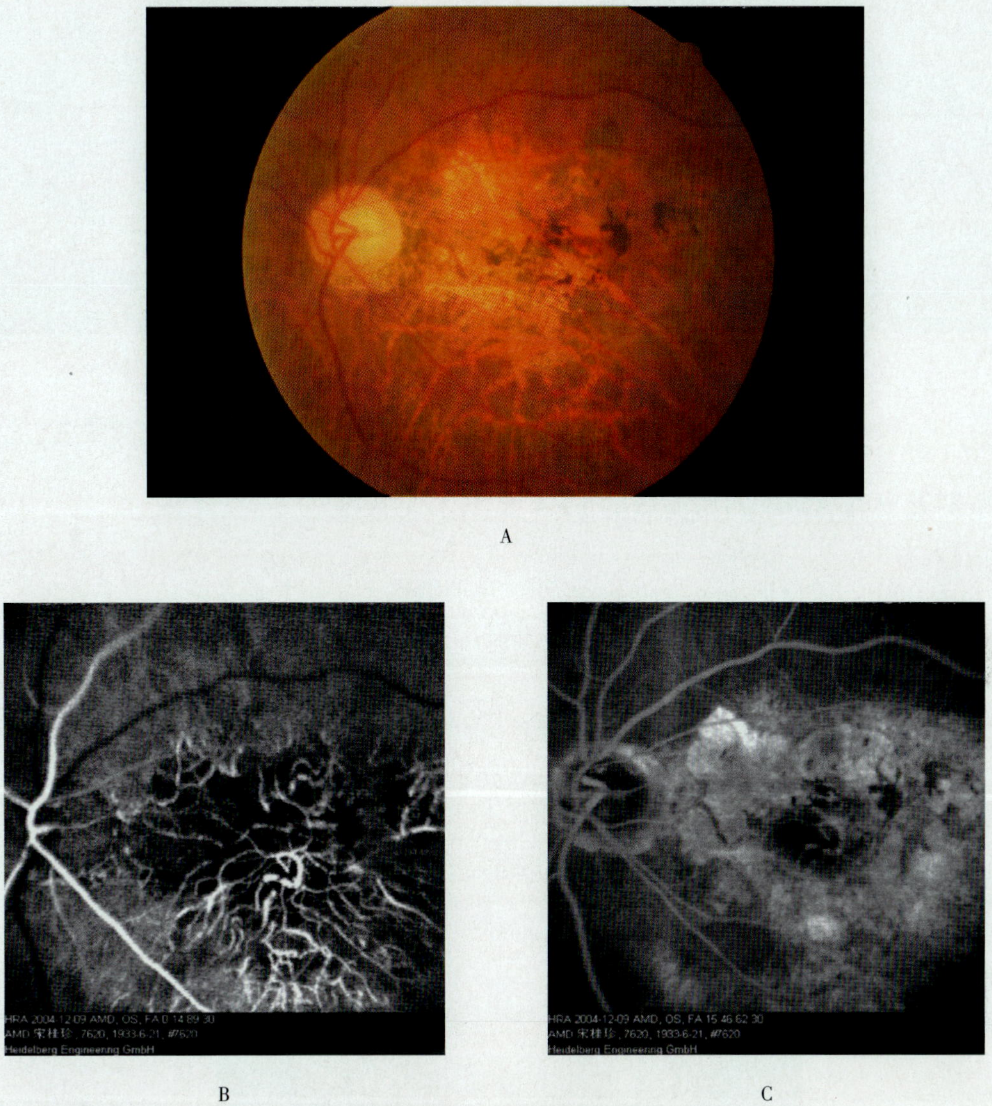

A　B　C

图 4-3-59　区域性萎缩

A. 眼底彩照像，显示局部色素增生和 RPE 色素脱失。　B. 早期 FFA 像，显示萎缩灶内透见脉络膜大血管。　C. 晚期 FFA 像，显示数个斑点状遮蔽荧光，萎缩灶呈荧光染色

(2)地图状萎缩　萎缩型 AMD 大部分会出现地图状萎缩，其 FFA 早期显示为萎缩灶内透见脉络膜大血管，晚期表现为巩膜染色。ICGA 可很好地显示地图状萎缩的形状及范围，早期因脉络膜血管缺失而呈现弱荧光，其内残存的脉络膜大血管清晰可见，晚期地图状萎缩的弱荧光区显示得更清晰(图 4-3-60)。

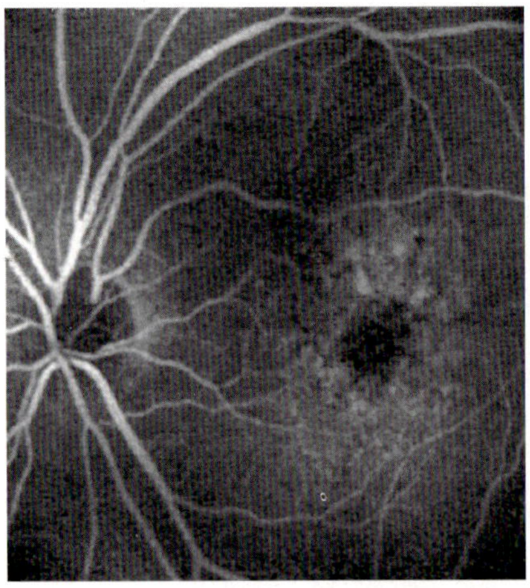

A

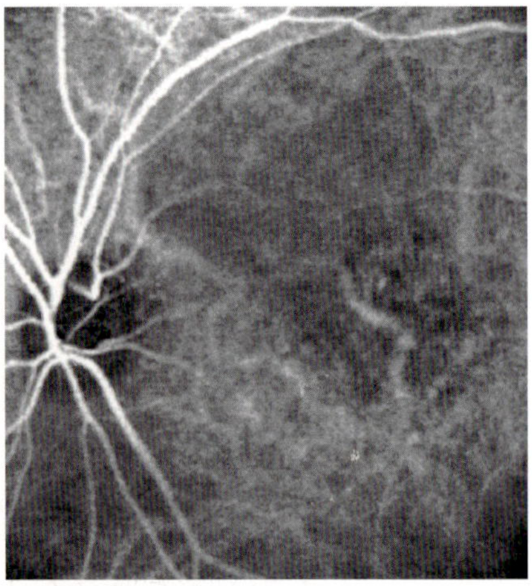

B

图 4-3-60　地图状萎缩

A. FFA 像，显示黄斑区强弱荧光相间。　B. ICGA 像，显示黄斑区强弱荧光，并显示脉络膜大血管

(七)单侧渗出型 AMD 的对侧眼的 FFA 及 ICGA 特征

单侧渗出型 AMD 对侧眼中，FFA 与 ICGA 均可发现玻璃膜疣及 RPE 损害，FFA 显示黄斑区周围有斑片状强荧光，ICGA 显示片状强弱荧光相间（图 4-3-61）。

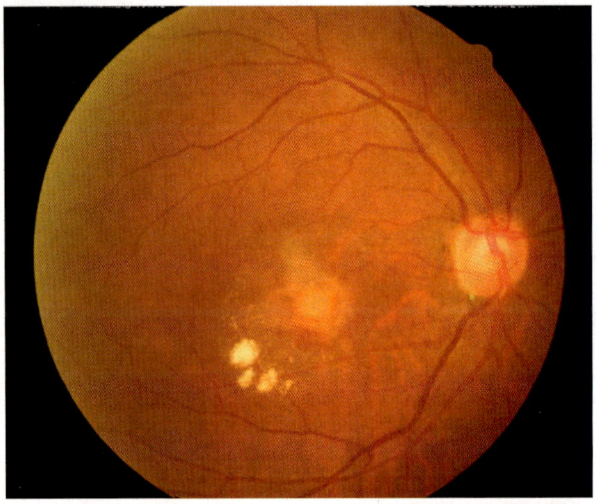

A

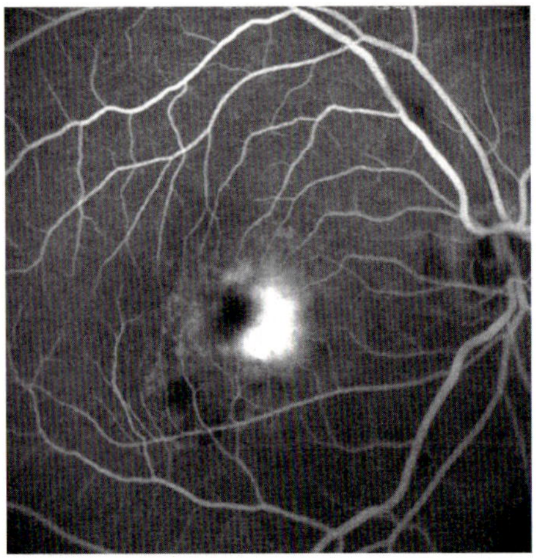

B

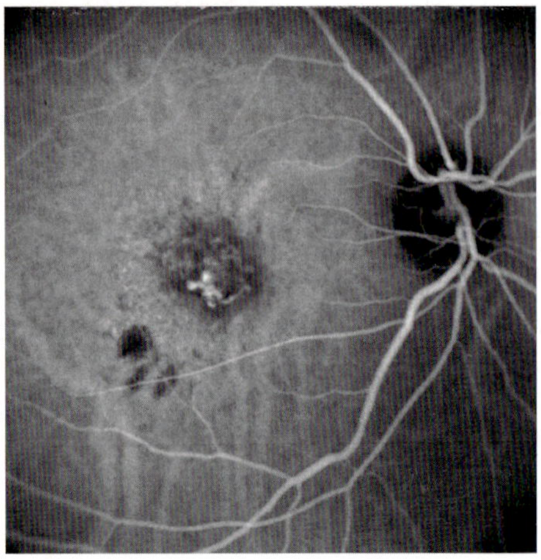

C

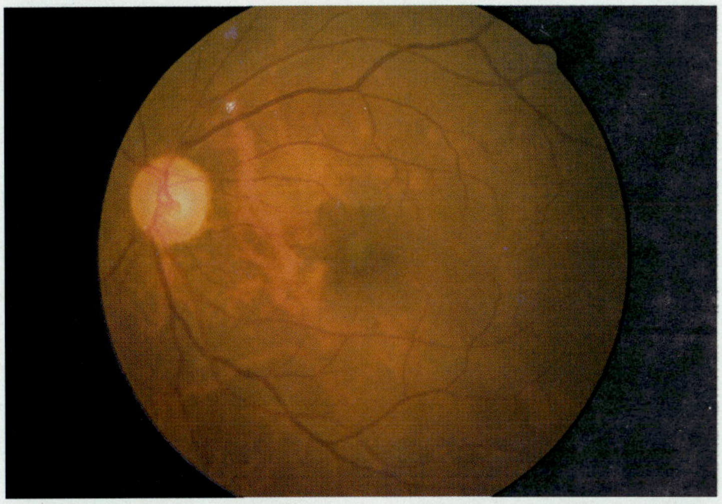

D

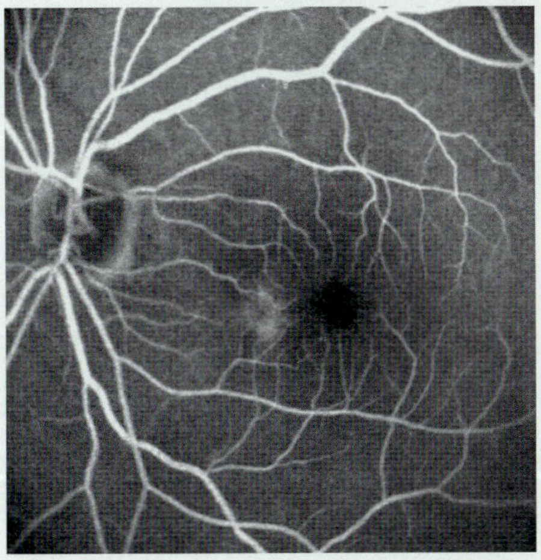

E

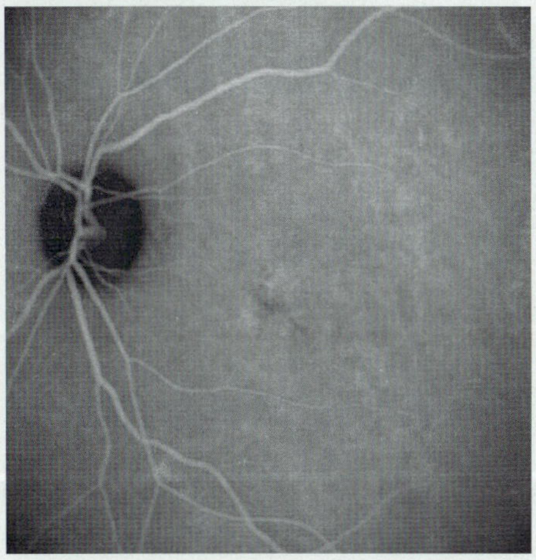

F

图 4-3-61　渗出型 AMD 及对侧眼

A. 渗出型 AMD 的眼底彩照像,显示黄斑区有渗出和出血。　B. 渗出型 AMD 的 FFA 像,显示典型性 CNV 的高荧光渗漏。　C. 渗出型 AMD 的 ICGA 像,显示 CNV 呈花边状。　D. 对侧眼的眼底彩照像。　E. 对侧眼黄斑区 RPE 损害的 FFA 像,显示黄斑区周围有斑片状强荧光。　F. 对侧眼的 ICGA 像,显示片状强弱荧光相间

萎缩型 AMD 的发病机制是脉络膜毛细血管萎缩、Bruch 膜增厚和 RPE 萎缩等所致的黄斑区萎缩变性。其 FFA 和 ICGA 结果显示,当脉络膜毛细血管和脉络膜小血管减少时就可见到地图状萎缩,萎缩区在早期显示为弱荧光,晚期依据脉络膜萎缩的程度,FFA 可呈圆形强荧光,ICGA 呈强荧光并可显示脉络膜毛细血管缺损程度,但 ICGA 对软性玻璃疣、RPE 色素脱失以及萎缩病灶的显示等不如 FFA 清楚。因而,ICGA 与 FFA 同步检查才能较全面地观察萎缩型 AMD 的眼底情况。

AMD 一般为双眼发病,一只眼发生 AMD,对侧眼有发生 AMD 的高度危险性。FFA 与 ICGA 同步检查有助于 AMD 的早期诊断及治疗。本研究显示单侧渗出型 AMD 对侧眼中伴有 RPE 损害的改变,并夹杂簇状强荧光,这种簇状强荧光可能是由于局部脉络膜血管通透性增高或 Bruch 膜内静止性 CNV 染色所致,说明这一侧眼发生 AMD 的危险性很高。对侧眼的变化反映了首发眼原发病灶的早期变化情况,因而要密切随访观察,定期进行 FFA 及 ICGA 检查。

（韩　梅　陈　松　王兰惠）

【参 考 文 献】

[1]　郭希让,赵朝霞,李蕴随,等. 正常人吲哚青绿眼底血管造影的动力学观察. 中华眼底病杂志,1998,2(14):68-71.

[2]　Yoneya S, Komatsu Y, Morik , et al. The improved image of indocyanine green angiography in young healthy volunteers. Retina, 1998,18:30-36.

[3] Hartnett ME, Elsner AE. Characteristics of exudative age-related macular degeneration determined in vivo with confocal and indirect infrared imaging. Ophthalmol, 1996,103:58-71.

[4] Pauleikhoff D, Spital G, Radermacher M, et al. A fluorescein and indocyanine green angiographic study of choriocapillaris in age-related macular disease[J]. Arch Opthalmol,1999,117:1353-1358.

[5] Kohno T, Miki T, HayashiK. Choroidopathy after blunt trauma to the eye: a fluorescein and indocyanine green angiographic study[J]. Am J Ophthalmol, 1998,126:251.

[6] Wu DZ, Wen F, Huang SZ, et al. Charateristics of indocyanine green angiograpy in exudative age-related macular degeneration[J]. Eye Science, 1999,15:156-161.

[7] 文峰,吴德正,黄时洲,等. 单侧湿性老年性黄斑变性对侧眼的吲哚青绿血管造影观察[J]. 中华眼底病杂志,1999,4:216-218.

[8] Trabucchi G, Brancato R, De Molfetta V,et al. Indocyanine green and fluorescein angiography of surgically excised macular choroidal neovascularizations: correlations with histopathologic and ultrastructural findings. Graefes Arch Clin Exp Ophthalmol,1996,234(5):294-299.

[9] Atmaca LS, Batioglu F, Atmaca P. Evaluation of choroidal neovascularization in age-related macular degeneration with fluorescein and indocyanine green videoangiography. Ophthalmologica, 1996,210(3):148-151.

[10] Piguet B, Schalenbourg A, Zografos L. Value of indocyanine green angiography in localization of occult choroid neovascularization. Klin Monatsbl Augenheilkd,1996,208(5):327-329.

[11] Baumal CR, Reichel E,Duker JS,et al. Indocyanine green hyperfluorescence asociated with serous retinal pigment epithelial detachment in age-related macular degeneration . Ophthalmol,1997,104: 761-769.

[12] David AL, Maberley, Alan F. Indocyanine green angiograpy:an evaluation of image enhancement for the identification of occult choroidal neovascular membranes. Retina,1999,19:37-44.

[13] Spaide RF,Orlock D,Yannuzzi L,et al. Digital subtraction indocyanine green angiographyof occult choroidal neovascularization. Ophthalmology, 1998,105:680-688.

[14] 吴德正,文峰,黄时洲,吴乐正. 渗出型老年黄斑变性的吲哚青绿血管造影特征. 中华眼底病杂志,1998,2:76-80.

[15] Guyer DR, Yannuzzi LA, Slakter JS, et al. Clasification of choroidal neovascularization by digital indocyanine green videoangiography. Ophthalmology, 1996, 103:2054-2060.

[16] Slakter JS, Yannuzzi LA, Scheider U, et al. Retinal choroidal anastomosis and occult choroidal neovascularization. Ophthalmology, 2000,107:742-753.

[17] Lafaut BA, Aisenbrey S, Vanden Broecke C, et al. Clinicopathological correlation of deep retinal vascular complex in age related macular degeneration. Br J Ophthalmol, 2000,84:1269-1274.

[18] Hanutsaha P,Guyer DR,Yannuzzi LA,et al. Indocyanine-green videoangiography of drusen as a posible predictive indicator of exudative maculopathy. Ophthalmology, 1998,105:1632-1636.

[19] Tomohiro Iida,Norikazu H,Shojik,et al. Indocyanine green angiographic features of idiopathic submacular choroidal neovascularization. Am J Ophthalmology, 1998,126:70-76.

[20] Piccolino FC,Borgia L,Zinicola E,et al. Silent occult choroidal vascular abnormalities. Retina, 1999,19:30-36.

[21] Cardillo Piccolino F. Indocyanine green angiography during artificially induced intraocular hypertension. In:Yannuzzi LA , Flower R,Slakter J,eds. Indocyanine Green Angiography. St,Louis:C. V. Mosby, 1997.

[22] Akira Obana,Yuko Gohto,Muneaki Matsumoto,et al. Indocyanine green angiographic features prognostic of visual outcome in the natural course of patients with age related macular degeneration. Br J Ophthalmol,1999,83:429-437.

[23] Richard FS,Dennis AO,Barbara HD,et al. Wide-angle indocyanine green angiography. Retina,1998,18:44-49.

[24] Faik G,Werner I,Ulrike S,et al. Indocyanine green videoangiography of occult choroidal neovascularization. Retina, 1998, 18:37-43.

[25] Bischoff PM, Niedrberger HJ, Bela T,et al. Simultaneous indocyanine green and fluorescein angiography. Retina,1995,15:91-99.

[26] Frank G,Caren B,Klaus R,et al. 共焦激光荧光素及吲哚青绿同步血管造影. Am J Ophthalmol,1998,125:227-236.

[27] Ruth Axer-siegel,Henia L,Irit R,et al. Simultaneous indocyanine green and fluorescein angiography in retinal pigment epithelium tear using the confocal scanning laser ophthalmoscope. Am J Ophthalmology,1999,128:331-339.

[28] Guyer DR, Yannuzzi LA, Ladas I, et al. Indocyanine green guided laser photocoagulation of focal spots at the edge of

plaques of choroidal neovascularization: a pilot study. Arch Ophthalmol, 1996,114:693-697.

[29] David AL, Maberley, Alan F. Indocyanine green angiograpy:an evaluation of image enhancement for the identification of occult choroidal neovascular membranes[J]. Retina, 1999,19:37-44.

[30] 文峰,吴德正,吴乐正. 老年黄斑变性黄斑出血的吲哚青绿血管造影[J]. 中华眼底病杂志,1997,13:146-148.

[31] Obana A,Gohto YK,Matsumoto M,et al. Indocyanine green angiograpic features prognostic of visual outcome in the natural course of patients with age relatel macular degeneration[J]. Br J Ophthalmol,1999,83:429-437.

[32] Reichel E,Duker JS,Puliafito CA. Indocyanine green angiography and choroidal neovascularization obscured by hemorrhage. Ophthalmology, 1995,102:1871-1876.

[33] Baumal CR,Reichel E,Duker JS ,et al. Indocyanine green hyperfluorescence asociated with serous retinal pigment epithelial detachment in age-related macular degeneration . Ophthalmol,1997,104: 761-769.

[34] Regillo CD, Blade KA, Custis PH,et al. Evaluating persistent and recurrent choroidal neovascularization. Ophthalmology, 1998,105:1821-1826.

[35] Giovanni S,Nicola O,Capria AL,et al. Laser treatment of feeder vesels in subfoveal choroidal neovascular membranes. Ophthalmology, 1998,105:2297-2305.

[36] Ching J. Chen,Lee J. Chen,Kirby R,et al. Clinical significance of postlaser indocyanine green angiographic hot spots in age-related macular degeneration. Ophthalmology,1999,106:925-931.

[37] Guy D, Dominique S, Maddalena Q, et al. Radiotheraphy for isolated occult subfoveal neovascularisation in age-related macular degeneration:a pilot study. Br J Ophthalmol,1999,83:646-651.

[38] Shiraga F, Ojima Y, Matsuo T, et al. Feeder vesel photocoagulation of subfoveal choroidal neovascularization secondary to age-related macular degeneration[J]. Ophthalmology,1998,105:662-669.

[39] Howard D, Giora T, Amir A, et al. ICGA-guided laser photocoagulation of feeder vesels of choroidal neovascular membranes in age-related macular degeneration[J]. Retina, 2000,20:143-150.

[40] Giovanni S, Nicola O, Annunziata LC, et al. Laser treatment of feeder vesels in subfoveal choroidal neovascular membranes [J]. Ophthalmology,1998,105: 2297-2305.

[41] Yannuzzi LA, Ciardella AP, Spaide RF, et al. The expanding clinical spectrum of idiopathic polypoidal choroidal vasculopathy. Arch Ophthalmol, 1999,115:478-485.

[42] Ros RD, Gitter KA, Cohen G, et al. Idiopathic polypoidal choroidal vasculopathy asociated with retinal arterial macroaneurysm and hypertensive retinopathy. Retina, 1996,16:111.

[43] Spaide RF, Yannuzzi LA, Slakter JS,et al. Indocyanine green videoangiography of idiopathic polypoidal choroidal vasculopathy. Retina, 1995,15:100-110.

[44] Ciulla TA, Harris A, ChunG HS, et al. Color Doppler imaging discloses reduced ocular blood flow velocities in nonexudative age- related macular degeneration[J]. Am J Ophthalmol, 1999,128:75-80.

[45] Arnold JJ, Quaranta M, Soubrane G,et al. Indocynine green angiography of drusen[J]. Am J Ophthalmol, 1997,124:344-356.

[46] 魏景文. 临床眼底病彩色图谱. 天津: 天津科技翻译出版公司,1995: 1-8.

4 老年性黄斑变性视觉电生理研究

老年性黄斑变性(age related maclular degenration,AMD)是60岁以上的老年人低视力和致盲的首要原因。随着我国人均寿命延长,AMD的发病率也相对增高,因而本病已受到越来越多的重视。AMD流行病学、病理生理及发病机制研究表明,本病可能系视网膜色素上皮(retinal pigment epithelium ,RPE)、Bruch膜、脉络膜毛细血管及光感受器变性疾病。因而视觉电生理是一种较好的研究AMD的视功能的客观检查方法,已在AMD的诊断、早期诊断、发病机制、发展过程及预后判断等方面获得比较广泛的应用。

视觉信息的传递是通过生物电活动完成的,视觉电生理是测定视网膜受到光照或图像刺激时视觉系统中不同神经元所产生的生物电活动,因此对视觉系统疾病的诊断、病情监测、预后判断、疗效判定及发病机制的研究有重要的作用。科学技术的发展,尤其是先进计算机分析技术的应用,使其已经成为眼科临床检查的重要手段之一,提供了从视网膜至视皮层无创性的、客观的、定量的、定位的视功能分析方法,能较好地反应视觉系统的功能障碍。

视觉电生理检查系统主要包括视网膜电图(electroretinogram,ERG)、视觉眼电图(electroretinogram,EOG)和视觉诱发电位(visaul evoked potential,VEP) 3项检查方法。依据刺激方式和刺激条件的不同,如闪光或图像刺激、视网膜适应状态、刺激光强度和频率、刺激光颜色、图像翻转频率和对比度等,每项检查方法又分为许多更局限的检查方法。视觉电生理可客观反映视网膜功能,EOG反映RPE及光感受器功能;ERG反映视网膜外层的功能,其中闪光ERG反映节细胞前的功能活动,图形ERG反映节细胞的功能;VEP则反映黄斑中心和传导通路的功能状态。

局部电生理是应用点状闪光或闪烁光刺激视网膜的局部区域所记录到的该区域的视网膜生物电反应。局部视网膜电图(LERG)临床主要用于黄斑区的功能测定,其波形与全视野ERG相似,只是波形较小,并在很大程度上弥补了全视野ERG的不足。但LERG对记录条件要求高,其背景光要足以抑制散射光的影响,同时要有固视装置和眼底监视装置,且检测时间较长,故临床较难推广。目前主要应用的刺激器有手持检眼镜式刺激器、红外线眼底电视摄像系统、发光二极管(LED)局部光刺激器、电视显示器局部光刺激,但由于后二者使用效果欠佳,临床主要应用的是前两种。背景光主要用于明适应,以抑制刺激野周围的视杆细胞和视锥细胞反应。诱发局部视锥细胞ERG最主要的是把刺激光限制在指定的视网膜区域内,因此,对怀疑有黄斑病变的患者,其视力下降、旁中心固视和(或)固视不良,必须在整个测试过程中有监视装置监视眼底,把刺激光投射到指定的区域内。这时,背景光不仅用于抑制刺激野之外的光感受器,而且有助于看清眼底的情况,以便确定刺激的位置。Sandberg等首先用改装的检眼镜式手持双通道光刺激器,刺激黄斑中心4°获得局部ERG,此后Miyake和Shamshinova等介绍采用红外线眼底照相和监视系统,将光斑准确投射到所需检查的视网膜部位,获得良好的局部ERG反应。由于局部ERG反应振幅很小,多采用计算机平均叠加技术以提高信噪比,同时多采用频率≥30Hz的闪烁光刺激,波形经傅里叶(Fourier)变换进行观察。同时,近年来还发展了局部VEP技术。局部电生理还可用于各种黄斑病变的病情监测、疗效判定、预后评估及发病机制的研究。

多焦视觉电生理是一种采用伪随机序列控制刺激,同时刺激视网膜的多个不同部位,用一个通道的常规电极记录多个不同部位的混合反应信号,并将其对应各部位的波形分离出来的视觉电生理新技术。为视网膜特别是黄斑疾病的视功能检测提供了新的方法和手段。

一、AMD 的常规视觉电生理表现

AMD 的视觉电生理检查包括视网膜电图(ERG)、视觉眼电图(EOG)及视觉诱发电位(VEP)。ERG 和 VEP 又可分为闪光视网膜电图(FERG)、图形视网膜电图(PERG)以及闪光视觉诱发电位(FVEP)和图形视觉诱发电位(PVEP)。EOG 和 ERG 还包括局部视网膜电图(局部 ERG)和局部眼电图(局部 EOG)。AMD 是多因素复合作用的年龄相关性疾病,以黄斑区 RPE、Bruch 膜、脉络膜毛细血管的病理性改变为特征,主要表现为玻璃膜疣、黄斑区萎缩变性、脉络膜新生血管(choroidal neovascularization,CNV)CNV 形成、RPE 浆液性渗出或出血。视觉电生理可客观地反映视网膜功能,采用视觉电生理检查可对 AMD 的视功能进行有效而全面的研究。

(一) AMD 的 ERG

ERG 是视网膜对光刺激产生的综合性电反应,通常包括 3 种反应图形,即视杆细胞系统的反应、视锥细胞系统的反应和最大视网膜反应(两种光感受器的混合反应)。暗适应记录下的 ERG 为视杆细胞系统的反应,明适应记录下的 ERG 为视锥细胞系统的反应。由于视锥细胞主要分布于眼底后极部,以黄斑区密度最大,而视杆细胞主要分布于视网膜中周边部,因此,一般认为视锥细胞系统的 ERG 主要反映黄斑视网膜功能的变化,视杆细胞系统的 ERG 主要反映了周边视网膜功能的变化。很多作者采用 FERG 记录 AMD 的视觉电生理改变,Harold 等首先用 FERG 诊断 AMD,发现 AMD 的 FERG 有异常。Marcus 等检查 12 例 AMD 及对侧眼,发现 17 只患眼中有 5 只眼 FERG 异常,并与患者的年龄有关。Lewis 等对 AMD 进行暗视 ERG、EOG、暗适应及视野检查,结果表明部分患者有暗视 ERG 的异常,提示 AMD 早期有周边视网膜功能的异常。徐氏等也对 32 例 AMD 患者的 61 只眼进行了全视野 ERG 检查,与相应年龄的正常人比较,有 44 只眼(72.1%)暗适应红光 ERG 异常;13 只眼(21.3%)暗适应蓝光 ERG 异常;28 只眼(45.9%)明适应白光 ERG 异常;29 只眼(47.5%)明适应红光 ERG 异常;暗适应白光 ERG a、b 波分别有 31 只眼(50.8%)和 14 只眼(23.0%)存在异常。各刺激条件下的 a、b 波的振幅均数均明显低于正常对照组,但峰时没有明显改变。作者认为 AMD 主要损害黄斑区视网膜功能,但周边部视网膜也受到了损害。吴氏等采用红色光刺激对 AMD 患者 104 只眼进行 ERG 检查,69 只眼在暗适应红光刺激下呈 a 波的波谷减低,其中 27 只眼还伴有暗和明适应下 a、b 波降低,未见有 a 波谷改变的 35 只眼中,6 只眼在暗和明适应下有 a、b 波异常。作者认为 AMD 的视锥细胞及视杆细胞均受损,并且在黄斑外的视网膜细胞和视网膜其他成分也发生了与年龄相关的退行性变。但有些作者仅发现 AMD 有中心视网膜功能异常。Sunness 等研究 AMD 的暗适应 ERG 强度反应曲线,认为本病仅黄斑受累,周边视网膜功能正常。

P-ERG 是应用光栅、棋盘方格或其他图形刺激而引出后极部的综合电反应,是区别黄斑部和周边部视网膜功能的一种客观方法,在 AMD 的视觉电生理研究中应用较为广泛。AMD 是以黄斑为主的老年性变性疾病,用图像刺激容易见到 ERG 的异常改变。Arden 等采用 P-ERG 检查 40 例 AMD 患者,37 例患眼 P-ERG 波幅与视力明显相关,但有些患者仅有轻微的视力下降也出现 P-ERG 波幅的明显降低,并发现 P-ERG 对于黄斑病变的检查要比全视野 ERG 敏感。Birch 等采用图形翻转 ERG 对未经治疗的 AMD 中央凹 CNV 患者进行检查,发现 P-ERG 的振幅与患者的视力呈正相关,与新生血管膜的面积呈负相关,追踪 1 年,P-ERG 振幅平均每月递降。接着 Birch 等又用图形翻转 ERG 对具有中央凹 CNV 的 AMD 患者进行了 3 年的追踪观察,发现未经激光治疗的患者 P-ERG 振幅降低显著,并且与 CNV 及瘢痕的面积相关。作者认为 P-ERG 可反映视网膜中心 20°的视功能,可用于追踪 AMD 的新生血管膜和激光治疗后的视网膜功能。

由于 ERG 检测特别是 L-ERG 能较好反映局部黄斑的功能状态,所以现已广泛应用于 AMD 的疗效评价。Brich 等发现激光光凝术后患者较未经治疗者振幅下降少,且与激光治疗瘢痕面积的大小一致,认为 L-ERG 能单独用于评价患者的激光光凝效果,可以预知患者的预后。Terasaki 等用 L-ERG 对行黄斑转位并 360°视网膜切开手术的患者治疗前后进行 ERG 及 L-ERG 检查,发现大部分患者治疗后 L-ERG 提高,但全视野 EOG 降低约 30%,提示手术在一定程度上损伤了周边视网膜功能,但对改善黄斑部视功能可能有效。同时,他们还用 L-ERG

对行 CNV 切除术的 AMD 患者治疗前后进行观察,发现治疗后 L-ERG b 波振幅明显上升,其上升百分比与视网膜中央凹下降厚度明显相关,由此认为 L-ERG 适宜用于患者的疗效评价。Falsini 等还将 L-ERG 用于隐匿性 CNV 经瞳孔温热疗法(transpupillary thermotherapy ,TTT)的疗效判定。

很多作者采用局部 ERG 对黄斑疾病进行研究,以记录视网膜局部区域的视网膜电反应。在临床上已发现仅用全视野 ERG 的记录方法,不能确定局限在视网膜某个部位的病变,如中央凹和黄斑区有病变的患者,其视力已降到 0.1,但仍可得到一个正常的全视野 ERG。为此 Biersdorf 和 Diller 设计了局部 ERG,给视网膜一个大区域的背景光,这个光强度足以抑制视杆细胞活动,并可克服散射光(stray light)的影响,再对小于 4°的视网膜区(如黄斑部)作红光闪光刺激,经计算机的平均技术,可以得到黄斑区的 ERG。他们用局部 ERG 测定 9 例 14 只 AMD 眼,其中有 10 只眼的 ERG 比值异常,但同时也发现 ERG 波形的潜伏期延长与病变关系不大。这揭示局部 ERG 对 AMD 患者的黄斑病变部位视功能测定是较为敏感的方法。Sandberg 等也设计了两通道刺激光的检眼镜获得局部 ERG,刺激中央凹 1.5°,对晚期 AMD 患者进行检查,发现 ERG 异常有较高的敏感性。Seiple 等也用局部 ERG 检查视网膜中心 9°黄斑区疾病,发现有 ERG 的改变。Shamshinova 等设计一种短聚焦镜吸引电极和红绿发光二极管记录视网膜 10°~15°的局部 ERG,发现晚期 AMD 有异常改变。Sandberg 等设计了两通道刺激光的检眼镜获得局部 ERG,对有单侧 CNV 的 AMD 患者的对侧视力正常眼进行 L-ERG 检查,结果与正常人相比其振幅正常,潜时延长。对这些受检者进行 4.5 年随访,发现对侧视力正常眼发展至 CNV 的时间与 L-ERG 潜时呈负相关,潜时延长可能是发展至 CNV 的早期信号。Falsini 等对非渗出型 AMD 患眼及对侧眼行 L-ERG 检查,波形经傅里叶转换后取基波相位和幅值作为观测指标,结果患眼振幅明显下降,相位无改变,振幅下降与病损面积和程度呈负相关。因此认为 L-ERG 发现的外层黄斑功能损害可能先于形态学的改变,是评价外层视网膜功能的客观指标。接着他们用 L-ERG 检测 AMD 患者的光敏感度,发现早期患者视锥细胞光敏感度振幅下降,相位延长,但阈值正常;晚期则阈值增加。因此,通过 L-ERG 测定 CFS 可以直接证明 AMD 黄斑功能下降的不同阶段。Ladewig 等将 L-ERG 应用于 AMD 和视锥细胞营养不良晚年发病者的鉴别诊断。两种疾病患者视力、色觉、中心视野等的改变均一致,但 AMD 患者的 L-ERG 振幅下降更严重。Scullica 等也将多种 ERG 检测用于黄斑部疾病的鉴别诊断。

L-ERG 不仅可以帮助 AMD 的临床诊断,在 AMD 患者的治疗和临床随访中可运用 L-ERG 进行定量分析,了解黄斑区视网膜功能变化过程。近年来也有文献报道,AMD 仅有玻璃膜疣改变时,L-ERG 基本正常;至晚期眼底发生色素上皮脱离和地图状色素上皮萎缩时 L-ERG 异常,表现为振幅下降和峰时延长; L-ERG 改变发生较早而明显。Falsini 等对一组干性 AMD 患者进行 L-ERG 检测,结果显示干性 AMD 患者的 L-ERG 振幅和正常对照组有显著差异,振幅下降 57%,且振幅与病变高荧光区范围呈负相关,L-ERG 的改变与眼底改变的严重程度平行,LERG 可早于形态学发现黄斑区视网膜外层功能的损害。1965 年 Brindley 等首次成功记录 L-ERG, L-ERG 的出现为黄斑区疾病的诊断提供了又一客观且定量的新方法。L-ERG 检测黄斑区视网膜外层功能,主要反映的是黄斑区视锥细胞功能,其振幅与所刺激的黄斑部视锥细胞的数量相关,而视锥细胞功能又与 RPE 细胞功能相关。干性 AMD 的病变主要位于黄斑区视网膜外层,故可用 L-ERG 评估其病变程度。罗敏研究干性 AMD 患者的 L-ERG 反应,对 33 例(60 只眼)干性 AMD 患者和 18 例(30 只眼)正常人应用稳态的闪烁光 L-ERG 和全视野暗适应闪光 ERG 检测,测量振幅和峰时。结果显示干性 AMD 患者 L-ERG 平均振幅显著下降,平均峰时明显延长,与正常对照组比较有显著差异。干性 AMD 患者全视野暗适应闪光 ERG 的 a 波、b 波振幅和峰时与正常对照组无显著差异。认为干性 AMD 患者行 L-ERG 检测可直接了解其黄斑区视网膜外层功能,对评估其病变程度有一定的临床意义。

在 AMD 的 ERG 研究中,大多数作者认为是 b 波的改变,Henkes、Ruedemann 和另一些作者检查 AMD 均发现患眼 b 波振幅持续降低。Gastone 等检查发现,黄斑病变的 P-ERG 特征是 b 波延迟。0rpin 也报告红光 ERG 的 b 波振幅轻度减低,振荡电位(OPs)明显降低。Marcus 等测定 AMD15min 暗适应以后的 ERG,发现 b 波振幅降低。Miyake 对黄斑局部振荡电位进行研究,发现由 3~4 个子波构成,每个波峰间隔约 6.5ms,上半野振幅明显大于下半野,颞侧振幅大于鼻侧,且在中央凹分布较少,向旁中央凹逐渐增多。认为黄斑振荡电位是评价黄斑部视网膜功能的新的敏感指标。Walter 等发现 AMD 患者 ERG 的振荡电位呈显著性降低。

(二)AMD 的 VEP 改变

VEP 是大脑皮质对视觉刺激发生反应的一簇电信号,记录到的电位主要是黄斑中心部的电活动,主要反映黄斑区中心视功能状态,广泛用于 AMD 的临床研究。由于 AMD 的 VEP 异常主要是降低了视信息的传入量而非传导通路异常,因此主要表现为振幅下降,伴随潜时延长,且与视力密切相关,对视力≥0.1 的患者,P-VEP 能较好地评价黄斑疾病的视网膜功能。Walter 等对 AMD 患者行刺激范围不同(3°,13°)的图形翻转视觉诱发电位,发现振幅随刺激范围增大而增大,但部分患者小范围刺激反而显示增大的振幅,作者认为旁中央凹皮质放大作用在 AMD 患者中可能高于正常人群,从而掩盖了中央凹 P-VEP 的表现,因此小范围的刺激更适合于有中心视网膜病变的患者。应用图形 ERG 和图形 VEP 同步检测,Lennerstrand 报道黄斑病变引起的 VEP 异常与视力有关。但视力正常的 AMD 患者,VEP 也可以异常。Sherry 等发现有些视力正常或接近正常的 AMD 患者,有 VEP 延迟和振幅降低。Bebie 等认为黄斑病变主要引起 VEP 振幅降低。Shermon 和 Gaston 等认为早期黄斑病变 VEP 延迟。Marcus 等使用闪光 VEP 检查 12 例 AMD 患者 22 只眼,有 21 只眼 VEP 波幅异常,并发现 VEP 变化和患者视力与病变程度有关,其中对 1 例患者追踪观察 3 年,VEP 均异常,但视力及视野检查是正常的。沈氏等研究也发现 AMD 患者 86.3% 的患眼出现 P-ERG 异常,84.7% 的患眼出现 P-VEP 异常,可以测定视网膜 - 视皮质传导时间(retinocortical time, RCT),而 AMD 患者的 RCT 延长,提示 AMD 不仅有黄斑区的功能损伤,视神经至视觉中枢也存在老年性变性改变。当 VEP 的刺激频率≥8Hz 时,出现多次波相干扰、叠加,形成节律性的周期波,称为稳态 VEP。吴氏等采用稳态闪光 VEP 对 AMD 进行研究,波形经傅里叶转换后,取基波和二次谐波的相位和幅值为观察指标,结果其异常率为 92%,作者认为稳态 VEP 是检测黄斑部视功能较敏感的指标。Wang 等则用颜色图形翻转视觉诱发电位观察 AMD 患者亮度通道的受损情况,给予患者白/黑、红/黑、绿/黑、黄/黑、蓝/黑的棋盘隔刺激,结果干性 AMD 在光感受器水平红锥、蓝锥和绿锥受损,前两者受损更严重,但亮度通道受损较小,能辨别亮度的差异;而湿性 AMD 在光感受器水平均受损,所有颜色通道和亮度通道均受损,且比干性型严重得多。

(三)AMD 的 EOG 改变

由于 AMD 是一种累及 RPE 及外层视网膜的变性疾病,人们自然想到将 EOG 用于 AMD 的研究,但大多数临床试验均发现 EOG 对 AMD 患者不是一种敏感的检测手段,且检测结果常与眼底的形态学改变不一致。黄斑区仅有玻璃膜疣等轻微病变的 EOG 可明显异常,而黄斑有出血、渗出时却可表现正常。Sunness 等设计了一种局部 EOG,对有玻璃膜疣的早期 AMD 患者中心视网膜进行研究,发现局部 EOG 跟全视野 EOG 一样对 AMD 不敏感。但 Walter 等则报道 AMD 患者 EOG 明显降低,具有软性玻璃膜疣的患者降低更明显。

非光源刺激 EOG 是指在暗中 EOG 的振幅已经稳定后,应用一些药物静脉注射,大约 8 ~ 20min 后在暗中 EOG 的振幅降到最低值,计算振幅改变的百分率,以排除感光细胞的影响,直接获得 RPE 的特殊信息以评价其完整性。Shirao 等对有 CNV 形成的 AMD 患者患眼及对侧眼进行 EOG 检测,结果白光 EOG、高渗透压反应 EOG、醋唑磺胺反应 EOG 及碳酸氢化物反应 EOG 均无异常。但 Arden 等对 AMD 患者进行闪光(亮度 $30cd/m^2$)和乙醇(EtOH)(alcohol:226mg/kg,7.1% vol/vol)眼电图检测,闪光 EOG、EtOH-EOG 的 Arden 比均下降,但 EtOH-EOG 降低更严重,RPE 损伤程度与 EtOH-EOG 改变呈明显正相关。另外,Luke 等将 EOG 检测用于有 CNV 形成的 AMD 患者黄斑转位并 360°视网膜切开术的疗效评价。结果术后平均暗谷电位下降 64%,Arden 比无明显改变。随访 1 年,发现暗谷电位下降与视力明显相关,作者认为术中损伤 RPE 造成 RPE - 感光复合体功能障碍是其原因,同时预示术后效果不佳。

关于 AMD 的 EOG 测定,各作者报道不一致。Gass 使用全视野 EOG 检查 AMD 患者,发现眼底有玻璃膜疣的 AMD 患者都有异常的 EOG。Marcus 等也同样发现 AMD 早期仅有色素上皮损害,无临床症状,但有异常的 EOG。他们在另一篇使用 EOG 研究中,报道 AMD 患者 14 只眼,发现 8 只眼有 Arden 比的异常,其中5只对侧眼有玻璃膜疣,也有Arden比的异常。吴氏等研究发现色光EOG较白光EOG易于检测AMD视功能变异。Babel研究发现,AMD的EOG异常率为66%。Dehon认为EOG的改变与病变程度有关。但也有作者有不同的报道,Sunness等先采用EOG研究21例眼底有玻璃膜疣的AMD患者,发现所有患者均有正常的Arden比,并且与病变的程度及对侧眼的玻璃膜疣严重性无关。因而他与同事设计了局部EOG对17例AMD的中心视网膜进行研究,这些患者眼底均有不同程度的玻璃膜疣,结果发现局部EOG与全视野EOG一样,也未发现AMD的异常改变。单氏等采用EOG对AMD黄斑盘状变性前期19只眼、盘状变性期8只眼进行研究,发现盘状变性前期异常率为44%,盘状变性期异常率为57%,两组差异无显著性;并且EOG检测结果与眼底形态学不一致,黄斑区仅有玻璃膜疣等轻微病变时的EOG可明显异常,而黄斑区有大片出血、渗出时EOG却可正常。其原因作者认为可能为AMD属衰老性疾病,视网膜无明显形态学改变的区域可能已有明显的功能障碍,而有明显形态学改变的区域,如出血或渗出病灶下的视网膜,可能并无明显的功能障碍,Babel等曾有类似的报道。

视觉电生理检查是一种客观的定性的视功能检查法,在AMD的早期诊断、病情监测、疗效判定、预后评估中有较好的应用价值,特别是L-ERG、P-ERG、P-VEP也有一定的应用价值,但振荡电位的价值还有待进一步的试验所证实。同时开展多项视觉电生理的联合检测,能更好地对视网膜不同层次和视路不同部位的病变进行定位分析。但作为一项视功能检查法,必须与临床密切结合起来才能作出更为准确的判断。

(四)多焦视觉电生理在AMD中的应用

多焦视网膜电图(multifocalelectroretinography,mERG)是由Sutter等设计的一种采用伪随机序列控制刺激,同时刺激视网膜的多个不同部位,并将其对应各部分的波形分离出来的视觉电生理新技术(图4-4-1)。正常人的mERG于黄斑部平均反应密度最高,并随离心度增加向外逐渐降低,在三维反应密度图上呈尖峰状,盲点处相应部位反应密度明显降低,呈一凹陷,但可以记录到弱的反应。波形反应特点与视锥细胞在视网膜的分布特征一致,随年龄的增加,视锥细胞数量减少,mERG振幅降低,潜伏期延长(图4-4-2,图4-4-3)。

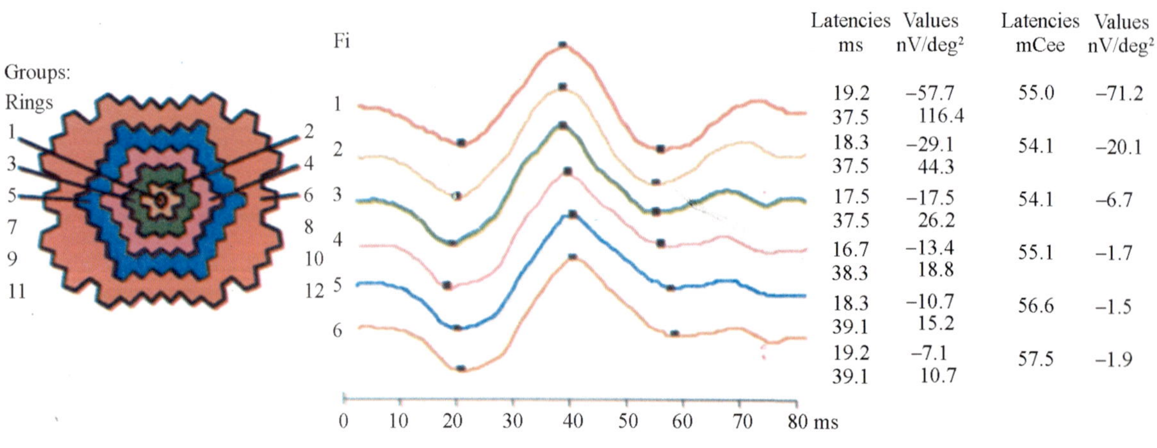

图4-4-1 mERG六个环区平均反应

由于mERG可以用立体图像直观地显示对应视网膜各部位的反应密度,从而反应后极部各局部小区的视功能,对黄斑部疾病或累及黄斑部的病变能更精细定位,确定其病变状况。因此,该技术是视觉电生理技术的重要发展,很多学者将用多焦电生理检测来判断AMD患者的视功能(图4-4-4,图4-4-5)。AMD的mERG异常表现为六环中N_1、P_1波平均反应密度降低,潜时延长。三维密度图上尖峰明显降低,甚至呈平坦型。Kretschmann等采用61个六边形刺激阵列对30例黄斑疾病患者(其中AMD 5例)进行mERG检测,结果发现晚期AMD患者功能散失范围广泛,其周边视网膜功能亦受损。Huang等对17只AMD患眼(干性8只,湿性9只)进行mERG检测,结果AMD湿性型各环N_1、P_1波潜时和干性型3~6环处N_1波潜时明显延长。两型N_1、P_1波平均反应密度较正常人均有明显的下降,湿性AMD患眼下降更严重,且与患眼的病理改变相一致。因此,较轻的外层视网

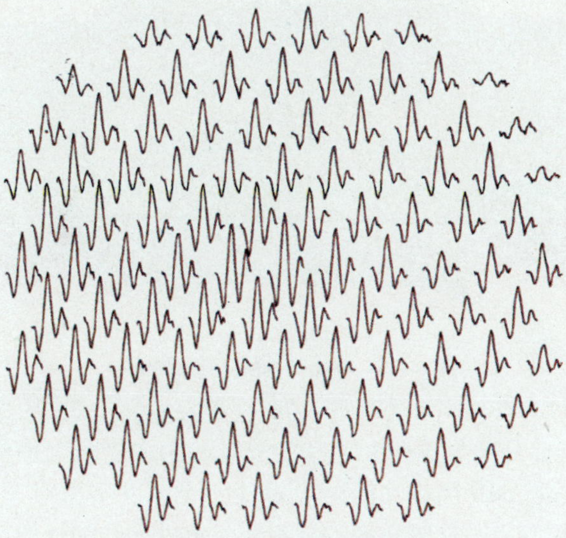

图 4-4-2　正常 mERG 二维图

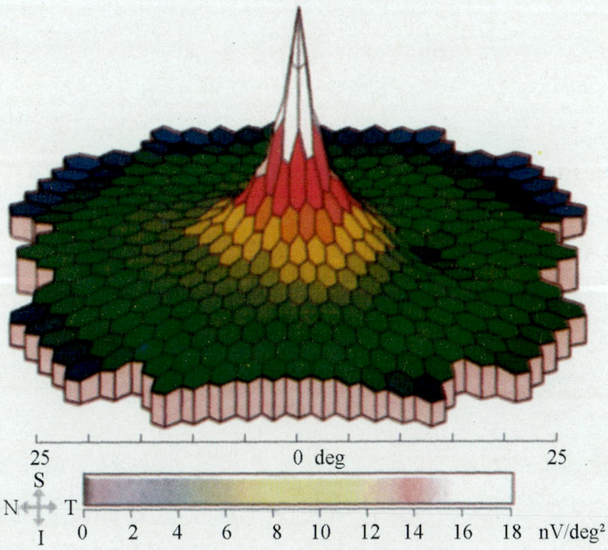

图 4-4-3　正常人 mERG 三维图

膜受损可能首先影响 N_1 波，而严重的视网膜受损 P_1 波也受明显影响。Luo 等也发现 AMD 各环 N_1、P_1 波潜时和振幅较正常降低，振幅以中央 1 环降低最为严重，湿性较干性下降更严重。因此，mERG 是一种十分有效的黄斑功能测定方法，可对其病变部位的视功能进行定量检测。

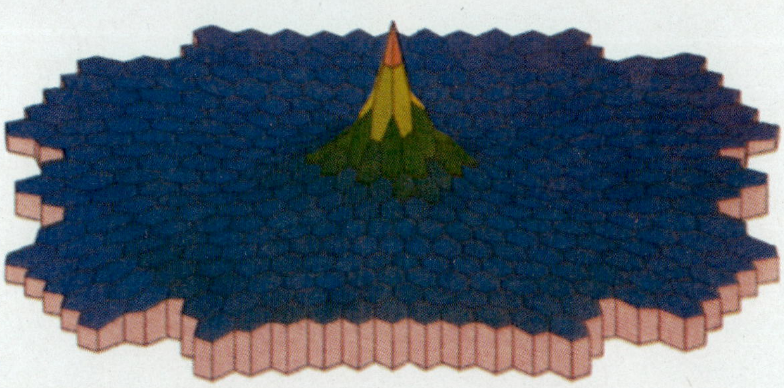

图 4-4-4　萎缩型 AMD 的 mERG

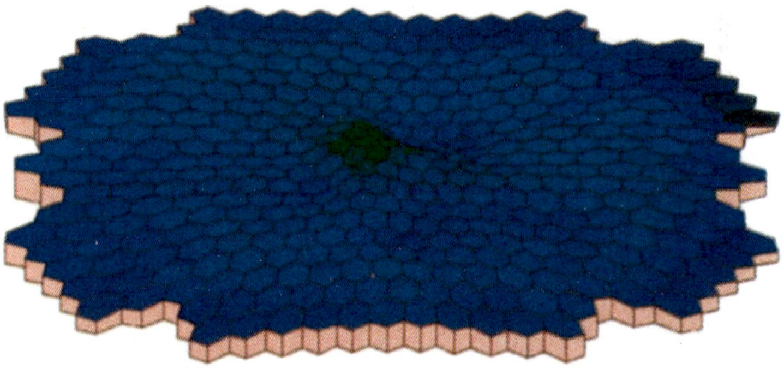

图 4-4-5 渗出型 AMD 的 mERG

在 AMD 的早期，特别是仅有玻璃膜疣的高危人群，其视力大多正常，但视功能已有不同程度的下降，寻找 AMD 早期诊断的敏感指标是及早预防和治疗的关键。而多焦电生理检测结果与形态学的改变一致，并能先于形态学的改变发现 AMD 的视功能异常，因此一致认为 mERG 是较理想的方法，现已广泛用于 AMD 的研究。Li 等对 15 位仅有玻璃膜疣或黄斑部色素上皮紊乱的早期 AMD 患者进行 mERG 检测，并与年龄匹配的正常眼对照，发现早期 AMD 患者患眼及对侧眼中央凹处振幅较正常对照组明显降低，潜时则较外周视网膜和正常对照组明显延长，但鼻侧和颞侧，上半野和下半野潜时和振幅无明显差异，因此 mERG 是发现早期 AMD 患者中央凹处功能异常的敏感指标。Jurklies 等将 mERG 用于有 CNV 形成的渗出型 AMD 患者的跟踪观察，同时对患者进行视敏度、眼底照相、FFA 检查，与正常对照组比较，患者每 3 个月检查 1 次，结果黄斑部平均反应密度减小，大部分患者 5°以内中心视网膜功能受到影响，且与患者的视功能密切相关。作者认为 mERG 是 AMD 患者长期随访的有价值工具。

陈氏等采用视杆细胞多焦视网膜电图对早期 AMD 进行研究，以探讨早期 AMD 患者的视杆细胞受损情况。结果显示视杆细胞总和反应和多数环振幅密度降低，其中一环 N_1、P_1 波振幅密度比正常组明显降低，二维反应波形图振幅密度降低。其中一环潜时延长，振幅密度降低最明显。三维地形图出现振幅密度降低，一些患者地形图出现明显的中央凹陷，提示 AMD 早期即出现视杆细胞功能下降，而且中央凹视杆细胞受损明显，这可能是由于视杆细胞更易受光损害。此试验提示视杆细胞多焦视网膜电图检测有利于 AMD 的早期诊断和病情监测。

AMD 的治疗一直是非常棘手的问题，目前除激光光凝术外，其他疗法均属探索性治疗，光动力学疗法（PDT）是目前尝试较多的一种治疗方法。mERG 作为一种新的视觉电生理检查法和视功能评价手段，在术后疗效评价中有较高的应用价值。Jiang 等用 mERG 对具有 CNV 的 AMD 患者 PDT 效果进行评价，结果治疗后 3 天及 7 天的 mERG 波形图 N_1、P_1 波潜时和振幅与治疗前相比在六环中均无显著性变化，因此不能证明 PDT 治疗对周围视网膜功能有损伤。Lai 等则发现治疗后 4 天及 14 天平均反应密度开始回升，潜时恢复正常。Ruther 等也认为 mERG 是评价 PDT 治疗对周围视网膜功能影响的较适合的指标。但 PDT 治疗后视力改变与 mERG 振幅之间无明显相关性，因此，目前的问题是要找到未经治疗的年龄匹配的对照组进行长期观察，以评价 PDT 治疗的确切疗效。

mERG 检测中的六边形刺激阵列的面积从中心向周边部逐渐增大，位于黄斑中心的刺激斑面积最小，周边部最大，这种编排与视锥细胞的分布密度相对应。目前应用最多的是 61、103、241 个六边形刺激阵列，刺激斑的总数越多，刺激响应的分辨率也越高，但记录误差也逐渐增大。Palmowski 等采用 241 个六边形刺激阵列对 AMD 患者进行 mERG 检测，其地形图能准确反应患者眼底部的功能紊乱，且与 FFA 发现的病损区域一致，作者认为高分辨率的 mERG 能发现小范围的视网膜病变。但 Heinemann 等分别采用 103 和 241 个六边形刺激单元检测 AMD 患者，以比较两种不同分辨率的 mERG 记录 AMD 的差异，8min 内分别予以患眼两种不同分辨率的六边形刺激阵列刺激，并与年龄匹配的正常对照组比较，20 只眼中有 16 只眼记录到局部视网膜功能障碍，1 例低分辨率无异常而高分辨率 mERG 异常，但高分辨率 mERG 由于信噪比低导致 3 例不能分析。因此，作者认为较低分辨率 mERG（103 个六边形刺激单元）更适于 AMD 患者的临床检测。

mERG 是建立在应用数学和当今高度发展的电子学和计算机技术基础上的视网膜功能检查法，对 AMD 的研究已经显示出重要价值。激光扫描检眼镜（SLO）可用不同的激光刺激视网膜，达到分离视锥、视杆细胞和不同光谱视锥细胞的目的，与 CRT 发送系统联合应用则可以同时在 CRT 屏幕上显示眼底和刺激图像，从而为记录多焦 ERG 提供更好的刺激源和记录条件，将 AMD 的形态学和功能学检查密切结合起来。在 AMD 早期诊断、病情监测和疗效评价中将得到更广泛的应用，特别是有屈光间质混浊或无法固视的患者。多焦视觉诱发电位与 mERG 原理相同，目前多用于弱视、青光眼和视神经病变的临床研究，但随着该项技术的不断成熟，多焦视觉诱发电位用于黄斑部疾病及 AMD 研究也指日可待。

二、AMD 视觉电生理异常的机制

AMD 是一种随年龄增加而出现的脉络膜毛细血管、Bruch 膜、RPE 及视网膜外层变性疾病。AMD 是一种多因素综合病征，受年龄、烟酒、动脉硬化、高血压及心脏病的影响。AMD 的病变损害主要位于黄斑部，其发病机制尚不十分清楚，但近来研究认为本病的发病可能与视网膜的老年退行性变、脉络膜毛细血管的循环障碍、慢性光中毒导致的氧自由基损伤及免疫反应导致的慢性非特异性炎症有关。这些因素不仅影响黄斑区视网膜，而且影响视觉系统其他部分。Young 认为可见光引起光感受器内自由基形成，导致 RPE 细胞内残余体形成并蓄积在 Bruch 膜上，退变而形成玻璃膜疣和基底层沉积。这些排泄物可引起 RPE 机械性变形，妨碍液体和代谢物交换，减弱 RPE 细胞与 Bruch 膜的黏附，产生 CNV 膜，最后导致光感受器细胞死亡。因而 AMD 的玻璃膜疣及新生血管膜均可损害视锥细胞，致使视觉电生理发生改变。

研究表明，AMD 早期眼底未发生改变时，组织病理学已发现 RPE 及光感受器的变性改变。而视觉电生理检查可客观地反映视网膜功能，其中 EOG 反映色素上皮功能及光感受器细胞功能，ERG 反映视网膜外层功能，VEP 反映视冲动在视网膜的神经节细胞至视皮质的传导功能和整个视觉系统的视觉功能。因而，采用视觉电生理检查方法可对 AMD 的视觉功能进行全面的研究。

三、视觉电生理在 AMD 早期诊断中的价值

视觉电生理是一种客观的检查方法，很多作者研究发现，在 AMD 早期视力正常时已有视觉电生理的异常，并且与 AMD 的病变程度有关，湿性 AMD 较干性 AMD 的 ERG、VEP 及 EOG 异常明显。忻氏发现视力正常眼也可出现 VEP 异常，视力与 VEP 有平行关系。吴氏发现 AMD 的 ERG 在暗红光下较敏感，色光刺激下的 ERG 容易发现视感受器的早期损害，红光 ERG 的 a 波与黄斑区视锥细胞功能关系密切，因而色光 ERG 有助于 AMD 患眼的视功能和预后的判断。

研究表明，AMD 的 P-ERG 与其病理生理改变是一致的，P-ERG 反应越低，则表示病变越重，预后就越差。很多作者认为 P-ERG 对于 AMD 病变进展是一个较为有用的指标。AMD 早期虽然眼底改变较轻，视力改变不明显，但此时即有光感受器的损害，因而视觉电生理可表现异常。随着病情进展，色素上皮进一步萎缩，Bruch 膜进一步破坏，致使脉络膜血管侵入，发生色素上皮或神经上皮出血性或浆液性脱离，最后导致黄斑区视网膜盘状瘢痕，使光感受器细胞出现广泛的、不可逆的损害，视觉电生理也表现较明显的异常。湿性 AMD 可出现视网膜下新生血管，引起出血及渗出，后期在盘状变性区形成永久性瘢痕机化组织，患者的中心视力明显下降，出现大的绝对性中心暗点，黄斑区视功能受到严重的影响。在 AMD 早期，眼底改变仅限于玻璃膜疣和色素上皮层，患者可有轻度视功能障碍，但也可出现视觉电生理的异常。Sokol 最早采用 P-ERG 测定早期黄斑病变，认为 P-ERG 是评价黄斑病变最为敏感的方法。Celesia 等采用 P-ERG 测定单侧 AMD 的对侧眼，虽然视力正常，但已有 ERG 的异常，也认为 P-ERG 可监测 AMD 的临床前期改变。Celesia 等报道一组（5 例）黄斑疾病瞬态反应和稳态 P-ERG、P-VEP 改变，瞬态反应 P-ERG 和 P-VEP 的异常率相近，在评价黄斑疾病的视功能时，瞬态 P-ERG 较 P-VEP 敏感。Birch 等认为视力检查可代表黄斑区的高度分辨力，但不能反映黄斑的病变程度，P-ERG 可表示中心视网膜的总和反应，作为整个黄斑功能的完整测定，因而 P-ERG 提供了客观的黄斑功能检查方法，尤其是老年人视功能损害的患者。

P-VEP是图形刺激诱发的视皮质电位，集中反映了中央凹的功能，并与视力有关。视力好的眼出现VEP异常，可能视网膜内层或神经系统中也存在老年退变性改变，致使信息的传递能力下降。P-VEP不同方格及图形代表了不同空间频率的视觉传递通道，黄斑区主要是辨别物体细微变化的X系统起作用，因而用小方格刺激比用大方格刺激更能反映黄斑区的视功能。Bass等采用P-VEP检查早期AMD患者，发现视力正常时VEP的振幅降低及潜伏期延长，认为P-VEP可较视力更敏感地反映AMD早期视功能改变。Birch等也有类似的看法。Marcus等认为VEP是检查AMD黄斑功能最为敏感的方法，对AMD的预后及病情监视具有重要作用。有人进行了AMD的P-ERG和P-VEP的同步测定研究，结果显示两者联合检测可提高黄斑区功能检测的敏感性。Celesia等报道了对2例AMD的P-ERG和P-VEP研究，发现二者电位振幅下降，潜伏期延迟。Orpin发现AMD的F-VEP和P-VEP都有改变。忻氏等对20例(33只眼)AMD患者进行P-VEP检查，选用图形翻转刺激，1.5min和60min方格刺激，1.9次翻转率。结果在60min方格刺激时，27.3%的眼(9只眼)出现VEP异常；1.5min方格刺激时，36.4%的眼(12只眼)出现VEP异常。沈氏等发现在视力正常的AMD患者中，约有半数以上出现P-ERG和P-VEP异常，认为在AMD的早期就已存在黄斑区功能损害，这种损害可以通过P-ERG和P-VEP反映出来。因此采用色光ERG、P-ERG、P-VEP、色光EOG等视觉电生理检测方法，对AMD的诊断、早期诊断、发病机制、发展过程及预后判断均具有重要价值。

（向圣锦　陈　松）

【参 考 文 献】

[1] 吴乐正，吴德正. 临床视觉电生理学. 北京：科学出版社，1999：155-158.

[2] Sandberg MA, Weiner A, Miller S, et al. High-risk characteristics of fellow eyes of patients with unilateral neovascular age-related macular degeneration. Ophthalmology, 1998, 105:441-447.

[3] Niermann F, Lorenz R, Heider W. Pattern electroretinography and pattern visual evoked potentials in maculopathy: a comparison with sensory tests. Fortschr Ophthalmol, 1989, 86(1):54-58.

[4] Falsini B, Fadda A, Iarossi G. Retinal sensitivity to flicker modulation: reduced by early age-related maculopathy. Invest Ophthalmol Vis Sci, 2000, 41(6):1498-1506.

[5] Miyake Y. Macular oscillatory potentials in humans. Macular OPs. Doc Ophthalmol, 1990, 75(2):111-124.

[6] Walter P, Widder RA, Luke C, et al. Electrophysiological abnormalities in age-related macular degeneration. GraefesArch Clin Exp Ophthalmol, 1999, 237:962-968.

[7] Terasaki H, Miyake Y, Suzuki T, et al. Change in full-field ERGs after macular translocation surgery with 360 degrees retinotomy. Invest Ophthalmol Vis Sci, 2002, 43(2):452-457.

[8] Falsini B, Focosi F, Molle F, et al. Monitoring retinal function during transpupillary thermotherapy for occult choroidal neovascularization in age-related macular degeneration. Invest Ophthalmol Vis Sci, 2003, 44:2133-2140.

[9] Ladewig M, Kraus H, Foerster MH, et al. Cone dysfunction in patients with late-onset cone dystrophy and age-related macular degeneration. Arch Ophthalmol, 2003, 121:1557-1561.

[10] Scullica L, Falsini B. Diagnosis and classification of macular degenerations: an approach based on retinal function testing. Doc Ophthalmol, 2001, 102:237-250.

[11] Walter P, Konigsfeld P, Soudavar F, et al. Unusual visual evoked potentials in patients with age-related macular degeneration. Ophthalmologica, 2000, 214:312-319.

[12] Wang Zehong, Wu Lezheng, Wu Dezheng, et al. The characteristics of luminance of colar visaul evoked potential in macular disease. Chin J Ophthalmol, 1999, 35:430-433.

[13] Shirao Y, Ushimura S, Kawasaki K. Differentiation of neovascular maculopathies by nonphotic electrooculogram responses. Jpn J Ophthalmol, 1997, 41:174-179.

[14] Arden GB, Wolf JE. Differential effects of light and alcohol on the electro-oculographic responses of patients with age-related macular disease. Invest Ophthalmol Vis Sci, 2003, 44:3226-3232.

[15] Luke C, Alteheld N, Aisenbrey S, et al. Electro-oculographic findings after 360 degrees retinotomy and macular translocation for subfoveal choroidal neovascularisation in age-related macular degeneration. Graefes Arch Clin Exp Ophthalmol,

2003, 241:710-715.

[16] 吴乐正. 临床多焦视觉电生理学. 北京:北京科学技术出版社, 2003:223-232.

[17] Kretschmann U, Seeliger M, Ruether K, et al. Spatial cone activity distribution in diseases of the posterior pole determined by multifocal electroretinography. Vision Res, 1998, 38:3817-3828.

[18] Guangwei Luo, Shizhou huang, Dezheng Wu, et al. Comparison of multifocal electroretinogram in six kinds of maculopathies. Eye Sci, 2003, 19:257-261.

[19] Jurklies B, Weismann M, Husing J, et al. Monitoring retinal function in neovascular maculopathy using multifocal electroretinography-early and long-term correlation with clinical findings. Graefes Arch Clin Exp Ophthalmol, 2002, 240:244-264.

[20] Jiang L, Jin C, Wen F, et al. The changes of multifocal electroretinography in the early stage of photodynamic therapy for choroidal neovascularization. Doc Ophthalmol, 2003, 107:165-170.

[21] Lai TY, Chan WM, Lam DS. Transient reduction in retinal function revealed by multifocal electroretinogram after photodynamic therapy. Am J Ophthalmol, 2004, 137:826-833.

[22] Ruther K, Breidenbach K, Schwartz R, et al. Testing central retinal function with multifocal electroretinography before and after photodynamic therapy. Ophthalmologe, 2003, 100:459-564.

[23] Palmowski AM, Sutter EE, Bearse MA Jr, et al. Multifocal electroretinogram (m-ERG) in diagnosis of macular changes. Example: senile macular degeneration. Ophthalmologe, 1999, 96:166-173.

[24] 罗敏,刘海燕,李海生. 干性年龄相关黄斑变性的局部视网膜电流图研究. 中国实用眼科杂志,2004,22(12):1016-1018.

[25] 罗敏,刘海燕,李海生,等. 背景光在局部视网膜电流图作用的研究. 临床眼科杂志,2000,8:408-412.

[26] 李海生,潘家谱. 视觉电生理的原理与实践. 上海:上海科学普及出版社,2002:148-156.

[27] 罗敏,刘海燕,李海生. 黄斑局部视诱发电位的记录和分析. 临床眼科杂志,2001,9:359-361.

5 光学相干断层成像技术在老年性黄斑变性诊断中的应用

一、光学相干断层成像技术原理和操作简介

光学相干断层成像技术(optical coherence tomography,OCT)是近年来发展起来的一种新的诊断技术,具有非接触性、非侵入性的特点。OCT具有较高分辨率,在视网膜内的分辨率达10μm,新一代OCT分辨率达3μm。断层扫描成像技术可用于角膜、虹膜、玻璃体、视网膜、视神经乳头的检查。

OCT的成像技术类似于超声成像技术,所不同的是OCT利用的是近红外光线,而超声技术利用的是声波。OCT的分辨率在视网膜内达到10μm,而A型超声波的频率为10MHz时,分辨率才接近150μm,故OCT较超声波成像技术显影图像的分辨率要高10倍以上。

(一)回声延迟效应(the time-of-light delay of light reflected)

光线进入眼内可在相邻组织界面发生反射,也可在具有不同光学特性的组织内发生不规则散射。根据所测定"反射光"延迟时间来分辨不同组织结构的距离和大小,并能测量在不同组织的光反射或背景散射形成的纵向偏离距离,称为回声延迟效应。

(二)低相干干涉测量(low-coherence interferometry)

当光源发出一束低脉冲光或低相干光,投射向分光器,分光器将光分成两束,一束光被反射(参照光),另一束光射入眼内(称为测量光)。射入眼内的光被不同距离的眼内组织反射,眼内反射的光束中包含大量不同眼内组织的厚度及距离的反射波信息。参照光由已知空间位置的反射镜反射。反射的参照光在分光器再次和从眼内反射回来的光束相结合。

该系统的操作可以定性地理解为光线由光的短脉冲组成。这样只有从参考镜(reference mirror)上发射的光脉冲和从病人眼部组织中反射的光脉冲同时到达时,两个光脉冲才会吻合。只有在光线到达参考镜的距离加上经参考镜反射回的距离,与光从病人眼部组织发射的距离精确匹配时,才会产生可以被光相干测量仪检测到的光干涉现象。

为了测量从眼中不同组织反射回来光线的"时间延迟",需要调整参考镜的位置以便相应调节参考光脉冲的"时间延迟",传感器将跟随从眼睛反射的光线和回声组织。如果存在多个反射,当每次参考脉冲"时间延迟"与一个从眼中的特定组织返回的回声脉冲一致时,我们就会观察到一个峰值。因此干涉测量仪可以精确测得反射光波,并可测定到不同组织结构高解析度的距离和厚度。如果光是由短的脉冲波组成,测量时可以用非脉冲或连续低干涉的光波。这种技术称为低相干干涉测量,是OCT设计的原理。

(三)轴向测量的范围、距离和厚度

OCT最简单的测量类型就是轴向测量,扫描组织的厚度或距离等信息被仪器测量,通过计算机进行分析并输出。因而OCT对组织厚度的测定主要依靠所知的或推测的组织折射率来评估,反射光的强度极小,伴随光的强度一般为50~90cd。轴向扫描时,不同的组织结构的相对位置可以通过眼内光束横断的位置或目标的改变而测得。因为光束能聚焦在很小的点上,所以横断扫描的精确性高。可以测出组织显微结构横断面的轴向或纵向扫描信息。其基础就是光学断层扫描成像技术。

(四)连续轴向扫描断层成像

组织断层成像或横断成像可以通过连续轴向或纵向扫描测定不同组织断面的各个点来得到。连续迅速的光束对横断面进行扫描,每条曲线代表了光束的散射或反射的强度,相反的每条曲线也显示了不同横断面轴向或纵向扫描获得的信息。通过计算机处理即可将扫描的组织结构成一灰度或伪彩的图像。

(五)OCT 的操作

OCT 探头光束是近红外线。患者看不到光束,检查医生通过近红外光敏感的眼底照相机或采用可视的激光扫描,可直接看到被扫描的眼底部位。

OCT 的扫描方式由计算机控制。根据不同的视网膜疾病设计不同的扫描方式,并直接观察到断层扫描的眼底部分。在高分辨率的 OCT 计算机屏幕上,OCT 扫描图可显示灰色或伪彩色,图像经计算机处理后显示出来。录制图像时,计算机能够同时储存 OCT 断层扫描图像和被检测部位的普通照相。

二、OCT 的图像分析与黄斑区的 OCT 图像

(一)组织的光学特性

OCT 通过检测组织对光的反射率来获得组织的断层图像,分辨组织的内部结构。光的反射率与光的吸收、散射和反射相关,不同的组织对光具有不同的反射率。光入射到深层组织,经吸收、散射和反射后被 OCT 仪器检测,期间必须通过浅层组织,OCT 检测到的光是来自浅层和深层组织反射率的结合。

视网膜表面的反射率可以被角膜、房水、晶状体、玻璃体和浅层视网膜的异常所影响。高反射的原因包括炎性渗透到视网膜或脉络膜的任何层;纤维变性,例如盘状或其他形状的瘢痕、硬性渗出物以及出血。薄的出血呈现为薄的高反射带,对其下层的影响很小。厚的超过 200μm 的出血,可完全削弱检测光。血管的表现为暗区。低反射的原因包括视网膜水肿和细胞结构的改变,如视网膜色素上皮(retinal pigment epithelium ,RPE)的色素减少。在 OCT 图像上血液、浆液和渗出液之间的区别也可以基于反射率判别。浆液包含很少的细胞,光可以通过,因此它的聚积直接在 OCT 图像上表现为一个无反射的区域。血液因为有大量的细胞而使反射提高,入射光的衰减增加。而渗出液具有典型的介于血液和浆液之间的特性。

(二)正常视网膜和黄斑部的 OCT 图像分析

OCT 图像用伪彩色表示不同的反射率:红色和白色表示高反射,黑色表示最低的反射,中等的反射以黄色及蓝绿色表示。

由于黄斑中央凹、视盘和视网膜剖面在断层图像中具有特有的形态,所以很容易确认。玻璃体视网膜界面为不反射的玻璃体和反射的视网膜表面之间的分界。不反射的玻璃体显示为黑色暗区,视网膜表面显示为高反射的红色层。正常黄斑部的 OCT 断层图像显示了视网膜的不同特征。

视网膜的前后缘也是高反射层,分别对应于神经纤维层(retinal nerve fiber layer, RNFL)和 RPE/脉络膜毛细血管层。前后两层高反射的红色层之间,对应于视网膜的中间层:最低程度反射为光感受器层,内核层显示为黑色,中等的低反射交替的黄蓝色层显示视网膜的丛状结构,内外丛状层为中等反射。脉络膜毛细血管层下,由于通过视网膜神经纤维层、色素上皮层和脉络膜毛细血管层之后的信号减弱,从脉络膜深处和巩膜返回相对较弱的散射,故表现为蓝色及黑色暗区。视网膜的血管由于散射的增加以及来自色素上皮层和脉络膜毛细血管层间反射的暗区而容易辨别。大的脉络膜血管也在图像上显示为具有低反射的黑色管腔。

OCT 图像常用于显示黄斑部疾病形态学的改变。OCT 能评价中央凹光感受器的丧失,如全层的黄斑裂孔,瘢痕或纤维化,视网膜层间的出血、炎症,黄斑水肿、黄斑区神经上皮的脱离、浆液性或出血性的 RPE 脱离,视网膜前膜,脉络膜新生血管(choroidal neovascularization, CNV),玻璃体黄斑牵引导致黄斑中央凹变平或隆起等。

（三）RPE 和脉络膜血管层

在 OCT 图像中 RPE 和脉络膜毛细血管层很难分辨，它们的联合反射形成 OCT 图像上的视网膜后界。OCT 能提供脉络膜的病理改变信息，如老年性黄斑变性（age-related macular degeneration、AMD）、中心性渗出性视网膜脉络膜病变。典型性 CNV 表现为 RPE/脉络膜毛细血管层出现边界清晰的菱形增厚强反射区（well-defined boundary CNV），以红色相为主，深层脉络膜组织反射减弱。隐匿型 CNV 表现为 RPE/脉络膜血管层的不规则增厚，边界不清晰的光带增强（poorly-defined boundary CNV）；或边界清晰的强反射区（well-defined boundary CNV）。

RPE 的色素增加使反射增加，后反射界面增厚，伴随其下方 RPE 与脉络膜反射暗区。RPE 脱离也造成 RPE 与脉络膜毛细血管层之间的暗区。

瘢痕和其他纤维化表现为明显的后反射增强，是高反射率的结果。色素减少或 RPE 萎缩致反射减少并联合"窗样缺损"，能增加探测光束对脉络膜的穿透和深层的高反射。

（四）玻璃体和玻璃体视网膜界面

正常的玻璃体和视网膜之间的高对比度界面是透光的。由于炎性物质，玻璃体浓缩或出血，可以从玻璃体获得显著的反射信号。玻璃体脱离后玻璃体后皮质界面的反射是典型的不规则弱反射，因为玻璃体凝胶和其间的液体有相似的反射指数。

视网膜前膜与神经纤维层分离时，容易分辨。但通常情况下它与视网膜神经纤维层表面紧密黏附，它与视网膜之间的差别在于它们的光反射率不同。

（五）视网膜厚度

视网膜厚度在很多黄斑疾病中是一个重要的参考指标。OCT 高度的轴向分辨率，以及视网膜前后界的反射率的对比很好判定，使 OCT 成为测定该参数的适合方法之一。

（六）神经上皮层和色素上皮层脱离（pigment epithelium detachment，PED）

神经上皮层脱离在 OCT 图像上表现为视网膜神经上皮层隆起，在神经上皮层和 RPE 之间为透光区。PED 具有不同的表现。对应于 RPE 反射层的局限性隆起，位于透光区上，脱离的 RPE 具有比正常时高的反射，这或许由于浆液与脉络膜毛细血管层的反射指数不同，或由于 RPE 细胞本身的代谢失调和形态学改变。来自 RPE 的增强反射明显遮蔽脱离区下方脉络膜的反射信号。在浆液聚积腔和基底膜、脉络膜毛细血管层之间通常为均匀的暗的反射交界。同神经上皮层脱离相比，PED 层与附着的脉络膜毛细血管层形成的角度也较小。

神经上皮层脱离后，光感受器反射率的增强可以模拟来自色素上皮的高反射，但很少发生对 RPE 和脉络膜反射较大的遮蔽。因此，神经上皮层和 PED 的区别在于确定浆液聚集处下方反射的强度和估计脱离的夹角度。

RPE 出血性脱离具有 RPE 脱离的全部特点，此外可直接观察到在 PED 腔下相应的血液的光反射信号。由于入射光通过脱离的 RPE 后衰减，血液通常呈适度增高的反射。光能通过低于 100μm 厚度的 PED 和出血。

纤维血管性 PED（fibrovascular pigment epithelium detachment）PED 下的内部也显示一些光的反射。但同血液相比，低散射系数使来自纤维血管增殖的反射明显降低。

软性玻璃膜疣（soft drusen）表现为较均匀一致的中度反射，融合玻璃膜疣可能被误认为小的 PED，须结合眼底彩色照相及眼底荧光素血管造影（fundus fluorescein angiography，FFA）综合判断。但通常不能辨别是来自脉络膜的反射，还是来自隆起的 RPE 下的 Brush 膜或脉络膜的反射。

三、AMD 的 OCT 图像表现

AMD 临床上一般分为萎缩型与渗出型，前者占 90%，后者约占 10%，90% 左右的严重视力丧失都是由渗出型 AMD 所致。临床表现相同处为两者均可发现在 RPE 基底膜与 Bruch 膜之间形成玻璃膜疣(drusen)，包括多个硬性、软性及融合性玻璃膜疣。两者不同处：萎缩型 AMD 主要为 RPE 脱色素和色素紊乱改变，中央凹反射减弱或消失，神经上皮层变薄及不同程度的脉络膜视网膜地图状萎缩；渗出型 AMD 主要眼底改变为黄斑区有斑片状的深层出血或伴黄白色渗出，或在深层有灰色及暗红色隆起的类圆形 RPE 脱离，晚期形成纤维血管瘢痕组织。

(一)软性玻璃膜疣

OCT 图像中软性玻璃膜疣表现为视网膜神经上皮后界较均匀一致的中度反射区。其位于 Bruch 膜下，前方的 RPE 轻微隆起，可见窄低的类似 PED 的边缘有轻度的回声信号区(图 4-5-1，图 4-5-2)。

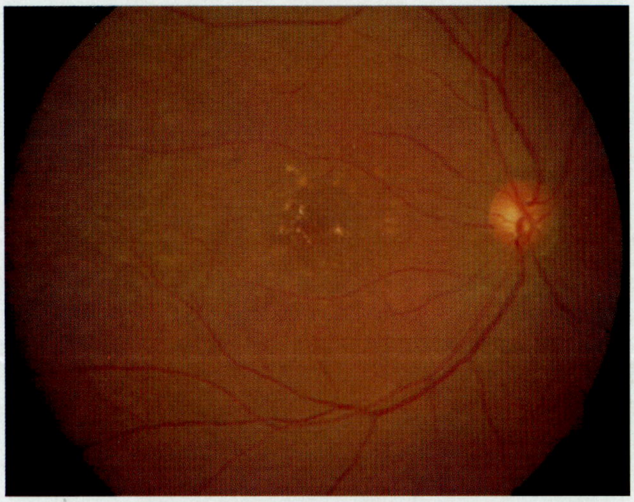

图 4-5-1　右眼彩色眼底像

黄斑区散在圆点状黄白色软性玻璃膜疣，隐约见神经上皮脱离

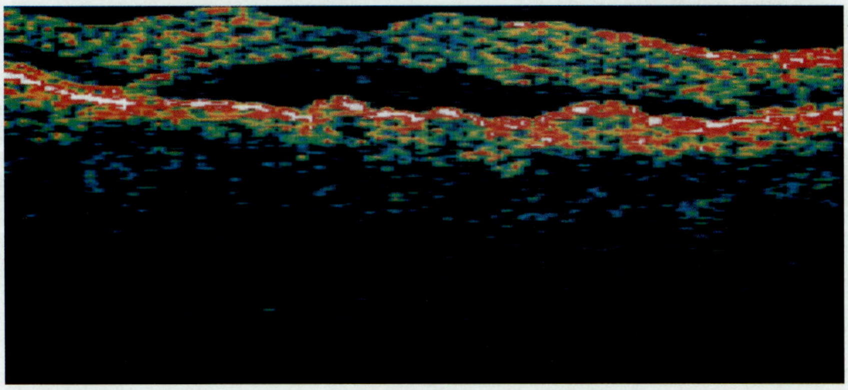

图 4-5-2　图 4-5-1 患眼 OCT 像

可见黄斑区数个 PRE 轻微隆起，其下见窄低的类似 RPE 轻微脱离。红白相间的 RPE 脉络膜毛细血管强反射区前见一弧形局限神经上皮脱离

(二)萎缩型 AMD

萎缩型 AMD 眼底表现为地图状的 RPE 萎缩，玻璃膜疣及瘢痕。因视网膜神经上皮层变薄和 RPE 色

素脱失,OCT 检测时表现视网膜神经上皮光感受器层的反射消失,中央凹形态不显及边界清楚的脉络膜毛细血管层的强反射区域(图 4-5-3)。

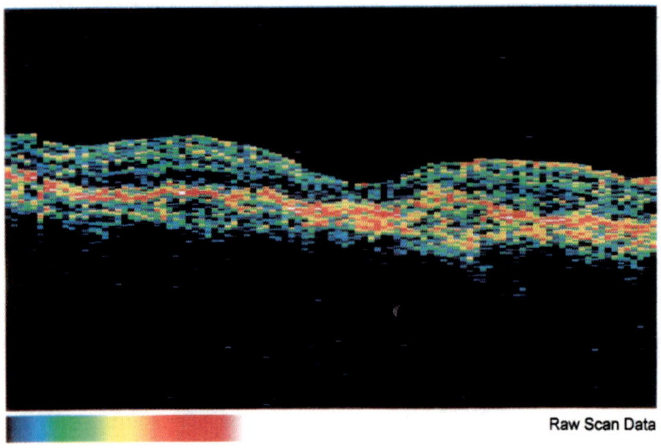

图 4-5-3　萎缩型 AMD OCT 像

黄斑区 RPE 脉络膜毛细血管反射层变薄。中央凹处神经上皮层厚度减少,中央凹扩大

(三)渗出型 AMD

渗出型 AMD OCT 检测可分为 5 种类型:①边界清晰的 CNV 型,相对于具有典型性 CNV 的 AMD;②边界不清晰的 CNV 型,相对于具有隐匿性 CNV 的 AMD;③伴浆液性 PED 型 AMD;④伴纤维血管性 PED 型 AMD;⑤伴出血性 PED 型 AMD。

1. 典型性 CNV 的 OCT 表现　RPE 和脉络膜毛细血管高反射层反射光带断裂,向上隆起呈边界清晰的梭形增厚,丘形突起的 RPE 边缘勾画出 CNV 的边界。

纤维组织增生形成的盘状瘢痕与典型性 CNV 在 OCT 上的表现鉴别较为困难,因两者的范围、反射的特异性均接近。但是盘状瘢痕常伴有视网膜神经上皮层的萎缩和变薄,而典型性 CNV 常伴有视网膜层间和视网膜神经上皮下的积液,结合 FFA 则更有助于区别。另外,视网膜下出血也能在 OCT 图像上表现为神经上皮下的散射增强,这可通过增强 OCT 探头光束的增益和出血下的脉络膜光影来排除。

Michael R. Hee 等观察一例具有典型性 CNV 的 AMD 患者,时间为 6 周。第 1 周 FFA 显示患眼黄斑中央有一圆点样强荧光,周围伴有玻璃膜疣;OCT 显示包含早期 CNV 组织的 RPE 和脉络膜毛细血管层轻微断裂。2 周后 RPE/脉络膜毛细血管层梭形增厚和这一层面的反射中断,FFA 显示典型性 CNV 图像。6 周后 RPE/脉络膜毛细血管层梭形增厚更加明显,呈“丘样”隆起,边界清楚;同时也出现中央凹位置视网膜下的积液及黄斑区神经上皮层的水肿。

何守志等报告 42 只眼行光动学疗法(PDT)治疗的 AMD 患者中,34 只眼为典型性 CNV,其 OCT 特点为新生血管膜位于视网膜神经上皮下或色素上皮下,质地较密,边界清楚,可见密度均匀、红白相间的梭形高密度区,其中央因组织过厚而呈“空虚区”,新生血管膜周围为浆液性(或出血性)光学切面,可见因破坏而不连续的 RPE 光带。

病例一:女,67 岁。右眼视物模糊 3 个月,视野中央偏颞侧暗点,左眼视力 0.5。眼底黄斑鼻侧可见半环形视网膜深层出血,出血灶颞侧可见一类圆形黄白色隆起。FFA 早期见黄斑鼻侧 1/2PD 范围边界清晰的强荧光灶(典型性 CNV)。OCT 图像显示神经上皮增厚隆起,中央凹形态基本消失,中央凹鼻侧 RPE/脉络膜毛细血管层梭形隆起,呈边界清晰的红色为主的强反射(图 4-5-4 至图 4-5-6)。

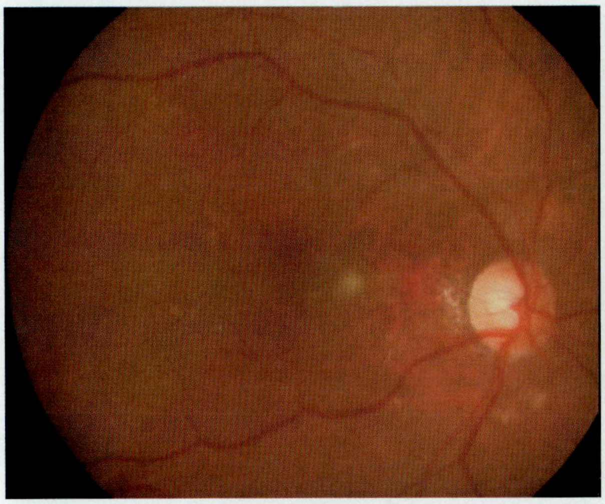

图 4-5-4　右眼彩色眼底像

黄斑鼻侧见一类圆形黄白色隆起，病灶鼻侧边缘见半环形视网膜深层出血

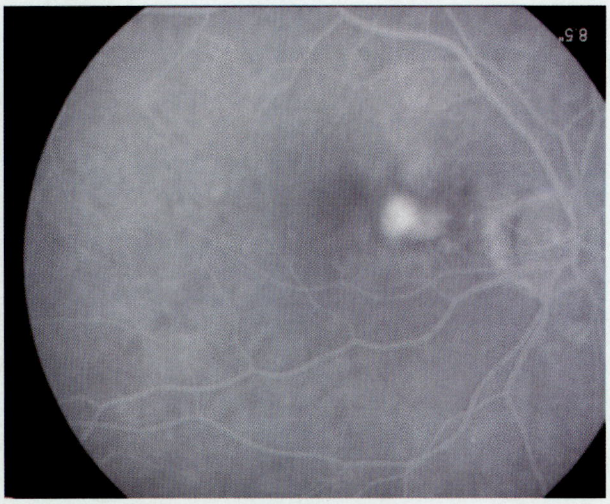

图 4-5-5　患眼 FFA 像

可见黄斑鼻侧边界清晰的强荧光区（典型性 CNV）

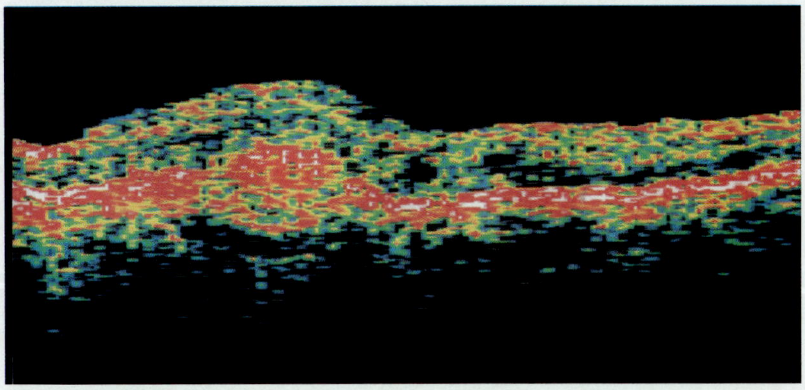

图 4-5-6　患眼 OCT 像

RPE/脉络膜毛细血管层可见密度均一、红白相间的梭形强反射带，在 RPE 上形成一个向上隆起、边界清晰的区域

病例二：男，63 岁。右眼视力下降，视物模糊 3 个月，视力 0.03。右眼底后极部大片视网膜下暗红色出血，出血灶颞上边缘可见弧形黄白色渗出，出血灶颞下侧可见约 1PD 范围黄白色 RPE 脱离灶。FFA 早期显示后极部大片视网膜下出血遮蔽荧光，颞下侧可见一月牙状边界较清楚的荧光素渗漏区，随时间延长，渗漏强度增加，中晚期呈边界清楚的强荧光灶。经黄斑中央凹垂直扫描，OCT 图像显示神经上皮隆起增厚，腔内反射增强，深层组织反射减弱，为神经上皮出血，红白相间的反射带呈梭形隆起。RPE/脉络膜毛细血管层反射断裂，呈"空虚区"（图 4-5-7 至图 4-5-10）。

2. 隐匿性 CNV 的 OCT 表现　脉络膜毛细血管层散射弥漫性增强，RPE/脉络膜毛细血管层断裂反射的边界较难界定，同时伴有神经上皮下或视网膜层间的积液。张凤等报告隐匿性 CNV 的特点是：一种类型 CNV 位于 RPE 深层，OCT 显示 RPE 光带仍然连续，表现为蓝绿相间以蓝色为主的团状反光；另一种类型 CNV 的 FFA 表现为荧光遮蔽，CNV 不能确定，OCT 图像表现为 CNV 被较多出血覆盖。Michel R. Hee 等报告经 FFA 检查确诊的隐匿性 CNV，根据 OCT 图像上其 CNV 边界相对容易界定和较难界定而分为两种类型，但都必须结合 FFA 来判定。

病例一：女，60 岁。右眼视力下降，视物中央暗影遮挡 2 个月，视力 0.1。右眼底黄斑区可见 2PD 灰白色边界欠清隆起灶，周围边缘环形视网膜出血。FFA 显示静脉期后黄斑区可见大片边界模糊荧光素渗漏灶（隐匿性 CNV）。OCT 图像显示神经上皮隆起增厚，层间可见中等强度红蓝相间反射带。提示神经上皮层间水肿，RPE/脉络膜反射连续，在 RPE/脉络膜反射带与神经上皮水肿之间有一带状红黄相间，以红色为主的强反射灶，边界可大致辨清（隐匿性 CNV）（图 4-5-11 至图 4-5-13）。

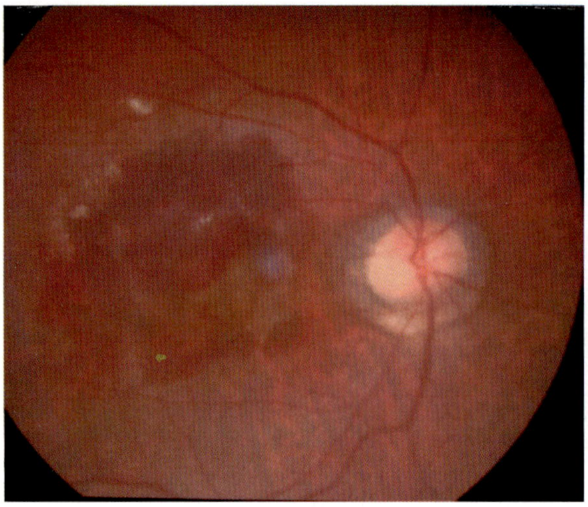

图 4-5-7　右眼彩色眼底像

可见后极部大片、不规则视网膜深层出血，黄斑鼻上见一灰白色病灶

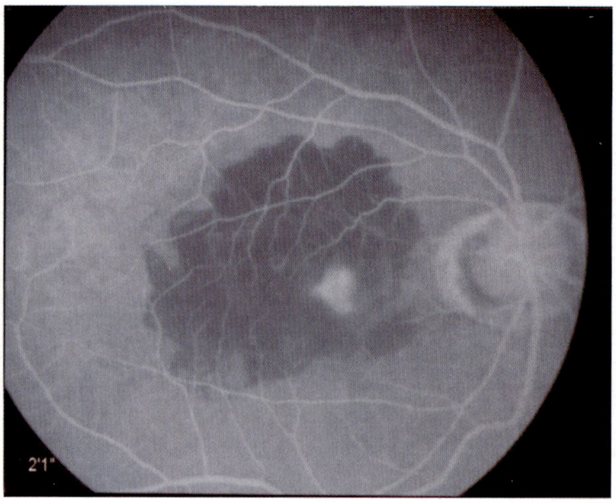

图 4-5-8　FFA 早期像

大片出血荧光遮蔽，鼻上见一边界可辨强荧光灶

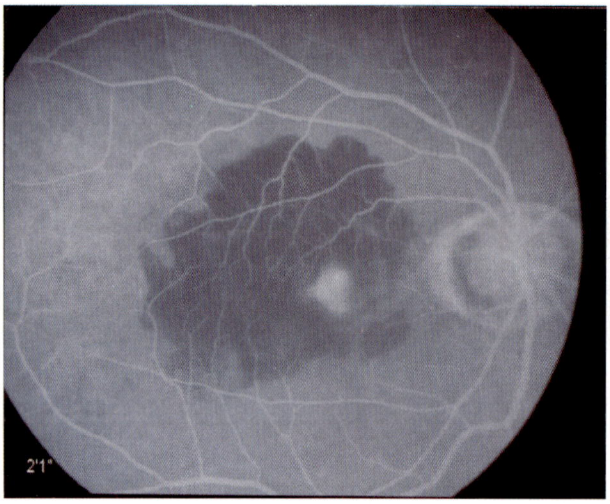

图 4-5-9　FFA 晚期像

强荧光灶范围无扩大

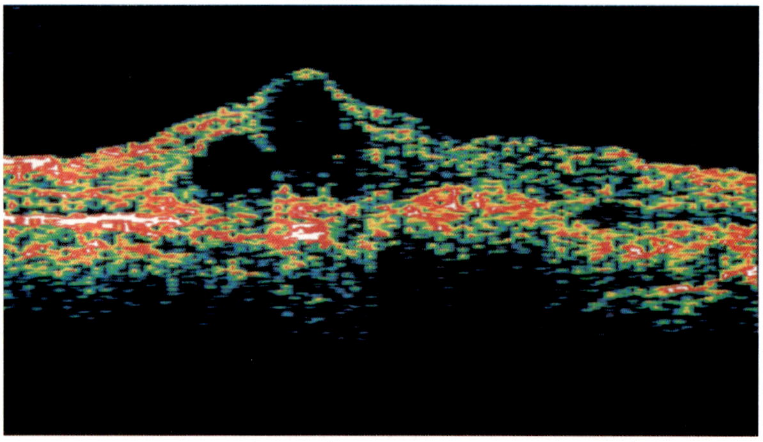

图 4-5-10　OCT 像

经黄斑中央垂直扫描，显示神经上皮脱离隆起，呈囊腔状，腔内反射增强，为神经上皮下出血。红白相间的 RPE/脉络膜毛细血管层呈梭形隆起，边界可辨，RPE/脉络膜毛细血管层反射断裂

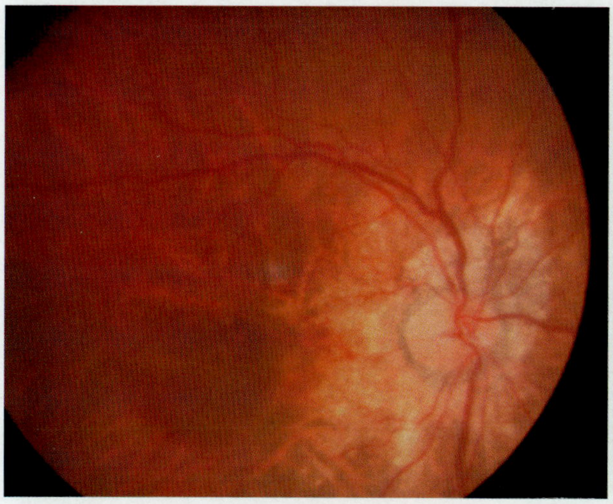

图 4-5-11　右眼彩色眼底像

可见黄斑区2PD 范围灰黄色边界欠清晰隆起灶，边缘环形视网膜出血

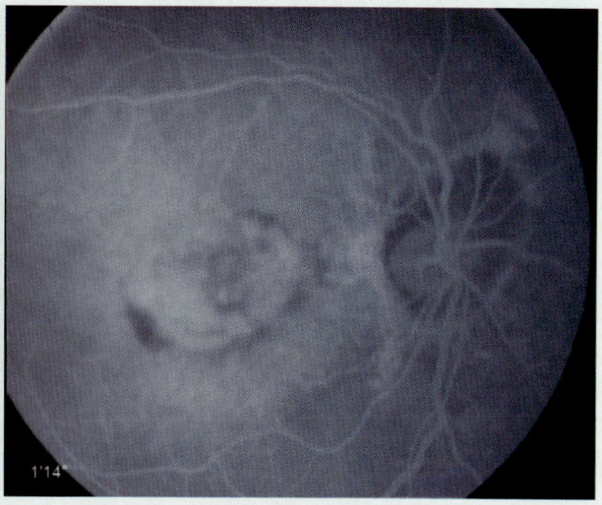

图 4-5-12　FFA 像

静脉期后黄斑区可见大片边界模糊荧光渗漏灶（隐匿性CNV）

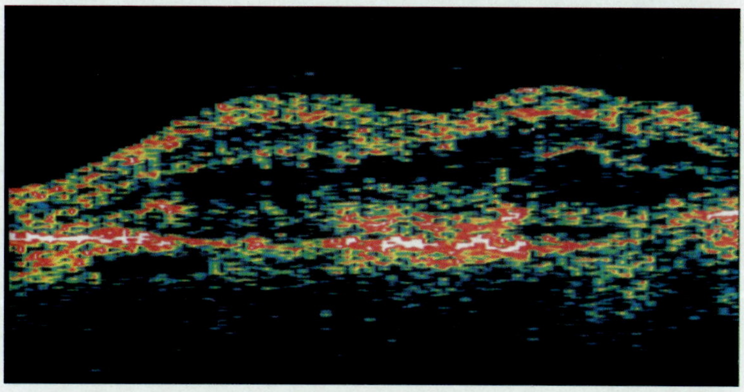

图 4-5-13　OCT 像

可见神经上皮增厚隆起，层间可见弱的红蓝相间反射带。显示神经上皮层间水肿。在 RPE/脉络膜毛细血管反射带与神经上皮水肿之间有一带状红黄相间，红色为主强反射灶。边界不清，无法确定 CNV 边界

病例二：女，64 岁。右眼视力下降，视物模糊约半年，视力 0.02。右眼黄斑区大片灰黄色轻微隆起灶，RPE 色素脱失，夹杂斑点视网膜下出血。FFA 显示黄斑区不规则 RPE 色素脱失，透见荧光；可见边界欠清晰强荧光灶（隐匿性 CNV），伴 2PD 范围神经上皮脱离。OCT 图像显示神经上皮高度隆起，其下可见中等强度反射，提示神经上皮层间出血，浆液性神经上皮脱离下可见 RPE/脉络膜毛细血管层丘样微隆起，边界不清（隐匿性 CNV）（图 4-5-14 至图 4-5-16）。

3. 伴浆液性 PED 的 AMD　OCT 显示 RPE 向上隆起的反射带。RPE 光带光滑完整，腔内液体清澈，其深层脉络膜反射清晰可见。

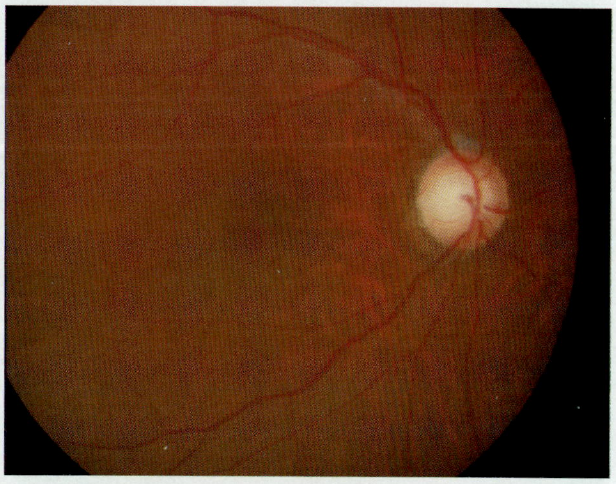

图 4-5-14　右眼彩色眼底像

可见黄斑区大片灰黄色轻微隆起，RPE 色素脱失，斑点样视网膜深层出血

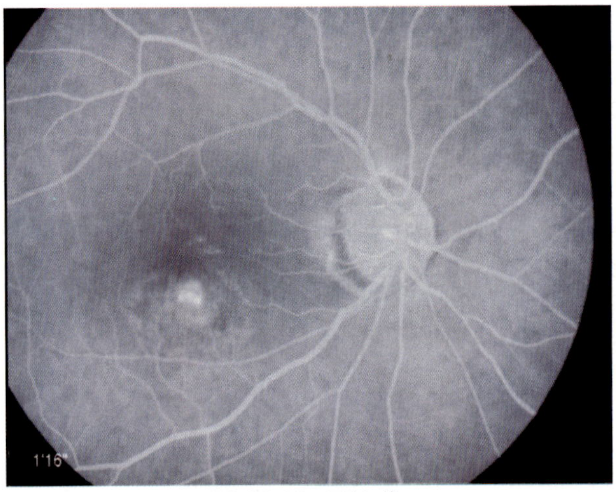

图 4-5-15 FFA 像

可见黄斑中央凹下方不规则片状 RPE 色素脱失，透见荧光，其内可见边界不清晰强荧光灶

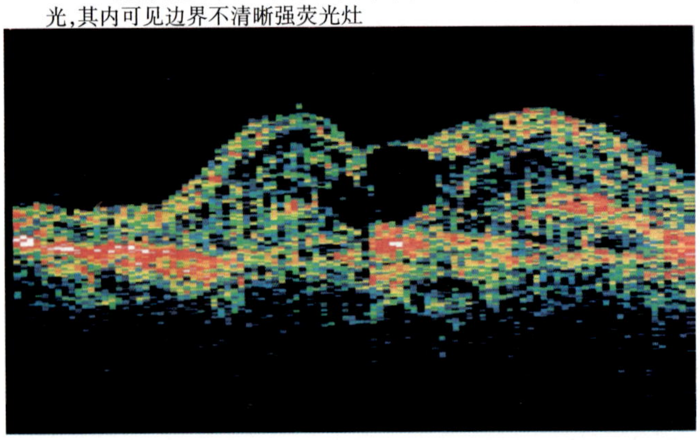

图 4-5-16 OCT 像

神经上皮高度隆起，其下可见中等强度反射，显示神经上皮层间出血。浆液性神经上皮脱离下可见 RPE/脉络膜毛细血管层丘样隆起，无法确定边界

病例一：男，73 岁。左眼视力下降 1 个月，视力 0.3。左眼底可见黄斑区散在小片 RPE 色素脱失，黄斑中央凹颞下缘见 1/2PD 圆形灰白色病灶。FFA 早期即出现圆形、边界清楚强荧光，晚期仍为强荧光灶。OCT 显示较小的弧形 RPE 隆起，光带光滑完整，内空隙为暗区，深层的黄绿相间的反射带为完整的脉络膜层(图 4-5-17 至图 4-5-19)。

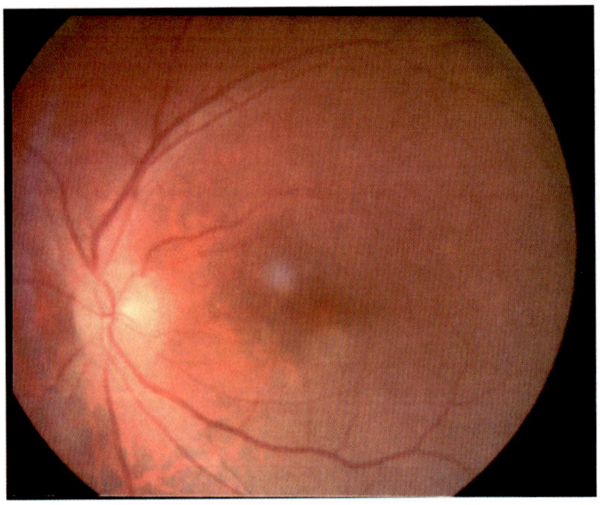

图 4-5-17 左眼彩色眼底像

黄斑中央凹下见 1/2PD 黄白色 RPE 脱离区

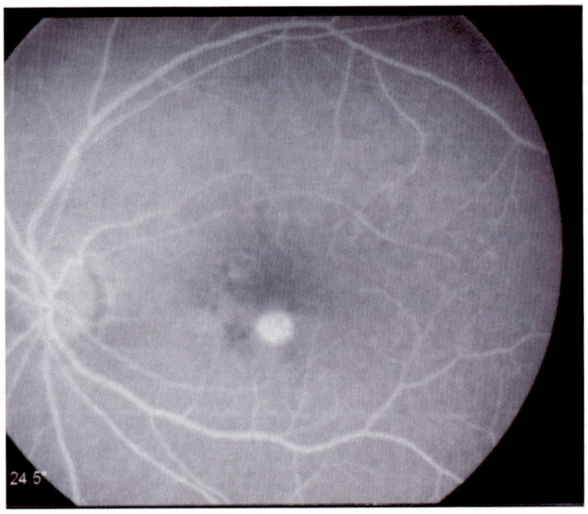

图 4-5-18 FFA 像

黄斑区见一圆形、边界清晰的 RPE 脱离

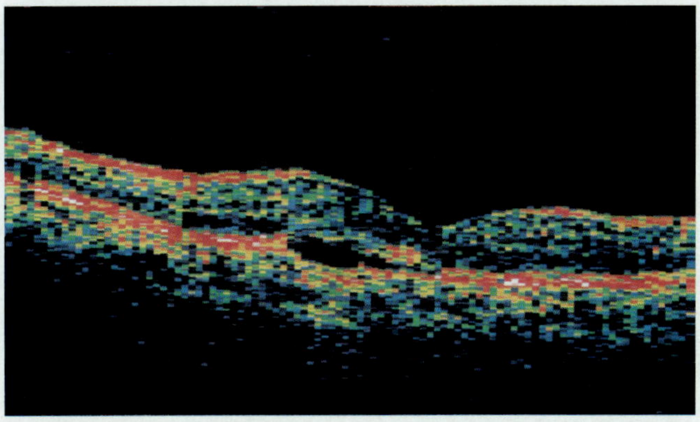

图 4-5-19　OCT 像

可见黄斑下方弧形 RPE 隆起,腔隙内为透光暗区

4. 伴纤维血管性 RPE 脱离的 AMD　OCT 显示 RPE 红色反射带向上隆起,其下区域为轻或中度的黄绿相间的散射,看不到脉络膜反射带下的光影。瘢痕性 CNV 与纤维血管膜性 PED 在 FFA 上难以区分。在 OCT 图像上,纤维血管膜性 PED 层次可定位,但因神经上皮或 RPE 反射较强,CNV 反射较其他类型 CNV 减弱,表现为黄绿相间色相为主的轻中度反射;而瘢痕性 CNV 可见正常组织层次破坏,并因结构致密而显现以红色为主的强反射。

病例一:男,56 岁。右眼视物模糊 1 年。视力 0.7。右眼底黄斑区鼻侧有弧形黄白色组织,其下缘可见暗红色轻微隆起灶。FFA 早期显示黄斑鼻侧无明显荧光素渗漏,晚期呈边界模糊的强荧光灶。OCT 图像显示,相应 FFA 造影强荧光病灶处 RPE 隆起,其下可见中等密度的红绿相间的反射灶,有红色相反射,提示有 CNV 成分(图 4-5-20 至图 4-5-22)。

5. 伴出血性 PED 的 AMD　OCT 图像显示 RPE 光带向上隆起,脱离的 RPE 下为中、弱程度的光反射。与浆液性 PED 比较,出血性 PED 的 RPE 脱离腔内因出血而有绿色为主的中、弱程度反射,而浆液性 PED 腔内为绝对暗区(浆液性)或偶有弱反射(浆液内蛋白质或脂质)。

病例一:男,60 岁。左眼视物模糊,视野中央暗影遮挡伴视物变形,视力 0.2。左眼眼底 OCT 图像显示左眼神经上皮增厚,呈多层次的黄绿相间的强反射。提示神经上皮层间出血,RPE 呈多个丘样隆起,RPE 变薄,PED 腔内可见黄绿相间的中、弱反射,深层脉络膜层反射消失(图 4-5-23)。

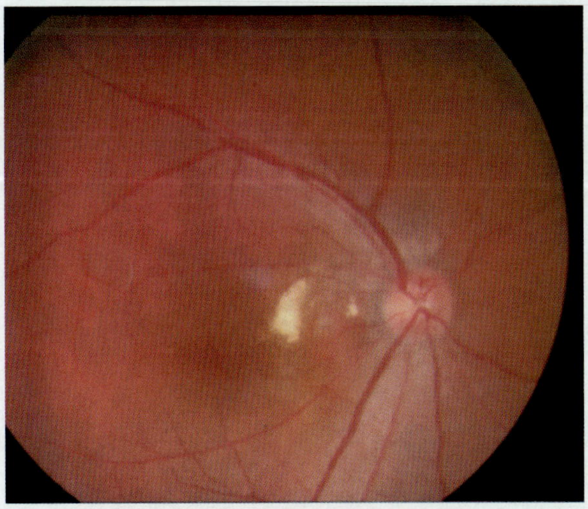

图 4-5-20　右眼彩色眼底像

黄斑鼻侧有弧形黄白色增强灶

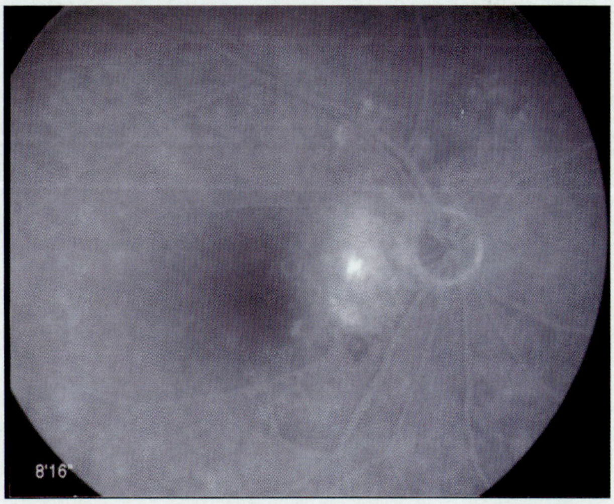

图 4-5-21　FFA 像

黄斑鼻侧大片边界模糊透见荧光,中央见片状强荧光

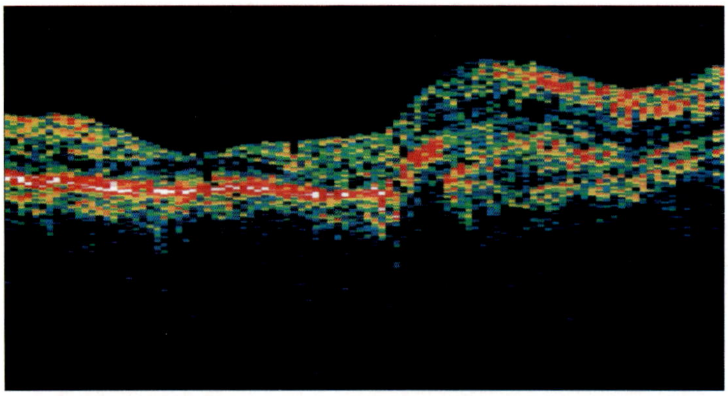

图 4-5-22　OCT 像
相应 FFA 强荧光灶处 RPE 隆起，其下见与 RPE 反射带密度一致的反射灶

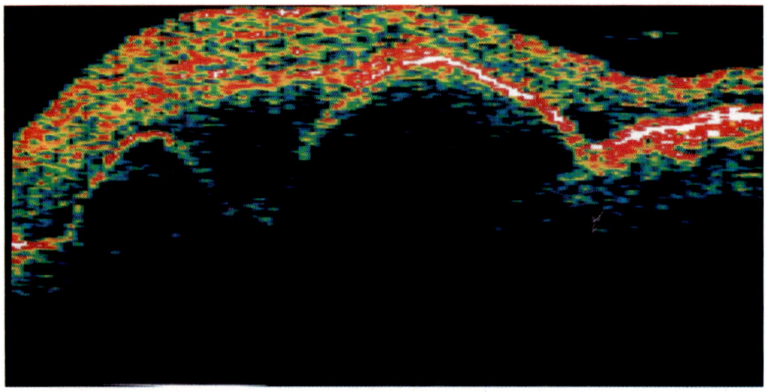

图 4-5-23　OCT 图像显示 RPE 呈“拱桥”样隆起，RPE 下绿色为主的中弱强度反射

四、OCT 与 FFA、ICGA 检查在 AMD 检查中的对比分析

FFA 仍是评价 AMD 引起的 CNV 在各个阶段损害程度的金标准，是 AMD 诊断、分类、治疗、治疗性损伤的评估及随诊的必需检查。但由于 OCT 具有断层扫描的功能，使其在 AMD 的检查中也存在独特的优点。①显示不同的病理损害特征：渗出型 AMD 的主要病理改变是形成 CNV。FFA 和 ICGA 只能显示 CNV 的平面位置，而不能进行深层次的定位。特别是有较多出血时，由于出血的遮蔽，FFA 往往不能明确显示是否有 CNV，更难于判断 CNV 的准确位置。OCT 检查可观察到由于视网膜组织甚至细胞形态的变化而导致的光学特性的改变，包括视网膜组织层次的渗出、纤维化、出血及新生血管和膜增殖，可为传统的 FFA 和 ICGA 检查提供重要的补充信息。②少量出血不影响 OCT 的成像结果。出血是影响 FFA 和 ICGA 检查的主要因素，而 OCT 采用近红外光作为探测光源，少量出血不会影响 OCT 的成像结果。当出血厚度大于 200μm 时，则影响后部组织的成像，形成衰减性暗区。虽然 ICGA 也能穿透出血而显示其下组织损害特征，但由于 ICGA 检查为创伤性，价格较贵，故其应用也受到限制。OCT 与 FFA、ICGA 比较，各有优点，互为补充，相得益彰。

五、OCT 评价 T T T 和 PDT 对渗出型 AMD 的治疗作用

OCT 是无创性检查，患者适应性强，其检查结果客观，PDT 治疗前后随访 OCT 检查可了解 AMD 的 PDT 治疗的自然病程，并对每次治疗提供有益补充。张美霞等总结 73 例 AMD 患者 95 只眼 PDT 治疗的临床效果，均于治疗前后行 OCT 检查，随诊病例也选择性进行 OCT 检查，为评估 PDT 治疗 AMD 的疗效提供了重要信息。我们也对进行 PDT 治疗的患者于治疗前后及随访期间进行 OCT 检查。

病例一：女，64 岁。左眼视力下降，视物模糊 2 个月。视力 0.4。眼底黄斑鼻下可见 1/2PD 圆形黄白

色隆起灶，黄斑颞侧边缘半环形视网膜下出血。FFA早期显示黄斑鼻侧1/2PD圆形、边界清楚的荧光渗漏灶，晚期呈边界欠清晰的强荧光灶。OCT图像显示左眼黄斑鼻侧神经上皮增厚，神经上皮层间可见中等度红黄层间反射，RPE/脉络膜毛细血管层梭形隆起，呈边界清晰强反射灶，且与神经上皮层间出血反射层相贴（图4-5-24至图4-5-27）。PDT治疗3个月后复查，左眼黄斑鼻侧灰白隆起灶消退，出血吸收。OCT显示神经上皮层厚度降低，层间强反射减弱，RPE/脉络膜反射层较平坦，光带连续（图4-5-28、图4-5-29）。

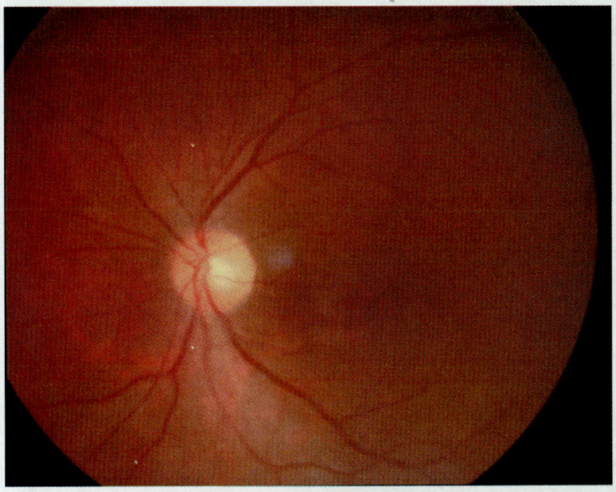

图4-5-24　左眼彩色眼底像

可见黄斑鼻侧圆形黄白色隆起灶，颞侧边缘半环形视网膜下出血

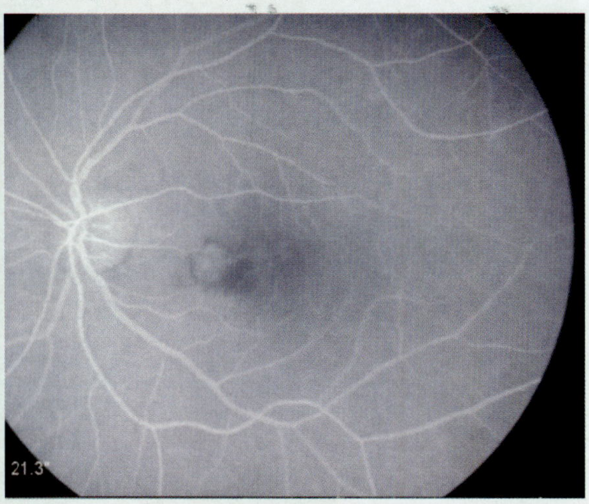

图4-5-25　FFA早期像

可见黄斑鼻侧圆形边界清晰强荧光灶

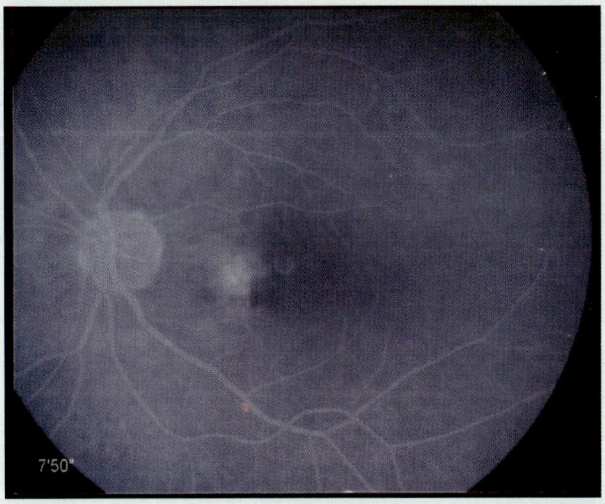

图4-5-26　FFA晚期像

强荧光灶边界欠清晰

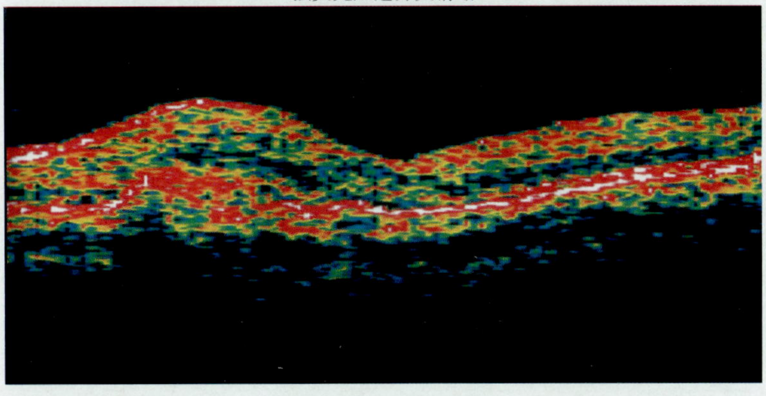

图4-5-27　OCT像

黄斑鼻侧神经上皮增厚，神经上皮层间见红黄层间反射，RPE/脉络膜反射层梭形隆起，呈边界清晰强反射灶

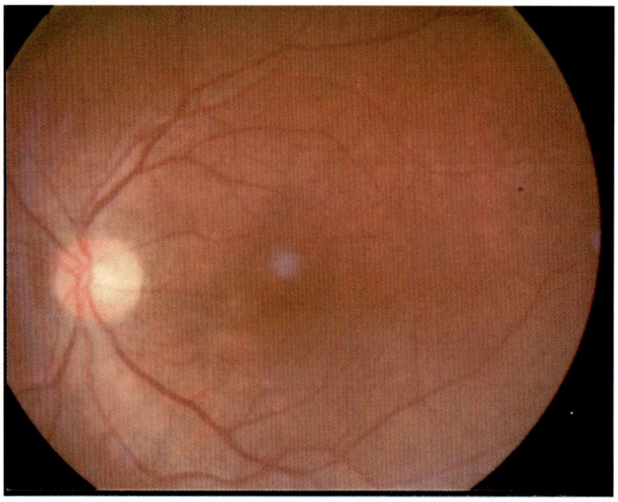

图 4-5-28 PDT 治疗 3 个月后彩色眼底像

黄斑鼻侧灰白色隆起灶消退,出血吸收

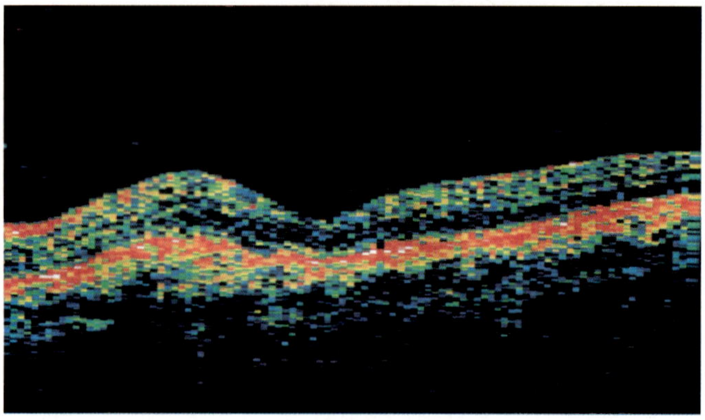

图 4-5-29 OCT 像

显示神经上皮厚度减低,层间强反射减弱,RPE 脉络膜毛细血管层较平坦,光带连续

TTT 采用半导体红外激光治疗 AMD 黄斑中央凹下的 CNV,尤其适用于治疗隐匿性 CNV。张承芬等对 47 例 AMD 患者的 51 只眼行 TTT 治疗黄斑中央凹下 CNV,其中 42 只眼为隐匿性 CNV。治疗前行 OCT 检查均提示 RPE 区域性不规则增厚。治疗后 OCT 检查,51 只眼最早表现为神经上皮下和 RPE 下的暗区缩小,治疗有效表现为 RPE 间较为平整(隐匿性 CNV 治疗后 OCT 形态)。随访平均 10 个月,重复治疗平均 3.45 次,每次复查 OCT 和视力,个别病例行 FFA 和 ICGA 检查。体现了 OCT 在 TTT 治疗随诊中的客观、准确、无创伤性的优点。我们对 5 例 5 只眼以隐匿性 CNV 为特征的 AMD 患者进行 TTT 治疗,随访 3 ~6 个月,并进行 OCT 检查,典型病例报告如下。

病例二:男,61 岁。左眼视朦,中央暗影 2 个月。视力 0.2。Amsler 表检查,中央绝对暗点,方格线条弯曲。FFA 显示左眼后极部大片视网膜下出血遮蔽荧光,造影早期未出现 CNV,晚期可见来源不清、边界模糊的大片荧光素渗漏(隐匿性 CNV)。ICGA 显示相应部位强荧光。OCT 显示左眼多灶性出血性 PED,鼻侧 RPE 弥漫性增厚,呈红白相间以红色为主的强反射。TTT 治疗后 3 个月复查 OCT,左眼出血性 PED 平复,神经上皮层增厚,但中央凹形态出现,RPE 已无明显增厚(图 4-5-30 至图 4-5-32)。

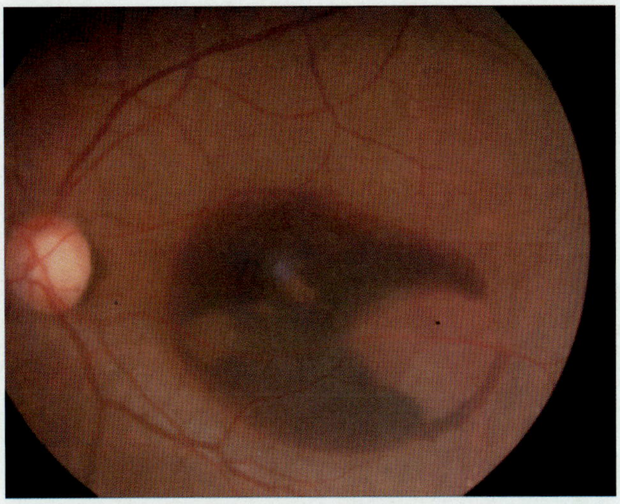

图 4-5-30　左眼彩色眼底像

后极部大片边界清楚的视网膜深层出血，伴数个 RPE 脱离灶

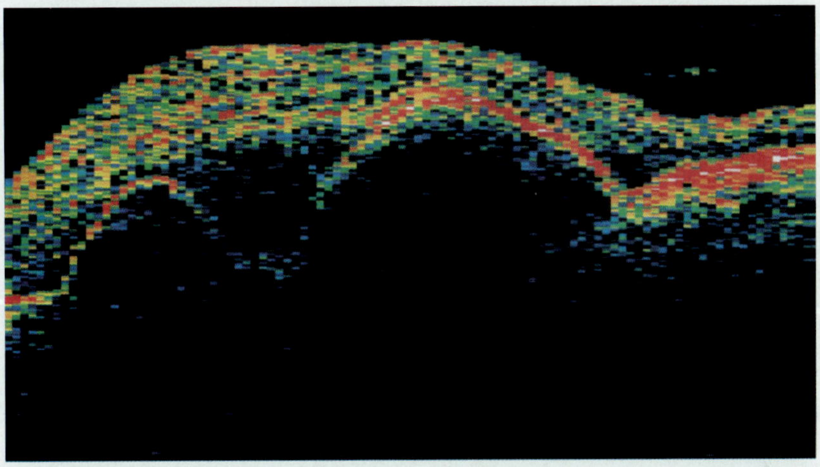

图 4-5-31　OCT 像

显示多灶性出血性 PED，鼻侧 RPE 弥漫性增厚，呈以红色为主的强反射

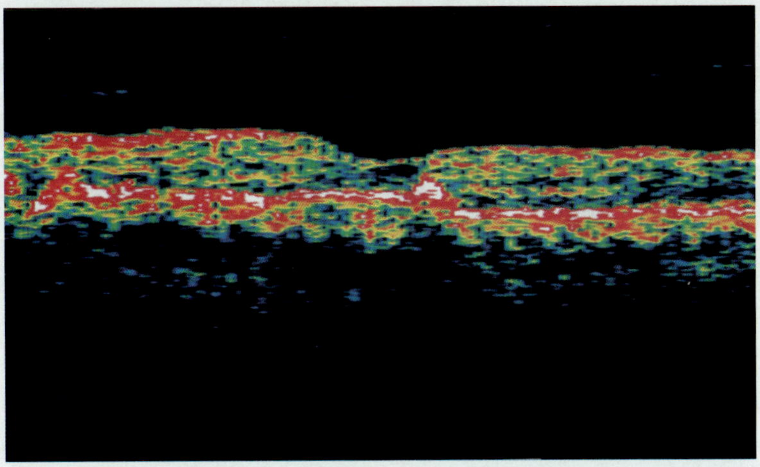

图 4-5-32　TTT 治疗 3 个月后 OCT 像

RPE 脱离平伏，神经上皮层增厚，中央凹形态出现

六、AMD 与其他常见黄斑疾病的 OCT 对比观察

中心性渗出性脉络膜视网膜病变的病理损害与渗出型 AMD 类似，总结“中心性渗出性脉络膜视网膜病变”的 OCT 图像可分为 5 种类型：①边界清楚的 CNV；②边界不清的 CNV；③出血性 PED；④伴有浆液性神经上皮脱离的 CNV；⑤伴有出血性神经上皮脱离的 CNV。

边界清楚的 CNV 可见黄斑区病灶处 RPE/脉络膜毛细血管层梭形增厚，呈强的反射团，边界清晰。边界不清晰的 CNV 可见黄斑区病灶处 RPE/脉络膜毛细血管反射层弥漫性增厚，紊乱，边界不清。这两种类型中心性渗出性脉络膜视网膜病变的 OCT 图像特征与渗出型 AMD 难以区分，须结合 FFA、ICGA 结果与临床资料综合判断。出血性 RPE 脱离，RPE 反射带隆起，其下为一中等密度反射并很快衰减，遮挡来自深层脉络膜的反射，与 AMD 中出血型 PED 一致。伴有浆液性神经上皮脱离的 CNV 可见神经上皮层下存在中等程度反射，未遮蔽其下脉络膜反射，RPE/脉络膜毛细血管层反射带局部断裂、增厚，而 AMD 则较多见浆液性 PED 伴 CNV 及纤维血管性 PED。

息肉状脉络膜血管病变(polypoidal choroidal vasculopathy ,PCV)也是出血性和浆液性 RPE 脱离及神经上皮脱离的原因之一。眼底可表现为橘红色结蒂样隆起病灶。FFA 及 ICGA 显示具有伞样、车辐样或树枝样异常扩张的脉络膜血管网，末端呈多个“息肉状”膨大。OCT 能确切反映出血性和(或)浆液性神经上皮脱离和(或)PED，反映异常脉络膜、血管网形态，但无法与 CNV 区分，而且当存在多处 RPE 脱离和较多出血时，OCT 难以对异常脉络膜血管网(PCV)进行有效成像。

OCT 图像上，中心性浆液性脉络膜视网膜病变可表现为视网膜神经上皮层脱离或 PED，或两者同时存在。不同于 AMD 中可见到的视网膜层间水肿、出血性 PED，观察不到 CNV 的 OCT 图像。

七、OCT 技术展望

一般认为血管造影显示的典型性 CNV 相当于 OCT 图像中边界清晰的 CNV，血管造影显示的隐匿性 CNV 相当于伴纤维血管性 PED 或边界不清的 CNV。但也有很多例外，如血管造影中的典型性 CNV 表现为 OCT 图像中的纤维血管性 PED。Michael R. Hee 等报告 50 只眼血管造影发现隐匿性 CNV，12 只眼在 OCT 中表现为边界清楚的 CNV，可能是由于视网膜下大量出血遮挡了 CNV 中的染料渗漏。而 OCT 探头光源为近红外光，分辨率高，可穿透视网膜下出血面使 CNV 显影。FFA 中某些隐匿性 CNV，OCT 除表现为边界清楚的 CNV 外，也不具备大量的视网膜下出血的特征。这使 OCT 与 FFA 显示了 CNV 的不相符性，其机制仍有待进一步研究。

尽管 OCT 技术目前可以达到 6 条甚至 12 条放射状线性轴向断层扫描，但仅能显示 CNV 的断层结构，因此尚不能取代 FFA 和 ICGA。美国黄斑光凝多中心研究小组(macular photocogulation study)要求 CNV 光凝治疗须覆盖整个 CNV 边界，OCT 图像却不能显示完整的“一片”组织的立体断层图像。AMD 浆液性 PED 由于 RPE 的缺失，“窗样缺损”使得 FFA 表现为强荧光，从而可能掩盖了其下 CNV 荧光素渗漏产生的强荧光。同样由于 PED 较高，RPE 下浆液较多，OCT 也不能很好显示 PED 下的 CNV，同样出血性 PED 也可能在 OCT 图像上掩盖其下的 CNV。

因此，OCT 技术进展的要点之一就集中在把成像从近红外光改为红外光，使探头光束能穿透较厚的出血性或浆液性 PED。例如新的 OCT 系统应用 1.3μm 光则能够穿透类似会厌软骨、动脉管壁等组织。新的 OCT 技术将使眼组织的分辨率更高，另一方面增加 OCT 扫描的纵向分辨率也有助于更好显示脉络膜血管的结构和视网膜各层组织。此外，利用多重断层扫描成像技术进行视网膜的三维重建，更精确地描述 CNV，也是今后 OCT 技术发展的方向之一。

（陈青山　曾　键　黄丽娜　古洵清）

【参考文献】

[1] 黄丽娜,古洵清. 光学相干断层成像术的临床应用. 广州:广东新世纪出版社,2002:9-18.

[2] Hee MR, Izatt JA, Swanson EA, et al. Optical coherence tomography of the human retina. Arch ophthalmol, 1995, 113:325-332.

[3] Puliafito CA, Hee MR, Lin CP, et al. Imaging of macular diseases with optical coherence tomography. Ophthalmology, 1995, 102:217-229.

[4] Toth CA, Narayan DG, Boppart SA, et al. A comparison of retinal morphology viewed by optical coherence tomography and by light microscopy. Arch ophthalmol, 1997, 115:1425-1428.

[5] Fukuchi T, Takahashi K, Uyama M. Comparative study of experimental choroidal neovascularization by optical coherence tomography and histopathology. Jpn J Ophthalmol, 2001, 45(3):252-258.

[6] Michal R, Hee ms, Caroline R, et al. Optical coherence tomography of age-related macular degeneration and choroidal neovascularization. Opthalmology, 1996, 103:1260-1270.

[7] 吴德正. 眼部吲哚青绿血管造影学. 沈阳:辽宁科学技术出版社,2002:103-148.

[8] 张风,马凯,王光璐,等. 渗出型 AMD 的光学相干断层扫描观察. 中华眼底病杂志,2000,16(4):220-223.

[9] 何守志,王炜,李小陵,等. 渗出型老年黄斑变性患者眼底相干断层成像结果分析. 中华眼科杂志,2002,38(9):543-545.

[10] 张美霞,陆方,严密. 光动力学疗法治疗老年性黄斑变性四年临床观察总结. 中华眼底病杂志,2004,20(5):275-280.

[11] 张承芬,李志清,董方田,等. 经瞳孔温热疗法治疗 AMD 合并中央凹下脉络膜新生血管. 中华眼底病杂志,2004,20(50):280-285.

[12] Hee MR, Puliafito CA, Wong C., et al. Optical coherence tomography of central serous chorioretinopathy. American Journal of ophthalmology, 1995, 120:65-74.

[13] 姜荔,马志中. 渗出型老年性黄斑变性视网膜脉络膜血管吻合与视网膜色素上皮脱离的关系分析. 中华眼底病杂志,2004,20(5):295-298.

第五章

老年性黄斑变性脉络膜新生血管

1　老年性黄斑变性脉络膜新生血管组织病理学研究

黄斑部脉络膜新生血管(choroidal neovascularization ,CNV)是多种病因导致的 CNV 芽穿越 Bruch 膜并在视网膜色素上皮(retinal pigment epithelium ,RPE)上或下增殖形成的纤维血管组织。老年性黄斑变性(age-related macular degeneration ,AMD)是发生于45 岁以上人群眼的黄斑区视网膜、脉络膜组织的退行性病变。AMD 分为渗出型和萎缩型。渗出型 AMD 的主要病理特点为视网膜下或 CNV。尽管渗出型 AMD 只占整个 AMD 的 10% 左右,但 90% AMD 的严重视力丧失是渗出型所致。另有组织病理研究发现,在 AMD 中 CNV 的发生率为 55% 。因此,对 AMD 的 CNV 的研究成为当前的热点。

一、CNV 膜的组织病理学特点

新生血管膜从其组成来说包括新生血管、细胞和基质三部分。细胞成分除血管内皮及周细胞外,主要为 RPE 细胞和成纤维细胞,其次是炎症细胞,如巨噬细胞、淋巴细胞和浆细胞,有的还发现载色素细胞、彗星状细胞、肌纤维母细胞、光感受器等(图 5-1-1 、图 5-1-2)。

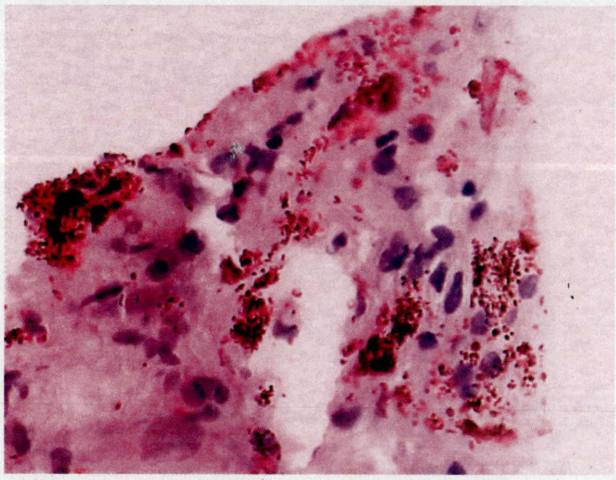

图 5-1-1　光镜像

在新生血管腔周围可见色素性细胞、纤维细胞、慢性炎性细胞,在血管腔内可见红细胞和白细胞 HE　40 × 10(本图由黎晓新、李亚萍提供)

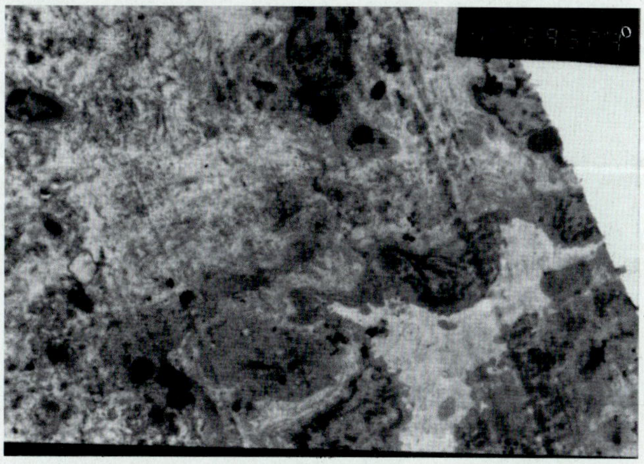

图 5-1-2　电镜像

在新生血管内皮细胞周围可见色素性细胞、纤维细胞、慢性炎性细胞,在血管腔内可见红细胞和白细胞 × 27 000(本图由黎晓新、李亚萍提供)

(一) CNV

新生血管的基本成分是内皮细胞和周细胞。Gehrs 等根据内皮细胞形态把新生血管分为动脉样和静脉样血管。他们还注意到机化瘢痕基底部内有广泛活动性新生血管复合物,随着新生血管的成熟或退行,液体随之吸收。

1. CNV 发生机制　CNV 发生的确切机制尚不清楚。经过研究怀疑与以下因素有关。①解剖因素:渗出型 AMD 的 CNV 多发生于睫状后短动脉之间的脉络膜分水带区域,此区域相对缺血,加之脉络膜毛细血管前小动脉经常处于高压状态,是 CNV 易发的解剖因素。②Bruch 膜的破裂。③局部组织新生血管刺激因子和抑制因子动态平衡的失调。已发现的刺激因子,包括血管内皮生长因子(VEGF)、碱性成纤维细胞生长因子(bFGF)、酸性成纤维细胞生长因子(aFGF)、白细胞介素 -8(IL-8)、类胰岛素样生长因子(IGF)、肝细胞生长因子(HGF)等;已发现的抑制因子包括转化生长因子 β(TGF-β)、thromhospondin 等。这些因子大多与血管内皮细胞上的受体结合而发挥生理作用。血管内皮细胞、周细胞、RPE、炎性细胞、坏死组织可释放这些因子。

2. CNV 的生成和转归　血管生成有两种不同的机制：一种为血管滋生(vasculogenesis)，它出现在胚胎发育中；另一机制则是血管再生(angiogenesis)，即由已存在的血管内皮细胞通过出芽形成新生血管，这一过程不仅出现于胚胎期血管树的形成与分化，而且在发生后病理生理过程中起重要的作用。CNV 的生成是血管再生方式。由缺血区残留的血管内皮细胞增殖，形成实心的条索，然后增殖的细胞从血管壁突起，形成新生血管芽。血管芽与临近的血管芽连接形成环，然后发展形成血管腔，一旦管腔形成，循环即开始建立，新生血管继续扩大发出分支。新发生的血管内皮细胞肥大、代谢旺盛，血管腔狭窄，基底膜薄。CNV 壁有孔洞，特别是靠近新生血管的顶端，因而发生渗漏。另外新生血管管壁薄，易破裂形成出血。新生血管的基底部血管壁孔洞减少，细胞间形成紧密连接。

新生血管的发展过程可伴有细胞增殖，如 RPE 细胞、色素细胞增殖包裹 CNV，这就表现为 CNV 渗漏逐渐减少，并最后停止(图 5-1-3)；成纤维细胞增殖，最后 CNV 可被纤维组织掩盖。有些学者指出成纤维细胞可收缩，导致 Bruch 膜破裂、RPE 层破裂、瘢痕收缩，而发生视网膜下的 CNV。成纤维细胞的来源尚不清楚，可能来自玻璃样细胞(hyalocyte)，也可能来自色素上皮或由周细胞转化而来。最后血管增殖和纤维增殖停止。某些小的新生血管可退缩，但大的新生血管可有滋养动脉和引流静脉形成，可反复产生出血，最后形成机化组织或经治疗后退缩。

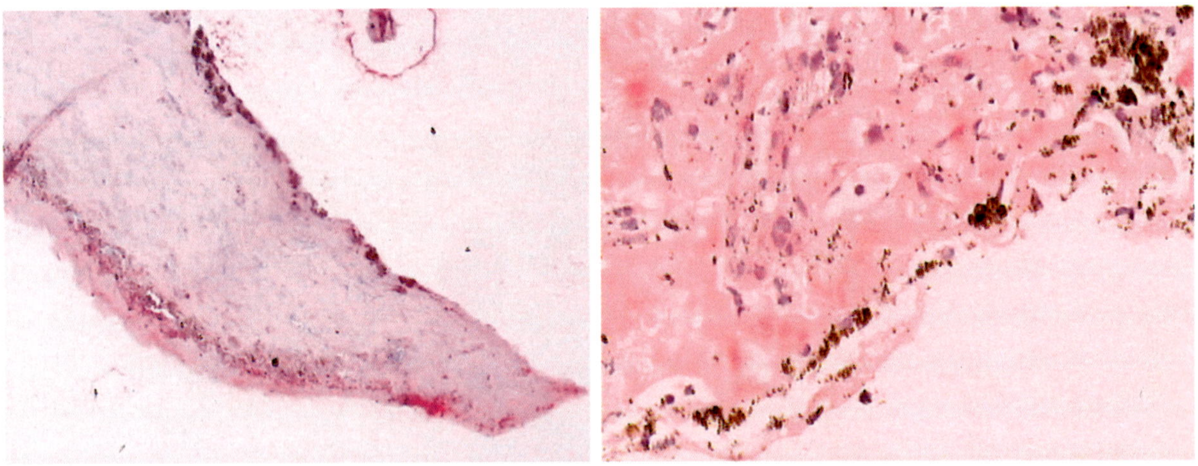

A　　　　B

图 5-1-3　光镜像

A. 较多色素性细胞包裹 CNV 膜　HE 10×10　B. 新生血管腔周围见色素性细胞、单核淋巴细胞等炎性细胞、少量的纤维细胞、胶原纤维　HE 20×10(本图由黎晓新、李亚萍提供)

3. CNV 的来源　脉络膜共有三层血管：大血管层、中血管层、毛细血管层。CNV 以从前毛细血管小动脉而来者最多，前毛细血管小动脉位于脉络膜分水带区，受到血流冲击最大，内皮细胞受损伤。其次，CNV 来源于脉络膜的大血管和毛细血管。

2001 年，Lawrence 等认为起源于脉络膜的 CNV 向上可与视网膜血管吻合，形成视网膜脉络膜血管吻合(retinal-choroidal anastomosis，RCA)。另外发现有些 CNV 来源于视网膜血管，视网膜的新生血管可向下与脉络膜血管吻合，称为视网膜血管瘤样增生(retinal angiomatous proliferation，RAP)。并将 RAP 分为 3 型：Ⅰ型为视网膜内新生血管(intraretinal neovascularization，IRN)，新生血管位于视网膜内，在造影中也表现为“焦点状 CNV”或“热点”；Ⅱ型为视网膜下新生血管(subretinal neovascularization，SRN)，视网膜内的新生血管向下长入视网膜下；Ⅲ型为 CNV，在临床检查和造影中明确可见。

(二) CNV 膜中的细胞成分

CNV 膜中的细胞成分除血管内皮细胞及周细胞外，主要为 RPE 细胞和成纤维细胞，其次是炎症细胞，如巨噬细胞、淋巴细胞和浆细胞，有的还发现载色素细胞、彗星状细胞、肌纤维母细胞、光感受器等。血管内皮细胞、周细胞在 CNV 中已陈述，下面主要简介 RPE 细胞、炎症细胞在 CNV 中的病理变化及在其发生、发展、退化中所起的病理生理作用。

1. RPE 细胞　有些学者发现，在 RPE 细胞包裹 CNV 的过程中，视网膜神经上皮层、色素上皮层和 CNV 之间的液体消失，造影时渗漏停止，无荧光素储留。这一结果提示 RPE 细胞参与视网膜下液的吸收，以及阻止视网膜下液体的聚集。RPE 细胞在 CNV 的发生、发展、退化中的作用如下。

（1）RPE 细胞释放蛋白酶抑制因子抑制血管外基质的降解　新生血管形成的最初步骤就是细胞外基质的降解。实验证实迁移的血管内皮细胞可以降解基质成分，它通过产生尿激酶及组织型凝血酶原激活物，催化纤溶酶原向纤溶酶转化，然后降解基质成分，而 RPE 细胞可以通过直接接触或释放凝血酶原激活物抑制因子，使纤溶酶原向纤溶酶转化受阻，细胞外基质不能降解，从而抑制新生血管的发生。

（2）RPE 细胞可影响血管内皮细胞的迁移　一旦基底膜断裂，内皮细胞便从裂隙伸出伪足开始游走。形成新生血管芽，内皮细胞的游走在内皮细胞分裂之前就已进行。已知 RPE 细胞可以分泌一系列细胞因子，其中促进血管内皮细胞增生和迁移的有血管内皮细胞生长因子（VEGF）、成纤维细胞生长因子（FGF）、转化生长因子 α（TGF-α）；促进血管内皮细胞迁移的有肿瘤坏死因子 α（TNF-α）；抑制血管内皮细胞增生和迁移的有转化生长因子 β（TGF-β）。另外，RPE 细胞还可以通过接触抑制，抑制血管内皮细胞的迁移。作者研究发现迁移出的色素细胞包裹新生血管后，新生血管的形成及渗漏便终止。

（3）RPE 细胞可以影响血管内皮细胞的增殖　现在普遍认为正常情况下血管内皮细胞周围存在一群生长因子，其中包括刺激内皮细胞生长和抑制内皮细胞生长的因子，它们之间保持一种平衡，内皮细胞处于静止状态。新生血管的发生是因为某种因素破坏了刺激因子和抑制因子的平衡，使抑制生长的物质相对减少，从而诱发新生血管的形成。而常见的一个诱因就是组织低氧。文献报道，低氧可以使 RPE 细胞、周细胞表达 VEGF 增加。因此在新生血管的形成中，可能的机制是低氧首先使 RPE 细胞、周细胞合成高水平的 VEGF，同时诱导血管内皮细胞上的受体表达，从而促使新生血管的形成。VEGF 可以促使牛血管内皮细胞的增生及管腔形成，但用 VEGF 的中和抗体可以中和此作用。Sakamoto 等还证实，RPE 细胞可以促进血管内皮细胞的有丝分裂及管腔形成，但在管腔形成后则抑制血管内皮细胞的生长。作者认为 RPE 细胞既可以释放活性物质来促进血管内皮细胞生长，也可以抑制血管内皮细胞的生长，只是由于不同阶段的细胞受体和信号转导的差异，才导致反应性的不同。

动物实验发现光凝视网膜以后，存活和生芽的血管内皮细胞被外观正常的 RPE 细胞包围，而退变血管的周围则被体积大、色素含量少、外观不成熟的 RPE 细胞包围，提示细胞形态的改变也可以影响细胞之间的相互作用。这给临床上光凝后的 RPE 多层化引起新生血管退缩的现象提供了理论依据。

（4）RPE 细胞影响新生血管的成熟　新生血管相互吻合构成血管网，形成内腔和基底膜。随着血流的变化，或者变为粗大的血管，或者停留于毛细血管水平，或者因为血流量的减少、中断以致血管萎缩。Sakamoto 等证实 RPE 促进体外培养的血管内皮细胞形成管腔，而且这一作用不是通过刺激血管内皮细胞的生长而实现的，它对于经丝裂霉素 C 处理的血管内皮细胞仍有作用。另外，Burns 等发现 RPE 细胞可以诱导体内血管内皮细胞形成窗形结构。有的研究表明 RPE 细胞可以增加血管内皮细胞的促凝血活性，使管腔内形成血凝块，促使新生血管的闭锁。培养条件下，人和牛的视网膜血管内皮细胞与人的血浆接触后，显示很低的凝血倾向（6 ~ 7min），加入 RPE-CM 后 16h，凝血时间缩短至 1 ~ 2 min。若用无凝血因子Ⅷ的血浆代替正常血浆，则 RPE 细胞促凝血作用不出现，说明 RPE 细胞可能通过凝血因子Ⅷ起作用。RPE 可以分泌 VEGF，而 VEGF 可使凝血因子Ⅷ释放，增加血小板的凝聚，促使血管内凝血，从而使新生血管退化、萎缩。

2. CNV 膜中的免疫活性细胞　许多研究报告指出，在 AMD 标本中有多种多样的炎性细胞。Lopez 等从手术切除的 10 个 CNV 膜中见到巨噬细胞、淋巴细胞和浆细胞，并观察到巨噬细胞吞噬光感受器细胞。巨噬细胞是 CNV 膜的重要组成成分。这些巨噬细胞据推测起源于脉络膜，典型地位于 CNV 基质中，并表达肿瘤坏死因子。我们假设 CNV 是一个具有开始、维持、退化期的系列化动态发展过程，而巨噬细胞在 CNV 的进化中扮演重要的角色。有一个实验性的证据是巨噬细胞产生肿瘤坏死因子 α，它可刺激巨噬细胞克隆 RPE 细胞产生蛋白质-1 和巨噬细胞克隆蛋白启动子，将单核细胞移至血管内并粘连，从而延长进化过程的维持期。因此，巨噬细胞可能是在 CNV 进化的维持期中形成的。

当然，炎症细胞的增多尤其在湿性 AMD 中不能除外出血与渗出的影响。然而，Penfold 等对 65 只具有 AMD 病变不同类型、不同阶段的尸体眼进行分组研究，结果显示无论萎缩病变、盘状病变还是 AMD 中期病变的细胞数均较对照眼明显增加,与病变程度呈正相关。另外,有慢性炎症时,巨噬细胞、淋巴细胞的衍生因子在体外可刺激成纤维细胞的增生并产生胶原,因此慢性炎症常伴有或多或少的瘢痕组织。

Killingsworth 等仔细观察了巨噬细胞与 Bruch 膜的关系,从正常增龄到 AMD 早期或 AMD 伴有硬性和软性玻璃膜疣或伴有 CNV 几种状态下研究的细胞,发现一旦发生了 AMD,来自脉络膜的巨噬细胞就靠近外胶原层,巨噬细胞附近的外胶原层变薄。Penfold 等在 4 例湿性 AMD 中还观察到巨噬细胞和载色素细胞参与 CNV 形成。

(三) CNV 膜的基质成分

Grossniklaus 等通过免疫组化和组化法研究 CNV 的细胞外基质成分,发现 CNV 中含有Ⅰ、Ⅲ、Ⅳ、Ⅴ型胶原,及纤维蛋白、胶原、硫酸蛋白多糖和脂,由于这些成分也存在于肉芽组织中,特别是 FN 和硫酸蛋白多糖,所以该作者认为 CNV 是一种与弥漫性疣有关的局限性 Bruch 膜内的肉芽组织增生,而光感受器细胞间基质及玻璃膜疣中高浓度的 FN 可能与 CNV 形成有一定关系。FN 是 CNV 组织增殖的支架。Lopez 等、Grossniklaus 等在手术取出的 CNV 标本中发现肌纤维母细胞,以此来解释 CNV 膜收缩、RPE 撕裂,当导致 Bruch 膜新裂口时,CNV 自发性生长,也是激光或手术后再发的原因。

此外,CNV 仅累及 Bruch 膜内胶原层且与其附着,并非网状交错,因而术中很容易剥离下来。粘连只在 CNV 边缘部,可能与该处有彗星状细胞有关,后者被认为属于胶质细胞。

二、CNV 的病理分期

CNV 是渗出型 AMD 主要病理变化的结果,因此对 CNV 的明确诊断和病理分期是渗出型 AMD 治疗的关键。

目前国际上尚无统一的 CNV 分类标准,根据观察的角度不同,有多种有关 CNV 的分类方法。①按部位分类:中央凹下、中央凹旁和中央凹外 CNV。②按数量分类:单灶 CNV 和多灶 CNV。③按荧光素眼底血管造影分类:经典型 CNV 和隐匿型 CNV。黄斑光凝小组将隐匿型 CNV 又分为不伴 RPE 脱离的隐匿性 CNV(无源渗漏)和伴 RPE 脱离的隐匿性 CNV(纤维血管性 RPE 脱离)。④1994 年,Guyer 等根据隐匿性 CNV 的 ICGA 形态特点进行分类。根据 CNV 的大小分为焦点状 CNV(<1PD)、斑片状 CNV(>1PD)、结合型 CNV(焦点状 + 斑片状);根据活动性分为活动性 CNV 和非活动性 CNV;混合型 CNV。⑤2001 年,Frernandez-Blanco C 等根据 CNV 的 ICGA 特点将 CNV 亦分为 4 型:Ⅰ型于造影早、中期可见明显的新生血管渗漏;Ⅱ型可见边界清晰的 CNV;Ⅲ型可见"热点"状的 CNV;Ⅳ型为混合型的 CNV。以上 CNV 分类以 CNV 形态学特点为根据,尚缺乏 CNV 的组织病理学依据。

迄今为止,结合 CNV 组织病理学特点的 CNV 分类有如下 3 种。Gass 分类,Ⅰ型 CNV 位于 RPE 之下;Ⅱ型 CNV 位于 RPE 之上。1994 年,Chang 等发现不伴 RPE 脱离的隐匿型 CNV 位于 RPE 之下。2000 年,Misao Sato 等根据 ICGA 与 CNV 的组织病理学变化将 CNV 分成Ⅰ型、Ⅱ型、Ⅲ型、Ⅳ型。但是 Misao Sato 的 CNV 分型有两个缺点:①其中Ⅱ型 CNV 含有很多的新生血管,仅早期表现出高荧光,但是即使 RPE 包裹 CNV,CNV 含有很多的新生血管,中、晚期高荧光也不会消退;②Ⅳ型 CNV 有大量的纤维组织,早、晚都无高荧光,可是大量的纤维组织在 ICGA 中可有假荧光。2004 年,作者根据 21 例手术取出的渗出型 AMD 的 CNV 膜的病理特点及 ICGA 的变化,将 CNV 分为三期。①活动期。光镜:含有大量新生血管,无 RPE 细胞、色素细胞和纤维组织,或有少量的色素细胞散在分布或将其部分包裹。电镜:血管内皮细胞肥大,代谢旺盛,细胞器(线粒体、粗面内质网)丰富,血管腔狭窄,大多数血管是不成熟的。新生血管腔旁有散在、少量的色素细胞,色素细胞含有色素颗粒,色素细胞膜无微绒毛。CNV 中可见薄的基底膜。ICGA 早、中、晚期都可见 CNV 高荧光,ICG 染料渗漏在造影的早、中、晚期均可观察到。②消退期。光镜:有少量的新生血管,较多的色素细胞位于新生血管腔周围或将 CNV 膜包围,并可见较多的慢性炎性细胞,纤维组织比活动期多见。电镜:血管内皮细胞器、细胞质较活动期 CNV 膜减少,血管腔较宽大。血管内皮细胞膜有窗孔。含较多的色素细胞,形态不一,见圆形、梭形等,含有色素多少不等,细胞间紧密连接不成熟。CNV 膜中可见较多的巨噬细胞,少量淋巴细胞。细胞间可见少量的胶原纤维。ICGA 中 CNV 强荧光仅在中、晚期出现或仅在晚期出现,无明显渗漏。③静止期。光镜:见更少的新生血管或无新生血管,少量的 RPE,高密度的纤维组织。电镜:少见血管内皮细胞,且基底膜分层增厚,见大量胶原纤维紧密环绕在血管周围。

ICGA：范围大的重度增生的纤维瘢痕可引起假荧光，在造影的早、中、晚期随着时间的延长假荧光无明显的扩大、增强；范围小的纤维瘢痕可引起荧光遮挡。（图 5-1-4 至图 5-1-12）

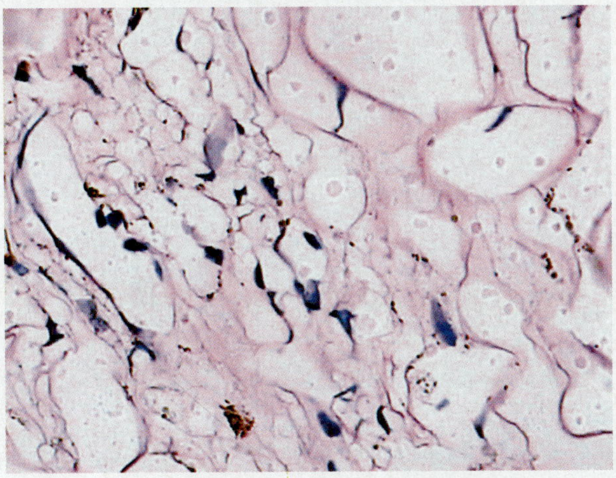

图 5-1-4　活动期 CNV（光镜）

大量血管腔，偶见色素性细胞 HE 40×10

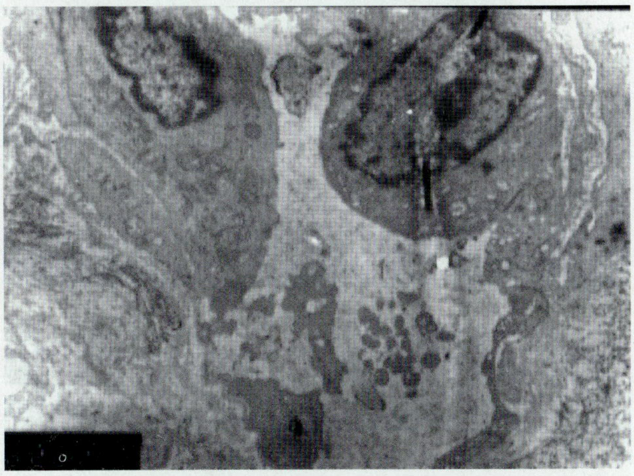

图 5-1-5　活动期 CNV（电镜）

血管内皮细胞肥大，代谢旺盛，细胞器（线粒体、粗面内质网）丰富，基底膜薄，管腔窄　×50 000

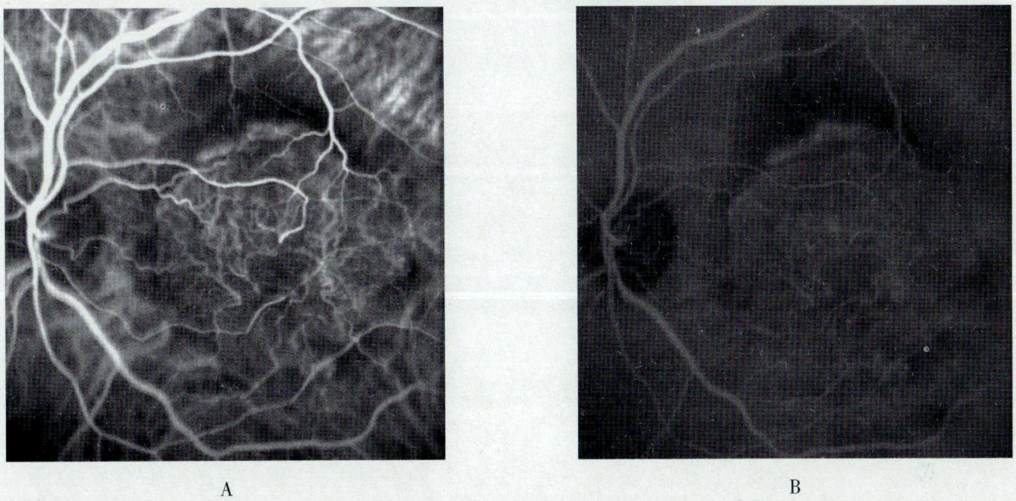

图 5-1-6　活动期 ICGA

造影早（A）、晚期（B）出现 CNV 强荧光渗漏，上方出血遮挡 CNV 强荧光

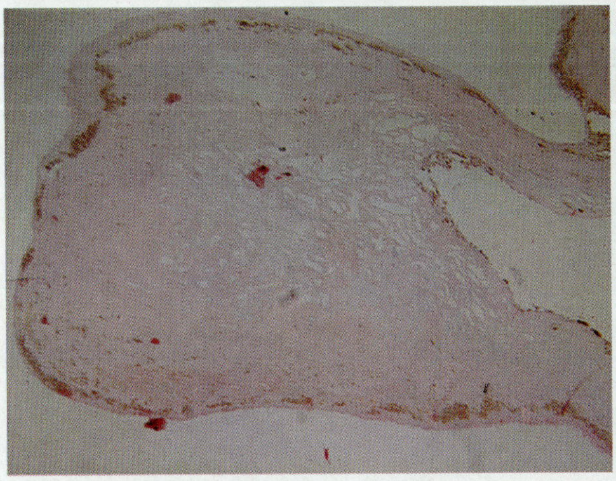

图 5-1-7　消退期 CNV（光镜）

较多色素性细胞包裹 CNV　HE 10×10

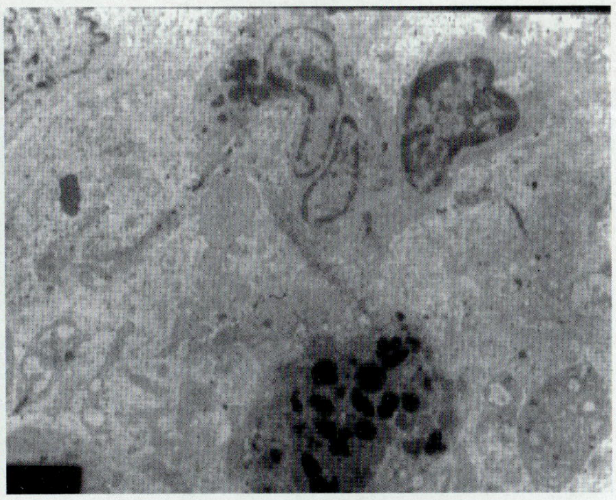

图 5-1-8　消退期 CNV（电镜）

血管内皮细胞旁有色素性细胞、成纤维细胞、单核淋巴细胞和胶原纤维　×27 000（本图由黎晓新、李亚萍提供）

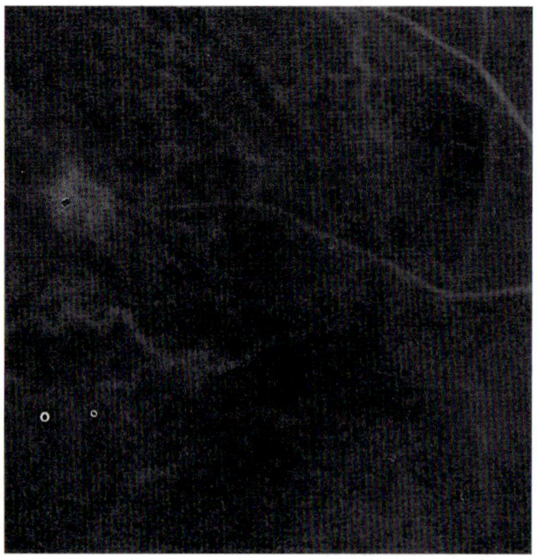

A

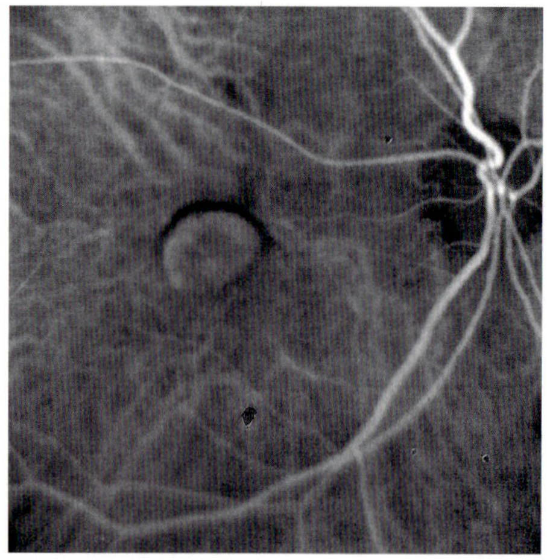

B

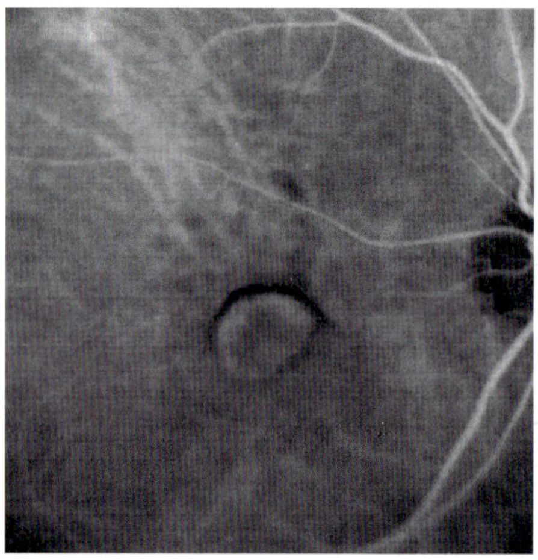

C

图 5-1-9　消退期 ICGA

造影早(A)、中(B)、晚期(C)出现点、片状 CNV 强荧光,CNV 膜强荧光的周围有一圈弱荧光(本图由黎晓新、李亚萍提供)

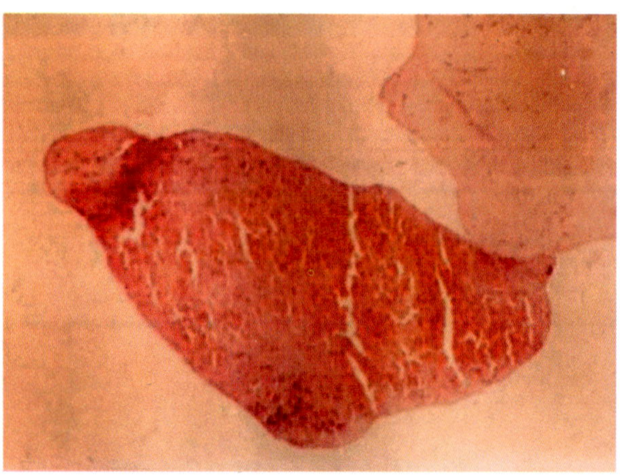

图 5-1-10　静止期 CNV(光镜)

CNV 少见,见大量的纤维组织,其内有少许出血　HE 10×10

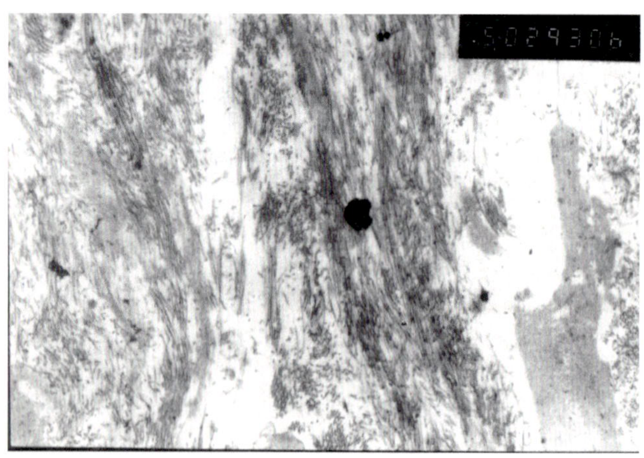

图 5-1-11　静止期 CNV(电镜)

见大量胶原纤维　×27 000(本图由黎晓新、李亚萍提供)

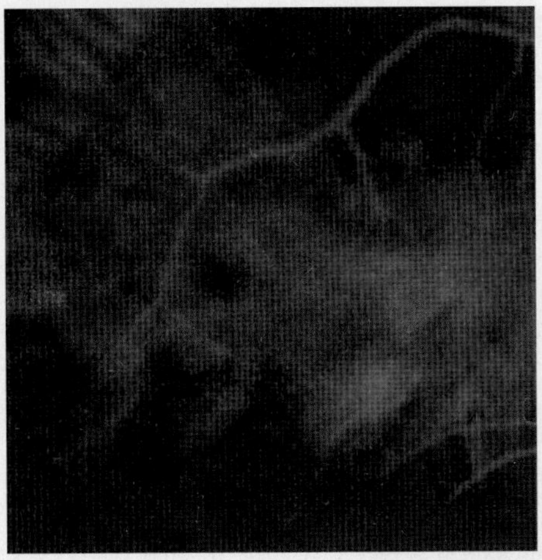

A

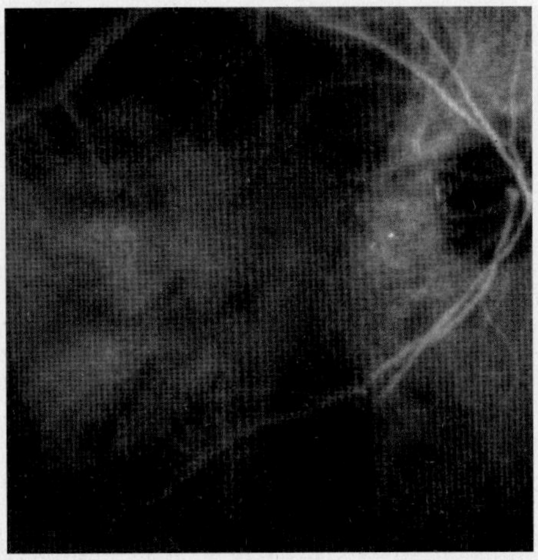

B

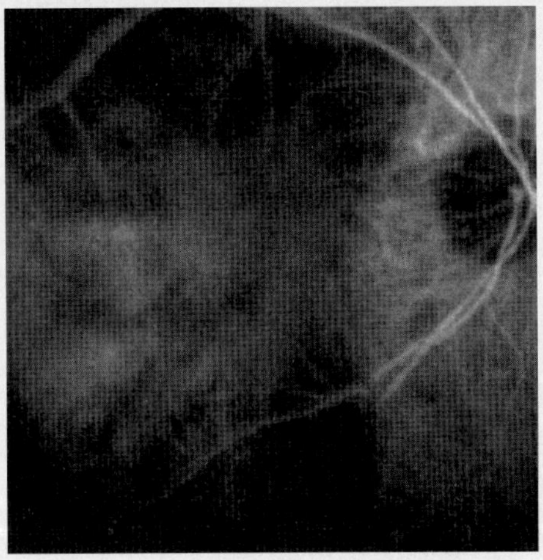

C

图 5-1-12　静止期 ICGA

早期瘢痕假荧光(A),中期瘢痕的荧光无扩大,无 CNV 的高荧光(B),
晚期瘢痕假荧光染色无增强扩大(C)(本图由黎晓新、李亚萍提供)

随着 CNV 治疗研究的深入,对 CNV 的临床诊断提出了更高的要求。因此,对 CNV 病理生理变化特点及其与 CNV 临床分期的关系有待进一步深入研究。

(李亚萍)

【参 考 文 献】

[1] Masami Nakajima, Hiroyuki shimada, Misao sato, et al. Indocyanine Green Angiography and Histopathology of Choroidal Neovascular Membrane in Age-related macular Degeneration. Jpn J Ophthalmol,2000, 44:360-367.

[2] Robert D, Ross ,Jonathan M, et al. Presumed macular choroidal watershed vascular filling ,choroidal neovascularization , and systemic vascular disease in patients with age-related macular degeneration. Am J Ophthalmol, 1998,125:71-80.

[3] 李亚萍,黎晓新,张晓光,等. 老年性黄斑变性的脉络膜新生血管与脉络膜分水带. 中华眼底病杂志,2003,19(2):76-78.

[4] Robert D, Ross ,Jonathan M, et al. Presumed macular choroidal watershed vascular filling ,choroidal neovascularization , and systemic vascular disease in patients with age-related macular degeneration. Am J Ophthalmol, 1998,125:71-80.

[5] 李亚萍,黎晓新,张晓光,等. 老年性黄斑变性脉络膜新生血管的组织病理学特征. 中华眼底病杂志,2004,20(2):71-74.

[6] Lopez P, Gross niklaus HE, Lambert M, et al. Pathologic features of surgiucally excised subretinal neovascular membranes in age-related macular degeneration. Am J Ophthalmol, 1991,112: 647-656.

[7] 张惠蓉. 眼血管的通透性. ‖张惠蓉. 眼部微循环结构及其相关眼病. 北京:北京医科大学协和医科大学联合出版社,

1992:45-47.

[8] Lawrence A, Yannuzzi, Silvana , et al. Retinal angiomatous prolife- ration in age-related macular degeneration. Retina, 2001, 21(5): 416-434.

[9] Grossniklaus HE, Hutchinson AK, Capone AC Jr, et al. Clinicopathologic feutures of surgically excised choroidal neovascular membranes. Ophthalmology, 1994, 101: 1099-1111.

[10] Grossniklaus HE, Dithmars, Wallace TM, et al. Macrophage expression of tissue factors [TF] and vascular endothelial growth factor [VEGF] in choroidal neovascularization [abstract]. Invest Ophthalmol Vis Sci, 1999, 40 (suppl): S 231.

[11] Grossniklaus HE, Green WR. Histopathologic and ultrastructural findings of surgically excise choroidal neovacularization. Arch Ophthalmol, 1998, 116: 745- 749.

[12] Biam ZM, Elner SG, Streiter RM, et al. IL-4 potentiates IL-1β and TNF-α stimulated IL-8 and MCP-1 protein production in human retinal pigment epithelial cells. Curr Eye Res, 1999, 18: 349-357.

[13] Gerszten RE, Gacia-Zapeda EA, Lim YC, et al. MCP-1 and IL-8 trigger firm adhesion of monocytes to vascular endothelium under flow contions. Nature, 1999, 398:718-723.

[14] Lopez P, Gross niklaus HE, Lambert M, et al. Pathologic features of surgiucally Excised subretinal Neovascular Membranes in Age-related Macular Degeneration. Am J Ophthalmol, 1991, 112: 647-656.

[15] Chang TS, Freund KB, De La Cruz Z, et al. Clinicopathologic-correlation of choroidal neovascularization demonstrated by indocyanine green angiography in a patient with retention of good vision for almost four years . Retina, 1994, 14:114-124.

[16] Guyer DR, Yannuzzi LA, Slakter JS, et al. Digital indocyanine green videoangiography of occult choroidal neovascularization. Ophthalmol, 1994, 101(10): 1727-1737.

[17] Frernandez-Blanco C, Sanchez-Friera B, Novella E, et al. Indocyanine green angiography and subretinal neovascularization. Patterns in age related macular degeneration. Arch Soc Esp Oftalmol, 2001, 76(4):221-228.

2　老年性黄斑变性脉络膜新生血管形成机制

脉络膜新生血管(choroidal neovascularization, CNV)可以分为三个亚型,即视网膜下 CNV、脉络膜视网膜新生血管和脉络膜玻璃体新生血管。其中视网膜下新生血管(subretinal neovascularization, SRNV)最为常见,它是指来自脉络膜血管的增殖血管生长入视网膜感觉神经层下、视网膜下间隙或视网膜色素上皮(retinal pigment epithelium, RPE)下。CNV 可发生于许多眼底疾病,如老年性黄斑变性(aging macular degeneration, AMD)、中心性渗出性脉络膜视网膜病变、高度近视等。CNV 形成后,由于管壁的通透性高于正常血管,极易引起出血和渗出,继而可形成瘢痕,造成黄斑部视网膜组织的损伤,严重影响中心视力,甚至致盲。CNV 形成机制目前已有所了解,但尚不十分清楚。RPE - Bruch 膜 - 脉络膜毛细血管复合体的老化和遗传因素改变对 CNV 的形成起到重要作用,同时创伤愈合反应也可以促进 CNV 的发展或回退。

一、CNV 的形成过程

CNV 的形成是一个较为复杂的过程,AMD 中 CNV 的形成过程可以分为 5 个阶段。

(一)RPE 细胞的老化和衰老

AMD 的发病率以及包括 CNV 在内各病变特征的发展都与年龄有关。Beaver Dam 眼科研究结果显示,等于或大于 75 岁的人群中渗出型 AMD 发病率显著高于 43 ~ 54 岁的人群(1.8% vs 0, $P < 0.01$)。RPE 的老龄化改变已经被熟知,有报道发现老龄猴眼中 β - 半乳糖苷酶的活性也有年龄相关性改变。目前对 RPE 或脉络膜血管内皮细胞老化的分子水平改变还知之甚少,但是对其他细胞的研究表明,与非老化细胞相比,老化细胞的基因表型不同且对环境信号有不同的反应。很显然,与衰老和老化有关的 RPE、脉络膜血管内皮细胞异常,尤其是那些与血管生成和纤维形成有关的问题,应该成为将来研究的一个焦点问题。

(二)玻璃膜疣(drusen)、基质板/线性沉积形成

与硬性玻璃膜疣不同,软性玻璃膜疣更像是 CNV 的重要预示特征。硬性玻璃膜疣(结节状玻璃膜疣)是在 Bruch 膜和脱开的色素上皮层之间形成的局灶性、圆形、圆顶状的沉积物。软性玻璃膜疣的边界不明显,更容易相互融合。近期研究显示软性和硬性玻璃膜疣都含有透明结合蛋白,而透明结合蛋白的基因表达于 RPE。对软性玻璃膜疣的形成机制有如下几种猜测:①RPE 碎片弥散分布并膜样聚集(软性膜样玻璃膜疣);②硬性玻璃膜疣的软化;③基质板性/线性沉积物的裂开及局部脱离的形成。组织病理学研究也揭示了积聚于 RPE 胞质和胞膜之间的基质板性沉积以及线性沉积,即 Bruch 膜内胶原区增厚(例如 RPE 基膜的外面),同样与 CNV 有相关性。发生于 RPE 层和 Bruch 膜之间弥散性分布的异常沉积也是容易形成 CNV 的一个特征。

这些沉积物促血管生成的可能机制为:RPE 和 Bruch 膜之间的沉积物可以阻止氧和营养物质由脉络膜毛细血管向 RPE 和光感受器细胞弥散。有学者猜测这将导致这些细胞缺血、低氧,随之引起局部生长因子(如 VEGF)的过高表达,造成脉络膜新生血管芽长出(图 5-2-1A)。有研究证实 RPE 细胞和感光细胞低氧时,VEGF 表达水平上升。这些沉积物也可以充当生长因子和其他因子(例如晚期糖基化终末产物)的储存库,而后者可以影响邻近的 RPE 和脉络膜血管内皮细胞的功能。

(三)Bruch 膜的酶解和机械性破坏

来自于脉络膜的新生血管既可以侵入并穿破 Bruch 膜,也可以长入 Bruch 膜已存在的裂隙,进而在 RPE 下或视网膜下增殖。临床病理研究显示经典型 CNV 膜主要存在于视网膜下腔,而隐匿型 CNV 膜主要位于 RPE 下腔。蛋白水解酶,例如基质金属蛋白酶(matrix metalloproteinase,MMP)及组织金属蛋白酶抑制剂(tissue inhibitor of metalloproteinases, TIMP),在 Bruch 膜降解过程中起重要作用。RPE 细胞表达 MMP-1(间质胶原,组织胶原酶)、MMP-2(72ku 凝胶酶/Ⅳ型胶原酶,凝胶酶 A)、MMP-3(间质溶素)和 MMP-9(92ku 凝胶酶/Ⅳ型胶原酶),同时还表达 TIMP-1、TIMP-2 和 TIMP-3。这些发现提示由于 TIMP 低表达或 MMP 高表达所导致的蛋白水解环境可以引起局部 Bruch 膜的破裂。MMP 也在新生血管前缘降解细胞外基质过程中起重要作用(图 5-2-1B)。

巨噬细胞是造成 Bruch 膜破坏的另外一种因子来源。激活的巨噬细胞可以分泌生长因子和 MMP。一项组织病理学研究揭示了在 Bruch 膜变薄的区域可以见到巨噬细胞聚集。这些巨噬细胞可以通过降解 Bruch 膜而形成 CNV 出芽生长的通道。尽管酶源性或机械性破坏 Bruch 膜对于 CNV 的形成至关重要,但这一过程在临床上并无法观察到。直到 CNV 或 CNV 膜已经形成时,才能通过眼科检查或荧光血管造影发现。

(四)新生血管膜形成

Green 等报告,在 450 例(760 只眼)AMD 患者中有 310 只眼(40.8%)检查到盘形膜。这些膜的平均直径为 3.73mm,平均厚度 0.27mm。仅在厚度 0.2mm 或更小的盘形瘢痕上面存留光感受器细胞。对高度血管化的 CNV 膜进行组织学研究后,发现这些 CNV 膜具有由内皮细胞组成的管道,同时基质内有角质细胞阳性的 RPE 细胞。这些 RPE 细胞平滑肌动蛋白也呈阳性,表明系分化表型。这些 RPE 细胞表达 VEGF,提示它们有促血管生成作用,在 AMD 的 CNV 形成中起重要作用。新生血管膜上也有脉络膜成纤维细胞和巨噬细胞。巨噬细胞可以表达炎症因子,如肿瘤坏死因子 -α(tumor necrosis factor-alpha,TNF-α)和白介素 -1β(interleukin-1 beta, IL-1β),这些因子可以通过促进 RPE 细胞表达 VEGF 而促进新生血管形成。在一些病例中,胶质纤维酸性蛋白(glial fibrillary acidic protein, GFAP)阳性的神经胶质细胞组成了黏附瘢痕,将膜连接于视网膜神经层。迁移的 RPE 细胞在已形成的膜样结构中成为生长因子的来源,但是,自然状态下呈单层细胞结构排列 RPE 的活化更有可能为这一过程提供最初的血管新生信号。

新生血管生成本身是一个多阶段过程,包括血管基底膜的降解、内皮细胞的增殖和迁移、管腔形成以及血管基底膜的修复。当促血管生长和抗血管生长的因子之间的平衡被打破时,就可能形成 CNV。新生血管形成抑制剂包括由 RPE 细胞产生的血栓结合素(thrombospondin),以及由 Fas 配体阳性的 RPE 细胞导致的 Fas 介导的新生血管杀伤。促血管生长因子,如由 RPE 细胞和光感受器细胞所释放的 VEGF 和碱性成纤维生长因子(basic fibroblast growth factor, bFGF),可以促进新生血管长入 RPE 下腔(图 5-2-1C)。CNV 可以为病灶提供氧气和营养物质。但是,新生血管大多易渗漏且常发生出血。临床上,CNV 膜的演变通常包括由于 CNV 渗漏和出血而引起的浆液性和出血性脱离(图 5-2-1D)。经过这些病变后,CNV 周围形成纤维血管膜,构成一个盘状外观(图 5-2-1E)。盘状 CNV 膜上含铁血黄素的出现提示纤维血管组织出血在盘形 CNV 膜形成过程中起重要作用。

(五)瘢痕膜形成

细胞和高度血管化膜逐渐转变为失活细胞含量少的瘢痕膜。细胞的丢失最有可能由凋亡造成,这是一种有别于细胞坏死的特殊的细胞死亡方式。坏死通常被认为是物理性损害的结果,通常不受基因控制;而凋亡,或称程序性死亡,是在受发育和环境刺激时所发生的主动的、受基因控制的细胞反应。在体内,凋亡和坏死的一个最主要区别是凋亡的细胞可以被完全清除,不会产生炎性反应,而坏死细胞的清除则与此不同。与 AMD 相关的高度血管化 CNV 膜的基质 RPE、内皮细胞和数量较少的巨噬细胞主要表现为凋亡。凋亡可以由局部微环境的血管生长因子数量表达减少引起,而 Fas 和 Fas 配体表达也参与诱导这些细胞的凋亡。

覆盖在活化 CNV 膜上的光感受器细胞亦可以释放生长因子,从而调节 CNV 膜的形成。但是,覆盖在瘢痕盘形膜上的光感受器细胞的丢失,为 CNV 膜上细胞成分的失活提供了另一种可能的解释(图 5-2-1F)。

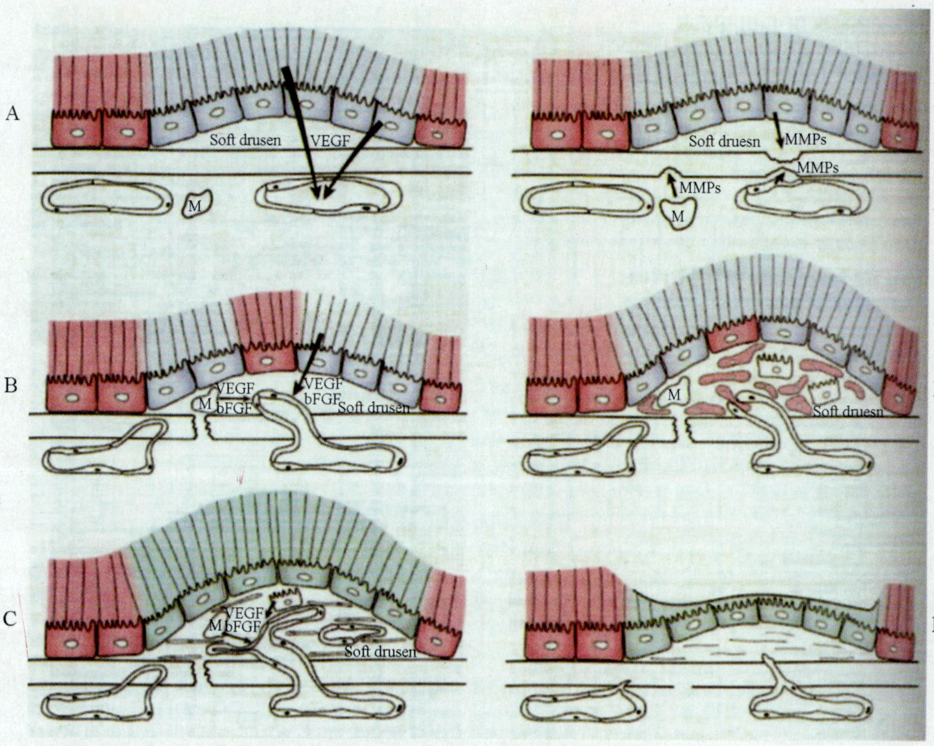

图 5-2-1　脉络膜新生血管形成示意图

A. 软性玻璃膜疣上方的 RPE 和光感受器细胞因为缺血而产生 VEGF。B. RPE、脉络膜巨噬细胞及脉络膜新生血管芽表达 MMPs,破坏 Bruch 膜。C. 由缺血 RPE、光感受器细胞和巨噬细胞分泌的 bFGF 和 VEGF 在 CNV 发展过程中起重要作用,CNV 可以为这些缺血区域供血。D. CNV 引起视网膜下间隙出血。E. 视网膜下出血促使盘状新生血管膜形成。F. 细胞性、血管化新生血管膜逐渐演变为不具活性的瘢痕性膜(摘自 Ryan SJ, Retina, Third Edition, Volume Two, p1006, Mosby, 2001.)

二、CNV 的形成原因

关于视网膜新生血管的形成机制已较为清楚,但对 CNV 的形成尚存在许多疑问。其中一个焦点问题是:引起 CNV 的原因是什么? 比较公认的一个原因是缺血低氧。Grunwald 等用超声多普勒检查 AMD 患者,发现其脉络膜血流量较年龄匹配的对照组显著减少,表明脉络膜的血流减少引起的低氧可能是 CNV 生成的始动因素。另外,在发生 CNV 的许多疾病中都有 Bruch 膜的增厚,造成由脉络膜至色素上皮及视网膜的氧弥散障碍。低氧引起 CNV 的机制可能是由于低氧引起腺苷激酶活性下降,使腺苷水平上升,然后腺苷与细胞表面腺苷受体结合,使得环磷酸腺苷(cAMP)水平升高,cAMP 进一步激活蛋白激酶 A,通过细胞内信号传导通路增加血管内皮生长因子的表达,从而通过一系列反应形成 CNV。

另外一个引起 CNV 的可能原因是炎症,Killingsworth 等研究 AMD 患者 Bruch 膜的病理标本时发现在膜上及其周围有明显的炎症反应,并有淋巴细胞及巨噬细胞的浸润。一些炎性病变如组织胞浆菌病和多发性脉络膜炎的 CNV 形成都是由炎症引起的。但也有很多脉络膜的炎症病变并不引起 CNV 的形成。

三、AMD 及 CNV 形成的危险因素

大量的流行病学调查研究显示,多种因素与 AMD 的发病有关。了解这些因素,不仅能够帮助早期发

现和治疗这种疾病，而且可以使我们对病因学有进一步的认识。

（一）人口统计学因素

随着年龄的增长，AMD 的发病率和进展速度都有所增加。动物实验研究表明，年龄较大的动物更易于诱发 CNV。

有些研究表明女性的 AMD 发病率较高，但是这可能与女性的生存年龄更长和更注意健康有关。动物研究也发现雌性动物更容易诱发 CNV，这是因为 VEGF 的一种受体——KDR 在其中表达更高，而这种受体是一种潜在的促血管生长因子。但 Beaver Dam 眼科研究、Blue Mountains 眼科研究和 Rotterdam 研究都显示 AMD 的发病率没有性别差异。

AMD 在白种人中的发病率要高于有色人种，提示色素可能会防止 CNV 的形成。动物研究也表明色素动物不容易诱发 CNV。黑色素的存在可以防止 RPE 脂褐素的形成，该物质是细胞老化和氧化压力损伤启动因子的标志。尽管一些学者报道虹膜色素颜色深浅与 AMD 有关。但是单卵双生的双胞胎研究显示 AMD 的发病率完全一致，然而这些双胞胎的黄斑区色素光学密度差距很大。最新的研究也表明在早期 AMD 和非 AMD 人群中，黄斑或黑色素密度并没有显著性差异。总之，这些资料提示 AMD 的种族差异可能是色素以外的其他因素所引起的。

（二）心血管因素

血管危险因素一直被认为是 AMD 的重要致病因子。吸烟是仅次于老龄和家族史的第三位重要危险因子。在以人为研究对象的研究中，吸烟都与 AMD 的发病率升高有关。过去和目前吸烟者发生 AMD 的风险都升高，比不吸烟者的发病时间分别提早 5 ~ 10 年。吸烟者大的或扩展性的玻璃膜疣以及地图状萎缩的发生率更高。吸烟还与激光后 CNV 的复发有关。研究发现尼古丁可以通过诱导内皮细胞增殖并加速纤维血管生长来促进新生血管形成。激光创伤的鼠类模型研究还发现尼古丁可以使脉络膜新生血管明显加重。

由于玻璃膜疣的分子沉积和动脉粥样硬化沉积的相似性，有学者推测动脉硬化和 AMD 可能有一定关系，但目前还没有确切的流行病学依据。但是，高血压和新生血管性 AMD 的相关性还是很有说服力的。高血压患者的激光治疗效果不佳也同样说明了它与 CNV 的关系。血管紧张素Ⅱ可以诱导参与血管生长的因子，如 VEGF 和血管生成素Ⅱ的表达，进一步促进新生血管的生长。用大鼠动物模型进行的初步研究发现阻断血管紧张素的受体可部分抑制实验性 CNV。

（三）光暴露因素

过度的光暴露将会损伤视网膜。光毒性损伤由活性氧介质（reactive oxygen intermediates，ROI）介导，目前研究认为是 AMD 发展的一个重要表现。对这种重要影响因素的临床研究由于很难定量人一生的光暴露量而无法进行。另外，对于 AMD 与紫外光还是可见光有关，报道结果有一定出入。白内障手术和晚期 AMD 的关系提示光暴露的增加在 AMD 中有确切致病结果。有研究发现使用帽子或太阳镜有一定的保护作用。流行病学分析猜测原卟啉的光活性可以在外层视网膜和脉络膜产生 ROI，后者可以促使光感受器细胞的外段脂质过氧化物形成增加。

很多学者认为 AMD 病变是由于活性氧介质（ROI），例如过氧化氢（H_2O_2）、单线态氧（$1O_2$）、过氧化物阴离子（O_2^-）以及羟自由基（OH^-）等引起的累积氧化损伤造成的。ROI 是细胞代谢或光化学反应的副产品。当 ROI 包含多不饱和脂肪酸时，细胞膜是 ROI 介导损伤的主要目标，它们之间的共价键是电子的来源，随之产生脂质过氧化物自由基，能使电子持续存在。

在人类，黄斑区含有少量二十二碳六烯酸，该物质是视网膜主要的多不饱和脂肪酸，更容易受到脂质过氧化物的攻击，尤其随着年龄的增加。多不饱和脂肪酸的含量降低引起脂质过氧化物的产生减低，确实可能是继发于黄斑局部脂质过氧化物的含量增高。这也可能是黄斑区视锥细胞含量增多所引起的适应性反应，视锥细胞的这种脂肪酸含量少于视杆细胞。但饮食中缺乏亚麻酸可以保护大鼠免受光毒性损伤，与一项临床研究的结果一致。而饮食中缺乏二十二碳六烯酸在大鼠中也有保护作用，但是与人类研究资料相反。

脂褐素是指主要聚集在 RPE 中的多组可自发荧光的脂质和蛋白。通常认为脂褐素可以通过机械性破坏细胞结构和潜在的光毒性作用破坏 RPE 的功能。脂褐素的聚集可以明显抑制 RPE 的吞噬能力。由 ROI 介导的 RPE 功能障碍被认为是 AMD 的一个可能发生机制。RPE 细胞吞噬光感受器外节膜盘产生细胞外 H_2O_2，这是一种氧化应激，然后作为一种代偿机制，使具有抗氧化作用的过氧化氢酶和金属硫蛋白的表达增高。H_2O_2 作用于 RPE 细胞，导致明显的线粒体 DNA 损伤。这种损伤导致线粒体氧化还原反应功能降低。

(四)饮食和营养因素

由于膳食因素是可以改变的，所以很多研究人员对这一因素很感兴趣。对 7 万名男性和女性参与者的初步研究发现，总脂肪的摄入量与 AMD 的发病率呈正相关。高亚麻酸摄入可以使 AMD 的发病率提高 49%，而高二十二碳六烯酸可以将 AMD 的发病率降低 30%。多吃鱼类可以降低 AMD 的发病率。一项针对新生血管性 AMD 患者的病例对照研究表明，大量摄入亚麻酸和蔬菜、单不饱和以及多不饱和脂肪酸与晚期 AMD 的高发病率有关，而当亚麻酸的摄入量很低时，大量摄入 ω_3 脂肪酸和鱼类与 AMD 的发病率呈负相关。但是，第三国际健康和营养检查调查研究并没有发现脂肪饮食或鱼类与 AMD 的发病率有关。

高胆固醇、高能量摄入与 AMD 的高发病率相关。体重指数分析显示肥胖个体干性或新生血管性 AMD 的发病率明显增高，而极度消瘦的患者发生干性 AMD 的概率明显增高。

一项以女护士和男性健康专业人员为研究对象的回顾性研究并没有发现饮酒有任何保护作用。实际上，每天饮酒 30g 以上的女性的 AMD 发病率轻微升高。同时，也没有发现咖啡和咖啡因的摄入与 AMD 有相关性。

视网膜中某些抗氧化维生素和矿物质的高水平以及黄斑部类胡萝卜素的高表达使得一些学者猜测微量营养添加剂可以预防 AMD。最初关于血清高浓度类胡萝卜素和低 AMD 发病率的相关性的报道不能排除偶然性。极低水平的番茄红素与 AMD 相关，它是最丰富的血清类胡萝卜素，但不是黄斑色素类胡萝卜素(叶黄素和玉米黄素)。

尽管类胡萝卜素、维生素 E 或锌的摄入与早期 AMD 呈负相关，但是一项回顾性随机化临床研究显示口服锌添加剂有益。另外两项参与者超过 10 万的前瞻性研究发现，通过饮食或添加剂摄入适量的锌并不能保护没有 AMD 的人群 8 ~ 10 年后不发生 AMD。最近一项前瞻性随机化临床研究发现，维生素 E 添加剂对早期或晚期 AMD 的发生率并没有影响。

但是，年龄相关性眼病研究(AREDS)发现含大剂量锌、维生素 C、维生素 E 和 β 胡萝卜素的营养添加剂对于那些已形成进展性玻璃膜疣或另一只眼已患新生血管性 AMD 的患者，可以阻止其发展成为晚期新生血管性 AMD。但是，没有玻璃膜疣或 AMD 的患者无法通过这种方法获益。

四、CNV 的形成机制

抑制肿瘤新生血管的形成被认为是抑制肿瘤生长及转移的有效手段，近年来对新生血管的形成及抑制的研究取得了很大进展，同时也引起了人们对其他病理情况下的新生血管的关注。经研究发现，在不同的疾病过程中，新生血管的形成有其共同之处，但也都有各自的特点。新生血管形成的基本过程包括血管内皮细胞(endothelium cell, EC)的激活、细胞外基质(extracellular matrix, ECM)的降解、EC 的移行和增殖、管腔结构的形成以及血管外膜的形成。在新生血管的形成过程中，新生血管的诱生剂和抑制剂共同调控血管形成，两者的平衡控制了新生血管的开关。如果开关的调节平衡被改变，减少抑制剂或增加诱生剂的水平，都将激活新生血管的开关。很多细胞因子、细胞及细胞外基质参与了 CNV 的形成过程(图 5-2-2)。

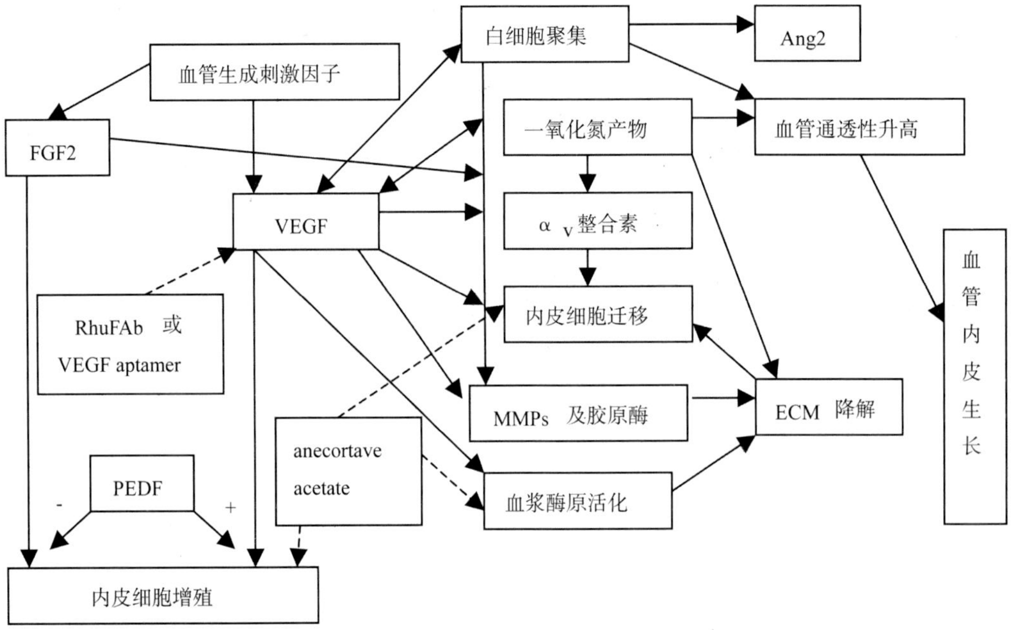

图 5-2-2 脉络膜新生血管生成示意图

RhuFAb 为 VEGF 抗体片段，VEGF aptamer(适体)为专与细胞外 VEGF 结合的合成 RNA 复合物 [摘自：Ambati J, et al. Surv Ophthalmol,2003, 48(3):271]

(一)细胞因子与 CNV

1. 血管内皮生长因子(vascular endothelial growth factor,VEGF) VEGF 是目前研究所发现的功能最强的血管形成促进因子，它是一种糖蛋白，存在多种异构体，包括 VEGF205、VEGF189、VEGF183、VEGF165、VEGF145、VEGF121。VEGF 可以增加微血管的通透性、刺激内皮细胞分裂、增加组织因子和某些蛋白酶的产生。

1996 年，Takagi 等推测组织低氧可能首先使腺苷酸激酶活性下降，导致腺苷水平上升并激活腺苷受体激动剂，促进内皮细胞合成 VEGF，通过旁分泌和自分泌，然后与其受体结合发挥相应的生物学效应。VEGF 受体(VEGFR)是酪氨酸激酶受体，主要包括 VEGFR-1(flt-1)、VEGFR-2 (flk-1/KDR)两种，多表达于血管内皮细胞，少量表达于单核/巨噬细胞及某些肿瘤细胞。VEGF 与 flt-1 结合引起 EC 的迁移和管样结构的维持，而 KDR 与 VEGF 的结合主要刺激内皮细胞的增生。

Kvanta 用原位杂交和免疫组化方法检查了手术切除的 AMD 患者的 CNV 膜，结果发现大多数标本均有 VEGF mRNA 及蛋白的双重表达，VEGF mRNA 的表达与炎症反应密切相关，其表达集中于成纤维细胞和炎症细胞周围。VEGF 蛋白表达可见于膜的纤维血管部分，主要集中在成纤维细胞的胞质中。另外，还可在纤维血管膜的细胞外基质中检测到 VEGF 蛋白，其分布位置与新生血管形成的位置类似，从而证明 VEGF 参与了 AMD 的 CNV 形成。Ogata 等对激光诱导的大鼠 CNV 模型研究后发现，VEGF mRNA 的表达水平在 RPE、脉络膜毛细血管内皮细胞和类成纤维细胞中升高，也证明了该观点。最近赵世红等对大鼠 CNV 模型的观察结果表明，实验眼光凝后 3 天，光凝区视网膜神经节细胞层、内核层、外核层缺损区、视网膜及脉络膜血管内皮细胞均表达 VEGF mRNA，此时视网膜下未形成 CNV；光凝后 7 天，病理切片可见视网膜下形成 CNV，CNV 中 VEGF mRNA 表达阳性；7 ~ 21 天，CNV 中 VEGF mRNA 阳性染色面积及吸光度(A)值逐渐增加；21 天后 VEGF mRNA 表达水平差异无显著意义。而 CNV 中 VEGF 受体表达也为阳性，并随 CNV 的增生，其阳性染色面积及 A 值逐渐增加。该结果提示 VEGF 和 flk-1 受体在视网膜和脉络膜损伤区聚集，经有效结合后，诱导内皮细胞分化和视网膜下 CNV 形成。

2. 碱性成纤维细胞生长因子(basic fibroblast growth factor,bFGF) 成纤维细胞生长因子(FGF)是一

种多肽生长因子，广泛分布于人体各种组织细胞中，它至少包括七个成员，目前研究和应用较多的是碱性成纤维细胞生长因子（bFGF）。人的 bFGF 基因位于第 4 号染色体上，以氨基酸数目的不同而有三种形式存在：131ku、146ku、155ku。不同脊椎动物的 bFGF 具有高度的同源性和进化的保守性。bFGF 具有促有丝分裂和无丝分裂的作用，诱导胚胎外胚层与神经外胚层的发育和分化，促进神经元的存活和轴突的再生。

研究表明，在正常大鼠的 Müller 细胞、RPE 细胞以及星形胶质细胞的核内，bFGF 表达为阳性，在内核层的双极细胞、无长突细胞以及感光细胞中 bFGF 表达阴性。bFGF 蛋白存在于人视网膜的神经节细胞层、内核层与外核层、Müller 细胞的基底膜和 RPE 细胞内以及血管中，而 bFGF 的 mRNA 却在视网膜神经节细胞层、内核层与外核层、感光细胞内段表达。由此可见，bFGF 主要由神经节细胞及内外核层细胞合成，以自分泌或旁分泌的方式参与活体视网膜新陈代谢的调节。

bFGF 也称 FGF_2，在正常情况下与肝素牢固结合，故又称肝素结合生长因子。当细胞缺血或受损时便被释放出来，与受体结合而发挥生物学效应。bFGF 有两种受体，一种是高亲和力受体，由四个已知的酪氨酸酶受体组成（R1 ~ R4）；另一种为低亲和力受体，由细胞表面和基底膜的硫酸肝素蛋白聚糖构成。人的高亲和力受体存在于感光细胞、节细胞、外丛状层细胞中，FGFR1 是 RPE 表面的主要高亲和力受体，而位于 RPE 细胞外基质的 Perlecan 是主要的低亲和力受体。

有学者用合成的和内源性的 bFGF 处理血管内皮细胞，发现其可以使内皮细胞的迁移率下降，并同时刺激内皮细胞的增长；而用抗 bFGF 抗体处理后，该作用消失，说明该因子有抑制血管内皮细胞迁移和刺激增殖的双重活性。该因子在 CNV 上的 RPE 细胞、细胞外基质和血管内皮细胞上表达，体外培养的 RPE 细胞也可产生 FGF_2。在用激光光凝造成的小鼠 CNV 模型中，FGF_2 mRNA 在 RPE 细胞、类成纤维细胞及脉络膜血管内皮细胞内的表达明显升高，都说明了该因子在 CNV 的形成过程中具有促进作用。Soubrane 及 Kumara 分别用小种猪及兔的 CNV 模型研究了 FGF_2 在 CNV 形成中的作用，结果表明，视网膜下腔 FGF_2 持续增高可促进 CNV 的形成。赵世红等在氪激光诱导的棕色挪威（brown norway，BN）大鼠脉络膜新生血管模型中研究发现，光凝 3 天后，光凝区视网膜内 bFGF mRNA 和 FGFR1 蛋白表达水平逐渐下降，7 天后视网膜下出现 bFGF mRNA 和 FGFR1 染色阳性的 CNV，此后阳性染色面积及密度逐渐增加，提示 bFGF 和 FGFR1 通过自分泌和旁分泌途径在新生血管形成部位结合，引起 FGFR1 自磷酸化，诱导血管内皮细胞分化和 CNV 形成。但是 FGF_2 基因敲除的小鼠经眼底激光光凝也可产生 CNV，且概率与野生型小鼠相同，表明 FGF_2 虽然能促进 CNV 的形成，但不是必要因素。

3. 血管生成素（angiopoietins，Ang）　除了 VEGF 之外，血管生成素是唯一已知的仅与内皮细胞特异性结合的分子。Ang1 可以介导内皮细胞吸引内皮细胞周围的支持细胞，并可以联结细胞外基质和间质，促进血管的整合。它在血管新生过程中起到独立的作用，它的缺乏可以导致胚胎死亡。Ang1 通常表达于正常人的血管，提示其同样具有维持成年人血管的作用。有趣的是，VEGF 的过量表达导致大量可渗漏血管的发展，而 Ang1 的过量表达却导致无渗漏血管的密度和管径的增加。

Ang2 是 Ang1 的天然拮抗剂，它与 Ang1 具有相同的内皮细胞受体——Tie2。过量表达的 Ang2 导致新生血管缺陷，表明 Ang1 缺乏状态。在人类，Ang2 仅表达于血管重塑的位置。Ang1 的内皮细胞趋化性可以被 Ang2 阻断。不同于 VEGF，Ang1 和 Ang2 都不会引起内皮细胞的增殖。但是 Ang1 和 Ang2 均可以调节 VEGF，诱导新生血管生成。研究显示，Ang1 可以促进 VEGF 诱导的不成熟血管发展为成熟的血管，而 Ang2 则可以促进 VEGF 所引起的新生血管生成。

低氧和 VEGF 都可以提高内皮细胞内 Ang2 的表达，而不会提高 Ang1 的表达。在缺血诱导的视网膜新生血管的鼠类模型中，视网膜缺血层和新生血管部位的 Ang2 表达明显升高，提示它可以通过破坏已存在的血管的稳定性来促进低氧和 VEGF 诱导的新生血管生成。

对继发于 AMD 和其他疾病 CNV 的组织学检查显示，Ang1 和 Ang2 都有表达。Ang2 表达于 CNV 膜的高血管化区，与 VEGF 的表达相一致。Tie2 受体表达于血管结构中，同样还表达于 RPE 细胞和成纤维样细胞中。CNV 膜中的巨噬细胞也可以表达 Ang1 和 Ang2。有趣的是，VEGF 选择性地提高 RPE 细胞 Ang1 的合成和分泌。腺病毒介导的全身 Tie2 受体基因转导，Tie2 可作为 Ang 的拮抗剂明显抑制激光诱导的小鼠 CNV 的形成。Ang1 具有潜在的治疗作用,它可以通过抑制细胞间黏附分子 -1(intercellular adhesion molecule-1, ICAM-1)、血管细胞黏附分子 -1(vascular cell adhesion molecule-1, VCAM -1)和 E -选择素的表达而抑制 VEGF 诱导的白细胞聚集和炎症反应。

4. 色素上皮衍生因子(pigment epithelium derived factor, PEDF) PEDF 是新近发现的一种血管新生抑制因子,最早由 Tombran-Tink 等从人类胎儿的 RPE 细胞培养液中分离提纯并命名。目前研究认为 PEDF 是最有效的眼内新生血管天然抑制剂,对新生血管的形成起重要的调控作用,与眼角膜、视网膜和脉络膜新生血管的形成和发展关系密切。

PEDF 是分子量为 50ku 的蛋白质,具有 2 个结构域:N—末端的神经营养区域和 C—末端的丝氨酸蛋白酶抑制超基因家族反应环。人 PEDF 蛋白编码基因位于第 17 号染色体的短臂末端,DNA 序列分析显示 PEDF 属于丝氨酸蛋白酶抑制剂(serin protease inhibitor, serpin)基因超家族,但它不具有抑制蛋白酶的活性。目前研究认为 PEDF 具有双重生物学功能,即神经营养保护功能和抗血管新生作用。

成人眼组织 PEDF mRNA 广泛表达于 RPE 细胞、感光细胞层、内核层和神经节细胞层,此外在睫状体也有表达。生理状态下,PEDF 具有稳定局部微环境、抑制异常血管形成的功能。研究发现视网膜细胞产生 PEDF 的量与氧浓度呈正相关,缺血可以下调培养细胞 PEDF 的表达,它的减少可能是缺血诱导视网膜新生血管的原因之一。史雪辉等探讨了激光诱导 BN 大鼠 CNV 中 PEDF 的表达及意义,结果发现正常 BN 大鼠 PEDF mRNA、PEDF 在视网膜神经节细胞、内核层部分细胞、RPE 层表达。视网膜光凝后,PEDF mRNA、PEDF 阳性染色信号可见于视网膜神经节细胞层、内核层、RPE 层、外核层和脉络膜的损伤区;光斑边缘近脉络膜侧 PEDF 阳性表达信号明显高于光斑内部。光凝后 3 天至 4 周,光斑区内 PEDF mRNA、PEDF 阳性染色密度逐渐下降。提示 CNV 形成与 PEDF 表达量呈负相关,PEDF 表达不足可能是 CNV 形成和增生的主要原因之一。已有研究表明,伴有 CNV 的 AMD 患者玻璃体中 PEDF 的含量也明显下降。可能是 PEDF 和 VEGF 之间平衡的破坏,引起了新生血管的发生。

PEDF 的抗血管新生作用,为 CNV 的治疗提供了一个新的途径。研究表明,在激光诱导的大鼠 CNV 模型中,无论是通过玻璃体注射、视网膜下注射,还是球周注射编码了 PEDF 基因的腺病毒载体或腺相关病毒载体,CNV 均被显著抑制,而新生血管的抑制在于参与血管形成的细胞发生了广泛凋亡。PEDF 是通过 Fas 和 FasL 导致细胞凋亡的。PEDF 能诱导内皮细胞 FasL 的表达,但 PEDF 起作用需依赖两个因素:①内皮细胞上必须有 Fas 受体的表达;②细胞内表达生存信号的蛋白局部浓度不能过高。PEDF 选择性作用于新生血管,而不破坏正常的血管,这是因为:①正常血管内皮细胞上未表达 Fas 受体,Fas 无法诱导凋亡反应;②由成熟的基质和辅助细胞分泌的生存信号比较强。

5. 基质金属蛋白酶(matrix metalloproteinase, MMP) 在血管内皮细胞迁移和增殖的过程中,内皮细胞周围的细胞外基质必须有选择地降解,控制这一活动的辅酶就是基质金属蛋白酶家族。

MMP 是一组含锌的中性内肽酶,主要作用是降解胶原等 ECM。目前已知体内有 17 种 MMP,主要分为四类:①胶原酶(MMP-1、8、13),主要降解Ⅰ、Ⅱ、Ⅲ型胶原;②明胶酶,即Ⅳ型胶原酶(MMP-2、9),主要降解Ⅳ型胶原和变性的Ⅰ、Ⅱ、Ⅲ型胶原等;③基质溶素(MMP-3、7、10、11、12),广泛地降解 ECM,如蛋白聚糖、纤连蛋白、层粘连蛋白等;④膜型金属蛋白酶(MMP-14、15、16、17),作用于Ⅳ型胶原、明胶和 MMP-2,与 MMP-2 激活有关。TIMP 是 MMP 的特异性抑制剂,目前已知有四种。眼内 MMP 和 TIMP 可由角膜、小梁、RPE 等分泌,此外,房水、泪液及巩膜中也有一定量的 MMP。MMP-TIMP 的平衡维持着体内 ECM 合成与降解的平衡,因此是维持组织器官正常结构和生理功能的关键。

TIMP 是 MMP 的特异性抑制剂,虽然 TIMP-1、TIMP-2、TIMP-3 都可由 RPE 细胞分泌,其 35% ~40% 的氨基酸水平相似,体外以同等效应抑制 MMP,但是 TIMP-3 对 ECM 的亲和性强,体内外 TIMP-3 主要存在于各种组织的 ECM 中,而 TIMP-1、2 主要以可溶性蛋白形式存在于体液的培养基中。因此正常情况下 RPE 细胞分泌的 TIMP-3 主要存在于 Bruch 膜上,是 Bruch 膜 MMP 和 TIMP 平衡的主要调节剂。此外,TIMP-3 还存在于培养的脉络膜毛细血管内皮细胞及周细胞上。研究表明,TIMP-3 是 Bruch 膜的正常组分,随着老化,Bruch 膜的 TIMP-3 水平增加,尤其是在玻璃膜疣处,而在 RPE 萎缩区,却无 TIMP-3 的存在。

Kvanta 发现在激光造成的色素大鼠的 CNV 模型中,MMP-2 mRNA 在 CNV 膜上的表达明显增高,而在未用激光处理的大鼠脉络膜中,MMP-2 mRNA 的表达很弱。Steen 对渗出型 AMD 黄斑中央凹下新生血管膜用核糖和反义核糖探针原位杂交方法进行了分析,研究发现新生血管膜上有 MMP-9 mRNA 表达,主要表达于新生血管膜边缘、RPE 下方邻近玻璃样膜的细胞中。MMP-9 在邻近玻璃样膜的细胞中表达,可更容易降解玻璃样膜的Ⅳ型胶原,使脉络膜新生血管长到视网膜下。

TIMP 作为 MMP 的抑制剂,通过与 MMP 结合,可抑制后者活性的发挥,从而抑制基质的降解,使新生血管的诱导受到限制。部分基础研究也恰恰证实了这一点。Takahashi 等将含有 TIMP-3 基因的仙台病毒脂质体转染入大鼠 RPE 后 3 天,再用激光照射视网膜以诱导 CNV 形成,结果发现 RPE 中 TIMP-3 的过量表达可以明显抑制 CNV 的产生(15% vs 75%)。而 Murata 也根据 TIMP 的实验结果发现了 CNV 基因治疗的可行性。另外,TIMP-3 基因的突变可引起 Sorsby 眼底萎缩,该病的典型表现就是 CNV 形成。可能是由于 TIMP-3 的表达减少使得 MMPs 的活性升高,进一步刺激 CNV 的形成。张士胜等也研究了 MMP-9、TIMP-3 mRNA 在实验性小鼠 CNV 形成过程中的表达,结果 MMP-9、TIMP-3 mRNA 表达在 CNV 形成过程中均有一动态过程,激光照射后早期均明显增加,后期则保持在较稳定水平,前者增长趋势于激光照射后 1 周停止,而后者于激光照射后 3 天即已稳定,可能是 MMP-9 与 TIMP-3 mRNA 表达变化的失衡促使基质降解作用的发挥,在 CNV 的形成中发挥了一定作用。

6. 一氧化氮(nitric oxide, NO) NO 是无机小分子气体,由 L-精氨酸在一氧化氮合成酶(NOS)作用下生成。已鉴定 NOS 有三种异构体:神经元型 NOS(NOS-Ⅰ或 ncNOS)、内皮型 NOS(NOS-Ⅲ或 ecNOS)和诱生型 NOS(NOS-Ⅱ或 iNOS)。

NOS 在眼内含量丰富,结膜上皮、角膜上皮与内皮、虹膜睫状体上皮、虹膜括约肌、睫状肌、小梁网、巩膜静脉窦、集合管内皮、晶体上皮均含有 NOS-Ⅲ,具有扩张血管、增加通透性、调节眼压等作用。神经网膜层、睫状神经节细胞、视神经乳头的星形胶质细胞均含有 NOS-Ⅰ,与视觉传导、神经递质转导紧密相关。虹膜睫状体、视网膜脉络膜血管内皮细胞、RPE、Müller 细胞、神经网膜层,在内毒素与细胞因子刺激下均有 NOS-Ⅱ的表达,与眼内炎症、神经网膜层细胞毒性、免疫介导、血管扩张等有关。

NO 除调节血管张力外,在 VEGF 诱导新生血管形成中也起着重要的作用。研究表明,VEGF 可以上调 NOS-Ⅲ的表达,使 NO 生成增加,后者进而又促进 VEGF 的合成。通过药物或基因处理阻断 NOS-Ⅲ,可以抑制 VEGF 诱导的血管形成。NO 也可以通过上调内皮细胞上的整合素 $\alpha_v\beta_3$ 而促进内皮细胞的迁移和向毛细血管的分化,从而导致新生血管形成。此外,NO 还可以降低细胞外基质的黏附作用。

与 NOS-Ⅲ相反,NOS-Ⅱ可以通过下调 VEGF 受体抑制血管形成。研究发现,在人 CNV 膜中,RPE 和巨噬细胞高度表达 NOS-Ⅱ,而在激光诱导 CNV 小鼠模型中,NOS-Ⅱ缺失鼠 CNV 明显受抑。

7. 黏附分子 在新生血管形成过程中,血管内皮细胞必须穿过细胞外基质而迁移,这个过程是由细胞表面黏附分子家族来控制的。Shen 等研究发现,在 CNV 大鼠模型的视网膜中 ICAM-1、E-选择素和 CD44 的表达明显增高。ICAM-1、E-选择素在激光损伤部位的脉络膜层和 RPE 细胞上表达,且其分布与脉络膜新生血管内皮细胞的位置相似。ICAM-1 通过与其受体即淋巴细胞功能相关抗原-1(LFA-1)结合参与白细胞和内皮细胞的黏附以及白细胞的移动,E-选择素介导血管内皮细胞的趋化,CD44 调控内皮细胞的移行、增殖。另外,CNV 上也可发现整合素(alphavbeta3)的明显表达,$\alpha_v\beta_3$ 控制血管内皮细胞的很多功能,它能促进血管内皮的生长和增殖,而其拮抗剂能促使血管内皮细胞凋亡。

(二)细胞与 CNV

CNV 可见于许多眼底疾病,其共同之处为 RPE-Bruch 膜-脉络膜毛细血管复合体改变。因此,一般认为变性、炎症、外伤等因素造成该复合体的结构和功能破坏,从而引起局部低氧、炎症因子的释放等改变,刺激血管生成因子生成增加,继而破坏了促进血管生成因子与抑制新生血管生成因子之间的平衡,诱发新生血管的形成。

1. RPE 在 CNV 形成中的作用 RPE 在 CNV 的形成及发展过程中起重要作用,许多 CNV 病变的早期都有 RPE 萎缩或功能减退。如在 AMD 的早期,RPE 细胞随年龄的增长而负担加重,一些降解物质的蛋白分子受慢性光毒作用的损伤,诱发自由基反应,进而攻击感光细胞,使之外节盘膜分子构型发生改变,不能被 RPE 的消化酶所识别。那些不完全降解的残余物如脂褐素堆积在细胞内，干扰 RPE 细胞的代谢，造成代谢产物堆积于 Bruch 膜上，使之变厚，导致氧的弥散障碍，诱发新生血管。对 AMD 和组织胞浆菌病患者经手术取下的视网膜下新生血管膜进行组织病理学及免疫学研究，发现新生血管膜上有较多的 RPE 细胞，且色素上皮细胞表达并释放 VEGF、转化生长因子 $-\beta_1$ 和磷酸酪氨酸磷酸酶等促血管生成的因子。说明 RPE 细胞在 CNV 的形成过程中起重要作用；而色素上皮的增殖及移行可以包绕新生血管，使渗出和出血减少，促进 CNV 的回退。因此，RPE 细胞在 CNV 的形成发展过程中起到双重作用。

2. 巨噬细胞在 CNV 形成中的作用　近年来，应用免疫组织化学方法研究手术取出的 CNV，发现 CNV 的细胞成分包括 RPE 细胞、巨噬细胞、内皮细胞。巨噬细胞能产生多种促血管新生的细胞因子，包括 TNF-α、IL-1、bFGF、VEGF 及 TGF-β。因此，巨噬细胞在血管新生过程中起着关键性作用。Oh 等研究表明，巨噬细胞分泌的 TNF-α 和 IL-1β 可能通过刺激 RPE 细胞产生 VEGF，从而促进 CNV 膜中的血管新生。

3. Bruch 膜在 CNV 中的作用　Bruch 膜是 CNV 长入视网膜下间隙的必经通道，因此 Bruch 膜破裂是 CNV 形成的必要条件之一。关于 Bruch 膜破裂的原因，学者认为有以下几种：① Bruch 膜上基底层沉积物形成造成 RPE 的进行性变性，使得基底膜易从 Bruch 膜上分离，从而导致 Bruch 膜变得脆弱，易发生层间分离乃至断裂，导致新生血管通过这些裂孔长入视网膜下间隙；②新生血管的内皮细胞产生消化基底膜所需的酶，使 Bruch 膜产生裂孔，而不是通过已存在的裂孔长入；③由于 Bruch 膜变性引起肉芽肿性炎症反应，产生的巨噬细胞的机械性突破作用、吞噬作用和其分泌的酶的破坏作用使 Bruch 膜产生裂缝。这几种因素可能同时起作用，使 Bruch 膜破裂，脉络膜新生血管长入 RPE 下，进一步形成 CNV 膜。

4. 脉络膜毛细血管内皮细胞在 CNV 中的作用　新生血管的产生主要依靠毛细血管内皮细胞和周细胞的作用。原有的血管出现充血、通透性增高、细胞连接松弛，其基底膜受多种激活酶的消化而溶解和断裂，形成间隙。内皮细胞从中穿过而到达血管周围组织。经分裂和增生，形成新的血管芽并吻合成袢，逐步形成新生血管。另外，内皮细胞可生成并释放多种促进增殖和移行的因子，吸引周围其他细胞参与新生血管反应，并释放激活酶、基质金属蛋白酶及黏附分子等，参与内皮细胞的增殖和移行、血管基底膜的溶解、ECM 的选择性降解以及管腔结构的形成等过程。在体外细胞培养中，单独的血管内皮细胞就能形成毛细血管管腔和血管分支，并组装成完整的毛细血管网，说明在血管形成过程中内皮细胞起主导作用。

5. 脉络膜毛细血管周细胞与 CNV　Ohkuma 观察了猴眼光凝后的变化，根据 FFA 的渗漏情况将 CNV 分为三期：早期（活动性渗漏期）、中期（轻微渗漏期）和回退期（无渗漏期）。结果发现在第三期时血管周细胞的数目有逐渐增加的趋势，因此他推测周细胞有抑制内皮细胞增殖和促进血管成熟的作用。1987 年，Orlidge 等研究发现周细胞和毛细血管内皮细胞共同培养时，毛细血管生长明显受抑，也证明了该观点。

五、CNV 的动物模型

（一）老化

在一些灵长类和其他类型动物中，随着年龄的增长，其视网膜会出现玻璃膜疣样变化，这种潜在的变化已经被作为人 AMD 病理机制的可能模型进行相应研究。

灵长类动物的黄斑年龄变化与人相似，在老年恒河猴中，除出现玻璃膜疣外，也可出现色素杂乱、脱失以及黄斑中央凹反光变暗或消失。已有研究表明，其黄斑中央凹的消失与黄斑色素杂乱/脱失具有相关性。

在对一群恒河猴进行的研究中发现，有 58% 的猴子和 47% 的猴眼出现了玻璃膜疣。而玻璃膜疣的变化和严重程度与年龄的增长呈线性关系，并且在雌性中更为明显。尽管未发现明显的 CNV，但研究者在部分猴眼中观察到了与变性性瘢痕和萎缩相一致的后期高荧光。

具有 AMD 表现的灵长类动物眼中，其 RPE 的组织病理学变化也与人相似，包括 Bruch 膜和 RPE 胞质中的致密小体，Bruch 膜胶原层内膜样、颗粒状沉积物，以及细胞内的沉积物。但是，这些沉积物在超微形态和生化组分上与人玻璃膜疣均不同。

SAM P8 小鼠也具有一些 AMD 特征,如 Bruch 膜增厚、RPE 变性和萎缩、脉络膜毛细血管轻度萎缩、Bruch 膜内层的异常沉积。更为重要的也许是在部分 SAM P8 小鼠 Bruch 膜内有异常的新生血管存在,而后者对研究 CNV 的早期发病过程很可能是一个良好的载体。

(二)激光损伤

激光破坏 CNV 动物模型的建立是用高强度、小光斑直径、短曝光时间的激光光凝视网膜,使 Bruch 膜破裂,诱发 CNV。该模型是目前应用最为广泛的 CNV 制作模型。

早期选用兔做此类模型时,发现其产生的 CNV 在荧光素眼底血管造影中不具有渗漏荧光素的特征,加之考虑到兔的眼底血循环结构与人类有较大的差异,故目前已经基本上不再用兔做此类模型的动物。

猴的实验性 CNV 模型与人类疾病改变极为相似,不仅光镜、电镜下的组织学改变一致,而且在荧光素眼底血管造影中还具有渗漏荧光素的特征。研究发现,在黄斑区约有 40% 的 CNV 出现荧光素渗漏,但在黄斑区外,渗漏率仅仅达到 3%。有趣的是,没有荧光素渗漏的激光病灶中有 80% 通过组织学检查证实有 CNV 形成。猴眼实验性 CNV 一般发生于激光光凝后 4 周,持续 2 ~ 52 周,在移行的 RPE 细胞包绕新生血管后,新生血管渗漏荧光素的表现越来越不明显。Miller 等用灵长类动物模型研究了 RPE 在重建血 - 视网膜屏障及新生血管回退中的作用。他们发现可见的荧光渗漏的停止显示了成熟视网膜下新生血管膜的退化,这是由于 RPE 细胞增殖和紧密包裹新生血管以及积聚在视网膜下腔的积液被吸收造成的。还有学者用该模型研究发现甾体及非甾体类抗炎药物对激光诱发的 CNV 有明显抑制作用。尽管这种模型在应用上得到了一致的认可,但动物来源受限,CNV 模型形成时间较长、发生率较低且价格昂贵。

应用鼠进行的 CNV 模型的研究取得了与猴模型中相近似的结果。Dobi 等人用氪激光在大鼠上造成 CNV 的模型,后来 Tobe 等人又在小鼠中建立了 CNV 的模型。赵世红等用氪激光(647 nm)对 BN 大鼠视网膜进行光凝(360 mW、50 μm、0.05 s),结果光凝后 7 天出现 CNV,21 天达高峰,造模成功率为 76.0%。FFA 检查显示典型圆盘状荧光渗漏,ICGA 检查可见 CNV 充盈,光镜和电镜下均可见视网膜下 CNV 形成。CNV 厚度自光凝后 7 ~ 21 天逐渐增加,之后 CNV 厚度变化不显著。表明氪激光损伤可以创建 BN 大鼠 CNV 模型,并且成模时间短、持续时间长、成模率高。王康等也评价了半导体激光诱导 C57BL/6J 小鼠 CNV 模型的可行性,结果发现激光照射后 1 周出现 CNV,FFA 示 1、4 周时荧光渗漏分别为 53.3%、36.7%;而病理切片证实,光凝后 1、2 及 4 周的小鼠 CNV 发生率分别为 63.6%、63.6% 及 66.7%。因此,通过激光光凝所致的 Bruch 膜破裂,也可使组织学上约 60% 的病变有新生血管生长,其不足之处仍是眼底荧光素血管造影中观察到的新生血管渗漏率较低。但鼠模型相对价廉、来源丰富且形成 CNV 所需时间较短,有可能发展成为一个极为实用的动物模型。

(三)转基因模型

通过非饲养方法将外源基因稳定导入细胞的基因组中的技术称为转基因技术,利用转基因技术获得的动物称为转基因动物。将转基因动物模型引入眼内新生血管的研究是对传统动物实验研究的突破。

Okamoto 等将具有明显促血管生长的 VEGF 的 cDNA 与具有组织特异性的牛视紫红质启动子相连导入小鼠受精卵细胞,经筛选获得了三个转基因小鼠。其中一只小鼠后极部视网膜光感受器 VEGF 过度表达,伴有新生血管从内核层向视网膜下间隙生长,并可见增殖的 RPE 细胞包裹新生血管,这种新生血管源于内核层,具有视网膜新生血管的特点,并且在眼底荧光素血管造影中渗漏荧光素。而在伴有光感受器变性的小鼠中,则出现了 CNV。由此可见,尽管有高浓度的 VEGF,但健康的光感受器和健康的 Bruch 膜阻止了 CNV 的形成。

Schwesinger 等通过控制 RPE 启动子建立了在 RPE 高度表达 VEGF 的转基因小鼠模型,结果在脉络膜内发现了 CNV,但后者并没有能够穿过完整的 Bruch 膜和 RPE 细胞层。而通过大鼠视网膜下注射编码 VEGF 的重组腺病毒载体或腺相关病毒载体,所产生的 CNV 均穿过 Bruch 膜,并且具有与临床 CNV 类似的荧光素渗漏。在病毒诱导的 CNV 模型中,CNV 的发生部分可能是由于视网膜下注射病毒造成的医源性 Bruch 膜破裂,或者是由于病毒引起的炎症和巨噬细胞聚集。

由上可以推测,VEGF 的高表达和 Bruch 膜的破裂是 CNV 发生的必要条件。

转基因鼠模型在探讨视网膜和 CNV 的发病机制方面均具有重要意义。同时,由于此种转基因鼠是一种 VEGF 高表达的模型,为探讨 VEGF 在体内外对周围组织细胞不同作用方面提供了条件,尤其是在无 Bruch 膜损伤情况下 RPE 对 VEGF 引起的视网膜下新生血管行为反应可进行详尽的观察。

(四)明胶微球植入

激光损伤 CNV 诱导模型是在 CNV 发生前对 Bruch 膜进行机械性破坏,并且会对视网膜造成严重的损伤。而通过微球植入诱导 CNV 生成,则可以避免这种机械性破坏和潜在的视网膜损伤。

有研究发现,将包埋 bFGF 的明胶微球通过玻璃体腔注射入兔视网膜下,可以诱导生成 CNV。在注射后 2 周,83% 的兔眼表现为荧光素渗漏,持续 2 ~6 周。组织学检查发现,所有注射兔眼均出现了 CNV,而在注入不含 bFGF 明胶微球的对照组中,无一眼出现 CNV。对猴眼进行的进一步研究表明,注射包埋 bFGF 的明胶微球并不能产生 CNV,而换用 VEGF 包埋后,则诱导出了 CNV。该类模型目前多用于对某种抗血管新生药物的评价。

与兔眼研究结果不同,在对大鼠通过巩膜面穿透脉络膜和 Bruch 膜后注入空白微球后,也诱导出了 CNV,同时还出现了来源于视网膜的新生血管。该模型中新生血管的出现可能是由于内源性 bFGF 和 VEGF 的刺激作用。

六、结语

CNV 的形成是一个极为复杂的过程,在该过程中有多种细胞参与其中,如血管内皮细胞、周细胞、色素上皮细胞、巨噬细胞和其他炎性细胞。此外,还有大量的新生血管形成调节剂,如血管生成因子、抗血管生成因子、细胞外基质、炎症介质等在该过程中亦起重要作用。经过大量研究,目前对 CNV 形成过程的认识已取得了很大进展,尤其是 CNV 动物模型的建立,将帮助我们进一步认识 CNV 的形成机制和影响因素,而且将有力推动新生血管抑制剂的研究。相信在不远的将来,研究者将会完全认识 CNV 的形成机制,并通过有效抑制 CNV 的形成,使那些与 CNV 有关的眼病得到有效控制。

(张　雷　张士胜　王康孙)

【参 考 文 献】

[1] Klein R, Klein BE, Jensen SC, et al. The five-year incidence and progression of age-related maculopathy: the Beaver Dam Eye Study. Ophthalmology, 1997, 104:7-21.

[2] Sarks JP, Sarks SH, Killingsworth MC. Evolution of soft drusen in age-related macular degeneration. Eye, 1994, 8:269-283.

[3] Green WR, Enger C. Age-related macular degeneration histopathologic studies: the 1992 Lorenz E Zimmerman Lecture. Ophthalmology, 1993, 100:1519-1535.

[4] Lafaut BA, Bartz-Schmidt KU, Vanden Broecke C, et al. Clinicopathological correlation in exudative age-related macular degeneration histological differentiation between classic and occult choroidal neovascularization. Br J Ophthalmol, 2000, 84:239-243.

[5] Killingsworth MC, Sarks JP, Sarks SH. Macrophages related to Bruch's membrane in age-related macular degeneration. Eye, 1990, 4:613-621.

[6] Hinton DR, He S, Lopez PF. Apoptosis in surgically excised choroidal neovascular membranes in age-related macular degeneration. Arch Ophthalmol, 1998, 116:203-209.

[7] Grunwald JE, Hariprasad SM, DuPont J, et al. Foveolar choroidal blood flow in age-related macular degeneration. Invest Ophthalmol Vis Sci, 1998, 39:385-390.

[8] Smith W, Assink J, Klein R, et al. Risk factors for age-related macular degeneration: pooled findings from three continents.

Ophthalmology, 2001, 108:697-704.

[9] Cho E, Hung S, Willett WC, et al. Prospective study of dietary fat and the risk of age-related macular degeneration. Am J Clin Nutr, 2001, 73: 209-218.

[10] Takagi H, King GL, Robinson GS, et al. Adenosine mediates hypoxic induction of vascular endothelial growth factor in retinal pericytes and endothelial cells. Invest Ophthalmol Vis Sci, 1996, 37:2165-2176.

[11] Kvanta A, Algvere PV, Berglin L, et al. Subfoveal fibrovascular membranes in age-related macular degeneration express vascular endothelial growth factor. Invest Ophthalmol Vis Sci, 1996, 37(9):1929-1934.

[12] Ogata N, Matsushima M, Tkada Y, et al. Expression of basic fibroblast growth factor mRNA in developing choroidal neovascularization. Curr Eye Res, 1996, 15:1008-1018.

[13] 赵世红, 何守志, 史雪辉. 血管内皮生长因子及其受体在实验性脉络膜新生血管中的表达. 中华眼科杂志, 2004, 40:522-527.

[14] Soubrane G, Cohen SY, Delayre T, et al. Basic fibroblast growth factor experimentally induced choroidal angiogenesis in the minipig. Curr Eye Res, 1994, 13:183-195.

[15] Kimura H, Sakamoto T, Hinton DR, et al. A new model of subretinal neovascularization in the rabbit. Invest Ophthalmol Vis Sci, 1995, 36:2110-2119.

[16] 赵世红, 何守志. 碱性成纤维细胞生长因子及其受体 FGFR1 在脉络膜新生血管中的表达. 眼科研究, 2003, 21: 234-237.

[17] Otani A, Takagi H, Oh H, et al. Expression of angiopoietins and Tie2 in human choroidal neovascular membranes. Invest Ophthalmol Vis Sci, 1999, 40:1912-1920.

[18] 史雪辉, 何守志, 赵世红. 色素上皮衍生因子在大鼠脉络膜新生血管中的表达及意义. 中华眼科杂志, 2004, 40: 404-408.

[19] 张雷, 王康孙, 王玲,等. PEDF 和 VEGF mRNA 在实验性脉络膜新生血管组织中的表达. 眼科新进展, 2004, 24: 84-87.

[20] Mori K, Gehlbach P, Yamamoto S, et al. AAV-mediated gene transfer of pigment epithelium-derived factor inhibits choroidal neovascularization. Invest Ophthalmol Vis Sci, 2002, 43:1994-2000.

[21] Kavanta A, Shen WY, Sarmans S, et al. Matrix metalloproteinase(MMP) expression in experimental choroidal neovascularization. Curr Eye Res, 2000, 21:684-690.

[22] Steen B, Sejersen S, Berglin L, et al. Matrix metalloproteinases and metalloproteinase inhibitors in choroidal neovascular membranes. Invest Ophthalmol Vis Sci, 1998, 39:2194-2200.

[23] Takahashi T, Nakamura T, Hayashi A, et al. Inhibition of experimental choroidal neovascularization by overexpression of tissuse inhibitor of metalloproteinases-3 in retinal pigment epithelium cells. Am J Ophthalmol, 2000, 130:774-781.

[24] Murata T, Cui J, Taba KE, et al. The possibility of gene therapy for the treatment of choroidal neovascularization. Am J Opthalmol, 2000, 107:1364-1373.

[25] 张士胜, 王康孙, 王玲, 等. MMP-9 及 TIMP-3 在小鼠脉络膜新生血管形成中的作用. 上海第二医科大学学报, 2003, 23:206-209.

[26] Hattenbach LO, Falk B, Nurnberger F, et al. Detection of inducible nitric oxide synthase and vascular endothelial growth factor in choroidal neovascular membranes. Ophthalmologica, 2002, 216: 209-214.

[27] Ando A, Yang A, Mori K, et al. Nitric oxide is proangiogenic in the retina and choroids. J Cell Physiol, 2002, 131:767-781.

[28] Shen WY, Yu MJ, Barry CJ, et al. Expression of cell adhesion molecules and vascular endothelial growth factor in experimental choroidal neovascularization in the rat. Br J Ophthalmol, 1998, 82:1063-1071.

[29] Lopez PF, Sippy BD, Lamber HM, et al. Transdifferentiated retinal pigment epithelial cells are immunoreactive for vascular endothelial growth factor in surgically excised age-ralated macular degeneration - related choroidal neovascular membranes. Invest Ophthalmol Vis Sci, 1996, 37: 855-868.

[30] Oh H, Takagi H, Takagi C, et al. The potential angiogeni role of macrophages in the formation of choroidal neovascular membranes. Invest Ophthalmol Vis Sci, 1999, 40:1891-1898.

[31] Penfold PL, Killingsworth MC, Sarks SH. Senile macular degeneration: the involvement of immunocompetent cells. Graefes Arch Clin Exp Ophthalmol, 1985, 223:69-76.

[32] Folkman J, Haudenschild C. Angiogenesis in vitro. Nature, 1980, 288:551-556.

[33] Ohkuma H, Ryan SJ. Experimental subretinal neovascularization in the monkey. Permeability of new vessels. Arch Ophthalmol, 1983, 101:1102-1110.

[34] Orlidge A, D'Amore PA. Inhibition of capillary endothelial cell growth by pericytes and smooth muscle cells. J Cell Biol, 1987, 105:1455-1462.

[35] Monaco WA, Wormington CM. The rhesus monkey as an animal model for age-related maculopathy. Optom Vis Sci, 1990, 67:532-537.

[36] Hope GM, Dawson WW, Engel HM, et al. A primate model for age related macular drusen. Br J Ophthalmol, 1992, 76: 11-16.

[37] Majji AB, Cao J, Chang KY, et al. Age-related retinal pigment epithelium and Bruch's membrane degeneration in senescence-accelerated mouse. Invest Ophthalmol Vis Sci, 2000, 41:3936-3942.

[38] Ryan SJ. Subretinal neovascularization. Natural history of an experimental model. Arch Ophthalmol, 1982, 100:1804-1809.

[39] Miller H, Miller B, Ryan SJ. The role of retinal pigment epithelium in the involution of subretinal neovascularization. Invest Ophthalmol Vis Sci, 1986, 27:1644-1652.

[40] Dobi ET, Puliafito CA, Destro M. A new model of experimental choroidal neovascularization in the rat. Arch Ophthalmol, 1989, 107:264-269.

[41] Tobe T, Ortega S, Luna JD, et al. Targeted disruption of the FGF2 gene does not prevent choroidal neovascularization in a murine model. Am J Pathol, 1998, 153:1641-1646.

[42] 赵世红, 何守志. 氪激光诱导的大鼠脉络膜新生血管模型研究. 中华眼科杂志, 2002, 39:298-302.

[43] 王康, 王康孙, 王玲,等. 应用半导体激光诱导鼠脉络膜新生血管模型. 中华眼科杂志, 2002, 38:750-752.

[44] Okamoto N, Tobe T, Hackett SF, et al. Transgenic mice with increased expression of vascular endothelial growth factor in the retina: a new model of intraretinal and subretinal neovascularization. Am J Pathol, 1997, 151:281-291.

[45] Schwesinger C, Yee C, Rohan RM, et al. Intrachoroidal neovascularization in transgenic mice overexpressing vascular endothelial growth factor in the retinal pigment epithelium. Am J Pathol, 2001, 158:1161-1172.

[46] Baffi J, Byrnes G, Chan CC, et al. Choroidal neovascularization in the rat induced by adenovirus mediated expression of vascular endothelial growth factor. Invest Ophthalmol Vis Sci, 2000, 41:3582-3589.

[47] Wang F, Rendahl, KG, Manning WC, et al. AAV-mediated expression of vascular endothelial growth factor induces choroidal neovascularization in rat. Invest Ophthalmol Vis Sci, 2003, 44:781-790.

[48] Kimura H, Sakamoto T, Hinton DR, et al. A new model of subretinal neovascularization in the rabbit. Invest Ophthalmol Vis Sci, 1995, 36:2110-2119.

[49] Cui JZ, Kimura H, Spee C, et al. Natural history of choroidal neovascularization induced by endothelial growth factor in the primate. Graefes Arch Clin Exp Ophthalmol, 2000, 238:326-333.

[50] Murata T, Taba KE, Cui JZ, et al. A new rat model of choroidal neovascularization. Invest Ophrhalmol Vis Sci, 1998, 39: 5450.

3　光动力疗法治疗脉络膜新生血管

一、脉络膜新生血管的分类

(一)病因分类

1. 变性类疾病　包括老年性黄斑变性(aging macular degeneration,AMD)、病理性近视、眼底血管样条纹症,其他如卵黄状黄斑变性、Stargardt 病、遗传性视网膜变性、视网膜色素变性等也可发生脉络膜新生血管(choroidal neovascularization,CNV)。

2. 炎症　包括中心性渗出性脉络膜视网膜炎、弓形虫病、拟眼组织胞浆菌病综合征、地图状脉络膜炎、慢性葡萄膜炎,其他如类肉瘤病、急性后极部多灶性鳞状色素上皮病变、鸟枪弹样脉络膜视网膜病变、多灶性脉络膜炎、真菌性脉络膜视网膜炎、结节病等。

3. 外伤或医源性

(1)外伤　如脉络膜破裂、眼内异物等。

(2)医源性　可发生于眼部激光及手术后。

4. 肿瘤　常见于脉络膜肿瘤,如脉络膜骨瘤、脉络膜痣、脉络膜转移癌、脉络膜恶性黑色素瘤、脉络膜血管瘤等。

5. 其他　如特发性 CNV、特发性黄斑裂孔合并 CNV、玻璃体黄斑牵引合并视网膜色素上皮撕裂、特发性息肉状脉络膜血管病变(idiopathic polypoidal choroidal vasculopathy,IPCV)、陈旧性视网膜脱离、视网膜毛细血管扩张等,都可以合并 CNV。

(二)以 CNV 与 RPE 的位置关系分类

Gass 指出 CNV 的生长方式有两种基本类型,Ⅰ型和Ⅱ型 CNV。Ⅰ型 CNV 在 RPE 下生长,尚未突破 RPE 层;Ⅱ型 CNV 穿过 RPE 层,在视网膜神经上皮下生长。

(三)以 CNV 距离中央凹的位置分类

黄斑光凝研究组(MPS)根据 CNV 距离中央凹的位置将 CNV 分为 3 型:①中央凹下型(subfoveal),CNV 正位于黄斑无血管区中心下;②近中央凹型(juxtafoveal),CNV 距中央凹无血管区 1 ~ 199μm,或距离中央凹无血管区达 200μm,但出血或荧光遮挡波及无血管区 200μm 范围内;③旁中央凹型(extrafoveal),CNV 距离中央凹 200 ~ 2 500μm。

(四)依据眼底荧光素血管造影(fundus fluorescein angiography,FFA)分类

MPS 将 CNV 分为两种基本类型。

1. 典型性 CNV(classic CNV)　特点为在 FFA 早期有边界清晰的强荧光,晚期进行性荧光素渗漏,积存于 RPE 下或神经视网膜下,形成局限性强荧光。FFA 早期 CNV 可呈颗粒状、车轮状、斑片状或粗大血管形态,或表现为边界清楚的均匀的强荧光区,周围被弱荧光区包围。造影过程中 CNV 迅速渗漏荧光素,并互相融合,边缘模糊不清,晚期背景荧光消退后,病变处仍呈现相对高荧光。

2. 隐匿性 CNV(occult CNV)　分为以下两类。

(1)纤维血管性色素上皮脱离　FFA 早期,荧光素注射 1 ~ 2min 时,出现一个小而不规则的 RPE 下强

荧光区,几分钟内荧光逐渐增强,至造影晚期,视网膜下组织染色或荧光素渗漏。

(2)不明来源的晚期荧光素渗漏　FFA 早期无边界清晰的强荧光出现,荧光素注射后 2～5min,RPE 水平出现无源性荧光素渗漏,常表现为斑点状高荧光,伴有神经上皮下染料积存。

此外,还有部分病例同时存在典型性和隐匿性 CNV,被称之为混合型 CNV(mixed CNV)。包括两型:①典型性为主型,指典型成分占病变区域的 50% 以上;②轻微典型性,指典型成分占病变区域的 50% 以下。

(五)吲哚青绿血管造影(indocyanine green angiography,ICGA)在 CNV 分类中的研究

1. CNV 在 ICGA 中的表现与 FFA 的关系

(1)FFA 表现为典型性 CNV　ICGA 与 FFA 表现相似,一般比 FFA 显示的 CNV 更清楚些,但是有些 FFA 显示边界清楚的 CNV,而 ICGA 可能表现边界不清,甚至不显示 CNV。

(2)FFA 表现为隐匿性 CNV　Guyer 等对由 FFA 确诊的 1 000 只隐匿性 CNV 患眼行 ICGA,将其分为三种形态。①焦点状(focal)CNV,又称为热点状(hot spots)CNV,指 CNV 性强荧光范围≤1PD 并且边界清晰,荧光较明亮。有 283 只眼(29%)为焦点状 CNV。②斑状(plaque)CNV,指 CNV 性强荧光斑范围 > 1PD,荧光强度比焦点状 CNV 弱。根据边界清楚与否,又进一步分为边界清楚和边界模糊的斑状 CNV。有 597 只眼(61%)为斑状 CNV,其中 265 只眼(27%)为边界清楚的斑状 CNV,332 只眼(34%)为边界模糊的斑状 CNV。③结合型(combination)CNV,指同时存在焦点状 CNV 和斑状 CNV。

2. CNV 在 ICGA 中的表现与其活动性的关系　Guyer 根据 ICGA 高荧光出现的时间及强度将 CNV 分为活动性和非活动性两类。活动性 CNV 指 CNV 在造影早期就出现,晚期明显染色或渗漏,提示 CNV 具有较强的增殖能力及较高的通透性。非活动性 CNV 又称静止性 CNV,指 CNV 在造影早期不显露,晚期才出现染色,提示 CNV 增殖能力较弱,含血管成分较少。

目前,治疗 CNV 的困难有两点,一是 CNV 位于中央凹下或距离中央凹 200μm 以内,激光易造成中心视力的损害;二是由于隐匿性 CNV 本身边界不清,或者因出血性或浆液性 PED 的遮挡而难以确定激光治疗的范围。MPS 认为激光治疗适合位于中央凹 200μm 以外的典型性 CNV。虽然中央凹下 CNV 激光治疗组与对照组的远期疗效有差异,但是激光治疗后患者视力常即刻下降,因此多数眼科医生不倾向于采纳此方法。AMD 患者的 CNV 中,隐匿性 CNV 约占 87%,因此中央凹下 CNV 和隐匿性 CNV 的治疗逐渐成为研究的热点。

二、PDT 原理

光动力疗法(photodynamic therapy,PDT)是通过静脉注入非毒性的光敏药物,继而采用非热能半导体激光装置发出特定波长的光将其活化。在有氧条件下,药物被激活而产生单线态氧和氧自由基,继而杀伤临近的细胞和组织。目前,在眼科 PDT 主要用于治疗 CNV 和眼部良性及恶性肿瘤。

(一)历史

PDT 的概念起源于 1980 年,现代 PDT 始于 20 世纪 70 年代后期,自 80 年代中期开始应用于眼科临床。采用激光治疗 AMD 的主要问题是光凝热效应对黄斑部视网膜组织的破坏。而 PDT 的治疗机制为经静脉给予光敏剂,然后使用能量极低的激光照射病变部位的新生血管,使其破坏。因在 PDT 中使用激光的能量低,故不产生光凝效果。光敏剂受激光照射后,由基态跃升为激发态。当由激发态恢复至基态时,释放出大量能量,作用于分子氧,使其产生单线态氧。单线态氧与蛋白质、氨基酸及脂质膜等反应,产生过氧化物、羟自由基及其他自由基。自由基等直接作用于 CNV 形成血栓,导致血管闭塞。

Parke 等于 1984 年报道使用第一代血卟啉作为光敏剂闭塞实验性虹膜新生血管获得成功;Nanda 等于 1987 年报道使用孟加拉红闭塞兔正常脉络膜血管;Thomas 等于 1987 年报道使用双血卟啉闭塞 CNV 获得满意效果;Mller 等于 1993 年采用孟加拉红闭塞猴脉络膜毛细血管获得成功。这些学者通过大量研究

工作,证实 PDT 是治疗 CNV 较有前途的方法。但这些早期工作仅限于动物实验,对人类 AMD 的治疗效果尚难做出结论。而且早期实验所使用的光敏剂不仅吸收波较长、体内清除速度慢,而且对不同波长光线的选择性吸收也不甚理想。

近年来随着对光敏剂材料的深入研究,许多高效、高选择性、可迅速从体内清除的光敏剂陆续面世,尤其是多种眼用光敏剂引入临床使用,使 PDT 得到迅速发展。目前,眼科常用的光敏剂主要为血卟啉衍生物,如双血卟啉醚(photofrin)、苯丙卟啉衍生物单酸(benzoporphyrin derivative monoacid,BPD)及血卟啉单甲醚(hematoporphyrin monomethylether, HMME)等。自 1995 年以来,有关应用 BPD 治疗 CNV 的报道陆续发表,实验结果证实,BPD 可有效闭塞 AMD 患者典型性和部分隐匿性 CNV,并可降低患者丧失视力的危险性。其治疗效果与其参数组合有关,这是目前临床研究的主要课题之一。

(二)PDT 治疗 CNV 的机制

1. PDT 作用原理　PDT 主要通过给患者静脉注射光敏剂和在准确定位的病灶部位照射一定波长的激光两个步骤来完成。光敏剂经血液循环至 CNV 内, 并可聚集至较高水平;经过特定波长的激光照射 CNV 从而激活光敏剂,使组织内的正常氧转变为单线态氧,后者能损伤新生血管内皮细胞、刺激血小板聚集,最后形成血栓使管腔阻塞, 从而封闭 CNV。由于单线态氧的半衰期极短, 光敏剂的细胞毒性活动只局限于病灶内, 不致伤及周围组织。邻近病灶外的组织内, 虽然也会经血液带进一些光敏剂,但其浓度不如 CNV 内高,而且位于激光照射范围之外, 不至于出现细胞毒性, 故可维持附近组织功能完好。

研究发现,目前治疗 CNV 最常用的光敏剂 Visudyne 能够选择性积聚于新生血管组织,是由于亲脂性的维替泊芬(verteporfin)——Visudyne 组成中的活性化学成分,通过 LDL 受体介导而被细胞摄取。静脉注射后,循环中的维替泊芬与 LDL 结合。维替泊芬选择性地聚集于新生血管内,包括新生血管内皮组织,这可能是因为增生活跃的细胞中 LDL 受体的表达和对 LDL 的摄取都增加所致。一旦维替泊芬与内皮细胞膜表面受体结合,它就会被细胞摄取,与细胞内或胞质的成分结合。

2. 氧的作用　光动力作用的发生需光敏剂、适当波长的光、适当浓度的氧、适度的温度四者同时存在。其机制为光敏剂与适当波长的激光、适当浓度的氧、适度的温度同时存在时,基态的光敏剂经短暂存在的激发状态的单线态光敏剂转变成激发状态的三线态光敏剂,此激发状态的三线态光敏剂可进行两种反应:第一种反应为激发状态的三线态光敏剂与组织底物或氢原子、电子形成根或根离子,这些根或根离子与氧作用形成各种氧化物(称为Ⅰ型反应);第二种反应为激发状态的三线态光敏剂直接将它的能量转移给氧,形成单线态氧(称为Ⅱ型反应)。Ⅰ型反应产生的氧化物和Ⅱ型反应产生的单线态氧都具有细胞毒作用,两种作用所占比例与光敏剂的种类、组织类型、氧浓度、组织与光敏剂的连接程度有关。多数学者认为单线态氧是光动力作用诱导肿瘤或新生血管坏死的主要形式。

(三)PDT 作用机制的假设

目前关于 PDT 破坏 CNV 的作用机制主要有三种假设:细胞损伤、血管损伤和免疫破坏机制。一般认为血管损伤机制发挥主要作用。

1. 血管损伤机制　光照几秒钟后,血小板就开始聚集,随后血管收缩、扩张,最后血流淤滞,组织出血,24h 后组织开始崩解结痂。血管损伤的机制与内源性血管活性物质的释放有关:①富含胶原纤维、网状纤维、弹性纤维的血管壁及其外周组织中光敏剂含量较高,单线态氧容易导致血管内皮的损伤,内皮损伤后可引起钙离子的释放,激活凝血系统;②许多亲脂性的阴离子光敏剂优先分布于膜性结构,单线态氧激活了膜上的磷脂酶 A_2 和环氧化酶,磷脂酶 A_2 可以催化花生四烯酸从膜磷脂中释放出来,花生四烯酸可以合成前列腺素和过氧化物,在环氧化酶的作用下,进一步合成血栓素 A_2;③组织中的肥大细胞有高浓度光敏剂分布,单线态氧可以诱发肥大细胞脱颗粒,从而释放组胺、前列腺素 D_2、血小板激活因子等递质。此外,白介素、肿瘤坏死因子等也参与血管损伤过程。

2. 细胞损伤机制　许多实验都提示,PDT 过程中细胞膜、线粒体、溶酶体、内质网、核膜、DNA 等细胞的重要组成部分都受到损伤。单线态氧穿透深度仅 0.1mm,其最初攻击部位主要是有高浓度光敏剂分布的亚细胞器。因此，使用不同的光敏剂，亚细胞器的损伤是不同的。①某些亲水性阴离子光敏剂优先分布于溶酶体，单线态氧起初攻击目标为溶酶体，导致溶酶体通透性增加，溶酶体内的各种水解酶被释放，可引起细胞损害。此外溶酶体内的光敏剂可以被水解成各种单体，单体光敏剂从溶酶体释放后，又可以重新在细胞内分布，再次发生光动力学杀伤作用。②某些亲脂性阴离子光敏剂优先分布于细胞膜性结构，单线态氧起初的攻击目标为膜性结构。膜蛋白和膜脂的损害可能是单线态氧的主要损伤形式。单线态氧可以引起膜上的不饱和磷脂和类固醇被过氧化，导致膜的通透性增加和流动性丧失。单线态氧可以引起氨基脂和多肽内部或分子间进行交联（主要是组氨酸和色氨酸），抑制了膜性结构中酶和受体的生物合成。③某些阳离子光敏剂优先分布于线粒体，单线态氧可以抑制细胞呼吸链的细胞色素氧化酶、琥珀酸脱氢酶等，从而影响细胞的能量代谢。④很多实验表明，目前常用的光敏剂几乎都分布于细胞核以外，而单线态氧的穿透深度仅 0.1mm，不能通过核膜，但仍有不少学者的实验提示光动力疗法后出现了 DNA 链的断裂、不稳定碱基对形成、DNA-DNA 及 DNA－蛋白异常杂交、姐妹染色体互换、染色体畸变等变化。一般认为 DNA 损伤在 PDT 中不起重要作用。细胞凋亡早期研究发现血卟啉本身虽不与 DNA 结合，但可抑制核酸并诱发其发生某些改变，包括不稳定碱基对形成、单链或双链 DNA 断裂、DNA－核蛋白体异常交联、姐妹染色体互换等畸形。Agarwal 等首次提出 PDT 能在体外迅速诱导细胞凋亡，甚至光照后 30 min 就出现了 DNA 梯带现象。Zaidi 等进一步在小鼠实体瘤的 PDT 中证实了此点。

3. 免疫破坏机制　在治疗各种肿瘤时已经证实，PDT 可以提高组织细胞的分裂水平，提高具杀伤活力的 T 淋巴细胞的活性，提高自然杀伤细胞（NK 细胞）的活性，提高与肿瘤相关的巨噬细胞的积聚，巨噬细胞可以释放 TNF-α 和参与巨噬细胞介导的细胞毒作用。PDT 治疗后肿瘤组织出现大量的多形核白细胞，但这是细胞死亡后引起的炎性反应还是活化的淋巴细胞去杀伤受到损伤的肿瘤细胞，一直不太清楚。过去人们一般认为是机体对坏死组织的清除反应，但是最近的研究证实部分是活化的 T 细胞参与了对肿瘤的杀伤作用。S1uite 等研究了小鼠移植瘤对 PDT 的反应，认为两种作用均存在。光照造成的炎性反应激活了多形核白细胞，若无 PDT 参与，就不可能清除肿瘤；但如果没有活化的白细胞，PDT 效果也受影响。

（四）光敏剂

早期实验所使用的光敏剂不仅吸收波长较长、体内清除速度慢，而且对不同波长光线的选择性吸收也不甚理想。近年来随着对光敏剂材料的深入研究，许多高效、高选择性、可迅速从体内清除的光敏剂陆续面世，尤其是多种眼用光敏剂引入临床使用，使 PDT 在眼科的应用得到迅速发展。

应用于眼科的光敏剂必须符合以下条件：①高效，有确定的吸收峰；②可迅速从体内排除；③可选择性积聚在新生血管内；④具有较好的耐受性和安全性。目前，眼科临床常用的光敏剂有以下几种。

1. 苯丙卟啉衍生物单酸（benzoporphyrin derivative monoacid，BPD-MA）　目前治疗 CNV 最常用的光敏剂，也称维替泊芬（verteporfin），商品名 Visudyne。BPD-MA 是二氢卟酚型分子，由两种异构体以1∶1比例组成，每种异构体含有一对镜像结构，因此在体内和体外有相似的药理活性。分子式 $C_{41}H_{42}N_4O_8$，相对分子质量为 718.81。它被制成脂质体以增加在血中的溶解度，当脂质体形式的 Visudyne 从静脉给入后，其迅速与脂质体赋形分离，而与血浆脂蛋白结合。体外研究显示：人血浆中，放射性标记的维替泊芬有 6% 与白蛋白结合，而 91% 均匀地分布在 HDL、LDL 和 VLDL 的成分中。与脂蛋白结合使得维替泊芬可以通过 LDL 受体介导途径或直接弥散，被新生血管中生长活跃的内皮细胞摄取。

BPD-MA 的吸收光谱在长波长段，而且有几个吸收峰，其中在 680～695nm 区域有一个较强的吸收峰。维替泊芬对 689nm 的光强烈吸收，它可以穿透薄层的出血、黑色素和纤维组织，天然物质对这一波长的光吸收微弱。维替泊芬最强的吸收峰在 400nm，但是因为这与氧合血红蛋白的吸收峰相同，所以临床治疗 CNV 一般不采用这一波长的光。

Kramer 于 1996 年通过治疗实验性 CNV，对 BPD-MA 的剂量、激光功率密度、照射时间以及积分光通量等参数进行了系统研究，确定了最佳参数组合。Husain 通过动物实验证实了 BPD-MA 治疗 CNV 的有效性和对正常视网膜及脉络膜的安全性。该研究通过 FFA 及光镜、电镜检查证实，当 BPD-MA 剂量为 0.375mg/kg、激光功率密度为 600mW/cm^2、积分光通量为 150J/cm^2 时，32 个病灶中有 23 个病灶 24h 内新生血管闭塞,28 个病灶 4 周内新生血管闭塞;对正常视网膜光凝区进行 4 ~7 周观察,除视网膜外层出现富含色素的细胞及畸变视网膜色素上皮细胞外,视网膜内层保持完整。

在大量动物实验及临床筛选的基础上,维替泊芬被证实为 PDT 治疗 CNV 的理想光敏剂。维替泊芬为绿色冻干粉末,每瓶 15mg,避光保存。使用时首先将冻干粉末溶于 7.5ml 注射用水中,轻轻摇晃使其充分溶解至混悬液,溶解后必须在 4h 内使用;以 $6mg/m^2$(体表面积)为标准,计算总使用量。在暗室内经肘静脉滴注,10min 滴注完毕。维替泊芬以脂质体形式进入体内,在血中与 LDL 结合形成 LDL - 血卟啉复合体(LDL-Verteporfin)后,与 CNV 内皮细胞受体结合。维替泊芬可被视网膜色素上皮细胞吸收,因此其在 CNV 内皮细胞内的高度选择性尚取决于严格选定光照时机。理想的光照时机为滴注维替泊芬结束后 15min。滴注时应防止溶液外漏,否则局部皮肤受光照后可发生Ⅲ度灼伤。

行 PDT 治疗必须借助裂隙灯和导光纤维,将低能量激光引入眼内。注射光敏剂后至实施光照的准备时间仅约 5min,因此熟练掌握裂隙灯操作是十分必要的。在开始治疗前,应反复熟练注射及裂隙灯下操作的全部过程。PDT 使用的激光为低能量激光,治疗中无光凝效果,因此预设能量参数必须准确。PDT 必须通过接触镜观察并确定眼底病变范围,而常用接触镜的视网膜放大系数各不相同,因此接触镜的视网膜放大系数亦是影响治疗的因素。

用于 Visudyne 光动力治疗的低能量激光为半导体激光,波长 689nm,与 BPD-MA 最大吸收峰吻合。计算机软件自动控制系统可将输入的病变区最大直径和接触镜视网膜放大系数等参数直接转换,设定出激光光斑直径及功率密度值,并自动换算积分光通量以控制治疗。在治疗过程中,可使用红色瞄准光观察病变区,其光斑直径与实际激光斑相同。持续光照时间为 83s。以视乳头为中心,200μm 以内范围为禁止光照区。治疗后患者应避光 24 ~48h。

总之,大样本的多中心随机对照临床实验研究已经证实维替泊芬的有效性。最近,人们正在使用 Purlytin 进行相似的研究。得克萨菲啉镥、NPe6 以及更新型的光敏剂 ATX-S10(Na)都是亲水性复合物,能够迅速到达靶组织,组织浓度高并且清除迅速,是很有应用前景的光敏剂。

2. 锡乙基初紫红素(tin ethyl etiopurpurin,SnET2)　商品名 Purlytin,此类光敏剂因侧链及中心金属阳离子不同而显示不同的吸收峰及激发峰。SnET2 含锡离子,其吸收峰为 664nm。动物实验证实 SnET2 可用于 PDT 治疗 CNV,Ⅰ期和Ⅱ期临床试验已摸索出合适的治疗方案,现处于Ⅲ期临床试验阶段,正在评估治疗的远期效果。SnET2 是另一种有希望获得 FDA 认证的光敏剂。临床评估证实 SnET2 有减轻转移型肿瘤再发的作用。

3. 得克萨菲啉镥(lutetium texaphyrin,Lu-De)　相对分子质量为 1 165.4,有两个吸收高峰,分别为 474 nm 和 732nm,后者更适于 PDT。得克萨菲啉镥的特点是既可用于 FFA,又可作为光敏剂进行治疗,具有很好的应用前景。Lu-De 已圆满通过动物实验,现正进行临床Ⅰ期和Ⅱ期临床试验,但还未有试验结果的报道。

4. 单天门冬酰胺二氢卟吩 e6(mono-L-aspartyl chlorin e6, NPe6)　光敏时间短,激发效率高,最高吸收峰为 664nm,用药 4 ~6h 后光照效果最佳,体内完全清除需 4 周。

5. 其他近期开发的新型光敏剂　如氯化铝硫酸肽氰(chloroaluminum sulfonated phthalocyanine, CASPc)、ATX- S10(Na),它们的最高吸收峰分别为 675nm 和 670nm。如玫瑰红、CASPc 等光敏剂,PDT 引起动物 CNV 的光动力血栓,但由于光敏剂使用剂量大,可出现神经系统或皮肤不良反应,或由于选择性差,病灶周围的正常组织损伤严重,因而一直未应用于临床。其他如 ATX-S 和吲哚青绿(ICG)也纷纷应用于动物实验中,取得了可喜的成绩。

(五)激发光源及光剂量

近几年,国内关于眼科常用光敏剂的分类总结比较多,而对每种药物的具体使用提及较少,因此,笔者综合比较了眼科常用光敏剂,包括正在处于研究阶段的光敏剂的应用情况(表 5-3-1)。

表 5-3-1 常用光敏剂及其 PDT 方案

光敏剂	光波长（nm）	照光时机（注射药物后开始照光）	药物剂量（mg/kg）	功率密度 mW/cm^2	照光时间（s）	能量密度（J/cm^2）
NPe6	664	5～10min	2	88.5	10	0.88
ATX-S10(Na)	670	30～74min	12	—	—	1～29
CASPc	675	5～30min	0.5	280	120	33.6
SnET2	664	15～45min	0.5	300	17	5
BPD-MA	690	5min	1.5	600	83	49.8
玫瑰红	540	—	40	—	—	—
ICG	805	—	10	—	—	6.3
Lu-De	732	10min	2	600	—	50

注：NPe6：单天门冬胺酰二氢卟吩 e6；SnET2：锡乙基初紫红素；CASPc：氯化铝硫酸酞氰；BPD-MA：苯丙卟啉衍生物单酸；ICG：吲哚青绿；Lu-De：得克萨菲啉镥。

从表中可见，PDT 治疗过程中，光敏剂需要特定波长的光线激发，每种光敏剂的使用剂量、光剂量及照光时机完全不同。一般来讲，只要与 PDT 相匹配的光源都可以使用。对于眼科光学纤维产生的激光源，需要在视网膜上用裂隙灯准确对焦。按照最佳匹配原则选择光波波长，即激发光波与光敏剂的吸收光谱接近，并且光波的单光子能量必须大于光敏剂单重态的能量，能够改变光敏剂的能量状态。另外，根据具体治疗位置决定使用光源波长，选择穿透深度合适的光波，而被周围正常组织吸收最少，这还取决于非靶组织生理结构是否含有吸收的色素。CNV 位于视网膜外层和脉络膜之间，位置表浅，使用红光、绿光都可以达到合适的穿透深度。目前激光治疗 CNV，普遍选用绿、黄、红光。而脉络膜骨瘤体积大，红光的穿透力强，更能达到病变所在部位。目前眼科所用光敏剂的激发波长，即光源多在红光、近红外光范畴。根据眼睛的结构，角膜吸收远紫外线、紫外线、中红外线、远红外线，晶状体吸收近红外线，玻璃体和房水透过可见光，因而到达眼底的光线主要为蓝、绿、黄、红光。黑色素、血红蛋白、叶黄素是眼底主要吸收光线的物质。蓝光主要被黄斑区内外丛状层的叶黄素吸收，因而不适合用来治疗黄斑部疾病。绿光被视网膜和脉络膜血管中的血色素和色素上皮及脉络膜色素细胞的黑色素吸收，适合治疗视网膜血管性疾病。黄光不被叶黄素吸收，被血红蛋白和黑色素吸收，适合治疗黄斑部疾病。红光被血色素和黑色素吸收，不被叶黄素吸收，而且穿透力比绿光强，适合治疗脉络膜深层病变。

给药后进行光照射的时机取决于靶细胞和非靶细胞间形成浓度差的时间和差值。即当光敏剂在病变组织和正常组织内的浓度差值最高时，或者二者 PDT 阈值差异最大时，开始照光；保证在病变部位发挥最大的光化学效应，又减少对其表面的正常组织的损伤作用。现在的治疗方法都采用连续照光的方式，这是否对每种光敏剂都是最佳的照光方式，还有待于和间断照光的疗效进行比较。照光时机的选择，在临床前期的动物实验工作中，要多设立几组进光时机，才能比较出最佳的照光时间范围。

激光的功率密度既影响 PDT 的强度，又影响光对正常组织的热效应和组织耗氧速度。激光功率密度越大，PDT 效果越强，但同时对周围正常组织的热效应越强。激光光凝治疗 CNV，就是利用高功率激光引起视网膜及其血管的热效应，黑色素和血红蛋白吸收热量，发生凝固作用，血管闭塞。另外，激光功率密度越大，组织的耗氧量越大；组织氧浓度下降，PDT 的氧效应下降，PDT 强度下降。Moulton RS 报道引起视网膜产生光热效应的剂量为 37W/cm^2，每种光敏剂引起的 PDT 效应远远低于它所产生的热效应的能量，所以 PDT 治疗有很大的能量选择空间。而且目前使用的光敏剂激发光源多在红光范畴之内，红光本身引起的光热效应低。

光的能量密度决定 O_2^- 和 ROS（活性氧物质）的生成总量，但长时间照光，光敏剂消耗大于补充速度，治疗部位没有足够的光敏剂，PDT 效果反而下降。因而有学者建议采用静脉点滴的方式输入光敏剂，以保持光敏剂的药物浓度。

目前应用的 BPD-MA 价格昂贵，且需要反复治疗，不适合广泛普及。很多国家都把目光投向光敏剂开发，目前开发的光敏剂种类很多，激发光敏剂的光线波长从绿光到红光范围很大，绝大多数的激发波长位于红光范畴，关于红光作为光源行 PDT 治疗的文献也较多。继美国 MPS 光凝小组和加拿大激光治疗小组（COSG）证实绿光和红光治疗继发于 AMD 的 CNV，包括中央凹下、中央凹旁和中央凹外 CNV，红光并不优于绿光，而且在阅读速度和对比敏感度方面绿光优于红光治疗组之后，一些适合绿光和黄光激发的光敏剂相继试用于治疗 CNV，效果如何还须要验证。

三、PDT 治疗 CNV 实验研究

CNV 多见于渗出型 AMD、病理性近视、血管样条纹症、多灶性脉络膜炎、匍行性脉络膜炎、脉络膜破裂、脉络膜骨瘤、遗传性营养不良及组织胞浆菌病等，其中以 AMD 引起的 CNV 最常见。随着我国人口老龄化，眼前节手术已广泛普及，以往引起老年人视力下降的疾病，现在都成为“复明手术”，AMD 已经逐渐成为老年人视力下降的主要原因。CNV 靠近视网膜外层的光感受细胞及 RPE 和脉络膜，因此治疗方法必须具有选择性，降低对周围正常组织的损害，PDT 满足了此治疗要求。

在氢激光造成的猴眼 CNV 模型中，Thomas 等以 DHE 为光敏剂，PDT 后成功栓塞了 CNV，正常脉络膜毛细血管保持通畅。Mille 等以超过临床安全值 27 倍的孟加拉红为光敏剂（40mg/kg），激发光波长为 510～750nm，功率 12.7m W /cm^2，光敏剂注入后光照 20～70min，发现破坏了部分新生血管。Klim an 等研究了 CASPc（0.5mg/kg）的 PDT 效果，其激发光波长为 675nm，光斑直径1 500μm，功率 5～10mW，光照时间 15s～5min，经治疗后有效阻塞了 CNV。这个实验的不足之处在于没有指明治疗对正常视网膜和脉络膜组织的损伤情况，CASPc 应用于人体是否安全也不清楚。Baum al 等注入 SnE T2（1 mg/kg）后，以波长 665nm 的光进行光照，光斑直径 1 200μm，功率 600mW/cm^2，总能量 35～70J/cm^2，光照时间 1～2min，也成功阻塞了 CNV。

现在研究最多的光敏剂是 BPD。BPD 在血浆中的半衰期为 30min，静脉注入后 3h 血药浓度达到高峰，而后浓度迅速下降，24h 基本清除，减少了全身光敏反应。光敏剂吸收波长 690nm，可以穿透出血、渗出或纤维化，有效治疗深层组织；人体应用安全性较好。Husain 等以脂质体 BPD（0.375 mg/kg）作为光敏剂，光照猴眼 CNV 模型，希望选择性阻塞新生血管，同时尽量减少损伤周围正常组织。其参数设计为光照 20～30min，光斑直径1 250～3 000μm，波长 689nm，功率 600mW/cm^2，总能量 150 J/cm^2。病理组织学检查发现 CNV 及其下面的脉络膜毛细血管阻塞，而附近正常组织没有受损。随访 4～7 周，大部分 CNV 保持关闭状态。有研究表明，如果 CNV 复发需要多次 PDT，脂质体 BPD 剂量较小（$<6mg/m^2$）时，二次治疗后（689nm，600mW /cm^2，100J/cm^2），视网膜、脉络膜和视神经的损伤极小。如果加大剂量，则可能产生累积损伤。

作者等以新西兰兔正常脉络膜毛细血管层为实验对象，HB 注射剂量为 0.5mg/kg，波长 532nm 激光作为激发光源，照射时机为注射药物后 4min 之内，在照射时间为 80s 和 100s，功率密度为 200mW/cm^2 或 300 mW/cm^2时，PDT 治疗后照射视网膜没有改变；PDT 治疗后第 3 天脉络膜毛细血管闭塞，闭塞范围局限于照光部位，而视网膜没有改变，达到选择性封闭脉络膜毛细血管的作用（图 5-3-1）。

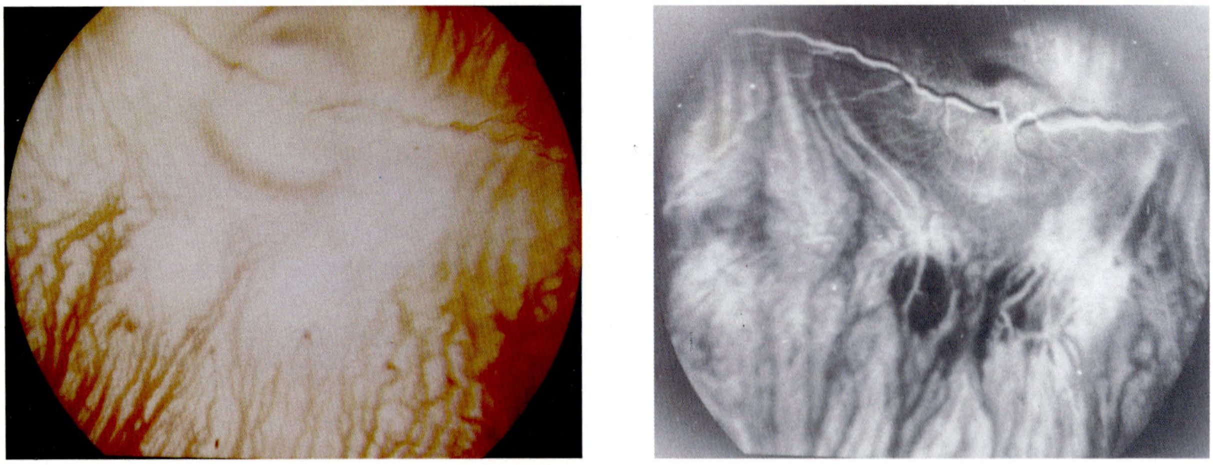

图 5-3-1　耳缘静脉注射 HB(0.5mg/kg),注射后立即照光,眼底光斑直径 2mm,功率密度 300mW/cm²,照射时间 80s。PDT 治疗后第 3 天,视网膜无明显改变,毛细血管和大部分大血管闭塞,清晰可见白色巩膜。FFA 可见照射部位早期呈低荧光,范围接近照光面积(本图由韩丽娜提供)

四、PDT 治疗 CNV 的国内外研究进展

(一)TAP 研究

1999 年，由北美和欧洲的研究人员组成的 TAP（treatment of age related macular degeneration with photodynamic therapy）研究组针对继发于 AMD 的 CNV，进行了 PDT 治疗的Ⅲ期临床试验研究，这是一项多中心双盲安慰剂对照研究，随访 12 个月及 2 年后，结果显示治疗组和安慰剂组视力稳定或提高的患者比例分别为 61%（246/402）和 46%（96/207），因此推荐对继发于 AMD 的典型性为主性 CNV 进行 PDT 治疗。

根据 2002 年 TAP 研究的结论,对于黄斑区中央凹附近 CNV 的治疗提出了指导性的建议:中央凹以外的 CNV 可以使用激光治疗。邻近中央凹的 CNV 可以使用激光或者 PDT 进行治疗。中央凹下的 CNV 如果病变是以典型性为主的 CNV 用 PDT 治疗;如果病变是轻微典型性 CNV,则以观察为主;如果病变是隐匿性无典型性的 CNV,病变稳定,近期没有发展,则以观察为主;如果病变发展,病变范围小于 4 个视盘面积(DD),用 PDT 治疗;如果病变范围大于 4DD,视力低于 20/50,可以用 PDT 治疗;视力高于 20/50 者,则以观察为主。

随着对治疗结果的进一步观察,2003 年 TAP 又对这一建议做出修改:对于轻微典型性 CNV 患者,至少每 3 个月随访 1 次,如果病情稳定,可以定期观察;如果视力减退、FFA 显示病变有发展,也可以应用 PDT 进行治疗。因为临床观察到有些轻微典型性 CNV 的病变可以发展,而且可以从轻微典型性 CNV 转变成典型性 CNV,有时这些变化可以发生在视力尚未减退以前。

TAP 研究组对典型性为主型 CNV 的视力以及安全性进行了 4 年的总结,原纳入 609 例(402 例治疗,207 例对照),后来又纳入 476 例(320 例治疗,156 例对照),第 4 年共随访 93 例。PDT 治疗平均次数为:第 1 年 3.5 次,第 2 年 2.3 次,第 3 年 1.1 次,第 4 年 0.4 次。与基础视力相比,治疗组视力基本维持在原有水平,而未治疗组却明显下降,2 年后对照组也接受了 PDT 治疗。治疗组未发生急性视力下降,而对照组有 2 例发生。因此,TAP 研究组的最后结论是:PDT 治疗者在 2～4 年随访期间视力保持稳定,4 年间未发现任何安全问题,严重的急性视力下降很少发生。

(二)VIP 研究

在 TAP 之后,多中心研究组又增加了 VIP(verteporfin in photodynamic therapy)研究组。该研究组总结了 PDT 治疗隐匿性 CNV 和合并病理性近视的 CNV 的结果。他们的结论是推荐 verteporfin 用于治疗隐匿

性无典型性 CNV 的 AMD 患者,尤其是病变范围较小或视力差的患者。对合并病理性近视的 CNV 进行 PDT 治疗后随访1 ~2年,VIP 研究组推荐 PDT 用于治疗合并病理性近视的黄斑中央凹下 CNV。该研究组对病理性近视患者的视力、对比敏感度以及安全性进行了总结。原纳入研究组的病理性近视 120 例(治疗组 81 例,对照组 39 例),后又扩大纳入 96 例(治疗组 67 例,对照组 29 例), 随访达 3 年者共 59 例。平均治疗次数为:第 1 年 3.5 次,第 2 年 1.9 次,第 3 年 0.4 次。治疗组的视力基本上与原来的基线重叠,而对照组的视力则明显下降,后者在第 2 年亦接受了 PDT 治疗。治疗组的对比敏感度与基线重叠或稍好,而对照组则明显低于基线。VIP 研究的结论是:治疗组患者 3 年视力稳定,未见有不安全的事件发生,未见有急性视力损害的报道。

(三)多中心研究组有关 PDT 治疗的其他研究

近几年来在国外开展了大量关于 PDT 治疗 AMD 的临床研究,主要包括剂量研究,TAP 研究的随访时间已经达到 4 年。在 TAP 和 VIP 研究的基础上,多中心研究组进一步开展了有关 PDT 治疗 CNV 的其他研究,其中主要包括对轻微典型性 CNV 的治疗试验研究(visudyne in minimally classic CNV trial , VIM) 、应用延迟曝光时间治疗隐匿性 CNV 的研究(verteporfin therapy with altered delayed light in occult CNV study,VALIO)、PDT 早期重复治疗的研究(verteporfin early retreatment trial,VER)等。

在 PDT 治疗过程中, 可以改变的参数有药物剂量、激光强度、光辐射率、光照时间以及光照范围。多中心研究组试图用改变光辐射率、延迟曝光时间、缩短重复治疗的间隔时间等方法来寻求针对不同类型 CNV 的最佳治疗效果。

VIM 研究中, 研究组用减少光辐射率 (300mW/cm^2, 激光能量 25J/cm^2) 与标准光辐射率 (600mW/cm^2, 激光能量 25J/cm^2) 的方法治疗中央凹下轻微典型性 CNV, 结论是: 不论是降低光辐射率还是标准光辐射率, 均可以降低视力下降以及由轻微典型性 CNV 发展成为典型性 CNV 的危险性, 并且没有出现安全性问题。然而, 降低光辐射率与标准光辐射率的疗效并无显著性差异。由于病例太少 (40 例), 而且观察时间太短, 因此尚有待于更深入地研究。目前对微小典型性 CNV 的治疗仍应使用标准光辐射率。

根据 TAP 临床 Ⅰ 期及 Ⅱ 期的研究, CNV 在药物注射后 10、15、20、30min 后接受激光照射, 治疗后 1 周的 FFA 显示, 典型性 CNV 完全停止渗漏的比例分别为 64%、100%、82% 及 52%, 隐匿性 CNV 则分别为 13%、27%、33%、50%。由于 CNV 在 15 ~30min 位于吸收的高峰期, 而脉络膜在 10min 后吸收就明显下降, 因此推测延迟曝光时间可能会增加 PDT 治疗的选择性而对脉络膜损伤不大。因此, 多中心研究组开展了 VALIO 研究。对隐匿性 CNV 患者, 注射药物后 30min 而不是 15min 进行激光照射, FFA3 个月的初步结果显示, 延迟曝光组 CNV 的发展稍慢, 两组间的视力无明显差异; 6 个月时, 与基础视力相比, 两组均无明显变化; CNV 的病变范围也无明显差异; 安全性无明显差异。研究结果并不支持延迟曝光对隐匿性 CNV 的治疗更有效。因此, VALIO 研究组仍然推荐使用 15min 标准曝光时间治疗隐匿性 CNV。

由于 TAP 报告在治疗典型性 CNV 时,有 75% 的视力下降发生于治疗后 6 个月内,因此 VER 研究组考虑,在 visudyne 治疗头 6 个月, 如果需要重复治疗, 可否缩短重复治疗的间隔时间(如 1 个半月),观察视力下降的危险性是否会比标准重复治疗时间(3 个月)降低一些。VER 组随机选择了 320 例患者进行研究,160 例采用标准治疗作对照观察, 160 例采用缩短重复治疗时间。由于观察时间尚短,目前仍未见明显疗效,可能还要等一段时间才能做出最终结论。

(四)国内 PDT 治疗 CNV 的进展

国外 PDT 多中心研究组也证实治疗前视力和 CNV 病变范围是影响视力预后的两个重要因素。对 PDT 治疗 CNV 短期随访的视力进行多因素分析发现:典型性 CNV 比隐匿性 CNV 患者治疗后视力提高的比例大;治疗后视力的绝对值与 CNV 面积相关性强;病程较短的患者,治疗后视力提高的比例较高。从 2000 年起,国内陆续开展了 PDT 治疗,起初病例选择只限于继发于 AMD 的黄斑中央凹下 CNV,其后也用于其他疾病合并的 CNV,如高度近视、中心性渗出性脉络膜视网膜病变等。国内最早开始的一组病例随访结果显示,CNV 患者最初视力越好、病程越短、病变越小, PDT 治疗后视力提高的比例就越高。张美霞等总结4 年来 PDT 治疗渗出型 AMD 的临床疗效,以评价 PDT 的长期治疗效果。回顾73 例经双目间接检眼镜、FFA、ICGA 检查确诊的渗出型 AMD 患者的 95 只患眼行 PDT 治疗前后的临床资料,对比分析其视力、眼底像、FFA、ICGA 和 OCT 检查结果的变化。73 例患者平均年龄 67.8 岁,就诊时最佳矫正视力数指/10cm ~ 1.0。95 只眼 PDT 平均治疗次数为 1.5 次,治疗后随访时间为 3 个月 ~4 年。结果显示 PDT 治疗后末次随访时,39 只眼视力提高≥2 行,占 41.1%;51 只眼视力波动在 1 行以内,占 53.7%;5 只眼视力下降≥2 行,占 5.3%。所有患眼眼底出血和渗出均减轻。FFA 或 FFA 联合 ICGA 检查显示:58 只眼脉络膜新生血管(CNV)渗漏完全停止,转为瘢痕期,占 61.05%;6 只眼 CNV 部分闭合,占 6.32%;22 只眼 CNV 小部分闭合,占 23.16%;9 只眼 CNV 复发,占 9.47%。早期 AMD 患者 12 只眼经过 1 次 PDT 治疗后,最佳矫正视力 0.6 ~1.5,CNV 完全闭合,OCT 检查显示黄斑区水肿及神经上皮脱离消失。随访时间最长达 4 年,未见有复发,视力保持稳定。证实单次和重复 PDT 治疗渗出型 AMD 长期疗效较好,安全性较高。对于早期渗出型 AMD 患者微小典型性 CNV,单次 PDT 治疗可以使其完全封闭,使患者视力保持在较好的水平。

北京大学人民医院眼科 PDT 治疗 CNV 的典型病例见图 5-3-2、5-3-3。

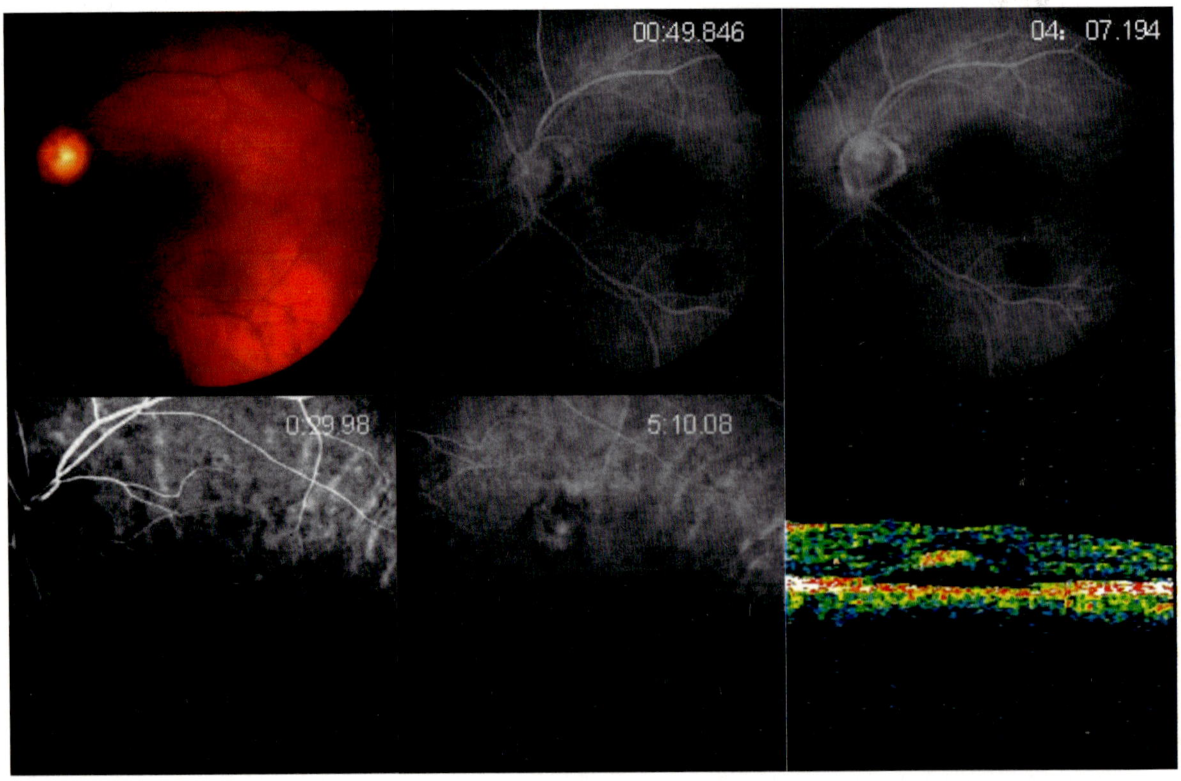

A

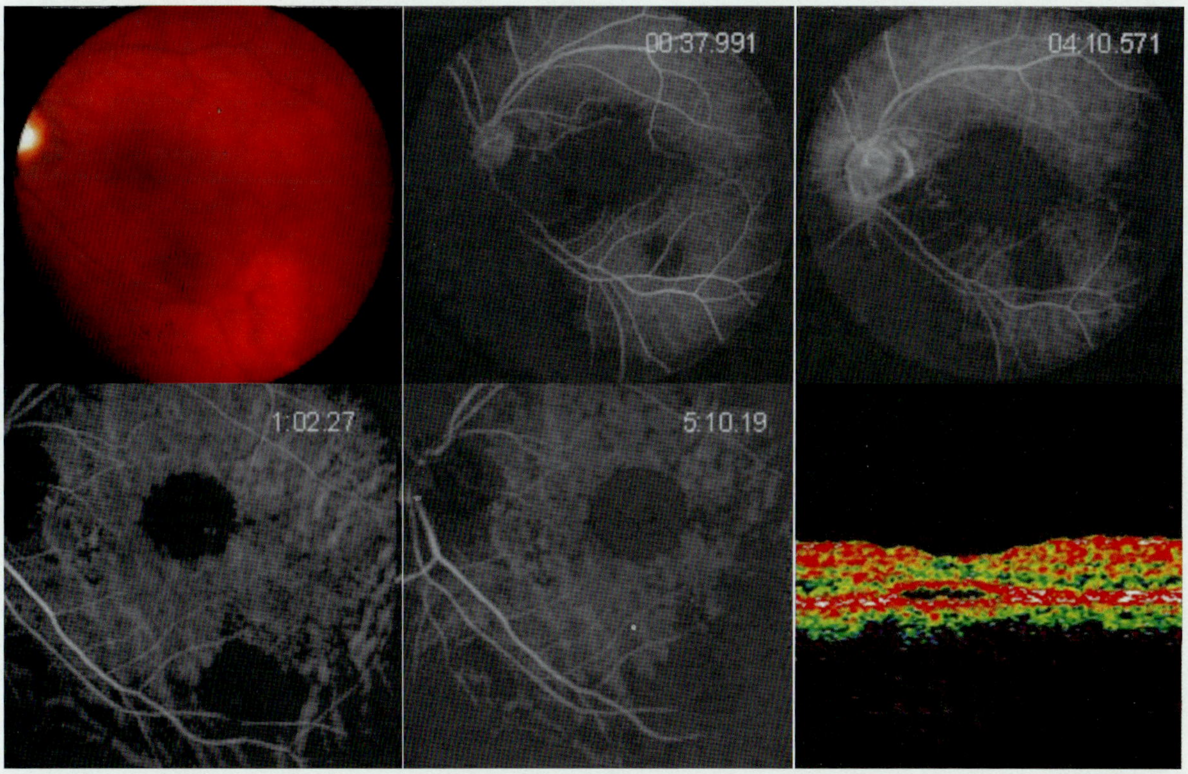

B

图 5-3-2　女,59 岁,AMD,典型性 CNV

A. PDT 治疗前 FFA、ICGA 及 OCT 表现,矫正视力 0.9,Jr7。B. PDT 治疗 1 个月后 FFA、ICGA 及 OCT 表现,矫正视力 1.2,Jr5(本图由赵明威、张力提供)

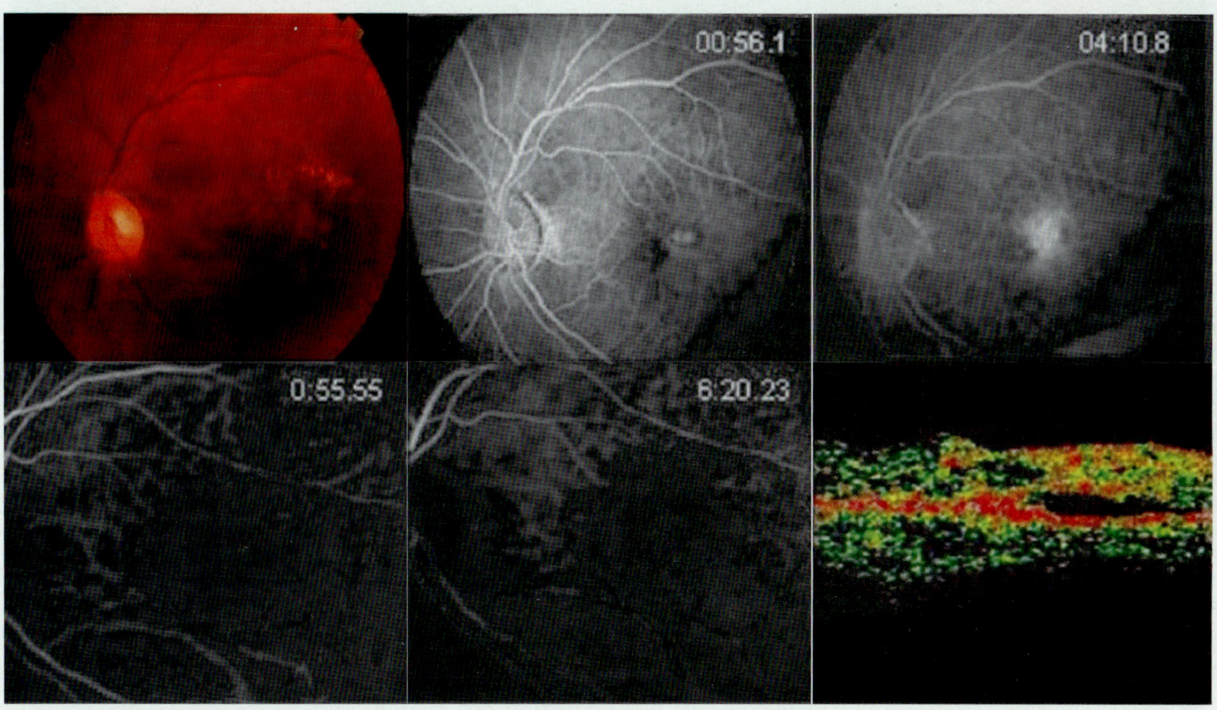

A

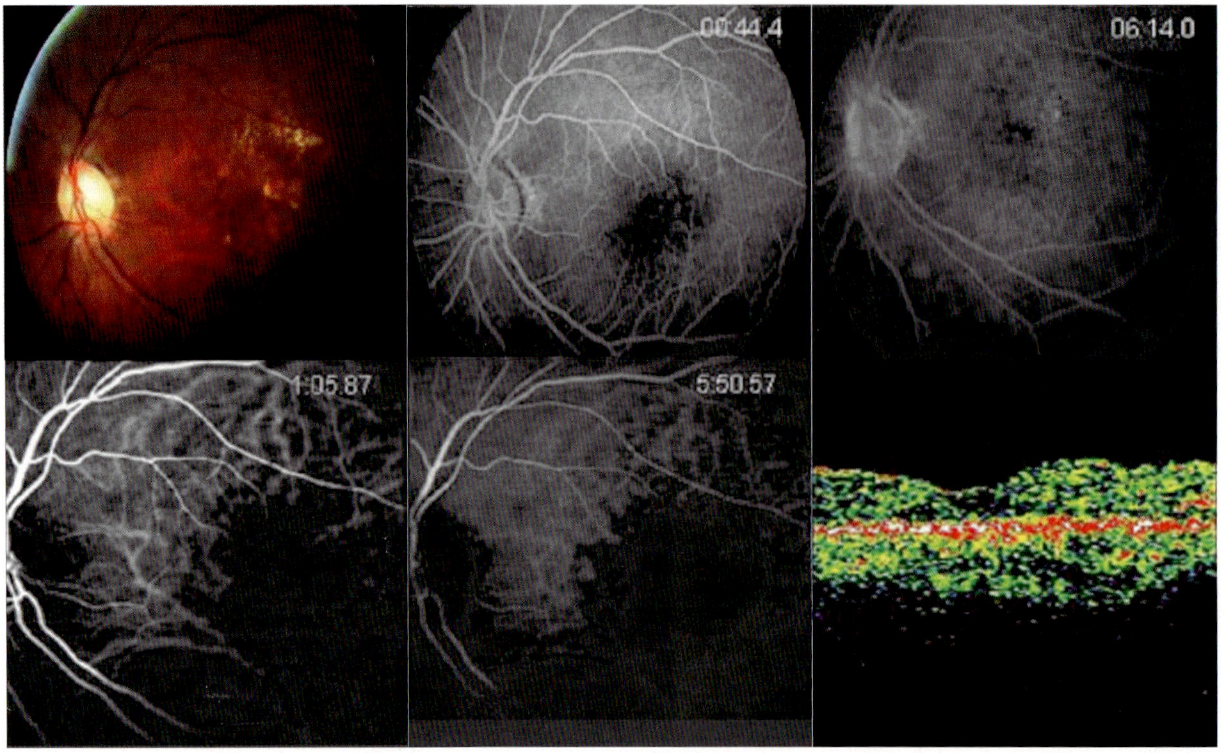

B

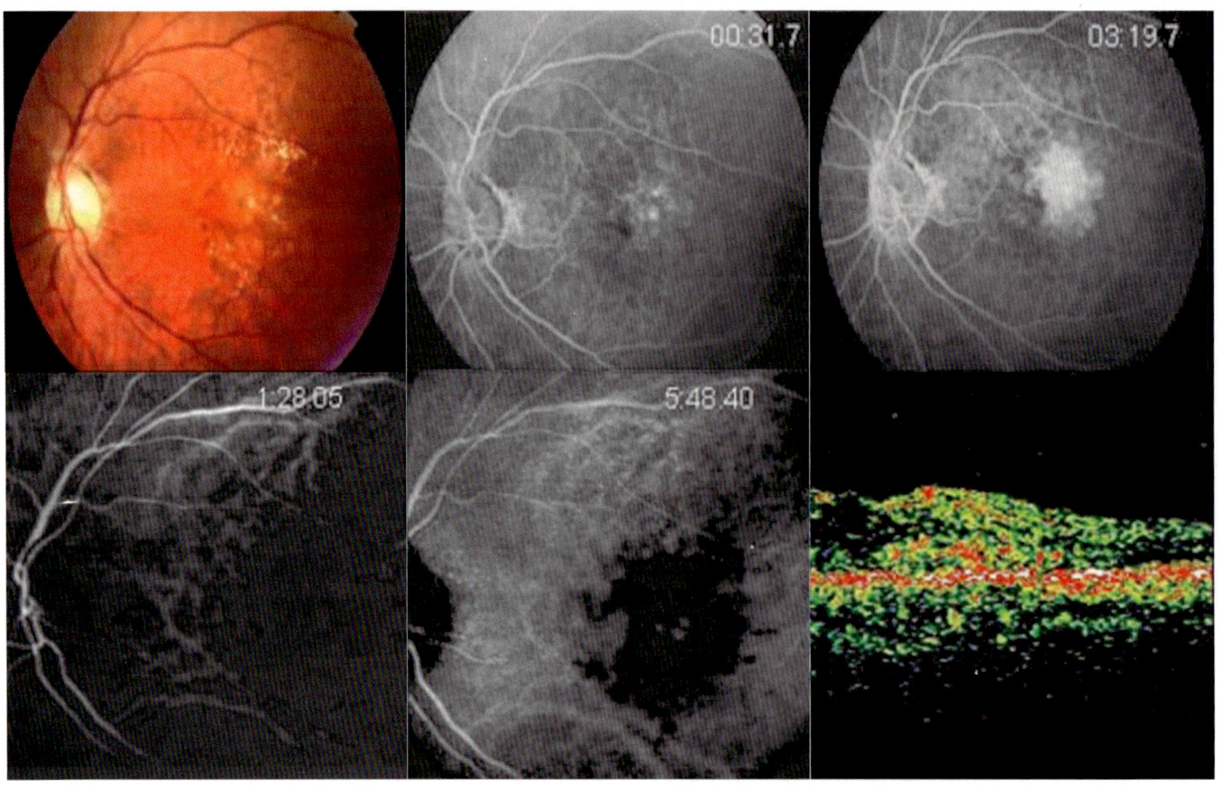

C

图 5-3-3 女,80 岁,AMD,轻微典型性 CNV

A. PDT 治疗前 FFA、ICGA 及 OCT 表现,矫正视力 0.1,Jr7 看不见。B. PDT 治疗 1 个月后 FFA、ICGA 及 OCT 表现,矫正视力 0.3,Jr6。C. PDT 治疗 3 个月后 FFA、ICGA 及 OCT 表现,CNV 复发,矫正视力 0.2,Jr6(本图由赵明威、张力提供)

五、PDT 的主要不良反应

对进行 PDT 治疗的 1 094 例患者的安全性评价认为：Visudyne 治疗有较好的耐受性，因 Visudyne 治疗不良反应而退出试验的比例极低（3.8%）。

（一）严重不良反应

Visudyne 治疗组治疗相关严重不良反应的发生率为 3.5%，对照组为 1.4%，没有死亡病例。TAP 研究中，6 例 Visudyne 治疗患者发生了严重不良反应，包括胃肠道出血、右侧肢体疼痛伴血压升高和呼吸困难、脉络膜上腔出血、严重的注射部位疼痛、皮肤红疹和与输液有关的背痛。VIP 研究出现的严重不良反应还包括严重的视力下降、出现中心性盲点、玻璃体出血、黄斑下出血和低钠血症。有 1 例患者因在输液后 2min 发生呼吸困难和面色潮红而退出了试验，停止输液并输入糖皮质激素后 15min 内呼吸困难得到缓解。

（二）眼部不良反应

视力下降是 CNV 疾病自然病程的一部分，因此只有当患者自发报告视力下降，或发现与疾病自然病程的常见形式不一样时，视力下降才被认为是不良反应。包括严重的视力下降（在治疗的 7 天内，视力下降≥4 行），小动脉或小静脉无灌注，至少 1MPS 视盘面积的视网膜毛细血管无灌注，玻璃体出血。

据报道，最常见的眼部不良反应是暂时性视力障碍。这些不良反应通常发生于治疗后的几天内，有视物朦胧、模糊和闪光感，一般几天到几周自然消退。

（三）全身性不良反应

1. 注射部位不良反应　包括注射部位脱色、水肿、药物漏出、纤维化、出血、超敏反应、炎症和疼痛。据观察，如果严格遵守静脉输液程序，在 10min 的给药过程中仔细观察病人，这一不良反应的发生可降低到最低，特别是降低外渗的发生。

2. 与药物注射相关的背痛　疼痛为轻到中度，具体机制尚不清楚。目前尚无任何溶血、过敏反应和肾毒性的表现，通常注射结束后症状就会缓解。再次给药时，部分患者没有再发生背痛。

3. 光敏反应　一般是轻中度的暂时性反应，源于治疗后 3 天内接受直接日光照射，1 星期内可以得到缓解。光敏反应发生的减少与患者的依从性和良好的宣教有关，遵守避光保护指导可以大大减少这类不良反应的发生。预防措施包括：避免直接日光或较强的室内光照射；在治疗后 48h 内外出要戴深色的太阳镜；重新安排口腔或外科手术，以避免较强的手术灯光照射。

（赵明威　张　力　韩丽娜　陈　松）

【参 考 文 献】

[1] Marano F, Deutman AF, et al. Hereditary retinal dystrophies and choroidal neovascularization. Graefes Arch Clin Exp Ophthalmol, 2000, 238: 760-764.

[2] 叶俊杰. 视网膜下新生血管膜//张承芬. 眼底病学. 北京：人民卫生出版社，1998：305-310.

[3] Lim JI. Iatraogenic choroidal neovascularization. Surv Ophthalmol, 1999, 44: 95-111.

[4] Elsing SH, Postel EA, et al. Management of eyes with both idiopathic macular hole and choroidal neovascularization. Retina, 2001, 21: 613-618.

[5] Meyer CH, Toth CA. Retinal pigment epithelial tear with vitreomacular attachment: a novel pathogenic feature. Graefes Arch Clin Exp Ophthalmol, 2001, 239: 325-333.

[6] Gass JD. Biomicroscopic and histopathologic considerations regarding the feasibility of surgical excision of subfoveal neovascular membranes. AM J Ophthalmol, 1994, 118: 285-298.

[7] Macular Photocogulation Study Group. Subfoveal neovascular lesions in age-related macular degeneration. Arch Ophthalmol,

1991,109:1242-1257.

[8] Guyer DR, Yannuzzi LA, Slakter JS, et al. Classification of choroidal neovascularization by digital indocyanine green video-angiography. Ophthalmology,1996,103:2054-2060.

[9] Schmidt-Erfurth U, Hasan T. Mechanisms of action of photodynamic therapy with verteporfin for the treatment of age-related macular degeneration. Surv Ophthalmol, 2000,45:195-214.

[10] Allison BA, Pritchard PH, Levy JG. Evidence for low-density lipoprotein receptor-mediated uptake of benzoporphyrin derivative. Br J Cancer, 1994, 69: 833-839.

[11] Schmidt-Erfurth U, Hasan T, Schomacker K, et al. In vivo uptake of liposomal benzoporphyrin derivative and photothrombosis in experimental corneal neovascularization. Lasers Surg Med ,1995, 17:178-188.

[12] Fogelman AM, Berliner JA, Van Lenten BJ, et al. Lipoprotein receptor and endothelial cells. Semin Thromb Hemost , 1988, 14:206-209.

[13] Gaffney J, West D, Arnold F, et al. Differences in the uptake of modified low density lipoproteins by tissue cultured endothelial cells. J Cell Sci, 1985,79:317-325.

[14] Henderson BW, Dougherty TJ. How does photodynamic therapy work? Photochem Photobiol, 1992, 55:145-157.

[15] Patterson MS ,Madsen SJ, Wilson BC. Experimental tests of the feasibility of singlet oxygen luminescence monitoring in vivo during photodynamic therapy. J Photochem Photobiol B, 1990, 5:69-84.

[16] Hampton JA, Selman SH. Mechanisms of cell killing in photodynamic therapy using a novel in vivo drug/in vitro light culture system. Photochem Photobiol, 1992, 56:235-243.

[17] Fingar VH, Wieman TJ, Wiehle SA, et al . The role of microvascular damage in photodynamic therapy: the effect of treatment on vessel constriction, permeability, and leukocyte adhesion. Cancer Res,1992 ,52:4914-4921.

[18] Dougherty TJ, Marcus SL. Photodynamic therapy. Eur J Cancer,1992, 28:1734-1742.

[19] Kessel D. The role of low-density lipoprotein in the biodistribution of photosensitizing agents. J Photochem Photobiol B, 1992,14:261-262.

[20] Moan J, Berg K. Photochemotherapy of cancer: experimental research. Photochem Photobiol, 1992, 55:931-948.

[21] Berg K, Moan J, Bommer JC,et al . Cellular inhibition of microtubule assembly by photoactivated sulphonated mesotetraphenylporphines. Int J Radiat Biol,1990,58: 475-487.

[22] Nseyo UO, Whalen RK, Duncan MR, et al. Urinary cytokines following photodynamic therapy for bladder cancer. A preliminary report. Urology, 1990, 36:167-171.

[23] Steele JK, Liu D, Stammers AT, et al. Suppressor deletion therapy: selective elimination of T suppressor cells in vivo using a hematoporphyrin conjugated monoclonal antibody permits animals to reject syngeneic tumor cells. Cancer Immunol Immunother,1988, 26:125-131.

[24] Gomer CJ, Ferrario A, Hayashi N, et al. Molecular, cellular, and tissue responses following photodynamic therapy. Lasers Surg Med, 1988, 8:450-463.

[25] Evans S, Matthews W, Perry R, et al. Effect of photodynamic therapy on tumor necrosis factor production by murine macrophages. J Natl Cancer Inst, 1990, 82:34-39.

[26] Aveline B ,Hasan T, Redmond RW. Photophysical and photosensitizing properties of benzoporphyrin derivative monoacid ring A(BPD-MA). Photochem Photobiol ,1994, 59:328-335.

[27] Richter AM, Yip S, Meadows H, et al. Photosensitizing potencies of the structural analogues of benzoporphyrin derivative in different biological test systems. J Clin Laser Med Surg, 1996, 14:335-341.

[28] Richter AM, Waterfield E, Jain AK, et al. Liposomal delivery of a photosensitizer, benzoporphyrin derivative monoacid ring A(BPD-MA),to tumor tissue in a mouse tumor model. Photochem Photobiol ,1993, 57:1000-1006.

[29] Kramer M, Miller JW, Michaud N, et al. Liposomal benzoporphyrin derivative verteporfin photodynamic therapy. Selective treatment of choroidal neovascularization in monkeys. Ophthalmology, 1996,103:427-438.

[30] Husain D, Kramer M, Kenny AG, et al. Effects of photodynamic therapy using verteporfin of experimental choroidal neovascularization and normal retinal and choroid up to 7 weeks after treatment. Invest Ophthalmol Vis Sci, 1999,40:2322-2331.

[31] Blumenkranz MS, Woodburn KW, Qing F, et al. Lutetium texaphyrin (Lu-Tex): a potential new agent for ocular fundus angiography and photodynamic therapy. Am J Ophthalmol, 2000, 129: 353-362.

[32] Treatment of Age-related Macular Degeneration with Photodynamic Therapy(TAP) Study Group. Photodynamic therapy of

subfoveal choroidal neovascularization in age-related macular degeneration with verteporfin[J]. Arch Ophthalmol,1999,117: 1329-1345.

[33] TAP Study Group. Photodynamic therapy of subfoveal choroidal neovascularization in age-related macular degeneration with verteporfin. Two-year results of 2 randomized clinical trials—TAP Report 2. Arch Ophthalmol,2001, 119:198-207.

[34] Bressler SB, Pieramici DJ, Koester JM, et al. Natural history of minimally classic subfoveal choroidal neovascular lesions in the treatment of age-related macular degeneration with photodynamic therapy (TAP) investigation: outcomes potentially relevant to management—TAP report No. 6. Arch Ophthalmol, 2004 ,122:325-329.

[35] Bressler NM,Vam Study Writing Committee. Verteporfin therapy in age-related macular degeneration (VAM): an open-label multicenter photodynamic therapy study of 4,435 patients. Retina, 2004 , 24:512-520.

[36] VIP Study Group. Verteporfin therapy of subfoveal choroidal neovascularization in age-related macular degeneration:two-year results of a randomized clinical trial including lesions with occult with no classic choroidal neovascularization— Verteporfin in Photodynamic therapy Report 2. AM J Ophthalmol, 2001, 131:541-560.

[37] VIP Study Group. Photodynamic therapy of subfoveal choroidal neovascularization in pathologic myopia with verteporfin. 1-year results of a randomized clinical trial—VIP report No. 1. Ophthalmology,2001,108:841-852.

[38] VIP Study Group. Verteporfin therapy of subfoveal choroidal neovascularization in pathologic myopia:2-year results of a randomized clinical trial—VIP Report No.3. Ophthalmology,2003,110:667-673.

[39] Azab M, Benchaboune M, Blinder KJ, et al. Verteporfin therapy of subfoveal choroidal neovascularization in age-related macular degeneration: meta-analysis of 2-year safety results in three randomized clinical trials: treatment of age-related macular degeneration with photodynamic therapy and verteporfin in photodynamic therapy study report no. 4. retina, 2004, 24: 1-12.

[40] Navortis Ophthalmics. Verteporfin therapy of subfoveal choroidal neovascularization. Navortis CD-Online, 2003.

[41] 严密,陆方,张军军,等.光动力疗法治疗渗出性老年黄斑变性的初步报告. 中华眼底病杂志, 2000, 16: 213-216.

[42] Blinder KJ , Bradley S, Bressler NM , et al. Effect of lesion size,visual acuity, and lesion composition on visual acuity change with and without verteporfin therapy for choroidal neovascularization secondary to age-related macular degeneration: TAP and VIP report No. 1. Am J Ophthalmol, 2003, 136: 407-418.

[43] 张力,赵明威,黎晓新,等.影响光动力疗法治疗脉络膜新生血管视力预后的多因素分析.中华眼底病杂志,2004,20: 292-294.

[44] Kaiser, PK, TAP Study Group. Five-year results of verteporfin therapy for subfoveal CNV due to AMD: third year of an open-label extension of the TAP Investigation. Invest Ophthalmol Vis Sci, 2003,44:E-Abstract 1099.

[45] 张美霞,陆方,严密.光动力疗法、经瞳孔温热疗法光动力疗法治疗渗出型老年性黄斑变性4年临床观察总结.中华眼底病杂志,2004,20(5):275-279.

[46] 陆方,严密,张军军.光动力疗法治疗老年性黄斑变性的临床研究.中华眼底病杂志,2002,18:175-179.

4 经瞳孔温热疗法治疗老年性黄斑变性的临床及实验研究

一、概述

(一)温热疗法发展史

热疗作为一种治疗方法在临床应用距今已有一百余年的历史,早在1886年,Busch首次报道长期高热的病人颜面部的肉瘤发生退缩。从此以后,热疗作为一种抗肿瘤的方法在临床上得到广泛的研究。早期热疗主要用于治疗体表的肿瘤,热源主要有超声波、微波、局部电场等。

由于眼球处于充满眶内软组织的骨性眶腔内,早期的治疗方法主要是采用电磁波(包括微波)、超声等方法,经巩膜对眼部肿瘤进行治疗。Lagendijk等曾设计微波传递装置将高温传递到整个眼球,用于视网膜母细胞瘤的辅助治疗。由于治疗时不能在直视下对肿瘤进行定位,治疗部位局限于眼球的周边部,且治疗能量不易控制,使温热疗法在眼科的临床应用受到了很大限制。

尽管如此,温热疗法的有效性一直在吸引着眼科研究者的注意。在以后的研究中学者们发现眼部透明的屈光间质对特定波长的激光吸收极少,可使其直接到达病变部位产热,并可实现,直视下操作和准确定位。1987年Overgaard等最早提出经瞳孔温热疗法(transpupillary thermotherapy,TTT)的概念。1992年荷兰的Journee-de Korver及其同事进行了最早的动物实验。1995年Oosthuis将其协同放疗治疗脉络膜黑色素瘤。1996年Shields采用TTT单独治疗脉络膜黑色素瘤,并取得了良好的治疗效果。TTT的简单、有效性立即受到眼科医生的广泛重视,目前已在脉络膜黑色素瘤、脉络膜血管瘤、视网膜血管瘤以及各种原因引起的脉络膜新生血管膜等多种眼部疾病治疗方面得以应用。

(二)治疗装置

1. 热源　眼球的屈光间质保持透明,葡萄膜和视网膜色素上皮形成了一个良好的暗室,使激光在眼科应用极为广泛。激光的波长越长,组织的穿透能力越强。但是波长大于1 000nm的激光,随着激光穿透能力的提高,屈光间质对其吸收也相应增加,如Yd:YAG激光(波长1 064nm)被眼间质的吸收率可达35%,不适用于TTT。近红外激光组织穿透力强,通过介质对能量的吸收小,是TTT治疗的理想热源。产生近红外激光的激光器主要有改良氙弧灯激光器和半导体激光器。前者由于治疗中能量难于稳定控制,目前临床上已基本淘汰。半导体激光输出光斑直径可调范围大,具有0.8mm、1.2mm、2.0mm、3.0mm等多种选择,单个光斑的照射时间为1min,激光能量范围在300~1 200mW之间。治疗中可根据疾病的不同情况选择激光输出直径、照射时间和能量大小。

2. 激光传输系统　激光经瞳孔传入眼内主要通过把半导体激光器加载在裂隙灯或间接检眼镜上,经透镜聚焦于眼底,后者主要用于不能坐在裂隙灯前的患者,如因不能配合治疗而必须采用全身麻醉的婴幼儿等。

3. 与传统眼底激光的区别　TTT与普通视网膜光凝虽然都是采用激光作为照射能源,但是二者在激光特性、操作技术和照射组织病理生理改变上都有所不同。普通眼底光凝所用激光波长均处于可见光范围,如氩或氪激光等。其波长较TTT使用的近红外激光短,在眼内组织的穿透力差,光斑直径在50~500μm之间,作用时间均小于1s。普通光凝在治疗部位局部温度超过65℃,引起照射细胞瞬间发生凝固性坏死,产生热隔离带,治疗深度多小于1mm。TTT采用近红外激光大光斑连续照射,照射组织缓慢升温。由于局部组织温度多低于60℃,照射细胞不会发生凝固性坏死,热能可向深部组织传导产生治疗作用。

(三)对眼部肿瘤的治疗

1. 原理　TTT首先作为脉络膜黑色素瘤的辅助治疗应用于眼科,主要作用机制如下。

(1) 对肿瘤细胞的直接杀伤作用　温热可导致肿瘤细胞细胞膜的损害、蛋白质的变性、线粒体的破坏,可使肿瘤细胞发生溶解性坏死。

(2) 对肿瘤细胞免疫活性的影响　温热还可影响脉络膜黑色素瘤细胞的免疫原性,导致巨噬细胞渗透入肿瘤组织及细胞凋亡。

(3) 破坏肿瘤细胞的血供　温热引起血管内皮细胞中的线粒体发生断裂,血管内皮的破坏及血管内血栓的形成直接影响肿瘤组织血供,但这不是肿瘤细胞发生坏死的主要原因。

视网膜色素上皮及脉络膜中的黑色素和血液中的血红蛋白为眼内主要的吸热物质,后者的吸热性能不如前者,但适当延长照射时间,仍能达到足够的治疗温度,因此将TTT扩展到其他眼内肿瘤的治疗。

2. 临床应用　从TTT第一次用于脉络膜黑色素瘤治疗至今虽然不到10年时间,但是不少研究已证实它可以安全有效地治疗多种眼内肿瘤。

(1) 对脉络膜黑色素瘤的治疗　TTT单独治疗脉络膜黑色素瘤一般要求肿瘤的厚度小于4mm,另外它还可作为其他治疗方法的辅助治疗,如联合巩膜外敷贴治疗或作为局部切除后的肿瘤的补充治疗。

(2) 对脉络膜血管瘤的治疗　TTT是治疗脉络膜血管瘤的有效方法,特别适用于伴有明显视网膜脱离的患者,其治疗效果优于传统激光。

(3)对视网膜母细胞瘤的治疗　TTT为视网膜母细胞瘤的保守治疗提供了新的治疗方法。单用TTT治疗较小的视网膜母细胞瘤已获得满意效果,TTT联合全身化疗、局部外放射治疗、冷冻治疗可使部分视网膜母细胞瘤患者免于眼球摘除。

(4)对视网膜血管瘤的治疗　目前TTT对视网膜血管瘤的疗效各方面的报道尚不一致。Parmar等利用TTT治疗视乳头旁的毛细血管瘤,结果发现治疗后血管瘤周围的渗出明显减少,患者视力提高,超声多普勒检查显示病损区血流速度下降,范围缩小。Garcia等的报道则认为TTT治疗视乳头毛细血管瘤无效。在临床中也发现同TTT对脉络膜血管瘤的治疗效果相比,对视网膜血管瘤的治疗效果较差,这可能与瘤体血液循环好,局部热量消散快,不易达到治疗温度有关。

二、TTT对AMD的治疗

(一)概述

老年性黄斑变性(age-related macular degeneration ,AMD)是严重威胁老年人视功能的眼底疾病。近年来由于眼科诊疗技术的发展,白内障、角膜病等严重致盲性疾病已逐渐得到有效控制,AMD已成为60岁以上老年人致盲的首要原因。随着我国经济的发展,人们平均寿命延长,AMD亦日益成为重要的致盲性眼病。

临床上一般将AMD分为萎缩型(干性)和渗出型(湿性)两种类型。前者约占全部AMD总数的90%,尽管渗出型AMD所占的比例较低,但大多数严重视力丧失是由渗出型引起的。脉络膜新生血管(choroidal newvascularization, CNV)是渗出型AMD最主要的特征性改变,同其他与CNV相关的疾病相比,AMD的CNV更易发生于黄斑无血管区(FAZ)或更易于侵犯FAZ,并且CNV的范围更大,且进展较快。国内外的研究证实,渗出型AMD自然病程长,视力预后差,需要接受治疗。但对CNV的治疗一直是个棘手的问题,棘手之处在于由于其所处部位的特殊性,对治疗的要求较高,既要消除视网膜神经上皮层下方的CNV,又要最大限度地保留神经上皮层功能和结构的完整性。传统的激光光凝主要是在光凝部位产生瞬间高温,实现对CNV的封闭,这样不可避免会造成其上方的神经上皮层的损伤。通过玻璃体手术取出视网膜下的新生血管膜,也会使其上方神经上皮层结构的完整性受到破坏。

CNV在FFA中的不同表现对于治疗方法的选择极为重要。当CNV的类型为典型性CNV,且处于黄斑中央凹外时,可选择激光光凝;而对于隐匿性CNV和处于黄斑中央凹下的CNV,则不适于进行激光光凝。因此,选择一种合适的治疗方法已成为当务之急。

(二)治疗 CNV 的原理

如前所述,TTT 引入眼科首先应用于脉络膜黑色素瘤的辅助治疗,在对 TTT 治疗后的脉络膜黑色素瘤进行病理检查时发现瘤体内部的血管大部分发生闭塞并极少伴有出血,再加上 TTT 自身具有的一些特点,如被照射组织升温低于传统激光、不会引起表层神经组织的凝固性坏死,可实现大光斑照射,一般可覆盖整个黄斑病变区。这些特点均非常适合 CNV 治疗的要求,眼科临床工作者将其延伸到对渗出型 AMD 的治疗。Reichel 等首先应用 TTT 治疗一组隐匿型 CNV 患者取得较好效果,之后国内外关于 TTT 治疗 CNV 的研究成果不断得到发表。由于 TTT 治疗 CNV 所用能量远低于治疗眼部肿瘤时所需的能量,在激光照射部位产生的反应也截然不同,因此两者的治疗机制也不相同。

到目前为止,TTT 治疗 CNV 的原理仍不是很清楚,部分渗出型 AMD 患者治疗后视力改善、CNV 渗漏减轻或闭塞考虑同以下因素有关。

(1)可能具有和传统激光相类似的作用,如促进血管栓塞、抑制血管生成、阻止新生血管和色素上皮的迁移和增殖等。

(2)温热治疗可破坏 CNV 的血管内皮,受损的血管内皮促使血小板聚集、白细胞黏附,最终引起血管内血栓形成。

(3)研究证实温热治疗可降低局部组织 pH 值,低 pH 值时红细胞变形能力下降,血液的黏滞度增加。同时低 pH 值还可引起内皮细胞肿胀,CNV 管径变小,血液流量下降。另外,温热治疗还可使脉络膜毛细血管发生暂时性阻塞,CNV 复合体的血液灌注量减少,抑制 CNV 的生长。

(4)细胞凋亡是细胞在一定的生理病理条件下,遵循自身的程序,自己结束其命运的过程,最后细胞脱落离体或裂解为若干凋亡小体,被其他细胞吞噬。CNV 内皮细胞发生程序性的凋亡,有助于渗出的吸收和 CNV 的消退。

(5)热休克蛋白是细胞遭受高温或其他应激,如炎症、感染等所产生的一组在结构上高度保守的蛋白质家族,它们在生物体的生长、发育及进化过程中,在维持机体的生理状态以及某些疾病的病理生理过程中均发挥重要作用。多项研究证实 TTT 可以明显地诱导多种实验动物视网膜、脉络膜组织产生热休克蛋白,热休克蛋白的保护作用可能同 TTT 的治疗作用有关。

(三)治疗

1. 治疗对象的选择　TTT 对 CNV 的治疗最先应用于隐匿性 CNV,以后逐渐扩展到典型性 CNV,并取得一定效果。在临床中发现 CNV 类型不同,TTT 治疗的效果尚存在差异。TTT 首先适用于病程较长、以纤维成分为主的 CNV 患者,可明显促进出血、渗出的吸收和瘢痕的薄化。对于以血管成分为主、FFA 晚期渗漏明显的 CNV 患者,TTT 治疗后短期内可出现 CNV 渗漏增加,症状加重,晚期形成较大范围的瘢痕。因此,对于视力较好、范围较小的典型性 CNV 选择 TTT 治疗时应考虑到 CNV 位置的限制,从理论上讲传统激光能够治疗的 CNV 均适用于 TTT 治疗。另外,TTT 是局部激光照射治疗,操作相对简单,对患者的全身状况和配合程度要求相对较低,对年老体弱和全身状况较差的患者而言无疑是较好的选择。

2. 术前谈话　术前与患者谈话非常重要,首先要使患者了解自己所患眼病的程度,CNV 的自然预后,当前对渗出型 AMD 的不同治疗方法及各自优劣的比较,接受激光治疗的目的和可能产生的治疗效果,激光治疗过程中病人会有什么感觉,如何与医师配合,激光治疗后可能出现的症状及随访时间,再次接受重复治疗的指征等。使患者充分了解自身的病情和激光治疗的目的,更有助于患者和医生的配合。

3. 辅助检查　渗出型 AMD 接受治疗前应选择一系列的辅助检查,并详细记录。这既有助于选择治疗方法,又可评价不同治疗方法的效果。常用的辅助检查有:①常规检查,包括视力、眼底改变、Amsler 表等,散瞳眼底检查应注意患眼瞳孔可以散大的程度、晶状体混浊的程度和眼底色素量的多少;②血管造影检查,包括荧光素眼底血管造影(FFA)、吲哚青绿血管造影(ICGA);③眼底形态学检查,包括光学相干断层成像技术(OCT)、视网膜厚度分析仪(RTA)等;④视网膜功能检查,如多焦视网膜电图(mERG)等。

4. 激光治疗步骤

(1)麻醉　同其他眼底激光治疗一样,患者术前需充分散大瞳孔。由于治疗中使用的激光能量较小,患眼多无明显不适,只需滴用表面麻醉剂,然后放置接触镜在裂隙灯下进行光凝。

(2)透镜选择　选择透镜主要依据激光治疗的部位,医师治疗时需要看到的眼底范围,要求像放大倍数及医师的使用习惯等。

①Goldmann 三面镜:可治疗从黄斑到视网膜周边部的接触性透镜,其中央区所成的像为正立的虚像。

②黄斑光凝接触镜:有 Volk 超黄斑(super macular)、Mainster 高放大(high magnification)、Volk 中央区(area centralis)及 Mainster 标准镜。这些接触镜成像为倒置实像,其所见眼底范围较 Goldmann 三面镜大,放大倍数较全视网膜镜大,在 TTT 治疗黄斑区病变时最为常用。

③周边光凝的接触镜:有 Rodenstock 全视网膜镜、Volk Trans Equator、Mainster Wild Field 等,这些接触镜成像范围大,但放大倍数较小,一般不用于黄斑区的激光治疗。

(3)治疗参数的选择　选择合适的治疗参数是 TTT 治疗的关键,要求每次的治疗终点应为不可见或仅有轻微颜色反应。治疗参数包括照射时间、光斑直径和功率。照射时间一般设定为 60s,光斑的直径要求覆盖整个病变区,并超过病变边缘 100μm。

局部组织在 TTT 照射缓慢升温的过程中,激光照射的范围越大,热能通过传导方式向周围组织散失的能量就越小,热能的丢失率就越小,也就是说应用小光斑的激光进行照射时,要维持局部组织一定的温度则需要较大的激光能量密度。因此 TTT 治疗功率选择时使用"功率/光斑直径比值常数",而不同于普通激光光凝功率选择使用"功率/光斑面积比值常数"。国外研究中 TTT 对 CNV 治疗的参数为:光斑 3mm,能量 500 ~ 700mW;光斑 2mm,能量 400 ~ 650mW;光斑 1.2mm,能量 300 ~ 600mW。由于国人眼底色素含量明显多于白色人种,激光能量标准需明显低于国外标准。激光功率一般从最低能量开始,能量每次递增 10% ~15%,治疗时将裂隙灯光带调窄聚焦于病变区红色瞄准光的中心,密切观察照射区的反应,当照射部位出现轻微颜色反应时立即停止治疗。

由于 TTT 治疗 CNV 时要求阈下反应,即治疗终末没有肉眼可见的明显反应,并且治疗中从轻微反应到有反应之间的过渡带非常窄,这使临床上很难实现应用最佳治疗参数进行治疗。另外影响治疗反应的因素除治疗时设定的治疗参数外,还包括多种其他因素:①影响激光穿透力的一些因素,如屈光间质的状态、神经纤维层局部脱离、CNV 表面有出血或较厚的渗出等,另外白内障术后人工晶状体的激光通透率明显高于同龄老年人的晶状体,选择激光能量时应尤为注意;②术者的操作,如接触镜的角度、接触镜对眼球的压力等;③患者眼底色素量的多少。治疗时的能量选择应遵循宁低勿高的原则。因为能量过低,病情无好转,可于重复治疗时适当增加能量,以免过高能量造成视网膜神经纤维层的不可逆损伤。由于其他原因(如电源中断、患者移动等情况)使激光治疗中断时,再次完成治疗只需完成剩余的照射时间即可,而不需重新设置照射时间。

尽管尚未得到进一步证实,但临床经验表明,同继发于 AMD 的隐匿性 CNV 相比,AMD 性典型 CNV 在 TTT 治疗时所需能量较小,大约为隐匿性 CNV 所需能量的 2/3。

5. 治疗后的随访及重复治疗　由于 TTT 对 CNV 治疗终末主要为阈下反应,治疗中可能会出现激光应用能量偏低的情况。一般 TTT 治疗后 2 周,患者自觉症状、视力和眼底较治疗前无改变,则考虑可在原来能量基础上增加 10% ~15% 进行重复治疗;TTT 治疗后 4 周,患者视力持续下降,且 FFA、OCT 等辅助检查显示 CNV 无明显消退时,应考虑重复治疗或改用其他治疗方法。

6. 治疗效果

(1)CNV 的自然预后　对 TTT 治疗 CNV 效果的评估同 CNV 的自然预后密切相关。Steven 等对发生隐匿性 CNV 的 21 只眼随访观察超过 1 年,29% 的患者视力损失 6 行或 6 行以上。Bressler 等对发生隐匿性 CNV 的 84 只眼进行回顾性研究,平均随访 28 个月,63% 的患者损失 3 行或以上的视力,平均视力由最初的 20/80 下降到 20/250。黄斑光凝研究组对发生隐匿性 CNV 的 26 只眼进行随访,12 个月时,41% 的患者发生严重的视力下降(视力下降 6 行或 6 行以上);36 个月时,64% 的患者发生严重的视力下降,平均视力由最初的 20/50 下降到 20/200。在对 AMD 放射治疗的研究中,作为对照组的 36 例伴有典型性 CNV 的患者随访 1 年后视力下降(4.3 ± 3.9)行。由此可见未经治疗的 AMD 性 CNV 的预后较差,需要接受治疗。

(2)TTT 治疗效果的评估　TTT 治疗的目的在于促进 CNV 的消退和出血、渗出的吸收,最大限度保存病变表面的视网膜功能。目前对 TTT 治疗效果的评估主要有常规检查、血管造影检查和眼底形态学检查等,其中以治疗前后的视力、眼底和 FFA 改变最为常用。TTT 对 CNV 的治疗最先应用于隐匿性 CNV。Reichel 等应用 TTT 治疗 16 只眼中央凹下的隐匿性 CNV,随访 12 个月,其中 12 只眼视力稳定或提高,15 只眼(94%)眼底渗出减少,眼底和 FFA 检查均未发现视网膜神经层的损伤。Newsom 等用 TTT 治疗 32 只眼隐匿性 CNV 和 12 只眼典型性 CNV,结果分别有 75% 和 78% 的 CNV 闭塞,视力改变不明显,平均随访 6.1 个月,复发率分别为 0 和 5.1%。王光璐等用 TTT 治疗 62 例 AMD 患者,在其中 58 例接受 FFA 检查者中,典型性 CNV 者 18 例,隐匿性 CNV 者 34 例,疑似 CNV 者 6 例。随访 1～10 个月,平均随访 4.8 个月。其中视力不变者 43 例(69.4%),视力进步者 15 例(24.2%),视力下降者 4 例(6.5%)。国内外的多项研究均取得类似的结果,大部分患者在随访期间避免了严重的视力下降。北京协和医院张承芬等在临床上发现,部分患者在治疗后随访中同 CNV 相关的渗出和出血明显吸收,视力保持稳定或改善(图 5-4-1、图 5-4-2)。

7. 并发症　TTT 治疗眼内肿瘤有发生瘢痕扩大、视网膜静脉阻塞、视网膜牵拉膜、视网膜分支动脉阻塞和视网膜脉络膜出血等并发症的临床报道。由于 TTT 治疗 CNV 时能量较小,术后出现严重并发症的病例相对较少。国外曾报道应用 TTT(能量 800mW,直径 3.0mm)对 1 例因脉络膜黑色素瘤准备行眼球摘除术的患眼的黄斑区进行照射,3min 后视力由 0.8 下降到 0.2,5 天后视力恢复到治疗前水平。病理检查示视网膜神经上皮层和视网膜色素上皮(retinal pigment epithelium,RPE)层结构完好,电子显微镜证实只有诸如细胞膜局部结构紊乱和光感受器外节膨胀等轻度的超微结构改变。尽管 TTT 治疗 CNV 相对安全,但是 Benner JD 等报道 2 例隐匿性 CNV 患者 TTT 治疗后发生黄斑严重灼伤,考虑与脉络膜毛细血管层对热量的吸收能力下降,引起热能集中于视网膜有关。除此之外,尚有隐匿性 CNV 患者经 TTT 治疗后发生 RPE 破裂的临床报道,考虑同 CNV 治疗后发生萎缩,对 RPE 的牵拉作用增强有关。

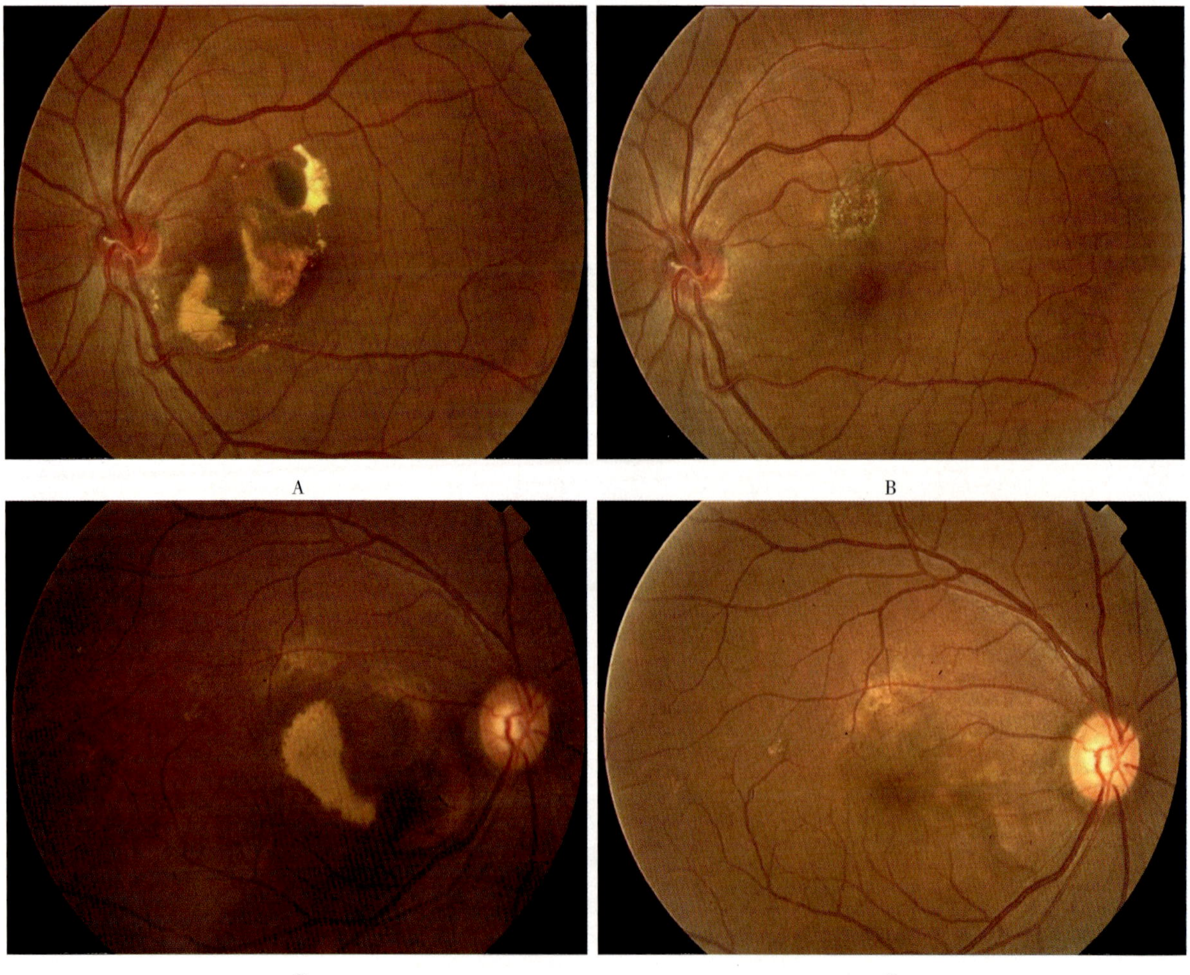

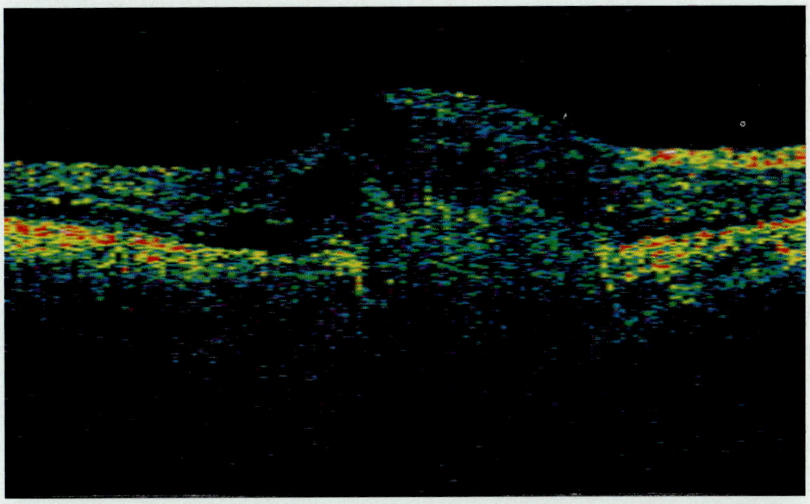

E

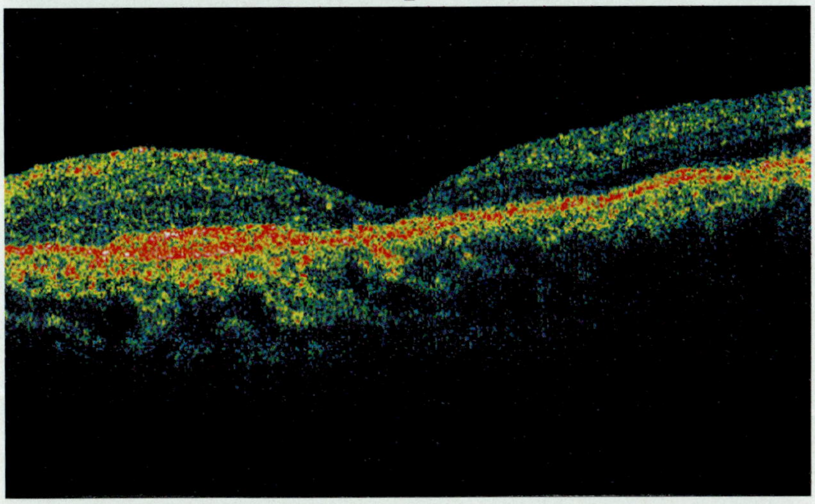

F

图 5-4-1　渗出型 AMD 患者 TTT 治疗前后眼底和 OCT 变化情况

A. 左眼黄斑区可见多处渗出及出血。B. TTT 治疗后 4 个月，黄斑区渗出、出血大部分吸收。C. 右眼黄斑区可见片状黄白色渗出。D. TTT 治疗后 6 个月，黄斑区渗出吸收。E. TTT 治疗前 OCT 像。F. TTT 治疗后 4 个月 OCT 像（本图由曹绪胜和彭晓燕提供）

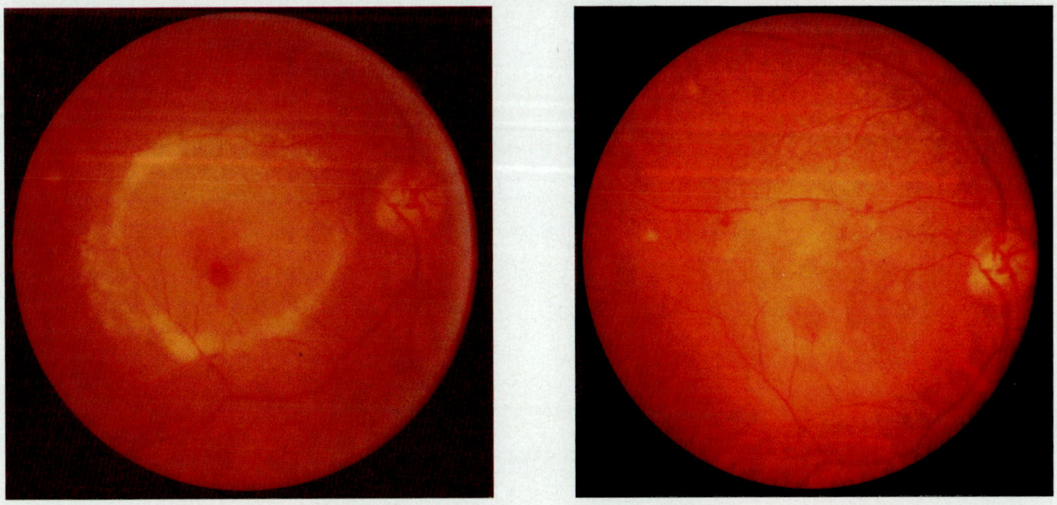

A　　　　B

图 5-4-2　渗出型 AMD 患者 TTT 治疗前后眼底像

A. TTT 治疗前右眼底黄斑大病灶，隆起高，有渗出和出血。　B. TTT 治疗 3 个月后右眼底黄斑病灶隆起减少，渗出和出血大多消失（本图由张承芬提供）

三、展望及亟待解决的问题

（一）临床最新进展与展望

1. 通过ICG染料增强的光凝对CNV的滋养血管（FV）或内生点（IS）进行治疗 TTT中主要的吸热物质为存在于视网膜色素上皮及脉络膜中的黑色素和血液中的血红蛋白，后者的吸热能力不如前者，如达到相同的治疗效果，需要增加激光照射能量或延长照射时间，这势必增加对表层视网膜的损伤。ICG染料吲哚青绿的吸收高峰为805nm，同TTT使用的半导体激光（810nm）相接近，血液中98%的吲哚青绿同血浆蛋白结合，不易渗漏到CNV外。应用810nm的近红外激光照射CNV部位时除激光的热效应外，还可与吲哚青绿染料产生光化学效应，进而增强激光治疗的效果，达到用较低能量治疗CNV的目的。但如果染料漏至CNV外，可导致CNV周围组织的较大损伤，从而限制了这一方法在临床上的应用。

近年由于技术进步，激光扫描检眼镜系统和ICG高速摄像系统应用于临床，使对CNV的滋养血管和内生点的识别成为可能。通过对黄斑中央凹外的CNV滋养血管进行光凝，使黄斑中央凹下方的CNV退行。研究证实滋养血管位于脉络膜毛细血管下方，同RPE层存在一定距离。由于两者之间的距离，使激光对CNV的FV照射产生的热能在视网膜和脉络膜中的分布与两者紧密相连时的能量分布存在明显的差异。染料增强光凝中FV吸收的能量是RPE的2.56倍，无染料增强光凝中FV吸收的能量是RPE的1.4倍，而普通激光（500nm）FV吸收能量只是RPE的35%，显然前者非常适合于FV的光凝治疗。Costa等应用染料增强的光凝对血管样条纹症和病理性近视的CNV的内生点进行治疗，取得了较好疗效。

2. 增加神经视网膜的热耐受力 TTT后视网膜和脉络膜中热休克蛋白的含量明显增加，热休克蛋白作为一种保护性物质可显著提高周围存活细胞对损伤的耐受性。Tytell等研究发现，成年大鼠体温升高后18h HSP70mRNA表达最强。可于TTT治疗前18h左右，对治疗区域进行低剂量照射，促进热休克蛋白的生成，来保护TTT治疗时CNV上方的神经视网膜组织。

（二）待解决的问题

临床上应用TTT治疗渗出型AMD的时间虽然不是很长，但是由于其具有疗效较好、治疗费用低廉、治疗过程中患者具有较好的依从性等特点，使其成为治疗渗出型AMD极具应用前景的方法之一。但以下因素仍制约着其在临床上的进一步广泛开展。

1. 作用机制的不完善 目前TTT对CNV的治疗虽然同血管内皮细胞凋亡、脉络膜毛细血管血流动力学改变、热休克蛋白等多种因素相关，但其确切机制仍不是很清楚，有待于进一步的研究探讨。

2. 治疗对象的选择 TTT治疗CNV首先应用于隐匿性CNV，并取得较好疗效，后将其扩展至典型性CNV的治疗，也有不少取得较好疗效的报道。但在临床中发现，某些患者CNV经TTT治疗后，渗漏无明显减轻甚至有加重的倾向，因此选择合适的适应证是TTT治疗的重要问题。

3. 治疗参数的确定 如前所述，TTT治疗CNV的参数无统一标准，在不同个体间存在差异，如何准确地把握治疗参数依然是一个重要问题。

4. 治疗效果的评价 尽管国内外多项研究证实TTT可安全有效的治疗渗出型AMD，但其治疗效果仍需要随机的大样本长期前瞻性研究加以证实。

四、TTT的临床及实验研究

在TTT的研究和应用中，由于目前尚不能进行无创的非侵入性同步测量脉络膜、视网膜温度，因此还不能在治疗中精确控制温度的高低及治疗终点。临床上以照射视网膜时出现不可见损伤或轻微颜色反应为标准，但没有一个量化的标准，影响了疗效的稳定性。在这种情况下，TTT无论是用于CNV还是视网膜脉络膜肿瘤的治疗，其激光功率设置是治疗的关键问题。

(一)TTT 对正常兔眼视网膜脉络膜的组织影响实验研究

1995 年 Oosterhuis 等首次报道应用红外线对人脉络膜黑色素瘤进行温热疗法,并将这种技术命名为 TTT。随后,TTT 被广泛应用于后极部脉络膜黑色素瘤、视网膜母细胞瘤、血管瘤(脉络膜、视网膜)的治疗。结果表明 TTT 可有效治疗后极部的视网膜脉络膜小肿瘤,但 TTT 治疗后视网膜血管阻塞、视网膜玻璃体出血、视网膜新生血管发生、视网膜牵拉等并发症的发生率较高。1999 年 Reichel 等首先报道了对 15 例 16 只眼隐匿性 CNV 进行 TTT 治疗,发现 TTT 治疗 CNV 的结果喜人,但亦有报道表明少数 CNV 患者经 TTT 治疗后出现黄斑梗死。并且 TTT 治疗 CNV 的机制及参数是在 TTT 治疗肿瘤的技术基础上改进的,缺乏基础研究依据,而对黄斑中心区的治疗需要更为精细的参数选择,为了进一步拓展和加深对 TTT 的认识,须加强对其基础研究。采用法国 Iridis oculight SL 810nm 半导体激光治疗仪行 TTT 照射动物实验。

1. 研究方法

(1)正常白兔及灰兔进行阈值 TTT 所需的激光功率　新西兰灰兔 4 只、大耳白兔 4 只,调整二极管光斑直径为 1.2mm,暴露时间为 1min,激光照射功率白兔为 800 ~ 1 800mW,灰兔为 80 ~ 180mW,每只眼照射 10 点,光斑在视盘及髓线下方距视盘约 1 ~ 2 视盘直径,光斑与光斑之间相距1 ~ 2视盘直径。如照射过程中视网膜变为白色,立即停止照射,白兔照射功率减少 100mW,灰兔照射功率减少 10mW,换另一部位重新照射,直至治疗结束时视网膜无颜色改变为止,重复 3 次。选择照射后视网膜无颜色改变时的功率、视网膜无或仅有轻微颜色改变时的功率及视网膜必然变白的最小功率进行照射,每种功率 6 只眼,每只眼 10 处,记录不同功率时视网膜的颜色改变。

(2)不同功率的 TTT 对正常视网膜组织的影响　新西兰灰兔 2 只,大耳白兔 2 只,调整二极管光斑直径为 1.2mm,暴露时间为 1min,激光照射功率见表 5-4-1。每只眼照射 6 点,每种功率照射 2 点,光斑在视盘及髓线下方距视盘约 1 视盘直径,光斑与光斑之间相距 1 视盘直径(图 5-4-3)。分别于激光照射后 7 天、28 天,10% 水合氯醛 1ml/kg 腹腔注射,深度麻醉后摘除眼球,耳缘静脉注射 5ml 空气处死动物。眼球置于 10% 酸性福尔马林中固定 24h,经 70% 、80% 、95% 梯度乙醇脱水后,切取光照射部位的眼球组织断面。然后再经 95% 乙醇脱水、二甲苯透明、石蜡包埋和切片,每张切片的厚度为 7μm,连续切片,苏木精 - 伊红(hematoxylin eosin,HE)染色,在光学显微镜下主要观察视网膜、RPE 和脉络膜的组织学变化。

表 5-4-1　白兔与灰兔的激光照射功率

	对照功率组 激光功率(mW)	阈值治疗组 激光功率(mW)	阈值上治疗组 激光功率(mW)
白兔	1 000	1 200	1 400
灰兔	100	110	140

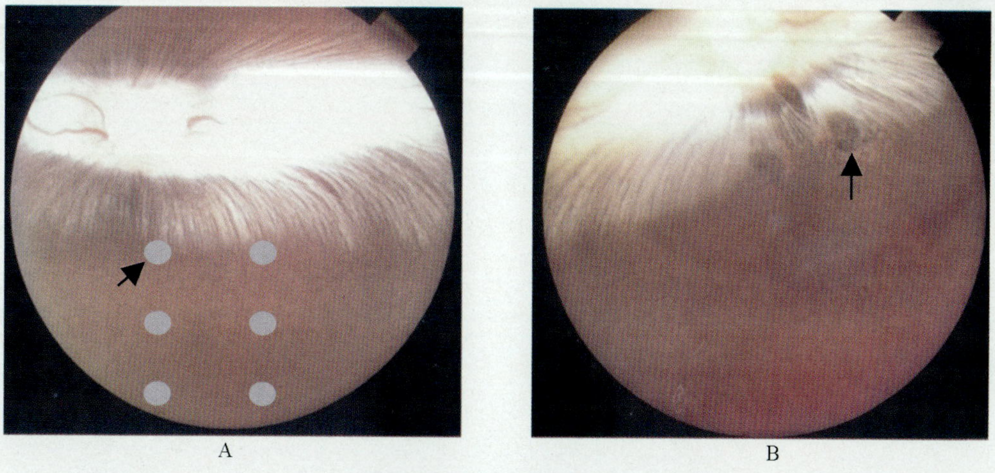

A　　　　B

图 5-4-3　激光照射光斑

A. 激光照射光斑示意图,激光斑点(黑箭头)　B. 激光照射光斑真实图,激光斑点(黑箭头)

(3)不同脉络膜循环状态时TTT对正常视网膜组织的影响　新西兰灰兔4只,调整二极管光斑直径为1.2mm,暴露时间为1min,激光照射时,右眼利用全视网膜镜加压到视乳头变白(脉络膜循环变差),左眼不加压为对照组。激光照射功率分别为100 mW(阈值下对照激光功率)、110 mW(阈值治疗功率)及140 mW(阈值上损伤功率),每只眼照射6点,每种功率照射2点。于照射后7天、28天分别摘取2只兔的双眼球进行病理检查,方法同前。

(4)低温预热时TTT对正常视网膜组织的影响　新西兰灰兔8只,调整二极管光斑直径为3.0mm,暴露时间为1min,激光功率为250mW照射右眼,共6处。24h后,双眼再次行激光治疗,光斑直径为1.2mm,暴露时间为1min,激光照射功率分别为100 mW(阈值下对照激光功率)、110 mW(阈值治疗功率)及140 mW(阈值上损伤功率),每只眼照射6点,每种功率照射2点。右眼激光斑尽量位于24h前照射的光斑中央,左眼为对照组。于照射后7天、28天分别摘取2只兔的双眼球做病理检查,方法同上。

2. 研究结果

(1)正常白兔及灰兔进行阈值TTT所需的激光功率　灰兔:激光功率>140mW,照射未达1min时视网膜已变为白色;激光功率<140mW,照射1min时,视网膜出现颜色改变的光斑数所占比例随激光功率的增加而增加;功率<100mW,照射1min时视网膜无颜色变化(表5-4-2)。由此确定100mW为阈值下对照激光功率、110mW为阈值治疗功率、140mW为阈值上损伤功率。

白兔:激光功率>1 400mW,照射未达1min时视网膜已变为白色;激光功率<1 400mW,照射1min时,视网膜出现颜色改变的光斑数所占比例随激光功率的增加而增加;功率<1 000mW,照射1min时视网膜无颜色变化(表5-4-3)。由此确定1 000mW为阈值下对照激光功率、1 200mW为阈值治疗功率、1 400mW为阈值上损伤功率。

表5-4-2　TTT行不同激光功率照射对灰兔视网膜的作用

激光功率(mW)	激光斑数			视网膜变白光斑所占比例(%)
	视网膜无变化	视网膜略发灰	视网膜变白	
140			12	100
130		2	10	83.3
120	2	6	2	16.7
110	10	2		0
100	12			0

表5-4-3　TTT行不同激光功率照射对白兔视网膜的作用

激光功率(mW)	激光斑数			视网膜变白光斑所占比例(%)
	视网膜无变化	视网膜略发灰	视网膜变白	
1 400			12	100
1 300		4	8	66.7
1 200	7	6		0
1 100	10	2		0
1 000	12			0

(2)不同功率的TTT对正常视网膜组织的影响

白兔:激光功率为1 000mW,7天和28天视网膜神经上皮层、RPE层及脉络膜组织结构正常(图5-4-4、图5-4-5)。

激光功率为1 200mW,7天时照射部位局部视网膜水肿,视网膜下有些积液,RPE部分缺损,视锥、视杆细胞的外节破碎(图5-4-6);28天时照射部位视网膜水肿消失,视网膜下积液基本吸收,RPE细胞减少,视锥、视杆细胞变薄且不规则(图5-4-7)。

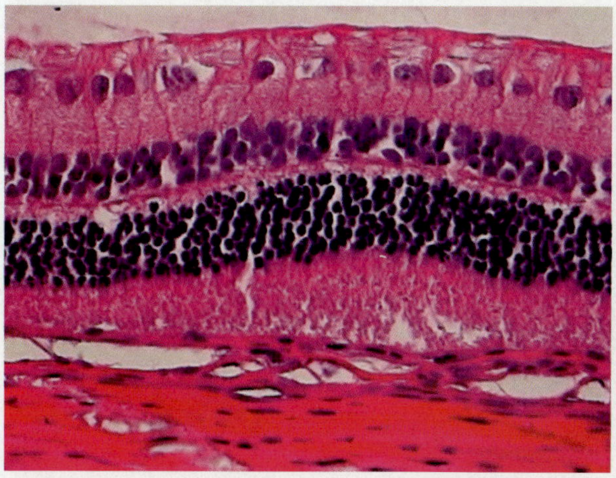

图 5-4-4　激光功率为 1 000mW，7 天时视网膜神经上皮层、RPE 层及脉络膜组织结构基本正常（HE ×400）

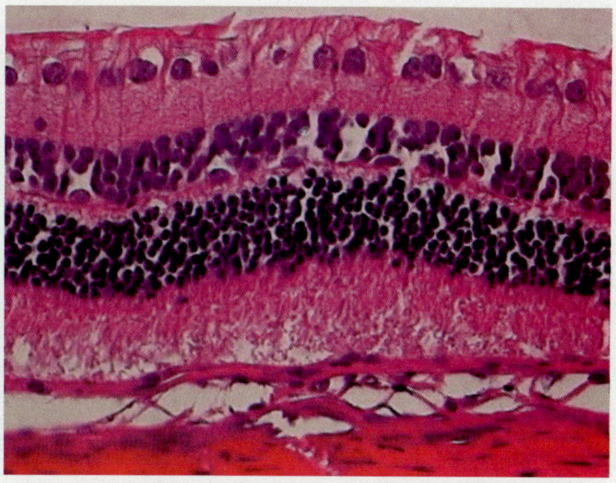

图 5-4-5　激光功率为 1 000mW，28 天时视网膜神经上皮层、RPE 层及脉络膜组织结构基本正常（HE ×400）

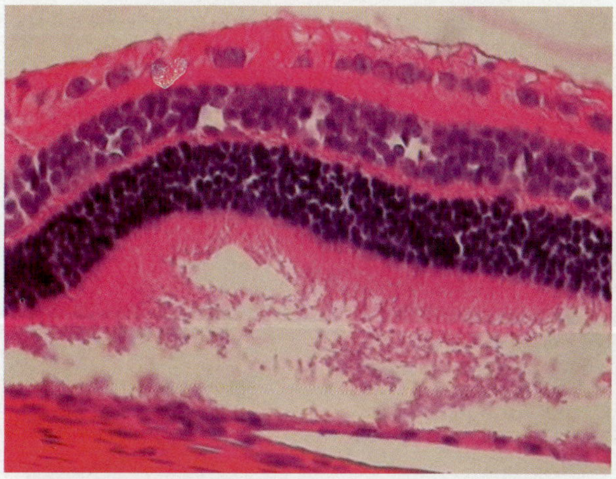

图 5-4-6　激光功率为 1 200mW，7 天时照射部位局部视网膜水肿，视网膜下有些积液，RPE 部分缺损，视锥、视杆细胞的外节破碎（HE ×400）

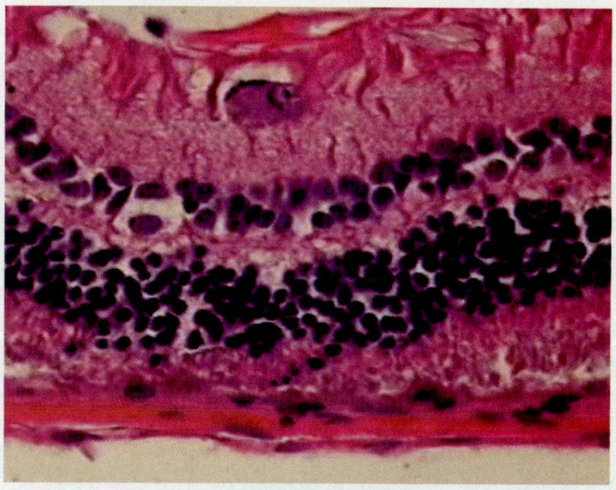

图 5-4-7　激光功率为 1 200mW，28 天时照射部位视网膜水肿消失，视网膜下积液基本吸收，RPE 细胞减少，视锥、视杆细胞变薄且不规则（HE ×400）

激光功率为 1 400mW，7 天时照射部位局部视网膜水肿，轻度隆起且有微囊样变性，RPE 不完整，视锥、视杆细胞外节破碎，RPE 与视锥、视杆细胞间有少许出血，外网状层变薄消失（图 5-4-8）；28 天时照射部位视网膜水肿减轻，RPE 不完整，部分视杆细胞消失，内核层细胞排列较乱，视网膜神经纤维层有小胶质细胞增生（图 5-4-9）。

灰兔：激光功率为 100mW，7 天和 28 天时视网膜神经上皮层、RPE 层及脉络膜组织结构正常（图 5-4-10、图 5-4-11）。激光功率为 110mW，7 天时照射部位视网膜轻度水肿，RPE 部分缺损，视锥、视杆细胞的外节破碎，其他视网膜结构基本正常（图 5-4-12）；28 天时照射部位视网膜水肿基本消失，除有些 RPE 细胞和视锥、视杆细胞不规则外，其余结构基本正常（图 5-4-13）。

激光功率为 140mW，7 天时照射部位视网膜水肿，视锥、视杆细胞破碎，RPE 破碎分解（图 5-4-14）；28 天时照射部位 RPE 不规则增生，视锥、视杆细胞及外核层细胞消失，局部有纤维瘢痕组织形成（图 5-4-15）。

（3）不同脉络膜循环状态时 TTT 对正常视网膜组织的影响　激光功率为 100mW，7 天时视网膜轻度水肿，视网膜下有少量积液，部分 RPE 细胞破碎，杆锥体层消失或破碎，外核层排列紊乱，外网状层变薄（图 5-4-16）；28 天时局部视网膜水肿减轻，积液基本吸收，RPE 层不完整，杆锥体层消失，外核层和外网状层变薄，神经纤维层有小胶质细胞增生（图 5-4-17）。

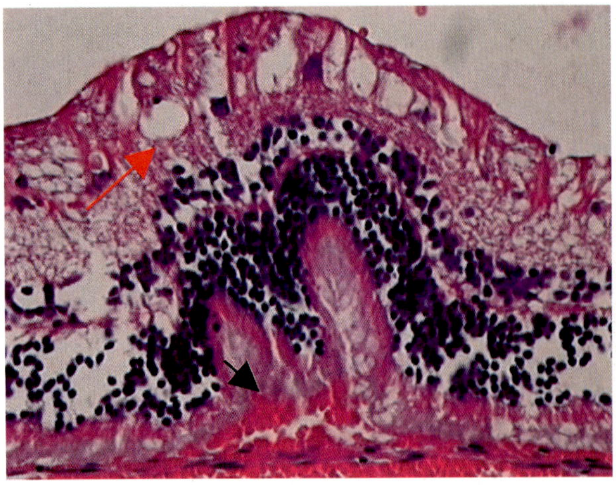

图 5-4-8　激光功率为 1 400mW,7 天时照射部位局部视网膜水肿,轻度隆起且有微囊样变性(红箭头),RPE 不完整,视锥、视杆细胞外节破碎,RPE 与视锥、视杆细胞间有少许出血(黑箭头),外网状层变薄消失(HE ×400)

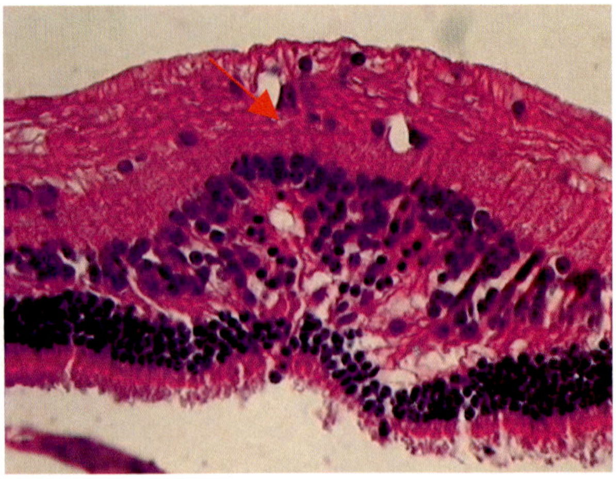

图 5-4-9　激光功率为 1 400mW,28 天照射部位视网膜水肿减轻,RPE 不完整,部分视锥、视杆细胞消失,内核层细胞排列较乱,视网膜神经纤维层有小胶质细胞增生(红箭头)(HE ×400)

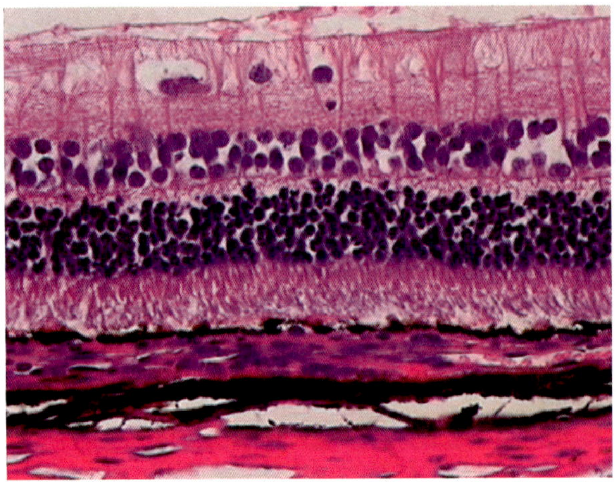

图 5-4-10　激光功率为 100mW,7 天时视网膜神经上皮层、RPE 层及脉络膜组织结构基本正常(HE ×400)

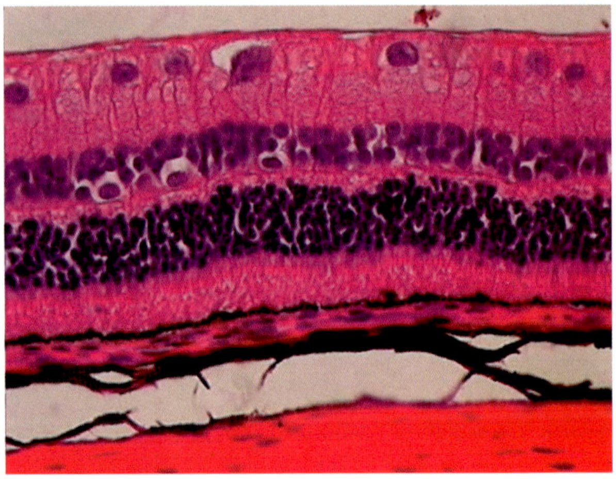

图 5-4-11　激光功率为 100mW,28 天时视网膜神经上皮层、RPE 层及脉络膜组织结构基本正常(HE ×400)

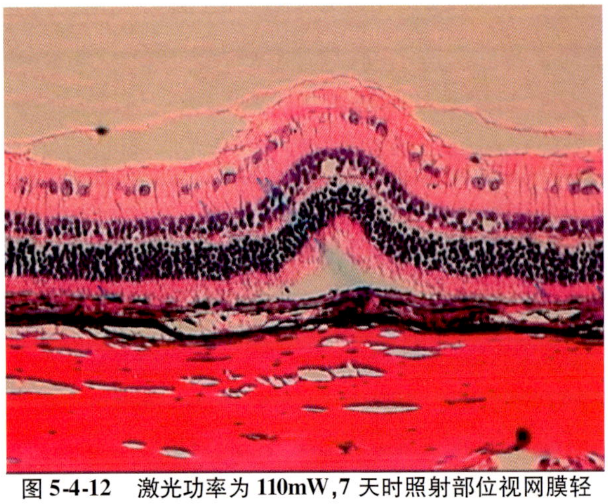

图 5-4-12　激光功率为 110mW,7 天时照射部位视网膜轻度水肿,RPE 部分缺损,视锥、视杆细胞的外节有些破碎,其他视网膜结构基本正常(HE ×200)

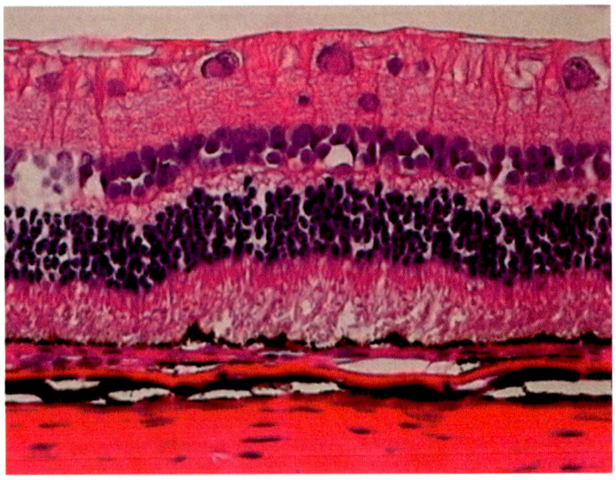

图 5-4-13　激光功率为 110mW,28 天时照射部位视网膜水肿基本消失,除有些 RPE 细胞和视锥、视杆细胞不规则外,其余结构基本正常(HE ×400)

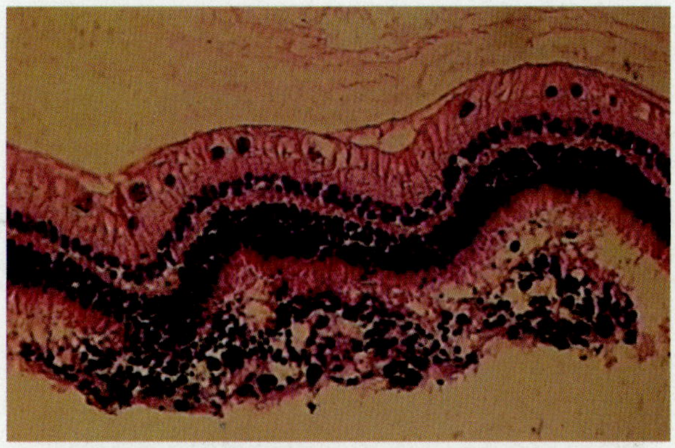

图 5-4-14　激光功率为 140mW，7 天时照射部位视网膜水肿，视锥、视杆细胞破碎，RPE 破碎分解（HE ×400）

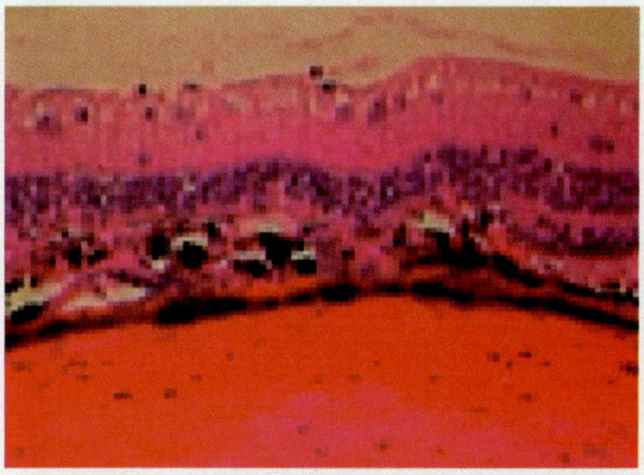

图 5-4-15　激光功率为 140mW，28 天时照射部位 RPE 不规则增生，视锥、视杆细胞及外核层细胞消失，局部有瘢痕组织形成（HE ×400）

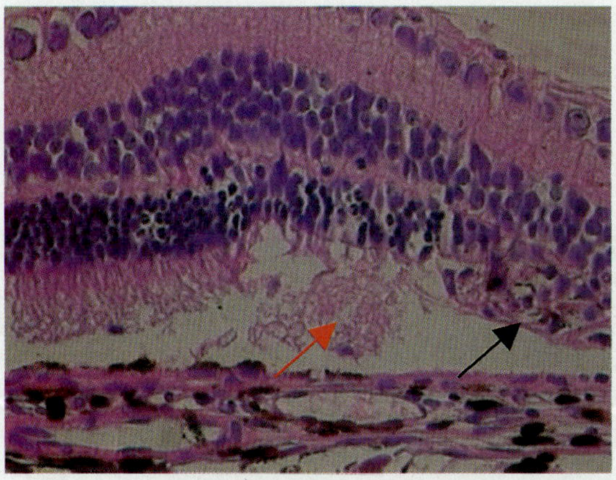

图 5-4-16　激光功率为 100mW，7 天时视网膜轻度水肿，视网膜下有少量积液，部分 RPE 细胞消失，杆锥体层消失或破碎（红箭头），外核层排列紊乱（黑箭头），外网状层 变薄（HE ×400）

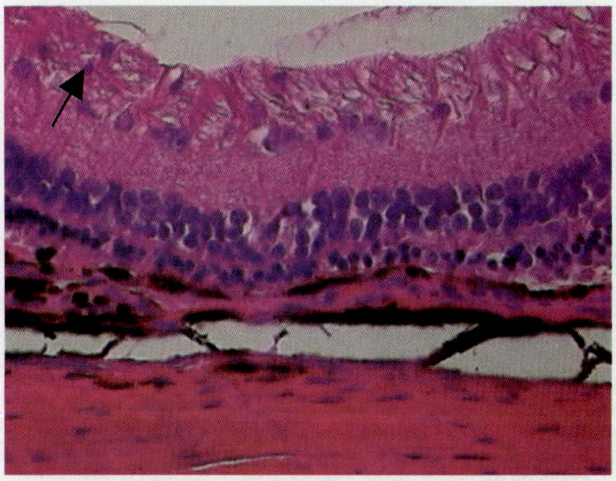

图 5-4-17　激光功率为 100mW，28 天时局部视网膜水肿减轻，积液基本吸收，RPE 层不完整，杆锥体层消失，外核层和外网状层变薄，神经纤维层有小胶质细胞增生（黑箭头）（HE ×400）

激光功率为 110mW，7 天时照射部位视网膜全层组织损伤和坏死，RPE 细胞分解破坏，色素颗粒散落到坏死的视网膜内，局部脉络膜水肿（图 5-4-18）；28 天时病变区形成瘢痕组织，RPE 细胞消失，色素细胞游离于瘢痕组织内，脉络膜水肿有所减轻（图 5-4-19）。

激光功率为 140mW，7 天时照射部位可见脉络膜水肿，色素紊乱，视网膜几乎全层坏死，RPE 细胞消失或脱落到坏死的视网膜内（图 5-4-20）；28 天时脉络膜水肿较前减轻，局部视网膜组织几乎完全消失，形成裂孔（图 5-4-21）。

（4）低温预热时 TTT 对正常视网膜组织的影响　激光功率为 100mW，3 只眼 7 天和 28 天时视网膜神经上皮层、RPE 层及脉络膜层组织结构正常（图 5-4-22、图 5-4-23）。1 只眼 7 天时视网膜水肿呈嵴状隆起，视网膜下有少许积液，RPE 层脱离，局部脉络膜水肿（图 5-4-24）；28 天时照射部位视网膜仍有隆起，但视网膜下积液较前吸收，RPE 仍有轻度脱离，细胞排列不规则（图 5-4-25）。

激光功率为 110mW，3 只眼 7 天时照射部位可见 RPE 轻度不规则，但无明显破坏，神经视网膜下有少许积液（图 5-4-26）；28 天时照射部位除 RPE 细胞有些不平坦外，视网膜下积液基本吸收，视网膜结构基本正常（图 5-4-27）。1 只眼 7 天时照射部位可见视网膜水肿，局部 RPE 细胞分解破坏，杆锥体层破碎，视网膜与 RPE 之间有少许积液（图 5-4-28）；28 天时照射部位视网膜下仍有积液，RPE 细胞有点灶状缺损，杆锥体层破碎（图 5-4-29）。

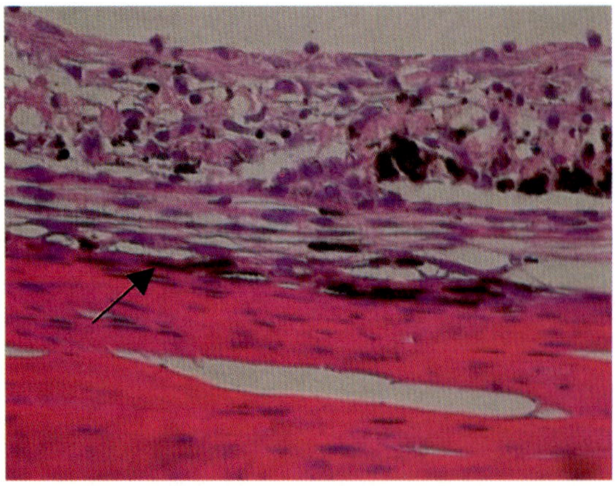

图 5-4-18 激光功率为 110mW,7 天时照射部位视网膜全层组织损伤和坏死,RPE 细胞分解破坏,色素颗粒散落到坏死的视网膜内,局部脉络膜水肿(黑箭头)(HE ×400)

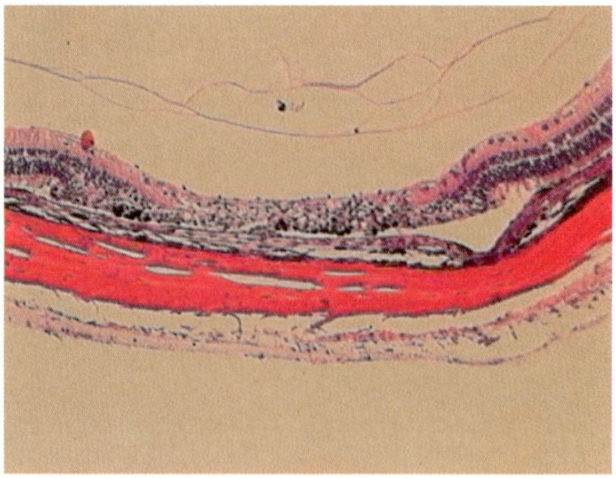

图 5-4-19 激光功率为 110mW,28 天时病变区形成瘢痕组织,RPE 细胞消失,色素细胞游离于瘢痕组织内,脉络膜水肿有所减轻(HE ×100)

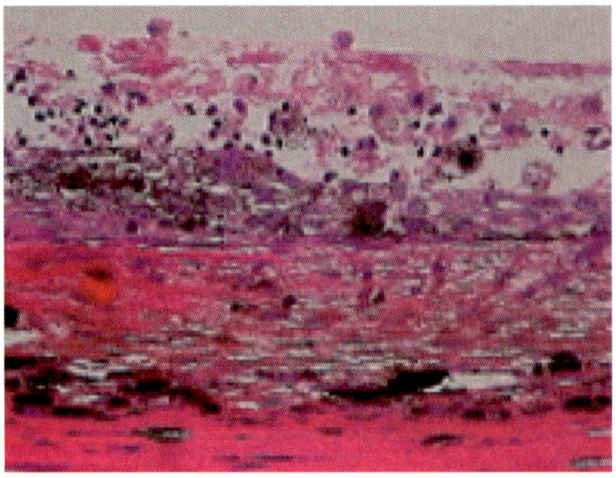

图 5-4-20 激光功率为 140mW,7 天时照射部位可见脉络膜水肿,色素紊乱,视网膜几乎全层坏死,RPE 细胞消失或脱落到坏死的视网膜内(HE ×400)

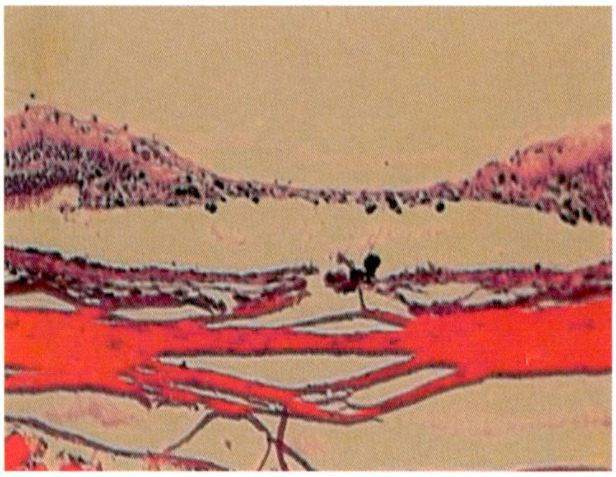

图 5-4-21 激光功率为 140mW,28 天时脉络膜水肿较前减轻,局部视网膜组织几乎完全消失,形成裂孔(HE ×100)

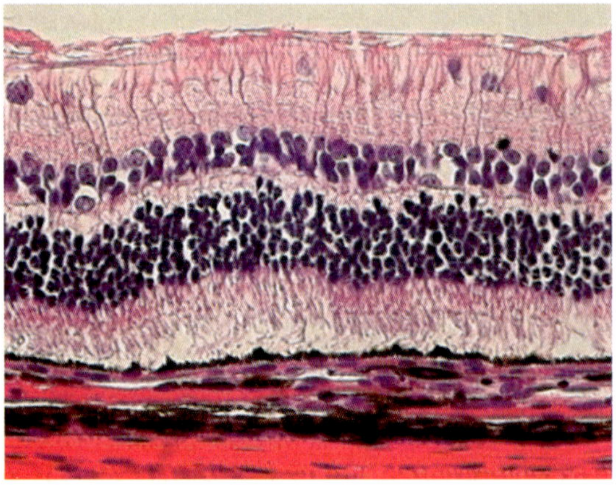

图 5-4-22 激光功率为 100mW,7 天时视网膜神经上皮层、RPE 层及脉络膜层组织结构正常(HE ×400)

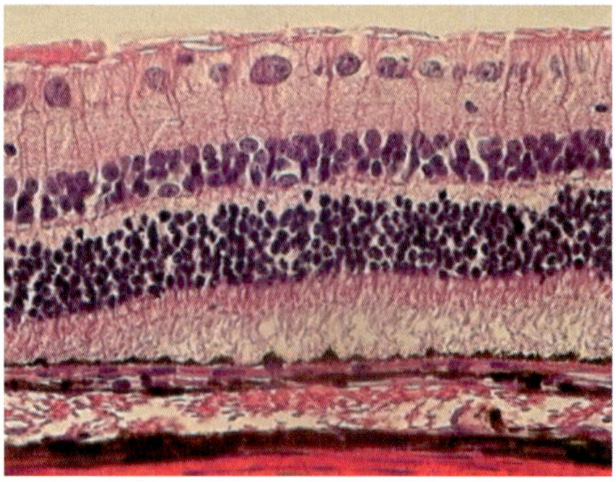

图 5-4-23 激光功率为 100mW,28 天时视网膜神经上皮层、RPE 层及脉络膜层组织结构正常(HE ×400)

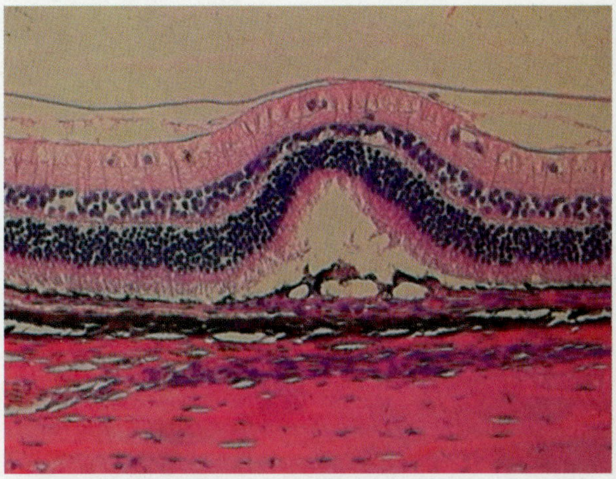

图 5-4-24　激光功率为 100mW，7 天时照射部位视网膜水肿呈嵴状隆起，视网膜下有少许积液，RPE 层脱离，局部脉络膜水肿（HE ×200）

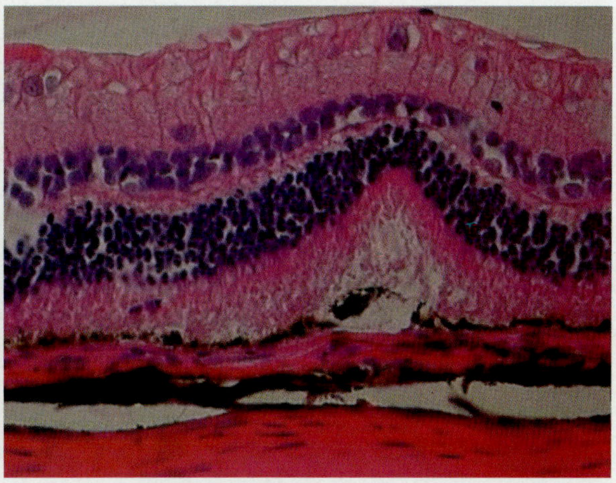

图 5-4-25　激光功率为 100mW，28 天时照射部位视网膜仍有隆起，但视网膜下积液较前吸收，RPE 仍有轻度脱离，细胞排列不规则（HE ×400）

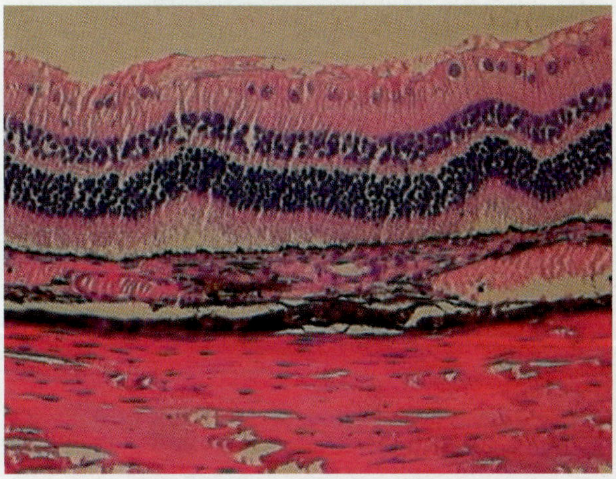

图 5-4-26　激光功率为 110mW，7 天时照射部位可见 RPE 轻度不规则，但无明显破坏，神经视网膜下有少许积液（HE ×200）

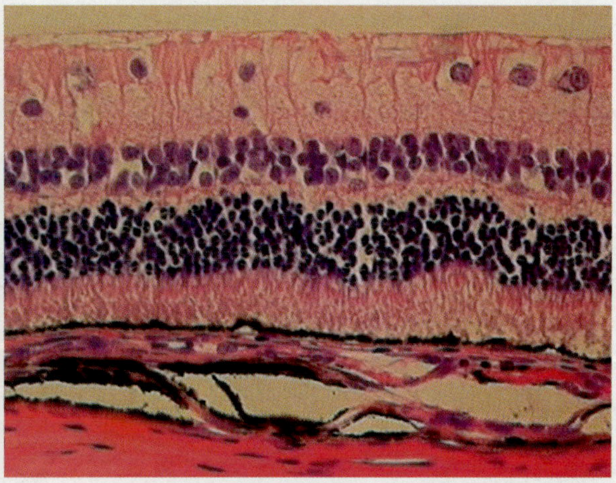

图 5-4-27　激光功率为 110mW，28 天时照射部位除 RPE 细胞有些不平坦外，视网膜下积液基本吸收，视网膜结构基本正常（HE ×400）

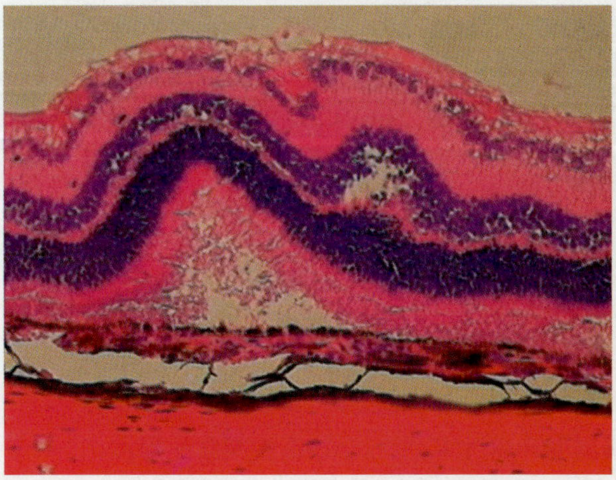

图 5-4-28　激光功率为 110mW，7 天时照射部位可见视网膜水肿，局部 RPE 细胞分解破坏，杆锥体层破碎，视网膜与 RPE 之间有少许积液（HE ×400）

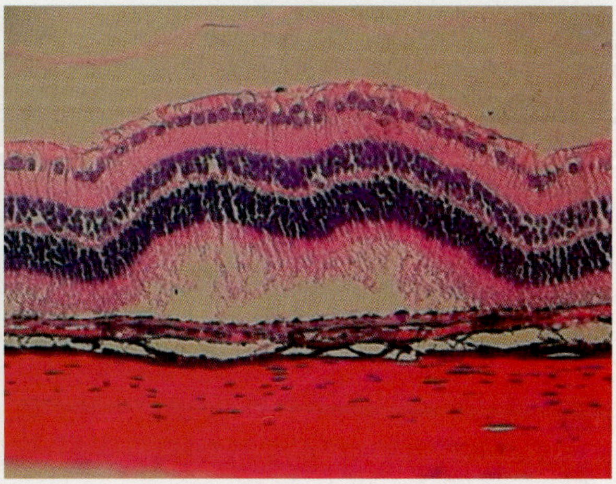

图 5-4-29　激光功率为 110mW，28 天时照射部位视网膜下仍有积液，RPE 细胞有点灶状缺损，杆锥体层破碎（HE ×200）

激光功率为 140mW,3 只眼 7 天时照射部位可见脉络膜水肿,RPE 细胞和视锥、视杆细胞消失,内核层以外组织结构不清(图 5-4-30);28 天时照射部位脉络膜水肿仍然存在,视网膜变薄,瘢痕组织形成,可见一些游离的 RPE 细胞(图 5-4-31)。1 只眼 7 天时照射部位视网膜外层坏死,RPE 分解破坏,脉络膜水肿(图 5-4-32);28 天时照射部位视网膜和 RPE 细胞的病变无明显好转,视网膜变薄,瘢痕组织形成,RPE 细胞不规则增生,脉络膜水肿减轻(图 5-4-33)。

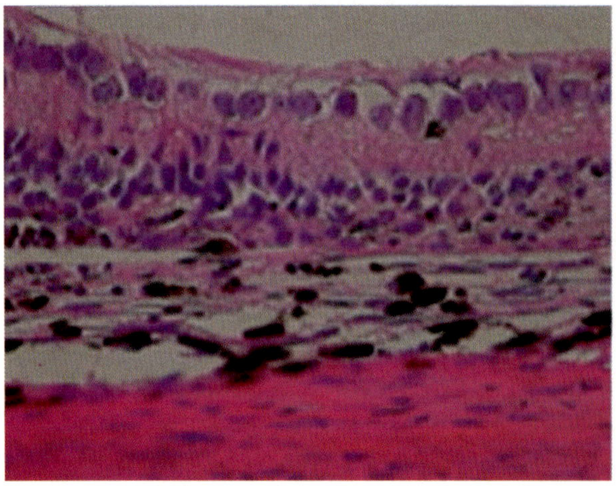

图 5-4-30　激光功率为 140mW,7 天时照射部位可见脉络膜水肿,RPE 细胞和视锥、视杆细胞消失,内核层以外组织结构不清(HE ×400)

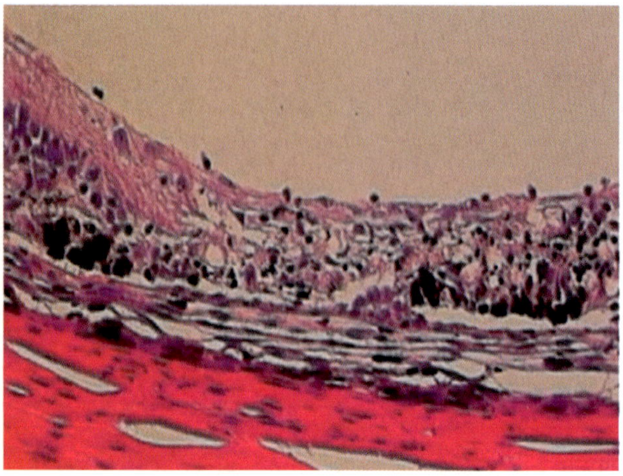

图 5-4-31　激光功率为 140mW,28 天时脉络膜水肿仍然存在,视网膜变薄,瘢痕组织形成,可见一些游离的 RPE 细胞(HE ×200)

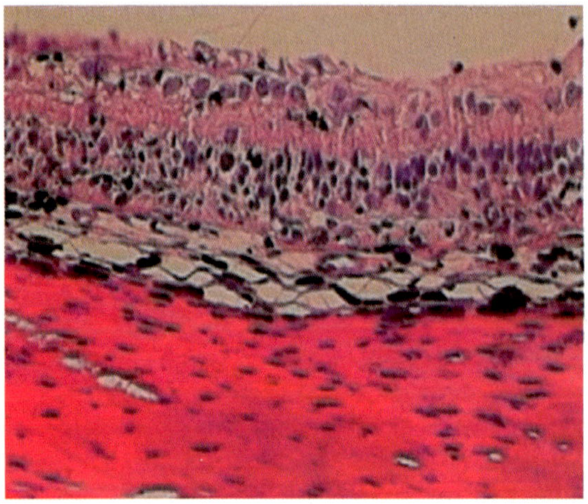

图 5-4-32　激光功率为 140mW,7 天时照射部位视网膜外层坏死,RPE 分解破坏,脉络膜水肿(HE ×200)

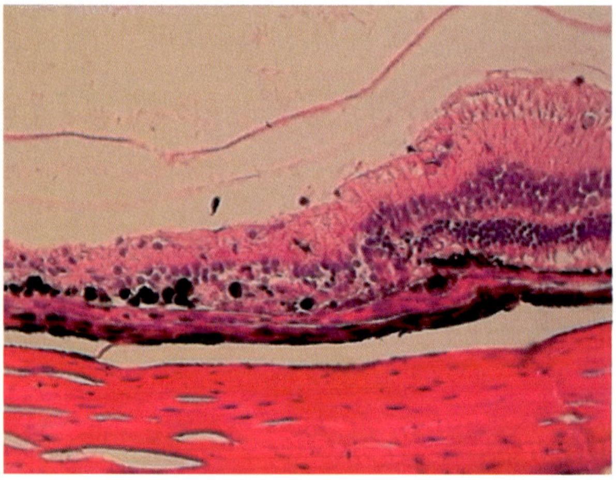

图 5-4-33　激光功率为 140mW,28 天时照射部位视网膜和 RPE 细胞的病变无明显好转,视网膜变薄,瘢痕组织形成,RPE 细胞不规则增生,脉络膜水肿减轻(HE ×200)

3. TTT 动物实验临床意义　TTT 是一种阈值治疗,阈值上治疗可引起兔眼视网膜的不可逆损伤。在激光光斑直径与照射时间固定时,阈值功率的选择与多种因素有关。①眼底色素含量:色素多功率应降低,色素少功率应增加。②脉络膜循环状态:脉络膜循环好功率应增加,脉络膜循环差功率应降低。③低温预热使视网膜温度升高小于 3℃,诱导产生 Hsp70,可提高视网膜的热耐受性,从而减少温热对神经视网膜的损害,对视网膜有保护作用。但低温预热使视网膜温度升高过多,反而会加重视网膜的损害。

TTT 是通过接触镜将低放射强度(<1 000mW)激光输送到脉络膜、RPE 及眼底的异常血管组织,上述组织吸收激光产生的热量,由于肿瘤组织血管结构不完善且脉络膜血循环的冷却功能障碍,使照射局部缓慢升温,温度达到 45 ~60℃,可使细胞膜破裂、蛋白质变性、染色质破坏以及细胞生化功能紊乱,导致细胞死亡,最终达到使肿瘤坏死的目的。

Peyman 等对 6 只有色素兔和 9 只白兔进行 TTT,发现当激光光斑直径为 2mm 时,达到相同治疗效果白兔所需的能量为有色素兔的 12 倍；当激光光斑直径为 3mm 时，达到相同治疗效果白兔所需的能量为有色素兔的 10 倍；并且发现在治疗过程中未发现视网膜有颜色改变时，组织学检查已发现有光感受器的破坏甚至内层视网膜的损害。由此，作者对在色素较多的眼底进行 TTT 的安全性和在色素较少的眼底进行 TTT 的有效性提出疑问。

大量临床研究亦表明，TTT 治疗肿瘤后视网膜血管阻塞、视网膜玻璃体出血、视网膜新生血管发生、视网膜牵拉等并发症的发生率较高，这可能与肿瘤局部色素细胞较多吸收并向周围组织传递过多热量有关。有报道表明 TTT 治疗脉络膜肿瘤后，视网膜动、静脉阻塞的发生率高达 83% 和 69%。TTT 治疗 CNV 是一种阈值或阈值下治疗，但少数患者亦出现一些并发症。Benner 和 Lanzetta 分别报道了应用 TTT 治疗 CNV 后极少数病例出现视网膜变白，FFA 显示黄斑区小动脉栓塞，推测可能由于激光能量过高所致。Kaga 等报道 1 例隐匿性 CNV 经 TTT 治疗 1 个月后出现 1 处典型的 CNV，陈松等认为可能由于过度的 TTT 治疗引起脉络膜小血管阻塞，局部低氧，刺激细胞因子（如血管内皮生长因子）的产生，从而诱发 CNV 的形成。

由此可见，TTT 无论是用于 CNV 还是视网膜脉络膜肿瘤的治疗，其激光功率设置是治疗的关键问题。虽然可根据治疗时选用的激光光斑直径与照射时间通过热力学模型来推算所需要的功率，但是实际治疗过程中温度的升高又与局部色素分布和脉络膜血循环状况等多种因素有关。并且由于 TTT 治疗 CNV 的渊源，其封闭 CNV 的机制及参数是在 TTT 治疗肿瘤的技术基础上改进的，缺乏基础研究依据，而对黄斑中心区的治疗需要更为精细的参数选择，为了进一步拓展和加深对 TTT 的认识，须加强对其基础研究。

本实验通过应用不同功率的二极管激光在激光光斑直径为 1.2mm 时对正常白兔和灰兔眼底照射 1min 来分别确定白兔及灰兔的最佳治疗功率，并探讨不同功率时 TTT 对正常视网膜及脉络膜的损伤以及色素、脉络膜循环状态和低温预热对其作用的影响，探讨影响 TTT 治疗效果的因素，旨在为临床应用 TTT 治疗 CNV 时的功率选择提供实验依据。

发现当激光光斑直径与照射时间固定时，随着二极管激光功率的增加，视网膜损伤从无到有，随功率的增加而加重。阈值下功率时视网膜无组织学改变。阈值功率时早期视网膜轻度水肿，RPE 及视锥、视杆细胞略有损害，其余各层视网膜结构基本正常，晚期水肿消失，神经视网膜层结构基本恢复正常，但 RPE 仍欠平坦。阈值上功率时照射部位视网膜变为白色，RPE 层到内核层受损，损伤为不可逆的，晚期纤维组织瘢痕形成。这是由于当激光功率过高时，局部产热增多，使光斑部温度过高，同时向视网膜神经上皮层和光斑周围组织传递的热量亦增多，视网膜变为白色（>20℃，类似传统光凝），导致不可逆的损伤。本实验从病理组织学进一步证实 TTT 照射时功率过高可出现类似激光光凝反应，引起神经视网膜层的损伤。可以推论应用 TTT 治疗黄斑下 CNV 时，激光功率过高导致视网膜热灼伤可能是部分患者治疗后视力下降的主要原因。这是因为目前临床上是以治疗后视网膜出现不可见损伤和出现轻微颜色改变为标准，治疗过程中若发现视网膜有明显的颜色改变即立即终止治疗，但此时视网膜往往已出现不可逆的损伤。

本实验发现光斑直径为1.2mm时达到相同治疗效果白兔与灰兔的激光功率相差约为 10 倍，这是由于 RPE 和脉络膜色素细胞是 TTT 治疗过程中吸收近红外光的主要部位，视网膜产热量与眼底色素细胞的含量成正比。白兔无色素性的 RPE 细胞，故产热少，所需功率大。所以，临床进行 TTT 治疗时的激光功率选择应考虑视网膜色素含量的多少。首先，应根据患者的皮肤、毛发的颜色大概判断眼底的色素含量，而 AMD 患者均为老年人，治疗前应详细询问患者年轻时的色素状态；其次，即使同一眼底其色素分布亦有不同，若患者有既往的眼底病史，如激光光凝史、外伤史以及病理性近视眼底病变等都会影响眼底的色素分布，在色素增殖的部位行 TTT 时，功率应适当减小，在色素脱失的部位行 TTT 时，功率应适当增加。

TTT 照射时给眼球一定的压力，会加重激光对视网膜的损坏。可能是由于眼球受到压力后，脉络膜循环发生障碍，不能很好散热，致照射过程中热量积聚，使损害加重。这就解释了为什么无色素性的脉络膜黑色素瘤患者经 TTT 治疗后有一些发生了视网膜动脉和静脉阻塞，因为病灶局部因肿瘤的存在使脉络膜循环发生障碍，不能很好散热，照射过程中热量局部积聚，并向临近视网膜传递，使肿瘤细胞坏死的同时，视网膜血管的内皮细胞、光感受器、视网膜神经上皮亦受到损坏，导致视网膜血管阻塞和视野缺损。

此外，早期研究表明细胞遭受高温损伤时会产生一组热休克蛋白（heat shock protein，Hsp）。Hsp 在常温状态以可溶性形式存在于细胞质中，通过改变或修饰蛋白质来调节其他功能性蛋白，又称“分子伴侣”。Hsp 依分子量大小分为90ku以上、60~90ku之间和60ku以下三种，其中以Hsp70含量最多。Hsp70在非应激状态下具有辅助新翻译合成的蛋白质折叠或降解不稳定蛋白质的作用；热应激时Hsp70可抑制蛋白质凝聚，帮助变性的蛋白质恢复构象，若无法恢复蛋白质构象，Hsp70将加速清除已变性的蛋白。当Hsp70含量因与变性的蛋白质结合而减少时，Hsp70将加速合成以补充被消耗的部分。此外，Hsp70还通过抑制Caspase(一组与细胞凋亡密切相关的蛋白酶)的激活而具有抗凋亡的作用。

Hsp70的免疫活性局限于视网膜内层及外核层。Hsp70可由体温升高或激光照射诱导表达，当温度升高2.5℃，Hsp70mRNA的表达明显增加，并于体温升高后18h达高峰。Desmettre等应用不同功率对有色兔进行阈值下TTT后24h行Hsp70的免疫活性测定，发现阈值下TTT在光斑直径1.2mm，照射时间1min、功率98~127mW时脉络膜细胞可见由强变淡的染色，视网膜无染色；功率低于92mW时，脉络膜与视网膜均无着色。

本实验应用经典的TTT治疗参数(波长810nm、光斑直径3mm、暴露时间1min)，激光功率为250mW时照射后局部视网膜温度升高<3℃。24h后再给予阈值下、阈值及阈值上功率的TTT照射，发现不同功率时3只眼的视网膜损害较对照组轻，1只眼的损害较对照组重。分析认为在损害较轻的3只眼中，Hsp70被诱导产生，提高了视网膜的热耐受性，从而减少了温热对神经视网膜的损害。而在1只眼中视网膜损害较对照组重，认为由于个体差异，预热功率产生的热量使温度升高可能>3℃，对视网膜已造成一定的损害，24h后又叠加一次照射，使损害进一部加重。因此，在同步测量脉络膜、视网膜温度的方法解决之前，临床应用低温预热的条件还不成熟。

总之，TTT治疗时，功率选择应综合考虑病变处色素状态、脉络膜循环、屈光间质的清晰度来综合分析确定，而不应采用单一标准参数。眼底色素多则热量产生多，TTT治疗时激光能量应相应降低。温度升高时脉络膜循环加快，有助于热量的散失，但若眼球受压或其他病理情况导致脉络膜循环降低，就会影响热量的传导，故TTT治疗时能量设置应降低。否则，功率偏高可导致视网膜不可逆的损害，使患者出现视力下降及视野缺损。低温预热可提高神经视网膜的热耐受性，减少温热对神经视网膜的损害，但若低温预热使视网膜温度升高过多，反而会加重视网膜的损害。

(二)TTT治疗CNV的临床研究

CNV在许多视网膜脉络膜疾病中可以出现，其中以AMD最为多见，此外病理性近视(pathologic myopia，PM)、与炎症或感染相关的疾病如中心性渗出性脉络膜视网膜炎(central exudative chorioretinopathy，CEC)、血管样条纹症以及波及脉络膜的外伤、肿瘤及眼底激光光凝治疗后均可引起。黄斑中心区的CNV形成后，由于CNV反复出血及渗出，常继发RPE和(或)神经上皮脱离，导致视力急剧下降，晚期可形成黄斑区纤维瘢痕，导致中心视力永久丧失，迄今为止尚无有效的治疗方法来阻止视力丧失。初步临床实验表明TTT对CNV治疗有效，陈松等利用TTT治疗21只CNV患眼取得一定效果，现报告如下。

1. 研究方法　对19例21只CNV患眼采用法国Iridis oculight SL 810nm半导体激光治疗仪，长脉冲模式。根据FFA和ICGA检查所示CNV的位置和大小，采用不同直径的光斑和能量。光斑直径0.5mm，能量90mW±10mW；光斑直径0.8mm，能量150mW±10mW；光斑直径1.2mm，能量230mW±10mW；光斑直径2.0mm，能量380mW±10mW；光斑直径3.0mm，能量570mW±10mW。暴露时间为1min，以照射区域不出现颜色变化或呈淡灰色斑为度。其中4只眼行2次TTT治疗，2次TTT治疗间隔时间为1.5~3个月。

2. 研究结果　21只患眼中15只眼视力无变化，占71.4%；5只眼视力提高，占23.8%；1只眼视力下降，占4.8%。15只眼经Amsler表复查均有不同程度的视物变形减轻、暗点范围缩小。复查7只眼中，6只眼黄斑水肿好转，1只眼黄斑水肿高度轻度增加；2只眼OCT检查黄斑水肿改善与视力改变相一致，4只眼OCT检查黄斑水肿减轻而视力无变化，1只眼OCT检查黄斑水肿增加而视力提高；7只眼CNV的范围均减小。复查3只眼，其三维地形图均显示水肿高度降低、范围缩小；1只眼视力改善与三维地形图改善相一致，2只眼显示水肿的高度降低、范围缩小而视力无变化。16只眼复查FFA，其中3只眼同时进行了ICGA检查，12只眼未见渗漏，造影晚期可见荧光着染，4只眼显示仍有渗漏，但渗漏范围较治疗前缩小，再次行TTT治疗，再治疗后4只眼视力均无改变。

病例1：女，34岁。因右眼视力下降1周就诊。检查：视力0.3，不能矫正；眼底可见黄斑区出血、水肿（图5-4-34）；OCT显示黄斑水肿，神经上皮脱离，RPE层局限性反射增强，CNV可见（图5-4-35）；FFA早期可见黄斑区CNV强荧光，晚期荧光渗漏（图5-4-36）；RTA显示黄斑中央凹鼻上方视网膜水肿，隆起（图5-4-37）。采用光斑直径0.5mm，功率90mW，照射时间60s进行TTT照射。1个月后随访，视力0.3；眼底可见黄斑区出血吸收，水肿减轻（图5-4-38）；OCT显示CNV消失，黄斑轻度水肿，神经上皮已复位，中央凹鼻侧RPE反光欠均匀（图5-4-39）；FFA未见明显荧光渗漏，可见荧光着染（图5-4-40）；RTA显示黄斑中央凹鼻上方视网膜水肿明显减轻（图5-4-41）。

病例2：男，68岁。因左眼视力下降3个月，右眼视物模糊1周就诊。检查：视力右眼0.9，左眼0.2，不能矫正；眼底见右眼黄斑区轻度水肿，可见新生血管膜（图5-4-42），左眼黄斑区大片软性玻璃膜疣互相融合（图5-4-43）；FFA右眼早期可见黄斑区CNV圆形高荧光灶，晚期荧光渗漏（图5-4-44），左眼可见黄斑区点状高荧光灶（玻璃膜疣），未见明显荧光渗漏（图5-4-45）。采用光斑直径0.5mm，功率90mW，照射时间60s进行TTT照射。2个月后随访，视力右眼1.0，左眼0.2；眼底右眼黄斑区新生血管膜消失（图5-4-46），左眼黄斑区大片软性玻璃膜疣互相融合（图5-4-47）；复查FFA，右眼黄斑区无荧光渗漏，可见荧光着染（图5-4-48），左眼可见黄斑区圆形高荧光灶，晚期荧光渗漏（图5-4-49）。

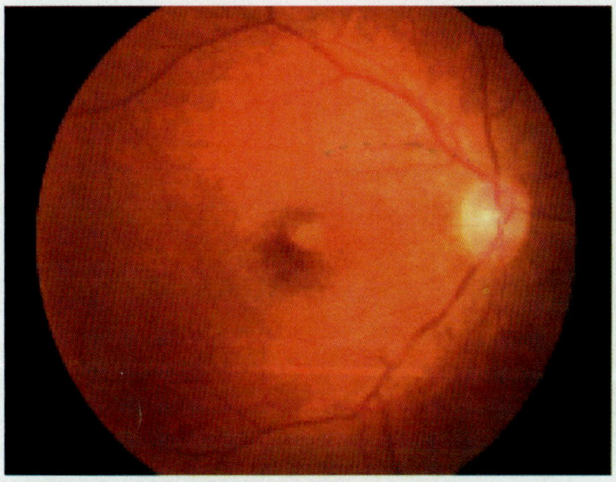

图5-4-34　例1患者右眼CEC治疗前彩色眼底像，黄斑区可见出血、水肿

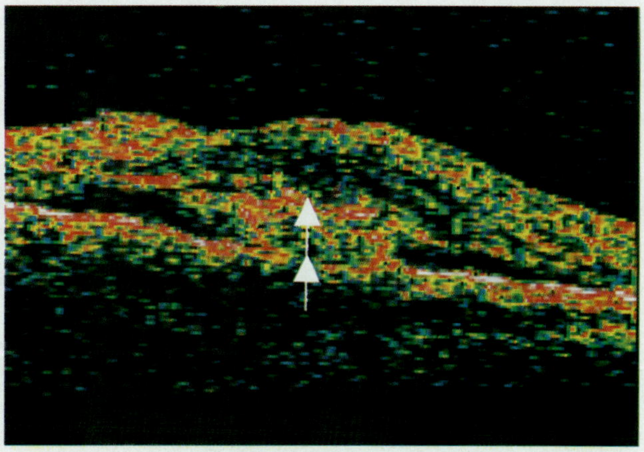

图5-4-35　例1患者治疗前OCT图像，可见黄斑水肿，神经上皮脱离，RPE层局限性反射增强，可见CNV（白箭头）

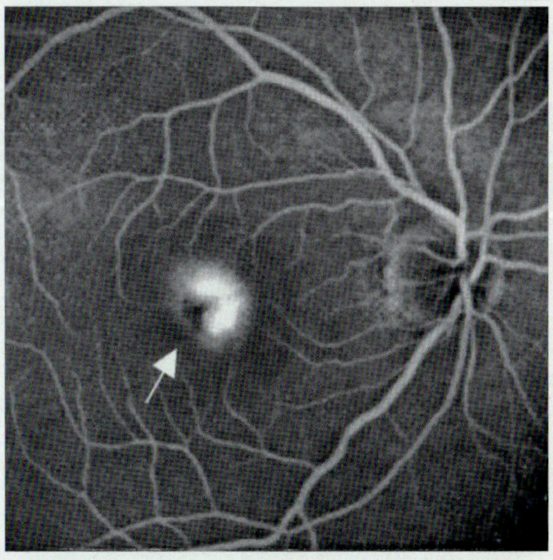

图5-4-36　例1患者治疗前FFA晚期像（11min20s），可见黄斑区CNV强荧光渗漏（白箭头）

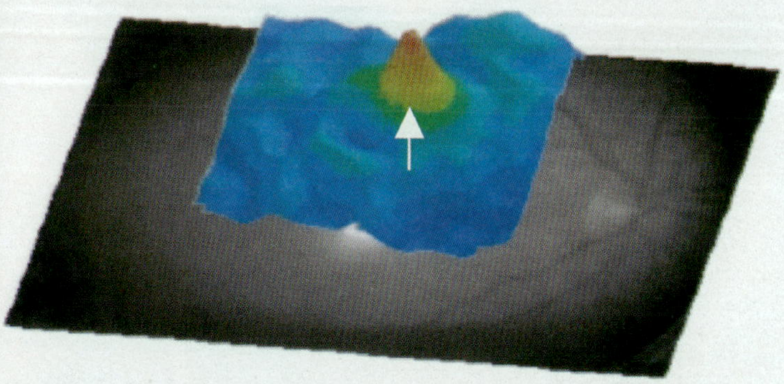

图5-4-37　例1患者治疗前RTA图像，黄斑中央凹鼻上方视网膜水肿，隆起（白箭头）

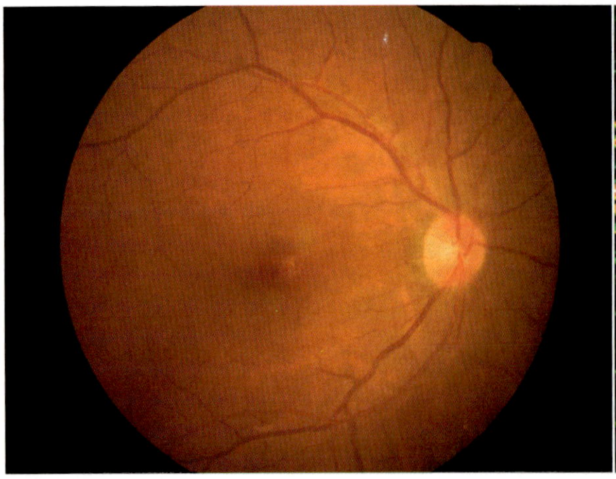

图 5-4-38　例 1 患者右眼 CEC 治疗后彩色眼底像，黄斑区出血吸收，水肿减轻

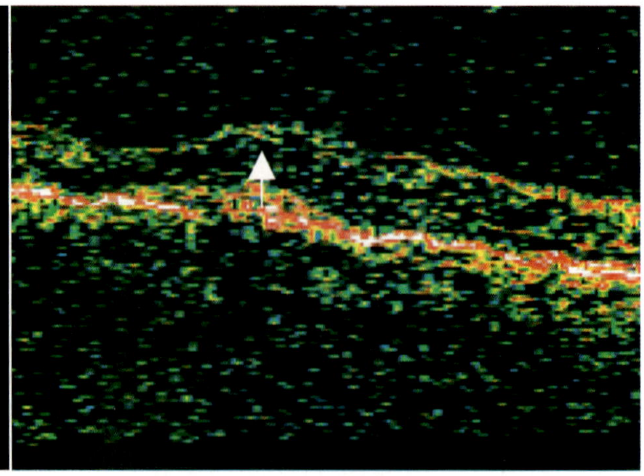

图 5-4-39　例 1 患者治疗后 OCT 图像，可见 CNV 消失，黄斑轻度水肿，神经上皮已复位，中央凹鼻侧 RPE 反光欠均匀（白箭头）

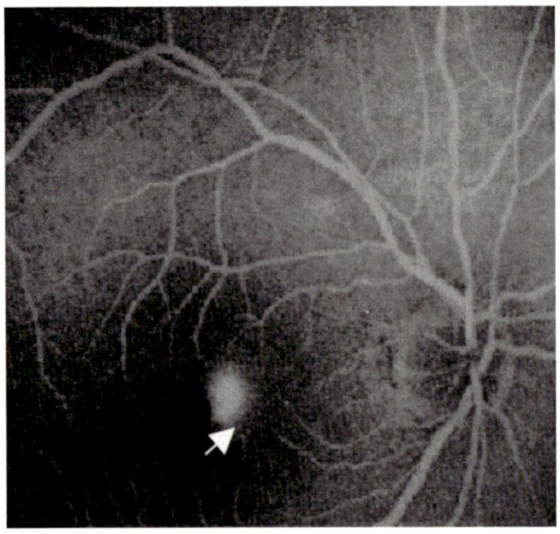

图 5-4-40　例 1 患者治疗后 FFA 晚期像（10min 42s），未见明显荧光渗漏，可见荧光着染（白箭头）

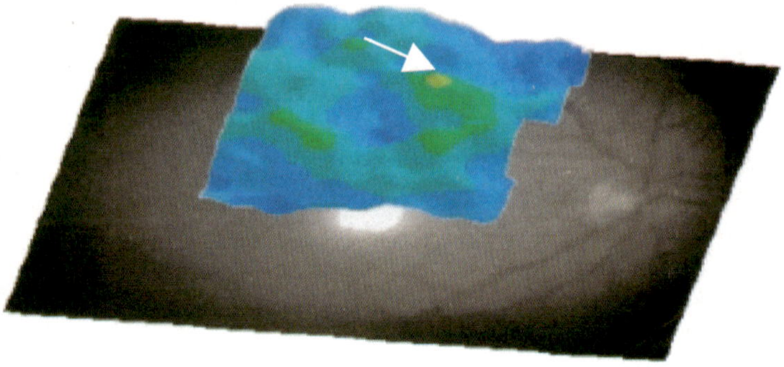

图 5-4-41　例 1 患者治疗后 RTA 图像，黄斑中央凹鼻上方视网膜水肿明显减轻（白箭头）

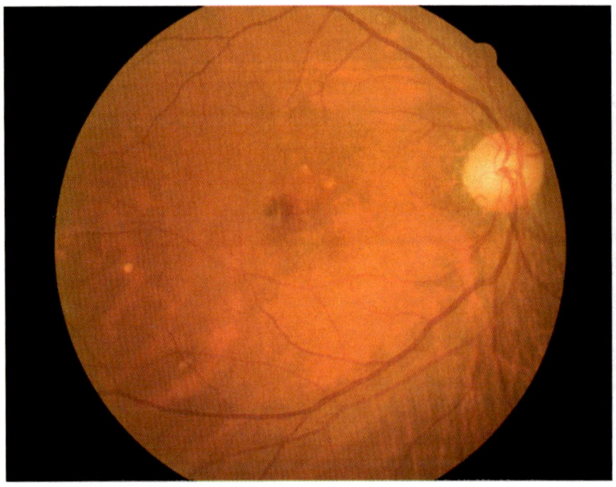

图 5-4-42　例 2 患者右眼 AMD 治疗前彩色眼底像，黄斑区可见新生血管

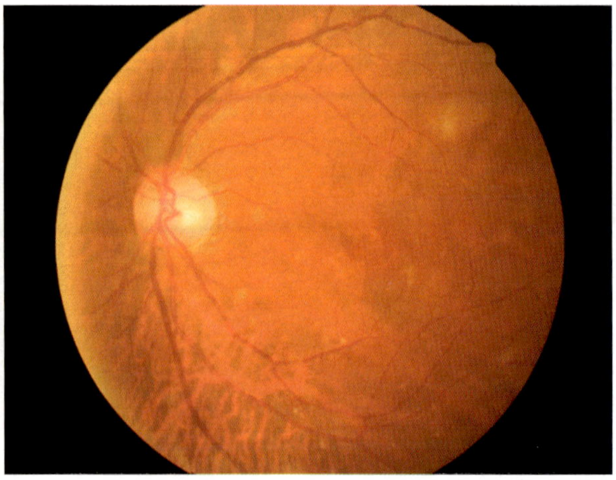

图 5-4-43　例 2 患者左眼 AMD 治疗前彩色眼底像，黄斑区可见软性玻璃膜疣

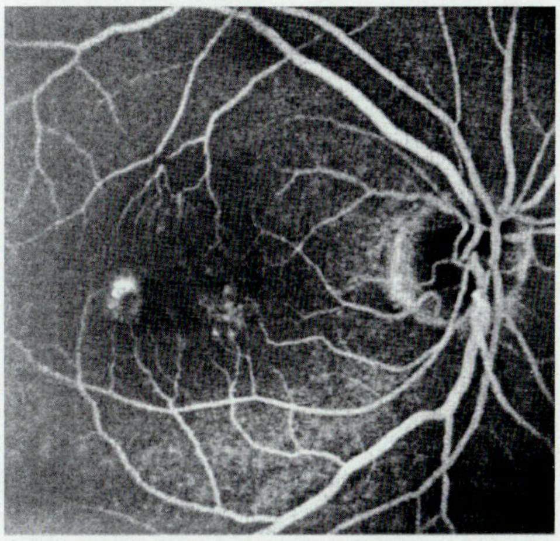

图 5-4-44　例 2 患者右眼 AMD 治疗前 FFA 像(11min),可见黄斑区圆形高荧光灶,CNV

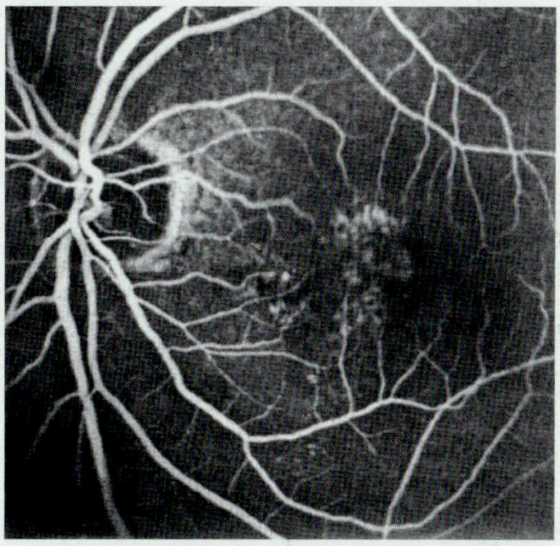

图 5-4-45　例 2 患者左眼 FFA 像(2min),可见黄斑区点状高荧光灶,玻璃膜疣

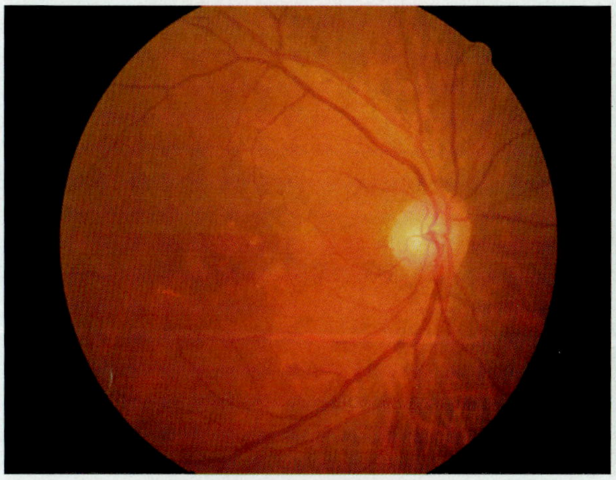

图 5-4-46　例 2 患者右眼 AMD 治疗后彩色眼底像,黄斑区新生血管消失

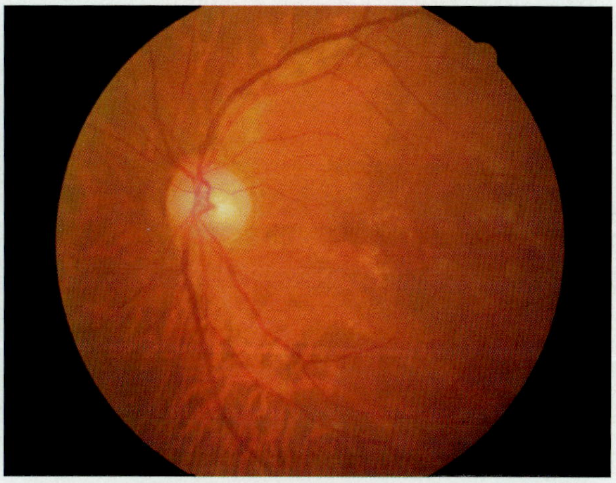

图 5-4-47　例 2 患者左眼 AMD 治疗后彩色眼底像,黄斑区可见软性玻璃膜疣

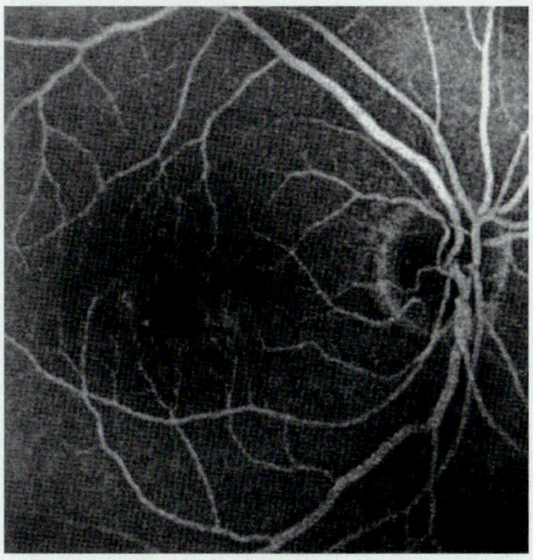

图 5-4-48　例 2 患者治疗后 FFA 像(14min),黄斑区无荧光渗漏,可透见荧光

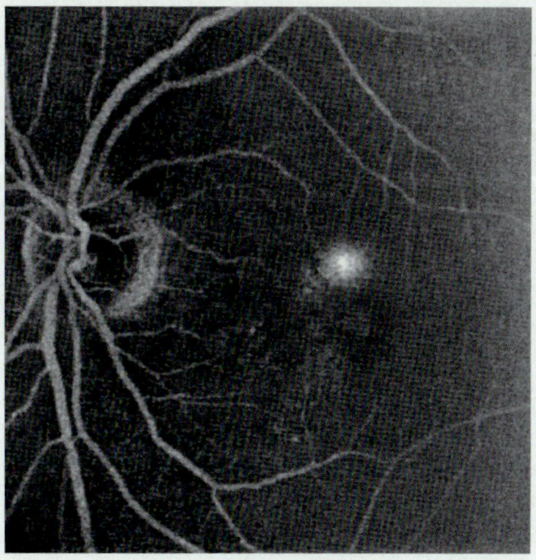

图 5-4-49　例 2 患者左眼 2 个月后 FFA 像(14min),可见黄斑区圆形高荧光灶,CNV 着染

3. TTT 治疗 CVV 展望　临床应用 TTT 使黄斑区 CNV 闭塞，有一定的疗效。TTT 治疗黄斑区 CNV 是一种阈值治疗，功率选择是影响疗效的关键。功率选择应综合考虑病变区有无出血及渗出、色素状态、CNV 的类型、脉络膜循环状态以及患者的年龄、病程及屈光间质是否清晰等因素。但有少数患者治疗后出现视力下降，考虑①可能由于治疗时激光能量不够，未能阻止病变的发展；②动物实验证实即使为阈值功率，视网膜的 RPE 细胞、光感受器细胞亦可有一些轻微损害。

TTT 的光斑较大，直径可大至 3mm，一般可覆盖整个黄斑病变区，采用 810nm 波长的红外激光，穿透力强而屈光间质吸收少，且大光斑照射，热能穿透组织的能力提高，而传导散失减少。这样，传导至治疗区的能量增加，而传导到周围组织的能量减少，可使靶组织缓慢升温（升高 10℃左右），低于传统激光光凝使局部升高的温度（20℃以上）。由于 CNV 的内皮细胞对温度升高较正常组织敏感，在此温度下内皮细胞收缩，基底膜外露，诱发血栓形成，最终导致 CNV 闭合，而神经上皮层在此温度下不受损伤，同时可促进渗出和出血的吸收，使瘢痕薄化。

陈松等采用 TTT 治疗了 19 例 21 只 CNV 患眼，随访 1 ~ 16 个月，接受治疗眼有 1 只眼视力下降，其余患眼视力均稳定或有提高。视力下降眼随访 1 年时 OCT 显示黄斑水肿程度明显减轻，病变范围缩小，而患者自觉视物变形亦明显减轻。治疗及随访期间全部患者未见明显并发症。认为 TTT 治疗黄斑区 CNV 是一种阈值治疗，功率选择是关键。功率选择应综合考虑病变区有无出血及渗出、色素状态、脉络膜循环状态等因素。患者视网膜下有出血时，由于血红蛋白的吸热作用，可阻碍能量穿透到其下的 CNV，影响疗效。因此，对于出血较多的病例，治疗时应相应加大激光的能量。其次，要注意眼内色素量的多少，动物实验研究表明有色兔与白兔相比，达到眼底相同反应程度所需的阈值能量相差 10 倍之多。Falsini 等 对 16 例 16 只眼继发于 AMD 的隐匿性 CNV 进行 TTT 治疗，并在治疗过程中利用局部视网膜电图（local electroretinography）实时监测视网膜功能的变化，发现在 TTT 治疗过程中检眼镜下视网膜无颜色改变时局部视网膜电图的波幅有短暂的降低，并且病灶区色素越多的患者其波幅下降越明显。对于眼底色素较多的患者需相应减少激光能量。此外还要注意患者的脉络膜循环状态，治疗高度近视所致的 CNV，由于其眼底的 RPE 和脉络膜色素显著变薄后，脉络膜血流供应也相应减低，局部热量的散失也会相应降低，此时，TTT 的激光能量应较治疗 AMD 时降低。而且，在进行 TTT 治疗的操作时，还应避免对角膜接触镜施加压力，否则会降低脉络膜的血流，减少热对流，影响局部热量的散失，从而影响疗效。与 AMD 相比，CEC 所致的 CNV 大多病程短、病变较新鲜且范围较小，治疗时能量亦应较治疗 AMD 时低。在进行 TTT 治疗时还应考虑 CNV 的类型，是典型性还是隐匿性，这两种 CNV 类型是通过 FFA 检查，以观察 CNV 边界是否清楚划分的。隐匿性 CNV 往往位于 RPE 下，常伴有 RPE 下渗出和出血，此时，治疗时应增加激光的能量。

采用视力表和 Amsler 表评价视功能，采用 OCT、RTA 及眼底血管造影评价 CNV 形态学变化。发现对于视功能的监测 Amsler 表较视力表敏感全面，视力提高的患者 Amsler 表检查的好转早于视力提高，视力不变的患者其 Amsler 表检查有好转。对于 CNV 形态学变化的评价认为 OCT 检查可提供较多信息，由于 CNV 患者 80.0% ~90.0% 的视力减退是因视网膜神经上皮和色素上皮的浆液性和（或）出血性脱离造成的，而这些改变在 OCT 的断层图像中可较好地显示出来；同时 OCT 检查通过观察 CNV 的范围可间接反映 CNV 的闭塞情况；另外 OCT 检查为无创性，即时图像显示检查结果，易为患者接受。所以，认为可选择 OCT 检查为观察治疗前后形态学变化的主要手段，若发现黄斑水肿加重或 CNV 的范围变大，再作 FFA 检查以确定是否需要再次治疗及治疗的部位。而 RTA 检查的三维图像虽然直观，但其断层图像欠清晰，故所提供的信息较 OCT 检查少。

（曹绪胜　彭晓燕　陈　松　吴秋菊）

【参 考 文 献】

[1] Finger PT, Packer S, Svitra PP, et al. Hyperthermic treatment of intraocular tumors. Arch Ophthalmol, 1984, 102(10): 1477-1481.

[2] Lagendijk JJ. A microwave heating technique for the hyperthermic treatment of tumours in the eye, especially retinoblastoma. Phys Med Biol, 1982, 27(11):1313-1324.

[3] Overgaard J, Overgaard M. Hyperthermia as an adjuvant to radiotherapy in the treatment of malignant melanoma. Int J Hyperthermia, 1987, 3(6):483-501.

[4] Journee-de Korver JG, Oosterhuis JA, Kakebeeke-Kemme HM, et al. Transpupillary thermotherapy (TTT) by infrared irradiation of choroidal melanoma. Doc Ophthalmol, 1992, 82(3):185-191.

[5] Oosterhuis JA, Journee-de Korver HG, Kakebeeke-Kemme HM, et al. Transpupillary thermotherapy in choroidal melanomas. Arch Ophthalmol, 1995, 113(3):315-321.

[6] Shields CL, Shields JA, DePotter P, et al. Transpupillary thermotherapy in the management of choroidal melanoma. Ophthalmology, 1996, 103(10):1642-1650.

[7] Svaasand LO, Boerslid T, Oeveraasen. Thermal and optical properties of living tissue: application to laser-induced hyperthermia. Lasers Surg Med, 1985, 5(6):589-602.

[8] Nuijs-Beems EM, Oosterhuis JA, Verburg-van der Marel EH, et al. Tumor destruction by intermediate level hyperthermia. Curr Eye Res, 1990, 9(8):771-780.

[9] Ip M, Kroll A, Reichel E. Transpupillary thermotherapy. Semin Ophthalmol, 1999, 14(1):11-18.

[10] Schurmans LR, Blom DJ, De Waard-Siebinga I, et al. Effects of transpupillary thermotherapy on immunological parameters and apoptosis in a case of primary uveal melanoma. Melanoma Res, 1999, 9(3):297-302.

[11] Journee-de Korver JG, Oosterhuis JA, de Wolff-Rouendaal D, et al. Histopathological findings in human choroidal melanomas after transpupillary thermotherapy. Br J Ophthalmol, 1997, 81(3):234-239.

[12] 彭晓燕, 王光璐. 经瞳孔温热疗法治疗孤立性脉络膜血管瘤. 中华眼底病杂志, 2002, 18: 190-192.

[13] Garcia-Arumi J, Ramsay LS, Guraya BC. Transpupillary thermotherapy for circumscribed choroidal hemangiomas. Ophthalmology, 2000,107(2):351-356.

[14] 王光璐, 彭晓燕. 经瞳孔温热疗法治疗眼内肿瘤的疗效观察. 中华眼底病杂志, 2003, 19: 144-148.

[15] Sarks SH, Sarks JP. Age-related maculopathy:Nonneovascular age-related macular degeneration and the evolution of geoeraphic atrophy. //Ryan SJ, et al. Retina. Vol 2,3rd ed. St Louis:Mosby, 2001:1064-1099.

[16] 胡铮, 赵家良, 董方田. 北京顺义县眼底病流行病学调查. 眼底病, 1988, 4: 193.

[17] Ferris, FL Ⅲ, Fine SL, et al. Age-related macular degeneration and blindness due to neovascular maculopathy, Arch Ophthalmol,1984, 102:1640-1642.

[18] 文峰, 吴德正. 老年性黄斑变性. //吴德正. 眼部吲哚青绿血管造影学. 沈阳: 辽宁科学技术出版社, 2002: 103 - 162.

[19] Reichel E, Berrocal AM, Ip M, et al. Transpupillary thermotherapy of occult subfoveal choroidal neovascularization in patients with age-related macular degeneration. Ophthalmology, 1999, 106(10):1908-1914.

[20] Mainster MA, Reichel E. Transpupillary thermotherapy for age-related macular degeneration: long-pulse photocoagulation, apoptosis, and heat shock proteins. Ophthalmic Surg Lasers, 2000, 31:359-373.

[21] Ciulla TA, Harris A, Kagemann L, et al. Transpupillary thermotherapy for subfoveal occult choroidal neovascularization: effect on ocular perfusion. Invest Ophthalmol Vis Sci, 2001, 42(13):3337-3340.

[22] Lanzetta P, Michieletto P, Pirracchio A, et al. Early vascular changes induced by transpupillary thermotherapy of choroidal neovascularization. Ophthalmology, 2002, 109(6):1098-1104.

[23] Tytell M, Barbe MF, Brown IR. Induction of heat shock (stress) protein 70 and its mRNA in the normal and light-damaged rat retina after whole body hyperthermia. J Neurosci Res, 1994, 38(1):19-31.

[24] Caprioli J, Kitano S, Morgan JE. Hyperthermia and hypoxia increase tolerance of retinal ganglion cells to anoxia and excitotoxicity. Invest Ophthalmol Vis Sci, 1996, 37(12):2376-2381.

[25] Newsom RS, McAlister JC, Saeed M, et al. Transpupillary thermotherapy (TTT) for the treatment of choroidal neovascularisation. Br J Ophthalmol, 2001,85(2):173-178.

[26] Stevens TS, Bressler NM, Maguire MG, et al. Occult choroidal neovascularization in age-related macular degeneration. A natural history study. Arch Ophthalmol, 1997, 115(3):345-350.

[27] Bressler NM, Frost LA, Bressler SB, et al. Natural course of poorly defined choroidal neovascularization associated with macular degeneration. Arch Ophthalmol, 1988, 106(11):1537-1542.

[28] Macular Photocoagulation Study Group: Occult choroidal neovascularization. Influence on visual outcome in patients with age-related macular degeneration. Arch Ophthalmol, 1996, 114(4):400-412.

[29] Radiation Therapy for Age-related Macular Degeneration: A prospective, randomized, double-masked trial on radiation therapy for neovascular age-related macular degeneration (RAD Study). Ophthalmology, 1999,106(12):2239-2247.

[30] 王光璐, 彭晓燕. 经瞳孔温热疗法治疗渗出型老年性黄斑变性的临床疗效观察. 中华眼底病杂志, 2002, 18(3): 180-183.

[31] Robertson DM, Salomao DR. The effect of transpupillary thermotherapy on the human macula. Arch Ophthalmol, 2002, 120(5):652-656.

[32] Benner JD, Ahuja RM, Butler JW. Macular infarction after transpupillary thermotherapy for subfoveal choroidal neovascularization in age-related macular degeneration. Am J Ophthalmol, 2002, 134(5):765-768.

[33] Thompson JT. Retinal pigment epithelial tear after transpupillary thermotherapy for choroidal neovascularization. Am J Ophthalmol, 2001, 131(5):662-664.

[34] Flower RW. Optimizing treatment of choroidal neovascularization feeder vessels associated with age-related macular degeneration. Am J Ophthalmol, 2002 ,134(2):228-239.

[35] Costa RA, Calucci D, Cardillo JA, et al. Selective occlusion of subfoveal choroidal neovascularization in angioid streaks by using a new technique of ingrowth site treatment. Ophthalmology, 2003, 110(6):1192-1203.

[36] Costa RA, Calucci D, Teixeira LF, et al. Selective occlusion of subfoveal choroidal neovascularization in pathologic myopia using a new technique of ingrowth site treatment. Am J Ophthalmol, 2003,135(6):857-866.

[37] 张承芬. 近视眼的眼底改变. //张承芬. 眼底病学. 北京:人民卫生出版社,1997:388-390.

5　吲哚青绿介导光栓疗法治疗脉络膜新生血管

一、吲哚青绿介导光栓疗法的由来

近年来，以 visudyne 为光敏剂的光动力疗法（photodynamic therapy，PDT）已经成为脉络膜新生血管（choroidal neovascularization，CNV）等病变的有效治疗方法之一，但对于一些位于黄斑中央凹下的病灶，则并不太适合，因此寻求更为有效的光敏剂成为眼科学者的研究目标之一。

吲哚青绿（indocyannine green，ICG）已经被用于视网膜和脉络膜血管造影 30 余年。而分子大、可与蛋白质结合、对光敏感、吸收峰（805 nm）与传统半导体激光波长（810 nm）相近、皮肤光毒性低、组织靶向性高、生物分布和清除迅速、使用操作简单等特点，使 ICG 有可能成为一种新的光敏剂。

为评价使用 ICG 进行 PDT 治疗 CNV 的可能疗效，2001 年 Costa 等首先对灰兔脉络膜毛细血管层进行了 PDT 诱导的光栓治疗，于静脉注射 ICG（10 或 20 mg/kg）后 10 s 进行半导体激光（810 nm）照射，激光功率 2.3 ~ 28.5 J/cm^2 不等。结果发现，2 种剂量组，在激光能量为 6.3 J/cm^2 时，都出现了脉络膜毛细血管的闭塞，而 10 mg/kg 组神经视网膜损伤最小，仅有少量光感受器细胞内节变性（可能与脉络膜缺血有关），Bruch 膜和视网膜色素上皮（relinal pigment epithelium，RPE）细胞均无损伤。此外，两实验组均有暂时性脉络膜大血管闭塞出现。该结果说明，使用 ICG 和半导体激光可以选择性地在灰兔脉络膜毛细血管内形成与血管内皮结合的光栓从而阻塞血管，而视网膜结构不受影响，提示 ICG 对于 CNV 治疗有可能是一种潜在的光敏剂。

为进一步探讨 ICG 介导 PDT（ICG-mediated photodynamic therapy，*i*-PDT）的临床疗效，Costa 等又对黄斑中央凹下有隐匿性 CNV 的 2 例老年性黄斑变性（age-related macular degeneration，AMD）患者进行了治疗（3.0 W/cm^2，95 s，3 750 μm），随访 12 个月，患者视力均提高 3 行；激光后 1 周眼底血管造影即显示 CNV 回缩；OCT 证实视网膜下积液吸收；无相关并发症出现。

综合上述结论，Costa 认为 *i*-PDT 可以使 CNV 闭合，患者视力提高，有可能成为一种新的 CNV 治疗手段。后来，他们对该技术进行了改良，提出了吲哚青绿介导光栓疗法（ICG-mediated photothrombosis， IMP）的概念。

二、IMP 操作过程

1. 病变定位　对于要进行 IMP 治疗的患者，首先要通过荧光素钠和（或）ICG 眼底血管造影，明确病变的渗漏点位置、CNV 位置或 CNV 长入部位（ingrowth site）。

2. ICG 注射　将 ICG 粉末（1.0 ~ 2.0 mg/kg）溶解于 4 ~ 5 ml 蒸馏水内，先静脉注射 ICG 2 ml，并用 5ml 盐水进行冲洗；20 min 后，再次静脉注射 ICG 2 ml，并 5 ml 盐水冲洗。

3. 激光照射　第二次静脉注射 ICG 后一定时间（一般为 2 min），使用 810 nm 半导体激光对预先已确定病变部位进行低能量长时间连续照射（80 ~ 100 s），激光能量根据病变性质确定；10 min 后，对前述部位进行再次照射，激光参数可以与第一次相同，也可根据具体情况进行适当调整。

三、IMP 作用原理

IMP 的治疗机制据推测可能是在病变处积聚的 ICG 与半导体激光发生光化学反应。经激光照射后，光敏剂分子会吸收激光能量，通过辐射性衰减或非辐射性衰减达到基态。在非辐射衰减状态下，光敏剂分子会将能量内转换为热能（Ⅰ型光氧化反应），并传递给其他分子，从而通过细胞内温度升高使细胞受到损伤，利用 ICG 进行的激光光凝原理即在于此。而在辐射衰减时，光敏剂分子吸收能量后产生三价态（Ⅱ型光氧化反应），然后将能量释放给氧分子，形成单价态氧，后者攻击血管壁，可使一些重要的细胞成分发生不可逆的氧化反应，如内皮细胞的坏死和脱落，后者又为血小板的聚集提供了理想的场所，形成血栓，造成血管的阻塞。IMP 的作用原理可能是上述两种反应的混合作用，即光动力学疗法（PDT）效应和阈下热效应共同作用的结果。

IMP 中将 ICG 分为两次注射，理论上认为这样可以使光化学反应达到最大。第一次注射 ICG 是使病变处通透性异常的脉络膜血管壁染色，而第二次注射则可使病变处脉络膜血管内获得高浓度的 ICG 积聚。而激光照射在 ICG 注射后 2 min 才进行，目的是使视网膜循环中的 ICG 浓度相应降低，避免对视网膜可能造成的损伤。

尽管经瞳孔温热疗法（transpupillary thermotherapy，TTT）也是采用长时间、低能量的半导体激光连续照射，但其作用原理与 IMP 不同。在 TTT 中，吸收激光能量的中心是位于血管外的内源性色素（RPE 细胞和脉络膜色素细胞），血管内皮的损伤是热传递的结果。而 IMP 中，激光能量吸收中心是位于血管内的 ICG，理论上讲，TTT 所需要的效应应该是 IMP 的副反应。

四、IMP 治疗 CNV

CNV 是影响 AMD、高度近视等患者视力的主要原因，对于中央凹外的 CNV，激光光凝已经取得了良好的效果。但对于累及黄斑中央的病变，虽然正在尝试手术剥除、黄斑转位、PDT 等治疗，但初步结果并不满意。学者们正努力寻找对黄斑中央凹下病变患者更为有效并可使视力有一定程度恢复的治疗手段，其中对 CNV 滋养血管（feeder vessel）进行光凝从理论上讲是比较理想的。Shiraga 和 Staurenghi 等发现，该方法可以使 43% 和 62% 的 AMD 患者视力达到或超过 20/100，但该疗法 CNV 复发率高；对较宽（>85 μm）、伞样滋养血管或 CNV 较大（>2 DD）患者疗效不佳，并且要对滋养血管进行准确定位，需要进行高额的动态 ICG 造影。而 IMP 的出现可能为黄斑中央凹下 CNV 的治疗提供了一个新的选择。

与滋养血管光凝不同，IMP 一般是对 CNV 的长入部位进行激光照射（ingrowth-site ICG-mediated photothrombosis，ISIMP）。CNV 长入部位，即新生血管由脉络膜穿出的部位，通常是 CNV 流入和流出血管的汇聚位置。Costa 发现，在其所研究的病例中，无论 CNV 大小，无论 CNV 邻近中央凹还是位于中央凹外，CNV 长入部位均不超过 750μm。而 Melberg 的研究表明，CNV 长入部位是 CNV 膜手术切除后患者视力的有效预后指标。

CNV 长入部位一般通过下述方法确定：首先通过前臂静脉注射 ICG 1 ml（25 mg），并用 10 ml 盐水冲洗；造影 5～10 min 后，再次注射 ICG 1 ml（25 mg）并 10 ml 盐水，继续造影至超过 10 min；最后通过比较早、晚期 ICG 造影图片，并与 FFA 照片进行比对，确定 CNV 和 CNV 长入部位。

2002 年，Costa 等先后对继发于血管样条纹症和病理性近视的黄斑中央凹下 CNV 患者进行了 ISIMP，其中血管样条纹症 5 例 5 只眼，病理性近视 6 例 6 只眼。经过两次 ICG 注射后，对 CNV 长入部位进行激光照射（0.8 mm，80 s），为使血流速度高达 2 mm/s 的血管达到确切的闭塞，特意将激光功率提高至 30 W/cm^2；10 min 后进行相同参数的再次照射。结果，在血管样条纹症患者中，激光照射后 1 周，最佳矫正视力平均提高 3.2 行，随访 48 周时平均上升 6.1 行；激光照射后 1 周，荧光渗漏均明显减轻，有 4 只眼完全无渗漏，随访 1 年，3 只眼无渗漏，2 只眼仍有极轻的渗漏；视网膜水肿减轻或完全消失。而在 6 例病理性近视患者中，有 5 只眼视力提高 1 行或 1 行以上；4 只眼荧光素渗漏消失，2 只眼轻微渗漏；ICG 造影显示 CNV 复合体选择性闭塞；视网膜水肿均减轻。在上述两组患者中，均未出现严重视力损伤、视网膜血管闭塞等并发症以及全身光敏毒性反应。而在 ISIMP 中的一个有趣现象是，尽管仅对 CNV 长入部位进行照射，但在治疗过程中整个 CNV 复合体均变灰白，而这种现象只是暂时的，激光照射结束后数秒即自行消失。2003 年，Costa 对合并 RPE 脱离的 2 例 CNV 患者进行了 ISIMP，同样取得了较好的效果。

与ICG增强CNV滋养血管光凝的血管即刻闭塞不同，ISIMP中首次激光照射仅使CNV长入部位形成小的血栓，然后，血栓顺CNV流入血管进入CNV血管网，只有在完成第二次激光照射后，才能够使血管完全闭塞。而ISIMP复发率低的原因可能在于接受激光照射部位较小，从而减轻了可能出现的脉络膜缺血状况。

此外，Naajas等还对1例源于匐行性脉络膜炎的视乳头旁CNV患者进行了IMP治疗，他们对患者CNV部位进行了两个光斑的激光照射（2.25 mm，5.6 W/cm^2，90 s），20 min后进行第二次照射。因为患者玻璃体内同时有细胞漂浮，故于激光照射后60 min，给予玻璃体腔注射去炎松4 mg（0.1 ml）。治疗后2周，患者最佳矫正视力由20/200提高至20/50，视网膜下液减少。12周时，患者视力进一步提高至20/20，黄斑结构完全恢复。随访1年，患者视力保持稳定，视网膜下液完全吸收。随访过程中，未出现眼压升高或其他并发症。

五、结语

IMP治疗CNV安全、有效，费用低廉，操作简单。但上述结论均缺乏对照，并且病例数较少，随访时间短，因此要正确评价IMP的临床价值仍需要进行大样本、长时间的随访观察。此外，对IMP确切的作用机制也需要进一步探讨。

（张士胜　王康孙）

【参 考 文 献】

[1] Margherio RR, Margherio AR, DeSantis ME. Laser treatments with verteporfin therapy and its potential impact on retinal practices. Retina, 2000, 20(4):325-330.

[2] Costa RA, Farah ME, Freymüller E, et al. Chriocapillaris photodynamic therapy using indocyanine green. Am J Ophthalmol, 2001, 132(4):557-565.

[3] Costa RA, Farah ME, Cardillo JA, et al. Photodynamic therapy with indocyannie green for occult subfoveal choroidal neovascularization caused age-related macular degeneration. Curr Eye Res, 2001, 23(4):271-275.

[4] Reichel E, Puliafito C, Duker J, et al. Indocyanine green dye enhanced diode photocoagulation of poorly defined subfoveal choroidal neovascularization. Ophthalmic Surg, 1994, 25(3):195-201.

[5] Roberts WG, Hasan T. Role of neovasculature and vascular permeability on the tumor retention of photodynamic agents. Cancer Res, 1992, 52(4):924-930.

[6] Costa RA, Scapucin L, Moraes NS, et al. Indocyanine green-mediated photothrombosis as a new technique of treatment for persistent central serous chorioretinopathy. Curr Eye Res, 2002, 25(5):287-297.

[7] Shiraga F, Ojima Y, Matsuo T, et al. Feeder vessel photocoagulation of subfoveal choroidal neovascularizaton secondary to age-related macular degeneration. Ophthalmology, 1998, 105(4):662-669.

[8] Staurenghi G, Orzalesi N, La Capria A, et al. Laser treatment of feeder vessels in subfoveal choroidal neovascular membranes: a revisitation using dynamic indocyanine green angiography. Ophthalmology, 1998, 105(12):2297-2305.

[9] Fukushima I, Kusaka K, Takahashi K, et al. Comparison of indocyanine green and fluorescein angiography of choroidal neovascularization. Jpn J Ophthalmol, 1997, 41(5):284-296.

[10] Costa RA, Calucci D, Teixeira LF, et al. Selective occlusion of subfoveal choroidal neovascularization in pathologic myopia using a new technique of ingrowth site treatment. Am J Ophthalmol, 2003, 135(6):857-866.

[11] Melberg NS, Thomas MA, Burgess DB. The surgical removal of subfoveal choroidal neovascularization. Ingrowth site as a predictor of visual outcome. Retina, 1996, 16(3):190-195.

[12] Shiraga F, Shiragami C, Matsuo T, et al. Identification of ingrowth site of idiopathic subfoveal choroidal neovascularization by indocyanine green angiography. Ophthalmology, 2000, 107(3):600-607.

[13] Costa RA, Calucci D, Cardillo JA, et al. Selective occlusion of subfoveal choroidal neovascularization in angioid streaks by using a new technique of ingrowth site treatment. Ophthalmology, 2003, 110(6):1192-1203.

[14] Costa RA, Rocha KM, Calucci D, et al. Neovascular ingrowth site photothrombosis in choroidal neovascularization associat-

ed with retinal pigment epithelial detachment. Graefes Arch Clin Exp Ophthalmol, 2003, 241(3):245-250.

[15] Flower RW. Optimizing treatment of choroidal neovascularization feeder vessels associated with age-related macular degeneration. Am J Ophthalmol, 2002, 134(2):228-239.

[16] Navajas EV, Costa RA, Farah ME, et al. Indocyanine green-mediated photothrombosis combined with intravitreal triamcinolone for the treatment of choroidal neovascularization in serpiginous choroiditis. Eye, 2003, 17(5): 563-566.

6　基因治疗脉络膜新生血管的进展

一、基因治疗研究的原理和技术

现代医学对于遗传性疾病、肿瘤、某些神经系统疾病、感染性疾病尚缺乏有效的防治措施，而且上述疾病的发生均与人体内基因的变异或表达异常密切相关，因此最理想的根治手段应是在基因水平上予以纠正。在这种研究思路和背景下，基因治疗的兴起为上述疾病的医治提供了新的途径。

所谓基因治疗，早期是指用正常的基因整合人细胞基因组以校正和置换致病基因的治疗方法。随着对疾病本质的深入了解和分子生物学方法的不断更新，其涵义也逐渐得以扩展。目前从广义上讲，将某种遗传物质转移到患者细胞内，使其在体内发挥作用，以达到治疗疾病的目的，均可称之为基因治疗。

基因治疗采用的方法技术基本上可以分为以下几种：①基因矫正，指将致病基因的异常碱基进行纠正，而正常部分予以保留；②基因置换，就是用正常的基因通过体内基因同源重组，原位替换病变细胞内的致病基因，使细胞内的 DNA 完全恢复正常状态；③基因增补，指将目的基因导入病变细胞或其他细胞，不去除异常基因，而是通过目的基因的非定点整合，使其表达产物补偿缺陷基因的功能或使原有的功能得以加强；④基因灭活，早期一般指反义核酸技术，它是指将特定的反义核酸，包括反义 RNA、反义 DNA 和核酶导入细胞，在翻译和转录水平阻挡某些基因的异常表达，以达到治疗疾病的目的。近年来发展起来的反基因策略、肽核酸和基因敲除技术也可达到基因灭活的目的。

基因治疗的基本程序包括：治疗性基因的选择；基因载体的选择；靶细胞的选择；基因转移；外源基因表达的筛选以及回输体内。基因治疗的策略和技术较多，不同的方法在实践中各具优缺点。基因治疗也由最初单基因遗传病的治疗，发展到对肿瘤、心血管疾病等多基因疾病的治疗。

二、基因治疗研究的发展历程

中国工程院院士、基因治疗研究专家顾健人教授将基因治疗的发展划分为 3 个历史阶段。

(一)准备期(1980～1989 年)

这是基因治疗的“禁锢时代”。20 世纪 80 年代初，从学术界到宗教、伦理、法律各界，对基因治疗能否进入临床存在争议很大。直到 1989 年，FDA 才同意先将载体导入作为“基因标记”的临床试验，1990 年才正式批准进入临床试验。在这个阶段中，科学家们进行了大量的研究工作，同时也在舆论上做了很多准备工作。

(二)狂热期(1990～1995 年)

1990 年 9 月，美国国立卫生研究院的 Anderson 和 Base 将腺苷酸脱氨酶(ADA)基因用反转录病毒导入人自身 T 淋巴细胞，经扩增后输回患者体内，成功治愈一位由于 ADA 基因缺陷导致严重免疫异常的 4 岁女孩。自此，全世界掀起了基因治疗研究的热潮。基因治疗的内容也由单基因遗传病扩大到多基因的肿瘤、艾滋病、心血管病、神经系统疾病、自身免疫疾病和内分泌疾病等。首例基因治疗应用获得成功带来了医学生物学领域的一片狂热。以美国为例，在短短数年内，就有 100 多个临床方案经 FDA 批准进入临床试验。从专业刊物到一般媒体，给人的印象是基因治疗即将成为临床治疗中一种成熟的方法。这里既有科学家的盲目乐观，又有企业界和媒体的推波助澜。科学家在前 10 年所作的储备在这时几乎倾巢而出,其中一些还没有成熟到可以取得疗效的方案也过早地进入了临床试验。这种狂热也从国外传至国内。

(三)理性期(1996 年至今)

随着一位 18 岁的美国青年在美国宾夕法尼亚大学人类基因治疗中心接受治疗时不幸死亡,成为被报道的首例死于基因治疗的患者。基因治疗从狂热转入理性化的正常轨道,人们开始对基因治疗的前景进行冷静的思考与反思,基因治疗的研究与发展也遇到了前所未有的压力与挑战。在这种情况下,基因治疗研究没有冷却。据统计,1996 ~ 1999 年全球的基因治疗临床方案增加了 1 倍,治疗病人数也增加了 1 倍。从投资来看,除政府投资外,企业界的热情有增无减,仅 1996 年企业界的投资就为 1990 ~ 1995 年的总和。目前每年的总投资仍在数十亿美元左右。据不完全统计,迄今全世界已有超过 400 个方案进入临床试验,病例数超过3 000例。在本世纪前 10 年,将会有一部分临床试验方案取得疗效,目前第一批基因治疗的产品已经上市。

三、眼科相关的基因治疗研究现状

随着遗传性眼病的基因定位、基因诊断的发展,许多与遗传有关的眼病可考虑使用基因治疗。基因治疗在眼科的可能应用领域非常广泛,除了隐性遗传性眼病的正常基因矫正替代治疗外,还有显性遗传性眼病、感染性眼病的反义治疗,非遗传性眼病的营养物质补充治疗,以及治疗由于癌基因的激活和(或)抑制癌基因的失活所致的肿瘤等。

眼睛具有许多作为基因治疗靶组织的优点,如解剖结构明确、介质透明、易于注射、便于准确地基因操作定位、视网膜下腔为体液免疫赦免区等。

但是要实现基因治疗,首先须弄清该疾病在 DNA 水平上的发病机制,并能获得用于弥补缺损基因的外源性正常基因(目的基因),然后将目的基因转移入靶细胞,经体外扩增达到一定数量后回输机体(ex vivo,回体转移),或不经体外步骤,直接将目的基因转移入机体内的靶细胞(in vivo,活体直接转移)。经过目的基因在体内的表达产生治疗作用。回体转移比较经典、安全,效果易控制,但步骤多、技术复杂、不易推广。活体直接转移操作简便、易推广,是基因转移研究的方向。只有活体直接转移的基因转移方法成熟了,基因治疗才能真正走向临床。

由于尚未找到合适载体及基因转移方式以及存在安全性等问题,眼病的基因治疗尚未应用于临床,目前基因治疗在眼科方面的研究也绝大部分是基础方面的。

(一)疾病相关的基因定位(基因诊断)和目的基因的获得

随着分子生物学技术的发展,缺陷基因的定位方法不断改进,各类疾病的异常基因的判断变得更快捷准确。许多单基因遗传眼病、涉及眼的多种遗传综合征的基因定位已经明确,或正在寻找中。如青少年型青光眼的基因定位于 1q21-1q31,遗传方式为常染色体隐性遗传;成年发病型的基因定位于第 3 号染色体,继发性青光眼中的 Axenfeld-Rieger 综合征的相关基因定位于 4q25;神经纤维瘤病的相关基因定位于 17q11 -2。目前发现的视网膜色素变性的致病基因至少有 20 种,分布在多条染色体上。多种类型的遗传性角膜变性或营养不良、遗传型的视网膜母细胞瘤、无虹膜症、遗传性黄斑营养不良、家族性渗出性玻璃体视网膜病变、Sorsby 眼底营养不良、Norrie 病、马方综合征等疾病的基因也已定位。

确定了相应的缺陷基因,就要想办法获取能替代或补偿缺陷基因的外源性正常基因——目的基因。目的基因的主要来源有几种:①从 mRNA 经逆转录得到 cDNA;②人工合成的 DNA 片段;③从已建成的基因文库中筛选目的基因。目的基因必须要有结构的完整性,转移后能稳定而准确地随细胞分裂而复制。

(二)选择合适的基因转移技术及靶细胞

基因治疗的核心就是基因转移技术。根据载体性质的不同,可分为以下几种。

1. 非生物方法即理化法　如 DNA - 磷酸钙协同沉淀法、脂质体包埋、DEAE 葡聚糖介导转染法、显微注射、电击转移法、激光导入、高速钨显影注射法等。理化方法携带的遗传物质在细胞内易受 DNA 酶降解，且不易稳定地存在于细胞基因组中；但理化方法不存在野生型病毒污染，比较安全。

目前常用于眼部组织基因转移研究的是脂质体载体。Masuda 等将含有记录基因的脂质体直接注射入成年小鼠的前房、玻璃体、视网膜下腔，可见到记录基因在包括 RPE 细胞、睫状体和虹膜基质、睫状体上皮等多种眼组织中表达。他们还将含有记录基因质粒的脂质体制成滴眼液滴眼，发现可将基因转移至小鼠的视网膜节细胞。目前脂质体已商品化，如 Lpofectin 试剂。

2. 生物法　如多种病毒载体、YAG（酵母人工染色体）、哺乳动物人工染色体等。其中动物病毒载体发展最为迅速，病毒基因组的结构简单，分子背景比较清楚，易于改造和操作，而且转染率高，又有较高的靶细胞特异性，这些都是其他载体系统不具备的。Qlusky 等将目的基因转移通过逆转录病毒载体转移入 RPE 细胞，然后再将基因修饰过的逆转录病毒载体移植到视网膜下腔，可以观察到目的基因在体内的表达。Larkin 等通过腺病毒载体将标志基因转移入培养的角膜植片内皮细胞中，标志基因在植片植入活体动物后，不影响角膜植片的功能，其仍可以表达。Buden 等发现将携带标志基因的腺病毒载体通过玻璃体腔内注射或前房内注射可转染角膜及小梁网内皮细胞、晶体上皮细胞等细胞，并在其中表达。

眼组织内的多种细胞可作为基因治疗的靶细胞，如角膜缘干细胞、睫状体上皮细胞、RPE 细胞、神经节细胞、光感受器细胞等。体外培养或动物实验均已成功地将标志基因转移到上述细胞中。

3. 目的基因的调控　理想的基因治疗是特异的遗传物质 100% 地转移并定点整合于细胞的基因组中，在细胞中长期表达、特异表达或按照一定要求受调控地表达。要使目的基因转移入体内后的表达接近生理水平或达到一定的治疗水平并非易事。

（三）眼病基因治疗类型及作用机制

1. 基因替代（gene replacement）　就是不改变致病基因本身，而是导入有功能的目的基因，通过其表达来补偿缺陷基因的功能。如 Sarra 等利用腺相关病毒（AAV）载体将编码外周蛋白 2 的基因导入 rds 鼠（一种常染色体隐性遗传方式的视网膜色素变性动物模型）的视网膜，通过外源基因表达部分替代了缺陷基因的功能。

2. 基因失活（gene inactivity）　利用反义核酸和（或）核酶特异性地阻断突变基因的表达。如 Lai 等将表达血管内皮生长因子（VEGF）反义 RNA 的 cDNA 整合于重组腺病毒载体（rAd）并注入大鼠模型眼中，较好地抑制了角膜新生血管形成。Shaw 等则研究出一种针对视蛋白 $P_{347}S$ 基因突变体的锤头状核酶，将其导入常染色体显性遗传模式视网膜色素变性（ADRP）猪眼后，核酶动力学参数分析表明其眼内有较高酶活性，并有良好的应用前景。

3. 基因抑制（gene restraint）　通过外源基因的表达产物来抑制体内有害基因的表达。如 Lai 等将整合有编码可溶性 VEGF 受体 1 基因的 rAAV 导入大鼠眼前房，显著地抑制了分别由热烧伤和激光诱发的角膜基质和脉络膜新生血管（choroidal neovascularization，CNV）形成。

4. “自杀基因”治疗（suicide gene therapy）　将某种“自杀基因”（如胸苷激酶基因）转移到靶细胞后，使无毒性的前体药物代谢为细胞毒性药物，一方面可使导入“自杀基因”的细胞“自杀”，另一方面可以发挥“旁观者效应”（by-stander effect），杀死未导入“自杀基因”的邻近细胞，从而显著地扩大了其杀伤作用。如 Chevez-Barrios 等将带有疱疹病毒胸苷激酶（TK）基因的腺病毒直接注入 4 例双眼患有视网膜母细胞瘤（RB）儿童患者残存眼的玻璃体腔内或肿瘤内，7 天后玻璃体腔内注射甘昔洛韦（GCV），4 例患者均获得了显著的治疗效果且未见毒性反应。

四、AMD 与基因治疗

老年性黄斑变性（age-related macular degeneration, AMD）即年龄相关性黄斑变性的确切发生机制目前尚不十分明了，总的说来包括遗传和环境两大原因。环境因素包括光损害、微量元素缺乏、微循环障碍等；遗传因素包括人种、家族等。近年来人们试图找出与 AMD 相关的基因。

(一)AMD 的非遗传学危险因素

1. 年龄　在 Beaver Dam 眼病研究中发现,晚期 AMD 的发病率在 43 ~ 54 岁人群中为 0.1%,而到了 75 岁以上年龄段时,发病率猛然上升至7.1%;早期 AMD 的发病率分别为 8% 和 30%。

2. 吸烟史　吸烟所造成的危害是诱发 AMD 的一个重要因素,眼疾病病例对照研究组在眼病研究中发现,吸烟者患湿性 AMD 的可能性比不吸烟者要高出 2.8 倍。

3. 环境因素　城市发病率高于农村。

4. 饮食习惯　高脂、高胆固醇饮食均可提高发病率。Mare-Perlman 等首次从食物脂肪类型和摄入量的角度对 252 例 AMD 患者进行了调查,发现饱和脂肪酸和胆固醇摄入量高的人群比摄入量低的人群出现早期 AMD 改变的可能性分别高 80% 和 60%,还发现随着奶油和猪油摄入量的增加,早期 AMD 的危险性呈上升趋势,说明饮食结构或动脉粥样硬化的过程可能与早期 AMD 有关,也提示 AMD 与血管疾病的危险因素有一定联系。

5. 光损害　研究表明,可见光的辐射可激活存在于脉络膜毛细血管内皮细胞与血液内的一种感光剂——原卟啉Ⅸ(protoporphyrin IX,PP Ⅸ)的感光性,产生过氧化离子、单氧,损伤 RPE、脉络膜毛细血管及 Brunch 膜,从而促进 AMD 的发生和发展。在蓝山研究组(Blue Mountain eye study)眼病研究中发现,AMD 在长期暴露于一定量蓝光下的男性中比较常见,紫外线对其却无影响。

6. 心血管疾病　高血压、冠心病、高脂血症均可提高发病率,原理与高脂、高胆固醇饮食相似。

7. 营养　一些调查发现,抗氧化剂如维生素 C、维生素 E、类胡萝卜素包括黄体素、玉米黄质等可通过减少氧化损伤而保护黄斑。

(二)AMD 的遗传学特征

1. 人种　AMD 与种族的关系仍为人所关注,其中白种人发病率高、黑人发病率低,但男女发病无明显差异。

2. 家族遗传史　吴氏等分析了一个 7 兄弟姐妹的家族患 AMD 的情况。研究表明,这些成员虽然生活在不同国家和环境,却有类似的临床和实验室改变,提示 AMD 在发病机制上可能存在遗传因素。

3. 相关基因的研究　P. N. Baird 等课题组的系列研究表明载脂蛋白 E(apoE)基因与 AMD 的危险因素相关,通过单核苷酸多态性(SNPs)等手段分析了 apoE 的几个基因亚型(E_2、E_3、E_4),发现 E_2 等位基因是 AMD 的促进因素,而 E_4 等位基因却是该病的保护因素。J. L. Haines 等筛查了 A2M、MGST1、CKB、IL1A、VLDLR、LRP6 以及 ACE 等候选基因,发现 VLDLR 和 LRP6 也可能与 AMD 的危险因素,但必须进行大样本研究才能确定。J. P. Marion 等对 Schultz(2003)等的研究进行了验证,认为编码一种细胞外免疫球蛋白超家族的 HEMICENTIN - 1 (FIBULIN - 6)基因在 AMD 的发展中也起到了一定的作用,但实验结果不支持该基因中错义 Gln5345Arg 多态性起了重要作用的结论。也有很多学者对 AMD 患者的家系进行遗传学分析,目前也未能找出该病确切的特征性的基因,因此大量基础研究尚在进行当中。

(三)AMD 的常见治疗措施

1. 药物疗法　药物疗法并无确定的药物,多使用改善末梢循环的药物、维生素 B_{12},干扰素 - α、干扰素 - β 等。为抑制新生血管,多使用 tranilast、激酶抑制剂,这些药物在动物模型中已显示出一定的效果。目前,还试用 VEGF 及其受体的拮抗药。如抗炎药曲安奈德(TA)玻璃体腔注射。

2. 激光光凝疗法　利用荧光素钠和吲哚青绿荧光眼底造影检查,对距黄斑中心 200μm 以外的新生血管膜可行激光凝固。如果不对全体新生血管进行光凝,将会由残留部分再发,所以要对所有新生血管进行较强的光凝,但出血的部分则无法进行光凝。光凝部位的神经细胞死亡,有时凝固范围随治愈过程而扩大,并累及黄斑中心,从而导致视力下降,应引起注意。

3. 低线量放射疗法　是对眼底后极部用 20Gy 低线量放射线照射的方法,以此来闭塞新生血管,有的病例显示效果非常好。特别是对已有黄斑部出血,不能进行光凝的病例,是有用的方法。

4. 光动力疗法(photodynamic therapy,PDT)　是最近引人注目的治疗方法。是通过静注光敏物质后,以对正常神经细胞无损害程度的激光照射,选择性地破坏新生血管膜的方法。并且对过去不能进行光凝的黄斑中央凹的新生血管也可以进行光凝。光敏剂为 visudyne,1 年及 2 年的临床试验结果证明其对渗出型 AMD 有效,是很有应用前景的疗法。另外,还有几种正在试验的光敏剂。

5. 经瞳孔温热疗法(TTT)　是使用近红外线半导体激光加热视网膜下脉络膜新生血管(choroidal neovascularization,CNV),从而闭锁新生血管,但效果尚待确认。

6. 手术疗法　视网膜下血肿切除术是将视网膜黄斑部下出血潴留之血肿,在视网膜神经细胞发生不可逆变化之前取出的手术。在血肿的附近将视网膜切开,由此向血肿中注入组织型纤维蛋白溶酶原激活剂,溶解血肿并将其取出,效果较好。该手术必须在血肿对视网膜神经细胞产生损害之前施行。

视网膜下新生血管膜切除术是将黄斑附近的视网膜切开,镊子伸入视网膜下并切除黄斑部下的新生血管膜。由于术中不管怎样都会损伤 RPE 细胞,并将其与切除的新生血管膜一起取出,致使黄斑部视网膜神经细胞的功能丧失,所以视力预后不佳。

最近,培养同一人的虹膜色素细胞,将培养细胞移植到血管膜除去术后的 RPE 细胞缺损处的手术取得较好的疗效,成为今后较有发展前景的手术。

黄斑中心转位术是将周边视网膜做全周切开,以视乳头为中心进行旋转,将黄斑部迁移到具有正常视网膜色素细胞的部位,从而达到保持黄斑视细胞功能的目的。由于视网膜转位,视网膜对应将偏斜,会有与之对应的视物偏斜,但不久就会习惯。

(四)CNV 与 AMD 的基因治疗策略

尽管当前针对 AMD 的治疗手段很多,几乎所有的疗法均是针对 CNV 这一 AMD 最严重的改变或并发症而设计的,各种方法均有其优缺点和各自的最佳适应证,但没有一种方法是“最好的”。

眼球因血眼屏障和全身循环相对独立,减少了引入眼部的病毒载体影响眼外器官的机会,使得其对全身的副作用最小,在眼局部的治疗效果最大。这成为基因治疗眼部疾病的优势之一。基因治疗能否发挥其独特的优势,以较小的创伤达到较大的治疗效果,这是人们正在研究和突破的难题。

由于没有发现确切的致病基因,目前 AMD 的基因治疗研究主要集中在对 CNV 的防治研究上。许多学者尝试采用基因治疗,从 CNV 发生的分子基础着手,阻断新生血管的发生、发展的中间环节,从理论上提出了防治 CNV 的新策略。

(五)CNV 的发生机制和基因治疗原理

1. CNV 的发生机制　血管新生是一个从现有的血管长出毛细血管芽的复杂过程,通过改变血管生长因子和血管抑制因子之间的平衡来控制。CNV 也是一个血管新生的过程,其确切的发生机制目前尚未完全阐明,关于 CNV 的产生机制目前有两种看法:一种认为可能与视网膜外层局部缺血有关,即与视网膜新生血管相似,缺血启动了血管新生的过程,脉络膜长出新生血管来代偿;另一种观点认为主要由于视网膜色素上皮(retinal pigment epithelium, RPE)代谢紊乱,其代谢产物排出障碍而沉积在 RPE 细胞基底膜下,变性形成玻璃膜疣,它的存在则可吸引巨噬细胞由脉络膜穿过 Bruch 膜进入 RPE 下,而 Bruch 膜破裂、脉络膜缺血都可活化 RPE 细胞合成血管内皮生长因子,各种生长因子通过血视网膜屏障的破口扩散,导致 CNV 的发生。当前很多研究采用的 CNV 动物模型就是利用激光光凝术击破鼠或其他动物的 Bruch 膜从而诱导 CNV 的发生。

新生血管发生的共同步骤包括:①内皮及外膜细胞的激活;②膜基质的降解;③内皮细胞迁移;④内皮细胞增生;⑤内皮细胞分化;⑥血管的成熟及稳定。

2. 参与 CNV 形成的细胞

(1)RPE 细胞　多项研究表明 RPE 在 CNV 的形成中起重要作用。在正常眼中 RPE 供养脉络膜毛细血管,在体外和体内分化的人类 RPE 细胞能产生血管内皮生长因子(VEGF),它可能参与 RPE 与脉络膜毛细血管之间旁分泌的信号传递。在氧含量正常情况下,RPE 细胞分泌 VEGF 具有极性,即 RPE 细胞基底部分泌的 VEGF 多于顶端分泌的 VEGF。在低氧条件下，仅基底部分泌的 VEGF 增加，并通过 RPE 上调基底部 VEGF 的分泌或丧失产生 VEGF 的极性，这也许在 CNV 的发病机制中起一定作用。另有研究提示低氧或缺血及 RPE 细胞外基质的改变，能引起血管生长因子分泌增加，导致 CNV 形成。细胞外基质及 $\alpha_v\beta_5$、$\alpha_5\beta_1$ 整合蛋白使 RPE 释放 VEGF，起到潜在的调节作用。另外，RPE 细胞能释放抑制血管内皮细胞生长因子；来源于视网膜的物质能刺激 RPE 细胞、成纤维细胞和血管细胞生长；RPE 细胞能产生多种 Bruch 膜的成分，从而对新生血管从脉络膜进入视网膜下起到屏障作用。在缺乏正常 RPE 细胞的屏障作用及释放抑制因子的情况下，脉络膜血管细胞就可能暴露于视网膜释放的促血管新生因子下并刺激 CNV 形成。在正常视网膜中这些影响因素保持平衡，但 RPE 病变、炎症或 Bruch 膜的破坏可打破这种平衡，导致 CNV 形成。

（2）巨噬细胞　近年来，应用免疫组织化学方法研究手术取出的 CNV，发现 CNV 的细胞成分包括 RPE 细胞、巨噬细胞、内皮细胞。巨噬细胞能产生多种促血管新生的细胞因子，包括肿瘤坏死因子 – α（tumor necrosis factor α，TNF – α）、白介素 – 1（IL – 1）、碱性成纤维细胞生长因子（basic fibroblast growth factor，bFGF）、血管内皮生长因子（vascular endothelial growth factor，VEGF）及转化生长因子 – β（transforming growth factor β，TGF-β）。因此，巨噬细胞在血管新生过程中起着关键性作用。Oh 等研究表明，巨噬细胞分泌的 IL-1β 和 TNF-α 可能通过刺激 RPE 细胞产生 VEGF，从而促进 CNV 膜中的血管新生。

3. 参与 CNV 形成的细胞因子

（1）血管内皮生长因子（VEGF）　VEGF 是最有效的促血管新生因子之一，它是一种糖蛋白，存在多种异构体，包括 VEGF205、VEGF 189、VEGF 183、VEGF165、VEGF145、VEGF121。VEGF 的受体主要有 flt 和 KDR 两种，多表达于血管内皮细胞，少量表达于单核巨噬细胞及某些肿瘤细胞。VEGF 主要与 KDR 相互作用，通过内皮细胞的细胞内信号转导途径引起血管通透性增加，促进血管内皮细胞增殖、迁移，从而诱导血管新生。已有研究证实，VEGF 可诱导实验性 CNV 形成。Kvanta 等用原位杂交和免疫组化方法，分析了 18 只 AMD 眼中手术取出的黄斑中央凹下纤维血管膜中 VEGF 的 mRNA 及蛋白质的表达，结果显示：大多数纤维血管膜均有 VEGF 的 mRNA 及蛋白质的表达，在有明显炎症反应的区域 VEGF 的 mRNA 表达特别高，其表达集中于类成纤维细胞和炎症细胞周围，VEGF 蛋白质的表达位于膜的纤维血管部分，主要集中于类成纤维细胞的细胞质中，在部分膜中，VEGF 也存在于纤维血管基质的细胞外基质中，显示了 VEGF 在 CNV 形成中的重要作用。

（2）成纤维细胞生长因子（FGF）　FGF 家族也是有效的促血管新生因子，由 9 种结构相关的多肽组成，其中研究最多的是酸性成纤维细胞生长因子（aFGF）和碱性成纤维细胞生长因子（bFGF）。FGF 介导的细胞反应包括细胞迁移、增殖和分化。aFGF 及 bFGF 均缺乏分泌的信号序列。aFGF 及 bFGF 通过依赖 synsptotagmin-1 的细胞排粒途径排出细胞，既不损害细胞完整性也不导致细胞死亡。FGF 的细胞效应是通过与特异性高亲和力的酪氨酸激酶受体结合介导的。另外，还有低亲和力 FGF 受体，存在于细胞表面及细胞外基质。FGF 与低亲和力受体结合据推测能稳定和防止 FGF 失活。另一方面，细胞表面的磷酸酐磷脂在取代细胞外基质结合的 bFGF 及随后显示高亲和力信号转导受体方面起到有效的作用。Frank 等用细胞免疫化学方法研究发现在人和鼠的正常 RPE 细胞中检测不到 bFGF 及 VEGF，而在 AMD 的 CNV 和光凝诱导的鼠 CNV 的 RPE 细胞中可检测出 bFGF 及 VEGF，提示 bFGF 及 VEGF 在 CNV 中的致病作用，两者在促进血管形成方面可能起协同作用。另有研究表明，将浸有 bFGF 的明胶水凝胶植入视网膜下，能诱导实验性 CNV 的形成。

其他细胞因子包括转化生长因子（TGF）、肿瘤坏死因子（TNF）、表皮生长因子（EGF）等，目前这些细胞因子之间的相互关系尚未完全阐明，尚需继续研究。

4. CNV 的基因治疗原理　在 CNV 的发生过程中，RPE 细胞、巨噬细胞以及一系列的生长和抑制因子扮演了关键角色，因此很多研究都把 RPE 细胞作为靶细胞，把带有抑制因子的基因或对抗促生长因子的基因通过病毒或其他载体转导入靶细胞，并促使其表达从而发挥抑制新生血管的作用，这种抑制因子的表达过程即为当前大多数研究采用的治疗原理。

（六）动物模型的选择

如前所述，目前这方面的基因治疗还限于基础研究，离临床试验还有一定的距离，多采用体外实验或动物实验。因此，好的动物模型对实验有着较大的影响。常用的 CNV 动物模型有如下几类。

1. 激光诱导的 CNV 模型　原理在于利用高能量、小光斑的激光击破 Bruch 膜，此时眼底可见视网膜光凝斑中出现白色的气泡。FFA 检查可见光凝斑有盘状荧光渗漏，可证实 CNV 形成。激光种类包括氪红激光（647 nm，150～360 mW，50 μm，0.05 s）、氩绿激光（50 mW，0.04 s，200 μm）或二极管激光等；动物种类包括猕猴、猪、BN 大鼠、色素鼠、兔等，各有其优缺点。不同激光种类及不同动物种类的激光能量参数设置可以有差异，视网膜在激光损伤后即进入伴有炎症反应的增生修复过程。电镜下可见损伤的脉络膜毛细血管内皮细胞分裂增殖，穿过破裂的 Bruch 膜和 RPE 层向视网膜内层生长，形成毛细血管（CNV）并被增殖的成纤维细胞所包围。随着成纤维细胞不断转化为纤维细胞和胶原纤维，CNV 逐渐向瘢痕转化。激光诱导的 CNV 与人类 AMD 等 CNV 病变具有相似的细胞成分和病理过程，FFA、ICGA、组织学检查均能确定 CNV 的存在，并且实验方法简单易行，成模率高，病理结构稳定，是很好的 CNV 动物模型。

2. VEGF 诱导的 CNV 模型　如前所述，血管新生是一个从现有的血管长出毛细血管芽的复杂过程，通过改变血管生长因子和血管抑制因子之间的平衡来控制。VEGF 在促进血管新生过程中扮演了最重要的角色，利用增加视网膜下腔局部的 VEGF 浓度可以诱发 CNV 的产生。Katrina Spilsbury 等将含有鼠 VEGF164CDNA 的重组腺病毒载体（ADCMV. VEGF）在体外转染到 Long Evans 鼠的 RPE 细胞中，经培养后注入视网膜下腔，得到了 VEGF 的过度表达。FFA 及组织学分析均找到了 CNV 存在的证据，证明这也是一种成功的 CNV 模型。不过该模型技术难度大，耗时长，只反映了 CNV 发病机制的一个方面。

3. 其他 CNV 模型　Ambati J. 等报道了单核细胞趋化蛋白－1（Ccl-2 或 MCP-1）或同源 C-C 趋化因子受体－2（Ccr-2）缺乏小鼠具有与人类 AMD 类似的特征，包括玻璃膜疣、光感受器萎缩、CNV，以及补体、IgG 在 RPE 沉积等。另外，视网膜穿通伤后也会出现 CNV，但与人类 AMD 的 CNV 产生机制相差较大。

（七）载体的选择

人类基因治疗的关键在于发展出能够在靶细胞中长期表达目的基因的载体，而病毒具有良好的插入遗传物质到人体细胞并独立复制、表达的能力，因此大多数研究均采用病毒载体。

1. 腺病毒（AD）载体　腺病毒（AD）载体相对容易制备，包装容量大，有恰当的启动子，能转染多种细胞。多个研究采用了 AD 载体，且多采用第 5 型，第一代（E_1 和 E_3 删除）或第二代（E_1、E_3 和 E_4 删除）。携带目的基因的重组腺病毒载体能成功地转导入角膜内皮细胞、小梁内皮细胞、虹膜色素上皮细胞、睫状体内皮细胞以及神经胶质细胞、血管内皮细胞等视网膜内的非神经细胞。视网膜下注射可将 AD 载体成功转导入 RPE 细胞，有时也会转入 Müller 细胞，但几乎从不转入神经细胞。此外，在增殖性视网膜病变中参与疾病进程的细胞也表现为强烈的转导现象，这成为治疗该病的一种优势。AD 载体的主要缺点在于其引起机体的免疫反应，所产生的炎症会破坏已转染的靶细胞，使目的基因的表达减少，并且影响重复注射。使用短期的免疫抑制剂可使目的基因表达时间从 3～4 周延长到 12 周。改进的重组腺病毒载体删除了全部的病毒基因，又叫无病毒基因的病毒载体或微腺病毒载体（mini-AD），具有低免疫反应和长时间基因表达的优点，但其制备需要辅助病毒和相关反式作用元件，较为复杂。

2. 腺相关病毒（AAV）载体　与 AD 相比，AAV 相对不容易制备，并且包装容量有限（＜5ku）。但是 AAV 的优点在于很少或几乎不引起机体免疫反应，因此目的基因可长时间表达。不同部位注射 AAV 可导致不同细胞的转染，玻璃体内注射可致神经节细胞转染，视网膜下注射可致 RPE 和感光细胞转染。

3. 慢病毒为基础（lentivira-based）的基因转导系统　慢病毒载体系统的共有特点为：可有效转染各种非分裂细胞，很少或没有宿主反应，以及长时间的基因表达。视网膜下注射带有绿色荧光蛋白（GFP）基因，以巨细胞病毒（CMV）为启动子的人免疫缺陷病毒（HIV）载体可以在光感受器和 RPE 细胞持续表达 GFP 至少 2 周。必须要注意的是，制备 HIV 载体时不能沾染具有复制能力的病毒，否则会导致严重不良后果。牛免疫缺陷病毒（BIV）也是一种慢病毒，但不会引起人类疾病。视网膜下注射 BIV GFP 载体可迅速转导 RPE,并且不引起炎症反应。因此,慢病毒载体系统是一种很有潜力的载体系统。

4. 逆转录病毒(retroviral)载体　肿瘤病毒是一种只能感染分裂细胞的逆转录病毒。鼠白血病病毒(MLV)载体是目前使用频率最高的一种载体系统,不能转染非分裂细胞,但是为治疗增殖性视网膜病变提供了一种潜在有力的工具。

此外,还有单纯疱疹病毒(HSV)载体等其他载体。近来也有人致力于发展非病毒载体,如脂质体等。目前,对于 CNV 的治疗研究使用较多的仍是 AD、AAV、retroviral 等载体。

(八)CNV 基因治疗的方法

1. 基因转移的途径　基因治疗首先要考虑建立安全、高效的基因转移途径。基因转移途径有两类,一类为活体直接转移,将携带治疗基因的病毒、脂质体甚至裸露 DNA 直接注射到试验个体内;另一类为回体转移,即将受体细胞取出,体外培养并导入治疗基因,然后将这些用治疗基因修饰过的细胞重新输回受体体内。活体直接转移方法操作简便,实用性强,易在临床推广。很多文献均采用活体直接转移法,又分为经玻璃体注射、视网膜下注射、球周注射和静脉注射。其中视网膜下注射要求较高,先前的做法是用显微手术刀做巩膜和脉络膜切口,再把注射针插入视网膜下空隙,该法易致脉络膜出血且注入量少。Tadshi T. 等对以上方法进行了改进,不做切口,显微镜直视下从后巩膜直接插入 30 号针,观察到有视网膜微泡样脱离来确定插入成功,并注入载体。而球周注射是一种最新的方法,通过眼周围细胞转染并表达目的基因,基因产物经巩膜弥散进入眼内发挥抑制新生血管生长的作用。多个研究证实了该方法的有效性,同时它也是相对更安全和实用的方法。

2. 治疗的靶点

(1)色素上皮源性因子(pigment epithelium-derived factor, PEDF)　色素上皮源性因子是由 RPE 所产生的一种 50ku 的分泌蛋白,具有保护和营养神经的作用。同时它是目前发现的人体最强的血管生长抑制因子。近年来大量的眼内血管抑制的研究集中到 PEDF 上来。激光诱导的大鼠 CNV 动物模型中,经玻璃体内注射编码了 PEDF 基因的腺病毒载体(ADPEDF. 11),能在视网膜中表达 PEDF 的 mRNA 和蛋白质,并且与接受空白载体的对照组比较,CNV 受到了显著的抑制。经视网膜下注射 ADPEDF. 11 后,RPE 细胞出现了 PEDF 的强染色,并强烈抑制了 CNV。另一研究也报道,眼内注射编码了 PEDF 的 AAV 载体 4 ~ 6 周后 CNV 被显著抑制。这一研究中玻璃体注射和视网膜下注射的效果相同,可能的原因是 AAV 比 AD 能更多地转染视网膜神经节细胞。Gehlbach P 等为了减少载体相关的毒性和基因表达的不确定性,采用了球周注射编码了 PEDF 基因的 AD 载体,并以巨细胞病毒(CMV)启动子来调节 ADPEDF. 11 的表达,结果眼内 PEDF 水平也上升,并且找到了 PEDF 通过巩膜弥散入眼内的证据。多项研究证实,眼内注入 ADPEDF. 11 抑制新生血管的原因在于参与血管形成的细胞发生了广泛的凋亡。而这种凋亡在正常的视网膜血管细胞中没有出现,这就表明 PEDF 能选择性地作用于新生血管。这种令人振奋的结果意味着 PEDF 的基因转移将在预防新生血管的发生和治疗已形成的新生血管方面发挥巨大作用。

(2)内皮他汀(endostain)　内皮他汀是胶原的分解产物,能够抑制肿瘤血管的发生和生长。先前的研究表明由于组织的特异性,并非所有的抗肿瘤血管生长因子均对 CNV 有效。为了探讨内皮他汀对 CNV 的抑制效果,Mor K 等将重组有内皮他汀基因(sig-mEndo)的腺病毒载体通过尾静脉送入了大鼠体内,并且该基因分别由两种启动子驱动。实验组大鼠血清中内皮他汀均达到了较高水平,并且显著减少了光凝后 CNV 的发生。作者还发现动物血清的内皮他汀水平与 CNV 的发生有明显的负相关性,故认为内皮他汀有可能为 CNV 的预防提供一种很好的思路。

(3)其他　近来的研究表明,除以上两种因子外还有血管他汀(angiostatin)、金属蛋白酶 -3 组织抑制因子(TIMP-3)、可溶性内皮受体酪氨酸激酶(Tie-2)和可溶性 VEGF 受体 -1(flt-1)等血管抑制因子在 CNV 的防治中发挥着重要作用。Lai CC 等首次报道了以重组腺相关病毒载体转移血管他汀基因(rAAV-angiostatin)对实验性 CNV 的抑制作用,发现血管他汀基因能在视网膜、脉络膜中持续表达 150 天,显著抑制了 CNV 的生长,更为重要的是该实验没有发现炎症反应和视网膜、脉络膜细胞的凋亡。Hangai M. 探讨了 Tie-2 受体胞外结构域(ExTek)基因对实验性 CNV 的抑制作用,用免疫组化法检测到在视网膜 CNV 及其周围都有 Tie-2 的高表达。Takahashi T 采用非病毒载体,红细胞凝聚病毒日本脂质体(HVJ)把 TIMP-3 基因成功转导入鼠 RPE 中,通过过度表达 TIMP-3 使实验性 CNV 受到显著抑制。这一系列抑制因子从血管新生的不同环节对实验性 CNV 发挥了抑制作用,体现了基因治疗 CNV 的多途径性。

(九)评价与展望

CNV 常常引起严重的视力障碍,目前临床治疗尚缺乏有效的手段,这为基因治疗提供了一个契机。眼球解剖结构特殊,操作时相对容易到达各个部位,并且由于血眼屏障的存在使眼部处于相对的免疫"赦免状态",这些都为基因治疗提供了方便,越来越多的学者投入到这方面的研究之中。但由于 CNV 的发生机制非常复杂,至今还未完全阐明,基因治疗主要围绕引入各种血管生长抑制因子的基因,转入到靶细胞表达出有活性的蛋白因子而展开。众多的血管抑制因子组成了一个庞大的系统,各个因子通过特定的途径阻断或抑制血管发生的过程,从而发挥治疗或预防作用。目前众多因子中 PEDF 被证明是最有前途的一种抑制因子,如何进一步开发和应用 PEDF,还需要大量的基础和临床研究来完成。

基因治疗过程中,必须要考虑的是引入载体的基因表达能力是否可调节,以及它们对机体的潜在的毒副作用。AD、AAV、retroviral 载体是常用的病毒载体,各有其优点,但或多或少都会对机体产生一定的潜在影响,现代的基因工程正通过各种技术不断地改善它们的性能,而 HVJ 等非病毒载体也在逐步发展和应用之中。

另一个要关心的问题是基因转移的合理途径。在前面提到的研究中,玻璃体注射、视网膜下注射、球周注射、静脉注射以及肌肉注射载体均有涉及。根据要转移的靶细胞的部位,找出作用局部、创伤小、操作简便有效的方法是人们一直探求的目标。球周注射是目前较好的方法。

目前,基因治疗在眼科领域主要仍处于实验研究的起步阶段,还面临许多亟待解决的问题。主要有:①进一步阐明许多眼病特别是遗传性眼病的确切的分子生物学发病机制,这是进行准确的基因治疗的前提条件;②构建更多的可供选择的目的基因,这是促进基因治疗发展的动力;③建立准确的眼科疾病动物模型,这是基因治疗的重要基础;④进一步发展高效的、安全的靶向基因导入系统,这是促使基因治疗发生飞跃的工具;⑤进一步加大对外源基因导入体内后的可调控性研究,这是基因治疗取得理想效果的保障。基因治疗使人们看到了 CNV 及很多其他严重眼病的希望,但目前的研究距离真正的临床治疗还有很大的差距,缩小这些差距是众多科学研究者和眼科医生共同的奋斗目标。

(周希瑗　乔　岗)

【参考文献】

[1] 欧阳洁,王宁利. 基因治疗在眼科的现状及应用前景. 国外医学眼科分册,1998, 22(2):102-105.

[2] 顾健人,曹雪涛. 基因治疗. 北京:科学出版社,2001:3-4.

[3] 林立,王琳,王培华. 血管生成的基因治疗. 德国医学,1999,16(4):202-206.

[4] 李莉,何伟. 基因治疗在眼科的应用前景. 眼科研究,2003,21(5):546-549.

[5] 王萧,胡世兴. 老年性黄斑变性的研究进展. 国外医学眼科分册,2001,17(4):245-251.

[6] 乔岗,周希瑗. 基因治疗脉络膜新生血管的新进展. 国外医学眼科分册,2004,28(3):238-241.

[7] Verma L, Das T, Binder S, et al. New approaches in the management of choroidal neovascular membrane in age-related macular degeneration. Indian J Ophthalmol,2000 Dec,48(4):263-278.

[8] Campochiaro PA. Gene therapy for retinal and choroidal diseases. Expert Opin Biol Ther,2002 Jun,2(5):537-544.

[9] Murata T, Cui J, Taba KE,et al. The possibility of gene therapy for the treatment of choroidal neovascularization. Ophthalmology, 2000 Jul,107(7):1364-1373.

[10] Mori K, Gehlbach P, Ando A, et al. Intraocular adenoviral vector-mediated gene transfer in proliferative retinopathies. Invest Ophthalmo Vis Sci,2002,93:1610-1615.

[11] Bennett J, Maguire AM, Cideciyan AV, et al. Stable transgene expression in rod photoreceptors after recombinant adeno-associated virus-mediated gene transfer to monkey retina. Proc Natl Acad Sci USA,1999,96:9920-9925.

[12] Guy J, Qi X, Muzyczka N, et al . Reporter expression persists 1 year after adeno-associated virus-mediated gene transfer to

the optic nerve . Arch Ophthalmol,1999,117:929-937.

[13] Miyoshi H, Takahashi M, Gage FH, et al. Stable and efficient gene transfer into the retina using an HIV-based lentiviral vector. Proc Natl Acad Sci USA, 1997,97:10319-10323.

[14] Takahashi K, Luo T, Saishin Y, et al. Sustained transduction of ocular cells with a bovine immunodeficiency viral vector. Hum Gene Ther, 2002:13.

[15] Gehlbach P, Demetriades AM, Yamamoto S, et al. Periocular injection of an adenoviral vector encoding pigment epithelium-derived factor inhibits choroidal neovascularization. Gene Ther, 2003 Apr,10(8):637-646.

[16] Mori K, Gehlbach P, Ando A,et al. Regression of ocular neovascularization in response to increased expression of pigment epithelium-derived factor. Invest Ophthalmol Vis Sci, 2002 Jul,43(7):2428-2434.

[17] Bainbridge JW, Mistry AR, Thrasher AJ,et al. Gene therapy for ocular angiogenesis. Clin Sci (Lond), 2003 Jun,104(6):561-575.

[18] ML Young, K Fan, Z Yang,et al, Age-Related Macular Degeneration: Clinical Characteristics and Genetic Linkage Study in a Dominant Family, Invest Ophthalmol Vis Sci, 2002,43:2832.

[19] Klein ML, Francis PJ. Genetics of age-related macular degeneration. Ophthalmol Clin North Am, 2003 Dec,16(4):567-574.

[20] Verma L, Das T, Binder S,et al. New approaches in the management of choroidal neovascular membrane in age-related macular degeneration. Indian J Ophthalmol,2000 Dec,48(4):263-278.

7 老年性黄斑变性脉络膜新生血管药物防治临床和实验研究

近年来,人们对渗出型老年性黄斑变性(age-related macular degeneration, AMD)治疗措施作了大量临床和实验研究,主要是围绕如何抑制和消退脉络膜新生血管(choroidal neovascularization,CNV)而进行。早期使用抗血管生成药物来控制 CNV 的发生、发展逐渐受到重视。

一、实验研究

(一)糖皮质激素

糖皮质激素(glucocorticorticoids)由肾上腺皮质束状带细胞合成与分泌,包括氢化可的松、可的松等。糖皮质激素的作用是多方面的,且随剂量与病人状况而异。生理情况下,主要影响物质代谢过程,是维持机体自身稳定的重要物质。超生理剂量时,具有抗炎、抗过敏和抑制免疫等多种作用,临床应用非常广泛。糖皮质激素可通过改变细胞外基质的降解等抑制新生血管形成,早在上世纪 50 年代初,就开始用于眼科疾病的治疗。

曲安奈德(triamcinolone acetonide)又名丙酮氟羟泼尼松龙、丙酮去炎泼尼松或去炎松 A 等,是一种人工合成的含氟长效肾上腺糖皮质激素。在多种动物的 CNV 模型中,采用曲安奈德玻璃体腔内注射可以明显抑制新生血管的形成。目前对曲安奈德抑制新生血管的机制尚未完全阐明,但有关实验结果表明可能与糖皮质激素直接作用于血管内皮细胞和间接作用于炎症细胞有关。研究显示曲安奈德可下调炎症标记物、血管内皮的通透性、血管内皮生长因子及脉络膜血管内皮细胞的基质金属蛋白酶活性等,其副作用主要是眼压升高、白内障、出血、视网膜脱离、感染和视网膜毒性反应。

Ciulla 等经玻璃体腔内注射曲安奈德0.8mg 治疗氪激光诱导的鼠 CNV 模型,给药后 21、28、35 天进行组织病理学和眼底荧光素血管造影(fundus fluorescein angiography ,FFA)等检查,结果表明可以有效抑制 CNV 的发展。近期 Ciulla 等在鼠 CNV 模型中,右眼玻璃体腔内植入含曲安奈德聚乙烯醇(polyvinyl alcohol)作为实验组,并根据曲安奈德的浓度不同分为 3 组(0.9mg、1.2mg、2.45mg),左眼植入不含曲安奈德的聚乙烯醇作为对照组。植入 35 天后对眼组织行组织学检查,显示微植入体可通过持续释放药物有效抑制激光诱导的脉络膜纤维血管增生(fibrovascular prolifebration),与对照组比较差异有显著性意义,3 组之间无明显差异。

Dr. Cousins 发现在 CNV 的多种发病机制中,炎症机制有特别的作用。已经开展或者正在组织中的一些临床试验旨在观察抗炎药物和其他药物联合应用治疗 AMD 相关 CNV 的效果,很可能在将来的几年里,联合治疗会比单一治疗更多地被采用。正因为在众多的慢性退行性疾病中,包括动脉粥样硬化,炎症在疾病进展及其并发症中的重要性日益被接受,所以在 AMD 发病机制中的作用也备受重视。他们的研究揭示在鼠 CNV 模型中巨噬细胞起着重要的作用,而人类的湿性 AMD 与血液循环中高水平的具潜在炎症活性的巨噬细胞有关,并且在 CNV 膜及其上面的视网膜中发现了来源于血液的巨噬细胞。另外,因为认识到 PDT 治疗 AMD 相关 CNV 会导致有害的副作用——炎症反应,为提高 PDT 的效果而加用抗炎药物成为一个有趣的议题。一项用来评估口服 celecoxib (celebrex) 联合 verteporfin 光动力疗法治疗的临床试验已经完成,还有一系列的病例在 PDT 治疗的同时行玻璃体腔内注射氟羟强的松龙。Dr. Cousins 和他的同事们还在研究感染的触发机制,感染也许会促进巨噬细胞激活,而后者与 AMD 新生血管的发展和严重性有关。Joan Miller 研究显示在湿性 AMD 和感染之间存在激活的联系,而与感染有关的微生物可以用高抗体滴度来量化。在将来的研究中，以上关系的证实也许会提示抗感染药物可以阻止高风险 AMD 患者产生新生血管。Dr. Roth 报道了对 65 例患者的 73 只眼的研究数据，这些患者均于接受 PDT 治疗前 1 周玻璃体内注射了 4 mg/0. 1 ml 的曲安奈德。其中 27 只眼从未接受过 PDT，另外 46 只眼先前曾经接受过 PDT（平均3. 7次），但由于视网膜下积液残留而导致疗效欠佳。随访安排在治疗后的 1 个月、6 ~12 周和 6 个月，新病例中的 22 只眼（67%）和曾经治疗过的 33 只眼（72%）完成了上述随访。无论是根据所有眼的最后一次随访结果，还是依据 6 个月的两类患者的随访结果来分析，绝大多数（74% ~87%）的患眼视力得到提高或保持稳定（提高 0 ~2 行），渗漏减少和消除。AMD 的 CNV 引起的视网膜下积液和活动性渗漏，OCT 图像可见视网膜层间的囊样腔隙和色素上皮脱离（PED）。根据临床分析，视网膜下积液或出血的清除率在复发性 CNV 组中达到 50%，而首次治疗组为 59%；复发性 CNV 中另外 48% 和首次治疗组中的另外 37% 的视网膜下积液或出血明显减少。这些发现与荧光造影的结果相一致：两组的渗漏清除率 >50%，另外 40% 渗漏减少。所有患眼的视力下降没有超过 2 行以上，临床表现或荧光造影也没有恶化的表现。首次接受治疗的 59% 患眼的 CNV 得到清除，在随后的 6 个月随访中无须再次进行 PDT。再次治疗组中，只有 35% 的患眼接受了再一次治疗。但这项研究存在明显的局限性，因为没有设对照组，也没有 ETDRS 视力和 OCT 数据，因此随访数据不够完整。PDT 联合玻璃体内注射氟羟强的松龙后的 OCT 图像，显示视网膜下积液和视网膜厚度明显减少。在中央凹处，视网膜达到解剖复位。视力从 10/200 提高到 20/200。PDT 之前给药的原因之一是为了减少 PDT 过程中可能带来的不利反应，氟羟强的松龙的预处理可以通过减少视网膜下积液改善激光的传递，更有效地封闭血管，因为过多的视网膜下积液会使有效激光能量变小。Dr. Roth 认为氟羟强的松龙预处理适用于有明显视网膜下积液而对 PDT 反应较差的患眼，对其他可能对 PDT 反应欠佳的患眼，比如隐匿型、经典为主型 CNV，或病灶较大，极可能累及中央凹的中央凹旁病灶等也同样适用。在 Dr. Roth 的研究中，所有的 73 只患眼中 35 只是经典为主型，21 只为经典型，12 只为隐匿型，4 只为隐匿为主型，1 只为高度近视眼。最大的病灶直径为4. 2mm。没有 1 只患眼发生眼内炎、玻璃体出血、视网膜脱离或视网膜撕裂。只有 1 只患眼发生视网膜色素上皮（retinal pigment epilhelium，RPE）破损而加重了出血，导致视力下降，但在最后一次随访的时候，这些情况都得到了解决。有 26 只（36%）患眼的眼压上升到 2. 80kPa（21 mm Hg）以上，只有 3 只（4%）眼压超过了 4. 00kPa（30 mmHg），眼压最高为 5. 47kPa（41 mmHg）。11 只（15%）患眼需要局部药物来控制眼压，没有 1 例需要手术。42 只有晶体眼中，发现其中 15 只（36%）有白内障进展。

（二）抗血管内皮生长因子

细胞因子是多种细胞所分泌的能调节细胞生长分化、调节免疫功能、参与炎症发生和创伤愈合等的小分子多肽的统称，血管内皮生长因子（vascular endothelial growth factor ，VEGF）就是其中的一员。VEGF 是最有效的促血管新生因子之一，它是一种糖蛋白，与受体结合后通过内皮细胞的细胞内信号传导途径引起血管通透性增加，促进内皮细胞增殖、迁移，从而诱导新生血管形成。VEGF 选择性直接作用于血管内皮细胞膜上的Ⅲ型氨酸激酶受体，即 flt 和 KDR ，与受体结合后有多种功能，可概括为：①VEGF 是内皮细胞特异性有丝分裂原，并能使其变形、移动，在体外促进内皮细胞分裂增生，在体内促进新生血管的形成；②增加血管通透性，引起血浆成分外渗；③改变内皮细胞基因表达方式，促进纤维蛋白酶、间质胶原酶等可溶解血管基底膜 和间质纤维酶的表达，有利于新生血管的形成和生长；④VEGF 短暂地增加内皮细胞内钙离子浓度，刺激磷酸肌醇（IP3）的形成，后两者可作为细胞内信号传递的第二信使。

在人体和 CNV 动物模型中均发现 VEGF 水平上调，证实 VEGF 可诱导实验性 CNV 形成。Krzystolik 等在猴的 CNV 模型中玻璃体腔内注射人类重组抗血管内皮生长因子单克隆抗体抗原结合片断（rhuFab VEGF），结果表明可以阻止典型性 CNV 形成，并减少已形成的 CNV 渗漏，无明显毒性作用。

布西拉明（bucillamine）是抗风湿治疗的药物，应用于临床已超过 10 年。近年来体内外实验研究发现它具有抑制 VEGF 的作用，抑制 CNV 可能是由于其对免疫反应的调节。Yanagi 等采用结膜下注射或口服布西拉明的方法，治疗模型鼠的 CNV。结膜下注射组，FFA 显示 CNV 病变荧光渗漏的强度和范围较对照组明显降低，并可以通过组织学和免疫组织化学证实；与口服组相比，血清药物浓度低而眼局部药物浓度高，并避免了不良反应。研究表明，结膜下注射布西拉明对于治疗 CNV 有效，但仍需远期研究来评价。

FR118487 是一种新型血管抑制剂，可以抑制 VEGF 介导的内皮细胞增殖。Matsuo 等报道通过皮下植入微渗泵持续给药 2 周，能够抑制激光诱导的鼠 CNV 发展。Singerman MD 在第 27 届黄斑疾病年会上，展示了用 VEGF 抑制剂治疗眼内新生血管的成果。患者被随机分配到三个不同剂量的治疗组中（pegaptanib sodium，0.3mg，1mg 及 3 mg）及安慰剂对照组中，每隔 6 周接受一次注射，多数患者接受了 9 次注射并随访 54 周。治疗组有 33% 的患者视力提高或稳定，在对照组中为 23%；治疗组中 22% 的患者视力提高 1 行或更多，对照组只有 12%；治疗组中 6% 的患者视力提高 3 行或更多，对照组只有 2%。抗 VEGF 药物可以通过巩膜注射直接注入玻璃体腔。目前已证实，VEGF 过度表达在异常血管的增生中起着关键的作用。除了有抗血管化的作用外，pegaptanib sodium 还有抗渗透作用，这就可以改善视力。另外，pegaptanib sodium 还可以减少血管渗漏。重要的并发症是眼内炎，但在 1 200 名病人中只有 12 例发生，Dr. Singerman 认为，很多发生眼内炎的患者继续留在研究中并接受进一步的注射，这说明这种并发症并不像其他研究中所说的那么严重。只有 1 例因炎症导致严重的视力损害；其他患者主要因白内障而发生视力损害。修改方案后的 9 个月中无感染发生。其他同类的药物研究一般均有很高的失随访率，但是该研究中 92% 的病人最后完成了研究。另外 8% 的病例中包括因非药物因素导致死亡的病例。

（三）基质金属蛋白酶抑制剂

基质金属蛋白酶（matrix metalloproteinace）是一类以 Zn^{2+} 为辅助因子的蛋白水解酶，可降解基底膜、细胞外基质，在血管发生、发展和再生中具有重要意义。由于基质金属蛋白酶与基质金属蛋白酶组织抑制剂（tissue inhibitor of metalloproteinase）平衡变化引起的 Bruch 膜增厚，使视网膜供血减少、缺血低氧，刺激脉络膜产生血管生长因子和表达基质金属蛋白酶 -2、9，导致血管生成。基质金属蛋白酶 -2 对Ⅳ型胶原具有高度亲和力，Ⅳ型胶原又是内皮细胞基底膜所特有，故该方面研究较多。Berglin 等通过氪激光建立野生型和基质金属蛋白酶 -2 缺陷型的 CNV 鼠模型，利用补体核糖核酸（cRNA）探针原位杂交、免疫组织化学、苏木精 - 伊红染色等手段进行评价。结果表明基质金属蛋白酶 -2 参与 CNV 病变的形成，在野生型和基质金属蛋白酶 -2 缺陷型实验性 CNV 模型中，基质金属蛋白酶 -2 表达均上调，后者 CNV 病变的相对厚度比前者下降了 31%，差异有显著性意义。Kvanta 等、Hoffmann 等在不同的研究中，分别利用核糖原位杂交法、酶谱法、逆转录多聚酶链式反应手段，均探测到脉络膜内皮细胞基质金属蛋白酶 -2 表达上调，主要位于巨噬细胞和 RPE 细胞，侵及脉络膜、视网膜下腔和视网膜内层，研究表明基质金属蛋白酶 -2 可能是 CNV 形成的重要因子。Murata 等将逆转录病毒载体编码的基质金属蛋白酶组织抑制剂 -2 转导至脉络膜内皮细胞，转导细胞表达产物可通过免疫组织化学分析和酶联免疫吸附测定，发现转导的基质金属蛋白酶组织抑制剂 -2 可以减少 VEGF 所致的血管生成反应。

（四）脱氧氟尿嘧啶核苷

脱氧氟尿嘧啶核苷（doxifluridine）是一种口服抗肿瘤药物，经体外实验证实其具有抑制微血管形成的作用，胸腺嘧啶磷酸化酶（thymidine phosphorylase）可以增强该作用。以往研究表明，病理性血管生成的病变处胸腺嘧啶磷酸化酶的作用上调，它是血小板衍生的内皮生长因子，可促进血管生成。结膜下注射脱氧氟尿嘧啶核苷，组织学检查和 FFA 显示 CNV 病变区外的异常和角膜损伤。

Yanagi 等在研究中，通过高效液相色谱法测定鼠 CNV 模型的胸腺嘧啶磷酸化酶表达水平。光凝 14 天后，通过记录光凝病变荧光渗漏强度和组织学 CNV 病变范围，评价结膜下注射组和对照组 CNV 的活动性。结果显示，光凝组胸腺嘧啶磷酸化酶蛋白的表达水平高于对照组，它可能参与 CNV 的形成。结膜下注射组的 CNV 受到抑制，其脉络膜的药物浓度明显高于口服组，而血清药物浓度却低于口服组。表明结膜下注射脱氧氟尿嘧啶核苷可明显降低实验性 CNV 活性，且不伴明显的副作用。

(五)烟曲霉素类似物

TNP-470 是一种人工合成的烟曲霉素类似物,最初用于抑制肿瘤生长 ,可以相对选择性地抑制体外毛细血管的形成和体内肿瘤的生长和转移。Ishida 等采用腹腔内注射 TNP-470 治疗激光诱导的鼠 CNV,结果降低了 CNV 发生率,并且治疗组的碱性成纤维细胞生长因子(bFGF)表达明显降低。TNP-470 具有抑制血管生长的作用,但全身高剂量用药的毒副作用如粒细胞减少和中度乏力也有报道。若改变药物的化学共轭作用,可调节其在体内的分布,增加疗效并减少副作用。Yasukawa 等采用 TNP-470 与聚乙烯醇(PVA)结合,在兔的实验性 CNV 模型中静脉给药,研究表明 TNP-470-PVA 有较长的半衰期,增加其在高渗透性血管组织的贮留与积累,能够明显抑制视网膜下注射细胞生长因子诱导的 CNV 的发生率。4 周后,治疗组血管形成的程度和血管内皮细胞的数量均明显低于对照组,差异有显著性意义。

(六)整合素拮抗药

整合素(integrin)是一种异二聚体蛋白(heterodimeric proteins),普遍存在于所有的细胞中。然而,结合的特异性由 α 和 β 亚单位的特定组合所决定。虽然存在 20 多种整合素亚单位组合,但是研究显示整合素 $\alpha_v\beta_3$ 在增生的血管内皮细胞高度表达,并具有相对的选择性。Martin Friediander 提出整合素拮抗药是一种攻击增生的血管内皮细胞而不作用于成熟血管的药物,可能为与 CNV 有关的致盲性眼病提供了一种强效的治疗方法。研究表明,血管的生成部分依赖于内皮细胞外基质的粘附,由细胞表面的粘附受体整合素介导。Darmstadt 正在研究强效的整合素拮抗药——一种环形 RGD 肽,临床研究已在肿瘤病人中开始进行,早期的有效性和安全性结果令人鼓舞。

(七)其他

汪浩等研究发现,纤溶酶原的半胱氨酸卷曲区 kringle4-5 作为一种血管生成抑制因子,行球后注射能有效地抑制氩激光诱导的小鼠 CNV 形成,并与剂量呈正相关。CNV 对视功能的危害在于其反复的出血、渗出,最后导致瘢痕形成,kringle4-5 能够减少 CNV 的渗漏,这对临床治疗 CNV 是有益的。研究结果还提示,kringle4-5 可能通过直接抑制内皮细胞增殖从而阻止血管新生过程,是否通过下调 bFGF 水平间接抑制血管新生还需进一步研究。

Nambu 等报道了有关 CA-4 - 磷酸盐(combretastatin A-4 phosphate)在 CNV 方面的研究,结果表明它可以阻断 CNV 发展并促进其消退,对 CNV 的抑制和治疗有潜在的价值。

沙立度胺(thalidomide,曾用名为反应停)是一种具有潜在致畸作用的止吐药物,可通过抑制胎儿血管生长而导致胎儿肢体短小,对非妊娠期妇女无明显副作用。试验表明口服沙立度胺可抑制兔眼角膜新生血管,腹膜内应用可抑制由 VEGF 引起的角膜新生血管形成。但对 CNV 的治疗或预防作用尚待进一步观察,由 Scheio 眼科研究所组织的一项前瞻性研究正在进行之中。

体外试验证明异维甲酸(isotretinoin)具有抗新生血管增生作用,视黄醇类化合物(retinoids)是主要的抗新生血管增生和分化的制剂,其作用机制可能是干预内皮细胞的细胞间质成分,但在一项Ⅱ期临床试验中观察对 17 只眼 CNV 无效。

阿米洛利(amiloride)可抑制尿激酶型纤维蛋白溶酶原激活剂,具有抗血管增生活性。环糊精(betacyclodextrin)是一种肝素类似物,在体外联合皮质类固醇激素可明显抑制新生血管生长。AGM 1407 是一种抗烟曲霉菌药物,也具有抗血管增生活性。上述药物对 CNV 的作用均在临床观察之中。

二、临床研究

(一)皮质类固醇

近年来,为达到药物在眼内局部高浓度及长时间持续作用,临床采用玻璃体腔内注射曲安奈德治疗不适宜激光光凝的 AMD 患者,取得良好疗效。Jonas 等报道,67 例湿性 AMD 患者(71 只眼)接受玻璃体腔内注射 25mg 曲安奈德,其中 68 只眼是隐匿性为主的 CNV,3 只眼是典型性 CNV。随访平均 7.5 个月(3~20个月),47 只眼(66.7%)平均视力从 0.16 提高至 0.23,11 只眼(15.5%)视力下降,13 只眼(18.3%)视力无明显改变。该研究未见严重的副作用,如感染性眼内炎、孔源性视网膜脱离、增生性玻璃体视网膜病变。Gillies 等 报道的一项双盲随机对照临床观察却有不同的结果。60 岁以上伴典型 CNV、病程少于 1 年、视力 20/200 或更好的患者入选,行单次玻璃体腔内注射曲安奈德 4mg。随访 3 个月,有明显的抗血管生成效应,但在 1 年时出现视力丧失,并有明显眼压升高的危险,但未见晶状体的混浊度增加。激光光凝治疗湿性 AMD 中央凹外边界清楚的 CNV,当病变发展侵及中央凹时,可导致明显的中心视力下降。Ranson 等报道,光凝后中央凹下 CNV 复发的患者接受单次玻璃体腔内注射曲安奈德 4mg 的治疗,随访 1 年,与黄斑光凝研究组结果相比,平均视力维持在 20/200,避免了早期严重的视力丧失,是一种可行的治疗方法。

anecortave 醋酸盐是一种无类固醇激素的活性类固醇衍生物,不会引起白内障和眼压升高等副作用。通过抑制类尿激酶纤溶酶原激活剂和基质金属蛋白酶 -3 阻止血管生长,可由多种新生血管动物模型支持。D' Amico 等对 128 例湿性 AMD 患者分别用 anecortave 醋酸盐或安慰剂治疗,最初 6 个月的资料表明,单次球后注射 15mg 对于中央凹下 CNV 患者维持或提高视力安全有效,可抑制继发于 AMD 的 CNV 病变发展。尽管 3 种浓度(3mg、15mg、30mg)治疗组均存在优于安慰剂组的趋势,但仅 15mg 组差异具有显著性的意义。anecortave 醋酸盐作用时间长,可每 6 个月球后注射 1 次,使治疗更为方便。目前,应用套管精确给药可避免其他局部给药技术的并发症,这种药物的Ⅲ期临床试验正在进行。

(二)抗血管内皮生长因子

Eyetech Study Group 对抗 VEGF 药物的Ⅰ期研究证实,行玻璃体腔内单次注射治疗 CNV 有效。观察 3 个月,患者中 80% 视力稳定或好转,27% 视力提高 3 行以上。在Ⅱ期研究中,多次玻璃体腔内注射抗 VEGF 药物伴或不伴 PDT 治疗,均无严重的药物相关性副作用。仅接受抗 VEGF 药物治疗的患者中,3 个月后 87.5% 视力稳定或提高,25% 视力提高 3 行或更多。同时接受 PDT 治疗的患者,3 个月后 60% 视力提高 3 行 。PDT 联合抗 VEGF 药物治疗,对 AMD 患者可能是一个新的治疗方向。抗 VEGF 药物为 CNV 的治疗提供了新途径,但还需更多的临床观察以评价其治疗的有效性和安全性。

macugen、lucentis 均属于 VEGF 抑制剂,通过与 VEGF 结合减少血管的渗漏,抑制 CNV 的生成,现在处于Ⅲ期临床研究,进一步工作仍在进行中。

(三)抗氧化剂

由于视网膜的代谢活跃、耗氧量高、不饱和脂肪酸含量高、经常暴露于可见光下,所以容易受到氧化损伤,可能是 AMD 的发病原因。越来越多的学者认为抗氧化剂可阻止自由基对细胞的损伤,可能对 AMD 的防治具有一定意义,近年来的研究主要集中于维生素 C、维生素 E、类胡萝卜素和锌。

美国 AREDS(age-related eye disease study)进行了一项随机双盲多中心安慰剂对照临床试验,用以评价抗氧化剂对 AMD 及视力损害的作用。通过平均6.3 年的观察发现,对于中度和重度 AMD 患者,同时应用维生素 C(500mg/d)、维生素 E(400IU/d)、β-胡萝卜素(15mg/d)和锌(500mg/d),可使疾病发展的危险度下降 25%,中心视力损伤的危险度下降 19%;对于未患 AMD 和轻度 AMD 患者,服用抗氧化剂的作用并不明显 。Mittra 等研究表明,补充抗氧化剂和锌可降低干性 AMD 向湿性 AMD 进展的危险性。McBee 等认为,视网膜的氧化损伤是 AMD 的危险因素,饮食或抗氧化剂的补充疗法可起到保护作用。Gale 等报道,是否类胡萝卜素量的改变影响 AMD 发病尚不清楚,但发现血浆玉米黄质浓度降低与发生 AMD 的危险性密切相关。研究表明玉米黄质对于暴露于紫外线是一种保护因子,饮食控制视网膜玉米黄质含量高时,可以明显降低光诱导的光感受器细胞死亡。Congdon 等指出,单独应用某一种抗氧化剂的效果不肯定,联合应用有利于控制 AMD 的发生发展。

(四)施图伦

施图伦是一种纯天然药物,其主要成分为洋地黄苷和七叶亭苷,每支0.4ml,用法为每日3次,每次1滴。七叶亭苷能够减少毛细血管的阻力,改善视网膜脉络膜的微循环,增加视网膜脉络膜的血流量;洋地黄苷有激活RPE酶、增强RPE功能的作用,使受损伤而未死亡的视细胞恢复视功能。用药后通过角膜渗透和巩膜吸收两条途径,参与眼部多条体液循环到达眼底,从而有效改善视网膜黄斑区的微循环,使受损部分的视网膜功能得到恢复。

作者等报道应用施图伦滴眼剂对42例(56只眼)AMD患者(其中萎缩型29只眼,渗出型27只眼)进行治疗,3个月后,发现滴用施图伦后视力较治疗前平均每人提高1~2行,采用海德堡共焦扫描激光多普勒视网膜血流分析仪(HRF)检测发现视盘与黄斑区视网膜的血流量、流速、红细胞移动速率较治疗前显著提高,但施图伦滴眼剂对脉络膜血流的影响有待于进一步研究。

欧阳小平等应用CDI技术检测33例AMD患者的66只眼(其中萎缩型50只眼,渗出型16只眼),其中8例16只眼用施图伦滴眼剂前后行CDI检测,发现施图伦滴眼剂可改善眼血流,部分病人视力提高。当然,视力改善是否完全由施图伦的扩血管机制所致,还是该药其他成分的作用所引起,以及其有效的药物浓度还待进一步研究探讨。

(五)干扰素

干扰素是一类由病毒等诱导剂作用于寄生细胞而产生的具有生物活性的糖蛋白,具有抗病毒、抗肿瘤和调节免疫反应等活性。现已发现人体内的干扰素有多种,根据产生干扰素细胞来源、理化性质和生物学活性的差异,可分为α-1b型干扰素、β-干扰素和γ-干扰素。其中以干扰素-α较为典型,可用仙台病毒刺激白细胞而产生。

干扰素α-2a(INF α-2a)的实验研究表明,它能够抑制血管内皮细胞的生长、增殖和移行,然而临床应用于AMD的结果并不乐观,一项随机临床试验表明,IFN-α抑制CNV无效 。近期Ross采用人类重组IFNα-2a治疗34例AMD患者,发现24例患者(71%)检测到IgG抗体,停止使用药物后,抗IFNα-2a水平明显升高。抗体阳性患者临床治疗效果减弱,可以解释IFN-α治疗AMD效果不佳的原因。

(六)中医中药治疗

萎缩型AMD早期,眼底以玻璃膜疣、色素紊乱改变为主,中医对此无确切的相应病名,但《证治准绳》有视瞻昏渺、视正反斜病症名的记载,可能包括了本病。肾主藏精,肝主藏血,精血相互化生、相互为用,目得其养,方能视万物、别黑白、审长短、察秋毫。若肝肾亏损,精不上承,目失所养,则视瞻昏渺,视正反斜。中医认为年老体衰,阴精不足,乃萎缩型AMD之本,辨证为肝肾阴虚。故根据情况通过滋养肝肾或气血双补等方法,治疗本病。

杞菊地黄丸方出自清《医宗金鉴》,方由枸杞子、白菊花、熟地黄、山药、山茱萸、茯苓、泽泻、丹皮组成,其功能滋肾养肝。有人对早期AMD而无黄斑部新生血管的患者用中药杞菊地黄口服液及西药维生素E治疗,并进行两组的比较,效果满意。用法是治疗组服用杞菊地黄口服液,每次口服10ml,每日2次,西药对照组用维生素E0.1g,每日3次口服,两组均3个月为1疗程,连续服药2个疗程,追踪观察时间为1年。结果治疗组病例共21例32只眼,治疗后治疗组20只眼视力好转,7只眼视力无变化,5只眼视力恶化;对照组病例19例(32只眼),4只眼视力好转,16只眼视力无变化,12只眼视力恶化。治疗组14只眼主诉症状消失,占43.8%;对照组为5只眼,占15.6%。治疗组32只眼中发现10只眼有软性玻璃膜疣,经治疗6只眼转化为硬性玻璃膜疣;对照组发现8只眼有软性玻璃膜疣,经治疗无1只眼发生变化。结果表明治疗组疗效明显优于对照组。证明中药杞菊地黄口服液不但可以提高视力,而且有助于自觉症状减轻或消失。

滋阴明目丸之方由熟地、淮山药、黄精、枸杞、菟丝子、牡丹皮、山茱萸、茯苓、楮实子、石决明、丹参、三七、牛膝、当归、川芎、羌活、石菖蒲、甘草组成,按现代制剂工艺制成小丸,瓶装备用，每瓶120g，每次10g，每日3次，饭后温开水送服，连服3个月。其中以熟地、黄精、枸杞子、菟丝子滋补肝肾、填精益髓、聪耳明目为主；又据近代研究，眼底退行性病变多有血瘀表现，故方中又以丹参、三七等以活血化瘀，改善微循环，增加眼部营养为辅；还有羌活辛散防滞、引药上行；石菖蒲开窍宣通，疏利目中玄府为使。全方共奏滋补肝肾、活血化痰之功。由于药切病机，故本方在减轻症状、提高视力、改善视野方面有一定效果。

为说明滋阴明目丸的活血化瘀作用,选用了剂型一致的传统的治疗肝肾阴虚内障的杞菊地黄丸为对照。观察运用自制滋阴明目丸治疗本病属于肝肾阴虚者43例77只眼,取得初步疗效。症状改善总有效率81.4%,视力提高总有效率为61.03%,视野改善总有效率为61.03%。由于滋阴明目丸与杞菊地黄丸均具滋补肝肾作用,故对改善肝肾阴虚之症状疗效基本相似。但滋阴明目丸又具活血化瘀作用,可能通过扩张血管,调节血管内皮细胞功能,改善微循环,以加强组织细胞的新陈代谢,增加组织细胞的营养,利于病损组织的修复,对促使视功能的恢复起了良好作用。故滋阴明目丸在提高视力、改善视野及血液流变指标方面优于杞菊地黄丸,其具体作用机制有待深入研究 。

有人报道采用滋阴明目丸合血塞通片治疗本病,则活血作用更强。其观察结果表明,在视力、Amsler表中心视野改善及眼底改变方面,具有滋阴活血作用的滋阴明目丸和血塞通片有较好疗效,其机制可能与视网膜色素上皮的功能得到加强有关。

（陈 松 祃红燕）

【参 考 文 献】

[1] Tsujikawa M, Sawa M, Lewis JM, et al. Choroidal damage caused by the excision of choroidal neovascularization. Am J Ophthalmol, 1998,126:348-357.

[2] 刘谊，严密. 曲安奈德玻璃体腔注射的临床应用. 中华眼底病杂志, 2003, 19:263-265.

[3] Ciulla TA, Criswell MH, Danis RP, et al. Intravitreal triamcinolone acetonide inhibits choroidal neovascularization in laser-related rat model. Arch Ophthalmol, 2001, 119: 399-404.

[4] Ciulla TA, Criswell MH, Danis RP, et al. Choroidal neovascular membrane inhibition in a laser-related rat model with intravitreal triamcinolone acetonide microimplants. Br J Ophthalmol, 2003, 87:1032-1037.

[5] Krzystolik MG, Afshari MA, Adamis AP, et al. Prevention of experimental CNV with intravitreal anti-vascular endothelial growth factor antibody fragment. Arch Ophthalmol, 2002, 120: 338-346.

[6] Nagashima M, Yoshino S, Aono H, et al. Inhibitory effects of anti-rheumatic drugs on vascular endothelial growth factor in cultured rheumatoid synovial cells. Clin Exp Immunol, 1999, 116:360-365.

[7] Nagashima M, Wauke K, Hirano D, et al. Effects of combinations of anti-rheumatic drugs on the production of vascular endothelial growth factor and basic fibroblast growth factor in cultured synoviocytes and patients with rheumatoid arthritis. Rheumatology(Oxford), 2000 ,39:1255-1262.

[8] Yanagi Y, Tamaki Y, Obata R, et al. Subconjunctival administration of bucillamine suppresses choroidal neovascularization in rat. Invest Ophthalmol Vis Sci, 2002, 43: 3495-3499.

[9] Matsuo Y, Li Y, Taniguchi H, et al. Inhibition of experimental choroidal neovascualrization by an anti-growth agent inhibiting vascular endothelial development. Jpn J Ophthalmol, 2003,47:454-458.

[10] Berglin L, Sarman S, Ploeg I, et al. Reduced choroidal neovascular membrane formation in matrix metalloproteinase-2-deficient mice. Invest Ophthalmol Vis Sci, 2003, 44: 403-408.

[11] Kvanta A, Shen WY, Sarman S , et al. Matrix metalloproteinase expression in experimental choroidal neovascularization. Curr Eye Res, 2000, 21:684-690.

[12] Hoffmann S ,Friedrichs U, Eichler W, et al. Advanced glycation end products induce choroidal endothelial cell proliferationmatrix metalloproteinase-2 and VEGF upregulation in vitro. Graefes Arch Clin Exp Opthalmol, 2002, 240:996-1002.

[13] Murata T, Cui J, Taba KE, et al. The possibility of gene therapy for the treatment of choroidal neovascularization. Ophthalmology, 2000, 107:1364-1373.

[14] Miwa M, Ura M, Nishida M, et al. Design of a novel oral fluoropyrimidine carbamate, capecitabine, which generates 5-fluorouracil selectively in tumours by enzymes concentrated in human liver and cancer tissue. Eur J Cancer, 1998, 34:1274-

1281.

[15] Ikemoto S,Sugimura K,Wada S, et al. Augmentation of antitumor activity of 5'-deoxy-5-fluorouridine by thymosin fraction 5 in mouse bladder cancer cells in vitro and in vivo. Cancer Lett, 1999, 145:121-126.

[16] Brown NS ,Bicknell R. Thymidine phosphorylase, 2-deoxy-D-ribose and angiogenesis. Biochem J, 1998, 334:1-8.

[17] Yanagi Y, Tamaki Y, Inoue Y, et al. Subconjunctival doxifluridine administration suppresses rat choroidal neovascularization through activated thymidine phosphorylase. Invest Ophthalmol Vis Sci, 2003, 44:751-754.

[18] Ingber D, Fujita T, Kishimotos, et al. Synthetic analogues of fumagillin that inhibit angiogenesis and suppress tumor growth. Nature, 1990, 348:555-557.

[19] Ishida K,Yoshimura N,Mandai M, et al. Inhibitory effect of TNP-470 on experimental choroidal neovascularization in a rat model. Invest Ophthalmol Vis Sci, 1999, 40:1512-1519.

[20] Yasukawa T, Kimura H, Tabata Y, et al. Targeted delivery of anti-angiogenic agent TNP-470 using water-soluble polymer in the treatment of choroidal neovascularization. Invest Ophthalmol Vis Sci, 1999, 40:2690-2696.

[21] 汪浩, 王文吉, 宋后燕, 等. 血管生成抑制因子 k4k5 对实验性脉络膜新生血管的抑制作用. 中华眼底病杂志, 2003, 9:217-221.

[22] Nabum H, Nambu R, Melia M, et al. Combretastatin A-4 phosphate suppression development and induces regression of choroidal neovascularization. Invest Ophthalmol Vis Sci, 2003, 44:3650-3655.

[23] Jonas JB, Kreissig I, Hugger P, et al. Intravitreal triamcinolone acetonide for exudative age related macular degeneration. Br J Ophthalmol, 2003, 87: 462-468.

[24] Gillies MC, Simpson JM, Luo W, et al. A randomized clinical trial of a single dose of intravitreal triamcinolone acetonide for neovascular age-related macular degeneration: one-year results. Arch Ophthalmol, 2003, 121:667-673.

[25] Ranson NT, Danis RP, Ciulla TA ,et al. Intravitreal triamciolone in subfoveal recurrence of choroidal neovascularisation after laser treatment in macular degeneration. Br J Ophthalmol, 2002, 86:527-529.

[26] Penn JS, Rajaratnam VS, Collier RJ, et al. The effect of an angiostatic steroid on neovascularization in rat model of retinopathy of prematurity. Invest Ophthalmol Vis Sci, 2001, 42:283-290.

[27] McNatt LG, Weimer L, Yanni J, et al. Angiostatic activity ofsteroids in the chick embryo CAM and rabbit cornea models of neovascularization. J Ocul Pharmacol Ther, 1999, 15:413-423.

[28] D'Amico DJ, Goldberg MF, Hudson H, et al. Anecortave acetate as monotherapy for the treatment of subfoveal lesions in patients with exudative age-related macular degeneration. Retina, 2003, 23:14-23.

[29] Eyetech Study Group. Preclinical and phase 1A clinical evaluation of an anti-VEGF pegylated aptamer(Eye001) for the treatment of exudative AMD. Retina, 2002, 22:143-152.

[30] Eyetech Study Group. Anti-vascular endothelial growth factor for subfoveal CNV secondary to age-related macular degeneration. Ophthalmology, 2003, 10:979-986.

[31] Age-related Eye Disease Study Research Group. A randomized placebo-controlled clinical trial of high-dose supplementation with vitamins C and Ebeta caroteneand zinc for age-related macular degeneration and vision loss:AREDS report no. 8. Arch Ophthalmol, 2001, 10:1417-1436.

[32] Mattra RA. New treatments for age-related macular degeneration. Minnesota Medicine, 2003, 86:40-46.

[33] McBee WL, Lindblad AS, Ferris FL, et al. Who should receive oral supplement treatment for age-related macular degeneration ? Curr Opin Ophthalmology, 2003, 14:159-162.

[34] Gale CR, Hall NF, Phillips DI, et al. Lutein and zeaxanthin status and risk of age-related macular degeneration. Invest Ophthalmol Vis Sci, 2003, 44:2461-2465.

[35] Congdon NG, West KP Jr. Nutrition and the eye. Curr Opin Ophthalmol, 1999, 10:464-473.

[36] 陈松,韩梅,王兰惠,等. 老年黄斑变性共焦扫描激光多普勒视网膜血流分析. 临床眼科杂志,2002,10(1):3-7.

[37] 欧阳小平,包贵生,王守境,等. 施图伦滴眼剂对老年性黄斑变性眼血流动力学的临床应用研究. 中华综合医学, 202,3(4):291 -294.

[38] Pharmacology Therapy for Macular Degeneration Study Group:Interferon alfa-2a is ineffective for patients with choroidal neovascularization secondary to age-related macular degeneration. Results of a prospective randomized placebo-controlled clinical trial. Arch Ophthalmol, 1997, 115:865-872.

[39] Ross C, Engler CB, Sander B, et al. IFN-alpha antibodies in patients with age-related macular degeneration treated with re-

combinant human IFN-alpha 2a. J Interferon Cytokine Res, 2002, 22:421-426.

[40] 梅全喜. 杞菊地黄丸的新用途. 家庭中医药, 2002, 9(4). 51.

[41] 李传课,李波,彭清华,等. 滋阴明目丸治疗肝肾阴虚视网膜色素变性与老年黄斑变性的临床观察. 湖南中医学院学报,2001,21(3):38-40.

[42] 李波,邝国平,李传课,等. 滋阴明目丸治疗肝肾阴虚萎缩型老年性黄斑变性的临床和实验研究. 中国中医眼科杂志,2004,11(4):206-210.

[43] 谭峻英. 滋阴明目丸合血塞通片治疗早期老年黄斑变性22例. 湖南中医杂志,2002,18(3):61.

8 老年性黄斑变性抗 VEGF 治疗

老年性黄斑变性(age-related macular degeneration , AMD)是西方国家老年人主要致盲眼病之一,在我国其发病率也逐年上升,直接影响老年人的生活质量。渗出型 AMD 的黄斑区脉络膜新生血管(choroidal neovascularization,CNV)是导致 AMD 视力丧失的主要原因,目前对于 CNV 治疗的研究虽然很多,但仍然没有十分令人满意的治疗方法,常用的有热激光光凝及光动力疗法(photodynamic therapy,PDT),但它们的适用范围有限,而且复发率较高,一般只能减缓视力的丧失。

近些年来出现了药物抑制新生血管的研究,希望能为 AMD 的治疗开辟新的途径。对于血管内皮生长因子(vascular endothelial growth factor,VEGF)的研究已经进行了许多年,它在新生血管形成中的作用也越来越明了,认为 VEGF 抑制剂可能抑制新生血管的产生,从而产生治疗作用。最近一些 VEGF 抑制剂用于 AMD 治疗的研究正在进行中。

一、VEGF 的生理及病理作用

在胚胎发育、骨骼生长和生殖功能方面,VEGF 是主要的生理性血管生成调节因子。除了在损伤修复、头发生长和生殖循环过程中,健康成年人血管的生长是处于静止状态的,内皮细胞不增殖。而在一些疾病状态下,如糖尿病视网膜病变、肿瘤或心肌缺血性疾病,氧和营养物质的需求与供给失去平衡,局部组织释放可溶性新生血管生长因子,血管生长因子及其受体相互作用,为细胞移行、增殖和分化产生新的血管提供了信号,致使新的毛细血管芽开始生长,即新生血管形成。

新生血管的形成是一个复杂的过程,受到促进与抑制因素的双重作用,同时也与病理性的血管生成有关,如肿瘤、眼内新生血管性疾病等。在众多影响新生血管形成的因子中,VEGF 是最重要的新生血管促进因素之一,许多生长因子通过诱导 VEGF 表达而促进新生血管形成。

VEGF 家族包括胎盘生长因子(placental growth factor, PIGF)、VEGF-A、VEGF-B、VEGF-C、VEGF-D 和 VEGF-E,其中关于 VEGF-A 的研究最为深入。VEGF-A 是一种糖基蛋白,在人类,根据其氨基酸数量不同又分为 VEGF121、VEGF165、VEGF189、VEGF206。氨基酸数量多的 VEGF-A 黏附于基质,而氨基酸数量少的则可以自由扩散。VEGF-A 参与新生血管形成和使血管通透性增加,VEGF-B 在非新生血管形成的肿瘤中有作用,VEGF-C 和 VEGF-D 在癌组织的新生血管和新生淋巴管的形成过程中有作用, VEGF-E 也是一种潜在的新生血管形成因子, PIGF 使血管通透性增加, 新生血管形成, 在实验性 CNV 中 PIGF 的表达明显增高。

VEGF 可导致新生血管形成和血管渗漏,在眼部可引起糖尿病视网膜病变和渗出型 AMD 的视力丧失。VEGF 的生物学效应由特异性受体酪氨酸激酶——VEGFR-1、VEGFR-2 和 VEGFR-3 介导,口服小分子 VEGFR 抑制剂可以改善 VEGF 引起的新生血管形成和血管渗漏。所以欲达到抑制新生血管的目的,可以设计拮抗药与其受体结合,从而阻断 VEGF 在新生血管形成中的作用。

二、VEGF 受体家族

血管内皮生长因子受体(vascular endothelial growth factor receptor,VEGFR)家族共有三位成员,分别是 VEGFR-1、VEGFR-2,VEGFR-3,属于有高亲和力的受体酪氨酸激酶。能与 VEGF-A 结合的是 VEGFR-1 和 VEGFR-2。

VEGF 与 VEGFR 结合后,信号传导途径如下:VEGFR 自磷酸化→激活磷脂酰胆碱特异性磷脂酶 C→

水解磷脂酰肌醇二磷酸→产生二酯酰甘油和肌醇三磷酸→激活胞质中的蛋白激酶C,并固定于膜上→诱导内皮细胞生长→增加血管渗透性。

对于VEGFR-1的确切功能以及它是否能给内皮细胞传递有意义的信号仍存在争议。一些研究表明,内皮细胞上VEGFR-1的功能是作为VEGFR-2的负调节剂,调节内皮细胞上VEGF的活性,使之不易与VEGFR-2结合。这种假说的提出基于以下研究:VEGFR-1诱导的猪主动脉内皮细胞配体依赖的酪氨酸酶磷酸化减弱或测不到,而VEGFR-2却可以诱导出强烈的磷酸化反应。另外,突变的VEGF-A与VEGFR-2结合可引起内皮细胞有丝分裂并具有趋化现象,血管渗漏和新生血管形成,而与VEGFR-1结合则不能产生上述活性。VEGF-E只能与VEGFR-2结合,但它与VEGF-A一样具有新生血管活性,提示VEGFR-2可以直接介导新生血管形成而无须VEGFR-1参与。另外,VEGFR-1突变后缺乏酪氨酸激酶区域但仍能与VEGF-A结合,这种突变不会对实验小鼠产生致命的影响,也不会对其胚胎发育及新生血管形成有明显影响,而VEFGR-2完全失活则会导致早期胚胎死亡。

然而,研究发现在人和猴的组织中,VEGFR-1主要表达于毛细血管周细胞,提示在成人VEGFR-1可能主要作为周细胞受体。在体外周细胞中,VEGF-A与VEGFR-1结合后,经过VEGFR-1细胞内信号开始启动,内在的酪氨酸酶活性被激活,自磷酸化后形成的磷酸化酪氨酸是一种胞质内信号分子,证明表达于周细胞的VEGFR-1是有活性的。而且,周细胞中的VEGFR-1酪氨酸酶自磷酸化在低氧时加强。但在内皮细胞的体外实验中却发现,VEGFR-1与配体结合后致新生血管形成的作用很弱甚至没有作用。

在体内,PIGF有刺激新生血管形成的作用,这时PIGF不与VEGFR-2结合,而通过与周细胞和血管平滑肌细胞中的VEGFR-1结合来实现这一作用。还有实验表明抑制VEGFR-1不仅可以减少癌症、缺血性视网膜病变及类风湿性关节炎的新生血管形成,还可以减轻动脉粥样硬化以及类风湿性关节炎的炎症反应。而抑制VEGFR-2则没有相应的作用。

总之,对于在内皮细胞中VEGFR-1是否具有信号传递功能尚存争议,而在周细胞和血管平滑肌细胞中VEGFR-1可能作为有功能的受体,病理情况下可能有VEGF-A和PIGF参与。

如前所述,VEGFR-2是内皮细胞中介导VEFG信号的功能性受体,实验条件下,VEGFR-2酪氨酸激酶的活性较VEGFR-1高。VEGFR-2与配体VEGF-E结合,可诱导NO和前列腺环素的产生,促进体外内皮细胞的移行和出芽,促进体内新生血管的形成等。在VEGF-A诱导的内皮细胞分裂的过程中,VEGFR-2的激活是重要的信号传导过程,其结果是有丝分裂活性蛋白被激活,内皮细胞增殖。

VEGFR-3mRNA发现于早期胚胎的静脉内皮细胞,但晚期出现于淋巴管。最初发现,成人仅淋巴管内皮细胞和微静脉内皮细胞表达VEGFR-3mRNA。最近的研究证实,VEGFR-3表达于整个人体的静止的血管内皮细胞和上皮细胞,认为VEGFR-3及其配体在内皮细胞和上皮细胞之间存在旁分泌关系。而在损伤修复过程、新生血管形成和淋巴管形成中,以及各种肿瘤的新生血管形成中,也都有VEGFR-3存在。

三、VEGF与AMD的CNV

AMD临床上分为两型,即萎缩型和渗出型。萎缩型主要表现为脉络膜毛细血管萎缩、玻璃膜增厚和色素上皮萎缩等所致的黄斑萎缩变性。渗出型主要为玻璃膜破坏,新生血管侵入视网膜下,从而引起渗出、出血及瘢痕形成等改变,视力下降较急而显著。CNV是导致AMD视力丧失的主要原因,CNV发源于脉络膜血管,可发生渗漏及出血,穿过Bruch膜到达视网膜和色素上皮之间的腔隙,还可到达视网膜下腔,造成视网膜表面不规则升高,致使患者产生视物变形。但到目前为止,对其发病机制仍知之甚少。低氧是视网膜新生血管产生的重要原因,它在CNV的发展中可能起同样的作用。随着年龄的增加,脂质物质使Bruch膜变厚,氧由脉络膜至色素上皮和视网膜的扩散作用减弱。近年来研究证实了VEGF-A在新生血管发生中的重要作用,手术切除的CNV中有VEGF-A的表达;患有AMD的尸体眼中VEGF表达增高;AMD伴CNV患者的血浆及玻璃体内VEGF-A的水平明显增高。

VEGF-A诱导AMD的CNV产生可能有以下的机制。在体外试验中,正常视网膜色素上皮(retinal pigment epithelium ,RPE)细胞由基底侧分泌VEGF-A至脉络膜毛细血管,低氧时这种分泌明显增多。在体实验显示,3 种 VEGFR 都分布于朝向 RPE 细胞的脉络膜毛细血管内皮细胞上。认为 RPE 细胞与脉络膜毛细血管有关,它可以调节脉络膜毛细血管的完整性及其有孔的内皮细胞的通透性。随着年龄的增长,尤其是 AMD 患者,这种调节功能被增厚的 Bruch 膜打乱,因为 Bruch 膜对水溶性成分通透性差,而 VEGF 是水溶性的,这样 VEGF-A 便不能到达脉络膜毛细血管,从而导致脉络膜毛细血管的萎缩,致使视网膜外层低氧,VEGF-A 在 RPE 靠近 Bruch 膜一侧积聚,导致 CNV 产生。同时也有实验证明,诱导 RPE 细胞过表达 VEGF-A 可导致 CNV 产生。而且,动物实验证实视网膜下植入 VEGF 可导致猴子 CNV 的产生。综上所述,VEGF-A 在 AMD 的 CNV 产生过程中有重要作用,从而可以认为,VEGF-A 在 AMD 的抗 CNV 治疗中是适宜的作用位点。

四、AMD 的抗 VEGF 治疗

药物抑制新生血管为 AMD 的 CNV 治疗开辟了新的途径。在参与新生血管形成的各种因素中,包括各种生长因子的表达,都为药物治疗提供了潜在的作用位点。VEGF 的表达在人类 CNV 的组织切片中已得到证实,而且如前所述动物实验也证实它能够诱导新生血管的产生。VEGF 过度表达可引起血管内皮细胞增殖,并增加血管通透性,在临床上表现为视网膜下液,或原有的新生血管范围扩大。因此,认为 VEGF 抑制剂可能对 CNV 的治疗有益。

最近,对一些抗 VEGF 药物的研究已经展开。临床前期研究发现在各种动物模型中,此类药物可预防新生血管产生或使之消退。而且除了抗新生血管作用外,抗 VEGF 药物还可以抗渗漏,即抗 VEGF 治疗可能会减少视网膜下液及水肿,从而提高视力。

Magdalena 等人用猕猴的 CNV 模型,对重组的人单克隆抗 VEGF 抗原结合片段(rhuFab VEGF)进行了安全性及有效性的研究,给药途径为玻璃体内注射,结果显示玻璃体内注射 rhuFab VEGF 可以预防临床上典型的 CNV 产生,并可以减轻已形成的 CNV 渗漏,且没有明显的毒性反应。

Eyetech 研究组对他们研制的新药——抗 VEGF aptamer (Macugen™, Eye Tech Pharmaceuticals, New York, NY) 分别进行了临床前期、Ⅰ A 期及Ⅱ期临床研究。在临床前期及 Ⅰ A 期,分别进行了皮肤血管渗透试验、角膜新生血管试验、早产儿视网膜病变的研究、肿瘤新生血管试验以及玻璃体内的药动学研究,并首次将抗 VEGF 药物应用于人渗出型 AMD。结果显示抗 VEGF aptamer 可以降低血管通透性,并减少眼内新生血管形成。Ⅱ期临床研究选择了 21 例有黄斑中央凹下 CNV 的患者,一组单独接受抗 VEGF aptamer 治疗,玻璃体内给药,每次 100μL(含药物 3mg),28 天注射一次,共 3 次;另一组联合光动力疗法。随访观察 3 个月,两组均未见眼部明显药物不良反应。单独接受抗 VEGF aptamer 治疗组 87.5% 视力稳定或改善,25% 视力提高≥3 行;联合光动力疗法组 90% 视力稳定或改善,60% 视力提高≥3 行。有文献报道单独应用光动力疗法仅有 50.5% 视力稳定或改善,视力提高≥3 行者仅为 2.2%。该研究认为患者对多次玻璃体内注射抗 VEGF aptamer 有很好的耐受性,该药在治疗各种眼部新生血管性疾病包括 AMD 中是很有前途的,但其有效性和长期安全性仍需进一步临床验证。目前对于该药的大规模多中心随机对照试验正在进行,初步研究结果在 2003 年 AAO 会议上报告,认为它可有效阻止患者视力丧失。

虽然抗 VEGF 治疗有一定的优势,但也存在缺陷和局限性。抗 VEGF aptamer 是一种稳定的 RNA 样小分子物质,注入眼内后几乎不被降解,而被完整地吸收入血,且具有活性。其Ⅱ期临床研究发现玻璃体注射后 1~24h 内,循环血的药物浓度即可完全阻断 VEGF 的作用,从而抑制 VEGF 在全身的作用。另一种 VEGF 抑制剂 rhuFab VEGF 的结构与抗 VEGF aptamer 不同,可与 4 种 VEGF 的同分异构体相结合。猴子玻璃体内注射后,血浆中亦可发现该药的有效浓度。这种情况在眼科极少见,临床上抗生素和激素玻璃体注射后,通常不会产生对全身各系统有效的血浆浓度。

VEGF 对全身的作用有利有弊,虽然眼部新生血管可影响视力,但心肌缺血后产生的新生血管却可拯救生命。VEGF 还是重要的血管扩张剂,与冠状动脉的舒张和血流有关,因此 VEGF 抑制剂还可引起隐匿性冠心病患者心肌缺血。而 AMD 患者年龄又普遍较大,心脏病多发。因此,虽然 VEGF 抑制剂对眼科疾病有益,但是它的全身性副作用也不容忽视。

抗 VEGF 治疗以设计严密的临床前期研究为基础，不仅为渗出型 AMD 的治疗，同时也为其他眼部新生血管性疾病的治疗提供了新的思路，开辟了新的途径。但这种治疗方法毕竟刚刚问世，其治疗效果及全身性的毒副作用还需要进一步的长期研究。

（王云松）

【参 考 文 献】

[1] Macular Photocoagulation Study Group. Argon laser photocoagulation for neovascular maculopathy. Five - year results from randomized clinical trials. Arch Ophthalmol, 1991,109:1109-1114.

[2] Photodynamic therapy of subfoveal choroidal neovascularization in age-related macular degeneration with verteporfin: one-year result of 2 randomized clinical trials —— TAP Report.

[3] Zacks DN, Ezra E, Terada Y, Michaud N, Connolly E, Gragoudas ES, Miller JW. Verteporfin photodynamic therapy in the rat model of choroidal neovascularization: angiographic and histologic characterization. Invest Ophthalmol Vis Sci, 2002 Jul, 43(7):2384-2391.

[4] Paavonen K, Puolakkainen P, Jussial L, et al. Vascular endothelial growth factor receptor-3 in lymphangiogenesis in wound healing. Am J Pathol, 2000,156:1499-1504.

[5] Yano K, Brown LF, Detmar M. Contral of hair growth and follicle size by vascular endothelial growth factor and blood vessel formation. Nature,2000,407:242-248.

[6] Ferrar N, Chen H, Davis Smyth T, et al. Vascular endothelial growth factor is essential for corpus luteum angiogenesis. Nat Med,1998,4:336-340.

[7] Carmeliet P. Mechanisms of angiogenesis and arteriogenesis. Nat Med,2000,6:389-395.

[8] Ortega N, Hutchings H, Plouet J. Signal relays in the VEGF system. Pront Biosci,1999,4:D141-D152.

[9] Folkman J. Angiogenesis and Angiogenesis inhibition: an overview. EXS,1997,79:1-8.

[10] Ferrar N. Vascular endothelial growth factor: molecular and biological aspects. Curr Top Microbiol Immunol, 1999,237:1-30.

[11] Eriksson U, Alitalo K. Structure, expression and receptor-binding properties of novel vascular endothelial growth factors. Curr Top Microbiol Immunol, 1999,237:41-57.

[12] Partanen TA, Alitalo K, Miettinen M. Lack of lymphatic vascular specificity of vascular endothelial growth factor 3 in 185 vascular tumors. Canncer, 1999,86:2406-2412.

[13] Olofsson B, Korpelainen E, Pepper MS, et al. Vascular endothelial growth factor B (VEGF-B) binds to VEGF receptor-1 and regulates plasminogen activator activity in endothelial cells. Proc Natl Acad Sci USA, 1998,95:11709-11714.

[14] Luttun A, Tjwa M, Moons L, et al. Revascularization of ischemic tissues by PIGF treatment and inhibition of tumor angiogenesis arthritis and atherosclerosis by anti-Flt1. Nature Med, 2002,8:831-840.

[15] Odoriso T, Schietroma C, Zaccaria ML, et al. Mice overexpressing placenta growth factor exhibit increased vascularization and vessel permeability. J Cell Sci,2002,115:2559-2567.

[16] Rakic JM, Lambert V, Devy L, Luttun A, Carmeliet P, Claes C, Nguyen L, Foidart JM, Noel A, Munaut C. Placental growth factor, a member of the VEGF family, contributes to the development of choroidal neovascularization. Invest Ophthalmol Vis Sci, 2003 Jul,44(7):3186-3193.

[17] Murata T, He s, Hangai M, et al. Peroxisome proliferator-activated receptor-gamma ligands inhibit choroidal neovascularization. Invest Opthalmol Vis Sci, 2000,41:2309-2317.

[18] Waltenberger J, Claesson-Welsh L, Siegbahn A, et al. Different signal transduction properties of KDR and Flt1, two receptors for vascular endothelial growth factor. J Biol Chem, 1994,269:26988-26995.

[19] Gille H, Kowalski J, Li B, et al. Analysis of biological effects and signaling properties of Flt1(VEGF-1) and KDR(VEGFR-2) a reassessment using novel receptor-specific vascular endothelial growth factor mutants. J Biol Chem, 2001,276: 3222-3230.

[20] Meyer M, Clauss M, Lepple-Wienhuse A, et al. A novel vascular endothelial growth factor encoded by Orf virus , VEGF-E mediates angiogenesis via signaling through VEGFR-2(KDR) but not VEGFR-1(Flt1) receptor tyrosine kinases. EMBO J, 1999,18:363-374.

[21] Hiratsuka S, Minowa O, Kuno J, et al. Flt1 lacking the tyrosine kinase domain is sufficient for normal development and angiogenesis in mice. Proc Natl Acad Sci USA, 1998,95:9349-9354.

[22] Witmer AN, Dai J, Weich HA, et al. Expression of vascular endothelial growth factor receptors 1,2 and 3 in quiescent endothelia. J Histochem Cytochem, 2002b,50:767-778.

[23] Parenti A, Brogelli L, Filippi S, et al. Effect of hypoxia and endothelial loss on vascular smooth muscle cell responsiveness to VEGF-A: role of Flt1/VEGF-receptor-1. Cardiovasc Res,2002,55:201-212.

[24] Kroll J, Waltenberger J. A novel function of VEGF receptor - 2 (KDR):rapid release of nitric oxide in response to VEGF-A stimulation in endothelial cells. Biochem Bioph Res Commun,1999,265:636-639.

[25] Witmer AN, Blaauwgeers HG, Weich HA, et al. Altered expression patterns lf VEGF receptors in human diabetic retina and in experimental VEGF-induced retinopathy in monkey. Invest Opthalmol Vis Sci,2002a,43:849-857.

[26] Jing Z Cui, Hideya kimura, Christine Spee, Gabriele Thumann, et al. Natural history of choroidal neovascularization induced by vascular endothelial growth factor in the primate. Graefe's Arch Clin Exp Opthalmol,2000,238:326-333.

[27] Kvanta A , Algvere PV , Berglin L , Seregard S . Subfoveal fibrovascular membranes in age-related macular degeneration express vascular endothelial growth factor. Invest Ophthalmol Vis Sci, 1996,37:1929-1934.

[28] Baffi J, Byrnes G, Chan CC, Csaky KG. Choroidal neovascularization in the rat induced by adenovirus mediated expression of vascular endothelial growth factor. Invest Ophthalmol Vis Sci, 2000,41:3582-3589.

[29] Wang F, Rendahl KG, Manning WC, et al. AAV-mediated expression of vascular endothelial growth factor induces choroidal neovascularization in rat. Invest Ophthalmol Vis Sci (United States), 2003, 44(2) :781-790.

[30] Magdalena GK, Mehran AA, Anthony PA, et al. Prevention of experimental choroidal neovascularization with intravitreal anti-vascular endothelial growth factor antibody fragment. Arch Ophthalmol, 2002,120:338-346.

[31] The Eyetech study group. Preclinical and phase 1A clinical evaluation of an anti-VEGF pegylated aptamer (EYE001) for the treatment of exudative age-related macular degeneration. Retina, 2002, 22(2):143-152.

[32] Aiello LP, Bursell SE, Clermont A, et al. Vascular endothelial growth factor-induced retinal permeability is mediated by protein kinase C in vivo and suppressed by an orally effective beta-isoform-selective inhibitor. Diabetes, 1997,46:1473-1480.

[33] The Eyetech study group. Anti- vascular endothelial growth factor therapy for subfoveal choroidal neovascularization secondary to age-related macular degeneration. Opthalmology, 2003,110:979-986.

第六章

老年性黄斑变性的治疗

1　老年性黄斑变性的激光治疗研究进展

老年性黄斑变性(age-related macular degeneration,AMD)是50岁以上人群低视力和致盲的首要原因。AMD进入晚期改变,如脉络膜新生血管(choroidal neovascular,CNV)涉及中央凹、视网膜色素上皮(retinal pigment epithelium,RPE)脱离、RPE地图状萎缩及盘状瘢痕等,目前尚无有效的治疗方法。因此,探讨AMD有效诊治方法非常重要。与黄斑下纤维变性有关的黄斑下CNV是渗出型AMD引起视力严重下降的常见原因,治疗起来非常棘手。据统计,接近90%继发于AMD的致盲原因与黄斑下CNV有关,近黄斑下CNV如在2年内不进行任何治疗,则有70%的病例视力下降至0.1以下,而黄斑下CNV则预后更差。激光治疗法临床报告的效果不一,曾经引起较大争议,今就其激光治疗问题进行阐述。

一、黄斑光凝研究组光凝研究试验

黄斑光凝研究组(Macular Photocoagulation Study ,MPS)1982年发表了首篇报道,研究评估了激光光凝法在治疗黄斑变性中的有效性。研究表明,激光光凝法能降低黄斑变性导致的中央凹外CNV引起的视力损害。接下来的研究评价了光凝法对先天性新生血管形成的疗效,得出了相同的结论:光凝法能有效地治疗中央凹外的新生血管形成。

然而,长期的跟踪调查揭示,有很大比例的患者有中央凹外的新生血管形成,这些结果被其他国家的学者证实。研究发现将近75%的新生血管发生于第一年内,如果第一年内没有新生血管形成,则以后形成的可能性就会降低。

在过去的研究中,对伴有CNV的AMD进行了长期探索性治疗,产生了许多不同的方法,包括光动力疗法(PDT)、近黄斑手术疗法、光放射疗法,药物疗法如干扰素、胺哌啶酮以及各种被认为有治疗作用的营养药物。目前,许多随机临床研究正在探寻各种治疗方法,基础科学家和临床科学家联合工作以寻找治疗这种致盲性疾病的方法。

在黄斑光凝研究组以前,对伴有CNV的AMD没有明确的治疗方法。MPS的研究表明,对伴有CNV的AMD进行激光光凝疗法与不治疗相比,可以阻止严重的视力丧失。自从20世纪80年代以来,这种随机控制性临床试验已经作为AMD研究的标准方式,其他治疗试验可以以此作为参照。

AMD的CNV分为典型、隐匿型以及二者兼有之的类型:典型的CNV在眼底荧光素血管造影(fundus fluorescein angiography,FFA)早期个别区域有高荧光,在晚期这些区域有所扩展;而隐匿型CNV缺少典型CNV的独特特点,在早期呈现斑点状的高荧光并且伴有RPE的脱离 ,在晚期有渗漏。有代表性的、典型的CNV在FFA中有清楚的边界,导致在疾病发展过程的第一年中出现严重的视力丧失;而隐匿型CNV边界模糊,导致在很长的一段时间内视力逐渐下降。虽然入选的患者都是典型的CNV,但是黄斑光凝研究组的研究者着手在注意隐匿型CNV的条件下重新观察眼底FFA,并且确定一半患者仅有典型CNV,而另一半患者有不同程度的隐匿型CNV。超过一半的典型CNV患者仅仅在1年的治疗中发展为再发CNV,而此时治疗仍然是有效的。在隐匿型CNV患者中,治疗与未治疗的结果没有差别,在这些病例中发现仅仅对典型CNV治疗无益。

(一)激光原理

迄今为止,由随机临床试验证实的AMD治疗的最佳方案是异常和渗漏血管的激光凝固法。在这些研究中,由FFA特点所确定的CNV决定病变是否可治疗。MPS证实对于中央凹外、接近中央凹和中央凹下AMD的CNV治疗是有意义的。不幸的是,对于中央凹下部位的激光凝固会引起直接的中心暗点,这是不能被大多数患者所接受的。在各个研究组中,仅10% ~15%有AMD新生血管的患眼符合激光治疗的标准,再发CNV很常见,激光治疗的AMD新生血管的患者视力≤0.1的也不在少数。MPS发现大多患眼治疗后3年的视力为20/200 ~20/320,好于未治疗的眼,并且治疗眼的对比敏感性比未治疗的眼好。在5年的治疗中,超过一半的患者需要再次治疗,并且许多眼的视力低于0.1。再生CNV是导致氩激光治疗中央凹附近和外部CNV后视力再次丧失的主要原因,这是因为这些新生血管常常位于中央凹下部。对于那些典型的、边界清楚的、相对较小的中央凹下CNV,且患眼视力较好,激光治疗是有意义的。已形成较多年的中央凹下病变不适合行激光治疗,因为CNV的范围太大,视力太不好,或者病变部位不能由常规FFA所界定。

(二)病例的选择

FFA证实有明确的CNV存在,边界清晰,CNV的面积不大于3.5个标准视盘面积(一个标准视盘面积=1.77mm^2),最佳矫正视力≤0.5,而≥0.06,目前或过去未曾用过激素,能坚持长期进行随访者。根据MPS的选择标准,归纳如下:选入研究小组的病人按CNV距黄斑中央凹的位置分为三种类型:①距中央凹>200μm者为黄斑外CNV;②<200μm或有出血或遮蔽荧光位于无血管区内者为近黄斑下CNV;③位于黄斑的解剖中心下者为黄斑下CNV。

(三)技术方法

1. 激光波长的选择　黄斑部有特殊的生理解剖结构,黄斑中央凹及其周围无血管区是视力最敏感区,治疗黄斑下CNV的关键问题在于确保激光对黄斑部视网膜组织的损伤最小。黄斑部对于激光能量的吸收至少有5种色素:内外丛状层的叶黄素;存在于RPE及脉络膜黑色素细胞中的黑色素;锥杆光感受器外节中的视紫红质;老年患者色素上皮层中的脂褐素;视网膜以及脉络膜血管中的血红蛋白。为达到激光光凝的目的,3种最基本的吸收物质为黑色素、叶黄素及血红蛋白。

黑色素是吸收激光能量最好的吸收物,它的吸收能力随波长的增加而加大。眼内叶黄素主要集中在黄斑的内外丛状层,它是吸收光的主要色素,对绿光吸收很少,而对红光及黄光几乎不吸收,故认为绿光、红光及黄光的波长是较为理想的波长。目前临床上较为常用的是波长647nm的氪红激光(KRL),及波长514.5nm的氩绿(AGL)激光。Mashall、Bird和Mainster已证实,氩绿激光和氪红激光相比,更易被黄斑区神经上皮层的叶黄素所吸收;氪红激光由于对视网膜内层的损伤小,不被血红蛋白所吸收,且它易被色素上皮层以及脉络膜中的黑色素细胞中的黑色素所吸收,故认为适于治疗黄斑下及近黄斑下CNV,而氩绿激光适于治疗距黄斑200 ~350μm的CNV。但在近些年的临床研究中,MPS(黄斑下的)和加拿大光凝小组(近黄斑下的)分别把病人随机分配到KRL组及AGL组,并进行1 ~3年的随访,结果发现治疗后两组病人在视力、阅读速度、对比敏感度等方面的差别均无统计学意义。在目前的一系列研究中,有限的临床资料已证实,氪红激光和氩绿激光在治疗黄斑下和(或)近黄斑下CNV方面的差异不大。

2. 治疗前的准备　包括裂隙灯眼前节检查,72h以内的FFA及吲哚青绿血管造影(indocyanine green angiography,ICGA)检查,直接、间接检眼镜检查,视力、Amsler表,阅读速度,黄斑区及视乳头的立体照相。治疗前最关键的一项检查是72h以内的FFA,以提供CNV的准确位置。激光治疗的目的在于保持现有视力和不再使视力下降,而并非为提高视力,有人可能在治疗后视力会有某种程度的下降。由于有持续性及复发性CNV的可能,故必须定期复诊检查。以上情况一定要在激光治疗前向患者反复讲清楚,征得患者的同意并签署同意书后,方可进行治疗。

3. 治疗步骤

(1)为保证激光治疗的精确、迅速,常规行球后麻醉。

(2)首先勾画出CNV以及任何临近的(出血及色素)遮蔽荧光:用直径100μm非连续性光斑光凝勾画病变的范围,光斑应超越病灶的边缘100 ~125μm。

(3)用重叠的200μm光斑,曝光时间为0.2s,光凝近黄斑侧及对侧病变边缘。

(4)最后用200 ~500μm的光斑,0.5 ~1.0s曝光时间完全覆盖病变。

靠近黄斑中央凹及黄斑下的 CNV 是治疗上的难点。MPS 认为：确认 CNV 距中央凹 $<100\mu m$，则在高荧光区域上需沿着黄斑区边缘光凝；CNV 距黄斑中央凹 $>100\mu m$，但 $<200\mu m$，如果近黄斑侧无出血，则黄斑侧需完全覆盖 CNV，而另一侧需延伸到病变的 $100\mu m$ 以外；黄斑下的 CNV 距中央凹一个视盘直径的视网膜不光凝。采用环状光凝术避开中央无血管区的做法尚无人证实，从理论上讲，环状光凝可摧毁脉络膜来源的 CNV。另一可能机制为治疗后 CNV 层释放新生血管抑制因子，使其退行。

对于隐匿型、边界不清（FFA 不能辨认的）及位于黄斑下面积较大的 CNV，日本医师日下和尾花等认为吲哚青绿（ICG）亦具有光凝增强的效果。通过对猴的实验性观察，认为 ICG 的增强效果对中度及重度的烧灼光斑可导致 CNV 的彻底阻塞，并认为若想产生最大效果，应静脉连续滴注，剂量为 $0.45\mu g/(kg \cdot min)$，他们认为应用 ICG 后，降低了约 7% ~8% 的能量需要。木村等对 42 例 AMD 患眼进行了 ICG 增强效果的光敏治疗。肘正中静脉注入 40mgICG，5min 后用波长为 810nm 的染料激光进行光凝。输出功率 300 ~500mW，曝光时间间隔 0.5s，光斑大小 $300 \sim 500\mu m$。治疗后 3 个月 20% 的眼视力提高 2 行或 2 行以上，无改变者占 40%，29% 视力下降 2 行或 2 行以上。治疗后 6 个月，32% 的眼视力提高 2 行或 2 行以上，无变化者占 47%，视力下降者占 22%，说明治疗是有效的。

治疗后，嘱病人避免感染及服用阿司匹林，并教会病人如何正确使用 Amsler 表，如回家后发现变形度增大，要求病人立即复诊。术后的随访是相当重要的。术后 1、2、6、12 周进行随访，接着每 3 个月随访一次。如果高度怀疑原病变为持续性及出现复发性 CNV，则要求病人 1 周或更短的时间进行复诊，直到病情稳定为止。一般在治疗后 2 周及 6 周复查 FFA，但如果出现不能解释的中心视力下降及治疗后的黄斑区脱离或又出现了新的渗出，则要经常复查 FFA。

4. 治疗方法

（1）境界清楚的 CNV 的激光治疗　激光光凝被证实仅对境界清楚的病变有效，如果病变整个边界不明确，那么治疗医师无法确定光凝范围以便覆盖全部病变，因此治疗不足或过度治疗均可发生。如果没有覆盖全部病变，则会增加 CNV 复发的可能性，还可能造成额外的视力丧失；而过度治疗则会造成不必要的视网膜损伤。

（2）中央凹外 CNV　氩激光光凝后第一年内效果最好。经过 5 年随访，治疗持续有效，64% 未治疗眼和 46% 治疗眼视力严重丧失。5 年后，治疗眼平均视力下降 5.2 行，而未治疗眼平均下降 7.1 行。到 5 年随访末，光凝治疗眼有 54% 出现复发性 CNV，且多发生于光凝后头 2 年内，这是治疗组病情恶化的主要原因。AMD 中央凹外 CNV 进行氩激光光凝可以降低视力严重丧失的危险性。

（3）旁中心 CNV　随机研究第 3 年，174 只治疗眼中 86 只（49%）眼视力丧失 6 行以上，169 只未治疗眼中 98 只眼（58%）视力丧失 6 行以上；治疗眼平均视力 20/200，未治疗眼平均视力 20/250。视力丧失多发生于第 3 ~9 个月。氪激光光凝可使严重视力丧失的危险性降低 10%。随访 5 年后，25% 治疗眼以及 15% 未治疗眼保持最初视力。此外，治疗组维持 20/40 或更好视力的患眼数是未治疗组的 2 倍多。

激光光凝后 CNV 的持续存在和复发是视力下降的主要原因。使用足够强度，覆盖整个病变区可减少 CNV 的持续存在以及相关的视力丧失的危险性。

（4）中央凹下 CNV　光凝可能立刻出现视力下降，治疗后 3 个月，184 只光凝眼中 37 只眼（20%）视力下降 6 行以上，而未治疗组 178 只眼中仅 19 只眼（11%）视力下降 6 行以上。但随后，未治疗组视力持续下降，而治疗组相对稳定。到 24 个月时，治疗组 114 只眼中 23 只眼（20%）视力下降 6 行以上，而未治疗组 112 只眼中 41 只眼（37%）视力下降 6 行以上。随访 48 个月，治疗组约 30%、未治疗组 60% 视力为 20/400 或更差，而且治疗组对比敏感度正常，而未治疗组下降。治疗效果因病变大小和最初视力状况而明显不同。病变小而视力相对差者效果最好，病变大而视力好者没有明显效果，病变大而视力差者效果不明显。

（四）治疗效果及影响因素

MPS 对激光术后的病人做了 3 ~5 年的随访，总结如下。

1. 那些符合选择标准的中央凹下新生血管形成患者，按 MPS 方案治疗 2 年后，患眼视力较未治疗眼有较大改善(平均提高约 1.5 行)。

2. 在治疗后 3 ~ 6 个月内,光凝眼视力较未治疗眼差。

3. 但在治疗后 2 年,与未治疗眼相比,治疗眼很少有严重的视力减退(6 行或 6 行以上)。

4. 接受治疗眼在治疗后短时间内出现视力平均下降 3 行,但此后视力稳定。未接受治疗眼在登记后视力平均下降 2 行,并继续逐渐下降。

5. 治疗眼的对比敏感度一般不会下降,而未治疗眼则逐渐下降。

6. 氩绿激光和氪红激光治疗在视力效果和并发症方面情况相似。

7. 4 个 MPS 试验均提示,高血压可影响 CNV 患者激光治疗的效果,在某些情况下,高血压在未治疗眼也伴有较差的后果。在一个治疗试验中(氩激光治疗 AMD),对高血压患者行激光治疗无效。

8. 治疗效果与黄斑 CNV 的大小及初视力密切相关:小病变(≤1 个标准视盘面积)、中度(20/125 ~ 20/160)或重度视力低(≤20/200),或中度病变(>1 且≤2 个标准视盘面积)、重度视力低下者,治疗后预后良好,并在整个随访过程中视力一直较好;小病变、视力较好(≥20/200)或中等者,治疗后立即出现了视力下降,到随访的第 12 个月时治疗是有效的;大病变(≥2 个标准视盘面积)、视力低下的患者,在整个随访中治疗成效不大;而大病变、中度或视力不好者,治疗后视力预后极差,在前 18 个月内视力较差,在随访的 4 年中无明显改善,提示黄斑 CNV 应根据情况进行治疗。

(五)关于 CNV 的持续性及复发性

根据 MPS 的建议,激光术后 6 周内持续存在的 CNV 称为持续性 CNV,而治疗后 6 周重复出现的 CNV 称为复发性 CNV。1994 年 MPS 统计随访 3 年的持续率约为 13%,而复发率约为 35%。提示出现持续性 CNV 与能量不足及面积覆盖不完全有关(持续率将提高 2 倍),而复发性 CNV 可能与能量过大,引起 Bruch 膜破裂有关。故提醒眼科医师在治疗时,面积一定要覆盖完全且能量适中,如出现持续性及复发性 CNV 则需重复治疗。

(六)激光治疗展望

激光治疗黄斑下 CNV 目前还存在较大争议。由于治疗后的近期内视力会出现较大幅度的下降,有时患者会难以接受,但从较长远的观点看,它可以有效地防止视力的持续降低,不失为一种有效的治疗方法。AMD 合并 CNV 患者的自然病程漫长,视力预后差。以往的临床实践验证激光光凝可以有效地封闭 CNV 并缩短病程,但光凝处视网膜和视神经亦同时受损,致使患者中心视力显著下降,视野中心暗点扩大。故一般认为位于黄斑中央凹下的 CNV 不适合行光凝治疗。AMD 合并 CNV 患者中,约有 17% 适合行光凝治疗。

张承芬探讨氪激光低能量光凝治疗 AMD 合并 CNV 患者的疗效。对湿性 AMD 患者 17 例(17 只眼),经 FFA 和 ICGA 检查确诊为黄斑中央凹下 CNV。患者年龄 50 ~ 74 岁,平均 61 岁。入选标准:①主诉中心视力下降或有阳性中心暗点,散瞳检查眼底,发现黄斑出血和(或)渗出,经 FFA 和(或)ICGA 诊断为 AMD 合并 CNV;②年龄≥50 岁;③患眼无青光眼、无糖尿病视网膜病变、无任何内眼手术史;④屈光间质清晰度能满足眼底检查及治疗需要;⑤患者仅服用维生素 B_1、B_2 及维生素 C 等一般药物;⑥告知患者其视力预后差,拟进行氪激光低能量光凝封闭脉络膜新生血管,以稳定病情和缩短病程,但术后可能有即刻视力下降。接受治疗者均自愿签署经本院伦理委员会批准的患者知情同意书。光凝方法:复查 AMD 合并 CNV 患者经 FFA 或 ICGA 所显示病变的清晰位置,核对患眼中心视野出现的绝对或相对中心暗点,并在其黄斑区相应位置的病变范围内用氪激光行低能量光凝治疗,全面覆盖 CNV。激光参数:光斑 75 ~ 100μm;功率 100 ~ 260mW;时间 0.05 ~ 0.10s;光凝区视网膜轻微发灰,呈 1 ~ 2 级弱反应。治疗后 4 ~ 6 周复查眼底和(或)FFA,如 CNV 仍有活动渗漏,再次行光凝治疗。共治疗 1 ~ 3 次,平均 11 次。在黄斑病变区相应视野中心暗点内,应用氪激光行低能量光凝治疗。术后 4 周 CNV 仍有活动者再次行光凝治疗。每例患者治疗前和复诊时均检查视力、眼前节、眼底及视野,并行眼底照相和 FFA、ICGA 检查。患者术后定期随访 1 ~ 8 年,平均 3.5 年。结果术后所有患者的治疗眼均未出现即刻视力下降现象,局部出血和渗出明显消退。

FFA 检测证实 CNV 关闭或缩小，渗漏减少，其中 9 例患者随诊 3 年以上未见复发。术后 6 只眼视力提高，8 只眼视力不变，3 只眼视力减退。视野复查见中心暗点无明显变化。认为应用氪激光低能量光凝治疗 AMD 合并黄斑中央凹下 CNV 具有疗效好、复发率低等优点。

2001 年 Beintema 等采用波长为 578nm 的染料激光，对 AMD 合并 CNV 的患者行低于凝固温度的温热疗法，24 只眼中有 15 只眼（62.5%）CNV 完全封闭，由此该作者认为低功率光凝可促进 CNV 闭缩而减低其视网膜组织损伤。低功率激光的治疗作用可能类似于温热疗法，既可促进 CNV 闭塞萎缩，又不会明显损伤神经视网膜，长期随访患者视力下降的比例也较自然病程者少。激光光凝位置准确可减少对邻近组织的损害，术后患者视野中心暗点无明显扩大。

Donati 等在 ICGA 引导下对 20 例 AMD 合并隐匿型 CNV 患者行光凝治疗，术后随访 12 个月，与治疗前相比，视力稳定者占 80%（16/20），渗出完全吸收者占 75%（15/20），因此该作者认为在 ICGA 引导下行激光光凝治疗的患者视力恢复好。Flower 设计了一种诊断和治疗系统，用以定位激光光凝 CNV 的滋养血管，术中能增强 ICGA 的显示图像并可实时对靶，以 ICGA 染料加强光凝滋养血管，同时降低激光能量，此时光凝处可见眼底改变，由此该作者认为这是治疗 CNV 的有效方法。本组 17 例 CNV 患者虽不是在 ICGA 直观下引导激光光凝，但均经 ICGA 或 FFA 检查显示清晰的病变所在，且光凝点位于其视野的中心暗点之内，因而术后未见即刻视力下降，视野中绝对暗点亦无明显扩大。由于出血和渗出吸收，相对暗点随之缩小，视力与治疗前相比稳定或略有好转者占 70%。

二、光凝滋养血管治疗 AMD 的 CNV

光凝滋养血管治疗 AMD 的 CNV 被认为是极有吸引力的一种方法，尤其当 CNV 位于黄斑或其附近时。这种方法虽然理论上比较简单，但是实践起来却经历了一个较长的过程。其发展经历了近 30 年的时间，与 FFA 尤其是脉络膜血管造影的发展密切相关。光凝滋养血管疗法最早是由 Behrendt 在 1972 年提出的，他提出用氩激光光凝糖尿病病人视网膜或玻璃体内 CNV 的滋养血管。后来随着可见光波长激光的出现，学者们又提出了许多新的方法治疗眼部新生血管。但是所有这些治疗都是针对视网膜或眼前段新生血管，这些血管都可以通过光学仪器直接查见，CNV 并不是治疗的焦点，因为其被视网膜及脉络膜色素遮挡不易观察，且在 FFA 中仅表现为弥散的脉络膜背景荧光，脉络膜深层血管采用各种临床常用检查方法均是模糊的。

20 世纪 70 年代早期，Behrendt 提出光凝滋养血管概念的同时采用 ICG 显示正常脉络膜循环。开始 ICG 首先用于在动物实验中显示其脉络膜循环，长期研究证实其生物相容性后，其在人体中的应用就成了亟待解决的问题。当时，脉络膜循环相对于视网膜循环来说受到的关注甚少。而且开始主要是为了学术研究，很少涉及临床领域，为此，学者们首先进行了正常及疾病眼脉络膜循环的研究，首先选择的研究人群即是 AMD 患者。因此大多数情况下是根据 MPS 的建议来选用治疗方法，光凝滋养血管并不被当作治疗常规。MPS 的建议包括按照 FFA 所示沿着 CNV 的边缘将 CNV 全部破坏，虽然此处理常导致立即发生不可逆的视力丧失，但是 3 年后的随访结果显示，经此治疗的病人视力预后较未治疗者好。但是这项治疗很难在临床推广，因为很少有眼科医生愿意损伤此处视网膜，大部分人希望尽可能避免近中央凹处的光凝治疗。

ICGA 临床应用的首要目的便是为了指导激光治疗 CNV。这一方法用于 FFA 及临床征象不符合 MPS 给出的激光治疗分类条件的患者，通常用于隐匿型及难定义型 CNV。光凝滋养血管的研究中，ICGA 可以证实异常脉络膜血管的位置，从而使得光凝治疗成为可能。然而，人们对 ICG 临床应用的兴趣毫无疑问有一部分归因于 ICGA 本身，还有一点是因为 SLO 的出现增加了人们应用 ICG 的兴趣。与市场易得的光学眼底照相机为基础的 ICGA 系统相比（每分钟可获得一张图像），SLO 提供了高速成像的可能性。高速 ICGA 成像系统为光凝滋养血管的治疗提供了新的研究热点。

目前光凝滋养血管又重新被提出用来治疗 AMD 相关的 CNV。1998 年 2 月，Shiraga 等报告了中央凹外光凝治疗 AMD 相关的中央凹下 CNV 的可行性。ICGA 和 FFA 在 170 位病人的 37 例中发现滋养血管

(22%),对此37例中的70%(26例)行中央凹外滋养血管光凝。应用575～630nm激光波长,结果发现CNV渗出减少,视力稳定或提高。同年12月Staurenghi等也报道,经ICGA和FFA发现22例患有中央凹下CNV的病人中15例有可供光凝的滋养血管,此22例病人均不符合MPS的治疗标准。他们成功封闭了40%病人的滋养血管,术后2年视力稳定或提高。他们又治疗了16个病人,结果获得了高达75%的成功率,可能因为这组病人滋养血管的直径均较小(85μm)。1997年另一组激光治疗研究开始应用高速脉冲(HSPL)激光眼底照相系统发现及鉴别滋养血管,此研究应用的HSPL系统包括一个改装的Zeiss眼底照相机,其中包含脉冲805nm波长的二极管激光,它可激活脉络膜循环中的ICG染料,图像采集频率为30/s。此研究中,滋养血管的发现率很高(66%),这显然与HSPL系统的应用及FFA分析技术的改进有关。虽然随访时间较短并且主要针对隐匿型CNV,但是此研究的治疗有效性与其他研究组相似,其他研究则主要集中于典型性CNV。

尽管血管的确切性质及最有效的激光治疗强度有待确定,但是这些研究仍然说明光凝滋养血管是一项可行疗法,值得进一步探索。目前没有CNV滋养血管的组织学资料,而且现在唯一能证实血管造影发现的CNV滋养血管精确性的就是病人的视力稳定或提高,这显然是难以逾越的障碍。但是这种证据标准倾向于被推翻,因为既往的研究证实光凝滋养血管操作困难且常不完全。因此如果能够充分估计并认识到光凝滋养血管的价值,便可以设计出一种成功率更高的疗法。

(一)滋养血管的组织病理特征

CNV滋养血管的主要特征是位于脉络膜。研究它们的血管壁结构和血流特征是进行有效光凝的重要步骤,但是组织学关于CNV血管结构的描述与血管造影显示的所谓滋养血管有些出入。根据血管壁判断,穿过Bruch膜,连接脉络膜循环与CNV的可以是毛细血管、动脉或静脉。一般来讲直径300μm的CNV只有1个突破口和1条毛细血管样的血管,500μm的CNV有2～4个突破口,其中含1～2条毛细血管样血管,其他突破口仅有细胞管道。这个大小的CNV有一层毛细血管位于Bruch膜的内层,与紧贴其下的毛细血管经柱状血管连接,因此认为这是新生血管而不是脉络膜血管。要观察追踪这些血管,必须做很多组织切片,只在少部分标本中这些血管可以追溯到脉络膜,即使这样也很难确定与动脉或静脉相连。

直径200μm的CNV有4个以上的突破口,其中通过的血管中等大小,这种CNV一般是两层血管厚度,但仍然位于RPE下,受发育良好的动静脉供应。有盘状瘢痕的CNV都有巨大的动静脉穿过突破口,扰乱了RPE并侵及视网膜。已有研究提示每个CNV平均有2.3条血管穿过Bruch膜,与其下的脉络膜相连。没有报道提示这些血管中动脉、静脉、毛细血管的比例,但是很明显大多数穿通血管是短小的毛细血管样血管,而且这样的小血管很难在ICGA中识别。

组织学上发现的脉络膜毛细血管与CNV间的连接血管与血管造影发现的所谓滋养血管并不相同。滋养血管是指供应特定血管组织的输入血管,与血管复合体直接相连。对CNV滋养血管的精确定义是:穿过Bruch膜连接CNV与脉络膜毛细血管的短的毛细血管样血管。ICGA所谓的滋养血管在最近报道的滋养血管光凝研究中,尤其是隐匿型CNV的病例中符合输入血管的标准,但是它们看上去比组织学中所见的毛细血管样血管大很多,因此严格说来FFA中描述的"CNV滋养血管"可能是对脉络膜血管的一种不当的称呼,在血管造影中见到的所谓滋养血管紧位于脉络膜毛细血管层下,很像脉络膜中层血管。

能够成功治疗的滋养血管造影多呈串珠样。对串珠样外观最可能的解释是:有比它小的血管跨越染料充盈的滋养血管全长。研究显示这一现象在恒河猴经颈动脉高速ICGA中更加明显,造影剂的前锋明确,有利于观察不同层次脉络膜血管充盈的时间差别。无染料充盈的血管跨越滋养血管表现为黑色的节段,少量造影剂充盈的血管跨越时,表现高荧光。与窦样结构的脉络膜毛细血管相比,平行的CNV复合体经毛细血管样血管穿过Bruch膜与脉络膜毛细血管相连,其血流阻力更大。在这个模型中CNV中会有血流出现,但是不会与其下的脉络膜毛细血管血流一样多。由于小动脉与宽而平的脉络膜毛细血管垂直相交,使得脉络膜毛细血管血流具有搏动性,为了与之相适应,与其周围的脉络膜毛细血管相比,垂直相交的界面处在心缩早期,需要一个较高的静脉压。此压力将血液推进毛细血管,还有一部分压力因为血流进入临近的穿通血管而被分散削弱。如此,在CNV内建立了一个微弱的搏动的灌注压。尽管如此,大部分血流仍然进入脉络膜毛细血管。在这个模型中，关闭或部分关闭滋养血管也会削弱垂直血管内的压力，以至血流不能进入CNV，从而有效关闭CNV。

（二）滋养血管更有效的治疗方法

CNV滋养血管模型与临床观察十分相符，即使滋养血管没有完全关闭也可以导致CNV充盈染色减少，水肿吸收，视力提高。当然滋养血管部分闭锁并非氩氪激光治疗有意造成的。这些病例中，不能够彻底封闭相对较深的靶血管，可能是因为激光光凝RPE所散发的热量不能形成足够的高温梯度。RPE发散的热量可以传导到视网膜感觉层造成显著损伤，因此光凝滋养血管的位置一定要避免累及中央凹。避免视网膜损伤，使滋养血管光凝变得更加有效及可预测十分重要，因为这样便可以更加靠近中央凹进行光凝治疗，从而使更多的病人可以接受滋养血管光凝术。

1. ICG增强的光凝术　滋养血管位于脉络膜毛细血管层下，因此将光凝热量中心移向这些血管，远离视网膜感觉层是我们追求的目标，这与现行的治疗方法相比是一个重大进步。ICG增强的光凝术可实现上述目标，更符合治疗脉络膜血管的要求，染料增强的光凝治疗的重要前提是进行治疗的激光波长必须与相应注射的染料主要吸收波长相匹配，从而实现在达到最有效光凝的同时对周围组织损伤最小这一目标。

应用ICG以提高光凝效率并非CNV治疗的新概念，Reichel及其合作者应用其治疗难确定的中央凹下CNV，最终报道了10例病人的初步临床结果，但视力预后不明确，其技术也没有得到广泛应用。但是他们是在染料注射数分钟后应用红外激光，与瞬时注射时进行光凝相比，这样的操作效率较低。

2. ICGA联合染料增强的光凝系统　进行ICG增强的光凝术时，要求激光操作系统可以在染料通过血管的瞬间观察到血管内ICG荧光。如前所述，在Zeiss眼底照相系统上加装脉冲二极管激光及门控CCD摄像机，以进行快速ICG血管成像。对眼底相机进行进一步改进，以使810nm激光导光纤维输出端与系统照明光路在同一平面（这一位置一般被内部的固定点占据），这一平面与被检眼的眼底平面共轭。从成像系统看到的氦氖瞄准激光呈现边缘锐利的聚焦光斑。导光纤维可以通过微操作系统X、Y轴根据眼底进行调节。应用这一系统，可以在可见光下通过检眼镜目镜进行810nm脉冲激光的精确定位，从而使在弹丸样注射的染料到达眼底的同时进行光凝治疗成为可能。

3. CNV滋养血管治疗的展望　CNV迅速生长、水肿等侵入性行为被认为是破坏性事件，传统的治疗旨在彻底清除CNV，但是治疗后CNV常常复发或更加严重。CNV的这种侵入性特性可以看作是对代谢或血流量不足的过度补偿。如果激光治疗仅仅是适量减少CNV的血流，直至CNV成熟，或许进一步的侵入行为可以避免，正如同那些无意中未完全关闭滋养血管的眼最终视力得到提高。

光凝CNV的滋养血管对AMD，尤其是隐匿型CNV是一种成功的治疗方法。事实上，传统的直接光凝CNV本身与光凝CNV的其他部分来减少CNV血流之间产生的视网膜反应可能有着重要的区别。如果光凝滋养血管治疗能在这个方面不断改进，则激光就可成为精密调整血流量的手段，而不是破坏视网膜的武器。另外，由于治疗前后需要高速ICGA，我们可以顺便获得脉络膜血流动力学的相关资料。

（三）ICGA指导光凝治疗AMD的CNV

MPS研究发现直接光凝中央凹下的AMD的CNV可减轻由于CNV引起的视力障碍，ICGA用近红外光作为激发光源，通过高速摄影的方法，可以获得清晰的脉络膜血循环动态图像，能发现FFA不能发现的隐匿型CNV，提高发现浆液性RPE脱离合并CNV的概率，特别是发现CNV的供养血管或“热点”，以此指导光凝治疗。近年来，ICGA已成为诊治渗出型AMD的有效工具，可有效发现隐匿型CNV，特别是准确地发现CNV的供养血管和“热点”，保证了激光光凝治疗的准确性。王玉等采用激光扫描检眼镜（SLO）对55例（60只眼）渗出型AMD进行FFA和ICGA检查，对比分析FFA和ICGA图像，观察黄斑区CNV的位置、范围、大小和数目，以及CNV的供养血管（FV）。在FFA和ICGA图像的指导下，对不同类型CNV分别利用半导体近红外激光（810nm）和Fd - Nd：YAG激光（532nm）进行光凝治疗。结果发现60只眼中，FFA发现典型CNV24只眼（40%），隐匿性CNV36只眼（60%）；ICGA发现典型性CNV45只眼（75%），典型 CNV 伴有明显供养血管(FV) 18 只眼,显示 CNV 的热点 10 只眼(16%),盘状高荧光 5 只眼(81%)。ICGA 典型 CNV 发现率明显高于 FFA(P<0.01)。激光光凝治疗渗出型 AMD60 只眼,显效 21 只眼,占 35%;有效 16 只眼,占 26%;无效 23 只眼,占 38%;复发 12 只眼,占 20%,疗效明显高于对照组。认为 ICGA 可提高隐匿型 CNV 发现率,在 ICGA 指导下采用不同波长激光治疗可取得更好效果,并可客观评价疗效。作者等在 ICGA 指导下用多波长氪离子激光光凝 AMD 的 CNV4 例 6 只眼,总结如下。

1. 病例选择　病例来自 1999 年 11 月至 2000 年 12 月经详细的眼部检查、眼底彩色照相、FFA 和 ICGA 检查,诊断为渗出型 AMD 伴有 CNV 患者 4 例 6 只眼,其中男性 2 例,女性 2 例。年龄 60 ~ 72 岁,平均 68.5 岁。AMD 的诊断标准参照 1986 年全国眼底病会议制定的标准,所有患者眼底有典型的 CNV,视力 0.02 ~ 0.2。

2. 激光方法　用 HRA 进行 ICGA 与 FFA 同步检查后,在 ICGA 指导下用多波长氪激光封闭 CNV。其中光凝 CNV 的供养血管 2 只眼;CNV 的热点 1 只眼;3 只眼病灶局限,围绕 CNV 光凝。光凝时黄斑无出血者用氪黄激光光凝,有出血者用氪红激光光凝。激光参数:能量 90 ~ 320mW,时间 0.1 ~ 0.2s,斑点大小 100 ~ 200μm,点数 10 ~ 166 个,光斑反应Ⅱ ~ Ⅲ级。光凝后观察视力及眼底激光封闭 CNV 的时间分别为:1 周、2 周、1 个月、1.5 个月、3 个月、6 个月。分别于光凝后 6 ~ 12 个月采用 ICGA 与 FFA 同步造影进行复查。

3. 效果　4 例 6 只眼光凝后追踪 6 ~ 12 个月,平均 8.8 个月,5 只眼 CNV 消失或减小,渗出性病灶缩小或形成瘢痕,视力较光凝前提高,1 只眼视力 0.1,3 只眼视力均为 0.2;1 只眼在光凝后 2 个月黄斑区重新出现大片出血,随访 10 个月,发现 CNV 复发,视力 0.02。表明在 ICGA 指导下光凝,可治疗 AMD 的 CNV。

4. 病例报告

病例 1:女,72 岁。因双眼视力下降近 1 年就诊。右眼视力 0.2,左眼 0.01,均不能矫正。双眼眼底黄斑区有出血及渗出。FFA 检查双眼早期可见 CNV 的强荧光,晚期荧光扩大增强,左眼晚期显示强荧光;ICGA 检查显示右眼大片 CNV 强荧光区(图 6-1-1),左眼显示 CNV 及供养血管(图 6-1-2)。选用氪红激光,右眼对 CNV 强荧光区进行光凝,左眼光凝供养血管及 CNV。随访 6 个月,视力右眼 0.25,左眼 0.05,眼底出血吸收。复查 ICGA,右眼 CNV 的强荧光消失,激光斑显示为斑片状弱荧光(图 6-1-3),左眼显示脉络膜大血管,CNV 及供养血管消失(图 6-1-4)。

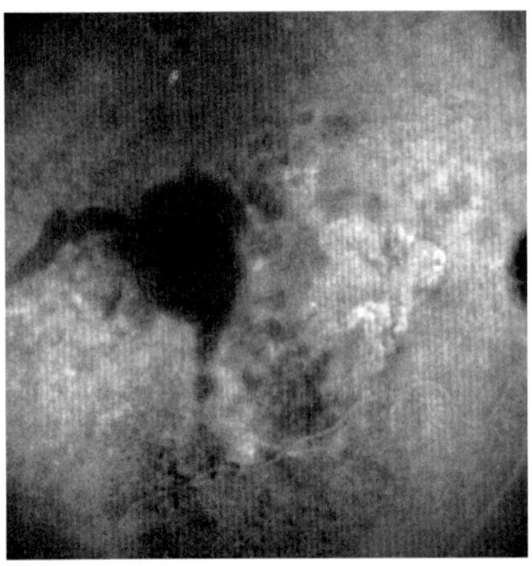

图 6-1-1　右眼光凝前 ICGA 像

1min55s 显示 CNV 强荧光

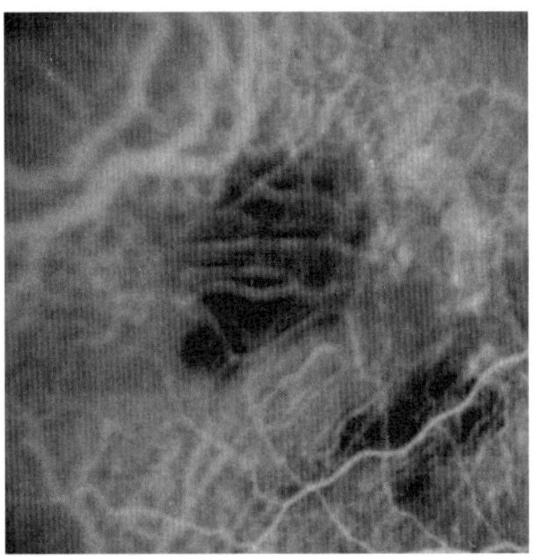

图 6-1-2　左眼光凝前 ICGA 像

30min52s 显示 CNV 及供养血管

病例 2:女,60 岁。双眼视力下降,视物模糊 4 个月。右眼视力 0.02,左眼视力 0.1,不能矫正。双眼底黄斑区有出血及渗出,软性玻璃膜疣。FFA 显示右眼黄斑区有 2 片边界不清的花团状高荧光,左眼黄斑中央凹的颞下方有一团状高荧光;ICGA 显示右眼黄斑区 CNV 的热点,周围可见硬性渗出的低荧光区(图

6-1-5)，左眼黄斑中央凹的颞下方低荧光区内有簇状高荧光(图 6-1-6)。选用氪红激光,右眼光凝 CNV 热点，左眼围绕 CNV 光凝。随访 12 个月,患者右眼视力 0.1，左眼视力 0.2,双眼眼底出血吸收。复查 ICGA,右眼 CNV 热点消失(图 6-1-7),左眼 CNV 消失(图 6-1-8)。

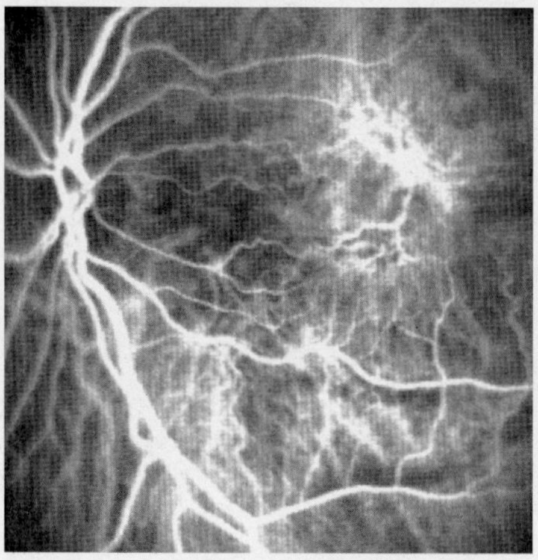

图 6-1-3 右眼光凝后 6 个月 ICGA 像
沿强荧光区周围光凝。7min44s 显示脉络膜大血管,激光斑显示为斑片状弱荧光

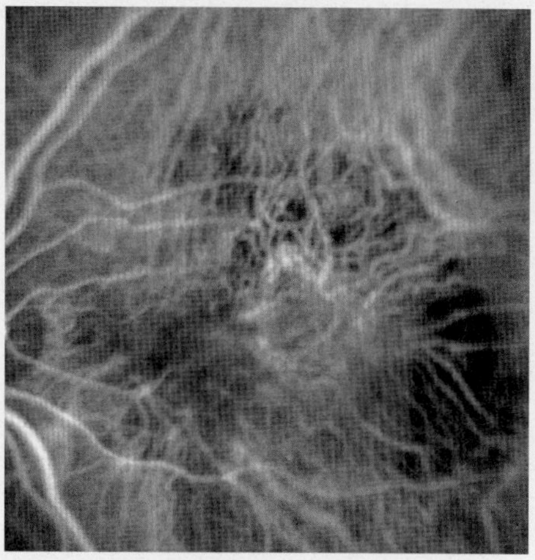

图 6-1-4 左眼光凝后 6 个月 ICGA 像
光凝强荧光区的 CNV 及供养血管。1min15s 显示脉络膜大血管,激光斑显示为斑片状弱荧光,CNV 及供养血管消失

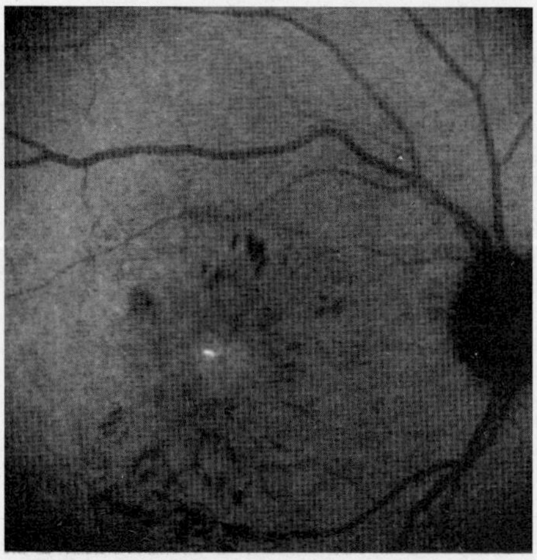

图 6-1-5 右眼光凝前 ICGA 像
28min9s 显示 CNV 的“热点”

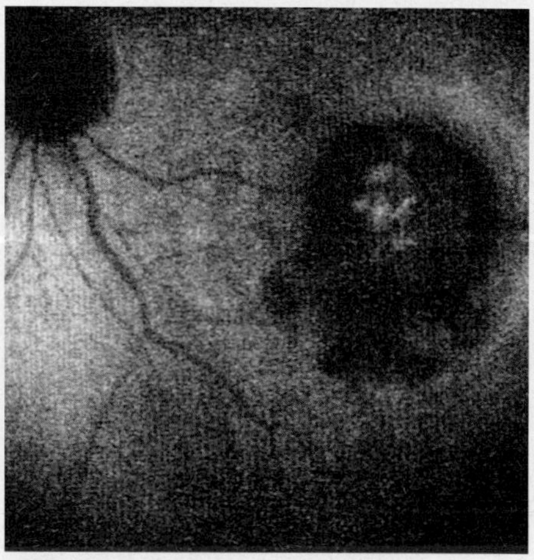

图 6-1-6 左眼光凝前 ICGA 像
17min10s 显示黄斑中央凹的颞下方 CNV

病例 3:男,72 岁。右眼视力减退半年。视力 0.06,不能矫正。右眼黄斑区及周围有出血及渗出。FFA 早期可见 CNV 的高荧光，晚期荧光增强，同时见瘢痕染色;ICGA 早期显示 CNV 的供养血管(图 6-1-9)。选用氪红、黄激光光凝 CNV,7 个月后视力为 0.2。复查 ICGA,CNV 的高荧光明显减弱,但供养血管仍存在(图 6-1-10)。嘱再次进行光凝供养血管,患者未同意。

病例 4:男,70 岁。左眼视力减退 3 个月。视力 0.1,不能矫正。眼底可见黄斑及视盘颞侧和上方大片视网膜下出血,少许渗出。FFA 显示视盘周围高荧光，晚期荧光扩大增强;ICGA 显示视盘周围 CNV 的大片簇状高荧光(图 6-1-11)。选用氪红、黄激光围绕 CNV 进行光凝,光凝后 2 个月黄斑区重新出现大片出血。随访 10 个月,视力眼前数指。复查 ICGA,显示 CNV 复发(图 6-1-12)。没有进一步进行光凝治疗。

(四)展望

大多数渗出型 AMD 患者的黄斑 CNV 很大且位于中央凹下,通常难以治疗。应用 HRA 检查动态的 ICGA 能发现 CNV 的供养血管,一般 ICGA 在造影早期(早于 FFA 的静脉层流期)可发现。Giovanni 等指

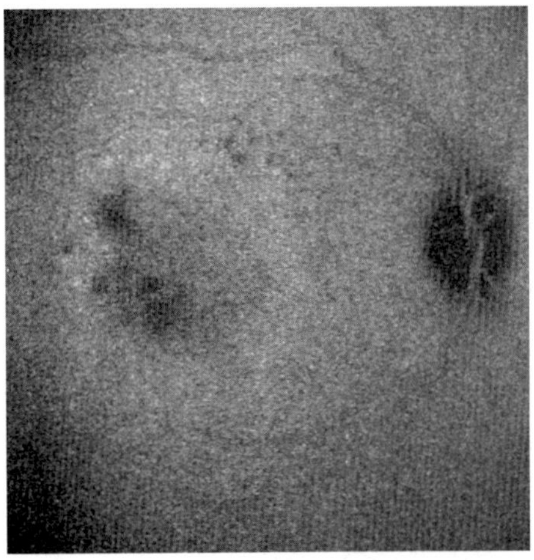

图 6-1-7 右眼光凝后 12 个月 ICGA 像
光凝热点。21min26s 显示 CNV 的"热点"消失，激光斑呈弱荧光

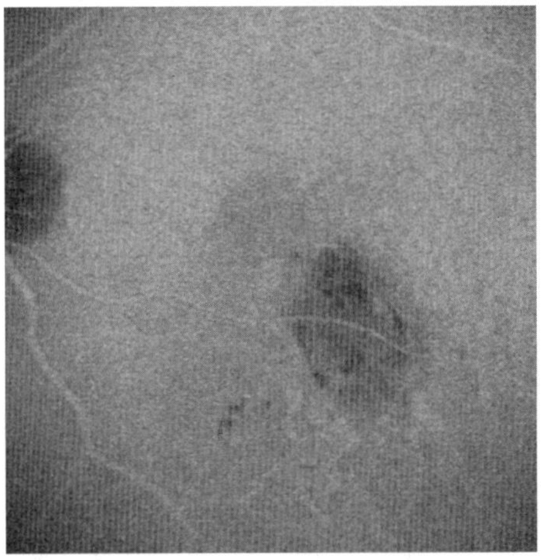

图 6-1-8 左眼光凝后 12 个月 ICGA 像
对 CNV 进行光凝，12min5s 显示 CNV 消失，激光斑显示斑片状弱荧光

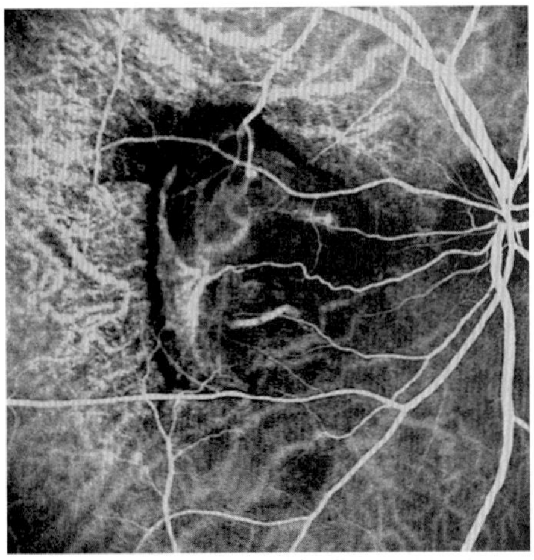

图 6-1-9 光凝前 ICGA 像
2min15s 显示 CNV 及供养血管

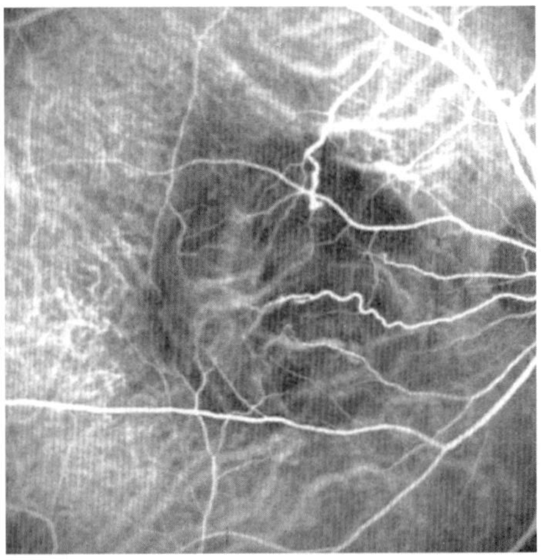

图 6-1-10 光凝后 7 个月 ICGA 像
光凝 CNV，供养血管未光凝。1min13s 显示供养血管仍存在，但 CNV 的高荧光明显减弱

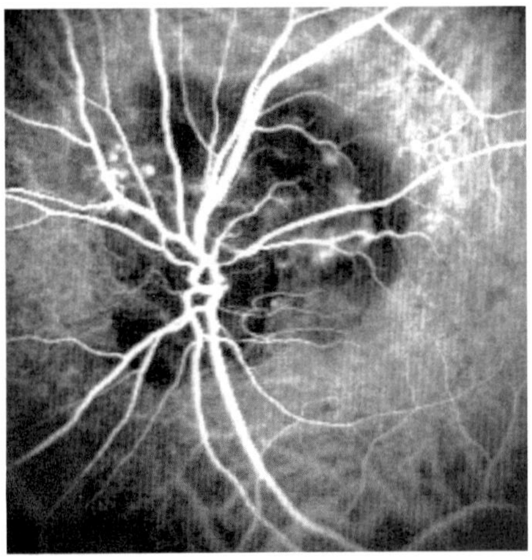

图 6-1-11 光凝前 ICGA 像
1min9s 显示视盘周围 CNV 的大片簇状强荧光

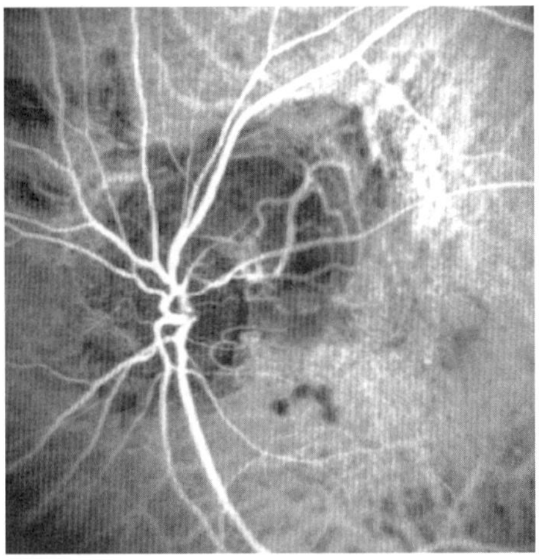

图 6-1-12 光凝后 8 个月 ICGA 像
沿强荧光区周围光凝。1min28s 显示复发性 CNV

出“动脉性”供养血管在ICGA很早期出现，接着呈分支状注入CNV，然后是静脉染色，而FFA不能显示供养血管的存在。根据这种观点，动态ICGA优于FFA，并且早期图像的清晰度优于晚期图像。很多作者强调应用数字减影技术仔细评估ICGA的早期图像的重要性，因光凝CNV的供养血管不会损害CNV上的神经上皮层、PRE及脉络膜毛细血管，避免因直接光凝中央凹而导致的视力丧失，还可最大限度缩小因光凝而产生的盲点。Shiraga等报道，有中央凹下CNV的170例患者中有37例（22%）检查出供养血管，这37例采用激光治疗中央凹旁的供养血管，取得了较好的疗效。Howard等观察5例光凝供养血管，发现仅对供养血管光凝可封闭供养血管和CNV。因此光凝位于中央凹旁的滋养血管是治疗较大或位于中央凹下CNV的较理想的方法。本组经ICGA检查确定CNV的6只眼中，有2只眼发现CNV的滋养血管，经氪激光治疗滋养血管及CNV后，1只眼滋养血管及CNV不同程度消失，1只眼CNV和渗出病灶减小，病情基本稳定。

激光光凝治疗CNV后有可能出现复发，FFA常不能很好地显示复发性CNV，ICGA能显示边界明确的CNV热点，能较好地诊断中央凹外、中央凹旁、中央凹下的复发性CNV，指导光凝治疗CNV的热点，部位精确，效果可靠。本组1只眼光凝CNV的热点，随访12个月，CNV消失。

光凝AMD的CNV采用氪红和（或）氪黄激光较理想，氪红激光穿透力强，不被叶黄素和血红蛋白吸收，对于表面有出血、渗出、前膜形成、视网膜浅脱离眼，表面有瘢痕形成不能直接暴露的CNV及屈光间质混浊眼，可进行有效的光凝治疗。叶黄素吸收蓝光，过多的蓝光吸收，将会导致视细胞，尤其是锥体细胞间接的光化学效应损伤和直接的热效应损伤，所以黄斑部病变激光光凝治疗时不用蓝光，而用叶黄素不吸收的其他激光波长，其中黄光和红光均是理想激光。临床常用的红激光有氪红激光（647nm）和半导体红外激光（810nm），其优点是：①半导体红外激光和红激光散射少，氪红激光是氩蓝光的1/4，在相同激光输出能量前提下，红外激光和红激光到达视网膜的能量较蓝光多，因此对老年人更实用；②黄斑叶黄素不吸收红光和红外光，故不会发生黄斑区内层视网膜损伤；③红光和红外光作用部位深，主要作用部位在脉络膜内层和中层水平，正是CNV发源地，故有利于治疗CNV；④血红蛋白不吸收红光和红外光，故热效应比较局限，热散范围小，对附近组织损伤小；⑤红光和红外光穿透力强，故可通过一定程度浑浊的屈光间质，达到治疗目的。黄激光（577nm）血红蛋白吸收最多，光散射和吸收较少，不被叶黄素吸收，故光毒性作用不明显，穿透力较强，次于红光和半导体红外光，但较绿光、蓝光强，所以黄激光治疗黄斑部CNV有利，疗效优于氩绿激光。Fd - Nd：YAG绿激光（532nm）的血红蛋白吸收率与黄光相似。因此，AMD光凝治疗除了蓝光禁用外，绿光、黄光、红光和半导体红外光均可以采用。研究结果显示，多波长氪离子激光可针对不同组织层次的CNV进行最佳光凝，避免了光凝后的视力下降，减少术后CNV的复发。ICGA可明确CNV的范围大小及准确发现CNV的滋养血管或“热点”，提高了激光治愈的有效性。

ICGA是显示CNV的一项重要的诊断工具，尽管FFA能够描述典型的CNV，但ICGA还能很好地描述隐匿型CNV，亦能更全面地描述经典型CNV的损害程度，特别是可发现CNV的滋养血管，从而可在ICGA的指导下施行光凝或放射疗法，以阻止严重的视力下降。检查出CNV是治疗AMD的第一步，ICGA对AMD患者隐匿型CNV的检查与定位具有重要价值。随着现代科技的迅猛发展，ICGA将不仅广泛应用于诊断与治疗隐匿型CNV，还将在眼科各个领域广泛和深入应用。

三、AMD的ICGA“热点”激光治疗

“热点”（hot spots or focal spots）是ICGA过程中出现的一种特殊的荧光征象。已有临床病理报告证实，ICGA晚期出现的“热点”实际上是位于RPE基底膜的沉积物与玻璃膜各层之间的CNV。在AMD中，由于热点与隐匿型CNV、视网膜脉络膜吻合（retinal-choriodal anastomosis，RCA）、激光光凝术后出现的复发性CNV等有着极其密切的关系，所以近年来国内外学者们对“热点”在ICGA中的造影特征及其临床意义进行了广泛的研究，现在就谈谈这方面的研究进展。

（一）“热点”的定义

Kramer等认为，“热点”必须同时具备以下两个荧光特征：①是一种边界清晰的圆点状强荧光损害；②

强荧光范围<1PD。而 Kuhn 等则认为小于 1/2 视盘大小的强荧光点才算是“热点”。但现在多数学者们都比较认同第一种说法。

(二)“热点”的类型

Fernandes 等根据热点在 ICGA 中不同的形态特征,又将其分成 3 种类型:水蛐状 CNV、视网膜血管瘤样增殖(retinal angiomatous proliferation , RAP)和焦点状 CNV。他们观察了 220 只眼的 CNV,结果有 34 只眼(16%)出现“热点”。而在这 34 只眼中,水蛐状 CNV 最多,有 21 只眼,占 62%;RAP 次之,有 11 只眼,占 32%;焦点状 CNV 最少,仅有 2 只眼,占 6%。

(三)“热点”与隐匿型 CNV

Lim 等根据 CNV 在眼底 FFA 和 ICGA 中的不同表现特征,将其分成两大类:典型 CNV 和隐匿型 CNV。根据是否伴色素上皮脱离(pigment epithelium detachment ,PED),隐匿型 CNV 又可再分成两类,即伴 PED 的隐匿型 CNV 和不伴 PED 的隐匿型 CNV。Koenig 等认为在 PED 边缘出现的强荧光热点就是隐匿型 CNV 的一种表现形式。

Guyer 等分析了 1 000 例隐匿型 CNV 的 ICGA 图像,并根据其在 ICGA 中的形态特征将其分成了四种类型。

1. 热点型 CNV　小于 1 个视盘大小的强荧光损害,通常在中央凹无血管区的外面。此种形态的 CNV 占整个隐匿型 CNV 的 29%,排在第 2 位。Kuhn 等分析了 54 例热点型 CNV 的热点位置和大小,它们都在中央凹外,其中距中央凹小于 1/4PD 的有 21 只眼(39%),距离在 1/4～1/2PD 之间的有 22 只眼(41%),大于 1/2PD 距离的有 11 只眼(20%)。而且热点一般很小,80% 的热点都小于 1/4PD。另外,值得注意的是,有小热点的病人往往有 1～3 个月的短期临床症状。

2. 斑型 CNV　大于 1 个视盘大小的强荧光损害,通常在中央凹下,其荧光强度比热点要小。这种形态的 CNV 在四种类型当中是最常见的,占整个隐匿型 CNV 的 61%。其中根据边界是否清晰,又可再细分为两型:边界清晰型和边界模糊型,各占 27% 和 33%。导致边界模糊的原因可能与浓厚出血遮盖了部分边界有关。

3. 结合型 CNV　同时存在“热点”和“斑”两种损害。此种类型的 CNV 较少,占 8%。Guyer 等根据热点与斑的位置关系,又将其再细分成三个亚型:边缘型、斑内型和斑外型。顾名思义,边缘型 CNV 是指热点在斑的边缘,位于边缘的热点通常在中央凹无血管区的外面,而斑在中央凹的下面;斑内型 CNV 是指热点在斑内,其斑内的热点通常在中央凹之外;斑外型 CNV 则是指热点在斑的外面。从分布比例上讲,以斑内型居多,占 4%,边缘型次之,占 3%,斑外型最少,只占 1%。

4. 混合型 CNV　同时存在多种类型的 CNV 形式,如边缘型+斑内型等。这种形态的 CNV 在整个隐匿型 CNV 中是最少的,仅占 1%。

目前,大多数的学者们都主张热点型和结合型 CNV 适合采用光凝治疗。对于热点型 CNV 来讲,热点所在的损害部位通常在中央凹外,且范围小,适合采用直接、完全的融合性光凝治疗,即直接光凝热点所在的位置,光凝区完全覆盖热点的范围。Kramer 等认为热点位于中央凹外、中央凹旁和视乳头旁都适宜光凝。Slakter 等对 79 只热点型 CNV 患眼进行了直接光凝治疗,随访 23 周,结果有 66%(52 只眼)视力稳定或改善。随访 1 年,71% 的热点都在光凝后的 1 年内消退。对于结合型 CNV,这种热点与斑共存的形式,Guyer 等认为“热点”代表活动性、增殖性 CNV,而“斑”代表静止性 CNV,所以他们主张对那些热点在斑的边缘或其内的 CNV 进行选择性直接光凝治疗,即只光凝具有活动性成分的热点,而对静止性的斑状成分不予光凝。这是因为斑的面积较大,若对静止性的斑进行直接光凝,不但会加重视功能的损害,而且还会激惹其向活动性 CNV 转化。Guyer 等对 19 只边缘型 CNV 患眼的热点进行光凝,随访 1 年,结果有 13 只眼(68%)获得成功,其中有 9 只眼(69%)视力稳定或改善。4 只眼斑内型 CNV 的热点被直接光凝,随访 1 年,结果有 2 只眼(50%)视力稳定或改善。由此可见,对斑内型 CNV 的热点进行光凝的效果比边缘型要差。其原因可能是由于边缘型 CNV 的热点邻近正常的 RPE 组织,热点处的光凝效应可直接诱导周围正常的 RPE 组织产生增殖,包裹 CNV,或诱发 CNV 抑制因子的形成,促进 CNV 的消退。而斑型 CNV 的热点周围都是病变组织,难以产生这种效应。

尽管如此,但是有小样本的研究表明斑内型 CNV 的自然病程比边缘型稍好一些。

(四)"热点"与 RCA

"热点"处常存在 RCA,这种在热点处发生视网膜与脉络膜吻合的情况,常见于伴 PED 的隐匿型 CNV 患眼。Kuhn 等在分析 54 例血管性 PED 患眼的 ICGA 图像时发现,有 92.5% 的患眼至少存在一个 RCA,而且这种血管吻合尤其多见于热点处。ICGA 清楚地显示有输入和(或)输出视网膜血管与热点相连。在脉络膜动脉充盈后的 1 ~ 3s,可见到热点有染料充填。在视网膜动脉期,明显地观察到有视网膜血管进入热点内。到造影后期,热点仍可见,并出现中等程度的渗漏。滋养热点的视网膜血管可以是 1 条或 2 条,可以是动脉和(或)静脉,可以与单个热点相连(45 只眼,占 90%),还可以与多个热点相连。其中,与 2 个热点吻合的有 4 只眼(8%),与 3 个热点吻合的有 1 只眼(2%)。在上述这 50 只眼中共有 56 个热点,与热点相连的是一条视网膜动脉的有 1 个(1.8%);是一条静脉的有 34 个(60.7%);一条是动脉,另一条是静脉的有 9 个(16.1%);两条都是静脉的有 12 个(21.4%)。其中,视网膜静脉扩张的有 4 只眼,静脉明显弯曲的有 3 只眼。最近,Axer-Siegel 等也作了类似的研究,证实了 RCA 的存在。

Yannuzzi LA. 等研究发现,RCA 只是 RAP 最后阶段的表现。他们根据病程的发展,把 RAP 分成三期:第Ⅰ期,产生视网膜内新生血管(intraretinal neovascularization , IRN),为视网膜内深层毛细血管网的增殖;第Ⅱ期,视网膜下新生血管(subretinal neovascularization , SRN)形成,可见视网膜 - 视网膜吻合(retinal-retinal anastomosis , RRA)和浆液性 PED;第Ⅲ期,出现 CNV、RCA 和血管性 PED。在 ICGA 图像中,RAP 也是以热点的形式存在,代表着 CNV,所以在 RAP 的不同阶段,热点分别代表着 IRN、SRN 和 CNV。在 RAP 的最后阶段,ICGA 清楚地显示出热点处 RCA 的存在。

对于这种有视网膜血管滋养热点的特殊形式,治疗上可以直接光凝热点,也可以光凝封闭滋养热点的视网膜血管,以达到治愈的目的,但成功率都不高。Kuhn 等对 28 只血管性 PED 眼的热点进行光凝,结果只有 25% 获得成功,另外 5 例对滋养热点的视网膜血管进行光凝,可惜并没有增加成功率。最近,Staurenghi 等选择了 16 例直径小于 85μm 滋养热点的视网膜血管进行光凝,随访 4 ~ 12 个月,结果有 12 例(75%)获得了成功。可见,对那些与热点相连的滋养血管数量少且管径窄的视网膜血管进行光凝,效果令人满意。

Lim 等对 20 只眼伴 PED 的热点型 CNV 进行光凝的结果表明,伴 PED 的热点型 CNV 比不伴 PED 的光凝效果差,其主要原因是在热点处存在 RCA。至于 RCA 形成的原因,有动物实验表明,光凝破坏老鼠的 Bruch 膜能诱导生成 RCA。因此推测,RCA 的形成与热点处的 RPE 和 Bruch 膜发生破裂有关。另外,光凝的成功率不高,可能也与热点处的 RCA 存在着双重血管供应有关。

(五)激光光凝术后出现的"热点"与复发性 CNV

Battaglia 等报道,光凝 CNV 后 5 ~ 10 min,所有接受治疗的 35 只眼的 ICGA 图像均出现了热点,而且在造影晚期热点所呈现的强荧光还有所增强。其中,热点出现在光凝区边缘的有 27 只眼,占 77.1%;位于光凝区内的有 8 只眼,占 22.9%。除 1 例同时可见到 3 个热点外,其余的都只发现 1 个热点。在随访的过程中,他们发现,随着时间的推移,热点的数量在逐渐地减少。光凝后 3 周,尚有 13 只眼(37%)能见到热点。到了光凝后的第 4 周,就只有 3 只眼在中央凹下存在热点。而 Chen 等的研究结果却截然不同。230 只眼视网膜光凝后的 2 周,他们才发现 40 只眼(占 17.4%)、有热点的存在,其中 19 只眼(占 47.5%)的热点位于光凝区的边缘,21 只眼(占 52.5%)的热点位于光凝区的中央。光凝 6 周后,还有 23 只眼(占 10%)仍存在热点。由此可见,对于视网膜光凝 CNV 后热点出现的时间、数量及其与光凝区的位置关系,学者们有不同的结论。这可能与各自的 CNV 和光凝斑所在位置、观察时间以及病人自身因素的影响有关。但至少有一点可以确认,在视网膜光凝 CNV 后的 ICGA 图像中或多或少会发现热点的存在,它可能出现在光凝区内,也可能在光凝区的边缘,但绝不会在光凝区外。随着时间的推移,热点会逐渐减少,甚至消失。

Battaglia 等认为,光凝后第 4 周,热点一般会自然消失,若还发现有持续存在的热点或热点的范围较前有所扩大,应诊断为残余性 CNV,需再次光凝。若热点消失后又重新出现(多在光凝区的边缘),应考虑复发性 CNV,预示光凝失败,还需再次或多次光凝。Chen 等研究发现,在光凝后出现热点的 40 只患眼中,有 31 只眼的热点可于光凝后 6.9 个月内自然消失,其他的 9 只眼为复发性 CNV。在光凝后热点自行消退的 31 只眼中,有 21 只眼的热点在光凝区的中央。值得注意的是,在这 21 只眼中,有 4 只眼又发生了复发性 CNV,复发性 CNV 的位点都远离最初出现的热点,但到最后未经光凝治疗的这 4 只眼的复发性 CNV 都可自行消退。可见,所有 21 只光凝后在光凝区中央出现热点的患眼,热点最终都能自发消失。因此,他们推测出现在光凝区中央的热点可能代表了退化的 CNV 或局灶性脉络膜血管炎,或为尚不能解释的强荧光伪迹。热点逐渐消失,可能是 CNV 逐渐闭塞、结瘢、不再渗出染料的过程,也可能是脉络膜血管炎症逐渐消退的结果。另外,在 9 只眼的复发性 CNV 中,有 5 只眼光凝后出现的热点在光凝区的边缘,而且其中的 4 只眼复发性 CNV 的位置就是最初热点出现的位置。他们又推测,出现在光凝区边缘的热点可能代表 CNV 的不完全闭塞或 CNV 的复发。因此,视网膜光凝后出现的热点并不一定都代表复发性 CNV 的存在。出现在光凝区中央的热点,若此时临床上眼底并未伴渗出或出血的增加,那么这些热点常常可以自行消退,不必急于再行补充光凝治疗。而出现在光凝区边缘的热点,有在原位点上产生复发性 CNV 的危险,可能还需再次或多次的补充光凝治疗。

(六)治疗新进展

由于 AMD 患者中的 CNV 以隐匿型为主,约占 87%,而且大多都在中央凹下,范围较广,光凝容易造成严重的视力丧失,所以 85% ~90% 患者不宜光凝治疗。再加上光凝的成功率不高,CNV 容易复发,影响疗效。为了解决这些问题,近年发展起来的光动力疗法(photodynamic therapy, PDT)以及经瞳孔温热疗法(transpupillary thermol therapy, TTT)逐渐应用于临床,并取得了一定的疗效。

Haddad 等对 53 例有早期症状(1 个月)的隐匿型 CNV 患者进行 PDT 治疗。在出现症状 15 天内,发现 49% 为热点型 CNV;出现症状 16 ~30 天,36% 为结合型 CNV。PDT 治疗的结果是,对 60% 的中央凹下 CNV 有效。

最近,Parodi 等在对 36 名病人进行 PDT 治疗后发现,有 5 人(13.9%)PDT 术后的 ICGA 图像中出现了可自然消退的热点,并见毛细血管闭塞和 RPE 水肿。所以他们推测,PDT 术后出现的一过性热点可能是非热能性脉络膜血管炎的表现。

Newsom 等对 12 例典型 CNV 和 32 例隐匿 CNV(主要是斑型)进行 TTT 治疗,随访 6.1 个月,结果有 75% 的典型 CNV 和 78% 的隐匿型 CNV 得到治愈。至于 TTT 对热点型和结合型 CNV 的疗效观察,尚未有相关的报道。尽管如此,PDT 和 TTT 在提高治疗中央凹下 CNV 的成功率和有效保护视功能方面的效果还是比较明显的。

"热点"是一种新近认识的荧光征象,它与隐匿型 CNV、RCA、激光光凝术后 CNV 的复发等都有着极其密切的关系。认识和了解热点的造影特征及其临床意义,对研究 AMD 的发病机制,CNV 的诊断、定位和治疗,以及激光光凝术后的视力预后评估都有着相当重要的临床价值。

四、810nm 红外二极管激光治疗非渗出型 AMD

光线刺激视网膜,锥杆细胞外节内的感光色素释放能量。这些感光色素处于高能量状态,当受到光子的激发,释放能量,最终导致神经冲动在视路中传导。必须有瞬时的代谢以支持外节及视色素的正常活性,并且其间的副产物可以再利用。由于感光细胞外节中有较高浓度的多聚不饱和脂肪酸,其分子易受光毒性损伤,因此一生中感光细胞受到相当大的损伤。

随年龄增长,感光细胞碎屑的循环利用渐渐变得不完全,部分是因为 RPE 细胞中的酶效率降低。脂褐素与其他膜碎屑沉积在 RPE 中或其基底部,或成为基底膜的成分。当这些沉积物达到一定数量,就形成临床可见的视网膜感觉层下黄色无定形物质即玻璃膜疣。当这些沉积物互相融合,其边界变得模糊难辨,就被称作软性玻璃膜疣。老年人黄斑区玻璃膜疣对黄斑变性是有诊断意义的病理改变。玻璃膜疣可干扰视网膜感觉层与 RPE 及脉络膜毛细血管间的物质交换,导致 RPE 和感光细胞的改变,加速双眼视力丧失。临床及流行病学研究表明,眼底玻璃膜疣是 AMD 进一步视力丧失的显著危险因素,部分是由于 CNV。

玻璃膜疣的大小从数微米到数百数千微米,临床上可以表现为局限的 RPE 脱离、巨大的中央凹下玻璃膜疣伴视力下降、色觉损害及视物变形。AMD 严重视力下降将近 90% 是由于 CNV 或渗出性病变,对于 65 岁以上双眼玻璃膜疣的病人,约 18% 3 年内会发生严重的视力下降。一只眼已经有渗出性病变的病人,对侧眼发生严重视力下降的风险也大大增高,5 年内约有 60% 对侧眼视力下降。考虑到玻璃膜疣的危险性,研究者已经致力于寻找提高干性 AMD 视力预后的预防措施。维生素、矿物质及其他微量元素等有可能降低致盲的危险性,但是作用不显著。国外有人采用血浆透析法从血液中去除某些物质,尽管有人支持但是需要复杂昂贵的设备,尚无大型的对照研究提示其有确切的临床意义。应用抗新生血管药物防治 CNV 的研究尚在进行中。

历史上已经观察到激光光凝术可以促进玻璃膜疣的吸收,即使光斑与玻璃膜疣尚有一定距离也会有效,但是其确切的机制尚不清楚。Duvall and Tso 认为光凝诱导其下的脉络膜毛细血管周细胞形成吞噬细胞,清除玻璃膜疣。其他研究提示针对玻璃膜疣某些成分的局部、循环抗体也参与其中。事实上,直到最近,针对玻璃膜疣预防性光凝的临床研究仅在少数病人中进行,尚处于起步阶段,均使用可见光激光,一般是氩氪激光。例如 Wetzig 应用中等强度的氩氪激光治疗 42 只眼,3 年内一半病人玻璃膜疣吸收。Cleasby 等认为预防性光凝可能会防止 CNV 的发展。Fren-nesson and Nilsson 以及 Little 的研究提示预防性光凝对视力产生有益的影响,在他们的研究中,12 个月时有 50% 的玻璃膜疣吸收。Guymer 等证实存在高危因素的 AMD,光凝术后暗适应的阈值改善。直接光凝玻璃膜疣还是治疗其邻近部位的色素上皮,其安全性和疗效尚有争论。直接光凝的支持者认为玻璃膜疣下的 RPE 及 Bruch 膜较厚,不易产生 CNV。810nm 激光治疗的支持者认为只需极少的损伤即可达到玻璃膜疣吸收的临床疗效,即使不考虑玻璃膜疣确切位置的格栅样光凝治疗也是如此。

唐柳苹探讨了激光光凝治疗 AMD 的技术、效果及并发症。将 66 例(66 只眼)AMD 患者随机分为氩激光组和半导体激光组, 使用美国 Coherent(科以人)公司生产的 Novus2000 型氩激光,波长 514nm,IRIS 半导体激光,波长 810nm,日本 TOPCON 公司眼底荧光血管造影、照相机,瑞士 900 型裂隙灯。分别采用直接光凝和间接光凝两种不同的方法,光凝治疗后极部的玻璃膜疣。治疗后根据病人视力、眼底变化、FFA 检查结果综合评价疗效。所有患者治疗后随访 9 ~ 18 个月,结果显示 66 只眼中 33 只眼术后视力有不同程度的提高,玻璃膜疣部分减少或消失,有效率 50%,未见严重并发症发生。认为激光早期直接和间接光凝玻璃膜疣可促进部分玻璃膜疣的吸收, 对远离中央凹 750μm 以外的玻璃膜疣可以行直接光凝治疗,但要严格掌握好激光能量,避免严重并发症的发生。Abdelsalam 认为直接光凝可能加速玻璃膜疣自发吸收;间接光凝可能形成一个屏障,阻止外周的玻璃膜疣物质向黄斑中央凹流动,或可能减少了玻璃膜疣物质运转的阻力,增加玻璃膜疣的运转,提高了 RPE 与视网膜之间的代谢交换。

(一)氩激光光凝术

CNV 防治研究(CNVPT) 应用氩激光诱导玻璃膜疣消退。病人分为两组。双眼组的入选标准:两眼黄斑区至少 10 个巨大玻璃膜疣(直径大于 63μm),视力优于 20/40。单眼组患者在进入研究时已经有一眼发生过渗出性病变,对侧眼如果有多发的巨大玻璃膜疣则进入随机研究。双眼组病人随机选择一眼治疗。单眼组病人对侧眼随机确定治疗或观察。治疗应用氩绿激光,光斑 100μm,光斑位置取四种方式之一。根据治疗方案强度自灰白至白色。绝大多数病人在中央凹颞侧行"C"形光凝,6 个月时如果玻璃膜疣吸收少于 50%,则在中央凹鼻侧再进行"C"形光凝,即在中央凹周围完全光凝一周。1 年后,在单眼组,光凝组的 CNV 发生率明显高于观察组(16. 9% vs3. 2%),处于安全考虑,研究中断,重新评估研究方案。最终,研究重新启动,眼底有盘状病变的病人被排除,而单眼组病人未进行进一步研究。

（二）研究方法

在初步研究中，152 名 50 岁以上的病人中 29 只眼符合以下入选标准并进行了随机化：黄斑区至少 5 个直径大于 63μm 的玻璃膜疣，没有显著的地图样萎缩，无其他眼疾，ETDRS 视力表最佳矫正视力大于 20/63。如果一眼曾经有盘状病变或渗出性病变，而对侧眼符合入选标准则入选单眼组。双眼符合标准的列入双眼组。

随机化设计如下：单眼入选者随机进行治疗或观察，双眼入选者随机一眼进行治疗，对侧眼观察对照。所有病人都是光凝 48 点，光凝斑直径 125μm，环形分布在中央凹周围。没有进行再次治疗。光凝强度随机选择阈值或阈值下水平。阈值水平治疗方案要求 48 个光凝斑在光凝后即刻可见。阈下治疗要求无临床可见的光凝斑，在治疗数小时后仍然不可见。其方法是在黄斑区以外试验光斑，时间 0.2s，自最小能量开始，直至刚好看到光凝反应，固定此值，光凝时间减少为 0.1s，进行光凝治疗，治疗后不能直接观察到损伤。将靶区分为四个象限，每个象限治疗 12 点，环形光凝，可以精确完成治疗，可以应用 FFA 确证光凝斑的位置。

（三）治疗结果

CNV 形成：24 个月后，不管是单眼组还是双眼组中治疗和观察的 CNV 发生率没有差别。这一结果与 CNVPT 研究的结果形成鲜明对比，后者在 12 个月时单眼组激光治疗后 CNV 发生率较对照组高。该研究中 24 个月时，CNV 发生率在单眼组为 27%，在双眼组为 4.6%，因此单眼组一眼已经发生渗出性病变，其对侧眼较双眼组发生 CNV 的风险高 6 倍。行预防性二极管激光治疗后，在观察期内 CNV 的发生率既没有增加也没有下降。

玻璃膜疣消失：阈下治疗组 24 个月后有 43.6% 其黄斑区玻璃膜疣吸收 50%，阈值治疗组为 62.3%，两组总计 68.3%。而观察对照组只有 3.3% 黄斑区玻璃膜疣吸收 50%。很明显，较强的光凝治疗可使玻璃膜疣快速吸收，而阈下治疗同样有效，只是速度较慢。

视力提高：尽管光凝可以显著减少玻璃膜疣，但是除非光凝可提高病人视力或减少长期视力下降的风险，否则就和病人没有关系。PTAMD 研究中入选时视力 20/32～20/63 的一组病人视力可能提高两行以上，在 24 个月时对其进行分析。所有治疗病人中，15.4% 视力提高（其中阈值治疗 18.2%，阈下治疗 12.5%），观察组为 0，双眼组有 41 人入选时视力为 20/32～20/63，其中 24.4% 视力提高两行，而对侧对照眼为 0（$P<0.002$）。预防性激光治疗有利于视力提高，与其他几项小规模研究结果一致。

810nm 红外二极管激光有几个特性：红外激光较少损伤血眼屏障、有较强的组织穿透性，较少的热量散失，尤其在低能量时，使其在治疗玻璃膜疣时优于氩氪激光。Pollack 等认为亚临床的二极管激光与阈值激光相比对感光细胞的损伤有限，但也有作用，由于 RPE 本身的异质性，微小能量治疗的可重复性差。Funatsu 等认为二极管激光较氩激光更能提高视网膜表面的氧分压，理论上有利于防止 CNV。这些理论是否有临床意义尚有待证实。

基于以上的初步结果开展了一项名为 PTAMD 的大型多中心随机对照研究。已经纳入 600 名病人，只应用 810nm 激光进行阈下治疗，在研究终点评价单眼和双眼组 CNV 发生率、玻璃膜疣范围改变和吸收以及最佳矫正视力的改变等。

（四）展望

对玻璃膜疣测量的不确定性阻碍了对激光治疗玻璃膜疣吸收的评价。一个典型例子就是整个黄斑区满布玻璃膜疣者不被列入研究，因为测量玻璃膜疣范围的方法尚不完善，以模板测量玻璃膜疣直径较耗时。大片的地图样融合的玻璃膜疣增加了测量难度，因而与玻璃膜疣吸收有关的数据都是粗略的估计，而非客观精确的。已经发表的有玻璃膜疣眼视力下降危险性研究是基于粗略的玻璃膜疣大小范围分类方法。在一些研究中，把后极部多发巨大玻璃膜疣与远离中央凹的黄斑区单个巨大玻璃膜疣区分开。事实上，不管是评价光凝对玻璃膜疣的影响还是视力下降与玻璃膜疣关系的研究，都存在不能对玻璃膜疣的大小、范围、位置进行定量的缺陷。

玻璃膜疣是 AMD 进一步视力下降的显著危险因素,主要是因为 CNV。在这项前瞻性随机对照研究中预防性应用 810nm 激光,以格栅样光凝 48 点促进玻璃膜疣的吸收。在初步研究中,随机应用阈值强度或阈下强度的光凝,24 个月后,两种强度光凝治疗与观察组 CNV 发生率没有差别。与氩激光治疗研究相比,二极管激光治疗在各组病人中都没有增加 CNV 的发生率,阈值强度治疗较阈下强度治疗可以更快地促进玻璃膜疣吸收,但两者同样有效果。总体上,二极管激光治疗使 68% 的病人在 24 个月后玻璃膜疣吸收 50% 。二极管激光治疗后,最初视力 20/32 ~20/63 的病人中有 15% 视力提高两行以上。PTAMD 研究作为一个大型的多中心研究将进一步观察 810nm 激光对干性 AMD 多发玻璃膜疣眼的长期疗效。

(陈 松 匡丽晖 张新媛 韩 梅)

【参 考 文 献】

[1] Tso MOM. Pathogenetic Factors of aging macular degeneration. Ophthalmology,1985,92:628.

[2] Arnold JJ, Fraco, Sarks SH, et al. Reticular pseudodrusen Arisk factor in age-related maculopathy. Retina,1995,15:183-191.

[3] Laatikainen L and Hirvela. Prevalence and visual consequences of macular changes in a population aged 70 years and older. Acta Ophthalmol. Scand 1995, 73:105-110.

[4] 郭希让,赵朝霞. 李蕴随,等. 正常人吲哚青绿血管造影的动力学观察[J]. 中华眼底病杂志,1998,14:68-71.

[5] Lovie-Kitchin. Reaction time in age-related maculopathy. Am J Optom Physiol Opt, 1986,63:366.

[6] Atchison DA. Investigation of central visual fields in patients with age-reated macular changes. Optom vis sci,1990,67:179.

[7] Verriest G. Further studies on acguired deficiency of color discrimination. J Opt Soc Am,1963,53:185.

[8] 文峰,吴德正, 黄时洲,等. 单侧湿性型老年性黄斑变性对侧眼的吲哚青绿血管造影观察[J]. 中华眼底病杂志,1999,4:216-218.

[9] 吴德正,文峰,黄时洲,等. 渗出型老年性黄斑变性吲哚青绿血管造影特征[J]. 中华眼底病杂志,1998,14:76-80.

[10] 陈松,聂爱光,姜德咏,等. 黄斑玻璃疣特征预见 AMD 的发生[J]. 眼科研究,1999,17(2):125.

[11] Bottoni FG,Aandkerk AL,Deutman. Clinical application of digital indocyanine green videoangiography in senile macular degeneration[J]. Graefe's Arch Clin Exp Ophthalmol,1994,232:458-468.

[12] Pauleikhoff D,Spital G,Radermacher M, et al. A fluorescein and indocyanine green angiographic study of choriocapillaris in age-related macular disease[J]. Arch Opthalmol,1999,117:1353-1358.

[13] 中华医学会眼科学会眼底病学组. 老年性黄斑变性的临床诊断标准. 眼底病,1987,3:封三.

[14] Scheider A,Neuhauser L. Fluorescence characteristics of drusen during Indocyanine green angiograpy and their possible correlation with choroidal perfusion[J]. Ger J Ophthalmol,1992,1:328-334.

[15] Zhao J, Frambach D, Lee P,et al. Delayed macular choriocapillary cirulation in age-related macular degenertion[J]. Int Ophthalmol,1995,19:1-12.

[16] Kohno T, Miki T, Hayashi K. Choroidopathy after blunt traμma to the eye: a fluorescein and indocyanine green angiographic study[J]. Am J Ophthalmol, 1998,126:248-260.

[17] Wu DZ, Wen F, Huang SZ, et al. Charateristics of indocyanine green angiograpy in exudative age-related macular degeneration[J]. Eye Science,1999,15:156-161.

[18] Obana A,Gohto YK, Matsμmoto M, et al. Indocyanine green angiograpic features prognostic of visual outcome in the natural course of patients with age relatel macular degeneration[J]. Br J Ophthalmol,1999,83:429-437.

[19] Lim JI,Sternberg P,Capone A,et al. Selective use of indocyanine green angiography for occult choroidal neovascularization [J]. Am J Ophthalmol,1995,120:75-82.

[20] Bottoni FG,Aandekerk AL,Deutman AF. Clinical application of digital indocyanine green videoangiography in senile macular degeneration[J]. Graefe's Arch Clin Exp Ophthalmol,1994,232:458-468.

[21] David AL, Maberley, Alan F. Indocyanine green angiograpy: an evaluation of image enhancement for the identification of occult choroidal neovascular membranes[J]. Retina,1999,19:37-44.

[22] 文峰,吴德正, 吴乐正. 老年性黄斑变性斑出血的吲哚青绿血管造影[J]. 中华眼底病杂志,1997,13:146-148.

[23] Shiraga F, Ojima Y, Matsuo T, et al. Feeder vessel photocoagulation of subfoveal choroidal neovascularization secondary to age-related macular degeneration[J]. Ophthalmology, 1998, 105: 662-669.

[24] Giovanni S, Nicola O, Annunziata LC, et al. Laser treatment of feeder vessels in subfoveal choroidal neovascular membranes [J]. Ophthalmology, 1998, 105: 2297-2305.

[25] Howard D, Giora T, Amir A, et al. ICGA-guided laser photocoagulation of feeder vessels of choroidal neovascular membranes in age-related macular degeneration[J]. Retina, 2000, 20: 143-150.

[26] Friedman E, Krupsky S, Lane A, et al. Ocular flow velocity in age-related macular degeneration[J]. Ophthalmology, 1995, 102: 640-646.

[27] Grunwald J, Hariprasad S, Dupont J, et al. Foveolar choroidal blood flow in age-related macular degeneration[J]. Invest Ophthalmol Vis Sci, 1998, 39: 385-390.

[28] Tamaki Y, Araie M, Tomita K, et al. Effect of topical carteold on tissue circulation in the optic nerve head[J]. Jpn J Ophthalmol, 1998, 42: 27-32.

[29] Ciulla TA, Harris A, ChunG HS, et al. Color Doppler imaging discloses reduced ocular blood flow velocities in nonexudative age-related macular degeneration[J]. Am J Ophthalmol, 1999, 128: 75-80.

[30] Takagi H, King GL, Robinson GS, et al. Adenosine mediates hypoxic induction of vascular enclothelial growth factor in retinal pericyes and endothelial cells[J]. Invest Ophthalmol Vis ACI, 1996, 37: 2165-2176.

[31] Holz FG, Wolfensberger TJ, Piguet B, et al. Bilateral macular drusen in age- related macular degeneration: prognosism and risk factors[J]. Ophthalmology, 1994, 101: 1522-1528.

[32] Ross R, Barofsky J, Cohen G, et al. Presumed macular chorodal watershed vascular filling, choroidal neovascularization, and systemic vascular disease in patients with age-related macular degeneration[J]. Am J Ophthalmol, 1998, 125: 71-80.

[33] 李俊，褚仁远，孙兴怀，等．正常眼共焦扫描激光多普勒视网膜血流图．中华眼科杂志，1999，35：373-375.

[34] Michelson G, Langhans MJ, Harazny J, et al. Visual field defect and perfusion of the juxtapapillary retina and the neuroretinal rim area in primary open-angle glaucoma[J]. Graefes Arch Clin Exp Ophthalmol, 1998, 236: 80-85.

[35] Weinberger D, Stiebel H, Gaton DD, et al. Three- dimensional measurements of central serous chorioretinopathy using a scanning laser tomograph[J]. Am J Ophthalmol, 1996, 122: 864-869.

[36] Weinberger D, Stiebel H, Gaton DD, et al. Three- dimensional measurements of idiopathic macular holes using a scanning laser tomograph[J]. Ophthalmology, 1995, 102: 1445-1449.

[37] Zambarakji HJ, FRCOphth, Amoaku WM, et al. Volumetric analysis of early macular edema with the heidelberg retina tomograph in diabetic retinopathy[J]. Ophthalmology, 1998, 105: 1051-1058.

[38] Jaakkola A, Vesti E, Immonen I. The use of confocal scanning laser tomography in the evaluation of retinal elevation in age-related macular degeneration[J]. Ophthalmology, 1999, 106: 274-279.

[39] Bartsch D-U, Intaglietta M, Bille JF, et al. Confocal laser tomographic analysis of the retina in eyes with macular hole formation and other focal macular diseases[J]. Am J Ophthalmol, 1989, 108: 277-287.

[40] Macular photocoagulation Study Group. Argon laser photocoagulation for neovascular maculopathy: five- year results from randomized clinical trials. Arch ophthalmol, 1991, 109: 1109-1114.

[41] Geliksen F, Inhoffen W, Schneider U, et al. Indocyanine green videoangiography of occult choroidal neovascularization: a comparison of scanning laser ophthalmoscope with high resolution digital fundus camera. Retina, 1998, 18: 37-43.

[42] Wolf S, Wald KJ, Elsner AE, Staurenghi G. Indocyanine green choroidal videoangiography: a comparison of imaging analysis with the scanning laser ophthalmoscope and the fundus camera. Retina, 1993, 13: 266-269.

[43] Shiraga F. Identification of feeder vessels in subfoveal choroidal neovascularization. Jpn J Clin Ophthalmol, 1995, 49: 63-71.

[44] Giovanni S, Nicola O, Annunziata LC, et al. Laser treatment of feeder vessels in subfoveal choroidal neovascular membranes. Ophthalmology, 1998, 105: 2297-2305.

[45] Desatnik H, Treister G, Alhalel A, et al. ICGA-guided laser photocoagulation offeedervessels of choroidalneovascular membranes in age-related macular degeneration. Retina, 2000, 20: 143-150.

[46] Slakter JS, Yannuzzi LA, Sorenson JA, et al. Pilot study of indocyanine green videoangiography-guided laser photocoagulation of occult choroidal neovascularization in age-related macular degeneration. Arch Opthalmol, 1994, 112: 465-472.

[47] Guyer DR, Yannuzzl LA, Ladas I, et al. Indocyanine green-guided laser photocoagulation of focal spots at the edge of plaques of choroidal neovascularization. Arch Ophthalmol, 1996, 114: 693-697.

[48] Giovanni S, Nicola O, Annunziata LC, et al. Laser treatment of feeder vessels in subfoveal choroidal neovascular membranes. Ophthalmology, 1998, 105: 2297-2305.

[49] Desatnik H, Treister G, Alhalel A, et al. ICGA-guided laser photocoagulation offeedervessels of choroidalneovascular membranes in age-related macular degeneration. Retina, 2000, 20: 143-150.

[50] Slakter JS, Yannuzzi LA, Sorenson JA, et al. Pilot study of indocyanine green videoangiography-guided laser photocoagulation of occult choroidal neovascularization in age-related macular degeneration. Arch Opthalmol, 1994, 112: 465-472.

[51] Guyer DR, Yannuzzl LA, Ladas I, et al. Indocyanine green-guided laser photocoagulation of focal spots at the edge of plaques of choroidal neovascularization. Arch Ophthalmol, 1996, 114: 693-697.

[52] Chen CJ, Chen LJ, Miller KR, et al. Clinical significance of postlaser indocyanine green angiographic hot sports in age-related macular degeneration. Ophthalmology, 1999, 106: 925-931.

[53] Dogru M, Kaderli B, Gelisken O, et al. Ocular surface changes with applanation contact lens and coupling fluid use after argon laser photocoagulation in noninsulin-dependent diabetes mellitus. Am J Ophthalmol, 2004 Sep, 138(3): 381-388.

[54] Chrapek O, Rehak J. Argon laser photocoagulation in the therapy of the wet form of age-related macular degeneration. Cesk Slov Oftalmol, 2004 Jan, 60(1): 45-53.

[55] Scorolli L, Corazza D, Morara M, et al. Argon laser vs. subthreshold infrared (810-nm) diode laser macular grid photocoagulation in nonexudative age-related macular degeneration. Can J Ophthalmol, 2003 Oct, 38(6): 489-495.

[56] Qin B, Guo XJ, Tang CZ. Clinical observation on argon green laser in the treatment of diabetic macular edema. Hunan Yi Ke Da Xue Xue Bao, 2002, 27(6): 551-552.

[57] Scorolli L, Corazza D, Morara M, et al. Argon laser vs. subthreshold infrared (810-nm) diode laser macular grid photocoagulation in nonexudative age-related macular degeneration. Can J Ophthalmol, 2003 Oct, 38(6): 489-495.

[58] Mullins RF, Russell SR, Anderson DH, et al. Drusen associated with aging and age-related macular degeneration contain proteins common to extracellular deposits associated with atherosclerosis, elastosis, amyloidosis, and dense deposit disease. FASEB J, 2000, 14(7): 835-846.

[59] Shah GK, Sharma S, Brown GC. Choroidal neovascularization following argon laser photocoagulation for macular edema associated with branch retinal vein obstruction. Can J Ophthalmol, 2000 Dec, 35(7): 427-430.

[60] Lubinski W, Penkala K, Barnyk K, et al. Assessment of foveal function in eyes of patients with exudative age-related macular degeneration before and after argon laser treatment. Klin Oczna, 2000, 102(3): 177-181.

[61] Akdµman L, Olk RJ. Diode laser (810 nm) versus argon green (514 nm) modified grid photocoagulation for diffuse diabetic macular edema. Ophthalmology, 1997 Sep, 104(9): 1433-1441.

[62] Khairallah M, Brahim R, Allagui M, et al. Comparative effects of argon green and krypton red laser photocoagulation for patients with diabetic exudative maculopathy. Br J Ophthalmol, 1996 Apr, 80(4): 319-322.

[63] Spraul CW, Lang GE, Lang GK. Results of perifoveal argon laser coagulation of subfoveal choroid neovascularization in age related macular degeneration. Ophthalmologe, 1995 Oct, 92(5): 640-646.

[64] Nizankowska MH, Oficjalska-Mlynczak J, Lukasik-Czerek A, et al. Panretinal photocoagulation with argon laser-material from the Eye Clinic in Wroclaw in 1991-1994. Klin Oczna, 1995 Sep-Oct, 97(9-10): 279-281.

[65] Zhang CF, Jia Y, Li ZQ, Du H, Han BL. Krypton laser photocoagulation at low power setting for age-related macular degeneration complicated with subfoveal choroidal neovascularization. Zhonghua Yan Ke Za Zhi, 2004 Dec, 40(12): 808-811.

[66] Willan AR, Cruess AF, Ballantyne M. Argon green vs. krypton red laser photocoagulation for extrafoveal choroidal neovascularization secondary to age-related macular degeneration: 3-year results of a multicentre randomized trial. Canadian Ophthalmology Study Group. Can J Ophthalmol, 1996 Feb, 31(1): 11-17.

[67] Okuyama M, Okisaka S, Ito M. Comparative study on frequency-doubled Nd: YAG laser, krypton laser and diode laser photocoagulation for diabetic maculopathy. Nippon Ganka Gakkai Zasshi, 1995 Jan, 99(1): 87-92.

[68] [No authors listed] Evaluation of argon green vs krypton red laser for photocoagulation of subfoveal choroidal neovascularization in the macular photocoagulation study. Macular Photocoagulation Study (MPS) Group. Arch Ophthalmol, 1994 Sep, 112(9): 1176-1184.

[69] 张承芬，贾岩，李志清. 氪激光低能量光凝治疗年龄相关性黄斑变性合并脉络膜新生血管患者的临床效果. 中华眼科杂志，2004，40(12)：808-811.

[70] 何守志. 氪激光诱导的大鼠脉络膜新生血管模型研究. 中华眼科杂志，2003，39(5)：298-302.

[71] 陈姚若. 氩激光联合血栓通治疗老年性黄斑变性 58 例. 国际眼科杂志,2003,3(3):134-135.
[72] 唐柳苹. 氩激光治疗老年性黄斑变性疗效分析. 广西医科大学学报,2003,1(1):38-39.
[73] 赵士凡,赵勇. 氩氪激光联合治疗视网膜新生血管病. 现代康复,2001,5(9):102.
[74] 黄映湘,向里南,胡咏霞,李明铭,李连芝。年龄相关性黄斑变性的预防性光凝治疗. 中国实用眼科杂志,2001,19(8):582-583.
[75] 唐柳苹. 激光治疗早期年龄相关性黄斑变性 66 例临床观察. 临床眼科杂志,2004,12(3):242-243.
[76] 王玉,李镜海,张绍光. 吲哚青绿脉络膜血管造影对激光光凝治疗年龄相关性黄斑变性应用价值. 中国实用眼科杂志,2003,21(4):255-257.
[77] 聂爱光,谭家铨,姜德咏,等. 老年黄斑变性病程观察. 中华眼底病杂志,1991,7:93-95.
[78] 张承芬,李志清,杜虹,等. 湿性老年黄斑变性的自然病程和视力预后. 中华眼科杂志,2003,39:415-441.

2　老年性黄斑变性的预防性激光治疗

1855 年 Haab 首次描述了黄斑区大量色素和萎缩性变化，并命名为“Die Senile Macula Degeneration”，Donders 首次描述了玻璃膜疣（drusen）这种病变，1926 年 Junius 和 Kuhut 将黄斑区这些病变描述为“老年性盘状变性”。20 世纪 70 年代后，有关玻璃膜疣和 AMD 的研究广泛开展起来。

一、玻璃膜疣的流行病学

流行病学调查显示，玻璃膜疣与 AMD 的发生关系密切，而且玻璃膜疣直径越大，发生 AMD 的可能性越大。一只眼存在脉络膜新生血管（choroidal neovascularization, CNV）的老年性黄斑变性（age-related macular degeneration, AMD），另一只有玻璃膜疣（drusen）的眼在第 6 年可能有 47% 出现 CNV。有 59.5 万名大于 65 岁的美国人一眼有 CNV 的 AMD，另一眼有丧失视力的危险。眼底有大于 125μm 的玻璃膜疣的人数达 700 万以上，他们均有可能发生 AMD。据估计，每年大约有高达 7.1 万名（占 12%）眼底黄斑区有大的玻璃膜疣和局部有过多色素沉着的患者有可能发展成具有 CNV 的 AMD。在美国，65～74 岁人群中有 11% 的人患 AMD，大于 74 岁的人群中，AMD 的比例为 28%，40 岁以上人群中 1.47% 有 CNV 的 AMD 和（或）地图状萎缩，175 万人患 AMD。随着社会的日益老龄化，该流行病研究小组估计，到 2020 年，美国 AMD 的患者人数将可能增加 50%，达到 295 万。据估计存在双侧软性玻璃膜疣的患者 1 0 年内单眼或双眼发展 CNV 的风险为 12.4%，10 年内发生双侧病变的比例是 3.86%，如果不予任何治疗，2.54% 的患者可能失明。在性别差异上，75 岁以上女性较男性的玻璃膜疣更大、更趋向融合。另外还存在种族差异，白种人比黑人更易患 AMD。流行病学调查还发现人群中 95% 以上有玻璃膜疣，各个年龄组均有小的硬性玻璃膜疣普遍存在。

二、RPE 和 Bruch 膜的解剖和生理学

视网膜色素上皮（retinal pigment epithelium，RPE）是六边形紧密排列的单层细胞，从锯齿缘到视盘都有 RPE 的分布，在中央区，RPE 细胞的直径约 16μm，RPE 细胞的分布密度从黄斑中央凹（4 000个细胞/平方毫米）到眼底周边（1 600 个细胞/平方毫米）明显减少，随着年龄的增长，RPE 细胞的密度以平均每年 0.3% 的比例减少。RPE 顶端与光感受器外段相互交错，基部有许多内陷，每个细胞与相邻细胞以顶部－侧面的紧密连接复合体相连接，这就构成了血－视网膜外屏障。RPE 基底膜参与构成 Bruch 膜内层的主要部分。RPE 细胞最特异的功能在于 RPE 细胞对感光细胞外节的吞噬作用。吞噬作用是视色素降解和再生循环中的一个环节。感光细胞外节盘膜被吞噬后，由细胞内溶酶体系统消化，不能消化或消化不完全的物质残留在 RPE 细胞内，称为脂褐素。随着年龄增长，脂褐素逐渐增加，RPE 细胞的代谢功能可能受到影响。

Bruch 膜将 RPE 层与脉络膜毛细血管层分隔开，呈 PAS（periodic acid-Schiff）阳性。Bruch 膜的超微结构包括 5 层：RPE 基底膜、内胶原层、弹性纤维层、外胶原层和脉络膜毛细血管基底膜。Bruch 膜在眼球后极部较厚，儿童的 Bruch 膜后极部厚度为 2μm，成人为 2～4μm，周边部较薄。Bruch 膜增厚和玻璃样变主要由于外胶原层的膜连接体（membrane-bound bodies）的积聚和大量胶原的积聚（图 6-2-1）。

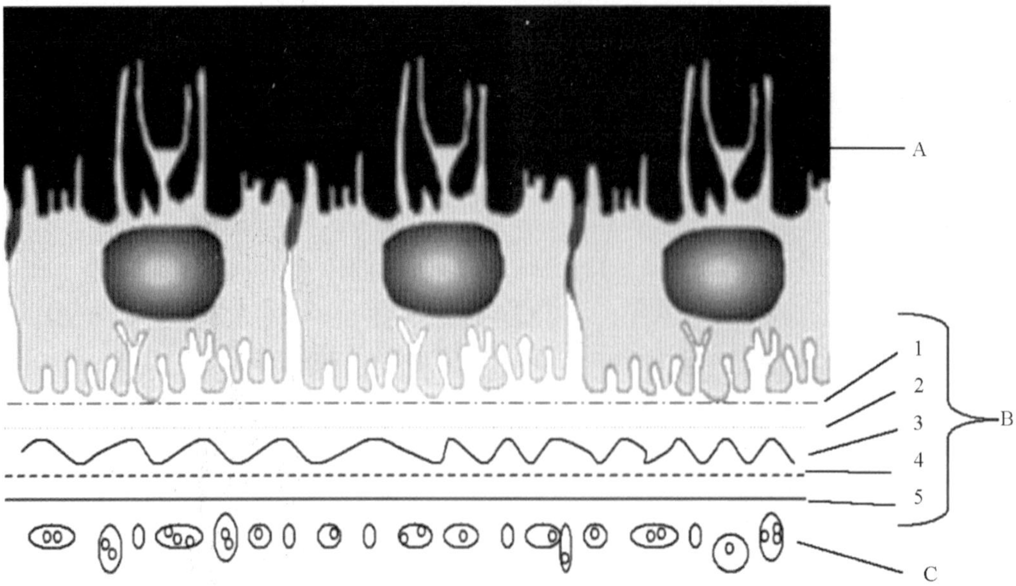

A. 色素上皮层
B. Bruch 膜 1. 色素上皮基底膜;2. 内胶原纤维层;3. 弹力纤维层;
4. 外胶原纤维层;5. 脉络膜毛细血管内皮细胞基底膜
C. 脉络膜毛细血管层

图 6-2-1 色素上皮和 Bruch 膜的解剖示意图

三、玻璃膜疣的组织病理和生化改变

玻璃膜疣是位于 RPE 和 Bruch 膜内胶原层间的细胞外沉着物。软性玻璃膜疣融合同时伴有 RPE 色素异常预示着 AMD 的早期改变。

从病理组织学上观察玻璃膜疣实际是 RPE 与 Bruch 膜间玻璃样物局部沉积而成,因此,沉积物聚积较大者与微小的 PED 很难区别,且常因沉积物量多而将 RPE 从玻璃膜推起,形成小的泡状 PED,而覆盖沉积物上面的 RPE 通常变薄或色素脱失,RPE 下和 Bruch 膜间玻璃样物的聚积是 RPE 细胞功能逐渐退变的征象。

按照 Sarks 的观点,根据玻璃膜疣的形态和组织病理特点分类如下(表 6-2-1)。

玻璃膜疣类型	临床特征	组织学描述
硬性(hard)	黄色,边界清楚,直径 <63μm,在 20 岁时即可出现,FFA 显示高荧光	RPE 外包含有膜包被体的玻璃样变的物质,基底板层沉着的缺失与微小玻璃膜疣有关
硬性玻璃膜疣簇(hard drusen cluster)	由边界清楚的黄色小的硬性玻璃膜疣组成,分散的簇(未融合的)或融合的簇,直径 >63μm,中年出现,能消退,导致萎缩灶	簇位于 RPE 基底膜的外侧,无形物质构成簇的内界,球形物质形成基底
簇来源的软性玻璃膜疣(soft cluster-derived drusen)	在簇的周边部分黄白色边界不清,通常 55 岁后出现,FFA 中有不同着色,能消退,形成萎缩灶	融合的硬性玻璃膜疣簇的无定形的内界破裂,形成球形或细小颗粒物质
软性膜样玻璃膜疣(soft membranous drusen)	黄白色边界不清,比簇来源的软性玻璃膜疣小,局限于黄斑区,是脉络膜线状沉着物的局部加重	包括:①基底部层状沉着的局部加重;②基底部新生血管的前体物;③基底部线状沉着物的局部聚集,AMD 特有
基底板层(表皮)玻璃膜疣[basal laminar (cuticular) drusen]	小的玻璃膜疣,边界清楚,黄白色,倾向于放射状排列,高荧光,FFA 更易见,30 岁明显	RPE 内层的玻璃样物质与内部结节的弥散聚集,代表大量小的硬性玻璃样玻璃膜疣

关于玻璃膜疣的起源有不同的学说,早期最主要有 3 种理论:Donder 的转化理论,Muller 的沉积理论和 Friedman 的血管理论等。Donder 提出玻璃膜疣是 RPE 部分直接转换的产物。Muller 认为玻璃膜疣由其表面完整的 RPE 沉积产生。Friedman 等提出的假说是:玻璃膜疣来源于血液成分,玻璃膜疣和集合脉络膜微静脉有密切联系。但大量实验室和尸解结果显示玻璃膜疣来源于 RPE。目前,普遍认可的学说有两种。其一是 RPE 细胞功能障碍学说,认为 RPE 细胞有吞噬感光细胞代谢的外节盘膜的作用,随着年龄增长,RPE 吞噬功能障碍,不能将感光细胞外节盘膜完全消化吸收,残余的代谢产物不断堆积,仍自 RPE 细胞内排出,沉积在玻璃膜处,形成玻璃膜疣。另一种学说认为老年人 Bruch 膜发生生化、分子等方面的改变,阻碍了视网膜与脉络膜之间营养物质和废物的交换,Bruch 膜内有异常沉积物和碎片堆积(图 6-2-2)。

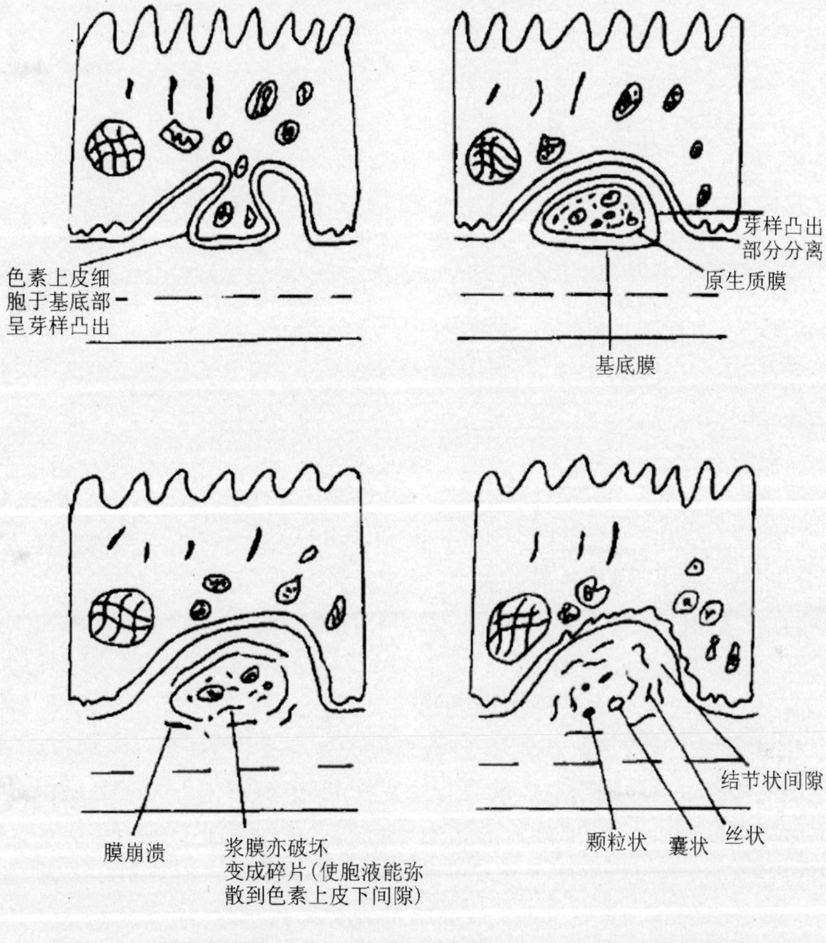

图 6-2-2 玻璃膜疣形成过程示意图(视网膜色素上皮细胞功能障碍学说)

Sarks 和 Green 及其同仁在临床病理研究中描述了 AMD 患者玻璃膜疣的组织病理学改变。随着年龄的增长,由于细胞内脂褐素的聚集,RPE 细胞体积逐渐扩大。RPE 胞膜的基底皱褶减少与 RPE 和其基底膜之间的膜性碎屑的沉着有关。这些碎屑可能来自 RPE 加工过程,类似于 RPE 胞质的胞饮作用,具体机制不明。这些物质在 20 岁时即可见,可能代表正常老化过程。这些膜性碎屑可以从毛细血管间突触扩展到脉络膜毛细血管,在显著的地图状萎缩病例中,这种物质变薄,提示膜性碎屑的存在是 RPE 退变的结果而不是原因。

血浆膜与 RPE 基底膜之间有基底板层沉着(basal laminar deposit),主要由宽胶原(100nm 周长、层粘连蛋白、膜包被囊泡和纤维连接蛋白等构成,其中宽胶原主要是指Ⅳ型胶原。Sarks 指出这种基底板层沉着首先在 Bruch 膜增厚段积聚,提示这种聚集可能是对这些部位滤过功能改变的反应。在一项研究中,发现最早的基底板层沉着是与 RPE 连续的不规则结节,主要由纤维样物质组成。体内和体外实验显示基底板层沉着可能是由于自由基诱导的 RPE 细胞膜脂质过氧化,之后出现细胞膜的起疱和 RPE 下基底板层沉着样物质疱状聚集而形成。

玻璃膜疣的软化与 RPE 基底膜外膜性碎屑的聚集有关。由于这种膜性碎屑在光感受器萎缩区减少，在地图状萎缩区明显减少，所以其可能至少是间接来源于光感受器。Curcio 和 Millican 认为基底板层沉着物的聚集使 RPE 与基底膜分离，使膜性碎屑更容易进入内胶原层。

Green 和 Enger 等指出软性玻璃膜疣代表基底线性沉着的堆积。基底线性沉着是位于 RPE 基底膜外层（即 Bruch 膜内胶原层）的物质，主要含有颗粒和空泡性物质，中间有大量胶原。软性玻璃膜疣也可在弥散性基底板层沉着的眼中表示基底板层沉着的聚集。软性玻璃膜疣（soft cluster-derived drusen）和软性膜样玻璃膜疣（soft membranous drusen）在组织学上可区分，但在临床中不可分。在没有 CNV 时，大的融合的玻璃膜疣也可形成 PED。尽管在 65 岁以上患者中硬性和软性玻璃膜疣通常同时存在，但是软性玻璃膜疣能独自出现。

55 岁以上的患者有软性玻璃膜疣，特别是直径大于 63μm 的软性玻璃膜疣，与 Bruch 膜内层弥漫性增厚有关，是 AMD 的征象。基底板层（或表皮）玻璃膜疣由 RPE 内层结节样物质组成，代表大量小的硬性玻璃样变的玻璃膜疣，与 AMD 无关。Gass 指出，临床、荧光血管造影或电生理指标均不能区分老年性玻璃膜疣、家族性玻璃膜疣和点状视网膜综合征（flecked retina syndrome）。他提出有黄斑玻璃膜疣的患者自身可能有遗传基因性疾病（heredogenerative diease），60 岁前很少影响视力。目前大量实验室证据显示 AMD 的发展与遗传基因、家族易感性有关。AMD 具有一定的家族倾向性，大约 1/4AMD 的发生是由遗传因素决定的，分子生物学研究结果已发现至少 6 对基因可引起 AMD，且 AMD 的发展非单一基因所调控。

Green 和 Enger 描述了 760 只 AMD 眼（450 名患者）的组织病理学改变，6.2% 有结节玻璃膜疣，54.7% 为基底板层沉着，基底线性沉着占 27.6%，38.2% 有 CNV，40.8% 有盘状瘢痕。290 只有 CNV 的眼中，57.2% 发现基底板层沉着，19.7% 有基底线性沉着，软性玻璃膜疣占 10%，神经上皮或 PED 占16.9%。有盘状瘢痕的 310 只眼中，CNV 占74.5%，57.1% 有基底板层沉着，17.7% 有基底线性沉着，由基底板层沉着引起的软性玻璃膜疣占4.5%，由基底线性沉着的聚集或局部基底线性沉着的脱离而来的软性玻璃膜疣占 7.4%，7.7% 发生钙化，9.7% 发生骨化。Curcioh 和 Millican 等也报告了相似结果。组织学上，对于 AMD，基底线性沉着比基底板层沉着更有特异性。

Farks 等描述了玻璃膜疣的超微结构和组化改变。RPE 变性转化为无定形物质，最终填充 Bruch 膜的内胶原层而形成玻璃膜疣。Bruch 膜的弹力纤维不连续，使得玻璃膜疣能在脉络膜外层聚集。他们发现在 RPE 细胞和玻璃膜疣物质中都有大量单膜包裹的颗粒，组化和形态学证实是溶酶体。Farks 等认为这些溶酶体破裂导致 RPE 自溶，并形成玻璃膜疣，玻璃膜疣中含有变性的线粒体、胞质碎片、色素颗粒和光感受器片段。老化和遗传因素对启动溶酶体破裂有一定作用，但溶酶体破裂的起始因素尚不清楚。他们还发现在玻璃膜疣形成早期，甚至进展期，脉络膜毛细血管层无玻璃膜疣物质，玻璃膜疣物质通常位于 Bruch 膜弹性纤维的内层。应用组化方法，Farks 等发现玻璃膜疣至少含有 2 种主要成分：粘多糖，以唾液酸粘蛋白为主；脂质，特征性的是脑苷脂。他们支持玻璃膜疣来自自我吞噬和溶酶体的破裂这一假说，认为唾液酸和脂质（二者均为溶酶体的成分）是这一过程的副产品，来源于 RPE 的物质对玻璃膜疣形成起决定性作用。

大量研究表明玻璃膜疣的化学组成为脂质，主要为磷脂和中性脂质，两者比例因人而异。大于 50 岁者，大多数玻璃膜疣的磷脂比例相对恒定，平均约 50% 为磷脂酸胆碱，30% 以上为磷脂酸氨基乙醇。

四、AMD 的危险因素

AMD 具体病因不明。研究表明与阳光照射、吸烟、虹膜色素、心血管疾病、高血压、饮食、锌的缺乏、种族、遗传倾向性、性别、远视等危险因素有关。年龄增加，女性、有吸烟史、饮食中缺少类胡萝卜素等是 AMD 发生、发展的高危因素。环境因素在 AMD 发生中起重要作用，如日晒和饮食。避免吸烟，预防高血压可以降低 AMD 发生的危险性。

CNV 的发生与玻璃膜疣的临床特征相关。玻璃膜疣的临床特征包括数目多、体积大、相互融合、位置（中央、旁中央凹）、RPE 改变（局部高色素）、异常荧光血管造影（有荧光渗漏）和异常脉络膜造影（如高荧光块),以上特征增加了形成 CNV 的危险性。另外,对侧眼已有 CNV 和有 CNV 家族史都增加了形成 CNV 的危险性。Bressler 等发现存在大的玻璃膜疣和局部高色素性是两个独立的危险因素。

分子生物学和遗传学的发展,证实 AMD 的发展与遗传基因、家族易感性有关。大约 1/4AMD 的发生是由遗传因素决定的,近年来越来越多的研究结果说明:迄今为止在所有相关危险因素中年龄与基因构成是最重要的危险因素。

五、玻璃膜疣的自然病程

一般从临床上来说,AMD 有两种玻璃膜疣,它们有不同的临床表现和预后。硬性玻璃膜疣是小的点状黄色结节,Sarks 等认为只有直径大于 25μm 的玻璃膜疣临床可查见,在荧光造影晚期呈高荧光的直径 25～50μm 的点状玻璃膜疣代表圆形的膜性碎屑的堆积。硬性玻璃膜疣能发展成干性 AMD(萎缩型)。硬性玻璃膜疣可出现在年轻人眼中,并不预示着有 AMD 的危险。但广泛大量的硬性玻璃膜疣可能有 RPE 萎缩的倾向。随着玻璃膜疣的消退,可见 RPE、脉络膜毛细血管和外层视网膜的片状萎缩,但也有玻璃膜疣消退不伴萎缩。软性玻璃膜疣直径通常大于 63μm(63μm 相当于出视盘的视网膜大静脉直径的一半),黄白色或灰白色,帐篷状隆起,类似于局部浆液性 PED,有发展成 PED 和 CNV 的趋势。

各种类型的玻璃膜疣均有可能钙化,钙化后呈现闪亮的外观。软性玻璃膜疣钙化预示着玻璃膜疣消退,发展成 RPE 的萎缩。

双侧玻璃膜疣并且视力良好的患者,与一眼有玻璃膜疣且视力好,另一眼有 CNV 的 AMD 患者的视力预后不同。

(一)双侧玻璃膜疣并且视力良好的患者的自然病程

目前多位研究者有关双侧玻璃膜疣发展成 CNV 的 5 年危险性的报道结果各不相同,最低0.2%,最高 30%。玻璃膜疣的大小、融合与否、局部高色素是否存在和(或)非地图状 RPE 萎缩等因素都将影响玻璃膜疣的预后,脉络膜充盈缓慢也是玻璃膜疣发展成 CNV 的危险因素。Lanchoney 等指出双侧玻璃膜疣患者单眼或双眼出现 CNV 的比例平均是 12.4%,危险性从 8.62% 至 15.87% 不等,与患者的性别和年龄相关。

(二)单眼有 CNV 的 AMD 患者,对侧眼有玻璃膜疣的自然病程

单眼有 CNV 的 AMD 患者,对侧眼在 5 年内发生 CNV 的危险性为 3%～87%,与黄斑病变的临床特征有关,与是否存在高血压有关。玻璃膜疣的临床特征包括:数目、大小、融合、局部高色素和荧光素着染。单眼有 CNV 的患者,对侧眼发生 CNV 的危险性高于双侧玻璃膜疣患者。

六、玻璃膜疣与 AMD 的关系

小的玻璃膜疣通常是老年化的结果,大的数目众多的玻璃膜疣与 AMD 的发生有关。大的软性玻璃膜疣伴 RPE 层色素异常表明存在 AMD 的早期病变。

(一)Bruch 膜的老化和 AMD

随着年龄的增长,Bruch 膜逐渐增厚,PAS 染色逐渐增强。胶原层逐渐退化而致密,弹性纤维层的纤维密度增加,并且嗜碱性增加,在 Bruch 膜内胶原层和弹性纤维层外,伴随年龄增长,有与 RPE 吞噬体相似的 PAS 阳性物质沉着。在 RPE 和 Bruch 膜内层之间,这种物质聚集导致玻璃膜疣的形成。Newsome 等发现 Bruch 膜Ⅰ型胶原随年龄增长而增加。

Karwatowski 等证实 Bruch 膜中存在Ⅰ、Ⅲ、Ⅳ和Ⅴ型胶原,Ⅲ型胶原占 35%～39%,在不同年龄和不

同部位(黄斑下或周围)都无差异。随年龄增长,由于交联的增加,无论是在黄斑下还是在周边部,Bruch膜胶原的溶解性显著下降。10岁时其溶解性约100%,90岁时降至40%~50%,黄斑下非胶原蛋白随年龄增长而显著增加,但在周边部未见此现象。

应用免疫组化的方法,Pauleikhoff等发现RPE基底膜中粘连分子随年龄增加而减少,例如层粘连蛋白、Ⅳ型胶原、纤维结合蛋白,特别是在玻璃膜疣处此种改变尤为明显。

众多的研究结果显示,正常个体随着老化过程Bruch膜的水通透性下降。水溶性血浆成分通过Bruch膜的弥散能力受损是结果,而Bruch膜与年龄相关的脂质聚集可能是这种现象的原因。Holz等的研究结果提示黄斑区比周边视网膜的脂质更易于积聚,这可能是因为黄斑区的光感受器密度高,在后极部更容易发生外段脂质过氧化。Spaide等发现Bruch膜的脂质过氧化随年龄增长呈指数增加。这些脂质来源于长链多不饱和脂肪酸,正常情况下存在于外段。

Anderson等认为载脂蛋白E主要由RPE合成,RPE出现与年龄相关的脂蛋白合成障碍和(或)加工障碍时将有玻璃膜疣生成。

AMD与Bruch膜增厚相关。Starita等报道,由于Bruch膜的增厚、脂质化使弥散障碍,从而使AMD患者脉络膜灌注减慢,视网膜感觉层功能异常。通过对肾小球肾炎的研究,Kim等提出一个假说:脉络膜毛细血管基底膜与肾小球在组成上相似,电子致密物质在Bruch膜沉着,导致视网膜和脉络膜之间的分子弥散和转运功能受损。AMD相关蛋白在Bruch膜的沉着和交联可能阻止了碎屑(如小囊泡)通过Bruch膜到脉络膜毛细血管,使得Bruch膜内层有大量细胞外物质积聚。

CNV可能与多核性巨细胞和(或)巨噬细胞的存在有关。由于RPE和Bruch膜的改变,血管刺激因子诱发了CNV的发展。并且这些因子可能也在Bruch膜的消化和CNV的内生中发挥作用。Spaide认为脂质过氧化诱导血管生成细胞因子,同时其本身也可能引起新生血管产生。

(二)玻璃膜疣的自发消失

临床和组织病理学报告都描述了玻璃膜疣的自溶。玻璃膜疣的数目、分布、大小和颜色的变化逐渐发生。最初,玻璃膜疣可在生物显微镜下观察到。以后,随着RPE的变薄,玻璃膜疣呈现黄白色,而后成为灰白色。在PED消退区,玻璃膜疣消失。玻璃膜疣的钙化与RPE萎缩有关。在网状萎缩区,玻璃膜疣消失。玻璃膜疣消退呈现灰白色,伴表面点状色素。

虽然玻璃膜疣消退的机制不明,但许多报道都显示玻璃膜疣消退与其上的RPE萎缩相关。Sarks报道老年患者小的硬性玻璃膜疣的回退与其上的RPE退行性变有关。当RPE消失,临近的光感受器和脉络膜毛细血管都出现萎缩。尽管基底层状沉着(basal laminar deposit)在地图状萎缩区持续存在,但基底线状沉着(basal linear deposit)消失。因此,临床上所见玻璃膜疣的消退并不都意味着正常光感受器-RPE-Bruch膜的重建。

七、AMD发病机制

AMD具体发病机制尚未完全清楚,已提出的假说包括遗传因素、光积聚损伤、自由基损伤及血流动力学因素。

最近有研究提出视杆细胞易感性的学说。正常的黄斑由以视锥细胞为主的中央凹区及视杆细胞为主的旁中央凹区组成,杆细胞密度最高的是离中央凹4~6mm的区域,视杆细胞与视锥细胞变性是老龄化与AMD的基本特点。

八、玻璃膜疣的临床表现、分型

(一)分型

根据玻璃膜疣分布的位置,可分为视盘玻璃膜疣、黄斑玻璃膜疣。

根据 Wisconsin 分级法将玻璃膜疣按大小分类：①直径小于 63μm 者为边界清晰的硬性玻璃膜疣；②直径大于 125μm 及在 63～125μm 之间而明显有一定厚度者为软性玻璃膜疣。并根据沉淀物的密度是否一致、边界是否清晰、有无结节状外观，进一步将软性玻璃膜疣分为可分辨的软性玻璃膜疣和不可分辨的软性玻璃膜疣。

根据病因，玻璃膜疣可分为家族性、老年性、继发性三类。家族性玻璃膜疣是一种长染色体显性遗传性疾病，玻璃膜疣可分布于眼底各个部位，以视盘鼻侧出现大量玻璃膜疣为特征。继发性玻璃膜疣是继发于脉络膜视网膜血管性疾病、炎症或肿瘤的变性产物。在某些全身疾病中亦可见到，如血红蛋白异常、脂肪蛋白质沉积症、慢性白血病、弹力性假性黄色瘤、复发性多发浆膜炎、硬皮病和瑞奥（Reudu-Osler）综合征等。故诊断老年性玻璃膜疣时，需排除家族性和继发性玻璃膜疣的可能。

老年性玻璃膜疣根据形态可分为 4 型：①硬性玻璃膜疣，边界清楚的黄色圆点；②软性玻璃膜疣、融合玻璃膜疣，边界不清互相融合，可伴有 RPE 的改变，③混合型，兼有上述两种玻璃膜疣；④退化型，钙化玻璃膜疣、骨化玻璃膜疣，白色点状，伴 RPE 萎缩。

（二）临床表现

通常认为玻璃膜疣是无定形、无细胞结构的碎片在 RPE 层的积聚。检眼镜下可见淡黄色颗粒状物，小的呈圆点状，大的玻璃膜疣可融合。玻璃膜疣上的 RPE 可萎缩，周围的 RPE 可增殖。玻璃膜疣钙化呈淡白色且发亮（图 6-2-3 至图 6-2-9）。

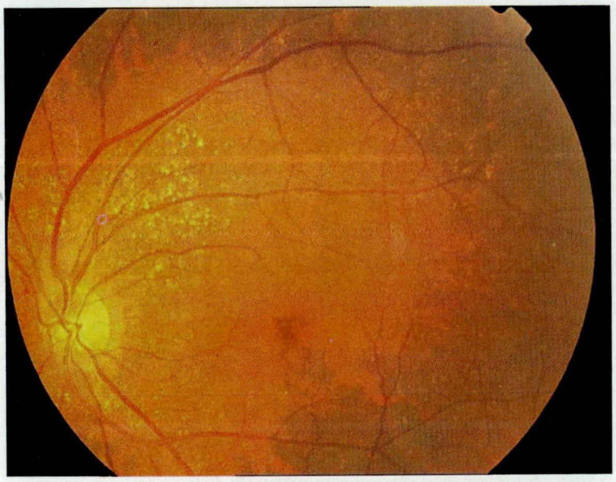

图 6-2-3 散在边界清楚的小的硬性玻璃膜疣

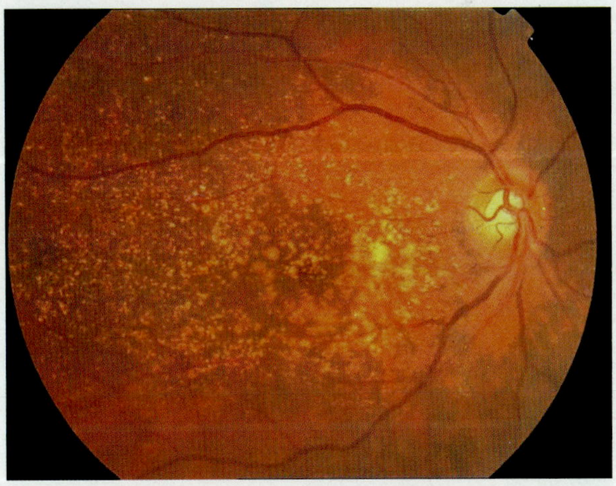

图 6-2-4 后极部散在玻璃膜疣

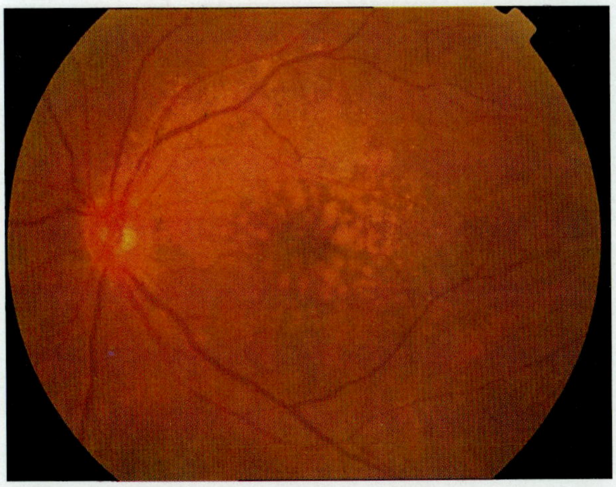

图 6-2-5 后极部大量软性玻璃膜疣

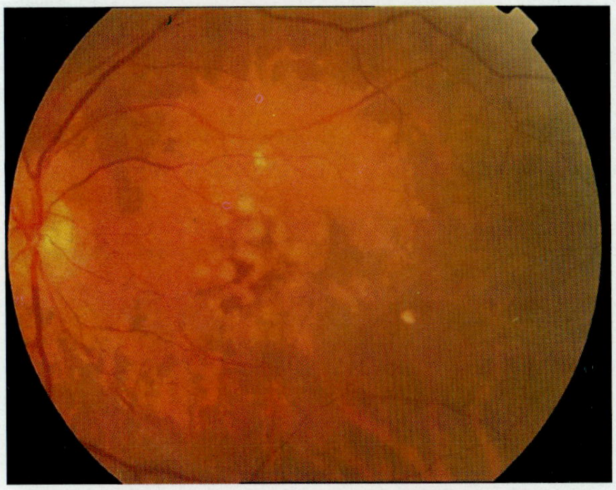

图 6-2-6 后极部大量软性玻璃膜疣

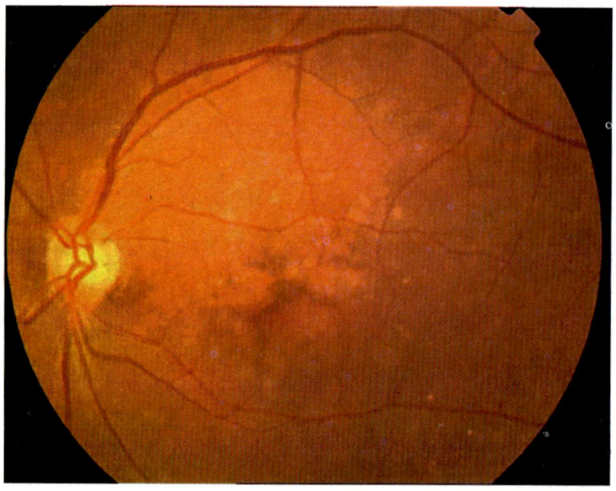

图 6-2-7　黄斑中央凹周围数个融合玻璃膜疣

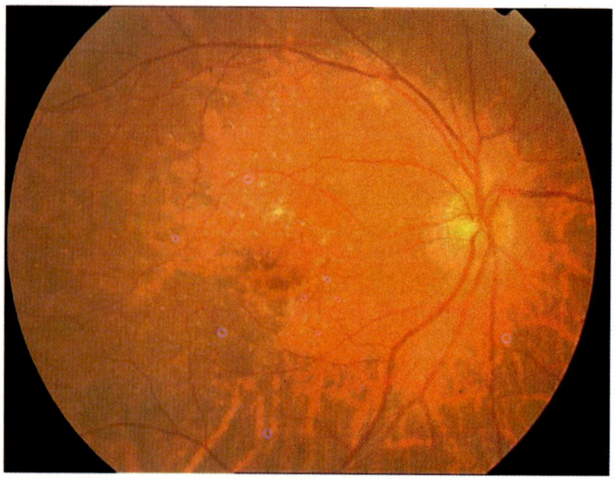

图 6-2-8　部分玻璃膜疣萎缩、部分钙化

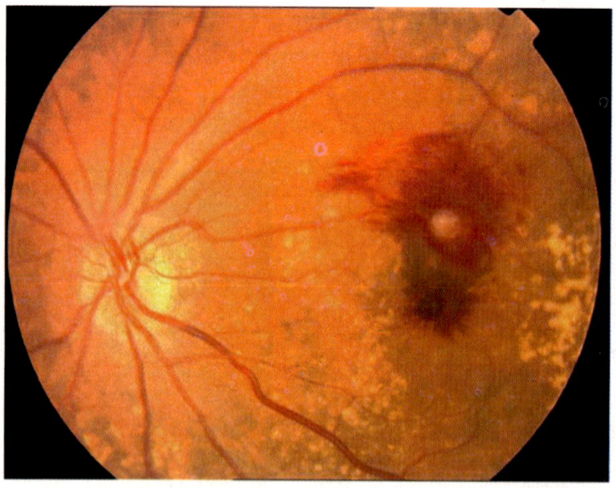

图 6-2-9　图中可见软性玻璃膜疣融合，黄斑中央凹上方脉络膜新生血管

玻璃膜疣本身不能直接影响感光细胞，少数硬性玻璃膜疣不会导致视力下降，即便出现大的融合玻璃膜疣也不一定出现视力下降，但预示进展至湿性 AMD 的危险性增大。常规检查眼底往往是发现玻璃膜疣的途径。

有玻璃膜疣且视力正常者，对比敏感度常有丧失，在中间范围和高空间频率的对比敏度感丧失尤为明显。随着玻璃膜疣数量增加，弥漫性视网膜功能损害，视网膜敏感性损害加重，以致光敏感度明显降低。存在融合的、较大的玻璃膜疣时，暗适应减慢，绝对敏感性降低，蓝锥细胞敏感性下降，绝对色调分辨力降低，特别是暗适应降低与高危玻璃膜疣密切相关。蓝色对比敏感度随着时间的变化可作为一种早期估计 AMD 进展的检测方法。

视力良好仅有玻璃膜疣的病例中，少数（10% ~ 14%）病例于 5 年内出现新生血管膜（96%）或 PED（5.4%），导致视力明显下降，这些病例的玻璃膜疣常融合且有局部色素沉着。

黄斑区存在软性玻璃膜疣、地图状萎缩，通常诊断为干性 AMD（非新生血管性）。CNV、PED 或盘状瘢痕化预示着渗出性病程，通常诊断为湿性 AMD（新生血管性）。

九、荧光素眼底血管造影

玻璃膜疣在荧光素眼底血管造影（fundus fluorescent angiography，FFA）中的表现，多受到其上 RPE 的色素多少和玻璃膜疣本身有无荧光素的影响。小的硬性玻璃膜疣可在 FFA 中无表现，一些硬性玻璃膜疣早期可呈低荧光或高荧光，如其上 RPE 色素脱失则呈窗样透见荧光，随背景荧光增强而增强，晚期随背景荧光消退而消退。软性玻璃膜疣早期呈窗样透见荧光，晚期荧光着染，无明显荧光素渗漏。临床上常注意到 FFA 检查发现的玻璃膜疣数量多于检眼镜所见（图 6-2-10 及图 6-2-11）。

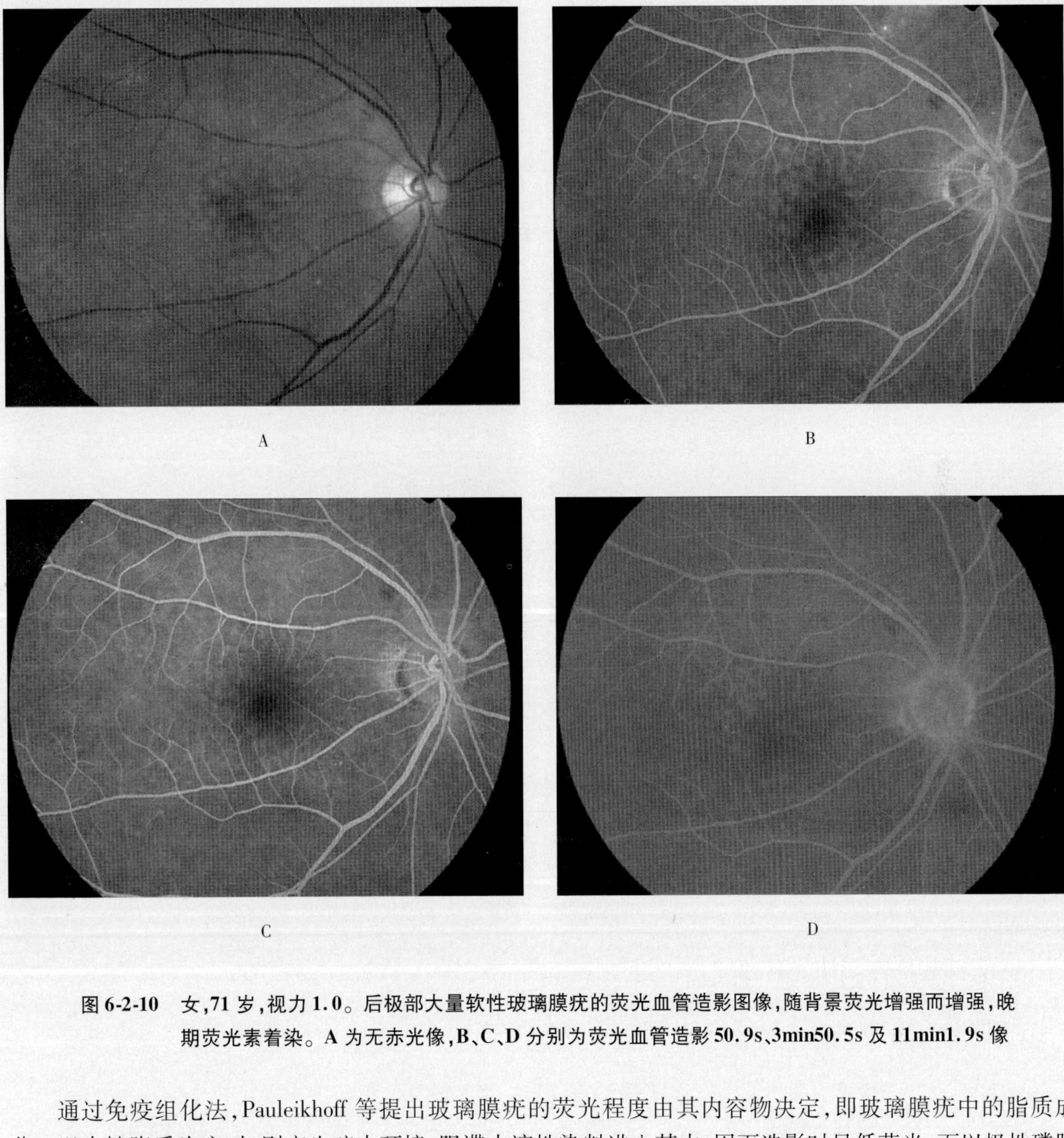

A　B　C　D

图 6-2-10　女，71 岁，视力 1.0。后极部大量软性玻璃膜疣的荧光血管造影图像，随背景荧光增强而增强，晚期荧光素着染。A 为无赤光像，B、C、D 分别为荧光血管造影 50.9s、3min50.5s 及 11min1.9s 像

通过免疫组化法，Pauleikhoff 等提出玻璃膜疣的荧光程度由其内容物决定，即玻璃膜疣中的脂质成分。以中性脂质为主时，则产生疏水环境，阻滞水溶性染料进入其内，因而造影时呈低荧光；而以极性磷脂为主时，因其亲水性使得荧光自由进入沉淀物中，表现为高荧光，且造影后长时间存留。

FFA 早期呈高荧光的玻璃膜疣可能富含蛋白质和磷脂，水分含量高，允许水溶性的荧光素钠进入异常沉积物，也可能是机化的荧光素钠分子与之结合。呈高荧光的玻璃膜疣发展为 AMD 的危险性大。

另外，也有相反观点。CNVPT 研究组回顾观察一只眼有 CNV 的患者另一只眼玻璃膜疣发生 CNV 的危险性时，发现 FFA 3 min 时呈现高荧光的眼出现 CNV 的危险性小。

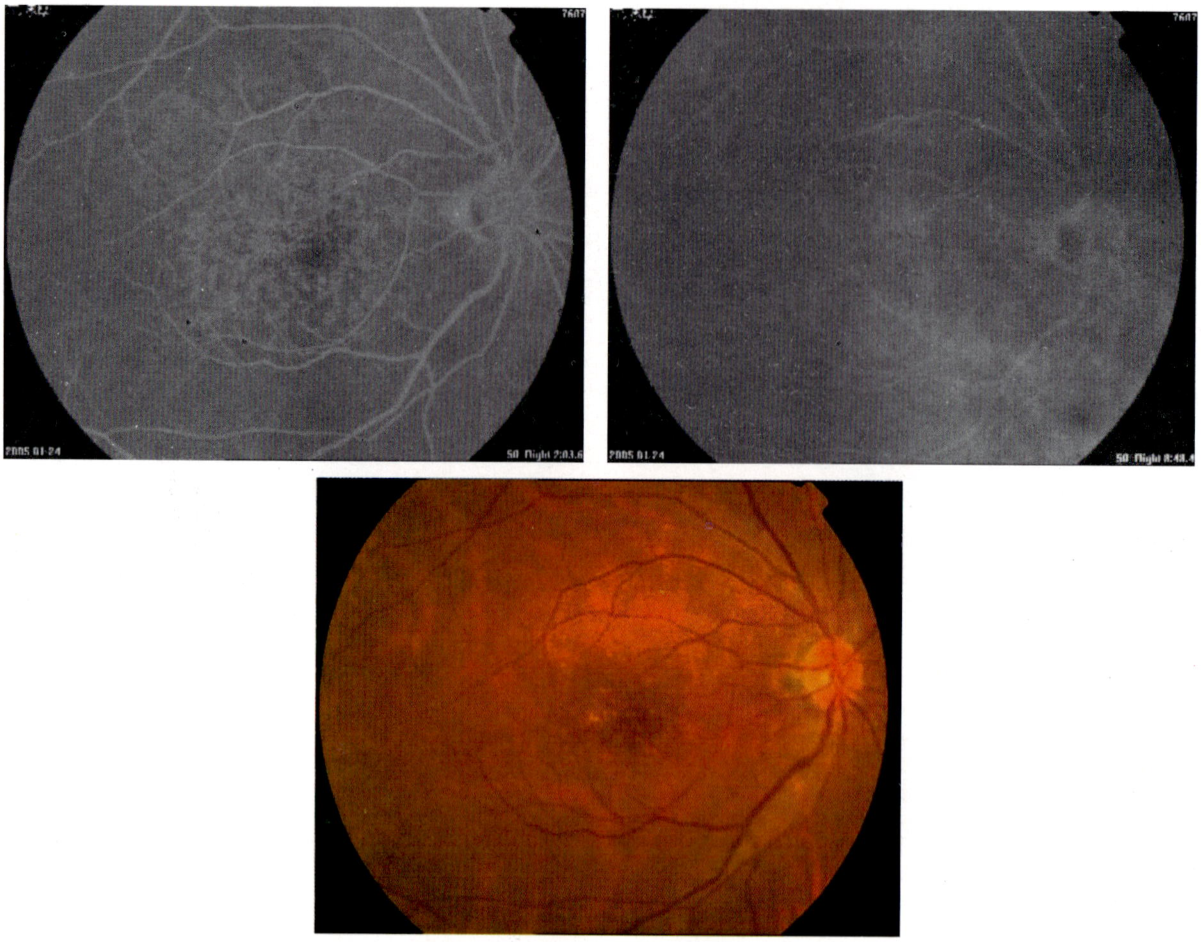

图 6-2-11　玻璃膜疣的 FFA 图像

FFA 中的玻璃膜疣较眼底所见多

十、预防性激光治疗 AMD 研究现状

（一）激光波长

目前文献中报道激光治疗玻璃膜疣使用的激光包括：氩绿激光（576nm）、二极管红外激光（810nm）、Nd：YLF 绿激光（527 nm）、920（rhodamine）染料红激光（波长 577～620nm）等。

（二）激光治疗方式

1．弥散分布　围绕黄斑中央凹广泛光凝，至颞侧缘，激光斑紧密而独立分布。

2．环形分布　光凝 6 个、12 个、24 个点或 40 多个点等，光斑位于玻璃膜疣间距中央凹 750～1 000μm 的环内。或距离中央凹 1/2～1 个视盘直径的范围内格栅样分布 48 点激光斑。

3．马蹄形分布　激光光凝平均 100 灶，距离中央凹 500μm 至颞侧血管弓，呈马蹄形分布，光凝斑分布于玻璃膜疣上和无玻璃膜疣处。

4．局部格栅光凝　激光光凝 20 个激光斑，在中央凹颞侧分 3 排排列，距中央凹大于 750μm，各排之间距离 300μm，避免直接光凝玻璃膜疣。

5．直接光凝　直接光凝黄斑颞侧的软性玻璃膜疣。

（三）治疗强度

多数文献报道采用低能量，达到阈值下激光能量的光斑，眼底几乎不可见光斑，FFA 可见激光斑。少数文献报道激光能量控制为白色反应、灰白反应。

(四)预防性激光治疗效果

在激光光凝的附近玻璃膜疣消退，这一现象在20世纪70年代早期第一次被Gass报道。Gass指出：①激光光凝后不久，CNV周围的大的玻璃膜疣和PED消失；②小点状低能量的红宝石激光对单个大玻璃膜疣光凝，使其消失，而视网膜正常颜色不受影响，视力无下降；③对猴的动物实验和脉络膜黑色素瘤患者的眼底激光治疗结果显示，低能量的红宝石激光能破坏RPE细胞，对视网膜光感受器和脉络膜毛细血管有轻微损伤。这些结果提示，在玻璃膜疣区域RPE的更新与RPE和Bruch膜的粘着(防止RPE与Bruch膜的分离)，可能对防止视力下降有益。

1979年Ceasby及其同仁报道了对AMD预防性光凝的结果。研究组中有29名单眼有CNV另眼有玻璃膜疣改变的患者，还有25名双侧玻璃膜疣的患者。对双侧玻璃膜疣患者，治疗相对视力差的眼。应用氩蓝绿激光，光斑大小为50~100μm，围绕黄斑中央凹广泛光凝，至颞侧缘，激光斑紧密而独立分布，治疗能量控制为最小可见反应(minimally visible reaction)，曝光时间0.05~0.1s，激光功率100~150mW。结果治疗组3/29(10%)出现CNV，治疗后5、11、29个月时出现CNV，随访平均28.4个月，治疗组每年CNV的发生率是4.4%。在双侧玻璃膜疣患者中，治疗组和对照组均无CNV产生，视力差别无统计学意义。平均随访时间是27.3个月。54只治疗眼中33只眼(61%)玻璃膜疣数目减少。治疗眼视力提高2行以上者比对照组略多，但玻璃膜疣的数目、大小无显著差异。未发现激光光凝的副作用。这一结果提示激光光凝能导致玻璃膜疣的消退。

Sigelman应用576nm的激光，光斑直径200μm，激光功率180mW，曝光时间0.3s，产生灰白反应，在黄斑旁中央凹区域光凝56点，发现治疗6个月后激光光凝区域和中央凹下未激光光凝区域的玻璃膜疣均消失，伴有中央凹形态的恢复，消除了变形，提高了视力(从20/40到20/20)。他认为这一结果与在萎缩、渗出或CNV的并发症出现之前对玻璃膜疣进行早期治疗有关。

Figueroa及其同仁报告了对46名有涉及黄斑中央凹的色素改变和融合性玻璃膜疣患者的前瞻性研究。应用氩激光（光斑直径100μm，激光功率100mW，曝光时间0.1s）直接光凝黄斑颞侧的软性玻璃膜疣，激光组和未激光组分别于3.5和8.5个月后玻璃膜疣消失。被激光眼的颞侧玻璃膜疣首先消失，然后是中央凹下的玻璃膜疣，最后是鼻侧的玻璃膜疣。鼻上象限的玻璃膜疣消失较晚。平均随访3年，双侧玻璃膜疣患者接受激光治疗的眼无CNV发生，未激光眼有1只眼（3%）发生CNV。在单眼有CNV的患者中对侧眼行激光治疗，有3只眼（16%）发生CNV。Figueroa等认为预防性激光治疗对早期AMD患者更有效。

Sarks应用氩绿激光，距离黄斑中央凹750~1 500μm的环形区域行激光光凝40~50个点，产生几乎不可见的RPE灰白反应(光斑直径100μm，曝光时间0.05~0.07s，激光功率100~140mW)，避免直接光凝大的玻璃膜疣(>125μm)和玻璃膜疣样PED，23只眼经历单次光凝，7只眼经历重复治疗。治疗组，中央凹内和激光附近的玻璃膜疣全部吸收，软性丛状来源的玻璃膜疣和膜性的玻璃膜疣(soft clust-derived drusen and soft membranous drusen)全部吸收。小的硬性玻璃膜疣对激光反应差，一旦玻璃膜疣被吸收，在治疗区和中央凹无玻璃膜疣再生。视力提高者都伴有中央凹玻璃膜疣的吸收。对照组无玻璃膜疣自行吸收。有报道一眼有RPE破裂(RPE tears)的对侧眼3年内发生CNV的危险性是80%，但Sarks研究的治疗组中3名有RPE破裂的患者无1人出现CNV。总之，对30只治疗眼随访7~8个月，有2只眼(7%)在临近激光斑处出现CNV。Sarks指出其中1只眼激光能量过大，还可能激光前存在隐匿性CNV。1只眼(3%)出现激光斑扩大导致萎缩，但未侵及中央凹周围(perifoveal circle)。因此，Sarks认为激光应距离中央凹>750μm。

据报道1名有双侧玻璃膜疣的患者一眼接受马蹄形激光治疗，随访15年，发现玻璃膜疣激光光凝后消失，但仍有软性玻璃膜疣在未激光的鼻侧和马蹄形激光区外聚集，治疗后8年玻璃膜疣开始在马蹄形激光区的边缘再生，最终CNV在未激光的鼻侧区出现。这一结果提示环形光凝优于马蹄形光凝，有更完全的玻璃膜疣消失，并且存在重复治疗的必要性，包括那些对激光反应良好的病例。

Guymer 等对 12 名患者应用氩激光光凝 12 个点,随访 12 ~ 24 个月,患者入选时视力≥20/40。6 名患者有 RPE 撕裂,4 名患者单眼有 PED 和 CNV,2 名患者存在双侧软性玻璃膜疣。10 名单眼有进展期 AMD 的患者对侧眼中,4 只眼有融合的玻璃膜疣,4 只眼有亚融合的玻璃膜疣(subconfluent drusen),2 只眼有散在的玻璃膜疣。治疗参数:氩绿激光 12 个点,曝光时间 0.2s,光斑直径 200μm,产生淡灰白 RPE 漂白反应(faint RPE blanching)(80 ~ 300mW),光斑位于玻璃膜疣间距中央凹750 ~ 1 000μm 的环内。在激光光凝后 3 ~ 14 个月,对 5 只眼玻璃膜疣无变化者重复光凝(5 ~ 16 个光斑)。2 只眼(17%)出现 CNV。1 只眼在激光后 8 个月出现隐匿性 CNV,但 20/30 的视力 14 个月后降至 20/100,CNV 并不起源于激光处。另一患者激光后 10 个月在一较强的激光斑处出现视网膜下出血,随访 21 个月时,视力稳定于 20/30,出血消失。在剩下的 11 只眼中,9 只眼(82%)的高危玻璃膜疣减少,中央和(或)周边部玻璃膜疣的融合程度减低,数目和大小都减少。大部分患者的这种改变早在激光后 6 个月即出现。2 名患者(17%)治疗区在治疗后即出现广泛的萎缩,这意味着激光的强度过高。所有的光斑均无扩大。随访 12 个月时,另外 4 名患者出现 RPE 脱色素(在激光斑和消失的原玻璃膜疣处),视力维持在 20/40,有 1 名患者因地图状萎缩视力下降 3 行。随访超过 12 个月的 9 名患者,除 1 名患者(11%)因地图状萎缩视力下降(随访 20 个月时其视力为 20/100),其他患者视力好于 20/30。Guymer 建议玻璃膜疣的消退需要一定量的激光斑。激光光凝的并发症主要是较明显的 RPE 萎缩和 CNV 的发生。

Frennesson 和 Nilsson 应用氩绿激光,光斑直径 200μm,曝光时间 0.05s,激光功率 100 ~ 200mW,激光光凝平均 100 灶(51 ~ 154 灶),产生淡灰白反应,距离中央凹 500μm 至颞侧血管弓,呈马蹄形分布,光凝斑分布于玻璃膜疣上和无玻璃膜疣处。随访 3 年,眼底照相和荧光素血管造影显示玻璃膜疣面积显著减少。相反,对照组平均玻璃膜疣面积明显增加。治疗组视力无明显下降,对照组视力显著下降,以双侧玻璃膜疣眼视力下降显著。治疗组彩色对比敏感度无显著变化,对照组中双侧玻璃膜疣患者的彩色对比敏感度显著下降。治疗组和对照组的中央视野和彩色视力都无明显改变。对照组 5 只眼(26%)出现 CNV,治疗组无 1 例出现 CNV。治疗组有 1 只眼出现萎缩灶。有关渗出性病变,治疗组与对照组有显著性差异。

2003 年 Frennesson 报道了其 8 年的随访结果,13 只眼接受了激光治疗,只有 2 只眼出现 CNV,对照组 9/16 只眼出现 CNV,此结果提示轻度激光治疗软性玻璃膜疣可明显降低 CNV 的发生率。

Little 等报告了 27 名黄斑有软性玻璃膜疣和对称性黄斑病变患者单眼行激光治疗的结果。治疗组应用 920(rhodamine)染料红激光,波长 577 ~ 620nm(580nm 用于 20 只眼),光斑直径 100 ~ 200μm,激光功率 100 ~ 200mW,曝光时间 0.05 ~ 0.1s,距离中央凹 500μm 局部直接光凝玻璃膜疣,产生轻微可见的独立光斑,每眼平均 132 灶(23 ~ 526 灶)。17 名患者(63%)接受了 1 次治疗,7 人(26%)接受了 2 次激光光凝,2 人(7%)接受了 3 次激光光凝,1 人(4%)接受了 4 次激光光凝,随访 1 ~ 6 年(平均3.2 年),所有激光光凝眼距黄斑中央凹 1 500μm 以内的玻璃膜疣都吸收,大部分玻璃膜疣治疗后 3 个月内消退,17 只眼(63%)治疗后 6 个月玻璃膜疣全部消失。对持续存在的玻璃膜疣进行重复治疗,所有距黄斑中央凹 1 500μm 以内的玻璃膜疣均消退。Little 等发现 44% 的患眼治疗后视力提高 2 行以上,48% 的患眼视力稳定,而对照组无 1 例视力提高。双眼(1 只眼是对照眼,另 1 只眼是激光治疗眼)同时出现 CNV 的有 2 人(7%),2 人(7%)只有对照眼出现 CNV,此结果显示激光能减少 CNV 的生成。

Gross-Jendroska 及其同仁认为对单眼有 RPE 破裂的 AMD 患者行对侧眼预防性激光治疗可降低 CNV 的发生率。

Ho AC 等还发现激光光凝能诱导玻璃膜疣消退,激光治疗后 1 年视力和对比敏感度提高。

Olk 及其同仁应用 810nm 的二极管激光进行的多中心研究包括有玻璃膜疣无渗出性病变的 152 名(229 只眼)患者,研究结果与以上结果不尽相同。其研究对象每只眼有多于 5 个大的软性玻璃膜疣,视力好于 20/63,双眼玻璃膜疣者共 77 名(共 154 只眼)。激光治疗眼随机接受阈值或阈值下的激光能量。阈值下激光能量是指光斑几乎不可见,但 FFA 可见窗样缺损。距离中央凹 1/2 ~ 1 个视盘直径的范围内格栅样分布 48 点激光斑。结果激光治疗眼的玻璃膜疣大部分消失。在可见激光斑组,有 6 例出现 CNV,但无地图状萎缩和黄斑旁激光瘢痕出现。激光治疗眼与对照眼出现 CNV 的比例相似。Scoroll 等分别应用氩激光和 810nm 红外激光治疗玻璃膜疣,发现 18 个月后激光治疗组视力明显改善,玻璃膜疣数目明显减少,有统计学意义($P<0.001$),而未治疗组眼底病变有进展,氩激光治疗组视野有轻度损伤,与对照组有显著性差异,810nm 红外激光治疗组与对照组无显著性差异,两个治疗组间无显著性差异,氩激光治疗组对比敏感度的下降与对照组有显著性差异,因此认为 810nm 红外激光格栅光凝治疗是阻止非渗出性 AMD 进展的更安全的方法。Rodanant 等的研究结果与其一致。

CNV 防治组(the choroidal neovascularization prevention trial, CNVPT)是一个多中心的、对激光治疗进行前瞻性研究的组织。他们的研究包括:①120 名患者,单眼有 CNV,对侧眼有 10 个以上大的玻璃膜疣(直径 >63μm)(fellow-eye study);②156 名患者,双眼无渗出性病变,距中央凹3 000μm内有 10 个以上大玻璃膜疣(bilateral drusen study)。所有患者年龄 >50 岁,接受激光治疗的患眼视力 >20/40,无 CNV,无大于 1 个视盘直径的 PED,距中央凹 500μm 内无地图状萎缩,近视度数 <8D 等。85% 激光治疗眼接受 20 个激光斑,在中央凹颞侧分 3 排排列,距中央凹 >750μm,各排之间距离 300μm,光斑直径 100μm,曝光时间 0.1s,产生淡灰白反应,避免直接光凝玻璃膜疣。激光治疗后 6 个月,若距中央凹 3 000μm 内的玻璃膜疣消失比例 <50%,或残存的玻璃膜疣大于 10 个,则在鼻侧行与前次呈镜面分布的激光治疗。由于需要再次治疗的比例高,第 2 次激光 24 点环绕中央凹呈环形分布,距中央凹 750μm,其余同前次参数。CNVPT 提出的第 3 种激光治疗方法是距离中央凹 1 000μm 环形分布 6 个激光点,光斑直径 100μm,曝光时间 0.1s,产生白色反应,与全网膜光凝的光斑强度类似,避免直接光凝玻璃膜疣。随访 18 个月,结果双眼玻璃膜疣组 156 名患者中,有 4 只(3%)激光治疗眼和 1 只对照眼(1%)出现 CNV;单眼玻璃膜疣组(fellow-eye study)中,有 10 只激光治疗眼(17%)和 2 只对照眼(3%)有 CNV 生成。出现 CNV 的 14 只眼中,1 只眼有典型 CNV 形态,并表现出来源于激光斑,7 只眼为中央凹下新生血管。12 只眼(86%)的 CNV 分布于激光区域,13 只眼(93%)的激光方式是激光 20 点。他们还发现激光强度越高,CNV 发生率越高。CNVPT 的研究结果显示,双眼玻璃膜疣组中,激光组与对照组的视力和对比敏感度无显著差异。CNVPT 认为,对单眼玻璃膜疣组(fellow-eye study)进行激光治疗有可能增加 CNV 发生的可能。Owens 的研究结果支持 CNVPT 的观点。

2003 年 CNVPT 报道了其对 120 名单眼有 CNV 或 PED,对侧眼有 >10 个大的玻璃膜疣的患者 4 年的观察结果,激光治疗后 4 年视力、对比敏感度、地图状萎缩的发生率与对照组无显著性差异,在治疗后 18 个月激光治疗组新生血管的发生率高于对照组,但 30 个月后二者的发生率相同。大部分玻璃膜疣的消退发生于治疗后 24 个月内。激光治疗的强度越大,CNV 发生的危险性越高。

Wetzig 报道了 21 名 AMD 患者 42 只眼的激光治疗结果。平均随访时间 3.7 年,所有患者均有大量软性玻璃膜疣,视力 20/20 ~ 20/400,31 只眼(74%)应用氪红激光,8 只眼(19%)用氩蓝绿激光,2 只眼(5%)联合应用氪红和氩蓝绿激光,1 只眼(2%)曾使用过氙弧激光,再次应用氪红激光治疗。围绕黄斑中央凹,激光斑不融合,分散分布,有时扩展到颞侧血管弓,激光数目 50 ~ 70,光斑大小 200μm,并不直接激光光凝玻璃膜疣。结果 22 只眼(52%)视力提高、稳定或下降仅 1 行,并且玻璃膜疣消失。随访 5 年,有 5 只眼(12%)视力提高≥3 行,3 只眼(7%)视力维持稳定。激光光凝后仅 3 个月就有玻璃膜疣的消失。激光治疗的并发症很少,少数有伴闪辉性暗点的暂时性视物模糊。但 5 只眼(12%)有 CNV 出现。

随后 Wetzig 等报道了 39 只眼的激光治疗结果,随访 120 个月(60 ~ 120 个月),其中 3 只眼接受了再次治疗,2 只眼因 CNV 的"新出血"主要在原来激光区域的周围行再次激光治疗。治疗组 13 只眼(33%)视力维持稳定或视力下降 1 行,8 只眼(21%)视力下降 2 ~ 3 行,18 只眼(46%)视力下降≥3 行,治疗瘢痕进展性扩大的主要表现是未治疗区 RPE 进行性萎缩。治疗组 8 只眼(21%)出现 CNV,1 只未激光治疗眼(14%)出现 CNV。维持视力稳定,视力达 20/60 或更好者,未激光治疗组 4 只眼(57%),激光治疗组 14 只眼(36%)。综上所述,尽管激光治疗能使玻璃膜疣的数目减少,但预防性光凝是无益的,它与黄斑萎缩相关。回顾这一实验,Gass 指出只有 1/4 患者激光治疗前视力好于 20/40,这些患者可能有中央玻璃膜疣的融合,表现为 RPE 浆液性脱离。在预防性玻璃膜疣光凝的实验中一定要排除隐匿性 CNV 的可能,脉络膜造影在这方面有一定帮助。

Owens 等指出,一只眼已出现 CNV,对侧眼行预防性激光治疗后出现 CNV 的时间早于未激光治疗组。OLK 认为对双眼高危玻璃膜疣行预防性激光治疗的效果好于对一眼已有 CNV 的对侧眼行预防性激光治疗的效果。

我们对双眼有软性玻璃膜疣的患者单眼随机行氩绿激光治疗，激光光凝平均 100 灶，距离中央凹 500μm 至颞侧血管弓，呈马蹄形分布，光凝斑分布于玻璃膜疣上和无玻璃膜疣处，光凝强度达阈值下光凝反应。随访 4 年发现，阈值下激光治疗可以诱导玻璃膜疣消退，视力无明显下降，激光治疗眼和未行激光治疗眼至今均未出现 CNV(图 6-2-12 至图 6-2-16)。因此，我们认为激光治疗可以诱导玻璃膜疣消退，是否能阻止 CNV 发生尚需进一步观察，激光治疗前，须慎重选择病例，激光治疗时须严格控制激光治疗强度，激光治疗后要长期随访。国内学者唐柳苹的研究也得出相同结论。

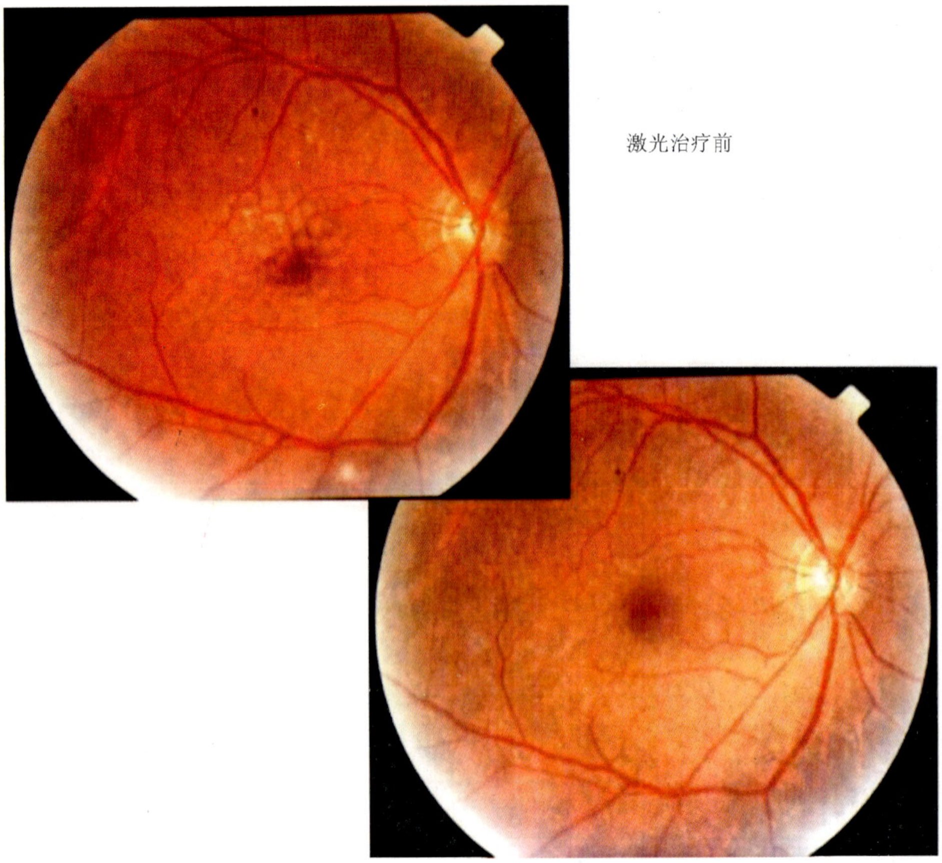

图 6-2-12　激光治疗玻璃膜疣后，黄斑玻璃膜疣消退

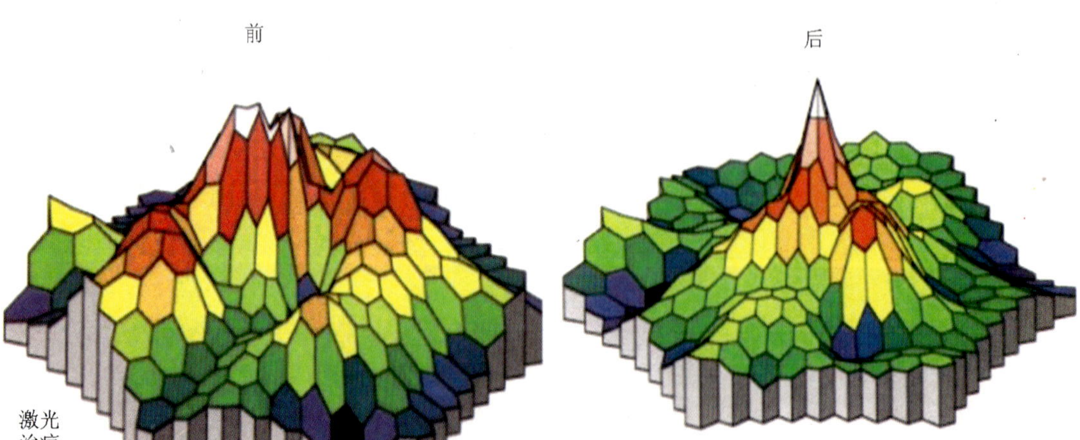

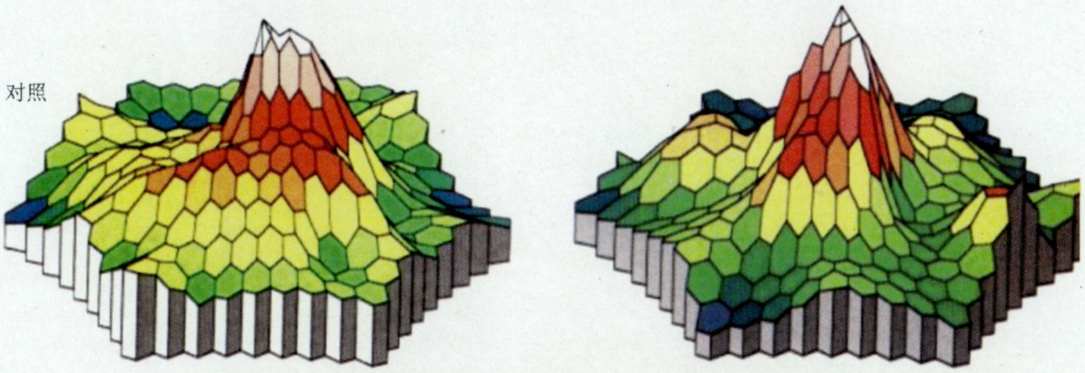

图 6-2-13　波振幅密度的三维立体图

激光治疗眼的黄斑中心区反应峰增高

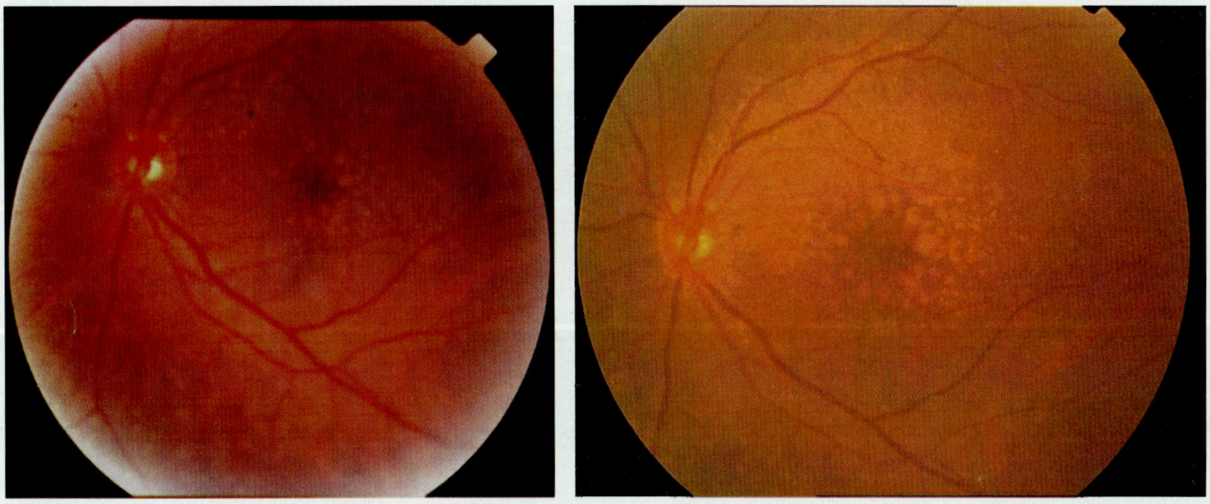

A　　　　B

图 6-2-14　男，72 岁，对未激光治疗眼随访 4 年，玻璃膜疣数目增加，矫正视力仍达到 1.0，FFA 未见 CNV

A. 4 年前 FFA。　B. 4 年后 FFA

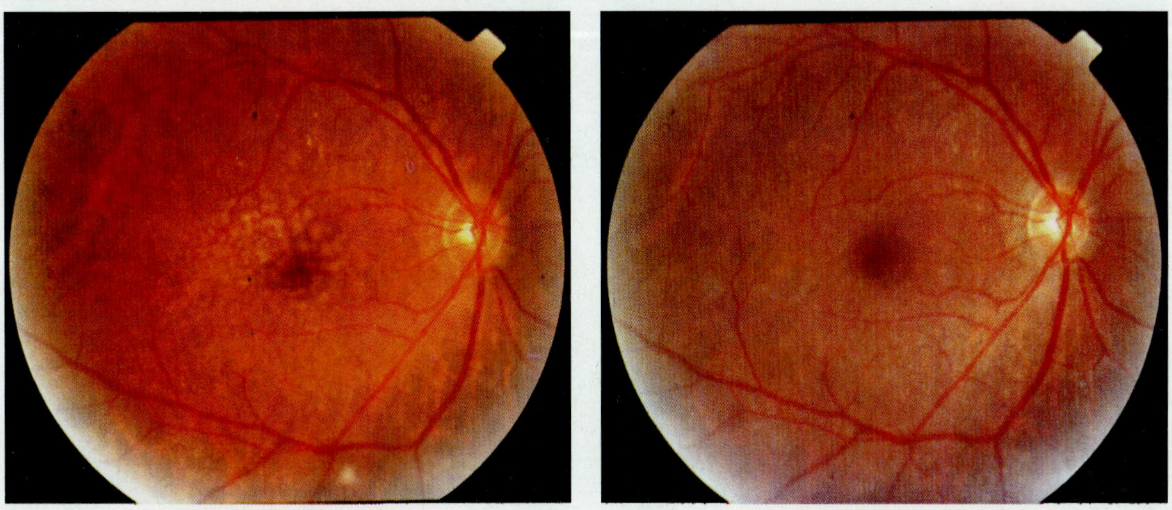

A　　　　B

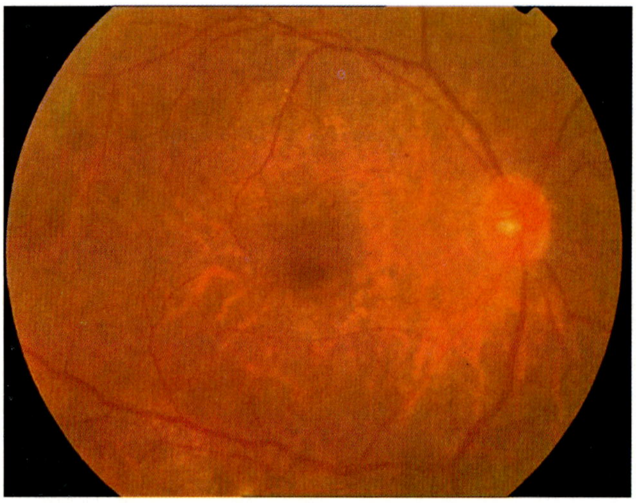

C

图 6-2-15 男,72 岁,对激光治疗眼随访 5 年,软性玻璃膜疣消退,矫正视力仍达到 1.0,FFA 未见 CNV

A. 激光治疗前。 B. 激光治疗后 1 个月。 C. 激光治疗后 4 年

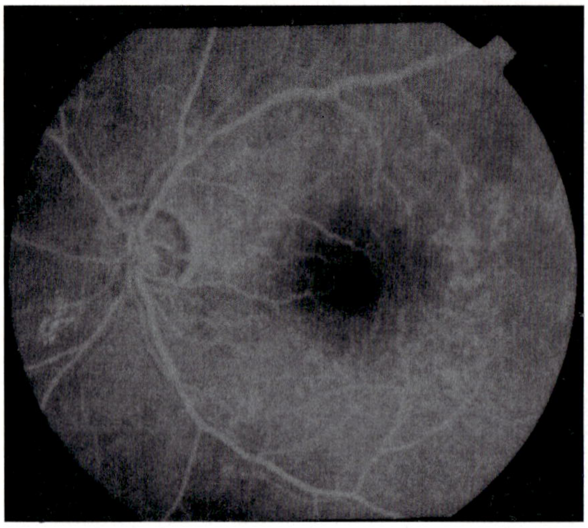

A

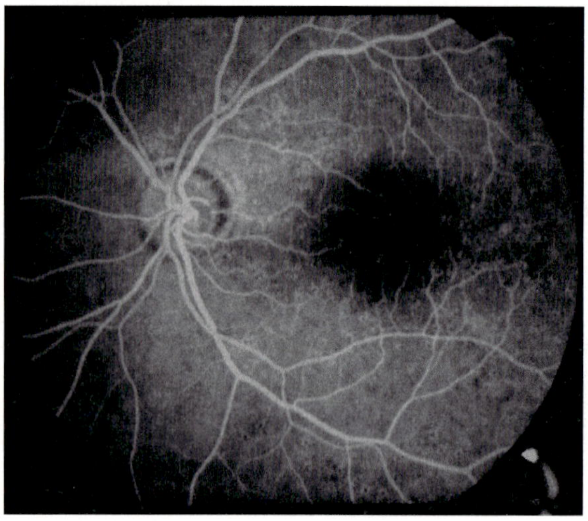

B

图 6-2-16 女,79 岁,激光治疗前后 FFA 对比,软性玻璃膜疣消失,未见 CNV,矫正视力 1.0

A. 激光治疗前。 B. 激光治疗后玻璃膜疣消退,可见阈值下激光斑

总之,许多学者的研究结果显示:激光光凝能诱导玻璃膜疣消退;眼底病变轻者激光光凝效果较好;临近激光斑处的玻璃膜疣首先消失,然后是远处的玻璃膜疣;玻璃膜疣越大消失越快;玻璃膜疣消失后可再次出现,因此有重复激光治疗的必要,特别是在黄斑病变早期;大部分激光治疗眼视力保持稳定。

但 CNVPT 指出,在治疗后 18 个月对有 CNV 的对侧眼行激光治疗有增加 CNV 发生的危险,但 30 个月后治疗组与未治疗组新生血管的发生率相同。目前激光治疗的远期疗效仍在观察中。

激光治疗的副作用主要是 RPE 萎缩和视网膜下新生血管的产生,也有报道激光治疗后有黄斑下和视网膜下纤维增殖。

十一、激光治疗诱导玻璃膜疣消退的机制

如前所述,玻璃膜疣自发消退可能是 RPE 萎缩的结果。Sarks 等指出 AMD 患者地图状萎缩与聚集的基底线性沉着的丢失有关。他们发现 CNV 从 Bruch 膜长入 RPE 下的现象出现在基底线性沉着区,其原因可能是:①在这些区域 Bruch 膜与 RPE 之间真正存在裂隙;②这些区域中视网膜外层和 RPE 处于高代谢状态,刺激了 CNV 的生成。因此,消除软性玻璃膜疣有可能减少渗出性黄斑病变的危险。

目前,激光治疗诱导玻璃膜疣消退的机制仍在探讨中。直接光凝可能加速了玻璃膜疣自发吸收的过程。间接光凝可能是形成了一个屏障,阻止了外周的玻璃膜疣物质向黄斑中心流动,也可能减少了玻璃膜疣物质转运的阻力,增加了玻璃膜疣物质的转运。Bruch 膜脂质负担的增加,导致其厚度增加,增加了液体流动的阻力,减少了从 RPE 到脉络膜的代谢转运。膜性碎屑的清除可能提高了 RPE 与视网膜之间的代谢交换,减少了血管源性刺激产物,消除了 CNV 生长和扩展的裂隙。

Sarks 认为基底线性沉着在 CNV 从 Bruch 膜内向 RPE 下发展的过程中发挥作用,因此预防性激光治疗的目的不是阻止新生血管的生成,而是限制新生血管的发展。Wetzig 认为激光光凝有可能消除因脉络膜毛细血管被破坏而致的渗漏。Frennesson 和 Nilsson 指出轻度和中度激光斑刺激 RPE 增生,使上皮细胞成为有极性的单层细胞。他们提出假说:这层细胞能吸收和吞噬玻璃膜疣物质,RPE 的增生产生生长因子,有丝分裂可能减少每个细胞产生碎屑的数量,并增强 RPE 的吞噬能力。本研究应用氩绿激光光凝豚鼠视网膜,光凝强度为阈值下激光反应,病理切片未见 RPE 和视网膜光感受器的损伤,未见视网膜节细胞和神经纤维的损伤,可见脉络膜血管充血明显。此结果提示低能量的氩绿激光光凝视网膜未明显损伤视网膜组织,是安全可行的,同时激光能量可使脉络膜循环增快。Frenneson 等提出激光刺激了脉络膜毛细血管和周细胞,引起了其大小和数目的增加,改善了 RPE 的营养,本结果支持其观点。但 Figueroa 研究了脉络膜的血循环情况,发现低强度的激光治疗后 3 个月脉络膜血流无明显改变。

Josephine 等曾对激光光凝猕猴黄斑区玻璃膜疣后玻璃膜疣的吸收情况通过眼底荧光素血管造影、组织学及电镜进行观察,发现氩绿激光(光斑直径 100μm,时间 0.1s,激光功率 70 ~ 180mW)光凝视网膜玻璃膜疣区后,急性期(光凝后 10 ~ 15min)见视网膜外核层光感受器细胞的碎屑,视网膜下偶见空泡形成,RPE 细胞坏死,玻璃膜疣样物质仍存在,而脉络膜毛细血管外膜细胞异常膨胀,开放的血管腔内见少许小的纤维碎片栓塞;中期(光凝后 3 ~ 8 天)见视网膜外层有大量的巨噬细胞渗出,有一类吞噬细胞聚集在变性的光感受器细胞外节盘周围,细胞吞噬体内见坏死的 RPE 细胞及光感受器细胞的碎片,另一类吞噬细胞聚集于 Bruch 膜和脉络膜毛细血管基底膜间的玻璃膜疣样物质周围,其来源于脉络膜毛细血管,此时玻璃膜疣已成碎片,边界不清楚;吸收期(光凝后 9 天 ~ 6 周)见光凝区 RPE 重新增殖,大量吞噬细胞聚集在视网膜下,玻璃膜疣消失,而吞噬细胞内仍可见玻璃膜疣样物质,由此认为,脉络膜的吞噬细胞在清除 Bruch 膜的碎片过程中起了重要的生理作用。

Duvall 和 Tso 在猴眼的实验中发现激光治疗后有些细胞清除玻璃膜疣样物质。Guymer 等观察到人眼激光治疗后脉络膜毛细血管的内皮细胞胞质突触伸入 Bruch 膜,认为增加的突触与玻璃膜疣的清除有关。

十二、展望

据报道,每年双眼玻璃膜疣并有良好视力的患者发生 CNV 的危险性为 0.04% ~ 8%,单眼有 CNV 的患者对侧眼发生 CNV 的危险性为 1% ~ 18%。目前,临床上 AMD 的激光治疗多集中在对 CNV 的治疗,如 PDT、TTT,有一定的疗效,但视力无明显提高,因此积极阻止 CNV 出现,避免病变进展,是避免视力丧失的重要途径。预防性激光光凝不失为一种值得深入探讨的方法。大量文献报道预防性激光治疗可使玻璃膜疣消退,但玻璃膜疣的消退是否能最终阻止 CNV 的发生尚无结论。目前,有关预防性激光治疗的大量多中心随机前瞻性研究仍在进行,以了解激光诱导玻璃膜疣消退的远期疗效。

（黄映湘　向里南）

【参 考 文 献】

[1] Klein R, Klein BE, Jensen SC, Meuer SM. The five-year incidence and progression of age-related maculopathy: the Beaver Dam Eye Study. Ophthalmology, 1997, 104:7-21.

[2] Freund KB, Yannuzzi LA, Sorenson JA. Age-related macular degeneration and choroidal neovascularization. Am J Ophthalmol, 1993, 115:786-791.

[3] Moisseiev J, Alhale A, Masuri R, Treister G. The impact of the macular photocoagulation study results on the treatment of exudative age-related macular degeneration. Arch Ophthalmol, 1995,113:185-189.

[4] Diana ML, Maureen GM, Stuart LF. A model of the incidence and consequences of choroidal neovascularization secondary to age-related macular degeneration. Archives of Ophthalmology, 1998,116:1045-1053.

[5] Klein R, Klein BE, Linton KL. Prevalence of age-related maculopathy: the Beaver Dam Eye Study. Ophthalmology, 1992, 99:933-943.

[6] Panda Jonas S, Jonas JB, Jakobczyk Zmija M. Retinal pigment epithelial cell count, distribution, and correlations in normal human eyes. Am J Ophthalmol, 1996,121:181-189.

[7] 陈长征,吴乐正,黄时洲. AMD 的研究进展. 临床眼科杂志, 2002,10(3):279 - 281.

[8] Sarks SH, Arnold JJ, Killingsworth MC, et al. Early drusen formation in the normal and aging eye and their relation to age-related maculopathy: a clinicopathological study. Br J Ophthalmol, 1999,83:358-368.

[9] Sarks JP, Sarks SH, Killingsworth MC. Evolution of soft drusen in age-related macular degeneration. Eye, 1994,8:269-283.

[10] Bressler NM, Bressler SB, West SK, et al. The grading and prevalence of macular degeneration in Chesapeake Bay watermen. Arch Ophthalmol, 1989,107:847-852.

[11] Vingerling JR, Dielemans I, Hofman A, et al. The prevalence of age-related maculopathy in the Rotterdam Study. Ophthalmology, 1995,102:205-210.

[12] Abdelsalam A, Del Priore L, Zarbin MA. Drusen in age-related macular degeneration: pathogenesis, natural course, and laser photocoagulation-induced regression. Surv Ophthalmol, 1999,44(1): 1-29.

[13] Ishibashi T, Sorgente N, Patterson R, et al. Pathogenesis of drusen in the primate. Invest Ophthalmol Vis Sci, 1986,27: 184-193.

[14] Sarks JP, Sarks SH, Killingsworth MC. Evolution of geographic atrophy of the retinal pigment epithelium, Eye, 1988,2: 552-577.

[15] Green WR, Enger C. Age-related macular degeneration histopathologic studies: the 1992 Lorenz E. Zimmerman Lecture. Ophthalmology, 1993,100:1519-1535.

[16] Green WR, McDonnell PJ, Yeo JH. Pathologic features of senile macular degeneration. Ophthalmology, 1985,92:615-627.

[17] Feeney-Burns L, Ellersiech MR. Age-related changes in the ultrastructure of Bruch's membrane. Am J Ophthalmol, 1985, 100:686-697.

[18] Holz FG, Sheraidah G, Pauleikhoff D, Bird AC. Analysis of lipid deposits extracted from human macular and peripheral Bruch's membrane. Arch Ophthalmol, 1994,112:402-406.

[19] Loeffler KU, Lee WR. Is basal laminar deposit unique for age-related macular degeneration. Arch Ophthalmol, 1992,110: 15-16.

[20] Sarks SH. Aging and degeneration in the macular region: a clinicopathologic study. Br J Ophthalmol, 1976,60:324-341.

[21] Hernandez E, Sall J, Alexandridou A, et al. Polyunsaturated fat increases RPE susceptibility to lipid peroxidation: a mechanism or BLD formation. Invest Ophthalmol Vis Sci, 1999,40: S 927.

[22] Johnson LV, Erickson PA, Anderson DH. Age-related maculopathy: RPE, immune response molecules, and drusen biogenesis. Invest Ophthalmol Vis Sci, 1999,40:S922.

[23] Curcio CA, Millican CL. Basal linear deposit and large drusen are specific for early age-related maculopathy. Arch Ophthalmol, 1999,117:329-339.

[24] Bressler NM, Silva JC, Bressler SB, et al. Clinicopathologic correlation of drusen and retinal pigment epithelial abnormalities in age-related macular degeneration. Retina, 1994,14:130-142.

[25] Sarks SH. Drusen patterns predisposing to geographic atrophy of the retinal pigment epithelium. Aust J Ophthalmol, 1982, 10:91-97.

[26] Moore DJ, Hussain AA, Marshall J. Age-related variation in the hydraulic conductivity of Bruch's membrane. Invest Ophthalmol Vis Sci, 1995:1290-1297.

[27] Ramrattan RS, van der Schaft TL, Mooy CM, et al. Morphometric analysis of Bruch's membrane, the choriocapillaris, and the choroids in aging. Invest Ophthalmol Vis Sci, 1994,35:2857-2864.

[28] Starita C, Hussain AA, Pagliarini S, et al. Hydrodynamics of ageing Bruch's membrane: implications for macular disease. Exp Eye Res, 1996,62:565-572.

[29] Starita C, Hussain AA, Patmore A, et al. Localization of the site of major resistance to fluid transport in Bruch's membrane. Invest Ophthalmol Vis Sci, 1997,38:762-767.

[30] Newsome DA, Hewitt AT, Huh W, et al. Detection of specific extracellular matrix molecules in drusen, Bruch's membrane, and cilliary body. Am J Ophthalmol, 1987,104:373-381.

[31] Karwatowski WS, Jeffries TE, Duance VC, et al. Preparation of Bruch's membrane and analysis of the age-related changes in the structural collagens. Br J Ophthalmol, 1995,79:944-952.

[32] Pauleikhoff D, Wojtecki S, Muller D, et al. Adhesion molecules and lipid accumulation in Bruch's membrane with age. Invest Ophthalmol Vis Sci, 1999,40:S 920.

[33] Pauleikhoff D, Harper CA, Marshall J, et al. Aging changes in Bruch's membrane: a histochemical and morphologic study. Ophthalmology, 1990,97:171-178.

[34] Spaide RF, Ho Spaide WC, Browne RW, et al. Characterization of peroxidized lipids in Bruch's membrane[in process citation]. Retinal, 1999,19:141-147.

[35] Chen JC, Fitzke FW, Pauleikhoff D, et al. Functional loss in age-related Bruch's membrane change with choroidal perfusion defect. Invest Ophthalmol Vis Sci, 1992,33:334-340.

[36] Pauleikhoff D, Chen JC, Chisholm IH, et al. Choroidal perfusion abnormality with age-related Bruch's membrane change. Am J Ophthalmol, 1990,109:211-217.

[37] Remulla JF, Gaudio AR, Miller S, et al. Foveal electroretinograms and choroidal perfusion characteristics in fellow eyes of patients with unilateral neovascular age-related macular degeneration. Br J Ophthalmol, 1995,79:558-561.

[38] Bird AC, Doyne Lecture. Pathogenesis of retinal pigment epithelisl detachment in the elderly; the relevance of Bruch's membrane change. Eye, 1991,5:1-12.

[39] Bressler NM, Munoz B, Maguire MG, et al. Five-year incidence and disappearance of drusen and retinal pigment epithelial abnormalities: Waterman study. Arch Ophthalmol, 1995,113:301-308.

[40] Javornik NB, Hiner CJ, Marsh MJ, et al. The Macular Photocoagulation Study Group: changes in drusen and PRE abnormalities in age-related macular degeneration. Invest Ophthalmol Vis Sci, 1992,33:1230.

[41] Del Priore LV, Kaplan HJ, Hornbech R, et al. Retinal pigment epithelium debridement as a model for the pathogenesis and treatment of macular degeneration. Am J Ophthalmol, 1996,122:629-643.

[42] Nasir MA, Sugino I, Zarbin MA. Decreased choriocapillaris perfusion following surgical excision of choroidal neovascular membranes in age-related macular degeneration. Br J Ophthalmol, 1997,81:481-489.

[43] Holz FG, Wolfensberger TJ, Piguet B, et al. Bilateral macular drusen in age-related macular degeneration: prognosis and risk factors. Ophthalmology, 1994,101:1522-1528.

[44] Smiddy WE, Fine SL. Prognosis of patients with bilateral macular drusen. Ophthalmology, 1984,91:271-277.

[45] Strahlman ER, Fine SL, Hillis A. The second eye of patients with senile macular degeneration. Arch Ophthalmol, 1983, 101:1191-1193.

[46] Lanchoney DM, Maguire MG, Fine SL. A model of the incidence and consequences of choroidal neovascularization secondary to age-related macular degeneration. Comparative effects of current treatment and potential prophylaxis on visual outcomes in high-risk patients. Arch Ophthalmol, 1998,116(8): 1045-1052.

[47] Chaine G, Hullo A, Sahel J, et al. Case-control study of the risk factors for age-related macular degeneration. Br J Ophthalmol, 1998,82:996-1002.

[48] Klein ML, Mauldin WM, Stoumbos VD. Heredity and age-related macular degeneration: observations in monozygotic twins. Arch Ophthalmol, 1994,112:932-937.

[49] Macular Photocoagulation Study Group: Five-year followup of fellow eyes of patients with age-related macular degeneration and unilateral extrafoveal choroidal neovascularization. Macular Photocoagulation Study Group. Arch Ophthalmol, 1993, 111:1189-1199.

[50] Piguet B, Wells JA, Palmvang IB, et al. Age-related Bruch's membrane change: a clinical study of the relative role of heredity and environment. Br J Ophthalmol, 1993,77:400-403.

[51] Schoeppner G, Chuang EL, Bird AC. The risk of fellow eye visual loss with unilateral retinal pigment epithelial tears. Am

J Ophthalmol, 1989,108:683-685.

[52] Bressler SB, Maguire MG, Bressler NM, et al. Relationship of drusen and abnormalities of the retinal pigment epithelium to the prognosis of neovascular macular degeneration: the Macular Photocoagulation Study Group. Arch Ophthalmol, 1990, 108:1442-1447.

[53] Wetzig PC. Treatment of drusen-related aging macular degeneration by photocoagulation. Trans Am Ophthalmol Soc, 1988, 86:276-290.

[54] Wetzig PC. Photocoagulation of drusen-related macular degeneration: a long-term outcome. Trans Am Ophthalmol Soc, 1994,92:299-303.

[55] Brancato R, TrabucchiG, Introini U, et al. Hyperfluorescent plaque lesions in the late phases of indocyanine green angiography: a possible contraindication to the laser treatment of drusen. Am J Ophthalmol, 1997,124:554-557.

[56] Hanutsaha P, Guyer DR, Yannuzzi LA, et al. Indocyanine green videoangiography of drusen as a possible predictive indicator of exudative maculopathy. Ophthalmology, 1998,105:1632-1636.

[57] Figueroa MS, Regueras A, Bertrand J, et al. Laser photocoagulation for macular soft drusen. Updated results. Retina, 1997,17(5):378-384.

[58] Guymer RH, Gross Jendroska M, Owens SL, et al. Laser treatment in subjects with high-risk clinical features of age-related macular degeneration. Posterior pole appearance and retinal function. Arch Ophthalmol, 1997,115(5):595-603.

[59] Guymer RH, Hageman GS, Bird AC. Choroidal endothelial cell processes into Bruch's membrane. Invest Ophthalmol Vis Sci, 1997,38(supple): S353.

[60] Gross Jendroska M, Owens SL, Flaxel CJ, et al. Prophylactic laser treatment to fellow eyes of unilateral retinal pigment epithelial tears. Am J Ophthalmol, 1998 ,126(1):77-81.

[61] Frennesson C, Nilsson SE. Prophylactic laser treatment in early age related maculopathy reduced the incidence of exudative complications. Br J Ophthalmol, 1998,82(10): 1169-1174.

[62] Frennesson IC, Nilsson SE. Laser photocoagulation of soft drusen in early age-related maculopathy (ARM). The one-year results of a prospective, randomised trial. Eur J Ophthalmol, 1996,6(3):307-314.

[63] Little HL, Showman JM, Brown BW. A pilot randomized controlled study on the effect of laser photocoagulation of confluent soft macular drusen. Ophthalmology, 1997,104(4):623-631.

[64] Kaiser RS, Berger JW, Shin DS, Maguire MG. CNVPT Study Group: Laser burn intensity and the risk for choroidal neovascularization in the CNVPT fellow eye study. Invest Ophthalmol Vis Sci, 1999,40:S377.

[65] Olk RJ, Friberg TR, Stickney KL, et al. A randomized pilot study comparing subthreshold vs. threshold diode laser photocoagulation (PC) in the reduction of drusen associated with age-related macular degeneration. Invest Opthalmol Vis Sci, 1997,38(Suppl):S18.

[66] Olk RJ, Friberg TR, Stickney KL, et al. Therapeutic benefits of infrared (810-nm) diode laser macular grid photocoagulation in prophylactic treatment of nonexudative age-related macular degeneration: two-year results of a randomized pilot study. Ophthalmology, 1999,106(11): 2082-2090.

[67] Guyer DR, Amico DJ, Smith CW. Subretinal fibrosis after laser photocoagulation for diabetic macular edema. Am J Ophthalmol, 1992,113:652-665.

[68] Han DP, Mieler WF, Burton TC. Submacular fibrosis after photocoagulation for diabetic macular edema. Am J Ophthalmol, 1992,113:513-521.

[69] Sigelman J. Foveal drusen resorption one year after perifoveal laser photocoagulation. Ophthalmology, 1991,98(9):1379-1383.

[70] Chuang EL, Bird AC. The pathogenesis of tears of the retinal pigment epithelium. Am J O phthalmol,1988,105:285-290.

[71] Pauleikhoff D, Zuels S, Sheraidah GS, et al. Correlation between biochemical composition and fluorescein binding of deposits in Bruch's membrane. Ophthalmology, 1992,99:1548-1553.

[72] Sarks JP, Sarks SH, Killingsworth MC. Morphology of early choroidal neovascularisation in age-related macular degeneration: correlation with activity. Eye,1997,11:515-522.

[73] Miller H, Miller B, Ryan SJ. The role of retinal pigment epithelium in the involution of subretinal neovascularization. Invest Ophthalmol Vis Sci, 1986,27:1644-1652.

[74] Duvall J, Tso MO. Cellular mechanisms of resolution of drusen after laser coagulation. An experimental study. Arch Oph-

thalmol, 1985,103(5):694-703.

[75] Campochiaro PA, Hachett SF, Vinores SA, et al. Platelet-derived growth factor is an autocrine growth stimulator in retinal pigmented epithelial cells. J Cell Sci, 1994,107:2459-2469.

[76] Chisholm IH. The prospects for new treatments in age-related macular degeneration. Br J Ophthalmol, 1993,77:757-758.

[77] Chong NH, Bird AC. Alternative therapies in exudative age-related macular degeneration. Br J Ophthalmol, 1998,82:1441-1443.

[78] Allikmets R, Shrover NF, Singh N, et al. Mutation of the Stargardt disease gene(ABCR) in age-related macular degeneration. Science, 1997,277:1805-1807.

[79] Anderson DH, Johnson LV, Schneider BL, et al. Age-related macular degeneration: a model of drusen biogenesis. Invest Ophthalmol Vis Sci, 1999,40:S922.

[80] Anderson DH, Ozaki S, Nealon M, et al. Local cellular sources of apolipoprotein E in the human retina and retinal pigmented epithelium: implications for the process of drusen formation. Am J Ophthalmol, 2001,131(6):767-781.

[81] Ho AC,Maguire MG,Yoken J,et al. Laser-induced drusen reduction improves visual function at 1 year. Choroidal Neovascularization Prevention Trial Research Group [see comments]. Ophthalmology, 1999,106(7): 1367-1373.

[82] Owens SL,Guymer RH,Gross Jendroska M,et al. Fluorescein angiographic abnormalities after prophylactic macular photocoagulation for high-risk age-related maculopathy. Am J Ophthalmol, 1999,127(6): 681-687.

[83] Frennesson IC, Nilsson SE. Effects of argon (green) laser treatment of soft drusen in early age-related maculopathy: a 6 month prospective study. Br J Ophthalmol, 1995,79(10):905-909.

[84] The Choroidal Neovascularization Prevention Trial Research Group. Choroidal neovascularization in the Choroidal Neovascularization Prevention Trial. Ophthalmology, 1998,105(8):1364-1372.

[85] Choroidal Neovascularization Prevention Trial Research Group. Laser treatment in eyes with large drusen. Short-term effects seen in a pilot randomized clinical trial. Ophthalmology, 1998,105(1):11-23.

[86] Sarks S. Laser treatment of soft drusen in age-related maculopathy. Br J Ophthalmol, 1996,80(1):4.

[87] Figueroa MS, Regueras A, Bertrand J. Laser photocoagulation to treat macular soft drusen in age-related macular degeneration. Retina, 1994,14(5):391-396.

[88] Roider J, Brinkmann R, Wirbelauer C, et al. Subthreshold (retinal pigment epithelium) photocoagulation in macular diseases: a pilot study. Br J Ophthalmol, 2000,84(1): 40-47.

[89] Owens SL, Guymer RH, Gross Jendroska M, et al. Fluorescein angiographic abnormalities after prophylactic macular photocoagulation for high-risk age-related maculopathy. Am J Ophthalmol,1999,127(6):681-687.

[90] Ciulla TA, Danis RP, Harris A. Age-related macular degeneration: a review of experimental treatments. Surv Ophthalmol, 1998,43(2):134-146.

[91] Chang AA, Morse LS, Handa JT, et al. Histologic localization of indocyanine green dye in aging primate and human ocular tissues with clinical angiographic correlation. Ophthalmology, 1998,105(6):1060-1068.

[92] Boscia F, Micelli Ferrari T, Durante G, et al. Laser photocoagulation of confluent soft macular drusen. Ophthalmology, 1998, 105(5):760-761.

[93] Arnold JJ, Sarks SH, Killingsworth MC, et al. Reticular pseudodrusen: a risk factor in age-related maculopathy. Retina, 1995,15(3):183-191.

[94] Bressler SB, Maguire MG, Bressler NM, et al. Relationship of drusen and abnormalities of the retinal pigment epithelium to the prognosis of neovascular macular degeneration. The Macular Photocoagulation Study Group. Arch Ophthalmol, 1990, 108(10):1442-1447.

[95] 张承芬. 眼底病学. 北京:人民卫生出版社,1998:331.

[96] Prenner JL, Rosenblatt BJ, Tolentino MJ, et al. Risk factors for choroidal neovascularization and vision loss in the fellow eye study of CNVPT. Retina, 2003,23(3):307-314.

[97] Frennesson CI. Prophylactic laser treatment in early age-related maculopathy: an 8-year follow-up in a randomized polot study shows a reduced incidence of exudative complications. Acta Ophthalmol Scand, 2003, 81(5):449-454.

[98] Scorolli L,Corazza D,Morara M,et al. Argon laser vs. subthreshold infrared (810-nm) diode laser macular grid photocoagulation in nonexudative age-related mucular degeneration. Can J Ophthalmol,2003,38(6):489-495.

[99] Rodanant N, Friberg TR, Cheng L, et al. Predictors of drusen reduction after subthreshold infrared (819 nm) diode laser

macular grid photocoagulation for nonexudative age-related macular degeneration. Am J Ophthalmol, 2002, 134(4):577-585.

[100] Owens SL, Bunce C, Brannon AJ, et al. Prophylactic laser treatment appears to promote choroidal neovascularisation in high-risk ARM:results of an interim analysis. Eye, 2003,17(5):623-627.

[101] Choroidal Neovascularization Prevention Trial Research Group. Laser treatment in fellow eyes with large drusen:updated findings from a pilot randomized clinical trial. Ophthalmology,2003,110(5):917-918.

[102] Figueroa M, Schocket LS, DuPont J, et al. Effect of laser treatment for dry age related macular degeneration on foveolar choroidal haemodynamics. Br J Ophthalmol, 2004,88(6):792-795.

[103] 金熙,王康孙. 黄斑老年性玻璃膜疣的激光治疗. 国外医学眼科学分册,1999,23(6):341-344.

[104] 郭丽花. 黄斑玻璃膜疣. 国外医学眼科学分册,1998,22(2):92-97.

[105] 黄映湘,向里南,胡咏霞,等. 年龄相关性黄斑变性的预防性光凝治疗. 中国实用眼科杂志, 2001,19(8):582-583.

[106] 唐柳苹. 激光治疗早期年龄相关性黄斑变性 66 例临床观察. 临床眼科杂志,2004,12(3):242-243.

[107] 唐柳苹. 氩激光治疗年龄相关性黄斑变性疗效分析. 广西中医学院学报,2003,6(1):38-39.

[108] 黄映湘,张长淮,向里南,等. 实验性研究氩绿激光对视网膜脉络膜的损伤. 眼视光学杂志,2004,6(1):44-45.

[109] 黄映湘,向里南,胡咏霞,等. 老年性黄斑变性的预防性激光治疗. 中华眼底病杂志,2003,19(1):65-67.

[110] 陈长征,吴乐正. AMD 视感细胞易感性. 国外医学眼科学分册,2002,26(6):356-359.

3　老年性黄斑变性的放射治疗研究

老年性黄斑变性(age-related macular degeneration,AMD)是导致发展中国家严重视力丧失和法定盲的最主要原因之一。在美国,有1 000万视功能丧失的患者致盲归因于AMD,年龄66~74岁的人群中10%有AMD的临床体征。75~85岁的人群中估计7%~30%存在AMD。渗出型AMD是导致最严重和视力迅速丧失的原因。在北美洲,每年有200 000~400 000人发展为最严重的渗出型AMD。渗出型AMD仅占AMD发病人数的12%,但是占法定盲人数的90%。随着医疗卫生条件和营养的改善,人们的寿命也逐渐延长。AMD的发病率随着年龄的增长而增加,65~75岁人群的发病率为11%,而75岁以上人群的发病率为27.9%,这将成为影响人们健康和生活的大问题。由于发展中国家生活水平的提高,将有越来越多的人在高龄时因AMD而导致视力丧失。

AMD有两种类型:①萎缩型AMD,也称干性AMD,占所有AMD的85%;②渗出型AMD,也称湿性AMD,占AMD的15%,有渗出或出血,原因为脉络膜新生血管(choroidal neovascularization,CNV)生成,这些CNV可以穿透Bruch膜。

CNV包括从脉络膜突破玻璃膜和在视网膜色素上皮(retinal pigment epithelium,RPE)层长出的"新生"血管。这种CNV病变的发展是RPE老化的结果。在正常人视网膜代谢过程中,特别是由光感受器产生的代谢产物,常由RPE层的细胞所消化。这些代谢产物的堆积在临床上常常被看作是点状的玻璃膜疣。随着年龄的增长,RPE层的细胞代谢速度变缓、凋亡,从而使得RPE层不再清除有害物质,随之积聚,在临床上看到玻璃膜疣。同时,现在还不清楚为什么在萎缩型AMD中有害物质的积累导致细胞凋亡和萎缩,而在渗出型AMD中这些有害物质刺激脉络膜长出血管。有学者提出假说,认为CNV的产生是为了清除废物。不幸的是,CNV导致了许多与渗出型AMD有关的病变。

许多眼科医生采用激光光凝黄斑下CNV,但术后中心视力立即明显下降,并且是永久性的。而且有时CNV范围广,性质不明确的不适合行激光光凝术。因此许多眼科医生尝试用其他方法治疗AMD,如光动力疗法(photodynamic therapy,PDT)、格栅激光治疗、抗氧化剂食疗、微量金属元素(辅酶)治疗、抗血管形成因子(干扰素、酞酰亚氨基戊二酰胺)治疗、手术取出黄斑下CNV或玻璃体内注射皮质类固醇激素、胎儿RPE移植等。

电离放射对于内皮细胞所产生的影响及反应潜伏期都是剂量依赖性的。随着剂量的增加,潜伏期缩短。研究人员发现给予单独8Gy的放射就能阻止内皮细胞的增生(John, 1982)。以8.2Gy的剂量放疗数小时后,毛细血管的内皮细胞就会舒张、膨胀、胞质内空泡形成(Reinhold, 1988)。放疗数周后细胞核消失,人类内皮细胞的培养表明放射可以阻止细胞的分裂。以^{125}碘敷贴局部放疗,剂量超过9.5Gy可以阻止巩膜伤口血管的形成。

良性的血管瘤如动静脉畸形,内皮细胞对单一放疗有选择易感性。据Engenhart报道,放疗在80%以上的病例中获得成功,成功率取决于血管畸形的程度。Alberti通过经皮的离子束使脉络膜血管瘤消退。Scott等证实以12.5~20Gy的剂量对弥漫性脉络膜血管瘤进行放射治疗是有效的。这些结果表明离子束对于增生血管的内皮细胞是有效的,可以通过使CNV血管闭塞来挽救AMD患者的视力。

目前治疗中央凹下CNV的方法仍不够理想,一些治疗方法如PDT只适用于病变边界及血管轮廓清楚的病变,而放疗较这些治疗方法有潜在的优势。

与全身用药物治疗不同的是,离子束是一种局部治疗,没有全身的副作用,也不会妨碍其他疾病的治疗。这就意味着患有其他疾病的患者不会被排除在外。放射疗法的另外一个优点是疗程短,可以在有限的时间内进行单一或分次的治疗。放疗比长时间的系统药物治疗更经济。与激光治疗相比,放疗如使用阈下剂量不会损伤视网膜的神经纤维层、RPE和脉络膜。

一、AMD 的放射治疗

一些良性的眼部疾病用放射线治疗，如甲亢性眼病、炎性假瘤、翳状胬肉，都没有造成视网膜病变，这就使医生想到用放射线治疗 AMD。与其他试验性治疗方法相比，放射治疗在理论上不会造成医源性的、机械性的或激光损害，也不会产生全身的副作用。另外，放射治疗的优势是可以以隐匿性 CNV 为主。

对 CNV 疾病早期应用放射治疗是有实验室和临床证据的。众所周知，放射有破坏血管组织的潜能。特别是低剂量的放射，已经有报道称其可阻止 CNV 的形成。有这样 1 个病例，在点状放射治疗脉络膜黑素瘤的周围，有一脉络膜视网膜萎缩圈包绕在瘤体的基底部，眼底荧光素血管造影（fundus fluorescein angiography ，FFA）显示为血流的降低或缺失。相反，如果相对低剂量的放射治疗能够阻止 CNV 和继发的盘状瘢痕，患者应该得到较好的视力结果。有没有这样一种放射治疗方法，既可以引起 CNV 的变性，同时又不损害正常的视网膜和脉络膜。放射专家相信这是可能的。增殖的内皮细胞比非增殖的毛细血管和大血管内皮细胞更易受放射的损害，因此 CNV 内皮细胞与炎症细胞一样对放射更敏感。炎症有可能在 CNV 形成中起作用，放射治疗可以阻止炎症反应。放射治疗另一种潜能是通过介导细胞凋亡和改变 CNV 生长因子，使 CNV 发生退行性变，进一步阻止 CNV 生长。

1993 年，Chakravarthy 首先报道了对 19 名 AMD 致中央凹下 CNV 患者进行放射治疗的结果。第 1 年，63% 的治疗眼视力稳定，而对照组所有患眼都出现视力的恶化。研究还显示，77% 被治疗患者有显著的 CNV 退行性变，图片结果显示外照射（EBR）和点状放射疗法是可施行的治疗方案。

1996 年，Finger 和其同事采用低剂量（12 ~ 15Gy）外照射和同样剂量的点照射对 137 名患者进行治疗，结果视网膜下出血、渗出物、CNV 渗漏减少，同时保持视力不变。随后，Stalmans 等报道了在 111 名患者中用总量 20Gy，每次 2Gy 的放射治疗控制 CNV 失败。1998 年，Spaide 和他的同事用总量 10Gy，每次 5Gy 控制 AMD 中的 CNV 形成，同样失败。

Finger 和其同事报道，点状放射疗法治疗 AMD 的 CNV 没有副作用。在应用 ^{103}Pd 治疗 23 只眼的 I 期临床试验中，没有发现视觉损害的并发症。来自荷兰的 Berginks 研究小组报道用 24Gy 的高剂量放射取得了良好效果，并且总结出在高剂量放射时有一定的量效关系。

2000 年 6 月 Flaxel 等发表了他们的相关报道，详述了用于 AMD 中央凹下 CNV 的质子束放射治疗。质子束是放疗的另外一种方法，允许对特殊区域使用更高的剂量（高剂量率）。正像大多数外照射的类型一样，质子束治疗需要确定入点和照射的部位；剂量应限制在眼的特殊部位、减少对正常组织和对侧眼的放射。Flaxel 从 1994 年 3 月开始，用 8Gy（Gry equivalent）剂量，放射野从颞侧为入点利用质子束治疗 CNV 患者，1995 年 3 月调整剂量至 14Gy，在用 8Gy 治疗的 21 只眼中没有发现与放射相关的副作用。Flaxel 注意到在 12 个月随访的时候，50% 的眼 FFA 显示视网膜下出现渗漏，所有的眼均有复发 CNV，其中 3 只眼是在 15 个月随访时发现的。而在用 14Gy 治疗的眼中，83% 在 12 个月随访时没有任何渗漏，78% 的眼视力无改变或提高。在用 8Gy 治疗的眼中，37% 在 2 年随访时严重视力丧失；而用 14Gy 治疗的患者中，随访期间基本没有严重视力丧失的发生。研究过程中未出现白内障、眼干、睫毛脱落或视神经病变，在用 8Gy 治疗过程中没有放射性视网膜病的发生，但在用 14Gy 治疗过程中有 50% 的眼出现以上并发症。

德国 Holz’s 放射治疗研究小组进行了双盲对照前瞻性研究，对 205 名患者用 2Gy 剂量（101 只眼）或 0Gy 剂量（104 只眼）进行 8 个疗程的治疗。在 1 年的随访中，对由 AMD 引起的无论典型还是隐匿性中央凹下 CNV 没有任何疗效；将近一半的治疗眼中仅有隐匿型 CNV，而另一半为混合典型和隐匿型 CNV。研究过程中没有发现与放射治疗有关的并发症。另一项在日本进行的研究，同样是前瞻性随机对照实验，对 101 名患者随访 2 年。他们也报道没有明显的治疗相关性副作用，总剂量 20Gy，分为 10 次进行，超过 14 天通过单个外照射治疗。发现较小 CNV、高度隐匿型 CNV 与未治疗眼相比有较好视力，放射治疗有效。

英国的 Chakxavarthy 和其合作者进行了外照射治疗典型中央凹下 CNV 的多中心前瞻性研究，总剂量 12Gy，每次剂量 2Gy。临床印象是治疗组和对照组没有区别。Finger、Berson 和其同事口头报道了对于外照射的小范围随机研究，利用 18Gy 总量，每次 2Gy。在 8 个月的随访过程中，治疗患者的最好矫正视力与对照组没有显著区别。中央凹下 CNV 研究的合格入选标准包括:没有 MPS 激光治疗的病变;由 FFA 确定的典型、混合或隐匿型 CNV;病变处血流少于 50%;视力 >20/320;并且没有外照射的禁忌证(例如先前的化疗、糖尿病、眼眶或眼放射治疗史)。主要衡量指标是随访 5 年有 3 行或多于 3 行的视力减退。12 个研究中心参与了此项研究,目前没有关于外照射的严重副作用报道,其余数据正在统计当中。

二、放射治疗方法

对于 CNV 的放疗需要一种特殊的方法,使得健康眼敏感的眼组织免受伤害。经皮疗法和敷贴放疗这两种方法还是可行的。

敷贴放疗就是在巩膜表面放置一个临时的具有放射性的敷贴物,2 天后取下。暴露时间取决于放射源的活性及预计剂量。虽然使用 β 射线放射源如 ^{90}Sr,具有可对相邻组织进行最佳保护及穿透力低的特性,但由于费用昂贵和相对高的放射暴露量而未被普遍应用。

离子束治疗通常需要一个直线加速器和 1 ~ 8mev 的光子。由于眼组织具有较高的放射敏感性,治疗范围需要严格限定,以减少 CNV 病变以外组织的放疗副作用。

放疗通过一个侧面入口来覆盖整个后极。治疗范围为 2.5cm × 2.5cm 至 3cm × 3cm。考虑到眼球曲率的解剖因素,可使用"D"形治疗野。前部射线束的边缘被置于眦部骨壁,为尽量减少放疗带来的副作用如白内障,射线在后部成角 5 ~ 10°。如果对侧治疗野同时使用这项技术,可以对双眼的 CNV 进行治疗。

对于小范围 CNV 的治疗可以结合循环技术,或从前面或侧面使射线通过楔形滤镜来实现。立体定位技术的应用使其精确性达到毫米级。在固定好患者及眼位后,通过计算机制定具有三项参数的放疗计划。由个人立体定位系统精确划定放射野范围。单一剂量的治疗,如被称为放疗手术的使用 ^{60}Co 的 γ 刀,可以通过直线加速器得到。γ 刀也可以用来产生清晰的反应区边界,以保护周围组织。

回旋加速器产生质子束需要更大型的设备及更多投资。质子通过 Bragg 峰转换能量,能很好地分布于放射野。质子通过直线加速器的经皮疗法,由于实用性好,在许多放疗中心被采用。不足的是,各放疗中心间剂量及治疗计划不同,为其临床结果的比较带来了困难。Guyton 和 Reese 最先报道了眼部的放疗技术,发现 Eales 病患者在接受 X 线治疗后视网膜新生血管明显消退。从 20 世纪 60 年代开始对 CNV 进行治疗,Felten 对 294 名患者每人给予总剂量 150 ~ 180Gy,单次剂量 25 ~ 30Gy 的放疗。在随访的 6 个月 ~ 8 年中,20% 的患者视力提高,只有 30% 的患者因疾病进展而视力下降。虽然这些资料是令人鼓舞的,但放疗仍然没有被推广使用。

1993 年 Chakravarthy 等发表了他们对于 AMD 患者中央凹下 CNV 进行放疗的试验性研究。他们对于 19 名患者每人给予 6 ~ 8mev 的光子治疗,总反应剂量为 10 ~ 15Gy。随访证实 78% 和 63% 的患者在治疗后 6 个月和 12 个月中视力保持稳定或提高,63% 和 77% 的患者 CNV 回退,对照组无 1 例好转。随后开始了大量的研究。Bergink 等对 40 例典型 CNV 患者进行了研究,给予 8 ~ 24Gy 的 4 种不同放射剂量,但未设对照组。最后未发现 CNV 的回退,只是部分地阻止了 CNV 的进展。另一项研究观察了对 19 例患者进行 8 × 2Gy 立体定位放疗的结果。研究发现,在后极部放射野之外只有很少剂量的放射性物质。与以前的技术相比,这项技术对于有放射敏感性的眼球组织是有潜在优势的。最近对 39 例患者进行 8 × 2Gy 的治疗,没有发现疗效,进一步增加剂量到 10 × 2Gy,也没有提高疗效。

正如以上所提到的,其他的治疗方法也正在被使用,如敷贴放疗。在芬兰,有 20 例患者用 ^{90}锶进行了治疗。除了 ^{90}锶,^{103}铯也被用于巩膜表面的敷贴放疗。最新报道对 19 例湿性 AMD 患眼进行 ^{90}锶治疗,并随访了 12 个月。其中 12 只眼病情好转,CNV 减少;67% 的眼仍有渗漏,但没有对照组可比较。

Bergink 等对 74 例患者的典型、显性和混合性 CNV 进行了 6 × 4Gy 的放疗。1 年后,安慰剂组有 52%、治疗组有 32% 的患者视力下降 3 行或以上。但是其结果没有统计学意义,患者和医生也不是双盲的。

在另一项随机多中心前瞻性研究中,安慰性治疗被首次应用,在安慰剂组患者被置于直线加速器中,给予的剂量为 8 × 0Gy;治疗组的剂量为 8 × 2Gy。放疗时机器会产生很大的噪音,对照组给予同样的噪声刺激,两组的治疗时间相同。为了保证双盲,只有放疗部门的人员被告知治疗分组情况,这样就避免了对基本数据的偏差。参加研究的205名患者具有中央凹下典型的、显性或混合性CNV。最主要的衡量指标是12个月中视力下降的行数。1年时,治疗组51.1%的患者和对照组52.6%的患者视力下降3行或以上。两组间CNV的大小没有差别。这项随机双盲研究显示,此放疗剂量对于继发于AMD的中央凹下CNV的治疗没有益处。

在一项多中心前瞻性研究中,Hart等对203例患者分别给予6×2Gy或6×0Gy的放疗。入选标准包括中央凹下CNV、年龄60岁或以上、视力至少为0.1。在随访的1年或2年中,阅读和远视力都没有改善,2年后两组间对比敏感度的不同是唯一具有统计学差异的指标。同以上结果相比,Valmagia等通过一项前瞻性双盲研究证实了放射治疗的效果。161例患者被随机分成两组,对照组接受4×0.25Gy的放疗,治疗组接受4×2Gy或4×4Gy的放疗。治疗后6、12和18个月,对视力、阅读能力和CNV的大小进行比较。研究证实阅读能力和CNV大小的差异无统计学意义。

付光忠等回顾性分析38例AMD患者的46只眼,放射治疗采用^{60}Co常规分割照射,照射剂量18~24Gy。结果35只患眼(76%)视力改善,10只患眼(21.7%)视力稳定,仅1只患眼(2.2%)视力下降,无1例发生并发症。认为放射治疗AMD疗效明显,并且适应证范围较广,相对安全,该剂量范围较少产生严重并发症。

三、小剂量放射线治疗

小剂量放射线治疗AMD能有效地使CNV萎缩,减少渗出和出血,防止AMD的发展和视力的下降。Chakravarthy(1993)报道小剂量放射线治疗19例湿性AMD,68%~77%的患者视力稳定或提高,其他的作者也证明了这个结果。只要操作仔细,小剂量放射线治疗不会产生任何副作用。

(一)小剂量放射线放射生物学的基础研究

Miyamoto等报道,使用脉络膜血管增生动物模型,对治疗组进行X线单次20Gy的照射。治疗前及治疗后1、2、4周分别进行检眼镜和FFA检查。然后利用计算机图像分析系统,比较治疗组和对照组CNV的变化。发现治疗组的荧光素渗漏明显减少($P<0.05$)。治疗后4周的组织学和免疫化学研究证实,放射治疗后眼的血管形成和视网膜下脉络膜血管内皮细胞的数量少于对照组。实验结果说明,眼局部区域的照射可有效降低实验动物CNV的活性,为放射抑制脉络膜血管增生的可能性提供了依据。根据Chakravarthy等的实验,单次7.5Gy的γ线照射可以引起体外视网膜血管内皮细胞的死亡,而对成熟的视网膜血管或神经却不产生影响,特别是RPE小凹圆锥对射线高度抗拒。Amoaku报道视网膜可以接受每次2Gy、总量20~25Gy的放射,而不出现视网膜或视神经的病变。Alberti等认为在靶区范围内,视网膜可以耐受20~30Gy的分次放射。Hart等认为10~20Gy的照射完全可以对正在增生的脉络膜血管产生抑制作用,而不会发生明显的并发症。

(二)小剂量放射线治疗的临床研究

低剂量放射治疗AMD应用于临床的时间,最早可追溯到20世纪70年代。Postgens等于1971~1989年,用小剂量放射线(总量2Gy,分4次,7天完成)治疗100只眼,设对照组96只眼。治疗后1、2、5和10年的随访结果显示,两组治疗前后的视力变化没有明显差异。今天看来,上述治疗方案不足以抑制CNV,可能是治疗失败的原因。1993年Chakravarthy等发表的治疗结果在欧美放射治疗界引起了较大的反响。其用6MVX线,对CNV进行10Gy或15Gy的分次放射治疗,并分别于治疗后6、12个月随访,视力保持稳定或得到改善者分别达到78%和63%,CNV的退缩率分别达到68%和77%,与对照组相比,差异均有显著性意义($P<0.05$)。以后,欧美和日本的单个或多个医疗中心也开展了大量的前瞻性研究,以确定这种方法的疗效和最适剂量,并了解其毒副作用。1997年Sasai报道了随机分组的研究结果。其治疗组分为

10 Gy(分5次,1周完成)和20Gy(分10次,2周完成)。治疗后分别于6、12个月进行随访,20Gy组CNV的退缩率明显高于对照组,而10Gy组与对照组相比,虽优于后者,但无明显差异。1994年和1998年Bergink等分别报道了不同剂量组低分割照射的研究结果,共设4个治疗组,分别为8Gy分1次、12Gy分2次、18Gy分3次、24Gy分4次。根据治疗后3、12和18个月的随访结果,建议治疗量为12Gy或更高的剂量。同时指出,到目前为止放射治疗还不能阻止所有AMD患者的视力下降。

(三)小剂量放射线治疗的适应证及疗效观察指标

日本京都大学设立的前瞻性研究入选标准为:年龄>50岁,治疗前矫正视力≤0.8,小血管区CNV,近6个月CNV面积持续增加。Hart等的标准略有不同,要求患者年龄在60岁上;眼底检查发现玻璃膜疣、RPE改变和脉络膜退行性改变,从而诊断为AMD;所有的患者FFA检查确定CNV,并且中心视力丧失12周以上;按照黄斑光凝组的标准患者不适于进行激光治疗,或经会诊患者不接受激光治疗;同时患有视网膜病变的病例被排除在研究组之外。

1. 病人的选择

(1)黄斑无血管区有CNV。

(2)CNV在最近6个月中面积增大。

(3)治疗前最好矫正视力不超过0. 8。

(4)年龄50岁以上。

2. 需排除以下病人

(1)视力稳定,1年以上无改变。

(2)同时伴有其他黄斑病变,如高度近视。

(3)正在口服皮质类固醇激素药物,或伴有全身血管病变的疾病,如糖尿病、控制不好的高血压、血管炎。

(4)葡萄膜炎及其他自身免疫性疾病。

(5)干眼症。

3. 放疗前检查

(1)最好的矫正远视力和近视力。

(2)晶体透明度。

(3)扩瞳检眼镜检查。

(4)眼底彩色照相和滤去红色照相。

(5) FFA,采用图像分析确定CNV的面积。

(6)对于FFA仍不能确定CNV的,进行吲哚青绿血管造影(indocyanine green angiography ,ICGA)。

(四)放射技术

关键是患者头部和眼必须固定,定位准确。照射避开同侧眼的晶体和对侧眼。

一般采用总剂量20Gy,分10次照射,每次2Gy。也可采用10Gy,分5次照射,或总剂量15Gy,分5次照射。时间为2周左右。

病人取仰卧位进行CT模拟定位。头颅放置在一个C形环内,水平激光标志对准两侧耳屏。脸上罩上塑型面罩,使病人保持平衡,紧贴在定位板上。在颞侧皮肤上角巩缘后4mm水平放置一个长2cm的金属标志物,标志着人的晶体后极。

以垂直通过瞳孔中央水平的CT断层层面作为计算的标准层面。在CT重组像上,一个6×8Gy大小的半束照射野,并和水平方向成15°角,照射野的中心轴选在眼球中心,以便避开同侧的晶体和对侧眼球。透视下,机架放置在0°,透视中心放在眼眶中心。将机架旋转至CT图像上标出的角度,升床使照射野中心与皮肤表面的金属线标记重合。距离和确认的中心轴位置再次在透视和CT片上进行核对。于是完成模拟定位片，同时放置铅挡以保护正常组织免受照射。在病人的面罩上标记出照射野和激光标志。

病人第一次治疗时在加速器上拍摄矫正片，放射肿瘤医师将此与先前的模拟定位片相验证，接下来开始治疗。

为了准确地确定靶区、控制剂量分布，治疗定位前进行 CT 眼部薄层扫描和三维治疗计划。而 CT 模拟定位机的使用，进一步提高了定位的精确度。单侧野照射技术被大多数治疗中心采用。射束向后倾斜 10°照射，可以有效地避开同侧晶体和对侧眼。靶区包括黄斑和视盘，包绕靶区的剂量曲线可达到 90% ~ 95%，而同侧晶体受量 $<10\%$。借助面网进行头部固定的技术，在欧美和日本已广泛使用，可以使头部摆位的误差大大减少。Holz 等报道采用立体定向放射治疗技术，用头架固定头部，可使治疗更加准确。照射多用直线加速器产生的 6MVX 线，少数中心使用 0、15、16 甚至 25MVX 线。根据 Moyers 等的报道，在 Lomalinda 大学医学中心用单射束质子线治疗中央凹下 CNV，患侧晶体的受量低于黄斑区的 0.5%，使靶区和周围正常组织获得更好的剂量分布。

(五)疗效

视力改变的标准为上升或下降至少 2 行。CNV 面积的改变以超过 0.5 个视乳头面积为阳性。Luthe 等对 276 例湿性 AMD 患者进行了小剂量放射治疗。249 例用总剂量 14.4Gy，分 8 次照射；27 例用总剂量 20Gy，分 10 次照射。2 ~ 3 周后，195 例视力无改变，68 例视力提高，15 例视力继续下降。2 ~ 3 个月后，185 例保持原来的视力，75 例视力提高，20 例视力下降。Keisuke 等对 36 例 AMD 进行了放射治疗。18 例用 10Gy，分 5 次照射；另 18 例用 20Gy，分 10 次照射。10Gy 组和 20Gy 组治疗后 6 个月和 12 个月的视力、CNV 的改变对照无差异，但和对照组相比有显著差异。Usha Chakravarthy 等报道了用 10Gy 和 15Gy 共治疗 19 例 AMD 的结果（视力改变以至少上升或下降 1 行为标准，CNV 的变化至少 10%），结果患者视力及血管面积变化与对照组相比有明显差异。放射治疗前，所有患者都有 CNV，其中 10 例有视网膜下出血，8 例有色素上皮脱离（pigment epithelium detachment，PED），2 例有中央凹周围渗出。这些病理变化放疗后均逐渐消失。12 个月后，只有 3 例仍存在或复发视网膜下出血。所有 PED 都慢慢地愈合。治疗后黄斑区色素增多，但没有萎缩瘢痕。

四、放射疗法的副作用

放射潜在的危害是众所周知的。研究已经显示，正常的神经视网膜和脉络膜从一定程度上来讲是抗放射性的。现已发现，影响放射性视网膜病发生的因素主要是给予的放射剂量，30 ~ 35Gy 放射所引起的视网膜病已有报道，但是更常见的剂量是 45 ~ 60Gy。50Gy 以下的剂量很少引发放射视神经病。每次给予的剂量大于 2.5Gy 可能会诱导损伤，特别是总剂量大于 45Gy。然而，有更多的证据表明增加每日给予剂量而总量少于标准剂量可以达到对小病变的安全有效治疗。晶状体在 15Gy 或更高的强度下会发生白内障和暂时性的眼干，角膜炎和流泪也是常见的并发症。其他与脑和对侧眼有关的并发症偶可见到。

虽然放疗前有充分的准备，但病变区以外眼组织的受累仍是不可避免的，所以确定可靠的剂量非常重要。眼组织对放疗的敏感性变化很大。除了剂量，放疗次数、质量，以及患者个人因素如年龄、疾病等也与放疗副作用有关。随着高电压疗法和特殊治疗方式的引入，放疗并发症的发生率降低，很多严重的并发症现在已很少发生，并且很少影响视力。无论如何，最大耐受剂量下即使无并发症也会引起严重的副作用。

在治疗期间，有些患者主诉溢泪或光幻视。严重的并发症包括白内障形成、放射性视网膜病变或视神经病变、干眼症。后几种并发症的潜伏期为数月到数年，多发生于高剂量放疗后。所以在进行放疗时要考虑到这些严重的副作用。

(一)白内障

在眼球所有组织中，晶状体对放射最敏感，所以在副作用中，白内障的形成最明显也最早被发现。晶状体上皮赤道部的生发带有很强的有丝分裂能力。损伤的上皮细胞会迁移到后极，影响晶状体的透明度。

其剂量 - 时间关系在临床观察及动物实验中已经确定。在大剂量放疗后数月内晶状体会变混浊,并不断进展。然而低剂量仅引起部分或轻度混浊,在数年的潜伏期后对视力没有影响。白内障晶状体所受到的照射不足总剂量的10%。操作仔细、定位准确的话,不会并发白内障。

在单剂量放疗后可观察到白内障的形成。从2Gy而不是8Gy开始的分次放疗则相反。放疗剂量在11Gy以上时,所有患者都会出现白内障。15Gy会引起整个晶状体后极进展性混浊。合理的放疗计划可有效防止白内障的形成。所有技术都应将晶状体的暴露量降到最小。即使非常严密的放疗计划也很难避免老年人晶状体因放疗导致的混浊。一项双盲研究通过超过2年的随访发现,超过8×2Gy和6×2Gy的治疗剂量并不会增加放疗后白内障的发生率。

(二)放射性视网膜病变

放射性视网膜病变是一种缓慢进展的微血管病变,1933年由Stallard首次报道。与血管内皮细胞相比,神经细胞特别是光感受器细胞对放疗有一定的耐受性。组织学研究发现随着放疗剂量的增加,毛细血管区的内皮细胞和周细胞减少,在大血管有相似改变。视力丧失往往是由于黄斑水肿、渗出,视网膜缺血以及晚期继发于缺血的并发症,包括玻璃体积血、新生血管性青光眼或牵拉性视网膜脱离。除了内层视网膜改变,还包括脉络膜毛细血管的闭塞。

就像所有的放疗副作用一样,放射性视网膜病变的发生和发展取决于放疗的总剂量和次数。以前就存在微血管病变的患者危险性高,如糖尿病或高血压。

Archer从组织学上证实,成熟的视网膜和脉络膜血管能够耐受的累积放射剂量达25Gy。大量的临床研究证实了这一点。Peterson等对311例患有突眼性甲状腺肿的患者进行了放疗,每次剂量为2Gy,总剂量达20~30Gy。在随访的21年中,没有发现放射性视网膜病变。Bessel等也证实了这一点,他们对59例患者进行放疗,总剂量为25~40Gy,通常分次进行,同样未发现视网膜血管的病变。放射性视网膜病变通常发生于剂量为45Gy或以上时,在对眼部进行50Gy远距放射疗法的患者中,包括眼眶、鼻旁、鼻咽部肿瘤,20%~30%的患者先前已接受过放疗。在治疗CNV时,放疗的剂量和次数并不会增加放射性视网膜病变的危险性。

小剂量放射线治疗并发视网膜病变或视网膜血管病变少见,与照射剂量、照射面积有关。每次剂量不超过2Gy,不会产生并发症。视网膜病变的发生率在总剂量30Gy时为0,在总剂量40Gy时为9%,总剂量45~55Gy时为22%,总剂量57~63Gy时为88%,总剂量65~74Gy时为100%。总剂量为45~55Gy时,放射性视网膜病变的发生率和照射面积成正比。

(三)放射性视神经病变

通常视神经萎缩包括轴突到后部膝状体的改变。放疗后前部和后部缺血性视神经病变都可能发生,潜伏期为数月到数年。发生这些严重副作用的原因被认为是由于血管闭塞影响了到视乳头或球后视神经的血运。患者如存在潜在的血管闭塞性疾病如糖尿病,就会增加放射性视神经病变的危险性。

前部视神经病变包括视乳头水肿、苍白以及视神经纤维层的放射状出血。相反,后部视神经病变通常在检眼镜下没有表现,但会导致视野缺损。患者主诉患眼突然的无痛性视力下降,6~8周后出现视神经萎缩。对于两种类型放射引起的视神经病变没有有效的治疗方法。

20世纪50年代最早报道了关于移植入放射性物质和远程放射治疗对视神经的损害,还没有一种确切的最低剂量。除了对有些患者进行40~49Gy的放疗引起了视神经的改变,在这些变化产生之前有些患者甚至需要50Gy或以上的放射剂量。在一项有131名患者参加的研究中,发现剂量低于60Gy的放疗不会导致视神经病变。超过60Gy后,发生视神经病变的可能性为80%。这取决于每次放疗的剂量,随访时间从开始放疗算起平均3个月。

鉴于以上结果,放疗剂量超过40Gy,每次2Gy,不会引起放射性视神经病变。

(四)干眼症

放疗的另一个副作用是干眼症。泪膜由五种不同的腺体产生:泪腺、睑板腺、Zeis腺、皮脂腺、Moll腺。

放疗后泪腺和睑板腺萎缩已经被组织学证实。放疗剂量大于 30Gy,会导致泪腺功能障碍,最终导致角膜溃疡斑翳。

五、展望

虽然研究已经发现放射治疗能够阻止 CNV 的生长,但是到目前为止的研究对于大范围人群的治疗还没有足够的证据支持。显而易见,需要进行进一步前瞻性随机研究以说明在高剂量放射时,是否对渗出型 AMD 有稳定或提高视力的作用。应用放射线治疗 AMD,其主要目的是放射线引起视网膜下 CNV 的消退或使其失去作用,促使出血和渗出的吸收,阻止将来可能发生的渗出、出血和视网膜下纤维渗出。临床上表现为视力稳定或轻微上升,阻止 AMD 的继续发展。

离子照射能彻底抑制血管内皮细胞的增生。8.7Gy 的 X 线照射可阻止人体血管内皮细胞的培养。9.5Gy的局部照射可防止巩膜伤口的血管化。人视网膜和脉络膜血管能耐受 25Gy 以上的放射线照射,而不会引起神经细胞的功能和结构改变。这就是放射线治疗 AMD 的基础。治疗后 CNV 萎缩可能是继发于血管内皮细胞的死亡、局部栓塞、毛细血管的闭塞,也可能是 CNV 邻近部位对放射线敏感的巨噬细胞迁移过来,破坏维持新生血管生长所需的细胞分裂。也有作者认为放射线引起 CNV 内皮细胞 DNA 的断裂。

虽然不少作者用放射线治疗 AMD 取得了较好的结果,但其中存在随访时间较短、样本数较少的问题。所以研究还应该继续进行,在大样本、随访时间长的基础上得出更精确的结论。同时还有以下问题尚待解决:最有效的剂量、视力能否长时间保持稳定、能否两眼同时治疗、能否在 AMD 早期视力还没有较大下降时或干性 AMD 时就治疗。

目前经过精心组织的多中心双盲研究已经显示外照射无效,放射治疗与其他治疗相结合也是可能的,比如与 PDT 或抗血管生成因子相结合,用 PDT 完全封闭 CNV,然后通过放射治疗扩大治疗的作用。其他研究组同样认为低剂量的外照射和常规的激光治疗相结合用来降低复发血管是可能的。另外一些研究组也正在研究用低剂量质子束与 PDT 相结合治疗,期望用此方法来限制 CNV 的复发,也许能够避免由高剂量质子束放射所致的并发症。

(陈 松 孙静芬 王康孙)

【参 考 文 献】

[1] Spaide RF, Leys A, Herrmann-Delemazure B, et al. Radiation-associated choroidal neovasculopathy. Ophthalmology, 1999 Dec,106(12):2254-2260.

[2] Marcus DM, Camp MW, Sheils WC, et al. Sham radiation in clinical trials assessing radiotherapy for exudative age-related macular degeneration. Retina, 1999,19(6):525-530.

[3] Adams JA, Paiva KL, Munzenrider JE, et al. Proton beam therapy for age-related macular degeneration: development of a standard plan. Med Dosim, 1999 Winter,24(4):233-238.

[4] Valanconny C, Koenig F, Benchaboune M, et al. Complications of radiotherapy in patients with age-related macular degeneration (AMD). A study of 48 cases. J Fr Ophtalmol, 2000 Feb,23(2):151-157.

[5] Tholen AM, Meister A, Bernasconi PP. et al. Radiotherapy for choroidal neovascularization (CNV) in age-related macular degeneration (AMD). Klin Monatsbl Augenheilkd, 2000 Feb,216(2):112-115.

[6] Seegenschmiedt MH, Makoski HB, et al. Radiotherapy of non-malignant diseases: principles and recommendations. J Fr Ophtalmol, 2000 Feb,23(2):127-136.

[7] Chakravarthy U, MacKenzie G. External beam radiotherapy in exudative age-related macular degeneration: a pooled analysis of phase I data. Br J Radiol, 2000 Mar,73(867):305-313.

[8] Chakravarthy U. Radiotherapy for choroidal neovascularisation of age-related macular degeneration: a fresh perspective. Eye, 2000 Apr,14 (Pt 2):151-154.

[9] Flaxel CJ, Friedrichsen EJ, Smith JO, et al. Proton beam irradiation of subfoveal choroidal neovascularisation in age-related macular degeneration. Eye,2000 Apr,14 (Pt 2):155-164.

[10] Gelisken O, Yazici B. Radiation therapy in exudative age-related macular degeneration. Semin Ophthalmol, 1999 Mar,14

(1):27-34.

[11] Eter N, Wegener A, Schuller H, et al. Radiotherapy for age related macular degeneration causes transient lens transparency changes. Br J Ophthalmol, 2000 Jul, 84(7):757-760.

[12] Haas A, Prettenhofer U, Stur M, et al. Morphologic characteristics of disciform scarring after radiation treatment for age-related macular degeneration. Ophthalmology, 2000 Jul, 107(7):1358-1363.

[13] Jaakkola A, Immonen I. Radiotherapy in age-related macular degeneration. Duodecim, 1998, 114(3):275-278.

[14] Furdova A, Strmen P. Brachytherapy in the treatment of age-related macular degeneration. Bratisl Lek Listy, 2000, 101 (4):234-236.

[15] Slovak. Chowers I, Pe'er J, Tochner Z, et al. Radiotherapy for the treatment of choroidal neovascularization secondary to age-related macular degeneration. Harefuah, 1999, 136(11):877-880.

[16] Mandai M, Takahashi M, Miyamoto H, et al. Long-term outcome after radiation therapy for subfoveal choroidal neovascularization associated with age-related macular degeneration. Jpn J Ophthalmol, 2000 Sep-Oct, 44(5):530-537.

[17] Kobayashi H, Kobayashi K. Age-related macular degeneration: long-term results of radiotherapy for subfoveal neovascular membranes. Am J Ophthalmol, 2000 Nov, 130(5):617-635.

[18] Matsuhashi H, Noda Y, Takahashi D, Mariya Y. Radiation therapy for small choroidal neovascularization in age-related macular degeneration. Jpn J Ophthalmol, 2000 Nov-Dec, 44(6):653-660.

[20] Haas A, Papaefthymiou G, Langmann G, et al. Gamma knife treatment of subfoveal, classic neovascularization in age-related macular degeneration: a pilot study. J Neurosurg, 2000 Dec, 93 (Suppl 3):172-176.

[21] Ircus DM, Sheils W, Johnson MH, et al. External beam irradiation of subfoveal choroidal neovascularization complicating age-related macular degeneration: one-year results of a prospective, double-masked, randomized clinical trial. Arch Ophthalmol, 2001 Feb, 119(2):171-180.

[22] Fine SL, Maguire MG. It is not time to abandon radiotherapy for neovascular age-related macular degeneration. Arch Ophthalmol, 2001 Feb, 119(2):275-276.

[23] Tournade MF, Com-Nougue C, de Kraker J, et al. Optimal duration of preoperative therapy in unilateral and nonmetastatic Wilms' tumor in children older than 6 months: results of the Ninth International Society of Pediatric Oncology Wilms' Tumor Trial and Study. J Clin Oncol, 2001, 19(2):488-500.

[24] Kondziolka D, Lunsford LD, Witt TC, et al. The future of radiosurgery: radiobiology, technology, and applications. Surg Neurol, 2000 Dec, 54(6):406-414.

[25] Sagerman RH, Gorty SG. Low-dose radiotherapy for macular degeneration. Front Radiat Ther Oncol, 2001, 35:67-78.

[26] Brady LW, Lahaniatis JE, Fr, et al. Radiation therapy for age-related 'wet-type' macular degeneration. Front Radiat Ther Oncol, 2001, 35:79-85.

[27] Finger PT. Implant radiotherapy for exudative macular degeneration associated with subretinal neovascularization. Front Radiat Ther Oncol, 2001, 35:86-93.

[28] Gibbs FFA Jr, Leavitt DD. A device permitting precision X-irradiation of the macula with a conventional medical linear accelerator. Front Radiat Ther Oncol, 2001, 35:94-106.

[29] Votruba M, Gregor Z. Neovascular age-related macular degeneration: present and future treatment options. Eye, 2001 Jun, 15(Pt 3):424-429.

4 老年性黄斑变性黄斑手术治疗

1967 年 Gass 等人根据老年人黄斑部出现脉络膜毛细血管、Bruch 膜、视网膜色素上皮(retinal pigment epithelium,RPE)退行性改变的病理特点,正式提出老年性黄斑变性(age-related macular degeneration,AMD)的概念。在美国,AMD 是 60 岁以上老年人致盲的最常见原因。在我国,随着人口的老龄化和卫生保健水平的不断提高,发病率也越来越高。根据眼底表现临床上将 AMD 大致分为两种类型,即萎缩型(也称干性)AMD 和渗出型(也称湿性、盘状)AMD。目前对渗出型 AMD 采取以下几种方式的手术治疗:①视网膜切开取出黄斑下脉络膜新生血管(choroidal neovascularization, CNV)瘢痕组织;②视网膜切开取出黄斑下出血;③黄斑转位手术。

一、视网膜切开取出 CNV 瘢痕组织

早在 20 世纪 80 年代末期,人们就已开始手术治疗黄斑下 CNV 的临床研究。1989 年 Dejuan 和 Machemer 利用玻璃体切除手术,在黄斑颞侧做大的环形切开,掀起黄斑区视网膜,直接分离黄斑下 CNV 瘢痕组织,但术后易发生增殖性玻璃体视网膜病变和视网膜脱离,而且视力无一例提高。1991 年 Blinder 和 Payman 等在上述手术方法的基础上,为了预防手术后视网膜脱离,先环绕黄斑颞侧视网膜用激光做堤坝样光凝,然后在光凝堤坝内做黄斑颞侧大的环形视网膜切开,取出脉络膜瘢痕组织,同时进行自体 RPE 或同种异体 RPE 移植,术后效果甚微。1991 年 Thomas 和 Kaplan 等开创了视网膜小切口取出黄斑中央凹或旁中央凹下 CNV 瘢痕组织的手术方法,提高了手术效果。

(一)手术适应证

眼底荧光素血管造影(fundus fluorescein angiography ,FFA)检查确定有视网膜下 CNV;CNV 膜面积 <3D,并累及中央凹;无中央凹激光治疗史,无其他影响视力的眼内疾病。

(二)相对禁忌证

中央凹下 RPE 出现萎缩,有扩展性的脂质性渗出,视网膜脱离同时大量出血遮盖了 CNV 膜边缘。

(三)手术方法

手术可在局麻下进行。术前根据眼底检查、FFA 以及 OCT 确定黄斑下 CNV 瘢痕组织所在部位。利用常规的闭合式玻璃体手术技术,经睫状体平部进入眼内后行轴心部玻璃体及后部玻璃体切除;若无玻璃体后脱离,可用带有硅胶管且能伸缩的视网膜下排液针与玻璃体切割机积液盒相连,将吸力增加到40.0~53.2kPa(300~400mmHg),沿视乳头周围表面吸取后玻璃体皮质,并稍微摆动,分离 Weiss 环及其附近附着视网膜表面的玻璃体后界膜,使玻璃体后界膜与视网膜完全脱离,予以切除。然后靠近黄斑下瘢痕组织,选择合适的视网膜切口,切口应:①最接近于 CNV 的中心区;②位于浆液性视网膜脱离区以减少对 RPE 的损伤;③减少因横切神经纤维发生的术后视野缺损;④尽可能远离中央凹,切口越小越好。多用巩膜穿刺刀(MVR 刀)切开视网膜(图 6-4-1)。

如果黄斑神经上皮与瘢痕组织粘连,无浆液性脱离,可将 25~27G 冲洗针头前端约 5mm 处弯成 130°,经视网膜切开进入视网膜下,缓慢注入平衡盐液,水分离神经视网膜与瘢痕组织的粘连,再用视网膜下膜镊通过视网膜小切口进入视网膜下夹取瘢痕组织,轻轻摆动拉出。或用视网膜下膜钩经视网膜切口进入视网膜下,钩取、移动瘢痕组织至视网膜切口处,用视网膜膜镊将其从视网膜切口处拉出(图 6-4-2)。

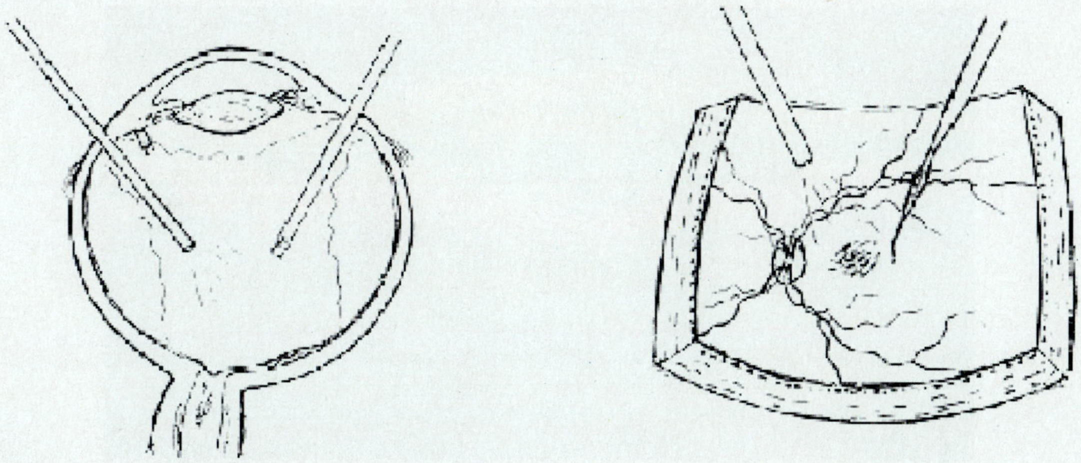

图 6-4-1 （左）轴心部玻璃体切除，保留周边部玻璃体。（右）用 MVR 刀在 CNV 颞上方，手术易操作部位，少许视网膜切开

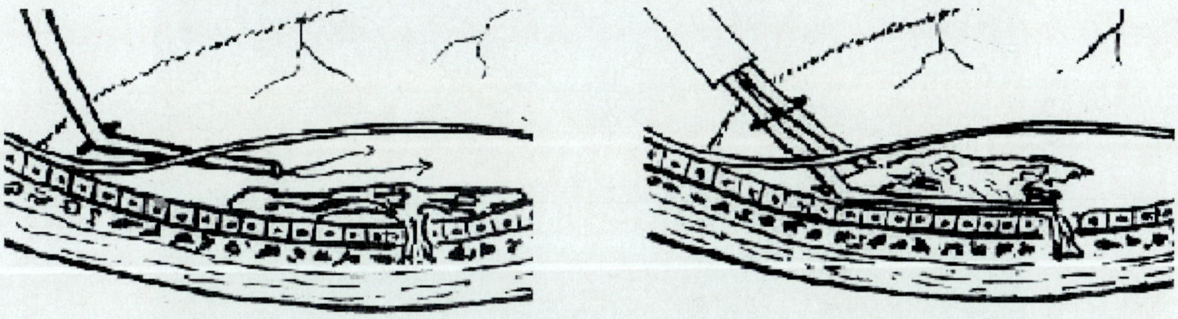

图 6-4-2 （左）用细的冲洗针头经视网膜切口进入视网膜下，注入液体分离神经上皮与 CNV 膜瘢痕组织的粘连。（右）用视网膜下膜镊经视网膜切口夹取 CNV 瘢痕组织

有时，黄斑下瘢痕组织与神经上皮粘连较紧，瘢痕组织往往与视网膜神经上皮形成瘢痕粘连，其粘连部位多在瘢痕组织色素沉着处，需用水平视网膜下剪刀伸入视网膜下，予以分离、剪开。确认不出血后由眼内取出。注意在操作中不要损伤黄斑区 RPE，否则将影响视力恢复。视网膜下瘢痕组织取出后行玻璃体气液交换，所用气体包括空气和可膨胀气体，如 30% SF6、15% C3F8 气体等，一般空气顶压已满足视网膜小切口基本愈合所需要的时间。由于视网膜切口较小，而且视网膜表面玻璃体已切除，失去了对视网膜的牵拉作用，无须行视网膜激光光凝。术后俯卧位 5 ~7 天。（图 6-4-3、图 6-4-4）

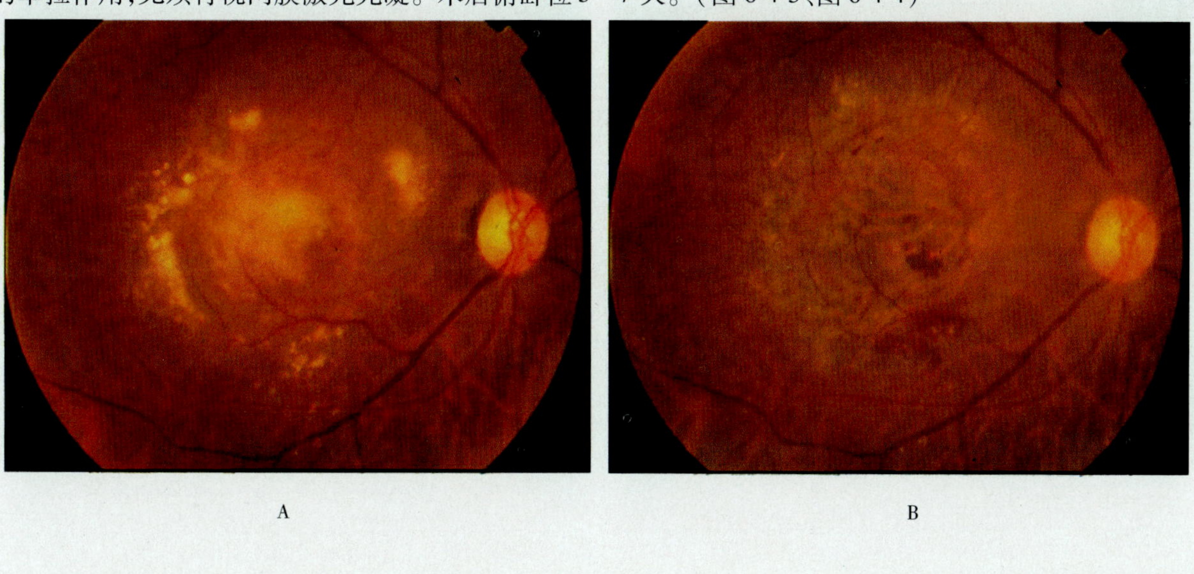

A B

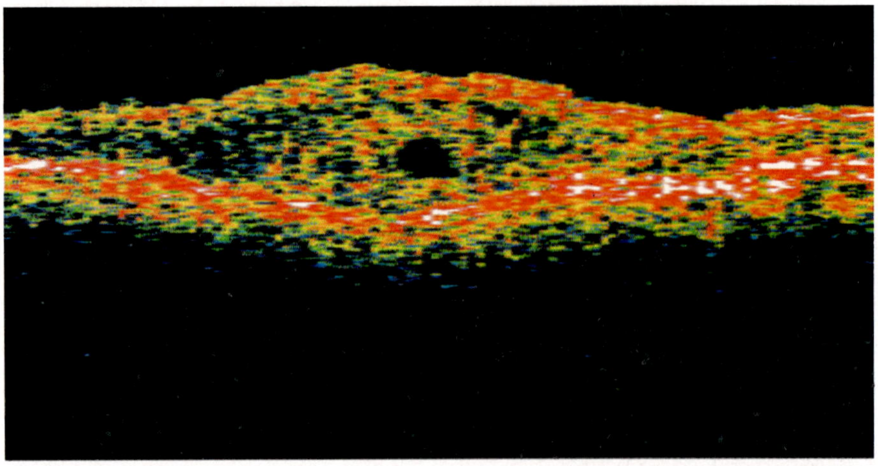

C

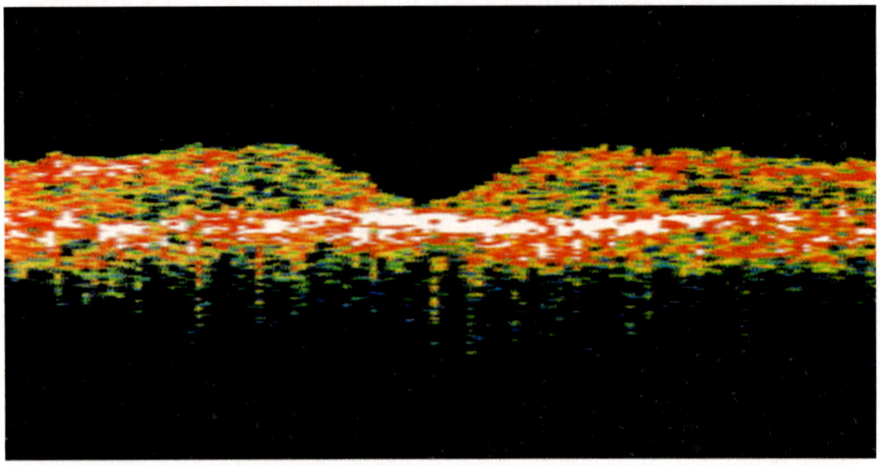

D

图 6-4-3　A. 右眼 AMD，手术前黄斑下可见灰黄瘢痕组织，其周有环硬性渗出，视力眼前指数。　B. 手术后 1 个月黄斑区色素紊乱，少许出血，其下 CNV 及瘢痕组织消失，硬性渗出完全吸收，视力 0.1。　C. OCT 提示黄斑隆起，其下 CNV 膜瘢痕组织表现密度不均的反光团块，位于 RPE 上。　D. OCT 显示黄斑神经上皮复位，其下瘢痕组织消失，RPE 反光带增强

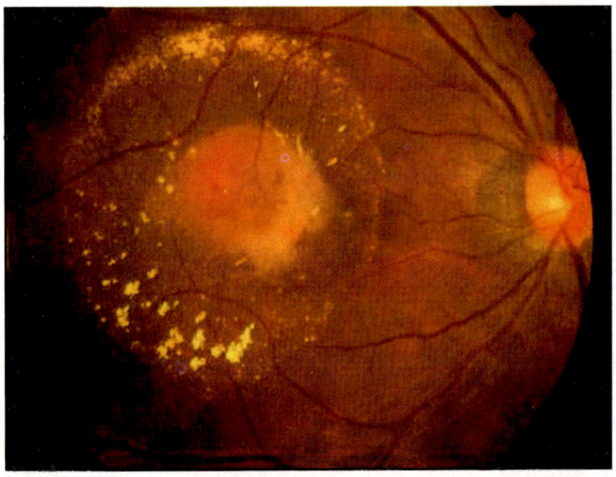

A

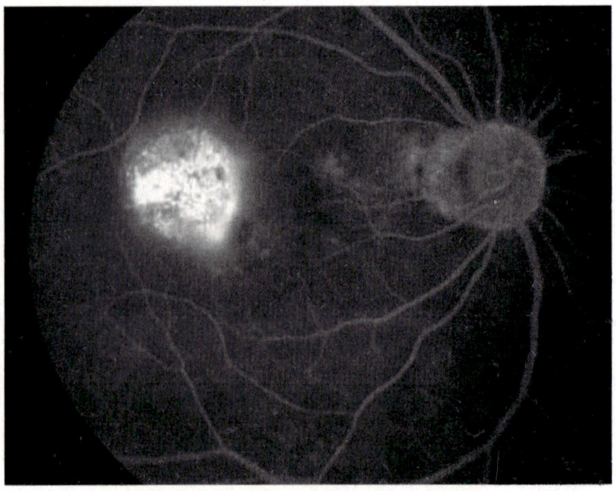

B

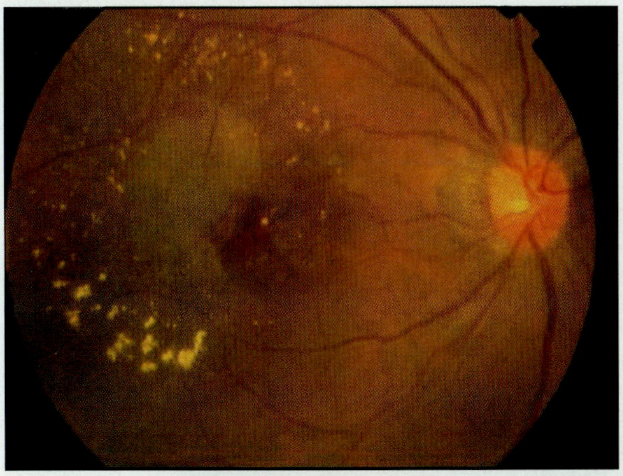

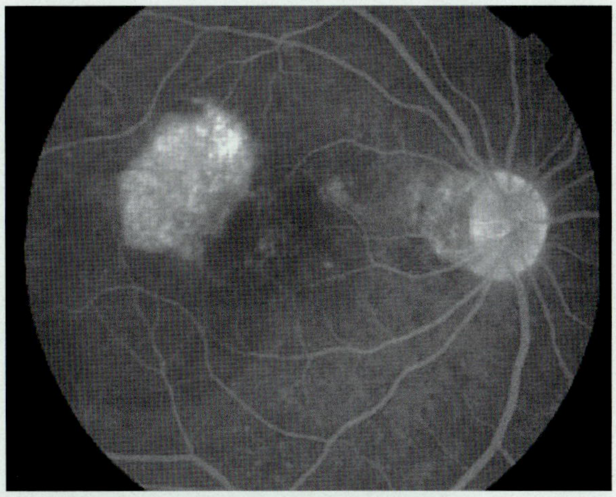

C D

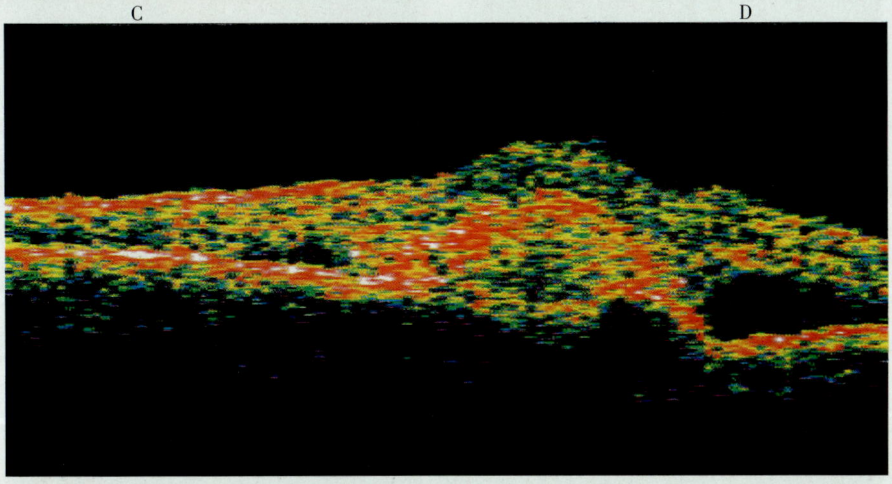

E

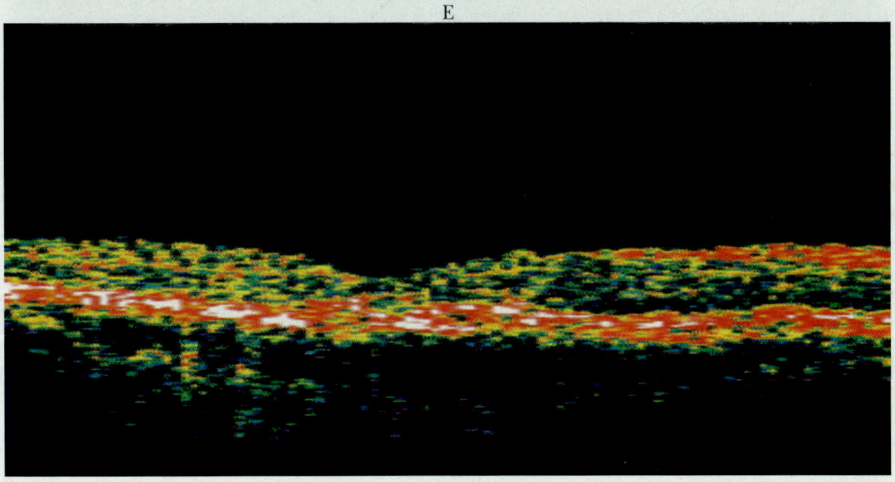

F

图 6-4-4 A. 手术前右眼黄斑下 CNV 瘢痕组织伴有渗出，视力 0.05。 B. FFA 晚期 CNV 膜瘢痕组织可见荧光素渗漏，呈高荧光。 C. 手术后 1 个月，黄斑瘢痕组织消失，呈淡灰色改变，其周渗出仍未完全吸收，中央凹处呈暗红斑片，视力 0.15。 D. FFA 显示，瘢痕组织消失处表现高荧光，呈窗样缺损。 E. 术前 OCT 可见黄斑下 CNV 瘢痕组织位于色素上皮上，呈发红、隆起、不规则的高密度反光团块。在中央新生血管两侧尚有神经上皮脱离。 F. 术后 OCT 显示黄斑下 CNV 瘢痕组织反光团块消失，可见正常 RPE 的反光带

此方法仅适用于 CNV 在视网膜神经上皮下呈蘑菇状生长的病例。但在大部分病例中 CNV 瘢痕组织在视网膜下及 RPE 前都存在，此方法疗效有限。手术切除视网膜下 CNV 膜，使视网膜后极部平复，可改

善术后视力，减轻视物变形。

(四)并发症

1. 术中并发症

(1) 视网膜下出血　在取黄斑下 CNV 瘢痕组织时常伴少许视网膜下出血，通常只要停止操作，升高眼压，出血便可停止，然后用笛针排出出血或直接进行玻璃体气液交换，将血排除。偶尔取膜时发生较重视网膜黄斑下出血，需大幅度提高眼压才能止血，此时应将灌注液瓶升高，直至视乳头颜色变白为止，约 1~3min 后将灌注液瓶缓慢下降，仔细观察眼底，如果又发生出血，再将灌注液瓶升高。出血停止后排出视网膜下出血。有时视网膜下出血较重，经上述操作，出血止住后在视网膜下形成较大血凝块，须用视网膜下膜镊夹取血凝块。

(2) 黄斑及其周围视网膜裂孔　个别视网膜黄斑下瘢痕组织与视网膜神经上皮粘连较牢、范围较大，分离时易发生视网膜神经上皮破裂，造成视网膜裂孔。若视网膜裂孔发生在黄斑中心处，对术后中心视力恢复有所影响。黄斑区外视网膜裂孔可予以激光光凝封闭裂孔。

(3) 周边视网膜裂孔　多由于进入眼内器械对巩膜切口部位附近玻璃体基底部周边视网膜的牵拉所造成，是术后发生视网膜脱离的主要原因。周边视网膜裂孔在缝合巩膜切口前仔细顶压检查周边视网膜便可发现，可用眼内激光或巩膜外冷冻裂孔，再行玻璃体气液交换，填充膨胀气体对裂孔进行内顶压，促使视网膜裂孔愈合。

2. 手术后并发症

(1)视网膜裂孔和视网膜脱离　除黄斑部位分离膜粘连时可发生视网膜裂孔外，术后视网膜裂孔和视网膜脱离的发生率近似于黄斑前膜手术。视网膜裂孔多见于周边视网膜，常由手术中遗漏下来。

(2)黄斑萎缩　黄斑萎缩是黄斑下 CNV 瘢痕组织手术取出后的一个严重并发症，也是术后视力恢复的主要障碍(图 6-4-5)。黄斑萎缩的主要原因是病变本身或手术损伤了 RPE 及 Bruch 膜。

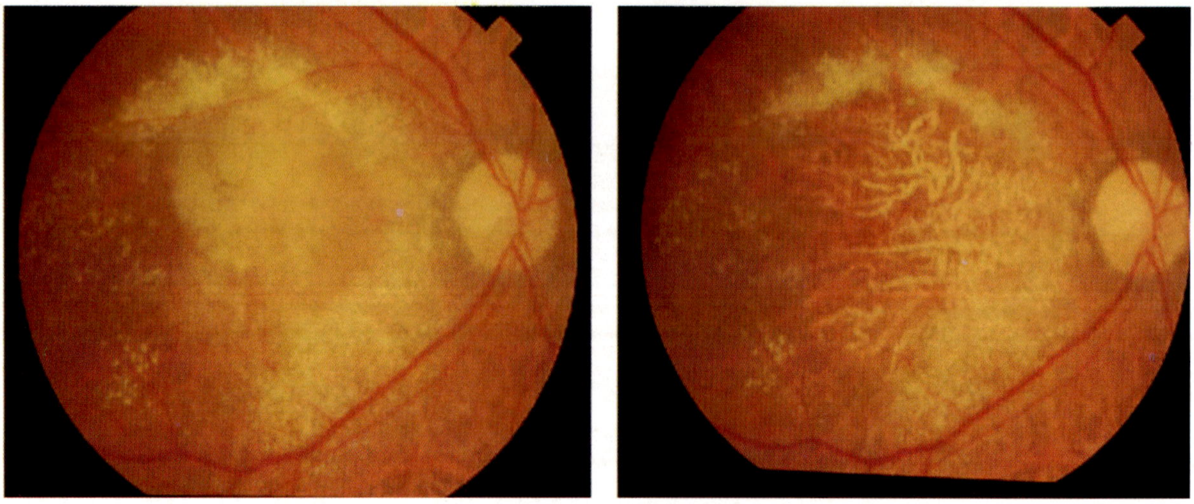

图 6-4-5　(左)手术前右眼黄斑区下可见 CNV 瘢痕组织，其周可见硬性渗出。(右)手术后黄斑区出现萎缩，暴露脉络膜血管

(3)黄斑机化及黄斑前膜　黄斑机化及黄斑前膜形成是黄斑下 CNV 瘢痕组织手术取出后一种少见并发症，多因分离 CNV 膜瘢痕组织与视网膜粘连时损伤视网膜，合并术后出血所致，是术后视力减退的主要原因之一。黄斑机化无须手术治疗，随着时间的推移，机化膜组织可有所减轻(图 6-4-6，图 6-4-7)。

(4)玻璃体出血　黄斑下 CNV 手术后玻璃体出血很少发生。术后玻璃体出血多由于术中出血残留在眼内所致。这种玻璃体出血一般可吸收，无须特殊处理。

(五)预后

视网膜黄斑下 CNV 手术治疗后视力预后与原发病有密切关系。据文献报道，组织胞浆菌病引起的

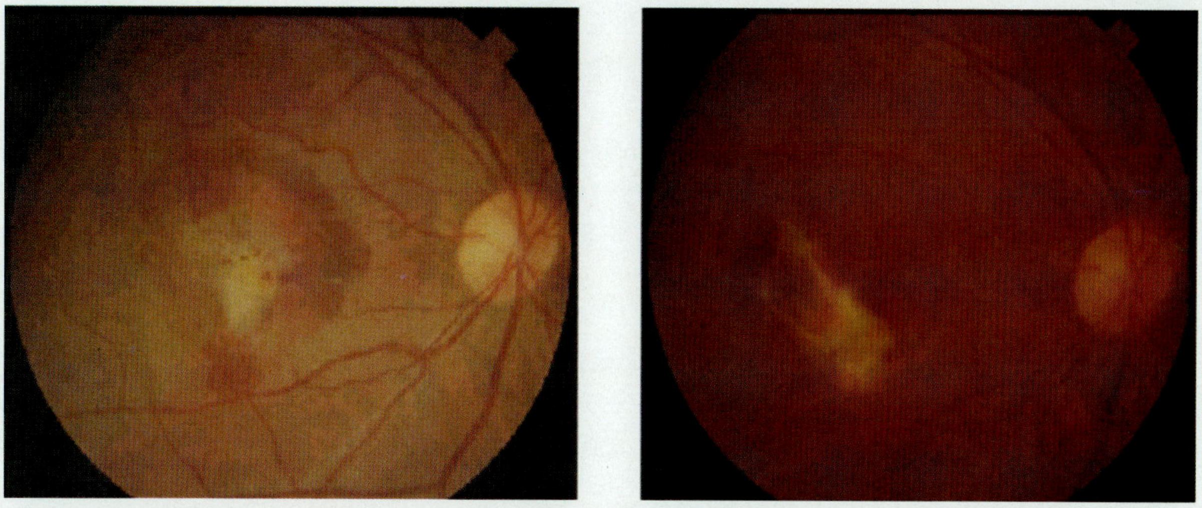

图 6-4-6 （左）手术前右眼黄斑下可见灰黄 CNV 瘢痕组织，周围伴有视网膜下出血。（右）手术后黄斑区呈灰白机化改变

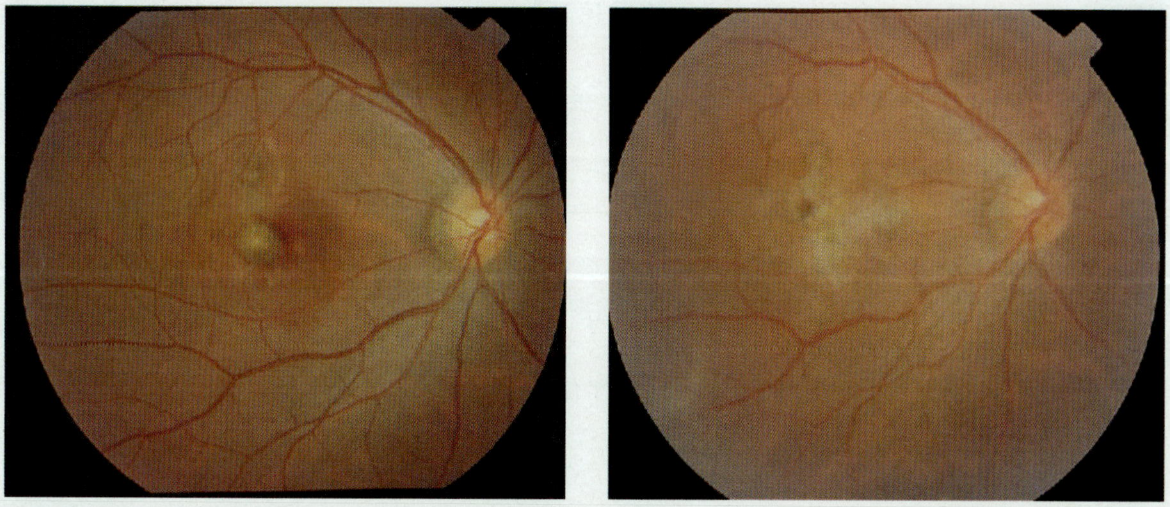

图 6-4-7 （左）手术前右眼黄斑区下可见小的灰黄色圆形 CNV 膜组织。（右）手术后继发性黄斑前膜

CNV手术后视力要好于年龄相关性黄斑变性、高度近视眼、脉络膜血管样条纹症，其原因可能是 AMD 发生 CNV 膜时间较长、与 RPE 粘连紧密、RPE 再生能力低。Thomas 等报道了 2 例拟眼部组织胞浆菌病患者，术后视力分别为 20/20、20/40。Berger 等术后随访 4 个月后发现，50% 的拟眼部组织胞浆菌病患者视力提高，74% 的 AMD 患者视力提高或稳定。Lambert 等术后随访 8 个月，10 例 AMD 伴有中央凹下 CNV 的患者中有 7 例视力提高，1 例术后 6 个月恢复到 20/60。而 Ormerod 等对 10 例 AMD 伴有黄斑中央凹下 CNV 膜随访 2 年，术前平均视力为 20/40 或更低，术后 80% 视力提高 1 ~ 2 行。手术导致的 RPE 缺失范围平均为 14D。近年来对较大样本的黄斑下 CNV 手术治疗的研究发现，术后视力较术前并没有明显提高。术后 1 年 CNV 渗漏的发生率为 18.75%，术后 2 年为 40%。因此，对黄斑下 CNV 组织进行手术取出治疗的适应证和必要性应进行进一步的评估。

二、视网膜切开取出黄斑下出血

（一）出血对黄斑的损害

AMD 黄斑下 CNV 时常以黄斑下出血为主要表现，引起视力减退。较浓厚的黄斑下出血可引起黄斑中央凹隆起，视力预后较差。动物实验将血注入兔眼黄斑下 24h 可看到光感受器受到严重损害，3 ~ 7 天可见较广泛的外核层细胞固缩和核溶解。黄斑下出血对视网膜的损害推测有以下因素:①铁的毒害;②血凝块的机械屏障作用干扰光感受器与 RPE 的代谢交换;③血凝块收缩对光感受器产生的切力作用。出血可导致纤维组织形成,牵拉视网膜形成皱褶。

另外,动物实验猫眼黄斑下出血组织病理学发现:出血 25min,交错血纤维蛋白凝块贴附于光感受器,1h 纤维蛋白撕开光感受器的内外节;几天后纤维蛋白条索造成大的视网膜皱褶,并可见 RPE 附近出现吞噬细胞;1 周后纤维细胞出现。最突出的是出血后纤维蛋白对神经视网膜立即产生破坏效应。

(二)手术治疗适应证

大多数 AMD 视网膜黄斑下少量出血可于几周或更长时间内吸收,不需手术治疗。范围较大而浓厚的黄斑下出血吸收较困难,将对视网膜产生损害,视力预后较差,此时可考虑手术治疗。Hanscon 和 Diddie(1987 年)利用玻璃体切除手术技能,切开视网膜,经眼内引流及玻璃体气液交换等方法取出一例因 AMD 引起的黄斑下出血,术前视力 0.1,术后视力恢复到 0.5。Slusher 报告了 5 例黄斑下出血,早期予以手术治疗,避免了视网膜的毒性损害。Wade 等(1990 年)报道 14 只眼黄斑下出血的手术治疗结果,其中 5 只眼由 AMD 引起,术后 3 只眼视力增进到 0.02 以上。Vander(1991 年)分析了手术治疗 11 只眼 AMD 引起广泛黄斑下出血,术中每例均需扩大视网膜切口取出血凝块和瘢痕组织,其中 4 只眼术后发生增殖性玻璃体视网膜病变和视网膜脱离,7 只眼术后视力低于 0.1。

AMD 黄斑下出血手术取出后,大多数只是症状缓解。如果 CNV 膜较小,或位于旁中心,术后配合激光治疗可提高治疗效果。

(三)手术方法

黄斑下出血的手术治疗有两种方法,一种是玻璃体注气术,另外一种是经睫状体平坦部玻璃体切除术。由于黄斑下出血后视网膜感光细胞很快受到损害,所以无论选择哪种手术方法,都应该尽早进行。如果出血时间超过 1 周,手术效果都会受到影响。

1. 玻璃体注气驱赶黄斑下出血　玻璃体注气术由 Hassan 等首先介绍,主要步骤是玻璃体腔内注射 t-PA 和可膨胀气体,患者术后保持俯卧位。Hassan 对 15 例黄斑下浓厚出血行该手术治疗,其中 13 只眼为年龄相关性黄斑变性所致。术后随访 10.5 个月,67% 的患者术后视力提高至少 2 行。手术并发症包括:3 只眼出血穿透视网膜进入玻璃体腔,1 只眼发生眼内炎,4 只眼复发玻璃体出血,其中有 3 只眼需再次手术。

具体操作如下:将 25 ~ 100μg t-PA 溶于平衡盐液中(推荐剂量为 25μg/0.1ml),距颞上方角膜缘后 3 ~ 4mm用 30G 针头注入玻璃体腔中心部,然后注入 0.3 ~ 0.4ml 纯(100%)C3F8 或 SF6。术后患者至少俯卧 24h。术后第 1 天和 1 周复诊。由于出血较浓厚,手术前无法看清视网膜下 CNV,术后 4 周应行 FFA 和 ICGA 检查,以确定 CNV 膜的位置和边界。对于中央凹外和中央凹旁的 CNV 膜可行激光治疗。而黄斑中央凹下的 CNV 可行 PDT 治疗或手术治疗等。

气体置换术中 t-PA 的应用有一定的争议。首先,t-PA 可能对视网膜神经上皮和(或)RPE 有毒性作用,尽管在一些研究中发现这种毒性作用由 t-PA 的载体精氨酸而不是 t-PA 本身引起,但 Hassan 等研究未发现 t-PA 的毒性作用,即使所用最大剂量至 100μg 时亦未见毒性反应。另外,t-PA 的注入并非必须,因为注入的气泡本身就可以置换出视网膜下的血块。因此,治疗黄斑下出血时也可先向患者玻璃体腔内注入气泡,观察 24h,若出血仍未被置换可再注入 t-PA。从理论上分析 t-PA 有促发黄斑下反复出血的可能,所以 Hassan 认为急性黄斑下出血 3 天内不宜行 t-PA 注射。

2. 视网膜切开取出黄斑下出血　其方法同黄斑下 CNV 手术。如果黄斑下出血超过 10 天,出血已形成凝块应予以手术治疗。视网膜切开位置应选择取出血凝块的易操作部位。若术中发现血凝块有液化状态,可用笛形排液针经视网膜切口排出视网膜下血样液体。若出血仍保持凝块或合并 CNV 瘢痕组织,需用视网膜下膜镊经视网膜小切口夹取血凝块或瘢痕组织。有时可用带有硅胶管且能伸缩的视网膜下排液针,增加吸力吸取血凝块,比用器械取出更为容易。也可经视网膜切口注入 t-PA,使血凝块液化便于取出。Lewis 等推荐的注射剂量为 12μg t-PA 溶于 0.1ml 平衡盐液中，溶解时间为 45min，而 Moriaty 等推荐的剂量为 25μg/0.1ml，溶解时间为 20min。也有人先将 t-PA 注入玻璃体腔内，以避免手术中需用较长时间等待血块溶解。

在取黄斑下血凝块时，可能血凝块和（或）CNV 组织与脉络膜粘连，使 CNV 破裂再出血。因此，在取血凝块时应提高眼压将灌注液瓶升高，可避免或减少黄斑下再出血。当血凝块或瘢痕组织取出到玻璃体腔时，灌注液瓶可缓慢降低；若出血再次发生，应立即升高灌注液瓶，直到出血停止。必要时可应用重水辅助止血。

三、黄斑转位术

黄斑转位手术建立的理由，首先基于黄斑病变的病理学研究。如 RPE 代谢产物积聚、萎缩和 CNV 形成，其上的光感受器继发性萎缩等。因此，中央凹功能没有丧失之前，将其转移到一个比较健康的 RPE－Bruch 膜－脉络膜毛细血管复合体上，就可避免中心视力损失。MaChemer 等于 1993 年采用 360°视网膜切开黄斑转位术进行治疗，其中 1 例手术获成功，术后视力从术前指数恢复到 0.33；2 例因术后严重并发症而失败。此后，在此基础上一些人对此手术进行了改良，减少了并发症，提高了手术效果。

（一）手术适应证

黄斑转位手术前对视网膜黄斑区神经上皮功能及 CNV 病变范围的评估，是保证转位手术成功和术后视力恢复的先决条件。若在视网膜光感受器出现不可逆损害之前行黄斑转位术，转位的中央凹功能良好，则有利于术后视力提高。对于早期渗出型老年性黄斑变性患者，由于 RPE 和脉络膜毛细血管尚无明显受损，手术效果也相对较好。因此，临床上常用以下标准作为黄斑转位手术的适应证：①视力较好，一般视力下降时间不超过 6 个月，视力保持在 0.1～0.4 之间；②病变早期，视网膜损害较轻，CNV 组织与神经上皮很少发生粘连；③病变范围小，有利于移位；④病变临近处的 RPE 和脉络膜正常；⑤对侧眼为渗出型 AMD。

（二）手术方法

1. 360°视网膜切开黄斑转位术　Lindsay 和 Tiedeman 于 1983 年和 1985 年先后提出 360°视网膜切开行黄斑转位术的想法。1993 年 Machemer 和 Steinhorst 开始进行动物实验和临床应用。手术方法包括经睫状体平部玻璃体切除，晶体切除，视网膜切开注入液体到视网膜下使之脱离，此时需将玻璃体灌注压力降低，以利于视网膜脱离。然后行周边视网膜 360°切开，掀起视网膜，取出视网膜下出血和黄斑下 CNV 组织，以视神经乳头为轴心，将视网膜顺时针向上移转 20°～50°，玻璃体腔注入重水，顶压和摊平视网膜使之复位，然后激光光凝周边视网膜切开处，再行硅油充填。此法黄斑中心转位较大，易移开 RPE 脉络膜病变区，缺点是因周边视网膜 360°切开，RPE 裸露多，术后易发生增殖性玻璃体视网膜病变。在此基础上，Eckardt 利用全视网膜镜在视网膜锯齿缘部位行 360°视网膜切开，减少了 RPE 裸露，术后增殖性玻璃体视网膜病变的发生率明显降低。Eckardt等为减少黄斑手术后的旋转斜视，手术中黄斑转位仅 5°～15°，另外通过眼外肌手术使眼球向黄斑转位的相反方向旋转约 20°～50°，这样既可以达到黄斑转位的手术效果，同时又减少了手术后旋转斜视（图 6-4-8）。

2. 180°视网膜切开黄斑转位术　Ninomiya 于 1996 年首先报道经睫状体平部完成玻璃体切除后，做颞上或颞下放射视网膜切开，将透明质酸钠经视网膜切开注入视网膜下，造成颞侧视网膜脱离，然后行颞侧周边视网膜 180°切开，翻转切开的视网膜瓣，取出黄斑下 CNV 瘢痕组织，行玻璃体气液交换或重水顶压，将视网膜复位；用带有软硅胶头视网膜排液针吸引颞下视网膜切开的边缘，牵拉视网膜向下移位约 20°，黄斑转位约 1PD；最后，予以激光光凝视网膜切开边缘，玻璃体硅油充填（图 6-4-9）。手术后病例约 40% 发生增殖性玻璃体视网膜病变，60% 发生黄斑皱褶，60% 视野缩小。此手术方法黄斑部视网膜转位效果确切，可根据需要调整转位距离。与 360°周边部视网膜切开相比，理论上减少了因视网膜切开所引

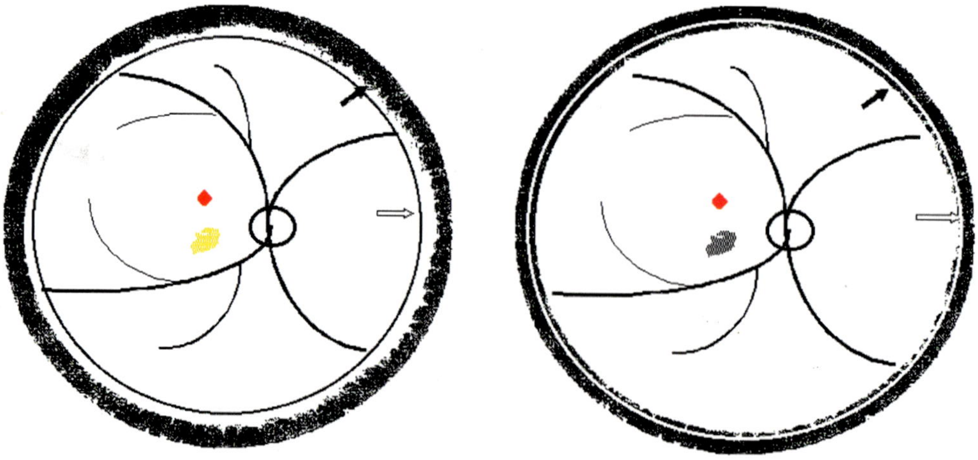

图 6-4-8 （左）黄斑转位术接近锯齿缘行 360°视网膜切开，由于 RPE 暴露较多，术后易发生 PVR。（右）在锯齿缘部位行 360°视网膜切开，减少了 RPE 裸露，术后 PVR 发生率显著下降（黑色箭头指色素，白色箭头指视网膜切开处）

起的并发症。采用类似手术方法的还有Akduman等。

3. 局限性黄斑转位术　De Juan 于 1998 年开展局限性黄斑转位手术。先将球结膜沿角膜缘 360°切开，四条外直肌牵拉线，距直肌止端 2mm 向后做巩膜层间反褥式预置缝线待行巩膜缩短。缝线前后间距 6mm，预置缝线 5 处，颞上象限 3 处，上直肌内侧和外直肌下侧各 1 处；经睫状体平部完成玻璃体切除后制造视网膜脱离，玻璃体气液交换成 60% ~70% 气体，结扎巩膜预置缝线，术后采取坐位，促使黄斑中心向下移位（图 6-4-10 至图 6-4-13）。由于眼球外层巩膜缩短，使内层视网膜变长，一旦视网膜与其下 RPE 脱离，由于坐位时气体对上方视网膜进行顶压，推动视网膜及其下液体向下移动，使视网膜黄斑区向下移动，达到黄斑转位目的。局限性黄斑转位术的优点是术后并发症少，不易发生增殖性玻璃体视网膜病变，但黄斑转位度数较小，有时不能移开 RPE 和脉络膜病变区，不能达到转位的目的。由于局限性黄斑转位手术中的巩膜缩短是非对称性的，必将影响该侧的角膜曲率，产生角膜散光。散光最高可达 8.5D，且位于巩膜缩短范围内。可行巩膜缩短缝线松解手术，以减轻角膜散光，且不影响转位后的视网膜。

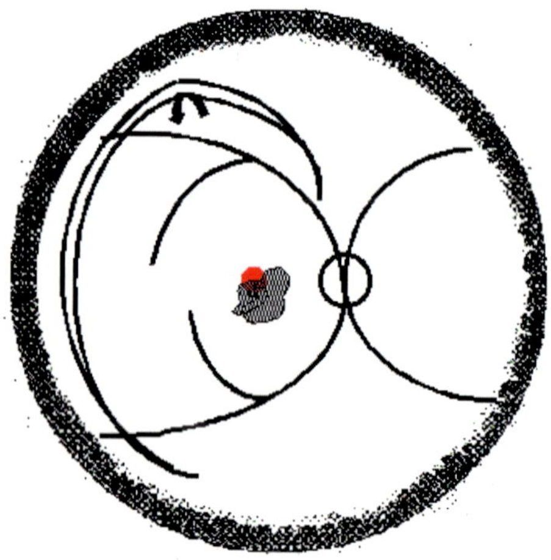

图 6-4-9 颞上视网膜放射切开，造成颞侧视网膜脱离，然后行颞侧周边视网膜 180°切开，翻转切开的视网膜瓣

4. 非切开、非缩短黄斑转位术　De Juan 等于 1999 年介绍了一种新的黄斑转位法。完成玻璃体切割后，在颞上下血管弓和黄斑外 3 mm 处各作一小的视网膜切开，用 39 号针注入灌注液形成视网膜脱离，行气液交换，但不引流视网膜下液，用引流针移动黄斑至适当位置。术后患者保持直立头位 48h。3 天后行 FFA 以确定 CNV 的位置并激光光凝。对于手术的机制并不很清楚，推测是由于气体的浮力和视网膜下液的重力作用使黄斑下移。Wong 等报道了另一种非切开缩短黄斑转位法。他在颞上血管弓和赤道之间作一小的视网膜切开，用 32 号灌注针在视网膜下注入灌注液造成 1 个或1/3象限的视网膜脱离，随后行气液交换，但保留视网膜下液，接着让眼球轻缓摆动，使视网膜下液如潮汐般晃动，直至 RD 范围扩大至整个视网膜，然后引流出大部分视网膜下液，而黄斑区保留浅脱离，用视网膜刷轻扫视网膜组织，将黄斑转位至一术前确定的健康部位，注入全氟化碳液体，使黄斑保持在新的位置上，直接行油液交换。术后氩激光光凝 CNV。

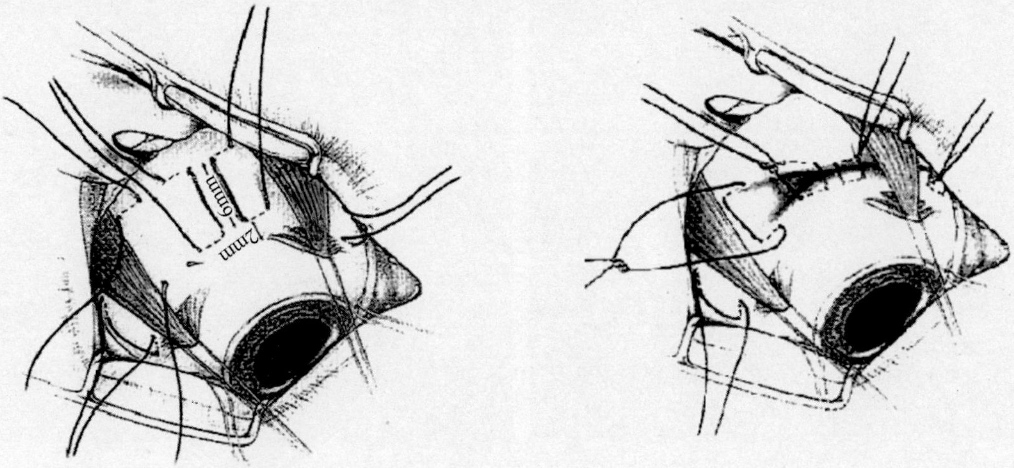

图 6-4-10　(左)距直肌止端 2mm 向后做巩膜层间反褥式预置缝线。缝线前后间距 6mm,预置缝线 5 处,颞上象限 3 处,上直肌内侧和外直肌下侧各 1 处。(右)玻璃体切除,制作视网膜脱离和玻璃体腔充填 60%~70%气体后结扎巩膜预置缝线,行巩膜缩短

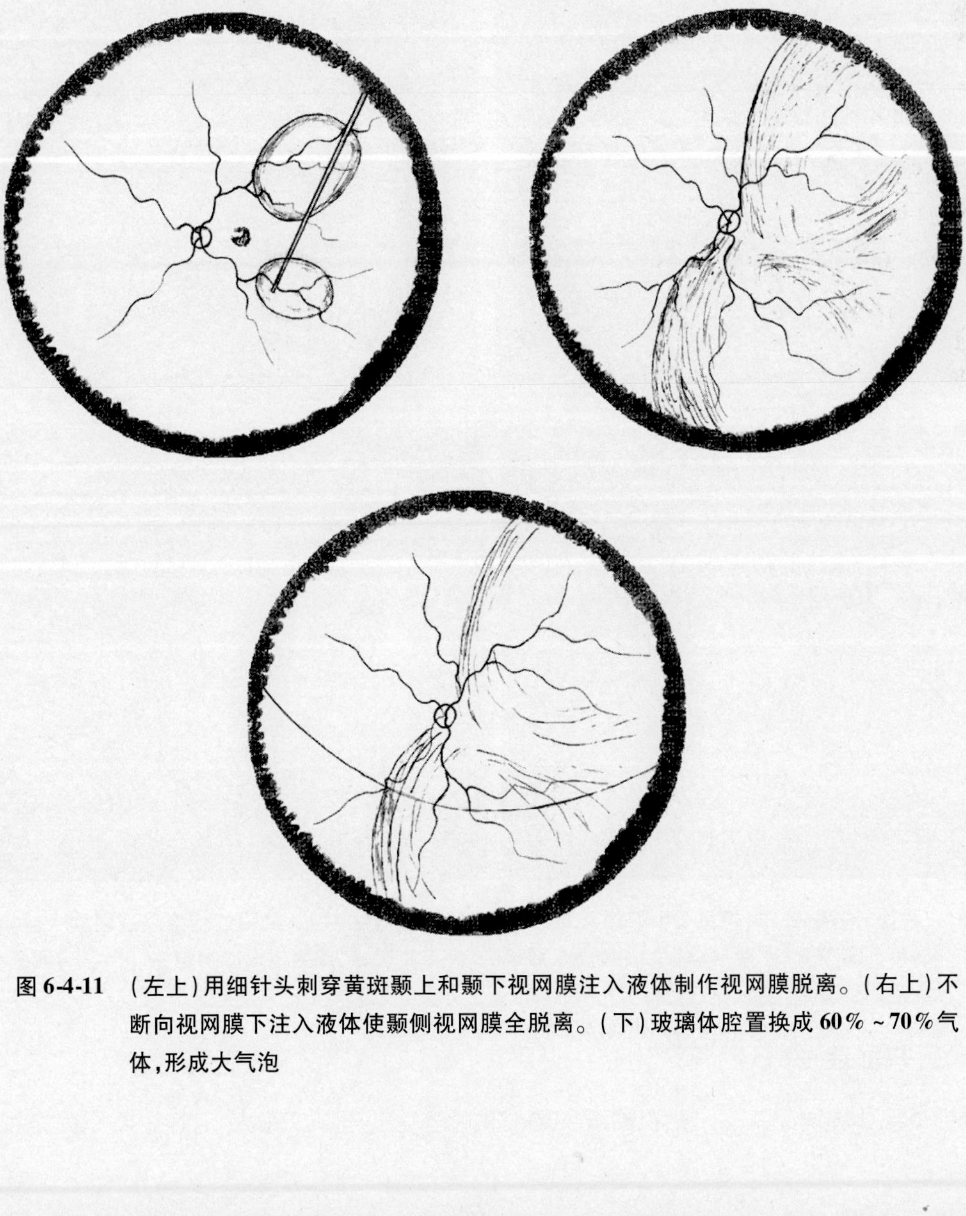

图 6-4-11　(左上)用细针头刺穿黄斑颞上和颞下视网膜注入液体制作视网膜脱离。(右上)不断向视网膜下注入液体使颞侧视网膜全脱离。(下)玻璃体腔置换成 60%~70%气体,形成大气泡

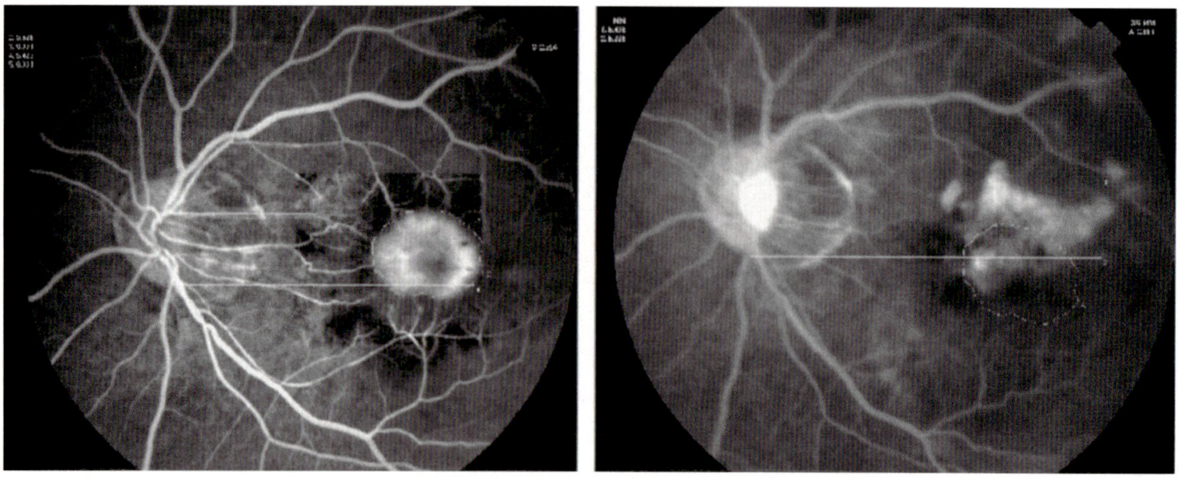

图 6-4-12 （左）手术前黄斑下膜显示高荧光。（右）局限性黄斑转位手术后黄斑区稍向下移位，但未能完全避开原背景病变区

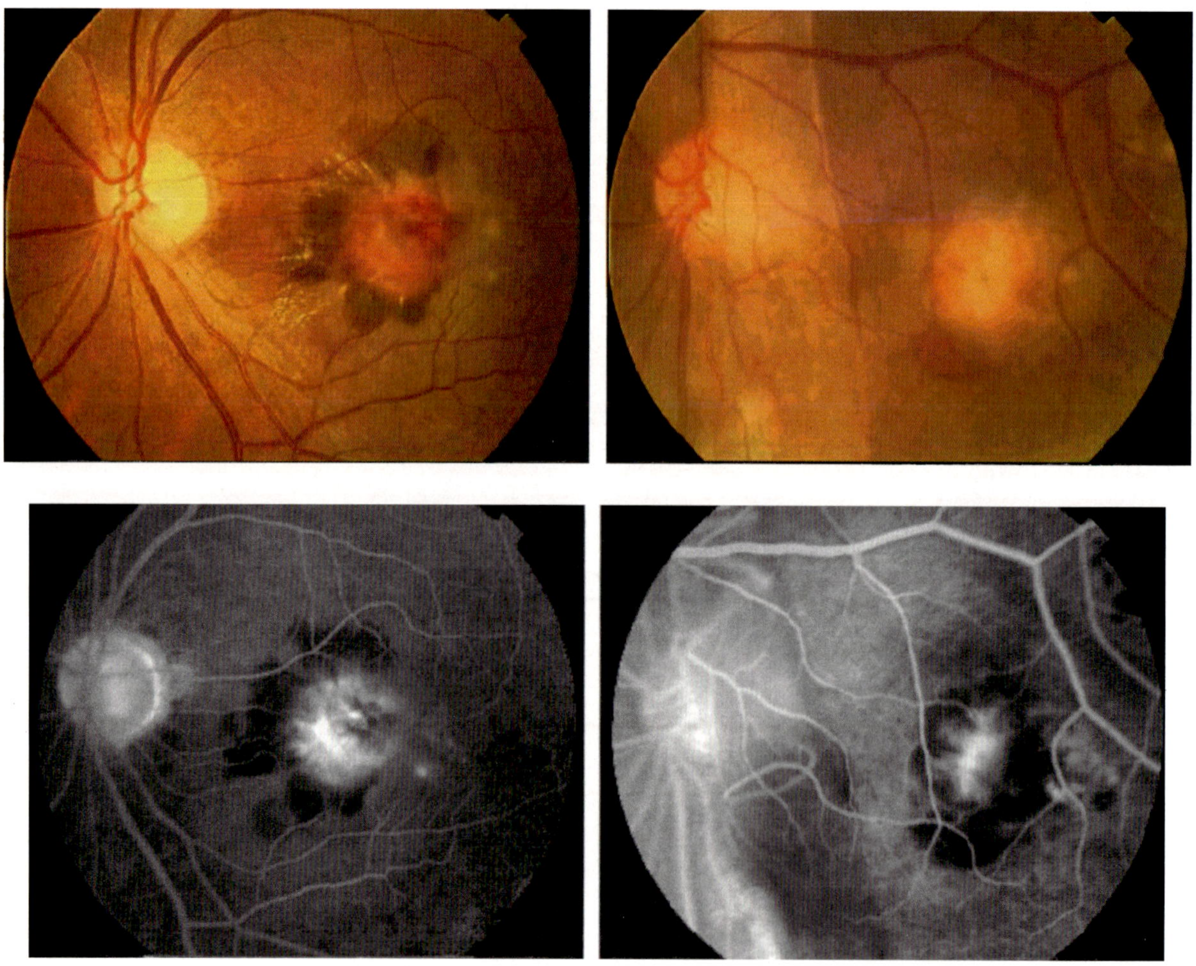

图 6-4-13 （左上）左眼 AMD，可见黄斑下膜及周围视网膜下出血。（右上）局限性转位后视网膜大皱褶，黄斑转位到颞下方。（左下）术前 FFA 显示 CNV 膜晚期高荧光，周围出血遮挡荧光。（右下）术后表现大的视网膜皱褶，原 CNV 仍呈高荧光

（三）术后并发症及处理

1. 增殖性玻璃体视网膜病变　是视网膜黄斑转位手术后严重的并发症。其主要原因是视网膜 360°

切开后使 RPE 较多暴露，导致大量 RPE 细胞游离到玻璃体及沉积在视网膜表面，逐渐发生增殖，牵拉视网膜脱离。Machemer 和 Steinhorst 行 3 例 360°切开黄斑转位，术后 2 例发生增殖性玻璃体视网膜病变。Ninomiya 等进行了 2 例 180°切开的视网膜转位手术，术后没有发生增殖性玻璃体视网膜病变。局限性黄斑转位术由于没有过多的 RPE 暴露，一般不发生增殖性玻璃体视网膜病变。

2. 黄斑前膜　此并发症亦与视网膜切开范围较大、RPE 裸露较多有关。Ninomiya 等进行了 2 例 180°切开的视网膜转位手术，术后均发生黄斑前膜。

3. 视网膜脱离　多由玻璃体牵拉，周边视网膜形成裂孔而引起。黄斑转位三种手术术后均可发生视网膜脱离。

4. 物像倾斜　是视网膜黄斑转位手术后常见的并发症。Machemer 和 Steinhorst 行 3 例 360°切开黄斑转位，手术后有 30°～50°的外旋。Hilel Lewis 等进行了 10 例局限性黄斑转位术，术后只有 3 例发生物像倾斜和变形，其中 1 例在 6 个月后仍然存在。一般来说，如果病人另外一只眼视力已丧失，手术后经几个月大脑视皮质对影像适应，调整作用后，物像倾斜现象逐渐好转、克服，如同正常人视物呈水平位。但若另一只眼视力尚好，术眼物像倾斜现象很难消除，因此，物像倾斜的治疗可考虑遮盖术眼，戴三棱镜或调整眼外肌位置等。

5. 黄斑皱褶　好发于局限黄斑转位术，发生率约 26%，严重者需手术摊平皱褶。Hilel Lewis 等进行了 10 例局限性黄斑转位术，术后 3 例发生黄斑皱褶，均行手术摊平皱褶。

6. 巩膜穿孔　比较少见。多因局限性黄斑转位，行巩膜缩短巩膜层间预置缝线时，进针过深而穿透巩膜以及视网膜。若视网膜穿孔可将巩膜穿孔处冷冻或玻璃体气液交换后行眼内激光光凝，封闭视网膜裂孔。

尽管如此，作为一种具有创新性的手术方法，黄斑转位术显示出了较好的临床效果，相信随着手术方法的不断改进和临床经验的增加，会成为有效的、可预期的治疗手段。

四、视网膜细胞的移植

手术切除 CNV 的同时 RPE 细胞也被切除，从而形成 RPE 缺损区，周围的 RPE 细胞再生能力低，不能修复此区域，Bruch 膜长期裸露将使中心视力发生不可逆损失，这种情况可通过 RPE 移植来重建黄斑区视网膜下正常解剖结构和生理功能，为中央凹光感受器提供适宜的支持和营养，并可阻止中央凹下脉络膜毛细血管的萎缩。Glaser 等提出 RPE 细胞能合成蛋白酶抑制因子，抑制因子的效价取决于 RPE 细胞的密度，而蛋白酶能介导细胞外基质的降解以促进血管长入。Moisseiev 等称 RPE 细胞可通过减少内皮细胞的纤溶酶原激活剂来调节眼内 CNV 形成。Dawson 等发现 RPE 细胞来源的因子 PEDF（pigment epithelium derived factor）是有效的血管生成抑制剂。因此认为 RPE 细胞能抑制血管内皮增殖和毛细血管腔的形成，从而抑制 CNV 形成。此技术最先被 Rochester 大学的眼科学教授及视网膜移植组专家 Del Cerro 和 Prasad 眼科研究所的 G. N. Rao 所应用。RPE 细胞移植可分为同种异体移植和自体移植。自体移植 RPE 片可以是患眼中央凹外的 RPE 细胞，也可用患眼自体的虹膜色素上皮细胞（irispigmentepithelium，IPE）代替 RPE 细胞进行移植。Seaton 等将健康的 RPE 细胞移植到 RCS 大鼠视网膜下腔，发现移植部位及其周围的 CNV 明显减少，阻止了 CNV 的形成，并认为是健康的 RPE 细胞释放了血管生成抑制因子而起作用。Algvere 等曾进行过人胎眼至人的移植。首先用胰蛋白酶消化、分离 RPE 细胞，放入 37℃的 CO_2 培养箱 2～3 周，取得材料。大多通过外路（穿透后巩膜途径）或内路（玻璃体－视网膜途径），将培养的或原代的 RPE 细胞植入宿主的视网膜下腔。外路法操作为分离并剪断上直肌，暴露近黄斑区的后巩膜，作厚近全层的巩膜瓣，用特制针头刺破其下的脉络膜约 4mm，将 RPE 细胞注入视网膜下腔。本法植入的 RPE 细胞数量较多，一般不会造成医源孔，但操作难度较大，定位困难，开展不很成熟。内路法操作为经睫状体扁平部的切口，先行玻璃体切割，再用特制针头刺破中央凹颞上方的视网膜，注入平衡液造成小范围内的视网膜脱离，然后植入 RPE 细胞。本法是在直视下手术，较为精细、效果好，但易造成医源孔，而且如何处理视网膜注射孔也较麻烦，临床上一般要经气液交换或注入硅油以封闭该孔。移植的 RPE 细胞大多因排异反应而不能长期存活。有效地抑制由 MHC Ⅱ抗原介导的排异反应是成功的关键。文献报道在供体细胞中如能尽可能地剔除含已被激活 MHC Ⅱ抗原的 RPE 细胞或切除周边巩膜以获取自体 RPE 细胞或采用自体虹膜色素上皮细胞作为供体,可望明显减少术后的排异反应。此外,对 RPE 上皮片组织相容性抗原的标定对减少移植后的排异反应也将具有重要意义。RPE 移植的成功在很大程度上也依赖于能否植入有正常极性和功能的单层 RPE 细胞。许多实验都证明 RPE 细胞的附着、增生和存活还依赖于健康的基底膜的存在。如能将 RPE 细胞培养于合适的基底膜和支持膜上,可望增加植入后的存活率。存活下来的细胞可以与其他神经产生连接并开始像光感受器一样发挥作用。大量的动物实验表明移植后的 RPE 细胞具有以下作用:①挽救感光细胞,维持其完整性(特别是外段);②有助于失活的视网膜保持 S 抗原并延缓 mRNA 的降解;③防止视网膜 CNV 的产生、正常血管的萎缩并保持其内平衡;④维持传导过程中膜整合蛋白的基因表达和合成;⑤通过吞噬作用去除碎片;⑥再建感光细胞的细胞间质,维持外丛状层的突触联系,延缓内外核层细胞的衰老;⑦分泌某种营养因子。Y. Sanve 在伦敦眼科研究所发现对鼠类进行 RPE 细胞移植后,在幼鼠即可获得更多的光感受器和更好的视力。Del Cerro 采用人的视网膜细胞进行移植,原材料的获得成为问题。神经生物学家 Bienvenido Castillo 已经在 RPE 的异种移植上获得成功。最近国外有人对 RPE 细胞移植的载体进行研究,尝试用微球进行 RPE 移植,即将 HFRPE(人胎儿 RPE)在交叉样纤维蛋白原上培养后制成微球,这样 RPE 细胞就分布于三维载体的外表面和微粒体内。结果证明了三维载体移植的优点:有利于 RPE 细胞增殖和扩散,有利于 RPE 细胞正常生物学特性的维持,可减轻植入后的免疫反应。

五、人工视网膜

在疾病的病理过程中,尽管黄斑部光感受器近乎完全丧失,但黄斑部内核层和节细胞层的生存率可分别达到 80% 和 30% 。如果采取一定的方法,产生对光的感受和相应的电流或使神经递质释放,激活内层视网膜,产生神经冲动,并传送给视皮质,就可能引起一定的视觉。这种能够激活内层视网膜的装置,称为人工视网膜(视网膜假体)。人工视网膜应具备的基本功能主要包括:①必须能够获取图像;②图像必须能够被转换为刺激图形;③刺激图形必须可被视网膜神经元利用。获得视网膜植入成功的关键取决于以下 3 个条件:①研究者必须决定盲人眼内神经节细胞的健康程度;②必须有一种可植入的小片,这种小片不撕伤也不毒害视网膜组织;③必须使植入的小片能以大脑可接受的形式传递视觉信息。根据刺激机制的不同,人工视网膜分为 2 大类:电流刺激和神经递质释放。目前,主要有 3 种人工视网膜装置,分别为安放于视网膜内表面的(epiretinalprosthesis)、视网膜下的(subretinalprosthe-sis)及化学性(chemicalprosthesis)人工视网膜。表面型人工视网膜是将电刺激的电极排列紧靠在视网膜内界膜上,不破坏电极排列固定点以外的眼球结构。装置上无感光的区域,直接接受包含图像信息的电信号,电极再直接刺激神经节细胞的轴突。如果需要将电子装置安置在眼球外,则需要有电线经睫状体扁平部导出。目前的表面型人工视网膜都要求有一个获取图像、图像处理、数据和电源转换到植入物的外部系统,所以这种信息转换更易受到外界的控制。南加州大学 Doheny 视网膜研究所正在进行一项独家的临床试验,已有 2 例患者接受了植入术。研究证实,微电子装置有足够的能量直接刺激视网膜神经元,使完全失明的患者可感觉到与刺激脉冲一致的光。外层型人工视网膜植入于 RPE 与视网膜感觉层之间,其优点是植入的电极接近视网膜双极细胞,因此需要的刺激电流较小。Optobionics 公司近年应用人工硅视网膜进行临床试验。这种装置是一种微光电二极管排列,植入于视网膜下间隙,仅由光线提供能源。2000 年 6 月和 2001 年 7 月,各有 3 名患者接受了植入术。2002 年报告,植入物仍有电功能并保持原位,能间接地改善视功能,但在正常光条件下,装置本身不能直接激活视网膜。德国 Tuebingen 大学、Houston 大学的研究组及日本 Nidek 有限公司也对此进行了研究。化学型人工视网膜是一种在视网膜目的区域释放神经递质的装置,但其可行性尚处于论证阶段。Wayne 州立大学 Kresge 眼科研究所已提出一种微流体装置,可用于刺激皮质和视网膜,可将包裹的谷氨酸盐泵到视网膜或皮质的多个位置,使谷氨酸盐光活化(photoactivate),以刺激神经元。对于人工视网膜还有许多问题需要研究,我们希望它可以最终帮助盲人获得视力。

（董方田　刘丽英）

【参考文献】

[1]　Bressler NM, Bressler SB, Fine SL. Age-related macular degeneration . Surv Ophthalmol, 1988, 32:375-413.

[2]　汪浩. 脉络膜新生血管的治疗进展. 国外医学眼科分册, 2001, 25(5):288-295.

[3]　唐仕波，罗燕. 眼底新生血管防治的研究进展. 眼科新进展, 2000, 20(6):449-4514.

[4]　Blinder KL, Peyman GA, Paris CL, et al. Submacular scar excision in age-related macualr degeneration. Int Ophthalmol, 1991, 15:215.

[5]　Thomas MA, Kaplan HJ. Surgical removal of subfoveal neovascularization in the presumed ocular histopasmosis syndrome. Am J Ophthalmol, 1991, 111:1.

[6]　董方田，张承芬，费佩芬，等. 黄斑下 CNV 的手术治疗及随访观察. 中华眼科杂志, 1997, 33:251-254.

[7]　Thomas MA, Grand MG, Williams Df, et al. Surgical management of subfoveal choroidal neovascularization. Ophthalmology, 1992, 99:952-958.

[8]　Lewis H, VanderBrug Medendorp S. Tissue plasminogen activator-assisted surgical excision of subfoveal choroidal neovascularization in age-related macular degeneration: a randomized double-masked trial. Ophthalmology, 1997, 104:1847-1851.

[9]　Ormerod L, Puklin J, Frank R. Long-term outcomes after the surgical removal of advanced subfoveal neovascular membra nes in age-related macular degeferation. Ophthalmology, 1994, 101:1201-1210.

[10]　Merrill P, LoRusso F, Lomeo M, et al. Surgical removal of subfoveal choroidal neovascularization in age-related macular degeneration. Ophthalmology, 1999, 106:782-789.

[11]　Glatt H, Machemer R. Experimental subretinal hemorrhage in rabbits. Am J Ophthalmol, 1982, 94:762-773.

[12]　Toth CA, Mrose LS, Hjelmeland LM, et al. Fibrin directs early retinal damage after experimental subretinal homorrhage . Arch Ophthalmokl, 1991, 109:723-729.

[13]　Hanscom TA, Diddie KR. Early surgical drainage of macular subretinal hemorrhage. Arch Ophthalmokl, 1987, 105:1722-1723.

[14]　Wade EC, Flynn HW, Olsen KR, et al. Subretinal hemorrhage management by pars plana vitrectomy and internal drainage. Arch Ophthalmokl, 1990, 108:973-978.

[15]　Hassan A, Johnson M, Schneiderman T, et al. Management of submacular hemorrhage with intravitreous tissue plasminogen activator injection and pneumatic displacement. Ophthalmology, 1999, 106:1900-1907.

[16]　Lewis H. Intraoperative fibrinolysis of submacular hemorrhage with tissue plasminogen cativator and surgical drainage. Am J Ophthalmol, 1994, 118:559-568.

[17]　Moriaty A, McAllister I, ConstableI. Initial clinical experience with tissue plasminogen activator(t-PA) assisted removal of submacular hemorrhage. Eye, 1995, 9:582-588.

[18]　Machemer R, Steinhorst UH. Retinal separation, retinotomy, and macular relocation, I: Experimental studies in the rabbit eye. Graefe Arch Arch Clin Exp Ophthalmol, 1993, 231:629-634.

[19]　Machemer R, Steinhorst UH. Retinalseparation, retinotomy, and macular relocation, II: a surgical approach for age-related macular degeneration. Graefe Arch Clin Exp Ophthalmol, 1993, 231:635-641.

[20]　Ninomiya Y, Lewis JM, Hasegawa T, et al. Retinotomy and foveal translocation for surgical management of subfoveal choroidal neovascular membranes. Am J Ophthal mology, 1996, 122:613-621.

[21]　C Eckardt, U Eckardt, et al. Macular rotation with and without counter-rotation of the globe in patients with age-related macular degeneration. Graefe's Arch Clin Exp Ophthalmol, 1999, 237:313-325.

[22]　De Juan E Jr, Loewenstein A, Bressler NM. Alexander J Translocation of the retina for management of subfoveal choroidal neovascularizatioII: a preliminary report in humans. Am J Ophthalmol, 1998, 125:635-646.

[23]　Hilel Lewis, Peter K Kalser, Sharon Lewis, et al. Macular translocation for subfoveal choroidal neovascularization in age-related macular degeneration: a prospective study. Am J Ophthal mology, 1999, 128(2):135-145.

[24]　Okamoto N, Tobe T, Hackett S, et al. Transgenic mice with increased expression of vascular endothelial growth factor in the retina: a new model of intra retinal and subretinal neovascularization [J]. Am J Pathol, 1997, 151(1): 281-291.

[25]　Sakamoto T, Spee C, Scuric Z, et al. Ability of retroviral transduction to modify the angiogenic characteristics of RPE cells [J]. Graefe Arch Clin Exp Ophthalmol, 1998, 236(3):220-229.

[26] Kuroki M, Voest EE, Amano S, et al. Reactive oxygen in termediates increase vascular endothelial growth factor expression in vitro and in vivo [J]. J Clin Invest, 1996,98(7):1667-1675.

[27] 杨娟,徐国兴. 视网膜色素上皮细胞移植治疗视网膜变性疾病的研究进展. 福建医科大学学报, 2003, 37.

[28] Moisseiev J, Jerdan JA, Dyer K, et al. Retinal pigment epithelium cells can influence endothelial cell plasminogen activators [J]. Invest Ophthalmol Vis Sci, 1990,31:1070-1078.

[29] Dawson DW, Volpert OV, Gillis P, et al. Pigment epithelium-derived factor: a potent inhibitor of angiogenesis [J]. Science, 1999;285(5425):245-248.

[30] 邹玉平,吴德正. 视网膜色素上皮移植术实验研究. 中华眼底病杂志,1997,12(113):4842.

[31] Seaton AD, Tuner JE. RPE transplants stabilize retinal vasculature and prevent neovascularization in the RCS rat [J]. Invest Ophthalmol Vis Sci,1992,33:83-91.

[32] Algvere PV, Berglin L, Gouras P, et al. Transplantation of fetal retinal pigment epithelium in age-related macular degeneration with subfoveal neovascularization [J]. Graefe Arch Clin Exp Ophthalmol, 1994,232:707-716.

[33] 祝肇荣, 叶纹. 视网膜色素上皮细胞移植的研究. 国外医学眼科学分册,1997,21(3):172-176.

[34] 姜德咏,高玲. 视网膜移植抗原性的初步研究. 中华眼底病杂志,1997,13:4432.

[35] 陈辉,胡楠. 抗视网膜抗体在视网膜病中的初步研究. 南通医学院学报,1995,15(3):377.

[36] 唐仕波, 罗燕. 视网膜感光细胞的移植. 中国实用眼科杂志,1999,17(11):246.

[37] 李光辉. 对视网膜移植的几个问题的探讨. 国外医学眼科学分册, 1994,18(4): 214-217.

[38] 张钧,盛耀华. 视网膜色素上皮细胞移植的研究. 眼科新进展,2000,20(4):903.

[39] Oganesian A, Gabrielian K, Ernest JT, et al. A new model of retinal pigment epithelium transplantation with microspheres [J]. Arch Ophthalmol, 1999, 117(9): 1192-1200.

[40] 惠延年, 王静波, 王琳. 人工视网膜的研究进展. 眼科新进展, 2003,23(2): 73.

[41] Wade Roush. 人工视网膜植入术展望. 国外医学眼科学分册, 1996,20(3):157-159.

5　老年性黄斑变性黄斑下出血的治疗

脉络膜新生血管（choroidal neovascularization，CNV）的脆性非常高，因此黄斑区出血是湿性老年性黄斑变性（age-related macular degeneration，AMD）很常见的眼底并发表现。视网膜下新生血管（位于视网膜神经上皮下或位于视网膜色素上皮层下）对于患者的视力预后具有很重要的临床意义，伴有黄斑下浓厚出血的 AMD 通常预示着很差的中心视力。已有临床及实验室证据证明，血液中的某些毒性成分可损伤视细胞。

黄斑下出血在疾病的发生发展过程中对于视力的预后起着很重要的作用。裂隙灯或间接检眼镜检查在存在出血的情况下对黄斑区的检察存在很大的困难。同样，临床上广泛应用的 FFA 及 ICGA 检查通常只表现为荧光遮蔽或观察不清。因此，对于出血性 AMD 治疗的目的之一即提高疾病的可观察性以便治疗。

除 CNV 在视网膜功能恢复方面的重要性外，视网膜下的出血本身（特别是浓厚的出血）已公认对视细胞具有毒性，因此对视力亦会造成危害。以下治疗方法旨在去除视网膜下的血液，以利于黄斑中心视力的改善。

一、自然病史

Bennet 等通过回顾计算机记载的 60 000 份病人的病历，报告了 29 例伴有黄斑下出血的病人。研究中，如立体像揭示出血范围大于 4DD 则定义为浓厚出血。如果出血范围小，无明显隆起，则定义为薄的出血。其中 12 例病人为继发于 AMD 的黄斑下出血，随访的记载数据包括视力。随访时间为 24 ~ 36 个月，平均初诊视力为 20/1 300，随访末的视力为 20/1 700。在随访过程中，100% 的病人视力下降或保持不变。研究表明，厚的视网膜下出血预示视力预后很差。Avery 等对 40 例 41 只眼老年性黄斑变性伴有黄斑区视网膜下出血的病例进行了临床观察。随访 36 个月时，16 只眼视力平均下降 3.5 行，44% 的病人视力平均下降 6 行或更多。在随访的过程中，第 12 个月时共有 31% 的眼视力提高 3 行或以上，而到 36 个月时，下降为 21%。通过此项观察，Avery 等认为，虽然黄斑下出血的 AMD 从理论上讲预后很差，但是还是有相当比例的眼视力可得到恢复，因此清除视网膜下的积血还是很有必要的。

最近，由 Scupola 等对 54 例病人（60 只眼，年龄大于 55 岁）进行了回顾性研究。临床资料表明，在随访 24 个月时，患者的初始视力是 20/240，80% 的眼视力有不同程度的下降，平均视力1/1 250（从 1/200 至有光感）。伴有浓厚出血的患眼视力从 200/500 降到了 20/2 000。视网膜下出血（甚至是非常厚的血块）在无 CNV 存在的情况下，即便不进行任何治疗视力也可得到提高。无出血的 AMD 的视力预后要比有出血的眼好。从而得出结论：出血的范围与出血的面积是决定视力预后的主要因素。临床上的各种干预措施应是有效的。Scupola 等同样观察到黄斑区复发性出血的眼视力非常差。38% 的眼发展为视网膜下纤维增殖，25% 患有萎缩斑，25% 的眼发展为黄斑裂孔。

目前已公认视网膜下的血液可损伤视细胞的正常功能。结论来自于对兔及猫的实验研究。Glatter 和 Machemer 的一项研究表明，实验性的兔视网膜下出血在 24h 内即可造成对视细胞的损伤。对于视网膜外层的损伤可发生于发病后的 3 ~ 7 天。有研究报道是出血释放的铁离子对视网膜及脉络膜的睫状血管产生了毒性，视网膜下的凝血块也造成了对视细胞的不可逆损伤，而厚的出血可造成视网膜与 RPE 细胞之间代谢过程的屏障，凝血块凝缩的切应力也对视细胞的损伤起了一定的作用。除了血液本身的有害作用外，与 AMD 有关的视网膜下出血通常具有很差的视力预后相关。对于人类的连续性观察研究大多依赖于病原学。由于外伤及大动脉瘤的黄斑下出血通常可自行吸收，对视细胞及 RPE 的损伤较 AMD 小。浓厚的出血可使视网膜厚度增加,出血范围、病变范围与视力预后通常密切相关。这与 Bennett 以前的报道是一致的。

另一些临床资料证实内层视网膜出血伴有玻璃膜疣通常是隐匿性新生血管发生的前兆。

二、治疗方法

(一)观察

出血性 AMD 的自然病程预后非常差,因此选择观察只限于浓厚的黄斑区出血。对伴有薄出血的病人,临床上可进行观察与等待。薄的出血吸收后,ICGA 和 FFA 检查可提供准确的病理学特征。

(二)热凝固和(或)光动力疗法

随病程的进展, FFA 检查可对薄的黄斑区出血提供更多的信息。虽然黄斑光凝小组只针对出血占病变面积<50%的病例进行光凝,但是理论上讲, 对于那些出血的病例(包括薄的出血的病例)使用热光凝也许是合理的治疗措施,特别是 ICGA 发现有“强的荧光渗漏”时。在对 30 例出血性 AMD 的回顾中,Kramer 等发现 2/3 的眼有可治疗的区域(“热点”或斑块),而使用荧光造影只发现 1/6 的眼有可治疗的区域。在一些情况下可使用 PDT 来治疗典型性 CNV,当出血清除后,需再次行 FFA 以决定是否需要进一步的治疗(TTT/PDT)。

(三)手术治疗

15 年前人们即开始尝试手术方法清除视网膜下的出血。手术技巧包括经睫状体平坦部玻璃体切除(PPV)、视网膜切开以及视网膜下灌洗。为最大限度地减少视网膜及 RPE 细胞的损伤,可以同时玻璃体腔内注射 t-PA。也有报道可行玻璃体内注气术,以及让病人保持俯卧体位。

1. 玻璃体切除术联合机械性出血斑的切除,不联合纤维蛋白溶解酶原的注射　因伴有浓厚出血的 AMD 预后非常差,许多学者开始应用玻璃体切除术清除积血块以及 CNV。但视力的预后非常差(20/200)或更差,而且还会因增生性玻璃体视网膜病变(PVR)的存在而导致视网膜脱离的发生。亚黄斑研究小组(2001 年 9 月病人的入组结束,2003 年 9 月随访结束)报道利用机械性切除的方法治疗黄斑下 CNV。在黄斑出血组,336 名病人被随机分配至手术切除组及观察组。目前研究资料处于临床总结阶段。已有临床资料证实手术切除对部分病例有效。

De Juan 和 Machemer 报道手术治疗 4 例 AMD 伴黄斑下出血的病人。手术时机为出血发生后的 1 周到 1 年。手术技术包括 PPV、玻璃体后皮质的清除、一次或多次视网膜切开, 通过灌洗清除视网膜下的血凝块,用微镊取出视网膜下的瘢痕。通过切开的视网膜处进行反复的气液交换,以彻底清除视网膜下血液。眼内激光或眼内冷冻封闭切开处的视网膜,接着行气液交换,然后让病人保持俯卧位。手术虽成功地清除了血液和瘢痕,但是 4 例病人的视力仅为 5/200 或更低,2 例病人发生了 PVR 和复发性视网膜疾病。

2. 玻璃体切除术联合视网膜下 t-PA 注射及凝血块的清除　组织纤维蛋白激活因子是一种内源性丝氨酸蛋白酶,分子量为 70 000。t-PA 与纤维蛋白一起形成了复合物,以激活纤维蛋白溶酶原。纤维蛋白溶酶原进而降解纤维蛋白形成可溶性的降解产物,发挥溶解血斑块的作用。t-PA 理论上有利于厚的出血的液化,可促进近中央凹的血液置换以及纤维神经感觉层的调节。液化的血液对神经感觉细胞的损伤作用要小于机械性血块的移出作用。

此项技术的要点包括玻璃体基底部的玻璃体切除术后视网膜下注射 t-PA(10 ~ 12μg/0.1ml),使用 t-PA进行灌注的时间总共是 20 ~ 40min。但是有些情况下血块会一直存在,灌注的目的是移除大多数浓厚的、大的血块。一些外科大夫建议使用膜镊抓取新生血管的复合物质,但是其他人更愿意把它留在原位。Tennantd 等总结了术后 5 例使用此种方法治疗的出血性 AMD。由于黄斑下的病变, 多数病例的术后视力很差(<20/200)。在另外一项对 67 例出血性 AMD 的回顾性总结中,Schulze 和 Hesse 努力寻找能代表视

力预后的因素。唯一能反映预后的因素是出血的大小。他们在观察中发现,出血范围直径大于5mm眼在随诊中无一例视力有显著性的提高。

3. 充气性视网膜固定术伴/不伴 t-PA 注射　Wilson Heriot 率先使用玻璃体内注射 t-PA 及注射气体来治疗出血性 AMD。20 只眼注射 100μg t-PA 以及少量 C_3F_8 气体,术后要求严格的俯卧位以利于视网膜下血液的排除,有25%的病人视力得到提高(≥20/200),这也许是由视网膜下的脉络膜视网膜病变造成的。到目前为止,临床总结病例最多的是 Hattenbach。43 例由于 AMD 造成的黄斑下出血玻璃体内注射 50μg t-PA 及 0.5ml SF_6。81%的病例血液完全清除,44%的病例视力提高了2行以上,30%的患眼最终视力提高了2行以上,61%的病例视力保持稳定。视力预后与单纯玻璃体切除组相似,但是并发症却大大减少了,最常见的并发症是暴发性脉络膜出血。

目前关于玻璃体内注射 t-PA 对视网膜的毒性还有争论,为减少潜在的并发症,大多数的医生选择≤0.1ml(含50μg)的 t-PA 进行玻璃体注射。

一些研究认为,单纯玻璃体内注射气体(无 t-PA)可以很有效地置换出视网膜下的血液。Hassan 等报道了15例 t-PA(25～100μg/0.1～0.2ml)联合 C_2F_6 或 C_3F_8 治疗 AMD 伴有厚的出血的病例,术后要求病人俯卧1～5天。15只眼黄斑下血液完全清除,14只眼(93%)视力提高2行或以上。随访10.5个月,10只眼(67%)视力提高2行或以上,6只眼(40%)达到20/80。3只眼并发玻璃体出血,1只眼并发眼内炎,4只眼1～3个月发生复发性出血。

4. 玻璃体切除、视网膜下 t-PA 注射以及气液交换　Hauper 等描述了一种以最大限度地减少血块凝集对视网膜及 RPE 细胞造成损伤的方法。在玻璃体切除术后玻璃体后皮质清除后,用36号弯针头将50μg/0.1ml 的 t-PA 直接注射到11只眼视网膜下的血凝块内,进行彻底的气液交换,使用20% SF_6 气体或空气进行填充。术后要求病人保持俯卧体位。术后平均随访时间6个月,术后最佳矫正视力为20/30至5/200,9例(82%)视力提高,2例视力无变化。最后的视力从手动至20/70,有8例(73%)视力与基线视力相比有提高,3例有复发性出血(27%),1例出现严重的视力下降。虽然这种方法比充气术/玻璃体内 t-PA注射术对眼的侵入性更大些,但更有利于玻璃体内碎片的清除。理论上讲,大的空气泡或其他的气泡也可达到帮助术后移出视网膜下血液的效果。

5. 伴有视网膜切开的360°黄斑转位手术　手术的目的是通过产生360°的巨大裂孔,清除视网膜下的血液而使视网膜稳定。视网膜随后围绕视神经乳头旋转,黄斑将转位到新的无损伤的视网膜区域。手术包括以下几个步骤:①晶状体或玻璃体切除后晶体植入或不植入;②产生完全的视网膜脱离;③360°视网膜切开;④黄斑下血液及 CNV 清除;⑤旋转视网膜及视网膜复位。

1993年 Machemer 和 Steinhost 首次报道了对严重黄斑下出血的 AMD 病人进行黄斑转位手术。对3例病人共观察了5个月,术眼的视力低于2/200。手术时间为5～6h。其中只有1例病人视力从2/200提高至20/80。其他2例病人在成功的转位术后发生了 PVR,视网膜在增殖膜清除、硅油注入后重新复位,但视功能非常差。1999年 Wolf 等在眼科年会上报道了7例此类病人的手术结果。手术后平均随访时间为11个月,2例病人(29%)视力提高,4例病人(57%)视力稳定。3例病人并发 PVR(43%),1例病人发生了黄斑前膜,所有的病人术后都发生了斜视。

Eckardt 等对手术进行了改进,在黄斑转位手术同时进行眼肌手术。1999年他们报道了对30例病人平均随访10.5个月的结果,16只眼术后视力得到提高(53%),6只眼(20%)视力稳定,8只眼发生了视力回退,18只眼(60%)近视力好于20/50。

2002年 Pertile 报道了黄斑转位手术治疗伴 CNV 和黄斑下出血的 AMD 的临床系列观察结果。随访时间为1999～2000年,平均随访时间为21个月。术后共有33只眼(66%)最好矫正视力(Snellen 视力)提高了2行以上,14只眼(28%)术后视力保持不变,只有3只眼(6%)发生了视力下降(2行或以上)。在随访结束时,32%的眼视力为20/50或以上,只有8只眼(16%)视力低于20/200。34例病人(68%)可阅读报纸(阅读速度恢复正常或增加)。9只眼(18%)发生 PVR,5只眼(10%)发生了复发性脉络膜下 CNV,3只眼(6%)出现复视,2只眼(4%)发生脉络膜出血,1只眼出现黄斑裂孔。由此看出,黄斑转位手术也是治疗由 CNV 引起的 AMD 黄斑下出血的一种选择。

三、注意事项

大量的视网膜下出血并不很常见，但是如果患者具有视网膜下新生血管而又因全身因素长期使用抗凝剂（如华法林），则发生并发症的危险性很高。Tilanus 等进行了一项回顾性研究，对 50 例伴有视网膜下黄斑出血的 AMD 进行临床观察。他们发现使用阿司匹林的病例与对照组无显著性差异，但是使用华法林的病例黄斑下出血的发生率是对照组的 12 倍。由此可看出，华法林可引起黄斑下出血。因此，进展型的 AMD 病人使用华法林应慎重。另外，与内科大夫的沟通是很有必要的，如果华法林在内科并无使用的必要性，可停止使用。

（张新媛）

【参 考 文 献】

[1] Bennett SR, Folk JC, Blodi CF, et al. Factors prognostic of visual outcome in patients with subretinal hemorrhage. Am J Ophthalmol, 1990, 109:33-37.

[2] Avery RL, Fekrat S, Hawkins BS, et al. Natural history of subfoveal hemorrhage in age-related macular degeneration. Retina, 1996, 16:183-189.

[3] Scupola A, Coscas G, Soubrane G, et al. Natural history of macular subretinal hemorrhage in age-related macular degeneration. Ophthalmologica, 1999, 213(2):97-102.

[4] Glatt H, Machemer R. Experimental subretinal hemorrhage in rabbits. Am J Ophthalmol, 1982, 94:762-773.

[5] Berrocal MH, Lewis ML, Flynn HW. Variations in the clinical course of submacular hemorrhage. Am J Ophthalmol, 1996, 122:486-493.

[6] Kramer M, Mimouni K, Priel E, et al. Comparison of fluorescein angiography and indocyanine green angiography for imaging of choroidal neovascularization in hemorrhagic age-related macular degeneration. Am J Ophthalmol, 2000, 129:495-500.

[7] De Juan E Jr, Machemer R. Vitreous surgery for hemorrhagic and fibrous complications of age-related macular degeneration. Am J Ophthalmol, 1988, 105(1):25-29.

[8] Hochman MA, Seery CM, Zarbin MA. Pathophysiology and management of subretinal hemorrhage. Surv Ophthalmol, 1997, 42:195-213.

[9] Toth CA, Morse LS, Hjelmeland LM, et al. Fibrin directs early retinal damage after experimental subretinal hemorrhage. Arch Ophthalmol, 1999, 109:723-729.

[10] Hattenbach LO, Klais C, Koch FH, et al. Intravitreous injection of tissue plasminogen activator and gas in the treatment of submacular hemorrhage under various conditions. Ophthalmology, 2001, 108:1485-1492.

[11] Hassan AS, Johnson MW, Schneiderman TE, et al. Management of submacular hemorrhage with intravitreous tissue plasminogen activator injection and pneumatic displacement. Ophthalmology, 1999, 106(10):1900-1907.

[12] Haupert CL, et al. Pars plana vitrectomy, subretinal injection of tissue plasminogen activator, and fluidgas exchange for displacement of thick submacular hemorrhage in age-related macular degeneration. Am J Ophthalmol, 2001, 131:208-215.

[13] Machemer R, Steinhorst UH. Retinal separation, retinotomy, and macular relocation: II. A surgical approach for age-related macular degeneration? Graefes Arch Clin Exp Ophthalmol, 1993, 231(11):635-641.

[14] Pertile G, Claes C. Macular translocation with 360 degree retinotomy for management of age-related macular degeneration with subfoveal choroidal neovascularization. Am J Ophthalmol, 2002, 134(4):560-565.

[15] Tilanus MA, Vaandrager W, Cuypers MH, et al. Relationship between anticoagulant medication and massive intraocular hemorrhage in age-related macular degeneration. Graefes Arch Clin Exp Ophthalmol, 2000, 238:482-485.

6　老年性黄斑变性出血性视网膜脱离的手术治疗

出血性视网膜脱离(hemorrhagic retinal detachment, HRD)是指血液积聚在视网膜神经感觉层下间隙,和浆液性、渗出性视网膜脱离一样会造成视网膜脱离。由于血液成分的毒性作用、血凝块的机械牵拉、营养阻隔作用,会造成视网膜的严重损害和视力丧失。老年性黄斑变性(age-related macular degeneration, AMD)是最常见的引起出血性视网膜脱离的疾病,CNV 是出血的根本原因。AMD 患者的病理改变包括 RPE 层变薄,RPE 细胞和基底膜间囊样物质增加、颗粒状物沉积,Bruch 膜增厚钙化,光感受器细胞萎缩。

一、出血的来源

(一)脉络膜血管来源

脉络膜新生血管(choroidal neovascularization, CNV)是较常见的导致视网膜下出血,引起出血性视网膜脱离的原因。病变或缺血的视网膜神经感觉层(也可能是 Müller 细胞)提供了促新生血管生长的条件,脉络膜毛细血管提供了内皮细胞,RPE - Bruch 膜复合体提供了新生血管生长的支架。另外,视网膜色素上皮(retinal pigment epithelium,RPE)细胞能分泌 bFGF(成纤维细胞生长因子)、VEGF(血管内皮生长因子)等促血管内皮增生因子,正常视网膜和无窗的血管内皮间的紧密连接构成了血视网膜屏障,而 CNV 是有窗的毛细血管床,这种结构容易引起血管的渗漏、视网膜下出血,这可能是 VEGF 对新生血管产生的高渗透作用。还有一种脉络膜来源的出血是由于 RPE/Bruch 膜的损伤,如外伤引起的脉络膜裂伤及病理性近视引起的漆裂纹,刚开始出血时并没发现 CNV,此种出血易吸收,视力预后较好。

(二)视网膜血管来源

和脉络膜血管来源的出血一样,这些病例都具有血视网膜屏障的破坏,任何导致视网膜血管内皮损伤或变性的因素均可引起视网膜血管的出血,进入视网膜下或视网膜内,引起出血性视网膜脱离或视网膜内出血。

二、诊断

(一)症状和体征

突然的视物模糊、视物变形和中心暗点是出血性视网膜脱离患者最早出现的症状。当出血远离黄斑区时,病人症状可不明显,可保持很好的中心视力。眼底检查发现视网膜增厚、隆起,颜色可为鲜红色、暗红色,当出血量很大时,可变为暗绿色,出血常呈境界不清的扇贝形,当视网膜下血凝块液化后,由于重力作用可出现液平面。

(二)辅助检查

包括眼底荧光素血管造影(fundus fluorescein angiography,FFA)、吲哚青绿血管造影(indocyanine green angiography,ICGA)及超声检查,对发现出血的原因很有帮助。

1. FFA　在造影时,视网膜下出血常遮盖脉络膜血管显影。视网膜血管过度显影可能是视网膜大动脉瘤。CNV 引起的出血性视网膜脱离,常在造影早期发现一小块不规则的脉络膜荧光增强区,当然,只有

CNV 位于出血的边缘或视网膜下出血很少、视网膜隆起不高时才可能被发现。

2. ICGA　其最大用处就是确定 CNV,可以较好地显示隐匿性的新生血管、被出血和渗出遮盖的新生血管。吲哚青绿吸收 790 ~ 805nm 波长光,发出 835nm 的近红外光,这种光能穿透浓厚大量的出血,在造影晚期出现不断增强的斑驳状强荧光区。

3. 超声检查　对于视网膜下大量出血,视网膜脱离隆起度高的患者具有诊断价值。B 超可见视网膜下出血块呈中等回声的视网膜下暗区,存在漏斗形视网膜脱离时,漏斗尖端将出现强回声,血块溶解时能区分出血块的层次。A 超检查时,视网膜下出血表现为峰值(脱离视网膜)后的低回声区,当出现较厚凝血块时,其回声可能超过视网膜。

三、鉴别诊断

(一) POHS(眼组织胞浆菌病)

在 FFA 过程中,可看到视网膜下出血由 POHS 继发的 CNV 所引起,虽然它和 AMD 引起出血性视网膜脱离的机制是一样的,但两者的视力预后完全不同,原因是 POHS 继发的 CNV 多位于视网膜神经感觉层下。

(二) 视网膜大动脉瘤

此病在眼底后极多见,大多位于颞侧动脉分支处,动脉管壁呈纺锤状或梭形血管瘤样扩张,常由于管壁渗透性增加、黄斑水肿,影响中心视力,并可发生瘤体破裂,视网膜下大量出血,引起出血性视网膜脱离。眼底表现为青灰色隆起,有时被误认为脉络膜黑色素瘤。有时出血可位于视网膜内或视网膜前,也可进入玻璃体腔。

(三) 高度近视

高度近视(病理性、变性性近视)是指大于 -6D 的近视,易引起出血性视网膜脱离。变薄的脉络膜和 RPE 及漆裂纹使 CNV 进入视网膜下引起视网膜下出血,导致出血性视网膜脱离。

(四) 眼球外伤

眼球钝挫伤引起的脉络膜裂伤会导致即刻的出血性视网膜脱离,或以后继发于 CNV 的出血性视网膜脱离。眼球穿通伤会引起出血性视网膜脱离,这种视网膜下出血量大,视网膜脱离范围广,视力预后差,因为同时还可能伴有玻璃体出血、眼内异物、眼内感染等。

(五) 其他疾病

血管样条纹症、脉络膜骨瘤、视网膜海绵状血管瘤、医源性损伤(激光、手术引起)、糖尿病视网膜病变、视网膜中央静脉阻塞、中心性浆液性脉络膜视网膜病变等。

四、视力受损的组织病理和发病机制

(一) 血液的毒性作用

毒性作用主要通过多种不同的物质引起。在血液吸收阶段,红细胞被巨噬细胞、少量 RPE 细胞、Müller 细胞吞噬后,能产生含铁血黄素,其被代谢后转化为铁蛋白。释放的铁离子对视网膜和脉络膜血管产生毒性作用,并促使光感受器和 RPE 细胞凋亡,数月后的视网膜外层萎缩也和铁离子的毒性有关。此外,铁离子的毒性具有时间和剂量累积效应。视网膜下血液还包括促 RPE 细胞有丝分裂的物质,这种物质可能和 CNV 的发生有关。

(二)纤维牵拉作用

在血块回缩过程中,纤维蛋白会引起视网膜的牵拉。在猫模型中,Toth 等通过组织学证据发现向视网膜下注入血液 25min 后,凝血产生的纤维蛋白会直接黏附于光感受器外层。1h 后,在这些黏附区光感受器外层被从视网膜上撕成小片状,7 天后,视网膜外层、内层及 RPE 均出现严重的变性。在兔模型中,Glatt 和 Machemer 发现纤维蛋白黏附引起的早期视网膜改变发生于 24h 后,而视网膜的明显变性发生于 3 ~ 7 天。

(三)营养阻隔作用

RPE 的一项主要功能就是从脉络膜血管获取营养物质及氧气供应视网膜外层,并转运视网膜和 RPE 的代谢产物,视网膜下出血造成一种弥散屏障,阻碍营养物质的吸收和代谢产物的转运。在人眼中,视网膜下出血的厚度和视力预后有关。

五、自然病程和预后因素

Bennett 等回顾了 29 例出血范围至少在 1PD 左右的患者,非 AMD 患眼的视力平均提高至 20/650 ~ 20/200;AMD 患眼视力无明显提高,平均为 20/1 700;脉络膜裂伤眼的最终视力最好,平均为 20/35;量大而厚的视网膜下出血患眼的视力最差。Berroca 等在一项非连续的回顾性调查中发现,没有黄斑中央凹下 CNV 的出血性视网膜脱离在视网膜下出血吸收后,视力普遍得到提高。通过以上一系列的回顾性报道,发现出血性视网膜脱离的自然病程和一些影响因素密切相关。

首先,从出现出血性视网膜脱离到出血吸收持续的时间越长,其视力预后越差。第二,视网膜下出血的厚度越厚,视网膜脱离隆起度越高,其视力越差。Bennet 的一项回顾性研究显示大量出血的平均最终视力为 20/1 300,而少量出血的最终视力平均为 20/240。同时,Avery 等发现视网膜下出血的范围越广,其视力预后越差。另外,一些潜在的疾病对出血性视网膜脱离的视力预后影响很大,如很多研究发现 AMD 引起的视网膜下出血视力预后很差,而脉络膜裂伤和视网膜大动脉瘤引起的出血性视网膜脱离视力预后较好,这可能和导致视网膜下出血的机制(是否伴有 CNV)、病人的年龄、先前存在的光感受器细胞和 RPE 的破坏等相关。

六、治疗

当前对出血性视网膜脱离的治疗包括玻璃体腔注气、玻璃体切割和通过原视网膜裂口或视网膜切开清除视网膜下血液,可联合应用 t-PA。在治疗时,需考虑到出血的时间、范围、厚度及手术操作的问题。

对于少量浅的或不涉及黄斑的出血,因其对黄斑功能影响较小,可暂时不进行任何治疗,但应密切随访观察。

(一)激光引流视网膜下出血

即用高能量的氩激光光凝黄斑区外视网膜脱离最高处,如看到视网膜下血液流入玻璃体,就表示已作了充分的视网膜穿透。这种方法一般用于较新鲜的出血性视网膜脱离,血液流动性较好。Dellaporta 曾报道了 2 例成功手术的病例。此手术较玻璃体视网膜手术简单,没有上述手术的并发症,但也存在视网膜下血液去除不净、玻璃体内血液吸收较慢等不足。

(二)玻璃体腔 t-PA 注射联合注气术

动物实验证实玻璃体内注射 t-PA 能促使部分视网膜下血块溶解 。对于出血灶位于黄斑,出血范围较小、出血量小的 HRD 患眼多采用玻璃体 t-PA 注射结合注气术，如出血的流动性好，也可采用单纯注气法 。1996 年在芝加哥召开的玻璃体视网膜会议上，Wilson 报道了 10 例 AMD 患眼采用玻璃体注射 t-PA 及 C_3F_8 的治疗效果，术后 9 例患者视网膜下出血吸收，7 例患者视力提高。

（三）手术清除视网膜下出血

对于直径大于 5mm 且较厚的出血一般采用玻璃体手术，视网膜切开引流吸出视网膜下血液。因为血液对视网膜有毒性作用，尽快手术清除视网膜下积血可提高患者的最终视力 。1983 年，Dellaporta 报道了世界第一例成功运用透热针尖通过巩膜穿刺经脉络膜到视网膜下抽吸视网膜下积血，使视网膜复位，患眼视力由术前的 3/200 提高到 20/20。1987 年，Hanscom 和 Diddie 进行了 2 例玻璃体切除联合视网膜切开清除视网膜下出血块取得成功，一例 77 岁的 AMD 患者的视力由术前眼前数指提高到 20/400，另一例 83 岁的视网膜大动脉瘤患者视力由手动提高至 20/80 。Wade 等报道了 14 例累及黄斑的出血性视网膜脱离患者，这些患者的手术指征是所有患眼的出血范围在 5PD 以上，术者估计出血很难慢慢吸收，并会引起黄斑功能下降。所有患眼均通过扁平部切口行玻璃体切除，视网膜切开，用笛针吸出视网膜下血液，再行气液交换，并行视网膜切口处光凝。5 例 AMD 患眼的视力最差为无光感，最佳为 5/200，9 例非 AMD 患眼术后视力在 20/200 ~ 20/40 之间，手术时间在出血后 1h 和 4 周，对比发现手术在出血后 2 周内进行，术后视力较好。

（四）联合 t-PA 视网膜下注射的玻璃体手术

由于视网膜下凝血块的清除需借助于眼内镊等显微器械的使用，会产生对视网膜神经感觉层的撕脱，加重玻璃体视网膜的增殖病变，术后视力较差，而 t-PA 能促使血块的溶解，便于出血的吸收和引流。通过 t-PA 反复灌洗，可使血块较快溶解，但有报道反复灌洗会造成 RPE 和 Bruch 膜分离，采用视网膜下注射 t-PA，等待药物作用和缓慢灌注的方法取得良好疗效。1991 年临床报道第一例 t-PA 联合视网膜下出血吸除。PE 等治疗 2 例大动脉瘤时，用微吸管通过一小的视网膜切口向下注射 6. 25μg t-PA。吸除视网膜下出血后，视力从数指到 20/50 和 20/70。在对三个伴有视网膜下出血的 AMD 患者的治疗后，其视力由眼前数指提高到 20/400。t-PA 能减少纤维蛋白对光感受器的损伤，并能大大降低清除凝血块时所造成的纤维蛋白对视网膜的牵拉损伤，但需早期及时应用，否则血液引起的视网膜不可逆损伤可能发生于 t-PA 注射前，患眼的视力预后就很差。1994 年，Lewis 对 24 例 AMD 引起的出血性视网膜脱离患眼运用 t-PA 视网膜下注射合并视网膜下灌洗抽血，患眼的入选标准包括：出血前视力在 20/50 以上，出血时间在 14 天内，出血范围在 3PD 以上、厚度大于 500μm，视力为数指或以下。术后发现出血在 7 天内的患眼视力提高，证实早期手术治疗对视力预后有帮助，t-PA 是一种很有用的手术辅助剂。但目前还没有更科学的临床随机对照实验证实以上结果。

（赵培泉　冯　斐）

【参 考 文 献】

[1] Miller JW, Adamis AP, Shima DT, et al. Vascular endothelial growth factor/vascular permeability factor is temporally and spatially correlated with ocular angiogenesis in a primate model. Am J Pathol,1994,145:574-584.

[2] Morse LS, Terrell J, Sidikaro Y. Bovine retinal pigment epithelium promotes proliferation of choroidal endothelium in vitro. Arch Ophthalmol,1989, 107:1659-1663.

[3] Pierce EA, Avery RL, Foley ED, et al. Vascular endothelial growth factor/vascular permeability factor expression in a mouse model of retinal neovascularization. Proc Natl Acad Sci USA,1995, 92:905-909.

[4] Stone J, Itin A, Alon T, et al. Development of retinal vasculature is mediated by hypoxia-induced vascular endothelial growth factor expression by neuroglia. J Neurosci,1995,15:4738-4747.

[5] Unoki K, Lavail MM. Protection of the rat retina from ischemic injury by brain-derived neurotrophic factor, ciliary neurotrophic factor, and basic fibroblast growth factor. Invest Ophthalmol Vis Sci,1994,35:907-905.

[6] Wong HC, Boulton M, Mclcod D, et al. Retinal pigment epithelial cells in culture produce retinal vascular mitogens. Arch Ophthalmol,1988,106:1439-1443.

[7] Green WR, Enger C. Age-related macular degeneration histopathologic studies: The 1992 Lorenz E. Zimmerman lecture. Opthalmology,1993,100:1519-1535.

[8] Bennett SR, Blodi CF, Folk JC. Factors prognostic of visual outcome in patients with subretinal hemorrhage involving the fovea. Am J Opthalmol,1990,109:33-37.

[9] Elliot JH, Jackson DJ. Presumed histoplasmic maculopathy, clinical course and prognosis in nonphotocoagulated eyes. Int Ophthalmol Clin,1975,15:29-39.

[10] Rabb MF, Gagliano DA, Teske MP. Retinal arterial macroaneurysms. Surv Ophthalmol,1988,33:73-96.

[11] Blumenkranz MS, Lewis H, Sternberg P. Removal of subretinal blood from ruptured arterial macroaneurysms. The Retina Society 28th Annual Meeting,1995.

[12] Avila MP, Weiter JJ, Jalkh AE, et al. Natural history of choroidal neovascularization in degenerative myopia. Ophthalmology,1984,91:1573-1581.

[13] Hotchkiss ML, Fine SL. Pathologic myopia and choroidal neovascularization. Am J Ophthalmol,1981, 91:177-183.

[14] Brinton GS, Aaberg TM, Reeser FH, et al. Surgical results in ocular trauma involving the posterior segment . Am J Ophthalmol,1982, 93:271-278.

[15] Han DP, Mieler MF, Schwartz DM, et al. Management of traumatic hemorrhagic retinal detachment with pars plana vitrectomy. Arch Ophthalmol,1990,108:1281-1286.

[16] Berrocal MH, Lewis ML, Flynn HW. Variations in the clinical course of submacular hemorrhage. Am J Ophthalmol,1996, 122:486-493.

[17] Dugan JD Jr, Repke C, Wong T,et al. Massive spontaneous subretinal hemorrhage from a choroidal metastasis. Am J Ophthalmol,1993, 115:677-679.

[18] Schneiderman TE, Kalina RE. Subretinal hemorrhage precedes development of angioid streaks. Arch Ophthalmol,1994, 112:1622-1623.

[19] Bloome MA, Ruiz RS. Massive spontaneous subretinal hemorrhage. Am J Ophthalmol,1978, 86:630-637.

[20] Chang TS, Freund KB, de la Cruz Z, et al. Clinicopathologic correlation of choroidal neovascularrization demonstrated by indocyanine green angiography in patient with retention of good vision for almost four years. Retina,1994, 14:114-124.

[21] Gass JDM. Pathogenesis of disciform detachment of the neuroepithelium: V. Disciform macular degeneration secondary to focal choroiditis. Am J Ophthalmol,1967, 63:661-688.

[22] Koshibu A. Ultrastructural studies on absorption of an experimentally produced subretinal hemorrhage III. Absorption of erythrocyte breakdown products and retinal hemosiderosis at the late stage. Acta Soc Ophthalmol,1979,83:386-400.

[23] Toth CA, Morse LS, Hjelmeland LM, et al. Fibrin directs early retinal damage after experimental subretinal hemorrhage. Arch Ophthalmol,1991, 109:723-729.

[24] Glatt H, Machemer R. Experimental subretinal hemorrhage in rabbits. Am J Ophthalmol,1982, 94:762-772.

[25] Holyaerts M, Rijken DC, Lijnen HR,et al. Kinetics of the activation of plasminogen by human tissue plasminogen activator: role of fibrin. J Biol Chem,1982, 257:2912-2919.

[26] Avery RL, Fekrat S, Hawkins BS, et al. Natural history of subfoveal hemorrhage in age-related macular degeneration. Retina,1996, 16:183-189.

[27] Hayasaka S, Uchida M, Setogawa T. Subretinal hemorrhages with or without choroidal neovascularization in the maculars of patients with pathologic myopia. Graefes Arch Clin Exp Ophthalmol,1990, 228:277-280.

[28] Tennant MT, Borrillo JL, Regillo CD. Management of submacular hemorrhage . Ophthalmol Clin North Am,2002, 15:445-452.

[29] Hassan AS, Johnson MW, Schneideman TE, et al. Management of submacular hemorrhage with intravitreous tissue plasminogen activator injection and pneumatic displacement. Ophthalmology,1999, 106:1900-1906.

[30] Haupert CL, McCuen BW, Jaffe GJ,et al. Pars plana vitrectomy, subretinal injection of tissue plasminogen activator, and fluid-gas exchange for displacement of thick submacular hemorrhage in age-related macular degeneration. Am J Ophthalmol, 2001,131:208-215.

[31] Dellaporta AN. Retinal damage from subretinal hemorrhage. Am J Ophthalmo,1983,195:568-570.

[32] Hanscom TA, Diddie KR. Early surgical drainage of macular subretinal hemorrhage. Arch Ophthalmol,1987, 105:1722-1723.

[33] Wade EC, Flynn HW Jr, Olsen KR, et al. Subretinal hemorrhage management by pars plana vitrectomy and internal drainage. Arch Ophthalmol,1990, 108:973-978.

[34] Lewis H, Resnic SC, Flannery JG, et al. Tissue plasminogen activator treatment of experimental subretinal hemorrhage. Am J Ophthalmol,1991, 111:197-204.

[35] Lopez R, Gouras P, Brittis M, et al, Transplantation of cultured rabbit retinal epithelium to rabbit retina using a closed-eye method. Invest Ophthalmol V in Sci,1987,28:1131-1137.

[36] Steinhorst UH, Theischen M, Winter R. Subretinal lavage: a technique of continuous subretinal irrigation for removal of traumatic submacular hemorrhage. Ophthalmologica,1997, 211:399-401.

[37] Peyman GA, Nelson NC Jr, Alturki W, et al. Tissue plasminogen activating factor assisted removal of subretinal hemorrhage. Ophthalmic Surg,1991,22:575-582.

[38] Lewis H. Intraoperative fibrinolysis of submacular hemorrhage with tissue plasminogen activator and surgical drainage. Am J Ophthal,1994, 118:559-568.

[39] Boone DE, Boldt HG, Ross RD,et al. The use of intravitreal tissue plasminogen activator in the treatment of experimental subretinal hemorrhage in the pig model. Retina,1996, 16:518-524.

[40] Hattenbach LO, Klais C, Koch FH, et al. Intravitreous injection of tissue plasminogen activator and gas in the treatment of submacular hemorrhage under various conditions. Ophthalmology,2001, 108:1485-1492.

[41] Framme C, Toukhy HE, Sachs HG, et al. Clinical results of intravitreal administration of tissue-type plasminogen activator (tPA) and gas for removal of subretinal hemorrhage in senilemacular degeneration. Klin Monatsbl Augenheilkd,2000, 216:33-39.

[42] Collen D, Linjen HR. Tissue-type plasminogen activator: mechanism of action and thrombolytic properties. Haemostasis, 1986, 16(Suppl 3):25-32.

7　视网膜细胞移植治疗老年性黄斑变性展望

自从1983年Gouras等人首次报道了将体外培养的人类视网膜色素上皮(retinal pigment epithelium, RPE)细胞移植到猴的Bruch膜上获得成功以来,人们对视网膜细胞移植进行了广泛的研究。视网膜细胞移植治疗有以下几种类型。①RPE细胞移植。RPE细胞的病变会影响感光细胞的功能。RPE层细胞的来源主要是捐献的眼球,一种处理方法是把它打散培养作细胞培植,另一种方法是用特殊的仪器把视网膜下面的九层组织切割掉,剩下RPE细胞层,然后移植到病人的眼中。②虹膜色素上皮(iris pigment opithelium, IPE)细胞移植。用IPE细胞,是因为它与RPE细胞在胚胎起源上具有同源性,功能基本相似,而且可以利用自体的IPE细胞,避免排斥等不良结果,取材较容易简单。尽管IPE细胞在形态和某些功能上与RPE不同,但它仍不失为一种重要的选择。③视网膜感光细胞移植。这是治疗视网膜色素变性的最主要部分,在西方已经有一百多例手术病例。感光细胞也就是视锥细胞和视杆细胞,一种处理方法是把别人捐献的视网膜切割分离进行培养,然后移植到病人的眼睛;另一种方法是用切削机或激光把感光细胞层切割下来,再做移植。④干细胞移植。所谓干细胞(stem cell),就是视网膜的母体细胞,移植以后可以生长出新的视网膜。这种方法是从胚胎的视网膜或大脑的海马区获得细胞,移植到视网膜,生长出正常的视网膜来。⑤视网膜全层移植。有人曾进行尝试,也有报告发表,不过效果不是太好。⑥雪旺细胞移植,这是近一两年才有文献论述的新方法。

其中色素上皮细胞移植包括RPE和IPE细胞移植。对细胞移植的深入研究给视网膜色素变性、老年性黄斑变性(age-related macular degeneration, AMD)、遗传性黄斑变性等视网膜变性疾病的治疗带来了新的希望。Peyman等(1991)首次报道了人类自体和同种异体RPE细胞移植各1例。瑞典学者Algvere等(1994)报道了5例同种异体胎儿培养的RPE细胞移植,用于治疗AMD。术后3个月对这5例患者的随访显示,移植的RPE细胞存活,并具有视功能,从而揭开了视网膜手术新的一页。

一、移植细胞的分离和纯化

(一)RPE细胞

RPE细胞的分离多采用酶消化法。1980年Flood等人成功地在体外培养人RPE细胞。他们将眼球自锯齿缘剪开,去除玻璃体和周边视网膜,得到眼杯。在眼杯中加入胰酶消化神经视网膜层,即可去除神经视网膜。再次在眼杯中加入胰酶消化色素上皮层,离心后可得到游离的RPE细胞。将分离出来的RPE细胞接种在培养皿中,多次传代,即可得到大量的RPE细胞(图6-7-1)。这些细胞保持着正常色素上皮细胞的大多数形态和功能特点。

(二)IPE细胞

从20世纪50年代开始,就有人尝试对IPE进行纯化培养,但是直到1992年,Hu等才首次成功地对IPE成功地进行了分离和体外纯化培养。之后对分离方法进行改进,发现酶消化法辅助显微解剖法是最佳的IPE分离方法。Hu等将虹膜自根部切下,置于胰酶溶液中消化,用巴斯德吸管刮取IPE细胞片层,再将细胞片层在胰酶溶液中再次消化,即可获得纯化的IPE单细胞悬液。Rezai等提出了一种新的培养方法:将分离得到的IPE细胞离心后,不吹散,以细胞密度较高的“细胞球”形式置于少量培养基中进行培养,传代培养不经过胰酶消化,而是把“细胞球”直接转移到一个新的培养皿上,细胞从原来的球体继续迁移、增殖,形成单层细胞。这种新的转移方法非常简单,能培养出大量高纯度的IPE细胞,且其增殖活力和吞噬功能不受影响(图 6-7-2)。

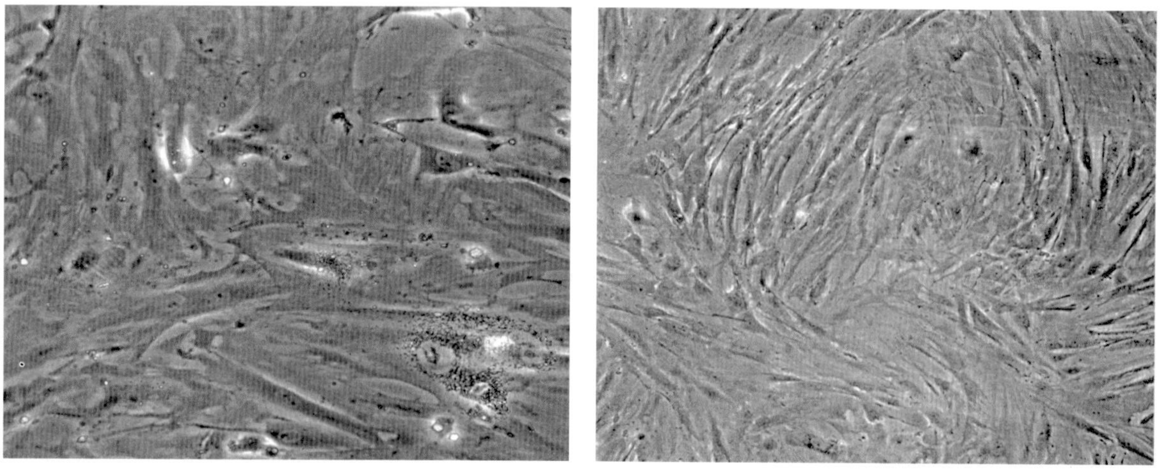

A　　B

图 6-7-1　体外培养的鼠 RPE 细胞

A. 体外培养的原代鼠 RPE 细胞。　B. 体外培养的传代鼠 RPE 细胞

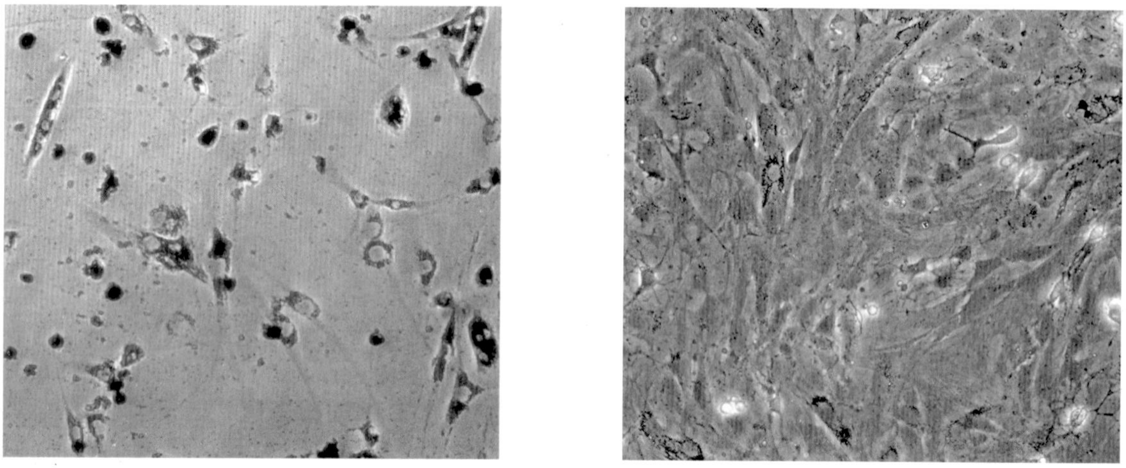

A　　B

图 6-7-2　体外培养的鼠 IPE 细胞

A. 体外培养的原代鼠 IPE 细胞。　B. 体外培养的传代鼠 IPE 细胞

(三)感光细胞

对于感光细胞变性的疾病,移植足够数量和适当纯度的感光细胞是关键。目前有以下三种方法。

1. 酶消化法　游离细胞悬液是用酶消化法得到的,即将视网膜在无 Ca^{2+} 和 Mg^{2+} 的 Hanks 液中孵育,使视网膜神经上皮层与 RPE 层分离,再用酶消化神经上皮层,得到感光细胞。1988 年 Towens-Anderson 等首次用酶分离法获得视杆细胞,并使其维持功能 24h。Couras 等改用木瓜酶裂解消化获得的视细胞,移植后可见发育良好的视细胞外节段。但此法获得的细胞悬液破坏了感光细胞层正常的组织结构和细胞极性。

2. 震动切削法　即用两种浓度不同的明胶来包埋、粘贴和固定待切削的适当大小的视网膜片,使视网膜外核层朝下,再用组织细胞震动切削机以 20 ~ 60μm 的厚度切削视网膜,切下的组织用美蓝染色,显微镜下证实刚达到感光细胞层为止。这样可以从视网膜上获得纯度高的完整的感光细胞层。但明胶可使光感受器的内外节段受损,震荡切削力对感光细胞也有损伤。

3. 准分子激光切削法　将获取的视网膜神经上皮层平铺在 35mm 的塑料培养皿上，感光细胞层朝下，吸净培养皿中和视网膜表面的 Hanks 液，选用适当波长的准分子激光仪，将瞄准指示光聚焦于所要切削的视网膜处，选调其工作参数进行切削。此法可获得完整的感光细胞层，且锥体细胞的内外节段保持良好。

二、移植细胞的标记

为了观察移植 RPE 细胞的形态，首先要区分移植 RPE 细胞和宿主 RPE 细胞。主要有以下四种方法。

1. 荧光标记法　一些学者用绿色荧光蛋白（GFP）标记移植的细胞，再通过荧光显微镜观察。在活体可通过激光扫描检眼镜观察移植细胞的形态，同时可进行荧光素血管造影和吲哚青绿造影观察移植细胞的功能。但是荧光标记不稳定，当移植的细胞变性死亡时，荧光会进入宿主细胞，很难将两者区分开。

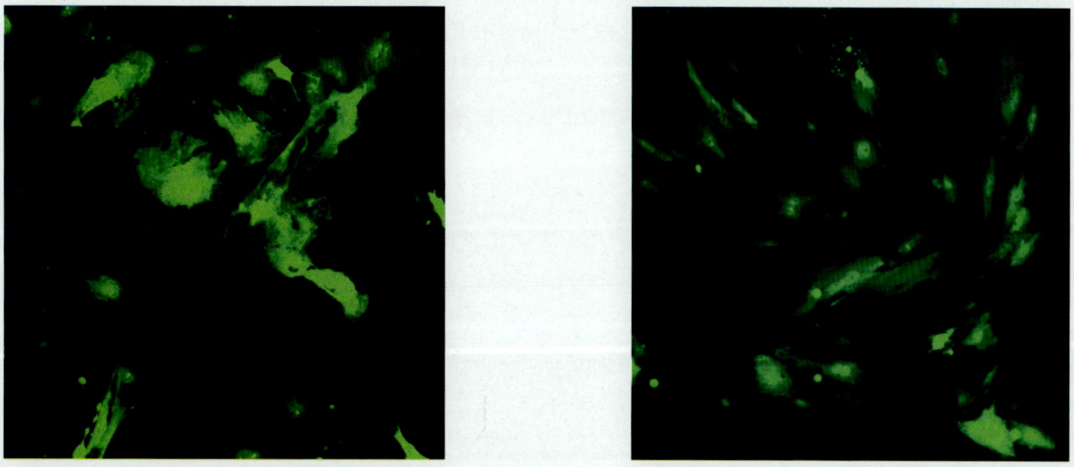

A　　　　B

图 6-7-3　GFP 标记的鼠 IPE、RPE 细胞

A. GFP 标记的鼠 IPE 细胞。　B. GFP 标记的鼠 RPE 细胞

2. ^{3}H－胸腺嘧啶脱氧核苷　Gouras 等人用^{3}H－胸腺嘧啶脱氧核苷标记移植细胞，再通过放射自显影技术观察标记的细胞。^{3}H－胸腺嘧啶脱氧核苷的半衰期较长，能标记正在分裂的细胞。但是它只标记细胞核，不能区分感光细胞移植时需要观察的突触末梢。且放射自显影技术相对复杂，需要时间长。

3. BrdU 和色素双标记　一些学者将 5－溴－2 脱氧尿苷（5-bromodexyuridine，BrdU）和色素同时标记到移植的细胞上。标记色素的细胞可以直接观察到，但随着细胞的分裂色素逐渐减少，而 BrdU 能标记正在分裂的细胞，不随细胞的分裂而丢失，但需要通过免疫组织化学方法来观察。二者结合，具有长期、方便的优点。

4. Lacz 基因标记　Gouras 等人采用转基因技术，用 Lacz 基因标记移植细胞，这种标记的细胞可表达 β－半乳糖苷酶，后者再与 X-gal（5－溴－4－氯－3－吲哚－β－半乳糖苷）发生反应后，在普通光镜或电镜下就能识别是否是移植的细胞（图 6-7-4）。这种标记方法稳定持久，特异性强，易于检测，观察方便。

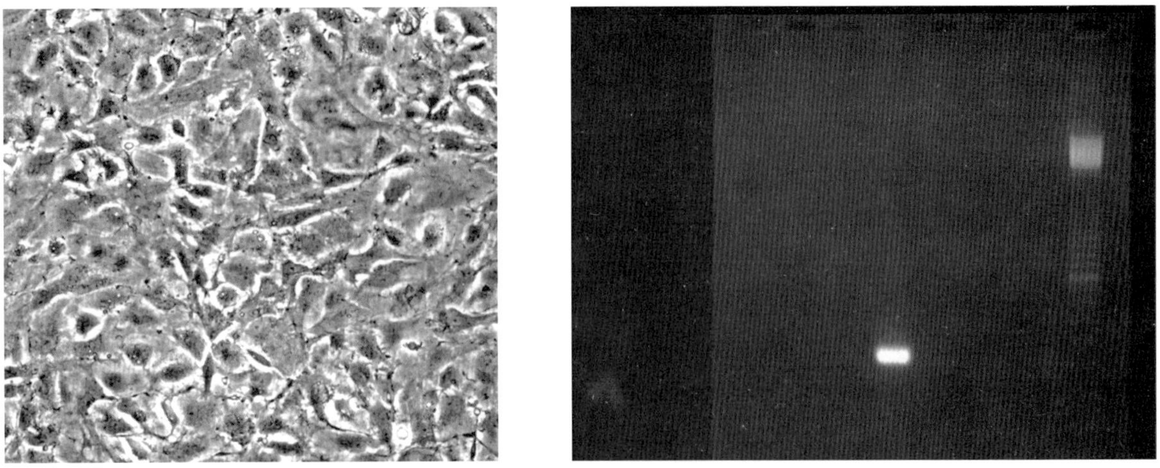

A B

图 6-7-4 Lacz 标记的鼠 IPE 细胞及鉴定

A. Lacz 标记的鼠 IPE 细胞。 B. RT-PCR 鉴定 Lacz 标记成功

三、移植方法

视网膜细胞移植是将细胞移植到视网膜下腔，现在主要有以下两种方法。

(一) 外路移植法

在移植区作一全层巩膜瓣，经切口将移植细胞通过特制的移液管，缓慢注入视网膜下腔，形成一个局限性视网膜脱离，范围达 1/3 视网膜，同时行前房穿刺，放出少量房水，降低眼压，减少注射部位的反流。此方法能将移植的细胞准确注入视网膜下腔，而对宿主视网膜无明显损害。因未切开视网膜，术后视网膜脱离很快平复，因而增加了移植细胞的存活率。但可能会导致血眼屏障的破坏，引起早期的免疫反应。

(二) 内路移植法

经睫状体平坦部切口行玻璃体切割后，切开视网膜，将平衡盐溶液注入视网膜下腔，在黄斑外形成一个 3mm 高的局限性视网膜脱离，其内注入0.5ml透明质酸钠维持脱离高度。切开此处视网膜，将移液管中的供体视网膜细胞注入视网膜下腔，再进行气液交换，气体顶压使脱离的视网膜平复。此方法在直视下进行，注射部位准确，且保存了血眼屏障的完整性，目前采用较多。

四、移植结果

(一) RPE 细胞移植的结果

目前已有许多研究表明，RPE 移植可拯救变性的感光细胞，为视网膜色素变性疾病如 AMD、视网膜色素变性、Usher 综合征、Stargardt 病、Sorsby 黄斑营养不良等的治疗开拓了广阔的前景。

Peyman 等切除 AMD 患者的黄斑下瘢痕后，行 RPE 细胞移植。自体 RPE 细胞片移植后 14 个月，视力由原来的眼前指数提高到 20/400，且移植的 RPE 细胞固定。同种异体 RPE 细胞片移植的患者术后 10 个月出现黄斑下纤维膜，视力无提高。所有病例未出现手术并发症，表明了移植 RPE 治疗 AMD 的可行性。Algvere 等将人胚胎 RPE 细胞片移植于 5 例去除了脉络膜新生血管(choroidal neovabcularization, CNV)的 AMD 患者的视网膜下，术后 1～6 个月内发生了黄斑水肿、荧光素渗漏、视力下降，可能是血视网膜屏障损害而发生了排斥反应。他们还将人胚胎 RPE 混悬液移植于 4 例萎缩型 AMD 患者的视网膜下，术后 12 个月内 3 例未发生明显改变，1 例出现排斥反应，表明同种异体 RPE 细胞移植存在排斥反应。

为避免免疫排斥反应,有学者将自体周边视网膜的 RPE 细胞转位于 8 例去除了 CNV 的 AMD 患者的视网膜下,观察 3 ~ 16 个月,其中 5 例视力不变,3 例视力下降,视力下降的原因是术后出现了增殖性玻璃体视网膜病变。所以他们认为该手术方法可行,但是术后患者视力无改善,且手术并发症发生率高。最近 Binder S. 等人的研究结果令人鼓舞,他们对 53 例中央凹 CNV 性 AMD 患者进行手术治疗,其中 14 例行单纯 fCNV 去除术作为对照组,39 例在去除了 fCNV 的基础上行自体 RPE 细胞移植,作为移植组。结果移植组术后视力显著提高,21 例视力提高 2 行或 2 行以上,12 例视力稳定,6 例视力下降。多焦 ERG 检查结果显示,移植组反应密度更高。他们认为自体 RPE 细胞移植联合膜切除是治疗 fCNV 性 AMD 的合理方法。

(二)IPE 细胞移植的结果

为避免异体 RPE 细胞移植的免疫排斥反应,有些学者考虑用自体 IPE 细胞代替 RPE 细胞移植治疗 AMD。IPE 细胞和 RPE 细胞在胚胎起源上具有同源性,在解剖上具有连续性,并且 IPE 取材容易,可以行虹膜周边切除术后得到 IPE。且其形态和结构与 RPE 非常相似,很多生理功能也一致。研究发现 IPE 对多种细胞因子的表达类似于 RPE;视黄醛代谢功能与 RPE 相似;能表达黑色素的基因,具有色素上皮细胞的性质;具有部分吞噬和降解感光细胞外节的能力等。因此,可以将 IPE 细胞移植于视网膜下代替 RPE 细胞。

Abe 等人对 35 例 AMD 患者去除 CNV 后行自体 IPE 细胞移植,术后 6 个月,18 人视力提高 2 行,11 人视力稳定不变,6 人视力下降,与对照组比较,IPE 细胞移植不能提高视功能,但未见黄斑囊样水肿、荧光素渗漏等并发症,表明未发生免疫排斥反应。Thumann 等人对 20 例中央凹下 CNV 患者行膜切除术联合自体 IPE 细胞移植,6 ~ 11 个月随访期间未发生免疫排斥反应。18 例表现为视力提高或稳定,2 例视力下降。且所有患者未出现新生血管膜复发,而以往单纯行 CNV 切除术的复发率高。这表明 IPE 细胞有可能抑制新生血管生成,但还有待于进一步证实。

为了进一步提高 IPE 细胞移植后视功能,一些学者将某些生长因子转入 IPE 细胞后进行研究。Kano T 等发现,IPE 和转染脑源性神经生长因子(BDNF)基因的 IPE 在体外和体内均能够对缺血和光损伤起到保护性作用。Hojo 等发现,转染 BDNF 的 IPE 细胞移植后能够保护视网膜光感受器。Semkova I 等将转染色素上皮衍生因子(pigment epithelium-derived factor, PEDF)的 IPE 植入具有光损伤和缺血损伤视网膜病变的小鼠的视网膜下腔,发现能够抑制病理性 CNV 的形成;植入 RCS 鼠的视网膜下腔,能够增加光感受器细胞的存活时间和视紫红质的表达。这些结果表明,IPE 细胞移植能取得与 RPE 细胞移植相似的治疗效果,且没有发生免疫排斥反应。

(三)感光细胞移植的结果

感光细胞的变性和死亡是视网膜色素变性、视网膜脱离及其他视网膜疾病致盲的主要原因。因而,挽救和替代变性的感光细胞,促进视网膜细胞的恢复,促使其再生可以阻止疾病的发生甚至治愈许多疾病(图 6-7-5、图 6-7-6)。

Kaplan 等报道 2 例用感光细胞片植入无光感的视网膜色素变性患者的黄斑区视网膜下腔,随访 12 个月,未用任何免疫抑制剂,未发现免疫排斥反应,也无黄斑囊样水肿、葡萄膜炎、黄斑皱褶等并发症,但视力仍无光感。表明感光细胞移植的安全性。

最近 Berger 等人报道对 8 例视网膜色素变性患者行异体感光细胞片移植,术后未用免疫抑制剂,随访 12 个月,结果移植眼的视力、对比敏感度、视野都没有显著的提高,黄斑 ERG 的振幅和潜伏期与对侧非手术眼比较没有显著变化。眼部检查未见有免疫排斥反应出现。表明异体感光细胞移植治疗视网膜色素变性是安全可行的,但是还不能挽救患者的视力。

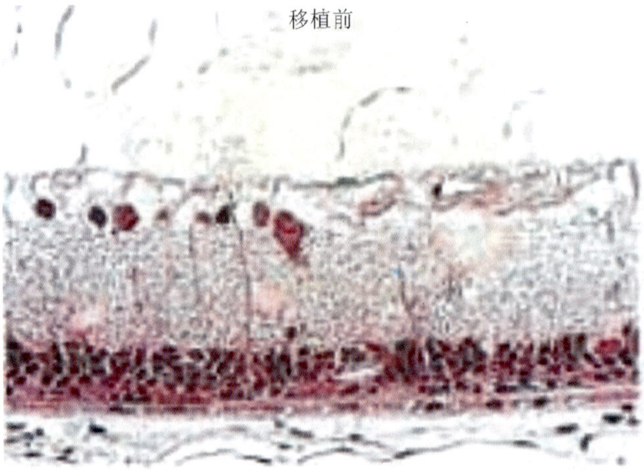

A

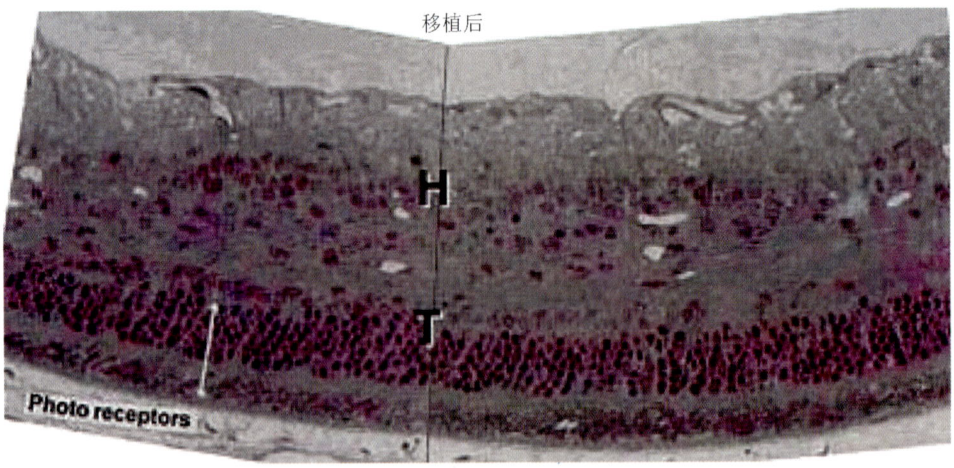

B

图 6-7-5 感光细胞移植到光损伤鼠视网膜下

A. 光损伤的鼠视网膜感光细胞丢失。 B. 感光细胞移植(T)后受损伤的视网膜(H)得到恢复

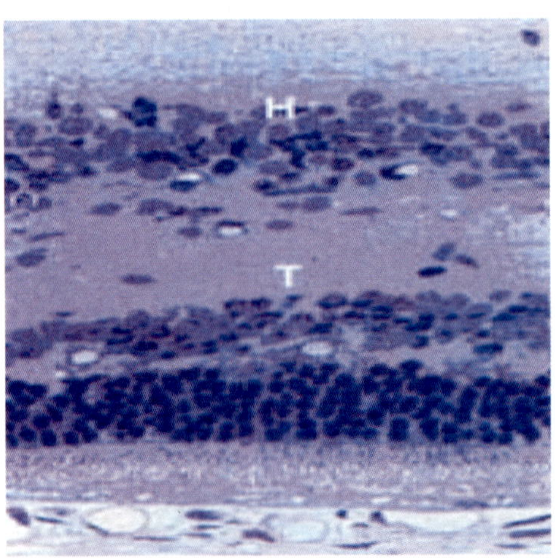

A

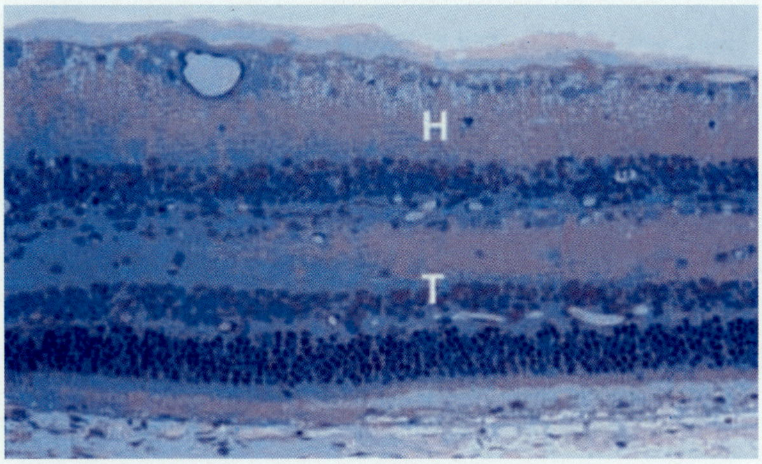

B

图 6-7-6　感光细胞和 RPE 细胞联合移植

A. 感光细胞和 RPE 细胞联合移植到 RCS 鼠的视网膜下，可见移植片（T）和宿主视网膜（H）之间有部分融合。　B. 放大的 A 图

五、细胞移植的免疫应答

现代免疫学认为细胞移植的免疫应答主要取决于Ⅱ类主要组织相容性（MHC）抗原，因此对于仅表达Ⅰ类 MHC 抗原或不表达 MHC 抗原的细胞来说，移植后的免疫应答反应很弱。视网膜组织具有较低的免疫原性，视网膜下腔没有淋巴系统，且被血眼屏障和 RPE 细胞间紧密连接分隔，实质细胞的Ⅰ类 MHC 和Ⅱ类 MHC 抗原表达降低。所以视网膜是免疫赦免区域，这些特点使得细胞移植到视网膜下腔后的免疫应答十分微弱。但 Crafoord S 等人认为曾被视为免疫赦免区的视网膜下腔并没有完全避免免疫排斥反应。而自体色素上皮细胞的移植被认为可以避免免疫排斥反应，提高移植物的存活率，因此自体色素上皮细胞的移植成为目前研究的重点。

许多研究结果表明 RPE 细胞基础性表达Ⅰ类 MHC 抗原，而不表达Ⅱ类 MHC 抗原，但是在体外培养的 RPE 细胞受干扰素 - γ 刺激后可表达Ⅱ类 MHC 抗原。提示这些分子在向移植受体呈递抗原的过程中可能起着重要作用。这些结果表明 RPE 还是具有一定免疫原性的，与异体 RPE 移植后出现免疫排斥反应有关，因而异体 RPE 移植后可能需要应用免疫抑制剂。而视网膜感光细胞层是无血管分布的，其移植不受血管再建的限制，同时也可降低排斥反应。感光细胞不表达Ⅱ类 MHC 抗原，仅微弱表达Ⅰ类 MHC 抗原，表明感光细胞的免疫原性低。因此感光细胞移植后免疫排斥反应低，可能不需要应用免疫抑制剂。

免疫排斥反应的有效控制是细胞移植成功的关键。免疫抑制剂在某种程度上抑制了免疫排斥反应，目前常用环孢霉素类药（cyclosporine，CsA）。有学者认为 CsA 可阻止急性排斥反应的发生，但不能阻止移植片的最终破坏，但全身应用 CsA 没有此作用。也有人认为玻璃体腔内注射 CsA 能延长异体 RPE 细胞的寿命。但盛耀华等人认为玻璃体腔内注射 CsA 虽能抑制异体 RPE 细胞移植的免疫排斥反应，但易引起明显的视网膜毒性反应。还有学者研究表明每周玻璃体腔注入 FK-506 能提高异体 RPE 细胞移植后的存活率，还能减少单核巨噬细胞和淋巴细胞向脉络膜侵入。

六、结语

虽然以往大部分学者的研究表明视网膜细胞移植后患者视功能没有显著提高，但最近有学者研究表明视网膜细胞移植后患者视力提高，电生理检查表明视网膜功能有改善，但视网膜细胞移植能否真正恢复视功能还需大量的基础研究和临床实践进一步证实。目前的研究多集中在如何使移植后的细胞片发挥正常的生理功能，最终达到改善视功能的目的；也有学者尝试将 RPE 细胞和感光细胞联合移植。由此可见，随着此项研究的进一步深入和移植技术的不断完善，视网膜细胞移植将给视网膜变性疾病患者视功能的改善带来希望。

（戴　虹　喻晓兵）

【参考文献】

[1] Gouras P, Flood MT, et al. Transplantation of cultured human retinal epithelium to Bruch's membrane of monkey's eye. Invest Ophthalmol Vis Sci(ARVO), 1983,24:142.

[2] Flood MT, Gouras P, Kjeldbye H, et al. Growth characteristics and ultrastructure of human retinal epithelium in vitro. Invest Ophthalmol Vis Sci, 1980,19:1309-1320.

[3] Flood MT, Bridge CDB, Alvarez RA, et al. Vitamin A utilization in human retinal pigment epithelial cells in vitro. Invest Ophthalmol Vis Sci, 1983,24:1227-1235.

[4] Hu DN, Ritch R, McCormick SA, et al. Isolation and cultivation of human iris pigment epithelium. Invest Ophthalmol Vis Sci, 1992,33:2443-2453.

[5] Hu DN, McCormick SA, et al. Isolation and culture of human iris pigment epithelium from iridectomy specimens of eyes with and without exfoliation syndrome. Arch Ophthalmol, 1997,115:89.

[6] Rezai KA, Lai WW, et al. A new method of culturing and transferring iris pigment epithelium. Invest Ophthalmol Vis Sci, 1997,38:2255.

[7] Townes AE, Dacheux RF. Rod photoreceptors dissociated from the adult rabbit retina. J. Neurosci, 1988,8:320.

[8] Gours P, Du J, Gelanze M, et al. Transplantation of photoreceptors labeled with tritiated thymidine into RCS rats. Invest Ophthalmol Vis Sci, 1991,32:1704-1707.

[9] Gours P, Du J, Kjeldbye H, et al. Transplanted photoreceptors identified in dystrophic mouse retina by a transgenic reporter gene. Invest Ophthalmol Vis Sci,1991,32:3167-174.

[10] Silverman MS, Hughes SE. Transplantation of photoreceptors to light-damaged retina. Invest Ophthalmol Vis Sci, 1989, 30: 1684-1690.

[11] 王侠,Silverman M. 分离视细胞层的新技术. 中华眼科杂志,1996,32:304-305.

[12] Tezel TH, Kaplan HJ. Harvest and storage of adult human photoreceptor cells: the vibratiome compared to the excimer laser. Cur Eye Res,1998,17:748-756.

[13] Kaplan HJ, Tezel TH, Berger AS, et al. Human photoreceptor transplantation in retinitis pigmentosa: a safety study. Arch Ophthalmol, 1997,115:1168-1172.

[14] 马美云,王薇,陈越国,等. 准分子激光切削视网膜板层移植术. 中华眼底病杂志,1998,14:209.

[15] 叶俊杰,张承芬,Ryan SL. 兔视网膜色素上皮细胞移植及长期形态学的研究. 中华眼科杂志,1995,31:109-113.

[16] Kwan ASL, Wang S, Lund RD. Photoreceptor layer reconstruction in a rodent model of retinal degeneration. Experimental Neurology, 1999,159:21-33.

[17] Peyman GA, Blinder KJ, Paris CL, et al. A technique for retinal pigment epithelium transplantation for age-related macular degeneration secondary to extensive subfoveal scarring. Ophthalmic Surg, 1991,22:102-108.

[18] Algvere PV, Berglin L, Gouras P, et al. Transplantation of RPE in age-related macular degeneration: observations in disciform lesions and dry RPE atrophy. Graefes Arch Clin Exp Ophthalmol, 1997,235:149.

[19] Van Meurs JC, ter Averst E, Hofland LJ, et al. Autologous peripheral retinal pigment epithelium translocation in patients with subfoveal neovascular membranes. Br J Ophthalmol,2004,88:110-113.

[20] Binder S, Krebs I, Hilgers RD, et al. Outcome of transplantation of autologous retinal pigment epithelium in age-related macular degeneration: a prospective trial. Invest Ophthalmol Vis Sci, 2004,45:4151-4160.

[21] Abe, T, et al. Characterization of iris pigment epithelial cell for auto cell transplantation. Cell transplantation. 1999, 8:1-10.

[22] Rezai KA, Lappas A, Farrokh-siar L, et al. Iris pigment epithelial cells of long evans rats demonstrate phagocytic activity. Exp Eye Res, 1997,65:23-29.

[23] Dintelmann TS, Heimann K, Kayatz P, et al. Comparative study of ROS degradation by IPE and RPE cells in vitro. Graefes Arch Clin Exp Ophthalmol, 1999,237:830-839.

[24] Abe T. Regeneration of the retina using pigment epithelial cell transplantation. Nippon Ganka Gakkai Zasshi, 2002,106: 778-803.

[25] Thumann G, A isenbrey S, Schraemeyer U. Transplantation of autologus iris pigment epithelium after removal of choroidal neovascular membranes. Arch Ophthalmol, 2000,118:1350-1355.

[26] Kano T, Abe T, Tomita H, et al. Protective effect against ischemia and light damage of iris pigment epithelial cells transfected with the BDNF gene. Invest Ophthalmol Vis Sci, 2002, 43:3744-3753.

[27] Hojo M, Abe T, Sugano E, et al. Photoreceptor protection by iris pigment epithelial transplantation transduced with AAV-mediated brain-derived neurotrophic factor gene. Invest Ophthalmol Vis Sci, 2004, 45:3721-3726.

[28] Semkova I, Kreppel F, Welsandt G, et al. Autologous transplantation of genetically modified iris pigment epithelial cells: a promising concept for the treatment of age-related macular degeneration and other disorders of the eye. Proc Natl Acad Sci U S A, 2002,99:13090-13095.

[29] Berger AS, Tezel TH, Del Priore LV, et al. Photoreceptor transplantation in retinitis pigmentosa: short-term follow-up. Ophthalmology, 2003, 110:383-391.

[30] Crafoord S, Algvere PV,Kopp ED, et al. Cyclosporine treatment of RPE allografts in the rabbit subretinal space. Acta Ophthalmol Scand, 2000, 78:122-129.

[31] Liversidge JM, Sewell HF, Forrester JV. Human retinal pigment epithelial cells differentially express MHC class Ⅱ (HLA, DP, DR and DQ) antigens in response to in vitro stimulation with lymphokine or purified IFN-gamma. Clin Exp Immunol, 1988,73:489- 494.

[32] Osusky R, Dorio RJ, Arora YK, et al. MHC class Ⅱ positive retinal pigment epithelial (RPE) cells can function as a antigen-presenting cells for microbial superantigen. Ocul Immunol Inflamm, 1997,5:43-50.

[33] Lai CC, Gouras P,Doi K, et al. Local immunosuppression prolongs survival of RPE xenografts labeled by retroviral gene transfer. Invest Ophthalmol Vis Sci, 2000, 41:3134-3141.

[34] 盛耀华,胡毅倩,岑清. Cyclosporine 玻璃体腔内注射对异体视网膜色素上皮细胞移植的排斥抑制作用. 眼科新进展, 2001,21:389.

[35] Boulton ME. RPE transplantation: the challenges and the future. Ophthalmologe, 2004, 101:877-881.

[36] Aramant RB, Seiler MJ. Progress in retinal transplantation. Prog Retin Eye Res, 2004,23:475- 494.

[37] Radtke ND, Seiler MJ, Aramant RB, et al. Transplantation of intact sheets of fetal neural retina with its retinal pigment epithelium in retinitis pigmentosa patients. Am J Ophthalmol, 2002,133:544-550.

8 人工视觉在老年性黄斑变性中的应用进展

按照 WHO 关于盲的定义，估计全世界可能有 3.8 千万盲人，这个数字在未来的 25 年里可能会增加 1 倍，这与世界人口老龄化有关。对于许多致盲性眼病来说，目前仍无有效的方法阻止其病情进展，如老年性黄斑变性（age-related macular degeneration ，AMD）和视网膜变性，在经济发达国家，它们已成为致盲的主要原因。在美国，仅有 11% 的人因为白内障青光眼致盲，而 AMD 则是 65 岁以上病人的主要致盲原因。在发展中国家，AMD 有相当的患病率。很多方法被用来延缓疾病的发展，减少盲眼的产生，其中包括基因和药物治疗，但是仍有相当数量的患者会最终失明，一旦患者视力完全丧失，则仅有两种方法有望使病人重新获得视觉，即视网膜移植和生物电子视觉替代物，后者便是我们所说的人工视觉。

一、历史背景

应用人工视觉挽救视力并不是新的话题。早在 1874 年，外科医生已经意识到对脑的电刺激能够产生生理和心理的反应。根据 Brindley 的报道，1924 年和 1929 年 Krause 和 Foester 分别应用电刺激病人视皮质引起视幻觉，20 世纪 50 年代学者们发现患者可对置于上睑的电极刺激产生视幻觉，并且视幻觉定位于对电流刺激强度和频率敏感的地方，基于此，他们认为复合电刺激可以形成形觉。1956 年 Tassiker 进行了首次在人眼视网膜下植入光敏感硒片并申请专利。1967 年 Brindley 和他的同事们进行了第一例志愿者身上的皮质视觉假体植入实验，移植对象是一名 52 岁的护士，她因为双侧严重青光眼而失明，左眼视网膜脱离。在枕骨切除术后，一片有 80 个镀白金电极的硅芯片被植入到中部脑皮质表面。其后有导线通过一个在骨片上的孔与外骨面的无线电接收器的相应电极相连。一个螺旋震荡子被放在芯片上，接收无线电的信号并向内传输。有了这样的系统，患者能够看到全视野内 40 个位点的闪光，并且定位准确，这说明植入的电极有一半在工作。这表明视觉假体应该是切实可行的。此后一段时间里掀起了皮质人工视觉研究的热潮，最成功的例子便是 Dobelle 报道的一位 66 岁的志愿者，他在 22 岁时因外伤导致一只眼失明，另外一只眼在 36 岁时也因外伤失明。1978 年，在他 41 岁时，接受了局麻下电极芯片植入到右侧枕叶皮质中部的手术。迄今为止植入的芯片已经被用于刺激视皮质超过 20 年的时间，在此期间内电极刺激产生的信号图形的分布和参数一直没有改变过。当扫视视野时，患者可以辨认出在 1.5 m 远的 15 cm 见方的倒转的 E 字，这说明他大约有相当于 20/1 200 的视力，同时他可以利用公共交通穿行于纽约这样的大都市。但是因为手术及刺激器制作技术的限制，加之视觉信息处理的复杂性，大多数人工视觉植入物均不能提供足够的分辨率产生有用视力，这使得其研究延缓下来。直至 20 世纪 80 年代，人工耳蜗的成功移植使得学者们开始重新思考人工视网膜的应用前景，前者只需几个电极刺激较为末梢的神经元便可使患者产生有用的听觉信号，根据同样原理，是否仅需有限几个视网膜刺激电极便可产生对患者有帮助的视力呢？研究表明 10°视野内，25×25 阵列的电极刺激便可产生对患者有用的视力，可以识别人脸，阅读较大文字。与此同时，植入电极制作技术的发展及手术技术的提高亦为这一研究带来了新的希望。从 20 世纪 80 年代后期开始，美国、德国、日本先后开始进行人工视觉的研究，并且已经取得一定进展。

视路的很多位置都可以植入刺激器，目前研究较多的是视网膜刺激器——人工视网膜、视神经刺激器和枕叶皮质刺激器等。理论上植入位点越接近高级中枢则刺激器的适应范围越广，但是由于视网膜本身具有信息整合功能，而刺激视神经和皮质只能形成光觉，难以形成形觉，且视觉定位困难，存在重大的潜在手术危险，因而相比之下人工视网膜可能更具发展前途。

二、人工视网膜的理论基础

耳蜗埋植的电极使得声觉刺激成功越过了耳末梢的神经损害或缺失的受体,通过电极直接传入正常神经元,从而实现了听觉的重建。这一实验的成功促使眼科医生产生制作人工视网膜的设想。在正常的视网膜,光刺激引发光感受器开始神经反应,传递到内视网膜层和通过神经纤维层到达视神经。而在外层视网膜的退行性疾病如色素性视网膜炎和 AMD 患者晚期,黄斑光感受器已经完全缺失。Green 和 Enger 已经发现在 AMD 盘样瘢痕中大量的光感受器丧失。人工视网膜植入的目标是替换丧失和损坏的光感受器,使形觉刺激通过电极直接刺激内层视网膜,从而实现视觉重建(图 6-8-1)。

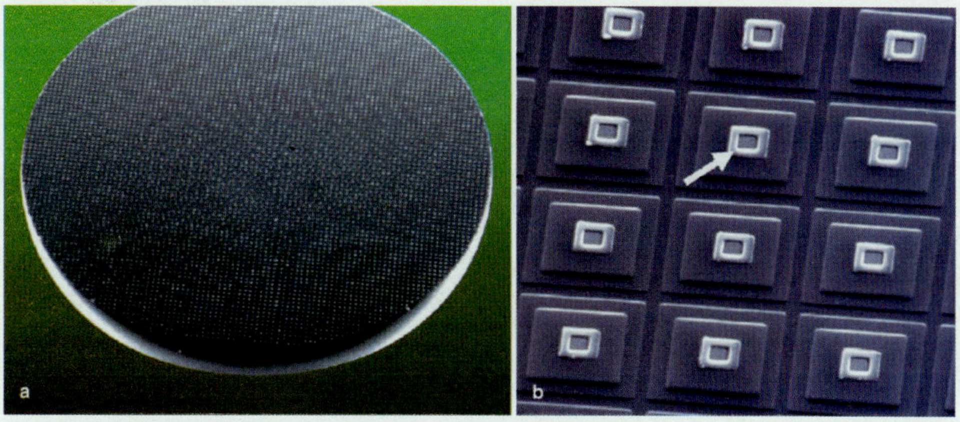

图 6-8-1　人工视网膜照片

三、人工视网膜存在的问题

人工视网膜又称视网膜假体(visual prosthesis),可将外来光线转化为电流,通过视网膜表面或视网膜下腔的微电极刺激视网膜残存的神经元,从而产生光的感觉。在将其应用于人体之前需要解决以下问题。

(一)必须有足够数量的视网膜内层神经元

从原理我们不难看出,人工视网膜刺激视觉的产生依赖于残存的内层视网膜功能,所以必须有足够数量的视网膜内层神经元存在是成功的首要条件。在光感受体死亡后,二级神经元会因为信息或营养因子的输入减少而发生病理性退行性病变。视网膜色素变性黄斑形态测定研究证实了内层视网膜神经元的丧失。然而,这样神经元变性往往不会十分完全,很多视网膜变性疾病直至晚期仍然保存部分正常的内层视网膜神经细胞,如 AMD 和 RP 患者。研究表明即使晚期 RP 患者仍然保留一定数量的正常神经节细胞、内核层细胞及双极细胞等,尸检 RP 患者视网膜发现:内核层细胞残存 40% ~88%,神经节细胞残存 20% ~48%,数量的多少根据尸检眼视网膜病变的程度而异。晚期 AMD 患者视网膜内层结构仍然相对完整,从而使视网膜电刺激产生视觉信号成为可能。

(二)植入眼部的设备必须是安全的

1. 材料的生物学相容性　现有的人工视网膜的材料包括铂和硅的电极矩阵和包被硅酮的电子设备,业已证实这些设备可以应用于眼部。钛合金是一种拟用于眼睛的新材料,但是在细胞培养基中发现其有副作用。我们需要电极产生大量的电流,而金属最适合。因为电极面临的首要问题是直接接触眼组织,所以它必须满足以下条件:在生理条件下不会被腐蚀,不会产生神经毒性。重金属(金、铂、铱)满足以上条件,但是已发现金在刺激电流时可被溶解,而铂和铱可以抵抗高密度的电流刺激。

2. 移植物和宿主之间的相互作用　神经组织可受电流、炎症的影响产生各种急慢性免疫反应,以及对聚合体及金属的异质性超敏反应。可导致炎症的有毒物质包括抗氧化剂、催化剂、装配过程中的污染物等，其炎症过程与全身其他部位的炎症反应相同，但多数个体对其有较好的耐受性。避免细菌感染的方法包括以蛋白包裹聚合物，应用抗生素和严格消毒。电子部件的产热也会损伤神经组织。植入物也可能包括致癌物质，但这方面的证据尚较少。植入物对宿主的影响研究曾在鼠、猫、狗、兔身上进行，结果表明目前应用的人工视网膜在电流刺激的情况下有良好的生物相容性。刺激器植入后间接及直接检眼镜检查发现除手术造成的眼内改变外无其他可能由植入物毒性引起的视网膜进行性损伤，ERG 波形与对照眼相似但波幅较低，此结果可能与手术刺激及其他区域视网膜功能低下有关。研究后期将眼球摘除，固定，光镜观察发现与 ERG 结果相似，远离植入物的视网膜没有结构变化，位于植入物上方的视网膜则表现为感光细胞层几乎完全丧失，仅残留一层薄薄的感光细胞体，这可能与固体植入物阻挡了从脉络膜弥散来的氧气和营养物质有关。不同的动物模型内层视网膜形态表现不同，猫和鼠的内层视网膜保存完整，而兔则有很大变化，这一点不足为奇，因为前两者有发育良好的内层视网膜循环，而兔则没有。

此外还有组织对植入物的影响，包括聚合物和金属的降解、侵蚀，纤维和胶质组织增生导致植入物脱位，组织液离子对电子部件的损害。侵蚀产物可以通过体外紫外线光谱学及受刺激组织提取物进行检测。电极表面的侵蚀反应可以通过扫描电镜或其他方法观察。这方面的研究尚较少。

3. 电流刺激的生物学相容　施以电刺激时，需要考虑神经组织承受的限度。早期研究发现任何直流电均可以导致不可逆的电解反应，双相平衡波较单相波相对安全。双相电流包括两个连续的等电荷脉冲，但极性相反，无直流电流。而一个简单的单相波可产生直流电及不可逆的感应电流，感应反应使得电子在电极和组织界面间转移，并发生氧化还原反应。应该确保电极参与的化学反应的可逆性，以避免组织和设备损害。电刺激引起的神经损伤取决于电流波幅和脉冲频率，更取决于放电密度（charge density）和每相放电量（charge per phase）。每相放电量定义为脉冲周期一半的刺激电流的积分。放电密度定义为每相放电量除以电极发生电化学反应的表面积。可以理解，很小的电极可以产生很低的阈值电流，但是同时亦会产生难以接受的高放电密度。因为放电密度与组织和电极损伤有关，所以理论上有一个最小电极的限制。同时，即使放电密度在安全范围内，输送到组织的总电量也不能被忽视。另外，关于电刺激安全性要考虑电极排列的设计。因为电极直接与组织接触，排列不当可能会对组织造成机械性和化学性损伤，组织对电极也是如此（反之亦然）。

尽管有如此多的限制和困难，长期神经电刺激仍然可以取得安全稳定有效的结果。而且，即使有神经组织功能的一过性变化，例如刺激引起的兴奋性抑制，也没有发现组织学上相应的损伤。另有研究表明，重复刺激不改变阈值幅度。这表明人工视网膜电流刺激具有安全性。

尽管设定了对神经刺激的安全范围，但是在确定电刺激的阈值参数之前必须进行长期的对视网膜的体内刺激试验。这是因为产生损伤的刺激阈值不能从一种神经组织推导到另外一种神经组织。

4. 植入物对组织的热损伤必须位于安全限内　如果不加控制，视觉假体的不同部位可以产生过量的热而对神经组织造成损伤。一般认为安全的吸收限是 0.08 ~ 0.4 W/kg。学者们通过眼内电加热器在 16 只狗中进行了视网膜散热和耐热研究。1.4mm^2 视网膜耐受 50 mW 热能作用的时间仅为 1s，但是同样的加热器，在玻璃体中央以 500 mW 的能量作用 2h 也没有产生组织损伤。因此任何产热较多的电子部件（电子芯片，射频导线）应尽量远离视网膜，可以设计在虹膜后或玻璃体腔中央部。如果它们直接与视网膜接触，无论在视网膜前或视网膜下，都有造成热损伤的高度危险，只有相对产热较少的微电极可以直接与视网膜接触。

（三）植入的设备在被植入后能在原位保持稳定

视网膜是很脆弱的组织，很容易被撕裂或分离。一方面电极需要被直接固定在预期的视网膜刺激区内，此外，这种固定必须确保牢靠，能够抵抗扫视性眼球运动和头的运动所引起的可能位移。迄今为止，有两种技术被用来实现这一目的。Walter 和他的同事们报道了在兔眼中将电极长期成功植入在视网膜表面的例子，他们应用的固定物是视网膜钉。他们的实验包括两步操作。先行晶状体切除和三切口中轴部玻璃体切除,预期的手术植入区利用红外二极管激光进行包围固定。3 星期后,切除剩余的玻璃体并植入微电极,钛制成的视网膜钉被钉入激光包围区内,将微电极固定于视网膜上。在 10 只眼中,9 只眼获得成功,剩余 1 例植入后发生完全视网膜脱离和白内障。通过 6 个月的随访,成功植入的 9 只眼的电极均在原位保持,有 2 例视网膜外层可以看到钉子。目前正在进行的另一项研究是应用生物相容性的粘合剂,有一项研究对 9 种粘合剂进行了适用性检测,研究在兔眼内完成。研究中的材料包括商业用的蛋白粘合剂、自体纤维蛋白、Cell-Tak、3 种不同光电凝胶和 3 种不同聚乙二醇水凝胶。其中水凝胶的黏附力比其他测试的胶水强 2 ~ 39 倍,一种水凝胶 shearwater polymers 已被证实对兔眼的视网膜没有毒性,但是目前为止还没有人体可用的黏合剂。

(四)电极刺激视网膜层必须能产生有用视力

正常情况下大脑接受从 1 亿个光感受器细胞传来的视觉信号重建视觉图像,如此复杂的视觉传入过程能否通过有限的电极矩阵来解决呢?耳蜗植入物的相关经验提示我们这是有可能的。耳蜗植入物绕过了受损的耳蜗毛细胞直接刺激听神经来产生声觉,仅用 6 个电子输入到听神经,通过几个月的训练和适应,患者可以理解并习惯减少的声觉清晰度,从而能够在普通的电话里进行交谈。在人类的一系列人工视网膜的实验中,Humayun 和他的同事们发现通过放置在视网膜附近的微电极,那些因晚期色素性视网膜炎和 AMD 而失明的患者可获得点状光感,这些光感的空间定位与刺激的位置相关,通过使用两点辨别力试验可发现他们在 Snellen 视力 4/200 时能够获得一定的感觉。而且有研究表明 10°视野内,25 × 25 阵列的电极刺激便可产生对患者有用的视力,可以识别人脸,阅读较大文字。

(五)寻找合适的刺激电流阈值参数

刺激电流的强度要求能够刺激视网膜内层神经细胞产生神经冲动,必须符合以下条件:①刺激电流强度必须以不损害视网膜为限度;②植入物电流产生的热效应不应对眼内组织产生损伤;③电流强度必须能刺激足够多的电极来产生有用视力。电流刺激阈值受以下因素的影响:①电流及被刺激物的性质,细胞外刺激实验表明,神经节细胞胞体较轴突的刺激阈值低 58% ~73%;②与靶器官的距离;③组织兴奋所需的脉冲时间;④电刺激的极性;⑤刺激的波形。因为实验动物模型种属的不同及刺激条件的不同使得刺激阈值的对比存在困难,有研究给出了相同刺激条件下的正常人眼及 RP 眼视网膜上刺激电极的刺激参数,以能够引起皮质诱发电位的最小电流为准,认为有视网膜外层变性的眼比正常人刺激阈值要高,这可能是因为残存的视网膜细胞不正常,需要较高的刺激阈值,也可能内层视网膜需要的刺激阈值要比感光细胞高。一些学者测定了视网膜下微刺激器的刺激参数,产生有效刺激的电流约 10μA,产生空间感觉的刺激间距约为 50 ~ 150μm。

四、目前应用的几种人工视网膜

按照植入位点的不同,目前应用的人工视网膜分为两种:视网膜上植入物和视网膜下植入物(图 6-8-2)。无论是视网膜上还是视网膜下植入物,都要求:①稳定、无毒、对视网膜没有机械性损伤;②电流的刺激参数必须确定,电流回路要能适应强光刺激及不同的对比度;③要能经受周围生理环境的侵蚀;④对营养物质具有穿透性。目前还没有哪种刺激器能完全达到这些要求。由此可见,合适的材料仍然是人工视网膜研发的瓶颈。有研究提示用糖蛋白或多酰亚胺包裹微感光刺激器可以增加其生物相容性。

视网膜上植入物需要眼外装置,结构较为复杂。它首先通过外置相机获得数字化的图像,然后将数字信息传递到耳后皮下或晶状体囊袋内的微芯片上进行信号处理,处理过的信号驱动视网膜前的微电极,刺激双极细胞或神经节细胞的轴突和胞体,产生光的感觉。视网膜前的微电极可由铂铱合金组成,因其抵抗腐蚀的能力较其他金属强。最近常用镍钛合金,因为它有较高的电流负荷能力,但是对组织细胞的存活有一定副作用。这些电极在一个基板上排列成矩阵,彼此之间绝缘。视网膜前微电极具有良好的稳定性和生物相容性。

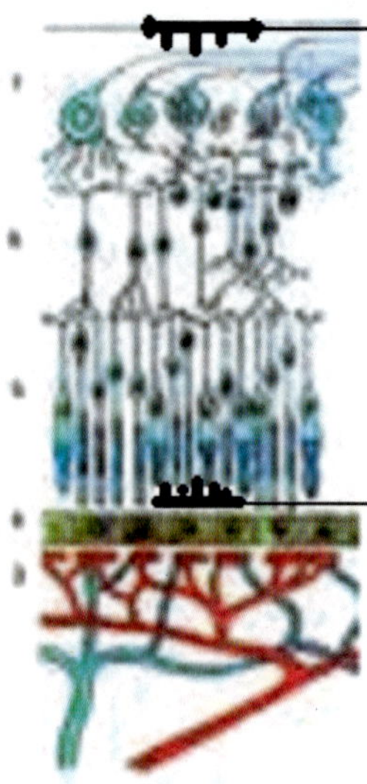

图 6-8-2 视网膜上及视网膜下植入物位点示意图

视网膜下植入物主体由硅材料构成，它在接受光照后产生电流，通过微电极刺激视网膜内层细胞，再经过视网膜内层的信息处理，最终传导至枕叶皮质产生光的感觉。视网膜下刺激器的生物相容性较好，但硅晶体比较容易损伤。用多酰亚胺等包裹微感光刺激器可以增加其生物相容性，使微电极可以更好地与视网膜接触。有人认为感光微刺激器在光线较弱的环境下所产生的电流还不足以刺激神经元产生电冲动，因而需要经瞳孔的入射光辅助，或通过眼外电磁转换器提供额外能量。

视网膜上植入物的缺点为：刺激必须具有时空性；同时刺激神经节细胞的胞体和轴突，缺乏选择性，导致视觉信号定位存在一定困难；可能会导致玻璃体视网膜增殖；不容易固定；不能反映眼球运动信息。其优点包括：不需要透明的屈光介质；采用外部刺激，刺激参数容易人为控制。

视网膜下植入物的缺点为：需要透明的屈光介质；有赖于视网膜内层的功能；移植物阻断视网膜和脉络膜的代谢联系，可能会继发视网膜神经细胞改变。其优点包括：直接代替损伤的感光细胞，视网膜内层的神经网络仍然保持信号传导的功能，输出信号包含了视网膜的整合信息，能够更为准确地再现外界图像；微刺激器的植入和固定相对简单；不需要外置的相机和图像处理系统；眼球运动仍然可以用来定位。

五、人工视网膜植入的适应证

植入人工视网膜的目标是替代丧失的光感受器，并刺激神经节细胞和（或）内层视网膜的神经纤维。它需要内层视网膜及其以上的视路功能相对正常。基于这个原因，人工视网膜只适用于外层视网膜疾病如色素性视网膜炎和 AMD 患者。那些在视路产生更高层次损伤的疾病，如青光眼、视神经病和颅内疾病不能通过这个方法获得较好的疗效。

六、人工视网膜植入方法

（一）植入位点的选择

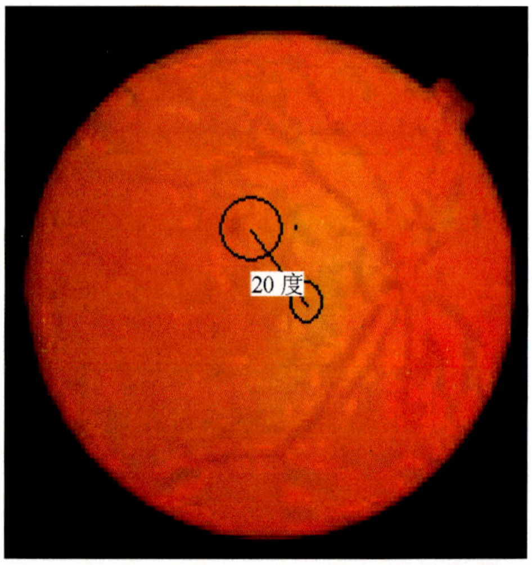

图 6-8-3 人工视网膜植入位点示意图

大多选择黄斑颞上 20°左右的视网膜前或视网膜下植入（图 6-8-3），因为现有的人工视网膜尚不成熟，选择此处植入可避开中央凹，保留患者残存的中心视力，另一方面此处内层视网膜仍具有较高分辨率。

（二）单纯视网膜下刺激器植入

视网膜下装置主体由硅组成，直径 2 ~ 3mm，圆形，厚约 25 ~ 100μm，其中包含 2 500 个左右的电极。为将其植入视网膜下，首先于颞侧做一个平行于角膜缘的 3mm 长的巩膜切口，用 Lambert's 管在后极做一视网膜穿刺同时将平衡盐溶液从此处注入到视网膜下造成视网膜脱离，在脱离的边缘做一个长 3 000μm的视网膜切开。然后进行巩膜口和视网膜切开处之间的局部玻璃体切除，注入粘弹剂形成一个通道，从此通道放置一滑板，将视网膜切开口撑开，植入硅芯片至

视网膜下,并推进到近后极中央处,缝合关闭巩膜口。(图 6-8-4 至图 6-8-6)

(三)包含眼外装置的视网膜下刺激器植入

此种植入物首先有一根导线置于眶外与眼外装置相接,第二根导线将电路芯片与巩膜相连。所有微电极则包被于一聚酰亚胺条中,此条一端在巩膜处通过第二根导线与电路芯片相连,另一端被植入视网膜下。为植入此装置,首先要做经平坦部的玻璃体切割。像前述制作局部视网膜脱离,然后关闭巩膜切口。将眼外装置(第二根导线和电路)缝合固定到巩膜面上,在视网膜脱离的相应部位制作半厚巩膜瓣。在巩膜床上制作切口,切口边缘烧灼撑开,然后制作小的脉络膜切开。聚酰亚胺条与电路的一端相接,包含电极的部分通过巩膜及脉络膜切开处植入到视网膜下。巩膜瓣缝合将聚酰亚胺条固定。(图 6-8-7)

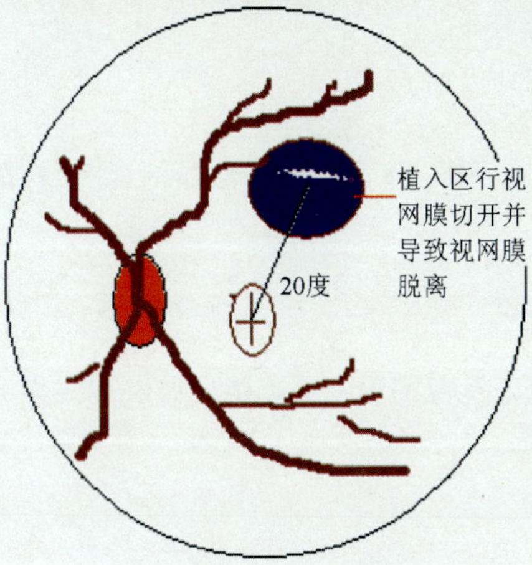

图 6-8-4　视网膜下刺激器植入

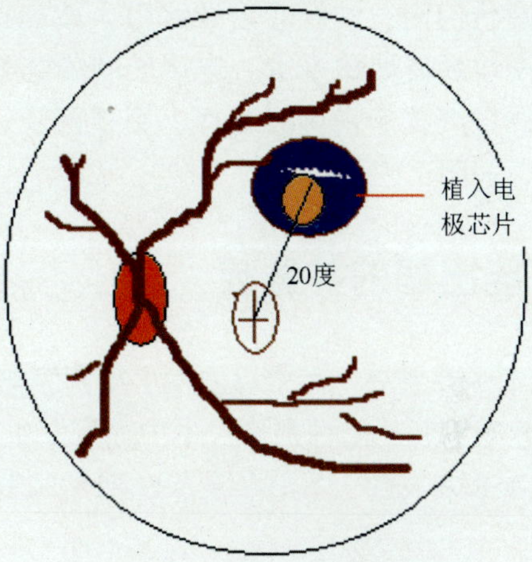

图 6-8-5　视网膜下刺激器植入

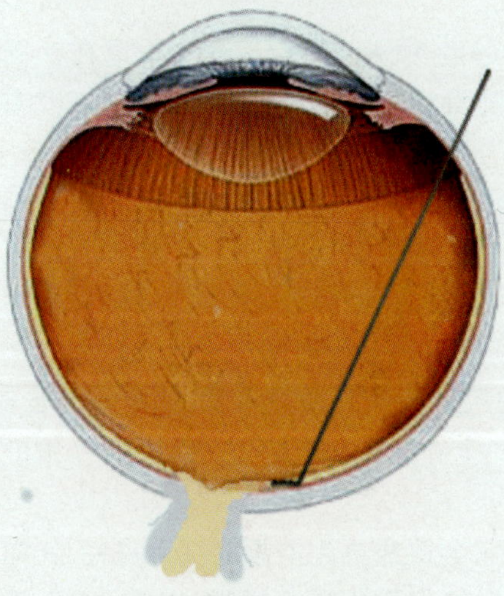

图 6-8-6　视网膜下刺激器植入

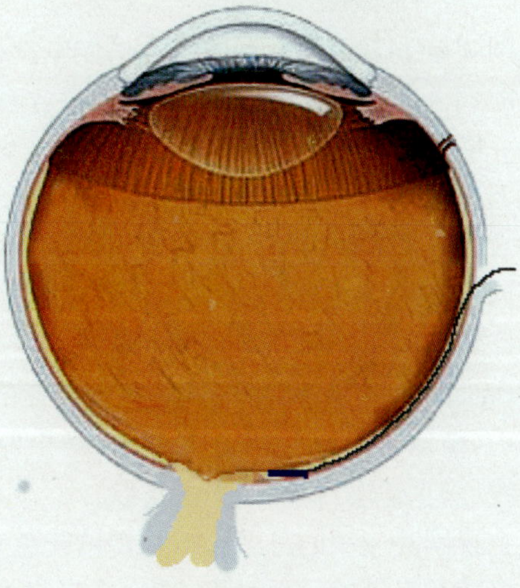

图 6-8-7　包含眼外装置的视网膜下刺激器植入

(四)含有眼外装置的视网膜上刺激器植入

如同前述的视网膜下刺激器一样,包含电路系统的刺激芯片通过导线连接于眼内电极。为植入此装置,首先行玻璃体切割,连接电极的导线可以通过平坦部的切口植入眼内。电极用视网膜钉固定于视网膜表面。有些人工视网膜设计将刺激芯片一起植入到视网膜上。导线通过平坦部切口引至眶内,连接于眼外装置——刺激芯片及其导线,将其缝合于巩膜上或者乳突处的皮下。(图 6-8-8)

（五）带有眼内晶体样装置的视网膜上刺激器植入

在此植入物中，第二根导线被设计成环形，类似于人工晶体，它与刺激芯片相连，然后再通过导线连接于视网膜的微电极上。另有外置相机用来感受光和图像信号后调整激光装置的输出信号，然后此激光用来驱动眼内人工晶体上的光电二极管刺激器，此刺激器再通过电路连接于视网膜前的微电极。为植入此装置，首先行角膜缘切口的标准白内障手术，导线及电路芯片植入睫状沟内，然后输出导线引入玻璃体腔。关闭白内障切口，行平坦部玻璃体手术。连接于刺激芯片上及光电二极管上的电极线仔细置于视网膜表面，用视网膜钉固定。最后进行气液交换，关闭巩膜切口。

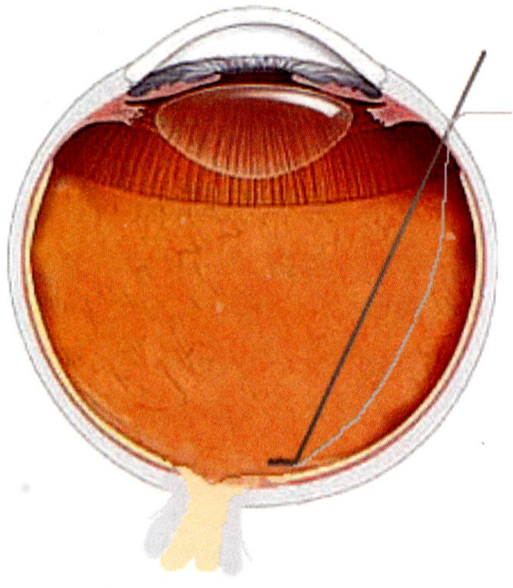

图 6-8-8　含有眼外装置的视网膜上刺激器植入

七、可能出现的并发症

1. 术中并发症　术中可能发生视网膜撕裂、大的视网膜脱离及视网膜下玻璃体出血。视网膜上植入物可导致视网膜压陷性损伤。术中亦可发生睫状体脉络膜出血。

2. 术后并发症　术后早期或晚期可发生眼内炎。

八、人工视网膜临床研究

视网膜研究表明刺激器的皮质诱发电位（EEPs）和闪光引起的 VEPs 相似。Chow 报道在 6 例色素上皮变性的病人中植入视网膜下刺激器，将含有 5 000 个电极的刺激器植入到黄斑上方或颞上 20°左右的视网膜下。随访 6 ~ 18 个月，发现术后有 3 人发生激素相关的眼压升高，停用激素滴眼液后眼压降至正常，没有病人出现感染、长期的炎症或不适，没有眼内或视网膜出血、新生血管、排斥反应、移行或视网膜腐蚀。他认为人工视网膜可以安全长期地植入到视网膜下，与既往动物研究的结果相同。所有病人均表现出视功能不同程度的提高，且在植入 1 周到 2 个月后，距植入物较远的视网膜区域亦表现出视功能提高。他认为产生此现象的可能原因是刺激器使视网膜产生了神经营养物质。但是所有的患者并未取得有用的视力提高。Doheny 在一例 74 岁视网膜色素变性的女性病人眼内植入了视网膜前刺激器，患者主诉此眼 50 年没有视力，植入芯片为 4 ×4 的铂矩阵，结果发现 16 个电极均产生光感，此患者可以通过外置相机分辨微弱的光线，辨别运动，识别简单的形状。

人工视网膜应用的首选人群是视网膜色素变性患者，因为它会造成更为严重的视力丧失，任何的视力提高都可能是有用的。而对于 AMD 患者来说，人工视网膜的应用则面临更大挑战，因为 AMD 患者常保存周边视力，人工视网膜必须能够提供 20/400 以上的视力才有应用价值。

九、展望

既往研究已经表明，目前应用的人工视网膜具有良好的生物相容性，阈值电流刺激强度对眼组织没有损伤，手术植入技术较为安全成熟，在人体的研究取得了一定进展，但是因为视觉重建的复杂性使其仍面临很多挑战。人工视网膜的安全有效性是否具有普遍意义？是否多个刺激物效果要优于单个刺激物植入？是否刺激器可以诱导视网膜产生神经营养因子？如何解决眼球扫视运动中可能出现的植入物移位？视网膜上植入物刺激的是神经纤维而非胞体，如何解决其视觉定位的重建？植入多少刺激电极便可产生有用视力？如何解决人工视网膜的腐蚀衰减？需要进一步实验寻找更加合适的刺激参数，包括电压、电流强度、刺激时间、时相，以及进行长期刺激结果的研究。

（楚艳华　陈　松）

【参 考 文 献】

[1] Thylefors B, Negrel AD, Pararajasegaram R. Epidemiologic aspects of global blindness prevention. Curr. Opion. Ophthalmol,1992, 3(6):824-834.

[2] Thylefors B, Negrel AD, Pararajasegaram R. Global date on blindness. Bull. World Health Orange, 1995, 73(1):115-121.

[3] Kocur I, Resnikoff S. Visual impairment and blindness in Europe and their prevention. Br. J. Ophthalmol, 2002, 86(7): 716-722.

[4] Berson EL, Rosner B, Sandberg MA, et al. A randomized trial of vitamin A and vitamin E supplementation for retinitis. Arch Ophthalmol, 1993, 111:761-772.

[5] Sharma RK, Ehinger B. Management of hereditary retinal degenerations: present status and future directions. Surv Ophthalmol, 1999,43:427-444.

[6] Brindley GS, Lewin WS. The sensations produced by electrical stimulation of the visual cortex. J. Physiol. (Landi), 1968, 16(2):479-493.

[7] Unhig CE,Taneri S, Benner FP, et al. Electrical stimulation of the visual system. From empirical approach to visual prostheses. Ophthalmologe, 2001,98(11):1089-1096.

[8] Zrenner E, Will retinal implants restore vision? Science, 2002,295(5557):1022-1025.

[9] Dobell WH. Atificial vision for the blind by connecting a television camera to the visual cortex. ASAIOJ,2000, 46(1):3-9.

[10] Joseph F, John W, Mark H. Retinal prosthesis—An Encouraging First Decade with Major Challenges Ahead. Ophthalmol, 2001,108(1):13-14.

[11] Sachs H. G. Retinal replacement—the development of microelectronic retinal prostheses—experience with subretinal implants and new aspects. Graefe's Arch Clin Exp Ophthalmol, 2004, 242:717-723.

[12] Santos A, Humayun MS, de Juan E, et al. Preservation of the inner retinitispigmentosa: a morphometric analysis. Arch Ophthalmol, 1997,115:511-515.

[13] Berson EL. Rtinitis pigmentosa and allied diseases. // Albert DM, Jakobiec SA. Principle and practice of ophthalmology, Philadephia: DB Saunders, 1994.

[14] Hummerle H, Karin K, Konrad Kohler, et al. Biostability of microphotodiode arrays for subretinal implantation. Biomaterials, 2002,23:797-804.

[15] Chow AY, Chow VY, Pardue MT. Retinal and cortical potentials induced by subretinally implanted microphtodiode arrays. IOVS, 1998,39(4):S565.

[16] Miliczek KD, Scholz S, Aramant RB, et al. Subretinal microphotodiodes in rat eyes: biocompatibility, electroretinography and implantation technique. IOVS, 1998,39(4):S565.

[17] Guenther E, Troeger B, Schlosshauer B. Long-term survival of retina cell culture on retina implant material. Vision Res, 1999,39:3988.

[18] Jong-Mo S, Sung J, Kimb C,et al. Biocompatibility of polyimide microelectrode array for retinal stimulation. Materials Science and Engineering C, 2004,24:185-189.

[19] Chow A. Y, Chow V. Y, Packo K. H, et al. The artificial silicon retina microchip for the treatment of vision loss from retinitis pigmentosa. Arch Ophthalmol, 2004, 122:460-469.

[20] Husain D, Loewenstein J. Surgical approaches to retinal prosthesis implantation. International Ophthalmology Clinics, 2004, 44(1):105-111.

[21] Meachim G, Brooke G, Pedley RB. The tissue response to acrylic particles implanted in animal muscle. Biomaterials, 1982,3:213-219.

[22] Peyman GA, Chow AY, Liang C,et al. Subretinal semiconductor microphotodiode array. Ophthalmic Surg Lasers, 1998, 29:234-241.

[23] Zrenner E, Stett A, Weiss S, et al. Can subretinal microphotodiodes successfully replace degenerated photoreceptors? Vision Res, 1999, 39:2555-2567.

[24] Pardue MT, Stubbs EB, Perlman JI, et al. Immunocytochemical analysis of the cat retina following subretinal implantation

of microphotodiode-based retinal prostheses. ARVO Abstracts. Invest Ophthalmol Vis Sci, 1999, 40:S731.

[25] Robblee LS, McHardy J, Marston JM, et al. Electrical stimulation with Pt electrodes. V. The effect of protein on Pt dissolution. Biomaterials, 1980, 1:135-139.

[26] Bard AJ, Faulkner LR. Electrochemical methods: fundamentals and applications. New York: John Wiley & Sons, 1980, 213-248.

[27] McCreery DB, Agnew WF, Yuen TGH, et al. Charge density and charge per phase as cofactors in neural injury induced by electrical stimulation. IEEE Trans Biomed Eng, 1990, 37:996-1001.

[28] McCreery DB, Yuen TG, Agnew WF, et al. A characterization of the effects on neuronal excitability due to prolonged microstimulation with chronically implanted microelectrodes. IEEE Trans Biomed Eng, 1997,44:931-939.

[29] Tehovnik E. Electrical stimulation of neural tissue to evoke behavioral responses. J Neurosci Methods, 1996,65:1-17.

[30] Agnew WF, Yuen TGH, McCreery DB, et al. Histopathologic evaluation of prolonged intracortical electrical stimulation. Exp Neurol, 1986,92:162-185.

[31] Weiland JD, Anderson DJ. Chronic neural stimulation with thinfilm, iridium oxide stimulating electrodes. IEEE Trans Biomed Eng, 2000,47:911-918.

[32] Bullara LA, McCreery DB, Yuen TG, et al. A microelectrode for delivery of defined charge densities. J Neurosci Methods, 1983,9:15-21.

[33] Brindley GS, Lewin WS. The sensations produced by electrical stimulation of the visual cortex. J Physiol, 1968,196:479-493.

[34] Riu PJ, Foster KR. Heating of tissue by near-field exposure to a dipole: a model analysis. IEEE Trans Biomed Eng, 1999, 46:911-917.

[35] Eyal M, Mauricio M, James D. et al. Retinal prosthesis for the blind . Survey Of Ophthalmol, 2002, 47(4):335-356.

[36] John I. L, Sandra R, Joseph F, et al. Outer retinal degeneration. Arch Ophthalmol, 2004,122:587-596.

[37] Choe AY. Electrical stimulation of the retina with subretinal electrodes and high density microphotodiode array implants. IOVA (supple), 1993,34:835.

[38] Street A. Electrical multisite stimulation of the isolated chicken retina. Vision Res, 2000,40:1785.

[39] Narayaun MV, Rizzo JF, Edell D, et al. Development of a silicon retinal implant. Cortical evoked potentials following focal stimulation of the rabbit retina with light and electricity. IOVS, 1994, 38(4):1380.

[40] Rizzo JF, Miller S, Wyatt JL. et al. Development of a silicon retinal impant: reproducibility of electrically evoked visual cortical responses in rabbits. IOVS,1995,36:S927.

[41] Mark S. H, James D, Gilodo Y, et al. Visual perception in a blind subject with a chronic microelectronic retinal prosthesis. Vision Research, 2003,43: 2573-2581.

第七章

老年性黄斑变性低视力康复

1 老年性黄斑变性低视力康复的临床研究

一、视力丧失的社会心理学

(一)前言

“对于提高您的视力,医生已无能为力”,这句话对长期为自己的视力而苦苦抗争的患者,无疑是冬日里当头一盆冰水。特别是那些对诸如疾病、家庭暴力、抑郁感或者社会隔绝特别敏感的人,一旦他们知道自己有视力丧失可能的话,问题会更严重,因为慢性视力丧失可能会加剧其他危险因素。因此,作为眼底病专家,同患者开展一些关于视力丧失后的讨论,以及在临床范围内给予患者低视力康复服务就成了医生的职责之一。在这样一个公开的、敏感的话题中,医生的听和说同等重要,这对于低视力患者的治疗大有裨益。本章将重在探讨低视力对于AMD患者所造成的社会心理影响,由此有助于缓和医患关系;还将列出关于老年低视力患者群体的具体情况,从总体上简述之,包括大范围的非临床对照实验和科学对照信息;还包括眼底病专家与低视力患者相处时应当扮演的角色,越来越严重影响低视力患者的社会心理因素,以及个体间关系、家庭支持、社会干预等。

(二)AMD对心理社会学的影响

AMD是造成老年人不可逆盲和低视力的首要原因,关于它对日常生活的影响还没有很好地进行研究。有作者研究证实AMD对生活质量、情绪低落及功能水平的影响。研究样本由86位患AMD的老年人(平均年龄79岁)组成,他们至少有一只眼为法定盲眼。参与者要完成一组检查,包括健康质量级别评分,日常生活使用工具活动的指标,自我评定的全身健康状态及总体情绪状况。结果AMD患者感到日常生活的关键方面显著缩减。他们的生活质量(平均的健康质量级别分值为0.581)及情绪低落(平均总体情绪状况总积分为65.36)与年龄类似的社区成人相比有显著差异。视力与进行日常活动的能力有相关性(日常生活的使用工具的活动,$r=0.28$, $P=0.008$)。生活质量与进行日常生活的能力($r=-0.38$, $P=0.001$),自我评定的全身健康状况($r=-0.21$, $P=0.05$)和情绪低落(总体情绪状况总分,$r=-0.25$, $P=0.02$)都有显著相关性。有短期可觉察的视力丧失者比那些有长期可觉察的视力丧失者更可能报告高水平的情绪低落($r=-0.24$, $P=-0.03$)。AMD引起法定单眼盲或双眼盲的老年人有显著的情绪低落,并有显著的生活质量降低,且在关键的日常活动中需要帮助。

(三)首诊眼底病专家在患者调整过程中的作用

1. 打破幻想　眼底病专家和患者之间最重要的一次谈话就是打破幻想,即使患者明确意识到他的视力丧失是永久的、不可矫正的。关于这一点进行一次坦率而真诚的讨论非常重要,可从阅读能力、开车或其他日常生活活动开始讨论视力丧失和低视力康复的问题,这样可以减少患者的焦虑情绪,并且可增进患者与医生之间的交流。眼底病专家可能会想在疾病早期,当视力仅仅是中度受损,例如较好眼矫正后视力为0.3时,进行这样的讨论。等到患者发展到法定盲或严重的视力受损时,预后可能会更差。当视力仅中度受损时,就把患者转给低视力专家,应该可以使患者获得极大的满意度,因为这些患者的视力最容易提高。在合适的时候,早期转给低视力眼科专家或者视光学专家有助于在患者与医生之间建立良好的关系。低视力患者可以先开始适应合适的器械,例如+6~+10D范围内的高度放大镜。当低度数的阅读器及放大镜效果不明显时，就需要换成 +12 ~ +20D 的放大镜，患者对焦距不再陌生，调整及使用这些器械会更方便。如果患者已能适应心理和日常生活调节技巧，调整视力丧失可能会更有效。而且，早期转诊可能会减少患者对医生的不满。如果等到患者双眼都变成了法定盲，可能会导致患者丧失许多机会，并产生严重的情绪低落。

除了讨论日常生活外，最初的讨论应当包括对 AMD 进行全面的阐述，包括其视力预后，可能使用的各种治疗方法，低视力和法定盲的定义以及给予患者及其家人提问的机会。这有助于患者更好地理解其所患疾病，减少患者或者家人可能存在的各种不切实际的想法，开启患者恢复的进程。这将会合理解释 AMD 患者对于视力丧失可能存在的焦虑，同时破除患者及其家人对视力丧失的某些错误观念。这也可能会减少患者可能存在的对 AMD 引起全盲的恐惧。如果有必要，转给其他专家(例如当处理问题受限时转给心理学专家，当视力丧失严重，安全问题突出时，转给定位和运动专家)。如果做得恰当而及时，这将会促使患者及其家人进行低视力康复，减少患者及其家人的抑郁情绪。低视力康复在促进视力丧失患者的调整、增强日常生活能力方面已初显成效，这就是患者要达到的另外一种目的。

当然，在第一次谈话中，医生不可能讲完有关视力丧失的所有问题，但是可以以此为开始。围绕着视力丧失，大量的讨论集中在其心理学方面。许多人对这样一个领域不以为然，或者认为其不在行医范围内。医生对与视力丧失有关的社会心理问题的理解，以及医生有关视力丧失的知识将使其更易于与患者交流，这种与 AMD 患者深入的交谈可以大大缓解他们的焦虑情绪，减少他们强迫“自己去了解”的行为。如果医生不把这些问题讲清楚，那么实际上暗示着医生已对此无能为力，而患者必定会有病乱投医，去尝试所有可能的方法。如果患者获得眼底病专家的保证，他们可以随时向其咨询，可以减少患者被医生放弃的恐惧感，往往有益。即使是康复人员的一点鼓励和信息就会使患者受益匪浅。此外，许多老年人倾向于由医生制定他们的康复决定。这种为老年低视力患者制定决策的倾向，使得低视力康复中最初的交谈变得更加重要，因为如果没有首诊眼底病专家的暗示，患者可能不会寻求视力康复器械。

不幸的是，医生可能低估了视力丧失对患者的影响。医生务必小心谨慎，不要告诉患者其视力问题或情况，以免他们的视力更加恶化。但是这样做常导致患者的不满，他们可能会感到被误导或者轻视了。这还会降低患者咨询的热情，因为他们可能会感到自己“不十分重要”，视力问题不能得到眼底病专家的详细解释。可以向患者保证，他们不会因为 AMD 而完全失明，给他们提问的机会，这样做比只是告诉他们不用担心其视力问题更为有益。

此外，作为医生，不应提倡自责。例如，“如果我早戒掉了烟，我就不会患上 AMD”，这种论调不会增加康复的可能性。为了减少自责的发生，可以告诉患者，如果能够活得足够长，几乎每个人都会出现 AMD。这种暗示有助于患者认识到 AMD 是衰老过程中“自然”的一部分，既然他们不会因为起皱纹而自责，也就不应因 AMD 而自责。

医生要充分考虑到，许多患者不乐意就低视力问题进行交谈，也不愿意被转给低视力专家，这是对灾难性打击非常正常的反应。遇到这种情况，就很有必要告诉患者 2 个月后复诊。通常，是否改变主意以及是否愿意被介绍给其他医生，有 2 个月的时间就足够了。随后，每年或者每半年的随访有助于患者与低视力专家保持联系。

2. 对视力丧失的理解　在眼科学领域，医生面临的最大挑战或许就是确保患者及其家人正确理解视力丧失的含义。大多数人认为视力是两个极端，要么是 1.0 的视力，要么是无光感。极少数人才认为视力实际上是从 1.0 到无光感连续的，帮助患者及其家人理解视力是连续的概念，将使医生的工作更为有效。许多家庭成员不能完全理解低视力的含义，以至于可能不懂得能从所爱的低视力的人身上期望到什么。家庭成员可能会觉得低视力患者是在装假，以便从繁忙的家务中解脱出来。对患者及其家人充分的解释，视力可能有波动，在某些情况下患者的视力可能会好一些，高对比度的物体更容易被患者所识别，这些解释将有助于减少家庭成员间的摩擦。眼科专家对家人的解释使得低视力患者的病情发展合情合理。因此，会使低视力患者与其家庭成员的沟通更为容易。

3. 关于“盲”　“盲”这个字可能会导致过分的焦虑，如代之以“低视力”，这种焦虑可能会大大减少。由于大多数人对“盲”较熟悉，因此大多数人不理解“法定盲”的含义而仅仅听到“盲”。如果医生不对法定盲的概念提供解释的话,低视力专家对第一次就诊的患者大部分的时间就会花在解释上。然而,假使患者仅听到"盲",医生已经显著增加了他们的焦虑,因为患者可能会认为其在不远的将来会完全失明。使用"低视力"这个词,患者有关 AMD 最终导致视力完全丧失的焦虑会降低。当患者确实已成为法定盲,医生应当就此与其进行坦诚的交流。医生需要确保每个患者均拥有被赋予的权益。当此交流成为必须时,医生必须确保有足够的时间与患者交流。如有必要,可以晚些天再谈,应确信有足够的时间与患者及其家人进行充分的交流。

(四)对视力丧失的心理学反应

衰老和丧失视力可引起情感的变化和失落感,这种失去可以是失去配偶或失去事业。患者感觉其生命时间延长了,但质量不高,或者对依赖生命辅助器械感到恐慌。本部分将回顾衰老及视力受损者关注的领域。

1. 丧失独立、隐私和自我价值　独立和隐私的丧失可能使老年人更为虚弱,可能引起抑郁,不再乐意寻求康复治疗,因此孤独感和对别人的依赖进一步增加。对于那些不能很好视物以及尚没有经历过日常生活技巧训练的人,能成功恢复独立性的可能性是很小的。这些患者不能开车、做饭、阅读邮件,而且经常不能做好个人卫生或者不能独自做家务,这就使得他们不得不寻求家人、朋友或者付费服务者的帮助。

患有 AMD 和低视力的人可能不会寻求其他人的帮助,因为这可能意味着即将发生衰老和死亡。当然,仅仅是采用辅助装置就意味着低视力患者不能再独立生活。此外,患者从此丧失其所有隐私。这是因为要由他人来阅读私人邮件和帮助管理财务记录。某些情况下,还可能包括帮助其做个人卫生。不幸的是,如果没有这些帮助人员,则意味着低视力患者生活在恶劣的或者是不安全的环境中。

如果有足够的经济能力,低视力患者及不能再独立生活者可以选择住在有生活辅助设施的地方,这意味着独立性的进一步丧失,因为患者不能再住在其已经生活多年的家里。丧失了自己的家,搬入养老院或生活在辅助生活设施中,对低视力患者可能意味着明显的死亡。通常因为视力丧失的原因,从家里搬到有辅助生活设施的地方或搬到退休社区可能对患者的健康不利,因为他可能感到已经到了人生的最后时刻,死亡迫近了。因此,许多低视力专家让低视力患者尽可能待在家里。

视力丧失也可能会引起自我价值受限制的感觉。据报道,目前 AMD 患者在工作时感到自己有用处,退休后仍然会自愿抽出时间,也可能会和退休前一样忙。然而,如果一个人受视力丧失的折磨,可能不能够继续进行退休后的活动。如果他不能适应或者不懂得怎样调整其生活以便适应视力的丧失,那么继续其生活规律是不可能的。不能工作或从事退休后的活动可能会导致其自我价值受限的感觉。患者在家庭中的地位在改变,进而影响自我价值的感觉。自我价值的感觉是非常必要的,它能增进健康与心理功能,自我价值感觉降低的人常处于绝望和抑郁的危险之中。

2. 抑郁、隔绝、孤独　抑郁、隔绝、孤独是非常不幸的,却是衰老过程中确实存在的一部分。这些情况可能由于失去家庭、朋友故去,或可能由于衰老的残疾特征,例如视力丧失或其他慢性或残疾情况使其只能足不出户。视力丧失可引起心理病态,例如焦虑、调节异常、较多的抑郁、自杀念头和企图、恐怖症。心理学症状可能从轻微的失调到显著的心理病理学特征都存在。有轻微调整问题的患者在对视力丧失的调整后,常常重新恢复正常心理。症状可能包括对其他人的依赖感,或者由于不得不求助于他人帮助做以前很容易做的事情而有挫折感,调整差的患者可能也有健康状况下降的感觉。如果患者生活在对低视力相对不利的公寓里(例如灯光昏暗和台阶众多),情况可能会进一步地恶化。治疗应当包括每日增强生活技能训练,这对帮助患者更好地适应视力丧失将很有帮助。

对于有更严重心理问题的人,永久视力丧失的存在可能会导致慢性精神健康问题。一旦开始出现症状,有危险因素的人应当被转给合适的专家。对于感到抑郁的人,应经常观察忧郁、昏睡、睡眠差等情况。由于永久的视力丧失,自杀念头和很少见的自杀行为也可能会发生,有必要把有此危险的患者转给熟悉慢性病对人体的影响及老年患者的需要的精神科医生。

如果患者需要精神调节药物以缓解症状,应考虑将其转给精神科医生。倘若患者需要人与之交谈,因不能进行日常生活及工作而产生抑郁感觉,将其转给精神科医生更为合适。如果患者与家人之间有特殊的问题,转给配偶和家庭咨询员可能是最合适的。转给既不熟悉视力丧失的后果,也不熟悉老年人的需要的精神健康护理人员,可能会弊多利少。

视力丧失常伴有与他人和社会隔绝的感觉。视力受到损害的人常不能开车(或长距离开车),这会导致与社会隔绝。有视力问题的人可能对视力的问题感觉到窘迫,这可能进一步使他们远离社会。视力受损者可能被家人和朋友隔绝。此外,视力丧失患者可能不能够阅读报纸或书刊,这也会进一步增加与社会隔绝的感觉,进而加剧患者面临的心理问题。随着时间的推移,被隔绝的患者可能会感觉到健康状况下降,也会增加有关如何调整的问题。社区参与帮助低视力患者,可能会增强其心理的健康和功能。

对于许多患者而言,隔绝常伴有孤独感。足不出户的患者很少能够接触到他人,他们必须依赖他人上门帮助,完成与医生的预约。

3. 拒绝　拒绝是对危险的或不愉快的情形的一种强烈而自然的生理反应,实际上它可能是一种自我保护的行为。

虽然医生不能够让患者从拒绝中解脱,但医生可尽力让他们去康复人员或心理医生那里寻求适当的护理。家人的参与可能有益,在视力丧失患者视力丧失的范围及限度方面,应询问其家人。不幸的是,家人实际上可能阻碍了从拒绝中解脱的过程,他们可能自己都怀疑自己,也可能无意识地影响了视力受损患者,使其仍处于拒绝的情绪中。

4. 为什么是我　大多数的患者会竭力弄清楚一些不好的事为什么发生在他们身上。当面对残疾或慢性疾病时,信奉宗教的人可能在心理健康和身体健康方面有所改善,因此,越来越多的医生和他们的患者讨论宗教信仰和信念。那些非宗教者或许从他们视力丧失的经历中寻找一些"好的"东西,这种从不好的境况下努力寻找好的方面的能力通常与积极的情绪相关。这些报有积极感情的人往往会乐观地面对生活,而那些怀有消极情绪的人则总是对人生悲观失望。积极的情绪与健康状况的提高有着密切联系。有些人会花好几个月的时间抑郁,花很少的时间想"为什么会是我"的问题,而有些人则会立即将注意力集中到从不幸中解脱出来的过程中。那些还没有意识到他们的视力是永久性丧失的人们或许不会尝试从不幸中解脱出来,他们或许认为这只不过是衰老过程中令人气恼的一部分,最终会解决的。他们或许在眼科医生的帮助下醒悟,对他们的状况感到抑郁,特别是当他们感觉没有人同他们说话的时候。抑郁的感觉笼罩了患者,从而使得他更难适应视力丧失。因为老年人由于慢性病和残疾情况的出现更容易产生抑郁,所以就其视力预后欠缺和眼科医生的交流就很容易导致严重的身体和精神问题。

5. 老年人的适应能力　许多 AMD 患者只想要常规的眼镜,而非那些看起来非常奇怪的眼镜。患者可能对于这么近的焦距感到不自在,可能不喜欢这么重的低视力康复装置,可能在戴着它出现在人们面前时感到尴尬,或者根本就不想花钱买这些装置,大部分的人只是希望他们的视力"回到从前"。在 AMD 患者中成功挑选一个低视力康复的候选人可能会非常困难。

适应力对于老年人非常有益,因为它可以使老年人掌握新的技能,比如如何使用计算机。越来越多的老年人发现,计算机技术非常有趣,而且很容易学,然而,低视力的老年人不易于接受新的计算机技术。许多老年人没有足够的计算机技能来使用因特网或万维网,所以视力丧失后学习使用计算机以便于在家生活得更好,这根本不可能。当然,有正常视力的老年人帮助低视力老年人学会计算机入门知识对于他们更好地使用计算机大有裨益,因为许多新的低视力康复辅助技术是利用计算机技术的,计算机知识对于老年人全面掌握低视力康复辅助装置非常必要。

低视力的年轻人适应这些康复辅助技术相对来说容易一些,而那些老年人却很难改变他们的做事方式以适应低视力康复辅助装置。当一个人尝试着用一个高度放大镜来看书时尤为明显。假设一个患者佩戴一个 +20.00D 的透镜可以看报,这时焦距大约是 5cm,这个人怎么能接受这种镜子?不可能!这是因为他这种看报纸的方式(报纸几乎碰到鼻子了)跟他过去 75 年来看报的方式大相径庭。因此,不管是逐渐增加近距离调节还是集中阅读的康复和训练都是必要的。如果给一个第一次使用低视力康复辅助系统的患者配一副 +20.00D的眼镜而未能配合正确的配套训练的话,这无疑是个灾难。患者可以从来不用这种装置,现在却突然意识到阅读是可能的,但是这种可能(尽管不很舒服)的想法是没有任何价值的,这时患者可以简单地选择不去阅读。

明确哪个患者可以适应，而哪个患者不能适应并非易事。询问其有无积极的想法没有任何帮助，询问其是否可以接受应用任何一款辅助装置来重新获得阅读能力或许是个开始的途径，但是这也不能保证成功。许多患者说，他们除了读书别无他求，他们一直期待退休后可以好好看书，即使是这么强烈的读书渴望也不能保证他们能够接受低视力康复辅助系统。患者或许仍然不愿接受这么近的焦距，或许根本就不想花钱买这种可以放大文本的闭路电视，即使患者已经成功地应用了这种装置，也并不意味着这个患者会真的去买和使用这个装置。患者或许不想花家庭的钱，或许没有可以方便使用的现金，或许认为不值得花这么多的钱。所有这些障碍降低了低视力康复的成功率。假如患者不想尝试新的技术来治疗低视力，他也不能成为一个成功的低视力康复候选人。

尽管适应力和尝试的希望对于低视力康复都是必要的，但是不管患者的适应力如何，医生应该把所有的病人都转诊到低视力专家那里。低视力医生或许可以说服患者明确低视力康复辅助系统的有益性，或许可以"教给病人新把戏"。

(五)视力丧失后的人际关系

慢性病的适应很少发生，可以说视力丧失也是如此。实际上，家人和朋友常常是应对视力丧失的必要组成部分。有家人和朋友支持的患者常常比那些没有支持集团的人能更好地应对视力丧失。已婚患者或许能更好地应对视力丧失，但是这种情况在丈夫视力丧失时更常见。实际上，许多视力丧失的男性并没有感觉到因为视力丧失而"残疾"，因为他们的妻子像平常一样帮他们处理好日常生活。相反，如果是妻子视力丧失而丈夫视力正常的话则会有很多困难，因为没有配偶的支持他们必须完成日常生活，如果有成年的女儿住在附近的话，那么女儿是帮助母亲应对视力丧失的人。如果视力丧失的患者生活在一个大家庭里，那么家庭的行为模式将会扩大。如果这个家庭是个互爱、互相支持的家庭，那么这种支持将转化为一种新的生活方式，丈夫会理所当然地接管家里的某些责任；如果这个家庭不太和睦，那么家庭矛盾将会升级。有一个患者被她的丈夫虐待了好多年，她说，这种虐待在她视力丧失后更加变本加厉。他不允许任何人帮助他的妻子，也不允许他妻子参加低视力康复培训，因此她说她生活在一个极其不安全的环境里。

二、AMD 视力恢复的临床设想

(一)概述

AMD 本身已经给患者带来了很多痛苦，而接踵而至的视力损害更是雪上加霜。患者不但要接受有视网膜疾病这种现实，而且还要因为视力的降低丧失一定独立性。而视力康复则是通过光学的、非光学的和电子装置来帮助患者达到一定水平的视觉程度，恢复满意的独立生活能力，减小因为视力损害而带来的心理、情感和经济方面的问题。特别是对有严重视力损害比如法定盲的患者来说是很必要的。

法定盲指最好矫正视力低于 20/200 或者视野小于 20°。通常在患者双眼视力低下的时候才考虑法定盲。

(二)康复评估

低视力检查人员应当熟悉患者的眼部病史，其中重要的部分应当是手术史和病理分级。比如一个低视力的诊断，在患者尚未完成一切可以帮助其恢复视力的手术或者药物治疗之前是不能得出的。其理由是双向的，首先因为所使用的仪器都是特殊加工的，而且花费昂贵，如果患者最终视力还没有稳定，那么这些仪器检查的结果都不是最终结果；其次患者需要经过由"丧失视力"的哀痛到理解这种局面，然后就可以进入开始视力康复的步骤。而视力康复结果取决于患者对于视力损害的认同程度以及希望获得的结果。

(三)病史

在病史中，应当询问患者有关视力丧失方面的问题，包括时间、双眼发病次序、视力波动及稳定时间、辨色力丧失、各种照明条件下的效果。这些问题帮助患者了解视力损害对他们生活方式的影响,这也是视力康复一个重要的方面。同时应当记录现在患者使用的装置,包括眼镜等已有的设备。通常患者的配偶和家人都会为其提供一些类似的放大镜样的装置。这时应当记录患者所使用装置的类型、样式和屈光度,同时问及这些装置的有用程度。例如,患者是否通过使用眼镜或者放大镜可以阅读报纸或者较大印刷字体等。通常患者会告知这些装置都是没有用的,而实际上他们可以看清较大字体。

重要的一个问题是患者究竟对最终想获得的视力有什么样的要求。在这个过程中,医师可以确定患者是否抱着现实的态度去进行视力康复,或者目标就是"要再看清楚"。应当按照患者要求的重要次序对其进行详细的排列。但是无论怎样,患者的基本要求就是能够重新阅读。还有,要弄清楚阅读的程度,患者究竟是要求能够看清楚信件还是钞票来处理自己的财务问题,还是为了闲暇时候阅读报纸、小说等等。而阅读要求的一个内涵就是阅读距离。还有就是要讨论一些特殊的、一定距离的活动(看电视、看鸟以及驾车)。其中驾车是最特殊的话题,医生要认真和患者讨论这个问题。对上述讨论的问题列一张表,确定患者的具体要求、现在视力状况以及特殊的事项等,例如玩扑克、缝合、绘画和玩高尔夫等。最后对于年轻或者成年人来讲,一定的受教育环境也是很重要的,同时也要注意患者的工作场合的要求,如果他还可以继续进行工作的话。

(四)视力测试

对于医生来讲,虽然视力检测有一个标准的模式,但是检查者还是应当牢记一个目标取向的方法。例如,一个患者的目标就是能够阅读,那就可以把注意力集中在近距离视力的提高方法上;如果患者的目的就是驾车,那就直接将重点放在望远镜式的远距离视力提高方法上。当医生看到患者头部和身体非常不协调地走进检查室,那所关心的就不只是视力状态了,还有患者适应视力丧失的能力。此外,辅助检查可以在视觉检测开始之前进行,例如对比敏感度、Amsler 表格和视野等,这些检查可以客观地检查中心暗点的大小。

很显然,视力检测是最重要的。但是对于视力已经降低的患者,其基本视力检测的方法还是要做出相应的调整。通常推荐使用自照明的便携式视力表,在 10ft 的距离进行检查。ETDRS 视力表是使用最广泛的一种视力表。投射式视力表不适合低视力的检查,因为房间照明的变化会影响对比度,而且如果患者视力低于 20/400,需要距离视力表很近才能看到字符,而这样只会增加患者内心的紧张情绪和不安。

ETDRS 视力表有一些优点。首先其为自照明,有较高的对比度,而且下面带有轮子,这样可以随时挪动。同时其还有较广泛的视力范围值,可以根据距离来记录视力(比例化),给出了一个从10/200到 10/10 的范围。在低视力记录中通常不使用"数指"这样的视力记录值,可以将视力表放在距离更近的位置来记录,这样会更精确。

通常使用的综合验光仪对于低视力的检测也有一定的困难。比如视力低于 20/200 的时候,对于 ±0.25D的变化是不敏感的,通常要进行较大的调整患者才能感受到。通常低于 10/200 的视力可以感受到0.5D的变化;20/100～20/200 的视力可感受 0.75～1.5D 的变化;20/200～20/400 的视力可感受 1.5～2.0D的变化。这样的检查可以提高效率。同样在检查斜视程度的时候,所用的柱镜度数也要增加,0.75～2.00D的时候才能感觉到轴向变化。但是为了避免有重大失误,开始的时候应当进行角膜地形图以及自动验光检查。在使用低视力装置前进行屈光矫正是很重要的,而患者平时应当戴一副聚酯眼镜来保护眼睛免受意外伤害。因为视力较低,常常发现不了一些悬挂物、飞行物以及一些不熟悉的地形。

基于患者的基本诉求,可以为其设计一个简单的或者昂贵的望远镜助视器。刚开始的时候,患者可能不会将注意力放在远距离的视觉要求上,而主要在阅读上。视力可以随着镜头放大倍数的不同而提高。如果患者最好矫正视力是 20/200,在 4 倍的镜头下视力应当能够达到 20/50。例外情况就是在较大或者不规则的中心暗点,或者有屈光介质混浊的情况。总的来说,远距离的活动通常需要视力为 20/30～20/50。很少有患者需要用助视器将视力矫正至 20/20 以上,通常还是需要什么样的视力就将度数设计为多少。因为度数越大,视野范围就越小,这样反而降低了视觉的效果。如果双眼视力差不多,医生可以为其设计一种双眼系统,这样就会有较大的视野范围,例如看电视、参加演出等。当视力低于 20/400 的时候,普通的光学助视器就没有什么作用了,应当考虑更高级的助视装置。

(五)近视力

在进行了屈光和远距离评测后,就是近距离的问题了。检测可以通过近距离看字母或者文章卡片来进行测量。这些字母卡片可以帮助测量患者是否能够看清楚线条、数字或者字母。通常使用的是"M"形的字符。这些字符采用的是标准的公制系统,并不需要固定距离进行测量。

在检测过程中,应当根据患者的实际需求进行调整。例如,患者要求能够看清楚报纸的时候,可能用到 +10D 的镜子,而如果患者要求看清楚报纸上的股票报价,那就要增加度数,反之就减少度数。

(六)双眼视力

当双眼视力相差不多的时候,可以考虑使用双眼助视器。当助视器的度数超过 +6D 的时候应当加上基底在内的棱镜,这样可以进行视力的融合,并矫正外斜视状态。通常要比正度数球镜增加 2 个棱镜度数。因为镜片的厚度和重量较大,应当采用更小的框架,因为鼻侧的镜片会因为棱镜的原因变得特别厚。如果镜片超过 12D 的话,就干脆还是用单眼助视器,遮住另一只眼来避免复视。如果患者有一只眼的视力相当好,可以为坏眼配置很高度数的助视器,但是实际应用中还是会有很多问题,比如色散导致文字旁边有光圈等,因此最好还是将这只眼遮挡。

患者在佩戴较高度数的助视器后,需要一段时间适应。首先是看书的距离会很近,这样会增加患者的疲劳感。如果患者对自身的视力丧失没有很好的认识过程,那这个视力康复的过程是很难的。

如果患者难以接受近距离阅读,还有其他一些方法可以选择。可以用类似手术放大镜的助视器来进行特殊距离的阅读,但是患者还是要对增加阅读距离和降低视野进行权衡。还有就是电子装置,例如闭合回路监视器(closed-circuit television),患者可以坐在舒适的距离上,将字体放大后观看。当然这种装置很昂贵,并且也不能随身携带,目前已经有一些便携式的装置。还可以配合眼镜,使用手持或者站立式的放大镜来观看。但是这些装置只能适应局部阅读,而不是范围较大的阅读,但对不愿意戴眼镜的患者来说还是有一定效果的选择。

(七)对比增强、眩光减弱和非光学装置

增强对比度、减少眩光是低视力矫正的最后一步。AMD 患者常常伴有对比敏感度的降低。对比度增强镜可以使眼睛避开短波长光。短波长的光例如蓝光可以造成对比丧失以及引起眩光,导致整个眼的功能降低。特制的镜片组可以阻挡不同的、特殊波长的光线,并且还配备有防眩光的镜片,来增加光线的敏感度。对于 AMD 患者来说,不仅可以增加视觉敏锐程度,还可以减少蓝光的射入。

Corning Glare Control 系列的镜片包含 9 层滤光,可以在传输过程中选择性地阻止特殊波长的蓝光。其中 8 层是彩色渐变滤色片,每一片都可阻止一定波长的光,滤光片的颜色从黄色(450nm)到深红色(550nm)。第 9 片滤色片被称为眩光减少镜片,它能够减少 AMD 患者对光的敏感性。镜片的颜色更有美学效果,因为它更有褐色色调而不是橘色/红色。

其他非光线的设计包括印刷字号加大的书籍、钟表、扑克牌等等。

(八)未来发展方向

1. 新的应用　有效视野范围检查在判断患者能否取得驾车资格方面有重要作用。有时患者戴双光心助视器后觉得已经可以开车了,但是还是要经过这些检查的客观评测才能进行评估,这对患者以及家属、行人的安全都是重要的。

激光扫描检眼镜(scanning laser ophthalmoscope, SLO)、黄斑视野检查仪能够查出中心视野缺陷的特点,如黄斑暗点。SLO 有成像能力,这样可以利用施加在视网膜的刺激勾画出视网膜暗点的图形。用可调氦氖激光扫描投射视网膜成像时,SLO 用不间断的近红外激光(780nm)获得视网膜的图像,AMD 患者通过看刺激光线,而检查者可以看到视网膜上的刺激物。通过这些特点就可以勾画出比较完整的视网膜盲

点坐标(preferred retinal locus, PRL),并制作出相对暗点和绝对暗点的图。

有黄斑暗点的AMD患者不能感知黑色点,他们阅读时常常会抱怨视野中央的字母或单词丢失。虽然黄斑暗点和视力表现的特殊关系仍无定论,但是这些暗点的出现会缩小视力的感知范围。因此,在开始进行康复治疗时描绘出暗点和知道视网膜最佳对应位置就显得十分有用。传统方法试图通过训练建立某个方向的偏心视力,然后在训练中主要重复训练这个方位等等。SLO可以帮助确定暗点的性质和与PRL的关系。一旦PRL被确定,康复治疗就能很好地利用PRL指示和训练AMD患者。

SLO研究表明黄斑暗点的形状也是不完全一样的,有以中心为暗点的,也有环形的,还有阿米巴样的暗点存在。大部分AMD患者有致密的暗点。

2. 新的技术 下面介绍几种目前设计和制作比较好的助视器。

加拿大的Huntington Beach公司,应当说是这个行业的领军者。

JORDY Ⅱ是一种惊人的虚拟现实系统,它可以使患者用一个视频影像进行视觉工作。一个小的彩色电视相机被放置在头骨部,重量小于283g。这个设备是为视力低于0.1的AMD患者设计的,有1~24倍的远距离放大能力和50倍的阅读能力。一体化的系统也在设计中,因为需要提高距离,这样可以与电视或计算机相连。并且有为阅读和写字设计的自回路监视器。远距离视力有1.12m(44英寸)的可视范围。手动开关可以放大图像并自动对焦,可以控制对比度和亮度使彩色图像更加清晰。对于近视力,闭路电视的特点使得设备可以放到一个合适的位置。图像通过大屏幕尺寸的电视屏幕或计算机屏幕被放大。对光线的要求十分低,设备不需要附加的光学设备,因此可以减少眩光。

MaxPort也是一种便携式的自回路监视器系统的助视器,其主要功能就是阅读。系统包含有两部分,一个数字采集器来获取光学信息和一副轻的(113g)眼镜可以显示放大的图像。AMD患者可以把采集器放在任何物体表面,曲面平面都可以,然后在眼镜中看到放大的图像。图像可以被放大到28倍,可以显示黑白或彩色,此设备更适用于视力在0.2以下的AMD患者。这项解决方案更适用于专家、学生和高级人员。简单的亮度调节就可以使图像变得清晰和锐利。还有一个示踪器可以使放大镜越过纸张。因为没有连接线和附属设备,MaxPort十分容易使用。使用可充电电池和一个便携带包。

MAX是另外一种新的、价格低廉的放大系统设备。它是一套便携手持放大设备,连接于电视或计算机的显示器来放大单词、图片和更多的东西。用20寸的电视机,可以将黑白和彩色物体放大16~28倍。用右手或左手同样方便,图像实际上是不变形的。它可以用于各种物体的表面,曲面或平面。三种视频选择(低对比度/相片、高对比度/正像、高对比度/负像)使得它可以应用于视力低于0.2的AMD患者。

Ocutech Inc. (Chapel Hill, NC)最近制造出一些新的望远镜式的助视器设备。

VES-AF(视力增强系统-自动对焦)是第一款自动对焦光学助视器眼镜。它拥有极高的成像质量和从0.3m到无限远的4倍望远对焦。自动对焦系统通过计算机红外线控制工作,可以测量对焦距离,而计算机可以移动对焦镜片到合适的位置。4倍望远可以有12.5°的可视范围,并且也是极轻便的(71g)。设备被设计在一个框架的顶端并与可充电电池相连,这样可以被装在马甲或口袋中。设备适用于中远距离以及某些近视力使用,包括驾驶、打桥牌、放音乐、看鸟、打高尔夫等活动。适用于视力0.02~0.1的AMD患者。

目前正在研制的双对焦眼镜在远端和近端有同样快速的对焦装置,可以通过眼镜提高视野,适用于双眼有同样或相近视力的患者。

VES-Ⅱ是一种双视眼镜,这种设备的设计是为了弥补传统双视眼镜的主要缺点。与传统同样倍数的眼镜相比,其视野显著提高,图像的亮度和对比度也显著提升。最突出的特点是可调节的装置设计,可以使医生完全控制眼镜的位置。有4倍和6倍2种设计,适用于视力0.25~0.05的AMD患者。虽然需要手动调焦,但它提供了较自动对焦更便宜的选择。

VES-MINI是一种迷你化的3倍助视器。它有15°的视野,物理设计紧凑。眼镜的大小与小型对焦伽利略望远镜一样大,但是体积为大多广角眼镜的一半大小。光学成像十分清晰和明亮,可以为单眼和双眼AMD患者使用。有一些用来减少环状暗点的独特设计,这一点是区别于其他许多系统的。同样,视野在水平方向被扩大,适应侧面视野要求的视力需要。在一圈的转动范围内,手动对焦可以快速地从无限远到

0.3m。同样也是十分轻巧的，有内置的屈光设计，范围是+12D~-12D；目镜矫正可以适用于另外的屈光不正。这样的眼镜对于视力好于0.1的AMD患者是很好的选择。

Corning Medical Optics公司为其眩光控制系列助视器线上加装4种新的滤镜。X滤镜比对应型号的滤镜略黑些。这些滤镜能够提高对比度和减少眩光，适用于晚期AMD患者。第四代最新的滤镜被称作CPF减眩光滤镜，对早期AMD患者是十分有益的，因为这些患者不需要对比增强，但是需要减少眩光。与原来系列的镜片相比，色彩偏移小而且有更好的美容效果。

Zeiss光学公司已经开始生产新的手持放大镜和助视器系列产品。虽然是传统的设备，但Zeiss公司利用了高质量镜片设计的经验并且将其整合到一些新的设备中。特别是手持放大器，覆盖有专利技术防反射涂层。这样的放大镜有高级的光学质量，图像清晰、锐利、明亮。轻量级的5倍手电筒助视器方便携带，适用于室内外的小范围视觉观察。

三、展望

助视器能否成功帮助低视力患者取决于一定的相关因素，包括年龄、生理及精神状态、视力程度和稳定性、AMD患者的独立性和视力丧失的时间。拒绝使用低视力设备，以及尚未接受自身视力丧失的现实，限制了低视力康复的过程。总的来说越在意视力丧失，康复越困难。或许非光学设备是唯一可以帮助这些患者在一定意义上获得视觉独立的方法。

对于AMD患者来说，不仅要进行职业康复训练和治疗，而且还需要周围各个方面的支持，解决视力损害带来的各种问题。当然最好还是在患者得到建议以后自己上门寻求帮助，这样有助于进行成功的视力康复治疗。但是成功往往是由患者自身需要及其目标来决定的。有一些新的设备和仪器在低视力和视力康复领域中得到广泛应用，许多新的产品设计利用了最新的技术，毫无疑问会使越来越多的AMD患者受益。

（陈 松 韩泉洪 吕建平）

【参考文献】

[1] Gohdes DM, Balamurugan A, Larsen BA, et al. Age-related eye diseases: an emerging challenge for public health professionals. Prev Chronic Dis, 2005,2(3):A17.

[2] Taylor HR, Keeffe JE, Vu HT, et al. Vision loss in Australia. Med J Aust, 2005,182(11):565-568.

[3] 马慧香，瞿佳，徐锦堂. 低视力患者的视力储备与阅读速度初探. 暨南大学学报:自然科学与医学版,2003,24(2):113-115.

[4] Cheong AM, Lovie-Kitchin JE, Bowers AR, et al. Short-term in-office practice improves reading performance with stand magnifiers for people with AMD. Optom Vis Sci, 2005,82(2):114-127.

[5] Cahill MT, Banks AD, Stinnett SS, et al. Vision-related quality of life in patients with bilateral severe age-related macular degeneration. Ophthalmology, 2005,112(1):152-158.

[6] Eperjesi F, Fowler CW, Evans BJ. The effects of coloured light filter overlays on reading rates in age-related macular degeneration. Acta Ophthalmol Scand, 2004,82(6):695-700.

[7] Eperjesi F, Wolffsohn J, Bowden J, et al. Normative contrast sensitivity values for the back-lit melbourne edge test and the effect of visual impairment. Ophthalmic Physiol Opt, 2004, 24(6):600-606.

[8] Reeves BC, Harper RA, Russell WB. Enhanced low vision rehabilitation for people with age related macular degeneration: a randomised controlled trial. Br J Ophthalmol, 2004,88(11):1443-1449.

[9] Carvalho KM, Monteiro GB, Isaac CR, et al. Causes of low vision and use of optical aids in the elderly. Rev Hosp Clin Fac Med Sao Paulo, 2004,59(4):157-160.

[10] Vettard S, Dubois E, Quaranta M, et al. Prismatic treatment in low-vision rehabilitation of patients with age-related macular degeneration. J Fr Ophtalmol, 2004,27(6 Pt 1):589-596.

[11] Scilley K, DeCarlo DK, Wells J, et al. Vision-specific health-related quality of life in age-related maculopathy patients presenting for low vision services. Ophthalmic Epidemiol, 2004,11(2):131-146.

[12] Lindsay J, Bickerstaff D, McGlade A. Low vision service delivery: an audit of newly developed outreach clinics in Northern Ireland. Ophthalmic Physiol Opt, 2004,24(4):360-368.

[13] Culham LE, Chabra A, Rubin GS. Clinical performance of electronic, head-mounted, low-vision devices. Ophthalmic Physiol Opt, 2004,24(4):281-290.

[14] Fujita K, Yuzawa M, Nakamura H. Low vision aids for reading in scar stage of age-related macular degeneration. Nippon Ganka Gakkai Zasshi, 2004, 108(4):202-206.

[15] Fotouhi A, Hashemi H, Mohammad K, et al. The prevalence and causes of visual impairment in Tehran: the Tehran Eye Study. Br J Ophthalmol, 2004, 88(6):740-745.

[16] Congdon N, O' Colmain B, Klaver CC, et al. Causes and prevalence of visual impairment among adults in the United States. Arch Ophthalmol, 2004, 122(4):477-485.

[17] Goldzweig CL, Rowe S, Wenger NS, et al. Preventing and managing visual disability in primary care: clinical applications. JAMA, 2004, 291(12):1497-1502.

[18] Rohrschneider K, Greim S. Epidemiology of blindness in Baden, Germany. Klin Monatsbl Augenheilkd, 2004, 221(2): 116-121.

[19] Evans JR, Fletcher AE, Wormald RP. MRC Trial of Assessment and Management of Older People in the Community. Causes of visual impairment in people aged 75 years and older in Britain: an add-on study to the MRC Trial of Assessment and Management of Older People in the Community. Br J Ophthalmol, 2004, 88(3):365-370.

[20] Eperjesi F, Fowler CW, Evans BJ. Effect of light filters on reading speed in normal and low vision due to age-related macular degeneration. Ophthalmic Physiol Opt, 2004,24(1):17-25.

[21] Hinds A, Sinclair A, Park J, et al. Impact of an interdisciplinary low vision service on the quality of life of low vision patients. Br J Ophthalmol, 2003,87(11):1391-1396.

[22] Congdon NG, Friedman DS, Lietman T. Important causes of visual impairment in the world today. JAMA, 2003,290(15): 2057-2060.

[23] Saw SM, Husain R, Gazzard GM, et al. Causes of low vision and blindness in rural Indonesia. Br J Ophthalmol, 2003,87(9):1075-1078.

[24] Palmowski AM, Ruprecht KW. Deterioration of central vision in monozygotic twins. Ophthalmologe, 2003, 100(5):412-413.

[25] Dineen BP, Bourne RR, Ali SM, et al. Prevalence and causes of blindness and visual impairment in Bangladeshi adults: results of the National Blindness and Low Vision Survey of Bangladesh. Br J Ophthalmol, 2003, 87(7):820-828.

[26] Moore LW, Miller M. Older men's experiences of living with severe visual impairment. J Adv Nurs, 2003, 43(1):10-18.

[27] Desmettre T, Hladiuk K, Bourgois S, et al. Status of low-vision rehabilitation for age-related macular degeneration by orthoptists in the North of France. J Fr Ophtalmol, 2003, 26(3):241-248.

[28] Owen CG, Fletcher AE, Donoghue M, et al. How big is the burden of visual loss caused by age related macular degeneration in the United Kingdom? Br J Ophthalmol, 2003, 87(3):312-317.

[29] Clemons TE, Chew EY, Bressler SB, et al. National Eye Institute Visual Function Questionnaire in the Age-Related Eye Disease Study (AREDS): AREDS Report No. 10. Arch Ophthalmol, 2003, 121(2):211-217.

[30] Mohidin N, Yusoff S. Profile of a low vision clinic population. Clin Exp Optom, 1998, 81(5):198-202.

[31] Khan SA, Das T, Kumar SM, et al. Low vision rehabilitation in patients with age-related macular degeneration at a tertiary eye care centre in southern India. Clin Experiment Ophthalmol, 2002, 30(6):404-410.

[32] Bowers AR, Meek C, Stewart N. Illumination and reading performance in age-related macular degeneration. Clin Exp Optom, 2001, 84(3):139-147.

[33] Fies P, Dienel A. Ginkgo extract in impaired vision—treatment with special extract EGb 761 of impaired vision due to dry senile macular degeneration. Wien Med Wochenschr, 2002,152(15-16):423-426.

[34] Cheong AC, Lovie-Kitchin JE, Bowers AR. Determining magnification for reading with low vision. Clin Exp Optom, 2002, 85(4):229-237.

[35] Dahlin Ivanoff S, Sonn U, Svensson E. A health education program for elderly persons with visual impairments and perceived security in the performance of daily occupations: a randomized study. Am J Occup Ther, 2002, 56(3):322-330.

[36] Buch H, Vinding T, Nielsen NV. Prevalence and causes of visual impairment according to World Health Organization and

United States criteria in an aged, urban Scandinavian population: the Copenhagen City Eye Study. Ophthalmology, 2001, 108(12):2347-2357.

[37] Bougeard C, Gray S, Sparrow J. Blindness and partial sight registrations in the Bristol area. Eye, 2001, 15(Pt 5):691.

[38] Goodrich GL, Kirby J. A comparison of patient reading performance and preference: optical devices, handheld CCTV (Innoventions Magni-Cam), or stand-mounted CCTV (Optelec Clearview or TSI Genie). Optometry, 2001, 72(8):519-528.

[39] Crocker Houde S. Age-related vision loss in the older adult: the role of the nurse practitioner in prevention and early detection. Clin Excell Nurse Pract, 2001, 5(4):185-196.

[40] Rubin GS. Vision rehabilitation for patients with age-related macular degeneration. Eye, 2001, 15(Pt 3):430-435.

[41] Haymes SA, Johnston AW, Heyes AD. Preliminary investigation of the responsiveness of the Melbourne Low Vision ADL index to low-vision rehabilitation. Optom Vis Sci, 2001, 78(6):373-380.

[42] 吴淑英,庄以庶. 天津市“九五”期间低视力康复调研报告. 眼视光学杂志,2001,3(4):232-234.

[43] VETTA S, CAELL T. 对老年性 AMD 低视力患者进行视功能康复教育训练的研究评价. 眼视光学杂志, 1999,1(4):197-200.

2 与老年性黄斑变性相关的生存质量研究进展

随着疾病谱的变化和医学的发展,医学界的健康观和医学模式也已发生了转变,目前公认的健康概念是:"健康不仅是没有疾病或不虚弱,而是身体的、精神的健康和社会幸福的完美状态。"在眼科学界,对眼病及其治疗的认识也悄悄发生着改变,不再只关注于"眼病"本身,而是全面地考虑在发生眼病或治疗过程中患者作为"个体"在身体、精神等方面的综合性改变,特别是对那些慢性眼病患者,譬如老年性黄斑变性(age-related macular degeneration, AMD)等。与健康相关的生存质量(health-related quality of life, HRQoL)正是用于全面地反映患者这种整体改变的指标。20 世纪 70 年代以后,HRQoL 研究在眼科学界兴起,并逐渐形成热潮。其中,与 AMD 相关的 HRQoL 研究方兴未艾。

一、HRQoL 的内容和评价工具

生存质量,或称生活质量、生命质量,英文为 quality of life。WHO 生存质量研究组对生存质量的定义是:不同文化和价值体系中的个体对与他们的目标、期望、标准以及所关心的事情有关的生存状况的体验。目前,尽管对生存质量的研究仍存在一些分歧,但以下几点是基本公认的:①生存质量是一个多维的概念,包括身体功能、心理功能和社会功能;②生存质量是主观的评价指标(主观体验),应由被测者自己评价;③生存质量是有文化依赖的,必须建立在一定的文化价值体系下。

很明显,在不同的领域,如医学界和社会科学界,生存质量的研究内容是不同的。在医学界,研究的是与健康相关的生存质量(HRQoL)。HRQoL 在低层次上强调的是维持生存,保持躯体完好,消除病痛以及维持生存所需的基本功能。这曾经是医学的唯一目的,也是目前医学(尤其是临床医学)的主要目的之一。而在高层次上,HRQoL 强调生活丰富、心情舒畅,进一步更要实现自身价值和对社会贡献。

评价 HRQoL 最常用的工具是量表(questionnaire,或称问卷)。一个完整的量表可以包含若干个亚单位,如子量表(sub-scale)、领域(domain)或方面(facet)等,各侧重于 HRQoL 的某一个方面,譬如活动能力、精细操作能力等。量表的最基本构成元素是条目(item),一般采用提出精心挑选的反映某一方面 HRQoL 的特定问题,譬如"由于您的视力原因,您读书的时候有困难吗?"等,由被测者选择候选答案,譬如"没有"、"轻度"、"中度"或"重度"等,或采用在一定刻度的线段上划记来回答的形式。所有的条目答案都有相应的得分值,如果被测者和健康人群选择的答案在各条目、亚单位和总量表得分或总得分上存在差异,即可评价被测者在相关 HRQoL 上的状态。量表一般打印在纸张上,可采用被测者直接填写,或是调查员当面、电话询问被测者,或是邮寄、电邮给被测者等形式来完成。常用的一般普适性的生存质量量表有健康状况调查问卷(SF-36)、世界卫生组织设计的通用生存质量量表(WHOQOL-100)等;常用的测定与眼病相关的 HRQoL 的专项量表有美国国立眼科研究所视功能量表(NEI-VFQ)、视功能指数量表(VF-14)等。

评价 HRQoL 也可以采用健康效用值(utility),常用标准博弈法(standard gamble)或时间均衡法(time trade-off)来得到。效用值是由调查员通过访谈的形式询问被测者特定的问题,譬如"如果您的预期寿命还有 40 年,您愿意在目前的视力状态下继续生活 40 年,还是在正常视力状态下生活较短的时间? 多长时间?"等,然后将答案中的数据通过计算后得到。效用值的区间一般为 0 ~ 1,最佳的 HRQoL 状态(健康或视力正常等)为 1,与之相反,最差的 HRQoL 状态(死亡或失明等)为 0。将健康效用值乘以生存年数,可以计算得到按质量调整后的生命数,即质量调整生命年(quality adjusted life years, QALYs)。

二、采用 HRQoL 量表完成的与 AMD 相关的 HRQoL 研究

从上世纪 80 年代开始,国外一些学者开始采用量表评价 AMD 对 HRQoL 的影响,尽管由于文化背景、

研究环境的不同,他们采用了不同的量表,对 AMD 病情的分级也不尽相同,但得到的结果有相似之处。

美国国立眼科研究所视功能量表(NEI-VFQ)是美国眼科学者最常用的视功能专项 HRQoL 量表之一(http://www.rand.org/health/surveys/vfq25)。NEI-VFQ 共 51 个条目,分别组成 13 个子量表:整体健康(general health,2 个条目),整体视觉(general vision,2 个条目),近视觉活动(near vision activities,7 个条目),远视觉活动(distance vision activities,7 个条目),驾驶能力(driving,4 个条目),周边视觉(peripheral vision,1 个条目),色觉(color vision,1 个条目),眼疼痛感(ocular pain,2 个条目),视觉相关个体困难(vision-specific role difficulties,5 个条目),视觉相关依赖感(dependency due to vision,5 个条目),视觉相关社会功能(vision-specific social functioning,4 个条目),视觉相关精神健康(vision-specific mental health,8 个条目)和视觉相关期望值(vision-specific expectations,2 个条目)。Sharma 等认为 NEI-VFQ 在 AMD 患者中应用的信度、效度和反应度都很好,值得推荐。

已报道的采用 NEI-VFQ 完成的 AMD 相关 HRQoL 研究有以下 4 项。①Magnione 等采用 NEI-VFQ 研究后发现,103 名 AMD 患者与对照组相比,在近视觉活动和远视觉活动能力方面 HRQoL 下降是最多的。②在著名的美国多中心临床试验年龄相关性眼病研究(age-related eye disease study, AREDS)中,将 AMD 分成四级:1 级,少量玻璃膜疣;2 级,广泛的小玻璃膜疣或至少 1 个中等大小的玻璃膜疣;3 级,广泛的中等大小玻璃膜疣或至少 1 个大玻璃膜疣;4 级,至少 1 只眼存在进展期 AMD 病变。采用简表形式的 NEI-VFQ-25 加附表共 39 个条目,对 3 978 例确诊的 AMD 患者进行 HRQoL 评价,结果明确显示量表总得分随着 AMD 分级增加而线性下降($P<0.001$)。4 级 AMD 患者得分最低的 HRQoL 部分依次是:驾驶能力、整体视觉、近视觉活动能力、整体健康和精神健康。说明 AMD 对这些方面的 HRQoL 影响最大。③在另一项美国多中心临床研究黄斑下手术试验(submacular surgery trials, SST)中,采用从 NEI-VFQ 和附表中简化的 11 个子量表 37 个条目对 AMD 患者进行了 HRQoL 评价。在患有黄斑下新生血管尚未治疗或存在大范围黄斑下出血的 789 例 AMD 患者中,平均量表得分为正常值的 65% ~67%。各子量表中,色觉和眼疼痛感的得分最高,说明 AMD 对这些方面的 HRQoL 影响最小;而驾驶能力的得分最低,仅为 37% ~41%,由于 AMD 的影响,部分患者已不再驾驶。得分最低的其他子量表依次是整体视觉、近视觉活动和精神健康。除了眼疼痛感外,双眼 AMD 患者各子量表的得分明显低于单眼患者。这提示我们预防 AMD 在对侧眼的发生对减少患者 HRQoL 的下降是很有意义的。年龄与得分无关。较佳眼视力与视觉相关部分子量表得分有相关性,视力每下降 3 行,量表得分下降 3.6 ~17.1。但在调整了较佳眼视力、整体身体健康状况、性别和较佳眼阅读速度后,双眼新生血管性 AMD 仍与量表得分相关,这说明量表反映了除视力因素以外 AMD 对患者 HRQoL 的影响。而且,在 AMD 临床随访过程中,明显的视力逐步下降并不一定伴有同样明显的 HRQoL 得分逐渐降低。这可能是因为患者逐渐适应了视力下降的过程。④AMD 并发症预防研究(complications of age-related macular degeneration prevention trial, CAPT)是在美国开展的一项旨在评价用低能量激光预防 AMD 引起的视力丧失的多中心临床试验,共有 1 052 例早期 AMD(存在≥10 个至少 125μm 的玻璃膜疣且视力≥20/40,无脉络膜新生血管、浆液性色素上皮脱离、黄斑中央凹 500μm 范围内地图状萎缩等)患者进入该研究。对这些患者采用 NEI-VFQ-25 量表进行 HRQoL 评价,发现得分较高的是近视觉活动、远视觉活动、社会功能、个人困难、依赖感、色觉和周边视觉,得分最低的是整体健康。眼底病变程度与得分无关。有趣的是,这些结果与对象为严重 AMD 患者的 SST 研究结果恰恰相反。

视功能指数量表(VF-14)是另一种常用的视功能专项 HRQoL 量表,共 14 个条目,按照 4 度分级,可评价包括阅读小印刷体字、完成精细手工、夜间驾驶、读报纸书籍、读符号、写支票、看电视、看楼梯及栏杆、读大印刷字、打台球、日间驾驶、烹饪、运动和近距离认人等 14 个方面的 HRQoL。Mackenzie 等将 159 名 AMD 患者按双眼患病严重程度分为 7 级,除 VF-14 外,也让患者对自我的视功能直接评分。结果发现,AMD 患者得分最低的条目是读小印刷体字,最高的是近距离认人。VF-14 得分与患者自我评分之间的相关性高于视力与自我评分之间的相关性。在另一项以 167 例存在新生血管的渗出型 AMD 患者为对象的类似研究中,VF-14 得分与患者自我评分之间的相关性再次被证实高于视力与自我评分之间的相关性。因此,VF-14 得分较视力值更能反映患者对自我视功能的评价。经多元线性逐步回归分析,独立影响 VF-14 得分的首要因素是较佳眼发生 AMD,所以预防 AMD 在对侧眼的发生对患者的 HRQoL 而言是相当重要的。

通过与 AMD 患者和医护人员商讨，Hart 等开发了一份专门用于 AMD 患者 HRQoL 评价的量表——日常生活工作视觉依赖性量表（daily living tasks dependent on vision, DLTV）。该量表共 4 个领域 24 个条目，包括看电视、走楼梯、看风景、读路标和路名、倒饮料、读小字体等，采用 4 级评分。通过在 34 名 AMD 患者、37 名白内障患者和 32 名健康对照者中应用，结果发现患者的 HRQoL 得分明显低于健康人，得分与较佳眼、较差眼矫正视力均相关，与较佳眼相关性更强。与白内障患者相比，AMD 患者在识别面部特征、读信或报纸、为自己倒饮料方面得分较低，说明这些功能可能更多地反映了黄斑区光感受器细胞功能受损后引起的功能变化。

Mangione 等采用日常活动视觉量表（activites of daily vision scale, ADVS）对 201 名 AMD 患者进行评价后发现，AMD 的严重程度与量表得分相关，特别是在近视觉和驾驶能力方面。

Armbrecht 等借鉴了 VF-14、SF-36 等量表中的条目，自制了一份 HRQoL 量表，用以评价 AMD 患者白内障手术的效果。结果表明，尽管患有 AMD，但这些患者白内障手术后 4 个月和 12 个月时的 HRQoL 仍有明显提高，因此对一些同时患有 AMD 的患者进行白内障手术是值得的。

除了上述眼科专项 HRQoL 量表以外，国外学者也采用了一些普适性量表对 AMD 进行评价。SF-36 是最常用的评价整体健康状态的量表，包括 8 个领域，可归纳为 2 个子量表：躯体健康部分（PCS）和精神健康部分（MCS）。有些研究结果表明 AMD 患者 SF-36 各部分得分均低于健康人群，双眼 AMD 患者得分低于单眼患者。也有研究发现 AMD 患者 MCS 得分正常或接近正常，但这些患者可能正经受着视觉相关的精神问题，例如对对侧眼也发生 AMD 和对未来视功能的担忧、自卑、自控能力下降等。在 SST 研究中，也采用过医院焦虑和抑郁量表（the hospital anxiety and depression scale, HADS，14 个条目）评价患有黄斑下新生血管尚未治疗的 AMD 患者，其中有 3% ~6% 达到临床焦虑确诊标准，10% ~11% 达到临床焦虑疑诊标准；4% ~5% 达到临床抑郁确诊标准，8% ~13% 达到临床抑郁疑诊标准。双眼中视力较佳者视力下降程度与 HADS 测得的焦虑或抑郁程度呈正相关。其他也有用健康质量量表（quality of well-being scale 等）完成的普适性量表研究。

国内对 AMD 的 HRQoL 研究较少，一个重要的原因就是没有合适的量表。由于 HRQoL 也取决于人们生存的文化、经济体系，在国外开发的 NEI-VFQ、VF-14 等量表中出现的"驾驶""写支票"等生活能力对中国患者来说相当陌生，因此并不能把这些量表直接应用于国内 AMD 患者。为此，邹海东等翻译了低视力者生存质量量表（low vision quality of life questionnaire, LVQOL），经过文化调适和信度、效度考评，确保了最终的中文版低视力者生存质量量表（chinese-version low vision quality of life questionnaire, CLVQOL）符合中国的文化特点，并可以敏感地反映出国内视力下降人群的 HRQoL 状况。CLVQOL 共有 25 个只与视力下降（包括盲和低视力）相关的等距等级条目，记分为 0 ~5 分，总分 125 分。得分越高，生存质量越高。包括 4 个领域，分别是：①远视力、移动和光感，包括看路标、看电视、在户外走动、有车辆时过街等条目；②调节能力，包括走亲访友、对目前生活的满意程度、对自己视力的了解程度等条目；③读和精细工作，包括读杂志和书本、读信件、使用剪刀或缝线等条目；④日常生活能力，包括看钟表、识别自己的笔迹和做日常家务等条目。经对 105 名国内 AMD 患者研究后发现，AMD 患者组各方面的生存质量得分均明显低于对照组健康人群。得分下降最严重的领域是"读和精细工作"，得分最低的条目依次是"读杂志和书本""读标签"和"读信件"；而得分下降最少的领域是"日常生活能力"，得分最高的条目依次是"做每天的日常活动"和"判断物体的深浅或远近"。渗出型 AMD 病变越多，CLVQOL 得分越低。AMD 病程越长，CLVQOL 得分越低。CLVQOL 得分与较佳眼、较差眼视力均相关。经多元线性逐步回归分析后发现，较佳眼远视力是影响各方面 VRQL 的首要独立因素。

综合上述研究，可以得出以下结论：①AMD 的发生将引起患者 HRQoL 的明显下降；②早期 AMD 和晚期 AMD 对 HRQoL 的影响并不相同，早期对患者整体状况影响明显，而越到晚期，患者的近、远视觉能力以及与视觉密切相关的驾驶、阅读等能力下降得越严重；③发生 AMD 后，患者的精神状况变差，出现抑郁、焦虑的倾向；④预防对侧眼发病对减少患者 HRQoL 的下降有实质性意义；⑤尽管视力程度，特别是较佳眼视力与 HRQoL 相关，但采用 HRQoL 量表可以得到除视力以外更多的患者主观感受方面的信息，采用 NEI-VFQ、VF-14、DLTV 等量表还可反映不同眼病对患者 HRQoL 的不同影响。

三、采用健康效用值完成的与 AMD 相关的 HRQoL 研究

尽管采用 HRQoL 量表可以较好地评价 AMD 患者多方面的生存质量状况,但是该方法也有不足之处。首先,没有一种量表能全面到反映 AMD 对 HRQoL 影响的所有方面;其次,有些量表只是针对特定疾病而设计的专项工具,量表中存在一些特殊的、仅与该疾病相关的条目,限制了量表的使用范围;再次,不同量表的条目设计不同,结果表达方式不同,难以相互比较;最后,量表得到的结果反映的是多个领域的生存质量状况,一般不适用于成本分析等经济学研究。所以,一些学者推荐采用健康效用值评价 AMD 患者的 HRQoL。

已有一些国外研究计算得到了 AMD 的健康效用值(见表 7-2-1)。可以看到,AMD 患者的健康效用值与视功能健康人群(效用值为 1)相比有明显的下降。而且,若以较佳眼视力为评价指标,AMD 病变造成的损伤越重,效用值下降越大。

表 7-2-1　患者自身评价的 AMD 平均健康效用值

第一作者(年份),AMD 分类*	时间均衡法	标准博弈法
Brown (2000)		
总体	0.72	0.81
BBCVA*,20/20 ~ 20/25	0.89	0.96
BBCVA,20/30 ~ 20/50	0.81	0.88
BBCVA,20/60 ~ 20/100	0.57	0.69
BBCVA,20/200 ~ 20/400	0.52	0.71
BBCVA,CF-LP	0.40	0.55
Brown (2002)		
总体	0.74	—
BBCVA,20/20 ~ 20/25	0.84	—
BBCVA,20/30 ~ 20/40	0.80	—
BBCVA,20/50 ~ 20/100	0.71	—
BBCVA,≤20/200	0.59	—
Stein (2003)		
轻度—BBCVA,≥20/30	0.83	—
中度—BBCVA,20/40 ~ 20/100	0.73	—
重度—BBCVA,≤20/200	0.56	—

* BBCVA:较佳眼矫正视力

Brown 等发现,AMD 的健康效用值与 AMD 类型、患者年龄和性别等无关,而与较佳眼视力密切相关。在其他的一些研究中,也发现同样的结果。

Brown 等的研究结果表明糖尿病性视网膜病变总的健康效用值为 0.79,根据较佳眼矫正视力分级后的各组效用值也与 AMD 基本一致,所以认为 AMD 和糖尿病性视网膜病变对 HRQoL 造成的影响是相似的。同样,可以将不同研究结果中得到的效用值进行有条件的相互比较,从而比较不同疾病对患者 HRQoL 的影响程度。譬如,以往研究报道白内障的健康效用值为 0.71 ~ 0.74,视网膜脱离的效用值是 0.73,青光眼的效用值是 0.94 等。

通过询问不同人群同样的问题,可以反映出他们对 AMD 的认识。研究结果表明,在眼科医生和普通居民中得到的 AMD 效用值明显高于 AMD 患者(见表 7-2-2),这说明眼科医生和普通居民常低估 AMD 对患者 HRQoL 造成的损害。

表 7-2-2　在不同人群中计算得到的 AMD 平均健康效用值*

AMD 分类	AMD 患者	眼科医生	普通居民
轻度—BBCVA≥20/30	0.83	0.93	0.96
中度—BBCVA20/40 ~ 20/100	0.73	0.88	0.92
重度—BBCVA≤20/200	0.56	0.82	0.86

* 摘自 Stein JD, et al. Br J Ophthalmol, 2003, 87:8-12.

BBCVA = 较佳眼矫正视力

以效用值为基础，可以计算得到质量调整生命年(QALYs)，该指标常用于对 AMD 的不同治疗措施进行成本－效用分析(cost-utility analysis)。Brown 等计算后发现，就激光治疗 AMD 的方法而言，研究组中每个 AMD 患者采用该方法可以得到平均 0.257 个 QALY；每获得一个 QALY，成本为 5 629 美元。与全身的冠心病、高血压等治疗方法相比，作者认为该治疗方案的成本－效用相当高，从而为该治疗方法的临床应用提供了强有力的支持。推而广之，在目前国内 AMD 患病率逐渐升高的情况下，将所有 AMD 的治疗方法进行准确的卫生经济学评价，无疑将为指导目前我国有限的眼病防盲经费投入提供重要的资料，避免在 AMD 的防治上浪费宝贵的资源。

采用 HRQoL 量表和健康效用值这两种方法，评价 AMD 对 HRQoL 影响的结果均可信，而且重复性好。但是，两种方法又有一定的区别(见表 7-2-3)。通过量表，主要反映的是 AMD 患者的功能(function)变化，可以了解 AMD 对患者造成的视功能、精神健康和整体健康等各方面的影响；而效用值反映的是患者对自己生存质量的偏好(preference)或愿望(desirability)，更多地用于不同疾病间的比较或探讨不同人群对 AMD 的认识。这两种方法可以互相补充、相互完善。

表 7-2-3　可用于 AMD 的 HRQoL 研究的两种方法相互比较

		采用 HRQoL 量表	采用健康效用值
完成方法		填写量表	访谈，计算
得到结果		HRQoL 不同领域得分	单一的效用值
结果形式		相对复杂	相对简单
结果应用	反映 HRQoL 不同领域的变化	可以	不可以
	反映治疗前后的 HRQoL 变化	可以	可以
	用于与其他眼病对 HRQoL 影响的比较	可以(采用 NEI-VFQ 等)	可以
	用于与全身疾病对 HRQoL 影响的比较	不可以	可以
	了解不同人群对 AMD 的认识差异	不可以	可以
	用于成本－效用分析	不可以	可以

四、从生存质量的角度全面地治疗 AMD 患者

至今为止，AMD 仍然是一种棘手的眼病，特别是严重的 AMD，伴随的往往是视功能的明显下降，给患者造成严重的生活上的困难和心理上的压力。作为直接面对 AMD 患者、肩负着治疗重担的眼科医生，其任务不仅仅是挽救患者的视功能，还应该应用自己的知识，尽力减少患者的 HRQoL 降低。

但是，在健康效用值评价中发现，眼科医生居然常低估 AMD 对患者 HRQoL 造成的损害，这对 AMD 患者来说是不幸的。因为这意味着医生将可能从不准确的观点出发，给予患者不适当的评价或治疗。

造成这种现象的原因之一是一些眼科医生仅以片面的指标来评价 AMD 的病情，而不是从全面的、生存质量的角度来看待 AMD 对视功能的影响。譬如，视力指标是眼科医生最常用的判断治疗效果的指标，通过视力的变化，可以很好地反映角膜、白内障等手术的主观效果。但对 AMD 而言，不少患者检查时主观视力可能下降不多，但视物变形、扭曲等现象严重，这些损害可引起患者明显的读、写、驾驶等日常生活能力的下降，严重影响了 HRQoL。如果只依赖于视力的变化，对治疗效果和治疗方案的判断就可能存在错误。而采用 HRQoL 评价工具，就可以有效地帮助眼科医生全面了解患者的主观感受，掌握病情变化。

原因之二在于一些医生只是“看病”，而没有“看病人”。譬如，同样是单眼新发程度相似的 AMD 病变，对一个工作年龄段的患者和一个 70 岁以上的老年患者造成的功能损害截然不同；同样是右眼新发早期 AMD 病变，对一个左眼健康的患者和一个左眼已有严重 AMD 病变的患者造成的影响也决不相同。如果只单纯地根据 AMD 病情变化进行治疗，而没有考虑患者个体的不同，或是追求治疗方案对 AMD 病变的治疗效果，而没有考虑到治疗措施相伴而来的副作用可能引起患者整体生存质量的下降，这时，患者对治疗方案的接受程度和治疗的效果就会降低。Mitchell 等调查了1 421名黄斑疾病患者，结果发现其中 54% 认为他们的主治医生只关注其所患的眼病，而不关注他们。尽管眼病患者清楚地知道自己并不能决定是否及如何治疗，但事实上患者大多愿意参与治疗方案的决策，希望得到更多治疗方面的信息。而当患

者参与后，治疗的效果确有提高。因此，不少学者提出了让患者更多地参与，医生和患者互动的治疗决策模式。在临床实际工作中，要实现这种模式往往并不容易，而这时完全可以借助 HRQoL 评价工具如 HRQoL 量表等有效地帮助实施过程。已有临床医生认为在医生和患者的互动过程中，这些工具的作用应该被大大加强，甚至可以部分代替相互间的对话。

在 Mitchell 等的研究中，87% 的患者被眼科医生告知目前没有有效控制 AMD 的方法，因此产生了诸如抑郁、无助、烦恼感，甚至少数患者有自杀倾向。诚然，严重的 AMD 病变的确无良好的治疗方法，但眼科医生决不该因此将患者推向绝望的境地。如果眼科医生能从患者的角度来认识 AMD，给予患者更多的关心和同情，就有可能避免绝大多数患者的不适感。他们建议眼科医生多倾听 AMD 患者的叙述，解答他们的问题，对那些的确已没有有效治疗方案的患者，可以通过 HRQoL 工具了解其主观视功能下降的程度，相应地及早予以低视力康复训练。Tasman 等也认为 AMD 患者往往容易处于持久的抑郁状态，眼科医生应更多地关心 AMD 患者的生活。他们建议可以通过有计划地传授 AMD 患者在低视力情况下解决生活问题的技巧；或是成立 AMD 互助社团，由病人间相互交流，同时医生及时给予疾病研究进展的信息，并解答患者疑问，从而给予 AMD 患者希望。类似的方法也被其他一些学者所推荐。

综上所述，通过将 HRQoL 评价工具引入 AMD 的临床医疗过程，可以全面了解 AMD 患者，从而采用真正个体化、人性化的治疗方案，争取给患者带去“身体的、精神的健康和社会幸福的完美状态”。

（邹海东　张　哲）

【参 考 文 献】

[1] WHO. The development of the WHO Quality of Life Assessment Instrument. Geneva, WHO, 1993.

[2] 方积乾.生存质量测定方法及应用.北京：北京医科大学出版社，2000：8-12.

[3] Mangione CM, Lee PP, Pitts J, et al. Psychometric properties of the National Eye Institute Visual Function Questionnaire (NEI-VFQ). Arch Ophthalmol, 1998, 116: 1496-1504.

[4] Sharma S and Fernandez AO. Age-related macular degeneration and quality of life: how to interpret a research paper in healthy-related quality of life. Curr Opin Ophthalmol, 2004, 15: 227-231.

[5] Clemons TE, Chew EY, Bressler SU, et al. National Eye Institute Visual Function Questionnaire in the Age-Related Eye Disease Study (AREDS) AREDS Report No. 10. Arch Ophthalmol, 2003, 121: 211-217.

[6] Submacular surgery Trials Research Group. Health- and Vision-related Quality of Life among patients with choroidal neovascularization secondary to age-related macular degeneration at enrollment I randomized trials of submacular surgery: SST report No. 4. Am J Ophthalmol, 2004, 138: 91-108.

[7] Miskala PH, Bressler NM, Meinert CL. Relative contributions of reduced vision and general health to NEI-VFQ scores in patients with neovascular age-related macular degeneration. Arch Ophthalmol, 2004, 122: 758-766

[8] The Submacular surgery Trials Research Group. Responsiveness of the National Eye Institute Visual Function Questionnaire to Changes in Visual Acuity. Findings in Patients With Subfoveal Choroidal Neovascularization—SST Report No. 1. Arch Ophthalmol, 2003, 21: 531-539.

[9] The Complication of Age-related Macular Degeneration Prevention Trial Research Group. Baseline characteristics, the 25-item National Eye Institute Visual Functioning Questionnaire, and their associations in the Complication of Age-related Macular Degeneration Prevention Trial (CAPT). Ophthalmology, 2004, 111: 1307-1316.

[10] Steinberg EP, Tielsch JM, Schein OD, et al. The VF-14. An index of functional impairment in patients with cataract. Arch Ophthalmol, 1994, 112: 630-638

[11] Mackenzie PJ, Chang TS, Scott JU, et al. Assessment of Vision-related function in patients with age-related macular degeneration. Ophthalmology, 2002, 109: 720-729.

[12] Riusala A, Sarna S and Immonen I. Visual function index (VF-14) in exudative age-related macular degeneration of long duration. Am J Ophthalmol, 2003, 135: 206-212.

[13] Hart PM, Chakravarthy U, Stevenson MR, et al. A vision specific functional index for use in patients with age related macular degeneration. Br J Ophthalmol, 1999, 83: 115-120.

[14] Mangione CM, Gutierrez PR, Lowe G, et al. Influence of age-related maculopathy on visual functioning and health-related

quality of life. Am J Ophthalmol, 1999,128:45-53.

[15] Armbrecht am, Findlay C, Aspinall PA, et al. Cataract surgery in patients with age-related macular degeneration: one-year outcomes. J Cataract Refract Surg, 2003,29:686-693.

[16] Kaplan RM, Anderson JP. The general health policy model: an integrated approach. // Spiker B, ed. Quality of Life and Pharmacoeconomoics in Clinical Trials. Philadelphia, Pa: Lippincott-Raven Publishers, 1996:309-322.

[17] 邹海东,柏林,张晢,等. 老年性黄斑变性对生存质量的影响. 中华眼底病杂志,2004,20:303-306.

[18] Brown GC, Brown MM, Sharma S, et al. Utility values and macular degeneration. Arch Ophthalmol,2000,118:47-51.

[19] Brown MM, Brown GC, Sharma S, et al. Quality of life with visual acuity loss from diabetic retinopathy and age-related macular degeneration. Arch Ophthalmol,2002,120:481-484.

[20] Stein JD, Brown MM, Brown GC, et al. Quality of life with macular degeneration: perceptions of patients, clinicians, and community members. Br J Ophthalmol,2003,87:8-12.

[21] Brown GC, Brown MM, Sharma S. Difference between ophthalmologists' and patients' perceptions of quality of life associated with age-related macular degeneration. Can J Ophthalmol,2000,35:27-32.

[22] Kobelt G, Lundstrom M, Stenevi U. Cost-effectiveness of cataract surgery. Method to assess cost-effectiveness using registry data. J Cataract Refract Surg,2002, 28:1742-1749.

[23] Busbee BG, Brown MM, Brown GC, et al. Incremental cost-effectiveness of initial cataract surgery. Ophthalmology,2002, 109:606-613.

[24] Brown GC, Brown MM, Sharma S,et al. Incremental cost effectiveness of laser photocoagulation for subfoveal choroidal neovascularization. Ophthalmology, 2000,107: 1374-1380.

[25] Mitchell J, Bradley P, Anderson SJ. Perceived quality of health care in macular disease: a survey of members of the Macular Disease Society. Br J Ophthalmol,2000, 86:777-781.

[26] Bowling A, Ebrahim S. Measuring patients' preferences for treatment and perceptions of risk [Review]. Qual Health Care 2001, 10(suppl 1):i2-i8.

[27] Deyo RA. A key medical decision maker: the patient. BMJ,2001,323:466-467.

[28] Kravitz RL, Melnikow J. Engaging patients in medical decision making. BMJ,2001,323: 584-585.

[29] Charles C, Whelan T, Gafni A. What do we mean by partnership in making decisions about treatment [Review]? BMJ, 1999, 319:780-782.

[30] Robinson A, Thomson R. Variability in patient preferences for participating in medical decision making: implication for the use of decision support tools [Review]. Qual Health Care, 2001,10(suppl 1):i34-i38.

[31] Godolphin W. The role of risk communication in shared decision making. BMJ,2003, 327:692-693.

[32] Higginson IJ, Carr AJ. Measuring quality of life: using quality of life measures in the clinical setting. BMJ,2001, 322: 1297-1300.

[33] Tasman W and Rovner B. Age-related macular degeneration. Treating the whole patient. Arch Ophthalmol,2004,122:648-649.

[34] Park W. Vision rehabilitation for age-related macular degeneration. Int Ophthalmol Clin, 1999,39:143-162.

[35] Brody BL, Roch-Levecq AC, Gamst AC, et al. Self-management of age-related macular degeneration and quality of life. A randomized controlled trial. Arch Ophthalmol,2002,120:1477-1483.

3　低视力康复助视器在老年性黄斑变性中的应用

视觉是人类最重要的感觉,视觉损害将不同程度地影响患者日常生活的各个方面,最终影响患者的健康状态和生活质量。眼科流行病学调查和临床资料统计表明,50 岁以上人群中低视力和盲的患病率急剧升高。目前世界上视力残疾人口约1.5亿,70% 是老年人,其中中国估计有 800 万。而且每年全世界会增加 200 万盲人,到 2020 年视力残疾人口将翻一番,其中 90% 生活在发展中国家。

在工业化国家,老年性黄斑变性(age-related macular degeneration ,AMD)成为55 岁以上老年人的主要致盲原因,且随着年龄增长发病率逐渐增加,75 岁时发病率已达到 25% ,是造成 70 岁以上老年人功能损害的第三位病因,仅仅排在关节炎和心脏病之后。在中国,随着老年人口的不断增加及预期寿命的延长,AMD 所致的低视力或盲的人数也将逐渐增加。

但就目前的治疗方法来看,AMD 的治疗效果欠佳,低视力康复成为晚期 AMD 患者唯一的治疗措施。如何开展 AMD 低视力患者的康复教育,提高他们对低视力康复重要性的认识,并在合适的助视器的帮助下进行康复训练,改善患者的视功能,提高患者的生活质量成为眼科医生和康复教育工作者亟待解决的问题。

一、低视力和盲的概念

低视力(low vision)和盲(blind)属于视力残疾(visual disability)的范畴。中国 1987 年将视力残疾定义为由于各种原因导致双眼视力障碍或视野缩小,使患者难以做到一般人所能从事的工作学习或其他活动。而 Leat 等将视力残疾定义为最好的单眼或双眼视力小于 6/12 或对比敏感度小于1.05。视力残疾与视力损害是两个不同的概念,视力损害(visual impairment)是指最好的单眼视力或双眼视力小于 6/7.5,总的水平视野范围小于 146°(Goldmann Ⅲ-4e)或小于 109°(Goldmann Ⅲ-3e),且对比敏感度小于 1.5 (PelliRobson)。

由于各国盲的标准不同,低视力的标准也不同。盲,狭义上指视力丧失到无光感,又称黑矇(amaurosis);广义上指双眼失去识别周围环境的能力。

低视力含义广泛,泛指不能用药物、手术或常规的眼镜矫正的功能性视力的永久性丧失,包括视野缺损和不同程度的视力丧失。一般来讲,低视力可以定义为由于视觉系统的受损导致双侧视力的减退、视野的缩小,妨碍了患者正常的工作、娱乐和日常生活活动。然而,关于低视力定义,许多学者都有着不同的见解与描述。Faye 把低视力定义为视力及视野均低于正常,而且这种视力损害不能用普通眼镜矫正,使患者日常生活发生困难。George C. Woo 认为低视力即视力减退,用手术及药物治疗和用常规屈光矫正均无法增进;其内涵包括视野缩小、视力降低及对比敏感度的异常。王思慧认为凡由于视觉系统的障碍,引起双眼视力低于正常或视野缩小均称为低视力。并进一步限定低视力不能用普通的眼镜、角膜接触镜或人工晶体等矫正至正常水平;或视力虽属正常而视野损害到已妨碍患者的正常活动。

低视力和盲诊断标准的不同给各国防盲治盲工作的经验交流与合作带来了困难,因此世界卫生组织于 1973 年统一了盲和低视力的诊断标准,即最佳矫正视力低于 0.05 或视野半径 <10°者为盲,最佳矫正视力低于 0.3 而优于或等于 0.05 者为低视力(表 7-3-1)。1987 年中国制定的视力残疾标准基本上与世界卫生组织相同。1992 年 WHO 将低视力的定义进行了修改,认为即使患者经过治疗或标准的屈光矫正后仍有功能性损害,其视力小于 6/18(0.3)到光感,或视野半径小于 10°,但仍能应用或有潜力应用视力去做或准备做各项工作的属于低视力的范畴。1999 年 WHO 又将盲人定义为因视力损伤不能独立行走,通常需要职业和(或)社会的支持的人。WHO 规定的视力损害包括两种视功能的损害——视力及视野,其

中视力只指远视力。

表 7-3-1　视力损伤的分类(WHO,1973)

视力损伤		最好矫正视力	
类别	级别	较好眼小于	较差眼等于或大于
低视力	1 级	0.3	0.1
	2 级	0.1	0.05(CF/3m)
盲	3 级	0.05	0.02(CF/1m)
	4 级	0.02	LP
	5 级	NLP	

盲与低视力均指双眼,且以视力较好眼为标准。如一只眼盲一只眼低视力者属于低视力范畴,单眼低视力而另一只眼优于 0.3 者,不属于低视力范围,现举例说明(表 7-3-2)。

表 7-3-2　举例说明

右眼	左眼	临床统计	意义
1.0	≥0.3	正常	不是视力残疾
1.0	<0.3	单眼低视力	不是视力残疾
1.0	<0.05	单眼盲	不是视力残疾
光感 - <0.05	≥0.3	单眼盲	不是视力残疾

二、低视力的检查

AMD 患者来低视力门诊就诊时,医生应首先详细了解患者的眼病史、助视器的应用史以及患者以前应用助视器的情况。在进行低视力康复前应对患者进行详细的眼科检查,如视力、裂隙灯显微镜、直接及间接检眼镜检查,甚至眼底荧光素血管造影检查以明确 AMD 是萎缩型还是渗出型,是处于疾病的静止期还是进展期。如为渗出型 AMD,目前治疗方法较多,包括激光光凝、光动力疗法(photodynamic therapy ,PDT)、手术治疗(新生血管取出术、黄斑转位)、经瞳孔温热疗法(transpupillary thermotherapy ,TTT)、选择性新生血管床光凝术等,最好使疾病处于静止期或瘢痕期后再进行低视力康复治疗。而萎缩型 AMD 的治疗目前主要是姑息性治疗,包括助视器的应用和低视力康复训练等。在选配合适的助视器之前,应对患者的职业、生活、业余爱好和学习情况进行了解,并进行下列视功能检查及屈光检查,这样可以针对患者的不同需要选用不同的助视器。

(一)视力检查

视力又称视锐度(visual acuity),评估人们在高对比度状态下对物体或目标细节的识别能力。各种情况下对视力的要求不同,因此视力的测量方法与描述也不同。对 AMD 低视力患者来说,5m 远视力检查常用的视力表为国际标准对数视力表。如果患者视力较差,可让患者移至 2.5m 处或更近些进行视力检查,并推算出患者的真实视力。如患者在 2.5m 处可看到 0.4,其真实视力应为 $0.4 \times 2.5/5 = 0.2$。较近距离的远视力检查,可以克服国际标准视力表 0.1 ~0.3 行视标较少、视标增进率不均的缺点;对患者心理上来说,所测视力比在 5m 处“好”一些,故对患者起到鼓励的作用。低视力专用视力表(图 7-3-1)也可以作缩短距离检查,如在 1m、2m 和 3m 处,以获取较可靠的视力检查结果。家庭视力表(图 7-3-2)就是利用变距的原理而研制的,标准检查距离是 2 米,可查出相当于在 5m 处的远视力,不受场地及居室小的限制,携带方便。对老年人近视力的检查一般采用 jaegar 近视力表,此外还有阅读视力表、灯塔近视力表(图 7-3-3)等。在检查低视力患者的视力时,除分别检查左右眼的单眼视力外,还应检查双眼视力。

(二)屈光检查

屈光检查应列为低视力患者检查的重点,因为低视力患者的视力下降不一定全部由眼病所致,也可能与屈光不正有关,这一点在儿童特别重要,对老年人同样重要。屈光检查首选散瞳视网膜检影法,还要进行很好的复光试镜。其他方法还有自动电脑验光法等。若试镜后视力提高,要给予配镜。

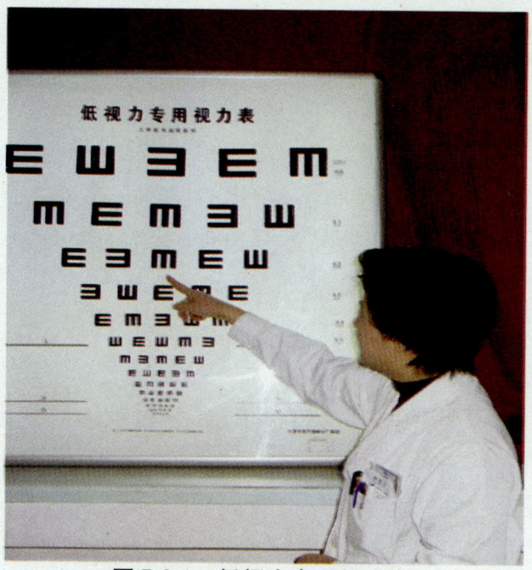

图 7-3-1　低视力专用视力表

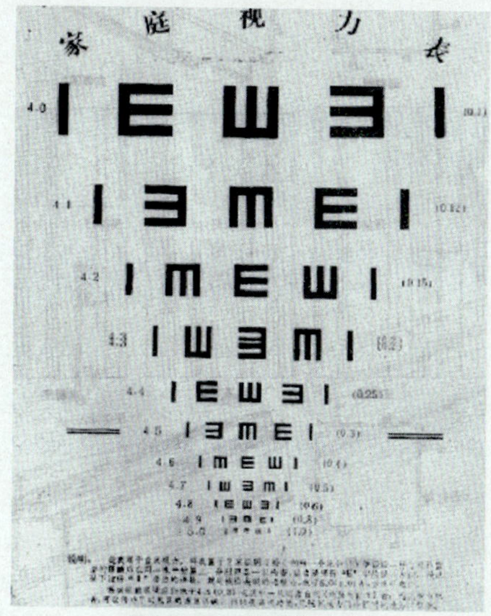

图 7-3-2　家庭视力表

(三)视野检查

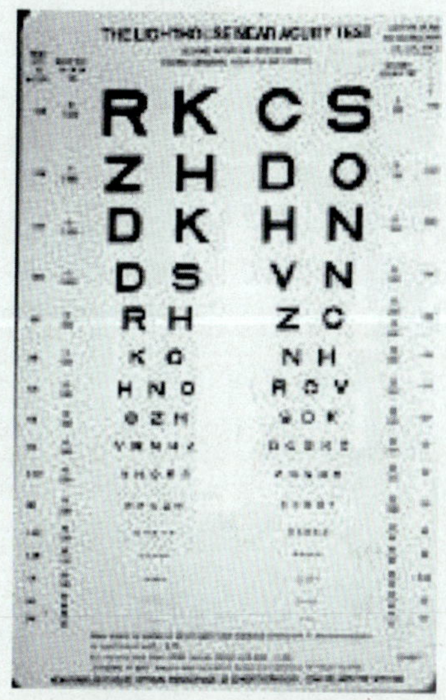

图 7-3-3　灯塔近视力表

视野(visual field)是指当眼球向前固视不动时,所能看到的空间范围。视野检查可从空间范围提供视功能信息,是视功能检查的一个重要方面。自 1869 年 Forster 首次设计了弧形视野计之后,视野检测技术经历了动态视野、静态视野、动静态结合视野、计算机自动视野等。近年来随着激光扫描检眼镜(scanning laser ophthalmoscope, SLO)(图 7-3-4)的出现而出现了激光扫描检眼镜微视野检查技术,可在直视眼底的条件下,点对点测量中心 20°~40°视野范围局部视网膜的功能。该检测技术采用红外光作为眼底扫描光源,氦氖激光作为刺激光源,避免了屈光间质混浊对检查的影响,且分辨率高,最小分辨率只有 6 分弧,可为临床提供精确度和可信度高的视野信息。目前主要用于两个方面:①检测 20°~40°视野范围视网膜病变区敏感性,测定暗点大小,定量评估局部视网膜功能;②测量固视点位置或旁中心注视区域,判断注视点的稳定性。

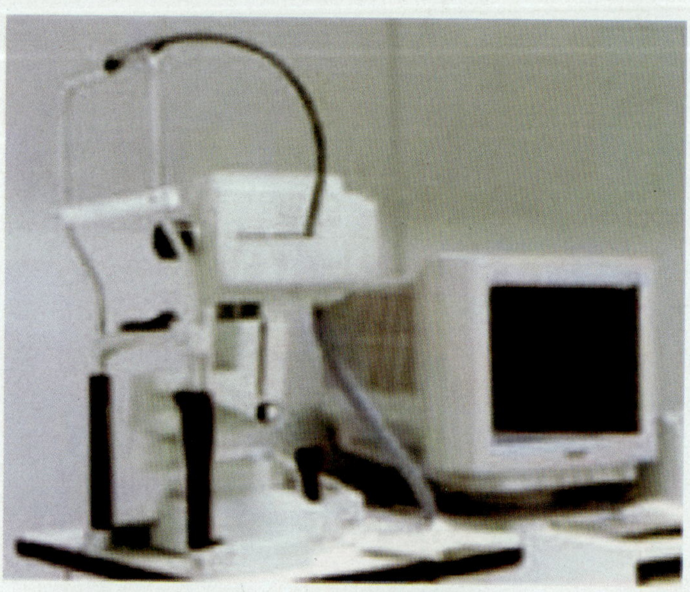

图 7-3-4　激光扫描检眼镜

(四)色觉检查

色觉(color vision)和形觉的感知(视力)一样,是视觉功能的重要方面。在日常生活中,颜色常常作为各种信号或识别标志以使某些被观察目标更加显著,因此无论低视力患者的病因为何,都应进行色觉检查,将其与视力综合起来评估患者的功能性视力,并进行低视力康复方面的干预,这对于指导低视力患者的功能性行为有重要意义。色觉障碍分为先天性和后天性,又根据程度的轻重分为色盲和色弱。色觉检查大多采用主觉检查,一般在较明亮的自然光线下进行,常用的检查方法有以下几种。

1. 假同色图 通常称为色盲本,由色调深浅程度(亮度)相等、易混淆的不同的颜色斑点构成图形、数字等,使色盲者无法辨认或只能以明暗来判断。在自然光线下,将色盲本放正,距受检者50cm,要求在5~10s内辨认出所看到的图形或文字。色觉障碍者辨认困难,读错或不能读出,可按照色盲表的规定确认属于何种色觉异常。

2. 彩色线团挑选法 是把颜色不同、深浅不同的毛线束混在一起,令被检者挑出与标准线束相同颜色的线束。此法颇费时间,且仅能定性不能定量,不适合于大面积的筛选检查。

3. 颜色混合测定器 是Nagel根据红+绿=黄的原理,设计出的一种光谱仪器。它可以定量地记录红绿光匹配所需的量,以判定红绿色觉异常。此法既能定性又能定量。

4. Farnsworth15色觉检查器 亦称PanelD-15色觉检查器。是在亮度及饱和度基本恒定的条件下,用于测定人们对色调的识别能力。色觉检查器包括一个长方形木盒和16个色帽。色帽由黑色塑料制成,每个色帽内嵌颜色纸片一张。色帽背面有各色帽的序号(0~15)。0号色帽固定在木盒的左上角。检查时室内照明强度控制在200lx左右。检查前先将15个色帽从木盒中取出,随意放置。将木盒的0号色帽放置在被检查者左上方,让被检查者从15个色帽中选出一个与0号色帽颜色最接近的色帽,排置在其后。然后再选出一个与刚选出色帽颜色最接近的色帽,置于第二个色帽的后面,如此类推,直至15个色帽全部排列完毕。要求在2min内完成。严重色觉异常者需要时间较长,一般也很少超过5min。最后盖上盒盖,翻转木盒,通过盒底有机玻璃,即可看到色帽背后序号。从0号开始,依次抄录于记录纸上。将被检查者排列出的色帽的顺序号依次输入计算机,得到C指数,C指数在1.77之内皆认为色觉基本正常,大于1.78则说明PanelD-15的检测结果异常,C指数的值越大则色觉异常程度越严重,C指数大于4.21则说明有先天性色觉异常。

PanelD-15色觉检查器在低视力领域应用较为广泛,便于观察患者的色觉损害程度、病程及色觉与其他方面视功能的关系。如AMD的早期,视力改变很轻微或者视力下降极其缓慢,难以准确评估病情,或者视力极差,难以对患者的视力进行准确有意义的测定时,PanelD-15色觉检查器的定量检测结果可提供有关患者病情的信息。

(五)对比敏感度

对比敏感度(contrast sensitivity)就是辨认在平均亮度下两个可见区域差别的能力,是人眼对恰好能识别出的某一空间频率(视标大小、粗细)的黑白相间光栅或条纹阈值的倒数。如果两个区域在空间范围内相互靠近,辨认它们之间亮度差异的能力称为空间对比敏感度(spetial contrast sensitivity)。如可见区随着时间先后而出现,辨认其亮度差异的能力称为时间对比敏感度(temporal contrast sensitivity)。将不同的空间频率(即一定的视角内明暗相同的条纹数目不同)作为横坐标,将条纹与空白之间亮度的对比作为纵坐标,即将视角与对比度结合起来,测定对各种不同空间频率的图形人眼所能分辨的对比度,得出对比敏感度函数(contrast sensitivity function, CSF)。在正常人,该曲线似倒"U"形,反映视觉系统对外界空间的分辨能力。对比敏感度测量仪由产生光栅的监视器(monitor)和记录系统组成。

黄斑是视力最敏感的部位,因而黄斑病变最易影响视力,但AMD对比敏感度下降比视力改变出现得更早。因此,根据CSF变化,可随访患者病情改变,且在低视力康复的过程中,能及时调整低视力康复措施,可收到较好的效果。

此外,荧光素眼底血管造影(fluorescence fundus angiography, FFA)也是不可缺少的检查方法,其他的检查还有电生理检查,包括眼电图(electro-oculogram, EOG)、视网膜电流图(electro-retinogram, ERG)、视觉诱发电位(visual evoped potential, VEP)等,这些无创伤性的视觉功能的客观检查方法已越来越受到重视。

三、助视器

目前,AMD 的各种治疗方法的疗效欠佳,中心视力明显下降,已成为老年低视力的重要原因,严重影响患者的健康状态和生活质量。患者如何有效利用残余视力,提高自身生活自理能力是低视力康复的关键。随着科学技术的发展,多学科与医学之间的相互渗透,使得助视器的研制与开发成为可能,各种新型助视器不断问世。这使得眼科医生和低视力康复工作者能够根据患者不同的需要选用不同的助视器,并在低视力康复教育和训练的帮助下,开辟了 AMD 患者“视觉”重建的新途径。

(一)助视器的概念

助视器(visual aids)的含义较为广泛,不仅包括提高患者视功能的各种工具,还包括改善低视力患者活动能力的任何一种装置或设备,即使它与视力无关,只要能提高患者的活动能力,如导盲犬、盲杖等,也可列入助视器的范畴,但平时所指的助视器都与改善看远或看近的能力有关。在 AMD 低视力保健及康复过程中,助视器只是提供帮助的一种工具,而不是低视力康复的全部,并没有任何治疗作用,不会使视力本身得到改善。如望远镜并不能使一个低视力患者独立行动,但它是低视力患者康复训练中的关键,只有在望远镜(助视器)的帮助下,结合低视力康复教育和训练才有可能达到康复的目的。

另外,每一个 AMD 低视力患者的工作、学习及生活环境不同,所需要的助视器也会不同,因此,一个患者有可能需要一种以上的助视器来满足不同的需要。

(二)助视器的种类

助视器种类很多,可以满足不同患者的需求或患者的不同需求。但总的来讲,助视器可分为光学性、非光学性及电子助视器。

1. 光学性助视器 使用最为广泛,借助光学性能的作用,如增大视标的视角、提高分辨率,从而提高低视力患者视功能水平。光学性助视器根据用途的不同分为远用和近用两种。

(1)远用助视器 远用助视器是指为了看清 1m 以外的目标而使用的助视器。到目前为止,唯一可用的远用助视器是望远镜系统。正如低视力专家 Silver 所说:低视力患者要看清 1m 至无限远处的目标仅有望远镜助视器是可用的。它增进视力的原理是通过缩短目标与眼的距离,距离缩短一半,视网膜成像增大一倍,应用简单、灵活方便。

望远镜从原理上讲主要有两类:伽利略(Galilean)望远镜和开普勒(Keplerian)望远镜。伽利略望远镜包括一个物镜(正透镜)及一个目镜(负透镜),常用的放大倍数是 2 倍,物像为正像,可为调焦或非调焦式,光学设计简单,重量轻、镜筒短,可装在眼镜上。开普勒望远镜的目镜和物镜均为正透镜,后者较前者屈光度大。开普勒望远镜产生的物像是倒像,需加三棱镜装置将倒像变为正像,所以同样放大倍数的开普勒望远镜比伽利略望远镜的镜筒长,重量重,很少装在眼镜上,多为调焦式。但开普勒望远镜的周边畸变轻,成像质量及亮度均较理想。

望远镜从形式上可分为双目眼镜式、单筒手持式、卡式及双焦望远镜等。

双目眼镜式望远镜:多为伽利略望远镜,放大倍数 2 ~ 4 倍。国内生产的眼镜式望远镜有西安生产的 2.5 倍眼镜式望远镜(图 7-3-5)、长春生产的 4 倍全直径头盔式望远镜。国外生产的眼镜式望远镜,如英国 Keeler 光学公司生产的 LVA40,是放大 2.5 倍的可调焦眼镜式望远镜,调焦范围从 70cm 至无限远。

单筒手持望远镜:一般是开普勒望远镜,放大倍数 2 ~ 8 倍,甚至 10 倍,多数可通过伸缩镜筒的长度来调焦,所以看近看远都可以(图 7-3-6)。这种望远镜也有做成微型的,如指环式或戒指式望远镜(图 7-3-7)。

卡式望远镜:它适用于已戴眼镜的病人,卡在病人本身的眼镜上短时间使用(图 7-3-8)。

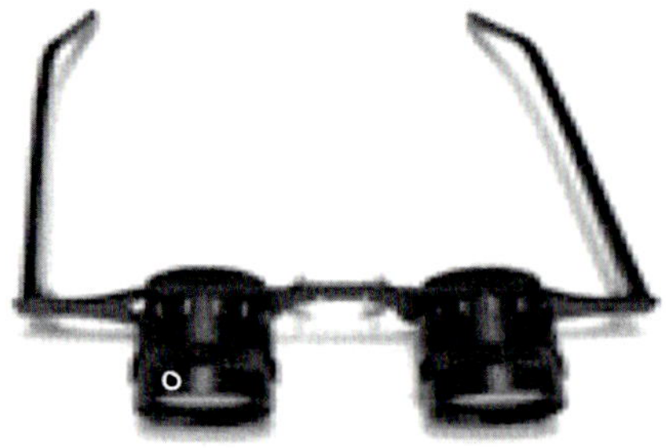

图 7-3-5 眼镜式望远镜

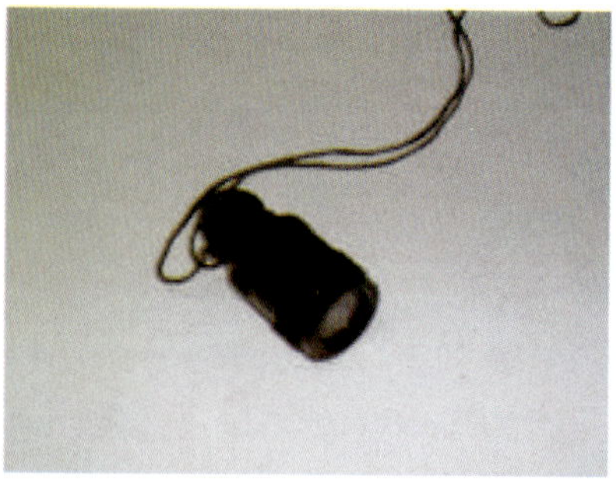

图 7-3-6 单筒手持式望远镜

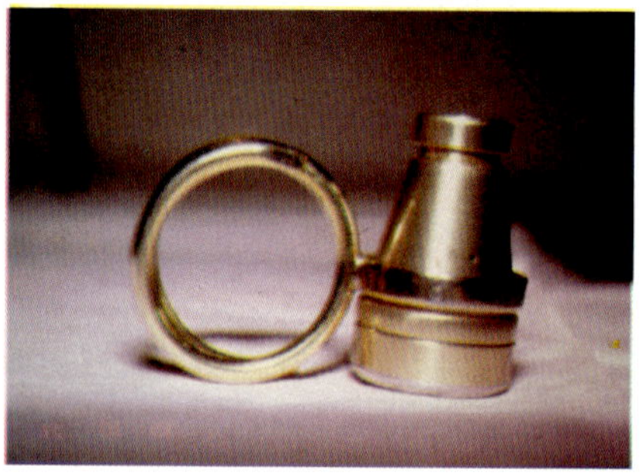

图 7-3-7 戒指式望远镜

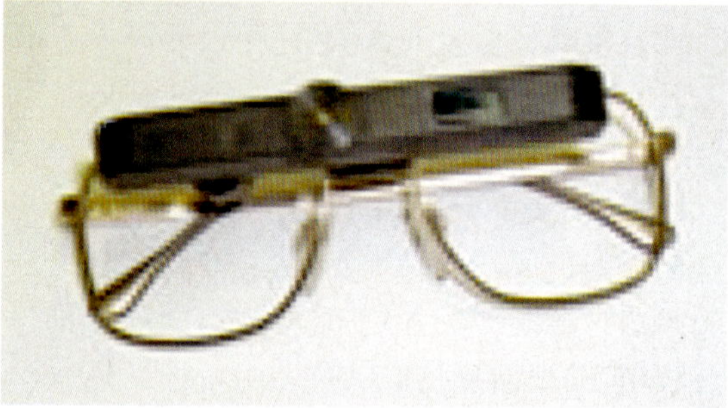

图 7-3-8 卡式望远镜

双焦望远镜:这种望远镜的上方有一小的非调焦性2.5倍的远用望远镜,下方为近用望远镜,适合于不断变换远近目标的患者使用。如 Keeler 光学公司生产的双焦望远镜,上方为2.5 倍非调焦的小型望远镜,下方为较大的近用望远镜(图 7-3-9)。

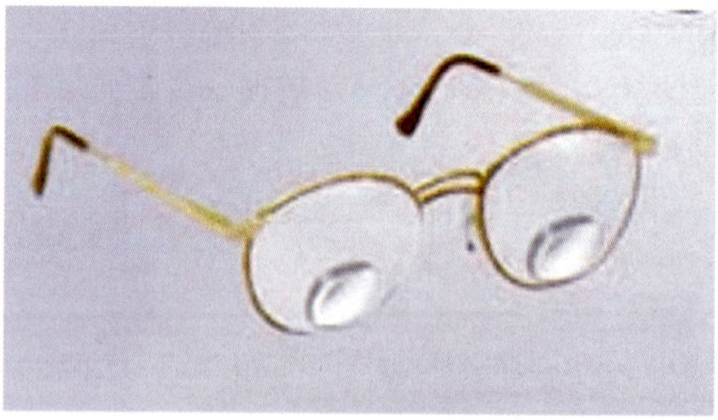

图 7-3-9 双焦望远镜

远用助视器是患者活动训练中的关键,是改善低视力患者视功能、增进视力、提高生活质量的首选和必备物品。但不能认为低视力患者使用远用助视器后能胜任所有的日常工作,因为任何一种助视器都不能取代正常眼的全部功能。戴用远用助视器在室外仅用于对目标的准确定位、看路标、识别公共汽车路线等;在室内看黑板、电视、演出、商店内的货品等固定的目标。

虽然望远镜的使用提高了患者的部分视功能,但也存在着一些缺点,给患者使用时带来了许多麻烦,如使用望远镜时视野明显缩小,目标变近变大,所以它一般只适用于静态的情况,如应用于走路,尚需较长时间的训练,而且是非常困难的;当头部转动时,可见目标向反方向运动。

(2)近用助视器 近用助视器的原理就是将近处目标予以增大,从而增大目标在视网膜上的成像来提高低视力患者的辨别能力。

有四种方法可以增大视网膜成像,即产生放大作用。第一,相对体积的放大,即通过增加物体的体积产生放大。当目标成倍增大时,视网膜上的成像亦随之增大,两者成正比关系,即目标增大几倍,视网膜成像也增大几倍,如用大号印刷体读物阅读、大电视屏幕、大键盘等。第二,相对距离放大,即将目标向眼前移近而产生放大作用。当目标向眼前移近时,视网膜成像亦随之增大,两者成反比关系。如目标从原来位置向眼前移近 1/2,则视网膜成像亦随之增大 2 倍。第三,角性放大,是指目标通过光学系统后视网膜成像大小与不通过光学系统视网膜成像大小之比。最常应用此原理的光学设备是望远镜。第四,投影放大,即把目标放大投影到屏幕上,如电影、幻灯以及闭路电视等,都可以称之为投影放大。投影放大率 = 投影像大小/目标大小。

实际工作中,助视器可以利用上述四种放大作用中的一种或几种,如将目标增大 2 倍(相对体积放大)，然后目标从眼前 40cm 移近到 20cm(相对距离放大)，又放大 2 倍，总的放大倍数为 4 倍。

近用助视器包括眼镜式助视器、近用望远镜式助视器、手持放大镜、立式放大镜等。

眼镜式助视器：适用于远视力在 0.05 以上，需要较长时间近距离工作或阅读、书写的患者。近用眼镜式助视器一般分为两种类型：①普通正透镜(图 7-3-10)，与一般眼镜相同，但屈光度较大，一般老视眼镜屈光度为 +1D ~ +4D，而助视器的屈光度为 +4D ~ +40D；②正透镜加三棱镜，一般从 +6D、+8D、+12D分别加基底向内的 8△、10△、12△的三棱镜。它是一种双眼用的助视器，屈光度一般不超过 +14D，患者能保持双眼单视，不易产生疲劳，可以延长阅读或工作时间。眼镜式助视器的优点是有固定或恒定的放大作用；视野大，常为一般手持放大镜的 2 ~3 倍；美观易制作，价格便宜，患者乐于接受；使用方便，双手可自由活动，能用于书写及从事各种操作；可有双眼单视能力，可与放大镜或其他助视器联合应用。缺点是当助视器的屈光度大时，虽然可提高近视力，但阅读距离变小，易产生视疲劳；阅读距离近，景深短，需在光学中心阅读，对旁中心注视患者有一定困难。

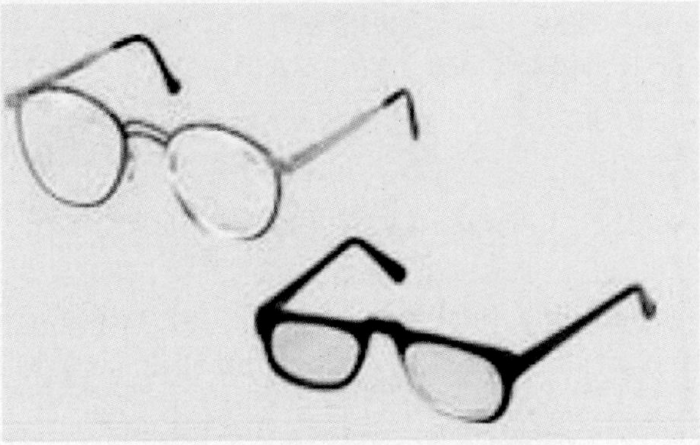

图 7-3-10　眼镜式助视器

近用望远镜式助视器：看近用的望远镜称为近用望远镜。普通望远镜是不能看清近物的，这是由于近距离物体通过望远镜进入眼内的光线是散开的，这时需要很大的调节才能看清。但在普通望远镜的物镜前加一个具有正球镜片的阅读帽，即增加它的屈光度，就可以变远用为近用望远镜(图 7-3-11)。其放大倍数为望远镜放大倍数乘以镜帽度数除以 4 以后的值，即放大倍数 = 望远镜放大倍数 × 镜帽屈光度数 ÷4。优点是工作距离可以稍远；缺点是景深短，视野小。

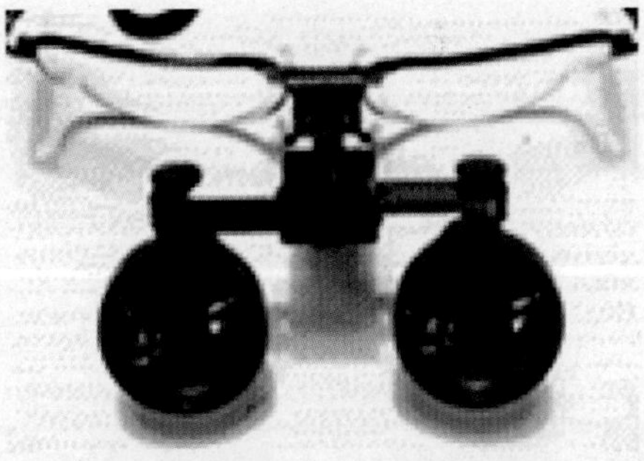

图 7-3-11　近用望远镜式助视器

手持放大镜：手持放大镜是手持的可在离眼不同距离处使用的正透镜，即眼与透镜距离可以任意改变的近用助视器，可自带光源。根据屈光度的大小分为三种：① +10D以下的为低放大倍数；② +10 ~ +20D 称为中等放大倍数；③超过 +20D 为高放大倍数。最常用的为 +4D(1 倍) ~ +20D (5 倍)手持式放大镜(图 7-3-12)，适合于旁中心注视的患者，如 AMD 等，也适合于视野缩小的患者，如视网膜色素变性、青光眼等。优点是工作距离可以改变，从而放大倍数改变，是其他近用助视器所不具备的优点，当患者使用其他类型放大镜有困难时，可以首选此助视器进行训练；此外价格便宜，患者容易接受。缺点是需要占用患者一只手，阅读速度慢，无双眼单视；手抖动的患者不宜使用；易产生疲劳，不易长时间使用。因此，手持放大镜只建议运动控制好的患者短时间阅读使用，如在商店里看商品的价格标签或在饭店里看菜单等。

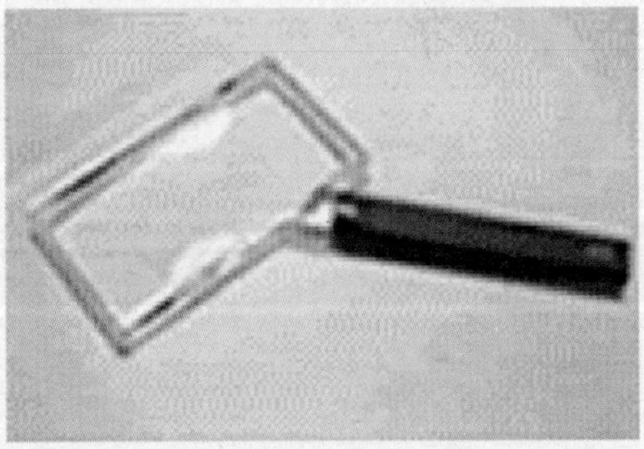

图 7-3-12　手持放大镜

立式放大镜：立式放大镜其实就是固定在立式架子上的放大镜，焦距是固定的，可以不带光源或自带光源(图 7-3-13)。其放大率取决于阅读材料离透镜的距离(支架高度)、透镜度数及眼离透镜的距离。优点是较手持放大镜来讲，解放了一只手，使用方便，所以更加为低视力患者所喜用，尤其适用于较长时间的阅读。缺点是由于距离固定，所以使用时必须戴阅读眼镜或使用调节，对老年患者来讲，只能戴阅读眼镜；视野小，无阅读架，阅读姿势欠佳，易于疲劳；比较笨重，携带不方便。这类助视器多用于视野损害但还保存较好中心视力的患者，所以一般不合适 AMD 患者使用。

2. 非光学性助视器　是指通过改善周围环境的状况而不是借助于光学系统的放大作用来增强视功能的各种装置和设备。如通过改善照明、线性放大、增加对比度、改善光的传递、控制光的反射等，提高低视

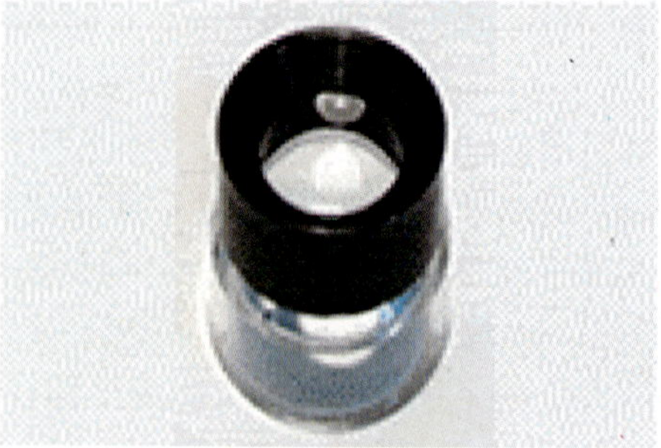

图 7-3-13 立式放大镜

力患者的视功能。可以单独应用,也可以与光学性助视器联合应用。以往,这些简单而实用的方法并不为大家所看重,随着认识的提高,近年来逐渐受到低视力专家的重视。

(1)照明 低视力患者通常需要较强的照明,尤其阅读时对照明的要求较高。一般老年人阅读时所需要的照明强度为年轻人的2倍,60岁以上者可高达10倍,但有时也需中等或低等强度的照明。另外,不同眼病患者阅读时需要不同的照明强度,低视力患者要根据自己的情况选择最佳的照明强度,如AMD患者所要求的工作照明强度至少在2 000lx才能达到最好的阅读能力。在一定范围内随着照明强度的增加,AMD患者的视力会不同程度的增加。但随着照明强度的逐渐增加,进入眼内的光量也增加,在提高分辨率的同时眩光会伴之而来,此时就会降低患者的视功能。因此,最佳的照明水平又因人而异,因为每一个患者既有客观的行为测量标准,如阅读视力,又有视觉舒适的主观评价。

(2)线性放大 通过放大物体本身来扩大视网膜成像。从相对体积增大或线性放大作用的利用方面来看,给予低视力患者使用的物品应比正常的规格要大,如大字体书刊、杂志,大字号的电话拨号盘、钟表等,以利于低视力患者使用,这需要全社会的关注。

(3)加强对比度 为了提高对比度,书及刊物应有强烈的黑白对比,如黑底白字或白底黑字;也有人主张用黄黑对比来改善视功能,认为黄斑对黄色的吸收最好,这样可以减少色相差,提高分辨率。另外,低视力门诊及患者周围环境应尽量使用对比度强的物品,如墙壁和门窗的颜色要明显不同,有利于减少低视力患者外伤的机会。患者阅读时,可以用阅读裂口器,从裂口看到字句,对比明显又避免了反光。

(4)滤光镜 滤光镜(tinted filter lens)是一种特殊的有色眼镜或太阳镜,由玻璃、塑料制成,能选择性地滤去或吸收某些波长的光线。早在1915年,Luckiesh就提出黄色滤光镜(简称黄镜)能提高视功能。随后研究发现黄色、橘红色和红色滤光镜(简称红镜)都能提高对比敏感度。丁传庆等认为滤光镜不仅能在某一空间频率提高原有的对比敏感度,而且能增加可见的空间频率,这对提高低视力患者阅读能力非常重要。如患者能看到3个以上的空间频率,低视力患者常可有较持久阅读能力,反之,则常常缺乏持久阅读能力。Corning SPF系列和NOIR 711的太阳镜都特别适用于AMD患者,但前者价格较贵。

3. 闭路电视系统 闭路电视系统(closed circuit television systems, CCTV)亦称电子助视器、影像放大器等,是20世纪70年代后随着电子信息技术的发展而发展起来的助视装置(图 7-3-14)。它应用投影放大作用的原理,将物体用摄像机摄入并放大后在显示器上显示出来。主要用于视力1/400~3/200的病人。优点:①正常阅读距离,阅读距离可在40cm以外,不易产生疲劳;②可获得较大放大率的双眼视觉,并可根据需要进行调节,一般在64倍左右,最大放大率可达75倍;③容易阅读,对视力严重损害(0.02以下)或视野严重缩小的患者闭路电视是最佳的选择;④阅读范围大;⑤可转换白或黑背景(白底黑字或黑底白字),使病人更舒适;⑥视野无缩小而中心视力优于20/200者也可用。CCTV的主要缺点是价格昂贵,不便于携带。

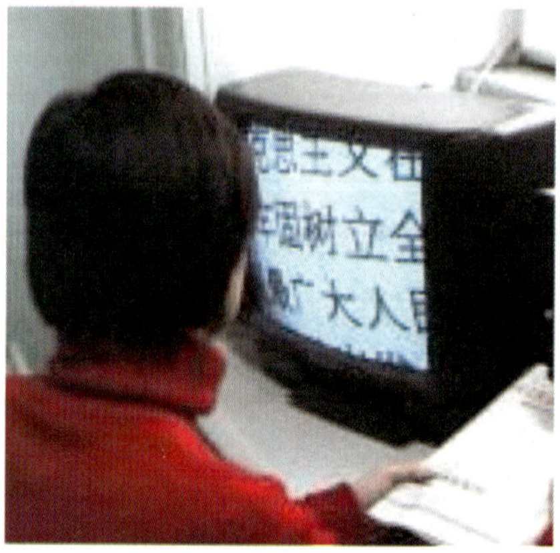

图 7-3-14 闭路电视

四、低视力康复

(一)助视器的选配

助视器能改善低视力患者的活动能力,但某一种助视器并不能替代患者的全部视功能,因此每一个患者应根据不同的需要选用不同的助视器。对AMD患者来说,在选配助视器之前,应对患者进行详细的了解，如病史、视力下降的时间、疾病的进展情况及治疗过程、选配助视器的目的、患者的文化程度、以前使用助视器的情况及戴用助视器的类型、家庭情况、居住的环境、心理状态等，综合考虑这些因素以便选用合适的助视器。

1. 远用助视器的选配　AMD 患者希望借助于助视器帮助他们解决看远的问题，比如看电视、看演出或购物等。望远镜是目前唯一能提高低视力患者看远能力的装置，常用的有双目眼镜式望远镜和单筒手持式望远镜等。在选配远用助视器时患者应具备两个条件：①必须在验光的基础上，因为高度近视在老年人中很常见，如郑远远等报道高度近视是中国老年人低视力患者的首要病因，其次是 AMD 和青光眼；②周边视野正常或基本正常。远用助视器的放大倍数一般根据患者远视力的情况进行选择，但同时也应结合患者的主观舒适程度。

双目眼镜式助视器中，最常用的是眼镜式可调焦望远镜助视器，放大倍数在 2～6 倍，放大倍数越大，视野越小。一般情况下，如果视力在 0.05 以下，应使用 4～6 倍望远镜；如果视力在 0.05 以上，可使用 2～3 倍望远镜。

早在 1646 年德国医生 Kircher 就为低视力患者开了手持望远镜的处方。如患者视力在 0.1 或以上，可使用 2～2.5 倍的望远镜；当视力低于 0.1，可使用 4～8 倍望远镜。

2. 近用助视器的选配　对老年患者或 AMD 患者来说，一般选用助视器的主要目的之一是阅读。光学助视器可通过放大阅读物提高患者的阅读视力，从而提高患者的阅读能力，但放大倍率越大，视野越小，当放大倍率超出一定的范围时必然影响阅读速度。那么采用何种方法选用多大放大倍率的近用助视器成为低视力康复医生开具处方时首先要解决的主要问题。

各种类型助视器的基本原理均为增大视角，增加视网膜成像的大小，使视网膜更多的视细胞受刺激而产生兴奋，以便有更多的神经冲动传入大脑，让中枢获得更多的视觉信息，达到更易辨认事物的目的。当助视器的放大倍率使物像放大到超出视敏度阈值一定倍数时，患者就产生了相应倍数的视力储备。视力储备（acuity reserve，RA）的概念由 Stepheng 等于 20 世纪 90 年代提出，定义为需要阅读字体的大小与视敏度阈值的几何差异，其表达式为 $RA = S_p/S_t$，S_p（print size）为受试者需要阅读字体的大小，S_t（threshold size）为以字体大小表示的视敏度阈值。RA 是一个动态变化的量，与字体的大小成正比，与阅读距离成反比。当患者具有相应倍数的视力储备时，阅读更舒适更持久，阅读效率更高。因此，在选择低视力助视器放大倍率时要注意保留一定量的视力储备。限于中国目前低视力康复工作中使用最多的近用助视器为眼镜式或手持放大镜式助视器，因此对初次使用助视器的患者以处方 RA＝2:1为宜，待患者使用一段时间逐渐适应了助视器的一些限制因素后可适当调整到 RA 为3:1、4:1或更高的视力储备状态，最终应以患者阅读时效率最高、最舒适持久为尺度来处方助视器。

另外，AMD 患者中心视野缺损造成相对性或绝对性中心暗点，中心注视时成像于黄斑中央凹的物体模糊不清，患者为了弥补此时的阅读困难，往往选择黄斑中央凹外的视网膜区域进行偏心注视，此视网膜区域称为最佳视网膜区域（preferred retinal locus，PRL）或假黄斑（pseudomacula）。最佳视网膜区域的偏心率应作为选择低视力阅读助视器的考虑因素，特别是在近视力≤0.2 的 AMD 患者。PRL 的偏心率由激光扫描检眼镜测得。当近视力≥0.2，RPL 的偏心率≤2°时，患者可选择高倍正透镜眼镜作为近用助视器；当近视力≥0.1，RPL 的偏心率≤5°时，患者可选择放大镜作为近用助视器；当近视力≤0.1，PRL 的偏心度≥5°时，患者可选择闭路电视系统作为近用助视器。但在近视力≥0.3 的 AMD 患者中，它们之间没有相关性。

最简单的估计患者所需助视器放大倍率的方法是近视力法，即用灯塔近视力表测出患者最好的矫正近视力，再被患者要想获得的近视力的数值相除，就是所需要的放大倍数。如最好的矫正视力为20/200，患者要想获得的近视力为 20/40，患者所需要的放大倍数应为 5 倍［即（20/40）/（20/200）］。单纯借助于近视力来计算助视器的放大倍率往往偏低于实际所需要的低视力助视器的放大倍率。

（二）视觉康复（vision rehabilitation）

康复（rehabilitation）原意是指“重新得到能力或适应正常社会生活”。随着对康复的认识的提高，康复的定义也几经修改。1942 年在美国纽约召开的全美康复讨论会上，第一次为康复下的明确定义为“使残疾者最大限度地恢复其肉体、精神、社会、职业和经济能力”。1969年世界卫生组织(WHO)医疗专家委员会给康复下的定义是“综合地、协调地应用医学的、社会教育的、职业的措施对患者训练和再训练,使其能力尽可能提高”。1981年WHO给康复下了一个新的简明的定义:康复是借用各种有用的措施,以减轻残疾的影响和使残疾人重返社会。而视觉康复是指采取各种有用措施以改善视功能,减轻视力残疾所造成的影响,使视力残疾者重返社会。

AMD患者由于受到视力低下的影响,生活或学习的各个方面都受到不同程度的限制,如阅读、面部认知、心理、家庭自由活动等,如何运用现有的助视器,提高患者的视功能,降低患者在生活和学习的各个方面受限制的程度,减轻患者的心理障碍,提高患者的生活质量,是视觉康复的主要方面。

1. 阅读　阅读是人们参与社会活动的重要行为之一,AMD低视力患者由于视觉问题,如视力下降、对比敏感度降低、中心视野缺损等而不能有效阅读。为解决这个问题,低视力门诊医生应正确评估患者的阅读能力,合理处方低视力助视器或放大的阅读物,使患者充分利用其残余视功能进行阅读,在获得舒适阅读要求的同时,提高阅读速度,从而提高老年患者的生活质量。

(1)阅读速度　对低视力患者阅读的视觉心理物理学研究发现,阅读过程中阅读速度对患者视功能或印刷字体大小的变化要比阅读理解能力敏感,其中影响AMD患者阅读速度的视觉因素主要包括4个方面:①视力储备(acuity reserve);②对比敏感度储备(contrast reserve);③视野(field of view);④中心暗点的大小(size of central scotoma)。

视力储备能将阅读物的物理属性和视觉因素有机地结合起来,对阅读行为有良好的相关关系和预测性。Legge等用英文阅读视力表研究表明,当阅读物字体的大小为视敏度阈值的6~18倍,即RA=6:1~18:1时,阅读速度急剧提高,达到一个最大速度平台区;Stepheng等的研究也表明当视力储备降到3:1以下时,正常组和低视力组的阅读速度均降低。国内马慧香等用汉字阅读视力表研究表明RA=3:1时阅读速度比RA=1:1时有显著提高,RA=3:1时阅读速度达到最大值,直到RA=6:1时阅读速度都保持在一个平台水平。英文与汉字阅读视力表测试结果的差异可能与视标的结构、空间频率构成以及字体大小的判断标准等方面的差异有关。

要想获得较快的阅读速度,字体的对比度应是低视力患者对比敏感度阈值的几倍,即具有一定的对比敏感度储备。滤光镜是提高低视力患者对比敏感度的装置。其机制为:①正常情况下,眼入射光线中的紫外线被晶状体吸收而产生蓝色的荧光,其对视网膜上的物像具有“遮蔽作用”,使得物像的对比度下降。滤光镜能滤去紫外线,因而消除了晶状体所产生的荧光及伴随的视网膜对比度的下降,提高了对比敏感度。②眼屈光间质对入射光线中不同波长光的折射率不同,波长越短,折射越明显。因此,不同波长的光不在同一点成像,即色像差(colour aberration)。正常眼聚焦的波长范围相当于黄光(红光和绿光之间),由于蓝光波长较短,折射大,蓝光就聚焦于视网膜前,使视网膜成像的对比度下降。滤光镜能滤去短波光,消除了这两种影响,因而能提高对比敏感度。Eperjesi研究发现CPF450(yellow corning photochromic filter 450)滤光器能提高AMD低视力患者的阅读速度(约为5%),个别患者阅读速度提高10%~15%,但不能提高正常人的阅读速度。

AMD造成黄斑区结构的损害,导致中心视力下降甚至丧失,产生相对性或绝对性中心暗点,如中心暗点的直径大于22°则明显影响阅读速度。可使用放大倍率较大的放大镜来弥补黄斑区分辨精细物体的能力下降。近年来强调了偏心注视技术在AMD患者视觉康复中的重要性。Nilsson对20位AMD患者(绝对性中心暗点,平均视力为0.04)进行研究,训练患者使用病变上方或下方的视网膜(对应于中心暗点的下方或上方)进行偏心注视训练,其中18位患者学会了使用偏心注视的方法,成功率达到90%。在合适的放大镜(平均放大倍率为14.3倍)的帮助下,训练前阅读速度仅为(9.0±5.8)字/分钟,训练后阅读速度为(68.3±19.4)字/分钟,阅读速度明显提高。

视野在阅读速度方面也起着重要的作用,如视野缩小的患者,只要视野不小于每个视野4个字符,就能获得较好的阅读速度。

除以上视觉因素外,影响阅读速度的其他因素较多。如照明也明显影响AMD低视力患者的阅读速度;另外,年龄在低视力患者阅读中具有重要作用,视力相似的老年人比年轻人阅读速度慢。还有患者双眼阅读比单独用较好眼阅读速度快，可能与以下三个方面有关：①双眼视力稍好于较好眼的单眼视力，因双眼注视提供两个机会去探究视标；②有严重视野缺损者双眼同时注视要比单眼注视可见范围大，从而阅读速度加快；③受试者平时习惯双眼阅读，突然用单眼感觉不习惯。

总之，影响 AMD 患者阅读速度的因素较多，在提高患者阅读速度时应综合考虑各个方面，同时还要考虑患者阅读时是否舒适，这也是视觉康复的一个重要方面。

（2）阅读舒适性　应用低视力助视器的主要目的之一就是阅读，而 AMD 患者阅读的主要目的是消遣，因此提供一个舒适的阅读姿势，减轻患者的视觉疲劳至关重要。视觉疲劳不是眼睛本身的疲劳，而是眼睛、视神经和大脑的综合性疲劳。因此视觉疲劳的症状也不仅局限于眼部，长期视觉疲劳还可引起不同程度的神经官能症。

低视力患者阅读所用的近用助视器的屈光度一般以 +4D 为低限，最高可达 +40D。当屈光度增大时，虽然近视力提高，但阅读距离变小，容易导致视觉疲劳。对这类患者，可在选用适当的近用助视器后再配用放大镜，提高了视力并解决了阅读疲劳的问题。还可应用阅读架（reading stands）（图 7-3-15），将书放在阅读架上，患者可通过改变阅读架的角度采取舒适的体位，既可延长阅读时间，又可减轻体位不适引起的视觉疲劳。另外，手持式放大镜由于可以改变放大镜和阅读物之间的距离而改变放大率，令放大率有弹性，以及使用方便等优点而被广泛使用。但手抖的老年人则不易保持阅读物与放大镜的距离，字迹时而清楚时而模糊，容易引起视觉疲劳。对这部分患者可选用立式放大镜，把放大镜放在阅读物上面，可以避免手抖，字迹保持清晰，还可以在放大镜下面书写。

AMD 患者阅读时需要最佳的照明强度，且照明光源应位于面部下方，靠近阅读物，光源与阅读物的夹角为 45°，以使光照充足，眩光小。此外，光源闪烁对视觉系统的影响自 20 世纪 80 年代起已日益受到重视。研究发现在有频闪的光源下阅读，视觉系统须要不断地调节，以保证视网膜上光照度的稳定性和呈像的清晰性，从而加重了视觉负荷，容易产生视觉疲劳，甚至引起头痛，这种刺激作用的严重程度与光源闪烁的强度、频率、持续作用时间有关。因此，对 AMD 低视力患者来说，应选用无频闪直流荧光台灯作为照明光源，其光线柔和，对眼睛刺激小，不易引起视觉疲劳。

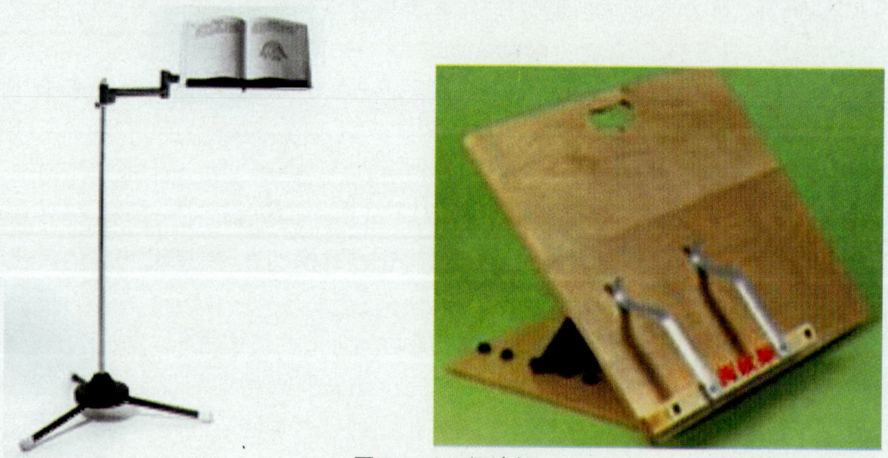

图 7-3-15　阅读架

就目前阅读所用的助视器来看，由于闭路电视系统的优点较为突出，如正常的阅读距离、双眼视、阅读范围大、放大倍率高等，即使 AMD 患者视力很差也可以顺利进行阅读。进一步研究发现，闭路电视图像的频闪和对比度与患者阅读的舒适程度有关。在图像的频闪为 50Hz 时，选择负对比度（黑底白字）的图像，在 70Hz 时选择正对比度（白底黑字）的图像阅读较为舒适。

2. 偏心注视（eccentric viewing）　在正常情况下，外界物体通过眼的屈光系统正好聚焦于黄斑中央凹，此处视锥细胞最密集。由于 AMD 或其他相似的疾病导致黄斑区视锥细胞功能受损，中心视力降低，产生相对性或绝对性中心暗点，患者分辨精细物体的能力下降。为了弥补黄斑区视力丧失造成的功能受损，患者看东西时眼位偏斜，使外界物体经过眼的屈光系统聚焦于中心暗点周围某一视网膜区域，即最佳视网膜区域，这种行为异常称为偏心注视。偏心注视时，最佳视网膜区域行使黄斑区的部分功能，如固视、阅读和跟踪注视等。最佳视网膜区域的概念是在激光扫描检眼镜应用以后而首先被描述的。激光扫描检眼镜检查时,患者注视 1°的十字视标,记录下视网膜的注视部位,此视网膜区域即为最佳视网膜区域。如果患者试图用中心暗点部位的视网膜注视视标,说明患者还没有形成最佳视网膜区域。此外,最佳视网膜区域还可以通过临床视野检查及直接检眼镜检查而确定。Donald 研究认为大约有 84.4% 的患者形成了一个最佳视网膜区域,而那些具有较大中心暗点的患者或最近才丧失中心视力的患者则可形成多个最佳视网膜区域。只有 4% 的患者没有形成最佳视网膜区域,但经过训练或随着时间的延长,这些患者也会逐渐形成最佳视网膜区域。

最佳视网膜区域形成以后并不意味着患者就有一个稳定的固视,固视的形成必须经过低视力康复专家的指导,且需要集中进行一段时间的训练,即偏心注视训练。偏心注视训练的目的就是使中心视力丧失的患者充分运用周边视力最好的视网膜部位,达到最好的视力或对比敏感度。确定最佳视网膜区域,练习用其进行偏心注视,并逐渐形成稳定的固视是 AMD 患者或者具有中心暗点的患者进行视觉康复的第一步。因此,偏心注视技术是 AMD 低视力患者视觉康复时首先掌握的技术之一。

偏心注视训练的第一步就是识别中心暗点大小,确认最佳视网膜区域,这可由激光扫描检眼镜微视野检查技术进行检查。然后由经验丰富的低视力康复专家进行技术方面的指导,教给患者学习使用最佳视网膜区域进行注视训练。这些技术包括追踪训练、识别卡片以及其他提高阅读和书写的技术等。现只介绍一种借助于偏心"E"注视箱(图 7-3-16)练习偏心注视的方法。①患者注视箱子内面贴的"E"字(boxed "E"),确定"E"字视标最清楚的注视方向,并用"X"标出,此即为偏心注视的位置。②让患者注视的方向偏离"X",然后再回到"X",反复作上面的练习。③向左、向右移动"E"字视标,并让患者保持眼球注视"X"不动,当"E"变模糊或看不见的时候,再让患者将"E"移到原位。将"E"字向上、向下移动时重复上面的练习。④在不标"X"的情况下患者重复上面的练习,达到也能维持偏心注视部位稳定的程度。

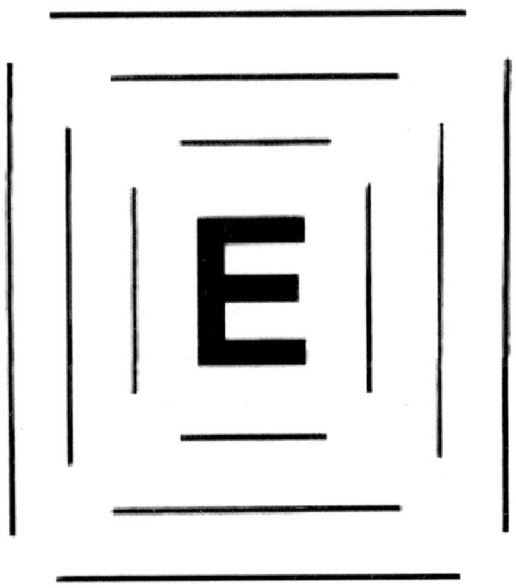

图 7-3-16 偏心"E"注视箱

偏心注视不单单是一个眼球运动控制的问题,即将感兴趣的目标聚焦于最佳视网膜区域,还包括高级中枢感觉处理(sensory processes)的问题,是一种非常复杂的生物学现象。偏心注视要求眼和脑重新学习一种新的注视方法,也就是要养成一种新的习惯和技能,因此偏心注视一定要经过低视力康复专家培训。另外,自己练习可作为训练的补充,能加快学习的进程。然而,自学偏心注视技术是非常困难的,经常会遇到挫折,打消练习的积极性,使患者产生消极悲观的情绪,所以不建议患者自学偏心注视技术。

总之,在低视力康复专家的指导下,通过正确的偏心注视训练,集中练习,再加上良好的适应能力,最佳视网膜区域就能替代黄斑区的部分功能。虽然不能完全重新获得精细的视觉功能,但是在放大的材料、对比度提高、合适放大装置的帮助下,视力及阅读能力会有明显的改善。

3. 面部认知(face recognition) AMD 造成患者视力损害的同时,必然使许多视功能下降甚至丧失,如面部认知障碍,包括熟悉的面部认识(familiar face recognition, FFR)和面部表情识别(face expression difference discrimination, FEDD)障碍两个方面。这给 AMD 患者的正常社会交往带来了很大的困难,主要体现在以下三个方面:①对于与其交流的人的非语言线索不能作出适当的反应;②不能适时地、正确地给予与其交流的人以视觉反馈;③不能够产生足够的视觉线索以配合或补充他们所发出的语言信息,或可能在对话时发出一些无关的或易产生误导的面部表情、姿势、手势。

面部认知障碍对低视力患者来说是一个很常见的问题,但低视力临床医师经常把提高患者的阅读能力以及其他和近视力有关的日常生活活动作为低视力康复的主要目标,而很少把提高患者面部认知的能力作为康复的目标,这可能与临床医师认为没有什么可行的方法提高患者的面部认知能力有关。近年来,随着低视力康复工作研究的深入开展,面部认知障碍对 AMD 患者的影响受到了低视力专家的重视,并在这方面作了许多研究，初步探讨了面部认知和视力、色觉、对比敏感度等视功能方面的相关关系。

Tejeria 认为 AMD 低视力患者熟悉的面部认识能力和远视力密切相关，面部表情识别能力和阅读视力密切相关，后者可能是因为阅读和表情识别的空间信息整合的要求有相同之处。Bullimore 也认为面部表情识别和阅读视力有关。但 Wurm 认为尽管颜色在识别某些目标时能提供重要的信息，但是在识别面部，特别是识别同一种族的人面部颜色变化方面只提供很少的信息，因此面部认知能力和色觉没有关系。而对比敏感度在面部认知能力方面具有重要的作用，但对比敏感度和视力相比谁更重要，目前存在两种相反的观点。

Tejeria 认为视力在面部认知方面的作用相对更重要一些。在提高 AMD 低视力患者面部认知能力方面，虽然有人认为图像增强系统能提高低视力患者面部认知的能力，但视网膜像扩大的装置与图像增强系统相比是一种更为有效的方法。双焦望远镜是一种将视网膜像扩大的装置，AMD 患者戴用后远近视力提高的成功率达 93.3%，86% 的患者熟悉面部认识能力提高，79% 的患者面部表情识别能力提高。因此认为双焦望远镜能明显提高 AMD 患者的面部认知能力，有助于减少面部认知障碍带来的缺陷。又因为戴用望远镜的时候，患者的视力提高，并没有同时增强患者的对比敏感度，所以视力在面部认知中比对比敏感度起着更为重要的作用。

而 Hyvarinen 认为人类面部各器官的对比度较差，尤其黄色和黑色人种更为明显，因此面部表情识别属于典型的低空间频率对比敏感度的日常活动。而视力是评估人们在高对比度状态下对物体或目标细节的识别能力，低频对比敏感度的水平比视力更能够反映低视力患者的表情识别能力，但中高频对比敏感度的水平与低视力患者识别面部表情的能力无关。由于图像增强系统能弥补患者丧失的对比敏感度，所以图像增强系统能提高患者面部认知能力。

4. 心理康复（psychological rehabilitation）　人从外界环境中接受的信息约 90% 以上是从视觉通道输入的，因此视觉的敏锐与否对劳动、学习和生活能力的影响很大。随着人口老龄化趋势的发展，AMD 的发病率日益增高，成为导致老年人盲和低视力的重要原因。盲及低视力不但影响患者的日常生活，而且还可引起一系列的心理问题，出现自怜、绝望和排斥的情绪，甚至出现自杀的想法。严重的心理问题的产生与患病前是否存在心理问题、眼病的严重程度、合并身体残疾、人到中年、收入较低、受教育程度较低、性格内向等方面有关。

另外，由于患者中心视力丧失，日常生活活动变得异常困难，内心经受着不同程度的挫折与痛苦，感到失去独立性、丧失自尊心、社会关系紧张，可导致严重的情绪问题（emotional problem）。临床上最常见的与视力丧失有关的情绪问题为适应性障碍（adjustment disorder）和抑郁发作（depressive episode）。适应性障碍是指在某一可辨认的日常生活中的应激性生活事件的影响下，由于易感个性、适应能力不良，患者出现反应性情绪障碍、适应不良的行为及生理功能障碍，导致学习、工作、生活及人际交往功能不同程度的损害。出现适应性障碍患者一直沉浸在过去的环境中，不能适应已经改变了的环境。抑郁发作是以心境低落、思维迟缓和意志减退为主，与其处境不相称，可从闷闷不乐到悲痛欲绝，严重的自责、自罪，甚至可以产生自杀的观念和行为。

Williams 等研究认为 AMD 视力丧失的患者表现出不同程度的心理问题，可表现为心情压抑，如紧张、焦虑、抑郁、灰心、敌意、精神错乱、困惑等。心情压抑的程度高于同年龄组的正常人，而与其他疾病如黑色素瘤、获得性免疫缺陷综合征、骨髓移植患者的严重程度差不多。进一步研究发现心情压抑的严重程度与许多因素有关，如单眼盲患者比双眼盲患者的心情压抑程度严重；视力下降时间的长短与心情压抑的程度呈负相关，即视力下降时间越长，心情压抑的程度越轻，视力下降时间少于 4 年的患者比大于 4 年的患者心情压抑的程度要重；日常生活活动独立性较差的患者心情压抑的程度较重；生活质量高的患者具有较好的健康水平，其心情压抑的程度较轻。Casten 等报道 AMD 患者抑郁症的发生率很高，大约为 30%，明显影响 AMD 患者的日常生活活动和生活质量。

由此可见，成功的低视力康复不应单单提高患者的视功能，还应给予患者有效的心理调整，维持患者独立的生活方式、提高生活质量，因此低视力患者的康复是一个生物心理社会过程。对于 AMD 患者来说，尽管没有可靠的治疗方法来延缓或阻止疾病的发展，但应当实施可行的干预措施，包括使用助视器提高其残余视力、进行健康教育、克服日常生活活动困难、及时消除患者的消极思想、鼓励参与社会活动等改善患者的生活质量。

AMD 患者的自我管理方案是第一个适用于老年眼病患者的干预措施，因为其所需要的时间为 6 周，所以又称6周自我管理方案。主要包括两个方面的内容:①讲课,由在公共卫生和行为医学方面经验丰富的教授讲授,内容包括眼科学、康复医学、营养学、运动生理学和低视力验光等方面的医学知识,每周2小时,每次8~10人参加;②练习,在专业人员及同伴经验的指导和支持下,患者接受不同难度的挑战,以提高患者解决实际问题的能力。

自我管理方案的干预措施主要包括认知疗法和行为疗法。认知疗法包括:让AMD患者了解疾病的自然发展过程,给患者提供保持或增强其日常生活活动能力的建议,演示助视器的用法并和患者讨论可行的康复服务措施等。行为疗法包括:和其他患者交流关于视力残疾的行为技术训练,以应对AMD本身带来的挑战;将关于其他慢性疾病患者成功的心理社会干预范例的小短文呈现给AMD患者,文章涵盖了AMD患者遇到的所有的问题;患者讲述各自遇到的难题及解决办法,并让其他患者进行模仿练习。

Brody认为AMD患者自身管理方案是一项有效的干预措施,能提高AMD视力低下患者的健康水平,对于那些患有抑郁症的患者来说意义更大。

总之,视力严重受损或丧失对人不仅是单一感官的丧失或损失,它还会严重地改变并重组个体的整个心理活动,引起一系列的心理问题。因此在对AMD低视力患者进行视觉康复时,应根据患者及其家人的情绪及心理方面出现的问题,进行不同的心理治疗。如对有适应性障碍的患者来说,应该对患者及其家人进行咨询和心理治疗;对发生抑郁症的患者,可推荐进行精神病学方面的评估,这些问题必须在患者进行适当的康复治疗前解决。同时,社会的支持、对AMD患者的尊重、多提供AMD患者相互交流的机会对低视力康复,特别是心理方面的康复来说至关重要。

5. 环境适应(environmental adaptations) AMD患者由于受到年龄及视力低下的影响,一般在家里活动的机会较多,但可能由于种种原因,生活中会遇到一些困难与麻烦,使患者产生悲观失望的情绪。但只要将家庭环境作一些适当的调整,注意生活过程中的细节,就能使AMD低视力患者的生活环境安全、舒适,从而提高患者的生活自理能力。

(1)增强照明 AMD患者所要求的照明一般高于正常人,所以为了更容易看清周围环境中的物体,应该改善或提高室内的照明,特别应该提高厕所及厨房中的照明,因为这是一般家庭中照明最差的房间,也是老年人因视力差再加上灯光暗而容易发生摔伤和意外事故的地方。但亮度要适当,以使患者感到舒适、看得清楚为目的。照明强度不能太强,否则容易产生眩光,患者感到"刺眼",不但使患者感到不适,而且容易产生视疲劳,反而更看不清周围的物体。

(2)增强对比 AMD患者的对比敏感度降低,所以对周围的物体分辨能力较差,为了使患者在家中活动更安全,应使患者周围物体的对比增强,并注意患者日常生活中所用物品的颜色搭配。例如将白色的茶杯、茶壶放在白色桌布上是一个典型的低对比度的例子(图7-3-17),应该使桌布、茶杯、茶壶的颜色互不相同(图7-3-18),这样可以提高对比度。如在白色的桌子上放黑色的杯子;将白色的牛奶倒入深色的杯子中,不至于倒得过多而溢出,其他的生活用品也应当如此。同时周围环境的物体,如墙壁与门框的颜色、门框与门的颜色、门与门把手的颜色都应该显著不同,还有楼梯的边缘以及扶手的颜色一定要醒目等等,以减少患者外伤的机会。

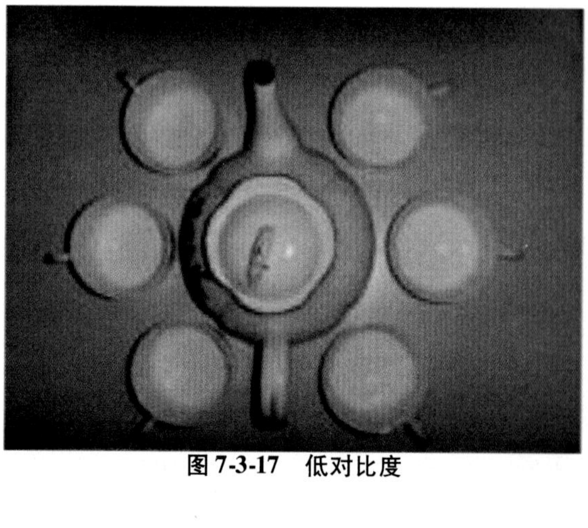
图7-3-17 低对比度

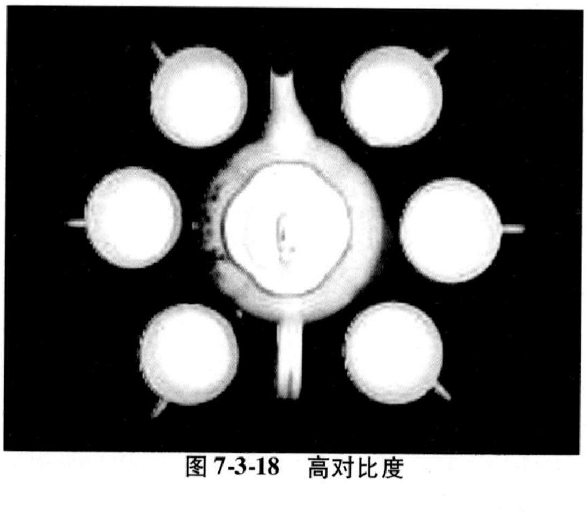
图7-3-18 高对比度

(3)线性放大　AMD 患者的中心视力受损或严重下降,分辨精细物体的能力严重下降,因此应尽量放大其所使用的日常生活用品,如使用大字体的电话拨号盘(图 7-3-19)或将打印或手写放大的数码贴在电话按键上、使用大字的计算器或能发声的计算器、大号的钟表等等,以便于患者使用。

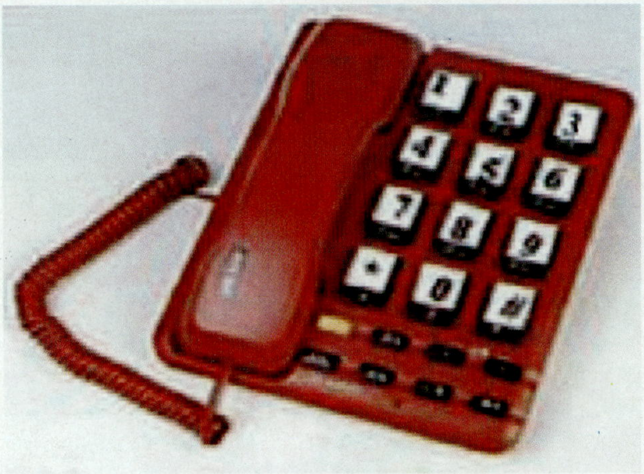

图 7-3-19　大字体的电话拨号盘

(4)物体摆放　老年低视力患者应该尽量独立地活动与行走,这对患者的身心健康都十分有益,能使他们生活得更加幸福愉快。由于老年低视力患者视力较差,即使在他们比较熟悉的家庭环境中,由于日常生活用品的乱扔乱放,势必对其日常生活、独立行走与活动产生不利影响,最终使患者丧失生活自信心,产生悲观失望的情绪,直接影响患者的生活质量,所以非常有必要将日常生活所需要的物品放在固定的位置。患者可凭借在家庭环境中良好的方向感,即使在不借助于视力的情况下,运用步测,即向左、右、前、后各走多少步,就能找到所需要的物品,熟练了以后就能在患者的心中建立一个日常生活用品摆放位置的心理地图,凭借心理地图,患者能很容易地找到所需要的物品,同时也提高了患者生活的自信心,提高了患者的生活质量。

6. 定向与行走(orientation and mobility)　定向是指个体运用感觉信息,包括视觉、触觉、听觉以及嗅觉确定自己在环境中的位置以及确认自己与其他物体之间关系、物体与物体之间关系的心理过程;行走是个体在定向的基础上依靠下肢在环境中空间位置的变化移动,即从一个地方移动到另一个地方。定向与行走密切相关,定向是行走的前提,行走是定向的目的,二者相辅相成。当一个人给运动系统提供信息输入的感觉系统受到损害的时候,行走将会变得异常困难,安全行走将会遇到极大的挑战,导致患者的社会交往减少,独立生活能力降低,甚至使患者感到已与社会隔绝,进而产生自卑的心理倾向,直接影响患者的身心健康。而定向与行走训练帮助患者解决了这个难题。

定向与行走训练就是向视力损害的患者提供新的定向与行走技术，以弥补视觉系统接受信息的减少，达到患者独立行走的能力。训练由在此方面经验丰富的视觉康复专家进行指导，大部分 AMD 患者都能从训练中受益。但成功的定向与行走训练还与患者自身的条件有关，如患者的空间对比敏感度、视野、残余视力、视力损害发生的年龄、姿势与平衡能力、体像、听觉、触觉、智力和人格。当然最重要的是离不开严格的训练，训练时可以借助于手杖和光学助视器。现简单介绍几种训练的方法。

一种训练的方法就是借助于一根白色的长手杖进行行走训练。使用者将手杖在前面来回摆动,探测障碍物以及行走路面上的变化,如路边石、楼梯等。还可以提示在同一地点行走的其他人或司机,使他们尽量给低视力患者让路,以保证患者的安全。借助手杖行走是一项复杂的技术,需要经过专门的训练。

另一种简单的行走增强技术称为视力向导(sighted guide),许多 AMD 患者都能从这项技术中获益。视力受损的患者扶在向导的胳膊肘部,走在向导的后面,或将手自然地搭在向导的胳膊上走在向导的旁边。患者感觉向导的运动,以此增强患者在外界环境中的行走能力。向导也可以语言提示,如"我们正接近路边石"等。这项技术在不熟悉的环境中是非常有用的,并且容易掌握,还可以由康复组的其他成员代教,不需要正式的定向和行走指导。

使用导盲犬也是一种定向与行走的训练技术(图 7-3-20),但导盲犬对轻、中度视力损害的 AMD 患者来说作用较小,因为他们尚残存周边视力,借此就能在他们生活的环境中安全地独立行走。晚期 AMD 患者使用导盲犬,必须经过严格的训练才能使他们配合默契。并且导盲犬要学会基本的行走技术,如回避障碍物、安全穿过十字路口,但导盲犬并不能独立地指导患者在周围环境中行走,它必须接受患者的口令。此外,要想获得导盲犬的帮助也不是一件容易的事情,患者必须达到法定盲的程度,并且有足够的经济基础来维持导盲犬的训练、饲养、护理和兽医保健等。

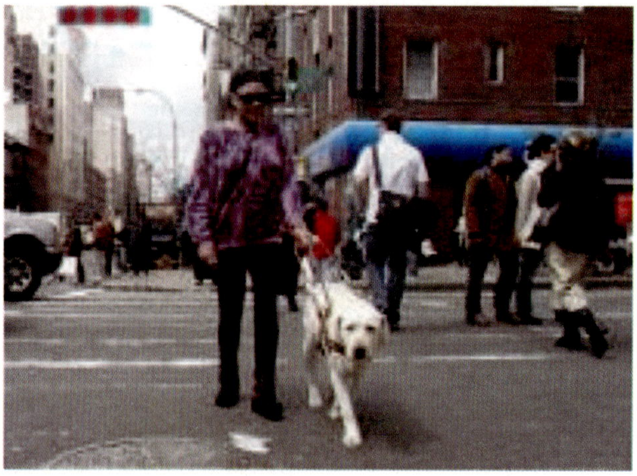

图 7-3-20 导盲犬

总之,定向与行动训练的目的就是教导视障者行走的技巧,并利用当时环境内的信息与线索,使其在各式各样的情境下能够安全、有效率、自由自在地行走,而不需要时时刻刻依赖他人带路。

五、眼内植入性助视器

眼部各种疾病导致的低视力患者的视觉康复离不开低视力助视器,纵观现在常用的远用和近用助视器,均为眼外助视器,在提高患者阅读能力和日常生活质量的同时也带来了许多不便。随着现代科学技术的发展,新型的助视器也不断问世,并向着美观、舒适、方便、小型化方向发展。近年来出现了两种专门用于 AMD 患者的眼内植入性助视器。

一种是由 Hanita-Ben-Sira 发明的望远屈光镜系统(teledioptric lens system, TLS),该透镜具有双焦点的特性,中央区为高倍的负透镜,光学区直径为 1.9mm,边缘为正透镜。植入到 AMD 合并白内障患者的眼内,在戴用特制的外用眼镜的情况下,产生了放大、高清晰的图像,视野范围为一般外用望远镜的 2.6 倍,阅读距离增大。但望远屈光镜系统并不是完全的眼内助视器,是部分植入性助视器,无法完全克服戴用眼外助视器带来的不适。

另一种是以色列人 Dr. Isaac Lipshitz 发明的植入性微型助视器(implantable miniaturized telescope, IMT),这是一种完全的眼内植入性助视器(图 7-3-21、图 7-3-22)。该助视器的设计类似于人工晶状体,放大倍率为 3.0 倍,视野范围为 6.6°(或放大倍率为 2.2 倍,视野范围为 9.2°)。主要由一个 3 倍的助视器组成,长 4.4mm,直径3.2mm,焦距 500mm,有一个由水凝胶制成的支撑结构,两个可调的 C 形圆环使之固定在囊内,房水中的重量为 46.1mg,相当于四个人工晶体,能很好地被晶体囊所支撑。植入到一眼以提供中心视力,而另一只眼睛继续提供周边视力。

IMT 专门为 AMD 患者所设计,但并不适用于所有的 AMD 患者。其入选的标准为:①无新生血管的干性 AMD 或瘢痕阶段的 AMD;②年龄≥60 岁;③单眼视力低于 0.1;④双眼视力最好相似,双眼视力≤0.2;⑤除白内障外无其他眼病;⑥患者必须愿意并能够接受随访过程中的低视力训练。除此之外,还要对患者进行术前的心理评估。如果 IMT 和角膜之间的距离较小,从长远来看就会影响角膜内皮细胞,所以在术前应测量前房的深度。

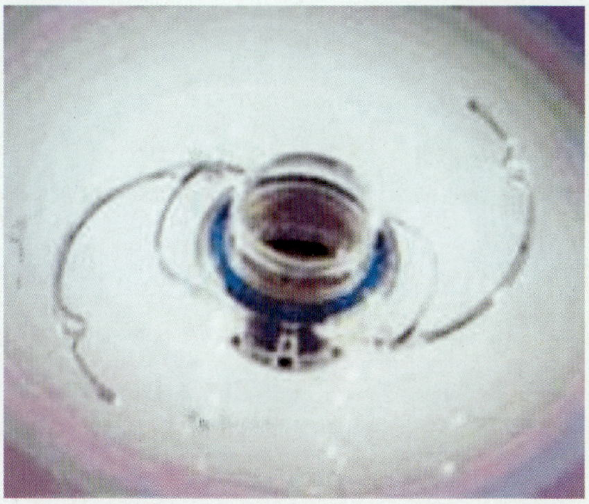

图 7-3-21　植入性微型助视器

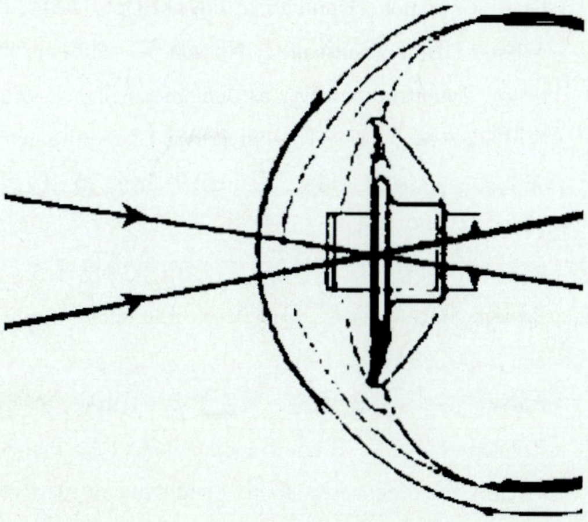

图 7-3-22　植入性微型助视器在眼内的位置

IMT 与其他眼外助视器或部分眼内助视器相比优点较为突出，克服了眼外助视器和部分眼内助视器带来的不适。如 IMT 在眼睛和植入性助视器之间没有相对的移动，眼球自然运动的同时也移动了助视器，更易于阅读；从形象上比其他助视器更舒适美观；在戴用低度（+1.00 或 +2.00）正球镜片的情况下也能达到可用的近视力；假如植入助视器后黄斑变性继续恶化，可通过增加低度数（+1.00或 +2.00）的正球镜片矫正等。大部分植入 IMT 的 AMD 患者看电视的能力、在桌子上定位的能力、阅读能力、面部认知的能力等都有明显的提高。

该植入性助视器与现行的方法相比，虽然有许多优点，但长期随访发现也存在一些问题。如房水从光学镜筒的连接部分的小裂隙进入镜筒、虹膜睫状体炎等。若房水进入镜筒的小水泡明显影响视力，不得不将 IMT 取出，换成常规的 PMMA 人工晶体；轻度的虹膜睫状体炎，经药物治疗后可以控制。

（颜　华　于金国）

【参 考 文 献】

[1] Leat SJ, Legge GE, Bullimore MA. What is low vision? A re-evaluation of definitions. Optom Vis Sci, 1999,76:198-211.

[2] 阎洪禄，于秀敏. 老年眼病学. 北京：人民卫生出版社，1996:319.

[3] Silver J. Low vision rehabilitation. Ⅱ Low vision in United Kingdom. Uppsala: Department of Education Uppsala University, 1980:122-126.

[4] Fosse P, Valberg A, Arnljot HM. Retinal illuminance and the dissociation of letter and grating acuity in age-related macular degeneration. Optom Vis Sci, 2001,78:162-168.

[5] Bowers AR, Meek C, Stewart N. Illumination and reading performance in age-related macular degeneration. Clin Exp Optom, 2001,84:139-147.

[6] 张承芬. 假性格雷弗(Pseud—Graefe)现象. 中华眼科杂志，1957,7:565.

[7] 丁传庆，孙褒忱. 用滤光镜提高弱视眼的对比敏感度. 中国斜视与小儿眼科杂志，1994,2:151-155.

[8] 孙褒忱. 临床低视力学. 青岛：青岛出版社，1989:266.

[9] 郑远远，孙葆忱，崔彤彤，等. 老年视力残疾患者的视觉康复. 中国康复，2001, 16:135-137.

[10] Stepheng, Whittaker, Janlovie-Kitchin. Vscual requirements for reading. Optometry and Vision Science, 1993,70:59-60.

[11] 马慧香，瞿佳，徐锦堂. 低视力患者的视力储备与阅读速度初探. 暨南大学学报:医学版，2003,24:113-115.

[12] Fujita K, Yuzawa M, Nakamura H. Low vision aids for reading in scar stage of age-related macular degeneration. Nippon Ganka Gakkai Zasshi, 2004,108:202-206.

[13] Cheong AC, Lovie-Kitchin JE, Bowers AR. Determining magnification for reading with low vision. Clin Exp Optom, 2002,85:229-237.

[14] Whittaker SG, Lovie-Kitchin J. Visual requirements for reading. Optom Vis Sci, 1993,70:54-65.

[15] Legge GE, Rubin GS, Pelli DG, et al. Psychophysics of reading Ⅱ Low vision. Vision Res, 1985,25:253-265.

[16] Eperjesi F, Fowler CW, Evans BJ. Effect of light filters on reading speed in normal and low vision due to age-related macu-

lar degeneration. Ophthalmic Physiol Opt, 2004,24:17-25.

[17] Nilsson UL, Frennesson C, Nilsson SE. Patients with AMD and a large absolute central scotoma can be trained successfully to use eccentric viewing, as demonstrated in a scanning laser ophthalmoscope. Vision Res, 2003,43:1777-1787.

[18] Whittaker SG, Lovie-Kitchin J. Visual requirements for reading. Optom Vis Sci, 1993,70:54-65.

[19] 宋秀君, Janis M white, Randall T Jose. 低视力者阅读速度的单、双眼比较和与临床指标关系. 中国实用眼科杂志, 1996,14:149-153.

[20] 国纪林, 崔长霞, 吴德芬. 近用眼镜助视器在低视力患者康复中的应用. 山东医大基础医学院学报, 2001,15:176.

[21] Bowers AR, Meek C, Stewart N. Illumination and reading performance in age-related macular degeneration. Clin Exp Optom, 2001,84:139-147.

[22] 时粉周, 王珏, 包德海. 照明光源的频闪对视功能的影响. 中华航海医学与高气压医学杂志, 2001,8:72-74.

[23] Rohrschneider K, Riede B, Blankenagel A. Image flicker frequency of television reading aids. Effect on reading comfort for visually handicapped patients. Ophthalmologe, 1998,95:110-113.

[24] Crossland MD, Sims M, Galbraith RF, et al. Evaluation of a new quantitative technique to assess the number and extent of preferred retinal loci in macular disease. Vision Res, 2004,44:1537-1546.

[25] Park W. Vision rehabilitation for age-related macular degeneration. Int Ophthalmol Clin, 1999,39:143-62.

[26] 盛欢, 孙葆忱. 低视力患者视功能与表情识别的相关关系. 眼视光学杂志, 1999,1:40-41.

[27] Tejeria L, Harper RA, Artes PH, et al. Face recognition in age related macular degeneration: perceived disability, measured disability, and performance with a bioptic device. Br J Ophthalmol, 2002,86:1019-1026.

[28] Bullimore MA, Bailey IL, Wacker RT. Face recognition in age-related maculopathy. Invest Ophthalmol Vis Sci, 1991,32:2020-2029.

[29] Wurm LH, Legge GE, Isenberg LM, et al. Color improves object recognition in normal and low vision. J Exp Psychol, 1993,19:899-911.

[30] Hyvarinen L. Contrast sensitivity. Scientific program. Madrid: International Conference on Low Vision, 1996.

[31] Lawton TB. Image enhancement filters significantly improve reading performance for low vision observers. Ophthalmic Physiol Opt, 1992,12:193-200.

[32] Peli E, Lee E, Trempe CL, et al. Image enhancement for the visually impaired: the effects of enhancement on face recognition. J Opt Soc Am A, 1994,11:1929-1939.

[33] Williams RA, Brody BL, Thomas RG, et al. The psychosocial impact of macular degeneration. Arch Ophthalmol, 1998, 116:514-520.

[34] Casten RJ, Rovner BW, Tasman W. Age-related macular degeneration and depression: a review of recent research. Curr Opin Ophthalmol, 2004,15:181-183.

[35] Brody BL, Roch-Levecq AC, Gamst AC, et al. Self-management of age-related macular degeneration and quality of life: a randomized controlled trial. Arch Ophthalmol, 2002,120:1477-1483.

[36] Leinhaas MA, Hedstrom NJ. Low vision: how to assess and treat its emotional impact. Geriatrics, 1994,49:53-56.

[37] Dahlin Ivanoff S, Sonn U, Svensson E. A health education program for elderly persons with visual impairments and perceived security in the performance of daily occupations: a randomized study. Am J Occup Ther, 2002,56:322-330.

[38] Leinhaas MA, Hedstrom NJ. Low vision: how to assess and treat its emotional impact. Geriatrics, 1994,49:53-56.

[39] Trauzettel-Klosinski S, Hahn GA. Support for patients loosing sight. Dev Ophthalmol, 2003,37:199-214.

[40] Koziol JE, Peyman GA, Cionni R, et al. Evaluation and implantation of a teledioptric lens system for cataract and age-related macular degeneration. Ophthalmic Surg, 1994,25:675-684.

[41] Garcia-Feijoo J, Duran-Poveda S, Cuina-Sardina R, et al. Ultrasound biomicroscopy of an implantable miniaturized telescope. Arch Ophthalmol, 2001,119:1544-1546.

[42] Seam Charles. 植入性微型助视器——AMD 患者的新选择. 眼视光学杂志, 2000,2:53.

[43] Werner L, Kaskaloglu M, Apple DJ, et al. Aqueous infiltration into an implantable miniaturized telescope. Ophthalmic Surg Lasers, 2002,33:343-348.

[44] Kaskaloglu M, Uretmen O, Yagci A. Medium-term results of implantable miniaturized telescopes in eyes with age-related macular degeneration. J Cataract Refract Surg, 2001,27:1751-1755.

4　老年性黄斑变性的中医研究近况

老年性黄斑变性(age-related macular degeneration,简称 AMD)又称年龄相关性黄斑变性,以黄斑结构的衰老性改变为特征,其发病率与年龄增长呈正相关,是可导致中心视力下降的致盲性眼底退行性病变,为65岁以上老人视力严重损害的主要原因。国际上将其分为早期和晚期病变。早期AMD是指玻璃膜疣和黄斑部的色素异常;晚期病变包括萎缩型[视网膜色素上皮(retinal pigment epithelium,RPE)和脉络膜的萎缩变性]和渗出型(视网膜下新生血管形成,出血、渗出)两种。国内统计资料表明,我国45岁以上人群AMD的发病率约6%~17%。随着我国经济发展和人民生活水平的提高,人口结构的老龄化,AMD将成为损害老年人视功能的主要眼病。因此,加强对AMD病因、病理的研究,提供有效的治疗方法,阻止或减缓AMD患者的视力损害,提高其生活质量,是医务工作者一项刻不容缓的任务。

根据AMD的临床表现,可归属于中医眼科之视瞻昏渺范畴,当少量出血进入玻璃体引起玻璃体混浊时则又可归属于云雾移睛,但如果大量出血进入玻璃体内而引起视力骤降,则归属于暴盲范畴。在中医学古代医籍中,可散见对其症状和病机的描述,如《葆光道人眼科龙木集》说:"眼常见黑花如绳牵。"《证治准绳·七窍门·视瞻昏渺》:"目内外别无证候,但自视昏渺,蒙昧不清也,有劳神,有血少,有元少弱,有元精而昏渺者,致害不一。若人年五十以外而昏者,虽治不复光明。""谓视直物如曲,弓弦界尺之类,视之皆如钩。"《张氏医通·七窍门》:"常见萤星云雾及大片青绿蓝碧之色。"认为其病因病机由肾精亏虚,脾虚不运,劳思竭视,耗伤气血或素体气血不足所致。在近代中医眼科学上虽然已有老年黄斑盘变一词,但对其病因、病变过程的认识仍然十分肤浅。近10多年来,我国中医、中西医结合眼科学者对本病的中医病因病机及各病变时期的辨证规律,已有了较完整的认识,并积累了不少治疗经验。

一、黄斑与肾、脾、肝的关系

中医眼科学认为,黄斑与五脏中的肾、脾、肝密切相关。因而大多数中医眼科学者认为:AMD的发生主要与肾、脾和肝三脏的功能失调有关。

(一)肾为先天之本,精充目明

根据眼科的五轮辨证,瞳神属肾,而黄斑属广义的瞳神,故黄斑亦属肾水。肾为先天之本,既藏先天之精,也藏后天之精,正如《素问·上古天真论》云:"肾者主水,受五脏六腑之精而藏之。"中医理论认为人的衰老与肾精匮乏密切相关,故黄斑的退行性病变与肾脏的虚衰关系最密切。

(二)脾胃为后天之本,生化之源

王明芳根据眼科六经辨证之说,倡导内窥辨证,五色之中,脾主黄色,认为黄斑属足太阴脾经,黄斑变性与脾的运化功能失调关系最密切。依据有三。其一,脾主黄色,与内经"中央黄色,入通脾胃"理论相符。其二,中医学认为中央广土属脾,黄斑在视网膜正中,故属脾经。其三,黄斑是中心视力最敏锐的部位,黄斑能否聚光视物全赖精气,而后天之精气主要由脾胃化生,正如《兰室秘藏》云:"夫五脏六腑之精气,皆禀受于脾,上贯于目。脾者,诸阴之首也。目者,血脉之宗也。故脾虚则五脏之精气皆失所司,不能归明于目矣"。

(三)肝为血海,精血互生

肝经上连目系,目者肝之窍也。首先,肝主藏血,且肝肾同源,精血互生,而黄斑周围脉络丰富充盈,故肝血的盛衰也影响黄斑的功能,肝受血而能视。其次,视锥细胞和神经节细胞在和黄斑部及其周围密度最高,神经纤维亦较多环绕黄斑周围,而肝经上连目系,筋亦由肝所主,故肝与黄斑联系密切。再者,肝气通于目,肝和则能辨五色,且肝主疏泄,而气为血帅,气能行血,故肝舒畅气机,条达情志的功能亦关系到精、血、津液的运行和输布,从而影响其他脏腑对黄斑的濡养。

二、中医病因病机研究

中医认为,人是一个有机的整体,气血阴阳、五脏六腑既相互联系又相互影响;血瘀、痰浊既为病理产物又为致病因素。根据眼底玻璃膜疣、水肿、渗出和出血等局部辨证,加上近代研究也表明眼底退行性病变多有血瘀表现。故目前不少眼科学者认为,AMD 早期以脏腑精血虚衰为主,随病程进展逐渐出现痰浊、瘀血,形成本虚标实、虚实夹杂的病理变化。

李传课主编《中西医结合眼科学》,结合临床归纳其病因病机有如下三方面:老年人肝肾亏虚,精血不足,目失濡养或阴虚火炎,灼烁津液以致神光暗淡;或饮食不节,脾失健运,不能运化水湿,聚湿生痰,浊气上泛,或脾气虚弱,气虚血瘀,视物昏朦;或劳思竭视,耗伤气血或素体气血不足所致,以致目昏不明。

除此之外,还有如下观点。

(一)肝肾不足论

认为 AMD 患者源于年老体虚,病发于眼底,眼底病属瞳神疾患,瞳神属肾,肝肾同源,因此相当多中医眼科医家认为肝肾不足是本病的病机。如邓亚平等认为肝肾不足是本病的最基本病机,并以补益肝肾为主进行临床观察,得以证实。李波等亦认为肝肾亏虚是 AMD 最基本的病机,早期以肝肾亏虚为主,中后期形成肝郁、血瘀、痰湿等病变,出现本虚标实的病理改变。黄叔仁等亦从临床观察中,提出相似的认识。

(二)肝肾不足合并痰湿、血瘀论

从临床实践的不断积累中,越来越多的中医眼科医家认识到本病病程漫长、病理复杂多变,仅从单纯的肝肾不足病机认识和解释是不足的。从本病病变过程中突出的表现为视网膜水肿、新生血管、出血、渗出等,认识到其病机存在痰湿积聚、气滞血瘀等实证表现。如邓亚平指出盘变前期和干型病变属虚证,以补益为主;神经上皮及色素上皮的浆液性脱离属脾虚湿困,治以健脾湿利水;出血性脱离则为血瘀阻络,治以活血祛瘀。葛邦颖认为本病有气滞血瘀的表现,治以补肾益气活血,取得一定疗效。

(三)早期气虚尤以脾气虚,中后期夹湿、夹痰、夹瘀论

广州中医药大学一附院眼科 AMD 研究小组按统一标准对本病患者进行病因病机分析,对照观察病例组 121 例 AMD 与对照组 98 名健康人 50 个中医临床指标,发现本病患者以气虚为主要临床表现并以脾气虚为突出,对玻璃膜疣、RPE 脱离、神经上皮脱离、新生血管膜、出血等主要临床改变,结合中医辨证作眼局部微观辨证分型,发现无论是软性玻璃膜疣或是硬性玻璃膜疣,均以属虚证为多。RPE 脱离以虚证型居多,但当伴新生血管形成时,属虚证型的则明显减少,而出现夹湿、夹痰、夹瘀的表现。本病发生新生血管膜及出血时,则以实证型为突出表现。统计资料显示,无论是干性型或湿性型均以气虚型明显高于其他证型,且与发病年龄、视力无明显关系。而以本病的病理改变为分期的辨证分析中,早期以虚证表现为主,中后期以实证表现为主,且伴有较明显的外显症状。

研究认为黄斑区玻璃膜疣属痰湿,其成因在于年老体衰,脾气虚衰,脾失健运,升清降浊之职失司;或肾气衰而致精液不得敷布,反聚而成湿,湿浊潴留,酿而成痰。水湿泛滥,痰湿积聚,则致 RPE 脱离、神经上皮脱离。按照中医的衰老学说,机体衰老除与脏腑精气虚衰有关外,与饮食失调,七情损伤,摄生无方等而致的血瘀、痰浊等实邪亦有关。痰湿与血瘀均属病理性产物,乃因精微或血液不循常道,反离经络,聚积

而成,因而有痰瘀同源之说。因此玻璃膜疣的形成除主要与气虚有关外,亦可因虚实夹杂所致。随着病程的进展,发生脉络膜新生血管及出血,肝虚不藏血、心虚不养血所致;更可由于湿郁日久化热,热迫血络或肝气不调畅,郁久化火伤络所致。病至晚期,邪实渐退,或体内自身邪正交争,两败俱伤,邪退正亦虚,则本虚的实质可再现。

詹宇坚等认为脾气虚是 AMD 发病的主要因素。由于脾气虚弱,气血生化乏源,出现神疲乏力、心悸、脉虚细无力;清阳不能上濡目窍,黄斑失养则视物模糊、视网膜组织变性萎缩;脾虚运化失职,浊阴不降导致湿浊潴留,酿而为痰,出现胸闷、痰多、舌胖有齿印、视网膜下玻璃膜疣;而年老肾衰,肾气鼓动乏力,藏精功能失职,精液聚而成湿更助长了玻璃膜疣的形成;痰湿积聚造成 RPE 及神经上皮的脱离,由此又导致视网膜缺血低氧产生视网膜下新生血管;脾气虚不能统血则引起黄斑出血,从而形成本虚标实、虚实夹杂的病理变化。关国华等认为本病主要因年老体弱,脏气虚衰,其中脾气虚为早期发病的主要因素,早期所表现的玻璃膜疣由水湿或痰湿潴留这一病理产物而生。痰湿郁久易化火,灼伤血络;又因肝主藏血,肝藏血不足则不能荣目,肝气不调则肝郁,郁久亦可化火伤络;此外脾虚不能统血,亦可致血不循常道而溢于络外,血溢于络外而成瘀,痰瘀互结更加重病情,致本病中后期出现痰湿、肝郁、血瘀实证表现,使眼底反复性出现渗出、出血、新生血管和瘢痕形成等病理表现,但因其本质是因虚而起,故此亦实为本虚标实之证。

三、中药治疗 AMD 可能的作用机制

(一)对新生血管形成的作用

如上所述,用适当药物治疗 CNV 是已经证明有效的 AMD 治疗策略。而许多中药均具有调节新生血管的活性,并已经以此为理论基础将中药成功应用于肿瘤、炎症的治疗。比如 Yoo 报道冬虫夏草提取物可以在动物体内抑制肿瘤和新生血管形成,在体外抑制血管内皮细胞的增殖和游走。中药成分抑制血管新生的其他机制包括抑制基质金属蛋白酶表达和 CXCL12/CXCR4 途径等。Tan 等报道金钱松提取物中的金钱松酸具有抗血管新生活性,其机制是拮抗 VEGF 对内皮细胞的抗凋亡作用。因此,中药可能是通过不同成分的不同作用途径发挥抗新生血管生成作用的。

(二)中药对老龄化的作用

老龄化是 AMD 发生机制中被证明唯一确定的相关因子,老龄化作为生命科学领域共同的研究课题,至今尚不知老龄化发生的原因,仅有共识认为可能是由于细胞或机体氧化过程导致的损害的积累所致。中医认为衰老是由于各种脏器内的“气”的耗竭,引起脏器功能减退。肝和肾是与衰老关系最密切的两个脏器,因此也是治疗多数老年病的靶器官。比如作为 AMD 相关“证”之一的肝肾阴虚,是常见的老年病的表现,滋肝养肾是缓解衰老行之有效的方法。有意义的是治疗肝肾阴虚的许多中草药多具有抗氧化功能,其中包括治疗肝肾阴虚型 AMD 的经典方剂杞菊地黄汤的成分或相似方剂。比如西医认为玉米黄素(zeaxanthin)是抗氧化剂之一,给病人补充玉米黄素可以帮助延缓某些 AMD 的进展,而杞菊地黄汤的成分之一枸杞子便含有大量玉米黄素。因此,中医药治疗 AMD 的用药原则与西医用抗氧化剂治疗 AMD 具有异曲同工之妙。

四、治疗研究

本病病程漫长,虽然在各不同阶段治疗用药各有差异,但都以全身宏观辨证和眼底局部微观辨证进行用药;在玻璃膜疣期病变进展缓慢、病程亦长,当以病因病机进行辨证用药为主;一旦进入渗出性病变期,尤其已引起眼底大量出血则应按急则治其标之原则进行抢治;晚期患者注意加强治本以减少复发,争取挽回部分视力。

目前中医治疗 AMD 主要有辨证论治、分期施治、专方治疗、针灸治疗和中西医结合治疗等。

(一)治则治法研究

邓亚平等以补益肝肾为主治疗 AMD,用驻景丸加减方治疗观察了 30 例 51 只眼,总有效率为56.9%,其中干性66.7%(6/9),湿性54.8%(23/42)。李玉涛等亦在临床观察中,提出相似的认识。邓亚平还提出盘变前期和干性型者属虚,以补益为主;而神经上皮及色素上皮的浆液性脱离属脾虚湿困,治以健脾渗淡利水;出血性脱离则为血瘀阻络,治以活血祛瘀。

李波等以滋补肝肾、养精明目兼活血化瘀之法治疗 AMD,研制了针对肝肾阴虚型萎缩型 AMD 的滋阴明目丸,选用熟地、黄精、枸杞子、菟丝子、丹参、三七、羌活、石菖蒲等,治疗 43 例 77 只眼,3 个月后,视力提高的总有效率为61.03%。

葛邦颖认为 AMD 患者多有气滞血瘀表现,以补肾益气活血中药治疗干性型28 只眼,有效率为75%,湿性型9 只眼,有效率为77.78%,跟踪观察0.5~1年,未见明显反复。李玉涛在了解本病与血液流变学的关系中,发现补益肝肾可以改善本病的血流变状态。

广州中医药大学第一附属医院眼科 AMD 研究小组根据本病以气虚为本,虚实兼夹,以痰湿、血瘀、肝郁为标实的特点,制定以健脾益气、化痰散结之治法对玻璃膜疣期进行治疗;以健脾益气、活血祛瘀止血之治法对渗出性病变进行治疗。对71 只眼通过分型治疗进行详细观察,以具有健脾益气作用的精明Ⅰ号治疗干性型共38 只眼;具健脾益气、活血化瘀作用之精明Ⅱ号治疗湿性型33 只眼,设对照组30 只眼,跟踪观察3~4 年进行疗效比较,治疗组干性型患者视力好转21 只眼(55.2%),对照组干性型患者无一眼视力好转,两组比较 $P<0.01$,差异呈非常显著性;治疗组湿性型患者视力好转20 只眼(60.6%),对照组湿性型患者无一眼视力好转,两组比较亦呈非常显著差异($P<0.01$)。

张望之主张“视物变形”从脾论治,按中医的五脏所主,“中央黄色入通于脾”,黄斑亦属脾脏的精华所形成。张氏认为西医所称之“黄斑”,与中医所说的眼内“中央黄色”,实属眼内同一范围,均系脾脏的结晶。本病多由脾虚不运,湿聚成痰,凝结成核,随气活动,上升目窍,则视觉缭乱,视物易形,怪症百出。治疗用健脾化湿法施治,其效果甚佳。

(二)辨证论治

1. 常见临床证型　常见肝肾阴虚、脾虚气弱、阴虚火旺、络伤出血和痰瘀互结5 个证型。

(1)肝肾阴虚证　症见干性 AMD,或湿性 AMD 渗出前期和瘢痕期,视物模糊,或眼前固定暗影,眼目干涩,头晕耳鸣,腰膝酸软,失眠多梦,舌红少苔,脉细。治以滋补肝肾,活血明目。方用四物五子丸或驻景丸加减(当归、熟地黄、白芍药、枸杞子、菟丝子、五味子、地肤子、车前子、丹参、茺蔚子)。五心烦热,失眠盗汗,加知母、黄柏、地骨皮降虚火;若渗出物多者,加山楂、鸡内金、昆布散结消积。

(2)脾虚气弱证　症见黄斑变性,视物模糊,视物变形,眼底渗出性视网膜脱离,或黄斑部反复出血。兼头昏乏力,眼易疲劳,眼欲垂闭,纳差便溏,舌淡苔白,脉弱。治以健脾益气。方用补中益气汤加减(黄芪、当归、党参、葛根、陈皮、柴胡、丹参、地龙、茯苓、白术、密蒙花)。眼底有出血者,加三七、茜草根、白茅根;心悸失眠者,加夜交藤、酸枣仁、磁石以养心宁神。

(3)阴虚火旺证　症见视力下降,视瞻有色,视物变形,起病较急,黄斑部出血较多,血色鲜红。兼口干咽燥,盗汗多梦,舌红少苔,脉细数。治以滋阴降火,凉血散血。方用知柏地黄汤加减(生地黄、玄参、牡丹皮、赤芍药、旱莲草、白茅根、知母、炒栀子、泽泻、车前子、三七、地龙)。

(4)络伤出血证　症见湿性渗出期,突发一眼视物不见,或视力下降,视物变形,眼底检查黄斑区出血、色暗红,并伴有渗出和水肿;可伴头痛失眠,舌暗红有瘀斑,苔薄,脉沉涩。治以化瘀止血,行气消滞。方用生蒲黄汤加减(生蒲黄、旱莲草、丹参、荆芥炭、郁金、生地黄、川芎、丹皮)。可加丹参、郁金以助行气;出血日久者加山楂、鸡内金、浙贝等活血消滞。

(5)痰瘀互结证　症见视力下降,视瞻有色,视物变形,黄斑部渗出物多,暗红色出血块。兼口干不欲饮,舌暗红有瘀斑,苔薄,脉沉涩。治以软坚化痰,活血祛瘀,利水明目。方用二陈汤合血府逐瘀汤加减(陈皮、茯苓、昆布、柴胡、生地、红花、赤芍、川芎、牛膝、桔梗、车前子等)。

2. 临床辨治经验　临床上不同学者有不同的辨证分型。

王明芳按病程的早、中、晚将 AMD 辨证分为脾虚湿困、痰湿互结及肝肾亏虚 3 个基本证型。早期以脾虚为主，脾虚湿困者用三仁汤加减，脾胃湿热者用三妙散加夏枯草、泽泻、猪苓，脾胃气虚者用四君子汤加减，脾胃阳虚者则用附子理中汤加减；中期根据眼底玻璃膜疣、渗出及出血的轻重分别以化痰散结、活血化瘀、化痰祛瘀利水法治之，方剂则分别选用二陈汤加减，血府逐瘀汤加减，桃红四物汤合五苓散加减；晚期则平补肝肾，化痰散结，方用驻景丸加减。

朱惠安等将 AMD 辨证分型为肝肾阴虚、脾虚湿泛、瘀血内滞及心脾两虚 4 型，方剂分别用杞菊地黄丸或知柏地黄汤加减、参苓白术散加减、血府逐瘀汤、归脾汤加减。

周丽群则将渗出型 AMD 辨证分为 3 型，气滞血瘀型选用活血化瘀、疏通经络的当归、党参、女贞子、旱莲草、荆芥炭、生地、丹皮、丹参、川芎、焦山栀、夏枯草、石决明、珍珠母和蒲黄炭，后期加昆布、海藻、牡蛎；阴虚火旺者则滋阴将火、凉血止血，选用生地、玄参、丹皮、知母、黄柏、蒲黄炭、石斛、枸杞、川芎和茯苓等加减治疗；气虚血瘀型用益气活血法，选用党参、黄芪、当归、白芍、首乌、桃仁、红花、蒲黄炭、川续断、淮山药、石斛、麦冬、五味子等加减。

(三)分期治疗

1. 玻璃膜疣期——气血失调、气虚痰浊内停　症见无其他原因的视力轻度减退(一般在 1.0 以下)，检眼镜下黄斑区及其周围可见玻璃膜疣沉积，合并黄斑区色素增殖，中央凹光反射消失；年老患者可视疲乏力，舌淡红、苔薄，脉细或弱。治以补气健脾，利湿化浊。方用益气聪明汤加减(葛根、何首乌、升麻、灵芝末、茯苓、黄芪、白芍、丹参、石菖蒲、炙甘草等)，玻璃膜疣甚多者，加法半夏、浙贝母除痰散结。

2. 渗出性病变期——湿性型治疗

(1)黄斑区表现为浆液性色素上皮和神经上皮脱离者　症见多数患者视力中度受损，检眼镜下表现为黄斑区组织污秽，视网膜水肿，其下可见灰白色渗出物质，中央凹反射消失，部分患者黄斑区网膜下可辨出边缘模糊的玻璃膜疣沉积。此期患者除多表现为脾气虚衰之外，而痰湿、肝郁、血瘀等实证逐渐增多。治以健脾益气，祛湿化痰。方用六君子汤加减(陈皮、法半夏、茯苓、车前子、白术、党参、浙贝母、乌贼骨、丹参、炙甘草等)。早期水肿明显者可加薏苡仁、泽泻；水肿消退而渗出物吸收缓慢者可选加三棱、莪术、昆布、海藻；有肝郁证候者可配合使用柴胡、枳实、白芍等疏肝解郁药物；血瘀者加赤芍、地龙等。

(2)黄斑区呈现出血性色素上皮和神经上皮脱离者　患者多同时存在浆液性脱离，因此在检眼镜下黄斑区常可看到水肿、渗出、出血同时存在，在反复发作的病人，病变范围可有 4 ~ 6 个视盘直径大小，形态很不一致，有时不易立即确诊为本病。大多数出血都由新生血管引起。本阶段以实证为多，表现为痰湿、肝郁、血瘀等证，但其本质是因虚而起，故属本虚标实之证。治以益气养阴，活血祛瘀。方用二至丸合失笑散加减(女贞子、旱莲草、五灵脂、生蒲黄、党参、灵芝、茯苓、黄精、何首乌、白及、葛根等)。病之早期视网膜水肿较重者，可选加薏苡仁、猪苓、车前子、益母草、桂枝等；新鲜出血者，选加紫珠草、白茅根、仙鹤草；渗出或积血吸收缓慢者，则选加三棱、莪术、昆布、海藻、乌贼骨、苏木、鸡血藤等。

(3)表现为急性黄斑出血或玻璃体出血者　临床上少数患者表现为黄斑区出血，病程迅速而严重，视力严重受损，检眼镜下可见黄斑区有 1 ~ 3 个盘径大小出血区。多数患者出血边缘隐匿，可找到视网膜下黄白玻璃膜疣沉积，另一些患者表现为玻璃体出血，视力完全丧失，玻璃体全部积血，眼底无法窥见。治疗应按急则治其标原则进行，重点按养阴止血，补脾摄血，祛瘀止血外，病之早期要配合使用凉血止血药物。方用经验方(仙鹤草、旱莲草、紫珠草、白及、五灵脂、生蒲黄、党参、茯苓、灵芝、女贞子等)。

急性出血患者多有痰湿、肝郁或血瘀等实证表现，可在上述方药基础上随证加减，此时大多有脉络膜新生血管的存在，因此对早期病例行药物治疗时要避免使用过多过量之活血药物，活血过度可导致新生血管再出血，待病情稍稳定可逐步选加祛瘀药物如赤芍、郁金、丹参、三七粉等；出血稳定，但出血吸收较慢者，可选加温行通窍药如当归、川芎、桂枝、炮姜等，以促进出血吸收。若眼底出血已部分吸收，颜色由鲜红转暗红，未再次出血者，应尽快选用软坚散结药物，如昆布、海藻、三棱、莪术、乌贼骨、浙贝母等，亦可静脉滴注川芎嗪、丹参注射液或血栓通等药，使出血得以尽快吸收。此外，在整个治疗过程中还强调健脾、益气、养阴、补肾药物的使用以固本。

(4)盘状瘢痕期　绝大多数 AMD 最后以黄斑区盘状瘢痕形成,视力严重受损或丧失而告终。此期检眼镜下可见黄斑区圆盘状形态不清,呈一大片具有数个盘径面积大小之瘢痕组织沉着,眼底荧光素血管造影(fundus fluorescein angiography ,FFA)多数可见新生血管埋藏于瘢痕组织之中。此期一般由于久经用药治疗,邪实渐退,多显脾气虚衰的证候。治以益气血,补肝肾,软坚散结。方用益气聪明汤加减(黄芪、党参、炙甘草、白芍、升麻、黄精、首乌、昆布、浙贝母、乌贼骨、沙苑、女贞子等)。瘢痕明显者,加瓦楞子软坚散结。

3. 萎缩性病变期——干型晚期治疗　此期患者一般年龄在 60 岁左右,可无明显体虚或表现为老年气虚,在玻璃膜疣沉积过程中,其黄斑部色素上皮、玻璃膜、脉络膜毛细血管被破坏形成萎缩性病变,检眼镜下黄斑区色素上皮呈地图状萎缩,萎缩区表现有金箔样反光,视力常下降至 0.1 或以下。治以补肝肾、益精血为主,兼以健脾益气。方用经验方(柴胡、党参、女贞子、楮实子、枸杞子、黄芪、白芍、何首乌、黄精、茯苓、白术、甘草等)。萎缩明显者,加当归、刺蒺藜养血明目。

(四)专方专病治疗

治疗黄斑区玻璃膜疣是一个漫长的过程,在连续服药 3 个月以后,根据患者情况可以选用下列中成药治疗。障眼明片每日 3 次,每次 4 片,适用于本病脾肾亏虚证。明目地黄丸每日 3 次,每次 4 片,适用于 AMD 肝肾亏损者。石斛夜光丸每日 3 次,每次 10g,适用于本病肝肾阴虚证。杞菊地黄丸每日 3 次,每次 4 片,适用于 AMD 恢复期。消朦灵每次 5 片,每日 3 次,适用于瘀痰互结证。益眼明口服液每次 20ml,每日 3 次,适用于干性晚期肝肾阴虚证。血栓通 200mg 加入 10% 葡萄糖或生理盐水 250ml 中静脉滴注,每日 1 次,10 次为 1 疗程。

李景恒等用精明Ⅰ号丸(含党参、白术、茯苓、陈皮、刺五加、白芍、草决明、菊花)健脾益气、化痰散结治疗萎缩型 AMD 38 只眼,21 只眼视力好转,有效率为 55.2% ,而对照组 18 只眼无 1 只好转;用精明Ⅱ号丸(含党参、白术、茯苓、陈皮、紫珠、旱莲草、大黄)健脾益气、活血化瘀兼止血治疗渗出型 AMD 33 只眼,20 只眼视力好转,有效率为 60.6% ,而对照组 12 只眼无 1 只好转。

黄叔仁等应用九子还睛煎二号冲剂治疗渗出型 AMD 7 例,对照组使用维生素 E、C 及锌治疗,进行对照性观察,跟踪观察 5 年,发现该冲剂在阻止渗出前期病变发展为渗出期病变,防止瘢痕修复后的复发方面,明显优于对照组。

葛邦颖以补肾活血的中药治疗 AMD 37 只眼,21 只眼视力好转,总有效率为 75.68% 。其主要药物是丹参、山茱萸、山药、白术、生黄芪各 15g,赤芍、泽泻、茯苓、僵蚕、首乌、红花各 10g,共研为末成散剂,每次 3 ~4g,每日 2 次;或水煎服日 1 剂,经半年到 1 年随访,病情未见明显反复。

王锡夫等用补肾益精、养血活血的明目还少丸(含熟地、黄精、鳖甲各 30g,黄芪、丹参、益母草、泽泻、鹿角胶各 15g,柴胡、川芎、当归各 10g,三七粉 6g)治疗干性 AMD 39 例,湿性 AMD 17 例,有效率分别为 95% 和 59% 。经观察未见明显不良反应,而且发现年龄越大疗效越差,对干性 AMD 的效果优于湿性 AMD。

宋剑涛用益气养血活血中药配合针刺治疗 AMD 36 例(干性 60 只眼,湿性 12 只眼),其有效率分别为 96.7% 、66.7% ,总有效率为 91.7% ,其基本方:黄芪 20g,太子参、熟地、鸡血藤、乌药各 10g,当归 12g,山楂 15g,桃仁、红花各 9g,伴黄斑水肿加益母草、猪苓;伴渗出加海藻、昆布;伴新鲜出血加阿胶、三七,减桃仁。

魏建森用加减驻景丸(生熟地、当归、黄芪、白术、丹参、楮实子、五味子、枸杞子、白芍、菟丝子、葛根、茺蔚子、川椒、车前子、鸡内金等)滋补肝肾、健脾养血、祛瘀生新,同时配合参麦注射液治疗萎缩型 AMD 70 只眼,有效率为 70.43% 。

曾自明等用滋阴活血法(药用首乌、枸杞、桑葚子、女贞子、菟丝子、山萸肉、川芎、丹参、生山楂、茯苓、黄柏等)治疗 31 例 45 只眼,亦获满意疗效。

(五)针灸治疗

齐锡森用针刺或局部穴位注射治疗 AMD 干性型者 3 例,主穴为四白、睛明,配穴为风池、三阴交,并以眼针作球后、承泣、健时等穴位注射,结果除1例双眼视力未改善外,其余均有不同程度的提高。

聂晓丽等取自创的新明Ⅰ穴和Ⅱ穴,采用强补或揉针手法治疗174例AMD,交替取穴,日针1次,324只眼有277只视力改善,总有效率为86.49%,且发现病程短者及干性者治愈率高,且随疗程增加,疗效也逐渐提高。随访38例49只眼,其中9只因老年性白内障视力受到影响,疗效稳定的占47.10%。

齐锡森等取主穴眼眶内、四白透睛明,配穴风池、三阴交,眼宁注射液作球后、承泣、健明穴位注射,每日1次,每次各取1个主穴和配穴,采用轻捻转强提插疗法,同时配合口服ATP、路丁和维生素C治疗12例,除1例干性AMD双眼视力无改善外,余均有不同程度的提高。随访1年以上,多数患者视力保持不变,少数因晶体浑浊而视力稍有下降。

(六)中西医结合治疗

目前临床医生多采用中西医结合方法治疗AMD。有学者通过静滴复方丹参液、维脑路通和血塞通,结合益气明目、滋补肝肾的中药治疗38例AMD,总有效率为82.2%。张炫等用益气明目、活血化瘀的中药配合脑活素静滴治疗46例AMD,治愈36例,好转10例。劭患等用维生素C、维生素E和复方路丁片治疗21例33只眼3个月,总有效率为48.5%,而治疗组加用四物六子汤加减治疗35例26只眼,总有效率为74.3%,两者有显著性差异。杨莅也用维生素C和维生素E同时加用滋补肝肾中药治疗AMD 2个月,治疗组和对照组的有效率分别为73.7%和51.4%,两者有明显差异。

关国华认为中西医结合是治疗本病最大的优势。临床和实验研究均已证明使用抗氧化剂维生素E、C对延缓本病病程进展有一定作用,因此对AMD尤其是玻璃膜疣期的患者可以合并使用维生素E和C。对黄斑区或玻璃体严重出血的病例,早期可以合并使用安络血、维生素K或止血敏等止血药以加强止血机制,待出血稳定以后可以合并使用碘制剂,如口服碘化钾合剂、肌注安妥碘或安肽碘以促进积血吸收;出血吸收过程中还应给予神经营养药或细胞激活制剂如维生素B_1、肌苷、ATP等,以尽可能提高视网膜功能;出血吸收后FFA显示脉络膜新生血管离黄斑中心区200μm以外者,则应行激光治疗。激光治疗虽然不能阻止新生血管复发,但能减慢病程进展,一般可以缓解病程18个月之久,在这段时间里可以争取到更多机会使用中药,提高疗效。新生血管的存在是导致视功能完全丧失的主要原因,必须采用各种方法防止新生血管复发,可选用养脉宁血的紫珠草、白及粉、玄参、五味子,并可长期口服复方芦丁以加强血管韧性,防止或减少再次出血。

(七)常用药物

1. 临床常用于治疗AMD的中药

(1)健脾益气、养血之药　生黄芪、白术、党参或泡参、茯苓、山药、当归、灵芝、葛根。

(2)滋补肝肾、养阴益精之药　熟地黄、山茱萸、楮实子、枸杞子、菟丝子、黄精、首乌、茺蔚子、桑葚、白蒺藜、北沙参、麦冬、天冬、石斛。

(3)利湿化浊、化痰散结之药　薏苡仁、杏仁、半夏、石菖蒲、泽泻、车前子、益母草、木通、浙贝母、海藻、昆布、瓦楞子、牡蛎。

(4)活血祛瘀、消食散结之药　桃仁、红花、丹参、郁金、川牛膝、当归尾、三棱、莪术、水蛭、穿山甲、鸡内金、炒麦芽、炒山楂、炒谷芽。

(5)凉血、止血、理气之药　三七粉、生蒲黄、旱莲草、藕节、茜草、白茅根、香附、川芎、升麻、柴胡、白芍、陈皮。

(6)明目之药　菊花、密蒙花、蝉衣蜕。

2. 姚芳蔚关于AMD的用药经验　姚芳蔚老中医认为老年人多见肝血不足,表现为形体消瘦、面色苍白、指甲不华,治而养肝补血,方选四物汤,药用当归、白芍、何首乌、阿胶、菟丝子之类。在于肾,为水火之脏,水亏即肾不足,表现为头晕、耳鸣,腰酸、膝软,面部升火。治以养阴滋肾,方选六味地黄汤,药如生地黄、熟地黄、山茱萸、枸杞子、女贞子、桑葚子、黄精等。火亏即肾阳不足,表现为畏寒、手足清冷,治以温肾,方选金匮肾气汤,药如熟附子、肉桂、巴戟天、仙茅等。在于脾,司中气,气虚不足则倦怠无力、懒言短气。治以益气健脾,方选四君子汤,药如黄芪、党参、白术、山药等。对本症“痰”的治疗,以化为主,其根源在于脾的运化不力,并因湿性凝滞,气能行湿,化湿痰不能离开理气,所以选用二陈汤,方中法半夏祛湿痰,配茯苓除湿,陈皮理气,甘草和中,气顺湿除,痰浊自蠲。血瘀宜行,行血包括活血祛瘀,药忌猛峻,并结合理气,使气行血行,药如当归、赤芍、川芎、郁金、丹参、蒲黄之类。痰积由于痰浊瘀对,治以消痰软坚散结,药如海藻、昆布、白僵蚕、法半夏、夏枯草之类。临床上,本症多伴眼底动脉硬化与高血压体征,可对不同体征选加药物。

五、实验研究

广州中医药大学第一附属医院眼科 AMD 研究小组对治疗本病的中药进行了深入的实验研究。①健脾益气合剂(精明Ⅰ号丸)对老龄鼠的抗老化作用。小鼠 50 只分为Ⅰ～Ⅳ组分别给予喂养 25%、50%、100% 浓度的健脾益气合剂,并与维生素 E、空白对照组作比较,测定其血液、肝脏、脑组织物脂质过氧化物 LPO 含量。结果显示:中药组老龄鼠血液、肝脏 LPO 含量明显低于空白对照组($P<0.01$),呈非常显著性差异;维生素 E 组与空白对照组比较无显著性差异($P>0.05$);脑组织 LPO 含量以高浓度中药组低于对照组,但统计学无显著性差异。显示健脾益气合剂治疗由机体衰老所表现的气虚为主要临床特征的 AMD,具有提高体内自由基清除能力、减少脂质过氧化物的形成的作用,达到保护细胞正常生理功能的目的。②精明Ⅱ号丸治疗激光光凝损伤兔视网膜的超微结构观察。对健康新西兰纯种大白兔进行视网膜激光光凝造模,于造模后给予具有健脾益气、活血化瘀作用的精明Ⅱ号丸,设立对照组,治疗 1 个月。取出眼球标本,经组织切片,光镜定位,于光凝斑处超薄切片。透射型电子显微镜观察发现,治疗组与对照组 RPE 细胞与视细胞在形态学上有显著差异;治疗组视网膜光凝斑反应区色素上皮细胞与视细胞在形态学上有显著差异;治疗组视网膜光凝斑反应区色素上皮细胞肿胀,视细胞外节圆膜盘排列与外节数目明显优于对照组。从组织学判断,精明Ⅱ号丸具有良好地促进 RPE 细胞及视细胞修复的作用。实验结果显示,用精明Ⅱ号丸治疗 AMD 的组方原则是合理的。

湖南中医药大学第一附属医院眼科将滋阴明目丸混悬液给老龄小鼠灌服 1 个月后,测定其眼球组织中自由基相关指标及眶静脉血中的其他参数,结果发现滋阴明目丸对老龄小鼠具有清除过氧化物中的醛类化合物如 MDA 等及调节血管活性肽 NO、ET 的作用。

六、结束语

总的来说,西医学者对 AMD 的治疗主要针对 CNV 形成,治疗方法有严格的适应证,其有效性及安全性尚有待长期的临床观察。如光动力疗法(photodynamic therapy ,PDT)虽一定程度上保留了患者的中心视力,效果较好,但不能提高患者视力,不能改变 CNV 的病理基础和代谢异常,常需要重复多次治疗,且费用较高;经瞳孔温热疗法(transpupillary thermotherapy, TTT)能使大部分渗出型 AMD 患者视力稳定或提高,但尚缺乏长期的观察;视网膜下血肿切除术、视网膜下新生血管切除或分离术、黄斑部视网膜移位术和 RPE 或视网膜移植术等均有严格的适应证,人们对其远期效果、潜在的危险因素及其后果均缺乏认识。相对而言,中医治疗 AMD 较安全,对改善其症状和体征有较好的效果,通过中药的研究开发来寻找治疗 AMD 的有效药物是目前的研究方向和思路之一。但是,中医对 AMD 的认识和研究还存在不足之处:第一,中医对 AMD 的病因病机认识不统一;第二,中医的辨证分型不统一;第三,临床观察普遍存在样本数量小,无双盲、无对照或对照不合理的问题;第四,鉴于本病病程长、病情复杂且变化多端的特点,临床研究缺乏随访或随访时间不够长;第五,关于中医药的作用机制研究较少,缺乏客观说明指标。因此,中医药工作者应积极采用不同的途径,从不同的角度探讨 AMD 的中医病因病机及药物作用机制,从而提高中医药治疗 AMD 的疗效,解除 AMD 患者的病痛,提高广大中老年患者的生活质量。

(彭清华　东长霞　王宜强)

【参考文献】

[1] Haas A, Papaefthymiou G, Langmann G, et al. Gamma knife treatment of subfoveal, classic neovascularization in age-related macular degeneration: a pilot study. J Neurosurg, 2000,93 Suppl (3):172-175.

[2] 武正清,曹金娥,姚秀衡,等.老年性黄斑变性的流行病学调查.中华眼科杂志,1992,4:246.

[3] 李传课,彭清华,曾明葵,等.中医眼科学.北京:人民卫生出版社,1999:654.

[4] 姚大莉.王明芳用内眼辨证治疗老年性黄斑变性.四川中医,2002,20(6):7-8.

[5] 彭清华,李传课.视网膜色素变性虚中夹瘀研究小结.中国医药学报,1993,8(6):7-10.

[6] 李传课,彭清华,喻干龙,等.中西医结合眼科学.北京:中国中医药出版社,2001:289-290.

[7] 邓亚平,谢学军.驻景丸加减治疗老年性黄斑变性的临床初步观察.成都中医学院学报,1989,12(2):25.

[8] 邓亚平.老年性黄斑变性—附7例临床分析.眼科学报,1987,3:201.

[9] 李波,邝国平,李传课.滋阴明目丸治疗肝肾阴虚型老年性黄斑变性的临床和实验研究.中国中医眼科杂志,2001,11(4):206-210.

[10] 黄叔仁,于冬梅,卫修玲.九子还睛煎二号冲剂治疗渗出性老年性黄斑变性的初步临床观察.中国中医眼科杂志,1991,1(1):22.

[11] 葛邦颖.补肾益气活血中药治疗老年性黄斑变性的临床观察.中国中医眼科杂志,1994,4(2):227.

[12] 关国华,黄仲委,司徒萍,等.老年性黄斑变性中西医学研究进展.广州中医学院学报,1994,4(2):227.

[13] 司徒萍,关国华,黄仲委,等.年龄相关黄斑变性视网膜色素上皮脱离与中医辨证.广州中医学院学报,1991,8(2/3):187.

[14] 李景恒,关国华,詹宇坚,等.老年性黄斑变性患者年龄、视力与中医证型的关系.广州中医学院学报,1991,8(2/3):194.

[15] 黄仲委,关国华,詹宇坚,等.玻璃膜疣与中医辨证.广州中医学院学报,1990,7(3):133.

[16] 黄仲委,关国华,詹宇坚,等.老年性黄斑变性病变分期的中医辨证.广州中医学院学报,1995,12(4):1.

[17] 詹宇坚,关国华,黄仲委,等.老年性黄斑变性中医病因病机临床研究.广州中医学院学报.1990,7(4):204.

[18] 詹宇坚,关国华,黄仲委,等.中医治疗老年性黄斑变性临床分析.中国中医眼科杂志,1991,1(1):16-17.

[19] 陈梅芳,李云英.眼科与耳鼻喉科专病中医临床诊治.北京:人民卫生出版社,2001:201-219.

[20] 李玉涛.枸菊地黄口服液对老年性黄斑变性患者血液流变学的影响.中国中医眼科杂志,1994,4(4):210.

[21] 张望之.眼科探骊.郑州:河南科学技术出版社,1982:91.

[22] 朱惠安,张明亮,喻京生.辨证治疗眼底黄斑病变61例.湖南中医杂志,2000,16(1):38-38.

[23] 周丽群.中西医结合治疗老年性黄斑盘状变性.中西医结合眼科杂志,1992,10(4):219-220.

[24] 葛邦颖.补肾益气活血中药治疗老年性黄斑变性的临床观察.中国中医眼科杂志,1994, 4(4):227-228.

[25] 王锡夫,孙洪然,李峰,等.明目还少丸治疗老年性黄斑变性的临床研究.山东中医杂志,1996,15(5):214-216.

[26] 宋剑涛.益气养血活血法治疗老年性黄斑变性疗效观察.中医药研究,2000,16(2):32.

[27] 魏建森.中药治疗萎缩型老年性黄斑变性疗效观察.黑龙江中医药,2002,(4):29-30.

[28] 曾自明,彭清华,李波,等.滋阴活血法治疗早期老年黄斑变性临床观察.湖南中医学院学报,2002,22(2):35.

[29] 齐锡森.针刺治疗老年性黄斑变性.中西医结合眼科杂志,1993,11(2):100.

[30] 聂晓丽,李聘卿,冯庆梅,等.针刺新明穴治疗老年性黄斑变性74例临床观察.针灸临床杂志,1995,11(1):22-23

[31] 霍润林,杨淑焕,郭卫民.综合疗法治疗老年性黄斑变性38例.陕西中医,2001, 22(3):149-150.

[32] 张炫.中西医结合治疗老年眼底黄斑变性46例.陕西中医,1996,17(2):60.

[33] 东长霞,彭清华,曾明葵.老年性黄斑变性中医研究近况.湖南中医学院学报,2003,(5):62-64.

[34] 姚芳蔚.眼底病的中医治疗.上海:上海中医药大学出版社,1995:98.

[35] 詹宇坚,关国华,司徒萍,等.中药健脾益气合剂对老龄鼠抗老化的实验研究.中国中医眼科杂志,1992,2(2):93.

[36] 詹宇坚,李景恒,余杨桂,等.睛明二号丸治疗激光光凝损伤兔视网膜的超微结构初步观察.中国中医眼科杂志,1994,4(2):222.

5 我国老年性黄斑变性临床和基础研究现状及对策

一、我国 AMD 领域的研究现状

国外多年来的统计资料表明老年性黄斑变性(age-related macular degeneration, AMD)是美国及西欧国家老年人群中的首位致盲性眼病。根据美国眼科咨询委员会(national advisory eye council)2001 年的报道,美国 75 岁以上老年人中约 30% 有不同程度的 AMD 症状,其中约 6%~8% 的人视力严重下降或丧失。其他国家的统计资料虽略有差别,但多数认为该病在 65 岁人群中的发生率为 15%~20%。鉴于 AMD 在临床上的重要意义,美国眼科咨询委员会在 2004 年的 5 年计划中再次大篇幅论及 AMD,在美国老年人群中首位的致盲原因是 AMD,其对社会和经济的影响越来越大。AMD 引起的失明比糖尿病视网膜病变和青光眼二者引起的失明总数还多,且随着老龄人口的增加,这种差距还会增加。虽然有资料表明激光治疗可以降低湿性 AMD 患者黄斑变性部位形成瘢痕的危险性,但对大多数 AMD 病人尚无有效的治疗手段。据此,该咨询委员会视网膜组提出本届(2004~2008 年度)5 年计划工作的首要目标是"了解不同类型 AMD 的分子和生化基础,改进早期诊断,研究环境因素对发病的影响,并发展新的治疗手段"。由此可见,虽然目前以美国为代表的发达国家在 AMD 研究方面进行了很大投资和努力,已经在流行病学、遗传学、病因学、病理学、治疗学等方面取得了卓越的成绩,但对于 AMD 发病机制的认识仍处于知识积累阶段,离明确阐明其发生发展规律和实施有效治疗还有很多工作要做。

而在我国,由于各种原因,无论临床医学工作者还是基础医学工作者,对 AMD 的重视仍不足。首先,当 AMD 开始被现代医学所认识时,在西方工业化国家进行的研究强调了人种对该病发生率的影响,致使不少人认为 AMD 是白色人种的多发病而有色人种不易受该病的影响。事实上综合考虑该病包含的不同类型、不同阶段等因素,有色人种是否真比白色人种更少受 AMD 侵袭,还未有定论。我国湖南省 1985 年进行的流行病学调查表明,50~59 岁、60~69 岁和 70 岁以上人群的 AMD 患病率分别为 12%、20% 和 34%,与国外的报道基本一致。另有资料表明,生活在香港的我国老年人群的 AMD 发生率与美国也无区别。其次,AMD 的检出率与医院的整体水平有关系,我国许多医疗单位还不能进行眼底荧光素血管造影(fundus fluorescein angiography, FFA),因此也就难以对 AMD 进行准确诊断。虽然近年来有些医院相继开展了 AMD 的激光治疗、经瞳孔温热疗法(transpupillary thermotherapy, TTT)等,但有关的研究在整体上仍处于起步阶段,基础研究(指以阐明疾病发病机制为直接目的的研究,主要包括遗传学、病理学、病理生理学、免疫学、分子生物学等领域)更是缺乏。这一点可以通过比较国内外在此领域发表的论文得到验证。我们用美国国立医学图书馆的 PubMed 系统检索 IOVS 等 7 种眼科专业杂志 1996 年至 2005 年 1 月 10 日期间发表的 AMD 相关文献,其中大多数为基础研究性文章(表 7-5-1)。著名综合性杂志《美国科学院院刊》(Proceedings of National Academy of Science of USA)同一时段内发表的文章中 6 篇包含 age-related macular degeneration 关键词组,5 篇包含 cornea 或 corneal,1 篇包含 diabetic retinopathy(糖尿病视网膜病变)词组,1 篇包含 keratitis,足以显示 AMD 在眼科相关研究领域内被重视的程度。再看我国在该领域的两份中华牌专业杂志。《中华眼科杂志》在上述同一时期共发行 69 期,刊登述评、焦点论坛、论著、论著摘要、调查研究、专题讲座、病例报告、综述类文章共 1 717 篇,经关键词检索和逐篇浏览统计,其中与 AMD 相关的有 8 篇,属于 AMD 基础研究方面的有 4 篇,分别为《正常大鼠视网膜脂质过氧化和抗氧化能力与年龄的相关研究》《老年性黄斑变性中感光细胞的凋亡》《老年性黄斑变性患者线粒体基因及表达产物的研究》《色素上皮衍生因子在大鼠脉络膜新生血管中的表达及意义》。《中华眼底病杂志》同一时期共发行 38 期,发表上述各类文章共 1 232 篇,其中 AMD 相关文章共 37 篇,看似数量不少,但其中 28 篇为内容相似的临床检查、诊断、治疗尝试或病例报告，1 篇为流行病学调查，5 篇为文献综述，属基础研究者 3 篇，分别为《老年性黄斑变性线粒体 DNA 3243 位点突变分析》《视网膜色素上皮、Bruch 膜及脉络膜老年性改变的定量分析》和《老年性 Bruch 膜及视网膜色素上皮的脂类研究》，后两篇还主要是原作者在英国完成的工作。如果再考虑到国内每篇文章中所含的信息量远低于国外每篇文章的信息量这一事实，即使加上在其他杂志（包括国外杂志）上零星发表的 AMD 相关文章，中国眼科学界在 AMD 这一重要疾病的基础研究方面所开展的工作，便显得微不足道了。

表 7-5-1　几种眼科专业英文杂志发表的 AMD 相关论文数量*

杂志名	题目中含关键词	题目或摘要中含关键词	载文总量
Invest Ophthalmol Vis Sci	41	124	4 398
Exp Eye Res	10	35	1 598
Mol Vis	15	19	467
Ophthalmology	64	130	3 950
Arch Ophthalmol	76	131	3 143
Am J Ophthalmol	87	154	3 737
Br J Ophthalmol	76	109	3 695

* 文献发表时间为 1996 年至 2005 年 1 月，关键词为 age-related macular degeneration。

另一方面，随着我国经济的不断发展，医疗保障水平提高，人均寿命逐渐延长，以及人们对高质量老年生活的追求，AMD 对我国人群的影响将越来越大。充分认识 AMD 对我国人群视力健康的威胁，加强我国在 AMD 领域的基础研究，为寻找可能的解决方案打下理论基础，具有重要的现实意义。比如，流行病学资料显示吸烟是除年龄外 AMD 发病中最重要的而且可以人为控制的危险因素。有资料显示去除年龄因素后，吸烟者发生干性和湿性 AMD 的机会分别是不吸烟者的 2.54 倍和 4.55 倍，而曾有吸烟史的戒烟者发生 AMD 的机会是从未吸烟者的 1.36 倍。根据我国卫生部 2004 年“关于开展第十七个世界无烟日活动的通知”报告的资料，我国目前约有 3.5 亿烟民，我国的烟草生产和消费量分别占世界总量的三分之一以上。而根据联合国人口委员会公布的资料，我国人口占世界总人口的比例在 2000 年约为 1/4.76，2005 年预计为 1/4.88，反映出中国人群吸烟现象的严重。由于各种条件和观念的限制，我国的被动吸烟现象（如在家庭、办公室、公共场所等处）比其他发达国家更加普遍。而且由于生产工艺和经济因素的制约，我国人群消费的烟草中各种有害物质含量偏高。因此，发病率受吸烟影响极大的 AMD，其对我国老年人视力健康的影响可能要比我们自己想象的或国外资料显示的还要严重。

二、我国 AMD 研究领域的机遇

事实上，也正是由于近年来我国经济、科技、医疗水平的发展，加之庞大的人口基数，为眼科科学工作者开展 AMD 相关研究提供了机遇和有利条件。综合国际上该领域的研究进展，作者认为可以从以下几个方面启动相关研究。

（一）遗传学

目前的资料提示 AMD 可能是一种多基因的复杂疾病，但相关的基因尚未有被公认的结论，呈现百家争鸣的景象。比如，Schultz 等 2003 年 12 月在 Human Molecular Genetics 上报道他们的研究结果，首次提示 HEMICENTIN-1 基因突变是 AMD 的致病因素，随后便有两组科学家分别在 American Journal of Human Genetics 的 2004 年 1 月刊和 3 月刊上指出他们的研究证据表明 HEMICENTIN-1 突变不是 AMD 的发病因素，同时提出新的可能基因。香港中文大学结合自己的研究成果，指出我国人群在若干遗传性眼病中存在与西方人群不同的遗传变异。加之国外彼此“矛盾”的报道，推测在我国 AMD 病人人群内也存在不同的遗传变异。因此,在此方面开展工作容易产生原创性的成果。值得注意的是,遗传性疾病的研究通常离不开遗传家系的搜集和参与,由于中国计划生育政策的有效实施,中国传统的大家系将逐渐消失,研究 AMD 等多基因复杂遗传病的遗传特点将变得十分困难,中国眼科学界应当抓住目前的机遇,为 AMD 的研究事业作出应有的贡献。

(二)影响因素

如上所述,吸烟可能在我国的 AMD 发生发展中起重要作用。但目前国际上研究吸烟与 AMD 发病机制(尤其是从细胞或分子水平)的工作还极少,根据 PubMed 查到的文章共有 2 篇,分别提示烟草成分苯并吡改变体外培养的 RPE 细胞的生长速度,而尼古丁可以加重实验动物模型中脉络膜新生血管性病变的范围和严重程度。因为关于吸烟对其他系统(如呼吸系统、循环系统、生殖系统等)的影响已经有成熟的理论和研究方法,所以我们可以借鉴用于 AMD 相关研究。另外关于 AMD 发病机制的免疫或感染途径学说也逐渐受到重视,目前被怀疑与 AMD 发病相关的感染因素至少包括衣原体感染和巨细胞病毒感染,作为一个发展中国家,我国各种感染病例数无疑比发达国家更高。我们如果能从相应的具有充分代表性和多样性的流行病学调查中寻找、发现与 AMD 相关的感染或其他因素,再围绕其开展研究,虽见效显慢,但对该领域的长远发展显然是必要的。

(三)中医中药

在基于解剖学和生物学的现代医学体系日益成熟的同时,国际医学界对基于经验积累的传统医学的认识也不断更新,以中医中药为代表的天然药物和疗法正引起广泛的重视。美国国立卫生院(National Institutes of Health)于 1999 年专门成立了补充和替代药物研究中心(National Center for Complementary and Alternative Medicine,NCCAM),其研究重点之一便是天然药物如草药相关的作用机制、安全性,和用现代医学研究手段对有效药物进行再次开发等。我国政府和科学家同样意识到中医中药宝库中蕴藏的经济、科学机遇。2002 年科技部、国家计委、国家经贸委、卫生部、药品监督管理局、知识产权局、中医药管理局、中科院等机构联合发布的《中药现代化发展纲要》,正是这种意识的体现。眼科中医药同样面临这样的机遇和挑战。在 AMD 方面,除了传统书籍上记载的治疗方案外,国内近年来也有不少关于应用中药治疗 AMD 的工作报道,但从整体的科学性来讲,这类工作的水平还较低。除了需要进行更规范、科学、系统的临床研究外,启动相关的基础研究,阐明中医中药对 AMD 治疗的可能机制,将有助于建立我国在此领域特有的研究地位。令人欣喜的是,2004 年中国中医研究院提出的“凉血化瘀方抑制 AMD 新生血管生长及分子机理研究”课题获得国家自然科学基金资助。实际上这也是自 1999 年至 2004 年共 6 年时间内,国家自然科学基金资助的唯一一项与 AMD 直接相关的课题。

另外,由于 AMD 的发生发展可能分别涉及光感受器、视网膜色素上皮(retinal pigment epithelium,RPE)、Bruch 膜、脉络膜等,开展 AMD 基础研究还可带动和促进对这些细胞或组织的研究。比如为利用 RPE 细胞移植进行 AMD 的实验治疗,可以开展 RPE 细胞的体外去分化、恢复增殖分裂并再次分化的研究,或进行 RPE 细胞干细胞的研究等,既为应用 RPE 移植治疗 AMD 提供机会,也为阐明 RPE 细胞的生长、发育提供帮助。为此,我们倡议国家各级科技管理部门和全国眼科学界同仁一道,重视和加强对 AMD 的基础研究,为我国以及世界眼科科学的发展作出新的贡献。

三、我国 AMD 临床和基础研究的主要进展

我国自 20 世纪 80 年代开始在湖南医科大学、广州中山眼科中心、北京协和医院和华西医科大学等单位开展 AMD 的临床研究,近年来全国各大医院广泛开展了 AMD 的基础与临床研究。各种研究表明,对晚期 AMD,无论何种治疗均难以恢复患者的视功能,早期诊断和预防非常重要。自 1988 年开始,陈松博士和聂爱光教授共同进行了 AMD 早期诊断的研究,经过十余年艰苦研究,在 1986 年流行病学调查的基础上,提出了 AMD 的早期诊断方法。同时制订了 AMD 的早期诊断标准,选择较为敏感的视功能检测方法

对早期 AMD 患者进行了视功能检测,包括黄斑阈值、FM-100 色彩试验、对比敏感度、暗适应及 Amsler 表检测。在此研究基础上,从 1989 年开始对早期 AMD 患者定期进行临床随访,观察眼底病变进展情况。

陈松等通过对 158 例(213 只眼)AMD 及早期 AMD 病人进行视力、眼底改变及眼底荧光素血管造影(FFA)观察,发现视力≥1.0 的病人也有出血、渗出、视网膜下新生血管膜(SRNVM)、视网膜神经上皮或色素上皮脱离(RNED 或 RPED),视力的损害与 SRNVM 的部位有关。讨论 AMD 视力与眼底改变及 FFA 的关系, 分析了以视力标准划分 AMD 的界限的弊端,提出对视力正常,眼底、FFA 及视功能检测异常的患者,应诊断为早期 AMD 的新概念。

陈松等从 1989 年开始观察 54 例(54 只眼)视力正常、眼底黄斑玻璃膜疣的早期 AMD 患者,同时对 48 例(48 只眼)玻璃膜疣及 RPE 病变区的相对面积进行计算机图像测量。平均追踪 55 个月,追踪期内玻璃膜疣数量及融合程度有不同程度的增加,18 例(33.33%)患者发生了 AMD,黄斑玻璃膜疣发生渗出型 AMD 的 5 年累积危险性为 37.78%,其中视网膜下新生血管膜 4 只眼(7.4%),RPE 脱离 4 只眼(7.4%),地图状萎缩 10 只眼(18.51%)。按照玻璃膜疣的特征进行相对危险性分析,具有融合的软性玻璃膜疣的相对危险性是 3.14 倍,数量较多(>Ⅱ级)的相对危险性是 6.89 倍,玻璃膜疣位于中央凹区的相对危险性是 2.6 倍,计算机测量相对面积较大(>90)的相对危险性是 2.62 倍;经统计学检验,差异均有显著性及非常显著性。早期 AMD 的黄斑玻璃膜疣发生 AMD 的敏感性为 88.9%,特异性为 61.1%。揭示具有高危险特征的黄斑玻璃膜疣具有发生 AMD 的危险性,而采用计算机图像系统测定黄斑玻璃膜疣的相对面积对 AMD 的早期诊断和预后判断是一种有用的方法。

陈松等同时在 1989 年分别对 54 例(54 只眼)早期 AMD 患者进行了黄斑阈值、FM-100 色彩试验、Amsler 表、对比敏感度及暗适应检测,所有患者的视力或矫正视力均≥1.0 ,眼底黄斑有玻璃膜疣。平均追踪 55 个月,追踪期内 18 例患者发生了 AMD 的眼底改变。回顾性分析显示发生晚期 AMD 组比玻璃膜疣组的视功能损害严重,黄斑 6°蓝及绿光阈值有显著低的敏感性,白及红光阈值有非常显著低的敏感性,中央凹白及红光阈值有非常显著低的敏感性,蓝光阈值有显著高的短期波动,白光阈值有非常显著高的短期波动;FM-100 色彩分辨力在红色区、蓝绿色区及全色区有非常显著低的分辨力。尤以中央凹、黄斑 6°白光敏度异常预见 AMD 发生的敏感性分别为 83.37% 及 77.78%,特异性分别为 80.55% 及 75.00%。FM-100 色彩试验全色区预见发生 AMD 的敏感性为 83.33%,特异性为 63.67%;Amsler 表预见发生 AMD 的敏感性为 71.40%,特异性为 80.00%。作者认为采用黄斑白光阈值、FM-100 色彩试验及 Amsler 表检测早期 AMD 患者的视功能可较好地预见 AMD 发生的危险性, 为 AMD 早期诊断提供敏感的检测方法。

陈松等从 1989 年开始追踪观察单侧 AMD 对侧眼患者 31 例,分别进行了黄斑阈值、FM-100 色彩试验、Amsler 表、对比敏感度及 Goldmann-Weeker 暗适应检测, 同时对玻璃膜疣及色素上皮病变区的相对面积进行计算机图像测量及分析。所有患者的视力或矫正视力均≥1.0,眼底黄斑有玻璃膜疣。平均追踪 55 个月,追踪期内 10 只眼发生 AMD,其中 2 只眼发生 SRNVM,1 只眼发生 RPE 脱离,7 只眼发生地图状萎缩伴 RPE 改变。结果显示,单侧 AMD 对侧眼玻璃疣的数量增多,发生 AMD 的相对危险性是 8.4($P<0.005$)。回顾性分析显示发生 AMD 组比玻璃膜疣组的视功能损害严重,黄斑 6°白光阈值有非常显著低的敏感性,中央凹白及红光阈值有非常显著低的敏感性,白及蓝光阈值有显著高的短期波动。FM-100 色彩分辨力在蓝绿色区及全色区有显著低的分辨力,在红色区有非常显著低的分辨力。中央凹及黄斑 6°光敏度的降低预见 AMD 的发生均具有较高的敏感性,分别为 83.37% 及 77.78%,特异性分别为 80.55% 及 75.00%。FM-100 色彩试验全色区预见发生 AMD 的敏感性为 83.33%,特异性为 63.67%;Amsler 表异常预见发生 AMD 的相对危险性是 4.8($P<0.005$)。单侧 AMD 对侧眼发生 AMD 组与玻璃膜疣组计算机图像测量的玻璃膜疣及色素上皮相对面积比较,差异有显著性($P=0.014$);提示单侧 AMD 的对侧眼可能在一定时间内发病,采用黄斑阈值白色视标、FM-100 色彩试验全色区及 Amsler 表检测单侧 AMD 对侧眼的视功能可较好地预见 AMD 发生的危险性。

陈松等在探索早期 AMD 视功能变异及眼底病的基础上,通过近 5 年临床追踪观察,探讨高危险特征的黄斑玻璃膜疣及视功能损害的程度与 AMD 发生的危险性,探讨 AMD 发病的危险性,寻求 AMD 早期诊断最有价值的方法,以达到对 AMD 预防及治疗的目的。主要创新点包括以下几方面:①创立了早期 AMD

的诊断标准，较国外学者更明确地提出了视力损害与眼底及 FFA 的改变并非一致，提出对视力正常，眼底、FFA 及视功能检测异常者，应诊断为早期 AMD 的新概念；②提出玻璃膜疣是 AMD 的发病危险因素，具有高危险特征的黄斑玻璃膜疣具有发生 AMD 的危险性；③提出了 AMD 早期诊断最有价值的方法，采用黄斑阈值、FM-100 色彩试验及 Amsler 表检测早期 AMD 患者的视功能可较好地预见 AMD 发生的危险性，为 AMD 早期诊断提供敏感的检测方法；④提出了单侧 AMD 发病的危险因素，对侧眼具有高危险特征的黄斑玻璃膜疣患者可能在一定时间内发生 AMD，对视功能明显损害的单侧 AMD 对侧眼应长期临床观察；⑤提出用计算机图像系统定量测定黄斑玻璃膜疣的相对面积对 AMD 的早期诊断和预后判断是一种有用的方法。“早期 AMD 长期临床追踪观察”获天津市科学科技进步二等奖，已发表相关论文 30 余篇。其中国家级核心期刊 23 篇，省级期刊 6 篇，本项目研究论文获省级科学优秀论文二等奖一项，获国家级优秀论文及三等奖各一项。鉴于以上研究成果，1999 年 10 月被列入天津市科技成果重点推广计划项目，向天津市及全国推广应用。“AMD 早期诊断方法推广”是天津市重点科研推广项目，2 年内举办 3 期全国性推广学习班，对天津市及全国省市级以上 320 家医院 670 位以上眼科医师进行 AMD 早期诊断及诊治方法的培训，发表相关学术研究论文 30 余篇，同时在《中华眼底病杂志》《临床眼科杂志》《眼科研究》《国际眼科杂志》等全国期刊发表论文，做专题讲座和学习班授课，推广应用范围已涉及全国各地数百家医院。

近年来一些先进的检查方法应用于临床。如吲哚青绿血管造影（indocyanine green angiography，ICGA）能很好显示脉络膜的结构及早期脉络膜病变特征，能发现眼底荧光素血管造影（fundus fluorescein angiography，FFA）不能发现的隐匿性脉络膜新生血管（choroidal neovascular，CNV），特别是发现 CNV 的供养血管或热点，以此指导光凝治疗。海德堡视网膜血流分析仪（Heidelberg retina flowmeter，HRF）为共焦扫描激光多普勒系统，能够研究眼底疾病的微循环变化，对揭示 AMD 发病机制及治疗方法的选择具有较重要的价值。海德堡视网膜断层扫描仪（Heidelberg retina tomograph，HRT）能实时地显示眼底视乳头和视网膜结构的三维图像，可为黄斑部疾病的鉴别和治疗效果的判断提供客观依据。陈松等从 1989 年开始对早期 AMD 患者定期进行临床随访，观察眼底病变进展情况，采用先进的共焦扫描激光 ICGA、HRF 及 HRT 对 AMD 患者进行图像分析，同时在 ICGA 指导下光凝治疗 AMD 的 CNV。陈松等的共焦激光扫描系统对 AMD 检查及激光治疗评价的研究获 2002 年天津市科学技术进步三等奖。

陈松等通过对 86 例渗出型和萎缩型 AMD 及黄斑玻璃膜疣患者 86 只眼以及正常对照组进行吲哚青绿血管造影（ICGA），对比观察黄斑部脉络膜血管充盈时间（choriocapillaris filling phase，CFP）及脉络膜充盈情况。结果渗出型 AMD 较正常对照组、萎缩型 AMD 及黄斑玻璃膜疣眼的 CFP 均显著延长（$P<0.05$）。86 只 AMD 患眼中有 40 只眼 ICGA 显示局限性或广泛性脉络膜充盈不良或延迟，其中渗出型 AMD 24 只眼，萎缩型 AMD 12 只眼，黄斑玻璃膜疣 4 只眼。提示 AMD 及黄斑玻璃膜疣患者黄斑发生 CFP 延长及脉络膜血管充盈异常。

陈松等对 52 例渗出型 AMD 患者 65 只眼进行眼底彩色照相、FFA 和 ICGA 检查。结果渗出型 AMD 的 65 只眼中，33 只眼 ICGA 诊断为 CNV，占 50.8%，8 只眼 FFA 诊断为典型性 CNV，占11.6%；FFA 诊断为隐匿性 CNV 的 35 只眼中，22 只眼 ICGA 诊断为 CNV；合并黄斑出血的 39 只眼中，FFA 不能发现的 CNV 而 ICGA 能发现的共 5 只眼；伴浆液性 RPE 脱离的 15 只眼中，ICGA 发现 4 只眼有典型 CNV；FFA 诊断为瘢痕染色的 7 只眼中，2 只眼 ICGA 发现典型 CNV；3 只眼经 ICGA 发现 CNV 的供养血管（feeder vessel）。FFA 发现 6 只眼晚期出现花瓣状强荧光，而 ICGA 呈弱荧光与强荧光相夹。提示 ICGA 较 FFA 能更好地发现 CNV，提高了隐匿性 CNV 的诊断率，可准确显示黄斑出血所掩盖的 CNV，ICGA 有助于发现 CNV 的供养血管和“热点”，以此指导光凝治疗。

陈松等对比分析萎缩型 AMD 19 例 26 只眼、玻璃膜疣 15 例 30 只眼及单侧渗出型 AMD 对侧眼 39 只眼的眼底彩色照相、FFA 和 ICGA 检查资料。结果 11 只萎缩型 AMD 眼出现 RPE 色素脱失与萎缩，FFA 检查表现为强荧光，ICGA 检查晚期表现为斑片状强弱荧光相夹；地图状萎缩 2 只眼，FFA 表现为斑片状强荧光，ICGA 见脉络膜毛细血管缺损，脉络膜大血管表现为弱荧光；硬性玻璃疣 8 只眼，FFA 表现为强荧光，ICGA 表现为斑点状强荧光；软性玻璃膜疣 16 只眼，FFA 显示强荧光，ICGA 表现为斑片状弱强荧光；软性和硬性玻璃膜疣均有 6 只眼，FFA 显示强荧光，ICGA 显示斑点状强弱荧光相夹。当 ICGA 表现为弱荧光时,FFA 表现的数量及范围较 ICGA 大;当 ICGA 表现为强荧光时,FFA 表现的数量及范围较 ICGA 小。单侧渗出型 AMD 对侧 39 只眼中,ICGA 发现 32 只眼,FFA 发现 31 只眼有玻璃膜疣及 RPE 色素脱失与萎缩的异常荧光。提示 ICGA 与 FFA 同步检查可更好地观察萎缩型 AMD 和玻璃膜疣患者的眼底特征,ICGA 对软性玻璃疣、RPE 的色素脱失及萎缩病灶的显示不如 FFA 清楚。

陈松等对 42 例 AMD 患者 56 只眼,38 例 38 只眼正常对照组,其中渗出型 24 例 29 只眼,萎缩型 18 例 27 只眼,采用眼底彩色照相、FFA、ICGA 及 HRF 检查。结果渗出型 AMD 患眼视盘及黄斑部视网膜的血流量、流速及红细胞移动速率均较对照组减低,血流量及流速差异均有显著性($P<0.05$),红细胞移动速率及黄斑部视网膜的血流量差异均有非常显著性($P<0.01$);萎缩型 AMD 患眼视盘的血流量、流速及红细胞移动速率均较对照组减低,差异均有显著性($P<0.05$);渗出型较萎缩型 AMD 黄斑部视网膜的血流量非常显著减少($P=0.003$);AMD 患者视盘大血管的血流量及流速与 CFP 显著相关($P<0.05$),黄斑部视网膜的血流量、流速及红细胞移动速率与 CFP 非常显著相关($P<0.01$)。提示 AMD 视盘及黄斑部视网膜血流动力学发生改变,渗出型较萎缩型 AMD 患者改变严重。HRF 对评价 AMD 视网膜血流变化及治疗效果具有一定的价值。

陈松等采用 HRT 对 59 例渗出型及萎缩型 AMD 患者的 75 只眼进行测量,其中渗出型 AMD 20 例 25 只眼、萎缩型 AMD 16 例 25 只眼、玻璃膜疣 23 例 25 只眼。结果渗出型 AMD 黄斑部的 X 轴面宽度显著增加,最大深度及容积大小与玻璃膜疣眼比较,差异有显著性意义($P<0.01$);萎缩型 AMD 黄斑部的 X 轴面宽度、最大深度及容积显著大于玻璃膜疣眼($P<0.05$);渗出型 AMD 黄斑部的容积显著大于萎缩型 AMD ($P<0.01$)。提示渗出型 AMD 黄斑部视网膜病变严重,HRT 能够监测和评价 AMD 黄斑部视网膜病变进展。

陈松等应用眼底彩色照相、FFA 及 ICGA 检查,在 ICGA 指导下用多波长氪离子激光治疗渗出型 AMD 的 CNV 4 例 6 只眼。2 只眼光凝 CNV 的供养血管,1 只眼光凝 CNV 热点,3 只眼围绕 CNV 光凝,追踪 6 ~ 12 个月,平均 8.8 个月。结果 5 只眼光凝后黄斑区 CNV 不同程度减少或消失,视力较光凝前提高;1 只眼在光凝后 2 个月,黄斑区 CNV 复发。提示采用 ICGA 可准确显示 CNV 的部位、范围及大小,并能发现 CNV 的供养血管或热点,指导多波长氪离子激光准确光凝 CNV,效果良好。

陈松等对 AMD 患者采用 ICGA、HRT、HRF 先进设备进行图像检查,并观察多波长激光光凝渗出型 AMD 的 CNV,其主要创新点如下。①采用 ICGA 观察黄斑部 CFP 及脉络膜毛细血管灌注情况,提出了 AMD 及早期 AMD 黄斑发生 CFP 延长及脉络膜毛细血管灌注发生异常。②采用 FFA 和 ICGA 对渗出型和萎缩型 AMD 患者进行了对比研究,观察到 ICGA 能有效发现 FFA 不能诊断的隐匿性 CNV,极大提高了隐匿性 CNV 的诊断率,可准确地显示黄斑出血所掩盖的 CNV,ICGA 有助于发现 CNV 的供养血管,以此指导光凝治疗。ICGA 有助于玻璃膜疣的分类和判断玻璃膜疣的性质,评价 AMD 病变的进展,并有助于发现早期静止的或潜在的 CNV。提出 ICGA 的局限性,对软性玻璃膜疣、RPE 的色素脱失及萎缩病灶的显示不如 FFA 清楚。③采用 HRF 对渗出型和萎缩型 AMD 进行视网膜血流检查。发现 AMD 的视盘及黄斑部视网膜毛细血管血流动力学已发生改变,渗出型较萎缩型 AMD 改变严重,HRF 可客观评价 AMD 的发展情况, 对揭示眼底视网膜血流变化及药物治疗的影响具有较重要的价值。④采用 HRT 对渗出型及萎缩型 AMD 患者进行测量,发现 HRT 能够监测黄斑部视网膜局部结构的变化,客观评价药物治疗前后的改变。⑤在 ICGA 指导下用多波长氪离子激光治疗渗出型 AMD 的 CNV、CNV 的供养血管及 CNV 热点,提出 ICGA 可准确显示 CNV 的部位、形态及大小,并发现 CNV 的供养血管或"热点",指导多波长氪离子激光准确光凝 CNV。

近 15 年来我国在 AMD 的病因、发病机理、流行病学、早期诊断、视功能检查和治疗方面进行了广泛研究,发表近 300 篇研究论文,本书编委在撰写过程中引用了这些研究成果。在 AMD 的病因和病理研究中,白建伟等(1997)进行了实验性视网膜下新生血管的组织病理学观察的研究,徐格致等(1998)进行了 AMD 中感光细胞凋亡的研究,张勇进等(1998)进行了老年性 Bruch 膜及 RPE 的脂类沉积的研究,严密(2004)进行了对萎缩型 AMD 发病率的研究,李亚萍等(2004)进行了 AMD 脉络膜新生血管的组织病理学特征的研究,邹海东等(2004)进行了 AMD 对生存质量的影响的研究,黄霄等(2005)进行了 AMD 血管模型的研究。

在AMD发病机制的研究中,关国华等(1989)进行了玻璃膜疣与AMD的系列研究,孙克清等(2003)也进行了早期AMD玻璃膜疣变化的随访观察。任佩贤(1990)白建伟等(1995)进行了AMD视网膜下新生血管膜的研究。吴乐正和于健等(1997)进行了AMD线粒体DNA缺失的初步研究,2000年进行了AMD线粒体DNA 3 243点突变分析的研究,2002年发表了《AMD一家系报告》研究论文。陶润平和吴德正等(2002)进行了AMD外周血中视网膜抗体的研究。王云瑞等(2003)进行了AMD眼的血流动力学的研究,乔岗等(2005)进行了实验性兔CNV模型研究。

在AMD的流行病学研究方面,关国华等(1992)、谭家铨等(1992)和宣梦铮等(1994)进行了AMD的流行病学调查,陈玉华等(1993)进行了高原地区AMD流行病学调查,李珍等(1996)进行了海军43岁以下人员AMD患病率调查分析,何明光等(1998)进行了广东省斗门县AMD流行病学调查,李建民(2003)进行了机关干部中AMD发病情况调查,方严等(2000)分析了158例AMD的流行病学特征,邹海东等(2005)进行了上海市静安区曹家渡街道AMD的患病率调查,任佩贤等(1990)进行了AMD、视网膜色素变性患者血清铜蓝蛋白检测,陈松等(1994)进行了AMD与老年性白内障—视功能损害危险因素研究,马林昆等(1994)进行了AMD患者血清中4种微量元素含量分析,彭清华等进行了AMD患者的血清性激素改变的研究,杨灵萍等(2002)进行了高血压对AMD视功能影响的探讨,王兆艳等(2004)进行了高龄老人2 768例视力状况的临床分析,夏群等(2005)进行了90岁以上老年人眼部状况及疾病分析,王秀琴等(2005)分析了中西医对AMD与精神因素关系的认识。

在AMD眼底血管造影诊断方面,严密和寥菊生(2000)进行了AMD的命名——增龄性黄斑变性的探讨,李春丽等(1993)进行了AMD FFA观察,邢健强等(1995)探讨了眼底荧光血管造影在AMD早期诊断中的应用,杨嘉彬等(2000)进行了AMD FFA探讨,龙力等(2000)报道了FFA在AMD诊断中的应用价值,朱天伦(2002)进行了30例AMD FFA分析,丁文珠等(2004)探讨了FFA在老年性黄斑变性中的诊断应用。潘郁芬等进行了AMD 104例临床分析,文峰等(1998)进行了AMD干性型向湿性型转化临床观察和分析,李志敏等(1998)报道了AMD 65例临床观察,赵世洪等(1998)进行了AMD的随访观察,文峰等(1998)也进行了渗出型AMD 40例随访观察,马丽等(2002)对渗出型AMD玻璃体积血进行了追踪观察。胡桃舫(2001)进行了AMD误诊为脉络膜黑色素瘤的分析。吴德正等(1998)进行了渗出型AMD的ICGA的观察,吴德正等(1998)分析了渗出型AMD的ICGA特征,文峰等(1999)进行了单侧湿性型AMD对侧眼的ICGA观察,王玉等(2001)进行了AMD的ICGA分析,郭丽花等进行了AMD玻璃膜疣的ICGA研究,冯启芳等进行了渗出型AMD的ICGA观察。李亚萍等(2003)进行了AMD CNV与脉络膜分水带的研究。姜荔等(2004)探讨了渗出型AMD视网膜脉络膜血管吻合与RPE脱离的关系,并进行了渗出型AMD患者继发黄斑囊样水肿分析。黎蕾等(2005)进行了AMD和病理性近视合并CNV比较。

在AMD影像和形态学研究方面,孔祥端等(1998)进行了B型超声对渗出型AMD的诊断研究,王富彬等(1999)探讨了B型超声检查对渗出型AMD的诊断价值,缪和芬等(2003)探讨了渗出型AMD的B型超声表现,李舒茵等(2000)进行了AMD的声像学表现研究,孟林等(2000)进行了渗出性AMD视网膜下新生血管的超声诊断探讨,姜霄晖等(2001)探讨了渗出型AMD的超声诊断,蒯慧玉等(2000)探讨了AMD伴玻璃体及眼底出血与脉络膜黑色素瘤的超声显像鉴别诊断。张风等(2000)进行了渗出型AMD的OCT观察,李永等(2001)探讨了OCT对AMD及CNV的诊断意义,何守志等(2002)进行了渗出型AMD患者OCT结果分析,李玉军等(2002)也进行了渗出型AMD的OCT研究。孟林等(2000)进行了彩色多普勒超声观察AMD疗效的研究,欧阳小平等(2002)进行了彩色多普勒成像技术对AMD眼血流动力学的研究,杨文利等(2005)报道了AMD的彩色多普勒超声影像特征。陈松等(2002)进行了AMD共焦扫描激光多普勒视网膜血流分析研究。刘泉等(2003)探讨了AMD的游标高敏视力特征。杨凤娟等(2004)探讨了AMD的视网膜厚度分析仪表现。

在AMD视功能研究方面,吴白彦等(1990)进行了40例视力正常的AMD临床对照研究。陈松等1992年进行了AMD早期中心视功能损害的研究,探讨了FM-100色彩试验及对比敏感度在AMD早期诊断中的价值;1994年,进行了AMD的暗适应与视力的研究;1998年,进行了单侧AMD对侧眼视功能变异的预后研究；1999 年，进行了视功能变异预见 AMD 发生的研究，以及黄斑玻璃膜疣特征预见 AMD 发生的研究。顾宝文等（1999）对 AMD 锥细胞运动觉功能的变化进行了研究，袁援生等（1999）进行了 AMD 视功能损害的多因素研究。

在 AMD 视野研究方面，陈松等 1990 年运用 Humphrey 视野分析仪对 AMD 进行了初步研究，1991 进行了 AMD 的早期症状及 Amslers 方格表检查的研究，1992 年进行了 AMD 的黄斑色阈值研究，探讨了 AMD 黄斑光阈值的短期波动，1993 年进行了 AMD 中心光敏度与视力的研究，1994 年进行了影响早期 AMD 黄斑光敏度多因素逐步回归分析。袁援生等（1996）进行了 AMD 黄斑区密集点矩阵视野的研究。

在 AMD 视觉电生理研究方面，谭家铨（1994）进行了早期 AMD 的暗视 ERG 检测，陈松等（1994）进行了 AMD ERG 及振荡电位的测定，夏伟等进行了 44 例 VEP 异常结果的分析。戴虹等 1996 年进行了 AMD 早期图形视觉诱发电位检测，1997 年进行了 AMD 早期黄斑光敏度、VEP、Amsler 表检查改变的研究。黄时洲等（2000）进行了 AMD mERG 改变的研究，陶明等（2000）进行了 AMD 振荡电位的研究，孙克清等（2000）进行了 Octopus 自动视野计黄斑阈值对早期诊断 AMD 临床价值的探讨，王德发等（2001）进行了 AMD VEP 变化的研究，孙克清等（2002）进行了可疑早期 AMD 黄斑光阈值短期波动的研究，王富彬等（2002）进行了非渗出性 AMD 的黄背景光蓝闪光 ERG 的观察，梅军等（2002）进行了 AMD 的多焦 ERG 检测的研究，胡群英等（2002）探讨了图形视觉诱发电位、定量静态视野在 AMD 早期诊断中的应用，王淑莉等（2004）进行了 AMD 的黄斑部光敏感度检测的研究，陈长征等（2004）进行了 AMD 早期局部视锥细胞、视杆细胞功能的研究，罗敏等（2005）进行了干性 AMD 的局部 ERG 研究。

在 AMD 防治研究方面，陈才生等（2001）进行了碘离子斥入法治疗干性 AMD 的疗效分析，魏建淼（2002）进行了中药治疗萎缩型 AMD 疗效观察，谭峻英（2002）进行了滋阴明目丸合血塞通片治疗早期 AMD 22 例的临床观察，欧阳小平等（2002）进行了施图伦滴眼剂对 AMD 眼血流动力学的临床应用研究，林志洪（2004）进行了血栓通注射液治疗 AMD 的疗效观察，付光忠等（2003）进行了 AMD 的放射治疗分析，盛艳娟等（2005）进行了中药黄斑方剂对大鼠光损伤后视网膜功能的防护作用研究，唐由之等（2005）进行了中药治疗湿性 AMD 临床观察。

在 AMD 激光治疗研究方面，朱彩红等（1998）进行了激光治疗湿性 AMD 的临床观察，黄映湘等（2001）进行了 AMD 的预防性光凝治疗，杜立芳等（2002）进行了 ICGA 引导激光治疗渗出型 AMD 的临床观察，陈松等（2002）进行了 ICGA 指导光凝治疗 AMD 的 CNV 研究，张承芬等（2004）观察了氪激光低能量光凝治疗年龄相关性黄斑变性合并 CNV 患者的临床效果。严密等（2000）进行了 PDT 治疗渗出型 AMD 的初步研究，何守志等（2002）进行了 PDT 治疗 AMD 合并 CNV 的临床观察，陆方等（2002）进行了 PDT 治疗 AMD 的临床研究，陈学国等（2005）进行了 PDT 治疗 AMD 合并黄斑下 CNV 的疗效观察。刘文静等（2002）进行了半导体激光治疗 AMD 的临床观察，王光璐等（2002）进行了经瞳孔温热疗法治疗渗出型 AMD 的临床疗效观察，齐慧君等（2002）进行了 TTT 治疗 AMD 的隐匿性黄斑部 CNV 的疗效观察，王康孙等（2002）进行了 TTT 治疗 AMD 的 CNV 研究，刘安等（2003）进行了经瞳孔温热疗法治疗 AMD 5 例疗效观察，王玉等（2004）探讨了光学相干断层成像技术在 TTT 治疗 AMD 中的应用，苏兆安等（2005）进行了 TTT 治疗 AMD 隐匿性新生血管的疗效观察。

在 AMD 手术治疗研究方面，董方田等（1997）进行了黄斑下 CNV 的手术治疗及随访观察，高汝龙等（1998）进行了玻璃体视网膜手术治疗 AMD 的疗效评价，王志军等（1999）进行了切除黄斑部视网膜下新生血管膜治疗 AMD，吕林等（2000）进行了 AMD 所致大量视网膜下及玻璃体积血的手术治疗研究，滕学龙等（2002）进行了玻璃体注气联合激光治疗 AMD 致黄斑下出血研究，王凤翔等（2003）进行了玻璃体切除治疗 AMD 玻璃体积血的临床分析，张顺华（2004）进行了 AMD 患者行 CNV 摘除术远期效果评价。

（王宜强 陈 松）

【参 考 文 献】

[1] 白建伟，惠延年，李学容，等. 实验性视网膜下新生血管的组织病理学观察. 临床眼科杂志，1997，5（4）：217-219.

[2] 李亚萍，黎晓新，赵明威，等. 老年性黄斑变性脉络膜新生血管的组织病理学特征. 中华眼底病杂志，2004，20（2）：

71-74.
[3] 徐格致，李维英，曹安民. 老年性黄斑变性中感光细胞的凋亡. 中华眼科杂志，1998,34(1):59-61.
[4] 关国华，黄仲委，李景恒，等. 眼底玻璃膜疣与老年性黄斑变性关系的探讨. 广州中医学院学报，1991,8(1):5-9.
[5] 关国华，黄仲委，李景恒，等. 老年性黄斑变性玻璃膜疣：附 128 例分析. 实用眼科杂志，1991,9(5):274-277,290.
[6] 白建伟，惠延年，蔡用舒，等. 老年性黄斑变性视网膜下新生血管膜. 眼科新进展，1995,15(4):12-13.
[7] 于健，吴乐正，徐林. 老年性黄斑变性线粒体 DNA 缺失的初步研究. 眼科学报，1997,13:52-55.
[8] 吴乐正，于健，陈又昭，等. 老年性黄斑变性与遗传因素. 中华老年医学杂志，1998，17(5):270-272.
[9] 于健，吴乐正，徐林. 老年性黄斑变性线粒体 DNA 3243 点突变分析. 中华眼底病杂志，2000，16(4):231-232.
[10] 陶润平，吴德正，潘苏华. 老年性黄斑变性外周血中视网膜抗体的研究. 眼科研究，2000,18(5):415-417.
[11] 于健，吴乐正，陈又昭，等. 老年黄斑变性一家系报告. 第四军医大学学报，2002,23(2):132.
[12] 关国华，詹宇坚，黄仲委，等. 老年性黄斑变性流行病学调查：附 1091 例调查结果分析. 眼底病，1989,5(4):208-212.
[13] 任佩贤，张怡梅. 老年性黄斑变性、视网膜色素变性患者血清铜蓝蛋白检测. 山西医学院学报，1990,21(4):285-286.
[14] 谭家铨，邓多福，聂爱光，等. 老年性黄斑变性流行病学调查. 湖南医学，1992,9(5):274-275.
[15] 陈玉华，陈琦，严进瑞，等. 高原地区老年性黄斑变性. 实用眼科杂志，1993,11(4):247-248.
[16] 陈松，聂爱光，张士元，等. 老年性黄斑变性与老年性白内障—视功能损害危险因素研究. 临床眼科杂志，1994,2(3):135-137.
[17] 宣梦铮，王竞，赵瑾，等. 老年性黄斑变性的流行病学调查. 浙江医科大学学报，1994,23(2):78-79,82.
[18] 马林昆，王家翠，张明昕，等. 老年性黄斑变性血清中 4 种微量元素含量分析. 云南医药，1994,15(4):288-289.
[19] 李玉涛. 杞菊地黄口服液对老年性黄斑变性患者血液流变学的影响. 中国中医眼科杂志，1994,4(4):210-211.
[20] 李珍，周培兰，慕维莉，等. 海军 43 岁以下人员老年性黄斑变性患病率调查分析. 中华航海医学杂志，1996,3(3):174-175.
[21] 彭清华，罗萍，曾自明，等. 老年性黄斑变性患者的血清性激素改变. 中西医结合眼科杂志，1996,14(1):1-3.
[22] 何明光，许京京，吴开力，等. 广东省斗门县老年性黄斑变性流行病学调查. 中华眼底病杂志，1998,14(2):122-124.
[23] 方严，赵长龙，胡德瑞. 158 例老年性黄斑变性流行病学特征. 疾病控制杂志，2000，4(2):127-128.
[24] 杨灵萍，卢奕峰，朱金虎，等. 高血压对年龄相关性黄斑变性视功能影响的探讨. 中华实用医学，2002,4(17):43-45.
[25] 李春丽，刘少君，王晋云. 老年性黄斑变性眼底荧光血管造影观察. 山西医药杂志，1993,22(5):328-329.
[26] 邢健强，王康宏，符曼雅，等. 眼底荧光血管造影在老年性黄斑变性早期诊断中的应用. 海南医学院学报，1995,1(1):35-37.
[27] 潘郁芬，杨长春，宋哲琼. 老年性黄斑变性 104 例临床分析. 福建医药杂志，1995,17(6):21-22.
[28] 文峰分，吴乐正，吴德正. 老年黄斑变性干性型向湿性型转化临床观察和分析. 眼科，1998,7(2):79-82.
[29] 胡桃舫. 老年性黄斑变性误诊为脉络膜黑色素瘤. 中国实用眼科杂志，1998,16(2):126.
[30] 吴德正，文峰，黄时洲，等. 渗出型老年黄斑变性的吲哚青绿血管造影. 中华眼底病杂志，1998,14(5):76-80.
[31] 李志敏，潘法萱. 老年性黄斑变性 65 例临床观察. 中华眼底病杂志，1998,14(4):235.
[32] 孔祥端，张增群，蔡素贞. B 型超声对年龄相关性渗出性黄斑变性的诊断研究. 中国临床医学影像杂志，1998,9(3):171-172.
[33] 王富彬，王红，庄菁华，等. B 型超声检查对渗出型老年性黄斑变性的诊断价值. 眼科学报，1999,15(4):233-235.
[34] 孔祥端，蔡素贞，申爱玲，等. 超声诊断渗出性老年黄斑变性. 中华超声影像学杂志，1999,8(1):33-34.
[35] 赵世洪，袁毅，栾英，等. 老年黄斑变性的随访. 中国老年学杂志，1998,18(4):218-219.
[36] 吴德正，文峰，黄时洲，等. 渗出型老年黄斑变性的吲哚青绿血管造影特征. 中华眼底病杂志，1998,14(2):76-80.
[37] 文峰，吴德正，罗苔青，等. 渗出型老年黄斑变性 40 例随访观察. 中国实用眼科杂志，1998,16(5):283-285.
[38] 文峰，吴德正，黄时洲，等. 单侧湿性型老年性黄斑变性对侧眼的吲哚青绿血管造影观察. 中华眼底病杂志，1999,15(4):216-218.
[39] 严密，寥菊生. 老年性黄斑变性的命名——增龄性黄斑变性. 中华眼底病杂志，2000，16(4):239.
[40] 余庆阳，廖志敏，张君苒，等. 脉络膜新生血管性黄斑病变的临床分析. 中国实用眼科杂志，1999，17(2):114-115.
[41] 张风，马凯，王光璐，等. 渗出型老年性黄斑变性的光学相干断层扫描观察. 中华眼底病杂志，2000,16(4):220-

223.
[42] 李舒茵，郭希让，李蕴随，等. 老年性黄斑变性的声像学表现. 中华眼底病杂志，2000，16(4)：228-230.
[43] 孟林，李光辉，唐娜，等. 彩色多普勒超声观察年龄相关性黄斑变性疗效的研究. 中国超声医学杂志，2000，16(12)：938-939.
[44] 龙力，狄雅芬，张尧贞. 眼底荧光血管造影在老年黄斑变性诊断中的应用. 中华老年医学杂志，2000，19(4)：274-276.
[45] 蒯慧玉，刘来瑾，朱玮蕾. 老年黄斑变性伴玻璃体及眼底出血与脉络膜黑色素瘤的超声显像鉴别诊断. 中国超声医学杂志，2000，16(8)：628-630.
[46] 杨嘉彬，杜红，张云英，等. 老年黄斑变性荧光眼底血管造影探讨. 昆明医学院学报，2000，21(2)：69-72.
[47] 孟林，李光辉，唐娜，等. 渗出性老年性黄斑变性视网膜下新生血管的超声诊断探讨. 中国超声医学杂志，2000，16(4)：283-284.
[48] 向方，姜义德，寇颖. 首诊为老年性黄斑变性的视网膜大动脉瘤 8 例. 中华眼底病杂志，2000，16(1)：57-58.
[49] 李永，高岩，戴虹，等. 光学相干断层扫描对年龄相关性黄斑变性及脉络膜新生血管膜的诊断意义. 美中国际眼科杂志，2001，1(2)：20-22.
[50] 姜霄晖，任勇，闫洪禄. 渗出型老年性黄斑变性的超声诊断. 临床眼科杂志，2001，9(4)：271-272.
[51] 王玉，张绍光，刘健，等. 老年性黄斑变性的吲哚青绿脉络膜血管造影分析：附 42 例报告. 山东医药，2001，41(13)：9-10.
[52] 姜霄晖，任勇，闫洪禄. 渗出型老年性黄斑变性的 B 超诊断. 山东医药，2001，41(13)：11-12.
[53] 郭丽花，姜德咏，唐朝珍. 老年黄斑变性玻璃膜疣的吲哚青绿血管造影. 眼科研究，2001，19(2)：162-164.
[54] 欧阳小平，王守境. 彩色多普勒成像技术对老年黄斑变性眼血流动力学的研究. 临床眼科杂志，2002，10(1)：11-13.
[55] 何守志，王炜，李晓陵，等. 渗出型老年黄斑变性患者眼底相干光断层成像结果分析. 中华眼科杂志，2002，38(9)：543-545.
[56] 杜园园，李旭，刘早霞，等. 老年黄斑变性病人血清脂质过氧化水平的测定. 中国老年学杂志，2002，22(5)：353-354.
[57] 马丽，张承芬，李敏. 渗出型老年性黄斑变性玻璃体积血的追踪观察. 中华眼底病杂志，2002，18(3)：202.
[58] 李玉军，郭希让，孔众，等. 渗出性老年黄斑变性的光学相干断层扫描. 眼科研究，2002，20(4)：332-334.
[59] 陈松，韩梅，王兰惠，等. 老年性黄斑变性黄斑部脉络膜血循环研究. 中华眼底病杂志，2002，18(2)：116-118.
[60] 朱天伦. 30 例老年性黄斑变性眼底荧光血管造影分析. 广东医学院学报，2002，20(3)：204.
[61] 陈松，韩梅，王兰惠，等. 老年黄斑变性共焦扫描激光多普勒视网膜血流分析. 临床眼科杂志，2002，10(1)：3-7.
[62] 陈松，聂爱光，谭家铨，等. Humphrey 视野分析仪对老年性黄斑变性初步研究. 实用眼科杂志，1990，8(10)：587-588.
[63] 陈松. 老年性黄斑变性的早期症状及 Amslers 方格表检查. 实用眼科杂志，1991，9(12)：737-739.
[64] 陈松，聂爱光，谭家铨，等. 老年性黄斑变性早期中心视功能损害. 眼科新进展，1992，12(1)：18-21.
[65] 陈松，聂爱光，谭家铨，等. 老年性黄斑变性的黄斑色阈值. 眼科新进展，1992，12(3)：10-11.
[66] 陈松，聂爱光，谭家铨，等. Farnsworth-Munsell100 色彩试验在老年性黄斑变性早期诊断中的价值. 眼科研究，1992，10(1)：54-56.
[67] 陈松，聂爱光，吴振中，等. 对比敏感度在老年性黄斑变性早期诊断中的价值. 眼科研究，1992，10(4)：244-246.
[68] 陈松，聂爱光，谭家铨，等. 老年性黄斑变性黄斑光阈值短期波动的探讨. 实用眼科杂志，1992，10(6)：341-344.
[69] 陈松，聂爱光，吴振中，等. 老年性黄斑变性中心光敏度与视力. 湖南医科大学学报，1993，18(1)：76-78.
[70] 陈松，聂爱光，吴振中，等. 老年性黄斑变性视网膜敏感性与眼底血管荧光造影的关系. 实用眼科杂志，1993，11(10)：585-587.
[71] 吴白彦，吴国华，黄仲委，等. 40 例视力正常的老年性黄斑变性临床对照研究. 眼底病，1990，6(1)：18-21.
[72] 陈松，聂爱光，吴振中，等. Humphrey 视野分析仪在老年性黄斑变性黄斑中心 6℃ 视网膜光敏度. 眼科研究，1993，11(1)：45-47
[73] 陈松，聂爱光，吴振中，等. 老年性黄斑变性早期颜色明度敏感性与色调分辨力的相关性. 眼科研究，1994，12(2)：118-120.
[74] 谭家铨. 早期老年性黄斑变性的暗视 ERG 检测. 临床眼科杂志，1994，2(1)：5-6.
[75] 陈松，唐朝珍，聂爱光，等. 老年性黄斑变性的暗适应与视力. 临床眼科杂志，1994，2(1)：2-4.

[76] 陈松,张士元,王光璐,等. 老年性黄斑变性视网膜电图及振荡电位的测定. 临床眼科杂志, 1994,2(2):66-68.
[77] 陈松,聂爱光,吴振中,等. 影响早期老年性黄斑变性黄斑光敏度多因素逐步回归分析. 湖南医科大学学报, 1994, 19(2):119-121.
[78] 陈松,聂爱光,谭家铨,等.单侧老年黄斑变性对侧眼视功能变异的预后.眼科研究, 1998, 16(4):309-311.
[79] 陈松,聂爱光, 姜德咏,等. 视功能变异预见老年性黄斑变性的发生.眼科研究, 1999,17(3):211-214.
[80] 戴虹,王湘,崔宝华,等. 老年性黄斑变性早期图形视觉诱发电位检测. 临床眼科杂志, 1996,4(2):77-78.
[81] 袁援生,吴乐正,吴德正,等. 老年性黄斑变性的黄斑区密集点矩阵视野. 中华眼底病杂志, 1996,12(4):217-219.
[82] 戴虹,张伟,王湘,等. 老年性黄斑变性早期黄斑光敏度、视觉诱发电位、Amsler 表检查的改变. 中华老年医学杂志, 1997,16(5):300-302.
[83] 顾宝文, 吴德正, 梁炯基,等. 老年性黄斑变性锥细胞运动觉功能的变化. 中华眼底病杂志, 1999,15(4):219-221.
[84] 陈松,聂爱光,姜德咏,等. 视功能变异预见老年性黄斑变性的发生. 眼科研究, 1999, 17(6):211-214.
[85] 陈松, 聂爱光, 谭家铨,等. 黄斑玻璃疣特征预见老年黄斑变性的发生. 眼科研究, 1999, 17(2):125-128.
[86] 袁援生,吴乐正,吴德正. 老年黄斑变性视功能损害的多因素研究. 眼科研究, 1999,17(1):64-66.
[87] 黄时洲, 吴德正,江福钿,等. 老年性黄斑变性的多焦视网膜电图改变. 中华眼底病杂志, 2000, 16(4):224-227.
[88] 陶明,金婉容,张文芳,等. 老年性黄斑变性的振荡电位研究. 中国实用眼科杂志, 2000, 18(11):686-688.
[89] 孙克清, 黄岚, 陈静嫦. 老年性黄斑变性的早期诊断——Octopus 自动视野计黄斑阈值临床价值的探讨. 临床眼科杂志, 2000, 8(4):257-258.
[90] 王德发, 郎林福. 老年性黄斑变性的视觉诱发电位变化的研究. 眼科研究, 2001, 19(6):533-535.
[91] 孙克清, 陈静嫦, 黄岚. 可疑早期老年性黄斑变性黄斑光阈值短期波动的研究. 中华眼底病杂志, 2002,18(2): 119-120.
[92] 王富彬, 陆蕙芳, 徐琼,等. 非渗出性年龄相关性黄斑变性的黄背景光蓝闪光视网膜电图的观察. 眼视光学杂志, 2002, 4(2):68-71.
[93] 梅军, 钟元元, 马群,等. 老年性黄斑变性的多焦 ERG 检测. 临床眼科杂志, 2002, 10(1):15-16.
[94] 胡群英, 麦庆怡, 苏小波. 图形视诱发电位、定量静态视野在老年性黄斑变性早期诊断中应用. 中国老年学杂志, 2002, 22(1):32-33.
[95] 詹宇坚,吴国华,黄仲委,等. 老年性黄斑变性中医病因病机临床研究. 广州中医学院学报, 1990,7(4):204-208.
[96] 吴白彦,关国华,李景恒,等. 老年性黄斑变性全身症候及中医宏观辨证分型的数理统计分析. 眼科学报, 1991, 7 (4):199-204.
[97] 吴白彦,关国华. 老年性黄斑变性治疗措施的评价. 实用眼科杂志, 1992, 10(8):458-461.
[98] 黄仲委,关国华,詹宇坚,等. 老年性黄斑变性病变分期的中医辨证. 广州中医学院学报, 1995, 12(4):1-4.
[99] 沈桃娟. 老年性黄斑变性的中医治疗. 上海中医药杂志, 1997, (8):37-37.
[100] 朱彩红,王康孙,张明珩.激光治疗湿性老年性黄斑变性的临床观察.中国实用眼科杂志, 1998, 4:204-206.
[101] 梁凤鸣,王莉,雷晓琴.王明芳教授治疗老年性黄斑变性的经验.成都中医药大学学报, 1997, 20(2):3-4.
[102] 董方田, 张承芬,费佩芬,等.黄斑下脉络膜新生血管膜的手术治疗及随访观察.中华眼科杂志, 1997, 33(4):251-254.
[103] 顾惠玲.老年性黄斑变性中西医治疗近况.河北中医, 1997,19(4):42-43.
[104] 高汝龙,莫正政,吕林,等.玻璃体视网膜手术治疗老年黄斑变性的疗效评价.中国实用眼科杂志, 1998,16(12): 733-734.
[105] 王志军, 何志平. 切除黄斑部视网膜下新生血管膜治疗年龄相关性黄斑变性. 中华眼科杂志, 1999, 35(6):434-436.
[106] 张励, 庄曾渊. 中药治疗老年性黄斑变性疗效观察.中医杂志, 1999, 40(7):429-430.
[107] 周炳华, 明淑华, 张彦文,等. 与年龄有关的黄斑变性的诊治. 中国老年学杂志, 1999, 19(4):230-231.
[108] 王永莲, 周斌. 中西医结合治疗老年性黄斑变性 26 例. 湖南中医杂志, 1999,15(3):60.
[109] 严密, 陆方, 张军军,等. 光动力疗法治疗渗出型老年性黄斑变性的初步报告. 中华眼底病杂志, 2000,16(4): 213-216.
[110] 吕林,李永浩. 老年性黄斑变性所致大量视网膜下及玻璃体积血的手术治疗. 中华眼底病杂志, 2000, 16(4):217-219.
[111] 陆方,严密. 老年性黄斑变性的光动力治疗. 中华眼底病杂志, 2000,16(2):136-138.

[112] Seam Charles，周翔天. 植入性微型助视器——老年性黄斑变性患者的新选择. 眼视光学杂志，2000，2(1)：52-53.
[113] 曾自明，彭清华，李波，等. 滋阴活血法治疗早期老年黄斑变性临床观察. 湖南中医学院学报，2000，20(1)：35-36.
[114] 曾自明，彭清华，彭抿. 益气养血利湿治疗早期老年黄斑变性临床观察. 辽宁中医杂志，2000，27(2)：67-68.
[115] 李波，邝国平，李传课，等. 滋阴明目丸治疗肝肾阴虚萎缩型老年性黄斑变性的临床和实验研究. 中国中医眼科杂志，2001，11(4)：206-210.
[116] 邵愚. 中西医结合治疗老年性黄斑变性 24 例——附西药治疗 21 例对照. 浙江中医杂志，2001，36(10)：445.
[117] 李传课，李波，彭清华，等. 滋阴明目丸治疗肝肾阴虚视网膜色素变性与老年黄斑变性的临床观察. 湖南中医学院学报，2001，21(3)：38-40.
[118] 陈才生，张洪沛，李桂香，等. 碘离子斥入法治疗干性老年性黄斑变性疗效分析. 美中国际眼科杂志，2001，1(2)：74-75.
[119] 黄映湘，向里南，胡咏霞，等. 年龄相关性黄斑变性的预防性光凝治疗. 中国实用眼科杂志，2001，19(8)：582-583.
[120] 霍润林，杨淑焕，郭卫民. 综合疗法治疗老年性黄斑变性 38 例. 陕西中医，2001，22(3)：149-150.
[121] 杜立芳，喻长泰，巩丽青，等. ICGA 引导激光治疗渗出型 AMD 的临床观察. 中国实用眼科杂志，2002，20(9)：686-687.
[122] 刘文静，林琳，刘宝南. 半导体激光治疗年龄相关性黄斑变性的临床观察. 中华医学研究杂志，2002，2(8)：687-689.
[123] 何守志，李晓陵，王玮，等. 光动力疗法治疗老年性黄斑变性合并脉络膜新生血管的临床观察. 中华眼底病杂志，2002，18(3)：171-174.
[124] 陆方，严密，张军军. 光动力疗法治疗老年性黄斑变性的临床研究. 中华眼底病杂志，2002，18(3)：175-179.
[125] 王光璐，彭晓燕. 经瞳孔温热疗法治疗渗出型老年性黄斑变性的临床疗效观察. 中华眼底病杂志，2002，18(3)：180-183.
[126] 魏建森. 中药治疗萎缩型老年性黄斑变性疗效观察. 黑龙江中医药，2002，(4)：29-30.
[127] 谭峻英. 滋阴明目丸合血塞通片治疗早期老年黄斑变性 22 例. 湖南中医杂志，2002，18(3)：61.
[128] 欧阳小平，包贵生，王守境，等. 施图伦滴眼剂对老年性黄斑变性眼血流动力学的临床应用研究. 中华综合医学，2002，3(4)：291-294.
[129] 齐慧君，黎晓新. 经瞳孔温热疗法(TTT)治疗年龄相关黄斑变性的隐匿型黄斑部视网膜下新生血管膜的疗效观察. 中国实用眼科杂志，2002，20(6)：419-420.
[130] 陈松，韩梅，王兰惠，等. 吲哚青绿血管造影指导光凝治疗老年性黄斑变性脉络膜新生血管. 中华眼底病杂志，2002，18(1)：71-72.
[131] 何守志，李晓陵，王炜，等. 光动力疗法治疗老年黄斑变性临床初步观察. 眼科新进展，2002，22(1)：35-37.
[132] 滕学龙，马景学，骆彦君. 玻璃体注气联合激光治疗老年黄斑变性致黄斑下出血. 中国实用眼科杂志，2002，20(8)：584.
[133] 王康孙，张士胜，等. TTT 治疗老年性黄斑变性脉络膜新生血管. 中国激光医学杂志，2002，11(4)：271-271.
[134] 杨合义，李世华. 施图伦用于老年黄斑变性的疗效分析. 中华临床医药，2003，4(5)：88.
[135] 王云瑞，徐韶林，吕冬梅. 老年黄斑变性眼的血流动力学. 吉林大学学报：医学版，2003，29(2)：218-219.
[136] 耿爽. 含膳食抗氧化剂的食品与老年性黄斑变性的防治. 中国食品学报，2003，3(1)：102-106.
[137] 刘安，金威尔，张俊华，等. 经瞳孔温热疗法治疗老年性黄斑变性 5 例疗效观察. 福建医药杂志，2003，25(2)：68-69.
[138] 王兆艳，崔霞，李星星，等. 高龄老人视力障碍 2 768 例调查. 中国临床康复，2003，7(13)：1941-1942.
[139] 缪和芬，蔡慕蓉，金怡萍，等. 渗出型老年性黄斑变性的 B 型超声表现. 中国实用眼科杂志，2003，21(6)：453-454.
[140] 付光忠，付春兰. 老年性黄斑变性的放射治疗分析. 河南肿瘤学杂志，2003，16(4)：271-272.
[141] 孙克清，陈静嫦，黄岚. 早期老年黄斑变性玻璃膜疣变化的随访观察. 中国实用眼科杂志，2003，21(11)：848-850.
[142] 范莉琼，张琦，祝肇荣. 老年性黄斑变性的早期诊断. 眼科新进展，2003，23(6)：460-462.
[143] 李建民. 机关干部中老年性黄斑变性发病情况调查. 人民军医，2003，46(9)：506-508.

[144] 王凤翔，何守志，张卯年．玻璃体切除治疗老年性黄斑变性玻璃体积血的临床分析．中国实用眼科杂志，2003，21（7）：542-543.

[145] 陈松，韩梅，王兰惠，等．萎缩型老年性黄斑变性的吲哚青绿和荧光素眼底血管造影观察．中华眼底病杂志，2003，19（2）：79-82.

[146] 李亚萍，黎晓新，张晓光，等．老年性黄斑变性脉络膜新生血管与脉络膜分水带．中华眼底病杂志，2003，19（2）：76-78.

[147] 刘泉，李绍珍，胡志城，等．老年性黄斑变性的游标高敏视力特征．中华眼底病杂志，2003，19（4）：211-212.

[148] 乔岗，周希瑗．基因治疗 CNV 的进展，国外医学眼科分册，2004，28（3）：211-214.

[149] 杨凤娟，吴荒，李桂荣，等．老年黄斑变性的视网膜厚度分析仪表现．中国老年学杂志，2004，24：504-505.

[150] 陈长征，吴乐正，吴德正．老年黄斑变性早期局部视锥细胞视杆细胞功能研究．中国实用眼科杂志，2004，22（4）：255-259.

[151] 曹勘．老年性黄斑变性的研究近况．中华临床医学研究杂志，2003，（72）：104-106.

[152] 杨莅．中西医结合治疗老年性黄斑变性临床观察．浙江中西医结合杂志，2004，14（2）：89-90.

[153] 王玉，李镜海，刘健，等．光学相干断层扫描在经瞳孔温热疗法治疗老年性黄斑变性中的应用．中国实用眼科杂志，2004，22（2）：130-132.

[154] 林志洪．血栓通注射液治疗老年性黄斑变性的疗效观察．国际医药卫生导报，2004，（10）：88-89.

[155] 王召英，顾继昌．中医药治疗老年性黄斑变性的临床体会．社区卫生保健，2004，3（2）：135-136.

[156] 刘卫，郑振世．AMD 误诊为脉络膜恶性黑色素瘤 1 例．中国实用眼科杂志，2004，22（5）：394-395.

[157] 王凤翔，何守志，王瑛．老年性黄斑变性合并白内障的手术疗效分析．中国实用眼科杂志，2004，22（5）：363-365.

[158] 张晓梅，李钟睿，崔浩．老年性黄斑变性发病的相关因素．中国实用眼科杂志，2004，22（7）：487-489.

[159] 周玉枝，赵建浩．光明合剂对老年性黄斑变性的疗效观察．山西中医学院学报，2004，5（3）：26-27.

[160] 王淑莉，伊琼，时亚新．老年性黄斑变性的黄斑部光敏感度检测．眼科新进展，2004，24（5）：385-386.

[161] 丁文珠，张剑虹．荧光素眼底血管造影在老年性黄斑变性的诊断应用．上海医学，2004，27（8）：600-602.

[162] 向圣锦，林颖，金威尔．老年性黄斑变性的视觉电生理检测．中华眼底病杂志，2004，20（5）：328-330.

[163] 严密．对萎缩型老年性黄斑变性发病率的质疑．中华眼底病杂志，2004，20（5）：320-321.

[164] 邹海东，柏林，刘海芸．老年性黄斑变性对生存质量的影响．中华眼底病杂志，2004，20（5）：303-306.

[165] 姜荔，马志中．渗出型老年性黄斑变性视网膜脉络膜血管吻合与视网膜色素上皮脱离的关系分析．中华眼底病杂志，2004，20（5）：295-298.

[166] 姜荔，马志中．渗出型老年性黄斑变性患者继发黄斑囊样水肿分析．中华眼底病杂志，2004，20（5）：299-302.

[167] 王宜强，董晓光．老年性黄斑变性的遗传学因素．国外医学眼科学分册，2004，28（5）：291-298.

[168] 李蓓，郑燕林，李燕先．老年性黄斑变性的治疗进展．中国中医眼科杂志，2004，14（4）：241-244.

[169] 黄俐俐．Genaera 将开始 AMD 的Ⅲ期试验．国外药讯，2004，（9）：20.

[170] 张顺华．老年性黄斑变性患者行脉络膜新生血管膜摘除术远期效果评价．中华医学信息导报，2004，19（5）：5.

[171] 张承芬，贾岩，李志清．氪激光低能量光凝治疗年龄相关性黄斑变性合并脉络膜新生血管患者的临床效果．中华眼科杂志，2004，40（12）：808-811.

[172] 张力，赵明威，黎晓新．脉络膜新生血管的分类．中华眼底病杂志，2004，20（1）：57-60.

[173] 盛艳娟，吴乐正，江福钿，等．中药黄斑方剂对大鼠光损伤后视网膜功能的防护作用．眼科研究，2005，23（2）：180-182.

[174] 白世森，戎曙欣．李清文治疗老年性黄斑变性的经验．中华实用中西医杂志，2005，18（2）：187-188.

[175] 刘庆淮．色素上皮衍生因子与年龄相关性黄斑变性的研究进展．南京医科大学学报，2005，25（5）：289-293.

[176] 黄霄，王春辉，王丽英，等．年龄相关性黄斑变性的血管模型．中国中医眼科杂志，2005，15（1）：50-52.

[177] 苏兆安，林季建，宣梦铮，等．经瞳孔温热疗法治疗年龄相关性黄斑变性隐匿型新生血管的疗效观察．浙江临床医学，2005，7（4）：369.

[178] 何守志，魏文斌．年龄相关性黄斑变性的手术疗效尚需进一步评估．中华眼底病杂志，2005，41（4）：300-304.

[179] 杨文利，魏文斌，王景昭．年龄相关性黄斑变性的彩色多普勒超声影像特征．中华眼科杂志，2005，41（4）：292-294.

[180] 王宜强，董晓光．年龄相关性黄斑变性的流行病学和病因学研究进展．中华眼科杂志，2005，41（4）：377-381.

[181] 乔岗，周希瑗，张孝明，等．实验性兔脉络膜新生血管模型研究．重庆医科大学学报，2005，30（2）：216-219.

[182] 喻巍．曲安奈德玻璃体内注射联合 PDT 治疗 AMD 患者中心凹下脉络膜新生血管．国外医学眼科学分册，2005，29

(2):144.

[183] 王秀琴,黄仲委,马红霞,等. 中西医对老年性黄斑变性与精神因素关系的认识. 中国中医眼科学杂志, 2005,15(2):117-119.

[184] 陈学国. 光动力学疗法治疗老年性黄斑变性合并黄斑下脉络膜新生血管的疗效观察. 中国激光医学杂志, 2005, 14(2):102.

[185] 曲冬懿,何守志. VEGF-B 及其受体 Flt-1 在氪激光诱导的大鼠脉络膜新生血管中的表达. 眼科新进展, 2005,25(2):123-126.

[186] 邹海东,张皙,许迅,等. 上海市静安区曹家渡街道年龄相关性黄斑变性的患病率调查. 中华眼科杂志, 2005,41(1):15-19.

[187] 林呈飞,李波,韦征. 眼底荧光血管造影诊断老年性黄斑变性. 浙江中西医结合杂志, 2005,15(1):19-20.

[188] 唐由之,冯俊. 中药治疗湿性老年性黄斑变性临床观察. 中国中医眼科杂志, 2005,15(1):2-4.

[189] 于伟泓,戴荣平,董方田,等. 年龄相关性黄斑变性合并出血性视网膜脉络膜脱离一例. 中华眼科杂志, 2005,41(2):176-177.

[190] 罗敏,刘海燕,李海生. 干性年龄相关性黄斑变性的局部视网膜电流图研究. 中国实用眼科杂志, 2005,23(2): 147-149.

[191] 黎蕾,王文吉,袁非,等. 年龄相关性黄斑变性和病理性近视合并脉络膜新生血管的比较. 眼科新进展, 2005,25(1):49-51.

[192] 冯启芳,陈振谦,黄娟. 渗出型老年性黄斑变性的吲哚青绿血管造影观察. 临床眼科杂志, 2005,13(1):29-31.

[193] 1 Klein R, Peto T, Bird, A, et al. The epidemiology of age-related macular degeneration. Am J Ophthalmol, 2004, 137(3): 486-495.

[194] Kelly SP, Edwards R, Elton P, et al. Age related macular degeneration: smoking entails major risk of blindness. BMJ, 2003, 326(7404): 1458-1459; author reply 1459-1460.

[195] Schultz DW, Klein ML, Humpert AJ, et al. Analysis of the ARMD1 locus: evidence that a mutation in HEMICENTIN-1 is associated with age-related macular degeneration in a large family. Hum Mol Genet, 2003, 12(24): 3315-3323.

[196] Iyengar SK, Song D, Klein BE, et al. Dissection of genomewide-scan data in extended families reveals a major locus and oligogenic susceptibility for age-related macular degeneration. Am J Hum Genet, 2004, 74(1): 20-39.

[197] Abecasis GR, Yashar BM, Zhao Y, et al. Age-related macular degeneration: a high-resolution genome scan for susceptibility loci in a population enriched for late-stage disease. Am J Hum Genet, 2004, 74(3): 482-494.

[198] Pang CP, Lam DS. Differential occurrence of mutations causative of eye diseases in the Chinese population. Hum Mutat, 2002, 19(3): 189-208.

[199] Patton WP, Routledge MN, Jones GD, et al. Retinal pigment epithelial cell DNA is damaged by exposure to benzo[a]pyrene, a constituent of cigarette smoke. Exp Eye Res, 2002, 74(4): 513-522.

[200] Suner IJ, Espinosa-Heidmann DG, Marin-Castano ME, et al. Nicotine increases size and severity of experimental choroidal neovascularization. Invest Ophthalmol Vis Sci, 2004, 45(1): 311-317.

[201] Kalayoglu MV, Galvan C, Mahdi OS, et al. Serological association between Chlamydia pneumoniae infection and age-related macular degeneration. Arch Ophthalmol, 2003, 121(4): 478-482.

[202] Miller DM, Espinos-Heidmann DG, Legra J, et al. The association of prior cytomegalovirus infection with neovascular age-related macular degeneration. Am J Ophthalmol, 2004, 138(3): 323-328.

[203] 周晓红,张军军,李幼平. 循证医学与老年黄斑变性的治疗. 眼科研究,2003,21(2):221-223.

附录　常见名词中英文及缩略语对照

英文	缩略语	中文
a mil oride		阿米洛利
activites of daily vision scale	ADVS	日常活动视觉量表
Acuity Reserve		视力储备
adeno-associated virus	AAV	腺相关病毒
adenovirus	AV	腺病毒
advanced glycation end production		高级糖末端产物
age-related macular degeneration	AMD	老年性黄斑变性
all-transretinol dehydrge	t-RDH	全反视黄醇脱氢酶
alzheimer disease	AD	阿尔茨海默病
amyloid β	Abeta	淀粉样 β 肽
angiogenesis		血管再生
angioid streaks		血管样条纹
angiopoietin	Ang	促血管生成素;血管生成素
angiostain		血管抑素
angiotensin converting enzyme	ACE	血管紧张素转化酶
Anterior chamber associated deviation	ACAID	前房相关性免疫偏离
antigen	Ag	抗原
antigen determinant		抗原决定簇
antigenicity		抗原性
apolipoprotein E		阿朴脂蛋白 E
atrophic age-related macular degeneration	atrophic AMD	萎缩性 AMD
autofluorescence	AF	自发荧光
autologous transplantation		自体移植
avascular zone		无血管区
basal laminar deposits		基底层沉着
basal linar deposits		基底线沉着
basic fibroblast growth factor	bFGF	碱性成纤维生长因子
benzoperphyrin derivative	BPD	苯叶淋衍生物
betacyclodextrin		环糊精
bioptic telescopes		双目(侧)望远镜
bipolar cell		双极细胞
body mass index	BMI	体重指数
brain-derived neurotrophic factor	BDNF	脑源性神经营养因子
bucillamine		布西拉明
cathepsin D	Cat D	组织蛋白酶 D
central reflex		中心反射

续

英文	缩略语	中文
central serous chorioretinopathy	CSC	中心性浆液性脉络膜视网膜病变
central exudative chorioretinopathy	CEC	中心性渗出性脉络膜视网膜炎
chinese-version low vision quality of life questionnaire	CLVQL	中文版低视力者生存质量量表
choriocapillaris filling phase	CFP	脉络膜血管充盈时间
choroidal neovascularization	CNV	脉络膜新生血管
choroidal watershed zone	CMZ	脉络膜分水带
closed circuit television systems	CCTV	闭路电视系统,电子注视系统
coated membrane-bound	CMB	膜被结合体
coated vesicle-like bodies	CVB	囊泡样结合体
colony stimulating factor	CSF	集落刺激因子
color Doppler imaging	CDI	彩色多普勒超声检查仪
color vision		色觉
combretastatin A-4 Phosphate		CA-4-磷酸盐
cone		锥体
cone adaption		锥细胞适应
connective tissue growth factor	CTGF	连接组织生长因子
contrast sensitivity function	CSF	对比敏感度
cost-utility analysis		成本-效用分析
C reactive protein	CPR	C 反应蛋白
dark adaption		暗适应
dehydroepiandrosterone sulfate	DHEAS	脱氢表雄酮
delayed- type hypersensitivity	DYH	迟发型超敏反应
densematric mapping in macular	DMMM	黄斑区密集点矩阵视野
drusen		玻璃膜疣
doxifluridine		脱氧氟尿嘧啶核苷
eccentric viewing		偏心注视
electric retinal prosthesis		电子视网膜修复术
electrooculogram	EOG	视觉眼电图
electroretinogram	ERG	视网膜电图
endostain	ES	内皮抑素
endothelium cell	EC	内皮细胞
enhanced vision		视力增强仪
erythropoietin	EPO	红细胞生成素
external limiting membrane		外界膜层
extracellular matrix	ECM	细胞外基质
exudative age-related macular degeneration	exudative AMD	渗出型 AMD
face recognition		面部认知
foveal avascular zone	FAZ	中央凹无血管区
face expression difference discrimination	FED	面部表情识别
familiar face recognition	FFR	熟悉的面部认识
fibroblast growth factor	FGF	成纤维生长因子

续

英文	缩略语	中文
fibrovascular pigment epithelium detachment	fibrovascular PED	纤维血管性色素上皮脱离
fibrovascular prolifebration		脉络膜纤维血管增生
focal electroretinography	FERG	局部视网膜电图
fovea		中央凹
foveola		中央小凹
fundus fluorescein angiography	FFA	荧光素眼底血管造影
ganglion cell layer		神经节细胞层
geographic atrophy	GA	地图状萎缩
glial cellline-derived neurotrophic factor	GDNF	胶质细胞系源性神经营养因子
glucocorticorticoids		糖皮质激素
glutanline synthetase		谷氨酰胺合成酶
growth factor	GF	生长因子
heat shock protein	HSP	热休克蛋白
health-related quality of life	HRQoL	健康相关的生存质量
Heidelberg retina flowmetry	HRF	共焦激光多普勒视网膜血流扫描仪
Heidelberg retina tomograph	HRT	共焦激光断层扫描仪
hematoxylin eosin	HE	苏木精－伊红
hemooxygenase-1	HO-1	血红蛋白氧化酶
hemorrhagic retinal detachment	HRD	出血性视网膜脱离
herpes simplex virus	HSV	单纯疱疹病毒
heterogous transplantation		异种移植
human telomerase	HT	人端粒末端转移酶
hypersensitivity		超敏反应
idiopathic polypoidal choroidal vasculopathy	IPCV	特发性息肉状脉络膜血管病变
immune privilege		免疫赦免
immunogenicity		免疫原性
immunological defense		免疫防御
immunological homeostasis		自身稳定
immunological survillance		免疫监视
indocyanine green angiography	ICGA	吲哚青绿血管造影
inflammation		炎症反应
inner nuclear layer		内核层
inner plexiform layer		内丛状层
insulin-like growth factor 1	IGF-1	胰岛素样生长因子
interferon	IFN	干扰素
interleukin	IL	白介素
internal limiting membrane		内界膜层
interphotoreceptor matrix	IPM	光感受器间基质
isogeneic transplantation		同种移植
isotretinoin		异维甲酸

续

英文	缩略语	中文
large granular lymphocyte	LGL	大颗粒淋巴细胞
lipofuscin		脂褐素
lutein		芦丁
lymphokine activated killer cells	LAK	淋巴因子活化的杀伤细胞
macula lutea		黄斑
macular computerized psychophysical test	MCPT	黄斑功能计算机心理物理学检查
macular photocoagulation study	MPS	黄斑光凝研究组
macular pigment	MP	黄斑色素
macular reflex		黄斑反射轮
manganese superoxide dismustase gene	MnSOD	锰超氧化物歧化酶
matrix metalloproteinase	MMP	基质金属蛋白酶
median effective dose	ED50	半数有效量
melanin		黑色素
metallothioneins	MTs	金属硫蛋白
microsomal epoxide hydrolase exon	MEHE	微粒体环氧化物水解酶外显子
multi focus electroretinogram	MERG	多焦视网膜电图
National Advisory Eye Council		美国眼科咨询委员会
National Center for Complementary and Alternative Medicine	NCCAM	补充和替代药物研究中心
natural killer	NK	自然杀伤细胞
nerve fiber layer		神经纤维层
nerve growth factor	NGF	神经生长因子
neurofilament 200-KDa subunit protein	NF-200	神经微丝蛋白
neuron-specific enolase	NSE	神经元特异性烯醇化酶
nitric oxide	NO	一氧化氮
optical coherent tomography	OCT	光学相干断层成像技术
ora serrata		锯齿缘
outer nuclear layer		外核层
outer plexiform layer		外丛状层
oxidative stress		氧化应激
parafovea		旁中心区
pathologic myopia	PM	病理性近视
perifovea		中央凹周围区
phagosomo		吞噬体
photodynamic therapy	PDT	光动力疗法
photopigment density		光感色素密度
pigment epithelium detachment	PED	色素上皮脱离
pigment epithelium-derived factor	PEDF	色素上皮衍生因子
placenta derived growth factor	PLGF	胎盘源性生长因子
plasminogen activator inhibitor type	PAI	纤维组织原激活剂抑制剂
plasminogen activator inhibitor-1	PAI-1	血纤维蛋白溶酶原激活抑制酶－1
platelet factor	PF	血小板因子

续

英文	缩略语	中文
polypoidal choroidal vasculopathy	PCV	息肉状脉络膜血管病变
posterior ciliary arteries	PCAs	睫状后动脉
preferred retinal locus	PRL	完整的视网膜焦点;最佳视网膜区域
proliferative vitreoretinopathy	PVR	增生性玻璃体视网膜病变
psychological rehabilitation		心理康复
pulsatile ocular blood flow measurement	POBF	脉冲式眼血流测量仪
quality adjusted life years	QALYs	质量调整生命年
reactive oxygen intermediates	ROI	活性氧介质
reactive oxygen species		反应性氧
retinal angiomatous proliferation	RAP	视网膜血管瘤样病变(增生)
retinal choroidal anastomoses	RCA	视网膜脉络膜血管吻合
retinal degeneration	RD	视网膜变性
retinal degeneration slow	RDS	慢性视网膜变性
retinal pigment epithelium	RPE	视网膜色素上皮
retinal thickness analysis	RTA	视网膜厚度分析仪
retinocortical time	RCT	视网膜－视皮层传导时间
retinoids		视黄醇类化合物
retinopathy of prematurity	ROP	早产儿视网膜病变
retrovirus	RV	逆转录病毒
rhodopsin		视紫红质
ring reflex		轮状反射
rod		杆体
rod free area		无杆区
scanning laser ophthalmoscope	SLO	激光扫描检眼镜
serine protease inhibitor	Serpin	丝氨酸蛋白酶抑制剂
short posterior ciliary arteries	short PCAs	睫状后短动脉
Sorsby's fundus dystrophy	SFD	Sorsby 眼底营养不良
Spatial Contrast Sensitivity		空间对比敏感度
statin		抑制素
subretinal neovascularization	SRNV	视网膜下新生血管
superoxide dismustase gene	SOD	超氧化物歧化酶
temporal contrast sensitivity		时间对比敏感度
thalidomide		沙立度胺,反应停
the hospital anxiety and depression scale	HADS	医院焦虑和抑郁量表
thioredoxin	TRX	硫氧还原蛋白
thrombospondin		血栓结合素
thymidine phosphorylase		胸腺嘧啶磷酸化酶
tinted filter lens		滤光镜
tissue factor	TF	组织因子
tissue inhibitors of metalloproteinases	TIMPs	金属蛋白酶组织抑制剂
tissue type plasminogen activator	tPA	组织型纤维蛋白溶酶原激活剂

续

英文	缩略语	中文
transforming growth factor	TCF	转化生长因子
transpupillary themotherapy	TTT	经瞳孔温热疗法
triamcinolone acetonide	TA	曲安奈德
tumor necrosis factor	TNF	肿瘤坏死因子
ubretinal neovascularization membrane	SRNVM	视网膜下新生血管
urokinase type plasminogen activator	uPA	尿激酶型纤维蛋白溶酶原激活剂
vascular endothelial growth factor	VEGF	血管内皮生长因子
vascular endothelial growth factor receptor	VEGFR	血管内皮生长因子受体
vasculogenesis		血管滋生
visual evoked potential	VEP	视觉诱发电位
vision rehabilitation		视觉康复
visual acuity		视力,视锐度
visual field		视野
visual purple		视紫质
vitreous fluorophotometry	VF	玻璃体荧光光度测定
watershed zone		分水带
xanthophyll		叶黄素
Zeaxanthin		玉米黄质

天津科学技术出版社读者服务卡

感谢您购买天津科学技术出版社第一编辑室编辑的《现代老年性黄斑变性基础与临床研究》。

为拉近您与我们之间的距离，让我们进一步了解您的需求，提供更好的服务并让利于您，麻烦您抽出宝贵时间详细填写本卡各栏。当您凭本卡再次购买本社图书时，您将享受 VIP 读者的优惠：到本社读者服务部上门购买可 8 折购买，或邮购图书 9.5 折购买并免邮寄费。

您的姓名：________________ 电话：________________ 职业：________________

通讯地址：________________________________ 邮政编码：____________

一、您从何处得知本图书：□书店　□报纸或杂志　□医院　□科技新书目　□其他（请填写）：__________

二、您平常以何种方式购书：□书店　□图书批销中心　□邮购　□书展　□其他（请填写）：__________

三、您对本书的印象

	很好	好	一般	差	很差
内容：	□	□	□	□	□
文字表达：	□	□	□	□	□
插图质量：	□	□	□	□	□
印刷：	□	□	□	□	□
封面：	□	□	□	□	□
版式：	□	□	□	□	□

四、您目前最喜欢看的图书种类：________________________________

五、您对本书的满意程度：________________________________

六、您对我们工作的建议：________________________________

____

____

____

____

____

____

____

回信请寄：天津市和平区西康路 35 号　邮政编码：300051

天津科学技术出版社（第一编辑室）

编辑室电话：022-23332397　022-23332490～93 转 8114 或 8115

编辑室 E-Mail：tjkjcbs1@yahoo.com.cn